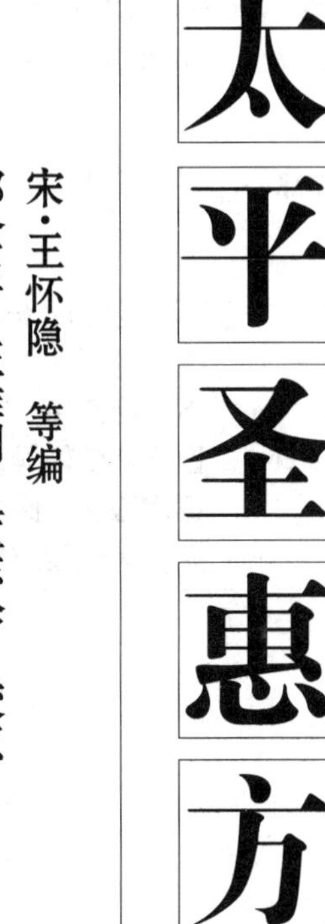

校点本

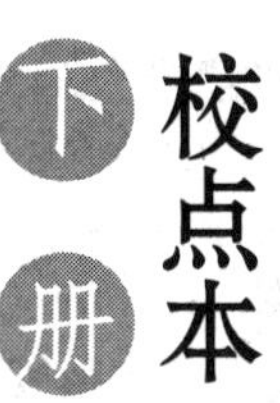

宋·王怀隐 等编

郑金生 汪惟刚 董志珍 校点

人民卫生出版社

图书在版编目（CIP）数据

太平圣惠方：全 2 册：校点本 /（宋）王怀隐等编；郑金生，汪惟刚，董志珍校点.—北京：人民卫生出版社，2016

ISBN 978-7-117-21245-8

Ⅰ.①太… Ⅱ.①王…②郑…③汪…④董… Ⅲ.①食物疗法-验方 Ⅳ.①R247.1

中国版本图书馆 CIP 数据核字(2015)第 298292 号

太平圣惠方（校点本）

（上下册）

编　　写：宋·王怀隐 等

校　　点：郑金生　汪惟刚　董志珍

出版发行：人民卫生出版社（中继线 010-59780011）

地　　址：北京市朝阳区潘家园南里 19 号

邮　　编：100021

E - mail：pmph @ pmph.com

购书热线：010-59787592　010-59787584　010-65264830

印　　刷：三河市宏达印刷有限公司

经　　销：新华书店

开　　本：787×1092　1/16　**总印张：**155

总 字 数：3773 千字

版　　次：2016 年 5 月第 1 版　2023 年12月第 1 版第 6 次印刷

标准书号：ISBN 978-7-117-21245-8/R·21246

定价(上、下册)：398.00 元

打击盗版举报电话：010-59787491　E-mail：WQ @ pmph.com

（凡属印装质量问题请与本社市场营销中心联系退换）

下册目录

太平圣惠方卷第五十一 凡一十六门　病源一十五首　论一首　诸方共计一百二十六道

痰饮论

夫痰饮者，由气脉闭塞，津液不通，水饮气停在胸府，结而成痰。又其人素盛今瘦，水走肠间，漉漉有声，谓之痰饮。其为病也，胸胁胀满，水谷不消，结在腹内两胁，水入肠胃，动作有声，身体重，多唾，短气好眠，胸背疼痛，甚则上气呕逆，倚息短气不得卧，其形如肿是也。脉偏弦为饮，浮而滑亦为饮也。

治痰饮诸方

夫痰饮者，由血脉壅塞，饮水积聚而不消散，故成痰也。或冷或热，或结实，或食不消，或胸腹痞满，或短气好眠，诸候非一，故云痰饮也。

治胸膈痰饮，腹中虚鸣，食不消化，或加吐逆，**槟榔散**方：

槟榔一两　人参一两，去芦头　半夏一两，汤洗七遍，去滑　杏人半两，汤浸去皮尖、双人，麸炒微黄　桔梗半两，去芦头　陈橘皮三分，汤浸去白瓤，焙　干姜一分，炮裂，剉　甘草半两，炙微赤，剉　白术一两

右件药捣筛为散，每服五钱，以水一大盏，入生姜半分，煎至五分，去滓，不计时候温服。

治痰饮，发即烦闷不安，兼吐痰水，宜服**枇杷叶散**方：

枇杷叶一两，拭去毛，炙微黄　人参一两，去芦头　半夏一两，汤洗七遍去滑　陈橘皮一两，汤浸，去白瓤，焙　白术一两

右件药捣筛为散，每服三钱，以水一中盏，入生姜半分，煎至六分，去滓，不计时候温服。

治心腹胀满，痰饮不下食，**厚朴散**方：

厚朴一两，去粗皮，涂生姜汁炙令香熟　紫苏茎叶三分　陈橘皮三分，汤浸，去白瓤，焙　赤茯苓三分　前胡三分，去芦头　半夏三分，汤洗七遍去滑　槟榔三分

右件药捣筛为散，每服五钱，以水一大盏，入生姜半分，煎至五分，去滓，不计时候温服。

治痰饮冷气上冲，胸膈满闷，吐逆不下饮食，**半夏散**方：

半夏二两，汤洗七遍去滑　陈橘皮三两，汤浸，去白瓤，焙　草豆蔻二两，去皮

右件药捣筛为散，每服三钱，以水一中盏，入生姜半分，煎至六分，去滓，不计时候温服

又方：

甘草一两，炙微赤，剉　桂心二两　半夏一两，汤洗七遍去滑

右件药捣筛为散，每服三钱，以水一中盏，入生姜半分，煎至六分，去滓，不计时候温服。

治痰饮胃口久寒，吞酸吐水，宜服此方：

半夏一两，汤洗七遍去滑　附子一两，炮裂，去皮脐　吴茱萸半两，汤浸七遍，焙干微炒

右件药捣筛为散，每服三钱，以水一中盏，入生姜半分，煎至六分，去滓，不计时候温服。

治心下有水不散，是胸中痰饮，不能下食，宜服此方：

白术一两　泽泻二两　半夏一两，汤洗七遍去滑

右件药捣筛为散，每服三钱，以水一中盏，入生姜半分，煎至六分，去滓，不计时候温服。

治痰饮胸膈不利，宜服此方：

半夏三两　天南星二两　白矾灰一两

右件药先以半夏、天南星二味用醋浆水煮一日，晒干，捣罗为末，研入白矾灰令匀，以蒸饼和圆如梧桐子大，每服不计时候以生姜汤下二十圆，日三服。

治冷痰饮恶心，宜服此方：

荜茇一两

右捣细罗为散，每于食前用清粥饮调下半钱。

治痰饮食不消诸方

夫痰者，由痰水结聚在于胸府，流走膀胱之间，久而不消，流行于脾胃，脾胃恶湿，得水则胀，胀则不能消食也。或令腹里虚满，或水谷不化，或时呕逆，皆其候也。

治脾胃虚冷，痰饮结聚，饮食不消，宜服**前胡散**方：

前胡一两，去芦头　丁香三分　陈橘皮一两，汤浸，去白瓤，焙　大腹皮一两，剉　枇杷叶三分，拭去毛，炙微黄　草豆蔻一两，煨，去皮　半夏三分，汤洗七遍去滑　甘草半两，炙微赤，剉　干姜半两，炮裂，剉

右件药捣粗罗为散，每服五钱，以水一大盏，入生姜半分，煎至五分，去滓，不计时候温服。

治气隔痰饮，两肋下痛，食不消化，**白术散**方：

白术一两　柴胡一两，去苗　赤芍药三分　陈橘皮三分，汤浸，去白瓤，焙　厚朴一两，去粗皮，涂生姜汁炙令香熟　赤茯苓三分　槟榔一两　桔梗一两，去芦头　诃梨勒皮三分　桂心半两　甘草一分，炙微赤，剉

右件药捣筛为散，每服五钱，以水一大盏，入生姜半分，枣三枚，煎至五分，去滓，不计时候温服。

治胸中痰饮，冷热不调，食不消化，体重多卧，宜服**枳实散**方：

枳实三分，麸炒微黄　附子一两，炮裂，去皮脐　紫苏茎叶三分　白术一两　人参三分，去芦头　川大黄三分，剉碎，微炒　大腹皮三分，剉　麦门冬三分，去心　半夏三分，汤洗七遍去滑　甘草一分，炙微赤，剉　吴茱萸一分，汤浸七遍，焙干微炒

右件药捣粗罗为散，每服五钱，以水一大盏，入生姜半分，枣三枚，煎至五分，去滓，不计时候温服。

治痰饮积聚，食不消化，宜服**半夏散**方：

半夏一两，汤洗七遍去滑 赤茯苓一两 诃梨勒皮一两 紫苏茎叶一两 陈橘皮一两，汤浸，去白瓤，焙 附子一两，炮裂，去皮脐 枳实半两，麸炒微黄 皂荚一梃，去皮，涂酥炙令焦黄，去子 甘草半两，炙微赤，剉

右件药捣粗罗为散，每服五钱，以水一大盏，入生姜半分，煎至五分，去滓，不计时候温服。

治胸中积聚痰饮，时有呕逆，胃气不和，食不消化，宜服**人参散**方：

人参一两，去芦头 桂心一两 附子一两，炮裂，去皮脐 甘草半两，炙微赤，剉 半夏一两，汤洗七遍去滑 桔梗半两，去芦头 川椒半分，去目及闭口者，微炒去汗 陈橘皮三分，汤浸，去白瓤，焙 槟榔一两

右件药捣粗罗为散，每服五钱，以水一大盏，入生姜半分，煎至五分，去滓，不计时候温服。

治痰饮干呕，食不消化，及脾胃气隔，宜服**赤茯苓散**方：

赤茯苓一两 柴胡一两，去苗 枳壳一两，麸炒微黄，去瓤 白术一两 人参半两，去芦头 旋覆花半两 半夏三分，汤浸七遍去滑 杏人三分，汤浸，去皮尖、双人，麸炒微黄 槟榔一两

右件药捣粗罗为散，每服五钱，以水一大盏，入生姜半分，煎至五分，去滓，不计时候温服。

治痰饮，破冷气，化宿食，**高良姜散**方：

高良姜三分，剉 肉桂一两，去皴皮 厚朴一两，去粗皮，涂生姜汁炙令香熟 白术一两 陈橘皮三分，汤浸，去白瓤，焙 木香三分 赤茯苓一两 诃梨勒皮三分 大腹皮三分，剉 人参一两，去芦头 草豆蔻半两，去皮 甘草半两，炙微赤，剉

右件药捣粗罗为散，每服五钱，以水一大盏，入生姜半分，煎至五分，去滓，不计时候温服。

治痰饮心胸积滞，气不宣通，饮食不消，**诃梨勒圆**方：

诃梨勒皮一两 前胡一两，去芦头 白术一两 草豆蔻三分，去皮 人参三分，去芦头 神曲三分，炒微黄 枳壳三分，麸炒微黄，去瓤 川大黄一两，剉碎，微炒 桂心一两 木香一两 槟榔一两

右件药捣罗为末，炼蜜和捣三二百杵，圆如梧桐子大，每服不计时候以生姜橘皮汤下三十圆。

治留饮宿食诸方

夫留饮宿食者，由饮酒后饮水，气停留于脾胃之间，脾得湿气则不能消食，令人噫气酸臭，腹满吞酸，所以为留饮宿食也。

治留饮宿食不消，腹中积聚，**槟榔散**方：

槟榔一两 人参一两 桂心一两 甘草一两，炙微赤，剉 郁李人一两，汤浸去皮 赤芍药一两 川大黄一两半，剉碎，微炒 白术一两 泽泻一两 木香一两 枳实半两，麸炒微黄

右件药捣筛为散，每服三钱，以水一中盏，入生姜半分，煎至六分，去滓，不计时候温服，以微利为度。

治胸膈留饮，腹中虚满，气逆不下饮食，宜服**白术散**方：

白术一两 陈橘皮一两，汤浸，去白瓤，焙 丁香半两 赤茯苓半两 半夏半两，汤洗七遍去滑 附子半两，炮裂，去皮脐 桂心半两 前胡一两，去芦头 甘草半两，炙微赤，剉

右件药捣粗罗为散，每服五钱，以水一大盏，入生姜半分，枣三枚，煎至五分，去滓，不计时候温服。

治心下坚满，此为留饮宿食，宜服此方：

甘遂一钱，煨微黄 半夏一分，汤洗七遍去滑 赤芍药一分

右件药捣细罗为散，每服以生姜汁半合，蜜半合，汤一中盏相和，分为三服，每于食前温服，以利为度。

治留饮宿食，寒热烦满，宜服**木通圆**方：

木通半两，剉 椒目半两，微炒去汗 附子半两，炮裂，去皮脐 半夏半两，汤洗七遍去滑 厚朴半两，去粗皮，涂生姜汁炙令香熟 川芒消二两 甜葶苈一两，隔纸炒令紫色 川大黄二两，剉碎，微炒 杏人一两，汤浸，去皮尖、双人，麸炒微黄

右件药捣罗为末，别捣葶苈、杏人如膏，和诸药末令匀，炼蜜和捣三二百杵，圆如梧桐子大，每服食前以生姜汤下二十圆。

治心腹留饮，宿食不化，腹胀气闷，痰逆头痛，宜服**桂心圆**方：

桂心半两 石膏一两，细研，水飞过 人参半两，去芦头 川大黄半两，剉碎，微炒 半夏一两，汤浸七遍去滑 干姜一两，炮裂，剉 巴豆二十枚，水煮一日，去皮心，炒令黄 附子一两，炮裂，去皮脐

右件药捣罗为末，研巴豆令匀，炼蜜和捣三二百杵，圆如小豆大，每服食前以温水下五圆。

治留饮宿食不化，**芫花圆**方：

芫花一两，醋拌炒令干 甘遂一两，煨微黄 黄连二两，去须 麻黄二两，去根节 杏人二两，汤浸，去皮尖、双人，研如膏 附子一两，炮裂，去皮脐 巴豆十枚，去皮心研，纸裹压去油

右件药捣罗为末，与巴豆、杏人膏同研令匀，炼蜜和圆如小豆大，每服食前以粥饮下二十圆。

治留饮宿食，心下伏痛，四肢烦疼，宜服**当归圆**方：

当归一两，剉，微炒 赤茯苓三分 枳实一两，麸炒微黄 桂心三分 川大黄半两，剉碎，微炒 巴豆十枚，去皮心研，纸裹压去油

右件药捣罗为末，入巴豆令匀，炼蜜和捣三二百杵，圆如小豆大，每服食前以粥饮下二圆，以利为度。

治腹中留饮，宿食不消，**海藻圆**方：

海藻半两，洗去咸味 汉防己半两 甘遂半两，煨微黄 枳壳一两，麸炒微黄，去瓤 川椒半两，去目及闭口者，微炒去汗

右件药捣罗为末，炼蜜和圆如梧桐子大，每服食前以粥饮下五圆，以利为度。

治暴宿食，留饮不除，腹中为患者，宜服**大黄圆**方：

川大黄三两，剉碎，微炒 川芒消三两 赤茯苓三两 巴豆一分，去皮心研，纸裹压去油

右件药捣罗为末，炼蜜和捣三二百杵，圆如梧桐子大，每服食前以温水下二圆，以利为度。

治留饮宿食不化，**桑耳圆**方：

桑耳一两 巴豆半两，去皮心研，纸裹压去油

右件药捣罗为末，用枣肉和圆如麻子大，食前以温水下二圆，如人行十里其病当下。如未下，服三圆，病下即止。

治痰癖诸方

夫痰癖者，由饮水未散，在于胸膈之间，因遇寒热气相搏，沉滞而为痰也。又停聚流移于胁肋之间，有时而痛，则谓之痰癖也。

治痰癖，心腹气滞，攻于胁肋疼痛，**木香散**方：

木香半两　鳖甲一两，涂酥炙令微黄，去裙襕　前胡一两，去芦头　赤芍药一两　枳壳三分，麸炒微黄，去瓤　半夏一分，汤洗七遍去滑　甘草三分，炙微赤，剉　白术三分　槟榔一两

右件药捣筛为散，每服四钱，以水一中盏，入生姜三分，煎至六分，去滓，不计时候温服。

治痰癖，胸中脐下强满呕逆，不思饮食，**赤茯苓散**方：

赤茯苓一两　白术一两　陈橘皮一两，汤浸，去白瓤，焙　当归一两，剉，微炒　半夏一两，汤洗七遍去滑　桂心一两　附子一两，炮裂，去皮脐

右件药捣粗罗为散，每服五钱，以水一大盏，入生姜半分，煎至五分，去滓，不计时候温服。

治痰癖气不散，可[1]思饮食，宜服此方：

生姜二两　附子一两，炮裂，去皮脐

右件药细剉，分为三服，每服以水一大盏，煎至五分，去滓，不计时候温服。

又方：

吴茱萸一分，汤浸七遍，焙干微炒　消石二分　生姜半两，切

右件药以酒二大盏煎至一盏，去滓，分为三服，一日服尽。

治痰癖，饮结两胁满胀，羸瘦，不能饮食，食不消化，喜唾干呕，大小便或涩或利，或赤或白，腹内有热，唇口干焦，好饮冷水，卒起头眩欲倒，胁下疞痛，**旋覆花圆**方：

旋覆花半两　川大黄三分，剉碎，微炒　赤茯苓一分　人参一分，去芦头　桂心一分　皂荚一分，去皮，涂酥炙令焦黄，去子　附子一两，炮裂，去皮脐　赤芍药半两　川椒一分，去目及闭口者，微炒去汗　熟干地黄半两　防葵一分　干姜一分，炮裂，剉　枳壳一分，麸炒微黄，去瓤　甜葶苈一两，隔纸炒令紫，色别捣如膏

右件药捣罗为末，研入杏人、葶苈令匀，炼蜜和捣三二百杵，圆如梧桐子大，每服以粥饮下二十圆，日三四服。

又方：

川大黄二两，剉碎，微炒　甜葶苈一两，隔纸炒令紫色　川芒消一两

右件药捣罗为末，炼蜜和圆如梧桐子大，每服以粥饮下二十圆，日三服。

又方：

狼毒一两，剉碎，醋拌炒干　附子半两，炮裂，去皮脐　旋覆花一两

右件药捣罗为末，炼蜜和圆如梧桐子大，每服以粥饮下五圆，日三服。

又方：

巴豆十枚，去皮心研，纸裹压去油　杏人二十枚，汤浸，去皮尖、双人，麸炒微黄　桔梗三分，去芦头　皂荚三分，去皮，涂酥炙令焦黄，去子

右件药捣罗为末，研入前二味令匀，炼蜜和圆如小豆大，每服以粥饮下三圆，日二服，以

---

〔1〕可：宋版、宽政本均同。《类聚》卷116所引亦同。《普济方》引作“不”，各有其义。

利为度。

又方：

贝母一两，煨微黄　桔梗一两，去芦头　礜石半两，黄泥裹烧半日，细研　巴豆一分，去皮心研，纸裹压去油

右件药捣罗为末，研入后二味令匀，炼蜜和圆如梧桐子大，每服以粥饮下二圆，日二服，以利为度。

又方：

赤茯苓三两　吴茱萸一两，汤浸七遍，焙干微炒

右件药捣罗为末，炼蜜和圆如梧桐子大，每服以粥饮下二十圆，日三服。

治饮癖诸方

夫饮癖者，由饮水过多，在于胁下不散，又遇冷气相冲，致[1]而有痛，呼为饮癖也。其状胁下弦急，时有水声，是其候也。

治饮癖气分，心下坚硬如杯，水饮所作，**桂心散**方：

桂心三分　白术一两　细辛一两　附子一两，炮裂，去皮脐　枳壳三分，麸炒微黄，去瓤　槟榔三分

右件药捣粗罗为散，每服五钱，以水一大盏，入生姜半分，枣三枚，煎至五分，去滓温服，日三四服。

治饮癖心下坚大如杯，时复疼痛，宜服此方：

枳实二两，麸炒微黄　白术三两　桂心二两

右件药捣筛为散，每服三钱，以水一中盏，入生姜半分，煎至六分，去滓温服，日三四服。

治饮癖胸中结滞，脐下满急，呕逆，不能食，**细辛散**方：

细辛一两　半夏一两，汤洗七遍去滑　桂心一两　赤茯苓一分　白术一两　当归三分，剉，微炒　附子一两，炮裂，去皮脐　陈橘皮一两，汤浸，去白瓤，焙

右件药捣筛为散，每服三钱，以水一中盏，入生姜半分，煎至六分，去滓，不计时候温服。

治饮癖胸膈不利，吃食经日吐出不消，宜服**吴茱萸圆**方：

吴茱萸一两，汤浸七遍，焙干微炒　泽泻一两　赤茯苓一两　赤芍药一两　半夏一两，汤洗七遍去滑　白术一两　防葵一两

右件药捣罗为末，炼蜜和捣五七百杵，圆如梧桐子大，每服以生姜汤下二十圆，日三四服。

治饮癖腹胁胀满，心胸不利，不思饮食，**郁李人圆**方：

郁李人三两，汤浸去皮，微炒　旋覆花一两　半夏一两，汤洗七遍去滑　川乌头一两，炮裂，去皮脐　桔梗三分，去芦头　槟榔三分　枳壳三分，麸炒微黄，去瓤　桃人一两，汤浸，去皮尖、双人，麸炒微黄

右件药捣罗为末，炼蜜和圆如梧桐子大，每于食前以生姜汤下十五圆。

治饮癖心腹胀满，不能下食，**槟榔圆**方：

槟榔一两　防葵一两　白术一两　桂心一两　麦蘖一两，微炒　前胡一两，去芦头　鳖甲一两，涂酥炙令黄，去裙襕　木香半两　枳壳半两，麸炒微黄，去瓤

右件药捣罗为末，酒煮面糊和圆如梧桐子大，每于食前以生姜汤下二十圆。

---

〔1〕致：《正误》："'致'，疑当作'攻'。"然《类聚》卷116"咳嗽门"所引同，亦可通，不改。

又方：

芫花一两，醋拌炒令干　皂荚三条，去黑皮，涂酥炙令黄，去子　神曲一两，微炒　半夏一两，汤洗七遍去滑　木香一两　枳壳一两，麸炒微黄，去瓤

右件药捣罗为末，以醋煮面糊和圆如梧桐子大，每于食前以生姜汤下十圆。

治支饮诸方

夫支饮者，谓水饮停于胸膈之间，支乘于心，故云支饮。其病令人咳逆，喘息短气，身体如肿之状，故谓支饮也。

治胸膈间支饮，数吐下之不愈，**汉防己散**方：

汉防己一两半　石膏四两　桂心一两　人参一两，去芦头　前胡一两，去芦头　白术一两

右件药捣筛为散，每服四钱，以水一中盏，煎至六分，去滓，不计时候温服。

治心膈间支饮，喘满，心下痞坚，面如黧黑色，宜服此方：

枳实一两，麸炒微黄　赤茯苓一两半　前胡一两，去芦头　汉防己一两半　石膏二两　桂心一[1]两

右件药捣粗罗为散，每服五钱，以水一大盏，煎至五分，去滓温服，日三四服。

治支饮喘息短气，身体如肿，宜服此方：

泽泻二两　白术一两　汉防己一两

右件药捣筛为散，每服四钱，以水一中盏，煎至六分，去滓，不计时候温服。

治支饮头痛目眩，心下痞满，**枳壳散**方：

枳壳一两，麸炒微黄，去瓤　泽泻一两　白术一两　前胡一两，去芦头　汉防己一两　旋覆花一两

右件药捣筛为散，每服四钱，以水一中盏，煎至六分，去滓，不计时候温服。

治支饮心胸壅滞，喘息短气，皮肤如肿，宜服**旋覆花圆**方：

旋覆花一两　汉防己一两　赤茯苓一两　甜葶苈一两，隔纸炒令紫色　桂心一两　前胡一两，去芦头　枳壳半两，麸炒微黄，去瓤　槟榔一两

右件药捣罗为末，炼蜜和圆如梧桐子大，每于食前以桑根白皮汤下二十圆。

治支饮心膈痞急，咳逆短气，不能下食，**葶苈圆**方：

甜葶苈二两，隔纸炒令紫色　半夏一两，汤洗七遍去滑　前胡一两，去芦头　诃梨勒皮一两　紫苏子半两　木香半两　桂心一两　槟榔一两

右件药捣罗为末，炼蜜和圆如梧桐子大，每于食前以温酒下二十圆。

又方：

郁李人一两，汤浸去皮，微炒　旋覆花一两　皂荚三梃，去皮，涂酥炙令焦黄，去子　半夏一两，汤洗七遍去滑　泽泻一两　枳壳半两，麸炒微黄，去瓤

右件药捣罗为末，炼蜜和圆如梧桐子大，每于食前以温酒下二十圆。

治支饮久不差，大腹水肿，喘促不止，宜服此方：

芫花一分，醋拌炒令干　甘遂一分，煨微黄　大戟一分，剉碎，微炒

右件药捣细罗为散，每于空心浓煎枣汤调下半钱，以利为度。

又方：

---

〔1〕一：宋版缺，宽政本作“一”，《类聚》卷116所引同宽政本，因改。

甜葶苈三两，隔纸炒令紫色

右捣如膏，每服弹子大一圆，以水一中盏，入枣四枚，煎至五分，去滓，不计时候温服。

治悬饮诸方

夫悬饮者，由脏腑虚冷，营卫不和，三焦痞满，因饮水过多，停积不散，水流走于胁下，则令两胁虚胀，咳唾引胁痛，故谓之悬饮也。

治悬饮心腹痞满，水走肠间，两胁引痛，**桂心散**方：

桂心一两　旋覆花半两　白术半两　细辛半两　半夏半两，汤洗七遍去滑　桔梗半两，去芦头　赤芍药半两　陈橘皮半两，汤浸，去白瓤，焙　泽泻半两　附子半两，炮裂，去皮脐　前胡半两，去芦头　枳壳半两，麸炒微黄，去瓤

右件药捣粗罗为散，每服四钱，以水一中盏，入生姜半分，煎至六分，去滓，每于食前温服。

治悬饮腹胁痞急，宿食不化，心胸满闷，**前胡散**方：

前胡一两，去芦头　半夏一两，汤洗七遍去滑　桂心一两　人参一两，去芦头　诃梨勒皮一两　白术一两　槟榔一两　枳壳一两，麸炒微黄，去瓤　甘草半两，炙微赤，剉

右件药捣粗罗为散，每服五钱，以水一大盏，入生姜半分，煎至五分，去滓，稍热服，日三四服。

治悬饮心腹气滞，两胁多疼，**厚朴散**方：

厚朴一两，去粗皮，涂生姜汁炙令香熟　川大黄一两，剉碎，微炒　枳壳三分，麸炒微黄，去瓤　木香半两　桂心半两　槟榔三分

右件药捣筛为散，每服四钱，以水一中盏煎至六分，去滓温服，日三四服。

又方：

半夏三两，捣罗为末　木香二两　旋覆花一两　槟榔二两　皂荚六两，三两，去黑皮，涂酥炙令黄焦，捣罗为末，三两去皮子，捣碎，以酒一升挼取汁，去滓煎成膏，将半夏末以膏和作饼子，以青蒿盖出青衣，如造曲法，捣罗为末

右件药捣罗为末，以酒煮面糊和圆如梧桐子大，每于食前以生姜汤下二十圆。

治悬饮腹满胁痛，**旋覆花圆**方：

旋覆花二两　皂荚三梃，去黑皮，涂酥炙令黄，去子　草豆蔻一两，去皮　杏人一两，汤浸，去皮尖、双人，麸炒微黄　川大黄一两，剉碎，微炒　枳壳半两，麸炒微黄，去瓤

右件药捣罗为末，炼蜜和圆如梧桐子大，每于食前以生姜汤下二十圆。

又方：

郁李人三两，汤浸去皮，微炒　半夏一两，汤洗七遍去滑　草豆蔻一两，去皮

右件药捣罗为末，以酒煮面糊和圆如梧桐子大，每于食前以生姜汤下二十圆。

又方：

牵牛子二两，微炒　皂荚子人二两，微炒

右件药捣罗为末，炼蜜和圆如梧桐子大，每于食前以生姜汤下十五圆，以取下痰滞为度。

治溢饮诸方

夫溢饮者，谓因大渴而暴饮水过多，水气溢于肠胃之外，在于皮肤之间，故言溢饮。令人

身体疼重而多汗者，是其候也。

治溢饮，当发其汗，宜服**白术散**方：

白术二分　麻黄一两，去根节　赤芍药三分　旋覆花半两　桂心一两　前胡三分，去芦头　甘草三分，炙微赤，剉　五味子三分　半夏三分，汤浸洗七遍去滑

右件药捣筛为散，每服五钱，以水一大盏，入生姜半分，煎至五分，去滓，不计时候热服，衣盖取汗。如人行十里未汗，即再服。

又方：

麻黄一两，去根节　桂心一两　甘草半两，炙微赤，剉　细辛半两　石膏一两　杏人半两，汤浸，去皮尖、双人，麸炒微黄

右件药捣筛为散，每服五钱，以水一大盏，入生姜半分，枣三枚，煎至五分，去滓，不计时候热服，衣盖取汗。如人行十里未汗，即再服。

治溢饮胸膈痰壅，头痛呕逆，不下饮食，**半夏散**方：

半夏一两，汤洗七遍去滑　防风半两，去芦头　大腹皮半两，剉　麦门冬三分，去心　枇杷叶半两，拭去毛，炙微黄　赤茯苓三分　白术三分　桔梗三分，去芦头

枳壳三分，麸炒微黄，去瓤　前胡三分，去芦头　人参半两，去芦头　甘草半两，炙微赤，剉

右件药捣粗罗为散，每服五钱，以水一盏，入生姜半分，煎至五分，去滓，不计时候温服。

治溢饮在胸间不散，上冲攻于头面，不能食饮，宜服此方：

白术三分　木香半两　赤茯苓半两　人参半两，去芦头　前胡半两，去芦头　半夏一两，汤洗七遍去滑　肉桂半两，去皴皮　青橘皮半两，汤浸，去白瓤，焙　芎藭三分　附子一两，炮裂，去皮脐　大腹皮半两，剉

右件药捣粗罗为散，每服五钱，以水一大盏，入生姜半分，煎至五分，去滓，不计时候温服。

治溢饮上冲，头旋目眩，气喘，腹胁虚胀，宜服此方：

旋覆花半两　牵牛子半两，微炒　杏人半两，汤浸，去皮尖、双人，麸炒微黄

右件药捣罗为末，炼蜜和圆如梧桐子大，不计时候以生姜汤下二十圆。

治冷痰饮诸方

夫冷痰饮者，由胃气虚弱，不能宣行水谷，故使痰水结聚，停于胸膈之间，时令人吞酸气逆，四肢变青，不能食饮也。

治痰饮腹胁胀满，呕逆，不下食，胸中冷，**前胡散**方：

前胡一两，去芦头　半夏一两，汤洗七遍去滑　桂心半两　干姜半两，炮裂，剉　陈橘皮一两，汤浸，去白瓤，焙　白术半两　人参半两，去芦头

右件药捣筛为散，每服五钱，以水一大盏，入生姜半分，枣三枚，煎至五分，去滓，不计时候温服。

治心膈冷滞，痰饮呕逆，不下饮食，四肢不和，**诃梨勒散**方：

诃梨勒皮三分　厚朴一两，去粗皮，涂生姜汁炙令香熟　人参三分，去芦头　白术三分　半夏一两，汤洗七遍去滑　桂心一两　甘草半两，炙微赤，剉　陈橘皮三分，汤浸，去白瓤，焙　干姜半两，炮裂，剉

右件药捣筛为散，每服五钱，以水一大盏，入生姜半分，枣三枚，煎至五分，去滓，不计时候温服。

治心膈冷气痰饮，胸中滞闷，或吐清水，不纳饮食，**草豆蔻散**方：

草豆蔻一两，去皮 泽泻半两 人参半两，去芦头 桂心三分 白术三分 赤茯苓半两 半夏三分，汤洗七遍去滑 陈橘皮三分，汤浸，去白瓤，焙 细辛半两 附子三分，炮裂，去皮脐 厚朴一两，去粗皮，涂生姜汁炙令香熟 甘草一分，炙微赤，剉

右件药捣筛为散，每服五钱，以水一大盏，入生姜半分，枣三枚，煎至五分，去滓，不计时候温服。

治胸膈冷气痰饮，口中清水自出，胁急胀痛，不欲饮食，此由胃气虚冷，宜服**高良姜散**方：

高良姜三分，剉 诃梨勒皮一两 白术三分 赤茯苓三分 半夏三分，汤洗七遍去滑 细辛半两 桂心三分 桔梗半两，去芦头 陈橘皮三分，汤浸，去白瓤，焙 厚朴一两，去粗皮，涂生姜汁炙令香熟 人参半两，去芦头 甘草一分，炙微赤，剉

右件药捣筛为散，每服五钱，以水一大盏，入生姜半分，枣三枚，煎至五分，去滓，不计时候温服。

治冷痰饮气滞，心胸满闷，不下饮食，**木香散**方：

木香半两 赤茯苓三分 槟榔半两 木通三分，剉 前胡三分，去芦头 半夏三分，汤洗七遍去滑 枳壳半两，麸炒微黄，去瓤 草豆蔻三分，去皮 甘草一分，炙微赤，剉 人参半两，去芦头 白术三分 陈橘皮三分，汤浸，去白瓤，焙

右件药捣筛为散，每服五钱，以水一大盏，入生姜半分，枣三枚，煎至五分，去滓，不计时候温服。

治胸中冷痰饮，气满，不欲食饮，**半夏散**方：

半夏一两，汤洗七遍去滑 陈橘皮三分，汤浸，去白瓤，焙 桂心一两 赤茯苓一两 人参三分，去芦头 白术一两 细辛三分 甘草三分，炙微赤，剉 干姜三分，炮裂，剉

右件药捣粗罗为散，每服五钱，以水一大盏，入生姜半分，煎至五分，去滓，不计时候温服。

治冷痰饮，胸膈气满，吐逆，不思饮食，宜服此方：

半夏二两，汤洗七遍去滑 干姜一两，炮裂，剉 丁香一两

右件药捣细罗为散，不计时候以生姜粥饮调下一钱。

治风痰诸方

夫风痰者，是血脉壅塞，饮水积聚而不消，故成痰也。或冷或热，或结实，食不消化，胸膈痞满，短气好眠，头眩目暗，常欲呕逆者是也。

治风化痰，利胸膈，除头目旋眩，令思饮食，**汉防己散**方：

汉防己一两 羚羊角屑三分 人参三分，去芦头 桂心三分 芎䓖三分 半夏半两，汤洗七遍去滑 赤茯苓三分 旋覆花半两 防风半两，去芦头 白术半两 细辛半两 麦门冬半两，去心 赤芍药三分 羌活三分 枳实三分，麸炒微黄 甘草半两，炙微赤，剉

右件药捣粗罗为散，每服三钱，以水一中盏，入生姜半分，煎至六分，去滓，不计时候温服。

治风痰积聚，胃中冷气，令人吐食，或吐清水，食饮减少，四肢无力，**白术圆**方：

白术二两 人参一两，去芦头 细辛一两 厚朴二两，去粗皮，涂生姜汁炙令香熟 陈橘皮一两，汤浸，去白

瓤，焙　桂心一两　防风一两，去芦头　诃梨勒皮三分　半夏一两，汤浸七遍去滑　白茯苓一两　旋覆花三分　甘草半两，炙微赤，剉　五味子一两　干姜三分，炮裂，剉

右件药捣罗为末，炼蜜和捣三二百杵，圆如梧桐子大，不计时候以粥饮下三十圆。

治风痰膈气，呕吐水者，宜服此方：

防风一两，去芦头　枳壳半两，麸炒微黄，去瓤　白术一两　前胡一两，去芦头　陈橘皮一两，汤浸，去白瓤，焙

右件药捣筛为散，每服五钱，以水一中盏，入生姜半分，煎至六分，去滓，不计时候温服。

治风痰气逆满，心恶，不能下食，宜服此方：

前胡一两，去芦头　枳壳一两半，麸炒微黄，去瓤　人参一两，去芦头　桂心三分　半夏半两，汤洗七遍去滑

右件药捣筛为散，每服五钱，以水一中盏，入生姜半分，煎至六分，去滓，不计时候温服。

治肺脾风壅痰膈，不下饮食，头目昏闷，四肢烦疼，**旋覆花散**方：

旋覆花三分　半夏半两，汤浸七遍去滑　白附子半两，炮裂　防风三分，去芦头　羚羊角屑三分　前胡三分，去芦头　枳壳三分，麸炒微黄，去瓤　枇杷叶三分，拭去毛，炙微黄　川大黄三分，剉碎，微炒　赤茯苓三分　甘草半两，炙微赤，剉　赤芍药二分

右件药捣粗罗为散，每服三钱，以水一中盏，入生姜半分，煎至六分，去滓，不计时候温服。

治风痰气壅，发即头旋，呕吐，不下饮食，宜服此方：

前胡一两，去芦头　半夏半两，汤洗七遍去滑　枳壳三分，麸炒微黄，去瓤　旋覆花半两　防风半两，去芦头　枇杷叶半两，拭去毛，炙微黄　陈橘皮半两，汤浸，去白瓤，焙　白术半两　赤茯苓一两　甘草一分，炙微赤，剉

右件药捣粗罗为散，每服三钱，以水一中盏，入生姜半分，煎至六分，去滓，不计时候温服。

治膈上风痰，干呕，不下饮食，**天南星圆**方：

天南星一两，炮裂　半夏一两，汤洗七遍去滑　皂荚根皮一两，剉　白矾半两，熬令汁尽

右件药捣罗为末，以生姜汁煮面糊，和圆如梧桐子大，不计时候以温水下十圆。

治膈上风热，常觉有痰，宜服此方：

皂荚二梃半，不蚛者，汤浸，剥去皮子，炒干，一梃烧作黑灰，一梃烧作白灰，半梃涂酥炙令黄，捣罗为末　蜡面茶半斤，生碾为末　附子半两，炮裂，去皮脐，捣罗为末

右件药都研令匀，不计时候以生姜汤调下半钱。

又方：

白矾三两，烧令汁尽　乳香半两　白附子一两，炮裂，捣罗为末

右件药都研令匀，以水浸蒸饼和圆如梧桐子大，每于食前以温酒下十圆。

治痰热诸方

夫痰热者，谓饮水浆结积所生也。言阴阳否隔，上焦生热，热气与痰水相搏，聚而不散，故令身体虚热，逆害饮食，头面翕然而热，故云痰热也。

治上焦壅滞，痰热心烦，不欲食，**犀角散**方：

犀角屑三分　前胡一两，去芦头　麦门冬一两，去心　川升麻三分　黄耆三分，剉　半夏三分，汤洗七遍去滑　甘草半两，生　桑根白皮三分，剉　枳壳三分，麸炒微黄，去瓤

右件药捣筛为散，每服五钱，以水一大盏，入生姜半分，煎至五分，去滓，食后良久温服。

治痰热胸膈壅滞，口干烦渴，不思饮食，**麦门冬散**方：

麦门冬一两，去心　枇杷叶三分，拭去毛，炙微黄　石膏一两　川升麻三分　子芩三分　甘草一分，炙微赤，剉　赤茯苓三分　枳壳三分，麸炒微黄，去瓤

右件药捣筛为散，每服五钱，以水一大盏，入竹叶二七片，生姜半分，煎至五分，去滓，食后良久温服。

治心肺壅热，胸膈烦闷，痰逆，不能下食，**茅根散**方：

茅根二两，剉　子芩一两　枇杷叶三分，拭去毛，炙微黄　赤茯苓一两　陈橘皮半两，汤浸，去白瓤，焙　甘草半两，炙微赤，剉　麦门冬一两，去心　鸡苏一两　人参半两，去芦头　半夏半两，汤洗七遍去滑

右件药捣筛为散，每服五钱，以水一大盏，入生姜半分，竹叶二七片，煎至五分，去滓，食后良久温服。

治心胸痰热，头目旋痛，饮食不下，**旋覆花散**方：

旋覆花半两　石膏二两，细研入　枳壳一两，麸炒微黄，去瓤　赤茯苓一两　人参一两，去芦头　麦门冬一两，去心　黄芩三分　柴胡一两，去苗　犀角屑三分　甘草半两，炙微赤，剉　防风三分，去芦头

右件药捣筛为散，每服五钱，以水一大盏，入生姜半分，煎至五分，去滓，食后良久温服。

治上焦痰热，头旋目运，心神烦躁，不下饮食，宜服此方：

犀角屑三分　苦参一两，捣　旋覆花半两　枳壳三分，麸炒微黄，去瓤　麦门冬一两，去心　甘草一分，炙微赤，剉　前胡一两，去芦头　枇杷叶半两，拭去毛，炙微黄

右件药捣筛为散，每服三钱，以水一中盏，煎至六分，去滓，每于食后良久温服。

治痰热心膈烦满，头痛目旋运，不纳饮食，**枳壳圆**方：

枳壳三分，麸炒微黄，去瓤　石膏二两，研，水飞　牛蒡子半两，微炒　前胡一两，去芦头　防风半两，去芦头　羚羊角屑三分　赤茯苓三分　半夏一两，汤洗七遍去滑　川大黄三分，剉碎，微炒　甘草半两，炙微赤，剉　杏人一两，汤浸，去皮尖、双人，麸炒微黄

右件药捣罗为末，炼蜜和捣三二百杵，圆如梧桐子大，每于食后良久，煎竹叶汤下三十圆。

治痰逆不下食诸方

夫痰逆不下食者，由胸膈壅滞，津液不通，痰水结聚，不能消散，流行于脾。脾性恶湿，得水则胀满，心胸不利，多痰而逆，故令不下食也。

治心胸痰积，气噎呕逆，食饮不下，**丁香散**方：

丁香一两　陈橘皮一两，汤浸，去白瓤，焙　赤茯苓一两　人参三分，去芦头　鸡苏三分　麦门冬三分，去心　甘草一分，炙微赤，剉　槟榔三分　半夏半两，汤洗七遍去滑

右件药捣筛为散，每服五钱，以水一大盏，入生姜半分，煎至五分，去滓，不计时候热服。

治痰逆，不思食饮，化涎，益脾胃，**木瓜散**方：

干木瓜一两　高良姜半两，剉　陈橘皮半两，汤浸，去白瓤，焙　桂心半两　诃梨勒皮半两　沉香半两　厚朴半两，去粗皮，涂生姜汁炙令香熟　甘草一分，炙微赤，剉　半夏半两，汤洗七遍去滑

右件药捣筛为散，每服三钱，以水一中盏，入生姜半分，枣二枚，煎至六分，去滓，不计时候热服。

治痰上逆，和胃思食，调利五脏，**黄耆散**方：

黄耆一两，剉　半夏半两，汤洗七遍去滑　陈橘皮三分，汤浸，去白瓤，焙　人参三分，去芦头　桂心半两　赤茯苓三分　枳壳三分，麸炒微黄，去瓤　白术三分　甘草一分，炙微赤，剉　诃梨勒皮三分　芎䓖半两

右件药捣罗为散，每服四钱，以水一中盏，入生姜半分，枣三枚，煎至六分，去滓，不计时候热服。

治胸中痰壅，呕逆，不纳饮食，四肢少力，腹内小鸣，**槟榔散**方：

槟榔三分　半夏一两，汤洗七遍去滑　陈橘皮一两，汤浸，去白瓤，焙　赤茯苓一两　白术二两　桂心三分　人参一两，去芦头　杏人三分，汤浸，去皮尖、双人，麸炒微黄

右件药捣筛为散，每服四钱，以水一中盏，入生姜半分，煎至六分，去滓，不计时候温服。

治痰逆，温胃口，思饮食[1]，**枇杷叶散**方：

枇杷叶一两，拭去毛，炙微黄　半夏一两，汤洗七遍去滑　前胡一两，去芦头　赤茯苓一两　草豆蔻半两，去皮　人参一两，去芦头　青橘皮半两，汤浸，去白瓤，焙　大腹皮半两，剉　白术一两　厚朴一两，去粗皮，涂生姜汁炙令香熟

右件药捣粗罗为散，每服四钱，以水一中盏，入生姜半分，煎至六分，去滓，不计时候热服。

治痰逆不能下食，调利胸膈，宜服此方：

前胡一两，去芦头　半夏一两，汤洗七遍去滑　木香三分　赤茯苓三分　白术一两　陈橘皮半两，汤浸，去白瓤，焙　厚朴三分，去粗皮，涂生姜汁炙令香熟

右件药捣粗罗为散，每服四钱，以水一中盏，入生姜半分，煎至六分，去滓，不计时候热服。

治痰逆，心胸积滞宿水，不下饮食，**前胡圆**方：

前胡一两，去芦头　白术一两　甘草半两，炙微赤，剉　旋覆花半两　人参三分，去芦头　草豆蔻一两，去皮　麦门冬一两半，去心，焙　枳壳三分，麸炒微黄，去瓤　川大黄三分，剉碎，微炒

右件药捣罗为末，炼蜜和捣三二百杵，圆如梧桐子大，不计时候以生姜荆芥汤下二十圆。

治痰逆，暖脾胃，思饮食，**木香圆**方：

木香半两　草豆蔻半两，去皮　槟榔一两　青橘皮一两，汤浸，去白瓤，焙　半夏一两，汤洗七遍去滑　干姜半两，炮裂，剉

右件药捣罗为末，用汤浸蒸饼和圆如梧桐子大，不计时候以姜枣汤下二十圆。

治痰逆，暖胃口，思饮食，宜服此方：

白矾一两，烧灰　半夏半两，汤洗七遍去滑　干姜半两，炮裂，剉

右件药捣罗为末，以生姜汁煮面糊和圆如梧桐子大，每服不计时候以姜枣汤下二十圆。

治痰冷澼饮诸方

夫痰冷澼饮者，为饮水气停聚两胁之间，遇[2]寒气相搏，则聚而成块，谓之澼饮。在于胁下，弦急絚起，按之作水声也。

---

〔1〕思饮食：宋版、宽政本均无“食”字。《类聚》卷116引作“思食”，《普济方》卷167引作“思饮食”。因补“食”字。

〔2〕遇：原作“过”。《正误》：“‘过’，‘遇’之讹。”据《类聚》卷116所引同论改。

治痰冷澼饮，停积不消，在于胸中，时有头目眩痛，身体手足指甲尽黄，支满引胁下痛，**木香散**方：

木香半两 当归半两，剉，微炒 青橘皮半两，汤浸，去白瓤，焙 甘遂一分，剉，煨微黄 芫花一分，醋拌炒令干 大戟半两，剉碎，微炒

右件药捣细罗为散，每于空心浓煎枣汤调下一钱，以利为度。

治痰冷澼饮，腹胁虚胀，常吐酸水，时复呕逆，不下饮食，**厚朴散**方：

厚朴三分，去粗皮，涂生姜汁炙令香熟 高良姜半两，剉 桂心半两 神曲一两，微炒 陈橘皮半两，汤浸，去白瓤，焙 诃梨勒皮三分 赤茯苓一两 干姜半两，炮裂，剉 白术半两 大腹皮半两，剉 人参三分，去芦头 草豆蔻三分，去皮 甘草一分，炙微赤，剉 半夏半两，汤洗七遍去滑

右件药捣筛为散，每服五钱，以水一大盏，入生姜半分，煎至五分，去滓，不计时候稍热服。

治痰冷澼饮，胸膈满闷，不能下食，**白术散**方：

白术一两 半夏三分，汤洗七遍去滑 赤茯苓二两 人参三分，去芦头 桂心三分 甘草一分，炙微赤，剉 附子二两，炮裂，去皮脐 前胡一两，去芦头

右件药捣筛为散，每服五钱，以水一大盏，入生姜半分，煎至五分，去滓，不计时候热服。

治痰冷澼饮结聚，腹胁胀满，羸瘦，不能饮食，喜唾干呕，大小便涩，**旋覆花圆**方：

旋覆花半两 桂心半两 枳壳半两，麸炒微黄，去瓤 人参半两，去芦头 干姜三分，炮裂，剉 赤芍药三分 白术三分 赤茯苓三分 狼毒三分，煨微黄 川乌头三分，炮裂，去皮脐 细辛半两 川大黄三分，剉碎，微炒 甜葶苈半两，隔纸炒令紫色 芫花半两，醋拌炒令干 陈橘皮半两，汤浸，去白瓤，焙 木香半两 甘遂半两，煨微黄 厚朴半两，去粗皮，涂生姜汁炙令香熟 吴茱萸半两，汤浸七遍，焙干微炒

右件药捣罗为末，炼蜜和捣三二百杵，圆如梧桐子大，每服食前以生姜汤下十圆，日二服，以利为度。

治痰冷澼饮，停结满闷，宜服此方：

芫花半两，醋拌炒令干 桂心三分 桔梗三分，去芦头 巴豆一分，去皮心研，纸裹压去油 杏人半两，汤浸，去皮尖、双人，麸炒微黄

右件药捣罗为末，巴豆、杏人别研如膏，合散研令匀，炼蜜和捣三二百杵，圆如梧桐子大，每服空心以粥饮下三圆。

治痰冷澼饮，胸中痰满，心腹坚痛，不下饮食，**硫黄圆**方：

硫黄二两，细研，水飞 礜石二两，黄土泥裹，烧半日，细研 干姜二两，炮裂，剉 附子一两半，炮裂，去皮脐 川乌头一两，炮裂，去皮脐 桂心一两 细辛一两 白术一两 桔梗一两，去芦头 赤茯苓一两

右件药捣罗为末，炼蜜和捣三二百杵，圆如梧桐子大，每于食前以温生姜酒下二十圆。

治痰冷澼饮久不差，腹胁胀满，不下饮食，四肢浮肿，**甘遂圆**方：

甘遂一分，煨微黄 芫花半两，醋拌炒令干 甜葶苈一两，隔纸炒令紫色 川大黄一两，剉碎，微炒 青橘皮一两，汤浸，去白瓤，焙 大戟半两，剉碎，微炒 川芒消一两 贝母一两，煨微黄 桂心一两 乌喙三分，炮裂，去皮脐

右件药捣罗为末，其杏人研如膏，与诸药末拌令匀，炼蜜和捣三五百杵，圆如梧桐子大，每服食前以粥饮下十圆，日二服，以利为度。

治痰冷澼饮，上气喘满，四肢浮肿，**细辛圆**方：

细辛半两 桂心三分 甜葶苈半两，隔纸炒令紫色 川大黄半两，剉碎，微炒 黄芩半两 甘遂半两，煨

微黄　芫花半两，醋拌炒令干　汉防己半两　赤茯苓三分　附子半两，炮裂，去皮脐　白术三分　泽泻三分　杏人三分，汤浸，去皮尖、双人，麸炒微黄

右件药捣罗为末，炼蜜和捣三二百杵，圆如梧桐子大，每服食前以粥饮下五圆，日二服，以利为度。

治痰冷澼饮，腹中结聚成块，**芫花圆**方：

芫花半两，醋拌炒令干　甘遂半两，煨微黄　甜葶苈一两，隔纸炒令紫色　川大黄一两，剉碎，微炒　枳壳一两，麸炒微黄，去瓤　大戟半两，剉碎，微炒　郁李人一两，酒浸，去皮尖，微炒　海藻一两，洗去咸味　桂心一两　杏人一两，汤浸，去皮尖、双人，剉研如膏　巴豆三十枚，去皮心研，纸裹压去油细研

右件药捣罗为末，入巴豆、杏人同研令匀，炼蜜和捣三二百杵，圆如梧桐子大，每服空心以粥饮下三圆。亦疗大腹水肿。

治痰冷结聚成癖，两胁胀满，**桔梗圆**方：

桔梗三分，去芦头　京三棱一两，微煨，剉　紫菀三分，去苗土　干姜半两，炮裂，剉　芫花三分，醋拌炒令干　桂心半两　川大黄半两，剉碎，微炒　当归半两，剉碎，微炒　巴豆二十枚，去皮心研，纸裹压去油　桃人半两，汤浸，去皮尖、双人，麸炒微黄

右件药捣罗为末，研入巴豆令匀，以酒煮面糊和圆如菉豆大，每服空心以生姜汤下三圆。

治痰冷不消，结成癖块，腹胁胀痛，**狼毒圆**方：

川狼毒二两，细剉炒熟　附子二两，炮裂，去皮脐　半夏二两，汤洗七遍去滑　芫花半两，醋拌炒令干　木香一两　槟榔一两

右件药捣罗为末，以醋煮面糊和圆如菉豆大，每服以生姜汤下七圆，日二服。

又方：

芫花一两，醋拌炒令干　消石半两　半夏一两，汤洗七遍去滑

右件药捣罗为末，以生姜自然汁和圆如菉豆大，每服空心以温酒下十圆。

治痰厥头痛诸方

夫痰厥头痛者，谓痰水在于胸膈之上，又犯大寒，使阳气不行，令痰水结聚不散，而阴气逆上，与风痰相结，上冲于头，即令头痛。或数岁不已，久连脑痛，故云痰厥头痛，其候如此也。

治痰厥头痛，胸满短气，呕吐白沫，饮食不消，**附子散**方：

附子半两，炮裂，去皮脐　前胡半两，去芦头　半夏半两，汤洗七遍去滑　人参半两，去芦头　枳壳半两，麸炒微黄，去瓤　槟榔半两　石膏二两，捣碎　芎䓖半两

右件药细剉和匀，每服四钱，以水一大盏，入生姜半分，煎至五分，去滓，不计时候温服。

治痰厥头痛，**防风散**方：

防风一两，去芦头　甘菊花一两　牛蒡子一两，微炒　白附子一两，炮裂　前胡一两，去芦头　石膏二两，细研，水飞过

右件药捣细罗为散，每于食后以生姜茶清调下二钱。

治痰厥头痛，目[1]眩，心膈不利，**石膏圆**方：

---

〔1〕目：原作“自”。《正误》：“‘自’，‘目’之讹。”据《类聚》卷116所引同方改。

石膏二两，细研，水飞过　甘菊花二两　附子一两，炮裂，去皮脐　防风二两，去芦头　枳壳一两，麸炒微黄，去瓤　郁李人一两，汤浸，去皮尖，微炒

右件药捣罗为末，炼蜜和捣三二百杵，圆如梧桐子大，每于食后及夜临卧时，以温水下二十圆。

治痰厥头疼，宜吐之，方：

茶末四钱　人参芦头一分　灯心一束

右以水一大盏煎至五分，去滓温服。如人行五里，未吐再服。

治痰厥头痛，往来寒热，方：

恒山一两　云母粉二两

右件药捣细罗为散，每服不计时候以盐汤调下一钱，得吐为效。若吐不尽，即更一服。

治头痛如破，非中风冷所得，是胸膈中痰厥气上冲，名为痰厥头痛，宜服此方：

灶下墨一两　附子三分，炮裂，去皮脐

右件药捣细罗为散，不计时候以温水调下二钱。

又方：

苦参半两，剉　桂心半两　半夏三分，生用

右件药捣罗为末，以醋调涂于痛上，即止。

治痰厥头痛，方：

旋覆花一两　牛蒡子一两，微炒

右件药捣细罗为散，不计时候以腊面茶清调下一钱。

又方：

附子半两，生用　半夏半两，生用

右件药捣细罗为散，每用一钱，以水调如膏，用纸看大小涂药，贴在太阳穴上，药干疼止，立验。

又方：

恒山二两　甘草半两，生剉

右件药捣筛为散，每服三钱，以水一中盏，煎至六分，去滓，不计时候温服，得吐即住服。

又方：

乌梅十枚，取肉

右以盐二钱，酒一中盏，与乌梅同煎至七分，去滓，不计时候温服，得吐即住服。

治痰结实诸方

夫痰结实者，由痰水积聚于胸府，遇冷热之气相搏，结实不消，故令心腹痞满，气息不利，头眩目暗，常欲呕逆，故言痰结实也。

治胸中宿痰结实，食饮减少，或发寒热，卧不欲起，**前胡散**方：

前胡一两，去芦头　旋覆花半两　桂心半两　人参一两，去芦头　川大黄一两，剉碎，微炒　甘草半两，炙微赤，剉　半夏一两，汤洗七遍去滑　槟榔一两　杏人半两，汤浸，去皮尖、双人，麸炒微黄

右件药捣筛为散，每服五钱，以水一大盏，入生姜半分，煎至五分，去滓，不计时候温服。

治痰结实，心胸壅滞，常欲呕逆，不能下食，宜服此方：

半夏一两，汤洗七遍去滑　郁李人一两，汤浸去皮，微炒　旋覆花半两　前胡一两，去芦头　桔梗半两，去芦头　枳壳半两，麸炒微黄，去瓤

右件药捣筛为散，每服三钱，以水一中盏，入生姜半分，煎至六分，去滓，不计时候温服。

治痰结实，寒热发歇，心胸满闷，宜服此吐痰方：

瓜蒂三十枚　赤小豆二十枚，炒熟　人参芦头一分　甘草一分，生剉

右件药捣细罗为散，每服不计时候以温酒调下一钱，日三服，以吐为度。

治痰结实不消，见食欲呕，**半夏圆**方：

半夏二两，汤洗七遍去滑　干姜一两，炮裂，剉　白矾一两，烧令汁尽　草豆蔻一两，去皮

右件药捣罗为末，以生姜汁煮面糊和圆如梧桐子大，每服不计时候以姜枣汤下十圆，日三服。

治痰实，胸中结聚不散，宜服此方：

半夏五两　皂荚五梃，打破

右件药同于大鼎子内用水煮一日，去皂荚，只取半夏，晒干，捣细罗为散，每服一钱，以水一中盏，入生姜半分，葱白七寸，煎至六分，去滓，不计时候温服。

又方：

皂荚三十梃，不蚛者，去黑皮，捶碎

右以水五升浸一宿，揉取汁，去滓，于锅内以慢火熬令可圆，即圆如梧桐子大，每于食后以盐浆水下十圆。

又方：

蜜陀僧一两

右件药用醋一中盏，水一中盏，煎令醋水俱尽，候干细研为散，每服一钱，以水一小盏，酒一小盏，煎至一盏，不计时候和滓温服，如人行一二里，当吐出痰涎为效。

太平圣惠方卷第五十二

——凡一十六门　病源一十四首　论一首　方法共计一百七十一道

疟病论一首　治五脏疟诸方一十三道　治温疟诸方五道　治寒疟诸方九道　治瘴疟诸方七道　治劳疟诸方二十四道　治山瘴疟诸方九道　治鬼疟诸方一十四道　治痎疟诸方七道　治间日疟诸方八道　治痰实疟诸方一十道　治往来寒热疟诸方八道　治疟发作无时诸方一十五道　治久疟诸方一十四道　治一切疟诸方一十七道　灸一切疟法一十一道

疟病论

夫疟者，皆因风寒之气所为也。故夏伤于暑，秋必病疟。邪气客于阳明，则寒慄鼓颔。巨阳虚，即头项腰脊痛。三阳俱虚，即骨寒而痛，故中外皆寒。阴气逆极，即复出之外，故阳盛则外热，阴虚则内热，内外皆热则喘而渴。本先伤于寒，后伤于风，故先寒而后热。先伤于风，后伤于寒，故先热而后寒。夫风者阳也，寒者阴也，此由得之夏伤于大暑，热气盛，藏于皮肤之内，肠胃之外，此荣气之所舍也。因得秋气，汗出遇风，如水气藏于皮肤之中，至秋伤于风，即病盛矣。夫初中邪者，旦中旦发，暮中暮发。其间日者，邪气客于五脏，其道远，其气深，其行迟，故间日而发者，阳当陷而不陷，阴当升而不升，为邪所中也。

治五脏疟诸方

夫肝病为疟者，令人色苍苍然，气息闷〔1〕，颤掉，状如欲死。若人本来少于悲恚，忽尔嗔怒，出言反常，乍宽乍急，言由未终〔2〕，以手向眼，如有所思，此肝病之证也。若虚则为寒风所伤，若实则为热气所损，阳则泻之，阴则补之。

夫心病为疟者，令人心烦，其病欲饮清水，多热少寒。若人本来心性和雅，而忽卒急，反于常伦，或言未终便住，以手剔脚爪，其人必死，名曰行尸，此心病之证也。虚则补之，实则泻之。不可治者，明而察之。

夫脾病为疟者，令人寒，腹中痛，肠中鸣，惺即体热汗出〔3〕。若其人本来少于喜怒，而忽

〔1〕 气息闷：《病源》卷11“疟病候”下有“喘”字。《普济方》卷197从《病源》，亦有“喘”字。宋版无，《类聚》卷121所引亦无。

〔2〕 言由未终：宋版及《类聚》卷121所引同。《病源》卷11“疟病候”作“言未竟”。《普济方》卷197从《病源》作“言未迄”。

〔3〕 惺即体热汗出：《类聚》所引同此。《病源》卷11“疟病候”作“鸣已汗出”。《普济方》卷197从《病源》。

反常，嗔喜无度，多言自笑，不答于人，此脾病之证也。

夫肺病为疟者，乍来乍去，令人心寒，寒甚则热，发惊恐，如有所见。若人本来语声清雄，忽尔不亮，拖气用力，方得出言，而反于常人，呼共语，直视不应，此即肺病之候也。明观表里，依源极疗，乃不失也。

夫肾病为疟者，令人凄凄然，腰脊痛而宛转，大便涩难，身掉不定，手足多寒。若人本来不喜不急，忽然语謇而好嗔怒，反于常性，见人前问而不作声，举手抓己腹，此是肾病之证也。宜以察其虚实，急以治之。

夫疟脉者自弦，弦数多热，弦迟多寒，弦小紧者可下之，弦迟者宜温药。若脉数而紧者，可发其汗。凡脉浮大者，不可针灸也。凡疗疟，于发前先如食顷，乃可以治之，过则失时也。

治肝疟，上焦壅滞，心烦头疼，寒热不止，肌肤消瘦，不能下食，**知母散**方：

知母一两　虎头骨一两半，涂酥炙黄　地骨皮一两　川升麻一两　鳖甲二两，涂醋炙令黄，去裙襕　犀角屑一两　人参一两，去芦头　麦门冬一两，去心　柴胡一两，去苗　石膏二两　甘草半两，生剉

右件药捣筛为散，每服四钱，以水一中盏，入香豉五十粒，煎至六分，去滓，不计时候温服。

治肝热，或为肝疟，颜色苍苍，颤掉气喘，变成劳疟，积年不差，宜服**蜀漆圆**方：

蜀漆半两　乌梅肉半两，微炒　石膏一两，细研　鳖甲一两，涂醋炙令黄，去裙襕　恒山半两，剉　香豉一合，炒干　甘草半两，炙微赤，剉　知母半两　苦参半两，剉　麝香半两，细研　桃人半两，汤浸，去皮尖、双人，麸炒微黄

右件药捣罗为末，入研了药都研令匀，炼蜜和捣三二百杵，圆如梧桐子大，每服空心以温酒下二十圆，晚食前再服，粥饮下亦得。

治肝疟久不差，**乌梅圆**方：

乌梅肉一两，酒拌微炒　恒山一两，剉　知母半两　犀角屑半两　朱砂半两，细研　龙骨半两　虎头骨一两，涂酥炙令黄　川升麻半两　香豉半两，炒干　桂心半两　甘草半两，炙微赤，剉　鳖甲一两，涂醋炙令黄，去裙襕　桃人半两，汤浸，去皮尖、双人，麸炒微黄

右件药捣罗为末，入研了药都研令匀，炼蜜和捣二三百杵，圆如梧桐子大，每服空心以温酒下二十圆，晚食前再服。

治心疟，令人心烦，渴欲得饮水，寒热不歇，乍来乍去，不思饮食，**恒山散**方：

恒山一两，剉　柴胡一两，去苗　栀子人一两　石膏二两　乌梅肉三七枚，微炒　甘草一两，炙微赤，剉　蜀漆二两　鳖甲二两，涂醋炙令黄，去裙襕

右件药捣粗罗为散，每服五钱，以水一大盏，入竹叶二七片，豉五十粒，煎至五分，去滓，不计时候温服。

治心疟，发歇不定，**大黄圆**方：

川大黄半两，剉碎，微炒　恒山一分　香豉四十九粒　砒霜一分，细研　鳖甲一分，涂醋炙令黄，去裙襕　麝香一钱，细研　朱砂一分，细研

右件药捣罗为末，入后三味研令匀，以醋煮面糊和圆如梧桐子大，每服食前用桃人冷醋汤下二圆。忌食热物。

治心疟，**神验朱砂圆**方：

光明砂半两，细研　恒山一两　杏人十枚，汤浸，去皮尖、双人，麸炒微黄

右件药捣罗为末，研入朱砂令匀，炼蜜和圆如梧桐子大，未发前以粥饮下十五圆，欲发时

再服。

又方：

麝香一分　金薄三十片　黄丹一分，炒令紫色　朱砂一两　砒霜一分

右件药都细研令匀，用粳米饭和圆如梧桐子大，男左女右，中指节上用绯帛裹系一圆，发前以冷醋汤下一圆。忌食热物。

治脾疟，由热气内伤不泄，故为脾疟，令人病肠中热痛，外寒，肠中鸣转汗出，**恒山圆**方：

恒山一两，剉　甘草半两，炙微赤，剉　知母一两　豉一合　鳖甲一两，涂醋炙令黄，去裙襕　麝香一分，细研

右件药捣罗为末，入麝香研匀，炼蜜和圆如梧桐子大，未发前以温酒服二十圆，临发再服。

治脾疟，霍乱吐逆下利，**人参圆**方：

人参一两，去芦头　鳖甲一两，涂醋炙令黄，去裙襕　高良姜一两，剉　白茯苓一两　桂心一两　甘草一两，炙微赤，剉　麝香一分，细研

右件药捣罗为末，入麝香研匀，炼蜜和捣二三百杵，圆如弹子大，以温酒一合半内药一圆，研破，食前服之。

治肺疟，来去不定，其状令人心寒，甚即发热，热则多惊，如有所见者，**犀角散**方：

犀角屑半两　杏人半两，汤浸，去皮尖、双人，麸炒微黄　麦门冬半两，去心　恒山半两，剉　糯米八十一粒　甘草半两，炙微赤，剉

右件药都捣令碎，以水五大盏，煎至二盏半去滓，分为五服，于发时前不计时候温服。

治肺疟，烦热呕逆，方：

知母一两　柴胡二两，去苗　人参一两，去芦头　甘草半两，炙微赤，剉　麦门冬一两，去心　杏人一两，汤浸，去皮尖、双人，麸炒微黄

右件药捣筛为散，每服四钱，以水一中盏，煎至六分，去滓，不计时候温服。

治肾疟，腰背痛，手足寒，食少无力，**乌梅圆**方：

乌梅肉一两，微炒　桂心一两　甘草一两，炙微赤，剉　虎头骨二两，涂酥炙令黄　人参一两，去芦头　香豉一合，炒干　恒山二两，剉　鳖甲二两，涂醋炙令黄，去裙襕　麝香一分，细研　附子半两，炮裂，去皮脐　桃人半两，汤浸，去皮尖、双人，麸炒微黄　川升麻一两　肉苁蓉一两，酒浸一宿，刮去皴皮，炙令干

右件药捣罗为末，入麝香研匀，炼蜜和捣三五百杵，圆如梧桐子大，每于食前以粥饮下二十圆，渐加至三十圆。

治肾热为疟，令人凄凄，腰脊痛宛转，大便难，忽然手足寒，**恒山散**方：

恒山一两　乌梅肉二七枚　香豉一合　葱白一握　桃人半两，汤浸，去皮尖，麸炒微黄

右件药细剉，都以水二大盏，煎至一盏半去滓，分为三服，于欲发时前服尽。

治温疟诸方

夫温疟者，得之冬中由风寒[1]气藏于骨髓之中，至春则阳气大发，邪气不能出，因遇大暑，脑髓热铄，脉肉消释，腠理发泄，因有用力，邪气与汗偕出。此病藏于肾，其气先从内出于

---

〔1〕 冬中由风寒：《类聚》卷11“治温疟诸方”同。《病源》卷11“温疟候”作“冬中于风寒，寒气”。

外，如此是阴虚而阳盛，则病衰，则气复反入，入则阳虚而寒矣。故先热而后寒，名曰温疟也。

治温疟烦闷，**麻黄饮子**方：

麻黄一两，去根节　牡蛎粉一两　蜀漆半两　甘草半两　犀角屑半两　知母半两

右件药细剉，都以水二大盏煎至一盏半，去滓，分为三服，一日服尽。

又方：

恒山半两　甘草半两，生用　冬瓜汁一升，如无生者，煎汁亦得

右件药细剉，以冬瓜汁宿浸，早朝煎五六沸去滓，分为二服，空心一服，发前一服，以得吐为妙。

又方：

鳖甲一两，涂醋炙令黄，去裙襕　甘草一两，生用　冬瓜汁四合　车前叶一握，无叶取子二合　恒山半两

右件药都剉，以浆水一大盏半，并冬瓜汁宿浸，欲发日五更初以急火煎取一盏，去滓，分为二服，五更一服，取快吐三五度，至发时又服，亦取吐三五度，过时便得吃浆水粥补之。

治温瘴、痎[1]疟悉主之，**乌梅圆**方：

乌梅肉一两，微炒　恒山一两，剉　鳖甲一两，涂醋炙令黄，去裙襕　香豉一两，炒干　川椒一两，去目及闭口者，微炒去汗　人参一两，去芦头　桂心一两　知母一两　肉苁蓉一两，汤浸一宿，刮去皴皮，炙令干　桃人一两，汤浸，去皮尖、双人，麸炒微黄

右件药捣罗为末，炼蜜和捣三二百杵，圆如梧桐子大，每服不计时候以温酒下二十圆。

治温疟痎蛪，发歇寒热，方：

恒山二两，剉　香豉二合，炒干

右件药捣罗为末，以粟米饭和圆如梧桐子大，每服不计时候以温酒下三十圆。

治寒疟诸方

夫寒疟者，由阴阳相并，阳虚则阴胜，阴胜则寒发于内，所以内外俱寒，故病发但颤慄而鼓颔也。

治寒疟，阳虚阴盛，内外俱寒，四肢颤掉，**恒山圆**方：

恒山半两　野狸头骨一分　虎头骨一分　猢狲头骨一分　天灵盖一分　菉豆末三分　臭黄一分，细研　安息香一分　朱砂一分，细研　雌黄一分，细研　砒霜一分　乳香一分　阿魏一分　白芥子一分

右件药并生用，捣罗为末，用软饭和捣三二百杵，圆如梧桐子大。修合之时勿令孝子女人知，五月五日午时合为妙。如缓急，即不择日辰合。未发时，以绛囊盛，于中指上系一圆，男左女右，三日如不住，以熟水服一圆立效。有娠妇人及小儿不得服，忌食热物。

治寒疟，但寒不热，四肢鼓颤不止，**朱砂圆**方：

朱砂一分，细研　麝香半两，细研　砒霜一分，细研　恒山一分，剉　虎头骨一分，涂酥炙令黄　猢狲头骨一分，炙黄　虎睛一对，酒浸微炙　乳香一分　安息香一分　阿魏一分　巴豆三枚，去皮心及油　雄黄半两，细研

右件药捣罗为末，端午日修合，用醋煮面糊和捣一二百杵，圆如豌豆大，用绯帛裹，男左女右，手把一圆。如痎疟，即以醋汤下一圆。每把者药一圆，可疗三人，若女人用者，即可疗

〔1〕 痎：宋版作“疾”。《外台》卷5“疗疟方”同方作“痎”（《普济方》引此），义长，因改。

二人。

治寒疟不止，**雄黄圆**方：

雄黄一分　硫黄一分　朱砂一分　麝香半两　阿魏半分　桂心一分半　干姜一分，生用　巴豆一分，去皮心，以水二升，煮水尽，压去油，研如面

右件药相和研令匀细，以醋煮面糊和圆如梧桐子大，未发前以绵子裹一圆，安在两耳中，及男左女右，以绯帛系一粒于臂上，一粒可治七人。

治寒疟神效方：

砒霜一两，以醋浆水一碗，于端午日日未出时，以慢火熬如稀糊，便入后药　朱砂一钱，细研　白芥子一钱　阿魏一钱　香墨五钱

右件药捣罗为末，以砒霜煎和圆如黍米粒大，每于未发前以冷醋汤下一圆至二圆。忌食热物。

治寒疟，手足鼓颤，心寒面青，宜用此方：

朱砂半两，细研　虎头骨半两　猢狲头骨半两　砒霜半两　天灵盖半两　阿魏半两　安息香半两

右件药生捣罗为末，入朱砂研匀，于端午日午时，用白团和圆如豌豆大，男左女右，手把一圆，定后用绯绢袋子盛，系于中指上。若登溷即暂解却，一圆可治七人。

又方：

白芥子一分　朱砂一分，细研　阿魏一分　恒山一分

右件药捣罗为末，入朱砂研匀，以醋煮面糊和圆如梧桐子大，每于未发前以醋汤下三圆。

又方：

砒霜一分　朱砂一分　阿魏一分　麝香一分

右件药同研如粉，以面糊和圆如小豆大，每未发前以冷醋汤下一圆。忌食热物。

又方：

阿魏一分　安息香半两　萝卜子半两　芜荑一分

右件药捣细罗为散，每服一钱，以暖水调下。如不能服散，炼蜜和圆如梧桐子大，以温水下二十圆，须臾即吐利后，作少蒜齑，不饮食之，仍以一小贴子，用纱囊盛，男左女右，系于臂上。

又方：

独颗蒜一颗　黄丹半两

右件药相和，五月五日午时，同捣一千杵，圆如黑豆大，候发时以温茶下二圆。

治瘅疟诸方

夫瘅疟者，由肺系有热，气盛于身，厥逆上冲，气实而不能外泄，因所用力，腠理开舒，风寒舍于皮肤之内，分肉之间而发也。发则阳气盛，阳气盛而不衰，则病矣。其气不及之阴，故但热不寒。气内藏于心，而外舍于分肉，令人消铄脱肉，故名曰瘅疟。其状热而不寒，阴气绝，阳气独发，则少气烦嗬[1]，手足热而呕也。

---

〔1〕 嗬：《类聚》卷122“诸疟门”所引同。《病源》卷11“瘅疟候”作“惋”。嗬者，哕、干呕也；惋者，郁也。下文有“手足热而呕”，故此处改“惋”为“嗬”，未必有误。姑仍其旧。

治瘴疟，但热不寒，呕逆不下食，宜服**香豉饮子**方：

香豉半合　葱白七茎，切　恒山三分　川升麻一两　鳖甲一两半，涂醋炙令黄，去裙襕　知母一两半　槟榔三分　生地黄一两半，切

右件药剉碎，都以水二大盏半，煎至一盏半去滓，不计时候分为三服，一日服尽。

又方：

恒山一分　甘草一分，生用　地骨皮一分　生铁一斤，打碎如棋子大

右件药细剉，都以水二大盏，于星月下浸一夜，横刀一口安在药上，早晨煎取一盏，去滓，空腹分为二服，重者不过两剂差。

治瘴疟，发时大渴，寒热不定，方：

砒霜半两，细研　菉豆半两　川大黄一两，剉碎，微炒　麝香一分，细研

右件药捣罗为末，入研了药令匀，炼蜜和圆如梧桐子大，夜露一宿，发日平旦以冷水下一圆，临发前再服一圆。忌食热物。

治瘴疟，发作不定，但热不寒，宜服此方：

恒山一两　桃人一两，汤浸，去皮尖、双人，麸炒微黄　黄丹一两，炒令紫色　香豉一合，炒干

右件药捣罗为末，炼蜜和圆如梧桐子大，每至发日空心煎桃人汤下十圆，于发时前再一服。

又方：

朱砂一分　砒霜一分　马牙消一分　猢狲头骨一分，末　麝香一钱

右件药相和研令匀细，以醋煮面糊和圆如菉豆大，于发时前以冷生姜茶下二圆。忌食热物。

又方：

地黄汁一升　砒霜一两，细研　蜡半两

右件药将地黄汁于瓷器中以慢火煎，入砒霜不住手搅，煎如膏，次入蜡又煎令消，圆如菉豆大，每至发日空心以井华水下三圆。未差，发前更服三圆。忌食热物。

又方：

砒霜一分，细研　甘草末半两

右件药都研令匀，以粟米饭和圆如菉豆大，每未发时及空心以井华水下二圆。忌食热物。

治劳疟诸方

夫疟久不差者，则表里俱虚，客邪未散，气血虚弱，真气不复。因其寒热不止，食饮渐少，肌肤羸瘦，颜色萎黄，四肢无力，故名劳疟也。

治劳疟，四肢羸瘦，不思饮食，**恒山饮子**方：

恒山三分　乌梅肉七枚，微炒　豉心半两　桃枝一握　鳖甲三分，涂醋炙令黄，去裙襕　虎头骨三分，涂酥炙令黄　柳枝一握　干枣三枚　生姜半两　桃人三七枚，汤浸，去皮尖、双人，麸炒微黄

右件药细剉，都以酒四大盏浸一宿，明旦煎取二盏，去滓，空心分为三服。

治劳疟，发歇不恒，日渐羸瘦，**豉心饮子**方：

豉心一合　雄鼠粪一分，烧灰细研，后入　童子小便二大盏　甘草半两，炙令微赤　鳖甲一两，涂醋炙令

黄,去裙襕　柴胡一两,去苗　栀子人二分　乌梅肉七枚,微炒　桃心一握　柳心一握　地黄汁二合,后入　生姜一分

右件药细剉,投入小便内浸一宿,明旦煎取一盏二分,去滓,下鼠粪灰、地黄汁搅令匀,分为三服,空心一服,食后一服,近晚一服。

又方:

蜀漆半两　甘草半两　天灵盖一两,涂酥炙令黄　生黑豆一分　桃人半两,汤浸去皮尖双人　乌梅肉七枚,微炒　竹叶一握

右件药细剉,都以水三大盏煎取一盏半,去滓,分为三服,空心一服,未发前一服,发时一服。

治劳疟,连年不差,**乌梅圆方**:

乌梅肉一两,微炒　鳖甲一两,涂醋炙令黄,去裙襕　虎头骨一两,涂酥炙令黄　天灵盖一两,涂酥炙令黄　肉苁蓉一两,酒浸一宿,刮去皴皮,炙干　恒山一两,剉　知母一两　川升麻一两　甘草半两,炙微赤,剉　柴胡一两,去苗　蜀漆一两　豉一合,炒干　枳壳一两,麸炒微黄,去瓤　猪苓半两,去黑皮　黄连一两,去须　犀角屑一分　地骨皮一两　木香一两　槟榔一两　栀子人一两　川大黄一两,剉碎,微炒　麝香半两,细研　桃人四十九枚,汤浸,去皮尖、双人,麸炒微黄

右件药捣罗为末,入麝香研匀,炼蜜和捣五七百杵,圆如梧桐子大,每日空心煎桑根白皮汤下三十圆,晚食前再服。

治劳疟,寒热发作无时者,**蜀漆圆方**:

蜀漆半两　乌梅肉半两,微炒　川升麻半两　石膏一两,细研　知母半两　白薇半两　甘草半两,炙微赤,剉　恒山半两,剉　鳖甲半两,涂醋炙令黄,去裙襕　葳蕤半两　麦门冬一两,去心,焙　香豉半合,炒干　地骨皮半两　朱砂一两,细研　麝香半两,细研

右件药捣罗为末,入研了药令匀,炼蜜和捣三二百杵,圆如梧桐子大,每服食前以粥饮下二十圆,日再服,稍加至三十圆,此方神效。

治劳疟,发歇寒热,体瘦,四肢疼痛,或时烦渴,宜用此方:

砒霜半两　朱砂一分　雄黄一分　阿魏一分　麝香三分,已上并细研　虎头骨一分,涂酥炙黄　蛇骨一分,酒浸,炙微黄　恒山一分,剉　猢狲头骨一分,炙黄　天灵盖一枚,烧令白色,上用朱砂点作七星,取五月一日夜作

右件药,初夜都去一茶床上安排,用香一炉,净水一盏,于北斗下露之,才明收之,候五月五日午时捣罗为末,用醋煮面糊和圆如小豆大,患者以一圆,男左女右把之差,带之亦差,以醋汤发前服一圆亦差,插在耳内鼻里亦差。服药即忌食热物。

治劳疟痰滞,发歇不定,**鳖甲酒方**:

鳖甲一两,涂醋炙令黄,去裙襕　恒山三两,剉　川升麻一两　附子一两,炮裂,去皮脐　乌贼鱼骨一两

右件药细剉,以绢袋盛,用酒六升浸三五日,每服一中盏暖令温,空心服之,或吐即差,未吐再服。

治劳疟极效,**红英丹方**:

雄黄一分,细研　朱砂一分,细研　硫黄一分,细研　天雄一分,生用,去皮脐　丁香一分　虎头骨一分,生用　黄丹一分　赤小豆一分　麝香一钱,细研

右件药捣罗为末,入研了药令匀,取甲子日合,用粟米饭和圆如小豆大,男左女右,以绯绢系一圆于中指上。合时勿令妇人、师僧、孝子、鸡犬等见,见即无效。落地上者,亦不堪用。

治劳疟，及瘴鬼等疟，悉治之，**乌梅圆**方：

乌梅肉一两，微炒　肉苁蓉一两，酒浸一宿，刮去皴皮，炙干　恒山一分，剉　川升麻三分　人参三分，去芦头　桃人一两，汤浸，去皮尖、双人，麸炒微黄　甘草三分，炙微赤，剉　知母三分　香豉一合，炒干　鳖甲一两，涂醋炙令黄，去裙襕　麝香半两，细研　桂心三分

右件药捣罗为末，入麝香研匀，炼蜜和捣三二百杵，圆如梧桐子大，每未发前空心以温酒下三十圆，至发又服三十圆，每日服之，以差为度。

治劳疟久不差，**桃人圆**方：

桃人二两，和皮尖生捣　恒山末二两　豉三两，新好者

右件药相和，捣五七百杵，如干末圆得，即入少许酒和圆如梧桐子大，每服空腹以温酒下五圆，食后候腹空时再服之。如渴，即煎乌梅汤冷呷，勿杂食物。

又方：

砒霜一钱　阿魏一钱　天灵盖一钱，炙微黄

右件药捣罗为末，以粳米饭和圆如小豆大，发前以温水下五圆立效。忌食热物。

治久患劳疟瘴等，宜服此方：

寒水石三分，细研　砒霜一两，细研

右以厚纸两重，糊粘于铫子底，将砒安中，次以寒水石盖上，以匙紧按，将一瓷盏子盖，又以糊纸数重，粘四畔缝不得通气，以竹柴火烧令下面纸尽，上面纸黄焦为候，待冷再研，于地上出火毒良久，以粟饭和圆如麻子，发前以冷醋汤下五圆。如年深者，先以五圆将热茶下，吐却痰后，再以冷醋汤下三圆。忌食热物。

又方：

恒山一两，末　朱砂一两，细研

右件药都研令匀，以炼蜜和圆如梧桐子大，未发前以温水下三圆，临发时又服三圆，以差为度。

又方：

鳖甲三两，涂醋炙令黄，去裙襕

右捣细罗为散，未发时以温酒调下二钱，临发时再服。

治劳疟时久不断，宜服此方：

牛膝一握，去苗，剉

右以水二大盏煮取一盏，去滓，分为二服，未发前服，临欲发再一服。

又方：

马鞭草汁五合

右以酒一小盏相和，暖令温，欲发前顿服。

又方：

鼠尾草一握　车前叶一握

右件药并剉，以水二大盏煎取一盏，去滓，分为二服，欲发前服之。

又方：

瓜蒂二七枚

右捣碎，以水一小盏浸一宿取汁，欲发前顿服，吐之即效。

又方：

桃花一两

右擣细罗为散，食前以水调服二钱，日二服差。

又方：

八月上寅日，采取麻花。

右擣细罗为散，每食前以温酒调下一钱。

又方：

白狗粪烧为灰

右研令极细，每于发前以水调二钱服之。

又方：

燕子粪一合，末之

右候发日平旦以酒半碗浸，搅起令患人两手把，当鼻下嗅取气便不发，神验。差后未得饮水。

又方：

豉心一两，炒干　生砒一钱

右件药都研令匀，入炼蜜和圆如麻子大。每欲发时先以温豉汤下三圆，立定。

又方：

野狐肝一具，阴干

右于重五日更初往北斗下受气，擣罗为末，以粳米饭和圆如菉豆大，用绯帛子裹一圆，于男左女右手中指上系之。

治山瘴疟诸方

夫山瘴疟，生于岭南带山水之处。其状发而寒热，休作有时，皆因游溪源，中于湿毒气故也。其病重于伤暑之疟矣。

治山瘴疟，方：

鬼臼半两　赤小豆三分　鬼箭羽半两　朱砂半两，细研　雄黄半两，细研　阿魏半两，别研

右件药擣罗为末，都研令匀，用酒煎阿魏为膏，和圆如梧桐子大，每用一粒，以绯绢系中指上，男左女右嗅之。如未差，即以井华水服一圆，即差。

又方：

恒山一两，剉　桃人六十枚，汤浸，去皮尖、双人，别擣为膏　豉一合，炒干

右件药擣罗为末，以鸡子白生用，和圆如梧桐子大，空腹以桃符汤下二十圆，欲发时又服三十圆，便差。

治山瘴疟，寒热头疼，方：

恒山半两　乌梅肉七枚，微炒　豉心半两　桃枝一握　鳖甲半两，涂醋炙令黄，去裙襕　柳枝半两　虎头骨半两，涂酥炙令黄　干枣三枚　青铜钱二文　雄鼠粪二七枚

右件药细剉，以酒一大盏半浸一宿，明旦以重汤煮十余沸，去滓，分为三服，空心一服，良久再服，欲发时一服。

治山瘴疟及时气，**茵陈圆**方：

茵陈二两　大麻人五两，研如膏　豉五合，炒干　恒山三两，剉　栀子人二两　鳖甲二两，涂醋炙令黄，去

裙襕　川芒消三两，细研　杏人三两，汤浸，去皮尖、双人，麸炒微黄　巴豆一两，去皮心，熬令黄，纸裹压去油，研

右件药捣罗为末，入研了药令匀，炼蜜和捣五七百杵，圆如梧桐子大，每服以粥饮下三圆，或吐，或利，或汗。如不吐利、不汗，再服之差。若更不吐利，即以热粥饮投之。老小以意加减。

治山瘴疟，发作寒热，方：

恒山三两　乌梅肉二七枚　甑带三寸　真绯绢三寸　独颗蒜一枚

右件药以酒二大盏煮取一盏，分为二服，初一服未发前服之，后一服临欲发服之。如其形候，欲似不发，即止。方便安卧，头左侧安之为佳也。

治山瘴疟，**糕角饮子**方：

米糕角半两，九月九日者　寒食饭二百粒　恒山一两，剉　豉一百粒　独颗蒜一枚

右件药以清水二大盏浸一宿，至五更初煎至一盏，去滓，空腹顿服，当下利为度。

治山瘴疟，乍寒乍热，乍有乍无，宜服此方：

鲮鲤甲十四枚，微炒　鳖甲一两，涂醋炙令黄，去裙襕　柴胡一两，去苗　恒山二两　虎头骨一两，涂醋炙微黄　桃人一两，汤浸，去皮尖

右件药都细剉，以酒三盏浸一宿，发前稍稍暖饮之，勿绝。

治山瘴疟不相染，除毒气，方：

香豉一合

右以水一大盏煎至半盏，去滓温服。

又方：

生葛根不限多少。

右捣绞取汁，极意饮之，去热毒气，自然而差。

治鬼疟诸方

夫鬼疟者，由邪气所为也。其发作无时节，或一日三两度寒热，或两日一度发动，心神恍惚，喜怒无恒，寒则颤掉不休，热则躁渴不止，或差而复作，或减而更增，经久不痊，连绵岁月，令人羸瘦也。

治鬼疟，发动无时节，寒热不定，**麝香圆**方：

麝香三分，细研　朱砂三分，细研　砒霜半两，细研　恒山半两，剉　鳖甲半两，涂醋炙令黄，去裙襕　虎头骨半两，涂酥炙微黄　甘草半两，生用　川大黄半两，生用

右件药捣罗为末，研入前三味令匀，五月五日以粽子和圆如梧桐子大，临欲发时以温酒下三圆，得吐泻为度。

治鬼疟，神效**手把圆**方：

猢狲头骨半两　虎头骨半两　猫儿头骨半两　砒霜一分，细研　恒山一两，剉　朱砂一分，细研　乳香三分，细研　麝香一分，细研　白芥子一分　蜈蚣一枚　阿魏一分

右件药捣罗为末，都研令匀，取五月五日午时，炼蜜和捣三五百杵，圆如皂荚子大，以绯绢裹一圆，男左女右臂上系之，发时于净室内焚香恭信，解下，男左女右以手把之，时时就鼻嗅之，四五度效。一圆可治百人，奇验。

又方：

雄黄半两，细研　朱砂半两，细研　砒霜一分，细研　麝香一分，细研　阿魏一分　虎头骨半两，涂酥炙令黄末

右件药都研令细，用菉豆面糊和圆如豇豆大，拟发前先以冷醋汤下一圆。忌食热物。

治鬼疟或发或止，经久不差，方：

野猫肝一具，用瓷瓶盛，内热猪血浸，封口悬放别处，待血干，取肝用之　猢狲头骨一两　狗头骨一两　虎头骨一两　麝香一分，细研

右件药捣罗为末，入麝香研令匀，以醋煮面糊和圆如鸡头实大，男左女右，以绯帛于中指上系一圆，即差。如未差，即以醋茶下一圆，甚妙。

治鬼疟，神效方：

砒霜半两，细研　朱砂半两，细研　麝香一分，细研　阿魏一分，细研　乳香半两，细研　安息香一分　菉豆一分，末　猢狲头骨一分　虎粪中骨一分

右件药捣罗为末，都研令匀，以蒸饼和圆如梧桐子大，未发前男左女右手把一圆便卧，一炊久起，便差。

治鬼疟，内药鼻中立可，方：

天灵盖一分　猢狲头骨一分　臭黄一分，细研　阿魏一分　乳香一分　麝香一钱，细研　藜芦一分，去芦头　黄丹一分

右件药捣罗为末，都研令匀，以醋煮面糊和圆如豇豆大，欲发前先以绵裹一圆内鼻中，差。

治鬼疟连年不差，方：

恒山一分　朱砂半两，细研　黄丹半两，炒令紫色

右件药以水一大盏浸，用刀子搅三二十下，横刀子于药上，置于星月下一宿，至发日平明以刀搅，冷服半盏，至发时前又服半盏，候药力散，即得食。

又方：

砒霜一分　蜘蛛三枚

右件药同研，为圆如梧桐子大，每用绵裹一圆，男左女右内耳中。

治鬼疟进退不定，神效方：

人胆　朱砂　雄黄　麝香各等分

右件药相和，研令匀细，以醋煮面糊和圆如菉豆大，每用绵裹一圆内鼻中即差。每圆可治二人。

又方：

阿魏一分，细研　野狐肝一具，并胆收于新瓦罐内贮，阴干为末

右件药都研令匀，用醋煮面糊和圆如鸡头实大，男左女右手把一圆，如未差，即以绯帛系中指上，不住嗅之。

又方：

雄野狐粪一分　蝙蝠粪一分

右件药捣罗为末，用醋煮面糊和圆如鸡头实大，临发时男左女右手把一圆嗅之。

又方：

砒霜半两，细研　五方桃心一握

右先东次北，逆取五方足，于砂盆内研令细，次下砒霜相和研匀，圆如梧桐子大，临发前

以新汲水下二圆。忌食热物。

又方：

猢狲头骨一枚，烧灰

右细研为散，空腹以温酒调一钱服，临发时再服。

又方：

桃心一大握

右捣绞取汁，分为二服，于发日早朝以井华水半盏调服，至临发再服。

治痎疟诸方

夫痎疟者，夏伤于暑，其病秋则寒甚，冬则寒轻，春则恶风，夏则多汗者。然其蓄作有时，以疟之始发，先起于毫毛，呻欠乃作，寒慄鼓颔，腰脊疼痛，寒去则外内皆热，头痛，如渴欲饮者，此乃阴阳上下交争，虚实更作，阴阳相移也。阳并阴，则阴实阳虚。阳明虚，则寒慄鼓颔。巨阳虚，则腰背头项痛。三阳俱虚，阴气胜，胜则骨寒而痛。寒生于内，故中外皆寒。阳盛则外热，阴虚则内热。外内皆热，则喘渴欲饮。此得之夏，伤于暑，热气盛，藏之于皮肤之内，肠胃之外。此荣气之所舍，则令汗出肉疏，腠理开。因得秋气，汗出遇风，及得之以浴，水气舍于皮肤之间，与卫气并居。卫气者，昼行阳，此气得阳则出，得阴则内，是以隔日作也。

治痎疟积年不差者，宜服**知母饮子**方：

知母半两　鳖甲一两，涂醋炙令黄，去裙襕　恒山一两，剉　乌梅肉七枚，微炒　豉心一百粒　粳米一百粒　甘草半两，炙微赤，剉　川大黄半两

右件药细剉和匀，每服半两，以童子小便一中盏浸一宿，五更初煎至六分，去滓温服，临发前再服，以利为度。每日发与不发，皆得服之，待遇发后，即得吃食。

又方：

恒山半两，剉　甘草二两，生用　川大黄半两　桂心半两

右件药捣筛为散，每服五钱，以水一中盏，煎至六分，去滓，空腹温服，欲发前再服。

治痎疟久不差，**虎头骨圆**方：

虎头骨二两，涂酥炙微黄　朱砂半两，细研　恒山一两，剉　甘草一两半，剉，生用　牡蛎二两，微炒　桂心一两　知母二两　香豉一合，炒干　乌梅肉二两，微炒　附子一两，炮裂，去皮脐　枳壳半两，麸炒微黄，去瓤　木香一两　川大黄二两，剉碎，微炒　桃人二七枚，汤浸，去皮尖、双人，麸炒微黄

右件药捣罗为末，研入朱砂令匀，炼蜜和捣三二百杵，圆如梧桐子大，每于发前以桃符汤下十圆。

治痎疟，或发或歇久不差，**乌梅圆**方：

乌梅肉二七枚　恒山三两，末　香豉二两　桃人四十九枚，汤浸，去皮尖、双人

右件药都捣如泥，以少许蜜和捣二三百杵，圆如梧桐子大，每服以粥饮下三十圆，日三服。

治痎疟，连年不差，服三七日定差，**蜀漆圆**方：

蜀漆一两　乌梅肉一两，微炒　石膏二两，细研，水飞过　知母一两　白薇一两　甘草三分，炙微赤，剉　恒山一两半，剉　鳖甲一两，涂醋炙令黄，去裙襕　川升麻一两　葳蕤一两　豉一合，炒干　地骨皮一两　麦门冬一两，去心，焙干

右件药捣罗为末，炼蜜和捣三二百杵，圆如梧桐子大，每服以温酒下二十圆，日三服。

又方：

鲮鲤甲二七枚，炙黄　鳖甲一两，生用　乌贼鱼骨一两　附子一分，生用，去皮脐

右件药细剉，以酒三盏浸一宿，发前温酒顿饮之，一日断食。

又方：

朱砂一分，细研　恒山末三分

右件药都研令匀，炼蜜和圆如菉豆大，于发日平明以温水下五圆，至夜然得食之。

治间日疟诸方

夫间日疟者，此由邪气与卫气俱行于六腑，而有时相失不相得，故邪气内搏于五脏，则道远气深，故其气行迟，不能与卫气皆出，是以间三两日而作也。

治间日疟，身体壮热，时发憎寒，大便秘涩，**鳖甲散**方：

鳖甲一两，涂醋炙令黄，去裙襕　赤芍药一两　当归一两，剉，微炒　大青一两　知母一两　干姜半两，炮裂，剉　桃人一两，汤浸，去皮尖、双人，麸炒微黄　牵牛子一两，微炒　天灵盖一枚，涂酥炙令黄，别捣罗为末

右件药捣粗罗为散，每服五钱，用水一大盏，煎至五分，去滓，调天灵盖末一钱，食前服之。

治间日疟，或隔日，或三五日，发动无时，**知母散**方：

知母一分　恒山半分　鳖甲一分，涂醋炙令黄，去裙襕　桃人一分，汤浸，去皮尖、双人，麸炒微黄　附子一分，炮裂，去皮脐　糯米五十粒　乌梅肉一枚　狼牙半分

右件药都细剉，用酒一大盏半浸一宿，五更初煎取八分，去滓，分为二服，空心热服，将欲发时再服。

治间日疟发作无时，寒热不止，方：

恒山一两　鳖甲一两，涂醋炙令黄，去裙襕　川升麻一两　栀子人半两

右件药捣细罗为散，空腹以温水调二钱服，以微吐为度，未吐再服。

治间日疟寒热不止，**乌梅圆**方：

乌梅肉一两，微炒　桃人三十枚，汤浸，去皮尖、双人，麸炒微黄　地骨皮一两　豉心一两，炒干　虎头骨一两半，涂酥炙令黄　知母一两　鳖甲一两，涂醋炙令黄　川升麻一两　人参一两，去芦头　天灵盖一两半，涂酥炙令黄

右件药捣罗为末，炼蜜和捣三二百杵，圆如梧桐子大，空腹以暖浆水下二十圆，晚再服之。

治间日疟或夜发者，方：

恒山二两　秫米一百粒　竹叶一两　石膏二两

右件药都细剉，以水二大盏浸药，露经一宿，明旦煎取一盏二分，去滓，分为二服，空心一服，未发前一服。当日勿洗手面及漱口，勿食，并用药汁涂五心及胸前、头面，药滓置于头边，极妙。

又方：

川大黄半两，剉碎，微炒　甘草一分，炙微赤　恒山三分　桂心一分

右件药都细剉，以水二大盏，煮取一盏去滓，分为二服，空心热服，临发前再服。

治间日疟，或每日发者，**雄黄圆**方：

雄黄一两，细研　腊月野狐肝一两　阿魏一分　朱砂半两，细研　猢狲头骨一两　天灵盖半两　麝香一分，细研

右件药生捣罗为末，入研药末令匀，于五月五日午时炼蜜和圆如豇豆大，每发时前，男左女右以绯帛系一圆于中指上，时时嗅之，后更以醋汤下一圆。

又方：

小麦一合　砒黄一两，细研

右件药于腊日以醋浸四十九日，取出焙干，每有患者，取小麦七粒，发前以冷醋汤下之。

治痰实疟诸方

夫痰实疟者，谓患人胸膈先有停滞结实，因感疟病，则令人心下支满，气逆烦呕也。

治痰实疟，每发不定时节，或朝或夜，渐不能食，宜服**松萝汤**吐方：

松萝半两　人参芦头半两　恒山半两　川升麻半两　竹叶一百片

右件药细剉，以水二大盏煎取一盏，去滓，分为二服，平旦时服，如人行五里当吐，未吐更一服，良久得吐即差。

治痰实疟，攻作寒热，**乌梅汤**方：

乌梅肉半两，微炒　恒山半两　松萝三分　鳖甲一两，生用　川升麻一两

右件药都细剉，以水三大盏煎取一盏半，下茶末二钱，更煎三两沸，去滓，空腹分为二服，如人行五里当吐，如未吐再一服，以吐恶痰为度。

治痰实疟，吐之即差，方：

细辛半两　恒山一两　栀子人半两　松萝半两　犀角屑半两　川升麻半两　玄参半两　甘草半两，生剉

右件药捣筛为散，每服半两，以酒一中盏浸一宿，下酒温过，去滓顿服，取吐病母出为度，其痰母如烂鸡子状是也。

治痰实疟，寒热，心膈烦壅，不利，**豉心圆**方：

豉心一两，炒干　川大黄一两，剉碎，微炒　恒山一两，剉　川升麻一两　附子半两，炮裂，去皮脐　甘草半两，炙微赤，剉

右件药捣罗为末，炼蜜和捣三二百杵，圆如梧桐子大，空心以温水下二七圆。

治痰实疟，发歇不止，**松萝圆**方：

松萝半两　恒山半两，剉　阿魏一分　蜀漆一分　大青一分　朱砂一分，细研　麝香一分，细研

右件药捣罗为末，都研令匀，取端午日午时，于净室内用七家粽子尖和，圆如梧桐子大。当修合药时，不得妇人、鸡犬见。如发时，以温醋汤下五圆。夜发时，桃符汤下。兼取绯绢三二寸，系五圆在男左女右臂上，疾愈即去之。如再发时，取臂上系者五圆服之，立愈。

又方：

恒山三分　乌梅肉半两，生用　甘草半两，生用

右件药都细剉，以酒一大盏浸一宿，早晨去滓，暖令温，顿服，良久以箸入喉中引之，吐出恶物立差。

治痰实疟发作无时，寒热，不下饮食，方：

川升麻半两　恒山半两　蜀漆半两

右件药捣粗罗为散，每服四钱，以井华水一中盏，煎至七分，去滓，空腹顿服，良久即吐，吐定，食浆水粥补之。

又方：

豉一百二十粒，醋浸一宿　砒黄半两

右件药都研令匀烂，圆如菉豆大，每发前以葱酒下一圆，以得吐为度。

治痰实疟，发歇寒热不定，**恒山散**方：

恒山半两　朱砂一分，细研　乌梅肉半两，生用

右件药捣细罗为散，入朱砂研匀，每于发前以醋汤调下一钱，以吐为度。

治痰实疟久不差，宜服此方：

木香一两　恒山三分，剉　松萝半两　赤小豆半合　砒霜一分，细研，以醋五合煎令稠

右件药捣罗为末，以砒霜煎和圆如梧桐子大，空腹以温浆水下三圆，以吐为度。如未定，晚再服之。

治往来寒热疟诸方

夫往来寒热疟者，由寒气并于阴则发寒，风气并于阳则发热，阴阳二气更实更虚，故寒热更互〔1〕往来也。

治疟往来寒热，作时面色青黄，宜以**人参散**吐方：

人参芦头半两　恒山半两　甘草半两，生用　灯心三束　陈橘皮一分，汤浸，去白瓤，焙　茶末二钱

右件药细剉，都以水二大盏煎至一大盏，次入酒一中盏更煎三两沸，去滓，空腹分为三服，每服药后，以篦子畎引，吐了再服，以痰出尽为度。

治往来寒热疟，经年不差，瘦弱，及劳疟，**乌梅圆**方：

乌梅肉一两，微炒　鳖甲二两，涂醋炙令黄，去裙襕　川升麻一两　柴胡一两半，去苗　甘草一两，生用　麦门冬一两，去心，焙　虎头骨二两，涂酥炙令黄　天灵盖一两，涂酥炙令黄　川大黄一两，剉碎，微炒　桃人一两，汤浸，去皮尖、双人，麸炒微黄

右件药捣罗为末，炼蜜和捣三二百杵，圆如梧桐子大，每于食前用粥饮下三十圆。

又方：

虎头骨二两，涂酥炙令黄　鳖甲二两，涂醋炙令黄，去裙襕　牡蛎二两，烧为粉　香豉二合，炒干　桃人二两，汤浸，去皮尖，麸炒微黄

右件药捣罗为末，炼蜜和捣三二百杵，圆如菉豆大，每于食前以粥饮下三十圆。

治疟往来寒热，宜服此方：

砒黄半两　消石一两　白矾一两　腻粉一分

右件药都细研，用浆水一大盏调成稀糊，入铛中以慢火煎，又用冷浆水一升，候沸即旋添，添尽似干，将出晒干。若来日发，今日初夜以冷醋汤下一菉豆大，来日早晨再一服，一日内不得食热物。

---

〔1〕 互：原作“牙”。《正误》：“‘牙’，‘⺬’之讹。”“⺬”同“互”，见《中华字海》引王仁昫《刊谬补缺切韵》。因改。下同，径改不出注。

治疟寒热发歇，往来不定，方：

腊月猪脂二两　独颗蒜一颗　萎葱一握，细切　独角仙一枚　五月五日三姓粽子取尖

右件药于五月五日五更初，于净房内修合，勿令妇人见，露头赤脚，舌柱上腭，回面向北，捣一千杵为度。有患者，用新绵子裹一圆如皂荚子大，男左女右，系于手臂上，神效。

治疟往来寒热，发歇无时，神效方：

湿生虫四十九枚　百节虫四十九枚　砒霜三钱，细研　粽子角一七枚

右件药取五月五日日未出时，于东南上寻取两般虫令足，至午时，面向南都研，不令鸡犬、妇人、师僧、孝子见，圆如小豆大，每患者于发前，男左女右手内把一圆，嗅七遍，立效。

又方：

砒霜一两，细研　天灵盖一两，生用为末　猢狲头一枚，烧灰　朱砂半两，细研　东南桃柳枝各一七茎，长三寸

右件药取五月五日午时，捣罗为末，用粽子角和圆如梧桐子大，男左女右手把一圆，预前嗅之。一圆可医五七人。

又方：

蜀漆末，每服以温水调下一钱。

治疟发作无时诸方

夫卫气一日一夜大会于风府，则腠理开，开则邪入，邪入则病作，当其时阴阳相并，随其所胜，故生寒热，其动作皆有早晏者。若腑脏受邪，内外失守，邪气妄行，所以休作无时也。

治疟发作无时，寒热不定，**虎头骨散**方：

虎头骨一两，涂酥炙黄　牡蛎三分，炒转色　地骨皮一两　柴胡一两半，去苗　鳖甲一两，涂醋炙令黄，去裙襕　知母一两　桂心半两　川朴消一两

右件药捣筛为散，每服五钱，以水一大盏，煎至五分，去滓，食前温服，取利下痰结为度。

治疟寒热发作不定，体瘦，不能食，**朱砂圆**方：

朱砂一分，细研　麝香一分，细研　恒山剉　川升麻　苦参剉　猢狲脑盖炙微黄　鳖甲涂醋炙黄，去裙襕　乌梅肉微炒　柴胡去苗　虎头骨涂酥炙黄　乌猫粪烧灰　驴轴垢[1]　木香　白术　川大黄剉碎，微炒　地骨皮已上各半两　巴豆三分，去皮心，熬令黄，别研如膏，纸裹压去油

右件药捣罗为末，入研了药令匀，炼蜜和捣三五百杵，圆如梧桐子大，空腹以温水下四圆，渐吃冷茶半茶碗，良久吐出痰涎，后更煎热茶下二圆，得吐利便效。

治疟寒热发作无时，服此方：

砒霜半两　朱砂半两　麝香一分　阿魏一分　狐胆一枚　黄丹一分　菉豆面一分

右件药都细研令匀，五月五日午时，用粽子尖和圆如梧桐子大，空心及发前以冷醋汤下

---

〔1〕 驴轴垢：即“驴尾下轴垢”的简称。《证类》卷18“驴”条引《唐本草》：“(驴)尾下轴垢：主疟。水洗取汁，和面如弹丸二枚，作烧饼。疟未发前食一枚，至发时食一枚，疗疟无久新、发无期者。”“轴”，或为“楸”、“鞦”之方音(见《故训汇纂》第1085页)。综合本草所言，此物或指驴尾下端所沾的泥垢。

二圆。忌食热物。

治疟发作无时，经久不差，神效方：

天灵盖一两　猢狲头骨一两　虎头骨一两　朱砂一分，细研　雄黄一分，细研　麝香一分，细研　菉豆粉一分　砒霜一两，细研

右件药生捣罗为末，入后五味都研令匀，五月五日午时面向南，以粽子尖和扎剪刀镮内过七遍，圆如梧桐子大，每发前以青绢裹一圆，系男左女右臂上，即差。一圆可治七人，至第七人以冷醋汤下之。

又方：

朱砂半两　麝香一钱　蝙蝠粪五十粒

右件药都细研，以软糯米饭和圆如菉豆大，未发时以暖水下十圆。

治疟发作无时节，宜用此方：

猢狲头骨一两，生用　巴豆一分，去皮　砒霜一分，细研　野杖人花一分　桃奴向阳枝上者，半两　斑猫一分，炒微黄

右件药捣罗为末，用五月五日午时合，以饭和圆如梧桐子大，令患者手把一圆，时时顾示即差。仍男左女右于手臂上以绯帛系一圆。

治疟发作时节不定，寒热甚者，方：

虎睛一枚，生捣细末　腊月猪血少许　朱砂一分，细研　阿魏一分，末

右件药都研令匀，取五月五日修合，用粽子尖七枚和圆如黍粒大。如有患者，男左女右以绵裹一圆内鼻中，便定。

又方：

砒霜一两　阿魏一分　雄黄三分　朱砂一分，已上并细研

右件药取五月五日平旦时，用糯米饭和圆如菉豆大，去发一辰时，以好绵裹三圆，男左女右塞耳中效。如恶发，以茶清下三圆，得大吐即效。

治疟无问新久，发作无时，神验方：

天雄一两，炮裂，去皮脐　黄丹一两，炒令紫色　人参一两，去芦头

右件药捣罗为末，炼蜜和捣百余杵，圆如梧桐子大，发日平旦以粥饮下二十圆，临发时又服二十圆，过发时即暖食将息。

又方：

童子小便一升　蜜三匙

右相和煎三四沸，温温顿服之，每发日平旦即一服，直至发时勿食，重者不过三服。

又方：

猬皮一两，烧灰

右研令极细，未发前以温酒调下一钱，正发又服一钱。

治疟无问新久必效方：

黄丹五两　面尘一两

右件药五月五日午时，面东不语，研独颗蒜和圆如鸡头实大，男左女右于臂上以绯绢系一圆，欲发时即取以醋汤下之。

治疟无问新久百差方：

恒山一两，末　葎草一握，去两头，俗名葛勒蔓，秋冬用干者

右件药以淡浆水二大盏浸药，于星月下上横一刀经宿，明日早晨煎取一盏，去滓，空腹分为二服，如人行七八里再服，当快吐痰涎为效，忍饥过午时已来，即渐食粥。

又方：

恒山一两，剉

右以淡浆水一大盏，明日是发日，即今日黄昏时以恒山内浆水中，置于中庭，上安刀一口，明日平明取药煎取七分，分为二服，空心一服，发时一服，得快吐为效。

又方：

右用巴豆一粒，剥去皮心却合着，取一颗泽蒜，劈开，内巴豆于中，湿纸裹，烧之令熟。病欲发时，即取药蒜吞之，立便不发。

治久疟诸方

夫久疟者，皆由伤暑及伤风所为也。热盛之时，发汗吐下过度，腑脏空虚，荣卫伤损，邪气伏藏，所以引日不差，故止而复作，一岁发至三岁，或连日发不解，胁下有痞。治之不得攻其痞，但得虚其津液。先其时发其汗，后服其汤，汤小寒，寒者引衣[1]温覆，汗出，小便自利，利即愈也。

雄黄圆[2]方

野狐肝一两，腊月者　雄黄一两，细研　阿魏半两　朱砂半两，细研　猢狲头骨一两，生用　天灵盖一两，生用　麝香半两，细研

右件药捣罗为末，入研了药都研令匀，五月五日午时，炼蜜和圆如梧桐子大，男左女右以青绢系一圆于中指上嗅之，其病即差。难可者，更以醋汤服一圆。

治久疟不差，羸瘦无力，寒热，不能饮食，宜服此方：

乌梅肉一两，微炒　恒山一两，剉　附子一两，炮裂，去皮脐　虎头骨一两半，涂酥炙黄　桃人半两，汤浸，去皮尖、双人，麸炒微黄　香豉一合，炒干　麝香一分，细研　桂心一两　肉苁蓉一两，酒浸一宿，刮去皴皮，炙干

右件药捣罗为末，炼蜜和捣三五百杵，圆如梧桐子大，每日空心以粥饮下三十圆，晚食前再服。

治疟累年不差者，宜用此方：

安息香一两　白芥子一两　桃奴二七枚　道人头一两

右件药捣罗为末，炼蜜和捣百余杵，圆如梧桐子大，但于发时，男左女右手把一圆，永差。

治远年劳疟不差，宜服此方：

恒山半两，剉　附子半两，炮裂，去皮脐　薄荷根半两　麝香一钱，细研　阿魏一分，面裹煨，面熟为度

右件药捣罗为末，和阿魏、麝香都研令匀，炼蜜和圆如梧桐子大，每于食前以温酒下十

---

〔1〕先其时……寒者引衣：《类聚》卷122所引同。《正误》："义未详。"《病源》卷11"久疟候"此句作"先其时发其汗，服汤，先小寒者，引衣……"录之备参。

〔2〕雄黄圆：本方原无主治及方名。《类聚》卷122"治久疟诸方"同，可证原书即脱。考此方在本卷凡三见。除本处外，一见于前"治间日疟诸方"下之雄黄圆方，方中药物、服法全同，唯少数药排列及剂量小有出入。一见于下文"治一切疟诸方·天灵盖圆"下之"又方"，此方无方名及主治，但药物组成、排列、剂量、服法等几全同。是知该方可治一切疟、间日疟。今补其方名。

五圆。

治疟久不差，神效方：

蜘蛛五枚，大者，去脚，研如膏　蛇蜕皮一条，全者，烧灰　蝙蝠一枚，炙令微焦　麝香半两，细研　鳖甲一枚，涂醋，炙令黄，去裙襕

右件药捣罗为末，入研了药令匀，五月五日午时，以蜘蛛膏入炼了蜜同和圆如麻子大，每服空心以温酒下五圆，小儿以茶下二圆。

治疟久不差，或止或发，继月连年，诸药无效者，宜用此方：

狗头骨半两　鼠头骨半两　蛇头一枚　牛头骨半两　虎头骨半两　兔头骨半两　狸头骨半两　龙角半两　猢狲头骨半两　马头骨半两　天灵盖半两　鳖甲半两　龟甲半两　雄黄一两，细研　朱砂一两，细研　阿魏半两，细研　麝香半两，细研

右件药并生用，捣罗为末，入研了药更研令匀，以软饭和圆如鸡头实大，以青绢裹，男左女右手中指上系一圆。如未定，即以醋茶下一圆。

又方：

川大黄末一两　砒霜半两　菉豆粉半两　阿魏半两　麝香半两

右件药都细研令匀，以软饮和圆如小豆大，以醋茶下一圆，当吐即差。

治疟久不差，或发或止，淹延岁月，诸药无效，宜用此方：

朱砂一分，细研　雄黄一分，细研　麝香一分，细研　砒霜一两，细研　天灵盖一枚，生用　猢狲头骨一分，生用　菉豆一两　虎头骨一分，生用

右件药捣罗为末，入研了药令匀，炼蜜和圆如梧桐子大，男左女右手把一圆便睡，睡觉便差。

治久疟，神效方：

狐粪一两，末　雄黄一两　阿魏一分　黄丹一两　朱砂一两　丁香一分，末　麝香一分

右件药都研令细，以醋煮面糊和圆如鸡头实大，以绯帛裹一圆，男左女右系在臂上，即差。

又方：

砒霜半两　阿魏一分　川大黄半两，剉，微炒　朱砂一分，细研　菉豆二十八粒

右件药捣罗为末，入研了药令匀，用醋饭和为圆如梧桐子大，临发前以冷水下一圆，神效。忌食热物。

又方：

道人头一两　雄黄三分，细研　砒霜一分，细研　香豉一合，炙干　荷叶七枚　甘草三分，生用

右件药捣罗为末，入研了药令匀，炼蜜和圆梧桐子大，发前以冷醋汤下一圆，立效。忌食热物。

又方：

虎睛一对，生用　狗胆汁一枚　天灵盖一分，生用　麝香半钱，细研

右件药捣罗为末，入麝香研匀，以狗胆汁和圆如梧桐子大，以绯帛裹一圆，男左女右手中指上系之。如患多时者，生姜汤下一圆。

又方：

熊胆　五灵脂　恒山剉　野鸡粪雄者，各半分

右件药捣罗为末，以醋煮面糊和圆如黑豆大，正发时以冷水下一圆。

又方：

虾蟆大者一枚，生用　砒黄一分　黄丹一分

右件药二味内在虾蟆腹中，用盐泥固济，烧令通赤，取出研为末，用醋煮面糊和圆如梧桐子大，每服以冷醋汤下三圆。忌食热物。

治一切疟诸方

夫人有五脏疟，及寒、热、痰、鬼、间日、山瘴等诸疟，元其受病，皆因将摄失宜，阴阳交争，寒热竞作，虽名目浅深各异，而主治小异大同，今以一方俱疗之，故号一切疟也。

治一切疟，神效方：

虎头骨三两，涂酥炙令黄　朱砂一两，细研　恒山半两，剉　甘草半两，炙微赤，剉　牡蛎粉一两　桂心一两　知母一两　乳香半两　乌梅肉半两，微炒　附子半两，炮裂，去皮脐　木香半两　枳壳半两，麸炒微黄，去瓤　川大黄一两，剉碎，微炒　麝香半两，细研　桃人三七枚，汤浸，去皮尖、双人，麸炒微黄

右件药捣罗为末，入研了药令匀，炼蜜和捣三二百杵，圆如梧桐子大，每于食前以桃符汤下十五圆，以差为度。

又方：

虎头骨一两半，涂酥炙令黄　砒霜一分，细研　桃心一百二十枚，干者　桃奴七枚　腊月猪血半合　寒食面半匙　端午日粽子尖九枚

右件药桃心、虎骨、桃奴三味捣罗为末，研上件药一处令匀，须于五月五日日未出时合，用粟米饭和圆如菉豆大，欲发前以新汲水下二圆。忌食热物。

治一切疟疾，久疗不差，**朱砂圆**方：

朱砂半两　阿魏半两　乳香半两　砒霜半两　麝香一钱　豉一两，别研如膏

右件药都研令细，以豉并软饭和圆如菉豆大，每服煎桃枝汤下四圆，未发前并吃二服，以吐为效。

治一切疟，寒热发歇不定，痰逆，不下饮食，宜用此方：

虎脂一分，消令熔　砒霜一分，细剉　雄黄一分，细研　天灵盖一分，生用　猢狲头骨一分，生用　朱砂一分，细研　安息香一分　鼠粪一分　白芥子一分　黄丹一分　菉豆粉一分

右件药捣罗为末，入研了药令匀，入虎脂并炼蜜和圆如皂荚子大，男左女右，以绯帛系一圆于中指上，时时嗅之。

治一切疟，发歇寒热，神思昏闷，晓夜不得安静，**天灵盖圆**方：

天灵盖一两　阿魏半两　朱砂一两，细研　麝香一分，细研　白芥子半两　安息香三分　砒霜一两，细研　豉一合，炒干　乌驴蹄一两　熏陆香三分　菉豆一分　巴豆七枚，去皮心研　猢狲脑骨一两　虎粪中骨一两

右件药生捣罗为末，入研了药令匀，端午日午时炼蜜和圆如皂荚子大，每发日男左女右手心内把一圆。如未止，即以新汲水下一圆。忌食热物。

又方：

臭黄一两　黄丹一两　朱砂半两　麝香半两

右件药都研令细，用粟米饭和圆如菉豆大，阴干，当发日早晨以温茶下五圆，即吐痰水恶涎，吐后过时煮菉豆粥服之，即差。妊娠人勿服。

又方[1]：

腊月野狐肝一两半　雄黄一两，细研　阿魏半两，细研　朱砂半两，细研　猢狲头骨二两半　天灵盖一两　麝香半两，细研

右件药捣罗为末，与雄黄等相和更研令匀，五月五日午时炼蜜和圆如梧桐子大，男左女右以青带系于中指上，嗅之，其病即差。难差者，即以醋汤服一圆。

治一切疟，无问年月远近，**乌梅圆**方：

乌梅肉一两，微炒　桂心一两　甘草一两，炙微赤，剉　虎头骨一两，涂酥炙令黄　桃人一两半，汤浸，去皮尖、双人　恒山一两半，剉　川升麻一两半　附子一两，炮裂，去皮脐　麝香一分，细研　人参一两，去芦头　肉苁蓉一两半，酒浸，去皴皮，炙令干　香豉一合，炒干

右件药捣罗为末，入麝香研匀，炼蜜和捣二三百杵，圆如梧桐子大，每服空腹以粥饮下三十圆。

又方：

皂荚一两，去黑皮，涂酥炙令黄，去子　藜芦一两，去芦头　巴豆七枚，去皮心研，纸裹压去油

右件药捣罗为末，入巴豆研匀，炼蜜和圆如梧桐子大，未发前以温水下三圆。

治一切疟，**铅丹圆**方：

铅丹一分，炒令紫色　人参一分，去芦头　天雄一分，去皮脐，生用

右件药捣罗为末，入铅丹研令匀，炼蜜和圆如梧桐子大，以粥饮下三圆，于发前后各一服，当四肢淫淫为效。

治一切疟，**恒山圆**方：

恒山末一两半　白蜜一合　鸡子白二枚

右件药相和，于铫子内以慢火熬令可圆，即圆如梧桐子大，每服空腹以粥饮下二十圆，晚食前再服，过时不发，任自吃食。

又方：

葛勒蔓[2]一握　恒山一两

右件药都剉，以水一大盏半煎取一盏，去滓，空腹分为二服，未发前温服之。用火炙脚，兼以绵衣盖覆，遍身汗出为效。

又方：

砒霜一分，细研　桃人半两，汤浸，去皮尖、双人　豉半两，炒干

右件药捣罗为末，入砒霜研令匀，以软饭和圆如梧桐子大，临发前以冷生姜汤下三圆。忌食热物。

又方：

豉一分，研如膏　黄丹半两　胡粉半两　砒霜一分

右件药同研令细，以软饭并豉膏同和，圆如梧桐子大，临发前以冷醋汤下三圆。忌食热物。

又方：

砒霜半两　硫黄半两　雄黄半两　雌黄半两

---

〔1〕又方：此方与本卷前"治间日疟诸方"、"治久疟诸方"下之雄黄圆方组成、服用法等几全同，可互参。

〔2〕葛勒蔓：即葎草别名，乃桑科植物葎草之藤茎。

右件药都研令细，于新铫子内先布盐末于中，即下诸药于盐上，以瓷碗盖，用六一泥封，勿令泄气，以一二斤火养半日，候冷，以甘草汤煮半日，出火毒，细研，以饭和圆如菉豆大。如大人患，以醋汤服三圆，以青带系三圆于臂上，男左女右，立差。小儿即服一圆，系一圆。

又方：

恒山末一两

右以鸡子黄和圆如梧桐子大，置于铜器中，安重汤上煮之令熟，腥气尽即止，当发日空心以竹叶粥饮下二十圆，欲吐但吐，至晚时更一服。若早未食，可以竹叶饮煮粥，且少食之。

又方：

砒黄半两

右细研，取五月五日午时，烂嚼四十[1]九粒豉，和津吐于砒钵内，兼吸取日气，吐入药中，和研为圆如菉豆大，当发日空腹以井华水下一圆。忌食热物。

灸一切疟法

灸一切疟，经效法：

灸大椎穴，在背，从上第一椎上节陷中是。至发时，灸满百壮。

又法：

灸百会七壮，差后更发，又灸七壮。极难愈者，不过三度灸之差。以足踏地，用绵围足一匝，从大椎向下灸绵头三七壮，如小豆大。

又法：

灸风池二穴，穴在项筋嵬嵬骨下宛宛中是。灸三壮。

又法：

灸三间穴，在虎口第二指节下一寸内侧陷中是穴。灸三年痎疟，时发寒热，则于未发前预灸三壮。

又法：

灸肾俞二穴，在第十四椎下两旁各一寸半。灸百壮。

灸一切疟，无问远近，法：

正仰卧，以线量两乳间，中屈，从乳向下灸，度线头，随年壮，男左女右灸是也。

灸五脏一切诸疟，法：

灸尺泽穴，在肘中约上动脉是也。灸七壮。

灸痎疟，法：

灸上星穴七壮。穴在鼻中央，直上入发际一寸陷中是。

灸疟日西而发者，法：

灸临泣穴主之。穴在目外眦上，入发际五分陷中是。灸七壮。

---

〔1〕十：原作“七”。据《类聚》卷122所引同方改。

灸疟多汗，腰痛不能俯仰，两目如脱，项颈如拔，法：

灸昆仑穴主之。穴在足外踝后跟骨上陷中[1]是也。灸三壮。

灸疟，实则腰背痛，虚则鼻衄者，法：

灸飞阳穴主之。穴在外踝上七寸。灸七壮。

---

〔1〕 外踝后跟骨上陷中：原作“足外踝跟后上陷中”。《千金》卷10“温疟”作“外踝后跟骨上陷中”。此与《甲乙经》卷三昆仑穴“在足外踝后跟骨上陷中”相合。故“跟后”二字乙转，再补“骨”字。

太平圣惠方卷第五十三 凡一十五门 病源一十四首 论一首 方共计一百七十七道

三痟论

论曰：三痟者，本起肾虚，或食肥美之所发也。肾为少阴，膀胱为太阳。膀胱者，津液之府，宣行阳气，上蒸入肺，流化水液，液达五脏，调养骨髓。其次为脂肤，为血肉，上余为涕泪。经循五脏百脉，下余为小便，黄者血之余也，臊者五脏之气，咸者润下之味也。腰肾冷者，阳气已衰，不能蒸上谷气尽，下而为小便，阴阳阻隔，气不相荣，故阳阻阴而不降，阴无阳而不升，上下不交，故成病矣。夫三痟者，一名痟渴，二名痟中，三名痟肾。此盖由少年服乳石热药，耽嗜酒肉荤辛，热面炙煿，荒淫色欲，不能将理，致使津液耗竭，元气衰虚，热毒积聚于心肺，腥膻并伤于胃府，脾中受热，水脏干枯，四体尪羸，精神恍惚，口苦舌干，日加燥渴。一则饮水多而小便少者，痟渴也；二则吃食多而饮水少，小便少而赤黄者，痟中也；三则饮水随饮便下，小便味甘而白浊，腰腿消瘦者，痟肾也。斯皆五脏精液枯竭，经络血涩，荣卫不行，热气留滞，遂成斯疾也。

治痟渴诸方

夫痟渴者，为虽渴而不小便是也。由少年服五石诸圆，积经年岁，石势结于肾中，使人下焦虚热。及至年衰，血气减少，不复能制于石，石势独盛，则肾为之燥，故引水而小便少也。其病变者多发痈疽，此由滞于血气，留于经络，不能通行，血气壅涩，故成痈脓也。诊其脉数大者生，细小浮者死。又沉小者生，实大者死。病有口甘者，名之为何？何以得之？此五气之溢也，名曰脾瘅。夫五味入于口，藏于胃，脾之所为，行其气液，在于脾令人口甘，此肥美之所发。此人必数食甘美，上溢为痟渴也。

治痟渴体热烦闷，头痛，不能食，**麦门冬散**方：

麦门冬二两，去心　茅根二两，剉　菰瓤根二两　芦根一两，剉　石膏二两　甘草一两，炙微赤，剉

右件药捣粗罗为散，每服四钱，以水一中盏，入小麦一百粒，煎至六分，去滓，不计时候

温服。

治痟渴不止，心神烦乱，宜服此方：

铁粉一两，细研　麦门冬二两，去心，焙　牡蛎一两，烧为粉　知母一两　黄连二两，去须　苦参二两，剉　菰𦼮根二两　金薄一百片，细研　银薄二百片，细研

右件药捣细罗为散，入铁粉等同研令匀，每服不计时候以清粥饮调下一钱。

治痟渴心神烦闷，头痛，**黄丹散**方：

黄丹三分，炒令紫色　菰𦼮根一两　胡粉一两　甘草一两，炙微赤，剉　泽泻半两　石膏一两，细研　赤石脂半两，细研　贝母半两，煨令微黄

右件药捣细罗为散，入研了药令匀，不计时候以清粥饮调服一钱。

治痟渴不止，宜服此方：

黄丹一两，炒令紫色　菰𦼮根一两　麦门冬二两，去心，焙　甘草二两，炙微赤，剉　赤茯苓一两

右件药捣细罗为散，入黄丹研令匀，每服不计时候以温水调下一钱。

又方：

铅霜半两，细研　黄连半两，去须　菰𦼮根半两　人参半两，去芦头　黄丹半两，炒令紫色

右件药捣细罗为散，入研了药令匀，不计时候以温水调下半钱。

治痟渴心烦燥，方：

菰𦼮根一两　石膏二两　甘草一两，炙微赤，剉　柑子皮一两，汤浸，去白瓤

右件药捣细罗为散，每服不计时候煮大麦饮调下一钱。

治痟渴心神烦乱，唇口焦干，咽喉不利，**赤茯苓煎**方：

赤茯苓五两，为末　白蜜半斤　淡竹沥一小盏　生地黄汁一中盏

右件药调搅令匀，以慢火煎成膏，每服不计时候以清粥饮调下一茶匙。

治痟渴吃水渐多，小便涩少，皮肤干燥，心神烦热，宜服此方：

蜜陀僧半两，细研　黄连半两，去须　滑石半两，细研　菰𦼮根半两

右件药捣细罗为散，入研了药令匀，不计时候用清粥饮调下一钱。

治痟渴，润肺心，**黄连散**方：

黄连二两，去须，捣罗为末　生地黄汁三合　生菰𦼮汁三合　牛乳三合

右用三味汁相和，每服三合，不计时候调下黄连末一钱。

又方：

白羊肺一具，切片，曝干　牡蛎二两，烧为粉　胡燕窠中草烧灰，一两

右件药捣细罗为散，每于食后以新汲水调下二钱。

治痟渴久不差，体瘦心烦，**黄连圆**方：

黄连半两，去须　黄耆半两，剉　栀子人一分　苦参半两，剉　人参一分，去芦头　葳蕤一分　知母一分　麦门冬一两，去心，焙　菰𦼮根半两　甘草一分，炙微赤，剉　地骨皮一分　赤茯苓一分　生干地黄一分　铁粉半两，研

右件药捣罗为末，炼蜜和捣三二百杵，圆如梧桐子大，不计时候以粥饮下三十圆。

治痟渴，不问年月深浅，困笃者，宜服此**铁粉圆**方：

铁粉二两，细研　鸡肶胵一两，微炙　菰𦼮根三分　土瓜根二两　苦参三分，剉　黄连三分，去须　麦门冬一两，去心，焙　牡蛎三分，烧为粉　桑螵蛸三分，微炒　金薄五十片，细研　银薄五十片，细研

右件药捣罗为末，入研了药更研令匀，炼蜜和捣三五百杵，圆如梧桐子大，每服不计时候

以清粥饮下三十圆。

治痟渴，心神虚烦燥闷，**菰𫇎根圆**方：

菰𫇎根一两 麦门冬二两，去心，焙 甘草三分，炙微赤，剉 黄连三分，去须 赤石脂半两 泽泻半两 石膏一两

右件药捣罗为末，炼蜜和捣三二百杵，圆如梧桐子大，不计时候以清粥饮下三十圆。

治痟渴久不止，心神烦壅，眠卧不安，宜服此方：

黄连一两，去须 皂荚树鹅[1]一两，微炙 苦参二两，剉 菰𫇎根二两 赤茯苓二两 知母二两 白石英一两，细研 金薄五十片，细研 银薄五十片，细研

右件药捣罗为末，入石英、金、银薄相和研令匀，以炼蜜和捣三五百杵，圆如梧桐子大，每服不计时候煮小麦汤下三十圆。竹叶汤下亦得。

治痟渴四肢烦热，口干心燥，宜服此方：

菰𫇎根二两 麦门冬二两，去心，焙 苦参三分，剉 人参三分，去芦头 知母三分

右件药捣罗为末，用牛胆汁和圆如小豆大，不计时候以清粥饮下二十圆。

又方：

水蛇一条，活者剥皮，炙黄捣末 蜗牛不限多少，水浸五日，取涎入腻粉一分，煎令稠 麝香一分，细研

右件药用粟米饭和圆如菉豆大，每服不计时候以生姜汤下十圆。

治痟渴烦热闷乱，宜服此方：

苦参三两，剉 黄连一两，去须 麝香一钱，细研

右件药捣罗为末，入麝香研令匀，炼蜜和圆如梧桐子大，每服不计时候以清粥饮下二十圆。

治痟渴久不差，吃食少，心神烦乱，宜服此方：

黄连一斤，去须 生地黄五斤，烂研，布绞取汁

右捣黄连碎，入地黄汁内浸一宿，曝干，又浸又曝，令地黄汁尽为度，曝干捣罗为末，炼蜜和捣三五百杵，圆如梧桐子大，不计时候以清粥饮下二十圆。

治痟渴饮水绝多，身体黄瘦，方：

菰𫇎根 黄连去须 铁粉细研，已上各等分

右件药捣罗为末，入铁粉研令匀，炼蜜和圆如梧桐子大，不计时候煎茅根汤下二十圆。

又方：

黄连半两，去须 黄丹半两，炒令紫色 豆豉半两，炒干

右件药捣罗为末，入黄丹研令匀，用软饭和圆如梧桐子大，每于食后以温水下十五圆。

又方：

蜜陀僧三分，细研 黄连三分，去须

右件药捣细罗为散，都研令细，每遇渴时，抄一字于舌上，以水下之。

又方：

瓦窑突上黑煤，结干似铁屎者，半斤，捣取末，更以生姜四两同捣，绢袋盛，以水五升浸，取汁，不计时候冷饮半合。

治痟渴小便不利，方：

---

〔1〕皂荚树鹅：即皂荚树上的类似木耳的菌类植物。

宜多烧竹沥，食后时饮一合。

又方：

黄蘗半斤，细剉，以水一斗煮三二十沸，去滓，恣意饮之便愈。

又方：

故屋上古瓦两口，净洗搥碎，以水煮取浓汁，食后温频服一小盏。

又方：

黄连三两，去须

右擣罗为末，炼蜜和圆如梧桐子大，每于食后以温水下二十圆。

又方：

桑根白皮三两，剉

右以水三大盏煎至二盏，去滓，温温频服一小盏。

治痟渴热，或心神烦乱，宜服此方：

冬瓜一枚，近一头切断，去子，以黄连二两去须，杵为末，内瓜中，合定用绳缚，蒸半日取出，候冷热得所，取瓜中水不计时候饮一小盏，其冬瓜皮肉晒干，兼理骨蒸劳及酒黄多年者，为散，每于食后以温水调下二钱甚效。

又方：

生菰𦼮根五两，烂研，用水三大盏浸一宿，绞取汁，每于食后服一小盏。

又方：

秋麻子半升，以水三大盏煎至二盏，去滓，时服一小盏。

又方：

罂粟一合，细研，以温水一大盏调令匀，分三服，食前服之。

又方：

活蜗牛四十九枚，以水一大盏，于瓷器中浸一宿，以器盖之，其蜗牛自缘其器上，取水顿服之，重者不过三服。

又方：

桑椹熟之时，尽意多食之，唯多益佳，渴即便差。

又方：

地骨皮一两，末

右以半天河水一中盏，井华水一大盏，同煎至一大盏，去滓，食后分温二服。

又方：

冬瓜瓤一两，曝干擣碎，以水一中盏煎至六分，去滓温服。

又方：

黍米泔一大盏，温服之。

又方：

田中活螺三升，洗去土

右以糯米二升煮为稀粥，可及二斗已来，候冷，即将田螺置于冷粥盆内，以物盖养之，待螺食尽粥，却吐出沫，收之任性饮之。

又方：

黄肥菰𦼮一颗，以酒一中盏，洗取瓤，去皮子，煎成膏，入白矾末一两，和圆如梧桐子大，每服不计时候以粥饮下十圆。

又方：

黑铅错为末，用水银同结如泥，取大豆许大，常含咽[1]津。

又方：

黄丹不限多少

右每服以新汲水调下一钱，兼每日作荞麦人粥，空腹食一大盏。

又方：

蚕蛹一两

右以无灰酒一中盏，水一大盏，同煮取一中盏，澄清，去蚕蛹服之。

又方：

顿服乌麻油一二合，神验。

又方：

黄瓜根三两　黄连三两，去须

右件药捣罗为末，炼蜜和圆如梧桐子大，每于食后以温水下二十圆。

又方：

兔骨一具，炙微黄，捣碎　大麦苗二斤，切

右以水一斗煮取汁五升，每服一小盏，日三四服。

治痟渴发动，饮水无限，口干渴，方：

生萝卜烂捣绞汁二升，任性渴即饮之。

又方：

豆豉三合，以水二大盏煎取浓汁，顿服。

治痟中诸方

夫痟中病者，由渴少而饮食多是也。此由脾脏积热，故使消谷也。亦有服五石之药，热结于肾内，石性归肾，肾得石则实，实则生热，热则消水，故小便少也。又有脏腑虚冷，小便利多，津液枯竭，则不[2]得润养五脏，而生诸疾。皆由劳伤过度，爱欲恣情，致使脾肾气虚，石势孤盛，则作痟中，故渴少食多，而小便赤黄也。

治痟中烦热，吃食旋消，四肢羸弱，**荠苨散**方：

荠苨一两　人参一两，去芦头　茯神一两　葛根一两，剉　石膏二两　黄芩一两　菰𦼮根一两　知母一两　甘草一两，炙微赤，剉

右件药捣粗罗为散，每服四钱，以水一中盏，入大豆一百粒，煎至六分，去滓，不计时候温服。

治痟中，虚羸，烦热口干，眠卧不安，**地骨皮散**方：

地骨皮二两　菰𦼮根一两　石膏一两　黄连一两，去须　甘草一两，炙微赤，剉

---

〔1〕咽：原作“燕”。据《类聚》卷124引同方改。

〔2〕不：原脱。《类聚》卷124“治消中诸方”亦脱。《病源》卷5“内消候”类似论述提到“利多不得润养五脏”，因补“不”字。

右件药捣粗罗为散，每服四钱，以水一中盏，煎至六分，去滓，不计时候温服。

治痟中烦闷，热渴不止，**黄耆散**方：

黄耆一两，剉　麦门冬一两，去心　芦根一两，剉　菰𦼮根一两　紫苏茎叶一两　生干地黄半两，剉　桑根白皮半两，剉　泽泻半两　甘草一分，炙微赤，剉

右件药捣筛为散，每服四钱，以水一中盏，入生姜半分，竹叶二七片，煎至六分，去滓，不计时候温服。

治痟中心神烦热，肌肉干瘦，小便赤黄，脚膝无力，吃食不成肌肤，**牡蛎散**方：

牡蛎三分，烧为粉　朱砂半两，细研　龙齿三分　卢会三分　黄连一两，去须　铁粉一两，细研　泽泻半两　甘草半两，炙微赤，剉　黄丹一分　菰𦼮根一两　鸡肶胵三分，炙令黄色　桑螵蛸半两，微炒　胡粉一分　赤石脂二两

右件药捣细罗为散，入研了药令匀，每服不计时候，煎大麦人汤调下一钱。

治痟中久不差，令人干瘦少力，心神烦乱，眠卧不安，**铅霜散**方：

铅霜三分，细研　金薄一百片，细研　银薄一百片，细研　麦门冬一两半，去心，焙　黄连半两，去须　子芩半两　犀角屑半两　人参半两，去芦头　鸡肶胵一两半，微炙　知母半两　土瓜根半两　苦参半两，剉

右件药捣细罗为散，入前三味同研令匀，每服不计时候以清粥饮调下一钱。

治痟中渴不止，小便赤黄，脚膝少力，纵食不生肌肤，**黄耆圆**方：

黄耆一两，剉　牡蛎二两，烧为粉　菰𦼮根半两　甘草半两，炙微赤，剉　麦门冬一两半，去心，焙　地骨皮半两　白石脂半两　泽泻半两　知母半两　黄连半两，去须　薯蓣半两　熟地黄半两

右件药捣罗为末，炼蜜和捣三二百杵，圆如梧桐子大，每服不计时候以清粥饮下三十圆。

治痟中渴饮水不多，心中烦乱，四肢燥热，卧不安席，宜服**铅霜圆**方：

铅霜三分，细研　菰𦼮根一两半　甘草半两，炙微赤，剉　石膏三分，细研　知母三分　子芩三分　铁粉半两，细研　黄连半两，去须　朱砂半两，细研

右件药捣罗为末，入研了药令匀，炼蜜和捣三二百杵，圆如梧桐子大，每于食后以清粥饮下二十圆。

治痟中烦热，小便数，**茯神圆**方：

茯神一两　地骨皮半两　黄耆半两，剉　知母半两　牡蛎一两，烧为粉　菰𦼮根三分　黄连三分，去须　麦门冬二两，去心，焙　熟干地黄一两

右件药捣罗为末，炼蜜和捣三二百杵，圆如梧桐子大，不计时候以清粥饮下三十圆。

治痟中渴不止，小便数，烦热，四肢无力，**泽泻圆**方：

泽泻一两　麦门冬二两，去心，焙　车前子半两　黄连三分，去须　牡蛎一两，烧为粉　桑螵蛸半两，微炒　鸡肶胵一两，微炒　金薄五十片，研入

右件药捣罗为末，入研了药令匀，炼蜜和捣三二百杵，圆如梧桐子大，不计时候以蚕蛹汤下三十圆。

治痟中渴不止，心神烦热，皮肤干燥，宜服此神效方：

浮萍草三两，干者　土瓜根一两半

右件药捣细罗为散，每服不计时候以牛乳汁调下二钱。

治痟肾诸方

夫痟肾者，是肾脏虚惫，膀胱冷损，脾胃气衰，客邪热毒转炽，纵然食物，不作肌肤，腿胫消细，骨节痠疼，小便滑数，故曰痟肾也。凡人处生，放恣者众，盛壮之时不自慎惜，极意房中，稍至年长，肾气虚弱，百病既生。又年少惧不能房，多服石散而取极情，遂致过度。真气既尽，石气孤[1]立，唯有虚耗。唇口干焦，精液自泄，或小便白浊，大便干实，或渴而且利，或渴而不利，或不渴而利，所食之物皆作小便，肾气消损，故名痟肾也。

治痟肾，小便滑数，口干心烦，皮肤干燥，腿膝消细，渐至无力，**熟干地黄散**方：

熟干地黄一两　鸡肶胵一两，微炒　黄耆一两，剉　白茯苓一两　麦门冬三分，去心　龙骨一两半　桑螵蛸三分，微炒　牡蛎粉一两　人参一两，去芦头　牛膝一两，去苗　枸杞子三分

右件药捣筛为散，每服三钱，以水一中盏，煎至六分，去滓，不计时候温服。

治痟肾，肾气虚损，发渴，小便数，腰膝痛，**肾沥圆**方：

鸡肶胵一两，微炒　远志一两，去心　人参一两，去芦头　黄耆一两，剉　桑螵蛸一两，微炒　泽泻一两　熟干地黄一两　桂心一两　当归一两　龙骨一两　甘草半两，炙微赤，剉　麦门冬二两，去心　五味子半两　磁石三两，捣碎，水淘去赤汁　白茯苓一两　芎䓖二两　玄参半两

右件药捣筛为散，每服用羊肾一对切去脂膜，先以水一大盏半，煮羊肾至一盏，去水上浮脂及肾，次入药五钱，生姜半分，煎至五分，去滓，空心温服，晚食前再服。

治痟肾，因痟中之后，胃热入肾，消烁肾脂，令肾枯燥，遂致此疾，即两腿渐细，腰脚无力，**白茯苓圆**方：

白茯苓一两　覆盆子一两　黄连一两，去须　人参一两，去芦头　菰𦶟根一两　熟干地黄一两　鸡肶胵三十枚，微炒　萆薢一两，剉　玄参一两　石斛三分，去根剉　蛇床子三分

右件药捣罗为末，炼蜜和捣三五百杵，圆如梧桐子大，每于食前煎磁石汤下三十圆。

治痟肾，小便滑数，四肢羸瘦，脚膝乏力，**肉苁蓉圆**方：

肉苁蓉一两，酒浸一宿，刮去皴皮，炙干　熟干地黄一两半　麦门冬二两，去心，焙　泽泻半两　五味子半两　桂心半两　巴戟半两　地骨皮三分　当归半两　磁石一两，烧醋淬七遍，捣碎，研如粉　黄耆一两，剉　人参一两，去芦头　鸡肶胵一两，微炒　赤石脂半两　韭子半两　白龙骨半两　甘草半两，炙微赤，剉　禹余粮三分，烧，醋淬三遍，研如粉　牡丹半两　桑螵蛸一两半，微炒

右件药捣罗为末，入研了药令匀，炼蜜和捣三五百杵，圆如梧桐子大，每于食前以清粥饮下三十圆。

治痟肾，心神虚烦，小便无度，四肢羸瘦，不思饮食，唇口干燥，脚膝乏力，**黄耆圆**方：

黄耆三分，剉　熟干地黄一两　麦门冬二两，去心，焙　鸡肶胵一两，微炙　山茱萸三分　人参三分，去芦头　五味子三分　肉苁蓉一两，酒浸一宿，刮去皴皮，炙干　地骨皮半两　白茯苓半两　玄参半两　牛膝一两，去苗　补骨脂一两，微炒　鹿茸一两，去毛，涂酥炙令黄

右件药捣罗为末，炼蜜和捣三五百杵，圆如梧桐子大，每于食前以粥饮下三十圆。

治痟肾烦渴，小便数多，味如饧糖，脚弱阴萎，唇干眼涩，身体乏力，**干地黄圆**方：

熟干地黄二两　五味子半两　黄耆三分，剉　枸杞子三分　肉苁蓉三分，酒浸一宿，刮去皴皮，炙干

---

〔1〕孤：原误作“瓜”。《正误》：“‘瓜’，‘孤’之讹。”《类聚》卷124所引同论作“孤”，因改。

麦门冬一两半，去心，焙　薯蓣三分　泽泻半两　远志半两，去心　菟丝子一两，酒浸三日，曝干，别捣为末　牛膝半两，去苗　玄参半两　车前子半两　桑螵蛸半两，微炒　白石英一两，细研，水飞过　山茱萸半两　桂心半两　人参半两，去芦头　附子半两，炮裂，去皮脐　牡丹三两　甘草三分，炙微赤，剉　白茯苓三分

右件药捣罗为末，入石英研令匀，炼蜜和捣五七百杵，圆如梧桐子大，每于食前以温酒下三十圆。粥饮下亦得。

治痟肾，气虚羸瘦，四肢无力，小便色白，滑数不禁，不[1]思饮食，心神虚烦，**鹿茸圆**方：

鹿茸二两，去毛，涂酥炙微黄　人参三分，去芦头　泽泻三分　赤石脂三分　石斛三分，去根剉　熟干地黄二两　麦门冬一两半，去心，焙　白茯苓三分　萆薢三分，剉　白芍药三分　甘草一分，炙微赤，剉　黄耆三分，剉　桑螵蛸半两，微炒　子芩半两　龙骨三分　桂心半两　牡蛎一两，烧为粉

右件药捣罗为末，炼蜜和捣五七百杵，圆如梧桐子大，每日空心及晚食前以清粥饮下二十圆。

治痟肾，肾虚，小便滑数，腿膝消细无力，渐瘦，宜服此方：

黄耆三分，剉　五味子半两　泽泻三分　生干地黄一两　菟丝子一两，酒浸三日，曝干，别捣为末　龙骨三分　肉苁蓉三分，酒浸一宿，刮去皴皮，炙令干　牡丹半两　桑螵蛸半两，微炒　枳壳半两，麸炒微黄，去瓤

右件药捣罗为末，炼蜜和捣三二百杵，圆如梧桐子大，每于食前以温酒下三十圆。

治痟肾，小便数，**菰𫃼根圆**方：

菰𫃼根一两　甘草半两，炙微赤，剉　黄连一两，去须　泽泻一两　赤石脂半两　熟干地黄一两　石膏半两，细研　黄耆三分，剉　黄丹三分　桑螵蛸二七枚，微炒　子芩一两　龙骨三分　牡蛎一两，烧为粉　菟丝子一两，酒浸三日，曝干，别捣为末

右件药捣罗为末，入研了药令匀，炼蜜和捣五七百杵，圆如梧桐子大，每服不计时候以清粥饮下三十圆。

治痟肾，小便滑数，虚极羸瘦，**牡蛎圆**方：

牡蛎一两，烧为粉　鹿茸二两，去毛，涂酥炙令微黄　黄耆一两半，剉　土瓜根一两　人参一两，去芦头　桂心半两　白茯苓一两半　熟干地黄一两　龙骨一两　甘草半两，炙微赤，剉

右件药捣罗为末，炼蜜和捣三二百杵，圆如梧桐子大，每日空心及晚食前，以清粥饮下三十圆。

治痟肾久渴不差，困乏，小便滑数，心神虚烦，**枸杞子圆**方：

枸杞子一两　白茯苓一两　黄耆一两，剉　鸡肶胵一两半，微炙　菰𫃼根三分　泽泻半两　牡丹半两　山茱萸半两　麦门冬一两半，去心，焙　牡蛎一两，烧为粉　桑螵蛸三分，微炒　车前子三分

右件药捣罗为末，炼蜜和捣三二百杵，圆如梧桐子大，每于食前以粥饮下三十圆。

治痟肾，小便滑数，四肢少力，羸瘦困乏，全不思食，**薯蓣圆**方：

薯蓣一两　鸡肶胵一两，微炙　牡丹半两　黄耆半两，剉　菰𫃼根半两　白龙骨半两　白茯苓半两　山茱萸半两　麦门冬二两，去心，焙　熟干地黄一两　桂心半两　泽泻半两　附子半两，炮裂，去皮脐　枸杞子半两

右件药捣罗为末，炼蜜和捣三五百杵，圆如梧桐子大，每于食前以清粥饮下三十圆。

治痟肾，下元虚损，发渴不止，方：

---

〔1〕不：宋版、宽政本均作“可”。《普济方》卷178“痟肾”、《类聚》卷124“治消肾诸方”所引同方均作“不”。因改。

牛膝一斤，去皮　生地黄汁五升

右件药将牛膝夜间入地黄汁中浸，至晓即将出曝干，逐日如此，候汁尽为度，如天阴即焙干，捣罗为末，炼蜜和捣三五百杵，圆如梧桐子大，每日空心以粥饮下三十圆，晚食前再服。

治痟肾小便白浊诸方

夫痟肾，小便白浊如脂者，此由劳伤于肾，肾气虚冷故也。肾主水，而开窍在阴，阴为小便之道，脬冷肾损，故小便白而如脂，或如麸片也。

治痟肾，心神烦闷，小便白浊，**黄耆散**方：

黄耆一两，剉　麦门冬一两，去心　茯神一两　龙骨一两　菰𦿆根一两　熟干地黄一两　泽泻一两　白石脂一两　桑螵蛸一两，微炒　甘草三分，炙微赤，剉

右件药捣筛为散，每服四钱，以水一中盏，入生姜半分，枣三枚，煎至六分，去滓，每于食前温服。

治痟肾，小便多，白浊，或不禁，**菟丝子散**方：

菟丝子一两，酒浸三日，曝干，别捣为末　蒲黄一两半，微炒　磁石半两，烧，醋淬七遍，细研，水飞过　黄连一两，去须　肉苁蓉一两，酒浸一宿，刮去皴皮，炙干　五味子一两　鸡肶胵中黄皮一两半，微炙

右件药捣细罗为散，入研了药令匀，每于食前以清粥饮调下二钱。

治痟肾，心肺热极，羸瘦乏力，口干心烦，小便如脂，**铁粉圆**方：

铁粉一两，细研　生干地黄三两　鸡肶胵二两，微炙　牡蛎二两，烧为粉　黄连一两，去须

右件药捣罗为末，入研了药令匀，炼蜜和捣三二百杵，圆如梧桐子大，不计时候以粥饮下三十圆。

治痟肾，小便滑数白浊，将欲沉困，宜服**鹿茸圆**方：

鹿茸一两半，去毛，涂酥炙微黄　黄芩三分　人参三分，去芦头　土瓜根三分　肉苁蓉一两半，酒浸一宿，刮去皴皮，炙干　鸡肶胵十枚，微炙　菟丝子三两，酒浸三日，曝干，别捣为末

右件药捣罗为末，炼蜜和捣三五百杵，圆如梧桐子大，每于食前以清粥饮下三十圆。

治痟肾，小便白浊，久不差，**桑螵蛸圆**方：

桑螵蛸一两，微炒　菟丝子一两，汤浸三日，曝干，别捣为末　熟干地黄二两　山茱萸三分　黄连一两，去须

右件药捣罗为末，炼蜜和捣三二百杵，圆如梧桐子大，每于食前煎大麦饮下三十圆。

治痟肾，小便白浊，四肢羸瘦，渐至困乏，宜服**黄耆圆**方：

黄耆一两，剉　白茯苓三分　黄连一两，去须　土瓜根三分　熟干地黄一两　麦门冬二两，去心，焙　玄参三两　地骨皮三分　牡蛎一两，烧为粉　龙骨三分　菝葜半两，剉　人参三分，去芦头　桑螵蛸三分，微炒　五味子三分　鹿茸一两，去毛，涂酥炙微黄

右件药捣罗为末，炼蜜和捣五七百杵，圆如梧桐子大，每于食前以清粥饮下三十圆。

治痟肾，小便滑数，白浊，心神烦燥，**黄连圆**方：

黄连一两，去须　菰𦿆根一两　白龙骨一两　苦参一两，剉　牡蛎一两，烧为粉　山茱萸一两　葳蕤一两　土瓜根一两

右件药捣罗为末，炼蜜和捣三二百杵，圆如梧桐子大，每服不计时候煎大麦汤下三十圆。

又方：

天雄半两，炮裂，去皮脐　白石脂三分　露蜂窠半两，微炒

右件药粗捣，都以水二大盏半，入枣五枚，煎至一盏半去滓，食前分温三服。

治痟肾，小便滑数，白浊，令人羸瘦，宜服此方：

黄耆半两，剉　鸡肶胵一两，微炙　五味子半两

右件药粗捣，都以水三大盏，煎至一盏半去滓，食前分温三服。

治痟肾，小便滑数，白浊不止，方：

鹿角屑二两，炒令黄

右件药捣细罗为散，每于食前以粥饮调下二钱。

治痟渴烦躁诸方

夫痟渴烦躁者，由肾气虚弱，心脏极热所致也。肾主于水，心主于火，肾水枯竭，则不能制于火，火炎上行而干于心，心气壅滞，则生于热也。此皆由下焦久虚，因虚生热，积热不散，伏留于上焦之间，故令渴而烦躁也。

治痟渴发热，心神烦躁，饮水不足，**黄耆散**方：

黄耆一两，剉　人参半两，去芦头　麦门冬一两，去心　桑根白皮一两，剉　知母三分　菰𦼮根三分　黄连一两，去须　石膏二两　葛根半两，剉　赤茯苓半两　地骨皮半两　川升麻半两　甘草半两，炙微赤，剉

右件药捣筛为散，每服四钱，以水一中盏，入生姜半分，淡竹叶二七片，煎至六分，去滓，不计时候温服。

治痟渴烦躁，体热不能食，**芦根散**方：

芦根一两，剉　赤茯苓一两　麦门冬一两，去心　人参半两，去芦头　黄芩三分　桑根白皮三分，剉　甘草半两，炙微赤，剉

右件药捣筛为散，每服四钱，以水一中盏，入生姜半分，淡竹叶二七片，煎至六分，去滓，不计时候温服。

治痟渴体热烦躁，宜服此方：

地骨皮一两　菰𦼮根一两　芦根一两，剉　人参半两，去芦头　麦门冬一两半，去心　赤茯苓三分　生干地黄一两　黄芩三分

右件药捣筛为散，每服四钱，以水一中盏，入生姜半分，小麦一百粒，淡竹叶二七片，煎至六分，去滓，不计时候温服。

治痟渴烦躁，饮水不止，**黄连散**方：

黄连一两，去须　菰𦼮根一两半　麦门冬一两，去心　知母三分　人参半两，去芦头　地骨皮三分　黄芩三分　川升麻三分

右件药捣筛为散，每服四钱，以水一中盏，入生姜半分，淡竹叶二七片，煎至六分，去滓，不计时候温服。

治痟渴烦躁，饮水不止，或成骨蒸之状，宜服此方：

大冬瓜一枚，割开头，去子　黄连一斤，去须　甘草三两，炙微赤，剉　童子小便一升　地黄汁五合　蜜五合

右件药捣甘草、黄连，罗为末，都入冬瓜内，即以头却盖之，又以黄土泥封裹，可厚一寸，候干，即以糠火烧之一日，待冷去泥，置于露下一宿，取瓜烂研，生布绞取汁，每于食后以清粥饮调下一合。

治痟渴心燥烦热，不得睡卧，**麦门冬散**方：

麦门冬二两，去心　川升麻一两　黄连一两，去须　柴胡一两，去苗　赤茯苓二两　黄芩一两　生干地黄一两　人参半两，去芦头　菰𦼮根一两　甘草半两，炙微赤，剉

右件药捣筛为散，每服四钱，以水一中盏，入生姜半分，淡竹叶二七片，煎至六分，去滓，不计时候温服。

治痟渴烦躁，不得眠卧，方：

麦门冬半两，去心　土瓜根一两　小麦一合　黄芩半两

右件药都细剉和匀，每服半两，以水一大盏，入竹叶二七片，生姜半分，煎至五分，去滓，不计时候温服。

治痟渴，除烦躁，方：

秦艽二两，去苗　甘草三分，炙微赤，剉

右件药捣筛为散，每服四钱，以水一中盏，入生姜半分，煎至六分，去滓，不计时候温服。

治痟渴心热烦躁，口干颊赤，**知母散**方：

知母一两　麦门冬一两，去心　黄芩三分　川升麻三分　犀角屑三分　葛根三分，剉　甘草三分，炙微赤，剉　马牙消一两半

右件药捣粗罗为散，每服四钱，以水一中盏，入生姜半分，淡竹叶二七片，煎至六分，去滓，不计时候温服。

治痟渴烦躁，羸瘦乏力，不思饮食，宜服此方：

麦门冬一两半，去心，焙　菰𦼮根一两　黄芩三分　牡蛎一两，烧为粉　黄连一两，去须　金薄五十片，细研　银薄五十片，细研

右件药捣细罗为散，入研了药令匀，每服不计时候煎淡竹叶汤调下一钱。

治痟渴烦躁，小便不利，**菰𦼮圆**方：

菰𦼮根二两　麦门冬二两，去心，焙　知母一两　人参三分，去芦头　黄芩半两　苦参半两，剉　土瓜根半两　赤茯苓一两

右件药捣罗为末，炼蜜和捣三二百杵，圆如梧桐子大，每服不计时候以温粥饮下三十圆。

治痟渴烦躁，狂乱，皮肤干燥，宜服此方：

生葛根切去皮，木臼内捣取汁一大盏，入蜜二大匙搅令匀，不计时候分为三服。

治痟渴烦躁，饮水无度，方：

右用七家井索，近灌口结处烧为灰，细研，不计时候以新汲水调服二钱，不过三五服效。

治痟渴心神烦躁，小便不利，方：

葵大束，令净洗，煠过，煮米饮浇作虀，候葵黄色，取汁，渴即饮之，以差为度。

治痟渴口舌干燥诸方

夫痟渴之病，常饮水而小便少也。若因虚而生热者，则津液少，故渴也。是以心气通于舌，脾气通于口，热气在内，乘于心脾，津液枯竭，故令口舌干燥也。

治痟渴口舌干燥，心神烦热，**麦门冬散**方：

麦门冬一两，去心　地骨皮三分　菰𬞟根三分　人参半两，去芦头　芦根一两，剉　黄耆三分，剉　甘草半两，炙微赤，剉　黄芩三分　茅根一两，剉　石膏三两

右件药捣筛为散，每服五钱，以水一大盏，入生姜半分，竹茹半分，小麦半合，煎至五分，去滓，不计时候温服。

治痟渴口舌干燥，烦热，**人参散**方：

人参三分，去芦头　地骨皮一两　赤茯苓三分　麦门冬二两，去心　甘草三分，炙微赤，剉　芦根二两，剉　葛根三分，剉　黄耆三分，剉　川升麻一两　黄芩半两

右件药捣筛为散，每服四钱，以水一中盏，入生姜半分，淡竹叶二十片，煎至六分，去滓，不计时候温服。

治痟渴口舌焦干，精神恍惚，烦燥不安，**地骨皮散**方：

地骨皮一两　茯神三分　菰𬞟根一两　黄连一两，去须　石膏二两　甘草半两，炙微赤，剉　麦门冬一两，去心　黄芩一两　远志三分，去心

右件药捣筛为散，每服四钱，以水一中盏，煎至六分，去滓，每于食后温服。

治痟渴，止虚烦，除口舌干燥，宜服此方：

麦门冬一两，去心　人参半两，去芦头　黄耆三分，剉　赤茯苓三分　甘草半两，炙微赤，剉　葛根半两，剉　枇杷叶三分，拭去毛，炙微黄

右件药捣筛为散，每服四钱，以水一中盏，入生姜半分，淡竹叶二七片，煎至六分，去滓，不计时候温服。

治痟渴口舌干燥，烦热，不能饮食，宜服**黄连散**方：

黄连二两，去须　葛根二两，剉　麦门冬一两，去心　枇杷叶一两，拭去毛，炙微黄

右件药捣筛为散，每服四钱，以水一中盏，入生姜半分，淡竹叶二七片，煎至六分，去滓，不计时候温服。

治痟渴口舌干燥，烦热狂乱，**麦门冬圆**方：

麦门冬三两，去心，焙　菰𬞟根三分　知母三分　黄芩三分　甘草半两，炙微赤，剉　黄连一两，去须　铁粉一两半，细研

右件药捣罗为末，入铁粉研令匀，炼蜜和捣三二百杵，圆如梧桐子大，每于食后以清粥饮下二十圆。

治痟渴口舌干燥，烦热，心神如狂，**犀角圆**方：

犀角屑三分　铅霜半两，细研　麦门冬二两，去心，焙　铁粉一两，细研　甘草半两，炙微赤，剉　郁金半两　地骨皮半两　菰𬞟根三分　子芩半两　茯神半两　玄参半两　胡黄连三分

右件药捣罗为末，入研了药令匀，炼蜜和捣三五百杵，圆如梧桐子大，每于食后煎竹叶汤下二十圆。

治痟渴口舌干燥，骨节烦热，方：

地骨皮一两　小麦半两　生麦门冬一两，去心

右件药细剉和匀，每服半两，以水一大盏，煎至五分，去滓，每于食后温服。

治痟渴心神烦躁，口干舌涩，**天竺黄散**方：

天竺黄一两，细研　黄连半两，去须　栀子人半两　川大黄半两，剉碎，微炒　马牙消半两，细研　甘草一分，炙微赤，剉

右件药捣细罗为散，入研了药令匀，每于食后煎竹叶水调下二钱。

治痟渴口舌干燥，烦热，宜服此方：

羊髓二合　甘草一两，炙微赤，剉　白蜜二合

右件药先以水一大盏，煮甘草至七分，去滓，后下髓、蜜更煎五七沸，每于食后温服一合。

治痟渴口舌干燥，骨节烦热，方：

生芭蕉根捣绞取汁，时饮一二合。

治痟渴饮水过度诸方

夫痟渴饮水过度者，由肾虚心热，三焦不和，上热下冷故也。凡人好食热酒炙肉，或服乳石壅滞之药，热毒在内，不得宣通，关膝闭塞，血脉不行，热气蒸于脏腑，津液枯竭，则令心肺烦热，咽喉干燥，故令渴不止而饮水过度也。

治痟渴饮水过多不止，心神恍惚，卧不安稳，**羚羊角散**方：

羚羊角屑三分　知母三分　黄耆三分，剉　菰𦼮根三分　麦门冬三分，去心　茯神三分　地骨皮三分　人参三分，去芦头　防风三分，去芦头　甘草半两，炙微赤，剉　石膏一两半　酸枣人三分，微炒　黄芩半两

右件药捣筛为散，每服五钱，以水一大盏，入生姜半分，淡竹叶二七片，小麦半合，煎至五分，去滓，每于食后温服。

治痟渴饮水过多，烦热不解，**黄丹散**方：

黄丹一两　胡粉一两　菰𦼮根一两半　甘草半两，炙微赤，剉　泽泻三分　石膏一两半　麦门冬二两，去心，焙　白石脂三分

右件药捣细罗为散，每服不计时候以清粥饮调下一钱。

治痟渴饮水过多，烦渴不止，**黄耆散**方：

黄耆一两，剉　菰𦼮根一两　麦门冬二两，去心，焙　赤茯苓半两　甘草半两，炙微赤，剉

右件药捣细罗为散，每于食后煎竹叶水调下二钱。

治痟渴饮水过多，不知足限，**菰𦼮根圆**方：

菰𦼮根三分　黄丹半两　葛根半两　黄连一两，去须

右件药捣罗为末，入黄丹研令匀，炼蜜和圆如梧桐子大，每服以温水下十圆，遇渴吃水即便服之。

又方：

黄丹一分　菰𦼮粉半两　槟榔一分，末　菉豆粉一两

右件药都研令匀，用白面三两相和作馎饦，用生姜、葱、薤白、豉汁煮熟，和汁温食之。

又方：

蜜陀僧半两，细研　蜡面茶半两　黄连半两，去须　滑石半两　菰𦼮根半两

右件药捣细罗为散，每服不计时候以清粥饮调下一钱。

又方：

铅一斤　水银二两，先熔铅，旋投入水银，候铅面上有花晕上，便以铁匙掠取于乳钵内研之　皂荚一梃，不蚛者，涂酥炙令黄，去皮子，入麝香一钱同碾为末

右件药每服炒皂荚散一钱，以水一中盏煎至六分，去滓令温，每于食后调下铅黄散半钱。

又方：

黄连半两，去须　葳蕤根半两　蜜陀僧半两，细研　人参半两，去芦头

右件药捣细罗为散，入蜜陀僧研令匀，每于食后以温浆水调下一钱。

又方：

葳蕤一两　黄连二两，去须　甘草一两，炙微赤，剉

右件药捣筛为散，每服三钱，以水一中盏，煎至六分，去滓，每于食后温服。

又方：

地骨皮一两　甘草三分，炙微赤，剉　桑根白皮三两，剉

右件药捣筛为散，每服四钱，以水一中盏，入生姜半分，煎至六分，去滓，每于食后温服。

又方：

葳蕤根半两　汉防己半两　黄连半两，去须　黄丹半两

右件药捣细罗为散，入黄丹研令匀，每于食后以温水调下一钱。

治痟渴，日夜饮水过多不足，口干燥，小便数，**麦门冬散**方：

麦门冬一两，去心　葳蕤根一两　知母一两　黄耆一两，剉　甘草半两，炙微赤，剉　牡蛎一两半，烧为粉

右件药捣筛为散，每服四钱，以水一中盏，入生姜半分，煎至六分，去滓，不计时候温服。

治痟渴饮水过度，烦热不解，心神恍惚，眠卧不安，**土瓜根圆**方：

土瓜根三分　葳蕤根一两　麦门冬一两，去心　知母三分　苦参一两，剉　石膏一两，细研　鸡肶胵七枚，微炒　子芩三分　铁粉一两，细研　川大黄一两，剉碎，微炒　龙齿三分　大麻人一两，研如膏　金薄五十片，细研　银薄五十片，细研　泽泻二分

右件药捣罗为末，入研了药令匀，炼蜜和捣三五百杵，圆如梧桐子大，每于食后煎竹叶小麦汤下三十圆。

治痟渴饮水过度，渴尚不止，口舌干燥，心神烦乱，坐卧不安，镇心止渴，**铁粉圆**方：

铁粉一两，细研　黄连二两，去须　苦参一两，剉　麦门冬二两，去心，焙　土瓜根一两　牡蛎粉一两　金薄五十片，细研　银薄五十片，细研　葳蕤根二两

右件药捣罗为末，入研了药都研令匀，炼蜜和捣二五百杵，圆如梧桐子大，不计时候以清粥饮下三十圆。

治痟渴饮水过多，小便不利，方：

葵根茎叶五两，切

右件药以水三大盏，入生姜一分，豉一合，煮取二盏去滓，食后分温三服。

治痟渴饮水过多不差，方：

凌霄花一两，捣碎，以水一大盏半煎至一盏，去滓，分温三服。

又方：

人参一两，去芦头，捣细罗为散

右用鸡子清调下一钱，日四五服。

治痟渴饮水过甚，并小儿渴疾，方：

黄狗胆一枚　猯猪胆一枚

右件狗胆并入猪胆内阴干，候堪圆即圆如梧桐子大，每服以麝香汤下二圆，小儿半圆。

治痟渴饮水腹胀诸方

夫痟渴饮水腹胀者，由水气流行在于脾胃，脾得湿气，不能消谷复过[1]，经络否涩，气血行[2]则水不得宣通，停聚流溢于膀胱之间，故令胀满也。

治痟渴饮水过多，心腹胀满，不能下食，**人参散**方：

人参一两，去芦头　桑根白皮半两，剉　陈橘皮一两，汤浸，去白瓤，焙　半夏半两，汤浸七遍去滑　黄耆三分，剉　木香半两　赤芍药半两　草豆蔻半两，去皮　桂心半两　槟榔半两　枇杷叶半两，拭去毛，炙微黄

右件药捣筛为散，每服三钱，以水一中盏，入生姜半分，煎至六分，去滓，不计时候温服。

治痟渴饮水过多，心腹胀满，或胁肋间痛，腰腿沉重，**陈橘皮散**方：

陈橘皮一两，汤浸，去白瓤，焙　诃梨勒皮半两　赤茯苓半两　桂心半两　大腹皮半两，剉　芎䓖半两　枳壳半两，麸炒微黄，去瓤　赤芍药半两　甘草一分，炙微赤，剉

右件药捣筛为散，每服四钱，以水一中盏，入生姜半分，煎至六分，去滓，每于食前温服。

治痟渴饮水伤冷太过，致脾气虚，腹胁胀满，不思饮食，**桂心散**方：

桂心半两　人参半两，去芦头　白茯苓半两　诃梨勒皮半两　大腹皮半两，剉　甘草半两，炙微赤，剉　枳壳半两，麸炒微黄，去瓤　厚朴一两，去粗皮，涂生姜汁炙令香熟　白术半两　前胡半两，去芦头

右件药捣筛为散，每服四钱，以水一中盏，入生姜半分，枣二枚，煎至六分，去滓，每于食前温服。

治痟渴饮水太过，胃气不和，腹胀，不思饮食，宜服此方：

赤茯苓半两　人参半两，去芦头　赤芍药半两　白术三分　前胡三分，去芦头　枳壳半两，麸炒微黄，去瓤　槟榔三分　厚朴三分，去粗皮，涂生姜汁炙令香熟　桂心三分　甘草半两，炙微赤，剉

右件药捣筛为散，每服四钱，以水一中盏，入生姜半分，枣三枚，煎至六分，去滓，每于食前温服。

治痟渴饮水腹胀，烦热呕吐，不思食，**半夏散**方：

半夏半两，汤洗七遍去滑　赤茯苓一两　人参一两，去芦头　白术三分　木香半两　甘草半两，炙微赤，剉　陈橘皮一两，汤浸，去白瓤，焙

右件药捣粗罗为散，每服三钱，以水一中盏，入生姜半分，竹茹一分，枣二枚，煎至六分，去滓，不计时候温服。

治痟渴饮水不止，小便复涩，心腹连膀胱胀闷，胸膈烦热，**槟榔散**方：

槟榔一两　桑根白皮一两，剉　赤茯苓一两　紫苏茎叶一两　木通一两，剉　麦门冬一两，去心

右件药捣筛为散，每服四钱，以水一中盏，入生姜半分，葱白七寸，煎至六分，去滓，不计时候温服。

治痟渴腹胀，利大小肠，**大黄圆**方：

川大黄三两，剉碎，微炒　菰𧂐根一两　芎䓖三分　枳壳一两，麸炒微黄，去瓤　槟榔一两　桂心三分

---

〔1〕 复过：宋版、宽政本均同。《普济方》卷179“痟渴饮水腹胀”作“得过”。《类聚》卷125“治消渴饮水腹胀诸方”作“复遇”。似以“得过”义胜。

〔2〕 气血行：《普济方》（同上）、《类聚》（同上）所引皆同底本。或疑“血”下脱“不”，然无“不”字亦通。

右件药捣罗为末，炼蜜和圆如梧桐子大，不计时候以温水下三十圆。

治热渴诸方

夫五脏六腑皆有津液也。若五脏因虚而生热者，热气在内，则津液竭少，故为渴也。夫渴者数饮水，其人必头目眩，背寒而呕[1]，皆因利虚故也。诊其心脉滑甚者，为喜渴也。

治脾胃中热，引饮水浆，渴即不止，**赤茯苓散**方：

赤茯苓一两　菰瓠根一两　黄芩一两　麦门冬一两，去心　生干地黄一两　知母一两

右件药捣筛为散，每服五钱，以水一大盏，入生姜半分，小麦半合，淡竹叶二七片，煎至五分，去滓，不计时候温服。

治热渴，**天竺黄散**方：

天竺黄一两，细研　黄连一两，去须　茯神一两　甘草一两，炙微赤，剉　川芒消一两　犀角屑一两　菰瓠根一两　川升麻一两

右件药捣细罗为散，入研了药令匀，每于食后煎淡竹叶汤调下一钱。

治脾胃中热，烦渴不止，**黄耆散**方：

黄耆一两，剉　茯神一两　地骨皮一两　菰瓠根一两　麦门冬一两，去心　黄芩一两　生干地黄一两　甘草半两，炙微赤，剉

右件药捣筛为散，每服四钱，以水一中盏，入生姜半分，淡竹叶二七片，煎至六分，去滓，不计时候温服。

治心脾热，渴不止，小便难，宜服此方：

赤茯苓一两　芦根一两，剉　黄芩一两　知母一两　菰瓠根一两　蘧麦穗一两　麦门冬一两，去心　甘草一两，炙微赤，剉　木通一两，剉

右件药捣筛为散，每服四钱，以水一中盏，入生姜半分，煎至六分，去滓，不计时候温服。

治心脾实热，烦渴不止，**知母散**方：

知母一两　芦根一两半，剉　菰瓠根一两　麦门冬一两，去心　黄芩三分　川大黄一两，剉碎，微炒　甘草半两，炙微赤，剉

右件药捣筛为散，每服四钱，以水一中盏，煎至六分，去滓，不计时候温服。

治脾胃中热，烦渴，身渐消瘦，宜服此方：

黄连一两，去须　川升麻一两　麦门冬一两，去心　黄芩一两　菰瓠根一两　知母一两　茯神半两　栀子人一两　甘草一两，炙微赤，剉　石膏二两

右件药捣筛为散，每服四钱，以水一中盏，煎至六分，去滓，不计时候温服。

治脾胃热渴不止，羸瘦困乏，**猪肚黄连圆**方：

猪肚一枚，洗令净　黄连三两，去须，别捣为末　菰瓠根一两　白粱米一合，淘净　柴胡一两，去苗　茯神一两　知母一两　麦门冬二两，去心，焙

右件药捣罗为末，先将黄连末及米入肚内，缝合蒸令烂熟，砂盆内研如膏，入药末和令熟，圆如梧桐子大，不计时候以清粥饮下三十圆。

---

〔1〕呕：宋版、宽政本均作“及”，义晦。《普济方》卷179“虚热渴”、《类聚》卷125“治热渴诸方”均引作“呕”，义长，因改。

治心脾壅热，烦渴口干，宜服此方：

知母一两　菰𦼮根一两　麦门冬一两，去心，焙　黄连一两，去须　茯神一两

右件药捣罗为末，炼蜜和捣三二百杵，圆如梧桐子大，不计时候以粥饮下三十圆。

又方：

豉一合　黄连一两，去须

右件药捣筛为散，每服半两，以水一大盏，煎至五分，去滓，每于食后温服。

又方：

黄连半两，去须　麦门冬一两，去心

右件药捣筛为散，每服半两，以水一大盏，煎至五分，去滓，每于食后温服。

治心肺热渴，面赤口干，宜服此方：

马牙消半斤　川芒消四两　寒水石四两　石膏三两

右件药以水五升浸三日，用银器中煎至水尽，后入寒水石及石膏，候凝硬阴干，别入龙脑半两，朱砂一两同研为末，不计时候以蜜水调下一钱。兼治喉痹肿痛，甚妙。

治热极，渴不止，方：

麦门冬一两，去心　石膏二两　芦根一两，剉

右件药捣筛为散，每服半两，以水一大盏，煎至五分，去滓，不计时候温服。

治热渴不止，心神烦燥，宜服此方：

黄连五两，去须，捣为末　地黄汁二升　蜜五合

右件药于银器中，以慢火煎成膏，收于瓷器中，每于食后煎竹叶麦门冬汤，调弹子大服之。

又方：

黄连去须　菰𦼮根各等分

右件药捣罗为末，以麦门冬去心煮熟烂研，和圆如梧桐子大，每于食后煎小麦汤下三十圆。

又方：

右取水中萍，洗，曝干为末，以牛乳汁和圆如梧桐子大，每服不计时候以粥饮下三十圆。

治暴渴诸方

夫暴渴者，由心热也。心主于便汗，便汗出多，则肾中虚燥，故令渴也。凡夏月渴而汗出多，则小便少，冬月不汗，故小便多，此皆是平人之候。名曰暴渴也。

治暴渴，烦热不退，少得睡卧，**麦门冬散**方：

麦门冬一两，去心　白茅根二两，剉　菰𦼮根一两　黄芩三分　甘草半两，炙微赤，剉　芦根一两半，剉　人参三分，去芦头　地骨皮一两　石膏二两

右件药捣筛为散，每服五钱，以水一大盏，入生姜半分，小麦半合，淡竹叶二七片，煎至五分，去滓，每于食后温服。

治暴渴饮水多，或干呕，**芦根散**方：

芦根一两半，剉　人参半两，去芦头　百合三分　麦门冬一两，去心　桑根白皮三分，剉　黄耆三分，剉　赤茯苓三分　黄芩三分　葛根三分，剉　甘草三分，炙微赤，剉

右件药捣筛为散，每服四钱，以水一中盏，入生姜半分，淡竹叶二十片，煎至六分，去滓，不计时候温服。

治暴渴，心神烦闷，体热食少，**菰𦼮根散**方：

菰𦼮根一两　芦根一两，剉　麦门冬一两，去心　知母一两　人参一两，去芦头　地骨皮一两　黄芩一两　甘草一两，炙微赤，剉

右件药捣筛为散，每服五钱，以水一大盏，入生姜半分，小麦半合，竹叶二七片，煎至五分，去滓，不计时候温服。

治暴渴，心神烦闷，口舌干焦，**柴胡散**方：

柴胡二两，去苗　乌梅肉二两，微炒　甘草一两，炙微赤，剉　麦门冬一两半，去心

右件药捣筛为散，每服四钱，以水一中盏，煎至七分，去滓，不计时候温服。

又方：

乌梅肉七枚，微炒　生姜一分，捶碎　白砂糖三分

右件药以水二大盏，煎至一盏二分，去滓，分温二服，食后服之。

又方：

枇杷叶一两，拭去毛，炙微黄　芦根二两，剉　甘草三分，炙微赤，剉　黄连一两，去须

右件药捣筛为散，每服四钱，以水一中盏，煎至六分，去滓，每于食后温服。

治暴渴，除烦热，**酥蜜煎**方：

酥五合　白蜜五两　川芒消二两

右件药于银器中以慢火熬成膏，收瓷器中，不计时候服半匙，咽津。

治胸膈气壅滞，暴渴不止，**赤茯苓散**方：

赤茯苓一两　诃梨勒皮三分　龙脑一钱，细研　人参三分，去芦头

右件药捣细罗为散，入龙脑研令匀，不计时候以粥饮调下一钱。

又方：

右取萝卜二枚大者，捣烂取汁，入蜜二合，生姜半两取汁，酥一两，调令匀，渴即旋少饮之。

治渴利成痈疽诸方

夫渴利者，为随饮即小便也。由少时服乳石，乳石热盛，房室过度，致令肾气虚耗，下焦生热，热则肾燥则渴也。今肾气已虚，又不得制于水液，故随饮即小便也。以其病变，但发痈疽。以其内热，故小便利，小便利则津液竭，津液竭则经络涩，经络涩则荣卫不行，荣卫不行则热气留滞，故成痈疽也。

治渴利烦热，发痈疽发背，焮肿疼痛，**玄参散**方：

玄参一两　犀角屑一两　川芒消一两　川大黄二两，剉碎，微炒　黄耆一两，剉　沉香一两　木香一两　羚羊角屑一两　甘草三分，生剉

右件药捣细罗为散，每服不计时候以温水调下二钱。

治渴利，口干烦热，背生痈疽，赤焮疼痛，**蓝叶散**方：

蓝叶一两　川升麻一两　麦门冬一两，去心　赤芍药一两　玄参一两　黄耆一两，剉　甘草一两，生剉　川大黄一两，剉碎，微炒　犀角屑一两　沉香一分　葛根一两，剉

右件药捣筛为散，每服四钱，以水一中盏，煎至六分，去滓，不计时候温服。

治渴利热盛，背生痈疽，烦热，肢节疼痛，**射干散**方：

射干一两　川升麻一两　犀角屑一两　蓝叶一两　黄芩一两　菰𦺇根二两　沉香一两　地榆一两，剉　川大黄二两，剉碎，微炒　川朴消二两

右件药捣粗罗为散，每服五钱，以水一大盏，煎至五分，去滓，不计时候温服。

治因服硫黄及诸丹石，热发，关节毒气不得宣通，心肺燥热，渴利不止，及发痈疽发背，**白茅根饮子**方：

白茅根一握，剉　桑根白皮二两，剉　麦门冬二两，去心　赤茯苓二两　露蜂房一两，炙黄　红雪二两

右件药细剉，每服半两，以水一大盏，入淡竹叶三七片，煎至五分，去滓，不计时候温服。

治渴利烦热，皆生痈疽，赤焮疼痛，心烦不得眠卧，宜服此方：

水银一两，入黄丹，点少水研令星尽　菰𦺇根一两　苦参一两半，剉　知母一两半　蜜陀僧一两，细研　牡蛎一两，烧为粉　黄丹半两　黄连一两，去须

右件药捣细罗为散，入研了药令匀，每服温水调下一钱。

又方：

铅霜一分　腻粉一分　柳絮矾一分　川朴消一分

右件药细研为散，每服以冷水调下半钱，日夜可四五服。

治渴利后发疮诸方

夫渴利之病，随饮即小便也。此谓服石药之人，房室过度，肾气虚耗故也。下焦既虚，虚则生热，热则肾燥，肾燥则渴，渴则饮水，肾气既虚，又不能制水，故小便利也。其渴利虽差，热犹未尽，发于皮肤，皮肤先有风湿，湿热相搏，所以生疮也。

治渴利后皮肤生疮，肢节疼痛，**升麻散**方：

川升麻一两　玄参一两　知母一两　赤茯苓一两　赤芍药三分　漏芦一两　枳壳一两，麸炒微黄，去瓤　菝葜一两　黄连一两半，去须　甘草一两，炙微赤，剉

右件药捣细罗为散，不计时候以温浆水调下二钱，以差为度。

治渴利后心烦体热，皮肤生疮，瘙痒，**菰𦺇根散**方：

菰𦺇根二两　赤茯苓二两　玄参一两　枳壳一两，麸炒微黄，去瓤　苦参三分，剉　甘草三分，炙微赤，剉

右件药捣细罗为散，不计时候以温浆水调下一钱。

治渴利后，头面身上遍生热毒疮，**玄参散**方：

玄参一两　栀子人三分　黄芩一两　白敛半两　川升麻一两　连翘一两　犀角屑半两　葳蕤一两　木香半两

右件药捣粗罗为散，每服四钱，以水一中盏煎至六分，去滓温服，日三四服。

治渴利后，皮肤生热毒疮疼痛，寒热，口干心烦，**黄耆散**方：

黄耆一两，剉　甘草一两，炙微赤，剉　川升麻一两　黄芩一两　前胡一两，去芦头　菰𦺇根一两　知母一两　麦门冬一两，去心　赤芍药一两　生干地黄二两

右件药捣筛为散，每服四钱，以水一中盏，入竹叶二七片，小麦一百粒，煎至六分，去滓温

服，日三四服。

治渴利后，肺脏风毒外攻，皮肤生疮瘙痒，心烦，**秦艽圆**方：

秦艽一两，去苗　乌蛇三两，酒浸，去皮骨，炙微黄　牛蒡子三分，微炒　防风半两，去芦头　枳壳一两，麸炒微黄，去瓤　栀子人三分　犀角屑三分　赤茯苓一两　苦参一两，剉

右件药捣罗为末，炼蜜和捣三二百杵，圆如梧桐子大，每于食后煎竹叶汤下三十圆。

治渴利后热毒未解，心神烦热，皮肤瘙痒成疮，**皂荚煎圆**方：

皂荚十梃，不蚛者，搥碎，用水三升浸一宿，挼令浓，滤去滓，以慢火熬成膏　天门冬一两半，去心，焙　枳壳一两，麸炒微黄，去瓤　乌蛇三两，酒浸，去皮骨，炙令微黄　白蒺藜一两，微炒，去瓤　防风一两，去芦头　杏人一两，汤浸，去皮尖、双人，麸炒微黄　川大黄一两，剉碎，微炒　苦参一两，剉　川升麻一两

右件药捣罗为末，入皂荚膏和捣三二百杵，圆如梧桐子大，每于食后入温浆水下三十圆。

治痟渴后成水病诸方

夫五脏六腑皆有津液，若腑脏因虚而生热气，则津液竭，故渴也。夫渴数饮水，其人必眩，背寒而呕者，因利虚故也。诊其脉滑甚，为喜渴，其病变成痈疽，或为水病也。

治痟渴后遍身浮肿，心膈不利，**紫苏散**方：

紫苏茎叶一两　桑根白皮一两，剉　赤茯苓一两　羚羊角屑三分　槟榔三分　木香半两　桂心半两　独活半两　枳壳半两，麸炒微黄，去瓤　郁李人二两，汤浸去皮微炒

右件药捣粗罗为散，每服四钱，以水一中盏，入生姜半分，煎至六分，去滓，不计时候温服。

治痟渴后，头面脚膝浮肿，胃虚不能下食，心胸不利，或时吐逆，**赤茯苓散**方：

赤茯苓一两　紫苏子一两　白术一两　前胡一两，去芦头　人参一两，去芦头　陈橘皮三分，汤浸，去白瓤，焙　桂心三分　木香三分　槟榔三分　甘草半两，炙微赤，剉

右件药捣筛为散，每服三钱，以水一中盏，入生姜半分，枣三枚，煎至六分，去滓，不计时候温服。

治痟渴后成水病，面目身体浮肿，**升麻散**方：

川升麻一两　菰𦰡根一两半　赤茯苓一两　麦门冬二两，去心，焙　桑根白皮二两，剉　青橘皮三分，汤浸，去白瓤，焙

右件药捣细罗为散，每服以温水调下一钱，日三四服。

治痟渴后四肢虚肿，小便不利，**人参散**方：

人参三分，去芦头　猪苓三分，去黑皮　木通一两，剉　黄连一两，去须　麦门冬二两，去心，焙　菰𦰡根二两

右件药捣细罗为散，每服以温水调下一钱，日三四服。

治痟渴，已觉津液耗竭，身体浮气如水病者，**汉防己圆**方：

汉防己三分　猪苓三分，去黑皮　菰𦰡根一两　赤茯苓一两　桑根白皮一两半，剉　白术半两　杏人一两，汤浸，去皮尖、双人，麸炒微黄　郁李人一两半，汤浸，去皮微炒　甜葶苈一两，隔纸炒令紫色

右件药捣罗为末，炼蜜和捣三二百杵，圆如梧桐子大，每于食前以温水下三十圆。

治痟渴后成水病浮肿，方：

甜葶苈一两，隔纸炒令紫色　杏人一两，汤浸，去皮尖、双人，麸炒微黄　菰𦰡子一两　汉防己一两

右件药捣罗为末，炼蜜和捣一二百杵，圆如梧桐子大，每服煎赤茯苓汤下三十圆，日三四服。

治痟渴后，变成水气，令作小便出，方：

萝卜子三两，炒令黄　紫苏子二两，微炒

右件药捣细罗为散，每服煎桑根白皮汤调下二钱，日三四服。

治大渴后虚乏诸方

夫渴病者，皆由腑脏不和，经络虚竭所为故也。病虽新差，血气未复，仍虚乏也。

治大渴后下元虚乏，日渐羸瘦，四肢无力，不思饮食，**肉苁蓉散**方：

肉苁蓉一两，酒浸一宿，刮去皴皮，炙令干　熟干地黄二两　白茯苓三分　白芍药半两　桂心半两　牛膝三分，去苗　麦门冬一两，去心　白石英一两，细研　附子三分，炮裂，去皮脐　黄耆一两，剉　牡蛎一两，烧为粉　磁石一两，捣碎，水淘去赤汁　五味子三分　人参三分，去芦头　续断三分　萆薢半两，剉　地骨皮半两

右件药捣粗罗为散，每服用猜猪肾一对切去脂膜，先以水一大盏半，煎至一盏去滓，入药五钱，生姜一分，薤白三茎，煎至五分，去滓，每于食前温服。

治大渴后虚乏脚弱，小便数，**石斛散**方：

石斛一两，去根，剉　肉苁蓉一两，酒浸一宿，刮去皴皮，炙干　麦门冬二两，去心，焙　白蒺藜半两，微炒　甘草半两，炙微赤，剉　干姜三分，炮裂，剉　桂心半两　熟干地黄二两　续断一两　黄耆三分，剉

右件药捣筛为散，每服四钱，以水一中盏，煎至六分，去滓，每于食前温服。

治大渴后，上焦烦热不退，下元虚乏，羸瘦无力，小便白浊，饮食渐少，**黄耆圆**方：

黄耆一两，剉　肉苁蓉一两，酒浸一宿，刮去皴皮，炙令干　鹿茸一两，去毛，涂酥炙微黄　熟干地黄二两　人参三分，去芦头　枸杞子三分　白茯苓三分　甘草半两，炙微赤，剉　地骨皮半两　泽泻三分　附子三分，炮裂，去皮脐　巴戟三分　禹余粮三分，烧赤，醋淬三遍，细研　桂心三分　牡丹三分　五味子三分　龙骨三分　磁石一两半，烧赤，醋淬七遍，捣碎细研　赤石脂三分　麦门冬二两，去心，焙　牡蛎三分，烧为粉

右件药捣罗为末，入研了药令匀，炼蜜和捣五七百杵，圆如梧桐子大，每于食前以清粥饮下三十圆。

治大渴后虚乏羸瘦，小便白浊，口舌干燥，不思饮食，**磁石散**方：

磁石二两半，捣碎，水淘去赤汁　熟干地黄二两　麦门冬一两，去心　桑螵蛸三分，微炒　黄耆三分，剉　人参三分，去芦头　桂心三分　白茯苓三分　五味子三分　甘草一分，炙微赤，剉　龙骨三分　萆薢半两，剉

右件药捣粗罗为散，每服用猜猪肾一对切去脂膜，以水二大盏煎至一盏，去滓，入药五钱，生姜半分，煎至五分，去滓，空心温服，晚食前再服。

治大渴后虚乏，小便滑数，腿胫无力，日渐羸瘦，**鹿茸圆**方：

鹿茸二两，去毛，涂醋炙令黄　肉苁蓉二两，酒浸一宿，刮去皴皮，炙干　附子一两，炮裂，去皮脐　黄耆一两半，剉　石斛一两半，去根，剉　五味子一两　菟丝子一两半，酒浸三日，曝干，别捣为末　白龙骨一两　桑螵蛸二两，微炒　白蒺藜一两，微炒去刺

右件药捣罗为末，炼蜜和捣二三百杵，圆如梧桐子大，每日空心及晚食前以清粥饮下三十圆。

太平圣惠方卷第五十四

凡一十五门　病源一十四首　论一首　方共计一百二十八道

水病论

夫肾者主水，脾胃主土，土性克水。脾与胃合，相为表里，胃为水谷之海。今胃虚不能传化水气，使水气渗液经络，浸渍腑脏。脾得水湿之气加之则病，脾病则不能制水，故水气独归于肾。三焦不泻，经脉闭塞，致使水气溢于皮肤而令肿也。其状目上睑微肿，如卧蚕之状，颈脉动，时咳，股间冷，以手按肿处，随手而起，如皮裹水之状，口苦舌干，不得正偃，偃则咳清水，不得卧，卧则惊，惊则咳甚，小便黄涩是也。水病有五不可治，第一唇黑伤肝，第二缺盆平伤心，第三脐凸伤脾，第四足下平满伤肾，第五背平伤肺。凡此五伤，必不可疗也。脉沉者水病也，脉洪大者可治，微细者不可治也。

治十水肿诸方

夫十水者，青水、赤水、黄水、白水、黑水、悬水、风水、石水、里水、气水是也。青水者，先由面目，肿遍一身，其根在肝。赤水者，先从心肿，其根在心。黄水者，先从[1]腹肿，其根在脾。白水者，先从脚肿，上气而咳，其根在肺。黑水者，先从足趺[2]肿，其根在肾。悬水者，先从面肿至足，其根在胆。风水者，先从四肢起，腹满大，目尽肿，其根在胃。石水者，先从四肢小肿，其腹独大，其根在膀胱。里水者，先腹满，其根在小肠。气水者，乍盛乍虚，乍来乍去，其根在大肠。皆自荣卫否涩，三焦不调，腑脏虚弱所生，虽名证不同，并令身体虚肿，喘息上气，小便黄涩也。

治十水之病，百方不愈，面目四肢俱肿，气息喘急，寝卧不得，小便渐涩，肿胀气闷，水不入口，垂命欲死，宜服神效**葶苈散**方：

甜葶苈三两，隔纸炒令紫色　牵牛子二两半，微炒　猪苓二两，去黑皮　泽泻二两　椒目一两半，微炒

---

〔1〕从：原误作“复”。据《类聚》卷127引同论及本段行文规律改。

〔2〕趺：宋版作“趺”，《类聚》卷127“治十水肿诸方”同。宽政本作“趺”，义长，故改。

右件药捣细罗为散，取葱白三茎切，以浆水一大盏煎取半盏，入清酒半盏搅令匀，稍热空腹调下三钱，如人行五里已来，即煮浆水粥，切入葱白煮令烂熟，更入清酒五合搅匀，面向东热吃令尽，不得吃盐及诸面食，至午后来，或小便下三五升，或大便通利，气喘即定，肿减七分，隔日后再服，百日内切好将息。

治十水肿，大神验**木通散**方：

木通一两半，剉　泽泻三分　苦瓠子一两半　猪苓一两，去黑皮　汉防已三分　海蛤一两，细研

右件药捣筛为散，每服四钱，以水酒各半中盏，入葱白五寸，煎至六分，去滓，食前温服，当下小便数升，肿消大效。

治十种水气，证候极恶，诸医不疗，宜服**芫花散**方：

芫花一分，醋拌炒令干　泽泻一分　郁李人一分，汤浸，去皮，微炒　牵牛子一分，微炒　甜葶苈一分，隔纸炒令紫色　滑石三分　汉防已一分　海蛤半两，细研　甘遂半两，煨令微黄　蘧麦半两　槟榔半两　大戟三分，剉碎，微炒

右件药捣细罗为散，每服一钱，空心以橘皮汤调下，当先泻下碧绿水，后下如烂羊脂即差。如未差，隔日再服之。

治十种水气，皮肤肿满，三焦壅闭，上喘咳嗽，大便不通，**陈橘皮散**方：

陈橘皮一两，汤浸，去白瓤，焙　木香半两　牵牛子一两，微炒　川大黄一两，剉碎，微炒　枳实半两，麸炒微黄　羌活半两　乌臼皮半两，剉　汉防已一两

右件药捣细罗为散，每日空心浓煎桑根白皮汤调下三钱，以利为度。

治十种水气，腹胀喘嗽，大小便涩，**槟榔圆**方：

槟榔一两　甜葶苈一两，隔纸炒令紫色　甘遂半两，煨令微黄　汉防已半两　川朴消一两　当归一两，剉，微炒　木通一两，剉　川大黄一两，剉碎，微炒　滑石二两　泽泻半两　猪牙皂荚半两，去皮，炙微黄　商陆一两　牵牛子一两，微炒　陈橘皮一两，汤浸，去白瓤，焙

右件药捣罗为末，以醋饭和捣三五百杵，圆如梧桐子大，每日空心以粥饮下二十圆，以利为度。未得快利，即再服之。

治十种水气，遍身浮肿，大小便涩，喘促不止，**牵牛子圆**方：

牵牛子三分，微炒　汉防已一分　椒目一分，微炒　滑石半两　蘧麦半两　槟榔半两　甘遂一分，煨令微黄　泽漆一分，微炒　桑根白皮半两，剉　甜葶苈半两，隔纸炒令紫色　郁李人一分，汤浸，去皮微炒

右件药捣罗为末，炼蜜和圆如梧桐子大，每服空腹以木通灯心汤下二十圆，以利为度。未得快利，即再服之。

治十种水气，遍身肿满，上气喘促，大小便俱涩，宜服**大戟圆**方：

大戟一两，剉碎，微炒　牵牛子一两，微炒　皂荚一两，去皮，涂酥炙令黄焦，去子　海蛤一两，细研　甜葶苈一两，隔纸炒令紫色　川大黄一两，剉碎，微炒　桑根白皮一两，剉　郁李人一两，汤浸，去皮微炒

右件药捣罗为末，炼蜜和捣三二百杵，圆如梧桐子大，每日空心以温水下二十圆，以利为效。

治十种水气，喘促，腹胁鼓胀，小便不通，**续随子圆**方：

续随子　海蛤细研　甜葶苈隔纸炒令紫色　汉防已　甘遂煨令微黄　郁李人汤浸，去皮微炒　滑石各半两　腻粉一分

右件药捣罗为末，炼蜜和圆如梧桐子大，每日空心以粥饮下七圆，当得快利。如未利，晚食前再服。

治十种水气，此方出《神仙密藏经》，人间无本，因郑炼师向天台金坛上石壁所记，有数本录得，传[1]疗诸疾。自行此方二十余年得效者甚多。凡水气有十种，此方俱疗，一差已后，永不再发。但能断得咸物，无不效者。此是先圣所传，石壁金坛所记，有此灵验。有人先患脚气十余年，发盛便成水病，四时之中，遍身肿满，腹硬如石，水饮难下，靡觉饥渴，但喘粗不得睡卧，头不着枕二百余日，无问昼夜，即呷粥饮，常须倚物而坐，羸弱异常。因服此药，当日气散，十日后肚硬消尽，二十余日后气力如旧。既获神效，誓传于世。**川朴消圆**方：

川朴消二两，细研　川芒消一两，细研　马牙消半两，细研　川乌头四两，生，去皮脐，捣罗为末　椒目一两，微炒，捣罗为末　甜葶苈一两，隔纸炒令紫色　莨菪子一两，水淘去浮者，水煮牙出，候干，炒令黄黑色　杏人二两，汤浸，去皮尖、双人，麸炒微黄

右件葶苈、莨菪、杏人等相和，先捣一千杵，取大枣十枚煮取肉，与上件药细研令匀，然后入炼了蜜和捣一千杵，圆如梧桐子大，每服空心以桑根白皮汤下二十圆。

治十种水气，面目四肢肿满，心腹虚胀，三焦壅滞，坐卧喘急，**川大黄圆**方：

川大黄一分，剉碎，微炒　川朴消一分　大戟一分，剉碎，微炒　甘遂一分，煨令微黄　芫花一分，醋拌炒令干　椒目一分，微炒去汗　甜葶苈一分，隔纸炒令紫色

右件药捣罗为末，炼蜜和圆如梧桐子大，每服空心以粥饮下十圆，当得快利。如未利，晚食前再服。

治十种水气，遍身肿满，喘急烦闷，心腹壅滞，大小便不利，宜服此方：

大戟一分，剉碎，微炒　甜葶苈一分，隔纸炒令紫色　芫花一分，醋拌炒令干　甘遂一分，煨令微黄　泽漆一分　桑根白皮一分，剉　赤小豆一分，炒熟　巴豆一分，去皮心研，纸裹压去油　泽泻一分

右件药捣罗为末，入巴豆研令匀，炼蜜和圆如梧桐子大，每服空心粥饮下三圆。

治十种水气，通身浮肿，食不消化，心腹胀满，宜服此方：

巴豆十枚，去皮心研，纸裹压去油　大戟半两，剉碎，微炒　甜葶苈半两，生用　川大黄剉碎，微炒，半两　桂心半两　芫花半两，醋拌炒令干　杏人半两，汤浸，去皮尖、双人，麸炒微炒，别研

右件药捣罗为末，入巴豆、杏人研令匀，炼蜜和圆如梧桐子大，每服空心以温茶下七圆，如人行五里，以热茶投，利下粘滑物为效。

治十种水气，小便出水差，方：

大戟一两　甘遂一两

右件药生捣罗为末，每服取大麦面一两，药末一钱，以水和作饼子烧熟，徐徐吃尽，以汤茶下之，五更后服，至晓下水极多。如病未退，隔日再服。

又方：

舂[2]大麦面一合　甘遂一钱，微炒

右件药相和，用水和作饼子，以慢火烧令黄熟，碾为末，分为二服，空心以葱白汤调服之，取下水三二升自定。

治十种水病极甚，肿从脚起入腹，证候虽恶，宜服此方：

大戟半两，剉碎，微炒　当归一两，剉，微炒　陈橘皮一两，汤浸，去白瓤，焙

---

〔1〕传：原作“傅”。傅、傳（传）形似，下若遇此，据文义选定，不再出注。

〔2〕舂：原作“春”，《类聚》卷127引同方亦同。《正误》：“‘舂’、‘春’之讹。”义长，因改。

右件药捣筛为散，每服五钱，以水一大盏，煎至五分，去滓，夜临卧腹空时温服。

治水病差后，常服此药，永不复发，方：

大麻人二两，微炒，研如膏　黑豆三两，炒熟去皮

右件药捣罗为末，炼蜜和圆如梧桐子大，每日空腹以粥饮下三十圆。

治十种水病，肿满喘促，不得眠卧，方：

生大戟末一钱　荞[1]麦面二钱

右件药以水和作饼子，慢火烧令黄熟，碾为末，空心以茶清调下，相次以大小肠通利为效。

又方：

大戟一两，剉碎，微炒　芫花一两，醋拌炒令干　苦葫芦子一两，微炒　甜葶苈一两，隔纸炒令紫色

右件药捣细罗为散，每服一钱，以陈大麦面二钱，水一中盏，煎至四分，每日空心和滓温服，良久腹内作雷声，更吃热茶投之，使大小肠通利，不过三服效。

又方：

蝼蛄五枚，晒令干

右研为末，食前以暖水调下半钱至一钱，小便通利为效。

治十种水气，方：

泽漆一十斤，于夏间采取嫩叶，入酒一斗研，取汁约二斗

右于银锅内以慢火熬如稀饧即止，于瓷器内收，每日空心以温酒调下一茶匙，以愈为度。

治水气遍身浮肿诸方

夫水气遍身浮肿者，由脾肾俱虚，故肾虚不能宣通水气，脾虚又不能制水，故水气盈溢，流注皮肤，遍于四肢，所以通身肿也。令人上气体重，小便黄涩，肿处按之随手而起是也。

治水气遍身浮肿，气息喘急，小便赤涩，宜服**牵牛散**方：

牵牛子二两，微炒　甜葶苈一两，隔纸炒令紫色　桑根白皮二两，剉　槟榔一两　郁李人二两，汤浸，去皮微炒　汉防己一两　猪苓一两，去黑皮　木通一两，剉

右件药捣粗罗为散，每服三钱，以水一中盏，入生姜半分，煎至六分，去滓，空腹温服，如人行十里，当利三两行，如未利即再服。

治水气遍身浮肿，心胸急硬，气满上喘，大小便涩，**甘遂散**方：

甘遂一两，煨令微黄　杏人一两，汤浸，去皮尖、双人，麸炒微黄　泽泻三两　黄芩一两　泽漆一两　赤茯苓二两　郁李人一两，汤浸，去皮微炒　陈橘皮一两，汤浸，去白瓤，焙　川朴消二两

右件药捣细罗为散，每五更初煎桑根白皮汤调下一钱，以利为效。

又方：

桑根白皮三两，剉　赤小豆一升，以水五升煮熟，取汁二升　郁李人二两，汤浸，去皮微炒　陈橘皮二两，汤浸，去白瓤，焙　紫苏叶二两　白茅根三两，剉

右件药捣筛为散，每服五钱，以小豆汁一大盏煎至五分，去滓温服，日三服。

治水气遍身浮肿，小便不利，宜服此方：

---

〔1〕荞：原作"麯"，《正误》云即"荞"之讹，因改。下同。

大戟半两，剉碎，微黄〔1〕　海蛤一两，细研　滑石一两　甘遂一分，煨令微黄　汉防己半两　续随子一分

右件药捣细罗为散，每日空心以温葱汤调下一钱，以快利为度。

治水气遍身浮肿，按之没指，心腹气胀，大小便涩，方：

赤茯苓一两　汉防己一两　川大黄二两，剉碎，微炒　槟榔一两　甜葶苈一两，隔纸炒令紫色　桑根白皮一两，剉　木通一两，剉　陈橘皮一两，汤浸，去白瓤，焙　郁李人一两，汤浸，去皮微炒

右件药捣粗罗为散，每服五钱，以水一大盏，煎至五分，去滓，食前温服，以大小便通利为效。

治水气遍身浮肿，宜利三焦，通水道，**猪苓散**方：

猪苓半两，去黑皮　赤茯苓半两　甜葶苈半两，隔纸炒令紫色　川大黄半两，剉碎，微炒　五味子半两　汉防己半两　泽泻半两　陈橘皮半两，汤浸，去白瓤，焙　桂心半两　白术半两　狼毒半两，剉碎，醋拌炒熟　椒目半两，微炒去汗　干姜半两，炮裂，剉　大戟半两，剉碎，微炒

右件药捣细罗为散，每于食前以葱白汤调下二钱，得大小便利为度。

治水气遍身浮肿，**大麻子散**方：

大麻子三升，捣碎　商陆四两　防风三两，去芦头　附子一两，去皮脐，生用　赤小豆一升　桑根白皮二两，剉

右件药以水二斗，先煮麻子至一斗，入药并小豆同煮取四升，去滓，每于食前饮汁一小盏，相次任性随多少食小豆。

治水气遍身浮肿，利小便，及疗酒客虚热，当风饮冷水，腹胀满，阴肿，并宜服**商陆圆**方：

商陆一两　川芒消半两　甘遂半两，煨令黄色　芫花半两，醋拌炒令干　荛花半两，微炒　麝香一分，细研　猪苓半两，去黑皮

右件药捣罗为末，研入麝香令匀，炼蜜和圆如梧桐子大，每于食前以粥饮下三圆。

治水气遍身浮肿，皮肤欲裂，心腹气急胀大，小便不利，宜服此方：

郁李人一两，汤浸，去皮微炒　陈橘皮一两，汤浸，去白瓤，焙　甘遂一两，煨令微黄　赤茯苓一两　甜葶苈二两，隔纸炒令紫色　蘧麦一两

右件药捣罗为末，炼蜜和捣二三百杵，圆如梧桐子大，每服空心以温水下十圆，良久当利三两行。如不利，即加圆再服，以利即效。

治水气遍身浮肿，上喘，小便不通，**海蛤圆**方：

海蛤一两，细研　甜葶苈一两，隔纸炒令紫色　海藻一两，洗去咸味　昆布一两，洗去咸味　赤茯苓一两　汉防己二两　泽漆一两　桑根白皮二两，剉　木通二两，剉

右件药捣罗为末，炼蜜和捣三二百杵，圆如梧桐子大，每服不计时候以粥饮下三十圆。

又方：

桑枝二两　楮枝二两　商陆一两

右件药细剉，都以水五大盏，入大麻人半两，赤小豆一合，同煮至二盏半去滓，分为六服，二日服尽。

治水气遍身浮肿，坐卧不得，宜服此方：

杏人五两，汤浸，去皮尖、双人，研　桃人五两，汤浸，去皮尖、双人，研　昆布二两，汤洗去咸　赤小豆半两

---

〔1〕 微黄：本书大戟炮制法，绝大多数为“微炒”。此未提制法，疑“微”字之前或后脱“炒”字。

郁李人三两，汤浸，去皮，研

右件药以水一斗煮诸药及豆，以豆烂为度，滤取汁，时复暖半中盏服之，豆亦渐渐食之，小便当利即效。

治水气遍身浮肿，气促，坐卧不得，方：

牵牛子二两，微炒

右捣罗为末，以乌牛尿一升浸一宿，平旦入葱白一握煎十余沸，去滓，空腹分为二服，水从小便利下大效。

治水气遍身浮肿，方：

右取鹿葱根叶不限多少，细切晒干，杵罗为末，每用葱末二钱、席下尘半钱相和作散，每于食前以清粥饮调服之。

治水气坐卧不得，面身体悉浮肿，方：

蒴藋根刮去黑皮

右捣绞取汁半合，酒二合相和，暖令温，食前服之，良久当吐利三五行。若吐利较少，即更服之。

又方：

葱白七斤，和须分作两塌子

右先以炭火烧一处净地令赤，即以葱塌子安在地上，令病人脱袜，以人扶着踏葱上蹲坐，即以被衣围裹，勿令透风，待汗通，小便出黄水，葱冷即止，小便多即差矣。

治风水肿诸方

夫风水肿者，由脾肾气虚弱所为也。肾劳则虚，虚则汗出，汗出当风，风气内入，还客于肾，脾虚又不能制于水，故水散溢皮肤，又与风湿相搏，故云风水也。令人身体浮肿，如皮囊裹水之状，颈脉动，时咳，按肿上随手凹也，骨节疼痛而恶风是也。

治风水通身肿，皮肤欲裂，宜利小便，**防风散**方：

防风一两，去芦头　猪苓一两，去黑皮　泽泻一两　赤茯苓一两　麻黄一两，去根节　泽漆一两　白术一两半　大戟一两，剉碎，微炒　黄耆一两，剉　独活二两　杏人一两，汤浸，去皮尖、双人，麸炒微黄

右件药捣筛为散，每服五钱，以水一大盏，入煮赤小豆汁一合，煎至五分，去滓温服，每日早晨服，良久当小便极利。不利，晚再服之。

治风水皮肤肿满，上气喘急，不能眠卧，**海藻圆**方：

海藻一两，洗去咸味　椒目一两，微炒去汗　昆布一两，洗去咸味　牵牛子一两，微炒　桂心一两　牛黄一分，细研　甜葶苈二两，隔纸炒令紫色，别研如膏

右件药捣罗为末，入葶苈搅令匀，炼蜜和捣三二百杵，圆如梧桐子大，每服以蜜汤下二十圆，日三四服。

治风水毒气，遍身肿满，宜服此方：

楮白皮一两，剉　桑根白皮三两，剉　陈橘皮一两，汤浸，去白瓤，焙　紫苏茎叶三两　猪苓二两，去黑皮　木通二两，剉

右件药捣筛为散，每服五钱，以水一大盏，入生姜半分，煎至五分，去滓，不计时候温服。

治风水遍身肿满，骨节痠痛，恶风脚弱，皮肤不仁，**麻黄散**方：

麻黄二两，去根节　石膏三两　白术二两　附子二两，炮裂，去皮脐　汉防己二两　桑根白皮二两，剉

右件药捣筛为散，每服五钱，以水一大盏，入枣三枚，生姜半分，煎至五分，去滓，不计时候温服。

治风水身体浮肿，发歇不定，肢节疼痛，上气喘促，**大腹皮散**方：

大腹皮二两，剉　桑根白皮二两，剉　芎䓖一两　汉防己一两　羌活一两　青橘皮一两，汤浸，去白瓤，焙　槟榔一两　桂心一两　川大黄一两半，剉碎，微炒　甘草半两，炙微赤，剉

右件药捣筛为散，每服五钱，以水一大盏，煎至五分，去滓，不计时候温服。

治风水面肿，脉浮而紧者，宜服此方：

汉防己　桑根白皮剉　苍术剉碎，微炒　郁李人汤浸，去皮尖，微炒　羌活各一两

右件药捣筛为散，每服五钱，以水一大盏煎至五分，去滓温服，如人行十里再服。

治风水面肿，小便涩，**椒目圆**方：

椒目一两半，微炒去汗　汉防己一两半　消石二两　杏人二两，汤浸，去皮尖、双人，麸炒微黄，别研入

右件药捣罗为末，炼蜜和圆如梧桐子大，每于食前煎桑枝汤下十五圆。

治风水腹脐俱肿，腰不可转动，宜服此方：

赤小豆一升　桑根白皮三两，剉　白术三两　鳢鱼二斤，去鳞及肠肚，净洗　生姜三两，切　陈橘皮三两，汤浸，去白瓤，焙

右件药细剉，以水一斗都煮令熟，出鱼，量力食之，兼食小豆，勿着盐，便以汁任性下之。

又方：

郁李人二两，汤浸去皮，水研取汁三升　薏苡人二合

右以郁李人汁煮薏苡人作粥，每日空腹一服。

又方：

鼠粘子二两，微炒

右捣细罗为散，每服以暖水调下三钱，日三四服。

治石水肿诸方

夫肾主水，肾虚则水气妄行，不依经络，停在脐间，小腹肿大，结硬如石，故云石水。其候引胁下胀痛而不喘是也。脉沉者名曰石水，尺脉微大亦为石水。肿起脐已下至小腹垂垂然，上至胃管则死也。

治石水四肢瘦细，腹独肿大，状如怀娠，心中妨闷，食即气急，**白术散**方：

白术一两　赤茯苓一两　桑根白皮一两半，剉　楮白皮一两半，剉　汉防己一两　泽漆茎叶剉，二两半　射干一两　槟榔一两

右件药捣筛为散，每服三钱，以水酒各半中盏，煎至六分，去滓温服，如人行十里再服，以疏利为度。

治石水病，腹光紧急如鼓大，小便涩，宜服此方：

槟榔末半两　甘草一分，炙微赤，剉　生姜一两，切　桑根白皮一两，剉　商陆一两，切

右件药除槟榔外，用水二大盏煎取一大盏，去滓，五更初分作二服，每服调下槟榔末一分，至平明当利。如未利，即再服之。

治石水，四肢瘦，腹大，胸中满闷，食即喘急，宜服此方：

桑根白皮一两，剉　大腹皮一两，剉　汉防己一两　泽漆二两　赤茯苓二两　紫苏茎叶一两

右件药捣筛为散，每服四钱，以酒一大盏，入炒熟黑豆五十粒，煎至五分，去滓，不计时候温服。

治石水腹坚渐大，四肢肿满，宜服此方：

甜葶苈二两，隔纸炒令紫色　川芒消三两　椒目二合，微炒去汗　水银一两，以少枣肉研令星尽　汉防己一两　海蛤一两，细研

右件药捣罗为末，研入水银令匀，炼蜜和捣三二百杵，圆如梧桐子大，每服以粥饮下三十圆，日三四服。

治石水脐腹妨闷，身体肿满，大小便不利，喘促，**海蛤圆**方：

海蛤一两，细研　汉防己半两　桂心半两　木通一两，剉　牵牛子一两，微炒　白术半两　甘遂半两，煨令微黄

右件药捣罗为末，以枣肉和捣三二百杵，圆如梧桐子大，每服煎香葇汤下二十圆，以利为度，不利再服。

治石水腹胀，坐卧不得，小便涩少，宜服此方：

牵牛子一两　陈橘皮三分，汤浸，去白瓤，焙　京三棱一两，炮剉　诃梨勒皮一两　吴茱萸半两，汤浸七遍，焙干微炒　川大黄二两，剉碎，微炒　鳖甲二两，涂醋炙令黄，去裙襕　甘遂一两，煨令微黄

右件药捣罗为末，炼蜜和捣三二百杵，圆如梧桐子大，每于食前以生姜橘皮汤下十圆，以利为度。

治腹坚胀满，世号石水，宜服此方：

白石英十两，明净者

右捶如大豆大，以瓷瓶盛，用好酒二斗浸，以泥重封瓶口，以马粪及糠火烧之，长令酒小沸，从卯至午即住火，日可三度，暖一中盏饮之。如不饮酒，即随性少饮之。其白石英可更一度烧用。

治皮水肿诸方

夫肺主于皮毛，肾主于水，肾虚则水妄行，流溢于皮肤，故令身体面目悉肿，按之没指而无汗也。其腹如故，不满亦不渴，四肢重而不恶风，脉浮者，名皮水也。

治皮水，肿如裹，水在皮肤中，四肢习习然动，**汉防己散**方：

汉防己一两　黄耆一两，剉　桂心一两　赤茯苓二两　甘草半两，炙微赤，剉　桑根白皮一两，剉

右件药捣筛为散，每服五钱，以水一大盏煎至五分，去滓温服，日三服。

治皮水头面四肢浮肿，心胸不利，喘促烦闷，大小便涩，**桑根白皮散**方：

桑根白皮一两，煨令微黄　杏人一两，汤浸，去皮尖、双人，麸炒微黄　陈橘皮一两，汤浸，去白瓤，焙　赤茯苓一两　甘遂一两，煨令微黄　泽泻一两　黄芩半两　赤小豆一升，以水五升，煮取汁一升

右件药捣粗罗为散，每服三钱，以小豆汁一中盏，煎至六分，去滓，五更初温服，如人行十里当利。如未利，即再服。

治皮水，身体面目悉浮肿，宜服此方：

苦葫芦子一分，微炒　木香一分　乳香一分　朱砂半钱，细研　槟榔二枚，一生用，一炮熟　甘遂半钱，炒令黄

右件药捣罗为末，以烂饭和，分作四十九圆，用面裹，于铫子内以水煮熟，令患人和汁吞之，以尽为度，从早晨服药，至午时其水便下，不计行数，水尽自止。

治气水肿诸方

夫肾主水，肾虚则水妄行。肺主气，肺虚则卫气不能循环。水之与气，留滞皮肤，令身体四肢肿满，故名气水肿也。

治气水肿满，喘促，小便涩，**大腹皮散**方：

大腹皮一两，剉　槟榔一两　桑根白皮二两，剉　前胡一两，去芦头　赤茯苓一两　木通二两，剉　汉防己一两　陈橘皮一两，汤浸，去白瓤，焙　赤芍药一两　甘草半两，炙微赤，剉

右件药捣粗罗为散，每服五钱，以水一大盏煎至五分，去滓温服，日三四服。

治气水身体浮肿，腹胁妨闷，大小便涩，上气喘促，**牵牛散**方：

牵牛子四两，微炒　陈橘皮半两，汤浸，去白瓤，焙　白术半两　木香一两　桑根白皮半两，剉　木通半两，剉　肉桂半两，去皴皮

右件药捣细罗为散，五更初以生姜茶调二钱服之，至平明更吃生姜茶粥，投转三二行自定，临时相度虚实增减服。

治气水四肢头面浮肿，小便涩，气喘促，宜服此方：

大腹皮一两，剉　桑根白皮一两半，剉　陈橘皮一两半，汤浸，去白瓤，焙　汉防己一两半　吴茱萸半两，汤浸七遍，焙干微炒　木通二两，剉　郁李人二两，汤浸，去皮微炒

右件药捣筛为散，每服五钱，以水一大盏煎至五分，去滓温服，如人行四五里再服。

治气水肿满喘急，小便涩，**猪苓散**方：

猪苓一两，去黑皮　麻黄一两，去根节　陈橘皮一两，汤浸，去白瓤，焙　桑根白皮一两，剉　百合一两　赤茯苓一两　槟榔一两　滑石二两

右件药捣粗罗为散，每服五钱，以水一盏，煎至五分，去滓，不计时候温服。

又方：

牵牛子三两，微炒　当归半两，剉碎，微炒　桂心半两　羌活半两　陈橘皮半两，汤浸，去白瓤，焙

右件药捣细罗为散，不计时候以生姜汤调下二钱。

治气水肿满喘急，大小便难，**葶苈圆**方：

甜葶苈一两半，隔纸炒令紫色，别研如膏　甘遂一两，煨令微黄　牵牛子一两，微炒　川大黄一两，剉碎，微炒　羌活一两　陈橘皮一两，汤浸，去白瓤，焙

右件药捣罗为末，炼蜜和捣二三百杵，圆如梧桐子大，每日空心以温水下七圆，长取利三两行，以差为度。

治气水肿满，上气喘促，**木香圆**方：

木香一两　海蛤一两，细研　肉桂半两，去皴皮　槟榔一两　诃梨勒皮一两　汉防己一两　桑根白皮一两半，剉　旋覆花半两　郁李人一两，汤浸，去皮微炒

右件药捣罗为末，炼蜜和捣三二百杵，圆如梧桐子大，每服煎大腹皮汤下二十圆，日四五服。

治大腹水肿诸方

夫水病者，皆由荣卫否涩，肾脾虚弱所为。而大腹水肿者，或因大病之后，或积虚劳损，或新热食毕入于水中自渍，及浴冷水气不散，流溢肠外，三焦闭塞，小便不通，水气结聚于内，乃腹大而四肢小，手足逆冷，腰痛，上气咳嗽烦疼，故云大腹水肿也。

治大腹水肿，大便涩，气满闷，**赤茯苓散**方：

赤茯苓二两　桂心一两　川大黄二两，剉碎，微炒　甘草一两，炙微赤，剉　大腹皮一两半，剉　枳壳一两半，麸炒微黄，去瓤　桑根白皮二两，剉　细辛一两　前胡一两，去芦头

右件药捣粗罗为散，每服五钱，以水一大盏煎至五分，去滓温服，日三四服。

治大腹水肿胀满，上气，坐卧不得，方：

甜葶苈一两半，隔纸炒令紫色　椒目一两，微炒去汗　浮萍草三分　水银半两　书中白鱼七枚　瓜蒂半两　川芒消二两　滑石二两

右件药先将葶苈和水银研令星尽，即都捣罗为末，炼蜜和捣二三百杵，圆如梧桐子大，初服以茅根汤下一圆，次日二圆，每日累至七圆，又还从一圆再起服之，以差为度。

治大腹水肿，气息不通，命在旦夕，宜服此方：

桑根白皮二两，剉　昆布一两，洗去咸味　海藻一两，洗去咸味　牵牛子二两，微炒　桂心一两　椒目一两，微炒去汗　甜葶苈半两，隔纸炒令紫色

右件药捣罗为末，炼蜜和捣三二百杵，圆如梧桐子大，不计时候以粥饮下三十圆。

又方：

汉防已二两　甜葶苈二两，隔纸炒令紫色

右件药捣罗为末，炼蜜和圆如梧桐子大，不计时候以生姜橘皮汤下三十圆。

又方：

雄黄一两，细研，水飞过　麝香一分，细研　甘遂半两，煨令微黄　芫花半两，醋拌炒令干　人参半两，去芦头

右件药捣罗为末，炼蜜和圆如梧桐子大，不计时候以温酒下五圆。

又方：

甜葶苈一升，隔纸炒令紫色

右以酒五升渍一宿，不计时候暖一小盏服之。

治大腹水肿，诸药无效，宜服此方：

苦葫芦子二两，微炒

右件药捣细罗为散，不计时候以粥饮调下二钱。

治水气〔1〕身面卒浮肿诸方

夫身面卒浮肿者，亦水病之候也。此由肾脾虚弱之所为也。肾主于水，今肾虚，故水妄行。脾主于土，脾虚不能制水，故水流溢散入皮肤，令身面卒然浮肿也。

---

〔1〕水气：原脱，据排门目录及分目录补。

治卒身面浮肿，小肠涩，大便难，上气喘促，**鳢鱼汤**方：

鳢鱼二斤，洗去鳞肠令净　赤茯苓一两　泽漆一两　泽泻一两　杏人半两，汤浸，去皮尖、双人　桑根白皮一两，剉　紫苏茎叶一两

右件药细剉，先以水五升煮鱼取汁三升，去鱼内药煮取二升，去滓，每于食前温服一中盏，其鱼亦宜食之。

治头面身体卒浮肿，喘促，宜服此方：

柴胡三分，去苗　桑根白皮一两，剉　汉防己三分　猪苓三分，去黑皮　木通一两半，剉　黄芩三分　川大黄一两，剉碎，微炒　川芒消二两

右件药捣粗罗为散，每服四钱，以水一中盏煎至六分，去滓温服，日三四服。

治头面身体卒浮肿，**赤茯苓散**方：

赤茯苓一两　枳壳一两，麸炒微黄，去瓤　陈橘皮半两，汤浸，去白瓤，焙　牵牛子二两，微炒　甘草半两，炙微赤，剉

右件药捣粗罗为散，每服五钱，以水一大盏煎至五分，去滓温服，日三四服。

治卒身面浮肿，喘息气促，小便赤涩，方：

甘遂一两，煨令微黄　麻黄二两，去根节　桑根白皮一两半，剉

右件药捣细罗为散，每服煮赤小豆汁调下二钱，日再服，以利为度。

治卒身面浮肿，腹胀，大小便不利，喘息稍急，宜服饮子方：

商陆一两　构树根一两　嫩桑枝一两　桑根白皮一两　大麻人三两，捣碎　桂心一两

右件药都细剉和匀，每服半两，以水一中盏，煎至五分，去滓，空心温服。如人行五里，大小便当利。未利，晚再服之。

又方：

赤小豆一升　胡葱十茎，细切　消石一两

右件药以水五升并葱同煮，令豆熟，候水干，于砂盆中入消石研如膏，每日空腹以烧酒调下半匙。

治卒身面四肢浮肿，喘息急，**葶苈圆**方：

甜葶苈半两，隔纸炒令紫色，捣如膏　汉防己一两，末　杏人半两，汤浸，去皮尖、双人，生捣如膏

右件药都和令匀，以枣肉和捣三二百杵，圆如梧桐子大，每服煎橘皮汤下三十圆，日三四服。

治卒身面浮肿，上气喘促，**甘遂圆**方：

甘遂半两，煨令微黄　蒜瓣半两，煨熟研　黑豆半两，炒熟

右件药除蒜外捣罗为末，用蒜并枣肉和圆如梧桐子大，每服以木通汤下十圆，日二服。

治卒身面四肢浮肿，腹胁气胀满，小便不利，宜服**甜葶苈圆**方：

甜葶苈二两，隔纸炒令紫色　汉防己一两　海蛤一两，细研　椒目一两，微炒去汗　川芒消一两　赤茯苓一两

右件药捣罗为末，炼蜜和捣三二百杵，圆如梧桐子大，每服以后四味汤下三十圆，日三服。下圆药汤方：

木通一两，剉　桑根白皮一两，剉　百合一两　郁李人半两，汤浸，去皮微炒

右件药捣粗罗为散，每服三钱，以水一中盏，煎至六分，去滓，下前圆药。

治头面四肢卒浮肿，小便涩，及阴肾肿，宜服此方：

甜葶苈二两，隔纸炒令紫色　海蛤一两，细研　川大黄三两，剉碎，微炒　甘遂二两，煨令微黄　杏人一两半，汤浸，去皮尖、双人，麸炒微黄

右件药捣罗为末，以枣肉和圆如梧桐子大，每日空心以木通汤下十圆，以利为度。

又方：

甜葶苈二两，隔纸炒令紫色　牵牛子二两，微炒　海藻一两，洗去咸味　昆布一两，洗去咸味　猪苓二两，去黑皮　泽泻二两

右件药捣罗为末，炼蜜和捣三二百杵，圆如梧桐子大，每服以大麻子汤下二十圆，日三四服。

治卒头面浮肿，小便涩，方：

苦瓠瓤一枚，细切

右以水一斗煮一两炊久，去滓，煎汁成膏，可圆即圆如梧桐子大，每服以温水下二十圆，日三服，当小便利，利后，便烂煮赤小豆粥食之。

治头面遍身卒浮肿，腹胀满，方：

右取苦瓠白瓤实，捻如大豆大，以面裹，煮令熟，空腹吞七枚，至午时当出水三五升，三四日水自出不止，大瘦乃差。三年内慎口味也。苦瓠须好，无黡点者，不尔有毒。

治水气心腹鼓胀诸方

夫水气心腹鼓胀者，由脾肾二脏俱虚故也。脾主于土，肾主于水，土能克水。今脾胃虚弱，不能制于水，使水气停聚在于腹内，故令心腹鼓胀也。

治水气心腹鼓胀，喘促，大小便不利，**大戟散**方：

大戟剉碎，微炒　甘遂煨令微黄　续随子　牵牛子微炒　葶苈子隔纸炒令紫色，已上各半两

右件药捣细罗为散，每服煎灯心汤调下半钱，空心服，得通利水下为效。

治水气心腹鼓胀，大小便涩，宜服此方：

羊桃根半斤，剉　桑根白皮半斤，剉　木通半斤，剉　大戟半斤，剉碎，微炒

右件药捣令碎，以水二斗煮至五升，去滓，熬如稀饧，每服空心以茶清调下一茶匙，得大小便一时通利三两行为效。宜且吃浆水粥补之。

治水气心腹鼓胀，四肢羸瘦，喘息促急，食饮渐减，小便涩少，脐下妨闷，**槟榔圆**方：

槟榔一两　海蛤一两，细研　桂心半两　诃梨勒皮一两　汉防已一两　木香一两　桑根白皮一两，剉　郁李人一两，汤浸，去皮微炒　旋覆花半两

右件药捣罗为末，炼蜜和捣三二百杵，圆如梧桐子大，每服煎木通汤下三十圆，日三服。

治水气心腹鼓胀，**木香圆**方：

木香半两　槟榔半两　硇砂三分，细研　青橘皮三分，汤浸，去白瓤，焙　吴茱萸半两，汤浸七遍，焙干微炒　巴豆三十枚，去皮心研，纸裹压去油

右件药捣罗为末，以酽醋一大盏，熬硇砂、巴豆为膏，入末相和，圆如菉豆大，每服食前煎青橘皮汤下五圆。

治水气肿入腹，鼓胀，恶饮食，方：

大戟一两，剉碎，微炒　皂荚一两，炙黄焦，去皮子　乌扇一两

右件药捣罗为末，炼蜜和圆如梧桐子大，每服空心以温水下五圆，当下利一两行，次日更

服，以差为度。

又方：

甜葶苈二两，隔纸炒令紫色　椒目一两，微炒去汗　赤茯苓二两　吴茱萸二两，汤浸七遍，焙干微炒

右件药捣罗为末，炼蜜和捣三二百杵，圆如梧桐子大，每服以温水下二十圆，日三服。

治水气心腹鼓胀，上气喘促，宜服此方：

吴茱萸半两，汤浸七遍，焙干微炒　甘遂半两，煨令微黄　甜葶苈三两，隔纸炒令紫色　椒目一两半，微炒去汗　赤茯苓一两半　槟榔一两　皂荚一两，去黑皮，涂酥炙令黄焦，去子

右件药捣罗为末，炼蜜和圆如梧桐子大，每日空心及晚食前以粥饮下二十圆，以利为度。

又方：

甘遂半两，煨令微黄　槟榔半两　牛蒡子一分，微炒　商陆一分

右件药捣细罗为散，每服用猪肾一只切作四五片，掺药半钱，用湿纸裹，煻火中煨熟，空心顿服之，微呷酒三二合，须臾下利为效。

治水肿咳逆上气诸方

夫肾主水，肺主气，肾虚不能制水，故水妄行，浸溢皮肤，而身体肿满，流散不已，上乘于肺，肺得水而浮，则上气而咳逆也。

治水气咳逆上气，四肢浮肿，坐卧不安，**汉防己散**方：

汉防己半两　桑根白皮一两，剉　木通一两，剉　赤茯苓一两　郁李人半两，汤浸，去皮微炒　泽漆半两　甜葶苈半两，隔纸炒令紫色　陈橘皮一两，汤浸，去白瓤，焙　百合一两

右件药捣粗罗为散，每服五钱，以水一大盏，入枣四枚，煎至五分，去滓，食前温服。

治水气遍身肿满，上气咳逆，小便涩少，宜服此方：

桑根白皮一两，剉　泽漆茎叶一两　赤茯苓一两　甜葶苈一两，隔纸炒令紫色　杏人一两，汤浸，去皮尖、双人，麸炒微黄　郁李人半两，汤浸，去皮微炒

右件药捣粗罗为散，每服五钱，以水一大盏，入生姜半分，煎至五分，去滓，空心温服，如人行十里，小便大利为效。如未利，即再服。

治水气浮肿，咳逆上气，宜服此方：

甜葶苈三分，隔纸炒令紫色　杏人半两，汤浸，去皮尖、双人，麸炒微黄　赤芍药半两　秦艽半两，去苗　汉防己半两　麻黄半两，去根节　郁李人半两，汤浸，去皮微炒　桑根白皮半两，剉　甘草半两，炙微赤，剉

右件药捣筛为散，每服三钱，以浆水一中盏煎至六分，去滓温服，日三四服。

治水气肿盛，咳逆上气，小便赤涩，**杏人散**方：

杏人一两，汤浸，去皮尖、双人，麸炒微黄　白茅根一两半，剉　赤茯苓一两　陈橘皮一两，汤浸，去白瓤，焙　桑根白皮二两，剉　郁李人二两，汤浸，去皮微炒　泽漆叶二两　川芒消一两　木通一两，剉

右件药捣粗罗为散，每服四钱，以水一中盏，入生姜半分，煎至五分，去滓，空心温服，如人行十里当下黄水一二升为效。

治水气肿满，咳逆上气，**乌扇圆**方：

乌扇[1]半两　蛤蚧一对，涂酥微炙　木通半两，剉　汉防己半两　大戟三分，剉碎，微炒　槟榔半两

---

〔1〕乌扇：即射干，为鸢尾科植物。

陈橘皮三分，汤浸，去白瓤，焙　附子半两，炮裂，去皮脐　木香半两　当归半两，剉碎，微炒　郁李人三分，汤浸，去皮微炒　续随子一分　海蛤半两，细研　肉桂半两，去皴皮　赤茯苓半两　赤芍药半两

右件药捣罗为末，炼蜜和圆如小豆大，每日五更初以桑根白皮汤下三十圆。

治水肿咳逆上气，坐卧不得，宜服此方：

甜葶苈一两，隔纸炒令紫色　陈橘皮一两，汤浸，去白瓤，焙　甘遂半两，煨令微黄

牵牛子一两，微炒　郁李人半两，汤浸，去皮微炒

右件药捣罗为末，炼蜜和圆如梧桐子大，每服煮赤小豆饮及大麻子饮下十圆，日三服，以大小便利为效。

又方：

海蛤一两，细研　甜葶苈一两，隔纸炒令紫色　汉防己一两　杏人二分，汤浸，去皮尖、双人，麸炒微黄　甘遂一两，煨令微黄　桑根白皮一两，剉

右件药捣罗为末，以枣肉和捣三二百杵，圆如梧桐子大，每于食前以大麻子汤下七圆。

治水气肿满，咳逆上气，坐卧不安，**海藻圆**方：

海藻二两半，洗去咸味　牵牛子二两半，微炒　桂心一两　甜葶苈三两，隔纸炒令紫色　牛黄半两，细研　昆布二两半，洗去咸味　椒目一两，微炒去汗

右件药捣罗为末，炼蜜和圆如梧桐子大，不计时候以粥饮下三十圆。

治水癥诸方

夫水癥者，由经络否涩，水气停聚在于腹内，大小肠不利所为也。其病腹内有结块强硬，在两胁间膨膨胀满，遍身皆肿，所以谓之水癥也。

治水癥心下痞坚，上气喘急，眠卧不安，大肠秘涩，**鳖甲散**方：

鳖甲一两半，涂醋炙令黄，去裙襕　桑根白皮二两，剉　诃梨勒皮一两半　赤茯苓一两半　吴茱萸半两，汤浸七遍，焙干微炒　大腹皮一两半　郁李人一两半，汤浸，去皮微炒　川大黄一两半，剉碎，微炒

右件药捣筛为散，每服五钱，以水一大盏煎至五分，去滓温服，如人行四五里再服。

治水癥腹内坚胀喘促，大小便涩，**木香圆**方：

木香三分　甘遂半两，生用　青橘皮半两，汤浸，去白瓤，焙　腻粉一分　水银半两，入少煮枣肉研令星尽　萝卜子半两，微炒　汉防己三分　巴豆一分，去皮心研，纸裹压去油　蘧麦半两　泽泻三分

右件药捣罗为末，以糯米饭和圆如菉豆大，每服空心以木通汤下三圆。

治水癥腹胁牢强，通身肿满，不能饮食，**海藻圆**方：

海藻一两，洗去咸味　椒目一两，微炒去汗　川芒消一两　甜葶苈一两，隔纸炒令紫色　杏人一两，汤浸，去皮尖、双人，麸炒微黄　川大黄一两，剉碎，微炒　甘遂一两，煨令微黄　桂心一两　附子一两，炮裂，去皮脐　赤茯苓一两　大戟一两，剉碎，微炒　松萝一两　干姜一两，炮裂，剉　巴豆十枚，去皮心研，纸裹压去油　水银一两，入少煮枣肉研令星尽

右件药捣罗为末，炼蜜和捣三二百杵，圆如梧桐子大，每服空心及夜临卧时以温水下三圆，以疏利为度。

治水癥腹大肿硬，大小肠不通，**白矾圆**方：

白矾半两，烧令汁尽　踯躅花半两，酒拌炒令干　细辛半两　半夏半两，汤洗七遍去滑　藜芦半两，去芦头　丹砂半两，细研，水飞过　巴豆半两，去皮心研，纸裹压去油　苦参半两，剉　雄黄半两，细研　川大黄半

两，剉碎，微炒　川芒消一两　大戟半两，剉碎，微炒　川乌头半两，炮裂，去皮脐　狼毒半两，剉碎，醋拌炒熟

右件药捣罗为末，炼蜜和捣三二百杵，圆如黍米大，空心以温水下五圆，以通利为度。

治水蛊诸方

夫水蛊者，此由水毒气结聚于内，令腹渐大，动摇有声，常欲饮水，皮肤粗黑，如似肿状，名曰水蛊也。

治水蛊遍身肿，**楮枝汤**方：

细楮枝十两，剉　黑豆一斗　细桑枝十两，剉

右件药以水五斗煎取一斗，去滓别煎取三升，每服暖一小盏服之，日三四服。

治腹重大，动摇有水声，皮肤黑色，名曰水蛊，宜服此方：

白茅根一握，剉　赤小豆二升

右件药都以水六升煮小豆令熟，去茅根，食豆及汁，病当随小便出为效。

又方：

青蛙二枚，干者，涂酥炙微黄　蝼蛄七枚，干者，微炒　苦葫芦子半两，微炒

右件药捣细罗为散，每日空心以温酒调下二钱，不过三服差。

治大腹水蛊，坚硬如石，宜利小便，方：

水银一两，以少煮枣瓤研令星尽　川芒消一两　甜葶苈五两，隔纸炒令紫色　椒目一两，微炒去汗

右件药相和捣一万杵，圆如大豆大，每于腹空时以粥饮下十圆。

治积年水蛊，宜服此方：

大戟半两，剉碎，微炒　甘遂半两，煨微黄　甜葶苈半两，隔纸炒令紫色　巴豆十四枚，炒熟，去皮心及油　赤小豆四十九粒

右件药捣罗为末，以煮枣肉和圆如梧桐子大，每服空心以粥饮下三圆，当日便利下水为效。

又方：

鬼扇草

右捣绞取汁五合，空腹分温二服，以小便利为效。

治水气脚膝浮肿诸方

夫肾属于水，而主脚膝。若肾气虚弱，为风湿毒气所搏，则肾气不足，不能宣通水液，水液不传于小肠，致水气流溢，浸渍皮肤，故令脚膝浮肿也。

治水气脚膝浮肿，大小便不利，上气喘急，**槟榔散**方：

槟榔二两　木香半两　桂心半两　紫苏茎叶一两　郁李人一两半，汤浸，去皮微炒　赤茯苓一两　木通一两，剉　陈橘皮一两，汤浸，去白瓤，焙　牵牛子二两，微炒

右件药捣细罗为散，每服空心以桑根白皮汤调下二钱，夜临卧时再服。

治水气脚膝浮肿，上攻腹胁妨闷，上气喘促，小便不利，**郁李人散**方：

郁李人一两，汤浸，去皮微炒　桑根白皮一两，剉　赤茯苓一两　泽漆叶一两　汉防已一两　泽泻一两　陈橘皮一两，汤浸，去白瓤，焙　甘遂一两，煨令微黄

右件药捣粗罗为散，每服用猪肾一对切去脂膜，大豆半合，先以水二大盏，煮至一盏去滓，入药二钱，又煎至五分，去滓，五更初温服，良久当利三两行。如未利，即再服。

治水气脚膝浮肿，上攻心腹，妨闷喘促，小便不利，宜服此方：

商陆一两　赤小豆一合　木通半两，剉　泽泻半两　赤茯苓半两　陈橘皮半两，汤浸，去白瓤，焙　葱白三茎　生姜一分

右件药细剉，都以水三大盏，煎至一盏半去滓，食前分温三服。

治水气脚膝肿满入腹，气喘烦闷，小便不利，**大戟散**方：

大戟一两半，剉碎，微炒　木通半两，剉　当归半两，剉碎，微炒　陈橘皮三分，汤浸，去白瓤，焙　木香半两

右件药捣筛为散，每服四钱，以水一中盏，煎至六分，去滓，空心温服。服后当利，未得快利，夜临卧时再服。

又方：

牵牛子二两，微炒　木通三分，剉　槟榔一两　木香半两　青橘皮三分，汤浸，去白瓤，焙

右件药捣细罗为散，每于空心及夜临卧时以葱酒调下三钱。

治水气小便涩诸方

夫水气小便涩者，由荣卫不调，经络否涩，脾肾虚弱，使水气流溢于皮肤四肢，肾与膀胱有热故也。凡此二经俱主于水，水行于小肠，入脬为小便也。今热气在于脏腑，水行则涩，故令小便涩。

治水气四肢肿满，上气喘急，小便秘涩，**汉防己散**方：

汉防己一两　木通一两，剉　桑根白皮一两，剉　赤茯苓一两　甘草半两，炙微赤，剉　大腹皮半两，剉　牵牛子一两，微炒

右件药捣粗罗为散，每服三钱，以水一中盏，入生姜半分，葱白七寸，煎至六分，去滓，不计时候温服。

治水气面目腿膝肿硬，小便赤涩，**蘧麦散**方：

蘧麦一两　滑石一两　汉防己一两　川大黄一两，剉碎，微炒　川芒消一两

右件药捣粗罗为散，每服三钱，以水一中盏，煎至六分，去滓，不计时候温服。

又方：

木通二两，剉　桔梗一两，去芦头　赤芍药一两　桑根白皮一两，剉　甜葶苈一两，隔纸炒令紫色　白茅根二两，剉

右件药捣筛为散，每服五钱，以水一大盏，煎至五分，去滓，不计时候温服。

治水气肿满，大小便涩壅，宜服**大戟散**方：

大戟一两，剉碎，微炒　陈橘皮一两，汤浸，去白瓤，焙　商陆一两　木通一两，剉　蘧麦一两

右件药捣粗罗为散，每服三钱，以水一中盏，煎至六分，去滓，空腹温服。如未通，即良久再服。

治水气遍身肿，小便涩，腹胀满，宜服此方：

桑根白皮剉，一升　泽漆茎叶剉，二升　赤小豆二升

右以水二斗，绵裹二味，煮小豆令熟，饥即食豆，渴即细细饮汁，以差为度。

治水气，小便涩，身体虚肿，宜服此方：

乌臼[1]皮二两　木通一两，剉　槟榔一两

右件药捣细罗为散，每服不计时候以粥饮调下二钱。

治大腹水肿，四肢洪满，小便涩少，**海蛤圆**方：

海蛤一两，细研　甜葶苈一两，隔纸炒令紫色　赤茯苓一两　桑根白皮一两，剉　郁李人一两，汤浸，去皮微炒　汉防己一两　陈橘皮一两，汤浸，去白瓤，焙　甘遂半两，煨令微黄

右件药捣罗为末，别捣葶苈如泥，内药末中和匀，炼蜜和捣二三百杵，圆如梧桐子大，每服以粥饮下二十圆，日三四服。

又方：

槟榔一两　牵牛子一两，微炒　赤茯苓一两　桑根白皮一两，剉　甜葶苈一两，隔纸炒令紫色　汉防己半两

右件药捣罗为末，别捣葶苈如泥，内药末中和匀，炼蜜和捣三二百杵，圆如梧桐子大，每服以粥饮下二十圆，日三服，以差为度。

治水肿，利小便，消胀满，宜服**商陆圆**方：

商陆一两　川芒消半两　甘遂一分，煨令微黄　川大黄半两，剉碎，微炒　芫花半两，醋拌炒令干　荛花半两，微炒

右件药捣罗为末，炼蜜和捣三二百杵，圆如梧桐子大，每服食前以粥饮下三圆，以利为度。

治水气，小便涩，喘息促，四肢无力，宜服此方：

沙牛尿一升　诃梨勒皮半斤，捣末

右件药先以牛尿于铜器中煎至二升，入诃梨勒末熬令硬软得所，圆如梧桐子大，每服茶酒任下三十圆，日三服，当下水及恶物为效。

治水气腹胀气促，小便涩，**水银圆**方：

水银一两，用少枣肉研令星尽　甜葶苈一两半，隔纸炒令紫色　椒目半两，微炒去汗　浮萍草半两　滑石二两

右件药捣罗为末，研入水银令匀，煎皂荚子胶和圆如梧桐子大，每服以葱汤下十五圆，日三四服。

治水气洪肿，小便涩，方：

芫花根一两，剉，微炒

右件药捣细罗为末，每服空心以温水调下一钱，得小便大利便差。

治水肿烦渴，小便赤涩，方：

冬瓜白瓤不限多少

右以水煮令熟，和汁淡食之。

治水气，遍身肿，小便赤涩，方：

甜葶苈二两，隔纸炒令紫色

右捣如膏，煮枣肉和圆如梧桐子大，每服煎桑根白皮汤下三十圆，日三四服。

---

〔1〕乌臼：乌柏之古名，为大戟科植物乌柏树，多用根皮，种子及叶可入药。

太平圣惠方卷第五十五 凡一十五门 病源[1]四十八首 论二首 方共计一百二十道

黄病论

夫黄病者，一身尽疼，发热，面色洞黄，七八日后壮热在[4]里，有血当下之，如猪肝状，其人小腹满急。若其人眼睛涩疼，鼻骨痛，两膊及项强，腰背急，即是患黄也。黄病多大便涩，但令得小便快，即不虑死。不令大便多涩，涩即心胀不安。此由寒湿在表，则热蓄于脾胃，腠理不开，瘀热与宿谷相搏，烦郁不得消，则大小便不通，故身体面目皆变黄色。凡黄病，其寸口近掌无脉，口鼻气冷，并不可治也。

治急黄诸方

夫急黄者，由脾胃有热，谷气郁蒸，因为热毒所加，故卒然发黄，心满气喘，命在须臾，故云急黄。有得病但身体面目发黄，初不知是黄，死后乃身面俱黄者是也。其候初得黄病，但发热心颤者，是急黄也。

治急黄烦躁，渴欲饮水，面目如金色，**龙胆散**方：

龙胆一两，去芦头　木通一两，剉　土瓜根一两　石膏二两　犀角屑一两　栀子人一两　川大黄一两，剉碎，微炒　茅根一握，剉　川朴消一两

右件药捣筛为散，每服五钱，以水一大盏，煎至五分，去滓，不计时候温服。

治急黄，心膈烦躁，眼目赤痛，**犀角散**方：

犀角屑一两　茵陈二两　黄芩一两　栀子人一两　川升麻一两　川芒消二两

右件药捣筛为散，每服四钱，以水一中盏，入竹叶三七片，煎至六分，去滓，不计时候

---

〔1〕病源：下原有“证候”二字，与排门目录、诸卷体例不合，因删。

〔2〕病：原无，排门目录同。据正文改。

〔3〕证候点烙论并方：原作“点烙论并方证”。排门目录作“点烙法并方证”。据正文改。

〔4〕在：原作“口”，据《病源》卷12“黄病候”改。

温服。

治急黄身如金色，**赤小豆散**方：

赤小豆一分　丁香一分　黍米一分　瓜蒂半分　熏陆香一钱　青布五寸，烧灰　麝香一钱，细研

右件药捣细罗为散，都研令匀，每服不计时候以清粥饮调下一钱。若用少许吹鼻中，当下黄水即效。

治急黄，头目四肢烦热疼痛，小便赤，大便难，心燥不得睡，**白鲜皮散**方：

白鲜皮半两　川升麻半两　川朴消一两　茵陈一两　黄芩半两　栀子人半两　大青半两　川大黄二两，剉碎，微炒　葛根半两，剉

右件药捣细罗为散，每服以新汲水调服三钱，须臾当利一两行。如人行十里，未利即再服。

治急黄，宜服**丁香散**吐之，方：

丁香七粒　瓜蒂七枚　赤小豆七粒

右件药捣细罗为散，以鸡子清一枚相和，用新汲水调，顿服，当吐利即效，未应即再服。

治急黄，心神烦闷，方：

秦艽一两，去苗，细剉　牛乳一大盏

右件药相和，煎至六分，去滓，温温顿服。

治急黄，心上坚硬，渴欲饮水，喘粗，眼黄，但有一候，则宜服此**瓜蒂散**吐之，方：

瓜蒂一合　赤小豆一合

右件药捣细罗为散，每服以暖浆水调下二钱，须臾当吐。如人行五里，未吐即再服。若病轻者，吹鼻中二三豆粒大，当鼻中黄水大出，即效。

治急黄及心黄狂走，烦躁不解，方：

生鸡子二枚，去黄用白　川朴消半两，细研

右件药相和，熟调顿服之效。

治急黄，方：

右取蔓菁子油一合服之效。如无油，则取蔓荆子一合，和水研服之，亦效。

治阴黄诸方

夫阴黄者，为阳气伏，阴气盛，热毒加之，故身面尽黄，但头痛而不发热，名为阴黄也。

治阴黄，身体面目俱黄，小便如豉汁色，**茵陈散**方：

茵陈二两　白鲜皮一两　菰𬟁根一两　黄芩一两　栀子人一两　赤芍药一两　木香一两　柴胡二两，去苗　枳壳一两，麸炒微黄，去瓤　黄连一两，去须　川朴消二两　土瓜根二两　大青一两　川大黄二两，剉碎，微炒　茅根二两，剉

右件药捣粗罗为散，每服五钱，以水一大盏，入豉五十粒，煎至五分，去滓温服。如人行十里再服，以利一两行为度，即便煮稀葱豉粥食之。

治阴黄，小便不利而赤，身汗出者，表和里实也，宜下之，**大黄散**方：

川大黄二两，剉碎，微炒　黄蘗一两，剉　栀子人一两　川朴消二两　甘草一两，炙微赤，剉　木通一两，剉

右件药捣粗罗为散，每服四钱，以水一中盏煎至六分，去滓温服，如人行十里再服，以利

为度。

治阴黄，小便色不变，欲自利而不利，腹满而喘者必哕，哕者宜服**小半夏散**方：

半夏一两，汤洗七遍去滑　人参二两，去芦头　葛根二两，剉

右件药捣粗罗为散，每服四钱，以水一中盏，入生姜半分，煎至六分，去滓，不计时候温服。

治阴黄，吐方：

赤小豆二七粒　丁香二七粒　麝香一钱，细研　瓜蒂二七枚　青布灰二钱

右件药捣细罗为散，每服以温水调下一钱，日四五服，若取少许吹鼻中，即出黄水为效。

治阴黄，身面悉黄，大便涩，小便如栀子汁，宜服此方：

茵陈二两　柴胡一两，去苗　栀子人一两　龙胆三分，去芦头　枳壳一两，麸炒微黄，去瓤　黄芩一两　川升麻一两　川大黄二两，剉碎，微炒

右件药捣罗为末，炼蜜和圆如梧桐子大，每服以温粥饮下三十圆，日三四服，以利为度。

又方：

秦艽一两，去苗　栀子人一两　茵陈一两　槟榔一两　商陆一分　陈橘皮一两，汤浸，去白瓤，焙　甜葶苈一两，隔纸炒令紫色

右件药捣罗为末，炼蜜和圆如梧桐子大，每服以温水下二十圆，日三四服。

治阴黄，眼睛黄，汗染衣，涕唾黄色，方：

川大黄五两，饭下蒸一炊时，取出曝干

右件药捣细罗为散，每服以温水调下一钱，日三四服，常要大小便微利为效。

治内黄诸方

夫内黄者，由热毒之气在于脾胃，与谷气相搏，热蒸在内，不得宣散，先心腹胀满气急，然后身面悉黄，名为内黄也。

治内黄，遍身黄如橘色，心肋满急，**栀子散**方：

栀子人一两　黄芩一两　柴胡一两，去苗　川升麻一两　龙胆半两，去芦头　川大黄一两，剉碎，微炒　菰蓏根一两　川芒消二两

右件药捣筛为散，每服四钱，以水一中盏，煎至六分，去滓，不计时候温服。

治内黄，身面眼悉黄如金色，小便浓如黄蘗汁，众医不能疗，**茵陈散**方：

茵陈二两　黄芩一两　栀子人一两　川升麻三两　川大黄一两，剉碎，微炒　龙胆一两，去芦头　枳壳一两，麸炒微黄，去瓤　秦艽一两，去苗

右件药捣筛为散，每服四钱，以水一中盏，煎至六分，去滓，不计时候温服。

治内黄身体面目皆黄，宜服此方：

川大黄二两，剉碎，微炒　黄连二两，去须　黄芩二两

右件药捣细罗为散，每服不计时候以温水调下二钱。

又方：

柳枝二两，剉

右以水一大盏半，煎至八分，去滓，不计时候分温二服。

又方：

川大黄一两，剉

右以水一大盏，煎至六分，去滓，不计时候温服。

又方：

黄菰薽一枚，大者

右以新汲水一大盏半浸黄菰薽，淘绞取汁，下蜜半合，入川朴消二分，细研搅令匀，分为三服，频服之效。

治劳黄诸方

夫劳黄者，由脾脏中风，风与瘀热相搏，故令身体发黄，额上黑，微汗出，手足热，薄暮发膀胱急，四肢烦，小便自利，名为劳黄也。

治劳黄额上汗出，手足中热，四肢烦疼，薄暮寒热，小便自利，**龙胆散**方：

龙胆二分，去芦头　甘草三分，炙微赤，剉　牡蛎一两，烧为粉　麦门冬三分，去心　柴胡三分，去苗　川升麻三分　犀角屑三分

右件药捣筛为散，每服三钱，以水一中盏，煎至五分，去滓，入生地黄汁半合，不计时候温服。

治劳黄心脾热壅，皮肉面目悉黄，宜服**秦艽散**方：

秦艽半两，去苗　犀角屑半两　黄芩三分　柴胡一两，去苗　赤芍药半两　茵陈一两　麦门冬一两，去心　川大黄二两，剉碎，微炒

右件药捣粗罗为散，每服四钱，以水一中盏煎至六分，去滓温服，日三四服，以利为度。

治劳黄手足烦热，肢节疼痛，小腹拘急，时有虚汗，**鳖甲散**方：

鳖甲一两半，涂醋炙令黄，去裙襕　柴胡三分，去苗　茵陈三分　地骨皮三分　赤芍药三分　黄耆三分，剉　栀子人三分　麦门冬三分，去心

右件药捣筛为散，每服三钱，以水一中盏，煎至六分，去滓，不计时候温服。

治心热劳黄，口干舌涩，皮肉面目俱黄，上气喘急，宜服此方：

黑豆一升，净拣，以水四升煎取一升，去豆　生地黄汁五合　麦门冬汁三合　蜜三两　生藕汁三合　菰薽根汁三合

右件药并豆汁以微火煎如膏，于瓷合中盛，每服一茶匙，不计时候服。

治黄汗诸方

夫黄汗之为病，身体洪肿，汗出不渴，状如风水，汗出染衣黄如蘖汁，其脉自沉。此由脾胃有热，汗出而入水中，若浴水入汗孔中，得成黄汗病也。

治黄汗病，身体重，汗出而不渴，其汗沾衣黄如蘖染，**黄耆散**方：

黄耆二两，剉　赤芍药二两　茵陈二两　石膏四两　麦门冬一两，去心　豉二两

右件药捣筛为散，每服半两，以水一大盏，入竹叶十四片，煎至五分，去滓温服，日四五服。

治黄汗出，身体重，热不退，大小便不利，宜服此方：

茵陈一两　赤芍药一两　甘草一两，炙微赤，剉　木通二两，剉　赤茯苓一两　黄耆一两，剉　川大

黄二两，剉碎，微炒

右件药捣筛为散，每服五钱，以水一大盏煎至五分，去滓温服，如人行十里再服，以大小便通利为度。

治脾脏瘀热不散，心神烦乱，小便赤涩，或汗出如蘗汁，宜服此方：

甘草一两，炙微赤，剉　栀子人一两　黄蘗一两，剉　白术一两

右件药捣筛为散，每服四钱，以水一中盏煎至六分，去滓温服，日四五服。

又方：

茵陈二两　川大黄一两，剉碎，微炒　栀子人一两

右件药捣筛为散，每服四钱，以水一中盏煎至六分，去滓温服，日四五服。

又方：

栀子人一两　菰瓤子一两，炒　苦参一两，剉

右件药捣罗为末，以醋渍鸡子黄白二枚，用和药末，圆如梧桐子大，每服以温水下三十圆，日四五服。

又方：

黄雌鸡一只，去毛爪，开肚净洗　生地黄一斤，细切

右以地黄内鸡腹中系定，置于铜器中蒸令极熟，绞取汁，分为五服，不计时候温服。

又方：

生芋根切，二合

右以猪肉半斤合作羹，尽食之。

又方：

柞树皮二两，烧灰

右细研为末，每服以新汲水调下一钱，日四五服。

治黄病小便淋涩诸方

夫黄病小便淋涩者，此由积热在于心脏，流于小肠，则令小便涩少，下物如砂，而多疼痛也。

治心脾热壅，皮肉面目悉黄，烦躁，小便赤涩，**茅根散**方：

茅根二两，剉　秦艽一两，去苗　犀角屑三分　麦门冬二两，去心　川大黄一两半，剉碎，微炒　黄芩一两　赤芍药三分　川朴消一两

右件药捣粗罗为散，每服四钱，以水一中盏煎至六分，去滓温服，如人行十里再服，以利为度。

治心脏黄结热，面目四肢通黄，干呕，大便不通，小便赤涩，腹痛心烦，**木通散**方：

木通一两，剉　川大黄一两半，剉碎，微炒　枳壳半两，麸炒微黄，去瓤　黄芩半两　赤芍药一两　前胡一两半，去芦头　白术三分　栀子人三分　甘草半两，炙微赤，剉　半夏三分，汤洗七遍去滑

右件药捣粗罗为散，每服五钱，以水一大盏，入生姜半分，煎至五分，去滓，不计时候温服，以大小便疏利为度。

治黄病小便赤涩，心神烦闷，**蘧麦散**方：

蘧麦一两　茵陈一两　川大黄一两半，剉碎，微炒　黄芩一两　栀子人一两　麦门冬一两半，去心

右件药捣筛为散，每服四钱，以水一中盏，煎至六分，去滓，不计时候服，以小便利为度。

治黄病腹胀满，小便涩而赤少，宜服此方：

川大黄二两，剉碎，微炒　川朴消二两　栀子人一两　黄蘖一两，剉　冬葵子一两

右件药捣筛为散，每服四钱，以水一中盏煎至六分，去滓温服，日四五服，以利为度。

治黄病心下横坚，小便赤黄不利，疼痛，**茵陈散**方：

茵陈一两　前胡三分，去芦头　木通一两，剉　赤茯苓三分　椒目一分，微炒　赤芍药三分

右件药捣细罗为散，每服以粥饮调下二钱，日四五服。

治黄疸诸方

夫黄疸之病者，是酒食过度，脏腑热极，水谷相并，积于脾胃，复为风湿所搏，结滞不散，热气郁蒸所为也。故食已即如饥，其身体、面目、爪甲、牙齿及小便尽黄，而欲安卧。或身脉多赤多青皆见者，必发寒热，此皆疸也。得而渴者，其病难疗，而不渴者其病易治。发于阴部，其人必呕。发于阳部，必振寒而热发也。

治黄疸心神烦躁，小便赤，大便难，不得安卧，**茵陈散**方：

茵陈一两　犀角屑半两　川升麻一两　栀子人三分　甘草三分，炙微赤，剉　黄芩一两　川朴消一两

右件药捣筛为散，每服四钱，以水一中盏，煎至六分，去滓，不计时候温服，以大小便利为度。

治黄疸身目皆黄，皮肤如曲尘色，宜服此方：

栀子人一两　石膏三两　川大黄一两，剉碎，微炒　菰瓠干者，一枚　甘草一两，炙微赤，剉　木通一两，剉　茵陈一两

右件药捣筛为散，每服五钱，以水一大盏，入葱白七寸，煎至五分，去滓，不计时候温服。

治黄疸，其小便自利，白如泔色，此状得之因酒过伤，宜服**土瓜根散**方：

土瓜根一两　白石脂一两　桂心一两　菰瓠根一两　菟丝子一两，酒浸一日，曝干，别捣为末　牡蛎一两，烧为粉

右件药捣细罗为散，每服煮大麦粥饮调下二钱，日三四服。

治黄疸心膈躁热，小便赤涩，方：

茅根三握，细切　猪肉半斤，细切

右件药先以水三大盏，煎茅根至二盏，去滓，入肉合作羹，尽一服愈。

又方：

赤小豆一百粒　秫米一百粒　鸡粪白一两，微炒

右件药捣细罗为散，每服以新汲水调下一钱，日三四服。

治黄疸身面悉黄，小便如浓栀子汁，**茵陈圆**方：

茵陈二两　黄芩一两半　枳壳一两，麸炒微黄，去瓤　川大黄一两半，剉碎，微炒　川升麻一两半

右件药捣罗为末，炼蜜和圆如梧桐子大，每服以清粥饮下三十圆，日三四服。

治黄疸大小便难，喘息促，宜服此方：

川大黄二两，剉碎，微炒　甜葶苈二两，隔纸炒令紫色

右件药捣罗为末，炼蜜和圆如梧桐子大，每服以粥饮下二十圆，日三四服，喘慢即药止。

治黄疸，身目悉黄，食饮不消，胃中胀热，此肠间有燥粪，宜服此方：

右煎炼猪脂五两，每服抄大半匙，以葱白汤调，频频服之，以通利为度。

治黄疸热毒结在胸膈，上壅烦闷，目赤口干，宜服藜芦散吐之，方：

藜芦一两，炮令小变色

右捣细罗为散，每服以温水调下半钱，以吐为效。

治黄疸有多时不差者，令人烦闷不食，四肢俱痛，方：

茵陈五两

右件药捣筛为散，每服四钱，以水一中盏煎至六分，去滓温服，日三四服。

治黄疸，精神昏乱不食，言语倒错，方：

右以萱草根捣取汁一小盏服之，日三四服。如无，取苜蓿根汁亦得。

治黄疸内伤积热，毒发出于皮肤，宜服麻黄汤发汗，方：

麻黄一两，去根节，捣碎

右以水一大盏煎至五分，去滓温服，以汗出为效。如人行十里，汗未出即再服。

治黄疸热毒在内，闷乱，坐卧不安，方：

右烧乱发灰细研，不计时候以新汲水调下二钱。

治黄疸大渴烦闷，方：

苦瓠白瓤及子三两，炒令微黄

右捣细罗为散，不计时候以温粥饮调下一钱。

治黄疸百药不差，宜服此方：

驴头一枚，煮熟，以姜齑啖之，并随多少饮汁，即效。

治黄疸毒气郁蒸，面目尽黄，寒热发歇，方：

右取小麦苗捣绞取汁，饮半盏，昼夜五七度饮之愈。无小麦，穬麦苗亦得。

治黄疸面目爪甲皆黄，心膈躁闷，宜用**瓜蒂吹鼻散**方：

瓜蒂二七枚　赤小豆二七粒　秫米二七粒　丁香二七粒

右件药捣细罗为散，取如豆大，内鼻中，痛搐之，须臾当出黄汁，或从口中出升余则愈。若病重者，如一豆不差，即复内鼻中即效。

治黄疸面目尽黄，昏重不能眠卧，方：

苦葫芦瓤如弹子大

右以童子小便二合浸之一炊时，取两酸枣许汁，分内两鼻中，须臾当滴黄水为效。

治酒疸诸方

夫虚劳之人，若饮酒多，进谷少者，则胃内生热。因大醉当风入水，则身目发黄，心中懊痛，足胫满，小便黄。面发赤斑者，下之久久变为黑疸，面目黑，心中如啖蒜齑状，大便正黑，皮肤手足不仁，其脉浮弱，故知之酒疸也。心中欲呕者，当吐之则愈。其小便不利，后当心热及足下热，是其证也。脉浮宜吐之，沉弦宜下之。

治酒疸，心懊痛，足胫满，小便黄，面发赤斑，**大黄散**方：

川大黄一两，剉碎，微炒　枳实一两，麸炒微黄　栀子人一两　豉三合

右件药捣筛为散，每服四钱，以水一大盏煎至五分，去滓温服，日四五服。

治酒疸，**艾汤**方：

生艾叶一握，无生者，用干者亦得　麻黄一两，去根节　川大黄三分，剉碎，微炒　黑豆一合

右件药都细剉和匀，每服半两，以清酒一大盏煎至半盏，去滓温服，日四五服。

治酒疸，心中懊痛，**栀子散**方：

栀子人一两　豉二合　川大黄一两，剉碎，微炒

右件药捣筛为散，每服四钱，以水一中盏煎至六分，去滓温服，日四五服。

治酒疸，心懊痛，足胫满，小便黄，面发赤斑黄黑，由大醉当风入水所致，宜服此方：

黄耆二两，剉　木兰皮一两

右件药捣细罗为散，每服以温酒调下二钱，日四五服。

治心下坚而小便赤涩，是酒疸之候，宜服此方：

赤茯苓一两　茵陈一两　枳实一两，麸炒微黄　甘草三分，炙微赤，剉　杏人三分，汤浸，去皮尖、双人，麸炒微黄　白术一两　半夏三分，汤洗七遍去滑　前胡一两，去芦头　川大黄一两，剉碎，微炒　当归三分

右件药捣罗为末，炼蜜和捣三二百杵，圆如梧桐子大，每服以粥饮下三十圆。

治酒疸，遍身黄曲尘出，**牛胆圆**方：

牛胆一枚　川大黄一两，剉碎，微炒　芫花半两，醋拌炒干　荛花一两，微炒　瓜蒂一两

右药捣罗为末，以清酒二升渍一宿，煮减去半，滤去滓，内牛胆，微火煎令稠，圆如梧桐子大，每服以温水下五圆，得吐利为度。

治谷疸诸方

夫谷疸之状，食毕即头眩心忪，怫郁不安而发黄，由大[1]饥大食，胃气冲熏所致。阳明病，脉迟，食难，因饱饮则发烦、目眩者，必小便难[2]，此欲为谷疸。虽下之，其腹必满，其脉迟者是也。

治谷疸及黄疸，**茵陈散**方：

茵陈二两　川大黄一两，剉碎，微炒　栀子人三分

右件药捣粗罗为散，每服四钱，以水一中盏煎至六分，去滓温服。

治谷疸，唇口先黄，腹胀气急，宜服此方：

郁金一两　牛胆一枚，干者　麝香半钱，细研

右件药捣细罗为散，不计时候以新汲水调下半钱。

治谷疸，食毕即头眩，心怫郁不安而发黄，因大饥后大食，胃气冲熏所致，宜服此方：

苦参三两，剉　龙胆一两，去芦头　牛胆一枚，干者

右件药捣罗为末，炼蜜和圆如梧桐子大，每服以生麦门冬汁下十圆，日三四服。

治黑疸诸方

夫黑疸之状，若小腹满，身体尽黄，额上反黑，足下热，大便黑是也。夫黄疸、酒疸、女劳

〔1〕 大：宋版、宽政本同。《病源》卷12“谷疸候”作“失”。“大”更通俗。

〔2〕 难：原脱。据《病源》卷12“谷疸候”补。

疸，久久多变为黑疸也。

治黑疸，身体及大便正黑，**赤小豆散**方：

赤小豆五十粒　赤茯苓一分　瓜蒂一钱半　雄黄一钱，细研　甘草半两，炙微赤，剉　女萎一两

右件药四味捣细罗为散，每服以水一大盏，煮小豆、茯苓至五分，去滓，空心调下散药一钱，须臾当吐则愈。如人行三二里未吐，即再服。

治黑疸，身体间黑，小便赤涩，**茵陈圆**方：

茵陈一两　枳壳一两，麸炒微黄，去瓤　白术一两　半夏三分，汤洗七遍去滑　赤茯苓一两　甘遂一分，煨微黄　当归三分　杏人三分，汤浸，去皮尖、双人，麸炒微黄　木通一两，剉　川椒三分，去目及闭口者，微炒去汗　川大黄三分，剉碎，微炒　甜葶苈一两，隔纸炒令紫色

右件药捣罗为末，炼蜜和捣三二百杵，圆如梧桐子大，每服食前以温水下十圆。

治黑疸多死，宜急治方：

生土瓜根一斤

右捣绞取汁六合，顿服，当有黄水随小便出。如未出，即更服。

治风疸诸方

夫风疸者，由风气在于腑脏，与热气相搏，便发于黄，小便或赤或黄，好卧而心振，面虚黑，名为风疸也。

治风疸，心脾风热，面色虚黑，身体皆黄，小便赤涩，宜服**牛黄散**方：

牛黄一分，细研　犀角屑三分　防风三分，去芦头　菰瓤根一两　杏人三分，汤浸，去皮尖、双人，麸炒微黄　白鲜皮三分　秦艽三分，去苗　川大黄一两，剉碎，微炒　甘草半两，炙微赤，剉　麦门冬一两，去心，焙　栀子人半两

右件药捣细罗为散，研入牛黄令匀，每服不计时候以竹叶汤调下一钱，金银汤下亦得。

治风疸，脏腑风热相搏，心神不安，多卧少起，小便赤涩，**犀角散**方：

犀角屑一两　黄连一两，去须　赤芍药三分　茵陈一两　白鲜皮三分　土瓜根三分　栀子人三分　柴胡三分，去苗　菰瓤根三分　川大黄一两半，剉碎，微炒　川芒消二两　子芩三分　贝齿二十枚，烧令赤，细研

右件药捣细罗为散，每服不计时候煎茅根汤调下二钱，以利为度。

治风疸，小便或黄，洒洒而寒，好卧不欲动，宜服此方：

艾一束，三月内取捣汁，于铜器中煎如膏　川大黄一两，剉碎，微炒　黄连一两，去须　苦参一两，剉　凝水石一两　菰瓤根一两　甜葶苈一两，隔纸炒令紫色

右件药捣罗为末，以艾煎和圆如梧桐子大，每服不计时候以温水下二十圆。

治女劳疸诸方

夫女劳疸之候，身目皆黄，发热恶寒，小腹满急，小便不利。因大劳大热，不能保摄，房后入水所致也。

治女劳疸，身目俱黄，恶寒发热，小腹满急，小便艰难，**滑石散**方：

滑石一两半　白矾一两，烧令汁尽

右件药捣细罗为散，每服不计时候，以大麦粥饮调下二钱，小便出黄水为度。

又方：

白矾半两，烧令汁尽　消石半两

右件药细研为散，每服不计时候，以大麦粥饮调下二钱，令微汗出，小便利为度。

又方：

乱发如鸡子大　猪脂半斤

右件药同于铛内，以微火煎令发消尽，不计时候以温水调下半鸡子壳，以小便利为度。

治三十六种黄证候点烙论并方

夫诸黄者，其黄皆因伤寒为本，五脏互有所伤，热气相侵，致使病人精神恍惚，六腑不和，七神无主，情意改变，或起坐睡卧不安，或狂言妄语，忽喜忽悲，或寒或热，或即多言，或即不语，多饶喜笑，妄见鬼神，四肢沉重，扶举不行，或即潜身便走，气力倍加。如此状候，并是五脏热极，闭塞不通，疗不及时，甚损人命。或有鼻衄不止，口内生疮。或有小便不利，大便不通。有此状证，速宜点烙，及依后方治疗，必得痊平也。

肝黄证候

肝黄者，面色青，四肢拘急，口舌干燥，言语謇涩，头目不利，爪甲青色。若背上浮肿，腹胁胀满者，难治。烙肝俞二穴、中管[1]穴、足阳明二穴，及两臂间，手背后。

治肝黄，**柴胡散**方：

柴胡一两，去苗　甘草半两，炙微赤，剉　决明子半两　车前子半两　羚羊角屑半两

右件药捣筛为散，每服三钱，以水一中盏，煎至五分，去滓，不计时候温服。

治肝黄面色青黄，筋脉拘急，口干心燥，小便不利，言语或涩，**犀角散**方：

犀角屑三分　栀子人三分　黄芩三分　羚羊角屑三分　川升麻三分　柴胡一两，去苗　龙胆半两，去芦头　甘草半两，炙微赤，剉

右件药捣筛为散，每服三钱，以水一中盏，入淡竹叶二七片，煎至六分，去滓，不计时候温服。

心黄证候

心黄者，目赤，舌上生疮，心闷喘急，多言无度，或笑或嗔，微微汗出，口干舌短，起卧不安，神思恍惚，小便赤难，心下胀满。状如心风，悲哭，手乱捻物者，难治。烙心俞二穴、小肠俞二穴、天窗穴、百会穴、承浆穴、上管穴、关元穴、下廉二穴。

治心黄，**生地黄饮子**方：

生地黄二两　淡竹叶三十片　大麦半合　甘草半两，炙微赤，剉

右件药细剉和匀，每服半两，以水一中盏，入生姜半分，煎至七分，去滓，不计时候温服。

治心黄，心神恍惚，口干烦闷，**马牙消散**方：

马牙消一两，细研　朱砂一两，细研　龙齿一两　犀角屑一两　黄芩一两　甘草一两，炙微赤，剉

右件药捣细罗为散，都研令匀，不计时候以生地黄汁调下二钱。

---

〔1〕中管：宋版、宽政本及《类聚》所引均同。《普济方》卷196均改作“脘”。“管”同“脘”，下文“上管”、“下管”、“胃管”之“管”同此，不改不注。

又方：

鸡子清二枚　盐半两　麻油一合

右件药相和令匀，顿服之，以吐利为度。

脾黄证候

脾黄者，遍身如金色，眼目俱黄，唇口生疮，或吟或咏，有时吐逆，不能下食，大便涩。若脐凸者，难治。烙脾俞二穴，次烙胃管、阴都[1]二穴、丹田穴、魂舍二穴、足阳明二穴。

治脾黄，**土瓜根散**方：

土瓜根半两　菰瓤根半两　甘草半两，炙微赤，剉　枳壳半两，麸炒微黄，去瓤

右件药捣筛为散，每服三钱，以水一中盏，煎至五分，去滓，不计时候温服。

肺黄证候

肺黄者，眼目白色，头面微肿，鼻衄不止，多涕憎寒，遍身生赤粟子，壮热，腹胀胸满，上气。若粟子紫黑色及肿者，难治。烙肺俞二穴、大肠俞二穴、天窗穴、手阳明二穴、下廉二穴、丹田穴、承山二穴，及手足心、背心、两乳头上二寸。

治肺黄，**菰瓤散**方：

菰瓤一枚，干者　柴胡半两，去苗　甘草半两，炙微赤，剉　款冬花半两　芦根半两，剉　贝母半两，煨令微黄

右件药捣筛为散，每服五钱，以水一大盏，入生姜半分，煎至五分，去滓，不计时候温服。

又方：

瓜蒂十枚

右捣罗为末，每取一字，各吹鼻中，当下黄水为效。

肾黄证候

肾黄者，面色青黄，腰背疼痛，耳中飕飕，百般声响，脚膝无力，多唾呕逆，不能下食，悲而不乐。若两脚浮肿，齿黑如大豆者，难治。烙肾俞二穴、膀胱俞二穴、章门二穴、魂舍二穴、百会穴、三里二穴，及两足心。

治肾黄，**附子散**方：

附子一分，炮裂，去皮脐　干姜一分，炮裂，剉　生干地黄二两

右件药捣筛为散，分为三服，每服以水一大盏，煎至五分，去滓，不计时候温服。

又方：

莴苣子一合，细研

右以水一大盏，煎至五分，去滓，不计时候温服。

又方：

蔓菁子一合

右研令极烂，入热汤一小盏，搅去滓，不计时候温服。

胆黄证候

胆黄者，面色青黄，多惊少卧，悲泣不定，嗔怒无恒，舌上生疮，唇口干燥。若喘粗不止者，难治。烙胆俞二穴、上管穴、风池穴、下廉二穴、心俞二穴、肝俞二穴、伏兔二穴。

治胆黄，**车前子散**方：

---

〔1〕阴都：宋版作“阴陪”，《类聚》同。无此穴名。《普济方》卷196改作“阴都”，义长，据改。下同，径改不出注。

车前子半两　秦艽半两，去苗　甘草半两，炙微赤，剉　犀角屑半两

右件药捣筛为散，每服五钱，以水一大盏，煎至五分，去滓，入生地黄汁半合，不计时候温服。

脑黄证候

脑黄者，由热邪在于骨髓，而脑为髓海，故热气从骨髓流入于脑，则令身体发黄，头疼眉疼。烙百会穴、天窗穴、风府穴。

治脑黄，**石膏散**方：

石膏二两　秦艽一两，去苗　犀角屑一两　栀子人一两　甘草半两，炙微赤，剉

右件药捣筛为散，每服四钱，以水一中盏，煎至六分，去滓，不计时候温服。

又方：

栀子人一两　菰瓠根一两　川大黄一两，剉碎，微炒

右件药捣筛为散，每服四钱，以水一中盏，煎至六分，去滓，不计时候温服。

行黄证候

行黄者，由瘀热在脾脏，但肉微黄，而身不甚热，其人头痛心烦，不废行立也。烙脾俞二穴、上管穴、百会穴。

治行黄，宜服此方：

黄芩一两　麦门冬一两，去心　犀角屑一两　菰瓠根一两　栀子人一两　甘草半两，炙微赤，剉

右件药捣筛为散，每服四钱，以水一中盏，煎至六分，去滓，不计时候温服。

癖黄证候

癖黄者，由饮水停滞结聚成癖，因热气相搏，则郁蒸不散，胁下满痛，而身体发黄。烙胃俞二穴、上管穴、胃管穴。

治癖黄，**半夏散**方：

半夏一两，汤洗七遍去滑　前胡三分，去芦头　槟榔三分　杏人三分，汤浸，去皮尖、双人，麸炒微黄　川大黄一两，剉碎，微炒　枳壳半两，麸炒微黄，去瓤

右件药捣筛为散，每服三钱，以水一中盏，入生姜半分，煎至六分，去滓，不计时候温服。

又方：

芫花半两，醋拌炒令干　桃人半两，汤浸，去皮尖、双人，麸炒微黄　川大黄一两，剉碎，微炒

右件药捣筛罗为散，不计时候以温酒调下一钱。

胃黄证候

胃黄者，吐逆下利，心腹气胀，或时烦闷，不能饮食，四肢无力。若唇口面目舌根黑者，难治。烙胃俞二穴、上管、太冲二穴。

治胃黄，**人参散**方：

人参一两，去芦头　黄芩一两　赤茯苓一两　菰瓠一枚　枳壳一两半，麸炒微黄，去瓤　甘草半两，炙微赤，剉

右件药捣筛为散，每服五钱，以水一大盏，煎至五分，去滓，不计时候温服。

鬼黄证候

鬼黄者，面色或青或黑，遍身皆黄，狂语多惊，皮肤枯，舌根謇涩，心中恍惚，常见鬼神，或自强言，诈作惺惺。若鼻中灰色，舌黑，毁裂衣裳者，难治。烙心俞二穴、百会穴、巨阙穴、章门二穴、下廉二穴、明堂穴、神庭穴。

治鬼黄，**丹砂散**方：

朱砂半两　马牙消一两　铁粉半两

右件药同细研如粉，不计时候磨犀角水调下一钱。

奸黄证候

奸黄者，是鬼黄变入奸黄也。面目遍身俱黄，言语失错，心神狂乱，诈奸黠如不患人。若不盥漱，即口舌干燥，气喘者，难治。先烙心俞二穴、肺[1]俞二穴，次烙胸前两边。

治奸黄，**犀角散**方：

犀角屑一两　麦门冬一两，去心　白鲜皮一两　葳蕤一两　黄芩一两　川大黄一两，剉碎，微炒

右件药捣粗罗为散，每服四钱，以水一中盏，煎至五分，去滓，入生地黄汁一合，不计时候温服。

走马黄证候

走马黄者，眼目黄赤，烦乱狂言，起卧不安，气力强壮，唯爱嗔怒，努目高声，打骂他人，犹如癫醉。若厥逆者，难治。烙肝俞二穴、百会穴、风府穴、关元穴、肾俞二穴、下廉二穴、上管穴、中管穴，次烙手足心。

治走马黄，方：

小麦一两　竹叶一握　生姜半两，切

右以水一大盏半，煎至八分，去滓，入马粪汁一合搅匀，分为二服，如人行三二里服尽。

立黄证候

立黄者，两脚疼痛，眼目黄涩，小便色赤，淋沥不利。心下有气块者，难治。烙上管穴、心俞二穴、关元穴、下廉二穴，次烙舌下黑脉。

治立黄，方：

茅根五两，剉　白术半两

右件药捣筛为散，每服五钱，以水一大盏，煎至五分，去滓，不计时候温服。

黑黄证候

黑黄者，面色或黄或黑，眼目青色，腰脊拘急。口中两颊有黑脉出口角者，难治。烙百会穴，及舌下黑脉，口角两傍，玉泉穴、绝骨二穴、足阳明穴、章门二穴，次烙心俞二穴。

治黑黄方：

鬼臼一两，剉

右以水一大盏半，煎至八分，去滓，分为二服，如人行五里再服。

体黄证候

体黄者，身黄面赤，脚膝疼闷，身上不热，心中烦躁，腹中微微有气，饮食或进或退，好盖衣被，又欲冷处睡卧。烙百会、背心，及心下一寸至二寸、三寸、四寸、五寸。

治体黄，宜用**蒴藋汤**浴之，方：

蒴藋半斤　柳枝半斤　桃枝半斤　黄栌木五两

右件药细剉，以水三斗煎至二斗，去滓，入白矾末一两搅令匀，温温浴之。

劳黄证候

劳黄者，四肢无力，骨节烦疼，或时吐逆，不能下食，鼻中干燥，身热疼闷，渐觉羸瘦，寒热

---

〔1〕 肺：原作“昧”。据《普济方》卷196、《类聚》卷131所引改。

不定。若喘息气粗者，难治。烙心俞二穴、玉枕穴、章门二穴、百会、劳宫二穴、曲骨穴。

治劳黄，**柴胡散方**：

柴胡一两，去苗　茵陈半两　犀角屑半两　麦门冬一两，去心　鳖甲二两，涂醋炙微黄，去裙襕　甘草半两，炙微赤，剉

右件药捣筛为散，每服四钱，以水一中盏，煎至六分，去滓，不计时候温服。

脊禁黄证候

脊禁黄者，腰背急硬，口噤不言，喘息气粗，眼中出血，心神恍惚，状如中风。烙百会、心俞二穴、上管穴、肝俞二穴、承浆穴、魂舍二穴、气海穴、下廉二穴、绝骨二穴，次烙鼻柱，及大椎骨上。

治脊禁黄，**独活散方**：

独活一两　麻黄一两，去根节　犀角屑半两　秦艽半两，去苗　桑根白皮半两，剉　甘草半两，炙微赤，剉

右件药捣筛为散，每服四钱，以水一中盏，煎至六分，去滓，不计时候温服。

食黄证候

食黄者，闻食气吐逆，心腹胀满，身体疼痛，喘息气粗，食饮不下，或时虚汗，肠中结燥，亦似心黄，梦见神鬼。烙章门二穴、关元穴、脾俞二穴、上管穴、中管穴。

治食黄，腹中结燥，**茅根散方**：

茅根一两，剉　甘草一分，炙微赤，剉　川大黄一两，剉碎，微炒

右件药捣筛为散，分为五服，每服以水一大盏煎至五分，去滓温服，如人行五七里再服，以利为度。

又方：

商陆一两　菰𦼮根一两

右件药捣细罗为散，不计时候以葱白汤调下一钱。

火黄证候

火黄者，遍身如火色，两腋下有赤点子，状如粟米，或如麦麸。其点子紫色多，黑色少者可治。黑色多，紫色少者，难治。烙百会穴、天窗穴，及背脊两傍。

治火黄，方：

右取生菰𦼮根捣绞取汁，不计时候服半中盏。

阴黄证候

阴黄者，身如熟杏，爱向暗卧，不欲闻人言语，四肢不收，头旋目痛，上气痰饮，心腹胀满，面色青黄，脚膝浮肿，小便不利。烙肾俞二穴、气海穴、胃管穴、阴都二穴。

治阴黄，**秦艽散方**：

秦艽一两，去苗　旋覆花半两　赤茯苓半两　甘草半两，炙微赤，剉

右件药捣筛为散，每服四钱，以牛乳一中盏，煎至六分，去滓，不计时候温服。

气黄证候

气黄者，上气心闷，腹胁胀痛，两脚冷疼，睡卧不安，小便淋涩，状似脾黄。烙气海穴、肺俞二穴[1]。

---

〔1〕 二穴：宋版及宽政本下均有“足”字，《类聚》卷131所引同。《普济方》卷196所引无此字。当衍，删。

治气黄方：

苦葫芦子人一两，微炒

右捣细罗为散，不计时候以温水调下一钱，以得吐为度。

煴黄证候

煴黄者，头痛口苦，舌根干黑，喘息不调，鼻中血出，心神烦乱，作怅望之声，小便赤色如红花汁。若眼不能开者，难治。烙耳尖上五分，及耳前五分，头两角太阳穴、百会穴、玉[1]枕、心俞二穴、足阳明二穴，及手足心。

治煴黄，**生地黄散**方：

生干地黄一两　犀角屑一分　黄芩一分　竹茹一分　麦门冬一分，去心

右件药捣筛为散，以水二大盏，煎至一大盏去滓，分为二服，如人行五里再服。

髓黄证候

髓黄者，身体赤黄，四肢不举，肌肉战掉，鼻中出血，两脚疼闷，一手专安额上，身不壮热，爱冷处卧。烙下廉二穴、百会穴、肺俞二穴、接脊穴、绝骨二穴。

治髓黄，**地骨皮散**方：

地骨皮一两　柴胡一两，去苗　人参一两，去芦头　羚羊角屑一两　甘草一两，炙微赤，剉

右件药捣筛为散，每服四钱，以水一中盏，煎至五分，去滓，入生地黄汁半合，不计时候温服。

房黄证候

房黄者，眼赤身黄，骨髓烦疼，头目昏痛，多饶睡卧，体虚无力，夜多梦泄，神思不安，腰脚痠疼，小便黄赤。烙肾俞二穴、膀胱俞二穴、足三里二穴、关元穴、气海穴。

治房黄，**鹿茸散**方：

鹿茸一两，去毛，涂酥微炙　熟干地黄一两　山茱萸一两　五味子一两　黄耆一两，剉　牡蛎一两，烧为粉

右件药捣细罗为散，不计时候以温酒调下二钱。

血黄证候

血黄者，头痛心闷，眼运欲倒，胸膈热壅，鼻衄不止，咽喉干燥，舌上生疮。若身热如火，头面肿者，难治。烙心俞二穴、百会穴、足阳明二穴、下廉二穴，及手足心。

治血黄，**羚羊角散**方：

羚羊角屑一两　黄芩一两　栀子人一两　麦门冬一两，去心　川升麻一两　甘草半两，炙微赤，剉

右件药捣筛为散，每服四钱，以水一中盏，煎至五分，去滓，入生地黄汁半合，不计时候温服。

忧黄证候

忧黄者，面色青黄，手足疼痛，多吐涎沫，咳嗽不止，兼吐脓血，肌肤消瘦，行步欲倒，状同劳黄。烙背心，次烙胆俞二穴、心俞二穴。

治忧黄，**秦艽散**方：

秦艽一两，去苗　柴胡一两，去苗　鳖甲一两，涂醋炙微黄，去裙襕　黄耆半两，剉　杏人半两，汤浸，去皮尖、双人，麸炒微黄　黄芩半两　犀角屑半两　甘草半两

---

〔1〕玉：原误作"王"。《正误》："'王'，'玉'之讹。"因改。

右件药捣筛为散，每服四钱，以水一中盏，煎至五分，去滓，入生地黄汁一合，不计时候温服。

惊黄证候

惊黄者，面色青黄，心多惊悸，口舌干燥，不肯眠卧，卧即多言语狂乱，身体壮热。烙风池二穴，后烙天窗穴、心俞二穴。

治惊黄，**犀角散方：**

犀角屑半两　白鲜皮半两　麦门冬半两，去心　沙参半两，去芦头　茵陈半两　川升麻半两　川朴消半两　甘草半两，炙微赤，剉

右件药捣筛为散，每服四钱，以水一中盏，煎至六分，去滓，不计时候温服。

花黄证候

花黄者，面色似红花，头目疼重，寒热如疟，恒多脚冷，早起即轻，午后发重，进退不定，状同神祟。烙百会穴、手阳明二穴、关元穴、足阳明二穴。

治花黄，**知母散方：**

知母一两　地骨皮一两　柴胡一两，去苗　石膏一两　栀子人一两

右件药捣筛为散，每服四钱，以水一中盏，煎至五分，去滓，入生地黄汁一合，不计时候温服。

疟黄证候

疟黄者，面色萎黄，憎寒壮热，头痛不止，口干多渴，四肢羸瘦，不能饮食，或好或恶，进退不定。烙肺俞二穴、百会穴、风府穴、天窗穴、太阳二穴、玉枕穴，及耳尖上五分。

治疟黄，**恒山散方：**

恒山一两　茵陈一两　赤茯苓一两　知母一两　鳖甲一两，涂醋炙令微黄，去裙襕　甘草半两，炙微赤，剉

右件药捣筛为散，每服四钱，以水一中盏，入豉四十九粒，煎至六分，去滓，不计时候温服。

水黄证候

水黄者，身面青黄，脚膝浮肿，心腹胀满，上气烦闷，语声不出。烙关元穴、伏兔穴、下管穴、足三里二穴、承山二穴、百会穴，及背心。

治水黄，方：

川大黄半两，剉碎，微炒　甘遂一钱，煨令微黄

右件药捣碎，都以水一大盏，煎至六分，去滓，分为二服，如人行五十里再服，得利即住服。

蛇黄[1]证候

蛇黄者，腰背反张，口苦舌缩，咬嚼衣裳，伏地似隐，不多言语，难盖衣被，少开眼目，或时叫唤，心神不定。烙手心，背心，足阳明二穴，及气海穴。

治蛇黄，**羚羊角散方：**

羚羊角屑一两　麦门冬一两，去心　沙参一两，去芦头　秦艽半两，去苗　茵陈半两　甘草半两，炙微赤，剉

---

〔1〕 蛇黄：本条证候有数处漫漶，均据宽政本补齐，与《类聚》卷131所引同。

右件药捣筛为散，每服四钱，以水一中盏，煎至六分，去滓，不计时候温服。

牛黄证候

牛黄者，舌如蜡色，口作嗍，不多言语，或如牛吼。若眼目头面未变作深黄色者，可治；如舌上及身体黄黑色者，难疗。烙承浆穴、脾俞二穴，及后心[1]。

治牛黄，**犀角散**方：

犀角屑半两　牛黄一分，细研　麝香一分，细研　川大黄半两，剉碎，微炒　栀子人一分

右件药捣细罗为散，入牛黄、麝香同研令匀，不计时候以温水调下一钱。

鸦黄证候

鸦黄者，十指青绿，舌上生黑点，唇口青黑，身如黄铜。烙下廉，及足心、胸前当心。

治鸦黄，方：

芦根一两，剉　生干地黄一两　茵陈半两

右件药捣筛为散，每服五钱，以水一大盏，煎至五分，去滓，不计时候温服。

鸡黄证候

鸡黄者，遍身爪甲并青黄，多语，梦寐或见鬼神，时自言笑。烙风池二穴，及鼻柱下三分，手掌后横文三寸，及足心。

治鸡黄，方：

生地黄五两，切　小雌鸡一只，去毛羽、肠胃、头足

右件药都以水五升，煮至一升半去滓，分为三服，一日服尽。

蚰蜒黄证候

蚰蜒黄者，喉中似噎，喘息不调，四肢疼闷，言语不正，水米难下。若颊内有青脉出口角，手足乱动冷者，难治。烙手足心，及口角内青脉尖头，及胸前。

治蚰蜒黄，**半夏散**方：

半夏一两，汤洗七遍去滑　射干一两　川升麻一两　犀角屑一两　甘草半两，炙微赤，剉

右件药捣筛为散，每服四钱，以水一中盏，入生姜半分，煎至六分，去滓，不计时候温服。

三十六黄点烙应用俞穴处

肝俞二穴，在背第九椎下两傍，相去各一寸半。

心俞二穴，在背第五椎下两傍，相去各一寸半。

脾俞二穴，在背第十一椎下两傍，相去各一寸半。

肺俞二穴，在背第三椎下两傍，相去各一寸半。

肾俞二穴，在背第十四椎下两傍，相去各一寸半。

胆俞二穴，在背第十椎下两傍，相去各一寸半。

小肠俞二穴，在背第十八椎下两傍，相去各一寸半。

胃俞二穴，在背第十二椎下两傍，相去各一寸半。

大肠俞二穴，在背第十六椎下两傍，相去各一寸半。

膀胱俞二穴，在背第十九椎下两傍，相去各一寸半。

---

〔1〕后心：《正误》："未详。"

风门二穴，在背第二椎下两傍，相去一寸半。

接脊一穴，在背当中心[1]。

百会一穴，在顶当心。

天窗[2]一穴，在鼻直上入发际二寸。

明堂[3]一穴，在鼻直上入发际一寸。

神庭一穴，在鼻直上入发际一夫[4]。

风府一穴，在项后入发际一寸宛宛中。

风池一[5]穴，在项后发际陷中。

玉枕二穴，在胳却后七分半，侠脑户傍一寸三分，入发三寸。

承浆一穴，在颐前下唇之下宛宛中。

太阳二穴，在眉外五分。

鸠尾一穴，在臆前巨骨下五分。

巨阙一穴，在鸠尾下一寸。

上管一穴，在巨阙下一寸，去巨骨三寸。

中管一穴，在上管下一寸。

下管一穴，在中管下二寸。

胃管一穴，在鸠尾下四寸。

阴都[6]二穴，在胃管两傍，各一寸半。

章门二穴，在腹大横文外，直脐季肋端。

手太阳二穴，在手大指曲文头。

手阳明二穴，在手小指，虎口曲文头。

劳宫二穴，在两手掌心动脉是。

三里二穴，在膝下三寸，脚外廉陷者宛宛中。

上廉二穴，在足三里下三寸，两筋两骨罅陷者宛宛中。

下廉二穴，在足上廉下三寸，两筋两骨罅陷中宛宛中。

承山二穴，在足锐腨肠下，分肉间陷中。

绝骨二穴，在足内[7]踝上三寸。

足阳明二穴，在足大拇趾歧后二寸。

太冲二穴，在足大趾本节后二寸，骨罅间陷者中。

---

〔1〕 在背当中心：黄龙祥考此乃唐人定“脊中”穴之简易法。从大椎度至穷骨，中折即脊中穴，故以“脊中”为名。“脊中”位于第十一椎之下，“接脊”乃接“脊中”之下，当位于第十二椎下。

〔2〕 天窗：《正误》：“按：天窗，手太阳小肠经穴，非督脉穴。疑‘天聪’之讹。《千金》曰：‘以绳度鼻正上尽发际中，屈绳断去半，便从发际入发中。灸绳头，名曰天聪。’”

〔3〕 明堂：黄龙祥考此穴即上星，参后文卷第九十九“明堂”穴注。

〔4〕 一夫：《正误》：“‘夫’字可疑。按十四经人发际五分。”又，《千金》卷7“论风毒状·论灸法”：“凡量一夫之法，覆手并舒，四指对，度四指上中节上横过为一夫。夫有两种，有三指为一夫者，此脚弱灸，以四指为一夫也。”

〔5〕 一：据《铜人针灸经》卷4：“风池二穴”，故“一”当作“二”。

〔6〕 都：原作“倍”。《正误》：“上文作‘阴陪’。”按无阴陪（倍）穴名。《普济方》卷196改作“阴都”，与“在胃管两傍各一寸半”位置相符，因改。

〔7〕 内：《正误》：“‘内’当作‘外’。”

伏兔二穴，在膝上六寸起肉，正跪取之。

气海一穴，在脐下一寸。

丹田一穴，在脐下二寸。

关元一穴，在脐下三寸。

曲骨一穴，在脐下横骨上。

魂舍二穴，在脐下两傍〔1〕，各相去一寸半〔2〕。

玉泉穴，在脐下四寸。

〔1〕 傍：原作“膀”。《正误》：“‘膀’，‘傍’之讹。”

〔2〕 一寸半：《正误》：“《千金》曰：在侠脐两边相去各一寸。”

太平圣惠方卷第五十六 凡二十六门　病源二十六首　方共计二百三十五道

治诸尸诸方

夫人身内，自有三尸诸虫，与人俱生，而主忌恶能，与鬼灵相通，常接引外邪，为此患害。其发作之状，或沉沉默默，不的知所苦，而无处不恶；或腹痛胀急，或磥块踊起，或挛引腰脊，或精神杂错。变状多端，其病大体略同，而有小异，以一方共治之者，故名诸尸也。

治诸尸寒热疰气，流行皮中，久病着床，肌肉枯尽，四肢烦热，呕逆不食，伤寒时气，恶疰忤，口噤不开，心痛，**川椒圆**方：

川椒一两，去目及闭口者，微炒去汗　人参三分，去芦头　麝香一分，细研　细辛三分　甘草半两，炙微赤，剉　川大黄一两，剉碎，微炒　紫菀半两，去苗土　干姜一分，炮裂，剉　赤茯苓三分　附子半两，炮裂，去皮脐　真珠一分，细研　朱砂一分，细研　野葛一分　川乌头一两，炮，去皮脐　桂心三分　雄黄一分，细研　蜈蚣一枚，微炙，去足　鬼臼一分，去须　巴豆三十枚，去皮心研，纸裹压去油

右件药捣罗为末，入研了药及巴豆，都研令匀，炼蜜和捣五七百杵，圆如菉豆大，每服不计时候以暖酒下三圆。

治诸尸及中恶疰忤不恻之病，**牛黄圆**方：

牛黄一分，细研　川大黄三分，剉碎，微炒　雄黄一分，细研　附子一分，炮裂，去皮脐　真珠一分，细研　甘草一分，炙微赤，剉　细辛一分　人参一分，去芦头　朱砂一分，细研　鬼臼一分，去须　莽草一分，微炙　川乌头一分，炮裂，去皮脐　麝香半两，细研　川椒半两，去目及闭口者，微炒去汗　紫菀半两，洗去苗土　巴豆二十枚，去皮心研，纸裹压去油　鬼箭羽半两　赤茯苓半两　桂心半两　干姜三分，炮裂，剉　地胆五枚，糯米拌炒令黄色，去翅足　野葛一分　芫青七枚，糯米拌炒令黄色，去翅足　蜥蜴一枚，微炙　樗鸡半两，微炒

右件药捣罗为末，入研了药及巴豆都研令匀，炼蜜和捣五七百杵，圆如菉豆大，每服不计

〔1〕卒：原作“鬼”。据排门目录及正文改。

时候以温酒下三圆。

治诸尸百病恶气，腹内疼痛，毒肿，宜服**犀角圆**方：

犀角屑半两　天雄半两，炮裂，去皮脐　鬼臼半两，去须　桂心半两　莽草半两，微炙　真珠半两，细研　川大黄半两，剉碎，微炒　雄黄半两，细研　蜈蚣五节，微炙　贝齿五枚，烧赤　川乌头半两，炮裂，去皮脐　麝香一分，细研　巴豆十五枚，去皮心研，纸裹压去油　羚羊角屑半两

右件药捣罗为末，入研了药及巴豆都研令匀，炼蜜和捣五七百杵，圆如梧桐子大，每空腹以粥饮下一圆，渐增至二圆。卒腹痛飞尸，服大豆大一圆。若恶气肿，以醋和涂之甚良。以囊盛之，男左女右系之臂上，祛邪气极效。

治诸尸，**玉壶圆**方：

雄黄半两，细研　附子半两，炮裂，去皮脐　藜芦半两，去芦头，微炙　礜石半两。黄泥裹烧半日，研细　朱砂一两，细研，水飞过　巴豆半两，去皮心研，纸裹压去油

右件药以王相日令童子斋戒，天晴明时合之，捣罗为末，入巴豆、研了药更研令匀，炼蜜和捣三千杵，圆如菉豆大，瓷合盛，安清净处收，每服不计时候以温酒下三圆。

治诸尸蛊疰，中恶客忤，心腹刺痛，宜服**朱砂圆**方：

朱砂一两，细研，水飞过　干姜半两，炮裂，剉　芎䓖半两　芫花三分，醋拌炒令干　桂心一两　赤芍药一两　川乌头三分，炮裂，去皮脐　巴豆二十枚，去皮心研，纸裹压去油　野葛半两　吴茱萸一分，汤浸七遍，焙干微炒

右件药捣罗为末，入巴豆、朱砂都研令匀，炼蜜和捣五七百杵，圆如梧桐子大，每服不计时候以温酒下三圆。或粥饮下亦得。

又方：

雄黄一两，细研　大蒜一两，煨熟

右件药同研，和圆如弹子大，以热酒二合研服一圆，须臾当差[1]，未差再服之。

又方：

干姜一两，炮裂，剉　桂心三分　附子一两，炮裂，去皮脐

巴豆三十枚，去皮心研，纸裹压去油

右件药捣罗为末，入巴豆研令匀，炼蜜和捣三五百杵，圆如小豆大，每以暖酒下二圆，不计时候服。

治诸尸癥积，及中恶心痛，蛊疰鬼气，宜服**雄黄圆**方：

雄黄细研　真珠细研　白矾烧令汁尽　牡丹　附子炮裂，去皮脐　藜芦去芦头，炙　桂心已上各一两　蜈蚣一枚，微炙，去足　巴豆半两，去皮心，细研，纸裹压去油

右件药捣罗为末，入研了药及巴豆都研令匀，炼蜜和捣五七百杵，圆如梧桐子大，每服不计时候以粥饮下三圆。

治诸尸鬼疰，中恶心痛，**赤芍药圆**方：

赤芍药一两　吴茱萸半两，汤浸七遍，焙干微炒　朱砂半两，细研　川乌头半两，炮裂，去皮脐　干姜半两，炮裂，剉　川椒半两，去目及闭口者，微炒去汗　桂心一两

右件药捣罗为末，入朱砂研令匀，炼蜜和捣五七百杵，圆如梧桐子大，每服不计时候以暖酒下十圆。

---

〔1〕差：原字类"去"。《正误》："疑'差'之讹。"《类聚》卷160引同方作"差"，因改。

又方：

雄黄一两，细研　酥一两

右件药相和，圆如弹圆大，内二合热酒中研服之，须臾再服差。已有尸疹者，常蓄此药甚良。

又方：

干姜半两，炮裂，剉　桂心半两　盐一钱，微炒

右件药捣细罗为散，不计时候以新汲水调下一钱。

又方：

猪肪脂二两　醋二合

右件药先煎脂令小沸，去滓，投醋入相和令匀，顿服。

又方：

白蒺藜四两，微炒去刺

右件药捣罗为末，炼蜜和圆如梧桐子大，不计时候以温酒下三十圆。

又方：

掘地作坑子，可深五七寸，内水满中熟搅，取汁服之。

又方：

桂心一两　干姜一两，炮裂，剉　巴豆三枚，去皮心研，纸裹压去油

右件药捣细罗为散，以醋和如泥，用傅尸处，燥则易之。

又方：

乌臼根皮一斤，剉　朱砂二两，细研，水飞过

右件药用水五升先煮乌臼根令浓，去滓，不计时候用汁一合，调下朱砂一钱。

又方：

忍冬茎叶三斤，剉

右以水一斗煮取三升，去滓，不计时候温服一合。

又方：

乱发灰一两，细研　桂心半两　杏人一两，汤浸，去皮尖、双人，麸炒微黄

右件药同细研，炼蜜和圆如梧桐子大，不计时候以暖酒下五圆。

又方：

龙骨三分　藜芦半两，去芦头，微炙　巴豆一分，去皮心研，纸裹压去油

右件药捣罗为末，入巴豆研令匀，炼蜜和圆如麻子大，每服空腹以井华水下一圆。

又方：

蜀漆叶二两

右捣罗为末，以暖酒调下一钱。

又方：

鳖肝一具

右熟煮切，用蒜虀同食之。

又方：

鳖头一枚，烧为灰，研作末

右分为三服，用新汲水调服之。

又方：

取鸡子一枚打破生吞之。已困者内喉中，摇头令下，即差。

又方：

商陆根切炒，以囊盛，更番熨患处，如冷复易之。

治飞尸诸方

夫飞尸者，发无由渐，忽然而至，若飞走之急疾，故谓之飞尸。其状心腹刺痛，气息喘急胀满，上冲心胸也。

治飞尸在人皮中，又名恶脉，又名贼风，发时头痛，不在一处，针灸则移，发时一日半日方微差，须臾复发，**细辛散**方：

细辛一两　天雄三分，炮裂，去皮脐　莽草一分，微炙　桂心三分　附子一两，炮裂，去皮脐　干姜一两，炮裂，剉　真珠半两，细研　川乌头一两，炮裂，去皮脐　雄黄半两，细研

右件药捣细罗为散，入研了药令匀，每服不计时候以暖酒下一钱。

治飞尸，其状心腹刺痛，气息喘急胀满，上冲心胸，**瓜蒂散**方：

瓜蒂一分　赤小豆一分，炒熟　雄黄半两，细研入

右件药捣细罗为散，每服不计时候以暖酒调下半钱。

治飞尸，**走马散**方：

巴豆二枚，去皮心研，纸裹压去油　杏人二枚，汤浸，去皮尖、双人

右件药以绵裹搥烂，投入二合汤中，以指捻取白汁便饮之，食顷当下恶物。老少以意量之。如恶物未下，即再服。

治飞尸疾肿，光如油色，走无定处，宜服**朱砂散**方：

朱砂一两，细研，水飞过　黄连一两，去须　黄蘗一两，剉　陈橘皮一两，汤浸，去白瓤，焙

右件药捣细罗为散，入朱砂更研令匀，每服不计时候以热酒调下二钱。

治飞尸，遁尸，寒尸，百疰，尸疰，恶气鬼忤，蛊毒，邪气往来，留饮结积，妇人邪鬼忤之，**蜥蜴圆**方：

蜥蜴一枚，微炙　地胆二十五枚，糯米拌炒令黄色，去翅足　䗪虫二十枚，微炒　杏人十枚，汤浸，去皮尖、双人，麸炒微黄　虎头骨三分，涂酥炙令微黄　桃人一分，汤浸，去皮尖、双人，麸炒令微黄　川朴消三分　虻虫十五枚，炒令微黄　泽漆一分　赤芍药半两　甘草半两，炙微赤，剉　犀角屑一分　鬼督邮一分　桑赤鸡一分，微炙　款冬花半两　干姜半两，炮裂，剉　巴豆半两，去皮心研，纸裹压去油　甘遂半两，煨微黄　蜣螂十枚，去翅足，微炒

右件药捣罗为末，炼蜜和捣三五百杵，圆如梧桐子大，每服空心以暖酒下三圆子。

治一切劳疾、飞尸、鬼疰等，**鬼臼圆**方：

鬼臼半两，去须　川升麻三分　麝香一钱　柴胡一两，去苗

右件药捣罗为末，炼蜜和捣三二百杵，圆如梧桐子大，每服不计时候以暖酒下十圆，日三服。

治遁尸诸方

夫遁尸者，言其停遁在人肌肉血脉之间，若卒有犯，触即发动，令心腹胀满刺痛，喘息急，

偏攻两胁，上冲心胸，其候停遁不消者也。

治初得遁户鬼疰，心腹中刺痛不可忍，**木香散**方：

木香三分　鬼箭羽一两　桔梗一两，去芦头　丁香三分　陈橘皮一两，汤浸，去白瓤，焙　桃人三分，汤浸，去皮尖、双人，麸炒微黄　槟榔一两　紫苏茎叶一两　当归一两，剉，微炒

右件药捣筛为散，每服四钱，以水一中盏，入生姜半分，煎至六分，去滓，不计时候温服。

治初得遁尸及五尸，经年不差，心腹短气，**鹳骨圆**方：

鹳骨三寸，涂酥炙微黄　羊鼻二枚，炙令微黄　干姜一两，炮裂，剉　麝香半两，细研入　蜥蜴一枚，微炙　鸡粪白三两，微炒　斑猫十四枚，糯米拌炒令黄，去翅　巴豆五枚，去皮心研，纸裹压去油　藜芦半两，去芦头，微炙　芫青二十枚，糯米拌炒令黄，去翅足

右件药捣罗为末，炼蜜和捣三五百杵，圆如梧桐子大，不计时候以粥饮下一圆。

治遁尸五疰，心腹满胀，疼痛不可忍，宜服此方：

木香三分　鬼箭羽一两　桔梗一两，去芦头　当归一两，剉，微炒　槟榔一两半　紫苏茎叶一两

右件药捣粗罗为散，每服三钱，以水一中盏，入生姜半分，煎至六分，去滓，不计时候温服。

治遁尸，飞尸，积聚，胁痛连背，走无常处，或在脏，或肿在腹中，忽然而痛，**鹤脑骨圆**方：

鹤脑骨三分，涂酥炙令微黄　雄黄一两，细研，水飞过　野葛半两　藜芦半两，去芦头，微炙　莽草一两，微炙　朱砂一两，细研，水飞过　牡蛎一两，烧为粉　桂心半两　蜈蚣一枚，微炙，去足　芫青十四枚，糯米拌炒令微黄，去翅足　斑猫十四枚，糯米拌炒令微黄，去翅足　巴豆四十枚，去皮心研，纸裹压去油

右件药捣罗为末，入研了药令匀，炼蜜和捣三五百杵，圆如小豆大，每服不计时候以暖酒下三圆。

治遁尸飞尸等，方：

芥子一升

蒸熟，捣下筛，以黄丹二两搅之，分为二处，以疏布袋盛之，更番蒸热，薄痛上差。

治遁尸疰，方：

桂心一两　干姜一两　巴豆二枚，去皮心研，纸裹压去油

右件药捣细罗为散，每用以醋和如泥，涂于病上，干即更涂。

治风尸诸方

夫风尸者，在人四肢，循环经络，其状淫跃去来，沉沉默默，不知痛处，若冲风则发，故名风尸也。

治风尸及中恶贼风，寒气入腹疞痛，飞尸遁尸，发作无时，抢心胁如刀刺，口噤，宜服**甘草散**方：

甘草一两，炙微赤，剉　生干地黄一两　干姜一两，炮裂，剉　当归一两，剉，微炒　赤茯苓一两　细辛一两　桂心一两　赤芍药一两　防风一两，去芦头　栀子一十五枚　吴茱萸一两，汤浸七遍，焙干微炒

右件药捣粗罗为散，每服四钱，以水一中盏，煎至六分，去滓，不计时候温服。

治风尸及卒贼风，遁尸，邪鬼五疰，心腹刺痛，宜服**川大黄散**方：

川大黄一两半，剉碎，微炒　甘草一两，炙微赤，剉　当归一两半，剉，微炒　赤芍药一两　川乌头一两，炮裂，去皮脐　桂心一两

右件药捣筛为散，每服四钱，以水一中盏，入生姜半分，蜜半合，煎至六分，去滓，不计时候温服。

治风尸疰忤，鬼气，心腹刺痛，**金牙散**方：

金牙一分，细研　由跋一分　犀角屑一分　黄芩一分　麝香一分，细研　牛黄一分，细研　川椒一两，去目及闭口者，微炒去汗　天雄半两，炮裂，去皮脐　真珠半两，细研　桂心半两　细辛三分　雄黄半两，细研　干姜半两，炮裂，剉　黄连三分，去须　蜈蚣一枚，微炙，去足

右件药捣细罗为散，入研了药令匀，每服以暖酒调下一钱，不计时候服。

治风尸及飞尸鬼疰，风痹，身上痛如针刀所刺，呕逆痰癖，除五劳七伤，**万病散**方：

附子炮裂，去皮脐　川乌头炮裂，去皮脐　朱砂细研　芫青糯米拌炒令黄色，去翅足　川椒去目及闭口者，微炒去汗　雄黄细研　干姜炮裂，剉　人参去芦头　细辛　莽草微炙　鬼臼去须，已上各半两　蜈蚣一枚，微炙，去足　蜥蜴一枚，微炙

右件药捣细罗为散，不计时候以温酒调下半钱。

治尸疰诸方

夫尸疰者，则是五尸[1]内之尸疰，而挟外鬼邪毒之气，流注身体，令人寒热淋沥，沉沉默默，不的知所苦。或腹痛胀满，不得气息，上冲心胸，傍攻两胁，或磥块踊起，或挛引腰脊，或举身沉重，精神错杂，常觉昏谬，每节气[2]改变辄致大恶，积月累年，渐就顿滞，以至于死。死后复易傍人，仍至灭门。以其尸病注易傍人，故云尸疰也。

治尸疰及恶气中人，令人心胸满闷，神思昏迷，宜服此取吐，**杜衡散**方：

杜衡一两　豉一两　人参半两，去芦头　松萝一分　瓠子人二七枚　赤小豆二七枚，炒熟

右件药捣细罗为散，平旦时以温酒调下一钱，得吐多为妙。

治尸疰，鬼邪毒气，流注身体，令人寒热淋沥，腹痛胀满，精神错乱，**朱砂圆**方：

朱砂一两，细研，水飞过　雄黄一两，细研，水飞过　鬼臼半两，去须　莽草半两，微炙　巴豆十四枚，去皮心研，纸裹压去油　蜈蚣一枚，微炙，去足

右件药捣罗为末，入研了药令匀，炼蜜和圆如小豆大，每服不计时候以暖酒下三圆。

治尸疰发作无时，心胸痛，喘息急，**赤茯苓散**方：

赤茯苓三分　当归半两，剉，微炒　赤芍药半两　鬼箭羽三分　桂心三分　生干地黄半两　川升麻三分　木香半两　芎䓖半两　桃人三分，汤浸，去皮尖、双人，麸炒微黄

右件药捣粗罗为散，每服三钱，以水一中盏煎至五分，去滓温服。

治尸疰邪气流注闷绝，时复发作，寒热淋沥，或腹痛胀满，**鹤骨圆**方：

鹤骨一两，涂酥炙微黄　桂心三分　雄黄一两，细研，水飞过　麝香半两，细研　朱砂一分，细研　川大黄三分，剉碎，微炒　蜈蚣一条，微炙

右件药捣罗为末，炼蜜和捣三五百杵，圆如梧桐子大，每服不计时候煎桃枝汤下二十圆。

治尸疰寒热，不思食味，心腹刺痛，宜服**虎掌圆**方：

虎掌半两，汤洗七遍，剉，生姜汁拌炒干　赤茯苓一两　龙齿一两，细研　朱砂半两，细研　当归三分，

---

〔1〕尸：原误作"口"。据《病源》卷23"尸注候"改。下凡遇此误，径改不出注。

〔2〕气：原脱，据补同上。

剉，微炒　阿魏一两　蓬莪茂三分

右件药捣罗为末，用酒煎阿魏成膏，和捣百余杵，圆如梧桐子大，每服不计时候煎生姜乌梅汤下二十圆。

治尸疰恶气，寒热闷绝，宜服此方：

鹳鹊皮方三寸，炙令焦黄　桂心三寸　虻虫十四枚，炒令微黄　斑猫十四枚，糯米拌炒令微黄，去翅足　巴豆三十枚，去皮心研，纸裹压去油

右件药捣罗为末，炼蜜和捣三二百杵，圆如小豆大，每日空心以粥饮下三圆。

又方：

乱发灰半两　杏人半两，汤浸，去皮尖、双人

右件药研如脂，炼少蜜和圆如梧桐子大，每服不计时候以温酒下五圆，日三四服。

又方：

桃人五十枚，汤浸，去皮尖、双人，研

右以水一大盏半，煮取一盏，分温三服，服后当吐为效，不吐即非疰也。

治人有亲近死尸恶气入腹，终身不愈，遂医所不疗，宜服此方：

阿魏三两，细研

右件药每取一分，作馄饨馅十余枚，熟煮食之，日二服，满七日永差。

治诸疰诸方

凡疰者，言住也，谓邪气住人身内，故名为疰。此由阴阳失守，经络空虚，风寒暑湿、饮食劳倦之所致也。其伤寒不时发汗，或发汗不得真汗，三阳传于诸阴，入于五脏，不时除差，留滞宿食。或冷热不调，邪气流注。或感生死之气，卒犯鬼物之精，皆成此病。其变状多端，乃至三十六种，九十九种，其方不皆显其名也。

治诸疰及冷痰痰饮，宿酒癖疰，悉主之，宜服**藜芦圆**方：

藜芦一两，去芦头，微炙　皂荚三分，去黑皮，涂酥炙焦黄，去子　桔梗三分，去芦头　附子三分，炮裂，去皮脐　巴豆一分，去皮心研，纸裹压去油

右件药捣罗为末，炼蜜和捣三二百杵，圆如小豆大，每服空心以温酒下二圆，利下恶物即住服。

治诸疰病及中恶，鬼邪客忤，及一切不测生病，并宜服此**雄黄圆**方：

雄黄一两，细研，水飞过　人参半两，去芦头　甘草[1]半两，炙微赤，剉　桔梗半两，去芦头　藁本半两　附子半两，炮裂，去皮脐　麦门冬一两，去心，焙　川椒半两，去目及闭口者，微炒去汗　巴豆半两，去皮心，别研，纸裹压去油

右件药捣罗为末，入研了药令匀，炼蜜和捣三二百杵，圆如小豆大，每服不计时候以温酒下二圆。

治诸疰，邪鬼客忤万病，**龙牙散**方：

龙牙半两　赤茯苓半两　雄黄一分，细研　赤芍药一分　生干地黄一分　羌活一分　胡燕粪半两，微炒　川乌头一分，炮裂，去皮脐　真珠一分，细研　铜镜鼻半两，细研　鬼箭羽一分　曾青一分，细研

〔1〕甘草：其下分量及制法残损，据宽政本补正。

露蜂房一分，炙黄　蜈蚣一枚，微炙，去足　防风一分，去芦头　桂心一分　杏人一分，汤浸，去皮尖及双人，麸炒微黄　桃奴一分　鬼臼一分，去须　鹤骨一分，涂酥炙微黄　人参一分，去芦头　川大黄一分，剉碎，微炒　甘草一分，炙微黄，剉　芎䓖一分　陈橘皮一分，汤浸，去白瓤，焙　远志一分，去心用　鳖甲一分，涂酥炙令黄，去裙襕　鬼督邮一分　白术半两　狸目一分，炙微黄　紫苏子一分，炒微色赤　石斛一分，去根，剉

右件药捣细罗为散，食前以暖酒调下半钱，当有虫从大便中出为效。

治诸疰入腹，胸膈急痛，鬼击客忤，停尸垂死者，药入喉即愈，**雄黄圆**方：

雄黄一两，细研，水飞过　朱砂一两，细研，水飞过　甘遂半两，煨微黄　附子一两，炮裂，去皮脐　豉六十粒　巴豆一分，去皮心研，纸裹压去油

右件药捣罗为末，入研了药令匀，炼蜜和捣三二百杵，圆如小豆大，每服不计时候以粥饮下三圆。

治诸疰，鬼击客忤，心痛上气，魇梦，蛊毒，**朱砂圆**方：

朱砂半两，细研　白矾半两，烧为灰　藜芦半两，去芦头　附子半两，炮裂，去皮脐　雄黄半两，细研　蜈蚣一枚，微炙，去足　巴豆一分，去皮心研，纸裹压去油入

右件药捣罗为末，入研了药令匀，炼蜜和捣三二百杵，圆如小豆大，每服不计时候以暖酒下二圆。

治诸疰在人身体，寒热短气，两胁下痛引背腰，少力不能行，饮食全少，面目萎黄，小便涩，项强不得俯仰，腹中坚癖，脐下痛，宜服**牛黄圆**方：

牛黄一分，细研　麝香一分，细研　川椒一分，去目及闭口者，微炒去汗　雄黄一分，细研　川大黄一分，剉碎，微炒　当归一分，剉，微炒　天雄三分，炮裂，去皮脐　川乌头三分，炮裂，去皮脐　消石一分　人参一分，去芦头　川芒消一分　桂心一分　朱砂一分，细研　细辛一分　干姜一分，炮裂，剉　蜥蜴一枚，微炙　巴豆五十枚，去皮心研，纸裹压去油

右件药捣罗为末，入研了药令匀，炼蜜和捣三二百杵，圆如小豆大，每服不计时候以暖酒下三圆。

治风疰诸方

夫疰者，言住也，其言连滞停住之状，皮肤游易往来，痛无常处是也。由体虚受风，邪气客于荣卫，随气行游，故谓风疰也。

治风疰，及五尸恶气游走胸心，流出四肢，来往不住，短气欲死，宜服**乌头散**方：

川乌头一两，炮裂，去皮脐　赤芍药一两　当归一两，剉，微炒　干姜半两，炮裂，剉　桂心一两　细辛一两　生干地黄一两　吴茱萸半两，汤浸七遍，焙干微炒　甘草一两，炙微赤，剉

右件药捣粗罗为散，每服三钱，以水一中盏，煎至六分，去滓，不计时候温服。

治风疰，走入皮肤中如虫行，腰脊强直，五缓六急，手足拘挛，瘾胗搔之作疮，风尸身痒，卒风面目肿起，手不出头，口噤不能语，**细辛散**方：

细辛一两　人参一两，去芦头　干姜一两，炮裂，剉　黄芩一两　桂心一两半　麻黄一两半，去根节　当归一两半，剉，微炒　芎䓖一两半　石南一两　甘草一两，炙微赤，剉　生干地黄三分　食茱萸三分

右件药捣粗罗为散，每服三钱，以水一中盏，煎至六分，去滓，不计时候温服。

治风疰毒气，猫鬼所着，**真珠散**方：

真珠半两，细研　雄黄半两，细研　朱砂半两，细研　细辛一两　干姜半两，炮裂，剉　川椒半两，去目

及闭口者，微炒去汗　桂心一两　天雄半两，炮裂，去皮脐　蜈蚣一枚，微炙，去足　莽草半两，微炙

右件药捣细罗为散，不计时候以温酒调下一钱。

治风疰淫跃皮肤，攻注游走，疼痛不可忍，**天雄散**方：

天雄一两，炮裂，去皮脐　桂心三分　石南三分　莽草三分，微炙　茵芋三分　狼毒半两，剉碎，醋拌炒熟　木香三分　雄黄半两，细研　麝香一分，细研

右件药捣细罗为散，入雄黄、麝香同研令匀，不计时候以温酒调下一钱。

治鬼疰诸方

夫人先无他痛，忽被鬼邪所击，当时心腹刺痛，或闷绝倒地，如中恶之类，其得差之后，余气不歇，停住积久，有时发动，连滞停住，乃至于死，死后注易傍人，故谓之鬼疰也。

治鬼疰心腹痛，闷乱欲绝，宜服**木香散**方：

木香半两　丁香一两　鬼箭羽半两　桔梗半两，去芦头　陈橘皮半两，汤浸，去白瓤，焙　当归半两，剉，微炒　桃枭五枚　紫苏茎叶半两　槟榔一两

右件药捣粗罗为散，每服三钱，以水一中盏，入生姜半分，煎至六分，去滓，不计时候温服。

治鬼疰中恶，**犀角散**方：

犀角屑三分　川升麻三分　木香半两　槟榔三分　桃人三七枚，汤浸，去皮尖、双人，麸炒微黄　川大黄一两，剉碎，微炒　桑根白皮一两，剉　麝香一钱，细研

右件药捣粗罗为散，每服三钱，以水一中盏，煎至六分，去滓，不计时候温服。

治鬼疰，宜服**常山散**吐之，方：

恒山一两　甘草半两，生用　麝香一钱，细研

右件药捣粗罗为散，每服三钱，以水一中盏，煎至六分，去滓，食前温服，得大吐即效。

治鬼疰蛊毒气，变化无常，**鲛鱼皮散**方：

鲛鱼皮半两，炙令黄　犀角屑半两　麝香一分，细研　朱砂半两，细研　雄黄半两，细研　蜈蚣一枚，微炙，去足　丁香一分　鹿角屑一分　蘘荷根一分　龙骨一分　川椒一分，去目及闭口者，微炒去汗　干姜一分，炮裂，剉　贝齿十枚，烧赤细研

右件药捣细罗为散，入研了药令匀，不计时候以暖酒调下一钱。

治诸病，破积聚，心下支满，寒热鬼疰，长病嗽逆，唾噫，辟除众恶，杀鬼逐邪气，鬼击客忤中恶，胸中结气，咽中闭塞，有痛恻恻随上下，手心中愠愠如有血状，毒疰相染，宜服**太一神明陷冰圆**方：

雄黄一分，细研　芫青五十枚，糯米拌炒令黄色，去翅足　真珠三分，细研　麝香半两　附子三分，炮裂，去皮脐　人参半两，去芦头　犀角屑半两　鬼臼半两，去须　蜈蚣一枚，微炙，去足　川乌头半两，炮裂，去皮脐　杏人一分，汤浸，去皮尖、双人，麸炒微黄　朱砂一两，细研，水飞过　蜥蜴一枚，微炙　斑猫三七枚，糯米拌炒令黄色，去翅足　藜芦一两，去芦头，微炙　礜石一两，黄泥裹，烧半日，细研　樗鸡三分，微炒用　牛黄半两，细研　川大黄一两，剉，微炒　地胆三七枚，糯米拌炒令黄，去翅足　当归一两，剉，微炒　桂心一两　巴豆一分，去皮心研，纸裹压去油

右件药捣罗为末，入研了药令匀，炼蜜和捣三五百杵，圆如小豆大，每服食前以温酒下三圆。

治鬼疰气痛，方：

芫青二七枚，糯米炒令黄色，去翅足 雄黄半两，细研 阿魏半两，面裹，煨令面熟为度 当归半两，剉，微炒 附子半两，炮裂，去皮脐 桂心半两

右件药捣罗为末，炼蜜和圆如小豆大，每服不计时候以温酒下五圆至七圆，立愈。

治三十六种鬼疰，不问男子女人皆主之，方：

白芥子一升 陈米醋二升，三年者 韭子一升，烧令烟出为度

右以瓷瓶盛醋，内芥子于中，以物盖瓶头，封之勿令泄气，其合药日时分明记之，七日为满，还以合药时开，内净臼中捣如泥，用生布绞取汁，内韭子末和圆如菉豆大，服药之时不食夜饭，明旦以粥饮下三十圆，温酒亦得，至辰巳时当有大利，如不利，更吃热粥饮一盏投之，当利下恶物，及有虫如蒜瓣大出，即以粥饮压之。

治鬼疰相染，方：

猪肝一具，薄切炙干

右捣细罗为散，每服不计时候以新汲水调下二钱。

又方：

桃人四两，汤浸，去皮尖、双人

右研为膏，每服不计时候以酒调下半匙服之。

治转疰诸方

夫转疰者，言死又易傍人。转注之状，与诸疰略同，以其在于身内移转无常，故以为转疰也。

治鬼物前亡，转相染易，梦寐氛氲，肌体羸瘦，往来寒热，嘿嘿烦闷，欲寤不能，手足热，不能食，或欲向壁悲啼，或喜笑无常，宜服**牛黄散**方：

牛黄半两，细研 鬼箭羽半两 王不留行半两 徐长卿半两 远志半两，去心 干姜半两，炮裂，剉 附子半两，炮裂，去皮脐 五味子半两 石韦半两，去毛 黄芩半两 赤茯苓半两 桂心一分 代赭半两，细研 菖蒲一两 麦门冬一两，去心，焙

右件药捣细罗为散，每服用酒一小盏，入生姜汁少许，地黄汁一合暖令温，调下一钱，不计时候服。

治转疰绝门族，族尽转逐中，外复易亲友，**雄黄圆**方：

雄黄半两，细研 麦门冬一两，去心，焙 天门冬一两，去心，焙 皂荚半两，去黑皮，涂酥炙微黄焦，去子 莽草半两，微炙 鬼臼半两，去须 巴豆半两，去皮心研，纸裹压去油

右件药捣罗为末，炼蜜和捣三二百杵，圆如小豆大，每服空心以温酒下二圆。

治人久疰相传，乃至灭族，宜服此方：

雄黄一两半，细研，水飞过 鬼臼一两，去须 朱砂一两，细研，水飞过 莽草一两，微炙 藜芦一两，去芦头，微炙 巴豆四十枚，去皮心研，纸裹压去油 皂荚半两，去黑皮，涂酥炙焦黄，去子 真珠半两，细研

右件药捣罗为末，入研了药令匀，炼蜜和捣三二百杵，圆如小豆大，每服空心以温酒下二圆，当吐利下恶物，即住服。

治劳病转疰相染，或霍乱中恶客忤病者，宜服此**獭肝圆**方：

獭肝半两，微炙 雄黄半两，细研 莽草半两，微炙 朱砂半两，细研 鬼臼半两，去须 犀角屑半两

麝香半两，细研　川大黄半两，剉碎，微炒　牛黄一分，细研　蜈蚣一枚，微炙，去足　巴豆半两，去皮心研，纸裹压去油

右件药捣罗为末，入研了药令匀，炼蜜和捣三五百杵，圆如麻子大，每服空心以温酒下三圆。若中病，不计时候服。

治恶疰诸方

夫恶疰者，是恶毒之气也。人体虚者受之，毒气入于经络，遂流移心腹，其状往来击痛，痛不一处，故名恶疰也。

治恶疰邪气往来，心痛彻胸背，或入皮肤，移动不定，四肢烦疼，羸乏短气，宜服**牛黄散方**：

牛黄一分，细研　蜈蚣一枚，微炙，去足　朱砂一两，细研　细辛半两　川大黄一两，剉碎，微炒　鬼臼半两，去须　黄芩一两　当归半两，剉，微炒　桂心半两　人参半两，去芦头　麝香一分，细研　附子半两，炮裂，去皮脐　干姜半两，炮裂，剉

右件药捣粗罗为散，入研了药匀，每服三钱，以水一中盏，煎至六分，去滓，不计时候温服。

治恶疰撮肋连心痛，宜服此方：

当归二两，剉，微炒　木香一两　槟榔二两　麝香一钱，细研

右件药捣细罗为散，不计时候煎童子小便调下三钱。

治恶疰心痛，闷绝欲死，宜服此方：

鬼督邮一两，末　安息香一两，酒浸细研，去滓，慢火煎成膏

右件药以安息香煎，和圆如梧桐子大，不计时候以醋汤下十圆。

治卒得恶疰腹痛，方：

釜底墨一合　盐半两

右件药以水一大盏，煎至七分，去滓，分温二服。

又方：

独颗蒜四颗　伏龙肝一两，细研

右件药捣，入少水和圆如梧桐子大，每服以温酒下二十圆。

治恶疰腹痛不可忍，宜服此方：

吴茱萸半两，汤浸七遍，焙干微炒　桂心一两

右件药捣细罗为散，不计时候以热酒调下二钱。

治恶疰入心欲死，宜服此方：

安息香半两捣末，分为二服，以热酒和服之。

又方：

阿魏末一分　分为二服，以热酒调服之，立差。

又方：

独颗蒜一头，香墨如枣大，并捣，以酱汁一合和，顿服立差。

治走疰诸方

夫走疰者，由体虚之人受于邪气，随血而行，或淫弈皮肤，去来击痛，游走无有常所，故名为走疰也。

治恶走疰疼痛，宜服此方：

川乌头一两，炮裂，去皮脐　桂心一两　川椒一两，去目及闭口者，微炒去汗　天雄一两，炮裂，去皮脐　莽草一两，微炙　雄黄一两，细研　朱砂一两，细研，水飞过　木香半两　虎头骨一两，涂酥炙微黄

右件药捣细罗为散，不计时候以温酒调下一钱。

又方：

雄黄三两，细研，水飞过　清漆三匙　米醋九升

右件药五月五日以糠火煎一复时，候可圆即圆如小豆大，每服不计时候以温酒下一圆。兼治蛇蝎螫，涂之立验。

治走疰上下，随痛贴之，**神效膏**方：

芫花一两　芸薹子半两　安息香半两　附子半两，去皮脐　桂心半两　川椒半两，已上并生用

右件药捣细罗为散，入牛皮胶中和成膏，涂纸上，随痛处贴之，立定。

治走疰风毒疼痛，熨药方：

狼毒　附子去皮脐　川椒　吴茱萸　生干地黄　桂心　芸薹子　芎䓖　当归　川大黄已上各半两

右件药并生用，捣罗为末，以酒糟三斤同炒令热，用绢包裹，更互熨痛处，以效为度。

又方：

小芥子末一合

右以蜜和圆如梧桐子大，每服以温酒下十圆，三两服差，差后不得食五辛。

又方：

汉椒捣碎，以布裹之，系布于疰上，以熨斗熨，汗出即效。

又方：

桂心一两

右以酒一大盏煎至七分，分为二服。

又方：

车釭烧令热，暂入水，以湿布裹熨病上，差。

又方：

芸薹子以慢火炒熟，捣为末，以油面入浓醋调煎为糊，看冷热涂在痛处，三五上[1]效。

又方：

小芥子末和鸡子白调敷之，即差。

治蛊毒诸方

夫蛊有数种，皆是变惑之气。人有固造作之者，多取虫蛇之类，以瓮器中盛，则任其自相

〔1〕上：增加。《汉书·谷永传》："不可上矣。"颜师古注："上犹加也。""三五上"，意即再加涂三五次。

啖食，唯有一物独在者，即谓之蛊，便能变惑，随逐酒食，为人患祸，患祸于他，则蛊主吉利，所以蠹害之徒而畜事之。又有飞蛊，去来无由渐，状如鬼气者，得之卒重。凡中蛊病多趋于死，以其毒害极甚，故云蛊毒也。

治蛊毒，**皂荚散**方：

猪牙皂荚一两，去黑皮，涂酥炙黄焦，去子用　木香半两　雄黄一钱，细研　天麻一两　当归一分，剉，微炒

右件药捣细罗为散，每服不计时候以煎水调下一钱。

治中蛊毒，腹内坚如石，面目青黄，小便淋沥，变易无常，宜服**羖羊角散**方：

羖羊角五两，炙令微黄　蘘荷四两半　栀子人七枚　牡丹一两　赤芍药一两　黄连一两，去须　犀角屑一两

右件药捣粗罗为散，每服三钱，以水一中盏，煎至六分，去滓，不计时候温服。

治初中蛊毒，宜服此方：

川升麻一两　桔梗一两，去芦头　菰瓤根一两

右件药捣粗罗为散，每服三钱，以水一中盏，煎至六分，去滓，不计时候温服。

治蛊毒，方：

雄黄半两，细研　朱砂半两　藜芦一分，去芦头，微炙　鬼臼一分，去须　巴豆一分，去皮心研，纸裹压去油

右件药捣罗为末，炼蜜和圆如大豆大，每空腹煎干姜汤下三圆，当转下恶物并虫等，当烦闷，后以鸭为羹食之。

治蛊毒，喉中如物啮，咽之不入，吐之不出，或下鲜血，渐将羸瘦，腹大，食饮不下，宜服此神验方：

桃白皮一两半，五月五日午时采，阴干，临用去黑皮　大戟三分，剉碎，微炒　斑猫三分，糯米拌炒微黄，去翅足

右件三味并别捣细罗，为合和一处研匀，每服空心以粥饮清汁调下一钱，良久更少吃粥饮，当大吐利，蛊毒并出。若一服不差，三日更一服即差，虽大困，终不损人，候吐尽，良久食粥饮，此方极效。

治蛊毒心腹坚痛，面目黄瘁，羸瘦骨立，宜服此方：

雄黄三分，细研　朱砂三分，细研　藜芦半两，去芦头，微炙　莽草半两，微炙　鬼臼半两，去须　巴豆十五枚，去皮心研，纸裹压去油　麝香一分，细研　斑猫半两，糯米拌炒令黄，去翅足

右件药捣罗为末，入研了药令匀，炼蜜和捣五七百杵，圆如小豆大，每服空腹以温酒下五圆，少时更吃一盏粥饮，或利出诸蛊、虫蛇异种恶物，立差如神。若不吐利，更加二圆，以吐利为度。

治万病蛊毒，风气寒热，**乌头酒**方：

川乌头四两，炮裂，去皮脐　附子四两，炮裂，去皮脐　芎䓖四两　藜芦四两，去芦头，炙　黄芩四两　桂心四两　甘草四两，炙微赤　白敛六两　半夏六两，汤洗七遍去滑　柏子人六两　麦门冬六两，去心　桔梗六两，去芦头　前胡六两，去芦头

右件药并细剉，以六月曲十斤，秫米一硕，酿如酒法，其药用青布袋盛之，沉着瓮底，泥头，春秋七日，夏五日，冬十日，乃成。每温服一小盏，日三服，以知为度。有病利下状如漆，五十日悉愈，其效如神。

治蛊毒难愈，喉中妨闷，瘦如骨立，偏宜服此方：

越燕屎一合，微炒　独头蒜五枚

右件药同捣如膏，圆如杏核大，每日空腹以粥饮清下十圆，加至十五圆，其蛊尽下，化作鲜血。

治五种蛊毒，悉主之方：

马兜零根三两，捣筛分为三贴

右件一贴，以水一大盏，煎至五分，去滓，空腹顿服，当随时吐蛊出。未快吐再服之，以快为度。

治飞蛊，状如鬼气者，宜服此方：

雄黄半两　麝香半两　犀角末半两

右件药都细研为散，每日空心及晚食前以温水调下一钱。

治百蛊不愈，方：

取鹁鸽热血，随多少服之。

又方：

取越燕头血，随多少饮之。

又方：

取白鸽毛粪烧灰细研，每服以粥饮调下二钱，日三四服。

又方：

生菰瓤根捣取汁一盏　酱汁半合

右件药相和，温服之，须臾尽吐蛊出。

治蛊毒，方：

右取商陆根五两，净洗细切，用生姜半两和拌，取自然汁半中盏，取五更初服，服了坐片时即却睡，至平旦时如不动，即以茶一盏投之，得利出本物，即以冷水洗手面便止，煮薤白粥候冷吃，三五度便安。

又方：

榉皮广五寸，长一尺　蔷薇根五寸，如大指大

右件药细剉，以水一中盏，清酒二盏，煮至二盏去滓，分温二服，当利下蛊物。

又方：

土瓜根大如指，长三寸

右剉，以酒半盏浸一宿，且为一服，当吐下蛊即差。

又方：

皂荚一梃，长一尺者，去黑皮子，生用

右件药以酒一大盏浸一宿，空心去滓服之，得利即差。

又方：

荠苨二两

右捣细罗为散，每服以粥饮调下三钱。

又方：

槲树北阴白皮一大握，长五寸

右件药以水三中盏，煎至一盏去滓，空腹顿服，当吐即愈。

治凡畏忌中蛊欲死，宜服**甘草汤**方：

甘草半两，生用

右以水一大盏煎至五分，顿服之，当吐痰出。若平生要预防蛊者，宜熟炙煮汁服，即内消不吐，神验。

治中蛊毒，令人腹内坚痛，面目青黄，淋露骨立，病变无常，方：

猪骨髓五两　蜜一升

右同煎之令熟，分为十度服之，日三四服即差。

又方：

桃树寄生三两

右捣罗为末，不计时候如茶点一钱服。

治忽中蛊毒，方：

右取白鸡、鸭血灌口中，立效。

治中蛊心痛，方：

右取败鼓皮一片烧灰细研，粥饮调服二钱，病人须臾自当呼蛊主姓名，便愈。

治中蛊毒，神验方：

右取胡荽根捣汁半盏，不计时候服之，其蛊立下。和酒服之更妙。

又方：

右取相思子三七枚捣细罗为散，每服空心以暖水半盏，调服之令尽，即吐，且抑之勿便吐，若忍不得，即大张口吐之，其毒即出，快出讫，服稀粥，勿食诸肉，轻者七日当差。

治五蛊诸方

夫蛇蛊者，面色青黄，其脉洪壮，病发之时，腹内热闷，胸胁支满，舌本胀强，不喜言语，身体恒痛；又心腹似如虫行，颜色多赤，唇口干燥，经年不治，肝膈烂而死矣。蜥蜴蛊者，面色赤黄，其脉浮滑而短，病发之时，腰背微满，手脚唇口悉皆习习，而喉脉急，舌上生疮，二百日不治，啖人心肝尽烂，下脓血，羸瘦，颜色枯黑而死。虾蟆蛊者，面色青白，又云其脉沉濡，发时咽喉塞，不欲闻人语，腹内鸣唤，或下利；若天阴久雨，而病转剧，皮内[1]如虫行，手脚烦热，嗜醋食，咳嗽脓血，颜色乍白乍青，腹内胀满，状如虾蟆；若成虫吐出，成蝌蚪形，是虾蟆蛊；经年不治，啖人脾胃俱尽，唇口裂而死。蜣螂蛊者，脉缓而散，病发之时，身体乍冷乍热，手脚烦疼，无时节吐逆，小便黄赤，腹内闷，胸中痛，颜色多青，或吐出似蜣螂，有足翅，是蜣螂蛊；经年不治，啖人血脉，枯尽即死。欲知是蛊与非，当令病人唾于水内，沉者是蛊，浮者非也。又云：旦起取井华水，未食前，当令病人唾水内，如柱脚直下沉者是蛊毒，浮散不至下者是草蛊。又云：含大豆，若是则豆胀烂皮脱，若非则豆不烂脱。又云：以鹄皮置病人卧下，勿令病人知，若病剧者是蛊。又云：取新生鸡子煮熟，去皮留黄白令完含之，日晚含之，勿以齿隐及令破损[2]，至夜即吐出，着霜露内且看之，其色大青，是蛊毒也。昔有人食新变鳢鱼中毒，病心腹

〔1〕 内：原作“肉”。据《病源》卷25“蛊毒候”改。

〔2〕 勿以齿隐及令破损：《病源》卷25“蛊毒候”作：“以齿微微隐之，勿另破。”

痛，心下硬，发热烦惋，欲得水沃[1]，身体摇动，如鱼得水状，有人诊云是蛊。其家云：野间相承无此毒。不作蛊治，遂至死矣。

治五般蛊，皆噎喉妨闷，不得只作喉病，切须审细治之，**犀角散**方：

犀角屑半两　蘘荷根二两　黄连一两，去须　茜根一两　当归一两　羖羊皮三寸，炙令焦黄

右件药捣筛为散，每服五钱，以水一大盏，煎至五分，去滓，不计时候温服。

治五蛊，吐血伤心腹中，或气塞咽喉，语声不出，气欲绝，饮食吐逆，上气，去来无常，有似鬼祟，身体浮肿，心闷烦疼，寒颤，梦与鬼交，及狐猫作魅，卒得心痛，上攻胸膈腹胁间，痛如刀刺状，经年着床不起，**雄黄圆**方：

雄黄半两，细研　川椒目半两，微炒去汗　鬼臼半两，去须　莽草半两，微炙　芫花半两，醋拌炒令干　木香半两　藜芦半两，去芦头　白矾半两，烧令汁尽　獭肝半两，微炙　附子半两，炮裂，去皮脐　蜈蚣一枚，微炙，去足　斑猫十枚，糯米拌炒令黄色，去翅足

右件药捣罗为末，入研了药令匀，炼蜜和捣五七百杵，圆如梧桐子大，每于空心粥饮下五圆，以利为效。

治五蛊及中恶气，心腹胀满，不得喘息，心痛积聚及疝瘕，宿食不消，吐逆呕哕，寒热瘰疬，并宜服**太一追命丹**方：

蜈蚣一枚，微炙，去足　巴豆三十枚，去皮心研，纸裹压去油　附子一分，炮裂，去皮脐　白矾半两，烧令汁尽　藜芦一分，去芦头　雄黄一分，细研　鬼臼一分，去须

右件药捣罗为末，入研了药更研令匀，炼蜜和捣三五百杵，圆如麻子大，每服以温酒下二圆。

治五蛊毒，令病人唾水中，沉者，宜服此方：

巴豆一枚，去皮心研，纸裹压去油　豉三粒　釜底墨一钱

右件药捣研，以软饭和，分为三圆，每服空心以温酒下一圆。

治五种蛊毒，蛇蛊，食饮中得之，咽中如有物，咽之不下，吐之不出，闷乱不得卧，心热不能食，宜服此方：

马兜零根一两，捣末　蘘荷根半两

右件药以水一大盏，煎至六分，去滓，不计时候顿服，其蛊并当吐出。

又方：

麝香一钱，细研

右以温水空腹调服，即吐出蛊毒。

治蜣螂蛊，得之胸中忽然哽，怵怵如虫行，咳而有血，咽喉多臭气，方：

取猪脂半合，服即下或吐之，自消也。

治虾蟆蛊及蝌蚪蛊，得之心腹胀满，口干思水，不能食，闷乱，大喘而气发，宜服此方：

车辖脂半升已来，渐渐服之，其蛊即出。

治草蛊毒，入人咽喉，刺痛欲死，宜服此方：

桔梗一两，去芦头　犀角屑一两

右件药捣细罗为散，每于食前以暖酒调下三钱。

---

〔1〕 沃：原作"沃"。《正误》："'沃'疑'泼'之误。"《普济方》卷 252 作"洗沃"、《类聚》卷 165 作"沃"，义长，因改。下同。

治草蛊术，在西凉更西及岭南人多行此毒，入人咽刺痛求死，方：

右服甘草、蓝汁，即自消。

又方：

马兜零苗一两

右件药捣细罗为散，以温水调服一钱，自消。

治蛊似蛔，宜服此方：

雄黄末一字　麝香末一字

右件药取生羊肺如指大，以刀开，内雄黄等末，以肺裹吞之。

又方：

右以淘盐汁调甘草末三钱服，吐之效。

治食中有蛊毒，令人腹内坚痛，两目青黄，淋露骨立，病变无常处，宜服此方：

炉中取铁精细研，别捣鸡肝和圆如梧桐子大，任食前后以暖酒下五圆。

治蛊疰诸方

夫蛊疰者，云人有造作蓄聚之者，多取虫蛇之类，以瓮器中盛，则任其自相啖食，唯有一物独在者，谓之蛊，以毒害于他，多因饮食内而行之，人中者心闷腹痛，蚀五脏尽则死矣。有缓有急者，急者仓卒十数日死，缓者延引岁月，游走腹内，常气力羸惫，骨节沉重，发则心腹烦躁，而病人所食之物，亦变化为蛊，渐侵蚀腑脏尽而死矣。死则病流注染着傍人，故为蛊疰也。

治诸蛊毒疰气，变化无常，**鲛鱼皮散**方：

鲛鱼皮一分，微炙　犀角屑一分　麝香一分，细研　白龙骨一分　朱砂一分，细研　雄黄一分，细研　蘘荷根一分　鹿角屑一分　蜈蚣一枚，微炙，去足

右件药捣细罗为散，入研了药令匀，每于食前以暖酒调下一钱。

治蛊疰百病，癥瘕积聚，大小便不利，卒忤，恶风，胪胀满，转相注易，医所不治，宜服**紫参圆**方：

紫参　人参去芦头　半夏汤洗七遍去滑　藜芦去芦头　代赭细研　桔梗去芦头　白薇　肉苁蓉酒浸一宿，刮去皴皮，炙干　石膏细研　牡蛎烧为粉　丹参已上各三分　干虾蟆一枚，烧为灰　川乌头一两，炮裂，去皮脐　狼毒一两，剉碎，醋拌炒熟　附子一两，炮裂，去皮脐　巴豆一两，去皮心研，纸裹压去油

右件药捣罗为末，入研了药令匀，炼蜜和捣三五百杵，圆如小豆大，每服不计时候以粥饮下一圆，日三服，老少量之。蜂虿毒用涂之，亦良。

治蛊疰，四肢浮肿，肌肤消瘦，咳逆，腹大如水之状，死后注易人家，宜服此方：

雄黄一两，细研，水飞过　巴豆一分，去皮心研，纸裹压去油　莽草一两，微炙　鬼臼一两，去须　蜈蚣一枚，微炙，去足

右件药捣罗为末，入研了药令匀，炼蜜和捣三二百杵，密封收之，每于食前以温酒服如小豆大一圆，增减临时，当下清水豆汁，虫长数寸，或如坏鸡子等及恶物。

治蛊疰已蚀下部，肛尽肠穿者，宜用此方：

虾蟆一枚，青大者，烧灰细研　乌鸡骨一两半，烧灰细研

右件药拌令匀，以一钱内于竹筒，吹入下部中，用三五遍即差。

治卒得蛊疰，毒气往来，方：

乱发灰一分　杏人一分，汤浸，去皮尖、双人　麝香一钱，细研

右件药都研如脂，每服不计时候以酒服如梧桐子大五圆，日三服。

治蛊疰及杂疰相连，续命方：

桃根白皮半斤

右件药以水三升煎取一升半，去滓，分为六服，两日服之。

治蛊毒吐血诸方

夫蛊害人，蚀腑脏，其状心中切痛如物啮，或面目青黄，病变无常，是先伤于膈上则吐血，不即治之，蚀脏腑，伤则死矣。

治中蛊毒吐血，**雄黄散**方：

雄黄一分，细研　釜下黄土半两，细研　獭肝如枣大，微炙　斑猫十四枚，糯米拌炒令黄色，去翅足

右件药捣细罗为散，每服空腹以酪浆调下二钱，或吐虾蟆及蛇等出，即效。

又方：

败鼓皮三寸，炙微焦　苦参一两　蘘荷根一两

右件药捣粗罗为散，分为四服，每服以水一大盏，煎至五分，去滓，不计时候温服，日二服。

治蛊毒吐血，或下血如烂肝，宜服此方：

茜草根半升　蘘荷根半升

右件药细剉，以水三大盏，煎至一盏半去滓，空腹分温三服。

又方：

苦瓠一枚，切

右以水二大盏煎，去滓，取一盏，空腹分温二服，当吐下蛊，即效。

治中蛊吐血，方：

小麦面二合，分为三服，以冷水调服之，半日令尽，当下蛊即差。

又方：

取桑木心，剉二斗，于釜中以水五斗淹之，令上水深三寸，煮取二斗，澄清，微火煎得五升，夜勿食，旦服五合，则吐出蛊毒即差。

治中蛊吐血，方：

生桔梗捣取汁，每服一小盏，日三服。

治蛊毒下血诸方

夫蛊者，能变化为毒。有蓄事者，以毒害人，多因饮食内行，人中之者心腹躁痛烦，毒不可忍，蚀人五脏，下血瘀黑如烂鸡肝也。

治蛊毒下血，皆如烂肉，令人心腹疞痛，如有物啮，若不即治，蚀人五脏乃死，偏宜服此方：

槲树北阴白皮四两　桃根白皮四两　猬皮灰一两　乱发灰一两　大麻子汁五升

右件药先以水五大盏煮槲树皮、桃根皮，取浓汁二盏，和麻子汁，每服暖汁一中盏，调乱发等灰二钱，令患人少食，旦服，须臾着一盆水，以鸡翎引吐于水中，如牛涎犊胎，及诸虫并出。

治中蛊，下血如鸭肝，腹中疞痛，急者，宜服**茜根散**方：

茜根一两　川升麻一两　犀角屑一两　地榆二两，剉　白蘘荷二两　桔梗半两，去芦头　黄蘗半两，剉　黄芩半两

右件药捣粗罗为散，每服五钱，以水一大盏，煎至五分，去滓，不计时候温服。

治蛊下血欲死，宜服此方：

蔷薇根一两，剉　牛膝半两，去苗　连翘子一两　蜡一分

右件药捣筛，以水三大盏煎至二盏，去滓，不计时候分为三服。

治蛊毒腹痛血[1]，**踯躅花散**方：

踯躅花一两，酒拌炒令干　干姜一分，炮裂，剉　藜芦一分，去芦头　附子一分，炮裂，去皮脐　巴豆一分，去皮心研，纸裹压去油　野葛根皮一分　桂心一分　朱砂一分，细研　雄黄一分，细研　蜈蚣一分，微炙，去足

右件药捣细罗为散，每服空腹以冷水调下一字。

治蛊毒大便下血，日数十行，宜用此方：

巴豆七枚，去心皮研，纸裹压去油　藜芦去芦头　附子炮裂，去皮脐　芫青糯米拌炒令微黄，去翅足　白矾烧令汁尽，已上各一分

右件药捣细罗为散，以绵裹一大豆许，内下部中，日二三度易之。

治蛊毒下血，方：

猬皮烧为灰

右细研，以煎水调下二钱，日三服。

治卒中蛊毒，下血如鸡肝，昼夜不止，四脏悉损，唯心未毁，宜服此方：

桔梗去芦头　伏龙肝已上等分

右捣细罗为散，每服以温酒调下二钱，日三服，不能下药，以物发口开[2]灌之，心中当须臾自定。服七日止，当食猪肝臛以补之。

治中恶诸方

夫中恶者，是人精神衰弱，为鬼邪之气卒中之也。夫人阴阳顺理，荣卫调平，神守则强，邪不干正。若将摄失宜，精神衰弱，便中鬼毒之气。其状卒然心腹刺痛，闷乱欲死。又凡卒中恶，腹大而满者，诊其脉紧大而浮者死，紧细而微者生。又中恶吐血数升，脉数细者死，浮猋如疾者生。中恶者差后，余势尚滞，发作则变成疰也。

治卒中恶客忤，飞尸入腹，鬼击及中蛊毒，吐血下血，心腹卒痛满，及热毒痛六七日，并宜服此**雄黄散**方：

雄黄一两，细研　朱砂半两，细研　附子半两，炮裂，去皮脐　桂心一两　藜芦一分，去芦头　野葛半

[1] 腹痛血：《普济方》卷253“蛊毒下血·踯躅散”作“腹痛，注下赤血”。
[2] 发口开：《普济方》卷253“蛊毒下血·桔梗散”作“斡开口”。

两,醋拌炒令干　川椒半两,去目及闭口者,微炒去汗　巴豆二十枚,去皮心研,纸裹压去油　芫花一分,醋拌炒令干

右件药捣细罗为散,每服以温水调下半钱,服后或吐或汗出,即住服。

治中恶喘急,心腹胸胁疞痛,宜服此方:

东引桃枝皮一握　白杨皮一握　真珠一两,细研　栀子人十四枚　当归一两,剉,微炒　吴茱萸一两,汤浸七遍,焙干微炒　桂心一两　附子一两,炮裂,去皮脐

右件药捣筛为散,每服三钱,以水一中盏,入生姜半分,豉五十粒,煎至六分,去滓,不计时候温服。

治中恶,心腹痛,胸胁短气,**当归散**方:

当归二两,剉碎,微炒　栀子人一两　桃白皮二两　附子一两,炮裂,去皮脐　赤芍药一两　蓬莪茂一两　桂心一两　吴茱萸一两,汤浸七遍,焙干微炒

右件药捣粗罗为散,每服三钱,以水一中盏,入豉五十粒,煎至六分,去滓,不计时候温服。

治中恶客忤垂死,宜服**朱砂圆**方:

朱砂一两,细研,水飞过　雄黄一两,细研,水飞过　麝香一分,别研入　附子一两,炮裂,去皮脐,为末　巴豆二十枚,去皮心研,纸裹压去油

右件药都细研令匀,炼蜜和捣三五百杵,圆如麻子大,每服不计时候以粥饮下三圆,不利更服三圆,渐加至五圆七圆,以利为度。

又方:

空青一两,细研　麝香一分,细研　朱砂一两,细研,水飞过　雄黄半两,细研

右件药相和研令匀,每服以醋一合,汤一合相合调散半钱,不计时候服之,须臾即吐为效。

治卒中恶,心腹疞刺痛,气急胀满,方:

雄黄半两　赤小豆半两,炒熟　瓜蒂半两

右件药捣细罗为散,每服不计时候,以温浆水调服一钱半,当小吐立止,不吐加至二钱。

治卒中恶,心腹刺痛烦乱,方:

麝香一分,细研　犀角屑半两　木香半两

右件药捣罗为散,每服不计时候以温浆水调服一钱半,加至二钱,频三五服即差。

治中恶心神烦闷,腹胁刺痛,宜服此方:

韭根一把　乌梅七颗　吴茱萸一分,汤浸七遍,焙干微炒

右件药以水一大盏,煎至七分,去滓,不计时候分温二服。

治中恶闷乱腹痛,心膈不利,宜服此吐方:

桂心半两,细剉　生姜一两,细切　栀子人十四枚　豉二合　人参芦头一分,细剉

右件药都以酒二大盏煎取一盏,去滓,不计时候分温二服,取吐为度。

治中恶遁尸,心腹及身体痛甚者,短气不语,不知痛处,手摸按之即知痛处,偏宜用此方:

右以艾叶挼令碎,着痛上令厚二寸,以熨斗内着灰火熨艾上,令热透,如冷即再熨之。

治中恶心痛欲绝,方:

釜底墨半两　盐一钱

右件药和研,以热水一盏调,顿服之。

治卒中恶，方：

牛粪新者，绞取汁三合为一服。若口不开，拗开口内药也。若无新者，干即加水煮之。

治卒中恶气绝，方：

右已上好朱砂细研，于舌上书鬼字，额上亦书之，此法极效。

治尸厥诸方

夫尸厥者，是阴阳气逆也。此由阳脉卒下坠，阴脉卒上升，阴阳离居，荣卫不通，真气厥乱，客邪乘之。其状如死，犹微有息而不恒，脉尚动而形无知也。听其耳内，修修有如啸声，而股间暖者是也。耳内虽无啸声而脉动者，故当以尸厥治之。诊其寸口脉沉大而滑，沉即为实，滑却为气，实气相搏，身温而汗，此为入腑，虽卒厥不知人，气复则自愈。若唇面青，身冷，此为入脏，亦卒厥不知人，即死候。其左手关上脉阴阳俱虚者，足厥阴、手少阳俱虚也。病苦恍惚，尸厥不知人，妄有所见也。

治尸厥，脉动而无气，气闭不通，故静如死，听其耳中修修有如啸声，而股内暖者是也。不治，三日当死。宜服**朱砂圆**方：

朱砂三分，细研　雄黄三分，细研　附子三分，炮裂，去皮脐　桂心一两半　巴豆二十粒，去皮心研，纸裹压去油

右件药捣罗为末，入研了药令匀，炼蜜和圆如麻子大，每服不计时候以粥饮下五圆，不知更下二圆，若利多即止之。

治尸厥不语，**返魂丹**方：

生玳瑁一分　朱砂一分　雄黄一分　白芥子一分　麝香一分

右件药同研如粉，于瓷器中熔安息香，和圆如菉豆大，或冲恶不语，不计时候以小便下五圆。孩子热风只一圆。

治中恶暴死，方：

菖蒲二两

右捣细罗为散，取半钱着舌底，又吹入两鼻孔中及下部中，更吹入两耳内，即活矣。

又方：

捧两手莫放，须臾即活。

又方：

握两大胟指令固，即活。

又方：

右以竹管吹下部，数人更互吹之，气满即活。

又方：

吹皂荚末入鼻中令嚏，即活。

又方：

以竹管令人更互吹两耳中，不过良久即活。

又方：

酒磨桂心灌之，即活。

又方：

研麝香一钱，醋和灌之，即活。

又方：

取床下土，小便研，灌之，沥入口鼻即活。

治卒死诸方

夫卒死者，由三虚而遇贼风也。所为三虚者，谓乘年之衰一也，逢月之空二也，失时之和三也。人有此三虚，而为贼风所伤，使阴气偏竭于内，阳气阻隔于外，二气壅闭，故暴绝如死也。若腑脏气未竭者，良久乃苏。然亦有挟鬼神之气而卒者，皆有鬼邪退乃活也。凡中恶及卒忤，卒然气绝，其后得苏，若其邪气不尽者，即停滞心腹，令心腹痛，或身体沉重，不能饮食，而成宿疾，而变成疰也。

治卒死，但有微气，心上稍暖者，服此**五神返魂丹**方：

朱砂半两　牛黄半两　安息香半两　砒霜半两　大蜘蛛五枚，重午日采，袋内盛，通风，勿令死

右先细研四味，方入蜘蛛又研令匀，用不蛀皂荚三寸，去黑皮，以水三合挼汁，便入少粟米饭煮令水尽，和圆如梧桐子大。如中恶卒死及急风者，但有微气，以新汲水研下一圆。如昏迷，加一圆立活。无疾常服一圆，至老无病。

治卒死及感忤，口噤不开者，宜服此方：

巴豆十枚，去皮心研，纸裹压去油　干姜半两，炮裂，剉　川大黄半两，剉碎，微炒

右件药捣罗为末，以枣瓤和圆如菉豆大，每服不计时候以温水下五圆，如人行十里再服。

治卒死中恶，及尸厥，方：

右以葱刺其耳中鼻中，血出者是活候也。其欲苏时，当捉两手莫放之，须臾，死人自当举手捞人，言痛，乃止。男左女右，鼻内令葱入五寸为则，立效。

又方：

右以绵渍好酒，手挼汁令入鼻中，并持其手足，莫令惊动。

又方：

半夏捣为末，如大豆许吹其鼻中。

又方：

捣韭取汁，以灌口中。

又方：

取猪膏如鸡子大，以醋一合煮沸，灌喉中良。

又方：

卒死而壮热者，用白矾半斤，以水二斗煮消以渍脚，即活。

又方：

截豘尾取血灌之，并缚豘以枕之，死人须臾活矣。

又方：

视其上唇里弦弦者，白如黍米大，以针决去之。

又方：

右用小便灌其面，数即能回语。此是扁鹊法。

又方：

以雄鸡头取血以涂其面，干复涂之。

又方：

右以女青捣细罗为散，用一钱，发开口内喉中，以水及醋下之，立活。

治忤打死，心犹[1]暖，宜用此方：

取葱白内于下部中，及鼻中，须臾即活。

治卒忤诸方

夫卒忤者，亦名客忤，谓邪客之气，卒忤犯人精神也。此是鬼厉之毒气，中恶之类也。人有魂魄衰弱者，则为鬼气所犯忤，喜于道间门外得之。其状心腹疗痛，腹满气冲心胸，或即闷绝不识人，肉色变异，腑脏虚竭者，不即治乃至于死。然其毒气有轻重，轻者微治而差，重者侵克腑脏，虽当时救疗，余气停滞，久后犹乃变成疰也。

治卒中忤，**礜石圆**方：

礜石半两，黄泥裹烧，细研　附子半两，炮裂，去皮脐　雄黄半两，细研　真珠半两，细研　巴豆半两，去皮心研，纸裹压去油　藜芦半两，去芦头　蜈蚣一枚，微炙，去足　麝香一分，细研　犀角屑半两　细辛三分　斑猫七枚，糯米拌炒微黄，去翅足

右件药捣罗为末，入研了者药令匀，炼蜜和捣三五百杵，圆如小豆大，每服不计时候以温酒下一圆，日二服。蛇蜂蝎所中，以药磨之效。

治卒感忤，鬼击飞尸，诸奄忽气绝，无复觉知，或已死口噤，即发口下汤，汤入口不下者，捉病人发，左右摇动引之，药下复增，取尽一升，须臾立苏，**还魂散**方：

麻黄二两，去根节　杏人一两，汤浸，去皮尖、双人，麸炒微黄　桂心一两　甘草半两，炙微赤，剉

右件药捣筛为散，每服四钱，以水一中盏，煎至六分，去滓，不计时候温服。

治客忤，有似卒死，方：

右捣生菖蒲根，绞取汁三二合，灌下立愈也。

治卒客忤不能言，方：

桔梗末一两　麝香末一分

右二味更研令匀，每服以温水调下二钱服之。

又方：

腊月野狐肠烧灰研为末，水调一钱服之。又死鼠烧灰细研，水服一钱，亦效。

治鬼击诸方

夫鬼击者，谓鬼厉之气击着于人也。得之无渐，卒着如人以刀矛刺状，胸胁腹内疗急切痛，不可抑按，或吐血，或鼻中出血，或下血，一名为鬼排，言鬼排触于人也。人有气血虚弱，精魂衰微，忽与鬼神通相触突，致为其所排击，轻者因而获病，重者即多死矣。

治鬼打鬼排鬼刺，心腹痛，下血欲死，不知人，及卧多魇，诸恶毒气，宜用此方：

---

〔1〕 犹：宋版原作“由”，义晦。据《普济方》卷255“卒死”引作“犹”，义长，因改。

礜石一分，黄泥裹[1]烧赤，研　皂荚一分，去皮子　雄黄一分，细研　藜芦一分，去芦头

右件药捣细罗为散，每用大豆许内竹管中，吹鼻得嚏，则气便活。未嚏更吹，以嚏为度。

治鬼击之病，得之无渐，卒如刀刺状，胸胁腹内疞急切痛，不可抑按，或即吐血下血，或鼻中出血，一名鬼排，宜服**升麻散**方：

川升麻一两　独活一两　犀角屑半两

右件药捣细罗为散，不计时候以温酒调下二钱，立愈。

又方：

桂心半两　川大黄半两，剉碎，微炒　川升麻半两

右件药捣细罗为散，以温酒调下二钱，立差。

治卒鬼排鬼刺，下血，方：

麝香　皂荚去皮子　雄黄细研　藜芦去芦头　瓜蒂已上各一分

右件药捣细罗为散，用大豆大，以竹管吹入鼻中，得嚏则气通便活。若未嚏，复吹之，得嚏为度。

治鬼神所击，诸术不治，**吹鼻散**方：

特生礜石一分，以水和赤土裹之，炭火三斤，烧两炊久，取出去赤土　雄黄半分　皂荚末一分　藜芦一分，去芦头　朱砂半分　麝香半分

右件药都研匀细，每取少许，以细竹管吹入鼻内，得嚏即愈。及重病者亦可以吹矣。

又方：

熟艾如鸭子大一枚，水一盏煮取五分，去滓顿服。

又方：

用醇醋滴两鼻中。

又方：

取白犬血一合，热饮之。

又方：

割鸡冠血以沥口中，令人咽内，仍破此鸡以榻心下，冷乃弃之于道边。得乌鸡佳矣。

治卒中鬼击，及刀兵所伤，血满肠中不出，方：

雄黄一两，细研如粉

右以温酒调一钱服，日三服，血化为水。

又方：

鸡粪白一两，微炒　青花麻一握

右用酒三升煮取一升，热服，须臾汗出。若不汗，即以火炙两胁下，使热得汗出，即愈。

又方：

右服猪脂如鸡子大即差，未差再服之。

治卒魇诸方

夫卒魇者，屈也，谓梦里为鬼邪之所魇，屈人卧不悟，皆是魂魄外游，为他邪所执录，还未

[1] 裹：宋版原作“裂”。《正误》：“‘裂’当作‘裹’。”宽政本及《类聚》卷161所引同方均作“裹”，因改。

得致成魇也。忌灯火照，照则神魂远不复入，乃至于死。人有于灯光前魇者，本在明处，是以不忌火也。

治虚羸，心气乏弱，多魇，宜服**茯神散**方：

茯神一两　黄耆一两，剉　甘草一两，炙微赤，剉　白芍药一两　干姜一两，炮裂，剉　远志一两，去心　人参一两，去芦头　桂心一两

右件药捣筛为散，每服五钱，以水一大盏，煎至五分，去滓，不计时候温服。

治心气虚悸，恍惚多忘，或梦寤惊魇，肾气不足，**人参散**方：

人参去芦头　茯神　远志去心　赤石脂　龙骨　干姜炮裂，剉　当归剉，微炒　甘草炙微赤，剉　白术　白芍药　熟干地黄　桂心　防风去芦头　紫菀去苗土，已上各一两

右件药捣筛为散，每服四钱，以水一中盏，入枣三枚，煎至六分，去滓，不计时候温服，日三服。

治卒魇，昏昧不觉，方：

右以皂荚末，用细竹管吹两鼻中，即起。三两日犹可吹之。

又方：

右以笔毛刺两鼻中，男左女右，展转即起也。

又方：

右以芦管吹两耳，取其人发二七茎作绳，纴入鼻中。又割雄鸡冠血，以管吹内鼻中。

治卒魇，方：

雄黄细研，以芦管吹入两鼻中。桂心末亦得。

又方：

右以菖蒲末吹两鼻中。以桂末内于舌下亦得。

又方：

右以麝香一脐，置枕头边佳。

又方：

右以雄黄如枣核大，系于左臂，令人终身不魇昧也。

又方：

右枕犀角枕佳。

又方：

右以木香内枕中，并带之佳。

又方：

右取韭捣，以汁滴鼻中，冬月可取根汁灌于口中。

治鬼魅诸方

夫鬼魅者，是鬼物所魅则好悲，或心乱如醉，如狂言惊怖，向壁悲啼，梦寐喜魇，或与鬼神交通，病苦乍寒乍热，心腹满，短气不能食，此魅之所致也。

治五脏六腑气少，亡魂失魄，五脏不安，忽喜忽悲，恐怖如有鬼物，皆发于大惊，及当风，从高堕下，落水所致，悉治之，**雄黄散**方：

雄黄一两，细研　黄芩半两　黄连一分，去须　黄蘗一分，剉　川大黄半两，剉碎，微炒　黄耆半两，剉

桂心半两　细辛半两　黄环半两　泽泻半两　山茱萸半两　蒲黄一分　麻黄半两，去根节　人参半两，去芦头

右件药捣细罗为散，每服不计时候以温酒调下一钱，日三服。不知，稍增至二钱服。

绝一切魑魅魍魉，**大杀鬼圆**法：

虎头骨三两　雄黄一两，细研　鬼臼一两，去须　天雄一两，去皮脐　皂荚一两，去皮及子　芜荑一两　藜芦六两，去芦头

右件药捣罗为末，炼蜜和圆如杏核大。主伏尸恶疰为患者，烧一圆安室四角。热疾时气，烧一圆安床头边。牛马疫疾，烧一圆安鼻中。

治狂邪鬼魅，妄语狂走，恍惚不识人，**杀鬼圆**方：

朱砂一两，细研　雄黄一两，细研　白龙骨一两　犀角屑半两　鬼臼一两，去须　赤小豆一两　鬼箭羽一两　芫青二十枚　桃人五十枚

右件药捣罗为末，更研令匀，以蜡和圆如弹圆大，绛囊盛之系臂上，男左女右，小儿系项颈下。合药之时勿令妇人、鸡犬见。

又方：

虎爪　朱砂细研　雄黄细研　鳖爪已上各一两

右件药捣细罗为散，以松脂消，和圆如莲子大，每夜堂中烧一圆。

治鬼魅，方：

由跋根一分　金牙一分　防葵一分　莨菪子一分，水淘去浮者，水煮令出芽，曝干，炒令黄黑色

右件药捣细罗为散，每服空心以温酒调下一钱。欲令病者见其鬼，增防葵一分服之。

治患鬼气，出鬼毛，方：

独颗蒜一枚　雄黄一钱　杏人一分，汤浸，去皮尖、双人

右件药都研，为圆如麻子大，每日空心以粥饮下三圆，静坐少时，鬼毛自爪甲中出矣。

治猫鬼诸方

夫猫鬼者，云是老狸野物之精，变为鬼惑而依附女人，人蓄事之，如事蛊也，以毒害人。其病状结心腹刺痛，蚀人五脏，吐利血而死也。

治猫鬼，眼见猫狸，及杂有所闻，**相思圆**方：

相思子一枚　蓖麻子一枚　巴豆一枚，去皮心　朱砂末一字　蜡一分

右件药合捣令熟，先取麻子许大含之，即以灰围患人前头，旋吐药于灰中，吐尽即止。灰上作十字，其猫鬼皆死。

治猫鬼野道病，歌哭不自由，方：

右以五月五日自死赤蛇烧作灰，研令细，平旦用井华水服一钱。

又方：

右腊月猪脂，小儿头发灰相和，热酒调下一钱。

治热暍诸方

夫夏月炎热，人冒涉途路，热毒入内，与五脏相并，客邪炽盛，郁瘀不宣，致阴气卒绝，阳

气暴壅，经络不通，故奄然闷绝，谓之暍。然此乃外邪所击，真脏未坏，若便遇救疗，气宣则苏也。夫热暍不得太冷将息，得冷即困，此谓外卒以冷触其热，热毒蕴积于内，不得宣发，故闷绝而死也。

治热暍心闷，方：

右以温汤与饮之，亦可以橘皮、甘草等分煮饮，稍稍咽之，勿顿使多。但以热土及熬热灰土壅其脐上，佳。

又方：

右浓煮蓼取汁一大盏，分二服饮之，愈。

又方：

右生地黄汁一中盏，温暖服之。

又方：

右取面一两，以温水一中盏搅和服之。

又方：

右服地浆一盏，即愈。

又方：

黄连半两，去须

右以水一大盏煎至五分，去滓温服之。

治冻死诸方

夫人有在于途，路逢寒风苦雨，繁霜大雪，衣服霑濡，冷气入脏，致令阳气绝于外，荣卫结涩，不复流通，故噤绝而死。若早得救疗，血温气通则生。又云：冻死一日犹可活，过此则不可活也。

治冻死方[1]：

右以大器中多熬灰，使暖囊盛，以拄其心，冷即更易。心暖气通，目则得转，口乃亦开，可与温酒，服粥清，稍稍咽之即活。若不先温其心，便将火炙其身，冷气与火相搏急，即不活也。

---

〔1〕 治冻死方：本方有数处版残，均据宽政本补正。

太平圣惠方卷第五十七凡二十四门　病源一十九首　方共计三百一十道

治九虫及五脏长虫诸方

夫九虫者，一曰伏虫，长四分；二曰蛔虫，长一尺；三曰白虫，长一寸；四曰肉虫，状如烂李；五曰肺虫，状如蚕；六曰胃虫，状如虾蟆；七曰弱虫，状如瓜瓣；八曰赤虫，状如生肉；九曰蛲虫，至细微，形如菜虫。伏虫者，群虫之主也。蛔虫贯心则杀人。白虫相生子孙，转大至四五丈，亦能杀人。肉虫令人烦满。肺虫令人咳嗽。胃虫令人呕吐，喜哕。弱虫又名膈虫，令人多唾。赤虫令人肠鸣。蛲虫居胴肠间，多则为痔，剧则为癞，因人剧处，以生诸痈疽、癣瘘、㾊疥、龋虫，无所不为。人亦不必尽有，有亦不必尽多，或偏有者，或偏无者。此诸虫依肠胃之间，若腑脏气实则不为害，若虚则能侵蚀，随其虫之动变，而成诸疾也。

治九虫在肠胃，令人心烦，吐逆下虫，宜服**狼牙散**方：

狼牙一两　鹤虱一两，纸上微炒过　贯众一两　芜荑人一两

右件药捣细罗为散，每服以粥饮调下一钱，良久再服，以虫出为度。

治九虫在脏，日久相生转多，下虫宜服**槟榔散**方：

槟榔一两　芜荑人半两　狼牙一分　白敛一分　鹤虱一分，纸上微炒过

右件药捣细罗为散，每服药时不得吃夜饭，候至四更以来，以暖水一小盏调下三钱，其虫泻下。

治九虫，**芜荑散**方：

芜荑人半两　狼牙半两　槟榔三分　石榴根皮三分

右件药捣细罗为散，每日空心以暖酒调下二钱。

治九虫动作诸病，**贯众圆**方：

贯众一两　石蚕一两　狼牙一两　藋芦三分　蜀漆三分　白僵蚕三分，微炒　雷圆一两半　芜

荑人一两

右件药捣罗为末，炼蜜和捣三二百杵，圆如梧桐子大，每于食前以暖浆水下七圆。

治九虫，**狗脊散**方：

狗脊一两　芎䓖一两　细辛一两　白芜荑一两

右件药捣细罗为散，三更后先吃牛肉淡干脯三二两，五更初以粥饮调下三钱，良久当有虫下为度。

治九虫，**麝香圆**方：

麝香半两，细研　犀角屑一两　雄黄半两，细研　甘遂一两，煨令黄色　巴豆半两，去皮心，研压去油　朱砂半两，细研

右件药捣罗为末，入巴豆及研了药研令匀，炼蜜和圆如梧桐子大，每服空心以温酒下五圆。

治诸虫在胃中，渐渐羸瘦，方：

鸡子白二枚　蜡三分　蜜一合　干漆一两半，捣碎，炒令烟出，捣为末用

右件药于铜器中以慢火煎令可圆，即圆如梧桐子大，每服空腹以粥饮下七圆，渐加至十圆，当下诸虫，变为黄水。

治肝劳生长虫为病，恐畏不安，眼中赤，宜服此方：

鸡子五枚，去壳　东引吴茱萸根三两，剉　蜡三两　粳米粉一两

右件药捣罗茱萸根为末，都入于铜器内以慢火熬，候可圆即圆如小豆大，隔宿勿食，早晨以粥饮下四十圆，相次服至二服，虫即尽出。

治心劳热伤[1]心，有长虫，其虫长一尺，绕心为痛，**雷圆圆**方：

雷圆一两　陈橘皮一两，汤浸，去白瓤，焙　狼牙一两半　贯众一两　桃人一两，汤浸，去皮尖、双人，麸炒微黄　芜荑人一两　青葙子一两　乱发一两，烧灰　干漆一两，捣碎，炒令烟出

右件药捣罗为末，炼蜜和捣三二百杵，圆如梧桐子大，每于食前以粥饮及温酒下二十圆。

治脾劳热，有白虫长一尺，在脾为病，令人时时呕吐不出，**前胡散**方：

前胡一两，去芦头　白术一两　赤茯苓一两　枳壳一两，麸炒微黄，去瓤　细辛半两　旋覆花半两　龙胆半两，去芦头　杏人半两，汤浸，去皮尖、双人，麸炒微黄

右件药捣粗罗为散，每服三钱，以水一中盏，入生姜半分，煎至六分，去滓，每于食前温服。

治白虫在脾中为病，令人好呕吐，宜服**吴茱萸酒**方：

东引吴茱萸根粗大者，长一尺，剉　大麻子一升，焙　陈橘皮三两，汤浸，去白瓤，焙

右件药都捣令烂，以酒五升煎取三升，去滓，每于食前暖一小盏服之。合药时勿言作药，虫当闻，便不食，切须忌之，甚验矣。

治肺劳热损，肺生虫，在肺生虫，在肺为病，令人咳逆气喘，或谓忧恚气隔寒热，皆从劳之所生，针灸不着，宜服含化**麦门冬圆**方：

麦门冬二两，去心，焙　川椒一两，去目及闭口者，微炒去汗　远志一两，去心　附子一两，炮裂，去皮脐　干姜一两，炮裂，剉　甘草一两，炙微赤，剉　人参一两，去芦头　细辛一两　桂心一两　百部一两　黄耆一两，剉　杏人一两，汤浸，去皮尖、双人，麸炒微黄

---

〔1〕 伤：原作“汤”，《类聚》卷168所引同。据《普济方》卷255“五脏虫”同方改。

右件药捣罗为末，炼蜜和圆如弹子大，常含一圆，稍稍咽津。

治肺劳热生虫，在肺为病，宜服此方：

东引桑根白皮剉，一升　东引吴茱萸根剉，五合

右件药相和令匀，分为五服，每服以酒二大盏，煎至半盏去滓，平旦顿服。

治肾热，四肢肿急，有蛲虫如菜中虫，生于肾中为病，宜服**贯众散**方：

贯众三分　干漆二两，捣碎，炒令烟出　吴茱萸一两，汤浸七遍，焙干微炒　杏人一两，汤浸，去皮尖、双人，麸炒微黄　芜荑人一两　胡粉一两，炒微黄　槐白皮一两，剉

右件药捣细罗为散，平旦以井华水调下一钱，增之至二钱，以差为度。

治蛔虫诸方

夫蛔虫者，是九虫内一虫也。长一尺，亦有长五寸。或因腑脏虚弱而动，或因甘肥而动，则腹中痛，发作肿聚行上下，痛无休息。亦攻心痛，喜吐涎及清水，贯伤心者则死。诊其脉，腹中痛当沉弱而弦，今反脉洪而大，则是蛔虫也。

治蛔虫攻心，吐如醋水，痛不能止，宜服**贯众散**方：

贯众一两　鹤虱一两，纸上微炒　狼牙一两　麝香一钱，细研　芜荑人一两　龙胆一两，去芦头

右件药捣细罗为散，每于食前以淡醋汤调下二钱。

治蛔虫或攻心，吐清水，宜服**狼牙散**方：

狼牙一两　芜荑人一两

右件药捣细罗为散，每欲服药，空心先吃少淡羊肉干脯，即以温酒调散二钱服之，不过三四服永差。

又方：

菉豆一升，水三升，煮取汁一升　大麻子一升，水研取汁半升

右以麻子、豆汁各半盏暖令温，虫正发时，先炙淡羊肉脯令熟，嚼含咽汁，三五咽即服之，须臾或吐或利，其虫当自出。如未尽，再服。

又方：

酸石榴根东引者剉，三合　槟榔一两半

右件药细剉，分为二服，每服以水二大盏，煎至一大盏二分，去滓，空腹分温二服，虫当自下。

治蛔虫在胃中，渐渐羸瘦，方：

淳酒一中盏　白蜜一合　好漆一两

右件药相和，于铫子内以慢火熬令可圆，即圆如樱桃大，每服一圆，温酒中化破，夜勿食，旦服之，良久即虫下，未下即更服。

治蛔虫攻心腹痛，方：

薏苡人根二两，剉

右以水二大盏煎取一盏，去滓，于空腹顿服之。

治蛔虫或攻心如刺，口中吐清水者，方：

龙胆一两，去芦头，剉

右以水二大盏煮取一盏，去滓，隔宿不食，平旦顿服之。

又方：

石榴根半斤，剉，净洗

右以水三大盏，煎至一盏半去滓，空腹分温三服。

治蛔虫咬心楚痛，宛转欲死，方：

右浓捣地黄汁，和面煮作冷淘，不用着盐醋，尽意食之，如一顿虫不出，即再食。

治蛔虫日夜咬人，腹内痛不可忍，方：

苦楝树白皮二斤，去粗者，剉

右以水一斗煎至三升，去滓，于银器内以慢火熬成膏，每日于五更初以温酒调下半匙，以虫下为度。

治寸白虫诸方

夫寸白虫者，九虫内之一虫也。长一寸而色白，形小褊。因[1]腑脏虚弱，而能发动。或云：饮白酒，以桑树枝贯牛肉炙食，并生粟所成。又云：食生[2]鱼后，即饮奶酪，亦令生之。其发动则损人精气，脚腰疼弱。又云：此虫生长一尺，则令人死。

治寸白虫为病，令人眼无光泽，脚膝少力，**白敛散**方：

白敛一两　芜荑人一两　狼牙一两

右件药捣细罗为散，每于食前以浆水调下二钱。

治寸白虫，每以月[3]一日二日三日服之，余日勿服，**槟榔散**方：

槟榔二两　桑根白皮三分，剉　芜荑人半两　陈橘皮三分，汤浸，去白瓤，焙

右件药捣细罗为散，又取醋石榴东引根一握剉碎，以浆水一中盏，煎至五分，去滓，令温，调下三钱，五更初服药，至明未有所下，即便再服，当日且宜吃粥。未服药前，宜先嚼淡肉干脯咽汁，引动虫后即服药，甚效。

治寸白虫，令化为水，方：

革薢一两，剉　甘草三两，炙微赤，剉　狗脊三两

右件药捣细罗为散，每于食前以粥饮调下二钱。

又方：

狗脊一两　贯众一两　白芜荑一两　醋石榴根一两，剉

右件药捣筛为散，每服半两，以浆水一大盏，煎至五分，去滓，四更初温服[4]，先于晚间不得吃夜饮。

又方：

狼牙一两　白及一两　白敛一两　白芜荑一两

右件药捣细罗为散，每日空心以温酒调下二钱。

又方：

槟榔二枚，一半生，一半煨　杏人七枚，汤浸，去皮尖、双人，麸炒微黄色　醋石榴根一握，剉

---

〔1〕因：原作“肉”，据《类聚》卷166引同论改。
〔2〕生：原作“虫”。《普济方》卷239、《类聚》卷166所引均作“生”，因改。
〔3〕月：原作“目”。据《类聚》卷166所引同方改。
〔4〕服：原作“水”。据《普济方》卷239、《类聚》卷166引同方改。

右件药细剉，以水二大盏，煎取一大盏去滓，空腹分温二服。凡欲出虫时，先坐暖物，兼食少淡羊肉干脯，微烧过，烂嚼咽汁，待引得虫聚即服药，良久，又候腹内似不安，甚即转动，以快利为度，后服芜荑汤一小碗子补之，永差。

又方：

麝香一钱，细研　芜荑人三分　狗脊半两

右件药捣细罗为散，入麝香研令匀，于月朔日以淡浆水空心调下二钱，良久再服，从早至食时可三数服，当以下虫为度。

又方：

狗脊一两　萆薢半两，剉　贯众半两

右件药捣细罗为散，每服空心以芜荑汤调下两钱，以虫出尽即止。

又方：

桑根白皮一两，剉　槟榔半两，捣碎　桃根白皮一两，剉

右件药以水三中盏，煎取二盏去滓，隔宿勿食，空心分温二服，虫立下。

又方：

槟榔末半两

右以水一大盏煎至七分，去滓，空服分温二服。

又方：

胡麻半两，细研　胡粉一两，细研

右件药都研令匀，每于食前以脂臛汁中调下二钱。

又方：

右捣生艾取汁，隔宿勿食，先取好淡羊肉干脯一二两，嚼咽汁，令虫闻香，然后饮艾汁一小盏，其虫当下。

又方：

楝根五两，剉　粳米二合

右件药以水三大盏，煎楝根取汁二盏，去滓，入米煮作粥，宿勿食，早朝先吃淡羊肉干脯，令虫举头，便食其粥，其虫尽下。

又方：

藋芦一两

右捣罗为末，以羊肉作臛和之，宿不食，明旦先吃香脯，令虫举头，便服其药。

又方：

右熟煮猪血，以芜荑盐醋早晨饱啖，虫出尽即止。

又方：

右熬饧令燥，末之，平旦于生肉内服二钱，臛汁中服之亦得，虫出尽即止。

又方：

狗脊三两

右捣细罗为散，每于空心芜荑汤调下二钱。

治蛲虫诸方

夫蛲虫者，犹是九虫内一虫也。形甚小，如今之蜗虫状。亦因腑脏虚弱，而致发动，甚者则能成痔瘘、疥癣、癞疽病诸疮、䘌虫。此是人体虚热极重者，故为蛲虫，动作无所不为也。

治蛲虫，**芫花散**方：

芫花三分，醋拌炒令干　狼牙三分　雷圆三分　桃人三分，汤浸，去皮尖、双人，生用　白芜荑三分

右件药捣细罗为散，隔宿勿食，平旦以粥饮调下一钱。

又方：

贯众一两　狗脊一两　白芜荑一两　桃花半两　麝香一分，研入

右件药捣细罗为散，每服空心以温酒调下二钱，良久再服。

又方：

醋石榴根一两，剉　干漆一两，捣碎微炒　狼牙一两　鹤虱一两　槟榔一两

右件药捣细罗为散，每服空心以温酒调下二钱，良久更再服，虫当下。

又方：

巴豆一枚，去皮膜，研压出油　桃人四枚，汤浸，去皮尖、双人，生用

右件药都研令烂，圆如菉豆大，大人平旦以温浆水下二圆，小儿服一圆。若不下，再服之。

治蛲虫在胃中，渐渐羸瘦，方：

淳酒一升　白蜜半斤　好盐半斤，末

右件药合和，于铜器中微火煎之，可圆即圆如梧桐子大，空心以温酒下二十圆，晚食前再服。

治三虫诸方

夫三虫者，长虫、赤虫、蛲虫也。为三虫，犹是九虫之数也。长虫、蛔虫长一尺，动则吐清水，则令心痛，贯心则死。赤虫状如生肉，动则肠鸣。蛲虫至细微，形如菜虫也，居胴肠间，多则为痔，剧则为癞，因人剧处，以生痈疽、癣瘘、病疥、䘌虫，无所不为。此既是九虫内之三者，而今别立名者，当[1]以其三种偏发动成病，故谓之三虫也。

治三虫，**白敛圆**方：

白敛三分　狼牙三分　藿芦三分　桃花三分　贯众三分　陈橘皮三分，汤浸，去白瓤，焙　芜荑人三分

右件药捣罗为末，炼蜜和捣三二百杵，圆如梧桐子大，宿勿食，旦以温浆水下三十圆。

又方：

竹节烧灰，三分　雷圆三分　饧半两，炒焦为末　陈橘皮半两，汤浸，去白瓤，焙

右件药捣罗为末，炼蜜和圆如梧桐子大，每于食前以温水下二十圆。

---

〔1〕当：原作“雷”。据《类聚》卷166引同论改。

又方：

芎䓖一两　雷圆一两　桔梗一两，去芦头　白芷一两

右件药捣细罗为散，每于食前以蜜水或粥饮调服二钱。

又方：

吴茱萸根东引者，长一尺　菰𧄍根四两

右件药都细剉，以酒一升渍之一宿，明旦去滓，先嚼少淡干脯咽汁，然后顿服之为妙。

又方：

藋芦四两　干漆三两，捣碎，炒令烟出　吴茱萸一分，汤浸七遍，焙干微炒用

右件药捣细罗为散，每于空心先嚼淡干脯咽汁，便以粥饮调服一钱。

又方：

茱萸根东引者，长一尺　大麻子一升

右件药细剉茱萸根，捣麻子，以酒二升和渍一宿，布绞去滓，空腹暖令温，顿服之，虫当自下。

又方：

右捣桃叶绞取汁，空心服一小盏。

又方：

朱砂末一分　乱发如鸡子大烧灰，细研

右件药都研令匀，以醋半盏调，平旦顿服之。

又方：

鹤虱一两，纸上微炒

右捣细罗为散，每于食前以猪羊肉臛汁调下二钱，以虫下为度。

治马咬及踏伤人诸方

凡入被马咬踏及马骨所刺伤，并马缰靽勒所伤，皆为毒疮。若肿痛致烦闷，是毒入腹，亦能毙人也。

治马咬人损，方：

马鞭鞘五寸，烧灰　猪脂二两　雄鼠粪二七枚　白僵蚕半两

右件药三味捣细罗为散，以猪脂调涂咬处，日二换之〔1〕。

治马咬人阴卵脱出，方：

右推内之，以桑皮细作线缝之，取乌鸡肝细剉以封之，初伤时勿小便。

治马咬人，毒入心，方：

右煮马齿菜，并汤食之即差。

又方：

马齿菜子

右捣细罗为散，每服不计时候以暖酒调下一钱。

又方：

〔1〕之：原作“方”。据《类聚》卷168引同方改。

蓼蓝汁三大盏

右以水二大盏，同煎取一大盏，不计时候温服二合，兼用洗疮良。

又方：

疮上涂鸡血，甚良。

治马咬人及踏人疮，有毒肿热痛，方：

灸疮中及肿上差。

又方：

右割鸡冠血，沥着疮中三五滴。若大马用雌鸡，小马用雄鸡。

治马汗入疮诸方

夫人先有疮，而乘汗马，若马毛垢及马屎尿及坐马皮鞯，并能有毒，毒气入疮，致焮肿疼痛烦热，毒入腹，亦能害人也。

治人体先有疮，而乘汗马，若马毛入疮中，或但为马气所蒸，皆致肿痛烦热，入腹则杀人，方：

右烧马鞭鞘为末，以猪脂和傅之。

治人先有疮，若马汗或马毛入疮中，肿痛者，方：

右饮醇酒取醉，即愈。

治马汗入人疮，疼痛，方：

右烧鸡毛末，水服一钱，日三服差。

又方：

右煮豉作汤，及热渍之，冷复易之。

治乘汗马，先因灸疮，遂着马汗气，令人遍身痛，方：

右切赤苋菜，水煮汁淋之，立愈。五月五日，预采收良。

忽骤乘骑来，恐马汗所伤，方：

右于衣上带葱白一茎，自无所害。

治马汗马毛入人疮中，肿痛欲死，方：

右以水渍疮，数易水便愈。

又方：

右以石灰末傅之即差。

治马骨伤人及血入疮诸方

治马骨所伤，毒气攻人欲死，方：

右以马粪绞饮其汁，即效。兼烧末水服二钱，日四五服。

治马骨所刺，及马血入人体，故疮中毒，疼痛欲死者，宜用此方：

右以热灰汁，更番渍之，常令热，终日为之，冷即辄易，数日乃愈。若心痛而疮肿不消者，炙石熨之。

又方：

大麻人研绞取汁，饮一中盏，日四五服。

治马骨刺入肉成疮者，方：

人粪干者，烧灰

右研为末以傅疮，兼以马粪汁洗疮，甚佳。

又方：

右用小便洗之差。兼捣马齿苋汁饮之，并洗疮上即愈。

又方：

雄黄半两　干姜半两，剉

右件药捣罗为末，贴疮上良。

又方：

右用小蒜捣，炒暖用薄疮上，兼以汤淋，取汁灌疮良。

又方：

右取驴耳中垢傅之。兼治马血入疮效。

治虎咬诸方

治虎咬疮，方：

右煮葛根汁令浓，以洗之十遍，兼饮其汁，及捣细罗为散，温水服三钱，日五服，甚者夜加二服。

又方：

嚼粟米涂之，即差。

又方：

右以青布急卷，烧一头，内竹筒中，注疮口熏疮，妙。

又方：

右以水煮生铁令浓，洗疮上差。

凡人入山辟虫，方：

水牛角　羖羊角

右件药，若人入山，将此药烧之，辟虎狼虫蛇皆走。

又方：

鼠一枚

右烧为灰细研，先用浆水洗身，后傅之甚良。

治蛇螫诸方

凡中蛇不应言蛇，皆言虫，及云地索，勿正言其名也。恶蛇之类甚多，而毒有差剧。时四月、五月中，青蛙三角、苍虺、白颈[1]、大蜴；六月、七月中，竹狩、艾蝮、黑甲、赤目、黄口、反钩、白蛙三角；此皆蛇毒之猛者，中人不即治，多死。又有赤连、黄领之类，复有

〔1〕 颈：原作“头”，据《病源》卷36“蛇螫候”改。

六七种，而方不尽记其名。水中黑色者名公蛎，山中一种亦相似，不常闻螫人。又有钩蛇，尾如钩，能倒牵人兽入水，没而食之。又南方有呴蛇，人忽伤之，不死，终身伺觅其主，虽百人众中，亦直来取之，唯远出百里，乃可免尔。又有柂蛇，长七八尺，如船柂状，毒人必死。即削取船柂，煮汁渍之便差。但蛇例虽多，今皆以青条、矫尾、白颈、艾蝮，其毒尤剧大者，中人若不即治，一日间举体洪肿，皮肉坼烂，中者尚可得二三日也。凡被蛇螫，第一禁，第二药，无此二者，有全剂雄黄、麝香可预办。故山居者，宜令知禁法也。又恶蛇螫着人，即头解散，言此蛇名黑帝，其疮冷如冻凌，此大毒恶，不治一日即死。若头不散，此蛇名赤帝，其毒小轻，疮上冷，不治故得七日死。凡蛇疮未愈，禁热食，热食便发，治之依初被螫法也。

治蛇螫疼痛，宜傅此方：

合口椒二两　苍耳苗五两　生姜汁二合　硫黄半两

右件药相和烂捣，傅螫处良。

又方：

地龙五枚　蜈蚣一枚，端午日收赤足者

右件药相和烂捣，傅被螫处。

又方：

麝香一分，细研　雄黄一分，细研　半夏末一分，生用

右件药都研令匀，傅之即愈。

又方：

白矾一两　甘草一两，生用

右件药捣细罗为散，如蛇螫着之时，心头热躁，眼前暗黑，用新汲水服一钱即止。如有些小肿气，用白矾、盐、浆水、莴苣根煎三五沸淋之，即除。如大段蛇螫着，未及修事药物，用耳塞[1]少许，入在螫着疮口内，以酽醋一滴滴在疮口上，即止。

又方：

白矾二两，研　大麻叶五两，剉　苍耳茎叶五两，剉

右件药以水一斗煮至六升，去滓，下白矾末，温温浸之。

又方：

猫儿粪三两，烧灰　干姜二两，剉　牛角鳃二两，烧灰　臭黄一两

右件药捣细罗为散，以津唾调，傅于被螫处。

又方：

右取独颗蒜，薄切，安螫处，以艾炷安在其上，灸令热彻即愈。

治蛇螫人，疮已合，而余毒在内，或淫淫痛痒，方：

大蒜一升　小蒜一升

右件药合捣，煎汤淋，及取汁灌于疮中，即愈。

又方：

右取甲煎涂之神验。蝎螫同用。

又方：

〔1〕塞：原作“寒”，据《类聚》卷167引同方改。

右以硇砂一两研令细，以园内生蒌葱[1]，就上取却葱角尖，倾入硇砂末，却以角尖覆一七日，掘出葱，倾硇砂汁于一张紧薄纸上，阴干。每有伤处，取钱孔大纸贴之，立愈。

又方：

右用大蒜烂捣傅疮上，日三四度易差。

又方：

右用桑树白汁涂疮上，日三四度涂之。

又方：

右用黑豆叶细剉，捣傅疮上，日四五度用之。

又方：

右用水蓼一大握，捣傅螫处，干即更换。

又方：

右用暖酒淋洗疮上，日三四度用之。

又方：

右烧刀子头令赤，以白矾置上候成汁，便热滴于螫处，立愈。

又方：

右以头醋煮青竹筒，合于螫处，须臾黄水沫出，即差。

又方：

右取远志嚼令烂以傅之，并内一片子于所螫疮孔中，数数易之。

又方：

右取黑豆五升砺碎，分为二分，于盆中以水浸过三四寸深，令浸所螫处，良久去旧豆，着新豆复浸，不过三两易便差。兼以豆为末，水调服之亦妙。

又方：

苦葫芦根叶烂捣，封疮口上，立差。

又方：

右取鸡子打破头作孔，令着螫处逡巡，鸡子黑又换，以可为度。

又方：

猪脂和鹿角灰涂之，即愈。

又方：

右捣绞紫苋取汁，饮一中盏，以滓封疮上，用水少许灌之，即愈。

又方：

右用梳头梳中垢封之，差。

又方：

右用合口椒及蒜叶熟捣，傅之差。

入山辟众蛇，方：

雄黄　麝香　干姜等分捣末

右件药都细研，以袋盛带之，男左女右，蛇螫毒即涂疮良。

---

〔1〕 蒌葱：即楼葱。北宋《本草图经》载此名，云是亦冬葱类，“江南人呼龙角葱，言其苗有八角，故云尔。淮、楚间多种之”。

又方：

右恒烧羖羊角便烟出，蛇则去矣。

治因热逐凉睡，有蛇入口中，挽不出，方：

右以刀破蛇尾，纳生椒三两粒裹着，须臾即出。

治蛇入口，并入七孔中，方：

右剖母猪尾头，沥血着口中，即出。

治蛇骨刺人毒痛，方：

右用铁粉如大豆许，内管中吹疮中，良。

又方：

鸡粪白二两，烧为灰

右细研如粉，每服以温酒调下一钱，以差为度。

治蝮蛇螫诸方

蝮蛇者，形不甚长，头褊口尖，头斑，身赤纹斑色，亦有青色黑色者，人犯之，头腹贴着地者是也。东间诸山甚多，其毒最烈，草中行，不可不慎。又有一种，状如蝮而短，有四脚，能跳来啮人，东名为千岁蝮，中此必死。然其啮人竟即跳上树，作声云斫木斫木者，但营棺具判其不救；若云博叔博叔者，犹可急疗。吴音呼药云叔故也。

治蝮蛇螫，方：

豉四两　椒三两，去目　熏陆香三两　白矾三两，烧灰

右件药相和烂捣，以唾调傅被咬处。

又方：

生椒三两，去目　好豉四两

右件药以唾和捣令烂熟，用傅伤处，须臾即差。

又方：

蜈蚣草　臭黄　石灰各等分

右件药捣罗为末，傅于螫处。

又方：

右取狼牙草叶，六月以前收之，已后用根，并捣令烂，以槲叶裹，煻火煨令热，用傅疮上，以帛裹，冷即易之。

又方：

生虾蟆一枚，烂捣傅疮上。

又方：

桂心　菰薤根各等分

右件药捣罗为末，以小竹筒中盛，密塞之以带行。卒为蝮蛇所中，即傅之。此药治[1]诸蛇毒最效。

又方：

---

〔1〕 治：原作"凉"，据《类聚》卷167引同方改。

盐二斤，以水六升煮十沸，温温浸之，冷即再暖。

又方：

用猪耳垢着疮中。牛耳垢亦可用之。

又方：

生麻叶、楮叶合捣，以水挼汁，去滓渍之。

治青蛙蛇螫诸方

青蛙蛇者，正绿色，喜缘[1]树及竹上，自挂[2]，与竹树色一样，人多不觉，若入林中行，有落人项背上者。然自不甚啮人，啮人必死。此蛇无正形，极大者不过四五寸，世人皆呼为青条蛇，言其与枝条同色，乍看难觉，其尾二三寸，色黑者名蝙尾，毒最猛烈，中人立死也。

治中青蛙蛇螫人，方：

雄黄　干姜等分

右件药捣罗为末，以射罔[3]和之，小竹管中带将行，有伤者便用傅疮上。兼治众蛇虺毒，甚效。

又方：

独根草　腊月猪脂等分

右件药相和，捣熟傅毒上，立差。

又方：

取荆叶烂捣，帛裹薄肿处，大良。

又方：

地龙三条　盐半两，炒

右件药相和研令烂，以面围毒处，傅药于上，须臾化为水，不过三两度差。

又方：

白矾灰半两　羖羊角半两，烧灰　射罔一分　雄黄一两　麝香一两　干姜一两

右件药捣罗为末，用傅疮上。凡蛇毒畏雄黄，疑有蛇处，于舍下微火烧雄黄，令其气及蛇，蛇[4]并散走。

又方：

右取慈孤草根捣令烂，傅之即差。其草燕尾者是，大效。

又方：

右以射罔涂肿上，血出即差。

又方：

先以唾涂咬处，熟嚼生黑豆叶傅之。

又方：

---

〔1〕 缘：原作“绿”，据改同上。

〔2〕 挂：原作“树”，据改同上。

〔3〕 罔：原作“肉”，据《类聚》卷167引同方改。本节凡遇此误，径改不出注。

〔4〕 蛇：原无，据《类聚》卷167引同方补。

消黄蜡注疮上，不差，更消注之，以差为度也。

又方：

雄黄末傅疮上。亦用铜青傅疮中。

又方：

捣大蒜和胡粉，傅螫处立差。

治犬咬诸方

凡春末夏初，犬多狂恶伤人，即须以杖预防。而不免者，莫出于疮上灸之，百日之中，一日不阙者，方得免难。若初见疮差痛定，自言平复者，其祸必至，死在旦夕。又凡狂犬咬人讫，即令人狂乱，精神已别。何以得知？但炙时，一度火下，即觉心神醒然，方知咬着处，是以深须明之。此病虽重，时人皆轻，不以为意，坐至死者。凡被狗咬疮，忌食落葵及狗肉。云虽得差，经一二年误食此者必重发，与初被咬不殊也。

治犬咬，方：

右熬杏人令黑，研成膏傅之。

又方：

右以沸汤和灰，壅疮上良。

又方：

右以热牛粪涂之佳。

又方：

右以醋和石灰，用涂疮上。

又方：

右鼠粪为末，以腊月猪脂和傅之。

又方：

右取地龙烂捣，封被咬处，当有毛出。或收得干者，捣末油调封之。

又方：

右烧虎肉为灰，以醋调涂之。

又方：

右取生姜炙热熨之，甚佳。

又方：

右用枸杞叶并盐少许捣熟后，傅于上即差。

治狗咬人，伤处毒痛心闷，方：

杏人半两，汤浸，去皮尖、双人，生用　桃白皮一两，剉

右件药以水一大盏半，煎至八分，去滓，分温二服，良久再服，当吐狗毒即差。

又方：

右以火炙疮中肿上，捣韭汁饮三合，日四五服，疮差即止。

又方：

右用地龙粪封之，当出狗毛，神效。

治猘犬咬诸方

凡猘犬咬人，其疮七日一发，过三七日不发，则免也。若过百日不发，乃为差尔。每到七日，当捣韭汁五合温饮之，当终身禁食犬肉、蚕蛹，食此重发必死，不可救治。疮未愈之间，禁食猪鱼及肥腻，过一年乃佳。若于饭下蒸鱼及肥腻器中，食着便发。若人曾食落葵，中犬啮者必难治。若疮已差十数年后，食落葵便发也。

治猘犬咬人，毒气入腹，心头闷乱，腹内疞痛，宜服此方：

桃白皮三两　甘草半两，炙微赤，剉　桂心一两　杏人三十枚，汤浸，去皮尖、双人，麸炒微黄，研成膏

右件药细剉，以水三大盏，煎取一盏去滓，入杏人膏搅匀，分为二服，良久再服。

治猘犬咬人，疼痛不止，方：

豉一合　雄鼠粪一两　杏人一两　韭根一两

右件药已上相和烂研，傅被咬处良。

治狂犬咬，伤损疼痛，方：

白矾一两，烧灰　硫黄半两　栀子灰半两

右件药都研为末，傅咬损处，即差。

又方：

右烧虎骨作末，傅疮上，又微熬杏人，捣研取汁服之，即差。

又方：

右烧犬[1]尾毛为末，傅之。

又方：

右烧自死蛇一条令焦，作末内孔中。

又方：

右取地榆根，剉捣末，傅疮上良。

又方：

右地榆剉捣为散，水调二钱服之，良。

又方：

右以头发、猬皮各烧灰，等分末，水和服二钱。口噤者拗齿内之，药下即差。

又方：

右以豆酱汁涂之，日三四度，干即易。

又方：

右以虎牙及骨捣罗为散，水调服二钱，即差。

治猘犬啮，重发，方：

右用干姜末以水调下二钱，良。

又方：

韭根一两，切　故木梳一枚，剉

右件药以水一大盏，煎至五分，去滓，顿服良。

---

〔1〕犬：原作“大”。《千金》卷25“治猘犬毒方”有“烧犬尾为末傅疮，日三”，故知“犬”字义长，因改。

又方：
右取虾蟆一枚烧灰，粥饮服之，即愈。
又方：
桃南枝白皮一两，剉
右以水一大盏，煎至六分，去滓，温温顿服，当吐为效。
又方：
莨菪子七枚，以水服之，又取其猘犬脑上毛烧灰，傅疮上，不发。
又方：
右以梅子为末，以酒服二钱，即差。
治狂犬咬毒入心，闷绝不识人，方：
右取黑豆煮汁服之，甚良。
又方：
右以杏人去皮尖，研作汤，频服之良。
治狂犬啮人，方：
干蛇一条，酒浸炙令黄色
右捣罗为末，水调服三钱，日四五服。
又方：
右以莨菪烂捣，和盐傅之。

治蜈蚣咬诸方

蜈蚣者，则是百足虫也。虽复有毒，而不甚螫人。人误触之者，故时有中其毒尔。
治蜈蚣咬，方：
腻粉一分　生姜汁
右件药相和，调涂咬处，立效。
又方：
胡葱一握，捣如泥　椒一合
右件药以水煮椒汁洗之，后封胡葱泥于咬处，即差。
又方：
右取蜗牛捺取汁，滴入咬处，须臾自差，此方神验。
又方：
以雄鸡冠血涂之，立效。
又方：
右以桑根白皮汁涂之，立差。
又方：
右取蜡少许，将笔管坐所咬处，熔蜡滴向管内，令到疮上三四滴便止。
又方：
右取生附子一颗，以头醋磨涂之良。

治蜘蛛咬诸方

治蜘蛛咬，遍身生丝，方：

右羊乳一味，饮之愈。

贞元十二年，刘禹锡偶至奚吏部宅，坐中有客刑部崔从质，因话此方云，目击有人为蜘蛛所咬，腹胀大如有娠，遍体生丝，其家弃之，乞食于道。后遇僧，教饮羊乳，未完而平复矣。此方极妙。

治蜘蛛咬，遍身成疮，立效方：

右以上好春酒，任意饮之取醉，使人翻转身，勿合一面卧，恐酒毒腐人肠，斯须蜘蛛儿于疮中，小如粟米，自出尽即差。

又方：

白芜荑一分　皂荚半梃　青盐半分

右件药捣罗为末，炼蜜和圆如皂荚子大，每有伤着处，用蜜调一圆，傅在疮上即效。

又方：

雄黄一分　麝香一钱　蓝汁一大盏

右件药细研，投于蓝汁中，以涂咬处，立差。若是毒蜘蛛咬，即更细细服其蓝汁，神异之效。

又方：

右以青葱叶一茎，去尖头，作孔子，以地龙一枚置葱叶中，紧捏两头，勿令通气，动摇[1]之，候化为水，涂所咬处便差，神验。

又方：

右捣枣叶一合，入麝香末半钱，麻油调涂之，立效。

又方：

右嚼薤白傅之，立效。

又方：

右以井华水研硼砂涂之，甚良。

又方：

右以韭根一握，去土，入麝香末一钱同研，傅之。

又方：

右以蝙蝠粪，生油研涂之。

治蜘蛛咬作疮，诸治不差，方：

右取萝藦草捣如泥，封上，日三易，毒化作脓出，即差。

又方：

枣叶　柏叶　晚蚕沙等分

右件药捣罗为末，以生油和泥，先炙咬处，然后用药涂之良。

又方：

〔1〕摇：原作“捏”。据《类聚》卷167引同方改。

柳白皮一两　半夏一两

右件药并烧为灰，细研，以水调涂之。

又方：

生油少许　豉一合

右件药先将油涂咬处，即以豉捣作团拭之。若见丝入豉中，即效。

又方：

右虾蟆头炙令黄为末，油调涂之，立效。

又方：

右盐和油调涂之，数揩之，神验。

又方：

右猕猴粪为末，油调涂之差。

又方：

右取竹筒子长三寸许，笼于咬处，煎酽浆泻于筒中，冷即易之，以差为度。仍取桃枝叶剉，煮汤洗之，尤验。

又方：

右嚼续随子傅之，立差。

又方：

右以面围咬处，羊乳于上，丝出即差。

又方：

右以驴马脚底臭尿泥涂咬处，不过三两度差。

治蝎螫诸方

凡蝎，五月六月毒最盛时。云有八节九节者，毒气弥甚。螫人毒势流行，牵引四肢皆痛，过一周时方始定也。

治蝎螫，方：

藜芦去芦头　猪牙皂荚　母丁香　麝香　蜀葵花蕊　荜茇各等分

右件药捣罗为末，螫着左，即以一字吹右鼻中，右即吹左鼻中。

又方：

荜茇　腻粉　蕤人　木鳖子各等分

右件药取五月五日午时面南捣罗为末，修合之时不可令妇人、孝子见，螫着右边，以少许点左眼，左边点右眼。

又方：

腻粉一钱　香[1]墨少许　荜茇少许

右件药捣细罗为散，每用半麦许大，点于眼中大眦角，男左女右，其痛立止。

又方：

雄黄半两　白矾烧灰，半两

---

〔1〕 香：原作“白”。据《类聚》卷167引同方改。

右件药细研，消蜡入药调令匀，待冷即圆如弹子大，以蜡纸收之。有人被螫，取药火上炙热，熨痛处，冷即更炙，不过三度差。此药不限年岁，长收用之。

又方：

虎头骨炙　板蓝子　荜茇各一分

右件药于五月五日午时捣罗为末，用灯心点药少许于眼大眦，男左女右，点之神效。

又方：

右以猪脂涂之。

又方：

右取射罔汁涂之。

又方：

右取硇砂以水研涂之，立愈。

又方：

右以石榴叶及皮烂捣，炒令热，封上，冷即换之。

又方：

右以井底泥涂，温则易之。

又方：

右以生乌头末，唾调封之。

又方：

右以黑角梳掌热，炙熨之。

又方：

右以龙葵捣绞取汁，涂之。

治蝎蜇着手足，方：

右热煎酽醋，浸螫处即止。

又方：

右半夏以水磨，涂之。

又方：

右以桂心以醋磨，涂之。

又方：

右嚼干姜傅之。

又方：

五月五日取蜗牛壳黄色者，三七枚。

右捣罗为末，要用时以醋调涂之，甚妙。

又方：

右以雄黄末少许，醋调涂之。

又方：

右以驴耳中垢傅之，立效。

又方：

四月八日五更时，取苍耳阴干。

右捣罗为末，每用以醋调傅之。

治蜂螫人诸方

蜂类甚多，而方家不具显其名。唯地中大土蜂最有毒，一螫中人，便即倒闷，举体洪肿，诸药治之，皆不能卒止，旧方都无其法，虽然不至杀人，有禁术封唾，亦颇微效。夫有瓠甗蜂，抑亦其次，余者犹善尔。

治蜂螫，方：

蜜五合　蜡二两　猪脂五合

右件药和煎，稍稍食之。

又方：

右烧牛粪灰细研，以醋调涂之。

又方：

右以酥涂之，立愈。

又方：

右以醇醋沃地，取起泥涂之。

又方：

右嚼盐涂之。

又方：

右以小便洗之，立效。

又方：

右挼蓝青叶，及捣茎实涂之。

又方：

右以蜂房煮汁洗之。

又方：

右取苍耳挼取汁涂之。

治蠼螋尿疮诸方

凡蠼螋虫尿人影，着处便令人体患疮，其状如粟粒，累累一聚，瘮[1]痛，身中忽有处燥痛如芒刺虫所螫后，细疮[2]瘟瘟作聚如茱萸子状也，四边赤，中央有白脓，亦令人皮内急，举身恶寒壮热，剧者连起遍腰胁胸前。治之法，初得摩犀角涂之，止其毒，治如火丹法。曾[3]有人得此疾，经五六日，觉心闷，不住以他法治，皆不能愈。忽有人教云画地作蠼螋形，以刀子取尽蠼螋腹中土，就其中以唾和成泥，涂于疮上，再涂即愈。天下万物相感，莫晓其由矣。

治蠼螋尿，方：

右以羖羊髭烧灰，以腊月猪脂和封之。

---

〔1〕 瘮：原作"瘵"。《正误》云"可疑"。《类聚》卷 167 引同论作"瘮"，义长，因改。

〔2〕 疮：原脱，据《类聚》卷 167 引同论补。

〔3〕 曾：原作"胸"，据《类聚》卷 167 引同论改。

又方：

右以白矾滴醋于锈[1]生铁上磨，并铁锈刮下涂之。

又方：

槐白皮半斤，剉

右以醋二升浸半日洗之，日五六度差。

又方：

右以醋调胡粉涂之。

又方：

右捣豉封之。

又方：

右嚼大麦傅之。

又方：

右取燕巢中土细研，以猪脂及醋调涂之妙。

又方：

右以马鞭草熟捣以傅之，燥则易之。

又方：

右以吴茱萸东引根为末，醋调涂之。

又方：

右嚼梨叶涂之。

又方：

右捣韭汁涂之。

又方：

右以生甘草煎汤洗之。

又方：

右嚼桂心涂之。

又方：

右嚼大麻子涂之。

又方：

右取众人尿处烂泥，涂之。

又方：

右取扁豆叶捣汁涂之。

又方：

右烧鹿角为末，醋调涂之。

又方：

右烧故蒲席为灰，油调涂之。煮汁洗亦佳。

治蠼螋疮，浸淫多年不差，方：

右取秋间树上猪牙皂荚，炙令脂出，热涂之。

---

〔1〕锈：原作"秀"，据《类聚》卷167引同方改。

又方：

右以赤小豆末，用酒和涂之。

又方：

右用盐一斤，以热汤二升相和，用绵浸，拓于疮上。

又方：

右取楝枝皮烧为灰，以猪脂和涂之。

治射工中人疮诸方

江南有射工毒虫，一名短狐，一名蜮[1]，常在山涧水内。此虫口内有横骨，状如弓弩，其虫形正黑，状如大蜚，而有雌雄，雄者口边有两横角，角能屈伸，冬月并在土中蛰，其上气蒸怵怵然，有雪落其上不凝，夏月则在水内，人行水，及以水洗浴，皆中其毒。或因大雨潦时，仍逐水便流入人家。或遇道上牛马等迹内，便即停住。其含沙射人影便病，初得时，或如伤寒，或似中恶，或口不能语，或身体苦强，或恶寒寒热，四肢拘急，头痛骨痟，屈伸张口欠头，或清朝小差，晡夕则剧，剧者不过三日，则齿间有血出，不即治，杀人也。又云：初时证候先寒热恶冷，欠欬筋急，头痛目疼，状如伤寒，亦如中尸，便不能语，朝晏小苏，晡夕辄剧，寒热闷乱是也。始得三四日可治，急者七日皆死，缓者至二七日，远不过三七日皆死。其中毒人，初未有疮，但恶风寒热，或如针刺，及其成疮，初如豆粒黑子，或如火烧，或如蠼螋尿，皆肉有穿空如大针孔也。其射工中人头面尤急，腰已上去人心近者，多死。中人腰以下者，小宽，不治亦死。虽不死，皆百日内不可保差。又云：疮有数种，其一中人疮正黑如靥子状，周遍悉赤，衣被犯之如有芒刺痛。其一种作疮久即穿陷，或常寒热。其一种如火炙人肉，烟起作疮，此者最急，数日杀人。其一种突起如石疖状，俱能杀人。自有迟速，大都此病多令人寒热，屈伸张口闭目也。

凡人入山行草中，常以腊月猪脂和盐涂脚胫及足指间趺上，乃着鞋，蛭及射工不得着人也。

治射工毒肿生疮，**甲香散**方：

甲香　犀角屑　射干　木香　熏陆香　丁香　黄连　川升麻　鳖甲涂醋炙令黄，去裙襴　牡蛎烧为粉　羚羊角屑　甘草炙微赤，剉　黄芩已上各一两　黄蘗一两，剉　吴茱萸一分，汤浸七遍，焙干微炒

右件药捣细罗为散，中射工毒及诸毒，皆水服一钱，日三服，兼以鸡子白调散涂之良。

治射工中人，疮有三种，一种疮正黑如靥子状，周遍悉赤，如有刺痛；一种作疮，经久乃穿，晡间寒热；一种如火灼烟起，此种最急，数日杀人，此病令人寒热。方：

射干二两　川升麻二两

右件药剉，以水三大盏，煎至一盏去滓，适寒温尽服，其滓傅于疮上。

又方：

犀角屑二两　川升麻一两　射干一两

右件药捣粗罗为散，每服四钱，以水一中盏，煎至六分，去滓，不计时候温服。

---

〔1〕 蜮：原作"域"，据《类聚》卷165引同论改。

又方：

右取生茱萸树茎叶一[1]握，切断，去前后，余者熟捣，以水二盏，煮取一盏去滓，顿服之。

又方：

凡山中草木上亦有此，着人则穿啮肌肤，行人肉中，浸淫溃起，灸断其道即愈。

又方：

皂荚一梃，长一尺二寸者

右搥碎，以醋一升煎如饧，去滓，以傅疮上妙。

又方：

马齿苋不限多少

右捣绞取汁，饮一盏，又烂捣薄疮上，日四五度换之。

治射工中人，寒热，或发疮，偏在一处，有异于常，宜服此方：

右取赤苋并茎叶，捣绞取汁，一服三合，日四五服良。

治射工初未有疮，但恶寒瘰疹，及其成疮，似蠼螋尿，亦似飙疽，方：

右取芥子捣令熟，醋和厚涂于疮上，半日其痛便止。

又方：

右取狼牙叶，冬取根，捣之令熟，傅所中处，又饮四五合汁佳也。

治射工中人，寒热，或发疮，方：

右取鬼臼叶一握熟捣，内一升醋中渍之，绞取汁，分三服。

治射工毒，方：

右以胡葱烂捣，以拓疮上，灸十壮即差。

治射工中人，已有疮，方：

右取蜈蚣大者一枚烧之，捣罗为末，用醋和，以傅疮上。

治射工毒，若见身中有此种疮处，便急治之，方：

右急于疮周围一寸，用艾作细条子围着，齐发火灸之，疮上亦可灸百壮良。

又方：

右取水浮走豉母虫一枚，置口中便愈，已死者皆起。此虫正黑，如大豆浮水相逐，中国名豉母虫。今以白梅皮裹吞之，须臾即效。

治沙虱毒诸方

夫山内水间有沙虱者，其虫甚细，不可得见。人入水浴，及汲水澡浴，此虫着身。及阴雨日行草间，亦着于人，便钻入皮里。其验法，初得时，皮上正赤，如小豆黍粟，以手摩于赤上，痛如锥刺，过三日之后，百节强疼，寒热，赤上发疮，此虫渐入至骨则杀人。在山涧中洗浴了，以巾拭，烦熡[2]如芒毛针刺，熟看之如见处，则以竹簪挑拂之。已深者，用针挑取虫子，正如疥虫，着爪上映光方见行动。挑不得，即于上灸三七壮，其虫则死，病除。三两处不能为害，多处不可尽挑灸也。挑灸其上，而觉昏昏，是其已大深也，便应须依上俗作方术，拂出之，并

---

〔1〕 一：原脱。《普济方》卷308引《千金》治射工伤方，用"用吴茱萸茎叶一握"，与此方同，因补。

〔2〕 熡：《中华字海》：同"熪"(juān)。火貌，见《集韵》。烦熡，即烦热如火烧。

诸药汤浴，皆得一二升出，出都尽乃止，此七日内差。不尔，则续有飞蛊来入，攻啖[1]心脏便死。飞蛊白色如蓮叶大，长四五寸，初着腹胁，肿痛如刺，则破鸡拓之尽出，食鸡，或得三四过拓之，取尽乃止。兼服麝香、犀角护其内，作此治可差。勿谓小小，不速治则杀人。若人行得沙虱，还至本处，则以火自炙燎其身令遍，其虫皆坠地也。

治初中沙虱，有赤点如米，良久即如刺在肉中者，方：

右以竹叶刮之令血出，仍断大蒜摩之，即差。

治沙虱毒，方：

右用斑猫二枚，一枚熬作末，水服之，一枚烧令烟绝，作末以置疮中，立愈。

又方：

右用麝香、大蒜合捣，以羊脂和，用小竹管中带之将行，有中者涂之，大良。

又方：

盐五合

右以水五升煎三两沸，取汁渍疮，差。

治诸虫咬人诸方

治蜈蚣、蠷螋、蠼子咬人，方：

右以蛎粉、生姜汁调涂之。

又方：

右以鸡粪傅之。

治鼠咬人，方：

右取麝香封咬上，以帛系之。

治壁宫咬，方：

右取青麻叶心七枚，以手挼令汁出，涂之差。

又方：

右用硇砂、雄黄各半两同细研，挑破疮，内药在疮中。

治蚝虫螫，方：

右用母猪牙中垢傅之。

治蚰蜒、蜘蛛、蚊子咬，方：

右取油麻研之，涂疮立效。

治蚕咬，方：

甜葶苈　蛇床子　菟丝子　盐各一两

右件药捣细罗为散，以酽醋调如膏，日三度涂之。

又方：

右以麝香细研，蜜调涂之。

治蚰蟮咬，方：

右以鸡鸭粪涂之。又以葱白傅之。

---

〔1〕啖：原作“散”。据《病源》卷25“沙虱候”改。

治桑蝎咬，方：

右以丁香末蜜调涂之。

治蚰蜒咬，方：

右以木鳖子末醋调涂之。

治蝼蛄咬，方：

右以石灰醋调和涂之。

治恶虫咬，方：

右取酥和盐涂之。

又方：

右以马肠根，生油磨涂之。

又方：

右以蛇蜕皮煮汤，洗三两度。

又方：

右以油浸紫草涂之。

辟蚊虫及诸虫等，方：

苦楝花　柏子　菖蒲

右件药捣筛为散，慢火烧，闻气自去。

又方：

臭樗皮　鳗鲡鱼　阿魏　芫花已上各一两

右件药捣罗为末，用乳香煎汁和圆如鸡头大，烧之，是虫皆去。

又方：

鳗鲡鱼干者，于室中烧之，即蚊子化为水矣。

解水毒诸方

自三吴巴东及南诸山郡县，有山谷溪源处有水毒病，春秋转得。一名中水，一名中溪，一名中洒。苏骇，乃东人所呼。一名水病，亦名溪温。今人中溪，以其病与射工相似，通呼溪毒。其实有异，有疮则是射工，无疮是溪病。初得恶寒，头微痛，目眶疼，心内烦懊，四肢振焮，腰[1]背骨节皆强，两膝俱疼，或翕翕热，但欲睡，暮剧，手足指逆冷至肘膝，二三日则复生虫，蚀下部，肛内有疮，不痒不痛，令人不觉，视之乃知，不即治，六七日下部便脓溃，虫上蚀五脏，热盛烦毒注下不禁，八九日死，一云十余日死。水毒有阴阳，觉得之，急视下部，若有疮正赤如截肉者，阳毒，最急。若疮如鳢鱼齿者，为阴毒，犹小缓也。皆能杀人，不过二十日。又云：水毒有雌雄，脉缓大而数者，为阳，是雄溪，易治，宜先发汗及浴。脉沉细迟者为阴，是雌溪，难治。欲知审是，中水者手足指冷即是，若不冷非也。其冷或一寸，或至腕，或至肘膝，冷至二寸为微，至肘膝为剧。又云：作汤数斗，用蒜四升捣碎，投于汤内良，绞去滓，适寒温以自浴[2]，若身体发赤斑文者是也。又云：发疮处但如黑点，绕四边赤，状如鸡眼，在高处难治，

〔1〕 腰：原作“要”。“要”可通“腰”。今改。

〔2〕 浴：原误作“治”。据《类聚》卷165引同论改。

下处则易治，无复余异。其候但觉寒热头痛，腰背急强，手脚冷，久咳欲眠，朝差暮剧。然则溪病，不假蒜汤及视下部疮也，此证者至困时，亦皆洞利及齿间血出，其热势渐猛者，则心腹烦乱，不食而狂语，或有下血物如烂肝，十余日至二十日则死不测，是虫蚀五脏，肛伤故也。又云：溪病不差，乃飞虫来入，或在皮肤腹胁之间，突起如烧，痛如针刺，则破生鸡拓上，辄得白虫，状似蛆，长四五寸及六七寸，其数自多少不定，此即应是所云虫啖蚀五脏及下部之事，若攻啖五脏便死。彼[1]土辟却之法，略与射工相似也。

治水毒，方：

右以五加根烧研为末，以酒或水调下二钱。研叶饮汁亦佳。

又方：

右烧鲛鱼皮，以水调下二钱。

又方：

右捣柒姑草，以涂腰背诸处即差。柒姑生冬间，细叶如酸莓。

又方：

右以乌蒜一枚烂捣，酒半盏和服，当差。一名乌韭，山中甚多。

又方：

右捣苍耳取汁一大盏，分二服。

又方：

右取蓼捣汁一小盏，渐渐饮之，兼以涂身令周匝，立差。

又方：

右取雄牛膝一把，水酒共一杯，渍绞取汁饮之，日三。雄牛膝茎紫，白者是雌。

又方：

桃叶　梅叶

右件药等分，水捣绞取汁一大盏，分为二服，冷饮之。

又方：

蓝一把，捣水解以涂面目身体，甚良。

又方：

右用大莓根[2]捣末饮之，并导下部。生者用汁。夏月行常多赍此药末入水，以一钱投水上流，无所畏，又辟射工。凡洗浴以少数投水盆中，即无复中毒也。

治溺水诸方

治溺水死，方：

凡溺水，急解去死人衣，炙脐中即差。

又方：

右以灶中灰，布地令厚五寸，以甑侧安着灰上，令溺人伏于甑上，使头小垂下，抄盐二钱内小竹管内，吹入下部中，即当吐水。去甑，扶下溺人着灰中，以灰壅身，水恒出鼻口中，即

〔1〕 彼：原作“被”。据《类聚》卷165引同论改。

〔2〕 大莓根：《正误》云：“未详。”凡以“莓”（苺）为名之药草，多为蔷薇科 Rubus 属植物，具体种类待考。

活矣。

又方：

右掘地作坑，熬数斛热灰内坑中，下溺人，灰覆，湿彻即易之，灰勿太热，灰冷更易，半日即活也。

又方：

右取大甑倾之，扶溺人伏其上，口临甑口，燃苇火二七把，烧甑中当溺人心下，令烟出，小入溺人鼻口中，水出尽则活，火尽复益之，令人足得暖。卒无甑者，于岸侧掘地如甑，空下如灶，烧令暖，以人着上，勿隐人腹，令溺人低头，令水得出妙矣。

又方：

右但埋溺人暖灰中[1]，头足俱没，唯开[2]七孔，水出即活。

又方：

右倒悬溺人，以好酒灌鼻，又灌下部。

又方：

右绵裹皂荚内下部中，须臾水出。

又方：

右绵裹石灰内下部中，水尽即活。

又方：

右倒悬，解去衣，去脐中垢，极吹两耳，起乃止，即活。

又方：

右熬沙覆溺人上下，但出鼻口耳，沙湿即易。

又方：

右屈溺人两脚着别人两肩上，溺人背向别人背，倒负持走行，吐水出便活。

治冬月落水，冻四肢直，口噤，尚有气，方：

右熬灰使暖，盛以囊，薄其心上，冷即易之，心暖气通转，口乃开，温小便粥，稍稍与之，人即活。若不温，不得持火炙身，冷气与火相争则死。

---

〔1〕 中：原作“口”。据《普济方》卷255引同方改。

〔2〕 开：原误作“关”。据改同上。

太平圣惠方卷第五十八 凡二十二门 病源二十一首[1] 论一首 方共计二百三十道

诸淋论一首 治石淋诸方一十八道 治气淋诸方一十三道 治膏淋诸方五道 治劳淋诸方七道 治热淋诸方一十三道 治血淋诸方二十道 治冷淋诸方七道 治卒淋涩痛[2]诸方二十三道 治小便难诸方八道 治小便不通诸方一十八道 治小便数多诸方七道 治小便不禁诸方六道 治尿血诸方八道 治小便色赤如血诸方五道 治脬转诸方一十二道 治遗尿诸方一十道 治大便不通诸方一十六道 治大便难诸方六道 治大便卒不通诸方九道 治关格大小便[3]不通诸方一十一道 治大小便难诸方八道

诸淋论

夫诸淋者，由肾虚而膀胱热故也。膀胱与肾为表里，俱主水，水入[4]小肠，下于脬，行于阴为小便也。肾气通于阴，津液下流之道也。若饮食不节，喜怒无恒，虚实不调，则腑脏不和，致肾虚而膀胱热也。膀胱津液之腑，热则液内溢，而水道不通，水不上不下，停积于脬。肾虚则小便数，膀胱热则水下少，数而且涩，致淋沥不宣，故谓之为淋。其状小便出少，起数，小腹弦急，痛引于脐。又有石淋、劳淋、血淋、气淋、膏淋诸形证，各随其证，说于后章。

治石淋诸方

夫石淋者，淋而出石也。肾主水，水结则化为石。故肾容砂石，肾虚为热所乘，热则成淋。其病之状，小便则茎里痛，尿不能卒出，痛引小腹[5]，膀胱里急，砂石从小便道出，甚者塞痛，令人闷绝也。

治石淋及血淋，下砂石兼碎血片，小腹结痛闷绝，**王不留行散**方：

王不留行一两 甘遂三分，煨令微黄 石韦一两，去毛 葵子一两半 木通二两半，剉 车前子二两 滑石一两 蒲黄一两 赤芍药一两半 当归一两半，剉，微炒 桂心一两

[1] 二十一首：原作“一十一首”。《正误》：“今计二十一首。”核之无误，因改。
[2] 涩痛：原无，排门目录同。据正文标题补。
[3] 便：原无，据排门目录及正文补。
[4] 入：原误作“八”。《病源》卷14“诸淋候”作“水入”，因改。
[5] 腹：原作“便”，据《类聚》卷132引同论改。

右件药捣筛为散，每服三钱，以水一中盏，煎至六分，去滓，不计时候温服，以利为度。

治石淋涩痛，**木通散**方：

木通三两，剉　葵根一握，剉　葳蕤二两　大青一两　桔梗二两，去芦头　栀子人半两　白茅根一握，剉

右件药捣粗罗为散，每服三钱，以水一中盏，煎至六分，去滓，不计时候温服，以利为度。

治石淋，小便涩，下如砂石者，宜服此方：

桑根白皮一两半　陈橘皮一两，汤浸，去白瓤，焙　葱白二七寸　川芒消三分

右件药都剉，以水二大盏，煎取一盏三分，去滓，食前分温三服。宜吃葱葵羹，及煮冬瓜等物食之。

治石淋水道涩痛，频下砂石，宜服**神效琥珀散**方：

琥珀半两　磁石半两，烧酒淬七遍，细研，水飞过　桂心半两　滑石半两　葵子半两　川大黄半两，剉碎，微炒　腻粉半两　木通半两，剉　木香半两

右件药捣细罗为散，每于食前以葱白灯心汤调下二钱。

又方：

石韦一两，去毛　滑石二两

右件药捣细罗为散，食前粥饮调下二钱。

又方：

赤柳根[1]半两　滑石二两

右件药捣碎，以水三大盏煎取一盏半，食前分为三服。

又方：

车前草二两　榆白皮一两，剉　乱发如鸡子大，烧灰

右件药细剉，以水二大盏，煮取一盏半去滓，入乱发灰更煎三二沸，食前分为三服。

治石淋，脐下妨痛，方：

白茅根三两，剉　露蜂房一两，微炙　葛花一两

右件药捣碎，以水二大盏，煮取一盏半去滓，食前分为三服，当下石出。

治石淋，小便涩痛不可忍，宜服此方：

蘧麦一两　车前子一两半　葳蕤一两　滑石一两半

右件药捣粗罗为散，每服四钱，以水一中盏，煎至六分，去滓，每于食前温服。

治膀胱虚热，下砂石涩痛，利水道，宜服滑石膏方：

滑石二两，细研　木通一两，剉　灯心十束，剉　大麦半两　小麦半两　酥半斤　葱白二七茎　桑根白皮半两，剉

右件药以酥和诸药慢火煎，候葱白黄色，绵滤去滓，次入滑石末更煎五七沸，收于瓷合中，每于食前以温水调下半匙服之。

又方：

鸡粪白一两，微炒　雄鸡胆半两，干者

右件药同研令细，每于食前以温酒调下一钱，以利为度。

---

〔1〕赤柳根：《正误》："未详。""赤柳根"首见《雷公炮炙论》，云："真似茜根，只是味酸涩，不入药中用，若服，令人患内障眼。"来源待考。

又方：

右取故甑箅[1]烧灰细研，每于食前以温酒调下一钱。

又方：

右取滑石，以水一小盏浓磨服之。

又方：

右用鸡粪炒，细研为末，每服以冷水调下一钱，旦服至食时当下石出。

又方：

右鳖甲烧为灰细研，每于食前以温酒调下一钱，当下石出。

又方：

右取燕粪细研，每服以冷水调下二钱，旦服至晚当下石出。

又方：

右用五月五日葵子微炒，捣罗为末，每于食前以温酒调下一钱，当下石出。

又方：

右用车前子二合绵裹，以水二大盏，煎至一盏去滓，空腹分温二服。

治气淋诸方

夫气淋者，由肾虚，膀胱热，气胀所为也。膀胱与肾为表里。膀胱热，热气流入于脬，热则生实，令脬内气胀，则小腹满。肾虚不能制其小便，故成淋。其状膀胱小腹皆满，尿涩，常有余沥是也。亦曰气癃也。

治气淋腹胀不通，**吴茱萸散**方：

吴茱萸半两，汤浸七遍，焙干微炒　干姜半两，炮裂，剉　赤芍药半两　桂心半两　当归半两，剉，微炒　桃白皮半两，剉　人参半两，去芦头　细辛半两　真珠末一分　雄黄一分，细研

右件药捣筛为散，每服五钱，以水一中盏，煎至五分，去滓，入真珠、雄黄末各一字搅令匀，更入酒半小盏煎三两沸，放温食前服之。

治气淋小肠疼痛，**木香散**方：

木香一两　木通三分，剉　细辛三分　鸡苏一两　槟榔一两　人参半两，去芦头　赤茯苓三分　当归半两，剉，微炒　桃人半两，汤浸，去皮尖、双人，麸炒微黄

右件药捣粗罗为散，每服三钱，以水一中盏，煎至六分，去滓，食前温服。

治气淋小腹胀闷，脐下时时切痛，宜服**茯苓散**方：

赤茯苓三两　白术一两　葵子一合　赤芍药一两　木通二两，剉　榆皮三两，剉　白茅根一握，剉

右件药捣粗罗为散，每服三钱，以水一中盏，入葱白三茎，煎至六分，去滓，每于食前温服，以利为度。

治气淋腹胁胀满，脐下气结，小肠疼痛，**滑石散**方：

滑石一两　葵子一两　蘧麦半两　石韦半两，去毛　陈橘皮一两，汤浸，去白瓤，焙　蒲黄半两　川芒消一两　子芩半两　赤茯苓半两　赤芍药半两

右件药捣细罗为散，每于食前以粥饮调下二钱。

---

〔1〕故甑箅：即用久的甑中垫底的竹屉。“箅”，原讹作“篦”，据《类聚》卷132引同方改。

又方：

桑根白皮一两，剉　木通一两，剉　百合一两　白茅根一两，剉　鸡苏一两　赤芍药一两

右件药捣筛为散，每服四钱，以水一中盏，煎至六分，去滓，每于食前温服。

治气壅不通，小便淋结，脐下妨闷疼痛，**石韦散**方：

石韦半两，去毛　赤芍药半两　白茅根一两，剉　木通一两，剉　蘧麦一两　滑石二两　葵子一两　川芒消一两　木香一两

右件药捣粗罗为散，每服四钱，以水一中盏，煎至六分，去滓，每于食前温服。

又方：

葵子一合　生茅根二两，剉　青橘皮一两，汤浸，去白瓤，焙

右件药捣筛，以水二大盏，入葱白五茎，煎取一盏三分，去滓，食前分为三服。

治气淋小腹胀满闷，方：

石韦一两，去毛　鸡肠草一两

右件药捣碎，以水三大盏，煎取一盏半去滓，食前分为三服。

治气淋涩痛，宜服此方：

香墨半两，末　腻粉一分

右件药同研令匀，以软饭和圆如小豆大，每于食前以冷水下五圆。

治气淋寒淋，小腹满，及手脚冷，方：

山荆根[1]二两，剉　苣藤[2]一两，为末

右以水三大盏，先煎山荆根取一大盏半，去滓，下苣藤末搅滤取白汁，食前分为三服。

又方：

榆白皮半两　当归半两

右件药细剉，以水一大盏，煎至六分，去滓，磨入石燕一枚，顿服。

又方：

石燕三枚，捣碎研为末　榆枝细剉，一合

右以水二大盏，煎取一盏三分，去滓，食前分为三服。

治气淋，脐下切痛，方：

右用盐和豉捣作饼子，填在脐中，向盐上灸二七壮差。

治膏淋诸方

夫膏淋者，由阴阳不调，劳倦所致。小便下，下而肥似膏，故谓之膏淋。亦曰肉淋。此皆肾虚不能制于肥液，故与小便俱出也。

治膏淋而有肥状似膏，与小便俱出，**车前子散**方：

车前子一两　贝齿一两，烧赤　赤茯苓一两　白术一两　木通一两，剉　赤芍药一两

右件药捣细罗为散，每于食前以温酒调下二钱。

治膏淋，脐下妨闷，不得快利，**沉香散**方：

---

〔1〕山荆根：《正误》："未详。"疑即马鞭草科植物黄荆（牡荆），《别录》载其可治血淋。

〔2〕苣藤：即"巨胜"，亦即胡麻（芝麻）。

沉香三分　黄耆三分，剉　陈橘皮三分，汤浸，去白瓤，焙　滑石一两　黄芩半两　榆白皮一两，剉　蘧麦三两　韭子一两，微炒　甘草半两，炙微赤，剉

右件药捣细罗为散，每于食前以清粥饮调下二钱。

又方：

葎草汁，三合　醋三合

右二[1]味相和，微暖，食前分为二服，当下如豆汁。

又方：

榆白皮三两，剉　牡蛎粉一两　肉苁蓉一两，末

右件二味相和令匀，以水三大盏，煎榆白皮取二大盏，去滓，每于食前调下散药二钱。

又方：

右以羊骨烧灰，捣细罗为散，每于食前以榆白皮汤调下二钱。

治劳淋诸方

夫劳淋者，谓劳伤肾气，而生热成淋也。肾气通于阴，其候尿留于茎内，数起不出，引小腹痛，小便不利，劳倦即发也。

治劳淋，小便涩滞，脬中满急痛，宜服**木通散**方：

木通一两，剉　石韦一两，去毛　王不留行一两　滑石一两　白术一两　蘧麦一两　鸡苏一两　葵子一两　赤茯苓一两　木香一两　当归一两，剉，微炒　赤芍药一两

右件药捣粗罗为散，每服三钱，以水一中盏，煎至六分，去滓，每于食前温服。

治劳淋，每小便茎中痛，卒不能出，引小腹急胀，淋沥痛不止，**柴胡散**方：

柴胡一两，去苗　葵根三分　甘草一分，炙微赤，剉　当归三分，剉，微炒　白茅根三分，剉　石韦三分，去毛　木香三分　榆白皮三分，剉　木通三分，剉

右件药捣筛为散，每服四钱，以水一中盏，煎至六分，去滓，每于食前温服。

治劳淋，心腹烦壅，脐下妨闷，宜服此方：

葵子一合　滑石三分　川芒消三分　桂心一分　旱莲子三分　白茅根三分，剉　川大黄三分，剉碎，微炒

右件药捣筛为散，每服三钱，以水一中盏，煎至六分，去滓，每于食前温服。

治劳淋，膀胱热盛，津液结涩，小肠胀满，便溺不通，宜服**鸡苏饮子**方：

鸡苏一两半　木通一两　葵子一两　白茅根一两　蘧麦一两　木香半两

右件药细剉，拌和令匀，每服半两，以水一大盏，煎至五分，去滓，每于食前温服。

治劳淋涩，脬中痛，不得小便，**滑石散**方：

滑石一两　葵子一两　钟乳粉一两　桂心半两　木通半两，剉　王不留行半两

右件药捣细罗为散，每于食前以温酒调下二钱。

治劳淋，小便恒不利，阴中痛，日夜数起，此皆劳损虚热所致，宜服此方：

石韦一两，去毛　滑石一两　蘧麦一两　王不留行一两　葵子一两

右件药捣细罗为散，每于食前以葱白汤调下二钱。

---

〔1〕二：原作“三”，据本方药物实数改。

治五劳七伤，八风十二痹，结为劳淋，小便不通[1]，小腹急痛不可忍者，宜服此方：

滑石一两　王不留行三分　葵子三分　桂心三分　车前子三分　甘遂三分，煨令黄　木通三分，剉　石韦三分，去毛

右件药捣细罗为散，不计时候以大麻子研绞取汁，调下二钱。

治热淋诸方

夫热淋者，由三焦有热，气搏于肾，流入于脬，而成淋也。其状小便赤涩。亦有夙病淋，今得热而发者。其热甚则变尿血也。

治心热气壅，涩滞成淋，脐下妨胀，宜服**麦门冬散**方：

麦门冬一两，去心　滑石二两　木通一两，剉　赤芍药一两　葵子一两　川芒消一两半

右件药捣粗罗为散，每服四钱，以水一中盏，入葱白二茎，生姜半分，煎至六分，去滓，每于食前温服。

治心脏烦热，脐下妨胀，小便淋涩，宜服此方：

葵子一两　滑石一两　木通一两，剉　蘧麦一两　白茅根一两，剉[2]　甘草半两，炙微赤，剉

右件药捣粗罗为散，每服四钱，以水一中盏，煎至六分，去滓，每于食前温服。

治热淋小腹胀满，数涩[3]疼痛，**榆白皮散**方：

榆白皮半两，剉　甘遂半两，煨令黄　蘧麦半两　犀角屑半两　赤茯苓三两　木通半两，剉　山栀子半两　川芒消一两　子芩半两　滑石半两

右件药捣筛为散，每服三钱，以水一中盏，煎至五分，去滓，每于食前温服。

治热淋涩痛，热极不解，**蘧麦散**方：

蘧麦一两　桑根白皮一两，剉　木通一两，剉　滑石一两　赤芍药一两　子芩一两　甘草一两，炙微赤，剉　榆白皮一两，剉　川芒消一两

右件药捣粗罗为散，每服四钱，以水一中盏，煎至六分，去滓，不计时候温服。

又方：

滑石半两　芭蕉根半两　莲子草一两　白茅根一两半，剉

右件药捣粗罗为散，每服四钱，以水一中盏，煎至六分，去滓，每于食前温服，以利为度。

治热淋，小腹疼痛不可忍，宜服此方：

黄连半两，去须　苦参半两，剉　麦门冬一两，去心，焙　龙胆半两，去芦头　土瓜根半两

右件药捣罗为末，炼蜜和圆如梧桐子大，不计时候以熟水下三十圆。

治热淋，小便涩痛，宜服**滑石散**方：

滑石二两　石韦一两，去毛　榆白皮一两，剉

右件药捣粗罗为散，每服三钱，以水一中盏，入葱白七寸，生姜半分，煎至六分，去滓，每于食前温服。

治热淋，心神烦闷，小腹满胀，**石韦散**方：

---

〔1〕通：原作“痛”。此方原出《千金》卷21“淋闭第二”，此字作“通”，义长，因改。
〔2〕一两，剉：原脱，据《类聚》卷132引同方补。
〔3〕涩：原误作“於”，据《类聚》卷12引同方改。

石韦一两，去毛　蘧麦一两　滑石二两　车前子一两　葵子一两　甘草三分，炙微赤，剉

右件药捣细罗为散，每于食前以粥饮调下二钱。

治热淋，小腹胀满急痛，方：

麻皮一两　甘草三分，炙微赤

右件药细剉，以水二大盏，煎取一盏三分，去滓，食前分为三服。

治热淋，小肠不利，茎中急痛，**木通散**方：

木通一两，剉　甜葶苈一两，隔纸炒令紫色　赤茯苓一两

右件药捣细罗为散，每于食前以温葱白汤调下二钱。

又方：

滑石二两　木通一两，剉　葵子一两

右件药捣细罗为散，每于食前以葱白汤调下一钱，以利为度。

又方：

乌麻子五合　蔓菁子五合

右件药同炒令黄色，一处研，用绯绢袋盛，以井华水三升浸，每于食前温一小盏服之。

又方：

车前子一合　葵根一两半，剉用

右件药以水一大盏半，煎至一盏去滓，食前分为二服。

治血淋诸方

夫血淋者，是热淋之甚者则尿血，故谓之血淋。心主血，血之行，通身遍行经络，环腑脏。劳热者则散失其常经络，渗入脬而成血淋也。

治血淋，小便中痛不可忍，**白茅根散**方：

白茅根一两，剉　赤芍药三分　滑石一两　木通三分，剉　子芩三分　葵子一两　车前子三分　乱发灰一分

右件药捣粗罗为散，每服三钱，以水一中盏煎至六分，去滓温服，如人行十里再服，以差为度。

治血淋及尿血，水道中涩痛，遍经络腑脏热甚，则血散失其常经而成淋，宜服**蘧麦散**方：

蘧麦二两　车前子半升　滑石二两　郁金一两　乱发灰半两　川大黄一两，剉碎，微炒　生干地黄二两

右件药捣细罗为散，每于食前煎葱白汤调下二钱。

治血淋及尿血，水道涩痛，**郁金散**方：

郁金一两　蘧麦一两　生干地黄一两　车前叶一两　滑石一两　川芒消一两

右件药捣粗罗为散，每服四钱，以水一中盏煎至六分，去滓温服，如人行十里再服，以差为度。

治血淋涩痛，宜服此方：

榆白皮三两，剉　葵子一合　滑石三两　石韦一两，去毛　蘧麦一两　生干地黄一两

右件药捣筛为散，每服五钱，以水一大盏，煎至五分，去滓，入笔头灰二枚搅匀，每于食前温服。

治血淋，小便疼痛不可忍，**黄芩散**方：

黄芩一两　鸡苏一两　滑石一两　小蓟根一两　生干地黄一两　木通一两，剉

右件药捣粗罗为散，每服三钱，以水一中盏，煎至六分，去滓，每于食前温服。

治血淋不绝，**鸡苏散**方：

鸡苏二两　葵子二两　石膏二两　生干地黄三两

右件药捣粗罗为散，每服四钱，以水一中盏，入竹叶二七片，煎至六分，去滓，每于食前温服。

治血淋疼痛不止，**王不留行散**方：

王不留行一两　甘遂半两，煨微黄　葵子一两半　车前子一两　木通一两，剉　滑石一两半　赤芍药半两　桂心半两　蒲黄半两　当归半两，剉，微炒

右件药捣细罗为散，每于食前以粥饮调下一钱。

治血淋，心神烦躁，水道中涩痛，不得眠卧，**龙脑散**方：

龙脑一钱，细研　腻粉一钱　寒水石半两　白茅根半两，剉　黄连半两，去须　马牙消半两　滑石半两　木通半两，剉　伏龙肝半两，细研

右件药捣细罗为散，每服煎竹叶汤调下一钱，如人行十里再服。

治血淋，烦热涩痛，眠卧不安，**地龙散**方：

地龙一两，微炒　滑石一两　腻粉一钱　麝香一钱，细研　自然铜半两　菉豆粉三分

右件药捣研令匀细，不计时候煎甘草汤调下一钱。

治血淋心烦，水道中涩痛，宜服此方：

石燕半两　赤小豆半两　商陆子半两　红蓝花半两

右件药捣细罗为散，每于食前煎葱白汤调下一钱。

又方：

石韦一两，去毛　当归一两，剉，微炒　蒲黄一两　赤芍药一两

右件药捣细罗为散，每于食前以暖酒调下三钱。

又方：

生干地黄二两　郁金一两　蒲黄一两

右件药捣细罗为散，每于食前煎车前子叶汤调下一钱。

又方：

旱莲子一两　芭蕉根一两

右细剉，以水二大盏，煎取一盏三分，去滓，食前分为三服。

治血淋，脐腹及阴茎涩痛，方：

岗谷树根皮〔1〕一两半　桑黄一两半，微炙

右件药捣粗罗为散，每服三钱，以水一中盏，煎至六分，去滓，不计时候温服。

又方：

金灯花一两　地蘖花〔2〕一两

---

〔1〕 岗谷树根皮：《正误》云："未详。"谷树即"榖树"之误，乃桑科植物，又称楮树、构树。《别录》载其利小便。

〔2〕 地蘖花：《正误》云："未详。"按药名中"蘖"、"柏"常混用。地蘖亦即地柏。宋《本草图经》载"地柏"，李时珍考为"卷柏之生于地上者"。《别录》载卷柏可散淋结，与方功用相符。卷柏本无花，疑"地柏花"一名乃言其形拳曲如花。

右件药阴干，捣粗罗为散，每服三钱，以水一中盏，煎至六分，去滓，每于食前温服之。

又方：

薜荔藤一握　甘草一分，炙微赤

右件药细剉，以水一大盏，煎至七分，去滓，食前分为二服。

又方：

右用乌贼鱼骨捣细罗为散，每于食前以地黄汁调下一钱。

又方：

右用天灵盖炙令黄色，捣细罗为散，每于食前以新汲水调下一钱。

又方：

右用麻根十枚捣碎，以水二大盏，煎取一大盏去滓，分为一服，如人行十里再服。

又方：

右用晚蚕蛾研为末，每于食前以热酒调下二钱。

治冷淋诸方

夫冷淋者，由脏腑虚冷，其状先寒颤，然后尿是也。此皆肾气虚弱，下焦受于冷气，入脬与正气交争，寒气胜则寒颤而成淋，正气胜则寒颤解，故得小便也。

治冷淋，脐下妨闷，小便疼不可忍，**沉香散**方：

沉香半两　石韦半两，去毛　滑石半两　当归半两，剉，微炒　蘧麦半两　白术三分　甘草一分，炙微赤，剉　葵子三分　赤芍药三分　王不留行半两

右件药捣细罗为散，每于食前煎大麦饮调下二钱，以通利为度。

治冷淋小腹气满，不得宣通，**木香散**方：

木香三分　桂心三分　大麻人一两　葵子一两　蘧麦一两　泽泻一两　苣藤一两　青橘皮一两，汤浸，去白瓤，焙

右件药捣粗罗为散，每服四钱，以水一中盏，入葱白七寸，煎至六分，去滓，每于食前温服。

治冷淋，小便数，恒不利，**葵子散**方：

葵子一两　赤茯苓一两　白术一两　当归一两，剉，微炒　木香半两　泽泻一两

右件药捣筛为散，每服三钱，以水一中盏，煎至六分，去滓，每于食前温服。

治冷淋腹胁胀满，小肠急痛，**槟榔散**方：

槟榔半两　丁香母一分　桂心一分　木香半两　龙脑一钱，细研　猪苓一两，去黑皮　当归半两，剉，微炒

右件药捣细罗为散，不计时候煎生姜葱汤调下一钱。

治冷淋小便不通，涩痛胀满，**泽泻散**方：

泽泻一两　鸡苏一两　赤茯苓一两　石韦一两，去毛　当归一两，剉，微炒　桂心三分　槟榔一两　桑螵蛸半两，微炒　枳壳半两，麸炒微黄，去瓤　琥珀一两

右件药捣细罗为散，不计时候煎葵子汤调下二钱。木通汤[1]调服亦得。

---

〔1〕汤：原脱。据《类聚》卷132引同方补。

治冷淋小肠不利，茎中急痛，**木通散**方：

木通半两，剉　甜葶苈半两，隔纸炒令紫色　木香半两　青橘皮三分，汤浸，去白瓤，焙　当归半两，剉，微炒　赤茯苓一两

右件药捣细罗为散，每于食前煎紫苏汤调下二钱。

又方：

槲树叶

右捣筛为散，每服三钱，以水一中盏，入葱白七寸，煎至六分，去滓，每于食前温服之。

治卒淋涩痛诸方

夫卒淋涩者，由膀胱有热故也。膀胱为津液之府，与肾俱主于水，水入小肠，下于脬为溲便。今脏腑有热，则津液内溢，水道不利，故卒成淋涩也。

治卒淋沥，小便痛涩，**当归散**方：

当归三分，剉，微炒　乱发灰一分　猪苓三分，去黑皮　海蛤三分，细研　汉防己二分　甘遂三分，煨令黄　蒲黄三分　赤芍药三分

右件药捣细罗为散，每于食前煎木通葱白汤调下一钱。

治卒淋沥，秘涩不通，宜服此方：

木通一两，剉　子芩一两　滑石一两　甘草一分，炙微赤，剉　漏芦三分　甜葶苈一分，隔纸炒令紫色

右件药捣粗罗为散，每服三钱，以水一中盏，煎至六分，去滓，每于食前温服。

治心热，小便卒淋涩赤痛，**蘧麦散**方：

蘧麦一两　葵子半两　木通半两，剉　冬瓜人一两半　子芩一两　白茅根一握，剉　滑石一两

右件药捣粗罗为散，每服三钱，以水一中盏，入竹叶二七片，煎至六分，去滓，每于食前温服，以利为度。

治小便卒淋，水道中涩痛，**赤茯苓散**方：

赤茯苓一两　滑石二两　石韦一两，去毛　蘧麦一两　蒲黄一两　葵子一两　榆白皮一两，剉

右件药捣粗罗为散，每服四钱，以水一中盏，煎至六分，去滓，每于食前温服。

治小便卒淋涩不通，宜服此方：

蘧麦一两　葵子一合　石韦一两，去毛　白茅根一两　桑白皮一两

右件药细剉和匀，每服半两，以水一大盏，煎至五分，去滓，每于食前温服。

治卒淋，小便不通，疼痛烦闷，坐卧不得，宜服**麻根散**方：

麻根一两　大麻子一两　子芩一两　乱发灰半两

右件药捣粗罗为散，每服四钱，以水一中盏，煎至六分，去滓，每于食前温服。

又方：

蘧麦一两　石韦一两，去毛　滑石二两　葵子一两　石燕一两　车前子一两

右件药捣细罗为散，每于食前以粥饮调下二钱。

治小便卒淋涩，水道热痛，**葵子散**方：

葵子一两　蘧麦一两　木通一两，剉　滑石二两　榆白皮一两，剉

右件药捣粗罗为散，每服四钱，以水一中盏，入葱白二茎，煎至六分，去滓，每于食前温服。

又方：

石韦一两，去毛　蘧麦一两　滑石二两　车前子一两　象牙屑半两

右件药捣筛为散，每服半两，以水一大盏，入灯心一束，煎至七分，去滓，食前分为二服。

治卒小便淋涩不通，**桑白皮散**方：

桑根白皮三分，剉　子芩一两　蘧麦半两　陈橘皮半两，汤浸，去白瓤，焙　葵子一两　牵牛子一两，微炒

右件药捣细罗为散，每于食前煎生姜灯心汤调下二钱。

又方：

菰蒋根一两　滑石一两　石韦一两，去毛

右件药捣细罗为散，每于食前煮大麦汤调下二钱。

又方：

车前叶一握，研绞取汁　蜜一合

右件药相和令匀，空腹顿服。

又方：

葱十四茎，并根碎切　滑石三钱

右件药将葱置碗中，以汤八分烹之，合却少时间，待通口调滑石末分为二服。

又方：

郁金末一两　大麻根二两，剉　葱白一握

右件药以水二大盏，煎取一盏三分，去滓，食前分为三服。

治卒小便淋涩痛，宜服此方：

大麦三两

右以水二大盏，煎取一盏三分，去滓，入生姜汁半合，蜜半合相和，食前分为三服服之。

又方：

石燕七枚　桑根白皮三两，剉

右件药以水二大盏，煎取一盏半去滓，食前分为三服。

又方：

葵子一合，末　朴消一两

右件药以水二大盏，煎取一盏三分，去滓，食前分为三服。

又方：

芭蕉根四两，切　葳蕤一两，剉

右件药以水二大盏，煎至一盏三分，去滓，入滑石末二钱搅令匀，食前分为三服服之。

又方：

紫草一两，剉

右捣细罗为散，每于食前以井华水调下二钱。

又方：

钱三百文

右以水五升煮取三升，去钱，每于食前适寒温饮一小盏。

又方：

鸡肠草五两

右以水二大盏，煮取一盏三分，去滓，食前分为三服。

又方：

鱼头中石子二两

右捣细罗为散，每于食前以冷水调下一钱。

又方：

右用牛耳中毛一撮烧灰细研，水调，食前服之。

治小便难诸方

夫小便难者，此是肾与膀胱热故也。此二经为表里，俱主水，水行于小肠，入脬为小便。热气在于脏腑，水气则涩，其热势微，但小便难也。诊其尺脉浮，小便难；尺脉濡，小便难；尺脉缓，小便难，有余沥也。

治心热，小便难，赤涩痛，**蘧麦散**方：

蘧麦一两　葵子半合　木通一两，剉　黄连一两，去须　防风一两，去芦头　茯神一两　冬瓜人一两　甘菊花半两　葳蕤一两　川升麻一两　地骨皮一两

右件药捣粗罗为散，每服四钱，以水一中盏，煎至六分，去滓，每食前温服。

治小便难涩痛，所出不多，令身体壮热，**木通散**方：

木通一两，剉　车前子一两　石韦一两，去毛　蘧麦一两　赤茯苓一两　石燕一两，细研

右件药捣细罗为散，每于食前以葱汤调下二钱。

治膀胱积热，小便涩难，**犀角散**方：

犀角屑半两　灯心半两　榆白皮一两，剉　赤茯苓一两　子芩一两　车前子一两　川芒消一两　木通一两，剉　滑石二两

右件药捣粗罗为散，每服四钱，以水一中盏，煎至六分，去滓，每于食前温服，以快利为度。

治小便难，脬中有热，水道中痛，宜服**石韦散**方：

石韦一两，去毛　蘧麦一两　赤芍药一两　葵子一两　麻子二合　榆白皮一两，剉　白茅根二两，剉　陈橘皮二两，汤浸，去白瓤，焙

右件药捣粗罗为散，每服四钱，以水一中盏，煎至六分，去滓，每于食前温服。

治小便难，水道中痛，小肠急，宜服此方：

木通一两，剉　赤茯苓一两　甜葶苈一两，隔纸炒令紫色

右件药捣细罗为散，每于食前以温葱汤调下一钱，以利为度。

治小便难，胀满闷，不急疗之杀人，宜服此方救之：

葱白三斤　盐一斤

右相和烂研，炒令热，以帛子裹，分作二包，更互熨脐下，小便立出。

又方：

秦艽一两，去苗

右以水一大盏，煎取七分，去滓，食前分为二服。

又方：

蒲黄一分　滑石一分

右件药捣细罗为散，每于食前以温酒调下二钱。

治小便不通诸方

夫小便不通者，是膀胱与肾俱有热故也。肾主水，膀胱为津液之府，此二经为表里，而水行于小肠，流入脬者为小便。肾与膀胱既热，热入于脬，热气太盛，故结涩，令小便不通，小[1]腹胀满气急，甚者水气上逆，令人心急腹满，乃至于死。诊其脉紧而滑直者，不得小便也。

治小肠[2]不通，肠腹急满，**透水散**方：

蘧麦一两　石韦一两，去毛　木通三分，剉　川大黄一两，剉碎，微炒　陈橘皮三分，汤浸，去白瓤，焙　川消一两　牵牛子半两，微炒　槟榔一两　滑石半两

右件药捣粗罗为散，每服四钱，以水一中盏，煎至六分，去滓，食前温服。

治小便不通，数日欲死，神验方：

桃枝一两　柳枝一两　葱白一握　木通一两，剉　灯心一束　汉椒一两，去目　旱莲子一两　白矾一两，烧令汁尽

右件药并细剉，以水三斗，煎至一斗五升，用瓷瓶一所[3]热盛一半药汁熏外肾，周回以被围绕，辄不得外风，食久便通如赤小豆汁。若冷即换之，其功甚大。

治小肠结涩不通，心烦闷乱，坐卧不安，宜服此方：

小豆蘖一分　苦竹髭一分　粟奴一分　甘草一分，炙微赤，剉　灯心一束　铜钱七文　葱白五寸

右件药以水二大盏，煎至一盏三分，去滓，食前分为三服。

治小肠壅热，小便赤涩淋沥，疼痛不通，**海蛤散**方：

海蛤一两半　石燕半两　白盐一分，炒　鱼脑中石子半两

右件药捣细罗为散，入乳钵中研令极细，每服以葱白五茎切，甘草二寸生用剉，用水一中盏，煎至六分，去滓，调下散子一钱，食前频服即通。

治小肠热结胀满，小便不通，**大**[4]**黄圆**方：

川大黄二两，剉碎，微炒　大戟一两，剉碎，微炒　赤芍药一两　川朴消一两　甜葶苈一两，隔纸炒令紫色　杏人五十枚，汤浸，去皮尖、双人，麸炒微黄

右件药捣罗为末，炼蜜和捣三二百杵，圆如梧桐子大，每于食前以葱白汤下二十圆。

治小便不通，脐间窘急，三焦积热气不通，宜**海蛤圆**方：

海蛤二两，细研　木通半两，剉　葵子一两　滑石二两　蒲黄一两　车前子一两　赤茯苓半两　赤芍药半两

右件药捣罗为末，炼蜜和捣三二百杵，圆如梧桐子大，每于食前以葱白汤下二十圆。

治小便不通，心腹妨闷，上气喘急，坐卧不安，**鸡苏散**方：

鸡苏一两　甘遂半两，煨令黄　滑石一两　葵子一两　蘧麦一两　桑根白皮一两，剉　防葵一两　榆白皮一两，剉

---

〔1〕小：原作“少也”。据《病源》卷14“小便不通候”改。

〔2〕小肠：《类聚》卷134所引同。《普济方》卷216引作“水肠”。本节多处出现“小肠结涩”等症，故小肠亦通。

〔3〕所：《普济方》卷216、《类聚》卷134所引同方均为此字。据文义，似当为“个”。

〔4〕大：原脱。据《类聚》卷134引同方补。

右件药捣粗罗为散，每服三钱，以水一中盏，煎至六分，去滓，每于食前温服。

又方：

木通一两，剉　猪苓一两，去黑皮　桑根白皮一两，剉

右件药捣粗罗为散，每服四钱，以水一中盏，煎至六分，去滓，每于食前温服。

治小便不通，立效方：

灯心二束　生姜半两　黑铅半两，错[1]为末

右件药用井华水一大盏，煎取五分，去滓，以葱一枝，慢火烧令热，拍破，先安在脐内，后顿服其药。

又方：

蛤粉半两　麻根半两

右件药捣细罗为散，每于空心以新汲水调下二钱。

又方：

秦艽一两，去苗　冬瓜子二两

右件药捣细罗为散，每于食前以温酒调下二钱。

治小便不通，腹胀气急闷，方：

滑石一两，捣碎　自己脚手爪甲烧灰细研

右件药以水一大盏，煎滑石至五分，去滓，调指甲灰服之。

又方：

小麦二合　滑石三分，捣罗为末　生姜半两，切

右件药以水一大盏半，煎小麦生姜取一盏，去滓，分为三服，调滑石末服之。

又方：

甘草一两半，炙微赤，剉　木通一两半，剉

右件药[2]以水一大盏半，煎小麦生姜取一盏，去滓，分为三服，调滑石末服之。

又方：

蘧麦一两，剉　甜葶苈半两，令剉　甘草一分，炙微赤，剉

右件药以水一大盏半，煎至一盏去滓，食前分为三服。

又方：

车前草汁五合　冬瓜汁二合

右件药相和，分为二服，食前服之。

又方：

葵根一两，剉　滑石一两，捣为末

右件药以水二大盏，煎至一盏三分，去滓，食前分为三服。

又方：

蝼蛄三枚，微炒　苦瓠子三十粒，微炒

右件药捣细罗为散，每服以冷水调下一钱。

---

〔1〕错：即“锉”。《类聚》卷134作“剉”，乃刀斫。“错”字义长。

〔2〕右件药：此下文字，有小麦、生姜、滑石三药，可知乃误抄上方之煎服法。

治小便数多诸方

夫小便数者，由膀胱与肾俱虚，而有客热乘之故也。肾与膀胱为表里，俱主水，肾气下通于阴，此二经既虚，致受于客热，虚则不能制水，小便热则水行涩，涩则小便不快，故令数起也。诊其趺[1]阳脉数，胃中热即消谷引食，大便必燥，小便即数也。

治肾虚客热，小便数多，**菝葜[2]散**方：

菝葜一两，剉　土瓜根一两　黄耆一两，剉　地骨皮一两　五味子一两　人参一两，去芦头　石膏三两　牡蛎一两，烧为粉

右件药捣粗罗为散，每服四钱，以水一中盏，煎至六分，去滓，每于食前温服。

治肾中虚热，虽能食，小便数多，渐加瘦弱，宜服**地骨皮饮子**方：

地骨皮三两　生干地黄一两　人参一两，去芦头　麦门冬二两，去心　白龙骨一两　黄耆一两，剉

右件药细剉和匀，每服半两，以水一大盏，入生姜半分，小麦半合，煎至五分，去滓，每于食前温服。

治小便数，日夜无时，**山茱萸散**方：

山茱萸一两　赤石脂二两　萆薢一两，剉　牛膝一两，去苗　肉苁蓉二两，酒浸一宿，刮去粗皮，炙干　狗脊一两　牡蛎一两，烧为粉　黄耆一两，剉　土瓜根一两

右件药捣粗罗为散，每服四钱，以水一中盏，煎至六分，去滓，每于食前温服。

治下虚，小便滑数，**黄耆圆**方：

黄耆一两，剉　黄连一两，去须　土瓜根一两　苦参半两，剉　玄参半两　菰瓠根一两　龙骨一两　菝葜一两　地骨皮一两　牡蛎一两，烧为粉　鹿茸一两，去毛，涂酥炙令微黄　人参三分，去芦头　桑螵蛸一两，微炒　五味子一两

右件药捣罗为末，炼蜜和捣三二百杵，圆如梧桐子大，每于食前以竹根煎汤下三十圆。

治小便数，饮水多，**熟干地黄圆**方：

熟干地黄一两　土瓜根一两　黄耆一两，剉　菝葜一两，剉　漏芦一两　地骨皮一两，剉　菰瓠根一两　桑螵蛸一两，微炒　龙骨二两

右件药捣罗为末，炼蜜和捣三二百杵，圆如梧桐子大，每于食前以蜜水下三十圆，亦宜常服牛马乳妙。

治小便数而多，**鸡肶胵散**方：

鸡肶胵二两，微炙　黄耆一两，剉　龙骨一两　黄连半两，去须　麦门冬一两，去心，焙　土瓜根半两　熟干地黄一两

右件药捣罗为末，炼蜜和捣三二百杵，圆如梧桐子大，每于食前以粥饮下三十圆。

又方：

龙骨一两　桑螵蛸一两　熟干地黄一两　菰瓠根一两　黄连一两，去须

右件药捣细罗为散，每于食前以粥饮调下二钱。

---

〔1〕趺：原作“附”，据《类聚》卷134引同方改。趺阳即趺阳。

〔2〕葜：原作“菰”，乃“菰”之误。“菰”同“葜”，今通行作“菝葜”。《普济方》卷216引“菝葜饮”、《类聚》卷134引“菝葜散”，故今统一作“菝葜”。下同。

治小便不禁诸方

夫小便不禁者，由肾气虚，下焦受冷故也。肾主水，其气下通于阴。肾虚，下焦冷，不能温制其水液，故小便不禁也。

治小便多，或不禁，**菟丝子散**方：

菟丝子二两，酒浸三日，曝干，别捣为末用　牡蛎一两，烧为粉　肉苁蓉二两，酒浸一宿，刮去粗皮，炙干用　附子一两，炮裂，去皮脐　五味子一两　鸡肶胵中黄皮三两，微炙

右件药捣细罗为散，每于食前以粥饮调下二钱。

治小便不禁，日夜不止，方：

白茯苓一两　熟干地黄二两　龙骨一两　甘草一两，炙微赤，剉　干姜一两，炮裂，剉　桂心一两　续断一两　附子一两，炮裂，去皮脐　桑螵蛸二两，微炒

右件药捣粗罗为散，每服四钱，以水一中盏，煎至六分，去滓，每于食前温服。

治小便不禁，阴痿脚弱，**鹿茸散**方：

鹿茸二两，去毛，涂酥炙令微黄　羊踯躅一两，酒拌炒令干　韭子一两，微炒　附子一两，炮裂，去皮脐　桂心一两　泽泻一两

右件药捣细罗为散，每于食前以粥饮调下二钱。

治小便不禁，**白薇散**方：

白薇一两　白敛一两　白芍药一两

右件药捣细罗为散，每于食前以粥饮调下二钱。

又方：

柏白皮三两，剉　石榴一颗，烧为灰，细研

右件药以水三大盏，煮柏皮取汁二大盏，去滓，每于食前以汁一小盏调石榴灰二钱服之。

又方：

蔷薇根五两，剉　鹊巢中草烧为灰，细研

右以水三大盏，先煮蔷薇根取汁一盏半，去滓，每于食前取汁一小盏调下鹊巢灰二钱。

治尿血诸方

夫尿血者，是膀胱有客热，血渗于脬故也。血得热而妄行，故因热流散，渗于脬内而尿血也。

治小便出血，心神烦热，口干，眠卧不安，**柏叶散**方：

柏叶二两，微炙　黄芩二两　车前子二两　甘草二两，炙微赤，剉　阿胶二两，捣碎，炒令黄燥

右件药捣粗罗为散，每服四钱，以水一中盏，入生地黄半两，竹叶二七片，煎至六分，去滓，每于食前温服。

治尿血，水道中痛不可忍，**茅根散**方：

白茅根三两，剉　赤芍药一两　滑石二两　木通二两，剉　子芩二两半　葵子二合　乱发灰一两半

右件药捣粗罗为散，每服四钱，以水一中盏，煎至六分，去滓，每于食前温服。

治小便尿血，皆因膀胱有虚热所致，宜服此方：

柏叶一两，微炙　黄芩一两　甘草一两，炙微赤，剉　阿胶一两，捣碎，炒令黄燥

右件药捣细罗为散，每于食前暖生地黄汁一小盏调下二钱。

治因劳损尿血不止，方：

生地黄汁五合　车前叶汁五合　鹿角胶三两，捣碎，炒令黄燥

右件药将二味汁相和，每服食前暖一小盏调下胶末二钱。

治虚损膀胱有热，尿血不止，宜服**蒲黄圆**方：

蒲黄一两　生干地黄二两　葵子一两　黄耆一两，剉　麦门冬二两，去心，焙　荆实三分　当归三分，剉，微炒　赤茯苓一两　车前子三分

右件药捣罗为末，炼蜜和捣三二百杵，圆如梧桐子大，每于食前以粥饮下二十圆。

又方：

大麻子根二两，剉　乱发灰研令细

右以水二大盏，煎麻根取一盏三分，去滓，每于食前暖一小盏调下发灰一钱。

又方：

蒲黄二两　郁金二两

右件药捣细罗为散，每于食前以粥饮调下二钱。

又方：

生地黄汁五合　生藕汁五合　蜜一合

右三味相和，暖令温，食前分为三服。

治小便色赤如血诸方

夫小便色赤如血者，此由忧愁惊恐，心气虚热，客邪之气与客热搏于心，所以小便色赤也。心主南方火，在四月、五月、六月其色赤，因惊恐动于心，心不受邪，邪热即传于小肠，入脬中，所以小便色赤如血也。

治肾热脬囊涩，小便色赤如血，宜服**榆皮散**方：

榆白皮四两，剉　葵子四两　车前子四两　木通四两，剉　滑石四两　蜜六两

右件药都捣，以水一斗煮取二升，绵滤去滓，下蜜更煎五七沸，每于食前暖一小盏服之。

治小便色赤如血，心神烦躁，水道中痛，宜服此方：

生干地黄二两　黄芩一两　甘草一两，炙微赤，剉　车前子一两　当归一两，剉，微炒　川芒消一两

右件药捣粗罗为散，每服四钱，以水一中盏，煎至六分，去滓，每于食前温服。

治小便如血色，小腹胀满疼痛，宜服**麦门冬圆**方：

麦门冬二两，去心，焙　黄耆一两，剉　茯神半两　菰䕸根一两　子芩一两　人参半两，去芦头　赤芍药半两　蒲黄一两　甘草半两，炙微赤，剉　车前子一两　木通一两，剉　生干地黄一两　滑石二两　石韦一两，去毛　当归一两，剉，微炒

右件药捣罗为末，炼蜜和捣三五百杵，圆如梧桐子大，每于食前以粥饮下三十圆。

治小便赤色，涩痛，**茅根饮子**方：

白茅根二两　赤茯苓一两　人参一两，去芦头　生干地黄二两　木通二两，剉　葵子一两

右件药细剉和匀，每服半两，以水一大盏，煎至五分，去滓，每于食前温服。

治小肠壅热，小便如红花汁，宜服此方：

木通二两，剉　葵子一两　滑石二两　石韦一两，去毛　子芩一两　甘草一两，炙微赤，剉

右件药捣粗罗为散，每服四钱，以水一中盏，煎至六分，去滓，每于食前温服。

治脬转诸方

夫脬转者，是脬屈辟，小便不通，名为脬转。其病状脐下急痛，小便不通是也。此病或由小便应下，便强忍之，或为寒热所迫，此二者俱令水气还上，气迫于脬中，屈辟不得充张，外水应入不得其入，内溲应出不得其出，致内外相壅塞，故令不通也。此病至四五日乃有致死者。饱食讫，应小便而忍之，或饱食讫而走马，或小便急因疾走，忍尿入房，亦皆令脬转，或脬落，并致于死矣。

治脬转，不得小便，**鬼箭散**方：

鬼箭羽三两　蘧麦一两　葵子一两　石韦一两，去毛　滑石二两　木通一两，剉　榆白皮二两，剉

右件药捣筛为散，每服四钱，以水一中盏，煎至六分，去滓，不计时候温服。

又方：

川大黄一两，剉碎，微炒　琥珀一两，细研　车前叶二两

右件药捣粗罗为散，每服四钱，以水一中盏，入葱白三茎，煎至六分，去滓，不计时候温服。

又方：

车前子一两　雀粪半两，微炒　滑石一两　赤芍药一两　木通一两，剉

右件药捣粗罗为散，每服四钱，以水一中盏，煎至六分，去滓，不计时候温服。

又方：

乱发半两，烧灰　滑石二两　鲤鱼齿一两

右件药捣细罗为散，不计时候以温水调下二钱。

又方：

琥珀一两，细研　葱白五茎，切

右件药以水二大盏煎取一盏半，去葱，分为三服，不计时候服。

又方：

乱发三两，烧灰　滑石二两　川芒消一两

右件药研令匀，用桃白皮一斤捣，以水绞取汁二升，不计时候以汁一小盏调下二钱。

又方：

梁上尘一钱　蒲黄一钱

右件药同研匀为一服，食前以温水调下。

又方：

鸡子一枚，敲破取黄

右以温水调服之，不过三服。

又方：

浮萍草曝干

右捣细罗为散，不计时候以冷水调下二钱。若小便不通利，流肿[1]，服之亦佳。

治脬转，小便不得，经三四日[2]困笃欲死，方：

滑石二两　蒲黄一两

右捣细罗为散，不计时候以温水调下二钱。

又方：

盐半斤，熬令热

右以囊盛熨小腹，须臾热彻便通。

又方：

车前草一握，剉

右以水一大盏，煎至七分，去滓，分为二服。

治遗尿诸方

夫遗尿者，此由膀胱虚冷，不能制约于水故也。膀胱为足太阳，肾为足少阴，二经为表里，肾主水，肾气下通于阴。小便者，水液之余也。膀胱为津液之府，府既虚冷，阳气衰弱，不能制约于水，故令遗尿也。诊其脉来过寸口，入鱼者，遗尿。肝脉微滑者，遗尿。左手关上脉沉，为阴，阴绝者，无肝脉也。若遗尿，尺脉实，腹牢痛，小便不禁。尺中虚，小便不禁。肾病，小便不禁，脉当沉滑而反[3]浮大，其色当黑而反黄者，此土之克水，为逆不可治也。

治遗尿恒涩，**戎盐散**方：

戎盐三分　甘草半两，炙微赤，剉　蒲黄一两　白矾三分，烧令汁尽　龙骨一两　鹿角胶二两，捣碎，炒令黄燥

右件药捣细罗为散，每于食前煎枣汤调下二钱。

治遗尿，尿血，宜服此方：

牡蛎二两，烧为粉　鹿茸二两，去毛，涂酥炙微黄色　阿胶二两，捣碎，炒令黄燥　桑木耳一两，微炙

右件药捣细罗为散，每于食前以粥饮调下二钱。

治遗尿，小便涩，**泽泻散**方：

泽泻一两　牡丹一两　牡蛎一两，烧为粉　鹿茸一两，去毛，涂酥炙微黄　桑螵蛸一两，微炒　阿胶一两，捣碎，炒令黄燥　赤茯苓一两

右件药捣细罗为散，每于食前以酒调下二钱。

又方：

桑耳一两，微炙　牡蛎一两，烧为粉　白矾一两，烧令汁尽

右件药捣细罗为散，每于食前以温酒调下一钱。

又方：

汉防己一两　葵子一两　防风一两

---

〔1〕肿：《普济方》卷42、《类聚》卷135引同方亦作“肿”。人民卫生出版社排印本改作“脓”，未知所据。

〔2〕日：原脱。据《类聚》卷135引同方补。

〔3〕反：原作“久”。《类聚》卷135所引同，下注“《巢氏病源》作反”。“反”字义长，因改。

右件药捣筛为散，每服三钱，以水一中盏，煎至六分，去滓，每于食前温服。

治遗尿不禁，方：

右用羊肚系盛水令满，急系两头，煮烂，开取水顿服。

又方：

鸡肶胵十枚，炙令微黄

右捣细罗为散，每于食前以温酒调下二钱。

又方：

雄鸡肠一具，炙黄

右捣细罗为散，每于食前以温浆水调下一钱。云向北斗服之更良。

又方：

右用小豆叶捣取汁，空腹温服一小盏。

又方：

当归一两，剉

右以酒二大盏，煎取汁一盏，顿服。

治大便不通诸方

夫大便不通者，是三焦五脏不和，冷热不调，热气遍入肠胃，津液竭燥，故令糟粕否结，壅塞不通也。

治大便不通，下焦伤热壅闷，**大黄散**方：

川大黄一两，剉碎，微炒　槟榔一两　木香半两　川芒消一两　枳壳一两，麸炒微黄，去瓤　子芩半两

右件药捣筛为散，每服四钱，以水一中盏，入生姜半分，葱白七寸，煎至六分，去滓，空腹温服。如未通，晚再服。

治肠胃积滞，大便不通，气壅上奔，宜服**大戟圆**方：

大戟一两，剉碎，微炒　川大黄二两，剉碎，微炒　木香半两　羌活一两　陈橘皮一两，汤浸，去白瓤，焙　桑根白皮一两，剉　牵牛子四两，微炒，别捣罗，取末二两

右件药捣罗为末，入牵牛子末同研令匀，炼蜜和圆如梧桐子大，每于空心以生姜汤下二十圆。

治大便不通，脐腹妨闷，不下饮食，偏宜服此方：

乌巢子[1]二两　木香一两　芎䓖一两　青橘皮一两，汤浸，去白瓤，焙　川大黄三两，剉碎，微炒

右件药捣罗为末，炼蜜和捣百余杵，圆如梧桐子大，食前煎葱白生姜汤下二十圆。

治大便不通，腹内壅闷，喘息促，宜服此方：

川大黄二两，剉碎，微炒　川芒消一两　桑根白皮一两，剉　大麻人一两，别研

右件药捣罗为末，入麻人令匀，炼蜜和捣一二百杵，圆如梧桐子大，每于食前以温生姜汤下三十圆，以利为度。

治大肠结实，**枳壳圆**方：

枳壳一两，麸炒微黄，去瓤　川大黄一两，剉碎，微炒　川芒消一两

---

〔1〕乌巢子：即鼠李子，为鼠李科植物冻绿 *Rhamnus utilis* Dence. 的果实。

右件药捣罗为末，炼蜜和圆如梧桐子大，每于食前以生姜汤下三十圆。

治干粪塞肠，癥肠胀痛不通，方：

毛桃花一两，湿者　面三两

右件药和面作馄饨熟煮，空腹食之，至日午后，腹中如雷鸣，当下恶物为效。

治大便不通十日，秘者，方：

枣一枚，去核　腻粉一钱

右以腻粉内于枣中，和白面裹之，于火上炙令熟，碾罗为末，以煎汤调顿服之，立效。

治大便旬日不通，方：

鼠粪二枚　白胶香半枣大

右件药细研，入水少许和圆如枣核大，以油涂，内谷道中，良久便通，神妙。

又方：

腻粉一分　黄丹一钱

右件药同研令匀，每服以粥饮调下一钱，不过三服效。

治大便秘涩不通，方：

右用大麻子烂研，以米相和，煮粥食之良。

又方：

蜣螂微炒，去翅足

右捣罗为末，以热酒调下一钱。

又方：

牵牛子二两，一半微炒，一半生用

右捣细罗为散，每服以生姜汤调下二钱，良久以热茶投。

又方：

皂荚二梃，去黑皮，微炙黄

右捣罗为末，炼蜜和圆如梧桐子大，每服空心以温水下三十圆。

又方：

巴豆一枚，去皮，以油烧焦，去心膜

右以粳米饭二十粒同研熟，圆如菉豆大，每服以温水下三圆，如人行十里当通，未通即再服。

又方：

右用瓜蒂五枚，捣罗为末，以绵裹内下部中，即通。

又方：

槟榔半两

右捣罗为末，以童子小便一大盏煎至六分，入葱白三寸，盖定良久，去葱顿服。

治大便难诸方

夫大便难者，由五脏不调，阴阳偏有虚实，谓三[1]焦不和，则冷热并结故也。胃为水谷

〔1〕三：原作“二”。据《类聚》卷135引同论改。

之海，水谷之精化为荣卫，其糟粕行之于大肠以出也。五脏三焦既不调和，冷热壅涩，结在肠胃之间，其肠胃本实，而又为冷热之气所并，结聚不宣，故令大便难也。

治身有大热，热毒流于四肢，骨节急痛不可忍，腹中烦满，大便涩难，**大黄饮子**方：

川大黄一两，剉碎，微炒　杏人一两，汤浸，去皮尖、双人，麸炒微黄　栀子人一两　川升麻一两　枳实一两，麸炒微黄　黄芩一两　生地黄二两　人参半两，去芦头　甘草半两，炙微赤，剉

右件药细剉和匀，每服半两，以水一大盏，入生姜半分，豉半合，煎至五分，去滓，空腹温服。

治五实病，大便难，宜服此方：

川大黄二两，剉碎，微炒　郁李人一两，汤浸，去皮，微炒　川朴消二两半　吴茱萸半两，汤浸七遍，焙干微炒

右件药捣细罗为散，每于食前以蜜水调下三钱，以利为度。

治大便难，五脏气壅，三焦不和，热结秘涩，**麻人圆**方：

大麻人二两　川大黄一两，剉碎，微炒　枳壳一两，麸炒微黄，去瓤　赤芍药一两　郁李人一两，汤浸，去皮微炒　川芒消一两　槟榔一两

右件药捣罗为末，炼蜜和捣三二百杵，圆如梧桐子大，每服空心以生姜汤下三十圆，晚再服之。

治宿食不消，大便难，宜服此方：

川大黄二两，剉碎，微炒　甜葶苈一两，隔纸炒令紫色　川芒消一两　杏人一两，汤浸，去皮尖、双人，麸炒微黄　青橘皮一两，汤浸，去白瓤，微炒

右件药捣罗为末，炼蜜和圆如梧桐子大，每服空心以生姜汤下三十圆，晚再服之。

治肠胃冷热不和，大便难秘，食饮不消，心腹妨闷，**槟榔圆**方：

槟榔一两　诃梨勒皮一两　柴胡三分，去苗　桂心一两　草豆蔻半两，去皮　木香半两　郁李人一两，汤浸，去皮，微炒　川大黄一两，剉碎，微炒　吴茱萸半两，汤浸七遍，微炒

右件药捣罗为末，炼蜜和圆如梧桐子大，每于食前以生姜汤下二十圆。

治脾胃不和，常患大便坚难，宜服此方：

川大黄二两，剉碎，微炒　枳实一两，麸炒微黄　大麻人二两，别捣如膏　赤芍药二两　厚朴二两，去粗皮，涂生姜汁炙令香熟

右件药捣罗为末，研入麻人令匀，炼蜜和捣三二百杵，圆如梧桐子大，每服空心以生姜汤下三十圆，晚食前再服，以利为度，强羸临时加减。

治大便卒不通诸方

夫大便卒不通者，由五脏气不调，阴阳偏有虚实，三焦不和，冷热并结故也。胃为水谷之海，化谷精之气，流行荣卫，其糟粕传行大肠出焉。五脏三焦既不调和，冷热壅涩，结在肠胃，其肠胃本实，而又冷热气相并，津液枯燥，肠胃中干涩，故令大便卒不通也。

治大便卒不通，心神烦闷，坐卧不安，宜服**牵牛子圆**方：

牵牛子二两，微炒　川朴消一两　大麻人一两　川大黄一两，剉碎，微炒　甘遂半两，煨令黄　木香一两

右件药捣罗为末，炼蜜[1]和捣三二百杵，圆如梧桐子大，每服空心以生姜汤下二十圆，如人行十里当通，如未通即再服，强羸人加减服之。

治大便卒不通，心腹气满闷，**木香圆**方：

木香一两　槟榔一两　川大黄一两，剉碎，微炒　桂心半两　巴豆霜一分　川乌头半两，炮裂，去皮脐

右件药捣罗为末，研入巴豆霜令匀，炼蜜和圆如梧桐子大，每服空心以橘皮汤下三圆，未效加至五圆。

治大肠卒不通，腹胁胀满，气上冲心膈，宜服**槟榔散**方：

槟榔一两　枳壳一两，麸炒微黄，去瓤　牵牛子一两，微炒　桑根白皮一两，剉　川大黄一两，剉碎，微炒　郁李人一两，汤浸，去皮尖，微炒　陈橘皮一两，汤浸，去白瓤，焙

右件药捣粗罗为散，每服四钱，以水一中盏煎至六分，去滓温服，如人行十里再服。

治大便卒不通，气上奔心膈，宜服此方：

皂荚一两，去黑皮，涂酥炙黄焦，去子　巴豆霜一分　阿魏半两，面裹，煨令面熟为度　五灵脂一两

右件药捣罗为末，研入巴豆霜令匀，炼蜜和圆如菉豆大，每服空心以温生姜汤下五圆，良久未效，再服七圆。

治大便卒不通，气闷绝，方：

川大黄半两，剉碎，微炒　川朴消半两

右件药捣细罗为散，每服以温蜜水调下二钱。

治大便卒涩结不通，方：

猪脂一两　葵子末一两半

右件药相和，圆如梧桐子大，不计时候以温水下三十圆，以通利为度。

又方：

羊蹄根一两，剉

右以水一大盏，煎取六分，去滓，温温顿服之。

又方：

大麻人一两

右以熟汤一大盏，研滤取汁，分为二服。

又方：

吴茱萸五十粒，生用　栀子十四枚　川朴消一两

右以水一大盏，煎取六分，去滓，下朴消，空心分为二服。

治关格大小便不通诸方

夫关格者，是大小便不通也。大便不通谓之内关，小便不通谓之外格，二便俱不通，故为关格也。由阴阳不和，荣卫不通也。阴气大盛，阳气不得营之，故曰关。阳气大盛，阴气不得营之，故曰格。阴阳俱盛，不得相营，曰关格。则阴阳气结，腹内胀满，气不行于大小肠，故关

---

〔1〕 蜜：原脱。《正误》："'炼'下疑脱'蜜'字。"核之《类聚》卷135所引同方，有"蜜"字，因补。

格，而大小便不通也。又风邪在于三焦，三焦约者[1]，则小腹病内闭，大小便不通，一日手足寒者，为三阴俱逆，三日死也。诊其脉来浮牢且滑直者，不得大小便也。

治风冷气入小肠，忽痛坚急吹吹状，大小便不通，或小肠有气结如升大胀起，名为关格，大小便不通，**大黄散**方：

川大黄一两，剉碎，微炒　苦参一两，剉　贝齿一两，烧为灰　滑石一两

右件药捣细罗为散，不计时候煮葵根汤调下二钱。

治大小便气壅不利，胀满，关格不通，**吴茱萸圆**方：

吴茱萸一分，汤浸七遍，焙干微炒　桂心半两　干姜一分，炮裂，剉

川大黄一两，剉碎，微炒　当归半两，剉，微炒　赤芍药半两　甘草半两，炙微赤，剉　芎䓖半两　人参三分，去芦头　细辛三分　真珠三分，细研　桃白皮一两，剉

右件药捣罗为末，炼蜜和捣三二百杵，圆如梧桐子大，每服以生姜橘皮汤下三十圆，日三服，以通利为度。

又方：

木通一两，剉　川朴消一两　郁李人一两，汤浸，去皮微炒　黄芩半两　车前子一两　蘧麦花半两

右件药捣粗罗为散，每服四钱，以水一中盏煎至六分，去滓温服，日三四服。

治大小便关格不通，腹胀喘急，立效方：

水银一分　腻粉一分　滑石一分

右件药一处研令水银星尽，每服以葱白汤调下一钱。

又方：

甘遂半钱，煨令黄　贝齿一枚，烧为灰

右件药捣细罗为散，都为一服，用暖浆水一小盏调服，立效。

又方：

胡椒二十颗，捣碎　川朴消半两

右件药先以水一大盏，煎胡椒至六分，去滓，入消更煎一两沸，放温顿服，神效。

又方：

腻粉一钱　生麻油一合

右件药相和，空腹服之。

治大小便关格闭塞，方：

右用蔓菁子油一合，空腹服之即通，通后汗出勿怪。

治大小便关格不通，肚胀气筑，心闷绝，方：

右用乌臼树东面白皮，阴干，捣罗为末，如五七日不通，以熟水调下二钱，如急用，火上焙干为妙。

又方：

蜀葵花一两，烂捣　麝香半钱，细研

右相和，以水一大盏煎至五分，去滓服之。如无花，即取根拍破用之。

治大小便关格不通，经三五日，方：

右用无蚛皂荚烧灰细研，以粥饮调下三钱，立通。

---

〔1〕 者：原作“痛”。据《病源》卷14“关格大小便不通候”改。

治大小便难诸方

夫大小便难者，由冷热不调，大小肠有游气，游气在于肠间，搏于糟粕，小便不得通流，故大小便难也。诊其尺脉滑而浮大，此为阳干于阴，其人若小腹痛满，不能尿，尿即阴中痛，大便亦然也。

治大小便难，心腹满闷，不能可遏，宜服**大黄散**方：

川大黄二两，剉碎，微炒　川芒消二两　赤芍药半两　大麻人二两　桑根白皮一两，剉　蘧麦一两　防葵一两　榆白皮一两，剉

右件药捣粗罗为散，每服四钱，以水一中盏，煎至六分，去滓，空腹温服，如人行十里再服，以大小便利为度。

治大小便难，腹胁胀满气急，**白术散**方：

白术一两　牵牛子一两，微炒　木通一两，剉　川大黄一两，剉碎，微炒　陈橘皮半两，汤浸，去白瓤，焙　槟榔一两　川朴消一两

右件药捣粗罗为散，每服四钱，以水一中盏，煎至六分，去滓，空腹温服，如人行十里再服，以利为度。

治大小便难，宜服此方：

木通一两，剉　川朴消一两　车前子一两　黄芩一两　郁李人一两，汤浸，去皮微炒

右件药捣粗罗为散，每服四钱，以水一中盏，煎至六分，去滓，每于食前温服。

治大小便难，脐腹妨闷，**赤芍药圆**方：

赤芍药半两　桂心半两　羌活半两　川大黄一两，剉碎，微炒　郁李人一两，汤浸，去皮微炒　川芒消一两　槟榔一两　大麻人二两

右件药捣罗为末，炼蜜和捣三二百杵，圆如梧桐子大，每服空腹以温水下三十圆，晚再服。

治大小便难，腹肚胀满，短气，宜服此方：

荆芥一两　䗪虫三十枚，微炒　川大黄二两，剉碎，微炒　芎䓖一两　蒲黄一两　当归一两，剉，微炒　桂心一两　甘草半两，炙微赤，剉　桃人四十枚，汤浸，去皮尖、双人，麸炒微黄

右件药捣罗为末，炼蜜和捣百余杵，圆如梧桐子大，不计时候煎生姜葱白汤下三十圆。

治大小便难，腹中有燥粪，寒热烦迫，短气汗出，腹满，宜服此方：

葛根一两，剉　猪膏一两　川大黄一两，剉碎，微炒

右件药以水二大盏，煎葛根、大黄取汁一盏半，去滓，下猪膏煎取一盏，分为二服。

治大小便难，神效方：

木香半两　青黛半两　麻油二合

右件药以水一大盏同煎令水尽，唯有油，去滓，分为二服，如人行十里服尽。

又方：

苋实末半两

右分二服，以新汲水调下。

太平圣惠方卷第五十九凡二十门　病源二十首　方共计二百四十九道

治水谷痢诸方

夫水谷痢者，由体虚腠理开，血气虚，春伤于风邪之气，留在肌肉之内，后遇脾胃大肠虚弱，而邪气乘之，故为水谷痢也。胃者，脾之腑也，为水谷之海。脾者，胃之脏也，其候身之肌肉。而脾气主消水谷，水谷消，其精化为荣卫，以养脏腑，充实肌肤。大肠，肺之腑也，为传导之腑，化物出焉。水谷之精，化为血气，行于经脉，其糟粕行于大肠也。肺与大肠为表里，而肺主气，其候身之皮毛。春阳气虽在表，而血气尚弱，其饮食居处，运动劳役，血气虚者，则为风邪所伤，客在肌肉之间，后因脾胃气虚，风邪又乘虚而进入于肠胃。其脾气弱者，不能化于水谷，故糟粕不结聚，而变为水谷痢也。

治水谷痢，腹内疼痛，两胁虚胀，不思饮食，**厚朴散**方：

厚朴一两，去粗皮，涂生姜汁炙令香熟　木香半两　人参半两，去芦头　诃梨勒三分，煨，用皮　干姜半两，炮裂，剉　陈橘皮一两，汤浸，去白瓤，焙　当归半两，剉，微炒　地榆三分，剉　附子一两，炮裂，去皮脐

右件药捣筛为散，每服三钱，以水一中盏，煎至五分，去滓，不计时候稍热服。

治水谷痢，心腹胀满，不能饮食，宜服**肉豆蔻散**方：

肉豆蔻一两，去壳　木香一两　甘草半两，炙微赤，剉　干姜一两，炮裂，剉　厚朴一两，去粗皮，涂生姜汁炙令香熟

右件药捣筛为散，每服三钱，用水一中盏，入枣三枚，煎至六分，去滓，不计时候稍热服。

治水谷痢不止，腹内疼痛，**草豆蔻散**方：

草豆蔻一两，去皮　白石脂一两　当归一两，剉，微炒　干姜一两，炮裂，剉

右件药捣细罗为散，每服不计时候，以粥饮调下二钱。

治水谷痢，无问老少，日夜百余行，**神妙橡实散**方：

橡实二两　干楮叶一两，炙

右件药捣细罗为散，每服不计时候煎乌梅汤调下一钱。

治水谷痢，日夜百度，**马蔺散**方：

马蔺子一两，微炒　干姜一两，炮裂，剉　黄连一两，去须，剉，微炒

右件药捣细罗为散，不计时候以粥饮调下二钱。

又方：

橡斗五枚，盛莨菪子总满，炒黑　龙骨半两　柿蒂七枚

右件药捣细罗为散，不计时候以粥饮调下一钱。

治水谷痢，腹胁虚胀，时复疼痛，不欲饮食，**诃梨勒圆**方：

诃梨勒一两，煨，用皮　干姜三分，炮裂，剉　当归一两，剉，微炒　黄连一两，去须，微炒　白术一两　木香三分，剉　厚朴二两，去粗皮，涂生姜汁炙令香熟

右件药捣罗为末，炼蜜和捣三二百杵，圆如梧桐子大，每服不计时候以粥饮下三十圆。

治水谷痢，脐腹冷痛，日夜数行，**四白圆**方：

白石脂二两　白矾二两，烧灰　白龙骨二两　胡粉二两，炒黄

右件药捣研为末，用粳米饭和捣一二百杵，圆如梧桐子大，每于食前以粥饮下三十圆。

治水谷痢，日夜数，腹内疼痛，**龙骨圆**方：

龙骨三分　艾叶一两，微炒　赤石脂三分　白矾二两，烧令汁尽　黄连三分，去须，微炒　当归三分，剉碎，微炒　附子一两，炮裂，去皮脐

右件药捣罗为末，炼蜜和捣三二百杵，圆如梧桐子大，每于食前以粥饮下三十圆。

治水谷痢及冷气，腹肚虚鸣，**菖蒲圆**方：

菖蒲三两　干姜一两半，炮裂，剉

右件药捣罗为末，用粳米饭和圆如梧桐子大，每于食前以粥饮下三十圆。

又方：

龙骨末三两　巴豆二七粒，去心皮研，压去油

右以粟米稠粥和圆如麻子大，每服以陈米粥饮下三圆，如或微转，即以井花水下。

治水谷痢久不止，腹胁妨闷，不欲饮食，方：

诃梨勒二两，煨，用皮　草豆蔻二两，去皮

右件药捣筛为散，每服三钱，以水一中盏，煎至五分，去滓，不计时候温服。

治水谷痢久不止，方：

胡粉一两

右以枣肉和捣作饼子，急火中烧令赤，即出置地上，以碗合之，勿令风入，待冷细研，食前以粥饮调下半钱。

又方：

黄牛角䚡用白矾填满，烧为灰，细研

右件药每于食前以粥饮调下二钱。

治赤痢诸方

夫赤痢者，由肠胃虚弱，风邪所伤，则夹热，热乘于血，则流渗入肠，与痢相杂下，故为赤痢也。

治赤痢，腹中疼痛，小便涩，口干烦热，**犀角散**方：

犀角屑三分　木香半两　黄芩一两半　地榆三分，剉　黄连一两，去须，微炒　当归一两，剉，微炒

右件药捣筛为散，每服三钱，以水一中盏，煎至五分，去滓，不计时候稍热服。

治赤痢多，腹痛不可忍，**赤芍药散**方：

赤芍药二两　黄蘗二两，以蜜半合涂炙令尽，剉

右件药捣筛为散，每服三钱，以淡浆水一中盏，煎至五分，去滓，不计时候稍热服。

治赤痢烦渴，腹痛不欲饮食，**龙骨散**方：

龙骨一两　黄连一两，去须，微炒　地榆一两，剉　当归一两，剉，微炒　犀角屑半两　黄芩一两　阿胶一两，捣碎，炒令黄燥

右件药捣细罗为散，每服不计时候以粥饮调下二钱。

治赤痢远年不差，方：

地榆一两，剉　鼠尾草一两

右件药捣细罗为散，每于食前以粥饮调下二钱。

又方：

鼠尾草一两　秦皮一两　蔷薇根一两，剉　槲树皮一两，炙黄

右件药捣细罗为散，每于食前以粥饮调下二钱。

治赤痢腹痛不可忍，**艾叶圆**方：

艾叶一两，微炒　黄连一两，去须，微炒　木香一两　地榆一两，剉　伏龙肝一两　阿胶一两，捣碎，炒令黄燥　当归一两，剉，微炒　赤芍药一两　黄芩一两

右件药捣罗为末，炼蜜和捣三二百杵，圆如梧桐子大，每服不计时候以粥饮下三十圆。

又方：

寒水石一分　砒霜半分

右件药细研如粉，以软粟米饭和圆如菉豆大，每于食前以冷甘草汤下三圆。忌食热物。

又方：

右用牛角䚡烧为灰，细研，每于食前以粥饮调下二钱。

又方：

黄连二两，去须，剉，微炒　当归一两，剉，微炒

右以水酒共三大盏，煎取一大盏半去滓，食前分温三服。

治白痢诸方

夫白痢者，由肠虚而冷气客之，搏于肠间，津液凝滞成白，故为白痢也。

治白痢腹痛不止，**当归散**方：

当归一两，剉，微炒　乌梅肉二两，微炒　阿胶一两，捣碎，炒令黄燥　干姜一两，炮裂，剉　甘草半两，炙微赤，剉　白术一两　赤芍药一两　附子一两，炮裂，去皮脐　厚朴一两半，去粗皮，涂生姜汁炙令香熟

右件药捣筛为散，每服四钱，以水一中盏，煎取六分，去滓，不计时候稍热服。

治白痢，四肢不和，腹内疠痛，**厚朴散**方：

厚朴二两，去粗皮，涂生姜汁炙令香熟　地榆一两，剉　当归一两，剉，微炒　黄连一两，去须，微炒　赤芍药半两　赤石脂二两　禹余粮二两，烧醋淬三遍　干姜一两，炮裂，剉　吴茱萸半两，汤浸七遍，焙干微炒

右件药捣细罗为散，每服不计时候以粥饮调下二钱。

治白痢，腹内疞痛，行数极多，色白如泔淀，不欲饮食，**马蔺子散**方：

马蔺子二两，微炒　地榆一两，剉　厚朴一两，去粗皮，涂生姜汁炙令香熟　艾叶一两，微炒　赤石脂二两　龙骨二两　当归一两，剉，微炒　肉豆蔻一两，去壳　白术一两

右件药捣细罗为散，每服不计时候以粥饮调下二钱。

治白痢腹痛，胸膈否满，不能饮食，**诃梨勒散**方：

诃梨勒一两半，煨，用皮　木香三两　附子一两，炮裂，去皮脐　干姜一两，炮裂，剉　厚朴二两，去粗皮，涂生姜汁炙令香熟　枳实一两，麸炒微黄　白茯苓一两　甘草半两，炙微赤，剉　当归一两，剉，微炒

右件药捣细罗为散，每服不计时候以粥饮调下二钱。

治白痢心腹胀满，不能饮食，**肉豆蔻散**方：

肉豆蔻一两，去壳　厚朴三两，去粗皮，涂生姜汁炙令香熟　甘草半两，炙微赤，剉　诃梨勒一两半，煨，用皮　干姜一两，炮裂，剉　陈橘皮一两，汤浸，去白瓤，焙

右件药捣细罗为散，每服不计时候以粥饮调下二钱。

治白痢，腹痛不能饮食，**龙骨散**方：

龙骨一两　厚朴二两，去粗皮，涂生姜汁炙令香熟　赤石脂一两　当归二两，剉碎，微炒　白术一两　吴茱萸三分，汤浸七遍，焙干微炒

右件药捣细罗为散，每服不计时候以粥饮调下二钱。

治白脓痢，昼夜无数，**牡蛎散**方：

牡蛎一两，烧为粉　龙骨一两　乌梅肉半两　白头翁半两　女萎半两　黄连半两，去须，微炒　当归半两，剉碎，微炒　甘草半两，炙微赤，剉

右件药捣细罗为散，每于食前以粥饮调下二钱。

治白痢腹痛，不思饮食，瘦瘁骨立，宜服**黄连圆**方：

黄连一两，去须，微炒　干姜一两，炮裂，剉　厚朴一两，去粗皮，涂生姜汁炙令香熟　神曲一两，炒令微黄　禹余粮一两，烧醋淬三遍　赤石脂二两　当归一两，剉，微炒　酸石榴皮一两　川乌头一两，炮裂，去皮脐

右件药捣罗为末，以醋煮曲糊和圆如梧桐子大，每服不计时候以艾汤下三十圆。

治白痢，食不消化，**乌梅圆**方：

乌梅肉二两，微炒　艾叶二两，微炒　黄蘖二两，微炙，剉　甘草一两，炙微赤，剉

右件药捣罗为末，炼蜜和圆如梧桐子大，每于食前以粥饮下三十圆。

治赤白痢诸方

夫痢者，皆由荣卫不足，肠胃虚弱，冷热之气乘虚入客于肠间，虚则泄，故为痢也。然其痢而有赤白者，是热乘于血，血渗肠内则赤也。冷气入肠，搏于肠间，津液凝滞则白也。冷热相交，故赤白相杂。重者状如脓涕，而血杂之。轻者白脓上有赤脉薄血，状如鱼之脑，世谓之鱼脑痢也。

治赤白痢，腹中疼痛，口干，或作寒热，**黄连散**方：

黄连三分，去须，微炒　白术半两　黄芩半两　当归三分，剉，微炒　乌梅肉半两，微炒　干姜半两，炮裂，剉　阿胶一两，捣碎，炒令黄燥　甘草半两，炙微赤，剉

右件药捣筛为散，每服三钱，以水一中盏，煎至五分，去滓，不计时候稍热服。

治赤白痢，腹中疞痛，时作寒热，**阿胶散**方：

阿胶半两，捣碎，炒令黄燥　甘草半两，炙微赤，剉　附子一两，炮裂，去皮脐　黄连一两，去须，微炒　当归半两，剉，微炒

右件药捣筛为散，每服三钱，以水一中盏，煎至五分，去滓，不计时候稍热服。

治赤白痢，**地榆散**方：

地榆一两半，剉　樗树白皮一两，炙微黄，剉　白术三分　当归三分，剉，微炒

右件药捣筛为散，每服三钱，以水一中盏，煎至五分，去滓，不计时候稍热服。

治赤白痢，无问日数，老小并宜服此**干姜散**方：

干姜二两，炮裂，剉　栀子人十四枚

右件药捣筛为散，每服三钱，以水一中盏，入薤白七茎，豉半合，煎至五分，去滓，不计时候稍热服。

治赤白痢，日夜不绝，**赤石脂散**方：

赤石脂一两　龙骨一两　阿胶一两，捣碎，炒令黄燥　地榆一两　厚朴一两半，去粗皮，涂生姜汁炙令香熟　诃梨勒一两，煨，用皮　当归一两，剉，微炒　干姜一两，炮裂，剉　黄连一两，去须，微炒

右件药捣细罗为散，每服不计时候以粥饮调下二钱。

治赤白痢，**内补散**方：

黄连一两，去须微炒　甘草半两，炙微赤，剉　干姜半两，炮裂，剉　紫笋茶半两，微炒

右件药捣细罗为散，每服不计时候以粥饮调下二钱。

治赤白痢，日夜行数不减，宜服此**石榴皮散**方：

醋石榴皮一两　龙骨一两，烧过　诃梨勒一两，煨，用皮

右件药捣细罗为散，每服不计时候以粥饮调下二钱。

治赤白痢不止，多渴，**附子散**方：

附子一枚，生，去皮脐　乌梅二枚

右件二味各烧令半生半熟，捣细罗为散，每于食前以粥饮调下一钱。

治赤白痢，日夜不禁，宜服**橡实散**方：

橡实一两　醋石榴皮一两，微炒　黄牛角鳃一两，烧灰

右件药捣细罗为散，不计时候以粥饮调下二钱。

治赤白痢，冷热未调，下痢不止，**枳壳散**方：

枳壳三分，麸炒，去瓤　厚朴三分，去粗皮，涂生姜汁炙令香熟　甘草三分，炙微赤，剉

臭椿根三分，炙黄，剉　地榆三分，剉　紫草三分

右件药捣细罗为散，每服不计时候以粥饮调下二钱。

治痢白多赤少，**没石子散**方：

没石子半两　黄连一两，去须，微炒　干姜一两，炮裂，剉　白茯苓半两　厚朴一两，去粗皮，涂生姜汁炙令香熟　当归一两，剉，微炒

右件药捣细罗为散，每服不计时候用粥饮调下二钱。

治赤白痢，及水谷冷热气痢并主之，**白术圆**方：

白术三分　赤石脂三分　犀角屑三分　干姜半两，炮裂，剉　厚朴一两，去粗皮，涂生姜汁炙令香熟　龙骨三分　黄连一两，去须　乌梅肉三分，微炒　当归三分，剉，微炒　甘草半两，炙微赤，剉

右件药捣罗为末，炼蜜和捣五七百杵，圆如梧桐子大，每于食前以粥饮下三十圆。

治赤白痢，行数不减，时或口干发歇[1]，**乌梅散**方：

乌梅肉半两，微炒　黄连三分，去须，微炒　干姜半两，炮裂，剉　诃梨勒三分，煨，用皮　白矾半两，烧灰

右件药捣细罗为散，每服不计时候以粥饮调下二钱。

治赤白痢，冷热相攻，腹中疞痛，宜服此方：

黄连半两，去须，微炒　芜荑半两　干姜半两，炮裂，剉　甘草一分，炙微赤，剉

右件药捣细罗为散，每服不计时候以粥饮调下二钱。

治赤白痢，服诸药不效，宜服此**麝香圆**方：

麝香一分　菉豆粉一分　朱砂半分　巴豆一分，去皮心，研，纸裹压去油用

右件药都细研，以粟米饭和圆如菉豆大，空心以冷粥饮下二圆子。当日忌食热物。

又方：

粉霜二钱　腻粉一钱　砒霜一钱

右件药同研，以烧饭和圆如黍米大，空心以冷水下三圆。忌食热物。

又方：

黄丹一两，炒令微紫色　白面半两　巴豆九枚，去皮心研，纸裹压去油

右件药以水一大盏，调搅候澄清，倾却上面者，用底下稠者，圆如菉豆大，每服以冷水下三圆。

又方：

干姜半两，炮裂，剉　雀粪半两，微炒

右件药捣罗为末，用软饭和圆如梧桐子大，每服不计时候以粥饮下十圆。

又方：

川乌头六枚，炮裂，去皮脐，为末　巴豆十四枚

右件药以巴豆于热油内煠黄焦，去皮心，入乌头末相和为末，用米醋一升，于铫子内以慢火熬成膏，用寒食面衬手圆如菉豆大，每服以二宜汤[2]下三圆。

又方：

定粉一两，炒令黄　砒霜一分

右都研如粉，以饭和圆如黍米大，每服以新汲水下二圆。忌食热物。

治赤白痢神效方：

砒霜半两　附子半两，去皮脐　寒水石一两　定粉一两

右件药并生用，同研令细，以水浸蒸饼和圆如菉豆大，每服以冷水下三圆。忌食热物。

又方：

川乌头末一两　黑豆末一两

右件药用新汲水和圆如菉豆大，朱砂末内衮[3]过，每服以冷水下七圆。

又方：

黄丹一两，炒令紫色　黄连一两，去须，微炒

---

〔1〕 歇：《类聚》卷138所引同。《普济方》卷211引同方改作“渴”。二字皆通。

〔2〕 二宜汤：《正误》云：“未详。”此宋时常用保健汤饮，由桂心、生姜、甘草、杏仁4药制成。方见《和剂局方》卷10。

〔3〕 衮：通“滚”。此处指将药丸在朱砂末里略翻滚，沾上少许朱砂末。

右件药捣罗为末，以面糊和圆如麻子大，每服煎生姜甘草汤下五圆。

治赤白痢，服药过度，未得痊减，宜服此方：

砒霜半两　粉霜半两　巴豆一分，去皮心研，纸裹压去油

右件药同研令细，以糯米粥和圆如粟米大，空心以冷粥饮下一圆。忌食热物。

治赤白痢所下不多，遍数不减，宜服此方：

黄丹一两，炒令紫色　附子一两，炮裂，去皮脐，捣末

右件药用煮枣肉和圆如梧桐子大，每服不计时候以粥饮下十圆。

又方：

蜜陀僧三两，烧令黄色

右细研如粉，每服一钱，以醋茶调下，日三服。

又方：

定粉一钱，细研

右以鸡子清和作饼子，用煻灰火烧熟，碾为末，空心以冷水调下半钱。

治久赤白痢诸方

夫久赤白痢者，由冷热乘血，血渗于肠间，与肠间津液相杂而下，甚者肠虚不复，故赤白连滞，日久不差。脾胃虚弱，则变呕哕，胃弱气逆，故呕也。气逆，而外有冷折之，不通故哕。亦变为䘌虫，蚀人五脏也。

治久赤白痢不止，脐腹㽲痛，**木香散**方：

木香三分　附子一两半，炮裂，去皮脐　黄连一两，去须，微炒　当归一两，剉，微炒　吴茱萸半两，汤浸七遍，焙干微炒　厚朴三两，去粗皮，涂生姜汁炙令香熟

右件药捣筛为散，每服三钱，以水一中盏，煎至五分，去滓，不计时候稍热服。

治久赤白痢不止，**樗树皮散**方：

樗树皮一两，炙黄，剉　甘草一分，炙微赤，剉　川椒五七粒，去目及闭口者，微炒去汗

右件药以水二大盏浸一宿，煎至一中盏内七分，去滓，食前分温二服。

治久赤白痢，腹痛不止，**附子散**方：

附子一两，炮裂，去皮脐　黄连一两，去须，微炒　诃梨勒一两，煨，用皮　干姜一两，炮裂，剉　甘草一两，炙微赤，剉　蜜陀僧一两，烧，细研

右件药捣细罗为散，每服以粥饮调下二钱，日三四服。

治久赤白痢不止，腹中疼痛，**白术散**方：

白术一两　附子一两，炮裂，去皮脐　龙骨二两　黄连一两，去须，微炒　阿胶二两，捣碎，炒令黄燥　干姜一两，炮裂，剉　赤石脂三两　地榆一两，剉　当归一两，剉，微炒

右件药捣细罗为散，每服不计时候以粥饮调下二钱。

治久赤白痢，日夜无数，腹痛不可忍，**乌贼鱼骨圆**方：

乌贼鱼骨三两，微炙细研　樗根皮二两，炙黄　乱发灰一两　雀儿粪一两，炒黄　代赭二两　龙骨二两　白石脂二两

右件药捣罗为末，用醋煮面糊和圆如梧桐子大，每服不计时候以粥饮下二十圆。

治久赤白痢不差，**紫笋茶散**方：

紫笋茶一两，捣为末 腊月狗头骨一两半，烧灰

右件药同细研令匀，每服不计时候以粥饮调下二钱。

治久赤白痢，日夜不止，**橡实散**方：

橡实一两 干姜一两，炮裂，剉

右件药捣细罗为散，每服不计时候以粥饮调下二钱。

治久赤白痢，累医不效，**肉豆蔻散**方：

肉豆蔻一两，去壳 鹿角屑一两，用酥炒令焦 定粉二分，炒令黄色 蜜陀僧三分，烧黄细研

右件药捣细罗为散，每服不计时候以粥饮调下一钱。

治久赤白痢，腹内冷痛，白多赤少，宜服**厚朴散**方：

厚朴二两，去粗皮，涂生姜汁炙令香熟 木香三分 黄连一两，去须，微炒 吴茱萸半两，汤浸七遍，焙干微炒 干姜半两，炮裂，剉 当归二分，剉，微炒

右件药捣细罗为散，每服不计时候以粥饮调下二钱。

治久赤白痢不止，腹痛，不食，**龙骨圆**方：

龙骨三分 地榆一两，剉 赤石脂三分 没石子三分 艾叶三分，微炒 黄蘗三分，微炙，剉 橡实半两 当归三分，剉，微炒 芎䓖半两

右件药捣罗为末，炼蜜和捣三二百杵，圆如梧桐子大，每服不计时候以粥饮下二十圆。

治久赤白痢，日夜无数，腹痛不可忍，**代赭圆**方：

代赭二两 黄蘗二两，涂蜜炙微赤 黄耆一两半，剉 龙骨一两 赤石脂一两，烧赤，投醋中滤出 艾灰一两 狗头骨灰一两

右件药捣罗为末，炼蜜和圆如梧桐子大，每服不计时候以粥饮下二十圆。

治久赤白痢不差，日夜度数无恒，**神效朱砂圆**方：

朱砂一分 定粉一分 粉霜一分 巴豆一分

右件药同研如面，用水浸蒸饼和圆如菉豆大，空心以冷二宜汤下二圆。忌食热物。

治久患赤白痢，**抵圣圆**方：

硫黄半两 蜜陀僧一分，烧通赤 白矾灰半两 寒水石二两，烧通赤

右件药都研为末，以面糊和圆如菉豆大，每服以冷水下五圆。

治久赤白痢不差，羸困，**云实圆**方：

云实二合 附子一两，炮裂，去皮脐 龙骨一两半，末 女萎一两

右件药捣罗为末，煮枣肉和圆如梧桐子大，每服不计时候以粥饮下十圆。

又方：

黄连三分，去须，微炒 龙骨三分 白矾一两，烧令汁尽 胡粉二分，烧令黄色

右件药捣罗为末，炼蜜和圆如梧桐子大，每服不计时候以粥饮下二十圆。

又方：

赤乌[1]脚四两 附子一两，炮裂，去皮脐 干姜一分，炮裂，剉

右件药捣罗为末，用醋煮面糊和圆如菉豆大，每服以粥饮下十五圆。

又方：

白矾二两 黄丹二两

---

〔1〕乌：原作"鸟"。本书多处有"赤乌脚"一药（即大黄烧存性制成），故"鸟"当为"乌"之误。因改。

右件药先捣白矾为末，布在铫子内，便以黄丹覆之，武火烧至沸定，却研为末，用软饭和圆如梧桐子大，每服不计时候以粥饮下十圆。

又方：

黄蘗三两，微炙，剉，捣罗为末

右煨独头蒜令熟，捣圆如梧桐子大，每服不计时候以粥饮下二十圆。

又方：

鼠尾草花

右捣末，每服不计时候以粥饮调下一钱。

治久赤白痢，及泻水，方：

川乌头二枚，一枚豆煮，一枚生用，为末

右以黑豆半合入水同煮，黑豆熟为度，与豆同研烂，圆如菉豆大，每服以黄连汤下五圆。

治血痢诸方

夫血痢者，由热毒皆渗血入于大肠故也。血之随气，循环经络，通行脏腑，常无停积，则热毒气不能乘之。遇肠虚者，则血渗入于肠，肠虚则泄，故为血痢也。身热者死，身寒者生。诊其关上脉芤，大便去血，暴下血数升也。

治血痢，心神烦热，腹中痛，不纳饮食，**茜根散**方：

茜根一两　黄连二两，去须，微炒　地榆一两，剉　栀子人半两　生干地黄一两　当归一两，剉，微炒　犀角屑一两　黄芩一两

右件药捣筛为散，每服四钱，以水一中盏，入豉五十粒，薤白七寸，煎至六分，去滓，不计时候温服。

治热毒下痢黑血，脏腑疞痛，日夜百行，气息欲绝，**黄连散**方：

黄连一两，去须，微炒　龙骨二两　地榆一两，剉　阿胶二两，捣碎，炒令黄燥　当归一两，剉，微炒　栀子人半两　赤芍药一两　黄芩一两

右件药捣筛为散，每服四钱，以水一中盏，煎至六分，去滓，不计时候温服。

治热毒气痢成片，脐下疞痛，**阿胶散**方：

阿胶一两，捣碎，炒令黄燥　川升麻半两　地榆一两，剉　黄连一两，去须，微炒　刺蓟一两　犀角屑半两　熟干地黄一两　栀子人一两　当归一两，剉，微炒

右件药捣筛为散，每服四钱，以水一中盏，入薤白七寸，豉一百粒，煎至六分，去滓，不计时候温服。

治血痢，止腹痛，除烦热口干，**犀角散**方：

犀角屑一两　阿胶三分，捣碎，炒令黄燥　黄连一两，去须，微炒　艾叶半两，微炒　伏龙肝一两　当归半两，剉，微炒

右件药捣细罗为散，每服不计时候以粥饮调下二钱。

治血痢日夜不止，腹中疞痛，心神烦闷，**黄蘗散**方：

黄蘗一两，炙微赤，剉　当归一两，剉，微炒　黄连一两，去须，微炒　地榆三分，剉

右件药捣细罗为散，每服不计时候以粥饮调下二钱。

又方：

醋石榴皮一两　枳壳一两，麸炒微黄，去瓤　当归三分，剉，微炒

右件药捣细罗为散，每服不计时候以粥饮调下二钱。

又方：

黄连去须，微炒　黄蘗炙微赤　黄芩各一两

右件药捣罗为末，炼蜜和圆如梧桐子大，每于食前以粥饮下十五圆。

又方：

犀角屑半两　地榆半两，剉

右二味以水二大盏，入蜜三合，煎至一盏，随大小增减服之。

又方：

熟干地黄　黄芩各一分

右件药细剉，用水一大盏，煎至六分，去滓，分温二服。

又方：

黑木耳一两

右件药用水二大盏煮木耳令熟，先以盐醋食木耳尽，后服其汁，日二服。

又方：

右以生地黄汁三合煎取二合，下蜜一合搅令匀，温服频服效。

又方：

芸薹捣绞取汁二合，蜜一合，同暖令温服之。

治血痢，百方无效，不问远近，宜服此方：

牛角鳃一两，烧灰　大麦二两，炒熟

右件药捣细罗为散，每服不计时候以粥饮调下二钱。

又方：

当归三分，剉，微炒　黄连一两，去须，微炒　龙骨二两

右件药捣细罗为散，每服不计时候以粥饮调下二钱。

又方：

地榆一两，剉　甘草半两，炙微赤，剉

右件药捣筛为散，每服三钱，以水一中尽，煎至六分，去滓，不计时候温服。

又方：

黄连一两，去须，微炒　灶突墨二两　木香半两

右件药捣细罗为散，每于食前以粥饮调下二钱。

又方：

黄连二两，去须，微炒

右捣罗为末，以鸡子白和作饼子如二分厚，煿令干焦，细研为散，每服不计时候以粥饮调下一钱。

又方：

右以湿白纸二张裹盐一匙，于猛火中烧作灰，细研，分为三服，食前以粥饮调服之。

又方：

没石子一两，细研

右以软饭和圆如小豆大，每于食前以粥饮下十圆。

又方：

右捣马齿叶汁三合，和蜜一匙，同暖服之。

又方：

乳腐一两，切

右以醋浆水一中盏，煎至半盏去滓，温温服之。

又方：

萹竹汁四合，蜜一合，相和顿服之。

又方：

醋石榴一枚，和皮捣绞取汁，用蜜一合和，暖服之。

治久血痢诸方

夫久血痢者，由体虚受热，热折于血，血渗入肠，故成血痢。热若不歇，胃虚不复，故为痢也。血久不差者，多变呕哕，及为湿䘌也。

治久血痢，心神烦热，腹内疼痛，不思饮食，**犀角散**方：

犀角屑三〔1〕分　赤芍药三分　伏龙肝三分　川升麻半两　青橘皮半两，汤浸，去白瓤，焙　当归三分，剉，微炒　黄连三分，去须，微炒　甘草半两，炙微赤，剉　木香半两　地榆三分，剉

右件药捣筛为散，每服四钱，以水一中盏，入生姜半分，煎至六分，去滓，不计时候温服。

治血痢经年月不差，**黄连散**方：

黄连去须，微炒　黄蘗　栀子人　地榆　马蔺子　当归剉，微炒　黄芩　茜根　柏叶已上各一分

右件药捣筛为散，每服半两，以水一中盏，煎至六分，去滓，不计时候温服。

治久血痢不差，四肢黄瘦，腹内疼痛，**木香散**方：

木香半两　樗树皮一两，炙黄，剉　茜根一两　地榆一两，剉　甘草半两，炙微赤，剉　犀角屑二分　黄连一两，去须，微炒　当归一两，剉，微炒

右件药捣粗罗为散，每服三钱，以水一中盏，煎至六分，去滓，不计时候温服。

治久血痢不差，**地榆散**方：

地榆　臭椿树皮炙　狼牙　黄芩已上各半两

右件药捣筛为散，每服半两，以水一大盏，煎至七分，去滓，不计时候分温二服。

治久血痢，小腹结痛不可忍，**艾叶散**方：

艾叶一两，微炒　黄芩一两　赤芍药一两　地榆半两，剉　当归一两半，剉，微炒

右件药捣筛为散，每服三钱，以水一中盏，煎至五分，去滓，不计时候温服。

又方：

柏叶二两　地榆一两，剉

右件药捣筛为散，每服三钱，以水一中盏，煎至六分，去滓，不计时候温服。

治久血痢不止，腹痛心烦，**桑黄散**方：

桑黄一两，微炒　地榆三分，剉　黄连三分，去须，微炒　当归一两，剉，微炒　黄芩半两　甘草半两，炙

〔1〕三：宋版磨灭，据《类聚》卷138引同方补。

微赤，剉

右件药捣筛为散，每服三钱，以水一中盏，煎至六分，去滓，不计时候温服。

治久血痢，连年不差，**鼠尾草散**方：

鼠尾草四两　地榆三两

右件药细剉，每服半两，以水一大盏，煎至六分，去滓，不计时候分温二服。

治久血痢不止，腹中疞痛，面黄羸瘦，**当归散**方：

当归一两，剉，微炒　樗树皮一两，炙黄，剉　黄连一两，去须，微炒　地榆一两，剉　艾叶一两，微炒　酸石榴皮三分，烧灰　阿胶三分，捣碎，炒令黄燥

右件药捣细罗为散，每服不计时候以粥饮调下二钱。

治久血痢，日夜不止，宜服此**樗树皮散**方：

樗树皮一两，炙黄，剉　橡实一两　地榆一两，剉　黄连一两，去须，微炒　甘草半两，炙微赤，剉

右件药捣细罗为散，每服不计时候以粥饮调下二钱。

又方：

香墨二两　木香半两

右件药捣细罗为散，每服不计时候以粥饮调下一钱。

又方：

地肤子一两　地榆三分，剉　黄芩三分

右件药捣细罗为散，每服不计时候以粥饮调下二钱。

治久血痢，腹内疼痛，四肢羸弱，面色萎黄，**阿胶圆**方：

阿胶三分，捣碎，炒令黄燥　地榆一两半，剉　诃梨勒三分，用皮　熟干地黄一两　干姜半两，炮裂，剉　赤芍药半两　黄连一两，去须，微炒　白术半两　艾叶三分，微炒　枳壳半两，麸炒微黄，去瓤　木香半两　当归一两，剉，微炒

右件药捣罗为末，炼蜜和捣三二百杵，圆如梧桐子大，每服不计时候以粥饮下三十圆。

治久痢久不效，方：

构叶一两　橡斗子半两　缩沙半两，去皮

右件药都微炒过，捣细罗为散，每于食前以粥饮调下二钱。

又方：

牡蛎二两，烧为粉，细研

右以枣肉和为团，入文火烧令黄色，细研，每于食前以粥饮调下一钱。

又方：

当归一两，细剉，微炒

右以水一大盏，入生姜半分，煎至六分，去滓，食前稍热分为二服。

治脓血痢诸方

夫脓血痢者，为春时阳气在表，人运动劳役，腠理则开，血气虚者，则伤于风，至夏又热气乘之，血性得热则流散，其遇大肠虚，血渗入焉，与肠间津液相搏，积热蕴结，血化为脓，肠虚则泄，故成脓血痢也。所以夏月多脓血痢者，由肠胃虚也。秋冬诊其脾脉微涩，为内溃，多下脓血。又脉悬绝则死，滑大则生。脉微小者生，实急者死。脉沉细虚迟者生，数疾大而有热

者死。

治下痢脓血，心腹疞痛不止，**白矾散**方：

白矾一两，烧灰　黄丹一两半，微炒　胡粉二两，炒令微黄　龙骨一两半　当归一两，剉，微炒　诃梨勒一两，煨，用皮　黄连三分，去须，微炒　甘草一分，炙微赤，剉

右件药捣细罗为散，每服不计时候以粥饮调下二钱。

治脓血痢，腹内疞痛，行数不恒，食饮不下，**黄连散**方：

黄连一两，去须，微炒　黄蘗一两，炙微赤，剉　艾叶一两，微炒　附子一两，炮裂，去皮脐　甘草一两，炙微赤，剉　乌梅肉一两，微炒　干姜一两，炮裂，剉　赤石脂二两　厚朴一两，去粗皮，涂生姜汁炙令香熟

右件药捣细罗为散，每服不计时候以粥饮调下二钱。

治脓血痢，绕脐疼痛，**阿胶散**方：

阿胶二两，捣碎，炒令黄燥　当归一两，剉，微炒　黄连一两，去须，微炒　赤芍药一两　干姜一两，炮裂，剉　赤石脂二两

右件药捣细罗为散，每服不计时候以粥饮调下二钱。

治脓血痢，心烦，腹疞痛，**黄蘗散**方：

黄蘗一两，炙微碎〔1〕，剉　栀子人一两　黄连一两，去须　阿胶一两，捣碎，炒令黄燥　当归一两，剉，微炒

右件药捣细罗为散，每服不计时候以粥饮调下二钱。

治脓血痢，腹痛，心烦口干，不欲饮食，**当归散**方：

当归一两，剉，微炒　地榆一两，剉　甘草半两，炙微赤，剉　赤石脂二两　乌梅肉一两，微炒　栀子人半两　白术一两　黄芩一两　干姜一两，炮裂，剉

右件药捣细罗为散，每服不计时候以粥饮调下二钱。

治脓血痢，腹内疞痛，口干心烦，**木香散**方：

木香半两　龙骨一两　白术半两　黄连半两，去须，微炒　灶中黄土半两　当归半两，微炒

右件药捣细罗为散，每服不计时候以粥饮调下二钱。

治脓血痢，腹痛，不欲饮食，**干姜散**方：

干姜三分，炮裂，剉　黄连三分，去须，微炒　桂心三分　木香半两　厚朴一两半，去粗皮，涂生姜汁炙令香熟　当归三分，剉，微炒

右件药捣细罗为散，每服不计时候以粥饮调下二钱。

治冷热气不和，腹痛，下痢脓血，**附子散**方：

附子一两，炮裂，去皮脐　神曲三分，炒微黄　干姜三分，炮裂，剉　甘草一分，炙微赤，剉　当归半两，剉，微炒

右件药捣细罗为散，每服不计时候以粥饮调下二钱。

治痢下脓血，食不消化，**乌梅圆**方：

乌梅肉二两，微炒　黄连二两，去须，微炒　艾叶二两，微炒　黄蘗一两，剉，微炒　干姜二两，炮裂，剉　甘草一两，炙微赤，剉

右件药捣罗为末，炼蜜和圆如梧桐子大，每服以粥饮下三十圆，日三四服。

治痢下脓血，及诸痢疾，**黄连圆**方：

---

〔1〕碎：《类聚》卷138所引同。《正误》："'碎'，疑'赤'之讹。"

黄连二两，去须，微炒　当归二两，剉，微炒　乌梅肉二两，微炒　阿胶二两，捣碎，炒令黄燥　厚朴二两，去粗皮，涂生姜汁炙令香熟

右件药捣罗为末，以醋煮面糊和圆如梧桐子大，每服以粥饮下三十圆，日三四服。

又方：

曲三两，炒令黄　赤石脂三两

右件药捣细罗为散，每服不计时候以粥饮调下二钱。

又方：

右以薤白于醋中煮令熟，及热饱食，即止。

治冷痢诸方

夫冷痢者，由肠胃虚弱，受于寒气，肠虚则泄，故为冷痢也。凡痢青色白黑，并皆为冷痢，色黄色赤并是热也。故痢色白，食不消，谓之寒中也。诊其脉沉则生，浮则死也。

治冷痢腹痛不食，四肢羸弱，**荜茇散**方：

荜茇三分　干姜三分，炮裂，剉　甘草半两，炙微赤，剉　陈橘皮一两，汤浸，去白瓤，焙　厚朴一两，去粗皮，涂生姜汁炙令香熟　附子一两，炮裂，去皮脐　当归半两，剉，微炒　赤石脂半两　诃梨勒三分，煨，用皮　吴茱萸半两，汤浸七遍，焙干微炒　肉豆蔻一两，去壳

右件药捣细罗为散，每服不计时候以粥饮调下二钱。

治冷痢四肢不和，心腹疼痛，少欲饮食，渐加羸瘦，**附子散**方：

附子一两，炮裂，去皮脐　陈橘皮一两，汤浸，去白瓤，焙　干姜半两，炮裂，剉　白术三分　桂心半两　当归半两，剉，微炒　龙骨三分　厚朴一两，去粗皮，涂生姜汁炙令香熟

右件药捣细罗为散，每服不计时候以粥饮调下二钱。

治冷痢心腹疼痛，不欲饮食，渐加羸弱，**木香散**方：

木香半两　附子三分，炮裂，去皮脐　阿胶半两，捣碎，炒令黄燥　白术三分　赤石脂三分　草豆蔻一两，去皮　干姜三分，炮裂，剉　桂心三分　厚朴一两，去粗皮，涂生姜汁炙令香熟

右件药捣细罗为散，每服不计时候以粥饮调下二钱。

治冷痢洞泄，腹中疞痛不可忍，**龙骨散**方：

龙骨一两　赤石脂三两　当归一两，剉，微炒　肉豆蔻一两，去壳　牡蒙二两　干姜一两，炮裂，剉

右件药捣细罗为散，每服不计时候以粥饮调下二钱。

治冷痢不差，宜服此方：

干姜四两，炮裂，剉　熟艾四两

右件药以新砖上先铺干姜，次以熟艾匀薄盖之，于艾上以火点着后，烧熟烟尽，以物盖合，不令透气，候冷开取干姜并灰，同研令细，入麝香一分和研令匀，每服不计时候以粥饮调下二钱。

治冷痢不差，四肢不和，腹痛，不欲饮食，**附子圆**方：

附子一两，炮裂，去皮脐　莨菪子一两，水淘去浮者，水煮令芽出，候干，即炒令黄黑色　干姜三分，炮裂，剉　吴茱萸半两，汤浸七遍，焙干微炒　青橘皮三分，汤浸，去瓤，焙干　厚朴二两，去粗皮，涂生姜汁炙令香熟　当归三分，剉，微炒　艾叶三分，微炒　白术三分

右件药捣罗为末，炼蜜和捣三二百杵，圆如梧桐子大，每服不计时候以粥饮下三十圆。

治冷痢不差，渐加羸弱，吃食减少，宜服**缩沙圆**方：

缩沙三分，去皮　当归半两，剉，微炒　干姜三分，炮裂，剉　青橘皮三分，汤浸，去白瓤，焙　吴茱萸半两，汤浸七遍，焙干微炒　肉豆蔻半两，去壳　厚朴一两半，去粗皮，涂生姜汁炙令香熟　白术一两　附子一两，炮裂，去皮脐

右件药捣罗为末，炼蜜和捣三二百杵，圆如梧桐子大，每服不计时候以粥饮下三十圆。

治冷痢不差，**禹余粮圆**方：

禹余粮二两，烧醋淬三遍　川乌头二两，炮裂，去皮脐　莨菪子二两，水淘去浮者，水煮令芽出，曝干，炒令黄黑色

右件药捣罗为末，用糯米饭和圆如小豆大，每于食前以粥饮下五圆。

又方：

硇砂一两　白矾二两，烧令汁尽

右件药一处细研，以软饭和圆如梧桐子大，每于食前以粥饮下三圆。

治冷痢腹痛，不能食方：

肉豆蔻一两，去皮，醋面裹煨，令面熟为度

右件药捣细罗为散，每服不计时候以粥饮下一钱。

治久冷痢诸方

夫久冷痢者，由肠虚而寒积，故冷痢久不断也。《经》云：凡人有诸下者，悉为寒也。此皆由脏腑不调，脾胃气弱，肠中积有寒气，故久冷痢也。

治久冷痢，食不消化，四肢不和，心腹多痛，少思饮食，**艾叶散**方：

艾叶一两，微炒　白石脂一两　白术三分　龙骨一两　当归一两，剉，微炒　干姜三分，炮裂，剉　附子一两，炮裂，去皮脐　吴茱萸一两，汤浸七遍，焙干微炒　阿胶三分，捣碎，炒令黄燥　厚朴一两半，去粗皮，涂生姜汁炙令香熟

右件药捣细罗为散，每服不计时候以热粥饮调下二钱。

治久冷痢，食不消化，心腹疞痛，四肢少力，**厚朴散**方：

厚朴一两半，去粗皮，涂生姜汁炙令香熟　肉豆蔻一两，去壳　当归三分，剉，微炒　龙骨一两　木香半两　阿胶三分，捣碎，炒令黄燥

右件药捣筛为散，每服三钱，以水一中盏，入生姜半分，枣三枚，煎至五分，去滓，不计时候稍热服。

治久冷痢不止，心腹疼痛，饮食不消，四肢乏力，**吴茱萸散**方：

吴茱萸半两，汤浸七遍，焙干微炒用　白术三分　白石脂一两　木香半两　当归一两，剉，微炒　黄连半两，去须，剉，微炒　干姜三分，炮裂，剉　厚朴一两半，去粗皮，涂生姜汁炙令香熟

右件药捣细罗为散，每服不计时候以粥饮调下二钱。

治久冷痢，食不消化，日夜三二十行，渐加困笃，**龙骨散**方：

白龙骨一两　当归一两，剉，微炒　白矾三两，烧令汁尽　白石脂一两　附子一两，炮裂，去皮脐　干姜三分，炮裂，剉

右件药捣细罗为散，每服不计时候以粥饮调下二钱。

治久冷痢，腹胁胀满，食不消化，**肉豆蔻散子**方：

肉豆蔻一两，去壳　诃梨勒一两，煨，用皮　干姜半两，炮裂，剉　白术三分　荜茇半两　木香半两　陈橘皮一两，汤浸，去白瓤，焙

右件药捣细罗为散，每于食前以粥饮调下二钱。

治久冷痢，食不消化，脐腹疼痛，**干姜散**方：

干姜三两，炮裂，剉　附子一两半，炮裂，去皮脐　龙骨二两

右件药捣细罗为散，不计时候煎乌梅汤调下一钱。

又方：

赤石脂一分　干姜一分，炮裂，剉　白龙骨半两

右件药捣细罗为散，每于食前以粥饮调下二钱。

又方：

川乌头半两，慢火煨令黄熟，于湿地上出毒　干姜一两，煨裂，湿地上出毒，剉

右件药同捣细罗为散，每于食前以粥饮调下一钱。

治久冷痢不止，食不消化，**荜茇圆**方：

荜茇一两　诃梨勒三分，煨，用皮　桂心半两　胡椒一两　厚朴一两半，去粗皮，涂生姜汁炙令香熟　白术三分　龙骨一两　干姜三分，炮裂，剉　陈橘皮一两，汤浸，去白瓤，焙　白石脂一两　缩沙三分，去皮　当归半两，剉，微炒

右件药捣罗为末，炼蜜和捣三二百杵，圆如梧桐子大，每服不计时候以粥饮下三十圆。

治久冷下痢不止，腹痛不能饮食，**吴茱萸圆**方：

吴茱萸一两，汤浸七遍，焙干微炒　黄连半两，去须，微炒　干姜一两，炮裂，剉　桂心半两　厚朴一两，去粗皮，涂生姜汁炙令香熟　木香半两　附子一两，炮裂，去皮脐　青橘皮半两，汤浸，去白瓤，焙　甘草半两，炙微赤，剉

右件药捣罗为末，炼蜜和捣三二百杵，圆如梧桐子大，每服不计时候以粥饮下三十圆。

治久冷痢，大肠滑泄，吃食不消，腹胁疼痛，**附子圆**方：

附子一两，炮裂，去皮脐　龙骨三分　当归一两，剉，微炒　白术一两　干姜三分，炮裂，剉　桂心半两　白矾二两，烧灰　厚朴一两，去粗皮，涂生姜汁炙令香熟

右件药捣罗为末，炼蜜和捣三二百杵，圆如梧桐子大，不计时候以粥饮下三十圆。

治久冷痢不差，食饮不化，面无颜色，行坐乏力，**硇砂圆**方：

硇砂一两　硫黄二两　黄丹二两　白矾二两

右件药都研如粉，下入瓷瓶子中，开口，用文火微养，渐加火，以赤为度，入地下埋三日出火毒了，细研，以软饭和圆如菉豆大，每于食前以温酒下五圆。

治久虚冷，下痢不止，宜服此方：

附子一两，炮裂，去皮脐　莨菪子一两，以水淘去浮者，炒令黑　干姜半两，炮裂，剉　硫黄一两，细研

右件药捣罗为末，以醋煮面糊和圆如小豆大，每于食前以粥饮下十圆。

治热痢诸方

夫热痢者，由肠胃虚弱，风邪夹热乘之，肠虚则泄痢也，其色黄。若热甚则黄而赤也。

治热痢下赤黄脓血，腹痛心烦，困闷，**犀角散**方：

犀角屑一两　黄连一两，去须，微炒　木香三分　当归半两，剉，微炒　地榆一两，剉　黄耆一两，剉

右件药捣筛为散，每服三钱，以水一中盏，煎至六分，去滓，不计时候温服。

治热痢，心神烦闷，小便赤涩，**黄芩散**方：

黄芩三分　赤茯苓一两　川升麻半两　吴蓝半两　阿胶三分，捣碎，炒令黄燥　黄连半两，去须，微炒　鬼臼半两，去须　黄蘗三分，剉　甘草半两，炙微赤，剉

右件药捣筛为散，每服三钱，以水一中盏，煎至六分，去滓，不计时候温服。

治热痢下赤黄脓，腹痛烦热，**当归散**方：

当归三分　黄芩三分　地榆一两，剉　黄连一两，去须，微炒　甘草半两，炙微赤，剉　犀角屑一两

右件药捣筛为散，每服三钱，以水一中盏，煎至五分，去滓，不计时候温服。

治热痢下赤黄色脓，心神烦热，腹内疼痛，饮食减少，**龙骨散**方：

龙骨一两　黄连三分，去须，微炒　犀角屑三分　黄蘗半两，剉　赤芍药半两　黄芩半两　当归半两，剉，微炒　赤地利三分　黄耆三分，剉　茜根三分　鼠尾草花三分

右件药捣细罗为散，每服不计时候以粥饮调下二钱。

治热痢，烦渴腹痛，**黄连散**方：

黄连一两，去须，微炒　黄芩一两　当归一两，剉，微炒　黄蘗一两，剉　赤石脂一两

右件药捣细罗为散，每服不计时候以粥饮调下二钱。

治热痢下赤黄脓，腹痛心烦，**黄耆散**方：

黄耆三分，剉　黄连一两，去须，微炒　生干地黄二分　黄蘗半两，剉　黄芩半两　犀角屑半两　龙骨三分　地榆半两，剉　当归三分

右件药捣细罗为散，每服不计时候以粥饮调下二钱。

治热痢腹内疼痛，烦渴不食，**木香圆**方：

木香半两　地榆半两　当归半两，剉，微炒　甘草半两，炙微赤，剉　黄连三分，去须，微炒　枳壳三分，麸炒微黄，去瓤　黄耆三分，剉　犀角屑三分

右件药捣罗为末，炼蜜和捣三二百杵，圆如梧桐子大，每服不计时候以粥饮下三十圆。

治热痢，诸治不差，**乌梅圆**方：

乌梅肉一两，微炒　黄连三两，去须，微炒

右件药捣罗为末，炼蜜和圆如梧桐子大，每服不计时候以粥饮下二十圆。

又方：

右捣车前子叶，绞取汁一中盏，入蜜一合，同煎一两沸，分温二服。

治冷热痢诸方

夫冷热痢者，由肠[1]胃虚弱，宿有寒，而为热所伤，冷热相乘，其痢乍黄乍白是也。若热搏于血，血渗肠间，则变为血痢也。而冷伏肠内，搏于津液，则变凝白，则成赤白痢也。

治冷热痢，虚损腹痛，不能饮食，日渐乏力，**木香散**方：

木香半两　甘草半两，炙微赤，剉　干姜半两，炮裂，剉　白术三分　熟干地黄三分　黄芩半两　柏叶三分，微炒　当归三分，剉，微炒　黄连三分，去须，微炒

---

〔1〕肠：原作“腹”。据《类聚》卷138引同论改。

右件药捣罗为散，每服三钱，以水一中盏，煎至五分，去滓，不计时候温服。

治冷热痢不止，腹肚疼痛，心神烦闷，**犀角散**方：

犀角屑一两　白术一两　黄连一两，去须，微炒　当归一两，剉，微炒　地榆一两，剉　木香半两

右件药捣粗罗为散，每服三钱，以水一中盏，煎至六分，去滓，不计时候温服。

治冷热痢，心神烦渴，腹痛，胸膈滞闷，宜服此方：

甘草二寸，炙微赤，剉　乌梅肉五枚，微炒　诃梨勒五枚，煨，用皮

右件药都剉，以水一大盏，煎至六分，去滓，食前分温二服。

治冷热痢，烦闷，不欲饮食，**诃梨勒散**方：

诃梨勒一两，煨，用皮　当归一两，剉，微炒　黄连一两，去须，微炒　甘草半两，炙微赤，剉　木香半两　干姜半两，炮裂，剉

右件药捣筛为散，每服四钱，以水一中盏，煎至六分，去滓，不计时候温服。

治冷热痢，心腹疠痛不止，**黄连散**方：

黄连一两，去须，微炒　龙骨二两　木香半两　当归一两，剉，微炒　赤芍药一两　诃梨勒一两半，煨，用皮　赤石脂二两　甘草半两，炙微赤，剉　干姜一两，炮裂，剉

右件药捣细罗为散，每服不计时候以粥饮调下二钱。

治冷热痢，腹痛不能饮食，**附子散**方：

附子一两，炮裂，去皮脐　黄连一两，去须，微炒　龙骨一两　当归三分，剉，微炒　地榆一两，剉　木香半两

右件药捣细罗为散，每服不计时候以粥饮调下二钱。

治冷热不调，痢下脓血不止，腹痛不可忍，**阿胶圆**方：

阿胶一两，捣碎，炒令黄燥　干姜一两，炮裂，剉　木香一两　龙骨二两　赤石脂二两　黄连一两，去须，微炒　当归一两，剉，微炒　黄芩一两　厚朴一两半，去粗皮，涂生姜汁炙令香熟

右件药捣罗为末，炼蜜和圆如梧桐子大，每服不计时候以粥饮下三十圆。

治冷热痢，心神烦闷，腹中疠痛，**黄连圆**方：

黄连二两，去须，微炒　黄蘗二两，剉，微炒　羚羊角屑一两　当归一两，剉，微炒　艾叶二两，微炒　赤芍药二两，微炒

右件药捣罗为末，炼蜜和捣三二百杵，圆如梧桐子大，每服不计时候以粥饮下三十圆。

治冷热不调，下痢不止，**厚朴圆**方：

厚朴一两半，去粗皮，涂生姜汁炙令香熟　黄连一两，去须，微炒　干姜半两，炮裂，剉　甘草半两，炙微赤，剉　龙骨半两　赤石脂半两

右件药捣罗为末，炼蜜和捣百余杵，圆如梧桐子大，每服不计时候以粥饮下三十圆。

治冷热气不和，腹痛，下痢不止，**内补圆**方：

黄连一两，去须，微炒　当归三分，剉，微炒　干姜半两，炮裂，剉　阿胶三分，捣碎，炒令黄燥

右件药捣罗为末，炼蜜和捣百余杵，圆如梧桐子大，每服不计时候以粥饮下三十圆。

又方：

当归一两，剉，微炒　黄连一两，去须，微炒

右件药捣细罗为散，每服不计时候以粥饮调下二钱。

治休息痢诸方

夫休息痢者，由胃管[1]有停饮，因痢积久，或冷气或热气乘之，气动于饮，而肠虚受之，故为痢也。冷热气调，其饮则静，而痢亦休也。肠胃虚弱，易为冷热，其邪气或动或静，故其痢乍发乍止，故谓之休息痢也。

治休息痢，脾胃气虚冷，大肠转泄，或发或止，饮食全少，四肢无力，**没石子散**方：

没石子半两　肉豆蔻半两，去壳　桂心半两　诃梨勒一两，煨，用皮　厚朴一两半，去粗皮，涂生姜汁炙令香熟　龙骨一两　麝香一分，细研

右件药捣细罗为散，每于食前以粥饮调下一钱。

治休息痢，发歇不恒，羸瘦少力，**安息香散子**方：

安息香半两　阿胶半两，捣碎，炒令黄燥　黄连一两，去须，微炒　桃白皮一两，剉　汉椒一分，去目及闭口者，微炒去汗

右件药捣细罗为散，每于食前以粥饮调下一钱。

治休息痢发歇不定，经久不差，**硫黄圆**方：

硫黄一两　砒黄一两　何首乌一两，末　白矾一两

右件药相和研令匀，入瓷瓶子中，五月五日取不食井水和六一泥固济，封头候干，安瓶子向火中烧令通赤，候冷取药细研，以面糊和圆如菉豆大，患近者黄连汤下，久者橘皮汤下一圆。

又方：

黄牛角䚡一两，烧灰　木贼一两　草豆蔻一两，去皮　麝香一分　楮叶一两，选无缺者，秋取未著霜者，曝干，杵末后微炒

右件药捣细罗为散，每于食前以粥饮调下一钱。

治休息痢不止，腹中疼痛，不思饮食，**硫黄散**方：

硫黄半两，细研　肉豆蔻一两　棕榈皮一两，烧灰　阿魏一分，面裹，煨面熟为度

右件药捣细罗为散，每于食前以粥饮调下一钱。

治休息痢，诸药无效，**黄丹散**方：

黄丹三两，炒令紫色　枣肉三十枚，捣为一块，用纸紧裹，大火烧令赤，候冷取出　枳壳半两，麸炒微黄，去瓤　黄连半两，去须，微炒

右件药都捣细罗为散，每于食前以粥饮调下一钱。赤白痢及水泻，粥饮调下半钱。

治休息痢多时不差，肌体瘦瘁，**黄连散**方：

黄连二两，去须，微炒　龙骨二两　阿胶二两，捣碎，炒令黄燥　艾叶二两，微炒

右件药捣细罗为散，每于食前煮仓米粥饮调下三钱。

治休息痢立效，**菰蘸散**方：

菰蘸一枚，出却一半瓤　白矾一两　白石英一两

右二味入菰蘸中，以湿纸裹烧，候赤为度，待冷捣细研为散，每于食前以粥饮调下一钱。

又方：

---

〔1〕管：通“脘”。本书多用“管”，一仍其旧。下同。

乌贼鱼骨一两　蜜陀僧一两　白龙骨一两

右件药捣细罗为散，每于食前以粥饮调下一钱。

治休息痢久不止，日渐黄瘦，**白矾圆**方：

白矾四两，烧令汁尽　硫黄二两　消石一两

右件药同研，于铫子内火上熔成汁，候冷研令极细，用软饭和圆如小豆大，每于食前以粥饮下十圆。

治休息气痢久不差，食即呕吐，腹内疼痛，**肉豆蔻圆**方：

肉豆蔻一两，去壳　诃梨勒一两，煨，用皮　白梅肉一两，微炒　黄连一两，去须，微炒　白矾二两，烧令汁尽

右件药捣罗为末，炼蜜和圆如梧桐子大，每于食前以粥饮下二十圆。

治休息痢，肌羸无力，腰膝冷，脐下痛，**吴茱萸煎圆**方：

吴茱萸一两，汤浸七遍，焙干微炒　陈橘皮二两，汤浸，去白瓤，焙　生姜一斤，绞取汁　无灰酒一升　附子二两，炮裂，去皮脐　当归一两，剉，微炒

右件药捣罗为末，先将姜汁并酒入铛子内慢火煎，不住手搅，次入药末煎成膏，候可圆即圆如梧桐子大，每于食前以粥饮下三十圆。

治休息痢日夜不止，腹内冷痛，**白头翁圆**方：

白头翁一两　黄丹二两，并白头翁入铁瓶内烧令通赤　干姜一两，炮裂，剉　莨菪子半升，以水淘去浮者，煮令芽出，曝干，炒令黄黑色　白矾二两，烧令汁尽

右件药捣罗为末，以醋煮面糊和圆如梧桐子大，每服食前以粥饮下十圆。

又方：

神曲一两半，炒令微黄　芜荑一两半，微炒　吴茱萸一两，汤浸七遍，焙干微炒

右件药捣罗为末，以熬生姜汁和圆如梧桐子大，每于食前以粥饮下三十圆。

又方：

黄连二两，去须，微炒　当归一两，剉，微炒　乌梅肉一两，微炒

右件药捣罗为末，炼蜜和圆如梧桐子大，每于食前以粥饮下三十圆。

治休息气痢神效，**阿胶圆**方：

阿胶二两，捣碎，炒令黄燥　乌梅肉二两，微炒　黄连二两，去须，微炒

右件药捣罗为末，用煨蒜研和圆如梧桐子大，每于食前以粥饮下三十圆。

治休息痢久不差，面色青黄，四肢逆冷，不思饮食，**玄精圆**方：

太阴玄精二两　白矾半斤　黄丹二两　青盐半两

右件药细研，入生铁铫子内烧白矾汁尽为度，后以不蚛皂荚三梃存性烧熟，都研为末，用糯米饭和圆如梧桐子大，每于食前以粥饮下十圆。

治休息痢羸瘦，宜服此方：

杏人二两，汤浸，去皮尖、双人，麸炒微黄色　猪猪肝一具，去筋膜，切作片

右件肝以水洗去血，漉出后于净铛中一重肝，一重杏人，入尽后用童子小便二升入铛中，以物盖，慢火煎令小便尽即熟，放冷任意食之。

又方：

缩沙一两，去皮　肉豆蔻半两，去壳

右件药捣罗为末，用羊肝半具细切拌药，以湿纸三五重裹，上更以面裹，用慢火烧令熟，

去焦面并纸，入软饭和圆如梧桐子大，每于食前以粥饮下三十圆。

又方：

黄连半两，去须，微炒　定粉半两，研　枣[1]二十枚，去核

右件药捣枣如泥，铺在纸上，安二味药裹之，烧令通赤，取出候冷，细研为散，每服使好精羊肉半斤，切作片子，用散药二钱掺在肉上，使湿纸裹烧熟，放冷食之，不过三两服效。

治休息痢，肠滑，宜服此方：

诃梨勒皮三两　粟米三合

右件药相和，以慢火炒，以粟黄为度，捣细罗为散，不计时候以粥饮调下三钱。

又方：

藤萝一两

右件药捣细罗为散，每于食前以粥饮调下二钱。

治气痢诸方

夫气痢者，由表里不足，肠胃虚弱，积水之气客于肠间，脏腑不和，因虚则泄，故为气痢也。

治气痢腹内疼痛，不欲食，**温中散**方：

白芍药半两　白术三分　甘草一分，炙微赤，剉　桂心半两　吴茱萸一分，汤浸七遍，焙干微炒　当归半两，剉，微炒

右件药捣筛为散，每服三钱，以水一中盏，入生姜半分，枣二枚，煎至六分，去滓，不计时候稍热服。

治气痢腹内疼痛，四肢不和，少欲饮食，**木香散**方：

木香三分　红豆蔻一两，去皮　干姜半两，炮裂，剉　当归三分，剉，微炒　诃梨勒一两，煨，用皮　赤石脂一两

右件药捣细罗为散，每服不计时候以粥饮调下二钱。

治气痢心腹疼痛，不欲饮食，**诃梨勒散**方：

诃梨勒一两，煨，用皮　当归三分，剉，微炒　红豆蔻三分，去皮　木香半两　龙骨三两

右件药捣细罗为散，每服不计时候以粥饮调下二钱。

治气痢心腹疼痛，**白术圆**方：

白术三分　枳壳半两，麸炒微黄，去瓤　黄连半两，去须，微炒　当归三分，剉，微炒　芜荑人一两，微炒

右件药捣罗为末，炼蜜和圆如梧桐子大，每服不计时候以粥饮下二十圆。

治久气痢不差，腹内冷痛，**木香圆**方：

木香半两　硇砂一两　白矾二两，烧令汁尽　黄丹一两，微炒　龙骨一两

右件药捣罗为末，用软饭和圆如梧桐子大，每服不计时候以粥饮下十圆。

治气痢久不止，**枳壳圆**方：

枳壳一两，麸炒微黄，去瓤　黄连一两，去须，微炒　芜荑人一两，微炒

右件药捣罗为末，以软饭和圆如梧桐子大，每服食前以粥饮下三十圆。

---

〔1〕枣：此上原有“药”字。《正误》：“药字可疑。”《普济方》卷 213、《类聚》卷 138 所引同方均无“药”字，因删。

又方：

右取〔1〕寒食一百五日，预采木蓼曝干，用时捣罗为末，食前粥饮调下一钱。

又方：

右取黄牛乳一小盏，煎荜茇末一钱，不计时候稍热服。

治蛊注痢诸方

夫蛊注痢者，由岁时寒暑不调，则有湿毒之气伤人，随经脉血气渐至于脏腑。大肠虚者，毒气乘之，毒气挟热与血相搏，则成血痢也。毒气侵蚀于脏腑，如病蛊注之状，痢血杂脓瘀黑，有片如鸡肝，与血杂下，是蛊注痢也。

治蛊注痢，下血如鹅鸭肝，腹痛不止，**地榆散**方：

地榆一两，剉　甘草半两，炙微赤，剉　赤芍药一两　柏叶一两，微炙　茜根一两，剉　诃梨勒一两，煨，用皮　当归一两，剉，微炒　黄连一两，去须，微炒

右件药捣粗罗为散，每服四钱，以水一中盏，煎取六分，去滓，不计时候温服。

治蛊注痢，血如鸡肝者，心神烦躁，宜服此方：

犀角屑一两　地榆三分，剉　蘘荷根一两　马兜零根一两

右件药捣筛为散，每服四钱，以水一中盏，煎至六分，去滓，不计时候温服。

治蛊注下血如鸡肝，体热，心腹中烦闷，**茜根散**方：

茜根一两，剉　川升麻一两　犀角屑一两　地榆一两，剉　黄芩一两　黄连一两，去须，微炒

右件药捣筛为散，每服四钱，以水一中盏，煎至六分，去滓，不计时候温服。

又方：

黑豆一合　毛桃胶半两

右件药以水一大盏，煎至六分，去滓，食前分温二服。

治蛊注痢，下血如鹅鸭肝，心中烦闷，不欲饮食，**升麻散**方：

川升麻一两　茜根一两，剉　犀角屑一两　桔梗一两，去芦头　黄蘗一两，剉　黄芩一两　地榆一两半，剉　蘘荷根一两半

右件药捣细罗为散，每服不计时候以温酒调下二钱。

治蛊注痢，下血，心神烦闷，腹中疞痛，**黄芩散**方：

黄芩一两　地榆一两，剉　犀角屑一两　茜根一两　柏叶二两，微炒　甘草一两，炙微赤，剉　诃梨勒一两，煨，用皮　牛角䚡灰一两　当归一两，剉，微炒

右件药捣筛为散，每服四钱，以水一中盏，煎至六分，去滓，不计时候温服。

治蛊注热毒痢，血或如小豆汁，腹痛烦闷，**犀角散**方：

犀角屑一两　地榆一两，剉　黄连一两，去须，微炒　柏叶一两，微炒　黄蘗一两，微炙，剉　黄芩一两　当归一两，剉，微炒　赤地利一两　生干地黄一两

右件药捣细罗为散，每服不计时候以粥饮调下二钱。

---

〔1〕取：《类聚》卷138所引同。《普济方》卷210引作“用”。文异义同。《正误》“‘取’，疑‘先’之讹。”按《类聚》于此方中注曰：“《运化玄枢》：寒食日采蓼芽曝干。”是知“取”字不误。采木蓼嫩芽若在寒食日前105日，则当寒冬矣，何能有芽？寒食在冬至后第105日，故此句“一百五日”乃示寒食之日，非寒食之前日数也。

又方：

萹竹叶一两，剉

右以水一大盏，煎至六分，去滓，入吴蓝汁二合，更煎三五沸，食前分温二服。

治痢或先下白后下赤，或先下赤后下白，此为肠蛊痢，宜服此方：

牛膝三两，去苗捣碎

右以酒三升渍经三宿，每于食前温饮一小盏。

治痢肠滑下肠垢诸方

夫痢肠滑下肠垢者，是肠间津汁垢腻也。此由冷热蕴积，肠间虚滑，所以因下痢而便肠垢也。

治肠滑，下肠垢，**陟厘圆**方：

陟厘三两　吴矾三两　绿矾三两　白矾一两半　黄丹一两半　石灰三两　赤石脂一两半　白石脂一两半　定粉一两半

右件药捣罗为末，入瓶子内烧一复时，取出研令细，以面糊和圆如梧桐子大，每服空心以粥饮下二十圆，晚食前再服之。

治久痢，肠滑不止，下肠垢，羸困，**莨菪圆**方：

莨菪子二两，水淘去浮者，煮令芽出，晒干，炒令黑黄色　干姜二两，炮裂，剉　白矾二两，烧令汁尽

右件药捣罗为末，以醋煮面糊和圆如梧桐子大，每服以粥饮下三十圆，日三服。

治久患冷痢，及休息气痢，脾胃冷极，大肠滑泄，下肠垢不绝，**麝香圆**方：

麝香半两，细研　鹿茸二两，去毛，涂酥炙令微黄

右件药捣罗为末，煮枣瓤和圆如梧桐子大，每服不计时候以粥饮下三十圆。

治水谷痢，积久不差，下肠垢，**赤石脂圆**方：

赤石脂一两　桂心一两　白矾二两，烧令汁尽　干姜一两，炮裂，剉　附子一两，炮裂，去皮脐

右件药捣罗为末，炼蜜和捣百余杵，圆如梧桐子大，每服不计时候以粥饮下三十圆。

治痢下积久不差，肠垢已出，方：

乌梅肉二十枚

右件药以水一大盏，煎至六分，去滓，食前分为二服。

又方：

右取醋石榴一枚，和皮捣绞取汁，随多少暖服之。

治痢后不能食诸方

夫痢后不能食者，由脾胃虚弱，气逆胸间之所为也。风邪入于肠胃而痢，痢则水谷减耗，脾胃虚弱，痢断之后，脾胃尚虚，不胜于食，邪搏于气，逆上则胃弱不能食也。

治痢后脾胃虚乏，不能饮食，四肢羸瘦，宜服**人参散**方：

人参一两，去芦头　高良姜一两，剉　白术一两　白茯苓一两　厚朴二两，去粗皮，涂生姜汁炙令香熟　干木瓜一两　肉豆蔻一两，去壳　当归一两，剉，微炒　甘草半两，炙微赤，剉

右件药捣细罗为散，每服不计时候煮枣粥饮调下二钱。

治久冷下痢后，脾胃尚虚，不能饮食，四肢少力，**白术散**方：

白术一两，剉，微炒　干姜一两，炮裂，剉　木香半两　甘草半两，炙微赤，剉　厚朴一两，去粗皮，涂生姜汁炙令香熟　阿胶一两，捣碎，炒令黄燥　神曲一两，炒令微黄　当归一两，剉，微炒　诃梨勒一两，煨，用皮

右件药捣细罗为散，每服不计时候煮枣粥饮调下二钱。

治痢后虚羸，不下饮食，**诃梨勒圆**方：

诃梨勒一两，煨，用皮　木香半两　丁香半两　肉豆蔻一两，去壳　当归一两，剉，微炒　干姜一两，炮裂，剉　白芍药一两　桂心半两　缩沙一两，去皮　陈橘皮三分，汤浸，去白瓤，焙　白术一两　厚朴一两，去粗皮，涂生姜汁炙令香熟

右件药捣罗为末，煮枣瓤和捣三二百杵，圆如梧桐子大，每服不计时候以姜枣汤下三十圆。

治痢后脾胃虚弱，不思饮食，四肢乏力，**猪肝圆**方：

猪肝一大叶以醋煮令烂，研如糊　乌梅肉一两，微炒　干姜一两，炮裂，剉　甘草一分，炙微赤，剉　草豆蔻一两，去皮　当归一两，剉，微炒　荜茇一两　诃梨勒一两，煨，用皮　桂心半两　肉豆蔻一两，去壳　厚朴一两，去粗皮，涂生姜汁炙令香熟

右件药捣罗为末，用猪肝和捣三二百杵，圆如梧桐子大，每服不计时候以粥饮下三十圆。

治痢后四肢羸弱，不能饮食，**白术圆**方：

白术二两　神曲一两，炒令微黄　肉豆蔻一两，去壳　干姜一两，炮裂，剉　当归一两，剉，微炒　人参一两，去芦头　桂心半两　木香半两　附子二两，炮裂，去皮脐

右件药捣罗为末，炼蜜和捣三二百杵，圆如梧桐子大，每服不计时候煮枣粥饮下三十圆。

治痢后不能食，气虚羸瘦，**麦糵圆**方：

麦糵二合，炒令微黄　曲半斤，炒令微黄　附子一两，炮裂，去皮脐　桂心一两　乌梅肉一两，微炒　人参一两，去芦头　白茯苓一两

右件药捣罗为末，炼蜜和捣三二百杵，圆如梧桐子大，每服不计时候煮枣粥饮下三十圆。

治痢后脾胃气虚弱，不能饮食，四肢乏力，**木香圆**方：

木香半两　诃梨勒半两，煨，用皮　缩沙半两，去皮　丁香半两　肉豆蔻一两，去壳　人参一两，去芦头　甘草半两，炙微赤，剉　干姜一两，炮裂，剉　厚朴一两，去粗皮，涂生姜汁炙令香熟

右件药捣罗为末，醋煮面糊和圆如梧桐子大，每服不计时候煮枣粥饮下三十圆。

治一切痢诸方

夫一切痢者，谓痢色无定，或水谷，或脓，或血，或青，或黄，或赤，或白，变杂无常，或杂色相兼而痢也。夹热则黄赤，热甚则变脓血也。冷则白，冷甚则青黑。皆由饮食不节，冷热不调，胃气虚弱，故变易也。

治一切痢，久不差，**朱砂圆**方：

朱砂一分，研　蛤粉半两，研　巴豆一分，去皮心，去油　硫黄一分，研　乌头末半分，炒令黄　麝香半钱，研　砒霜半分，研

右件药都细研令匀，用煮枣肉和圆如黍米大，每服不计时候以冷粥饮下三圆。忌食热物。

治一切痢久不差立效，**丁香圆**方：

母丁香末三分　巴豆四十九枚，去皮心，油煎令黄赤色，研如面，纸裹压去油　麝香一分　砒霜一分

右件药都研为末，以粟米饭和圆如菉豆大，空心以冷水下一圆。忌食热物。

又方：

雄黄半两　胡粉半两　消石半两　蜜陀僧半两

右件药细研如粉，以软饭和圆如梧桐子大，每于食前以粥饮下十圆。

治一切痢，久医不差，**干漆圆**方：

干漆捣碎，炒令烟出　砒霜　朱砂已上各一分　麝香半钱　巴豆十枚，去皮心，不出油

右件药都研如面，以软饭和圆如麻子大，每服不计时候以新汲水下一圆。

治一切痢，诸药无效，宜服此方：

巴豆三七枚，去皮心研，纸裹压去油　桃人二十枚，去双人，汤浸，去皮尖，微炒令黄　朱砂一分　硫黄一分　砒霜一分　麝香半分　杏人二十枚，去双人，汤浸，去皮尖，麸炒令黄

右件药同研令细，用软饭和圆如菉豆大，每服以冷粥饮下三圆。忌食热物。

又方：

巴豆七枚，去皮心、油　深色燕脂三钱

右件药先研巴豆为末，次入燕脂同研令细，煮枣肉和圆如黍米大，每以冷粥饮下三圆，小儿一圆。忌食热物。

又方：

巴豆十枚，去心皮，出油　硫黄三分　朱砂三分

右件药细研如粉，以面糊和圆如菉豆大，每服以新汲水下二圆。忌食热物。

又方：

白矾一两，烧灰　朱砂半两　麝香半分

右件药都研如粉，以糯米饭和圆如黄米大，每服不计时候以二宜汤下十圆。

又方：

寒水石一分　附子一分，炮裂，去皮脐，为末　砒霜一分　定粉一分

右件药都研如粉，以水浸蒸饼和圆如黍米大，每服不计时候以新汲水下三圆。忌食热物。

又方：

朱砂二两　硫黄一两　砒霜半两　黄丹一两，微炒

右件药相和细研如粉，用水浸蒸饼和圆如梧桐子大，每服以冷粥饮下一圆。忌食热物。

治水泻诸方

夫脾与胃为表里，脾主消于水谷，胃为水谷之海，其精气化为气血，以养脏腑，其糟粕传于大肠也。若肠胃虚弱，受于寒气，或饮食生冷伤于脾胃，水谷不消，大肠虚寒，故成水泻也。

治水泻腹痛，不纳饮食，**龙骨散**方：

龙骨一两　木香一两　当归一两，剉，微炒　肉豆蔻一两，面裹，煨令面黄为度　厚朴二两，去粗皮，涂生姜汁炙令香熟

右件药捣细罗为散，每服粥饮调下二钱，日三四服。

治水泻，时有腹痛，**香连散**方：

木香半两　黄连三分，去须，微炒　缩沙三分，去皮　当归三分，剉，微炒　龙骨一两　诃梨勒三分，煨，用皮　莨菪子一两，水淘去浮者，水煮令芽出，晒干，炒令黄黑色　厚朴二两，去粗皮，涂生姜汁炙令香熟

右件药捣细罗为散，每服不计时候以粥饮调下二钱。

治冷气水泻，日夜三二十行，腹中疞痛，四肢不和，**缩沙圆**方：

缩沙一两，去皮　黄连一两，去须，微炒　附子一两，炮裂，去皮脐　干姜半两，炮裂，剉　木香半两　吴茱萸一两，汤浸七遍，焙干微炒

右件药捣罗为末，用醋软饭和圆如梧桐子大，每服不计时候以粥饮下三十圆。

治水泻，**厚朴圆**方：

厚朴三两，去粗皮，涂生姜汁炙令香熟　黄连二两，去须，微炒　木香一两　干姜一两，炮裂，剉

右件药捣罗为末，用醋煮面糊和圆如梧桐子大，每服不计时候以粥饮下三十圆。

治水泻，心腹疞痛，四肢逆冷，不纳饮食，**赤石脂圆**方：

赤石脂三两　龙骨二两　艾叶一两，微炒　附子一两，炮裂，去皮脐　肉豆蔻一两，去壳　缩沙一两，去皮　高良姜一两，剉　干姜一两，炮裂，剉　吴茱萸半两，汤浸七遍，焙干微炒　厚朴一两，去粗皮，涂生姜汁炙令香熟

右件药捣罗为末，以醋煮面糊和圆如梧桐子大，每服不计时候以粥饮下三十圆。

治水泻不止，腹脏久冷，不思食，**硫黄圆**方：

硫黄一两　白矾三两，烧令汁尽

右件药都细研为末，以粳米饭和圆如菉豆大，每服不计时候以粥饮下十圆。

治老人久泻不止，**诃梨勒散**方：

诃梨勒三分，煨，用皮　白矾一两，烧灰

右件药捣细罗为散，每服不计时候以粥饮调下二钱。

治水泻多时不差，方：

羖羊角一枚，用白矾末填满

右件药烧为灰，都研为细散，每于食前以新汲水调下二钱。

治水泻不止，**茱萸圆**方：

吴茱萸二两，汤浸七遍，焙干微炒　黄连二两，去须，微炒

右件药捣罗为末，用软饭和圆如梧桐子大，每服不计时候以粥饮下三十圆。

治痢下脱肛诸方

夫脱肛者，为肛门脱出也。多因久痢，大肠虚冷所为也。又肛门为大肠之候，大肠虚而伤于寒，痢而用气偃[1]，其气下冲，则肛[2]门脱出，因谓之脱肛也。

治久痢不差，脱肛，**卷柏散**方：

卷柏一两　龙骨一两　诃梨勒一两，煨，用皮　黄连一两，去须，微炒　缩沙一两，去皮　肉豆蔻一两，去壳　荜茇一两　白石脂一两

右件药捣细罗为散，每于食前以粥饮调下二钱。

---

〔1〕偃：《中华字海》："音未详。堵塞。《字汇补》。"

〔2〕肛：其下原有"疘"。《病源》卷17"脱肛"后无此字，当衍，删之。

治大肠风冷，久痢不差，脱肛，**赤石脂散**方：

赤石脂一两　当归半两，剉，微炒　蓬莪茂半两　龙骨一两　肉豆蔻半两，去壳　白石脂一两　黄连半两，去须，微炒　白芍药半两　厚朴半两，去粗皮，涂生姜汁炙令香熟

右件药捣细罗为散，每于食前以粥饮调下二钱。

治痢疾时久不差，变种种痢，兼脱肛，**莨菪圆**方：

莨菪子一升，水淘去浮者，水煮令芽出，曝干，炒令黄黑色，细研　酽醋二升　青州枣一升，煮去皮核

右以醋煮二味为膏，候可圆即圆如梧桐子大，每于食前以粥饮下二十圆。

治久痢不差，有虫，兼下部脱肛，**芜荑圆**方：

芜荑二两，微炒　黄连二两，去须，微炒　蚺蛇胆半两

右件药捣罗为末，炼蜜和圆如梧桐子大，每服以杏人汤下三十圆，日再服。

治诸痢疾，脱肛久不止，**龙骨散**方：

龙骨一两　艾叶一两，微炒　鳖头骨三枚，涂酥炙令焦黄

右件药捣细罗为散，每于食前以粥饮调下二钱。

太平圣惠方卷第六十 凡一十八门 病源一十八首 方共计二百六十三道

治五痔诸方

夫五痔者，谓牡痔、牝痔、脉痔、肠痔、血痔也。其形证各条如章。又有酒痔，肛边生疮，亦有血出。又有气痔，大便难而血出，肛亦出外，良久不入。诸痔皆由伤于风湿，饮食不节，醉饱过度，房室劳伤，损于血气，致经脉流溢，渗漏肠间，冲发下部。以一方而治之者，名为诸痔，非为诸痔共成一痔。痔久不瘥，变为瘘也。

治五痔下血不止，宜服**艾叶散**方：

艾叶半两，炒令微黄　黄耆一两半，剉　白龙骨一两　地榆一两，剉　枳实一两，麸炒微黄　白芍药一两　熟干地黄一两

右件药捣粗罗为散，每服三钱，以水一中盏，煎至六分，去滓，每于食前温服。

治五痔，结硬焮[2]痛不止，宜服**龟甲散**方：

龟甲二两，涂醋炙令黄　蛇蜕皮一两，烧灰　露蜂房半两，微炒　麝香一分，研入　猪后悬蹄甲一两，炙令微黄

右件药捣细罗为散，每于食前以温粥饮调下一钱。

治五痔下血，疼痛不可忍，**蜜陀僧散**方：

蜜陀僧半两，细研　橡实半两　肉豆蔻半两，去壳　地龙一两，微炒　榼藤子人一两，煨，取肉用　槟榔一两

右件药捣细罗为散，每于食前以粥饮调下一钱。

治五痔出血，疼痛久不差，**硫黄散**方：

硫黄一两　蛇黄一两，金星者，火烧令赤，碎　白矾一两，碎　鳗鲡鱼头一枚　鲫鱼大者一头，开肚取却肠，却入四味药安腹内，以散麻皮缠缚，泥裹之候干，入炭上烧令烟尽，取出去泥

右都研如粉，每于食前以粥饮调二钱服之。

---

〔1〕 有：原无，据排门目录及正文补。

〔2〕 焮：原作"惞"。《正误》："'惞''焮'。"据《类聚》卷182所引同方改。

治五痔，下血疼痛，里急不可忍，**猬皮圆**方：

猬皮二两，炙令焦黄　槐子人二两，微炒　龙骨二两　槲叶一两，微炙　干姜半两，炮裂，剉　熟干地黄一两　当归一两，剉，微炒　茜根三分，剉　附子一两，炮裂，去皮脐　芎䓖半两　槟榔一两　黄耆一两，剉　吴茱萸半两，汤浸七遍，焙干微炒

右件药捣罗为末，炼蜜和捣五七百杵，圆如梧桐子大，每于食前以粥饮下三十圆。

治五痔下血不止，疼痛，壅塞不通，宜服**黄耆圆**方：

黄耆一两，剉　猬皮一两，炙令焦黄　当归一两，剉，微炒　桂心三分　槐子人二两，微炒　白矾一两，烧灰　麝香一分，细研入　枳壳二两，麸炒微黄，去瓤　附子一两，炮裂，去皮脐　白花蛇肉一两，酒浸，炙微黄

右件药捣罗为末，炼蜜和捣三二百杵，圆如梧桐子大，每于食前煎柏叶汤下三十圆。

治五痔肿硬，发歇疼痛，久不差，宜服此方：

雷圆一两　紫参半两　当归一两　白芷半两　槐子人一两，微炒　乱发一两，烧为灰　贯众三分　黄耆一两，剉　䗪虫一分，炒令微黄　虻虫一分，去翅足，炒令微黄　石南三分　藁本一两　猪后脚悬蹄甲七枚，炙令黄焦

右件药捣罗为末，炼蜜和捣三二百杵，圆如梧桐子大，每于食前以粥饮下三十圆。

治五痔及肠风泻血等，方：

鹰头草[1]半两　甘菊花半两　地榆半两，剉　黄耆一两，剉　金萝藤[2]半两　黄药半两　榼藤子半两，煨，用肉

右件药捣罗为末，以软饭和圆如梧桐子大，每于食前以粥饮下三十圆。

治五痔下血，疼痛不止，**槐子圆**方：

槐子人一两，微炒　龙骨一两　槲叶三分，微炙　干姜三分，炮裂，剉　当归三分，剉，微炒　茜根三分　附子一两，炮裂，去皮脐　黄耆三两，剉　川大黄一两，剉碎，微炒　乱发一两，烧灰　吴茱萸半两，汤浸七遍，焙干微炒　猪后悬蹄甲七枚，炙令黄燥

右件药捣筛为末，炼蜜和捣五七百杵，圆如梧桐子大，每服不计时候以温粥饮下三十圆。

治五痔下血不止，众治无效，宜服此方：

石南一两半　槐实一两半，微炒　黄耆一两半　贯众一两，微炒　附子一两，炮裂，去皮脐　猬皮一枚，烧灰　黄矾一两，烧灰　乌蛇三两，酒浸，去皮骨，涂酥炙黄　白矾一两，烧灰　乱发灰一两　露蜂房一两，炙微黄　枳壳一两，麸炒微黄，去瓤

右件药捣罗为末，炼蜜和捣三二百杵，圆如梧桐子大，每于空腹及晚食前煎桑枝汤下三十圆。

治五痔必效方：

枳壳二两，麸炒微黄，去瓤　葫荽子一合，微炒　皂荚一梃，炙令黄，去皮子

右件药捣罗为末，炼蜜和圆如梧桐子大，每于食前煎黄耆汤下三十圆。

治五痔有头，疼痛不可忍，宜用此药熏之，神效方：

槐胶二两，用水煎成膏　皂荚二两，去皮子　麝香一分，细研　鳗鲡鱼半两　雄黄半两，细研　丁香半两　莨菪子半两

右件药捣罗为末，都研令匀，用槐胶膏和，分为五圆，取一净瓶，内着炭火烧一圆，以物盖

---

〔1〕 鹰头草：《正误》云："未详。"
〔2〕 金萝藤：《正误》云："未详。"

之，于盖子上钻一孔子，掘地埋瓶与地面平，于上正坐，当痔上熏之，日可二度，痔上汗出便差。

治五痔，**槐黄散**方：

槐黄二两，微炒　附子一两，炮裂，去皮脐

右件药捣细罗为散，每于食前以温粥饮调下一钱。

治五痔，熨药方：

桃叶切，二升　槐花一升　胡麻一升

右件药合捣蒸之，以热熟为度，旋取一升，以绵裹熨痔上，冷即频换熨之。

治五痔悉主之方：

蛇蜕皮二两

右件药烧为灰，入麝香一钱同研令细，每于食前以粥饮调下二钱。

又方：

桑耳二两

右件药捣细罗为散，每于食前以粥饮调下二钱。

又方：

腊月牛脾一具

右煮令熟，食之令尽。

又方：

苍耳茎叶二两，五月五日采，阴干者

右件药捣细罗为散，每于食前以清粥饮调下二钱。

又方：

牛角䚡二两，炙令黄焦

右件药捣细罗为散，每于食前以温粥饮调下一钱。

又方：

蒲黄二两，微炒

右件药细罗为散，每于食前以粥饮调下一钱。

又方：

莨菪子一合，水淘去浮者，生用

右件药捣罗为末，以饧和圆如莲子大，绵裹内下部中，日三四度易之。

又方：

槐根五两，细研　艾叶三两

右以水一斗，煎至五升去滓，冷暖得所，洗下部，日二用之。

又方：

猬皮一枚，细研

右入于瓶内，烧烟熏痔上差。

又方：

莨菪根中指大

右以湿纸裹煨令熟，去纸，以蜜涂，内下部中一二分，冷即出之，有虫下便差。

又方：

右取槐脂捏作圆，半枣许大，每日内下部中，不过十上差。

治痔肛边生鼠乳诸方

夫痔肛边生鼠乳者，由人脏腑风虚，内有积热，不得宣泄，流传于大肠之间，结聚所成也。此皆下元虚冷，肾脏劳伤，风邪毒热在内不散，蕴蓄日久，因兹生疾。亦由饮食不节，醉饱无恒，恣食鸡猪，久坐湿地，情欲耽着，久忍大便，使阴阳不和，关格壅塞，风热之气下冲肛肠，故令肠头生肉如鼠乳，或似樱桃，或如大豆，时时下血，往往出脓，亦曰牡痔也。

治痔肛边生鼠乳，及大肠疼痛，坐卧不得，**皂荚圆**方：

皂荚十梃，不蚛肥长一尺者，汤浸，去皮，涂酥炙令黄焦，去子　黄耆剉，一两　枳壳一两，麸炒微黄，去瓤　麝香半两，细研入　当归一两，剉，微炒　桂心一两　槐耳一两，微炒　槐子一两，微炒　附子二两，炮裂，去皮脐　白矾二两半，烧灰　猬皮一两，炙令焦黄　乌蛇二两，酒浸，去皮骨，炙微黄　槟榔一两　鳖甲一两，涂醋炙令黄，去裙襕　川大黄一两，剉碎，微炒

右件药捣罗为末，炼蜜和捣五七百杵，圆如梧桐子大，每日空心及晚食前以温粥饮下三十圆。

治痔，肛边生鼠乳及成疮，痛楚至甚，**穿山甲散**方：

穿山甲二两，炙令焦黄　麝香一分，细研

右件药捣细罗为散，入麝香同研令匀，每于食前煎黄耆汤调下二钱。

治痔，肛边生鼠乳，气壅疼痛，宜服**鳖甲散**方：

鳖甲三两，涂醋炙令黄，去裙襕　槟榔二两

右件药捣细罗为散，每于食前以粥饮调下二钱。

治痔疾，鼠乳生肛边，烦热疼痛，**槐子圆**方：

槐子人一两，微炒　黄芩一两

右件药捣罗为末，以水浸蒸饼和圆如梧桐子大，每服于食前煎桑耳汤下二十圆。

治痔疾，下部痒痛，肛边生肉，结如鼠乳，肿硬疼痛，宜用**槐白皮膏**涂方：

槐白皮五两，剉　赤小豆五合，捣碎　白芷二两　甘草二两　楝子三两　槐子三两，捣碎　当归三两　木鳖人二两

右件药细剉，以猪膏一斤半以慢火煎，候白芷黄赤色，绵滤去滓，取膏涂摩痔上。

治大肠久积风毒，痔下血不止，肛边生鼠乳，疼痛，久不差，宜用熏方：

榉树上菌子一两　鳗鲡鱼头一枚　黄牛角䚡一两　葫荽子一合　虾蟆一枚

右件药捣罗为末，以水煎白胶香，和圆如弹子大，于瓶内如装香法，烧一圆熏下部差。

治痔疾有头，生于肛边如鼠乳，及生疮，痛痒不止，宜用此方：

菩萨草三分　黄连三分，去须　黄蘗三分，剉　腻粉一钱　白矾半两，烧灰　地龙三分，微炒　麝香一钱，细研

右件药捣细罗为散，入腻粉、麝香和匀，先以盐浆水洗痔后，以散傅之，日三四度用。

治痔疾，肛边生鼠乳，宜用**藜芦膏**涂方：

藜芦半两，去芦头　川大黄半两，剉碎　黄连半两，去须，微炒　楝子一十四枚，捣碎　桃人一十四枚，汤浸，去皮尖、双人　巴豆三枚，去皮心，研

右件药以猪脂五合煎二三十沸，绵滤去滓，放冷以涂痔上。

治痔下部痒痛，肛边生鼠乳，肿起欲突出，宜用此熨方：

黑豆三升，以水七升，煮取四升　槐白皮二升，剉　甘草三两，剉

右件药入大豆汁内煮至一升，旋渍故帛以熨患处，冷即换之。

治痔疾，肛边生鼠乳，痒痛不可忍，宜用此**虎骨膏**方：

虎头骨一两，炙令黄　犀角屑一两

右件药捣细罗为散，以猪脂和如膏，涂痔上，日三五度用之。

又方：

大鲤鱼肠三条

右炙令香，以绵裹一条，更互熨下部中一炊久，虫当自出。

又方：

猪牙皂荚一两，去黑皮，炙微黄

右捣罗为末，以猪脂和圆如枣核大，上以赤饧裹一圆，内入谷道中，当下积滞恶血，有头者自消。

又方：

右用蜘蛛丝缠系痔鼠乳头，不觉自落。

治痔肛边生核寒热诸方

夫痔肛边生核寒热者，由大肠风虚，中焦积热，蕴蓄既久，不得宣通，下攻肛肠，结聚生核疼痛，下血肿硬，或有头不消，故令寒热，亦曰肠痔也。

治痔肛边生结核，发寒热，及疼痛不止，**丹参散**方：

丹参三分　猬皮一两，炙令黄焦　蛇蜕皮一两，烧灰　当归三分，剉，微炒　露蜂房三分，微炒　木香三分　猪后悬蹄甲一两，炙令焦　鳖甲三分，涂醋炙令黄，去裙襴

右件药捣细罗为散，每于食前以黄耆汤调下二钱。

治痔，肛边生结核，肿硬疼痛，发歇寒热，**葫荽子散**方：

葫荽子一两，微炒　枳壳一两，麸炒微黄，去瓤　当归一两，剉，微炒　皂荚子人一两，微炒　郁李人一两，汤浸，去皮，微炒，别研入

右件药捣细罗为散，每于食前以粥饮调下二钱。

治痔，肛边生结核，疼痛寒热，**鳖甲散**方：

鳖甲一两，涂醋炙令黄，去裙襴　猬皮一两，炙令微黄　蛇蜕皮三分，烧灰　露蜂房三分，微炙　槟榔三分　麝香一分，细研

右件药捣细罗为散，每于食前以粥饮调下二钱。

治痔疾肛边生核，有头，牵引疼痛，寒热，**猬皮圆**方：

猬皮一两，炙令焦黄　槐木耳一两，微炒　附子一两，炮裂，去皮脐　当归一两，剉，微炒　赤芍药一两　桑根白皮一两，剉　白矾一两，烧灰　楮树根白皮一两，剉

右件药捣罗为末，炼蜜和圆如梧桐子大，每于食前以粥饮下三十圆。

治痔疾肛边有结核，寒热疼痛，日夜不歇，**皂荚圆**方：

皂荚四梃，去黑皮及子　菰瓠一枚　猬皮二两　白矾二两

右件药都剉碎，入瓷瓶子内烧令烟尽，冷了研为末，炼蜜和圆如梧桐子大，每于食前以温

水下二十圆。

治痔疾，肛门边结核寒热，疼痛不可忍，**天灵盖散**贴方：

天灵盖半两，炙黄　桃人半两，汤浸，去皮尖、双人，研　熏陆香半两　麝香一分，细研

右件药捣细罗为散，以猪脂取萎葱根一分研调如膏，涂于故帛上贴之。

治痔疾，肛边生结核，楚痛寒热不可忍，**坐药方**：

当归一两，剉，微炒　杏人三分，煮软，去皮，别研如膏　白芷一两　桂心三分　芸薹子一两，微炒

右件药捣细罗为散，以醋面和作饼子，坐之五七度差。

治肺脏虚寒劳损，肠中生痔，肛边有结核疼痛，发作憎寒壮热，肠多挺出，良久乃缩，宜服此膏方：

猪后悬蹄甲三枚，炙令焦　梧桐白皮二两　龙胆一两，去芦头　桑根白皮一两　蛇蜕皮一两，烧灰为末　雄黄半两，细研　青竹茹三分　柏白皮一两　露蜂房三分，炙微黄　川椒半两，去目及闭口者，微炒去汗　猬皮一两，炙令黄　附子一两，炮裂，去皮脐　杏人半两，汤浸，去皮尖、双人，捣如膏

右件药都细剉，用绵都包[1]裹，以酽醋三升浸一宿出之，以炼成[2]猪脂三升，入药绵包子及蛇皮、雄黄、杏人，微火煎之，可减一半以来，沥干药包子，收膏于不津器中，每于食前以温粥饮调下半匙。

又方：

鳖头一分，炙令黄　铁精一分　麝香半钱

右件药都研如粉，日三五度贴于痔上。

又方：

砒霜一分　甜葶苈一分，微炒令香　蜣螂一两，微炙，取腹下肉

右件药都研为末，炼蜜和圆如莲子大，绵裹一圆内下部中，觉急逼，但且忍之，待苦急，可上盆子，泻下恶脓，去病根本。

治痔生疮肿痛诸方

夫痔生疮肿痛者，由大肠久虚，为风热留滞，肠胃否涩，津液不流，邪热之气上攻肺脏，下注肛肠，不能宣散，故成斯疾也。此皆恣食生冷，饮酒过度，酒食之毒停滞脏腑，传留肠间，故令下血，生疮肿痛，亦名牝痔疾也。

治痔疾生疮肿痛，下血不止，**地榆散**方：

地榆剉　黄耆剉　枳壳麸炒微黄，去瓤　槟榔　当归剉，微炒　黄芩　赤芍药已上各一两

右件药捣筛为散，每服四钱，以水一中盏，煎至六分，去滓，每于食前温服。

治痔下血不止，生疮肿痛，**榼藤散**方：

榼藤子一两，取人　鳖甲一两，涂醋炙令黄　当归三分，剉，微炒　黄耆一两，剉　槐子一两，微炒　川大黄一两　露蜂房三分，微炒　蛇蜕皮一两，烧灰　藁本半两　桂心半两　猪后悬蹄甲七枚，炙令焦黄

右件药捣细罗为散，每于食前以粥饮调下二钱。

治痔，下部生疮肿痛，脓血不止，**黄耆散**方：

---

〔1〕包：原作"苞"，据《类聚》卷182所引同方改。

〔2〕炼成：原作"成炼"，据《类聚》卷182所引同方乙转。

黄耆二两，剉　赤小豆一两，炒熟　附子一两，炮裂，去皮脐　白敛一两　桂心一两　赤芍药三分　黄芩三分　槐木耳一两，微炒　枳实一两，麸炒微黄

右件药捣细罗为散，每于食前以温粥饮调下二钱。

治痔，下部生疮肿，下血不绝，腹痛不止，**鳖甲散**方：

鳖甲一两，涂醋炙令黄，去裙襕　黄耆一两，剉　枳壳一两半，麸炒微黄，去瓤　当归一两，剉，微炒　桔梗三分，去芦头　赤芍药三分　槐子二两，微炒　桑木耳一两，微炒　生姜屑半两，焙干

右件药捣细罗为散，每于食前以粥饮调下二钱。

治痔生疮肿痛，下血不止，**蜗牛散**方：

蜗牛五枚，炙令黄　蛴螬三枚，炙令黄　蝼蛄三枚，炙令黄　赤石脂一分　白龙骨一分　麝香一分，细研入

右件药捣细罗为散，每于食前用粥饮调下一钱。

又方：

白花蛇二两，酒浸，去皮骨，炙微黄　榼藤子一两，取人　羌活三分　当归三分，剉，微炒

右件药捣细罗为散，每于食前以温粥饮调下一钱。

治痔疾，风热毒气攻下部，生疮肿痛，**露蜂房散**方：

露蜂房二两，微炒　槐花二两，微炒　黄耆二两，剉

右件药捣细罗，每于食前以粥饮调下一钱。

治痔疾，下部生疮肿痛，宜服此方：

猬皮一枚，炙令黄　牛蒡子一合，微炒

右件药捣细罗为散，每于食前以粥饮调下一钱。

治痔疾生疮破后恐成瘘，宜服此方：

鹁鸽粪半升　麝香半两，细研

右件药以鸽粪于净地上周回用火烧令烟尽，取麝香同细研为散，每于食前以粥饮调下二钱。

治痔疾，大肠疼痛生疮，**槟榔圆**方：

槟榔二两，捣末　白矾二两，捣碎　黄丹一两

右件药将白矾、黄丹入瓷瓶子内，以五斤火烧令通赤，候冷取出细研，入槟榔末相拌令匀，炼蜜和圆如梧桐子大，每于食前以粥饮下二十圆。

又方：

朱砂一分　麝香一分　蛇蜕皮一分，微炒

右件药都细研为散，每用先以盐汤洗疮，拭干，以蜜和涂之。

又方：

湿生虫一百枚，炒干　五倍子半两

右件药捣罗为末，用新口脂调药涂于有头处，疼当便止。

治痔疾生疮肿，下血，**马齿煎**方：

右取马齿苋洗去土，熟捣绞取汁，缓火煎成膏，停冷，每日取少许作圆，内所患处验。

又方：

右涂熊胆于痔疮上，日三五度，神效。

治痔肛边痒痛诸方

夫痔肛边痒痛者，由脏腑久积风热，不得宣通，毒热之气留滞于大肠，冲发于下部，故令肛边或痛或痒。或乃生疮，时时下血，亦曰脉痔也。

治痔疾下部肿结，痒痛不止，**枳壳散**方：

枳壳二两，麸炒微黄，去瓤　槐子二两，微炒令香　防风一两，去芦头　羌活一两　黄耆一两，剉　白蒺藜一两，微炒，去刺　甘草半两，炙微赤，剉

右件药捣细罗为散，每于食前以粥饮调下二钱。

治痔疾，大肠久积风毒，下部痒痛不歇，似有虫咬，**蛇床散**方：

蛇床子一两　萹蓄一两　黄耆一两，剉　苦参一两，剉　白桐叶一两　附子一两，炮裂，去皮脐

右件药捣细罗为散，食前粥饮调下二钱。

治痔疾久不差，肛边痒痛不止，**薏苡散**方：

薏苡根二两　独活二两　枳实一两，麸炒微黄　莽草一两，微炒　猪后悬蹄甲二两，炙黄焦

右件药捣细罗为散，每于食前以黄耆汤调下二钱。

治痔疾肛边痒痛，**桑木耳散**方：

桑木耳一两，微炒　槐木耳一两，微炒　猬皮一两，炙黄焦　枳壳二两，麸炒微黄，去瓤　当归一两，剉，微炒　羌活一两

右件药捣细罗为散，每于食前以粥饮调下二钱。

治痔疾肛边痒痛不止，**皂荚刺圆**方：

皂荚刺二两，烧令烟尽　臭樗皮一两，微炙　防风一两，去芦头　赤芍药一两　枳壳一两，麸炒微黄，去瓤

右件药捣罗为末，用酽醋一升熬一半成膏，次下余药和圆如小豆大，每于食前煎防风汤下二十圆。

治痔疾肛边痒痛，发歇不止，**露蜂房圆**方：

露蜂房一两，微炙　威灵仙一两　枳壳二两，麸炒微黄　皂荚一两，炙令黄焦　萹蓄一两　薏苡根一两　卷柏一两，微炙　桑花叶一两

右件药捣罗为末，炼蜜和圆如梧桐子大，每于食前以槐子汤下三十圆。

治痔疾，风毒攻注肛门，痒痛不止，宜用此方：

枳壳一两　蛇床子一两　防风半两，去芦头　莽草半两　桑根白皮半两　苦参一两　藁本半两　独活半两　牛蒡根一两　甘草一两　楸叶三十片　柳枝剉，二合

右件药都细剉，以水一斗，煎取五升去滓，于避风处用软帛蘸汤，乘热熨痔上。

治痔疾肛门边肿硬，痒痛不可忍，救急熨方：

芫花三两　风化石灰三两　灶突内黑煤二两

右件药捣罗为末，分作两分，于铫子内点醋炒，候稍热以帛裹熨之，冷则再换，自然肿消，痒痛俱息。

又方：

胡粉半两　水银半两

右件药以枣瓤和研令星尽，捏如莲子大，以绵裹，夜卧时内于下部中。

又方：

白矾三分，剉

右以童子热小便二盏，化白矾以洗痔上，日二用效。

治痔下血不止诸方

夫痔下血不止者，由大肠风冷，肺脏积热，热毒留滞，乘于经络，血性得热则流散，复遇大肠虚寒，血乃妄行，故令因便而清血随出，亦曰血痔也。

治痔疾，大肠风冷，下部疼痛，血不止，宜服**椿根散**方：

臭椿树根一两，剉　地榆一两，剉　黄耆一两，剉　伏龙肝一两，细研入　当归三分，剉，微炒

右件药捣细罗为散，每于食前以粥饮调下二钱。

治痔疾下血无度，或发或歇，**没石子散**方：

没石子三枚，烧灰　樗根白皮二两，剉炒微黄　益母草三分　神曲二两，微炒　柏叶一两　桑耳一两

右件药捣细罗为散，每于食前以温粥饮调下一钱。

治痔疾，风毒流注大肠，下血不止，宜服**麝香散**方：

麝香一钱，细研　干漆半两，捣碎，炒令烟出　炭皮半两　棕榈皮半两，烧灰　荆芥子半两

右件药捣细罗为散，每于食前以温粥饮调下一钱。

治痔疾下血无时者，宜服**榼藤子散**方：

榼藤子三枚，取人　皂荚子一百枚，与榼藤子人同以酥炒黄　牛角鰓灰五两　醋石榴皮灰三两

右件药捣细罗为散，每于食前以温粥饮调下一钱。

治痔疾下血日夜无定，久不差者，宜服**皂荚子散**方：

皂荚子人一百枚，麸炒微黄焦　槐鹅[1]一两，微炒　牛角尖屑一两，微炒　露蜂房一两，微炙

右件药捣细罗为散，每于食前以粥饮调下二钱。

又方：

葫荽子一两，微炒　黄耆二两，剉　槐花一两，微炒

右件药捣细罗为散，每于食前以粥饮调下二钱。

又方：

黄牛角鰓四两　鳖甲二两　穿山甲二两

右件药于好醋内蘸过，以大火烧令烟尽，候冷捣细罗为散，每于食前以粥饮调下一钱。

又方：

白龙骨一两　阿胶一两，捣碎，炒令黄燥　猬皮一两，炙令微黄

右件药捣细罗为散，每于食前以粥饮调下二钱。

又方：

木贼二两，剉　刺蓟二两　生干地黄二两

右件药捣细罗为散，每于食前以粥饮调下二钱。

治痔疾下血不止，**神效桑鸡圆**方：

---

〔1〕槐鹅：又名槐耳、槐菌、槐鸡、槐蛾。为多孔菌科槐栓菌的子实体，以形似蛾得名“槐蛾”，异写为“槐鹅”。

桑鸡[1]一两，微炙　槐鸡一两，微炙　猬皮一两，微炙　乱发灰半两　黄牛角䚡一两，烧灰　白矾灰一两　枳壳一两，麸炒微黄，去瓤

右件药捣罗为末，煮槐胶和圆如梧桐子大，每于食前煎槐枝汤下十圆。

又方：

诃梨勒三分，烧赤　白龙骨三分，烧赤　白石脂三分，烧赤　当归三分　枳壳三分，麸炒微黄，去瓤　麝香一钱，细研　皂荚三分，不蚛者，涂酥炙微黄，去皮子

右件药捣罗为末，炼蜜和圆如梧桐子大，每服食前以粥饮下十圆。

治痔疾下血，日夜不断，神效方：

白矾五两　绿矾三两　伏龙肝二两　黄丹二两　猬皮二两

右件药捣碎入瓷瓶子内，用炭火五七斤烧炭尽为度，候冷取出研如粉，以面糊和圆如梧桐子大，每于食前以粥饮下十圆。

又方：

皂荚刺二两　樗根白皮一两，微炙，剉　荆芥子一两　赤芍药半两　槐鹅半两

右件药捣罗为末，一半以陈醋一升熬成膏，一半拌和圆如菉豆大，每于食前以粥饮下二十圆。

又方：

黄耆一两，剉　附子一两，炮裂，去皮脐　桂心一两　枳壳一两，麸炒微黄，去瓤　皂荚三梃，去黑皮，涂酥炙微黄，去子用

右件药捣罗为末，炼蜜和圆如梧桐子大，每于食前以荆芥汤下二十圆。

治气痔诸方

夫气痔者，由脏腑夙有虚冷，或忧恚劳伤，使阴阳不和，三焦气滞，风邪之气壅积肠间，致结涩不通，腹胁胀满，血随便下，或即脱肛，故曰气痔也。

治气痔脱肛，肠胃久冷，腹胁虚胀，不思饮食，**桃人散**方：

桃人一两，汤浸，去皮尖、双人，麸炒微黄　陈橘皮一两，汤浸，去白瓤，焙　桂心一两　厚朴一两，去粗皮，涂生姜汁炙令香熟　肉豆蔻半两，去壳　木香半两　皂荚人二两，炒令黄熟　白芍药半两

右件药捣细罗为散，每于食前以粥饮下二钱。

治气痔肛肠疼痛，**当归散**方：

当归三分，剉，微炒　木香半两　桂心三分　枳壳三分，麸炒微黄，去瓤　附子半两，炮裂，去皮脐　干姜半两，炮裂，剉

右件药捣细罗为散，每于食前以粥饮调下一钱。

治气痔，**神效散**方：

槐鹅一两，剉，微炒　皂荚子人半两，微炒　丁香半两

右件药捣细罗为散，每于食前以粥饮调下一钱。

治大肠积冷，气痔不差，大肠结涩疼痛，腹胁胀满，**硫黄圆**方：

---

〔1〕桑鸡：即桑耳、桑菌。为生于桑树上的木耳的统称，包括多种银耳科银耳属及木耳科木耳属可食用真菌的子实体。

硫黄一两，细研　猪牙皂荚半两，炙令黑色　川大黄一两，剉碎，微炒　木香一两　桃人一两，汤浸，去皮尖、双人，麸炒微黄

右件药捣罗为末，入硫黄研匀，炼蜜和捣三五百杵，圆如梧桐子大，每于食前以温粥饮下二十圆。

治气痔下血疼痛不止，**诃梨勒圆**方：

诃梨勒一两，煨，用皮　槐子人二两，微炒　当归一两，剉，微炒　干姜一两，炮裂，剉　陈橘皮一两，汤浸，去白瓤，焙

右件药捣罗为末，以汤浸蒸饼和圆如梧桐子大，每于食前以枳壳汤下二十圆。

治气痔下血，肛边疼肿，**续断圆**方：

续断一两　皂角子人一两，炒黄　黄耆一两，剉　猬皮一两，炙令黄　熟干地黄二两　干姜半两，炮裂，剉　附子一两，炮裂，去皮脐　白矾一两，烧令汁尽　鮀甲一两，炙令黄　枳实一两，麸炒微黄　槐子人一两，微炒　当归一两，剉，微炒

右件药捣罗为末，炼蜜和捣三五百杵，圆如梧桐子大，每于食前煎丹参汤下三十圆。

又方：

夜合叶二两，干者　枳壳一两，麸炒微黄，去瓤　诃梨勒二两，煨，用皮

右件药捣细罗为散，每于食前以粥饮调下二钱。

又方：

硫黄一两，细研　木香一两，末

右件药同研令匀，每于食前以粥饮调下一钱。

又方：

地榆一两，剉　槟榔一两

右件药捣细罗为散，每于食前以粥饮调下一钱。

又方：

槐木耳二两，微炒　干姜一两，炮裂，剉

右件药捣粗罗为散，每服三钱，以浆水一中盏，煎至六分，去滓，每于食前温服。

又方：

枳壳树根白皮一两，剉，微炒　槐花一两，微炒

右件药捣细罗为散，每于食前以粥饮调下一钱。

又方：

鸡冠花二两　枳壳一两，麸炒微黄，去瓤　臭椿树皮二两，微炒

右捣罗为末，炼蜜和圆如梧桐子大，每于食前以黄耆汤下二十圆。

治酒痔诸方

夫酒痔者，由人饮酒过度，伤于肠胃之所成也。夫酒性酷热而有大毒，酒毒渍于脏腑，使血脉充溢，积热不散，攻壅大肠，故令下血，肛边肿痛，复遇饮酒，便即发动，故名酒痔也。

治酒痔，下血如鸡肝，肛边生疮疼痛，因醉饱气壅即发，**大黄散**方：

川大黄一两，剉碎，微炒　枳壳一两，麸炒微黄，去瓤　甘草半两，炙微赤，剉　生干地黄一两　桑根白

皮一两，剉　黄耆一两，剉　羚羊角屑一两　赤小豆花一两　当归一两

右件药捣筛为散，每服四钱，以水一中盏，煎至六分，去滓，不计时候温服。

治酒痔，肛肠肿痛，下血不止，**黄耆散**方：

黄耆一两，剉　赤芍药一两　枳壳一两，麸炒微黄，去瓤　当归一两，剉，微炒　槐子人一两，微炒　桑鸡一两，微炒　乌蛇一两，酒浸，去皮骨，涂酥炙令黄

右件药捣细罗为散，每于食前煎黄耆汤调下二钱。

治酒痔，大肠中久积热毒，下血疼痛，**赤小豆散**方：

赤小豆一两，炒熟　黄耆一两，剉　白敛半两　赤芍药半两　桂心半两　黄芩三分　生干地黄一两　当归三分，剉，微炒

右件药捣细罗为散，每于食前以槐子人汤调下二钱。

治酒痔肛边肿痛，及下血不止，方：

鹅不食草半两，去泥焙干　鸡冠花半两，微炒　郁金半两　麝香二钱，研入　当归三分，剉，微炒

右件药捣细罗为散，每于食前以粥饮调下二钱。

治酒痔下血不止，下部疼痛至甚，宜服此方：

赤小豆一合，炒熟　当归一两，剉，微炒　白矾一两，烧令汁尽

右件药捣细罗为散，每于食前以蜜水调下一钱。

又方：

白敛三分　黄耆三分，剉　赤小豆三分，炒熟

右件药捣细罗为散，每于食前以粥饮调下一钱。

治酒痔，风热壅滞大肠，下血疼痛，宜服**黄耆圆**方：

黄耆一两，剉　蒺藜子三分，微炒去刺　猬皮一两，炙令黄　枳壳二两，麸炒微黄，去瓤　槟榔一两　乌蛇二两，酒浸，去皮骨，炙微黄　川大黄三分，剉碎，微炒　大麻人一两　皂荚子人半两，微炒黄

右件药捣罗为末，炼蜜和捣三五百杵，圆如梧桐子大，每于食前煎桑根白皮汤下三十圆。

又方：

黄耆一两，剉　枳壳一两，麸炒微黄，去瓤　乌蛇二两，酒浸，去皮骨，涂酥炙微黄　当归一两，剉，微炒　皂荚刺一两，炙黄

右件药捣罗为末，炼蜜和圆如梧桐子大，每于食前以粥饮下二十圆。

又方：

杏人四两，汤浸，去皮尖、双人，生研　皂荚五两，去皮子，生捣为末

右件药都以浆水内浸一宿，入锅内以真酥二两熬令稠，可圆即圆如梧桐子大，每于食前煎柏叶汤下二十圆。

治久痔诸方

夫久痔者，由脏腑久积风虚热毒，流注于大肠，乃成斯疾也。复遇下元冷惫，肾脏劳伤，气血不调，三焦壅塞[1]，热毒留滞而搏于血，入于大肠，故令下血，肛边肿痒。或生疮瘘，连滞经久，差而复发，故名久痔也。

---

〔1〕 塞：原作“寒”。《正误》：“‘寒’疑‘塞’之讹。”据《类聚》卷182所引同论改。

治燥湿痔，痔有雌雄者，有肿痛，有鼠乳附核者，有肠中痒痛者，如久不差，皆能损人，宜服此**槐子圆**方：

槐子人二两，微炒　干漆一两，捣碎，炒令烟出　秦艽半两，去苗　黄芩半两　白敛半两　木香半两　牡蛎半两，烧为粉　龙骨一两　附子一两，炮裂，去皮脐　雷圆半两　白芷半两　桂心半两　白蒺藜半两，微炒去刺　鸡舌香半两　楝树根白皮一两，剉

右件药捣罗为末，炼蜜和捣五七百杵，圆如梧桐子大，每于食前以粥饮下三十圆。

治久痔有头疼痛，化为疮口，疮水不绝，**朱砂圆**方：

朱砂三分，细研　砒霜半分　巴豆一粒，去皮心研，纸裹压去油　麝香一分，细研　乳香一分，细研　阿魏一分，面裹煨，面熟为度　安息香一分

右件药捣罗为末，以汤浸蒸饼和圆如菉豆大，每日空心以枳壳汤下一圆，不过十日差。

治大肠积冷，久痔不差，**小槐子圆**方：

槐子人三两，微炒　龙骨一两　白矾二两，烧令汁尽　硫黄一两，细研　枳实二两，麸炒微黄　干漆一两，捣碎，炒令烟出　桑木耳一两，微炙

右件药捣罗为末，炼蜜和捣三二百杵，圆如梧桐子大，每于食前以粥饮下二十圆。

治久痔，肠胃风冷，及瘘脓血不止等，**白矾散**方：

白矾灰一两　硫黄一两，研　乳香一两，研　黄连一两，去须，为末　黄蜡一分

右用大鲫鱼一头，不去鳞，除腹内物，入诸药末在内，以湿纸裹，又以麻缠了，盐泥固济〔1〕，于糠灰火内煨令熟，取出却以慢火炙焦，捣细罗为散，每于食前以粥饮调下二钱。

治痔疾有头，数年不差，宜用此方：

鳗鲡鱼头一两，炙黄　木香一两　麝香一两，细研　砒霜一分，细研　粉脚一两，细研　白矾一两，烧令汁尽　猪牙皂荚三分，炙黄焦

右件药捣罗为末，炼黄蜡和圆如莲子大，用绵裹一圆内下部中，觉腹内欲转，但且忍之，待忍不及，即上盆子，当下恶物，每日用之，以痔头消为度。

治痔瘘年月深远，兼杀虫，**黄耆膏**方：

黄耆一两半，剉　漏芦一两半　黄蘗一两半，剉　槐子人一两半　木通一两半，剉　苦参一两半，剉　狸骨三两，捣为末　雄黄三分，细研　虎骨三两，捣为末　硫黄一两，细研　麝香一钱，细研　蜣螂末半两

右件药以腊月猪脂三斤炼诸药二十余沸，以布绞去滓，更入铛炼一两沸，又以绵绞过，以瓷合盛之，下雄黄等搅令匀，于故帛上贴之，日三两度换，虫出即愈矣。

治痔疾年月深远，傍生孔窍，有头，脓血出，疮痒痛难忍，**乌蛇膏**方：

乌蛇一两，烧灰　马齿一两，烧灰　猬皮一两半，烧灰　乱发三分，烧灰　黄矾三分，细研　斑猫三分，去翅足，糯米拌炒黄色　杏人四十九枚，去皮，研如膏　麝香一分，细研　猪脂一升，腊月者　猪牙皂荚一分，炙，捣末　水银三分，入少胡粉，点水研令星尽

右件药都研令极细，先煎猪脂候熔，滤去滓，入诸药煎三二十沸，欲成入麝香搅令匀，更煎三两沸，入黄蜡三两，候冷置于瓷合内，每以少许贴于痔上，日三两度用之。

治痔疾数年不差，宜服此**槐枝酒**方：

槐枝叶二斗，细研　槐子人二升，捣碎　苍耳茎叶细剉，一斗

---

〔1〕济：原作"际"。《正误》："'际'当作'济'。"因改。

右件药入于釜中，以水一硕[1]煮取五斗，去滓澄清，看冷暖入曲末五斤，糯米五斗蒸令熟，都拌和入瓮，如法盖覆，候酒熟，任性温温饮之，常令似醉，久服神效。

治痔疾多年不差，下部肿硬疼痛，宜服**白矾圆**方：

白矾二两，烧令汁尽　附子一两，炮裂，去皮脐　桑黄一两，剉，微炒

右件药捣罗为末，以温水浸蒸饼和圆如梧桐子大，每于食前以粥饮下十五圆，加至二十圆。

又方：

细墨二两　干姜二两，炮裂，剉

右件药捣罗为末，以软饭和圆如梧桐子大，每于食前煎黄耆枳壳汤下二十圆，以差为度。

又方：

白矾二两，烧令汁尽　黄矾三两，烧赤　附子二两，炮裂，去皮脐

右件药捣罗为末，以软饭和圆如梧桐子大，每于食前以粥饮下十圆。

治痔疾有头多年不差，频发疼痛，坐立不得，宜用熨方：

臭黄一分　醋石榴皮一分　皂荚一分　莽草一分　杏人一分，汤浸，去皮尖　藜芦一分，去芦头　柳蚛屑三分

右件药捣粗罗为散，以油拌炒令热，绵裹熨痔上，日五七度差。

治痔瘘积年不可者，神验熏药方：

鳗鲡鱼半斤，五月五日采，曝干，捣为末　蜣螂三枚，为末

右件药取成熟艾，和药末以青布卷之，安瓷瓶中着火烧，坐向瓶上熏之，其虫及恶汁并出，不复再发。

治痔瘘诸方

夫痔瘘者，由诸痔毒气结聚肛边，有疮或作鼠乳，或生结核，穿穴之后，疮口不合，时有脓血，肠头肿疼，经久不差，故名痔瘘也。

治痔瘘下脓血不止，**香墨散**方：

香墨三分　枳实一两，麸炒微黄　黄耆一两，剉　代赭一两　当归一两，剉，微炒　麝香一分，细研　白芍药三分

右件药捣细罗为散，入麝香更研令匀，每于食前以粥饮调下一钱。

治痔瘘下脓血不止，**臭樗皮散**方：

臭樗皮一两，微炙，剉　醋石榴皮一两　地榆一两，剉　黄连一两，去须　艾叶三分，微炒　阿胶一两，捣碎，炒令黄燥

右件药捣细罗为散，每于食前以粥饮调下二钱。

又方：

何首乌一两　枳壳二两，麸炒微黄，去瓤　威灵仙一两

右件药捣细罗为散，每于食前以温粥饮调下二钱。

---

〔1〕硕：原作“硝”。《正误》：“‘硝’，疑当作‘硕’。”据《普济方》卷298、《类聚》卷182所引同方改。硕，与“石”通。一硕即一石。

又方：

木贼一两　猬皮一两，炙令焦黄

右件药捣细罗为散，每于食前以粥饮调了一钱。

又方：

远志一两，去心　棕榈皮二两，烧灰

右件药捣细罗为散，每于食前以粥饮调下一钱。

治痔瘘积年不差，**内补圆**方：

黄耆三分，剉　槐耳一两，微炙　苦参半两，剉　白桐叶三分　龙骨三分　狸睛一对，微炙　漏芦半两　猬皮一两，炙黄焦　萹蓄半两　败酱半两　续断半两　木香半两　厚朴一两，去粗皮，涂生姜汁炙令香熟　硫黄一两，细研　猪后悬蹄甲一两，炙黄焦

右件药捣罗为末，炼蜜和捣三五百杵，圆如梧桐子大，每于食前以粥饮下二十圆。

治痔瘘肿痛，脓水不绝，**硫黄圆**方：

硫黄一两，细研，水飞过　白矾一两，烧灰　附子一两，炮裂，去皮脐　皂荚针一两，烧为灰　麝香一分，细研　猬皮一两，烧为灰　皂荚二两，去黑皮，涂酥炙黄焦，去子

右件药捣罗为末，入麝香研令匀，以醋煮面糊和圆如梧桐子大，每于食前以温粥饮下十五圆。

治痔瘘疮肿疼痛，脓血不止，**麝香圆**方：

麝香半两，细研　蜗牛子二两，炙令微黄　灶突墨二两　道人头二两　汉椒二两，去目及闭口者，微炒去汗

右件药捣罗为末，炼蜜和捣三二百杵，圆如梧桐子大，每服食前以粥饮下三十圆。

治痔瘘下血不止，肌体黄瘦，四肢无力，**硇砂圆**方：

硇砂一两　朱砂一两　黄丹一两　砒霜半两

右件药都细研，入瓷盏子内歇口，小火烧令烟出为度，停冷又细研，再入火烧，如此七遍了，入麝香一分同研令细，以面糊和圆如梧桐子大，每于食前以枳壳汤下五圆。忌食热物。

治痔瘘涓涓出脓血，疼痛，日夜不止，渐加羸瘦，宜服此方：

磁石二两　白矾二两　绿矾四两

右件药都捣细，入瓷瓶子内盛，以大火烧令通赤，候冷将出，纸衬摊于地上经宿，细研如粉，煮枣瓤和圆如菉豆大，每于食前以粥饮下二十圆。

治痔瘘脓血不绝，发歇疼痛，**猬皮圆**方：

猬皮一两，烧灰　白矾半两，烧灰　皂荚刺一两，烧灰　硫黄半两，细研　附子半两，炮裂，去皮脐　榼藤子一个，去壳

右件药捣罗为末，以醋煮面糊和圆如梧桐子大，每于食前以温粥饮下二十圆。

治痔瘘肿痛，脓血不止，**黄矾圆**方：

黄矾三两　乌蛇六两，酒浸，去骨皮，炙令黄　黄耆三两，剉　枳壳二两，麸炒微黄，去瓤　骆驼胸前毛三两半，烧灰

右件药捣罗为末，炼蜜和捣三二百杵，圆如梧桐子大，每于食前煎黄耆汤下二十圆。

治一切痔瘘，不论浅深，必验方：

黄耆一两，剉　枳实一两半，麸炒微黄　萆薢二两，剉　白蒺藜三两，微炒去刺　菟丝子二两，酒浸三日，曝干，别捣末　乌蛇三两，酒浸，去皮骨，微炙

右件药捣罗为末，炼蜜和捣三五百杵，圆如梧桐子大，每日空心及晚食前以温粥饮下十五圆。

治痔瘘痛不可忍，**木贼圆**方：

木贼一两　榼藤子人二枚，涂酥炙黄　乌贼鱼骨二两

右件药捣罗为末，炼蜜和圆如梧桐子大，每服不计时候以温粥饮下二十圆。

治瘘痔久不差，宜服此方：

硇砂半两　绿青半两　白龙骨一两

右件药捣罗为末，煮面糊和圆如菉豆大，每于空心及晚食前煎黄芩汤下十圆，以差为度。

治痔瘘疼痛，肿硬不消，宜用此熏方：

莨菪子　韭子　雄黄　吴茱萸　猪牙皂荚已上并生用　油头发炒焦　驴蹄炙黄，已上各半两

右件药捣罗为末，黄蜡和圆如弹子大，用小口瓶子内烧一圆，熏痔瘘上，日可两度用之。

又方：

蛇床子半两，末　荆芥半两，末　蜗牛三七枚

右件药一处烂研，涂在纸上，每发时先用白矾热水洗痔头了，后用被褥上安药纸，坐三两上差。

治痔瘘下脓血，有疮窍疼痛，宜用此方：

砒霜半分，研如粉　黄蜡半分

右件药以铫子先熔蜡作汁，后入砒霜搅和令匀，看疮口大小捻为条子，每发时用绵裹内疮窍子中，良久却取，或未有窍子，即内下部中，良久却取出，日三两度用，即效。

治痔瘘有头，肿痛，下脓血，宜用此方：

麝香一钱，细研　雄鸽粪一两，细研

右件药消黑饧二两，和捏[1]作饼子，当于疮上贴之，神效。

治痔瘘脓血出不止，**露蜂房散**方：

露蜂房半两，炙黄　猬皮半两，炙令焦黄　麝香一钱

右件药都细研令匀，每日三五度，半钱傅之。

治痔瘘有头，疼痛，下脓血，宜用此方：

莨菪子一合，炒熟

右捣罗为末，以牛皮胶煎汁调和如膏，摊于帛上，贴痔瘘处，其痛立止。如有头，即渐渐消落。

又方：

右用吐出蛔虫二枚炙干，捣罗为末，贴瘘头上，当断脓血，贴五七度差。

又方：

右以硫黄末少许内疮孔中，以艾烟熏之，差。

又方：

右用桃根煮汁，日二上洗之。

又方：

啄木鸟一枚

---

〔1〕捏：原作“担”。《正误》：“‘担’，‘捏’之讹。下同。”因改。

右烧为灰细研，每服以温酒调下二钱。又胆治疮虫，立死。

治肠风下血诸方

夫肠风下血者，由脏腑劳损，气血不调，大肠中久积风冷，中焦有虚热，冷热相攻，毒气留滞，传于下部，致生斯疾也。皆由坐卧当于风湿，醉后房劳，恣食猪鸡、果实、羊面、酒食之毒，滞于脏腑，脏腑[1]停留毒气，日久不能宣通，风冷热毒搏于大肠，大肠既虚，时时下血，故名肠风也。

治肠风腹痛，下血不止，**卷柏散**方：

卷柏一两 当归三分，剉，微炒 黄耆一两，剉 白术三分 枳壳二两，麸炒微黄，去瓤 白芍药三分 干姜半两，炮裂，剉 甘草三分，炙微赤，剉 芎䓖三分 熟干地黄一两

右件药捣筛为散，每服三钱，以水一中盏煎至六分，去滓温服，日三四度。

治肠风下血不止，黄瘦虚羸，**内补散**方：

蒲黄二两 当归一两，剉，微炒 白芷一两 甘草一两，炙微赤，剉 黄连一两，去须 芎䓖一两 白石脂二两 熟干地黄二两

右件药捣筛为散，每服三钱，以水一中盏煎至六分，去滓温服，日三四服。

治肠风下血不止，面色萎黄，气力全少，**内补黄耆散**方：

黄耆二两，剉 当归一两，剉，微炒 芎䓖一两 甘草一两，炙微赤，剉 龙骨二两 槐子二两，微炒 附子一两，炮裂，去皮脐 白芍药二两

右件药捣筛为散，每服四钱，以水一中盏，入饧一分，煎至六分，去滓，每于食前温服。

治肠风气滞，流注下部，致生肿结，牵引腑脏不和，时发疼痛，经久下血太多，大肠虚乏，羸瘦，**五香散**方：

沉香一两 麝香半两，细研 木香三分 藿香三分 乳香一分 黄耆一两，剉 槟榔三分 当归三分，剉，微炒 枳壳一两，麸炒微黄，去瓤 白茯苓三分 白蒺藜三分，微炒去刺 川大黄三分，剉碎，微炒 白芍药三分 卷柏三分，微炒 芎䓖三分 熟干地黄一两

右件药捣细罗为散，每于食前以粥饮调下二钱。

治肠风下血久不差，面色萎黄，**猬皮散**方：

猬皮烧灰 蒜[2]茎烧灰 干姜炮裂，剉，各三两 牡蛎烧为粉 黄牛角䚡烧灰 枳壳麸炒微黄，去瓤 醋石榴皮炙令微黄，已上各一两

右件药捣细罗为散，每于食前以粥饮调下二钱。

治肠风下血不止，风毒气流注，发歇疼痛，**牛膝散**方：

牛膝一两，去苗 侧柏一两，炙微黄 荆芥穗一两 棕榈皮二两，烧灰 黄牛角䚡一只，烧灰

右件药捣细罗为散，每于食前以粥饮调下二钱。

治大肠风虚积冷，下血不止，**侧柏叶散**方：

侧柏叶一两，炙微黄 棕榈皮一两，烧灰 防风半两，去芦头 附子一两，炮裂，去皮脐 槐花半两，微炒 羌活半两 当归半两，剉，微炒 白术三分

---

〔1〕 腑：原作“俯”，据上文“滞于脏腑”改。

〔2〕 蒜：原字残缺。《普济方》卷37、《类聚》卷182引同方均作“蒜”，因改。

右件药捣细罗为散，每于食前以粥饮调下二钱。

又方：

何首乌一两　附子一两，炮裂，去皮脐　白矾一两，烧为灰　槐子二两，微炒　皂荚子人一两，炒令黄

右件药捣细罗为散，每于食前以粥饮调下二钱。

治肠风下血，风毒气攻注，大肠疼痛，**桑耳散**方：

桑耳微炙　枳壳麸炒微黄，去瓤　木贼　当归剉碎，微炒　槐鹅微炙，已上各一两

右件药捣细罗为散，每于食前以粥饮调下二钱。

又方：

鲜鲫鱼一枚，重半斤　硫黄末一两

右件鱼不去鳞，开腹去肠，入硫黄在内，用湿墨纸裹五七重，又以泥厚封之，候干，以大火烧令通赤，取出于土坑内出火毒半日，细研为散，每服食前以酒研芸薹子汁调下一钱。

治肠风下血，疼[1]痛不止，宜服此方：

道人头[2]一两　荆芥穗一两　皂荚三寸，去黑皮，涂酥炙焦黄，去子

右件药捣细罗为散，每于食前以粥饮调下一钱。

治肠风下血，立效方：

鸡冠花一两，焙令香　棕榈皮二两，烧灰　羌活一两

右件药捣细罗为散，空心以粥饮调下二钱。

治肠风下血久不止，大肠虚冷，宜服此方：

附子一两，炮裂，去皮脐　白矾一两，烧灰

右件药捣细罗为散，每于食前以粥饮调下二钱。

治肠风下血，日夜不绝，疼痛至甚，**白花蛇圆**方：

白花蛇二两，酒浸，炙微黄，去皮骨　杏人半两，汤浸，去皮尖、双人，麸炒微黄　黄耆一两，剉　葫荽子一两，微炒　猬皮一两，炙黄焦　人参一两，去芦头　鲤鱼皮一两，烧灰　附子一两，炮裂，去皮脐　枳壳二两，麸炒微黄，去瓤　男儿发二两，烧灰　肉桂二两，去皴皮　当归一两，剉，微炒　皂荚树耳一两，微炒

右件药捣罗为末，炼蜜和捣三二百杵，圆如梧桐子大，每于食前煎人参汤下三十圆。

治大肠风毒，下血疼痛，**猬皮圆**方：

猬皮一两，炙微黄　营实一两　枳实一两，麸炒微黄　黄耆一两，剉　槐子二两，微炒　桑木耳一两，微炙　地榆一两，剉　当归一两，剉，微炒　乌贼鱼骨一两

右件药捣罗为末，炼蜜和捣三五百杵，圆如梧桐子大，每于食前以粥饮下三十圆。

治大肠风毒，泻血不止，腹内疼痛，不欲饮食，萎黄羸瘦，**阿胶圆**方：

阿胶一两，捣碎，炒令黄燥　猬皮一两，炙令微黄　营实三分　槐子一两，微炒　地榆一两，剉　龙骨一两　赤石脂一两　诃梨勒一两，煨，用皮　枳壳二两，麸炒微黄，去瓤　黄耆一两，剉　黄牛角䚡二两，烧灰　当归一两，剉，微炒

右件药捣罗为末，以软饭和捣三二百杵，圆如梧桐子大，每于食前以粥饮下三十圆。

治大肠风毒，下血不止，心神虚烦，**野狸骨散**方：

野狸骨一两，涂酥炙微黄　防风半两，去芦头　益母草半两　腻粉一钱

---

〔1〕疼：原作“皮”。《正误》：“‘皮’疑当作‘疼’。”据《类聚》卷182引同方改。

〔2〕道人头：即菊科植物苍耳的种子。

右件药捣细罗为散，每于食前以温酒调下半钱。

治肠风下血不止，腹痛，日渐尫羸，宜服此方：

棕榈皮二两，烧灰　艾叶二两，烧灰　鸡子三枚，炒令焦

右件药都研如粉，每于食前以粥饮调下一钱。

又方：

菰瓢一枚，生者　槐花一两　白面一两　皂荚一梃，不蚛者

右件药都捣作一圆，摊作饼子，烧令黑色，捣罗为末，每于食前以温粥饮调下一钱。

治大肠风毒，下血不止，**内补散**方：

黄耆一两，剉　枳壳一两，麸炒微黄，去瓤　侧柏叶一两，炙微黄

右件药捣细罗为散，每于食前以粥饮调下二钱。

又方：

枸杞子二两　槐子二两，微炒　桑木耳二两，微炙

右件药捣细罗为散，每于食前以黄耆粥饮调下二钱。

又方：

枳壳一两，麸炒微黄，去瓤　何首乌一两　干姜一两，炮裂，剉

右件药捣细罗为散，每于食前以粥饮调下一钱。

又方：

釜下墨　棕榈皮烧灰　诃梨勒煨，用皮，已上各一两

右件药捣细罗为散，每于食前以粥饮调下一钱。

又方：

薄荷一握　麦蘖二两，炒微黄

右件药捣罗为末，不计时候如茶点服。

又方：

芸薹子半两，生用　甘草半两，炙微赤，剉

右件药捣细罗为散，每服二钱，以水一中盏煎至五分，食前温服。

又方：

牛角鳃　棕榈皮　干姜已上各一两，都烧为灰

右件药捣细研令匀，每于食前以冷粥饮调下二钱。

又方：

槐耳二两，烧灰　干漆一两，捣碎，炒令烟出

右件药捣细罗为散，每于食前以温酒调下一钱。

又方：

附子一枚，炮裂，去皮脐　生姜半分

右件药捣碎，以水一大盏，煎至五分，去滓，食前温服。

又方：

棕榈皮半斤，烧灰　菰瓢一枚，烧灰

右件药同研令细，每于食前以粥饮调下二钱。

又方：

牛角鳃一对　雄黄二块子，如棋子大　麝香一分，细研

右件牛角䚡每只各安雄黄一块子在内，以稠泥封闭下面，用桑柴火烧令熟，细研为散，入麝香和匀，又用蒁薽一对亦用桑柴火烧令熟，细研为散，每服取蒁薽末二钱，牛角䚡末一钱相和令匀，每于食前以粥饮调服之。

治肠风下血，发歇不定，宜服此方：

荆芥穗一两　薄荷一两　枳壳一两，麸炒微黄，去瓤

右件药捣细罗为散，每于食前以粥饮调下一钱。

又方：

皂荚三两，不蚛者　蒁薽一枚　白矾二两

右件药都入瓶子内，以盐泥固济候干，以炭火烧令通赤，候冷细研令匀，每于食前以粥饮调下二钱。

又方：

胆子矾二两，细研　蒁薽一枚，上开一口

右件矾入于蒁薽内，坐于慢火中，更入米醋一小盏，煨泣尽醋令干，都入罐子内以大火烧令通赤，取出放冷细研，用糯米饭和圆如梧桐子大，每于食前以粥饮下二十圆。

治肠风下血不止，下部冷疼，宜服此方：

釜底煤四两　汉椒二两，去目及闭口者，微炒去汗

右件药捣罗为末，以软饭和圆如梧桐子大，每于食前以粥饮下三十圆。

治大肠风毒下血，方：

猬皮一枚，炙令焦黄　皂荚三梃，去黑皮，涂酥炙黄焦，去子

右件药捣罗为末，以软粟米饭和圆如梧桐子大，每于食前以粥饮下十五圆。

又方：

白矾二两，烧令汁尽　干蝎二两，微炒

右件药捣细罗为散，每于食前以粥饮调下半钱。

又方：

益母草端午日采　藕节六月六日采，并阴干，各二两

右件药捣罗为末，炼蜜和圆如梧桐子大，每于食前以温粥饮下二十圆。

治肠风，下部肿闷疼痛，宜服此方：

皂荚水浸去黑皮，曝干，涂酥炙令黄焦

右捣罗为末，以枣肉和圆如梧桐子大，每于食前以粥饮下十五圆。

治大肠风毒，泻血不止，宜服此方：

侧柏叶一斤，净洗曝干，炙微黄

右件药捣细罗为散，每于食前以枳壳汤调下二钱。

又方：

榼藤子三枚，厚重者

右以七八重湿纸裹煨，良久胀起，取去壳用肉，细切，碾罗为散，每于食前以黄耆汤调下一钱。

又方：

五倍子劈破，一半烧令熟，一半生用，分两不限多少

右件药捣罗为末，用陈[1]米软饭和圆如梧桐子大，每于食前以粥饮下二十圆。

又方：

皂荚五梃，不蚛，可长一尺者，去黑皮，涂酥炙，用酥三两，炙尽为度　白羊精肉十两，细研

右件药先捣皂荚为末，后与肉同捣令熟，圆如梧桐子大，每于食前以温水下二十圆。

又方：

何首乌二两

右捣细罗为散，每于食前以温粥饮调下一钱。

治肠风泻血不定，甚者面黄瘦弱，方：

川乌头一两，去脐皮，生用

右件药捣筛为散，每服三钱，以水一中盏，入生姜半分，黑豆一百粒，煎至五分，去滓，每于食前温服。

治积年肠风下血不止诸方

夫积年肠风下血不止者，由人气血衰弱，脏腑虚惫，或饮食劳损，或毒气风邪蕴蓄在脏腑，流注于大肠，大肠既虚下血，致面色萎黄，四肢消瘦，或累月连年，诸医不差，故曰积年肠风下血也。

治积年肠风泻血，谷食不消，肌体黄瘦，**臭椿皮散**方：

臭椿树白皮二两，微炙，剉　干姜三分，炮裂，剉　甘草三分，炙微赤，剉　鸡冠花一两，炙微黄　附子一两，炮裂，去皮脐　槐鹅一两，炙令黄

右件药捣细罗为散，每于食前以枳壳汤调下二钱。

治积年肠风，或发或歇不止，**牛角鰓散**方：

牛角鰓二两，烧灰　槐耳二两，微炙　臭椿根二两，微炙　屋松二两，微炙

右件药捣细罗为散，每于食前以温粥饮调下一钱。

治积年肠风泻血，百药无效，宜服此方：

败皮巾子一两，烧灰　人指甲一分，炒焦　干姜三两，炮裂，为末　麝香一分　白矾一两，烧灰

右件药相和，细研如面，每于食前以温粥饮调下一钱。

治肠风积年泻血不止，神效方：

黄丹一两　白矾一两　瓠𤬪一枚，去头，入二药在内

右以物盖瓠𤬪头，以盐泥固济，安砖上，以大火烧令通赤，放冷取出捣细罗为散，每于食前暖刺蓟汁调下一钱。

治肠风积年下血不止，方：

野狸头一枚　桑树西枝一握，剉　附子一枚

右件药都入瓶子内，用盐泥固济候干，以炭火烧令通赤，候冷取出，捣细罗为散，每于食前以温粥饮调下二钱。

又方：

鹿角胶二两，炙令黄燥　没药半两

---

〔1〕 陈：原残存字右半“柬”。《正误》疑为“陈”字。据《类聚》卷182引同方改。

右件药捣细罗为散，每于食前以温粥饮调下一钱。

治积年肠风下血不止，神效方：

醋石榴皮二两，慢火焙令黄　侧柏叶二两，慢火焙令黄

右件药捣细罗为散，每于食前以木贼汤调下二钱。

又方：

蜜陀僧一两　白矾一两，捣碎　槐子人一两，微炒，捣为末　皂荚一两，烧灰作末

右件药将蜜陀僧、白矾入瓷罐子内烧令通赤，候冷取出捣罗为末，入槐子末、皂荚灰相和研令匀，以粳米饭和圆如梧桐子大，每于食前以粥饮下十五圆。

治积年肠风下血不止，面色萎黄，肌体枯悴，**菰㸃圆**方：

菰㸃二枚，割去盖子　硫黄一两，研　附子一两，炮裂，去皮脐　干姜一两，炮裂，剉　猪牙皂荚一两，去皮，生捣碎

右件药都捣为散，入菰㸃内却以盖子盖之，用竹签子扎定，以面厚裹，慢火烧面黄焦为度，候冷取出重研令细，以软饭和圆如梧桐子大，每于食前以黄耆汤下十五圆。

又方：

皂荚七梃，不蚛肥者，去黑皮，涂酥炙黄熟，去子　寒食蒸饼二两　乌龙尾二两

右件药捣罗为末，炼蜜和捣一二百杵，圆如梧桐子大，每于食前以温粥饮下二十圆。

又方：

槐耳半斤，切作片子　皂荚十梃，剥去皮子　硇砂一两，细研

右件药用米醋三升煎取一升，去滓后再入铛中以文火养成膏，入硇砂和圆如梧桐子大，每于空心及晚食前以温粥饮下十圆。

治积年肠风下血疼痛，宜服此方：

灶突墨二两　荆芥一两　木香一两

右件药捣罗为末，以水浸蒸饼和圆如梧桐子大，每于食前以槐子汤下三十圆。

治积年肠风下血，肛门肿疼，肌体羸劣，宜服此方：

蛇黄一枚，大者　酽醋五合

右以炭火烧蛇黄通赤，即入醋中淬，重叠烧淬醋尽为度，捣细研为散，每于食前以粥饮调下半钱。

治积年肠风下血，面色萎黄，下部肿疼，或如鼠奶，或如鸡冠，常似虫咬，痛痒不息，宜服此**绿矾圆**方：

绿矾四两，捣碎安瓶子内，以瓦子盖口，用大火烧一食间，候冷取出，细研如粉，更用白盐一两、硫黄一两合研，再入瓶内准前烧一食间，候冷取出研令极细，入附子末一两都研令匀，用粟米饭和圆如梧桐子大，每日空心及晚食前暖生地黄汁下二十圆，当日泻血便定，一月全除根本。

又方：

绿矾二两，烧令赤　釜底墨一两　乌贼鱼骨一两，炙令微黄

右件药捣罗为末，用粟米饭和圆如梧桐子大，每于食前煎赤糙米汤下三十圆。

又方：

皂荚一两，去黑皮，涂酥炙焦黄，去子　芸薹子一两，微炒　枳壳二两，麸炒微黄，去瓤

右件药捣罗为末，炼蜜和圆如梧桐子大，每于食前煎枳壳汤下二十圆。

治肠风积年不差，转加羸困，**黄耆圆**方：

黄耆二两，剉　附子二两，炮裂，去皮脐　白矾二两，烧灰　硫黄一两，细研，水飞　榼藤子二枚，去壳，以酥蜜涂炙黄　猬皮一两，炙黄焦　虎眼皮一两，炙令黄熟　菰𦼮一两　皂荚二梃，去黑皮，涂酥蒸一遍

右件药捣罗为末，炼蜜和捣三二百杵，圆如梧桐子大，每于食前以粥饮下二十圆。

治积年肠风泻血，面色萎黄，**附子圆**方：

附子二两，炮裂，去皮脐　食盐一两　当归一两，剉碎，微炒　干姜一两，炮裂，剉　杏人一两，汤浸，去皮尖、双人，麸炒微黄　皂荚一两，去黑皮，涂酥炙令黄，去子

右件药捣罗为末，炼蜜和捣三二百杵，圆如梧桐子大，每于食前以陈米粥饮下二十圆。

又方：

鲫鱼一枚，长五寸者，去肠肚及[1]净洗　白矾末二两

右件药将白矾入鱼腹内，以线缝合，入于瓦瓶内盖定，以炭火烧为灰，取出细研，以软饭和圆如梧桐子大，每于食前以粥饮下二十圆。

治肠风积年不差，羸弱至甚，宜服此方：

莨菪子一升，净淘去浮粃后即量之　生姜半斤，捣取汁　熟干地黄半斤，捣罗为末

右晒莨菪子令干，捣细罗为散，与姜汁相和，银锅中以无灰好酒二升，以文火煎，如稍减即旋添酒，都约五升已来，熬之如饧即止，入干地黄末和圆如梧桐子大，每于食前以温粥饮下十圆。

治肠风痔疾失血后虚损诸方

夫人气血不足，脏腑劳伤，风邪毒气留滞肠胃，遂成斯疾。因其下血时多，肌体羸瘦，饮食无味，面色萎黄，四肢乏力，故谓之虚损也。

治肠风痔疾失血过多，虚乏羸困，不欲饮食，**内补散**方：

续断二两　人参一两，去芦头　附子一两，炮裂，去皮脐　当归一两，剉，微炒　熟干地黄二两　芎䓖一两　黄耆一两，剉　白芍药一两　白芷三分　桂心一两　麦门冬一两，去心　白茯苓一两　干姜一两，炮裂，剉　五味子一两　甘草三分，炙微赤，剉

右件药捣筛为散，每服四钱，以水一中盏，入枣三枚，煎至六分，去滓温服，日三四服。

治肠风痔疾，失血后虚损，皮肤干燥，四肢黄瘦，心神虚烦，少得眠卧，不能饮食，**黄耆散**方：

黄耆一两，剉　酸枣人三分，微炒　麦门冬三分，去心　枸杞子三分　熟干地黄一两　人参一两，去芦头　柴胡一两，去苗　白茯苓一两　防风半两，去芦头　白术半两　甘草半两，炙微赤，剉

右件药捣筛为散，每服四钱，以水一中盏，入生姜半分，枣二枚，煎至六分，去滓，不计时候温服。

治肠风痔疾失血后，虚损羸瘦，饮食无味，面色萎黄，四肢乏力，**白术散**方：

白术三分　石斛三分，去根，剉　黄耆一两，剉　桂心半两　熟干地黄一两　续断三分　人参一两，去芦头　肉苁蓉一两，酒浸一宿，刮去皴皮，炙干　牛膝一两，去苗　天门冬三分，去心　白茯苓一两　甘草半两，炙微赤，剉

[1] 及：原误作“去”。据《类聚》卷182引同方改。

右件药捣筛为散，每服四钱，以水一中盏，入生姜半分，枣三粒，煎至六分，去滓，不计时候温服。

治肠风痔疾下血太多，虚羸无力，**内补黄耆圆**方：

黄耆二两，剉　白蒺藜一两，微炒去刺　乌蛇肉一两，酒浸，炙微黄　槐子人二两，微炒　鹿茸一两，去毛，涂酥炙微黄　附子一两，炮裂，去皮脐　猬皮一两，炙微黄　枳壳二两，麸炒微黄，去瓤　当归一两，剉，微炒　沉香一两　槟榔一两　厚朴一两，去粗皮，涂生姜汁炙令香熟

右件药捣罗为末，炼蜜和捣五七百杵，圆如梧桐子大，每于食前煎桑枝汤下三十圆。

治久积虚冷，肠风痔瘘，下血太多，面色萎黄，日渐羸瘦，**白术圆**方：

白术二两　陈橘皮一两，汤浸，去白瓤，焙　人参一两，去芦头　甘草半两，炙微赤，剉　熟干地黄一两　当归一两，剉，微炒　黄耆一两，剉　干姜半两，炮裂，剉　厚朴一两，去粗皮，涂生姜汁炙令香熟

右件药捣罗为末，炼蜜和捣五七百杵，圆如梧桐子大，每于食前以粥饮下三十圆。

治脏腑久虚，肠风痔瘘，下血太多，面色萎黄，日渐羸瘦，**鹿茸圆**方：

鹿茸一两，去毛，涂酥炙令黄　附子一两，炮裂，去皮脐　续断一两　侧柏叶一两　厚朴一两，去粗皮，涂生姜汁炙令香熟　黄耆一两，剉　阿胶一两，捣碎，炒令黄燥　当归一两，剉，微炒

右件药捣罗为末，炼蜜和捣五七百杵，圆如梧桐子大，每于食前以粥饮下三十圆。

治疳䘌诸方

夫疳䘌者，由人有嗜甘味多，而动肠胃间诸虫，致令浸蚀腑脏，此是䘌也。凡食五味之物，皆入于胃，其气随其腑脏之味而归之，脾与胃为表里，俱象土，其味甘，而甘味柔润于脾胃，脾胃润则气缓，则虫动，虫动则浸蚀成疳也。但虫因甘而动，故名之为疳也。其初患之状，手足烦疼，腰脊无力，夜卧烦躁，昏昏喜妄，嘿嘿眼涩，夜梦颠倒，饮食无味，面失颜色，睡起即头眩体重，胜胫痠疼。其上蚀五脏，则心内恍惚。出蚀咽喉及齿断皆生疮，出黑血，齿色紫黑。下蚀肠胃，下利黑血。出蚀肛门，生疮烂开。胃气逆则变呕哕。急者数日便死。亦有缓者，止沉嘿，肢节疼重，食饮减少，面无颜色，在内侵蚀，乃至数年方上蚀口齿生疮，下至肛门伤烂乃死。又云：五疳，一是白疳，令人皮肤枯燥，面失颜色；二是赤疳，内蚀五脏，令人头发焦枯；三是蛲疳，蚀人脊膂，游行五脏，体重；四是疳䘌，令人下部痒，腰脊挛急也；五是黑疳，蚀人五脏，多下黑血，数日即死。凡五疳，白者轻，赤者次，蛲疳又次之，疳䘌又次之，黑者最重。皆从肠里上蚀咽喉、齿断并生疮，下至谷道伤烂，下痢脓血，呕逆，手足心热，腰痛嗜睡，秋冬可，春夏剧。又云：面青颊赤，眼无精光，唇口焦燥，腹胀有块，日渐瘦损者，是疳蚀人五脏，至死不觉。又云：疳缓者，则变成五蒸也。

治疳䘌，上唇内生疮如粟，口中懊涩，腹痛，面色枯白，好睡体重，虫蚀五脏，**苦参汤**方：

苦参一两　桃白皮三分　槐白皮三分

右件药细剉，以水三大盏煎至二盏，去滓，食前分温三服。

治疳䘌虫蚀，下唇里生疮，多睡，面皯时肿，下部痒痛不止，方：

鸡子一枚，破取黄　好漆一合

右件药相和令匀，空腹仰头顿服令尽，当吐虫出即愈。

治疳䘌时久，下部生疮，**麝香圆**方：

麝香半两，细研　干姜一两，炮裂，剉　蠹虫粪一两　葵茎半两　白矾二两，烧令汁尽　虾蟆一枚，涂

酥炙令黄焦

右件药捣罗为末，以醋煮面糊和圆如梧桐子大，每于食前以艾汤下二十圆。

治疳䘌，肠头挺出，宜服此方：

黄连一两，去须　蚺蛇胆一枚　芜荑二两

右件药捣罗为末，炼蜜和圆如菉豆大，每服随年[1]以温水下。

又方：

桃叶二两，干者　腐犬骨二两，烧灰

右件药捣细罗为散，每于食前以粥饮调下二钱。

又方：

丁香半两　麝香半两，细研　黄连一两，去须

右件药捣细罗为散，每于食前以粥饮调下二钱。

又方：

黄矾一两，烧赤　干姜一两，炮裂，剉　葛勒蔓一两

右件药捣细罗为散，熔黄蜡和圆如枣核大，以薄绵裹内下部中，日三易效。

又方：

干虾蟆一枚，烧灰　兔粪半两，微炒

右件药细研为散，用绵裹莲子大，内下部中，日[2]三易效。

治湿䘌诸方

夫湿䘌病者，由脾胃虚弱，为水湿所乘，腹内虫动，侵蚀成䘌也。多因下痢不止，或时病之后，客热结于腹内所为。其状不能饮食，忽忽喜睡，绵绵微热，骨节沉重，齿无光色，舌上尽白，细疮如粟；若上唇生疮，是虫蚀五脏，则心烦懊；若下唇生疮，是疳蚀下部，则肛门烂开；甚者腑脏被蚀，齿上下龂悉生疮者，齿色紫黑，利血而湿水气也。脾与胃合，俱象土，胃为水谷之海，脾气磨而消之，水谷之精化为血气，以养腑脏。若脾胃虚弱，则土气衰微，或受于冷，乍伤[3]于热，使水谷不消化，糟粕不实，则成下痢，翻为水湿所伤。若时病之后，肠胃虚热，皆令三尸九虫因虚动作，侵蚀五脏，上出唇口，下至肛门，胃虚气逆，则变呕哕。虫蚀腑脏伤败，痢出瘀血，如此者死。其因脾胃虚微，土气衰弱，为水湿所蚀，虫动成䘌，故名湿䘌也。又云：天行之湿，初得不觉，行坐不废，恒少气力，或微痢，或不痢，病成则变呕吐，即是虫内蚀于脏。又云：有急结湿，先因腹痛，下痢脓血相兼出成病也，翻大小便不通，头项皆痛，小腹急满，起坐安然，亦有内蚀五脏。凡如此者，虽初证未发于外，而心腹亦常烦懊，至于临困，唇口及肛门方复生疮即死也。

治虫蚀肛门赤烂，下血疼痛，名曰湿䘌，宜用此**兔头散方**：

兔头一分，烧灰　狐骨一分，烧灰　甜葶苈一分，炒令香　蛇头一枚，微炙　虾蟆一分，烧灰　百草霜一分　蜣螂一枚，微炙　青黛一分，细研　晚蚕蛾一分，微炒　青矾一分　黄矾一分，烧灰　丁香半分

〔1〕年：原文如此。据文义，似当作"时"为佳。

〔2〕日：原脱，据《类聚》卷182引同方补。

〔3〕伤：原误作"阳"。《正误》："'阳'，'伤'之讹。"据《类聚》卷182引同论改。

麝香一分，细研　菥蓂半分　故绯五寸，烧灰　苦参半分，剉　黄蘗半分，剉　干姜半分，炮裂，剉　角蒿半分，烧灰　丹参半分　川芒消一分　铁衣一分　朱砂一分，细研　印成盐一分　救月杖半分，烧灰　桂心半分　蝎虫粪半分　床中桄木半分，烧灰

右件药捣细罗为散，入研了药令匀，每用一钱，以绵裹内下部中，日再用良。

治疳湿䘌，下赤黑血，肛门虫蚀赤烂，日夜疼痛，**熏黄散**方：

熏黄一分　朱砂一分，细研　食盐一分　青黛一分，细研　丁香一分　白矾一分，烧灰　铁衣一分　栀子人一分　麝香一分，细研　莨菪子　细辛　土瓜根　干姜炮裂，剉　甜葶苈　菖蒲　虾蟆烧灰　川椒去目闭口者，微炒去汗　故靴底烧灰，已上各一钱　髑髅骨一分，炙黄，枯腐者

右件药捣细罗为散，每用一钱，以绵裹内下部中，日再易，有疮傅其上。

治疳湿䘌，洗熨下部，**丁香散**方：

丁香末一分　麝香一钱，研　犀角屑三分　甘草三分，末

右件药同研，以盐三合，椒三合，豉二合，水三升，都煎至一升去滓，令稍热，用绵蘸洗熨下部，冷即再暖用之。

治疳湿䘌，蚀口齿及下部，方：

飞廉三两

右烧为灰细研，每用一钱傅病处，痛甚忍之。若不痛，则非疳也。

又方：

苦参　青葙子　甘草各二两，生用，剉

右件药捣细罗为散，每于食前暖生地黄汁调下一钱。

治疳湿䘌，杀虫，**青葙子散**方：

青葙子　雄黄细研　硫黄细研　芜荑　雷圆已上各半两　苦参三分，剉　狼牙三分　藜芦一分，去芦头

右件药捣罗为末，以绵裹一钱内下部中，日再易之。

又方：

青黛一两，细研　丁香半两　黄连一两，去须

右件药捣罗为末，以泔淀和圆如枣核大，以绵裹内下部中，日再易之。

治下部疳䘌疮，经年不差，宜用此方：

丁香半两　青黛半两，细研　木香半两　黄连半两，去须　石灰半两　麝香一钱，细研　蚺蛇胆半两

右件药捣细罗为散，每用半钱傅疮上，日三两易。

又方：

白矾半两　桂心半两　徐长卿半两

右件药捣细罗为散，每用半钱，日二三上傅疮。

又方：

文蛤烧灰，以腊月猪脂和涂之，大效。

又方：

兰香曝干捣末，傅疮上神效。

治脱肛诸方

夫脱肛者，为肛门出也。多因久痢，大肠虚冷所为。肛门为大肠之候，大肠虚而伤于寒，痢而用气堰，其气下冲则脱出，因谓之脱肛也。

治大肠虚寒，肛则洞出，**猪肝散**方：

猪肝一片，薄切熁干　黄连二两，去须　阿胶一两，捣碎，炒令黄燥　芎䓖一两　乌梅肉二两半，微炒　艾叶一两，微炒

右件药捣细罗为散，每于食前以粥饮调下二钱。

治大肠虚冷，每大便后脱肛洞出，宜服此方：

鳖头一枚，涂醋炙令微焦　铁精一两，细研　莨菪子一两，水淘去浮者，水浸芽出，候干，炒令黄黑色

右件药捣细罗为散，每于食前以粥饮调下二钱，肛上更炙故麻鞋底熨之。

治大肠风冷，脱[1]肛，兼腰痛不可忍者，宜服此方：

石灰一两　白矾一两　黄丹一两

右件药同研，以油和为饼子，于新瓦上烧令通赤，放冷细研，又和又烧，如此三度，即捣罗为末，入麝香末一分更研令匀，每于食前以艾叶粥饮调下一钱。

治大肠虚冷，脱肛，宜服此方：

干蜗牛子一百枚，微炒，捣罗为末　磁石二两，捣碎，淘去赤汁

右件药以水一大盏煎磁石五钱，至五分，去滓，调蜗牛末一钱服之，日三服。

又方：

右用铁粉傅肛上，以物按入，每出傅之，以差为度。

治大肠久积虚冷，每因大便脱肛，收不能入，宜用此方：

右熬石灰令热，以故帛裹坐其上，冷即换之。

又方：

蜗牛子一两，烧灰

右以猪脂和涂之，立缩。

又方：

屋东壁土一合，细研

右以土傅肛头出处，取皂荚三梃炙热，更替熨之，以入为度。

又方：

鳖头一枚，烧灰

右细研如粉，傅肛门头出处。

治大肠风冷，下血不止，脱肛疼痛，宜服此方：

野狸一头

右以大瓷瓶一所可容得者，内于瓶中，以厚泥固济，候瓶干，以大火烧之，才及烟尽，住火候冷取出，入麝香末半两研令匀，于瓷器中收之，每于食前以温粥饮调下二钱。

治脱肛出在外者，宜服此**鳖头散**方：

---

〔1〕 脱：原无。《类聚》卷182引同方亦无此字。《普济方》卷40引同方有“脱”字，义长，据补。

鳖头一枚，炙令焦黄　磁石二两，烧醋淬七遍，细研，水飞过　猬皮一枚，炙令黄焦　桂心一两

右件药捣细罗为散，每于食前以粥饮调下二钱。

治脱肛不差，宜用此方：

鳖头一枚，烧灰　蒲黄半两　白敛一两

右件药捣细罗为散，傅于肛上，按抑令入，日三四度差。

又方：

生铁五斤

右以水一斗煮取五升，日三度洗之。

治脱肛泻血不止，宜服此方：

石耳五两，微炒　白矾一两，烧灰　蜜陀僧一两，细研

右件药捣罗为末，以水浸蒸饼和圆如梧桐子大，每于食前以粥饮下二十圆。

又方：

附子一两，烧令熟，于地上用盏盖，出火毒　桑黄一两，微炙

右件药捣罗为末，炼蜜和圆如梧桐子大，每于食前以粥饮下二十圆。

治脱肛不缩，方：

石榴根　茜根各一握

右件药细剉，用好酒一大盏，煎至七分，去滓，分温二服。

又方：

右取生韭一斤细切，以酥拌炒令熟，分为两处，以软帛裹，更互熨之，冷即再易，以入为度。

又方：

五花构叶不限多少，阴干

右捣细罗为散，每于食前以粥饮调下二钱，兼涂肠头亦差。

又方：

蛇床子一两

微炒，捣罗为末，贴之效。

治肛门有虫恒痒诸方

夫肛门有虫者，由胃弱肠虚，而蛲虫下乘之也。肛门为大肠之候，蛲虫者，九虫内之一虫也，在于肠间。若腑脏气实，则虫不妄动。胃弱肠虚，则蛲虫乘之，重者成疮，或虫从肛门溢出，轻者侵蚀肛门但痒也。

治肛门痒，或出脓血，有虫傍生孔窍内，**蜣螂圆**方：

蜣螂七枚，五月五日收，去足翅，微炙捣末　新牛粪半两　好肥羊肉一两，炒令香

右件药都捣如膏，圆如莲子大，炙令热，以新绵薄裹，内下部中半日，少吃饭，即大便中虫俱出，三五度即永差。

又方：

白蒺藜半两，微炒　硫黄一分，细研　猪牙皂荚一两，烧灰

右件药捣罗为末，入硫黄同研令匀，用葱、薤汁和圆如莲子大，以绵裹一圆内下部中，日

二三易。

又方：

雄黄半两　胡粉半两

右件药细研，以枣肉和圆如莲子大，以绵裹一圆内下部中，日再易之。

治下部痒如虫行，方：

朱砂一分，细研　白矾一两，烧灰　芎藭半两

右件药捣罗为末，每用绵裹一钱内下部中，日再易之。

又方：

死蛇一条，如指粗者

右掘地作坑，置蛇于中烧之，取有孔板覆坑上，坐熏之，其虫尽出。

治肛门赤痛诸方

夫肛门为大肠之候，其气虚，为风热所乘，热气击搏，故令肛门赤痛也。

治大肠风热所攻，肛门赤痛，**川大黄散**方：

川大黄剉碎，微炒　黄芩　黄耆剉　玄参已上各一两　丹参三分　赤芍药半两　枳壳一两，麸炒微黄，去瓤

右件药捣细罗为散，每于食前以温粥饮调下二钱。

治大肠[1]风毒攻肛门赤痛，令人烦热，坐卧不安，**牛蒡子散**方：

牛蒡子一两，微炒　黄耆三分，剉　白蒺藜三分　川大黄一两，剉碎，微炒　当归半两，剉，微炒　枳壳三分，麸炒微黄，去瓤　芎藭半两　甘草半两，炙微赤，剉

右件药捣筛为散，每服四钱，以水一中盏，煎至六分，去滓，每于食前温服。

治大肠风热壅毒气攻肛门，赤肿疼痛，**槟榔散**方：

槟榔一两　沉香半两　枳壳三分，麸炒微黄，去瓤　赤芍药半两　川大黄一两，剉碎，微炒　防风半两，去芦头　芎藭半两　犀角屑半两　甘草半两，炙微赤，剉

右件药捣筛为散，每服四钱，以水一中盏，煎至六分，去滓，每于食前温服。

又方：

皂荚树白皮一两，涂酥炙令黄　甘草半两，炙微赤，剉　枳壳三分，麸炒微黄，去瓤

右件药捣细罗为散，每于食前以粥饮调下二钱。

又方：

枳壳半两，麸炒微黄，去瓤　川朴消一两　芎藭半两　沉香半两　川大黄一两，剉碎，微炒　甘草一分，炙微赤，剉

右件药捣细罗为散，每于食前以清粥饮调下二钱。

---

〔1〕治大肠：此下至川大黄，宋版多蠹残，据宽政本补齐。

太平圣惠方卷第六十一 凡二十二门 论一首 病源一十六首 方法共计一百八十四道

痈　疽　论[3]

《经》云：黄帝问于岐伯曰：夫痈疽何以别之？岐伯答曰：荣卫稽留于经脉之中，则血涩不行，血涩不行则卫气壅遏而不通，故生大热，热盛则肉腐为脓。然不能陷肌肤于[4]骨髓，骨髓不为焦枯，五脏不为伤损，故命曰痈。黄帝曰：何谓疽？岐伯答曰：热毒炽盛，下陷肌肤，骨髓皆焦枯，内连五脏，血气涸竭，当其病下筋骨，良肉无余，故命曰疽。疽者，其上皮夭已坚如牛领。痈者，其上皮薄以泽，此其候也。黄帝曰：善。然五脏不调则致痈，久患痟渴之流，亦多发痈疽之疾。岐伯曰：喜怒不测，饮食不节，阴气不足，阳气有余，荣卫不行，气血不通，而热相搏，乃发为痈疽。

凡服乳石之人，常须小劳，怡悦神思。夫乳石之气，随开而行，遇闭而止，止则血脉凝涩，疮疣生焉。或不遂志欲，加之以怫郁，忧愤蓄结，贪恣骄佷，饥饱劳逸，负恃之变，遂致血气夭结，固而为其病焉。

《论》云：夫阴阳蕴结，腑脏为之积聚，气血凝涩，荣卫为之壅滞，阳滞于阴则生痈，阴滞于阳则生疽。痈疽之生，有内有外，内则生胸腹腑脏之中，外则生肤肉筋骨之表。凡此二毒，发无定处，而有常名。夫壅滞之本者，始于血老不作汗，肉陈不脱垢，蒸气不能外达，留积遂成，内热所为也。夫痈疽生脓水之成，非天降，非地出，盖积微之所成也。夫保命全生者，谒医于无伤，防萌于未形，理之于未成，是谓朝觉而夕理，使身被痈疽之疾，致令脓血之聚者，不亦去道远乎？脓水已成，则死者十有八九矣，岂不慎欤！然而发有多端，感动不一，为疮为疖，为

---

〔1〕二：原作“三”。据今计方实数改。
〔2〕肠：原作“阳”。据排门目录及正文标题改。
〔3〕痈疽论：此篇甚长，原不分段，今据文义粗分数段。
〔4〕于：《正误》：“‘于’，疑衍。”

痈为疽，初觉小异，须怀大怖，时人轻之，误死者众。

岐伯曰：夫痈疽初生，其状至微，人多不以为急。此实奇患，唯宜速疗，不速疗之，病成难救，以此致祸者不一。凡疗此疾，如救火拯溺，追奔逐贼之不若也，犹惧不及，况视如常疾？若素无方论，而望其愈者，难矣。此疾绝险之[1]甚，与夫溺水饮鸩，身被极刑，头悬虎口同也。或遇斯疾，唯在速[2]疗。若不速医，必为大祸。

刘涓子云：凡人年若千岁，人神在某处，不可针刺，见血者死。窃以愚见[3]，亦恐此理未精。夫身者，神之室也。有病且须及时针烙救疗，不得推算年命，避忌人神。况人神与神同体，体既有苦，神何以安？凡痈疽疖肿才萌之时，并须以汤水注射之。欲治此疾，先须辩识，定其浅深，究其根源，疗之必愈。热发于皮肤之间，是以浮肿根小，至大过二三寸者为疖也。六腑积热，腾出于外肉之间，其发暴盛，肿皮先软，侵展广大，为痈也。五脏风毒，积热攻焮[4]于肌骨，风毒猛暴，初出一头如瘖瘟，形白焦枯，触之应心者，疽也。痈起于六腑，浮达易理，若燎原之火，外溃肤肉。疽生于五脏，沉涩难疗，若陶室之燧，内消骨髓。痈则易疗，唯难将息而迟差。疽则难疗，易得痊复。疖与痈初生，并宜灸之，为其气本浮，达以火导其热，令速畅也。疽则宜烙不宜灸，为其气深沉，须达其源也。及已盛是脓，慎勿可灸，则须针烙方能差也。凡疮疖生于外，皆由内热所致，当要服药已下之，终[5]须外疗以求差，服药所以助疗法也。

夫疗痈疽，须以汤液疏其内，针蚀疏其外。然则痈疽有虚有实，虚则补之，实则泻之。有实热者易疗，虚寒邪热多者难愈。肿起坚硬，脓稠者为实。肿下软慢，脓稀者为虚。盖病者多为方法，而无次叙，临时苍黄，何能辨于此疾浅深，是以毙也。

疗痈疽者，同夫暴蹶之疾，有足伤心，为患则然，而发有缓急，发于喉舌头面脑项间，肩背上，胸腹里，四肢大节，女子妒乳，此发为险，余发为缓。若生险处，朝觉而夕理，或可获痊。忽不遇良医，自复不明此[6]喻，纵使常医疗之，得痊者幸矣。然痈疽所发有三等，肿高而软者，发于血脉；肿下而坚者，发于筋骨；肉皮色不变者，发于骨髓。浅疮者欲在厚处，深疮者欲在薄处。痈疽肿，大按乃痛者脓深，小按便痛者脓浅[7]。按之处不复者无脓，必是水也，按之即复者有脓也。发肿都软者，血瘤也，非痈也。发肿日渐增长而不大热，时时牵痛者，气瘤[8]也，谓气结为肿，久久而不消，后亦成痈。此是寒气所为也，留积经久，极阴生阳，寒化为热，所以溃也。此溃必多成瘘，宜早服内塞散以排之。诸瘰瘤疣赘等，至年衰皆自内溃为痈，理之宜及年盛，可无后忧也。

凡疗痈疽，已决泄出，去其脓，而烦疼尚未全退者，诊其脉洪滑粗散者难疗，微涩迟缓者易痊。诸紧数之脉，应当发热而又恶寒者，痈疽也。《论》曰：簪贵发肿，危困者多，市俗有之，所殆者少，何则？人受气同禀阴阳，共食酸咸，病有殊异？答曰：夫勋赫英杰，嗜欲非常，冬不履于冻寒，夏不伤于炎暑，击钟鼎石，兼饵乳石之流，积阴滞阳，遂致涩凝之弊，郁气伤于血

---

〔1〕 绝险之：此三字宋版磨灭，宽政本同。据《类聚》卷170引同论改。

〔2〕 速：原字残。据补同前。

〔3〕 见：原字残。据补同前。

〔4〕 焮：原作“惞”。《正误》：“‘焮’，‘焮’之讹。”因改。

〔5〕 终：原残。据《类聚》卷170引同论补。

〔6〕 此：原作“比”。据改同前。

〔7〕 浅：下衍“者”字。据《外台秘要》卷二十四“痈疽方”引《集验》论删。

〔8〕 时时牵痛者，气瘤：宋版残缺，仅可辨“时”、“牵痛”三字。余皆据宽政本及《类聚》卷170所引补齐。

脉，痈疽随积而生，重者旬日而终，轻者逾月而殒。是故市[1]俗则不然矣，何者？蔬食不给于口，寒暑屡中于形，营卫纵有沉痾，力役毒随汗泄，寝御理异，病故殊途。将逸性类于劳生，岂可同日而语哉？是以晋尚书褚澄，疗寡妇尼僧，异于妻妾，谓寡妇尼僧虽无房室之劳，而有忧思之苦，此乃深达其性者也。

审其浮沉，施之针艾，若灸烙合度，实不足忧。或任庸愚，危毙立致，遇良医者必保十全。或因循侮慢，或询于凡流，或自以委命，或祈以自差，或犯以诸类，盖疑谋之丧生也。

古人患痈，已成大脓者，十不存一二。有疽生于指上，疗者于后节截去之。传曰：卢、淳有截指之效。静而思之，非良法也！何者？夫疗痈疽，未精辨识，一概施之以针艾，用之铍割，为毒则剧，保效诚难。刘涓、卢扁之流虽擅名于前，审详理趣，亦未得全通也。是以古人见痈有大脓而弃之，有疽在指，断之而不疑，弃脓则舍重而非工，截手则伤本而为拙，未尽于妙，良可惜[2]哉！今之所疗，则不然矣。何者？调脏腑致其疏通，和营卫使无壅滞，审痈疽浅深之本，辩气血聚散之源，内则补虚而泻实，调浮而和沉，外则以汤水淋注以消毒，傅贴药以熁肿，深者使筋骨保全，浅者令肤肉不坏，至于将摄条例，并有铨次。然而病有变证，疾有盛衰，明之于心，非愚能尽。医者，意也，随时之义，略陈梗概，以定大纲云尔。

辩痈疽证候好恶法

夫痈疽外发，理体已备于前。至于内痈内疽，其疾隐而不见，目既不接，所谓至难。然五脏六腑有俞募，虽结固于中，而自形于外，外察其部，则内审其源，定药投方，若拔芒刺。然则痈疽之发，有五善七恶之证，不可不察也。烦躁时嗽，腹痛渴甚，或泄利无度，或小便如淋，一恶也；脓血大泄，肿焮尤盛，脓色败臭，痛不可近，二恶也；喘粗短气，恍惚嗜睡，三恶也；目视不正，黑睛紧小，白睛青赤[3]，瞳子上看者，四恶也；肩项不便，四肢沉重，五恶也；不能下食，服药而呕，食不知味，六恶也；声嘶色脱，唇鼻青赤，面目四肢浮肿，七恶也。动息自宁，食饮知味，一善也；便利调匀，二善也；脓溃肿消，色鲜不臭，三善也；神彩精明，语声清朗，四善也；体气和平，五善也。若五善见三则差，七恶见四必危。然则病有源同七恶，皮急紧而如善；病有源同五善，皮缓虚而如恶。夫如是者，岂凡医之所知哉？若五善并至，则善无以加也。若七恶并臻，则恶之剧矣。今载证候，并诸俞募，以伸明之。凡五脏六腑募，中府隐隐而痛者，肺疽也；上肉微起者，肺痈也。中府在云门下一寸六分，乳肋间动脉应手陷中是。巨阙隐隐而痛者，心疽；心上肉微起者，心痈也。巨阙一穴，在鸠尾下一寸是。期门隐隐而痛者，肝疽也；上肉微起者，肝痈也。期门一穴，在第二肋傍一寸半，直上两乳。章门隐隐而痛者，脾疽也；上肉微起者，脾痈也。章门二穴，在季肋端。一名长平，一名胁髎。京门隐隐而痛者，肾疽也；上肉微起者，肾痈也。京门二穴，在期门下五分是。中管隐隐而痛者，胃疽也；上肉微起者，胃痈也。中管二穴一名太仓，在上管下一寸。天枢隐隐而痛者，大肠疽也；上肉微起者，大肠痈也。天枢二穴，在脐两傍[4]各二寸陷中是。丹田隐隐而痛者，三焦疽也；上肉微起者，三焦痈也。丹田一名石门，一名精室，一名命门，一穴在脐下二寸。关元隐隐痛者，小肠疽也；上肉微起者，小肠痈也。关元一名腋门，在脐下三寸。右验其人所慕，依据此候，审

---

〔1〕 市：原作"布"。据上下文义改。

〔2〕 惜：原误作"措"。据《类聚》卷170引同论改。

〔3〕 赤：原脱。据《类聚》卷170引同论补。

〔4〕 脐两傍：原作"膀两膀"。《正误》："当作'脐两傍'。"据改。

定痈疽浅深，病从何腑脏发，先曾食何乳石，又验其气虚实，参详而疗之。

痈疽叙疗诸法

凡痈疽疖初生，皆只如粟黍粒许大，微似有痛痒，或触破之即焮展。初觉有之，即须速服犀角汤圆及诸冷等药，取通利疏畅腑脏，兼以汤水淋射之，涤其壅滞。疮头涂石药，四畔贴熁药，折其毒势。如此将理，觉不退，是热毒较[1]坚，即停用汤水淋射，精意辩之，定是痈疖，便当上灸之。若是疽，则审按候其浅深，烧针烙之于纴上，涂止痛引脓膏纴之，兼以膏涂帛贴之，常令开润，勿令燥也。四畔贴熁药。夫血脉喜温而恶寒，若著冷气过理[2]迫之，即血滞难差。若已成大脓者，兼疮中有恶肉，即须用猪蹄汤洗之，傅蔺茹散等蚀其恶肉，候烂肉欲尽，即贴生肌膏药。及饮食慎忌，寝御居处，触事抑情，克意将理。若用心有误，犹草从风，既辩识匪差，如汤沃雪也。

辩痈疽宜灸不宜灸法

凡痈疽发背，初生如黍粟粒许大，或痒或痛，觉似有即用汤水淋射，兼贴药熁之。经一两日不退，须当上灸之一二百壮。如菉豆许大，凡灸后却似焮痛，经一宿乃定，即火气下彻肿，内热气被火导之，随火而出，所以然也。若能于疮头四边相去各一寸已来更花灸，奇妙无以佳也。其疮若只痒，即宜隔豉饼子灸之。其豉饼子须以椒姜盐葱相和烂捣，捏作饼子，厚薄如三钱已来。当疮头豉饼子上灸之。若觉大热，即微抬起，又安，只灸七壮而已。豉饼子若干，更换新者尤佳也。其疮苦痛，即须苦灸，仍壮数唯多为妙。若是疽，即不宜灸。夫疽初生，形如痦癗，头白焦枯，气本深沉，疗者既不精辩，亦便灸之，以至数壮，或痈疖成脓之后，亦令灸之。深须将理，莫谩轻生。初灸三壮，不觉痛者为上。肉已夭，其下脓深，及至数壮之后，焮痛必倍，为热气益盛，脓伏内攻之，火灼其外，转增毒甚。物理推之，事则可验。诸所不宜灸穴及大妨处，具载之于后。

头维在额角发际，本神傍[3]一寸　承光在头上五处穴后二寸是　神庭在发际直鼻上　承泣在目下七分，直瞳子陷中是　丝竹在目[4]后陷中　膺[5]窗在胸下[6]一寸六分，两乳中　脑户在枕骨上，强间后一寸半　风府在脑后发际一寸，大筋旁宛宛中　瘖门在项[7]后发际宛宛中　脊中在第十一椎节中间　三阳络在臂上大脉沟上[8]一寸　下关在耳前动脉是也　耳中、耳门禁，不灸　人迎在颈大脉应手，侠结喉旁，通五脏气　石门在脐下二寸，女子禁灸　伏兔二穴，在膝上六寸　地五会在足小趾次趾后间，去侠溪[9]一寸五分

右件穴，据《明堂经》并禁不可灸。或于上出疮疖，亦不得便灸。且以诸方法及汤水注

---

〔1〕 较：原作"校"。据《类聚》卷170引同论改。
〔2〕 理：原作"埋"。据《类聚》卷170引同论改。
〔3〕 旁：原作"房"。《正误》："'房'，'傍'之讹。"
〔4〕 目：《甲乙经》卷3"面凡二十九穴第十"作"眉"。
〔5〕 膺：原作"应"，据《甲乙经》卷三改。
〔6〕 胸下：《甲乙经》卷3作"屋翳下"。
〔7〕 项：宋版残存该字右半。宽政本作"顶"。《甲乙经》卷3仅云"后发际"。《正误》："疑在项后发际。"从之改。
〔8〕 大脉沟上：《甲乙经》卷3作"大交脉支沟上"。
〔9〕 溪：原作"维"。《正误》："《铜人》作'去侠溪一寸'。"据此改"维"为"溪"。

射，并用诸药熁之。若已成脓，即须针烙出之，为其内已有脓，纵针烙出之，即并无妨。其经久瘘，即用硫黄灸之。

灸法：

右用硫黄一块子，随疮口大小安之，别取少许硫黄于火上烧之，以银钗脚挑之取焰，点硫黄上，令着三两遍，取脓水，以疮干差为度。

辩痈疽宜针烙不宜针烙法

夫痈疽者，头少肿处，多出脓不快者，宜针烙。脓未盛已前，不可不以诸药贴熁救疗，以安病者之心。脓成，即当弃药从针烙也。既至脓成，即当决生死际，不可疑惧痛，顷刻之间以至内溃，古今同毙斯疾，十有八九矣。通贤名识，固当不扰于死生之源，即断其去就焉。夫患痈疽已成，结肿须有出处，疗之无不针，针无不差。未有不针不利而差者，未有针利及时而不差者。呜呼！痛之极也。众热聚攻，蚀其膏膜，为之腐烂，饥肉为之败溃，内通贯脏腑，若不针烙决溃，热毒无从而解，脓瘀无从而泄。或过时不针，即反攻于内，内既消败，欲望其生，岂可得乎？嗟夫！此疾针烙取差，实为从容。疑而受毙，亦岂容易。此为必死之患，或隐讳此疾，或惧痛不针，此神夺其识，死期将至，诸可知也。痈则皮薄宜针，疽则皮厚宜烙。古法无烙，唯有针刺。烙即火也，亦谓之燔针劫刺，以其有劫病之功也。今用烙法，多差殊稳，妙于铍针法。本用铍针，烙法当用火针，如似火箸，磨头令尖，如枣核圆滑，用灯焰烧，须臾火作炬，数揾油烧令赤，皆须近下面烙之，一烙不透，即再烙之令透。若其攻焮稍广，即须散烙数处，并令透，则气疏达，脓水易出，不假按抑。实者捻发为纴，虚者以纸为纴，涂引脓膏药纴之，兼以膏药贴之，常令开润，勿令急燥。若其人羸瘠，勿顿出脓，徐徐令出。若痈疽广大，脓溃肌骨者，惧一时之痛，不肯四畔多下针烙，唯开三两处而已，欲望其早愈，不亦难乎？常见有开肿者，不原审其浅深，所针烙或当时无脓，经宿方溃，或下针不出，别处生头，或抑捺焮动，加益烦疼，遂便痛中加痛，真气转伤。详其所由，是不遇良能也。《经》云：夫病浅若针深，则气血伏沉，若病深针浅，则毒气不泄，反为大痈，此之谓也。务求速差，肿内余脓及脓根未尽，便令疮合，后必有再发之理，孰能言之。诸发肿都软而不痛者，即并宜针烙。若发于背者，即须用水角乃得痊矣。

辩痈疽宜水角不宜水角法

凡疗痈疽发背，肿高坚硬，脓稠焮盛色赤者，宜水角。陷下肉色不变，软慢稀者，不用水角。角法：于宽静室中不当风处，平实地掘一小坑，口稍阔于疮肿，深一尺已下，去此坑二尺外，又为一坑，斗口阔三四寸，傍穿两坑令相通，灌水并令去坑面二寸，于地上腰背下先铺油单三两重辟地气，即以席荐东西铺坑口两畔，令患者以疮合坑上，无令偏侧，腰间布毡褥，务令安稳，则得久角，角口两畔，以缯帛遮拥兼盖覆，水坑口勿令通热，被水引下渗地中，卧一炊久为度，瘀滞脓血并泄角中。热盛者日夜三四遍，肿气不侵。每日或两度亦得，候其毒解热退，水角方止，中间以药熁之。热毒及痈，托命在医，岂宜庸流乖于理疗？在意忖恻，心机百变，如护己身，始可济人大危，续人命。凡看疾之人，尤须惠智。或有言中旁触，遂使患者惊疑。至于庸医昧于深理，就施针艾，尤不能精，用水角则太早，以火攻则稍迟，何者？疽之萌生，而用水角，则内热毒畏冷，逼之却入腠理，皮肉坚厚，毒气内坚，肉变为脓，以致内溃，深可哀也。疽之已盛，而乃火攻，则火毒相击，令人烦闷，加其虚惫，可不慎乎！或富贵之人，遭[1]遇此疾，多贮水银以为水角尤妙[2]。用水银角法：

右拣稳实地穿一坑，口稍阔于疮肿处，深可四五寸，先于坑中布纸五六重衬水银，诸余铺设一依前方，其水银多至一升已来，如无，只三五合亦得。

治痈诸方

夫痈者，由六腑不和所生也。六腑主表，气行经络而浮。若喜怒不测，饮食不节，阴阳不调，则六腑不和。荣卫虚者，腠理则开，寒客于经络之间，经络为寒所折，则荣卫稽留于脉。荣者血也，卫者气也。荣血得寒则涩而不行，卫气从之，与寒相搏，亦壅遏不通。气者阳也，阳气蕴积则生于热，寒热久不散，故积聚成痈。腑者阳气，浮行主表，故痈浮浅，皮薄以泽。久则热胜于寒，热气蕴结，伤肉而败肌，故血肉坏化而为脓。其患在表，浮浅则骨髓不焦枯，腑脏不伤败，故可治而愈也。

治初见皮肤有疮，恐成痈，腑脏壅涩，或寒热噤瘁[3]，口干心烦，**犀角散**方：

犀角屑一两　知母一两　木通二两，剉　赤芍药一两半　川升麻　荠苨　葳蕤　黄芩　甘草生剉，各一两半　麦门冬去心　马牙消各二两

右件药捣粗罗为散，每服四钱，以水一中盏，煎至六分，去滓，入竹沥一合更煎一沸，不计时候温服。

治痈肿乳痈，脏腑壅滞，口干，寒热头痛，呕哕不能饮食，**葛根散**方：

葛根剉　麦门冬去心　红雪各一两　犀角屑半两　葳蕤二分　荠苨　赤芍药　甘草生剉，各三分　石膏二两

右件药捣粗罗为散，每服四钱，以水一中盏，煎至六分，去滓，入竹沥一合更煎一沸，不计时候温服。

治痈疮始觉，便宜服**解毒散**方：

犀角屑　木通剉　川升麻　赤芍药　川朴消五味各一两　石膏二两　甘草生剉　玄参　麦门冬各半两，去心

右件药捣粗罗为散，每服四钱，以水一中盏，煎至六分，去滓，不计时候温服。

治痈肿始发，热毒气盛，寒热心烦，四肢疼痛，**玄参散**方：

玄参半两　甘草半两，生剉　麦门冬三分，去心　前胡去芦头　枳实麸炒微黄　人参去芦头　赤芍药　生干地黄　黄耆　芎䓖　赤茯苓　黄芩九味各一两　石膏二两

右件药捣筛为散，每服四钱，以水一中盏，入竹叶二七片，小麦一百粒，煎至六分，去滓，不计时候温服。

治痈肿热气大盛，寒热进退，**黄耆散**方：

黄耆剉　川升麻　川大黄剉碎，微炒　黄芩　远志去心　赤茯苓　赤芍药七味各一两　生干

---

〔1〕 遭：原字缺损，据宽政本补。

〔2〕 尤妙：残缺，唯后一字存右边。据宽政本补正。

〔3〕 瘁：原作"瘁"。《普济方》卷286引同方作"瘁"，不通。《正误》："'瘁'，'瘁'之讹。""瘁"shēn，《中华字海》："1. 寒病。见《说文》。2. 寒颤。见《正字通》。"后一义项与本文符合，故改"瘁"。

地黄二两　当归半两　麦门冬一两半，去心　人参半两，去芦头　甘草半两，生剉

右件药捣筛为散，每服四钱，以水一中盏，煎至六分，去滓，不计时候温服。

治发痈肿，热毒疼痛，心神烦闷，**生地黄散**方：

生干地黄二两　玄参一两　甘草一两，生剉　赤芍药一两　黄耆一两，剉　木通一两，剉　黄芩一两　当归一两，剉，微炒　地骨皮一两　赤茯苓一两半　川升麻一两　川大黄一两，剉碎，微炒

右件药捣筛为散，每服四钱，以水一中盏，入竹叶二十片，煎至六分，去滓，不计时候温服。

治痈肿结硬疼痛，宜服**内消散**方：

赤小豆一合，熬令熟　人参一两，去芦头　甘草一两，生剉　蘧麦一两　白敛一两　当归一两，剉，微炒　黄芩一两　防风一两，去芦头　黄耆一两，剉　沉香一两　川升麻一两

右件药捣细罗为散，不计时候以温水调下二钱。

治痈肿不能溃，**野葛散**方：

野葛皮一分　龙骨二两　干姜半两，炮裂，剉　桂心一两　菰瓝二两，干者　王不留行一两

右件药捣细罗为散，不计时候以温酒调下二钱。

治痈肿及发背乳痈，一切毒肿，悉能内消，脓化为水，**犀角圆**方：

犀角屑一两　川升麻一两　黄耆一两半，剉　防风一两，去芦头　黄芩一两　当归一两，剉，微炒　栀子人一两　吴蓝一两　甘草一两，生剉　川大黄一两，剉碎，微炒　巴豆半两，去皮心，研，纸裹压去油

右件药捣罗为末，炼蜜和捣三五百杵，圆如梧桐子大，每服空腹以粥饮下三圆，当快利为度，即吃冷白粥止之。未利，加至五圆。

治痈肿贴熁诸方

凡疗暴热欲成痈肿者，所贴熁药，初时热势猛盛，炎炽难当，肿处若似有头，即当上贴温热膏药，引出其热毒，此乃火就燥之义也。四畔赤焮处，捣生寒药贴熁之，折伏其热势，亦如驱逐邪恶，扑火之义。夫生药势气力精全，性味雄曷[1]，古来疗者，不本物理，皆通周通[2]，草膏已经油炼，气力殊微，欲使尫瘵者敌其勇夫，不亦难矣。况痈者壅也，要在疏通，若初时便令以粘膏贴熁，岂得尽于郁结不成脓乎？其中若热气不甚，或热势已衰，即任贴膏药求差。凡贴熁肿药，皮厚者以药涂故软布，着肉贴之。肿皮薄者，即隔疏纱縠涂药熁之，熁勿令药在内着肉，或虑药干，即皮随药起。其所换药，肿皮厚者宜干换，肿皮薄者宜湿换。列诸熁方于后。

治痈疽热毒，疼痛攻焮[3]，肌肉赤色虚肿，手不可近，欲成脓，及已有脓者，四畔赤肿，宜用**寒水石散**方：

寒水石二两　羊桃根一两，剉　消石一两　木香半两　白敛半两　丁香半两　榆皮半两，剉　赤小豆一合　汉防己半两　川大黄一两，生用

右件药捣细罗为散，用头醋旋调和稀稠得所，涂故软布上，贴疮头四畔赤焮处，候干即易

〔1〕曷：《正误》："'曷'字可疑。"《普济方》卷282改作"健"。
〔2〕周通：此二字宋版及宽政本皆同，义晦。《普济方》卷282作"用药"。存疑。
〔3〕焮：原残，据宽政本补。

之。其疮头别研波斯青黛，以少许水和，时时以鸟翎傅之，勿令干燥。

治痈肿，一切风毒热肿，发背乳痈等疾，宜用此**重台**〔1〕**散**熁之方：

重台一两　黄耆一两，剉　川大黄一两，生用　羊桃根三分，剉　消石三分　半夏三分　白敛一两　莽草三分　丁香半两　木香半两　没药半两　白芷半两　赤芍药半两

右件药捣罗为末，有患处，以醋旋调稀稠得所，涂故布或疏绢上，日三贴之，以肿退为度。

治痈肿及发背有赤肿，热痛不可忍，**紫葛散**方：

紫葛三两，剉　川大黄三两，生用　白敛二两　玄参二两　黄芩二两　川升麻二两　榆白皮二两，剉　木香二两　赤小豆三合　黄连三两

右件药捣细罗为散，以新汲水调如面脂，涂于肿上，干即更涂。

治发痈，肿皮剥烂，汁流出如火烧，热甚不可耐，贴此令消，**大黄散**方：

川大黄一两，生用　赤小豆一两　牡蛎一两　黄连一两　白敛一两　土瓜根一两　当归一两，剉，微炒

右件药捣细罗为散，每以鸡子白调涂故布上，贴肿处，燥即易之。

熁痈肿毒热疼痛，**玄参散**方：

玄参半两　紫葛半两，剉　川大黄半两，生用　木香半两　卷柏半两　川芒消半两　黄药半两　紫檀香半两，剉

右件药捣细罗为散，以鸡子白调和稀稠得所，薄涂所患处。有疮肿已破者，去芒消。

治痈肿毒热，赤焮疼痛，方：

川大黄三分，生用　杏人三分，去皮，生研如膏　盐花三分

右件药捣细罗为散，入杏人膏都研令匀，以新汲水和令稀稠得所，旋取涂肿上，干即易之。

治痈肿发背，宜涂**大黄散**方：

川大黄一两，生用　黄芩一两　白芷三分　寒水石一两　白敛一两　黄蘗三分，剉　石膏一两　赤石脂一两　黄连一两，去须

右件药捣细罗为散，以浆水调为膏，厚涂于疮上，干即易之。

治痈疽疮肿，热焮疼痛，宜贴**柳木耳饼**方：

柳木耳一两　龙葵根一两，剉　黄连三分，去须　川芒消一两　麦饭石三分，烧醋淬三遍　雄雀粪一分　乳香一两　杏人一两，其疮有头作孔者，煨，去皮尖，无孔者和〔2〕皮捣用之

右件药捣细罗为散，用浆水和捏作饼子如五钱厚，贴疮头，以单帛抹之，日二易之。

治痈疽发背，未结脓血，散肿气，宜涂此方：

蛇蜕皮二尺，烧灰　鸡子白三枚　芸薹子二两，末　赤小豆三合，末　米醋三合　蔓菁子三合，末　生马齿苋一握　灶中黄土末二两

右件药都研令烂熟，用涂肿上，干即易之。

治痈肿疼痛不止，宜贴**野葛散**方：

野葛皮半两，剉　川大黄半两，生剉　半夏半两　莽草半两　川芒消半两　白敛半两

右件药捣细罗为散，以猪胆和如膏，摊于布上傅肿处，干即换之。

---

〔1〕重台：此为玄参及蚤休（七叶一枝花）的别名。本方用治痈疽，当为蚤休。排印本改作“芸薹”，实误。

〔2〕和：原残。据宽政本补。

又方：

甜葶苈半两　木通半两，剉　川大黄半两，生剉　莽草半两

右件药捣细罗为散，以水和如稀膏，涂肿上，干即更涂，以差为度。

治痈未有头，赤肿疼痛，宜涂此方：

繁柳草[1]四两，烧灰　白敛一两　白芷一两　赤小豆二合　川大黄一两，生剉

右件药捣细罗为散，以新汲水调如膏，涂肿上，干即易之。

治痈初结肿，振焮散毒，**清凉膏**方：

糯米半升，炒令焦黑，于地上出火毒　生甘草二两，剉

右捣细罗为散，看患大小，取雪水调涂肿上，干即易之。

治痈疽及一切毒肿，坚硬疼痛，攻冲四畔焮肿，抽热毒，散肿气，**清水膏**方：

羊桃根一两，剉　川大黄一两，生剉　黄芩一两　赤小豆一合　黄蘗一两，剉　菉豆粉一两

右件药捣细罗为散，用芸薹菜捣取自然汁，以蜜少许相和，调药令稀稠得所，看四畔肿赤处大小，剪生绢上匀摊，可厚一钱，贴之，干即易。

治痈疮不消，欲结成瘘，宜贴**大黄散**方：

川大黄一两，生用　黄芩一两　龙骨一两　甘草一两　黄连一两，去须　当归一两，剉，微炒　牡蛎一两　白敛一两　白术一两　赤芍药一两　赤石脂一两

右件药捣细罗为散，每用猪胆汁调涂于细布上，如肿大小贴之，燥即易之。

治痈初结，赤肿热焮急痛，**熁毒散肿方**：

川消石三分　雄黄三分，细研　白芷三分　白矾三分　玄参三分

右件药捣细罗为散，用生油和蜜调涂痈处，干即易之，以肿消为度。

治痈肿，方：

益母草不限多少

右捣取汁，服一二合，留滓封痈上，暖即易之。

又方：

天灵盖一枚，唯陈者佳，炙令微黑

右捣细罗为散，用蜜调如面脂以涂肿上，亦得内消。

治已觉有脓，未作头者，方：

右用木香以醋磨涂之，干即更涂，不经数遍，当便作头。

治痈初发热毒肿痛，方：

右用芥子并根叶捣傅之。得山芥更良。

又方：

蔓菁子一升

右捣细罗为散，以醋和如膏，封贴肿上，干即易之。

治痈肿发背，贴熁方：

菖蒲不限多少，湿者

右烂捣捏作饼子，可疮大小贴，干即易之。此法神异。如冬月或无湿者，即以干者杵末，用驴乳和捣为饼子用之。如不在疮上，以帛抹之。

---

〔1〕繁柳草：该药治痈功用与《证类本草》所载“繁缕”同，药名发音亦似，疑即石竹科植物“繁缕”。

又方：

槐子一合　慎火草一握

右合捣令烂，以水和涂之。

又方：

伏龙肝二两，末

右以好醋和作膏，涂布上贴之，干即易之。

又方：

右用地松捣傅之。凡用皆数易之，勿令其燥，燥更生热。

又方：

右捣苎麻根傅之。

又方：

右捣百合根傅之。

治痈脓不出，方：

右用柳根细切封之，以布掩，燥复易之。

治痈初结肿及发背，方：

马齿菜一斤，捣令烂

右置于铜挲锣中，安于新汲水上，候马齿冷即罨肿上，热即易之，当时其肿即便消。

治痈已结聚，令不更长，方：

右用小豆末，以鸡子清和涂之。

又方：

右用芫花末，胶汁和贴于上，燥复易之，肿毒当化为水。

治痈未溃，方：

莽草末

右以鸡子白和，涂纸令厚贴上，燥复易之，有痛自差。

又方：

菰瓤根　赤小豆各等分

右件药捣细罗为散，用醋调涂之。

又方：

白敛三分　藜芦一分，去芦头

右件药捣细罗为散，用醋和如膏，贴肿上，日三良。

治痈肿未有头，必穴方：

茅针一枚

右全者以水二合煎五七沸，服之立溃。

又方：右以醋磨黄药涂之。

又方：右用地龙粪水和涂之。

又方：右用井底泥薄涂之。

又方：右捣牛蒡根叶傅之。

又方：右捣水芹傅之。

又方：右捣水荭草傅之。

又方：右捣龙葵菜傅之。

又方：右捣芭蕉根傅之。

又方：右捣车前叶傅之。

又方：右捣鸡肠草傅之。

又方：右捣夏枯草傅之。

又方：右捣积雪草傅之。

又方：右捣酸浆叶傅之。

又方：右捣芸薹叶傅之。

又方：右捣苍耳傅之。

又方：右捣蓼蓝傅之。

又方：右捣景天草，一名护火草傅之。

治石痈诸方

夫石痈者，亦是寒气客于肌肉，折于气血，结聚所成。其肿结确实至牢，有根核，皮肉不甚热，微痛，热时自歇，此寒多热少，坚硬如石，故谓之石痈也。久久热气乘之，乃有脓也。

治石痈肿毒结硬疼痛，口干烦热，四肢拘急，不得卧，**沉香散**方：

沉香三分　地骨皮一两　麦门冬一两，去心　当归一两　川大黄二两，剉碎，微炒　川升麻一两　木香三分　玄参一两　枳壳一两，麸炒微黄，去瓤　羚羊角屑一两　独活一两　甘草一两，生剉　赤芍药一两　防风三分，去芦头

右件药捣筛为散，每服四钱，以水一中盏，煎至六分，去滓，不计时候温服。

治石痈热毒气盛，肿硬疼痛，口干烦闷，**犀角散**方：

犀角屑三分　连翘一两　射干一两　川升麻一两　当归一两　川大黄二两，剉碎，微炒　木香三分　枳壳一两，麸炒微黄，去瓤　赤芍药一两　甘草一两，生剉　玄参一两

右件药捣筛为散，每服四钱，以水一中盏，煎至六分，去滓，不计时候温服。

治石痈肿硬疼痛，心腹烦闷，不得宣畅，**大黄散**方：

川大黄一两，剉碎，微炒　当归一分　川芒消半两　黑豆皮半两　枳壳半两，麸炒微黄，去瓤　牛蒡子一分，微炒　芎䓖一分　甘草半两，生剉

右件药捣筛，分为三服，每服以水一大盏，煎至五分，去滓，不计时候温服，以利为度。

治石痈结坚，若已坏，若未坏，或已成痈者，宜服**占斯散**方：

占斯一两　厚朴一两，去粗皮　生干地黄一两　菰瓝一两，干者　败酱一两　防风一两，去芦头　桔梗一两，去芦头　人参一两，去芦头　细辛一两　桂心半两

右件药捣细罗为散，每于食前以温酒调下二钱。

又方：

鹿角八两，烧灰　白敛三两　粗理黄石一斤　醋一升

右件药捣罗为末，以醋和如膏涂之，干则又涂，五七度即消。

治石痈结硬发热，紫赤色，毒气攻冲未定，日夜疼痛，宜用消肿化毒止痛，**黄连散**方：

黄连一两　川大黄一两，生用　白敛一两　马牙消一两　黄蘗一两，剉　青盐半两　骐驎竭半两　赤小豆半合，炒熟　杏人四十九枚，汤浸，去皮尖，研

右件药捣细罗为散，用蜜水调涂痈上，干即易之。

治石痈风毒初结，焮核坚硬，宜涂**雄黄散**方：

雄黄半两，细剉　川大黄半两，生用　磁石半两，捣碎细研　白矾半两，烧令汁尽　细辛半两

右件药捣细罗为散，用鸡子白和生蜜调涂之，干即易之。

又方：

白敛半两　藜芦一分，去芦头

右件药捣细罗为散，日三上，以醋和贴。

治石痈，发肿至坚而有根者，方：

右用桑根白皮捣末，以酒和傅之。

又方：右用莨菪子捣为末，以醋调傅之，经宿根出。

又方：右用蛇皮贴之，经宿自消。

又方：右用梁上尘、葵茎灰等分，醋和涂之。

治石痈坚如石，不作脓者，方：

右用商陆根捣烂傅上，燥则易之。

又方：右用芫花捣为末，水和如膏涂之。

治肺痈诸方

夫肺痈者，由寒伤于肺，其气结聚所成也。肺主气，候之皮毛。若劳伤血气，则腠理开而受风寒，其气虚者伤肺，寒搏于血，蕴结成痈，寒极生热，壅积不散，血败为脓。肺处胸间，肺伤于寒则微咳，故肺痈之状，其人咳而胸内满，隐隐痛，则两脚肿满。又寸口脉数而实，咽干口燥而渴，时出浊唾腥臭，久久吐脓如粳米粥者，难治也。又肺痈有脓而呕者，不可治。其呕脓而止者，自愈。又寸口脉微而数，微为风，数为热，微则汗出，数则恶寒，风中于卫，呼气不入，热过于荣，吸而不出，风伤皮毛，热伤血脉，风舍于肺，其人则咳，口干喘满，咽燥而渴，多吐浊沫，四肢时颤，寒热之所过，血为凝滞，蓄血成痈，始萌可救，脓成即死。又欲知有脓者，其脉微紧而数，脓为未成。其脉紧甚，但数，脓为已成。又肺病当有咳嗽短气，唾出脓血，其脉当短涩而反浮大者，死。其色当白而反赤者，此是火之克金，为逆，不可治也。

治肺痈，心胸气壅，咳嗽脓血，肩背烦闷，小便赤黄，大便多涩，宜服**黄耆散**方：

黄耆一两，剉　白蒺藜三分　枳壳三分，麸炒微黄，去瓤　紫苏茎叶一两　杏人三分，汤浸，去皮尖、双人，麸炒微黄　赤茯苓一两　桑根白皮一两，剉　川大黄一两，剉碎，微炒　天门冬一两，去心　生干地黄一两　当归半两　甘草半两

右件药捣筛为散，每服四钱，以水一中盏，入生姜半分，煎至六分，去滓，不计时候温服。

治肺痈，喘急咳嗽脓血，心神烦闷，咽干多渴，**汉防己散**方：

汉防己三分　麦门冬三分，去心　桑根白皮一两，剉　赤茯苓一两　枳壳三分，麸炒微黄，去瓤　地骨皮三分　前胡一两，去芦头　黄耆一两，剉　甘草半两，炙微赤，剉

右件药捣筛为散，每服四钱，以水一中盏，入生姜半分，煎至六分，去滓，不计时候温服。

治肺痈烦闷，咳嗽脓血，**竹茹散**方：

苦竹茹一两　生干地黄一两　茜根半两　百合半两　杏人半两，汤浸，去皮尖、双人，麸炒微黄　黄耆一两半　甘草半两，炙微赤，剉

右件药捣粗罗为散，每服五钱，以水一大盏，入生姜半分，煎至五分，去滓，不计时候服。

治肺痈，吐脓血，方：

薏苡人三合

右捣碎，以水二大盏，煮取一大盏去滓，分温二服，当下脓血便愈。

又方：

桔梗二两，去芦头　甘草一两，剉，生用

右件药捣筛为散，每服四钱，以水一中盏煎至六分，去滓温服，如人行八九里再服。

治肺痈，得吐后，宜服**补肺排脓散**方：

黄耆二两，剉

右捣筛为散，每服四钱，以水一中盏煎至六分，去滓温服，日三四服。

治肺痈，喘咳气急，眠卧不得，方：

甜葶苈二两半，隔纸炒令紫色

右捣筛为散，每服三钱，以水一中盏，煎至六分，去滓，不计时候温服。

治肺痈，咳其声破嗄，体有微热，烦满，胸前皮甲错者，肺肿也，宜服此方：

夜合白皮一两

右剉，以水一大盏，煎至七分，去滓，不计时候分温二服。

又方：

青苇二茎，剉　薏苡人二合　甜瓜子二合　桃人五十枚，汤浸，去皮尖

右件药捣碎，先以水三大盏，煎苇至一大盏去滓，入薏苡人等三味同煎至七分，去滓，不计时候分温二服。

治肺痈，胸中满，振寒，脉数，咽干不渴，时出浊唾腥臭，久久吐脓如粳米粥者，**桔梗圆**方：

桔梗三分，去芦头　贝母半两　巴豆一分，去皮心，纸裹压去油

右件药捣罗为末，炼蜜和圆如梧桐子大，强人粥饮下五圆，羸人三圆。若病在膈上者吐出也，若在膈下者利出也。若下多不止者，食冷饭三两匙即止。

治肠痈诸方

夫肠痈者，由寒温不适，喜怒无常，使邪气与荣卫相干在于肠内，遇热加之，血气蕴积，结聚成痈。热积不散，血肉腐坏，化而为脓。其病之状，腹重而微强，抑之即痛，小便数似淋，时时汗复恶寒，其身皮皆甲错，腹皮急如肿状。诊其脉洪数者，必已有脓也。其脉迟紧者，未有脓也。甚者腹胀大，转侧闻水声，或绕脐生疮而穿脓出，或自脐中脓出，或大便去脓血，唯宜急治之。又云：大便脓血，似赤白下者，是肠痈也。卒得肠痈，而不晓治之，错者不少。寸口脉滑而数，滑则为实，数则为热，滑则为荣，数则为卫，卫下降，荣上升，遇[1]热则荣卫相干，血为浊惫，小腹痞满，小便或难，汗出，或复恶寒，脓为已成。设脉迟紧，聚为瘀血，血下则愈，脓成引日。又诸浮数脉，当发热而反洗淅恶寒，若有痛处者，当积有脓，脉滑涩相搏，肠痈唾脓者也。

治肠内生痈肿，令人心膈间气滞，急痛，肚热，呕逆，小便黄赤，焮表发肿，肿中夜间如汤

〔1〕遇：原作“过（過）”。《正误》：“‘过’，‘遇’之讹。”因改。

沸声，速须救疗，宜服**当归煎**方：

当归一两　没药三分　麝香半两，细研　乳香半两　桂心半两　朱砂半两，细研　黄耆三分　漏芦半两　自然铜半两　丁香半两　木香三分　芎䓖半两　骐驎竭三分　槟榔半两　云母粉半两　沉香半两　甘草半两　白敛半两　白芷半两　蜜陀僧半两　赤芍药三分　野驼脂三两　黄犬脂三两　生地黄半斤，绞取汁

右件药除脂并捣罗为末，银锅内先用好酒五升以慢火煎去二升，即下地黄汁更煎渐浓，次入野驼脂，不住手以柳木篦搅如膏，即下药末更搅令匀，以瓷合盛，每日空心、午时、晚间，以甘草酒调下一弹圆大服，外取涂贴患处亦良。

治肠痈，**占斯散**方：

占斯一两　甘草一两，炙微赤，剉　细辛一两　菰瓤根一两　厚朴一两，去粗皮，涂生姜汁炙令香熟　防风一两，去芦头　川大黄一两，生用　人参一两，去芦头　桔梗一两，去芦头　败酱一两

右件药捣细罗为散，每于食前以温粥饮调下二钱。

治肠痈未成脓，腹中痛不可忍，**牡丹散**方[1]：

牡丹三分　川大黄二两，剉碎，微炒　木香三分　桃人三分，汤浸去皮尖、双人，麸炒微黄　赤芍药三分　川芒硝二两　败酱三分　甜瓜子三分

上件药，捣筛为散，每服四钱，以水一中盏，煎至六分，去滓，每于食前温服，以利下脓血为度。

治肠痈肿痛妨闷，气欲绝，**甜瓜子散**方

甜瓜子二两　桃人一两，汤浸，去皮尖、双人，麸炒微黄　牡丹一两　川大黄一两半，剉，微炒　川朴硝一两　薏苡人一两　败酱一两　当归半两　槟榔三分

上件药，捣粗罗为散，每服四钱。水一中盏，煎至六分，去滓，不计时候温服。

治肠痈，小便不利似淋，腹中苦痛，寒热汗出，时时利脓，**木通散**方

木通一两，剉　薏苡人一两　生干地黄二两　甘草一两，炙微赤，剉　桔梗一两，去芦头　丹参二两　麦门冬一两，去心　赤芍药一两半　赤茯苓一两　败酱二两　牡丹一两　黄耆一两，剉

上件药，捣粗罗为散，每服四钱，以水一中盏，入生姜半分，煎至六分，去滓，不计时候温服，以小便利为度。

治肠痈，小腹牢强，按之痛，小便不利，时有汗出、恶寒脉迟，未成脓，宜服**赤茯苓散**方：

赤茯苓一两　甜瓜子二两　川大黄二两，剉碎，微炒　川芒硝半两　桃人一两，汤浸去皮尖、双人，麸炒微黄　牡丹一两半

上件药，捣粗罗为散，每服四钱，以水一中盏，煎至六分，去滓温服。日三四服。

治肠痈壮热恶寒，微汗气急，小腹肿痛，小便涩似淋，或大便难，如刀刺痛，及背胛[2]疼，肠中已成肿，或大便有脓，宜服此方：

甜瓜子一合　蛇蜕皮一尺　当归一两，剉，微炒

右件药捣筛，以水一大盏，煎至七分，去滓，食前分温二服，以利下恶物为效。

治肠痈，腹胀皮急，微汗，小腹重强，按之即痛，小便数似淋，未有脓，方：

---

〔1〕方：此下原脱一叶，文字至赤茯苓散后一方之主治“……大便难，如”为止。今据《类聚》卷172所引辑入脱文，并参以《普济方》卷286“肠痈”篇所录该叶内容。其中凡改为“仁”者均还原为“人”。

〔2〕胛：原作脾，据《类聚》卷172引同方补。

牛蒡根汁五合　川芒消一两

右件药相和煎一二沸，分为二服，空心及晚食前温服。

治痈有脓诸方

夫痈有脓者，由寒气搏于肌肉，折血气结聚，乃成痈也。凡痈不差，不复可消者，若按之都牢强者，未有脓也。按之半强半软者，有脓也。又手掩上不热者为无脓，若热甚者有脓也。凡觉有脓，宜急破之，不尔侵蚀筋骨也。

治痈疽，一切疮肿，**托里排脓散**方：

木香一分　黄耆三分，剉　白敛一分　占斯一分　芎䓖一分　当归一分，剉，微炒　细辛一分　桔梗一分，去芦头　赤芍药一分　槟榔一分　败酱一分　甘草一分，炙微赤，剉　桂心一分　羌活二分　白芷一分

右件药捣细罗为散，每于食前甘草酒下二钱。

治痈肿消脓，**占斯散**方：

占斯半两　桂心半两　人参半两，去芦头　细辛半两　败酱半两　干姜半两，炮裂，剉　甘草半两，炙微赤，剉　防风半两，去芦头　桔梗半两，去芦头　厚朴一两，去粗皮，涂生姜微炙令香熟

右件药捣细罗为散，每于食前以温酒调下二钱。

治诸痈肿，疮中疼痛，脓血不绝，**蘧麦散**方：

蘧麦一两　白芷一两　黄耆二两，剉　当归一两，剉，微炒　细辛一两　赤芍药一两　芎䓖一两　赤小豆一两，捣末，以酒浸，铜器中熬令干　薏苡人一两

右件药捣细罗为散，不计时候以温酒调下二钱，渐生肌肉。

治痈疽赤肿疼痛，未得脓溃，贴**成脓雄黄散**方：

雄黄三分，细研　麝香一两，细研　木香半两　川大黄三分　黄连一两　白芷三分　桂心半两　当归三分，剉，微炒　黄蘗三分，剉　槟榔三分　芎䓖半两　骐驎竭三分

右件药捣细罗为散，用腊月猪脂调令匀，涂于绢上，贴肿处，候脓溃后，即用膏药搜脓生肌。

治痈疽赤肿，未得脓溃，化脓止痛，**龙骨散**方：

龙骨一两　川大黄半两，生用　白敛半两　黄耆半两，剉　黄芩半两　白及半两　牡蛎半两，烧为粉　雌黄半两，细研　甘草半两　芎䓖半两

右件药捣细罗为散，用猪胆调令如膏，摊于帛上涂贴，取穴为度。

治痈肿疽疮等，热毒炽盛不散，已成脓溃，疼痛不可忍，止痛搜脓**当归散**方：

当归一两　羊桃根一两，剉　桂心半两　白敛一两　木香半两　丁香半两　榆白皮一两，剉　汉防己一两

右件药捣细罗为散，用醋浆水调如膏，贴于肿上，干即易之。

治痈肿已作脓，宜贴**大黄散**方：

川大黄一两　当归一两　细辛半两　木通一两，剉　芎䓖一两　黄连一两　赤芍药一两　黄耆一两，剉　白及一两

右件药捣细罗为散，每用鸡子白和，涂于故细布上，以贴肿处，燥复易之。

治痈肿恶疮，**排脓黄耆散**方：

黄耆一两半，剉 白敛一两 赤芍药一两 茑劳一两 赤小豆一两 附子半两 羊桃根半两，剉 蔄茹半两 牡蒙半两

右件药捣细罗为散，用鸡子白调贴之，干即换之。

治痈肿恶疮生肌后，用力劳动努伤，出血不止，**骐驎竭散**方：

骐驎竭半两 黄连三分 槟榔半两 黄蘗半两，剉 白及半两 诃梨勒皮一分

右件药捣细罗为散，用鸡子白调涂疮口上，以白薄纸贴定，药干落即换。勿用力，忌着水。

治痈肿恶疮中脓水，及新疮口未干，宜用此散令干，方：

黄丹二两 定粉二两 白矾二两

右件药研入瓷瓶子内，用盐泥固济，慢火熁令干，后即用大火煅通赤，候冷将出，细研傅疮。

治痈肿穴后，及恶疮脓水虽减，肌肉不生，宜用此方：

蜜陀僧一两半 黄连一两，去须 槟榔三分

右件药捣细罗为散，日三贴之。

治痈肿恶疮，内脓不止，方：

右用猬皮烧灰细研，内疮孔中。

治痈烦渴诸方

夫痈者，由寒搏于血，血涩不通，而热归之，壅结所成。热气不得宣泄，内熏五脏，故烦躁而渴也。凡痈肿热渴者则引饮，冷气入于肠胃即变下利，亦变呕哕。所以然者，本由虚热，气逆故呕，呕而气逆，逆冷乘之，气不通，故哕也。

治痈肿成脓水，不能下食，心热口干，烦渴饮水多，四肢羸瘦，**玄参散**方：

玄参一两 川升麻三分 白鲜皮一两 黄连一两，去须 土瓜根一两 麦门冬一两，去心 赤芍药一两 川大黄一两半，剉碎，微炒 大麻人一两半 川朴消一两半

右件药捣筛为散，每服三钱，以水一中盏，入生地黄一分细切，煎至六分，去滓，不计时候温服。

治痈肿热盛，口干烦渴，或时干呕，**葛根散**方：

葛根一两，剉 甘草半两，生剉 黄耆一两，剉 川升麻一两 菰薽根一两 麦门冬一两，去心 赤芍药一两 黄芩三分 栀子人一两 生干地黄一两

右件药捣粗罗为散，每服四钱，以水一中盏，煎至六分，去滓，不计时候温服。

治痈肿焮痛，口干烦渴，不欲饮食，**连翘散**方：

连翘一两半 葛根一两，剉 川升麻一两 枳壳一两，麸炒微黄，去瓤 黄芩一两 蓝叶一两 赤芍药一两 玄参一两 白敛一两 羚羊角屑一两 木通一两，剉 黄耆一两，剉 川大黄一两，剉碎，微炒 甘草一两，剉

右件药捣粗罗为散，每服四钱，以水一中盏，煎至六分，去滓，不计时候温服。

治痈肿初发热盛，口干烦渴，四肢拘急，骨节疼痛，**犀角散**方：

犀角屑半两 知母半两 木通三分，剉 赤芍药半两 川升麻半两 川大黄一两，剉碎，微炒 葳蕤半两 黄芩半两 麦门冬三分，去心 甘草半两，生剉 马牙消一两半

右件药捣粗罗为散，每服四钱，以水一中盏，煎至六分，去滓，不计时候温服，以利三两行为度。

治痈肿，体热烦渴，肢节拘急，肩背疼痛，**黄耆散**方：

黄耆一两半，剉　生干地黄一两　赤芍药半两　川大黄一两半，剉碎，微炒　赤茯苓一两　知母一两　柴胡一两，去苗　川升麻一两　当归半两　木通一两，剉　甘草半两，生剉　羚羊角屑一两

右件药捣粗罗为散，每服四钱，以水一中盏，入小麦一百粒，煎至六分，去滓，不计时候温服。

治痈肿及发背，痈疽乳痈，脏腑壅滞，口干烦渴，头痛，吃食不下，**葛根散**方：

葛根一两，剉　麦门冬一两，去心　犀角屑半两　葳蕤三分　荠苨二分　赤芍药三分　石膏二两　黄芩一两　甘草半两，生剉

右件药捣筛为散，每服四钱，以水一中盏，煎至六分，去滓，入竹沥半合更煎一两沸，不计时候温服。

治痈虚热诸方

夫发痈虚热者，由寒客于经络，使血气否涩，乃结肿成痈，热气壅结，则血化为脓，脓溃痈差之后，余热未尽，而血气已虚，其人翕翕苦热，惙惙虚乏，故谓之虚热也。

治痈发后，脓溃不止，肌体虚热，口干食少，**熟地黄散**方：

熟干地黄一两　黄耆一两，剉　麦门冬一两，去心　黄芩半两　人参一两，去芦头　石膏二两　芎䓖半两　当归半两　白茯苓一两　甘草半两，生用

右件药捣筛为散，每服四钱，以水一中盏，煎至六分，去滓，不计时候温服。

治痈脓溃，数日不止，致体虚烦热，头目昏闷，**黄耆散**方：

黄耆一两，剉　防风一两，去芦头　川升麻一两　羚羊角屑一两　芎䓖三分　甘草半两，生剉　人参一两，去芦头　地骨皮半两　白茯苓一两　石膏一两

右件药捣筛为散，每服四钱，以水一中盏，煎至六分，去滓，不计时候温服。

治痈穴后脓水过多，致内虚体热，**人参散**方：

人参一两，去芦头　白术三分　麦门冬一两，去心　地骨皮半两　熟干地黄一两　黄耆一两，剉　白茯苓一两　甘草半两，生剉

右件药捣筛为散，每服四钱，以水一中盏，煎至六分，去滓，不计时候温服。

治痈脓溃已绝，肌肉内虚，尚有余热，**沉香散**方：

沉香一两，剉　黄芩半两　甘草半两，生剉　熟干地黄二两　柴胡一两，去苗　菰𦼮根半两　白术三分　麦门冬一两，去心　黄耆一两，剉

右件药捣粗罗为散，每服四钱，以水一中盏，入竹叶二七片，小麦五十粒，煎至六分，去滓，不计时候温服。

治久痈诸方

夫久痈者，由寒气客于经络，血则凝涩不通，壅结成痈。发痈之后，热毒未尽，重有风冷乘之，冷搏于肿，蕴结不消，故经久不差，久不差者，则变成瘘也。

治久痈不差，风毒气留积，筋骨疼痛，脓水久出，疮不生肌，宜服**五香连翘散**方：

木香三分　鸡舌香半两　沉香三分　熏陆香半两　麝香半分，细研　连翘三分　射干三分　川升麻三分　黄耆三分，剉　木通三分，剉　独活三分　桑寄生三分　甘草半两，生剉　川大黄半两，剉碎，微炒

右件药捣罗为散，每服四钱，以水一中盏煎至六分，去滓温服，日三四服。

治久痈，出脓水过多，四肢虚羸，**黄耆散**方：

黄耆一两，剉　败酱三分　络石一两　防风三分，去芦头　漏芦一两　白敛三分　白薇一两　玄参三分　白茯苓三分　白芍药一两　沉香三分　藿香三分　熟干地黄二两　甘草半两，炙微赤，剉

右件药捣粗罗为散，每服四钱，以水一中盏煎至六分，去滓温服，日三四服。

治久痈，脓水出不尽，心中烦闷不已，**麦门冬散**方：

麦门冬一两，去心　紫葛三分，剉　木通一两，剉　黄耆一两，剉　川升麻三分　犀角屑三分　甘草半两，炙微赤，剉

右件药捣粗罗为散，每服四钱，以水一中盏，煎至六分，去滓，不计时候温服。

治久痈，及风毒气留积穿穴，久出脓水，疼痛不止，生肌内补，**占斯散**方：

占斯半两　黄耆半两，剉　细辛一分　木香一分　连翘一分　桔梗一分，去芦头　芎䓖一分　甘草一分，炙微赤，剉　白芍药一分　续断一分　人参一分，去芦头　独活一分　熟干地黄半两

右件药捣细罗为散，每于食前以粥饮调下二钱。

治痈疽发背久不差，宜傅此**杀虫散**方：

白芜荑一两　藜芦一两，去芦头　雌黄一两，细研　麝香一分，细研　青矾半两　雄黄半两，细研　苦参一两，剉　附子半两，炮裂，去皮脐

右件药捣细罗为散，与麝香相和研匀，每用时先以吴蓝甘草煎汤洗疮口，去痂拭干，日二傅之。

治痈疽疮久不差，方：

松脂三两　熏陆香三两

右件药合捣，内少许盐为饼，贴疮上，得汁出尽即差。

治痈内虚诸方

夫痈内虚者，由体虚受寒，寒客于经络，血脉否涩，热气蕴积结聚，或痈结热不散，热气内迫于心，故心虚热，则惊不定也。

治痈内虚不足，脓水不绝，四肢乏弱，不能饮食，久不差，必为内漏，宜服**黄耆散**方：

黄耆一两，剉　山茱萸半两　五味子半两　白茯苓三分　当归半两，剉碎，微炒　附子一两，炮裂，去皮脐　石斛三分，去根　地脉[1]半两　远志一两，去心　巴戟一两　肉苁蓉一两，酒浸一宿，去皴皮，炙令干　人参三分，去芦头　菟丝子半两，酒浸三日，曝干，别捣为末　麦门冬一两，去心　石韦半两，去毛　白芍药三分　芎䓖半两　熟干地黄一两　甘草三分，炙微赤，剉

右件药捣细罗为散，每服以荆芥汤调下二钱，日三四服。

---

〔1〕地脉：本书多处用此药治痈疮热痢，又名地脉草。本草无此药名，然唐《千金》即用此药。疑为"地朕"之形误。《嘉祐本草》谓"地朕"即"地锦"，乃大戟科植物地锦草，功用与"地脉"甚贴合。

治痈疽内虚不足，**人参散**方：

人参一两，去芦头　黄耆二两，剉　甘草半两，炙微赤，剉　当归半两，剉碎，微炒　白芍药半两　熟干地黄二两　白茯苓一两　桂心半两　枸杞子一两　白术一两

右件药捣筛为散，每服四钱，以水一中盏，入生姜半分，枣三枚，煎至六分，去滓，不计时候温服。

治痈疽发背发乳，大去脓血后，内虚少气，**熟地黄散**方：

熟干地黄一两　黄耆一两，剉　人参一两，去芦头　当归半两，剉碎，微炒　芎䓖二两　白芍药半两　白茯苓一两　甘草半两，炙微赤，剉　桂心半两　麦门冬一两，去心　续断一两

右件药捣筛为散，每服四钱，以水一中盏，入生姜半分，枣三枚，煎至六分，去滓温服，日三四服。

治痈疽溃散，脓出太多，内虚少力，不食，宜服**内补散**方：

黄耆一两，剉　麦门冬一两，去心　芎䓖一两　白茯苓一两　桂心半两　远志半两，去心　当归一两，剉，微炒　人参一两，去芦头　甘草半两，炙微赤，剉　五味子一两

右件药捣粗罗为散，每服四钱，以水一中盏，入生姜半分，枣三枚，煎至六分，去滓，不计时候温服。

治大疮热已退，脓血不止，疮中内虚疼痛，**防风散**方：

防风一两，去芦头　白茯苓一两　白芷一两　桔梗一两，去芦头　远志半两，去心　甘草半两，炙微赤，剉　人参一两，去芦头　芎䓖一两　当归一两，剉，微炒　黄耆一两，剉　附子半两，炮裂，去皮脐　桂心一两　赤小豆一合，炒熟　厚朴二两，去粗皮，涂生姜汁炙令香熟

右件药捣细罗为散，每服以黄耆汤调下二钱，日三四服。

治痈发背，脓血不止，内虚，宜服**排脓生肌散**方：

当归半两，剉，微炒　黄耆半两，剉　人参一两，去芦头　芎䓖半两　厚朴一两，去粗皮，涂生姜汁炙令香熟　防风半两，去芦头　白芷半两　桔梗半两，去芦头　甘草半两，炙微赤，剉

右件药捣细罗为散，每服以木香汤调下二钱，日三四服。

治痈脓血至甚，不生肌肉，**内补五香圆**方：

沉香一两　熏陆香一两　木香一两　藿香一两　丁香一两　续断一两　熟干地黄二两　白芍药一两　侧子一两，炮裂，去皮脐　石长生一两　厚朴一两半，去粗皮，涂生姜汁炙令香熟　败酱一两　人参一两，去芦头　白茯苓一两　鹿角屑二两　虎胫骨二两，涂酥炙令黄

右件药捣罗为末，炼蜜和捣三二百杵，圆如梧桐子大，每于食前以黄耆汤下三十圆。

治痈经年不差，脓血出过多不止，宜服**补虚肉苁蓉散**方：

肉苁蓉二两，酒浸一宿，刮去皴皮，炙令干　干姜半两，炮裂，剉　地脉三分　菟丝子三分，酒浸三日，曝干，别捣为末　巴戟一两　远志一两，去心　人参一两，去芦头　甘草一两，炙微赤，剉　麦门冬一两，去心　石韦一两，去心　白芍药一两　桂心一两　芎䓖一两　熟干地黄二两　山茱萸一两　五味子一两　当归一两，剉，微炒　附子半两，炮裂，去皮脐　白茯苓一两半

右件药捣细罗为散，每于食前以荆芥汤调下二钱。

治痈溃后诸方

夫痈者，由寒气客于肌肉，血气结聚，乃成痈也。痈溃之后有逆顺，其眼白睛青黑而眼小

者，一逆也；服药而呕者，二逆也；伤痛渴甚者，三逆也；肩膊中不便者，四逆也；音嘶色脱者，五逆也。除此五者，并为顺也。凡发痈疽，则热流入于内，五脏焦燥者，渴而引饮，兼多取冷，则肠胃受冷而变下利，利则肠胃俱虚，而冷搏于胃气，则变呕逆，气若不通，逆冷折之，则变哕也。

治痈溃后，补虚，去客热，**黄耆散**方：

黄耆二两，剉　知母一两　石膏二两　白芍药一两　麦门冬一两，去心　甘草半两，炙微赤，剉　白茯苓一两　桂心一两　川升麻一两　熟干地黄一两　人参一两，去芦头

右件药捣粗罗为散，每服四钱，以水一中盏煎至六分，去滓温服，日三四服。

治痈肿已溃后，结强，宜拓**白敛汤**方：

白敛一两　黄芩一两　赤芍药一两　丹参一两

右件药细剉，以水三升煮至一升半，以帛浸拓肿上，频频换之。

治痈已溃后，散肿气，**栀子散**方：

栀子人一两　川大黄一两　黄连一两，去须　白及一两　牡蛎一两　白敛一两　木通一两，剉　川升麻一两　黄芩一两

右件药捣细罗为散，每用以鸡子白调，涂故帛上贴肿处，燥复易之。

治痈已溃，**黄连散**方：

黄连一两，去须　黄蘗一两，剉　地榆一两，剉　白芷一两

右件药捣细罗为散，每用以鸡子白调，涂故细布上贴之。

治痈疮已溃，**白芷散**方：

白芷一两　黄连一两，去须　地榆一两，剉

右件药捣细罗为散，每用以鸡子白调，涂布上贴疮，日三四度换之。

治诸痈溃后，**生楸叶贴方**：

右取生楸叶十重贴之，以布缓裹，勿令急也，日三易，止痛消肿，蚀脓血良。

治痈肿溃后，脓不断，及诸物刺伤，疮不差，方：

硫黄半两，细研

右以箸一只锤令头碎，湿之，点硫黄刺疮孔中，日三用之，以疮差乃止。

治痈疮溃后烂，方：

右取陈久酱汁和面拓疮上，日三易之。

治痈肿溃后，脓流不尽，或更移结肿，**松脂封方**：

右以松脂、蜡等分，同熔成汁，蜜封之良。

治热毒疖诸方

夫疖者，由风湿冷气搏于血，结聚所生也。人运役劳动，则阳气发泄，因而汗出，遇冷湿气搏于经络，血得冷折，则结涩不通，而生疖肿，结如梅李也。又云：肿一寸、二寸为疖也。其不消而溃者，即宜热捻去脓至清血出。若脓汁未尽，其疮合者，则更发也。其着耳颔颈腋下，若脓汁不尽，多变成瘘也。

治热毒生疖，五脏壅滞，**大黄散**方：

川大黄一两，剉碎，微炒　栀子人半两　黄芩一两　川升麻一两　甘草半两，炙微赤，剉

右件药捣筛，每服四钱，以水一中盏，煎取六分，去滓，不计时候温服，得快利为度。

治热毒痈疖，**漏芦散**方：

漏芦一两　木通三分，剉　川升麻一两半　赤芍药一两　桑根白皮三分，剉　黄芩一两半　枳壳一两，麸炒微黄，去瓤　甘草三分，炙微赤，剉

右件药捣筛为散，每服四钱，以水一中盏煎至六分，去滓温服，日三四服。

治热毒疮疖肿硬，**生干地黄圆**方：

生干地黄二两　川大黄三两，剉碎，微炒　赤芍药　赤茯苓　甘草生剉　王不留行子　远志去心　桂心　川升麻　黄芩　麦门冬去心，焙　人参去芦头，已上各一两

右件药捣罗为末，炼蜜和捣三二百杵，圆如梧桐子大，不计时候以温水下三十圆。

治疮疖初生，热毒始结，疼痛妨闷，**消石散**方：

川消石三分　紫檀香半两　甜葶苈一分　莽草一分　白药一分　川大黄半两，生用　白敛半两

右件药捣细罗为散，以浆水旋调稀稠得所，涂于肿上，干则易之，以热退肿消为度。

治痈疖结肿赤热者，方：

右水磨半夏涂之，燥复更涂。

治痈疖无头者，方：

右取鼠粘叶贴上，又用水和雀粪傅之。

又方：

右以狗头骨灰、芸薹子末各等分，醋和封之。

治软疖，**乳香膏**方：

乳香半两，细研　腻粉一分　油一两　黄蜡半两　松脂一分　蜜陀僧一分，细研

右件药先取油煎蜡、松脂、乳香烊后，下粉、蜜陀僧调和成膏，看患大小，用帛[1]上摊贴，日二换之。

治热毒恶疖，及诸疮肿，**胡粉散**方：

胡粉一两　黄连一两，去须　水银一两，与胡粉同研令星尽　糯米二十粒　赤小豆十四粒

右件药捣罗为末，以麻油和诸药并水银调令匀，薄薄涂之。

治软疖赤肿疼痛不可忍，方：

天灵盖一枚，涂酥炙令微黄　麻鞋底一只，多年故者，干炙

右件药捣细罗为散，以油和涂之。

治软疖虽出脓水，热痛不止，方：

赤小豆四十九粒　乳香半分　腻粉半两

右件药捣细罗为散，先去脓水，后点药末，三两上效。

治软疖热毒不散，疼痛不止，方：

食草猪粪　冬瓜皮等分，烧灰

右件药都研为末，先用盐浆水洗了，以生油调涂，以差为度。

又方：

右以麻油四两，熬乱发如鸡子大成膏，入乌猫儿粪末一分调令匀，涂于绯帛上贴之。

又方：

---

〔1〕帛：原误作“吊”。据《类聚》卷173所引同方改。

鲫鱼

右取蒿柴火烧令焦，捣罗为末，入生油调贴于疖上。

治痈大小便不通诸方

夫痈者，此由寒客于经络，寒搏于血，血涩则不通，壅结成痈，脏热不泄，热入大小肠，故大小便不通也。

治痈疽脏腑气壅，大小便不通，**木通散**方：

木通一两，剉　黄芩一两　栀子人三分　漏芦一两　木瓜根一两，剉　川大黄一两，剉碎，微炒　甘草一两，炙微赤，剉　川朴消二两

右件药捣粗罗为散，每服三钱，以水一中盏，煎至六分，去滓，不计时候温服，以通利为度。

治痈疽脏腑壅热太过，心神烦闷，大小便不通，宜服**大黄散**方：

川大黄半两，剉碎，微炒　川升麻半两　栀子人半两　川朴消半两　葵子半两

右件药剉碎，以水二大盏，煮取一盏三分，去滓，分温三服，以快利为度。

治诸痈，排脓止痛，利大小便，**蘧麦散**方：

蘧麦一两　赤芍药一两　黄耆二两，剉　当归二两，剉，微炒　桂心一两　赤小豆一两，微炒　川大黄二两，剉碎，微炒　滑石二两　川朴消一两　芎䓖一两　白敛一两　麦门冬一两，去心

右件药捣细罗为散，每于食前以温水调下三钱，以利为度。

治痈肿发背，一切恶疮及乳痈，结聚肿硬热痛，大小便秘涩，**槟榔圆**方：

槟榔一两　芎䓖半两　羌活半两　川大黄二两，剉碎，微炒　羚羊角屑三分　人参半两，去芦头　枳壳三分，麸炒微黄，去瓤　牵牛子二两，一半生，一半微炒　陈橘皮半两，汤浸，去白瓤，焙　木香半两

右件药捣罗为末，炼蜜和捣三二百杵，圆如梧桐子大，每于食前以粥饮调下三十圆，以利为度。

治发背及一切痈肿，大小便涩滞，**大麻人圆**方：

大麻人三两　木香一两　枳壳一两，麸炒微黄，去瓤　牛蒡子二两　甘草一两，炙微赤，剉　川大黄三两，剉碎，微炒

右件药捣罗为末，炼蜜和圆如梧桐子大，每于食前以暖水下三十圆，以利为度。

治痈疽淋洗诸方

夫痈疽者，由阴阳不和，气血否涩，积蓄热毒，在于脏腑不得宣通，攻于肌肉皮肤而成痈肿也。或毒气初结成，已脓溃，并可用药煮汤淋射，以散热毒之气，免其侵坏良肉。夫水有荡涤之功，故用汤淋洗也。

治痈疽发背，初觉似有，即速服药取通利，兼用**木通汤淋射方**：

木通一斤　白杨皮一斤　川升麻半斤　露蜂房四两　赤芍药半斤　甘草半斤

右件药都剉，以水三斗煮取一斗，滤〔1〕去滓，适大热，用注觜瓶两三枚，更互盛汤，高抬

〔1〕滤：滤（濾）原误作“泸（瀘）”。《正误》：“‘泸’，‘滤’之讹。”因改。

手注射肿处，勿令间断，可一食久，次用暖水注射一食久，即解散热气。

治痈疽发背，先穿破，出脓水不住，伤外风毒，焮肿疼痛，淋洗**当归汤**方：

当归一两　甘草一两　赤芍药一两　葛根一两　细辛一两　黄蘗一两　麻黄一两，去根节　苦参一两　白芷一两　肉桂一两　汉椒一两　防风一两，去芦头

右件药用水洗，细剉焙干，分为四度，每度以水五升煎取三升，温暖洗疮，汤冷即住，以热衣拭，宜用别膏贴之。

治痈肿及一切疮，或烦疼浸淫，宜用**猪蹄汤浇淋方**：

猪蹄一对，去毛净洗　芎䓖一两　赤芍药一两　川升麻一两　甘草一两　蛇床子一两　川大黄一两　蒴藋一两　槐白皮一两

右件药都剉，先以水二斗煮猪蹄取一斗，漉去猪蹄，下诸药煎取六升去滓，适寒温浇淋疮，以汤冷为度，拭干，别用傅药。

治发背痈疽，穿穴时久坏烂，恶气不可近，出骨露筋，余毒未解，攻刺疼痛不可忍，淋洗**黄连汤**方：

黄连一两　地骨皮一两　羌活一两　防风一两，去芦头　木通一两　甘草一两　白芷一两　川大黄一两　狼牙一两　川升麻一两　莽草一两　藁本一两　黄耆一两，剉　赤芍药一两　细辛一两　桑根白皮一两　黄芩一两　白矾一两　葱白一两　麻黄一两，去芦头

右件药细剉，分为七贴，每贴用水三升煎取二升，去滓，温暖淋洗疮上，后以热[1]衣拭干，以生肌膏贴之。

治痈疮烂坏，淋洗**苦参汤**方：

苦参二两　防风二两　露蜂窠二两　甘草二两

右件药细剉，用水一斗煎至六分，去滓热洗，汤冷即住。

治一切败烂疮，**猪蹄汤**洗方：

猪蹄一对　败酱一两　槐柳枝各一握　黄耆二两，剉

右件药细剉，先以水一斗，下猪蹄煮烂，去猪蹄，下诸药更煎取四升，以布绞去滓，洗疮，汤冷为度，以绵拭干，便以生肌膏贴之。

治诸疮口不合诸方

夫诸疮肿皆是风邪热毒所为，若重触风寒，则冷气入于疮，令血涩不行，其疮则常有脓水，不知痛痒，经久则疮口不合也。

治诸痈肿破成疮口，脓带清薄，宜用合疮口，长肌肉，**骐驎竭散**方：

骐驎竭一两，炒令紫色　生人骨一两，烧灰，人牙[2]是也　古铜末三分　鸽粪一合，干为末

右件药都细研如粉，贴之，如疮口深，作纸纴子，引散入疮口里面，候肉生，即合疮口。

治诸疮肿成疮口不合，并痔病穿破冷漏，疮口脓水常出，经年不干者，宜服此方：

鸽粪一升　麝香三分

---

〔1〕热：原作“熟”。《类聚》卷173所引亦同。然“熟衣”义晦。本书多处使用“热衣拭干”法。有《普济方》卷289引同方亦作“热”，故改。

〔2〕人牙：原作“牙人”，《类聚》所引同。《正误》：“当作‘人牙’。”据《普济方》卷290引同方乙转。

右将鸽粪于净地上，周回以火围，煅令烟尽，别于地上出火毒了，入麝香细研为散，每于食前以粥饮调下二钱。

治诸痈肿疮，及冷瘘不干，宜用**长肉合疮口神验散**，方：

雄黄三分，研为末　樝子三枚，和核切，阴干为末

右先将雄黄末于铫子内以瓷盏子盖，四面以湿纸封缝，于慢火上烧，以湿润物盖盏底，莫令水入，其黄作霜在盏子上，候冷取出，别取长肉膏药，不限多少，取其霜并樝子末一时拌和，旋旋摊贴绢上，如疮口深，作纴子引药入疮内，肉从里长出，到疮口合之。

治恶疮，封闭疮口，**降真香散**方：

降真香　木香　骐驎竭　白芷　白敛　黄连去须　黄蘗已上各等分

右件药生捣细罗为散，不计时候用傅疮口即差。

治痈疮中冷，疮口不合，宜用**封疮鼠皮散**方：

右以鼠皮一枚，烧为灰细研，封疮口上，以差为度。

又方：

右烧破蒲席，和腊月猪脂内孔中，即差。

又方：

右涂湿牛粪，干即易之。

又方：

右熟煮大豆汁涂之。

又方：

右炒乌麻令黑，熟捣封之。

治诸疮生恶肉诸方

夫诸疮及痈疽，皆是风湿搏于血气，血气蕴结生热，发肌肉成疮。久不差者，多生恶肉，四边皮起，而好肉不生，此由毒热未尽，经络尚壅，血气不到故也。

治痈疽，蚀恶肉，**藜芦散**方：

藜芦半两　真珠末半两　硫黄三分，细研　马齿矾三分，烧令汁尽　雄黄三分，细研　麝香一分，细研　蔄茹一两

右件药捣细罗为散，每日二三上，用少许傅疮。

又方：

雄黄一两　矾石一两，烧令汁尽　蔄茹一两

右件药捣细罗为散，每日二三上，可疮傅之。

治诸疮差后，疮瘢努肉未消，瘰疬风结等疾，宜贴此**柳膏**方：

柳白皮五斤　楸皮五斤　木通一斤　枳壳半斤　皂荚一斤　木香末三两

右件药细剉，以水八斗，煮取汁一斗去滓，移于小锅子中，下木香煎至七升，去滓，又移于小锅中以慢火煎，搅勿住手，炼如饧，捻得成圆即住，以油帛裹收之，每日涂于帛上贴之，取平复为度。

治疮中新肉努出，方：

右捣乌梅肉，更以蜜和捣，捏作饼子如钱许厚，贴疮，以差为度。

治诸疮努肉如蛇出数寸，方：

硫黄一两，细研

右于肉上薄涂之，须臾便缩，平复。

太平圣惠方卷第六十二

凡一十三门　论二首　病源一十一首　方共计一百四十三道

疽论

夫疽者，五脏不调所生也。五脏主[2]里，气行经络而沉。若喜怒不测，饮食不节，阴阳不和，则五脏不调。荣卫虚者，腠理则开，寒客经络之间，经络为寒所折，则荣卫稽留于脉。荣者血也，卫者气也，荣血得寒则涩而不行，卫气从之，与寒相搏亦壅遏不通。气者阳也，阳气蕴积则生于热，寒热下散，故积聚成疽。脏气沉行主里，故疽肿深厚，其上皮强如牛领之皮。久则热胜于寒，热气淳盛，蕴结伤肉也。血肉腐坏，化而为脓，乃至伤骨烂筋，不可治也。又少若消渴，年至四十以外，多发痈疽。所以然者，体虚热，而荣卫否涩故也。又有因痰而渴者，年盛必发疽，此由脾胃虚热故也。年衰者亦发痈疽，脏虚，血气否涩故也。又肿一寸至二寸，疖也。二寸至五寸，痈也。五寸至一尺，疽也。一尺至三尺者，名曰竟体，脓成九孔皆出。此盖诸气积郁，不遂志欲者，血气蓄积，多发此疾。诊其脉弦洪相搏，外急内热，欲发痈疽。脉来细而沉，时直者，身有痈肿。脉肺肝俱数，即发痈疽。四肢重，肺脉大即死。凡痈疽脉洪大难治，脉微涩者易愈。诸浮数之脉，应当发热，而反洒淅恶寒，若痛处当有痈也。

治缓疽诸方

夫缓疽者，由寒气客于经络，致荣卫凝涩，气血壅结所成。其寒气盛者，则肿结痛深，回回无头尾，大者如拳，小者如桃李之状，与皮肉相亲着，热气少，其肿与肉相似，不甚赤，积日不溃，久乃变紫黯色，皮肉俱烂，如牛领，疮渐至通体，青黯，下作头，而穿溃脓出是也。以其结肿积久而肉腐坏迟，故名缓疽。亦名肉色疽也。缓疽急者，一年杀人，缓者数年乃死者也。

治缓疽及诸痈肿，脓血结聚，皮肉坚厚，日久不溃，疼痛，**黄耆散方**：

黄耆三分，剉　沉香三分　熏陆香三分　鸡舌香半两　羚羊角屑一两　漏芦半两　黄芩半两

[1] 一十一：原作“一十”，据正文实数改。

[2] 主：原作“王”。据《普济方》卷287“诸疽附论”改。

栀子人半两　甘草半两，生剉　菰瓤根半两　汉防己三分　防风半两，去芦头　连翘三分

右件药捣筛为散，每服四钱，以水一中盏，煎至六分，去滓，不计时候温服。

治缓疽风热毒气结聚，肿痛寒热不止，**犀角散**方：

犀角屑一两　漏芦一两　川大黄一两半，剉碎，微炒　川升麻半两　栀子人一两　甘草三分，生剉　木通一两　麦门冬一两，去心　枳壳一两，麸炒微黄，去瓤　知母一两　玄参一两

右件药捣粗罗为散，每服四钱，以水一中盏，煎至六分，去滓，入地黄汁半合，更煎三两沸，不计时候温服。

治缓疽及痈肿，风毒留积于筋骨，久始出脓水，疼痛不止，或脓出不快，疮不生肌，宜服**木香散**方：

木香一两半　鸡舌香一两　沉香一两　熏陆香一两　麝香一分，细研　射干一两　连翘一两　川升麻一两　黄耆二两，剉　木通一两，剉　独活一两　桑寄生一两　甘草一两，生剉　川大黄一两半，剉碎，微炒　川芒消一两半

右件药捣粗罗为散，每服三钱，以水一中盏，煎至六分，去滓，不计时候温服。

治缓疽，风热侵肿不住，肉欲成脓，四肢烦热，**生干地黄散**方：

生干地黄二两　川大黄一两，剉碎，微炒　人参一两，去芦头　黄芩一两　当归半两　远志一两，去心　麦门冬一两半，去心　川升麻半两　赤芍药一两半　黄耆一两，剉　赤茯苓一两　羚羊角屑一两

右件药捣粗罗为散，每服四钱，以水一中盏，入生姜半分，煎至六分，去滓，不计时候温服。

治缓疽日久穿溃，出脓水不尽，**排脓散**方：

贝齿一两　黄耆三分，剉　当归三分，剉，微炒　赤芍药三分　生干地黄三分　黄连三分，去须　川升麻三分　桂心三分　白敛三分　犀角屑三分　甘草半两，生剉　麝香一分，细研

右件药捣细罗为散，不计时候以温酒调下二钱。

治缓疽初结，微肿痛，涂贴**莽草散**方：

莽草一两　皂荚两梃，去黑皮及子　鹿角屑一两　白及一两　白敛一两　半夏一两　天南星一两　附子一两，生用，去皮脐　蛇蜕皮一条

右件药捣细罗为散，用醋面糊调为膏，涂贴于肿处，干即再上，以肿散为度。

治风毒气留滞，荣卫不通，欲结为缓疽，熁之令内消，宜贴**木香散**方：

木香一两半　桂心一两　白薇一两半　赤小豆一合　莽草一两半　附子一两，去皮脐　半夏一两半　羊桃根二两，剉

右件药捣细罗为散，以酽浆水旋调稀稠得所，涂故软布及生薄绢上贴之，干即易之，以肿消为度。

治缓疽肿痛，肉坚厚如牛领皮，下针烙干，即用干姜纴之。缘疽气沉涩，干姜味辛，辛能散气消痛，又善引脓，化恶肉，可以绵裹姜末，深纴疮中，日三两遍换，以肿退为度，蚀去疮中恶肉，**蔄茹散**方：

蔄茹三分　藜芦半两，去芦头　真珠末半两　硫黄半两，细研　雄黄半两，细研　白矾半两，烧令汁尽　干姜半两，生用　麝香一分，细研

右件药捣细罗为散，都研令匀，疮上如恶肉较深，可以绵裹内疮中，候恶肉出尽，即贴生肌膏，取差为度。

治缓疽，**黄蘗膏**方：

黄蘗一两半，剉　桐叶一两半，切　龙骨一两　黄连一两半，去须　败龟三两，烧灰细研　白矾半两，烧令汁尽，细研　天灵盖三两，烧灰细研　乱发拳许大，烧灰细研　麝香一分，细研

右件药以猪脂二斤煎前四味十余沸，布滤去滓，拭铛令净，却入铛中再煎，入后五味搅令匀，收于不津器中，每用故帛上匀摊贴之。

治缓疽恶疮，蚀恶肉，**飞黄散**方：

丹砂　磁石　曾青　白石英　云母　雄黄　雌黄　钟乳　石膏　礜石已上各一两

右件药并各捣罗为末，先用一瓦盆，可阔一尺已下者，以丹砂着在盆内南方，磁石在北，曾青在东，白石英在西，其中央先下云母，次下雌黄、雄黄，次下钟乳、石膏，下礜石覆上后，别以一盆盖之，用羊毛和泥固济，候干安灶上，以陈苇火烧之一日，待冷开取，飞在盆上者，将用傅疮。

治缓疽，以飞黄散蚀恶肉尽，作熏之法：

雄黄一两，细研　鸡屎白一两　藜芦一两　丹砂一两，细研　鳗鲡鱼一两

右件药捣细罗为散，每日以青布裹烧熏之，经三日乃止。

治缓疽，宜服此方：

黄耆一两，剉

右捣细罗为散，不计时候以温水调下二钱。

又方：

漆头䕡茹一两

右捣细罗为散，不计时候以温水调下二钱。

治缓疽令内消，方：

右以小豆捣罗为末，用鸡子清调涂之，干即再涂，以差为度。

治瘭疽诸方

凡瘭疽者，肉中忽生点子如豆粒，小者如米粟，剧者如梅李，或赤黑青白不定。一种其状有根，不浮肿，痛疹应心，根深至肌，少分[1]，使四面悉肿，疱点紫黑色，能烂坏筋骨也。南方名为拓着毒。厚肉处即割去之，亦烧铁烙却，或令焦如炭。亦灸百壮，饮葵根汁及蓝青汁，若犀角汁，升麻汁，竹沥，及黄龙汤，诸单方疗折其热尔。其病亦喜着指，故与代指[2]相似，人不识之，呼作代指。不急疗之，亦逐脉上入脏杀人。西方人得之，皆截去指。疽发初，指头先作点，后如肿赤黑，疹痛入心是也。后有恶肉，病者身上忽有肉如豆粒，突出便长，推出如牛马乳，上如鸡冠状，不疗自长出，不入痛痒。此春冬时受恶风，入肌脉中变成此疾。疗之宜服漏芦汤，外烧烙，日日为之，令焦尽，兼以膏傅之，积日乃差。

治瘭疽，皮肉中忽生点子如麻豆，或大如桃李，肿痛不可忍，**射干散**方：

射干一两　川升麻一两　枳实一两，麸炒微黄　川大黄一两，剉碎，微炒　麝香一分，细研　前胡一两半，去芦头　犀角屑三分　羚羊角屑三分　甘草一两半，剉

右件药捣粗罗为散，入麝香令匀，每服四钱，以水一中盏，煎至六分，去滓，不计时候

---

〔1〕少分：《正误》云："义未详。"按《普济方》卷287"瘭疽"附论改作"经久"。故"少分"乃指一段时间。

〔2〕代指：原作"伐指"。《正误》："此书多作'伐指'，恐'代指'之讹。"本书已全改为"代指"。

温服。

治瘰疽疼痛彻心，四肢壮热，**漏芦散**方：

漏芦一两 白敛一两 黄芩一两 麻黄一两，去根节 枳实一两，麸炒微黄 川升麻一两 赤芍药一两 甘草一两，炙微赤，剉 川大黄一两半，剉碎，微炒

右件药捣粗罗为散，每服四钱，以水一中盏，煎至六分，去滓，不计时候温服。

治瘰疽毒气不散，皮肉黯黑，疼痛不可忍，**枳实散**方：

枳实一两，麸炒微黄 射干一两 川升麻一两 生干地黄一两 犀角屑一两 黄芩一两半 川大黄一两，剉碎，微炒 前胡一两半，去芦头 麝香一分，细研

右件药捣粗罗为散，入麝香令匀，每服三钱，以水一中盏，煎至六分，去滓，不计时候温服。

治瘰疽，消毒止痛，**丹砂膏**方：

丹砂一两，细研 犀角屑二两 射干三两 生干地黄十两 川大黄二两 芎䓖三两 川升麻三两 前胡三两，去芦头 沉香三两 黄芩三两 麝香半两，细研 木香一两

右件药细剉，以醋半升拌令湿，经一宿，以猪脂二斤微火煎，候大黄赤色，绵滤去滓，后入丹砂、麝香末搅令匀，收瓷合中，不计时候以温水调下半匙。

治瘰疽，散毒气，**麝香摩膏**方：

麝香半两，细研 莽草二两 川升麻三两 寒水石二两 黄芩二两 羚羊角屑三两 射干三两 丹砂一两，细研 芎䓖二两 川大黄三两 鸡舌香二两 生地黄汁二升 羊脂一斤 木香二两

右件药细剉，以猪脂二斤，入生地黄汁、羊脂诸药，煎候黄芩黑色，绵滤去滓，入麝香、丹砂末搅令匀，收瓷合中，频频以摩疮上。

治瘰疽浸淫，疮大焮赤黑烂成疮，**甘草膏**方：

甘草二两，生用 川大黄一两 胡粉一两，细研 羊髓二两 猪脂二合

右件药捣细罗为散，入铛中与脂髓同煎三五沸，膏成下胡粉搅令匀，收瓷合中，每用可疮涂之。

治瘰疽浸淫，欲作未成，如桃核，或如鸡子，赤肿焮热，宜搨**甘草汤**方：

甘草一两 黄芩一两 川大黄一两 黄连一两 当归一两 川芒消二两

右件药细剉，以水六升，煮至三升去滓，还铛中内芒消令小沸，将帛于药汁中浸，以拓肿上，数用之效。

治瘰疽，十指头焮赤痒，猪蹄汤渍之，方：

猪蹄一具，治如食法 芎䓖半两 川大黄半两 当归半两 白芷半两 甘草半两 莽草半两 细辛半两 黄芩半两 黄连半两 藁本半两

右件药细剉，先以水五升，煮猪蹄至三升去滓，内诸药更煮至二升，去滓，稍温渍疮良。

治瘰疽浸淫多日，渐大，宜傅**胡粉散**方：

胡粉二两 黄连二两，去须 甘草二两 蔄茹二两

右件药捣细罗为散，不计时候以粉疮上。

治卒得瘰疽，一名烂疮，宜傅**黄连散**方：

黄连一两，去须，捣末 胡粉一两

右件药相和捣令匀细，以油调涂之。此疮初起作瘾胗疼痛焮赤，宜用生铁烧赤二七遍，注水中，日二三度以洗之。

又方：

右烧牛粪作灰细研，用油调涂之。

治瘭疽无头脑，出在指甲上，宜用此方：

独头蒜一两　杏人一两，汤浸，去皮尖

右件药相和烂研，炒令热，傅疮上，以软帛系之，数易神验。

治瘭疽着手足，累如米豆，刮之汁出，急疗之，方：

蔓菁子二两，炒熟

右捣细罗为散，以猪脂和傅其上。

治附骨疽诸方

夫附骨疽者，由当风露卧，风入骨解，与热气相搅，复遇冷湿。或秋夏露卧，为冷所折，风热伏结壅遏，附骨成疽。喜着大节解间，及额头胜膝上，婴孩亦着髆肘背脊也。其大人患急者，则先觉痛，不得转动，按之应骨便觉皮肉微急，洪洪如肥状是也。其小儿抱之便即啼唤，则是肢节已有痛处，盖其候也。若不知觉，乃至遍身成脓不溃，唯身体变青黯，不悟是疽，乃至于死也。

治附骨疽肿痛，有脓久不差，**天灵盖散**方：

天灵盖一两　狗头骨半两，烧炙　白矾半两，烧令汁尽　麝香一钱，细研　黄连一分，去须　黄蘗一分

右件药捣细罗为散，研入麝香令匀，每使先煎甘草汤洗，拭干，用生油调涂之。

治附骨疽及一切恶疮，宜纴药方：

牛黄一分，细研　麝香一分，细研　木香一分　丁香一分　蘹香子一分　乳香一分，细研　朱砂一分，细研　雄黄一分，细研　黄丹一分　黄蘗一分，剉　苦参一分，剉　腻粉一分

右件药捣细罗为散，入研了[1]药同研令匀，剪单纸条子，看疮眼子大小，每一条子纸用药末一字已下，捻药末在纸条子内，纴于疮中，不计近远，如药无力，纸纴子自退，即依前更用药末为纸纴子更纴，候纸纴渐短，直至好痊为度。若患恶疮，不计在甚处，看疮眼大小，皆用纴子，不计个数，以差为度。

治附骨疽及冷瘘，一切恶疮等，方：

蜣螂烧灰，一两　巴豆半两，去皮心研，纸裹压去油

右件药同研为细散，用傅疮上，日一换之，多时患者，不过三上效。

治附骨疽久不差，差后复发，骨从疮孔中出，方：

右用猪胆和楸叶烂捣封之。

又方：

右以枸杞自然汁，以慢火熬成煎，后入炼过白矾，团令坚实，阴干，捣罗为末，先以甘草水洗之，拭干，以唾涂疮，将药末周匝傅之。

治附骨疽肿痛，**皂荚膏**方：

皂荚十梃，肥实无蚛，槌[2]碎　吴茱萸二两，末　杏人二两，汤浸，去皮尖，研如泥　水银一两，以大枣瓤

〔1〕了：原误作"子"，据宽政本改。

〔2〕肥实无蚛，槌：脱"肥实"、"槌"三字，据宽政本补。

同研令星尽

右件药以头醋三升煎皂荚，取一升五合滤去滓，下茱萸、杏人以文火熬成膏，次下水银和匀，致不津器中，于故帛上涂，贴于患处。

治附骨疽多年不差，方：

多年油脚一两　猜猪髑骨髓一两　麝香一钱，细研

右件药都研为膏，涂于疮上。

治附骨疽及鱼眼疮，方：

杏人五十枚，烧为灰　乱发灰一两　腻粉一分

右件药同研令细，入油三合，蜡半两煎搅令匀，入瓷合盛，净洗贴之。

又方：

右以蜣螂七枚，和大麦面烂捣封之。

又方：

右以狗头烧烟熏之。

又方：

右用鸡子五枚煮熟，去白取黄，于铫子内以慢火炒令黑，候自然为膏，沥于盏，内黄丹、腻粉各三钱拌和令匀，每用时先用米泔煎汤洗患处，拭干，用药傅之妙。

又方：

蜣螂干者

右捣细罗为散，先以乌鸡脂涂疮口上，以散傅之。

治附骨疽不愈，愈而复发，骨皆从疮孔中出者，宜用此方：

一岁乌雌鸡骨一两，烧灰　三家桐材屑一两，烧灰　三家炊草一两，烧灰

右件药都研令细，每用少许内于疮中，碎骨当出，即愈。

发　背　论

夫二仪含象，三才贯形，五脏以类五行，六腑法之六律。人之肉也则脾主之，人之皮肤则肺所管。肤肉受病，皆由滋味。而与厚衣，衣服厚暖，则表易招寒。滋味过多，则脏腑生热，脏腑既壅，则血脉不流，而毒气凝滞，凑于俞穴，俞穴之所，阴阳会津，邪气伏留，热搏其血，血败溃肉，肉腐成痈。实则为痈，浮则为肿，深则为疽矣。发背者，由服五石、寒食、更生散所致，亦有单服钟乳而发者。又有平生不服石药，而自发背者，皆是上代有服之者，毒气流传故也。其候多于背两胛间，初起如粟米大，或痛或痒，四畔作赤色，日渐增长，若不早疗，经数日遂至不救。其临困时，疮已圆阔三四寸，高一寸，有十数窍，以手按之，诸窍之中脓皆反出也。《养生》云：若小觉背上痛痒有异，则取净土，水和捻作饼子，径一寸半，厚二分，怗[1]着疮上，以艾火作炷灸之，一炷一易饼子。若粟米大时，可灸七饼子。若如榆荚大时，灸七七炷。若至钱许大时，日夜不住灸。并服铁浆及五香连翘散。疗之在速，则无不差也。

〔1〕 怗：tiē。《类聚》作“贴”。

治发背诸方

夫发背者，由三焦壅滞，六腑不和之所致也。多发于诸腑俞。其腠理虚者，经络为寒所客，寒折于血，则否涩不通，诸阳气并寒化为热，热加于血，则肉血俱败，化为脓矣。其初结之状，背上忽有赤肿，头如粟米而白，寒热疼痛不止者，是发背也。

治发背，初觉毒气攻背上，苦牵痛，微有赤肿，宜服**犀角散**方：

犀角屑一两　玄参一两　川升麻一两　黄耆一两，剉　赤芍药一两　麦门冬一两，去心　川大黄二两　当归三分　甘草一两，生剉

右件药捣筛为散，每服四钱，以水一中盏，煎至六分，去滓，不计时候温服。

治积热毒气攻腑脏，出于皮肤，为发背壅肿，**连翘散**方：

连翘一两　沉香一两　玄参一两　川大黄二两，剉碎，微炒　川升麻一两　桑根白皮一两，剉　蓝子一两　犀角屑二两　寒水石三两　露蜂房一两，微炙　川朴消二两

右件药捣筛为散，每服四钱，以水一中盏，煎至六分，去滓，不计时候温服，以长利为度。

治热毒气攻冲背上，初觉疼痛，心神烦闷，经日不差，**玄参散**方：

玄参一两　黄芩一两　当归一两　赤芍药一两　麦门冬一两，去心　犀角屑一两　甘草一两，生剉　远志一两，去心　生干地黄一两　赤茯苓一两半　川升麻一两半　人参一两半，去芦头

右件药捣筛为散，每服四钱，以水一中盏，入竹叶二七片，小麦五十粒，煎至六分，去滓，不计时候温服。

治发背及诸疮肿疼痛，**前胡散**方：

前胡一两，去芦头　麦门冬一两，去心　川升麻一两　黄芩一两　知母一两　甘草一两，剉，生用　川大黄一两，剉碎，微炒　黄耆一两半，剉　赤芍药一两　当归一两

右件药捣粗罗为散，每服四钱，以水一中盏，入竹叶二七片，煎至六分，去滓，不计时候温服。

治热毒气盛，背上发痈肿，渐觉牵痛，**麦门冬散**方：

麦门冬一两，去心　当归一两　玄参一两　甘草三分，生剉　赤芍药三分　生干地黄一两半　蓝叶三分　地骨皮三分　犀角屑三分

右件药捣筛为散，每服四钱，以水一中盏，煎至六分，去滓，不计时候温服。

治发背疼痛，身体壮热，心腹烦闷，**升麻散**方：

川升麻一两半　沉香三分　藿香半两　木香半两　甘草一两，生剉　葛根一两半，剉　麦门冬一两，去心　黄芩一两　赤芍药一两

右件药捣筛为散，每服四钱，以水一中盏，煎至六分，去滓，不计时候温服。

治初觉皮肤及头背有疮疖，恐成痈疽，兼脏腑壅涩，或寒热口[1]干心烦，**犀角散**方：

犀角屑一两　知母三分　木通一两，剉　赤芍药三分　川升麻三分　荠苨三分　葳蕤三分　黄芩三分　甘草三分，生剉　麦门冬一两，去心　马牙消一两　川大黄一两，剉碎，微炒

右件药捣粗罗为散，每服四钱，以水一中盏，煎至六分，去滓，入竹沥半合，不计时候温服，以利一两行为度。

---

〔1〕口：宋版、宽政本皆脱。据《类聚》卷173引同方补。

治发背肿痛，烦闷，**漏芦散**方：

漏芦一两　白敛一两　黄芩一两　白薇一两　赤芍药一两　甘草一两，生剉　枳实一两，麸炒微黄　川大黄一两半，剉碎，微炒　麻黄一两，去根节

右件药捣筛为散，每服四钱，以水一中盏，煎至六分，去滓，不计时候温服。

治发背热毒肿痛，四肢烦疼，**黄耆散**方：

黄耆一两，剉　黄芩一两　远志一两，去心　麦门冬一两，去心　生干地黄半两　人参半两，去芦头　芎䓖半两　赤芍药半两　当归半两　犀角屑半两　甘草半两，生剉

右件药捣筛为散，每服四钱，以水一中盏，煎至六分，去滓，不计时候温服。

治发背毒肿如杏，烦热疼痛，**木香散**方：

木香一两　地骨皮二两　玄参二两　甘草一两，生剉　川升麻二两　川大黄一两，剉碎，微炒

右件药捣筛为散，每服四钱，以水一中盏，煎至六分，去滓，不计时候温服。

治大热发痈在背，或于阴股间，**黄芩散**方：

黄芩一两半，剉　黄耆一两半，剉　木通一两半，剉　前胡一两半，去芦头　川升麻一两半　菰𦼮根二两　赤芍药一两　赤茯苓一两　甘草一两，生剉　川大黄二两，剉碎，微炒　人参半两，去芦头　当归半两

右件药捣筛为散，每服四钱，以水一中盏，入竹叶二七片，小麦一百粒，生地黄一分，煎至六分，去滓，不计时候温服。

治发背初欲作肿，宜服此方：

川大黄一两，剉碎，微炒　栀子人一两　川升麻一两　黄芩一两　甘草一两，生剉　玄参一两

右件药捣筛为散，每服四钱，以水一中盏，煎至六分，去滓，不计时候温服。

治发背肿如杏，或如鸡子者，**沉香散**方：

沉香一两　麦门冬一两，去心　木香一两　川升麻一两　麻黄二两，去根节　川大黄一两

右件药捣筛为散，每服四钱，以水一中盏，煎至六分，去滓，不计时候温服。

治发背赤肿，发热疼痛，脓不出，**黄耆散**方：

黄耆一两，剉　赤小豆一分，炒熟　赤芍药半两　白敛三分　芎䓖三分　菰𦼮根三分

右件药捣细罗为散，不计时候以温水[1]调下二钱。

治发背疼痛不可忍，或未有脓，得快利即愈，宜服**犀角圆**方：

犀角屑半两　川大黄二分，剉，微炒　黄芩三分　川升麻半两　防风半两，去芦头　人参半两，去芦头　当归半两　黄耆半两，剉　栀子人半两　甘草半两，生剉　黄连半两，去须　干蓝叶半两　巴豆五十枚，去皮心研，纸裹压去油

右件药捣罗为末，入巴豆研令匀，炼蜜和捣三五百杵，圆如菉豆大，每于食前以粥饮下五圆，得利为度。

治发背初觉，宜服此方：

黄牛乳二大盏　秦艽二两，去苗，剉

右件药相和煎至一大盏，去滓，分温三服，当得快利为效。

治发背初觉，热毒壅结，宜宣泄毒气，令不成疮肿，方：

川乌头半两，生去皮脐，捣罗为末　巴豆一分，去皮和心膜，生研　朱砂一分，细研

右件药相和研令匀细，以软粟米饭和圆如梧桐子大，每服以温水下五圆，以快利为度，未

---

〔1〕水：原误作“木”，据《类聚》卷173引同方改。

利再服。

治发背贴熁诸方

凡发背始发，或似小[1]疖，或复大痛，或复小痛，初发头如麻子大，此皆微候，宜速察之。若有少异，即须大怖，便急治之。仍忌口，速服诸药下去热毒。若在僻远无医药者，即当头灸百壮。若已大肿，灸四面及头二三百壮不厌多也。复薄贴冷药。种种救疗，必得差也。其用贴熁药，皆头当中开孔，令泄毒气也。

治发背痈疽，热毒猛异攻肌肉，赤色肿痛不可忍，欲成脓，及已成脓，并风热毒在关节，欲结成痈，使令内消，**寒水石膏**方：

寒水石二两　羊桃根一两，剉　消石一两　川大黄一两　白敛三分　木香三分　附子三分，生，去皮脐　黄连一两，去须　丁香三分　榆白皮三分，剉　莽草三分　赤小豆一合　汉防己一两　半夏三分　玄参一两　甘草一两，生剉

右件药捣细罗为散，每用时以生蜜一合，地黄汁一合旋调[2]成浓膏，摊于生绢上贴之，干即再换，以肿消为度。

凡发背者，自内出外，始名发背。其疾状缘热毒在中膈，上下不通，所以承背上虚处出也。先三五日瘾胗妨闷，在肌肤中积渐成肿，始出皮肤，结聚成肿，故名发背。宜用**麦饭石膏**方：

白麦饭石颜[3]色黄白类麦饭者，曾作磨石者最佳，炭火烧令赤，醋中淬[4]之，又烧还淬，如此千遍即止　鹿角二寸，截角用带脑骨者，以炭火烧后烟绝即止　白敛末

右件麦饭石与白敛末等分，鹿角灰倍用之，并别捣罗细研，用三年米醋于铛中煎如鱼眼沸，然下药末调搅如饧，候冷，以篦子傅药于肿上，当肿头上留一指面地，勿令药合，遣出热气。如未有脓，当便内消。若已作头，当即撮小。若患多时，肌肉烂落，露出筋骨，即以故细布上涂之，贴于疮上，燥即易之。但中膈已上，无不差者。其疮肿，切不得以手触着。

治乳石气发背，疮赤黑色，宜贴**柳木耳饼**方：

老柳树上木耳二两　黄连一两，去须　龙葵根一握，净洗去土，切　乳香一两　人粪灰半两　杏人一两，汤浸，去皮尖

右件药相和，捣三五百杵，捏作饼子，厚五钱已来，一依疮大小贴之，恐药不住，以单帛勒之，病者觉痒及冷应心，则不得以手搔之，如人行二十里一换，须臾痒不可忍，四畔便破脓，即已也。急去其药，以甘草温汤洗之，用膏药贴之，每日一换。皆须甘草汤洗之，以差为度，痒即易差。或赤色不痒，即难差。

治发背，发鬓，乳痈，及诸毒肿，宜贴**黄连饼**方：

黄连一两，去须　蛇床子一两　乳香一两　杏人半两　蔓青根一握　盐一分　人粪灰半两　柳树上木耳一两

---

〔1〕小：原作“以”。《正误》云：“‘以’疑衍。”非也，《普济方》卷289、《类聚》卷173所引同论均作“小”，因改。

〔2〕调：字残。据宽政本补。

〔3〕颜：宋版此字漫漶，宽政本作“头”，《类聚》卷173引同方作“颜”，义长，故改。

〔4〕淬：原作“卒”，据下文“又烧还淬”改。

右件药捣细罗为散，入酥和捏[1]作饼子，厚如五钱，以贴患上，用粗布紧抹之，每日三四度易之，夜亦如然。每易时，先以甘草汤洗之。如未作头，贴药便撮作头。如已穴有脓水，亦贴之，即生肌肉。如出脓水已尽，即贴乌膏。若有努肉，即取柳树白木耳细研，微微掺于膏上贴之。

治发背初发如麻子粒大，渐以结硬疼痛，**大黄散**方：

川大黄　木香　玄参　黄芩　赤芍药　白敛　紫葛　赤小豆已上各一两

右件药捣细罗为散，用鸡子白调如面糊，于绢上涂贴，干即再贴，以散为度。

治发背肿毒焮赤疼痛，**雄黄散**方：

雄黄一两，细研　黄连一两，去须　黄蘗半两，剉　赤小豆三分　川朴消一两　黄芩半两　白及三分

右件药捣细罗为散，用猪胆调如面糊，日三四涂傅肿上。

治发背，**涂疮拔毒散**方：

阳起石　寒水石　礜石　白石脂　石膏　麦饭石已上各一两

右件药捣罗为末，重研如面，用新汲水调涂疮上。

治发背及诸毒肿，宜涂**菰蓺根散**方：

菰蓺根三两　榆白皮二两，剉　胡燕巢土五两　鼠坋土三两

右件药捣细罗为散，取芭蕉根汁和作稀膏，用涂肿[2]上，干即更涂。如溃脓有头者，即四面涂之。

治发背疮，焮热疼痛，**抵圣熊胆圆**方：

熊胆　麝香等分

右件药同研，为圆如黍米大，凡用药，先以温水洗疮令净，安一圆于疮口内，上渗解毒生肌散，后用醋面糊摊于故帛上盖之，手按不可忍者立效。

解毒生肌散，方：

石灰一分，多年故船上者佳，以净[3]器中烧令赤　黄丹一分，炒令紫色　龙骨一分　麝香一分　椹子一分　蜜陀僧一分

右件药捣细罗为散，每用傅之。

治发背，**磨刀石熁肿方**：

磨刀赤石一片，阔[4]三寸，长三寸，厚一寸者　白敛二两　川大黄二两　醋一升　鹿角八两，烧为灰

右件药取磨刀石烧令赤，即内醋中，复出烧赤，又内醋中，候醋减半，即取诸药一处捣细罗为散，以醋调如膏，软布上贴，干则易之。

治一切肿及发背乳痈等，宜服**石灰散**方：

风化石灰一合　小麦面三合　皂荚灰一合　白敛一合

右件药捣细罗为散，以酽浆水和如面糊涂贴，日三四换之。

治发背初得，毒肿焮热赤痛，方：

右取浮萍草和鸡子清，烂捣湿裹之一宿，明旦傅后散方。

---

〔1〕捏：原作“投”，宽政本同。《正误》：“‘投’，‘捏’之讹。”据《类聚》卷173引同方改。

〔2〕肿：原误作“种”，据宽政本改。

〔3〕净：宋版模糊，据宽政本补正。

〔4〕一片，阔：宋版模糊，据宽政本补正。

又方：

没石子一枚　墙上朽骨一分　胭脂一分

右件药相和研令匀细，每用傅之。如未结脓作头，只用浮萍草傅之自消。

治发背焮热疼痛，**消肿毒清凉膏**方：

糯米二升　龙脑一分

右件糯米水淘令净，入龙脑相和研成膏，摊于疏布上贴，干即易之。

又方：

大麦面三升　黄牛乳二斤

右件药相和作饼子以傅肿处，热即易之，以差为度。

治发背毒肿紫黑，坚硬疼痛，**蛇蜕皮散**方：

蛇蜕皮一尺　芸薹子五合　不中水砖末一升

右件药捣细罗为散，以酽醋涂肿处，如干即易之。若脓出，更涂四边。

治发背疮肿，疼痛不可忍，方：

露蜂窠一两半　甘草二两，生用

右件药剉，以水三升，煎至二升去滓，以绵浸汤中，洗疮四面，辟除毒气，令疮早差。

治发背热毒肿痛不可忍，方：

蘩蒌烧灰，一升　大麦面三合

右件药以水和如膏，涂于肿上，干即易之，以差为度。

治发背初有，经日肿热焮，毒气猛盛，日夜头疼，宜用此方：

鸡子清，三枚　新狗粪一掬

右件药相和令硬软得所，捏作饼子可厚一二钱，当头开一孔子，贴肿上，以帛子抹却，日三贴之，取差为度。

治觉似发背，但是热肿，即用之令内消，方：

皂荚一梃，去黑皮及子　栗子一十枚，去壳曝干

右件药捣细罗为散，以新汲水和如面糊，摊于布上以傅肿处，干即易之。

治发背及疽，一切毒肿，**内消神验方**：

剪刀草不限多少，净洗切

右捣绞取汁一小盏，温暖频服之，并以剪刀草烂研，阔铺于肿处。如有干者，捣末，用蜜调涂之。

又方：

理石五两

右以水煮一日，捣研令细，冷水调涂，又以青布三重，可赤处方圆，湿布拓之，热即频换。

又方：

右取生地黄不限多少，捣如泥，以故布一条，阔狭如肿大小，薄摊地黄于布上，摊讫，掺木香末于地黄上令遍，即于木香末上又摊地黄泥一重，令夹香末讫，拓于肿上，干即易之，不过三五度效。

治发背疼痛不已，方：

右取黄牛粪，在芒田中经雨多者，此粪带白色良，收取去泥土，曝干，一半以炭火烧令烟绝，一半烧令黑糟，相和研令极细，以生麻油调如面脂，日三四涂之。

治发背及痈疽未溃，方：

右以香豉三升，与少水相和熟捣如泥，可肿处作饼子，厚三分，以覆肿上，以艾列其上灸之，当便减快，或一日二日灸之即良，得疮中汁出便差。

又方：

莨菪叶

右似觉有疮，即取前件叶不限多少，旋炙令热，便熨疮上，冷即易之，以痛止为度。冬月无叶，即取根劈作片子，炙热熨之，神验。

又方：

芸薹一握，细切

右以酥和研，傅肿上，热则易之。

治发背兼肿毒，方：

右捣益母草绞取汁，每服一小盏，余滓罨肿上，频服之效。

又方：

右捣地菘绞取汁一小盏，用乳[1]香末一钱以水研涂之，干即更涂。如未有头者，于四面涂之。

又方：

右用马齿苋有黄花时捣绞取汁，日煎成膏。患发背者，研入消石少许，日四五上涂疮。

治发背痈肿，方：

乱发烧灰

右研令极细，不计时候以温酒调下一钱。

又方：

右用三年醋淀，微火煎令稠，和牛脂封上，日二易之。

又方：

右用狗牙烧灰细研，醋和傅之。

又方：

右用猪羊脂封上。亦治发乳。

又方：

右用鹿角烧灰细研，醋和封之。

又方：

右用蛇头烧灰细研，水和傅之。

又方：

右取犊子耳中塞掺于疮上，立差。不问黄牛、水牛并之。

又方：

右用半夏末以鸡子白和涂之。

又方：

右用墓上小茱萸，及生姜、小蒜等烂捣，以少醋和捏作饼子，更互拓之良。

---

〔1〕乳：原误作“扎”。《普济方》卷289、《类聚》卷173引同方均作“乳”，因改。

治发背寒热诸方

夫发背寒热者，由寒气客于经络，折于气血，血涩不行，乃结成疮肿。又诸阳气臻集，寒化为热，热盛则肉腐为脓，此皆脏腑壅滞，毒气不得宣通，故令寒热也。

治发背及一切疮毒，攻冲寒热，大肠秘涩，宜服除烦热，**解毒漏芦散**方：

漏芦一两　白敛一两　黄芩一两　麻黄一两，去根节　知母一两　枳实一两，麸炒微黄　川升麻一两　犀角屑一两　赤芍药一两　川大黄二两，剉碎，微炒　甘草三分，炒剉

右件药捣筛为散，每服四钱，以水一中盏，煎至六分，去滓，不计时候温服。

治发背肿毒，寒热疼痛，口干心躁，**人参散**方：

人参一两，去芦头　芎䓖一两　生干地黄二两　石膏二两　甘草一两，生剉　知母一两　黄耆一两半，剉　黄芩一两　前胡一两，去芦头　麦门冬一两半，去心　赤芍药一两　枳实一两半，麸炒微黄　川升麻一两半　柏子人一两半

右件药捣筛为散，每服四钱，以水一中盏，入竹叶二七片，小麦百粒，煎至六分，去滓，不计时候温服。

治痈始发于背，便生寒热，口干心烦，不得卧，**木通散**方：

木通一两半，剉　知母一两半　赤芍药一两　当归一两　生干地黄一两半　川升麻一两半　黄耆一两半，剉　枳实一两，麸炒微黄　甘草一两，生剉　赤茯苓一两　前胡一两半，去芦头　麦门冬一两，去心　黄芩三分　芎䓖一两

右件药捣筛为散，每服四钱，以水一中盏，入竹叶二七片，小麦一百粒，煎至六分，去滓，不计时候温服。

治发背结硬，气盛，或经一月不已，作苦寒热，**枳实散**方：

枳实三分，麸炒微黄　芎䓖三分　生干地黄三分　赤芍药三分　木通三分，剉　黄芩三分　前胡三分，去芦头　知母半两　赤茯苓半两　细辛半两　人参半两，去芦头　甘草半两，生剉　黄耆半两，剉

右件药捣筛为散，每服四钱，以水一中盏，煎至六分，去滓，不计时候温服。

治发背壅盛，作寒热，疼痛不止，**麦门冬散**方：

麦门冬一两，去心　前胡一两，去芦头　黄芩一两　川升麻一两　远志一两，去心　黄耆一两，剉　赤芍药一两　生干地黄一两　菰𦼮根一两　当归半两

右件药捣筛为散，每服四钱，以水一中盏，入竹叶二十片，小麦一百粒，煎至六分，去滓，不计时候温服。

治发背热毒气盛，作寒热往来，疼痛不止，**黄耆散**方：

黄耆一两，剉　川升麻一两　犀角屑一两　赤茯苓三分　麦门冬三分，去心　人参二分，去芦头　赤芍药三分　生干地黄三分　石膏二两　蓝叶半两

右件药捣筛为散，每服四钱，以水一中盏，入竹叶二七片，煎至六分，去滓，不计时候温服。

治发背热渴诸方

夫发背热渴者，由寒气客于经络，折于气血，气血涩则不通，乃结成疮，发于背上，则腑脏

皆热，热则脏燥，故渴而引冷饮也。

治发背及乳痈，赤肿疼痛，体热大渴，**麦门冬散**方：

麦门冬一两半，去心　黄耆一两半，剉　黄芩一两半　川升麻一两　知母二两　甘草一两，生剉　玄参一两　菰𧄍根二两　赤芍药一两　当归一两　赤茯苓一两

右件药捣筛为散，每服四钱，以水一中盏，入生地黄半两，淡竹叶二七片，煎至五分，去滓，不计时候温服。

治发背及一切疮肿，未穴，攻刺疼痛，或发寒热[1]，渴燥不食，**犀角散**方：

犀角屑一两　人参三分，去芦头　知母三分　赤茯苓三分　麦门冬一两，去心　地骨皮一两　黄耆一两，剉　甘草一两，生剉　葛根三分，剉　菰𧄍根三分　川大黄三分，剉碎，微炒　芦根一两，剉

右件药捣筛为散，每服四钱，以水一中盏，煎至六分，去滓，不计时候温服。

治发背壅热，烦渴，不思饮食，宜服**生干地黄散**方：

生干地黄二两　黄耆一两，剉　甘草半两，生剉　麦门冬一两，去心　赤芍药一两　黄芩一两　人参一两，去芦头　石膏一两　当归三分　半夏半两，汤浸七遍去滑

右件药捣筛为散，每服四钱，以水一中盏，入淡竹叶二七片，生姜半分，煎至六分，去滓，不计时候温服。

治发背热毒，焮肿疼痛，烦渴，**解毒散**方：

犀角屑三分　川升麻半两　栀子人三分　木通一两，剉　麦门冬三分，去心　枳壳三分，麸炒微黄，去瓤　甘草三分，生剉　葛根三分，剉　地骨皮一两

右件药捣筛为散，每服四钱，以水一中盏，入生地黄一分，豉半合，煎至六分，去滓，不计时候温服。

治发背热渴疼痛，宜服**黄耆饮子**方：

黄耆一两，剉　菰𧄍根一两　赤芍药半两　麦门冬半两，去心　玄参半两　甘草半两，生剉　赤茯苓半两　川升麻半两　当归半两

右件药细剉和匀，每服半两，以水一中盏，入淡竹叶一七片，煎至五分，去滓，不计时候温服[2]。

治发背及乳痈壅毒，热渴疼痛，**升麻散**方：

川升麻三分　犀角屑半两　木通三分，剉　黄芩三分　麦门冬三分，去心　生干地黄一两　玄参三分　赤芍药半两　甘草半两，生剉　葛根半两，剉　芦根三分，剉

右件药捣筛为散，每服四钱，以水一中盏，入黑豆一百粒，淡竹叶二七片，煎至六分，去滓，不计时候温服。

治发背，一切痈疖，身体烦躁，热渴疼痛，**芦根散**方：

芦根一两，剉　连翘一两　玄参一两　射干一两　川升麻一两　栀子人一两　赤芍药一两　羚羊角屑一两　寒水石二两　甘草三分，生剉　生干地黄二两

右件药捣筛为散，每服四钱，以水一中盏，煎至六分，去滓，不计时候温服。

---

〔1〕寒热：宋版漫漶，据宽政本补正。

〔2〕服：原脱。据《类聚》卷173所引同方补。

治发背溃后诸方

夫发背病者，由寒气客于经络，折于血气，血涩不通，乃结成发背。脓出之后，眼白睛青黑而眼小，一逆也；服药而呕，二逆也；伤痛渴[1]甚，三逆也；髆项中不便，四逆也；音嘶色脱，五逆也；皆不可治。其余或热渴利呕，非仓卒之急也，可得渐治。凡发背，则热气流入腑脏，脓溃之后，血气则虚，腑脏积热，渴而引饮，饮冷入于肠胃，则变下利，胃虚气逆，则变呕也。呕逆若遇冷折之，气不通则哕也。其疮若脓汁不尽，而疮口早合，虽差更发，恶汁连出，则变成瘘也。

治发背溃后，脓血不止，渐渐疮大疼痛，身体壮热，**玄参散**方：

玄参二两　黄耆二两，剉　露蜂房一两，微炙　地榆二两，剉　白敛一两　赤芍药二两　黄芩二两　川升麻一两　漏芦二两　桑根白皮二两，剉　栀子人一两　川大黄二两，剉碎，微炒　川朴消三两

右件药捣筛为散，每服四钱，以水一中盏，煎至六分，去滓，不计时候温服。

治发背已溃后，毒气未散，脓水不绝，**露蜂房散**方：

露蜂房二两半，烧灰　乱发灰一两　蛇皮灰三分　赤小豆二两，炒　川大黄二两半，剉碎，微炒　玄参二两半　子芩二两半　川芒消二两半

右件药捣细罗为散，不计时候以黄耆汤调下二钱。

治发背已溃，去脓稍多，里虚，宜服**内补黄耆散**方：

黄耆二两，剉　白茯苓一两　桂心一两　麦门冬一两，去心　当归一两　人参一两，去芦头　甘草一两，生剉　远志一两，去心　五味子二两

右件药捣粗罗为散，每服四钱，以水一中盏，煎至六分，去滓，不计时候温服。

治发背溃后，排脓解毒消肿，退热止痛，**连翘散**方：

连翘一两　前胡一两，去芦头　人参一两，去芦头　赤芍药一两　荠苨一两　桔梗一两，去芦头　玄参一两　桑根白皮一两半　黄芩一两　甘草一两，生剉　防风一两，去芦头　赤茯苓一两　黄耆二两，剉

右件药捣筛为散，每服四钱，以水一中盏，煎至六分，去滓，不计时候温服。

治发背疮溃后，脓水不止，**漏芦散**方：

漏芦一两　连翘一两　栀子人一两　黄芩一两　黄耆一两，剉　防风一两，去芦头　石韦一两，去毛　苦参一两，剉　甘草一两，生剉　犀角屑一两

右件药捣粗罗为散，每服四钱，以水一中盏，煎至六分，去滓，不计时候温服。

治发背脓血穿溃后，痛楚不可忍，**黄耆散**方：

黄耆一两，剉　人参一两，去芦头　桂心三分　当归半两　赤芍药一两　甘草三分，生剉　生干地黄三分

右件药捣筛为散，每服四钱，以水一中盏，煎至六分，去滓，不计时候温服。

治发背溃后，脓水不尽，宜服排脓止痛，**贝[2]齿散**方：

贝齿三分　黄耆三分，剉　当归三分　赤芍药三分　生干地黄三分　黄连三分，去须　川升麻三分　桂心三分　犀角屑一分半　甘草半两，生剉

---

〔1〕 渴：宋版模糊，据宽政本补。
〔2〕 贝：原误作“具”，据下文主药“贝齿”改。

右件药捣细罗为散，不计时候以温水调下二钱。

治发背溃后，脓水不绝，**托里生肌散**方：

芎䓖二两　黄耆一两，剉　白芷半两　赤芍药一两　桂心三分　人参半两，去芦头　丁香半两　当归一两

右件药捣细罗为散，每服食前以粥饮调下二钱。

治发背大小便不通诸方

夫发背大小便不通者，由寒客于经络，血否涩则生热，蕴结成痈。气壅在脏腑，热入肠胃，故令大小便不通也。

治发背，脏腑壅滞，大小便不通，**木通散**方：

木通一两，剉　黄芩一两　栀子人一两　漏芦一两　川大黄二两，剉碎，微炒　甘草一两，生剉　川朴消二两　土瓜根一两

右件药捣筛为散，每服四钱，以水一中盏，煎至六分，去滓，每于食前温服，以通利为度。

治发背疮肿，大小便不通，心腹壅闷，**蘧麦散**方：

蘧麦一两　滑石一两半　栀子人一两　石韦一两，去毛　玄参三分　络石一两　川大黄一两，剉碎，微炒　黄耆一两，剉　红雪二两

右件药捣筛为散，每服四钱，以水一中盏，入葱白二茎，煎至六分，去滓，不计时候温服。

治发背大小便不通，心神烦躁，脐腹妨闷，**芒消散**方：

川芒消二两　川大黄一两，剉碎，微炒　栀子人一两　甘草一两，生剉　黄芩一两

右件药捣筛为散，每服四钱，以水一中盏，煎至六分，去滓，不计时候温服。

治发背肿硬疼痛，大小便不通，心神烦闷，**葵子散**方：

葵子一两　川芒消二两　当归一两　黄芩一两　木通一两，剉　甘草半两，生剉　麦门冬一两，去心　羚羊角屑三分

右件药捣筛为散，每服四钱，以水一中盏，煎至六分，去滓，不计时候温服。

治发背及诸痈肿，大小便不通，心腹壅闷烦躁，**玄参圆**方：

玄参一两　川升麻三分　栀子人半两　黄芩一两　黄耆三分，剉　川大黄二两，剉碎，微炒　沉香三分　甘草半两，生剉　蓝叶半两　犀角屑三分　木通三分，剉　连翘三分　川芒消二两

右件药捣罗为末，炼蜜和捣三二百杵，圆如梧桐子大，不计时候煎竹叶汤下三十圆，以通利为度。

治发背及一切痈肿，脏腑涩滞，大小便不通，**大麻人圆**方：

大麻人一两半　木香半两　枳壳一两，麸炒微黄，去瓤　甘草三分，生剉　川大黄一两半，剉碎，微炒　牛蒡子一两，微炒

右件药捣罗为末，炼蜜和捣三二百杵，圆如梧桐子大，不计时候以温水下三十圆，以通利为度。

治发脑诸方

夫发脑者，由六腑不和，经络否涩，气血不行，壅结所成也。此皆脏腑蕴积热毒，或曾饵

乳石，发动毒气，上攻于脑，出皮肤作头，初如黍米，四畔焮赤肿硬，连于耳项，寒热疼痛。若不急疗，毒气伤于血肉，血肉腐坏，化为脓水，从脑中而出，气血内竭，必致危殆矣。

治发脑已穴，脓出后痛闷转甚，热乱脑中，若车马走动，痛楚不可忍，**犀角散**方：

犀角屑一两　石膏三两　木通一两，剉　川升麻一两　玄参一两　甘草半两，生剉　赤芍药一两　黄耆三分，剉　川朴消二两

右件药捣筛为散，每服四钱，以水一中盏，煎至六分，去滓，不计时候温服。如疮未穴，服之大佳。

治发脑及痈肿，脏腑壅滞，心烦口干，脚冷寒噤，头痛呕哕，不能下食，**葛根散**方：

葛根一两，剉　麦门冬一两，去心　葳蕤三分　犀角屑半两　荠苨一两　赤芍药三分　石膏一两　甘草三分，生剉　红雪二两

右件药捣粗罗为散，每服四钱，以水一中盏，煎至六分，去滓，下竹沥半合，更煎一沸，不计时候温服。

治发脑疮肿焮赤疼痛，烦躁，**沉香散**方：

沉香三分　麦门冬一两，去心　赤芍药一两　玄参一两　甘草一两，生剉　枳实一两，麸炒微黄　川升麻一两　麝香一分，细研　前胡一两，去芦头　葳蕤半两　黄耆半两，剉　生干地黄一两　犀角屑三分　川大黄二两，剉碎，微炒

右件药捣粗罗为散，每服四钱，以水一中盏，煎至六分，去滓，不计时候温服。

治发脑肿痛，烦热不可忍，**黄耆散**方：

黄耆一两半，剉　赤茯苓一两　地骨皮一两　麦门冬一两，去心　生干地黄一两　黄芩一两　川升麻一两　射干一两　赤芍药一两　玄参一两　甘草一两，生剉

右件药捣筛为散，每服四钱，用水一中盏，煎至六分，去滓，不计时候温服。

治发脑及一切热毒气，结硬肿痛，通利脏腑壅滞，**大黄圆**方：

川大黄二两，剉碎，用醋浸一炊久〔1〕，沥干，慢火熬令熟　槟榔一两　枳壳一两，麸炒微黄，去瓤　牵牛子二两半，微炒，半生用　木香半两　甘草半两，生剉　皂荚五梃，不蚛者，搥碎，用酒一升浸，挼取汁，绢滤过〔2〕　青橘皮半两，汤浸，去白瓤，焙

右件药捣罗为末，取皂荚汁于银锅内以慢火煎成膏，入药末都和捣百余杵，圆如梧桐子大，每于食前以葱茶下三十圆，以快利为度。

治发脑始结，疼痛妨闷，欲成痈肿，熁之令内消方：

消石二两　木通一两，剉　紫檀香一两　甜葶苈一两　白敛一两　莽草一两　川大黄三两

右件药捣罗为末，每用时以浆水旋调得所，涂于肿上，干即易之。

治发脑，拔去疮肿中毒，宜贴**羊桃根散**方：

羊桃根一两，剉　消石一两　天灵盖半两，以慢火烧令烟绝　寒水石一两　木香半两　白敛半两

右件药捣罗为末，以清水调如糊，摊于疏布上贴之，干即易之，不过五七度，候痒即差。

治脑痈及热毒疮肿，宜贴**黄连饼**方：

黄连一两　乳香一两　熏陆香一两　雄雀粪四十九粒，尖细者是

---

〔1〕久：原作"欠"。《正误》："'欠'，'久'之讹。"据《类聚》卷173引同方改。

〔2〕绢滤过：宋版漫漶。宽政本作"编滤过"。《正误》云："当作''偏(遍)滤'。"然《普济方》卷288、《类聚》卷173引同方均作"绢滤过"，义长，因改。

右件药捣罗为散，用蔓菁根二两洗净，滤去水细切，捣如泥。若肿甚，即更用蜀葵根二两，入前药四味合捣调匀，即出于瓷器中贮之，可肿头捻作饼子，厚二分许，贴之，干即易之。

治发脑及乳痈初结，疼痛，**朱砂膏**方：

朱砂一两　乳香半两

右件药同研为末，以葱白四两细切，合研成膏，每用生绢上涂贴，候干再上，以差为度。

治发脑结肿，**止痛散**方：

木香二两　紫葛一两半，剉　檀香三分　川朴消二两

右件药捣细罗为散，用醋浆水调如糊，涂在绢上，贴于肿处，候干再上，以差为度。

治发脑发背，宜用此方：

右取鼠剥取热皮，中心开一孔子，用贴疮上，数数易之。无头者便当作头，脓出即愈。

治发背淋拓诸方

夫发[1]背者，由六腑不和，经络否涩，血壅不通，热毒蕴积，结成痈也。其肿起于背胛中，白如黍米，四畔相连，肿赤热而疼痛，或已溃，或未溃，毒气结聚，当用药煮汤淋拓疮上，散其热毒。夫汤水者，能荡涤壅滞，宣畅血脉，故用汤淋拓也。

治发背及恶毒疮肿，宜用抽风毒淋拓**枳壳汤**方：

枳壳二两　苦参二两　莽草二两　甘草二两　水荭二两　细辛二两　藁本二两　白芷二两　黄耆二两　白矾一两

右件药并细剉，拌令匀，分作三贴，每贴以水五升，入葱白五茎，煎至三升滤去滓，于避风处用软帛替换，承热搵药水淋拓患处，以水冷为度。

治背疮毒肿，焮烂疼痛，宜拓**黄连汤**方：

黄连一两　麻黄根一两　甘草一两　狼牙一两　羌活一两　桑枝一两　白矾一两

右件药捣令细，每用二两，入葱白五茎，以水五升，煎至二升去滓，用软帛承热搵药水，更番淋拓患处，水冷即止。

治发背及一切疮肿穿穴后，止疼痛，抽风毒，化疮根，洗熨方：

莽草半两　露蜂窠半两　白芷半两　桑根白皮半两　甘草半两　防风半两　藁本半两　垂柳枝一握　细辛半两　葱白一握

右件药细剉，以水一斗，煎至五升去滓，及热于避风处，用软帛替换蘸药水承热熨患处，以水冷为度。

治发背，**猪蹄汤**洗之方：

猪蹄一对，烧去毛，净洗　黄耆一两半　黄连一两半　赤芍药一两半　黄芩一两　蔷薇根四两　狼牙根四两

右件药细剉，以水一斗五升先煮猪蹄取一斗，入药煎取五升，去滓洗疮，以绵拭干后，贴生肌膏，日二贴之，汤即每日洗之。

治发背及诸肿毒，宜拓**升麻汤**方：

川升麻一两　黄芩二两　栀子一两　漏芦一两　蒴藋根三两　川芒消二两

---

〔1〕发：原脱。据本节标题及内容补。

右件药剉碎，以水一斗煮取五升，去滓，候冷用帛揾药拓肿处，常令湿润，即消也。

治发背始作便成疮烂坏，宜拓**地黄汤**方：

生地黄汁一升 川升麻二两 白敛二两 栀子人二两 黄连二两 黄蘗二两 当归二两 赤芍药二两 射干二两 川大黄二两 甘草二两，生用

右件药细剉，以水一斗煮至六升，去滓，下地黄汁搅令微温，以故帛内汤中，蘸拓于肿上。

治发背肿痛，宜拓**竹沥汤**方：

竹沥二升 川大黄一两 黄连一两 苦参一两 黄芩一两 栀子人一两 石灰一两 木兰皮一两 黄蘗一两

右件药细剉，以水五升，入竹沥煮药至三升，去滓，以绵揾汤拓疮上，日十余度。

治发背不消，宜拓**黄芩汤**方：

黄芩一两 白芷一两 川大黄三两 菰𦺇根一两 甘草一两 当归一两

右件药细剉，以水七升煮至三升，去滓，以故帛揾汤，更番拓患处。

太平圣惠方卷第六十三凡七门　方共计五十六道

治一切痈疽发背通用膏药诸方

治一切痈疽发背、脑痈、诸毒疮及奶痈疼痛，并宜用**雄黄膏**方：

雄黄二两，细研　黄耆三分　漏芦三分　络石三分　续断三分　营实三分　紫葛三分　汉防己三分　桑寄生半两　商陆半两　连翘半两　白敛半两　赤芍药三两　败酱半两　川升麻半两　莽草半两　当归一两　苦参一两　木通一两　紫菀一两，去土　芫花一两　藜芦一两，去芦头　白及一两　蔄茹一两　黄丹十五两　蜡四两　清油三斤

右件药剉碎，以酒二升拌一宿，先取油安铛内以慢火煎令熟，即下药煎白敛赤黑色，滤去药，下蜡候熔，以绵滤过，拭铛，却安油入铛内，下黄丹，于慢火上以柳篦不住手搅，候变色黑，搅滴于水内为珠子，膏成也，去火入雄黄末调令匀，倾于瓷器中盛，用故帛上摊贴，逐日换药，以差为度。

治痈疽发背，痈肿风毒，一切疮疖，内消止痛，**黄丹膏**方：

黄丹二十四两，微炒，细罗　麻油二斤半　猪脂八两，腊月者　松脂四两　紫菀一两，去土　当归一两　防风一两，去芦头　黄芩一两　莨菪子一两　棘针四十九枚，头曲者　青绯帛各二尺，烧灰　人粪灰一两　青柏叶一两　蜥蜴七枚　乱发如鸡子大　蜡五两　葱并根，二十茎

右件药剉碎，先下油脂于锅中煎令熔，次下药以文火煎半日，次下松脂、蜡候香熟，以绵滤去滓，都入药油于锅中，内黄丹不住手搅令匀，候色变紫色，收得油力尽，软硬得所，用瓷合盛，摊在故帛上贴之。

治一切痈疽发背，恶疮及瘘疮，**通神膏**方：

雄黄二两，细研　黄丹八两，细罗　蜡六两　腻粉半两　没药末一两　骐驎竭末一两　麝香一分，细研　桑枝四两　槐枝四两　蝎蜥三枚　当归三分　芎䓖二分　白芷三分　木香三分　沉香半两　郁金半两　乌蛇肉三分　藁本一两　细辛三分　桂心一两半　麻油二斤

右件药细剉，先取油倾于铛中，以文火煎令熟，下剉药煎，候白芷黄黑色，以绵滤过，拭铛令净，下蜡于铛内煎令熔，却入药汁于铛中，次下黄丹，次下诸药末，不住手搅，稀稠得所，滴在水中药不散即膏成，以瓷合盛，密封闭，悬于井底一复时出火毒，每用摊在故帛上贴，日二换之，以差为度。

治一切恶毒疮肿，**抵圣膏**方：

木香一两　细辛一两　续断一两　莽草一两　槐枝一两　木鳖子一两，去壳　柳枝一两　陈油一斤半

已上七味细剉，入油煎令烟尽，用绵滤去滓，入后诸药：

黄丹四两　蜜陀僧一分　蜡一两　松脂一分　野狐胆一分　乳香一分　骐驎竭一分　腽肭脐一分　阿魏一分　没药一分　麝香二钱

右件药除丹、蜡、脂外，捣罗细研，先于银锅内熬油令沸，下丹，以柳木篦搅，候变黑色，即下诸药末搅令匀，于地坑内出火毒一宿。煎时切忌水落药中。如有发背，每日空心酒下七粒如梧桐子大，只可三服止。更于故帛上摊贴，日二换之。

治发背痈疽、乳痈穿瘘，及一切恶疮，结肿疼痛，**紫金膏**方：

紫铆一两　石菖蒲半两　独活半两　白术三分　防风半两，去芦头　附子三分，去皮脐　白芷一两　木鳖子一两半，去壳　汉椒半两　杏人一两，汤浸，去皮尖、双人　半夏三分　桂心三分　骐驎竭一两，细研　没药三分　木香半两　甘草三分　赤芍药半两　白及三分　沉香半两　麝香一分，细研　朱砂二两，细研　龙脑半两，细研　黄蜡三分　乳香一两　甘松香半两　零陵香半两　白檀香半两　甲香半两　猪脂一斤半　羊脂一斤半

右件药剉碎，以酒二大盏拌一宿，取猪羊脂安铛内煎沸，下诸药以文火熬，候白芷黄黑色，下蜡候熔，以绵滤过，入瓷合中，下骐驎竭、麝香、朱砂、龙脑等搅令匀，用故帛上涂贴，日二易之。

治一切恶疮焮肿，**大垂云膏**方：

当归　附子去皮脐，生用　芎䓖　防风　川升麻　槐子　细辛去苗　侧柏叶已上各一两　桃人汤浸，去皮尖、双人　杏人汤浸，去皮尖、双人　甘草　桑根白皮　白及　黄耆　白僵蚕已上各一分　垂柳一握，煎了不在用〔1〕　黄丹七两　雄黄半两　朱砂一分，细研　硫黄一分，细研　麝香一钱，细研　白芷一分　没药一分　骐驎竭一分，细研　龙脑一分，细研　黄蜡四两，切碎　油一斤半

右件药除研了药并丹外细研，先熬油令沸，下剉药煎候白芷黄赤色，以绵滤过，拭铛令净再煎，下丹，以柳木篦搅候变黑，即下蜡熔尽，滴于水中为珠子不散，即次下诸药末搅令匀，以瓷合盛，疗疾如后：

发背疮，热酒调一钱服，外贴之差。瘰疬漏见骨贴之。疽疮风肿、疥癣、奶痈、肠痈、发鬓牙痈、发脑、肾痈、马坠磕〔2〕破骨损贴之即效。一切虫蛇毒物咬之并贴。虎豹咬着，用甘草水洗后贴之。

治发背乳痈，及诸疮肿，**垂云膏**方：

乱发一两　黄丹六两　绯绢方一尺二寸，烧灰　松脂二两　丁香末半两　蜡一两　盐一两　柴胡一两，去苗　黄耆一两　乳香半两，细研　莨菪子二两　清麻油一斤　驴耳塞半两　曲头棘针五十枚

右件药炼油令烟绝，即下绯帛、发、松脂、蜡等，煎令发尽，取前柴胡等碎剉，下油铛中以文火煎一炊久，绵滤去滓，油却安铛内，下黄丹搅勿住手，候药色黑，入丁香、乳香末令匀，时时点于铁上，试捻成圆即药成，用不津器盛，每用于帛上摊贴，每日两遍换之。

---

〔1〕不在用：《类聚》卷 193 同。《正误》："'不在用'字可疑。"《普济方》卷 314 引同方无"煎了不在用"五字。疑"在"为"再"之误，谓柳枝煎过一次后不再入煎。

〔2〕磕：宋版作"榼"，宽政本作"搕"。后者有敲击之义，今多用"磕"，磕碰也，故改。

治一切疮肿，**神效乌膏**方：

清油一升 黄耆一两，剉 木通一两，剉 杏人一两，汤浸，去皮尖、双人，研 皂荚一梃，不蚛者，去皮子，生剉 乱发如鸡子大

已上药先以油浸一宿，明旦以文火煎，待药滓微焦黑，绵滤去滓，却入铛更煎，入蜡月炼成猪脂五两，黄丹七两，炒令紫色

右入前油中煎，以柳木篦不住手搅，待黄丹消尽，油面清，次下成炼松脂一两，舶上紫鉚末一两，入毕不停手搅，时时滴少许漆器上试看，凝不粘手，去火下麝香一分细研搅令匀，倾入瓷合中收之。一切疮肿，故帛上贴之。未作头者贴之当消，如已成头，当自穴矣。疮肿焮痛，及金疮折伤，火炙乘热贴之即定。肠痈，作圆如梧桐子大，空腹以温酒下十圆。

治发背及诸痈疽疮，**木通膏**方：

木通三两，剉 露蜂房二两 连翘二两，剉 黄芩二两，剉 商陆二两，剉 黄耆二两，剉 牛蒡根二两，剉 乳头香二两，细研 松脂二两 蜡一两 黄丹七两 羊肾脂三两 绯帛一尺，烧灰细研 消石一两，细研 曲头棘针一百枚

右件药以生麻油二斤于铛中文火煎令香，下剉药急火煎，候药色赤黑，下松脂、蜡洋，以绵滤去滓，下黄丹及羊脂，搅勿住手，候色黑，时时点于铁上，试看凝如饧，去火，适大热下乳香、帛灰、消石等搅匀，用不津器盛，每用涂于帛上贴之。如肿未成脓即内消，已成脓，即日二贴之。

治风毒疮肿，痈疽丁赘瘤瘿，**十香膏**方：

沉香半两，剉 檀香半两，剉 丁香半两，末 郁金香半两，剉 甘松香半两，剉 麝香一分，细研 熏陆香半两，细研 白胶香半两，细研 龙齿半两，细研 黄丹六两 麻油一斤 苏合香半两，剉 木香半两，末

右件药先取沉香、檀香、郁金香、甘松香等五味，于油中浸七日，却入铛内以少炭火温养五日后，以武火煎三二十沸，漉出香，用绵滤过，净拭铛，油却入铛内，下黄丹以柳木篦不住手于火上搅，候色黑，滴水中如珠子，软硬得所，去火，将煎丁香等六味入膏中搅三五百遍，膏成盛瓷合内，用软帛上摊贴，日二度换之。

治一切痈疽发背疮肿结硬膏药诸方

治发背痈疽，疮肿结硬，痛不可忍，**神圣膏**方：

木香一两 雄黄一两，细研 桂心一两 赤芍药一两 当归一两 人参一两，去芦头 附子一两，生，去皮脐 丁香一两 白芷一两 黄耆一两 没药一两 芎䓖一两 防风一两，去芦头 甘草一两 沉香一两 细辛一两 乳香一两 白檀香一两 甘松香一两 蜡二两 松脂一两 垂柳枝三两 柏枝三两 黄丹一斤 清麻油三斤

右件药并细剉，先煎油沸，下甘松、檀香、柳、柏枝以慢火煎半日，色赤黑漉去，下诸药文火煎，候白芷色黑漉出，下蜡、松脂令洋，以绵滤过，净拭铛，却下药油，入黄丹再着火煎，不住手搅，候变色黑，滴安水中如珠子即膏成，以瓷合盛。取帛上摊贴，每日早晚换之，取差为度。

治发背痈疽，结硬肿痛，**乌犀膏**方：

乌犀屑一两 玄参一两 黄芩一两 紫葛一两 木通一两 川升麻一两 白芷一两 当归一两 白敛一两 白及一两 防风一两，去芦头 芎䓖一两 甘草二两 赤芍药一两 桂心一两 槐枝二两

垂柳枝三两　桑枝二两　松脂二两　黄丹十二两　蜡二两　油二斤　青盐二两

右件药细剉，于净铛内以油浸药三宿后，以文火煎令白芷色赤黑，漉去滓，次下松脂、蜡令洋[1]，绵滤去滓，拭铛令净，却倾铛内，下黄丹文火上煎，不住手以柳篦搅，候色变黑，滴于水内捻看软硬得所，倾于瓷合内，用帛上摊贴，日二换之。

治风毒气结，坚硬疼痛，及销附骨疽，**黑金膏**方：

桂心一分　芎䓖一分　当归一分　木鳖子一分，去壳　乌贼鱼骨一分　漏芦一分　白及一分　川乌头一分，生，去皮脐　鸡舌香一分　木香一分　白檀香一分　丁香一分　松脂二两　乱发一两　黄丹六两　清麻油一升

右件药捣细罗为散，入松脂、乱发麻油内煎令发尽，绵滤去滓澄清，拭铛[2]令净，以慢火熬药，入黄丹用柳木篦不住手搅，令黑色，一时下诸药末，又搅令匀，看软硬得所，于不津器内收。每使看肿痛处大小，于火畔煬，摊故帛上厚贴，日二换之。

治发背，一切恶毒疮肿，坚硬疼痛，**琥珀膏**方：

琥珀一分，细研　雄黄一分，细研　朱砂一分，细研　丁香一分　木香一分　当归一分　白敛一分　芎䓖一分　木鳖子一两，去壳　乱发一两，烧灰　生地黄二两，切　垂柳枝三合，剉　槐枝三合，剉　松脂一两　黄丹五两　清麻油十五两

右件药丁香、木香、当归、白敛、芎䓖五味并捣细罗为散，以琥珀、雄黄、朱砂相和细研，候膏成乃下余药，并以油浸一宿，净铛内煎炼，以地黄色黑为度，绵滤去滓澄清，却于铛内慢火熬药油，相次入黄丹，以柳木篦不住手搅，令色黑，取少许滴于水内，捻看硬软得所，入琥珀等搅令匀，倾于不津器内盛。每使时看疮肿大小，以故帛上涂贴，日二度换之。

治发背痈疽，热毒气结肿疼痛坚硬，**木通膏**方：

木通一分　甘草一分　当归一分　白芷一分　防风一分，去芦头　细辛一分　栀子人一分　黄连一分　垂柳枝剉，三合　黄芩一分　黄丹六两　黄蜡二两　清麻油一斤

右件药细剉，于油内浸三宿，入净铛内以慢火熬令柳枝黄黑色为度，绵滤去滓澄清，却于铛内慢火熬药油，相次下黄丹，用柳木篦不住手搅令匀，滴于水内捻看硬软得所，入黄蜡又搅令匀，倾于不津器内盛。每使时看肿结处大小，火畔煬，摊于故帛上贴，日二换之。

治一切痈疽发背止疼痛膏药诸方[3]

治一切发背，乳痈恶疮，骨疽穿漏，收毒止痛生肌，**雄黄膏**方：

雄黄三分，细研　当归三分　桂心三分　白芷半两　赤芍药半两　甘草三分　附子三分，生，去皮脐　黄耆三分　枳壳三分　吴茱萸半两　白术半两　独活半两　槟榔三分　麝香半两，细研　乳香半两　突厥白三分　木鳖子半两，去壳　云母粉三分　松脂三分　白蜡二两　垂柳枝一两　槐枝一两　白檀香半两　零陵香半两　甘松香半两　黄丹十两　麻油二斤

右件药先将油于铛中以炭火炼熟，下甘松、零陵、檀香、槐柳枝等，以慢火煎令槐柳黑色即去之，细剉诸药，以酒半升拌药一宿，后入油中煎白芷色赤，以绵滤过，拭铛令净，却倾入铛

---

〔1〕洋：同“烊”。融化之意。

〔2〕拭铛：宋版残损。下文“一时”后之“下”字亦残，均据宽政本补。

〔3〕治一切痈疽发背止疼痛膏药诸方：宋版及宽政本均脱此标题，据排门目录、分目录定此标题，据《类聚》所引定其位置。

内，下黄丹于火上煎变色黑，不住手搅三二千遍，有油泡子飞即膏成，入雄黄、麝香搅令匀，安瓷合内盛，以蜡纸上摊贴，每日早晚换之。

治一切痈疽发背，及恶毒疮肿，止疼痛，生肌，**五香膏**方：

丁香一分，末　木香一分，末　白檀香一分，末　熏陆香一分，末　麝香一分，末　黄耆半两　白芷半两　细辛半两　防风半两，去芦头　芎䓖半两　当归半两　甘草一两　桑根白皮一两　槐枝剉，三分　乱发一两，烧灰　垂柳枝剉，三合　黄丹十两　清麻油一斤四两

右件药除五香末外并细剉，安净铛内以油浸一宿，以慢火煎令槐柳枝色黄黑为度，以绵滤去滓澄清，却于铛内慢火熬药油，相次入黄丹，用柳木篦不住手搅，候黄丹色黑，滴于水内看硬软得所，入五香末搅令匀，倾于不津器内盛。每用时于火畔煬，以纸上涂贴，每日两上换之。

治一切痈疽发背，疼痛不可忍，口干大渴，不欲食，宜傅**乌膏**方：

雄黄一两，细研　雌黄一两，细研　芎䓖一两　川升麻一两　黄连一两　黄蘗一两　川乌头一两，生，去皮脐　杏人五十枚，汤浸，去皮尖、双人　胡粉一两，细研　巴豆二十枚，去皮心　乱发鸡子大　汉防己一两　松脂鸡子大

右件药细剉，用猪脂三斤急火煎发消尽，下诸药文火熬令乌头色赤，绵滤过，候冷用真珠末五钱安药内，入雄黄、雌黄、胡粉更搅令匀，用时先以温水洗疮口，拭干乃傅之。

治一切痈疽发背，疼痛不止，大渴闷乱，肿硬不可忍，宜傅**黄丹膏**方：

黄丹七两　蜡三两　白敛二两，剉　杏人三两，汤浸，去皮尖、双人，研　乳香二两，末　黄连二两，剉　生油一升

右件药白敛等三味以生绢袋盛，入油慢火熬半日漉出，下黄丹，以柳木篦搅，候变黑膏成，入蜡、乳香更熬，硬软得所，用瓷合内盛。故帛摊贴，日二换之。

治一切痈疽发背，及风热毒结肿疼痛，**麝香膏**方：

麝香一两，细研　叶子雌[1]半两，细研　龙脑半两，细研　骐驎竭二分，末　没药半两，末　槟榔半两，末　丁香半两，末　当归三分，末　木香半两，末　黄犬脂一两　朱砂三分，细研　白蜡三分　黄丹三两　油八两

右件药先将油于银锅中以慢火炼令香，下蜡、犬脂，去火，渐下黄丹，却用火煎，不住手以柳木篦搅，变色即去火，将前六味药末并香药一处更研令匀，微火暖动，渐渐搅入令匀，膏成以瓷合盛。用蜡纸上摊贴，每日二换，以差为度。

治一切痈疽发背，日夜疼痛，**乳香膏**方：

乳香半两　黄丹三两　麻油半斤　麝香一钱，细研　桂心一钱　腻粉三钱　附子三分，生，去皮脐　当归半两

右件药捣细罗为散，取铫子于慢火上炒黄丹令赤，入油同煎，时时滴在水碗内凝结如珠子，便下诸药末搅煎成膏，于瓷合内盛。以故帛上涂贴，每日早晚换之。

治一切痈疽发背，疼痛不止，**木通膏**方：

木通二两　黄丹五两　细辛一两　茵陈一两　琥珀半两，细研　朱砂一两，细研　清麻油十两

右件药先煎油令沸，即下细辛、木通、茵陈，煎五七沸，去滓，即入琥珀、朱砂末更煎，用柳木篦搅，候滴于水中成珠子，膏成收于瓷合中。每摊膏于故帛上贴，日二易之。

---

〔1〕叶子雌：即上品雌黄，成层片状，如树叶层叠。《纲目·雌黄》："叶子者为上。"

治一切痈疽发背，疼痛不可忍，**丁香膏**方：

丁香十两，末　麻油一斤　黄丹七两　丈夫头发一两　蜡一两　桂心半两，末　当归半两，末

右件药先炼油令香，下发煎令发尽，次下蜡，以绵滤过，却入铛中，下黄丹不住手搅，候色黑，滴安水内如珠子，即下丁香、桂心、当归等末搅令匀，以瓷合盛。用故帛上摊贴，日二换之。

治一切痈疽发背，日夜发歇疼痛不止，**胡粉膏**方：

胡粉四两　油半斤　蜡二两半　乳香半两，细研　麝香一钱，细研　没药半两，细研

右件药以文火煎令油熟，下胡粉，后下蜡，临成下麝香、乳香、没药，搅勿住手，待似星花上来即住，以瓷器内盛。于故帛上涂贴，日二易之。

治一切痈疽发背疮肿溃后排脓膏药诸方

治一切痈疽发背，恶疮毒肿溃后，久脓水不住，肌肉不生，毒气未定，收毒止痛暖肌，**骐驎竭膏**方：

骐驎竭半两　雄黄半两，细研　蜜陀僧半两，细研　雌黄一分，细研　乱发半两　朱砂半两，细研　乳香一两，细研　黄耆一两　白芍药一两　牡丹一两　连翘一两　丁香一两　木香一两　桂心一两　当归一两　牛膝一两，去苗　细辛一两　白芷一两　松脂二两　腊三两　黄丹一十二两　麻黄二两　油二斤半

右件药黄耆等一十二味细剉，入油内浸一宿，后用文火煎诸药色黑，漉出，次下松脂、乳香、蜡消熔尽，以绵滤去滓，拭铛令净，却下药油以慢火熬，相次入黄丹，不住手以柳木篦搅，候色变，滴于水碗内，捻看软硬得所，歇良久，入骐驎竭、雄黄、雌黄、蜜陀僧、朱砂等[1]末搅令匀，倾于瓷合内，以纸上摊令匀，每日两上贴之。

治一切痈疽发背穿穴后，排脓散毒止痛，**连翘膏**方：

连翘一两半　陈油一斤半　猪脂七两　羊脂五两　黄耆一两半　黄丹十四两　白芷一两半　白及一两半　白敛一两半　乳香三分　松脂一两半　蜡二两　露蜂房一两半　乱发灰半两　青绢一尺二寸，烧灰　绯绢一尺二寸，烧灰　当归一两半　白芍药一两半　桂心一两半

右件药先将油及猪、羊脂以微火煎，候脂消尽，剉碎黄耆、白芷、连翘、蜂房、白及、白敛、当归、芍药、桂心九味，下入油内以微火煎，候药黄黑色，次入松脂、蜡、乳香熔尽，即以绵绞去滓，再入铛内煎，即下黄丹，以柳木篦搅勿令住手，候药变黑色，次下绯、青绢灰及头发灰搅令匀，滴于冷处，凝硬得所，成膏于瓷器内收。用时旋于故帛上摊贴，日二换之。

治一切痈疽发背溃后，日夜疼痛，宜用**排脓止痛膏**方：

油一斤　当归一两半　白芷一两　桂心三分　芎䓖一两　藁本一两　细辛三分　蜜陀僧一两，细研　黄丹三两　麝香一分，细研　鹿角胶一两半　蜡三分　朱砂一两，细研　盐花一两　腻粉三分　乳香三分，细研

右件药先取油安铛内炼沸，当归等六味细剉下入油中，煎白芷赤焦色，绵滤去滓，净拭铛中，油却安入铛中依前慢火熬，下蜡并黄丹不住手以柳木篦搅，候色黑，次下蜜陀僧、鹿角胶、盐花，次下腻粉，次下乳香，次下朱砂、麝香等，慢火熬搅，候药黑光，即滴入水内，如硬软得所

---

〔1〕等：宋版下原有“一”字。不通，据宽政本删。

药成，入钞锣中待凝冷，即于净地上安一宿，以物盖出火毒。每用故帛上摊贴，日再换之。

治一切痈疽发背溃后，肌肉不生，宜用此**排脓生肌神效膏**方：

当归二两　白芷一两半　乳香三分，细研　松脂一两　芎䓖一两　白敛一两半　绯帛灰半两，细研　乱发灰半两，细研　甘草一两半　黄丹十两　木鳖子三十枚，去壳　杏人一两，汤浸，去皮尖、双人，炙　木香一两半　黄蜡二两　麻油二斤

右件药先取油安铛内炼令香熟，将八味药细剉下油中浸一宿，次文火煎白芷色赤黑即漉出，次下松脂、蜡、乳香、绯帛、发灰等更煎令消，以绵滤去滓，却入铛内，下黄丹不住手搅，变黑光色，滴在水中为珠子，膏成用瓷器盛。每用以故帛摊贴，日二易之。

治一切痈疽发背已溃后，日夜疼痛不可忍，脓不能出，宜用**止痛排脓生肌神秘方**：

生地黄汁五合　防风三分，去芦头　羊肾脂二两　麻油五两　乳香一两　黄蜡二两　乱发半两　当归半两　甘草三分　白敛半两

右件药细剉，以醋拌湿，先以油煎乱发消尽，下地黄汁煎如鱼目沸，候地黄汁尽，绵滤去滓，却于火上下蜡、香脂熟搅匀，煎令稠，于瓷合内盛。以故帛涂，看疮大小贴，日二易之。

治一切痈疽发背溃后，肌肉不生，宜用此**排脓生肌膏**方：

黄丹六两　松脂半两　熏陆香半两　故绯帛一尺，烧灰细研　乱发半两　蜡一两　故青帛一尺，烧灰细研

右件药以油一斤先煎一两沸，内发煎令消尽，然后内蜡及松脂、熏陆香、绯青帛灰煎搅令洋，以绵滤去滓，却入铛中下黄丹，以火煎搅令色黑，软硬得所，贮一瓷器中。少少涂于楸叶上以贴，日二易之。

治一切痈疽发背溃后疼痛，疮口不合，宜用此**排脓生肌膏**方：

川大黄一两　细辛半两　防风半两，去芦头　黄芩半两　芎䓖一两　白敛一两　白芷半两　白芍药半两　莽草半两　黄檗半两　黄连半两　当归半两　麻油半斤　猪脂半斤　白蜡四两　松脂一斤

右件药都细剉，先于净铛内煎麻油、脂、蜡令消，后入诸药慢火煎，看药欲焦，即以绵滤去滓，放冷膏成。每用以故帛上涂贴，日二换之。

治一切痈疽发背溃后疼痛不止，宜用此排脓止痛，**地黄膏**方：

生地黄汁一升　松脂一两　熏陆香一两　羊肾脂一两半　牛膝一两半　蜡一两

右件药于地黄汁中，煎松脂及香令消尽，即内羊脂酥、蜡慢火煎令稠，膏成。涂软帛上，日二三上[1]贴之。

治一切痈疽发背生肌膏药诸方

治一切痈疽发背，日夜疼痛，解毒生肌，**骐骥竭膏**方：

骐骥竭一两　桂心三分　木香半两　附子三分，生，去皮脐　槟榔半两　当归半两　白芷半两　芎䓖三分　诃梨勒皮半两　沉香半两　没药半两　白及半两　朱砂三分，细研　丁香半两　乳香半两　甘草半两，剉　麝香半两，细研　白檀香三分　甘松香一两　零陵香半两　槐枝二两　柏枝二两　垂柳枝二两　松脂三分　白蜡三分　黄丹十五两　油二斤半

〔1〕上：原作“止”。宋版、宽政本均同。《类聚》卷193引作“上”，义长，故改。

右件药先将油于铛中以炭火炼令香，细剉甘松香、檀香、零陵香、柏、槐、柳枝等，入油内浸一宿，以文火煎，候三般枝黄黑色即去，却下松脂并蜡化了，以绵滤过，拭铛令净，却倾油入铛中，下黄丹，于火上以柳木篦不住手搅，令沸转黑色后，将前十七味药捣罗为末，微火上调入膏内，搅三二千遍令匀，滴入水中作珠子即膏成，用瓷合收。于蜡纸上摊贴，甚者每日早晚换之。

治一切痈疽发背，肌肉不生，干急疼痛，**润疮生肌膏**方：

槟榔一两　白芍药一两　丁香一两　细辛一两　黄连一两　川芎䓖一两　杏人一两，汤浸，去皮尖、双人　桂心一两　天南星一两　牛膝一两，去苗　羌活一两　附子一两，生，去皮脐　藁本一两　防风一两，去芦头　木鳖子一两，去壳　当归一两　木香一两　白芷一两　乳香一两　白胶香一两　麝香半两，细研　蜡四两　羊脂一斤　猪脂一斤　野驼脂一斤

右件药除脂、蜡、麝香外都细剉，以米醋半升拌令匀一宿，先取三般脂于铛内文火煎沸，即下诸药煎半日，候白芷色赤漉出，下蜡令消，以绵滤过，瓷合盛，调入麝香令匀，看患处大小，涂贴于上，日二度换之。

治一切痈疽发背，败坏疼痛，宜用此**生肌膏**方：

蛇衔草一两半　当归一两半　黄连一两半　黄耆一两　甘草一两　黄芩一两　川大黄一两　续断一两　白芍药一两　白及一两　芎䓖一两　莽草一两　白芷一两　附子一两，生，去皮脐　细辛一两　蜀椒一两，去目　生干地黄三两　薤白一把

右件药都细剉，以酒一升拌令润半日，先用腊月猪脂三斤安铛内炼沸，渐渐入药，煎令白芷黄赤色漉去，以绵滤过，瓷合盛，每日三两度以涂患上。

治一切痈疽发背，**止痛生肌膏**方：

骐驎竭一两　没药一两　黄丹半两　乳香一两　当归一两　白芷半两

右件药五味捣细罗为散，先用清油一斤半煎桑白皮、柳白皮各二两令色赤，漉去滓，用绵滤过，下黄丹搅匀，候色黑，次下五味散，以柳木篦子搅，候软硬相得，膏成于故帛上摊贴。如内损疼痛，只用酒服五圆如皂荚子大。

治一切痈疽发背，生肌敛疮口，**水杨膏**方：

水杨皮二两，剉　槐皮二两，剉　黄丹六两　骐驎竭一两，末　蜜陀僧一两半，细研　白松脂一两　蜡一两　白敛一两，剉　降真香一两半　油二斤

右件药先将油于铛内微火煎水杨皮、槐皮，后下白敛、骐驎竭、松脂、降真香再煎，候水杨皮黄黑色，以绵滤去滓，再入铛内重煎，即入蜜陀僧并黄丹、蜡等，用柳木篦搅勿令住手，候色变黑，旋滴于冷处，看硬软得所，膏成盛于瓷器中。用于软帛上摊贴，每日二度换之。

治一切痈疽发背，脓血不止，宜用此**生肌膏**方：

熏陆香一两　松脂一两　黄丹二两　羊肾脂一两　生地黄汁二合　麻油四两　故绯帛五寸

右件药先以油煎绯帛消尽，下熏陆香、松脂、羊肾脂又煎三两沸去火，下地黄汁煎汁令尽，去火下黄丹搅令[1]相入，又煎一两沸下蜡，候色黑，软硬得所，膏成用帛上摊贴，日二换之。

治一切痈疽发背，生肌止痛，去疮内虫，**乌麻膏**方：

乌麻油一斤　黄丹七两　熏陆香一两　麝香半两，细研　松脂一两　黄蜡一两

---

〔1〕搅令：宋版二字残缺，据宽政本补。

右件药先煎油沸，下松脂、熏陆香及蜡候消，以绵滤过，却安铛内，下黄丹，火上搅令色黑，滴安水中为珠子，软硬得所去火，下麝香搅令匀，以瓷合盛。看疮大小，帛上摊贴，取差为度。

治一切痈疽发背，止痛生肌，**黄耆膏**方：

黄耆一两　赤芍药一两　当归一两　川大黄一两　芎䓖一两　独活一两　白芷一两　薤白一两　生地黄二两　麝香二钱，细研

右件药都细剉，先用猪膏二升煎三五沸下药，煎白芷色赤，以绵滤去滓，入麝香搅令匀，收瓷合中，日三四度涂摩疮上。

治一切恶毒疮[1]膏药诸方

治一切恶毒疮肿，**抵圣雄黄膏**方：

雄黄一两，细研　黄丹二两　乳香一分，细研　没药一分，细研　骐驎竭一分，细研　蜜陀僧半两，细研　麝香半分，细研　丁香半分，末　红芍药一分，剉　白及一分，剉　白敛一分，剉　白芷一分，剉　不灰木一分，剉　槐条　柳条各二[2]十一寸，冬用根，夏用条，并乱发都一处水浸一日，漉出　乱发如球子大，净洗　油半斤　蜡四两

右件药从芍药已下以油煎令白芷焦赤，滤去滓，入蜡并雄黄已下八味，不住手以柳木篦搅，候色变黑，即倾入瓷合中。看疮大小，涂于故帛上贴之。

治一切远年恶毒疮，发背，冷漏丁疮，刀箭所伤，**乌蛇膏**方：

乌蛇四两　当归二两　黄耆一两半　生干地黄一两半　乱发三分，烧灰　防风一两，去芦颠　甘草二两　黄丹六两　胡粉四两　蜡二两　松脂二两

右件药都细剉，以清油二斤半，于铛内入蜡、松脂及药煎令黑色，绵滤去滓，却内铛中下黄丹，便以武火上不住手搅，候色黑，滴安水中如珠子，硬软得所即膏成也。用故帛上摊，可疮大小贴，日二易之，以差为度。

治一切痈肿恶毒疮疼痛，**挺子膏**方：

附子一两，去皮脐，生用　赤芍药一两　当归一两　杏人二两，汤浸，去皮尖、双人　黄连一两　赤柳皮四两　骐驎竭一两　没药一两　黄丹三两　清油一斤

右件药并细剉，先将清油及诸药入于铛中煎令焦黄色，待冷澄滤过，后下黄丹、骐驎竭、没药同煎，以柳木篦子不住手搅，候黑色，取少许滴水中成珠子即膏成，放冷剂作挺子。多年冷漏恶疮，先用甘草煎水洗，然后贴之。痈肿煎皂荚酒调服一圆如弹子大。齿断痈肿，贴之大效。

治一切恶毒疮疼痛，**生肌散**方：

白米一升，淘四十九遍　旧皮巾子一只

右二味入瓷瓶子内泥固头，以大火烧为灰，候冷细研为末，日二三上贴之。

治一切恶毒疮，日夜疼痛，脓血不止，宜用此方：

雄黄三分，细研　骐驎竭三分，细研　乳香三分，细研　麝香一分，细研　杏人二两，汤浸，去皮尖、双人

---

〔1〕 疮：原脱。据排门目录、分目录及本节内容补。
〔2〕 二：原脱，据宽政本补。

柳枝一握，剉　沥卷油[1]八两

右件药先将油入铫子内，与杏人、柳枝同煎至黑色，用绵滤过，净拭铫子，入黄丹二两于油内熬，常以柳枝子搅令黑色，候滴水中不散，入前四味药末又熬令稠，倾在瓷器中。于软帛上摊贴，日二换之。

治一切恶毒疮，**挺子膏**方：

骐驎竭半两　定粉一两　没药半两　自然铜半两　黄丹一两　无名异半两　蜡四两

右件药捣罗为末，先用蜡于铫子内令熔，次下药末，以柳枝子搅，勿令住手，至冷剂为挺子。有患者，着漆楪子底上点生油摩令浓，每日两上贴之。

治一切恶毒疮肿，**白薇膏**方：

白薇半两　白敛半两　白及半两　白附子半两　白芷半两　赤芍药半两　胡粉二两，细研　乳香一分，细研　白蜡三两　油十二两

右件药白薇等六味剉，以油浸经七日，用瓷瓶子盛，以纸三两重封瓶口，绳子牢系，于饭上蒸五度，然后用铫子煎五六沸，绵滤去滓，又入胡粉、乳香、白蜡等更煎一两沸，以瓷器盛。于软帛上摊贴，日二换之。

治一切恶毒疮肿，**莨菪膏**方：

莨菪二合　白敛末　芎䓖末　丁香末　沉香末　乳香末　木香末　鸡舌香末，各一两　黄丹一两　麻油一升半

右件药惟莨菪子别捣，绵裹入油铛中煎，候色焦黑漉出，次下白敛、黄丹等末，用柳木篦不住手搅，候稀稠得所即膏成，贮于瓷合中。以故帛上摊贴，日二换之。

治一切毒肿膏药诸方

治一切毒肿，不问大小，焮热疼痛不可忍，**犀角膏**方：

犀角屑二两　石长生一两　苦参三两　蓝实三两　芎䓖一两　赤芍药一两　络石一两　白敛一两　半夏一两　连翘一两　商陆一两　玄参一两　桑寄生二两　酥三两　川消石三两

右件药细剉，以腊月猪脂炼成者三斤，入药以文火同煎，候白敛黄赤色，以布绞去滓，净拭铛重煎，下酥、消石，添火炼之，不得绝急，候如稀饧，又以绵滤，内瓷器中盛。于软帛上摊贴，日二换之。

治一切毒肿，筋急疼痛，**乌蛇膏**方：

乌蛇一两　木香半两　诃梨勒皮半两　芎䓖半两　细辛半两　牛蒡子半两　防风半两，去芦头　垂柳枝剉，二合　黄丹六两　清油一斤

右件药捣罗为末，于油内先煎柳枝令黄黑色，绵滤去滓澄清，拭铛令净，以慢火熬，入黄丹搅如黑豆色，一时下药末又搅令匀，倾于不津器内。每使时看疮肿大小，火畔熓，以纸上摊贴，日二换之。

治一切毒肿疼痛，宜贴**解毒膏**方：

川升麻一两　白敛一两　漏芦一两　连翘一两　川芒消一两　黄芩一两半　蛇衔草一两半　栀子人三十枚　蒴藋根二两

---

〔1〕沥卷油：《正误》："未详。"待考。

右件药剉碎，以酒拌半日，用猪脂一斤半煎药令黑色即膏成，绵滤去滓，以瓷器盛。于软帛上摊贴，日二换之。

治一切毒肿热疼，**升麻膏**方：

川升麻一两　犀角屑一两半　玄参一两　杏人一两，汤浸，去皮尖、双人　赤芍药一两　麻黄一两，去根节　栀子人一两　甘草一两　川芒消一两　芎䓖一两　蛇衔草一两　白敛一两　黄芩一两　莽草一两　桑寄生一两　白芷一两　射干一两　蓝叶一两　地黄汁五合　猪脂四斤　醋一升

右件药都剉，以醋、地黄汁渍药一宿，于铛内先消猪脂，入药以慢火煎，候醋气歇，白芷黄赤色，膏成，绵滤去滓，盛瓷器中。每日四五度，涂摩肿处。

治一切毒肿，结硬疼痛，**地黄膏**方：

生地黄半斤　辛夷一两　独活一两　当归一两　芎䓖一两　黄耆一两　白芷一两　续断一两　赤芍药一两　黄芩一两　川大黄一两　薤白二两

右件药都细剉，以腊月猪脂一斤半煎，候白芷黄赤色，以绵滤去滓，盛不津器中，日三四度涂之。

治一切风毒气流注，骨节筋脉结聚疼痛，**败龟膏**方：

败龟一两　桂心半两　木香一分　木鳖子人三两　防风三分，去芦头　白芷一分　当归一分　槐白皮一两　独活一分　川乌头一分，生，去皮脐　芎䓖一分　藁本一分　黄丹一两　清油十两　松脂一两

右件药败龟、木香、桂心三味合捣罗为末，其余细剉，以油浸一宿，同煎令槐白皮黑色为度，绵滤去滓澄清，却于铛内以慢火熬，入黄丹，用柳木篦不住手搅，候黄丹色黑，滴入水内看[1]硬软得所成膏，便入败龟等三味末更搅令匀，倾于不津器内盛。每用时看疼痛处大小，火畔熁，以纸上匀摊贴，日二三度易之。

治一切风毒流注不定，焮赤疼痛，**天麻膏**方：

天麻　当归　防风　乌头去皮脐，生用　独活　细辛　乌蛇　半夏　干蝎　白僵蚕各一两

右件药细剉，以腊月猪脂一斤半煎沸，下药文火熬令药末黑色，漉出即下蜡四两候熔，以绵滤过，安瓷合内。每日三五度，取少许摩令热，兼于空心及晚食前以温酒调下半匙。

治一切风毒流注，筋骨疼痛，**换骨膏**方：

槟榔一分　没药一分　盐一分　麝香一分，细研　当归一分　干蝎一分　芎䓖一分　黄丹三两　清油五两　垂柳枝二两，剉

右件药捣罗为末，先以油煎柳枝令黄黑色，漉去，以绵滤过，却入铛中，下盐、黄丹以柳木篦搅，慢火熬令黑色，下诸药末急搅令匀，取瓷合中。摊膏于故帛上贴，日三两度换之。

---

〔1〕水内看：宋版此三字残脱，据宽政本补。

太平圣惠方卷第六十四 凡一十六门　病源一十六首　方共计一百八十六道

治一切毒肿诸方

夫肿之生也，皆由风邪寒热毒气客于经络，使血涩不通，壅结皆成肿也。风邪所作者，肿无头无根，浮在皮上，如吹之状，不赤不痛，或肿或散，不常肿也。其寒气与血相搏作者，有头有根，色赤肿痛。其热毒作者，亦无正头，但急肿久不消，热气结盛，壅则为脓也。其候非一，故谓之一切肿也。

治一切毒肿，疼痛不止，**五香散**方：

沉香一两　木香一两　丁香一两　熏陆香一两　麝香一钱，细研

右件药捣细罗为散，入麝香更研令匀，每服二钱，以水一中盏煎至五分，不去滓，不计时候温服。

治一切热毒肿气，并主乳痈，宜贴**木香散**方：

木香二两　紫葛二两，剉　紫檀二两　川朴消二两　赤小豆二合　川升麻一两　白敛一两　白矾一两

右件药捣罗为末，以榆皮汁和如稀糊，可肿大小，以疏布涂药，贴于肿上，干即易之。

治一切肿毒，肉色不异，时时牵痛，经年肿势不消，**紫草膏熁**方[2]：

紫草一两　桂心一两　芎䓖一两　赤芍药一两　白敛一两　川大黄一两　防风一两，去芦头　黄芩一两　莽草一两　当归一两　木香一两　甘草一两

右件药捣细罗为散，每用散二两，酒二升，于铛中煎令成膏，及热涂熁肿处，日再用之。

治一切热毒焮肿忽发，颈项胸背发即封之，令不成脓，方：

生地黄切，一升　豉三两　川芒消五两

右件药捣令熟，厚二分已来，日六七度以傅之肿上。

又方：

〔1〕生：原脱，据排门目录及正文补。

〔2〕熁方："熁"误作"胁"，据《类聚》卷189引同方改。"方"字原脱，据该书体例补。

蔓菁根三两，干者　芸薹叶三两，干者

右件药捣细罗为散，以鸡子清和贴肿上，干即易之。

又方：

商陆三两　芸薹叶三两

右件药捣熟贴于肿上，干即易之。

治一切热毒结聚，焮赤疼痛，消肿解毒，**金花散**方：

叶子雌半两，细研　黄连半两，去须　槟榔一分　郁金半两　川大黄半两

麝香一分，细研

右件药捣细罗为散，入雌并麝香同研令匀，以麻油调如糊，涂于肿上，日二换之。

治一切恶毒肿，**乳香饼子**贴方：

蔓菁根一握　乳香一两　黄连一两，去须　杏人四十九枚，汤浸，去皮

右件药捣三五百杵，团作饼子，厚三四分，可肿处大小贴，干即易之。

又方：

川大黄捣罗为末　石灰末　赤小豆捣罗为末，已上各一两

右件药以酒调涂肿上，干即易之。

又方：

槐子半斤　护火草一把

右合捣，以水和傅上，干即易之。

又方：

赤小豆末半合　浆水半合　鲫鱼胆五枚　葱白一握，细切

右件药相和，于砂盆内研如膏，薄涂肿上即差。

又方：

川朴消一两　川大黄末一两

右件药合研令匀，以冷水调涂肿上，干即更涂。

治一切热毒痈肿，疼痛不可忍，方：

苍耳子不限多少，熬令微黄

右件药捣罗为末，取油淀相和，涂于肿上，干即换之。

治一切热毒肿及发背，方：

右取马齿叶熟捣，用铜钞锣盛，安于新汲水盆中浸，候马齿冷，即于肿上，热即易之，当时肿消。如已出脓，亦得渐差。

治一切毒肿，不问硬软，方：

右取楸叶十重，覆于肿上，即以旧帛裹之，日二三易，当重重有毒气为水在叶中。如冬中，取干叶以盐水浸良久用之亦得。不然取根皮，剉烂捣傅之，甚验。

治风肿诸方

夫人忽发风肿，或着四肢，或在胸背，或着头项，发作虚肿，如吹之状，不痛不赤。着四肢者，乃欲不遂，令人烦满短气，身体常冷。皆由冬月过温，风入于肌里，至春复遇大寒，风不得出，气壅肌间，不自觉知，至夏恣取风凉，气聚不散而成肿也。久不瘥，气结盛生热者，乃化为

脓。若至烂败，则煞人。右手关上脉浮而虚者，病肿也。

治风肿欲结成脓，令内消散，**连翘散方**：

连翘一两半　射干一两　沉香一两　紫檀香一两　犀角屑一两　川升麻一两　川芒消二两　玄参二两　甘草一两，炙微赤，剉

右件药捣粗罗为散，每服四钱，以水一中盏，煎至六分，去滓，每于食后良久温服。

治风肿，无问冷热并效，**黑豆浸酒方**：

黑豆一升，炒熟　白花蛇一条，重五两，酒浸，炙微黄　大麻人二升，蒸熟　五加皮五两，剉　苍耳子五两，酥炒微黄　牛蒡子一升，酥炒微黄

右件药捣碎，以生绢袋盛，用好酒三斗内入瓷瓶中，封头，浸经七日开瓶[1]，每于食前暖一中盏服之。

治风毒疮肿疼痛，**乌蛇膏**方：

乌蛇二两　附子一两，生，去皮脐　干蝎一两　防风半两，去芦头　当归半两　白芷半两　赤芍药半两　藁本半两　半夏半两　细辛半两　独活半两　芎䓖半两　白僵蚕半两　吴茱萸半两　汉椒半两，去目　桂心半两　黄蜡六两

右件药细剉，以炼了腊月猪脂二斤文火煎，候白芷赤黑色为度，绵滤去滓，下蜡令消，入瓷合内盛。但是风肿，取少许摩之令热，日三度用之。

治风毒肿，令内消，方：

川大黄二两　甜葶苈二两　木通二两，剉

右件药捣罗为末，用水调涂之，干即再涂，以差为度。

治风毒肿气，急硬疼痛，方：

柳枝一握，细剉　桑枝一握，细剉　黑豆一升

右件药相和炒，候大豆熟为度，以好酒五升投之良久，澄滤去滓，每夜欲卧时以意斟酌暖饮之。其滓入盐一两，炒令极热，以帛裹于肿处熨之。冷即复炒，不过三两度效。

治风毒暴肿神验，重台草散方：

重台草　木鳖子去壳　半夏已上各一两

右件药捣细罗为散，以酽醋调涂之。凡是热肿，㷂之立消也。

治热毒风肿，及诸痈发背等，方：

牛蒡根半斤，刮去黑皮，切

右件药以无灰酒一升，水二升相和，下牛蒡以慢火煎，候汁浓，有少粘即去滓，却向铛中煎如稀饧即停火，膏成。先以膏可肿处涂之，便着故帛贴，日夜二[2]三度易之。

治风肿及恶疮疥，傅之疼痛内消，方：

右用肥皂荚一斤，以文火炙令黑色，捣罗为末，取酒三升入药熟搅，熬成膏，临时看疾状大小，用药涂贴，日二易之。

治卒风肿诸方

夫人卒有风肿，不痛不赤，移无常处，而兼痒者，由先无患处，偶腠理虚，而因风所作也。

---

[1] 瓶：原残脱，据宽政本补。

[2] 二：宋版原作“一”，不通，据宽政本改。

治皮肉卒风肿，赤痛，**鹿角散**方：

鹿角五两　白敛二两　牡蛎四两　附子二两

右件药捣罗为末，以醋调涂于帛上，贴肿处，干即换之。

治卒热毒风肿，宜涂**半夏散**方：

半夏一两　莽草一两　川大黄一两　白敛一两　川芒消一两

右件药捣罗为末，以水和如泥，涂之，干即再涂。

治卒风毒肿起，急痛，方：

蔓菁根一斤，洗去土

右烂捣，以醋和如泥，傅肿上，以帛裹，日三易之。

又方：

柳白皮一斤，剉

右以酒煮令热，以帛裹，熨肿上，冷即再煮用之。

又方：

右以牛粪烧灰为末，醋和傅肿上，干即易之。

又方：

浮萍草三两　紫草三两

右件药都捣令熟，用傅肿上，干即换之。

治身体手足卒风肿，方：

驴脂四两　盐二两

右都捣令熟，用傅肿上，日三易之。

又方：

右以川芒消二两研为末，用醋调傅之，干即再涂。

治卒风毒肿，方：

伏龙肝半斤

右以醋和如泥，涂于肿上，干即易之。

又方：

右捣商陆根傅之良。

又方：

皂荚刺一握，去两头

右以水一大盏煮取六分，去滓顿服，取快利，其肿便消。

又方：

右以独头蒜切作片子，贴于肿上，以艾火灸之二七壮，极验。

治毒肿诸方

夫毒肿之候，与风肿不殊，时令人壮热。其邪毒若入腹，即杀人也。

治毒肿，**五香散**方：

麝香一两，细研　木香一两　鸡舌香一两　藿香一两　熏陆香一两　当归一两　黄芩一两　川升麻一两　川芒消二两　川大黄二两，剉碎，微炒右件药捣粗罗为散，入麝香和匀，每服三钱，以水一中盏，煎至五分，去滓，不计时候温服。

治毒肿疼痛，心神烦热，大肠秘涩，**漏芦散**方：

漏芦一两　白敛一两　黄芩一两　麻黄一两，去根节　知母一两　枳实一两，麸炒微黄　川升麻一两　犀角屑一两　赤芍药一两　甘草一两，炙微赤，剉　川芒消二两　川大黄二两，剉碎，微炒

右件药捣粗罗为散，每服三钱，以水一中盏，煎至五分，去滓，不计时候温服。

内消肿毒方：

白敛二两　白及二两　白芷二两

右件药捣细罗为散，研生姜汁调涂之，干即再涂。

治毒肿不消，时有疼痛，宜涂**芸薹子散**方：

芸薹子三两　桑叶一两　龙葵一两　牛李子半两

右件药捣罗为末，用浆水调涂肿处，干即易之。

治热毒肿，**内消膏**方：

肥皂荚二梃，以好酒一中盏浸，挼取汁　青盐一分　消石一分

右件药相和熬成膏，涂于肿上，日二易之。

治毒肿痛不可忍，宜涂**鹿角散**方：

鹿角一两　磨刀粗石烂者二两　白敛一两

右件药捣罗为末，以醋调涂于肿上，干即更涂。

治毒肿恶疮方：

川大黄二两，生用　风化石灰二两　赤小豆二两

右件药捣罗为末，以醋调涂之，干即再涂之。

又方：

右用葵菜根和盐捣傅之效。

治毒肿不问硬软，宜用此方：

蜀葵根　茄子根　冬瓜根已上各五两

右件药并烧，候烟绝即出，勿令作灰，细研，以生麻油调涂于故帛上贴之。如脓未出，当便内消。若脓已出，即便撮合，神验。

又方：

右用胡葱捣烂，以生油调涂于肿上，即效。

治热毒肿不消，疼痛，方：

桑花五两

右件药捣罗为末，用生蜜调涂于肿上。

又方：

右以瓮近下钻一孔，盛水注于肿上。

又方：

右以鸡子清封肿上，热即易之。

又方：

右捣地菘汁，每服一小盏，日四三服。

又方：

狗舌草一斤，去两头

右以水五升于铜器中煮，取汁二升去滓，搜面作羹粥食之。

又方：

益母草二握，去两头

右用酒三升煎取一升，去滓顿服，立效。

又方：

栎树根白皮五斤，细研

右以水五斗煮令浓，内盐末一两，微温以淋浴肿处，日二度用之。

治毒肿入腹诸方

夫此候与前毒肿不殊，但言肿热渐盛，入腹故也。毒入腹之候，先令人拘急恶寒，心烦闷而呕逆，气喘而腹满，如此者损人也。

治毒肿恐恶气入腹，宜服疏利毒气**大黄散**方：

川大黄二两，生用　木香一两　丁香半两　独活一两　桑寄生一两　射干一两　甘草半两，生剉　麝香一分，细研

右件药捣粗罗为散，入麝香研令匀，每服五钱，以水一大盏，煎至五分，去滓，于食前温服。

治毒肿入腹，心神烦闷，不欲饮食，**犀角散**方：

犀角屑一两　熏陆香一两　木香一两　鸡舌香一两　藿香一两　沉香一两　川升麻一两

右件药捣粗罗为散，每服四钱，以水一中盏，煎至六分，去滓，不计时候温服。

治毒肿入腹，心闷腹胀，不欲饮食，**沉香散**方：

沉香一两　木香一两　丁香一两　熏陆香一两　麝香一分，细研　川大黄二两，剉碎，微炒

右件药捣粗罗为散，每服四钱，以水一中盏，煎至六分，去滓，不计时候温服。

治毒肿发无定处，或恶气入腹刺痛，烦闷不已，**射干散**方：

射干二两　商陆一两　附子一两，炮裂，去皮脐

已上三味捣罗为末

赤小豆三合　麻子三合，研

右件药以水五大盏，先煮小豆、麻子令熟，去滓，取汁一小盏，每服调下前药二钱，日三服，小便当利，即肿气渐消。

治恶毒肿，或着阴卵，或偏着一边，疼痛挛急，牵入小便，痛不可忍，一宿煞人，宜服此方：

右取蘹香苗叶捣取汁二升，不计时候暖一小盏服，其滓以贴肿上。冬中即以根及子亦可用之。

治毒肿入腹疼痛，或牵小腹及腰胯痛，方：

桃人二合，汤浸，去皮尖、双人

右件药研如膏，每服以暖酒调下小弹子大，日三四服。

治游肿诸方

夫游肿之状者，为青黄赤白无复定色，游于皮肤之间，肉上微光是也。

治游肿攻头面焮肿，赤热疼痛，宜用**郁金散**方：

郁金半两　赤小豆一合　甜葶苈半两　伏龙肝二两　川芒消半两　川大黄半两，生

右件药捣罗为末，以生鸡子白并蜜少许调令稀稠得所，涂之，干即更涂。

治游肿赤者，宜用此方：

川大黄末二两　慎火草五两

右件药合捣涂之，干即再换。

治赤白游肿，方：

芸薹子半合　米醋一鸡子　盐一钱

右件药烂捣如泥，看大小涂纸上贴之。如走，即随处贴之，不过三两上效。

治青白赤游肿，手近微痛，方：

川大黄二两，生　蒲黄二两　伏龙肝二两

右件药捣细罗为散，以水和如泥薄涂之，干即再涂。

又方：

川大黄一两，生用　豉一合　紫檀一两

右件药捣细罗为末，以醋和傅之，干即再傅。

又方：

紫檀香二两

右捣罗为末，水调涂之。

治游肿流遍身赤色，入腹即死，宜用此方：

右以生猪肉傅上，数数换之，其肉虫乌不食，臭恶甚也。

治游肿方：

右以生布一片搵油，以火燃之，持照病上，咒曰：日游日游，不知着脂，火燎你头。咒七遍即差也。

治白游肿方：

右捣生羊脾涂之。

治一切丹毒诸方

夫一切丹毒者，为人身体忽然变赤如丹之状，故谓之丹毒也。或发手足，或发腹上，如掌[1]大。皆风热恶毒所为。重者亦有疽之类也。若不急治，则痛不可忍，久乃坏烂，出脓血数升。若发于节间，便令人四肢毒肿，入于肠则煞人。小儿得之，最为急也。

治一切丹毒，热焮疼痛，**金花散**方：

郁金一两　黄连一两　黄芩一两　糯米三合

---

〔1〕 掌：原作“手”。据《类聚》卷179引同论改。

右件药捣细罗为散，每用蜜水调令稀稠得所，用鸡翎薄扫丹上，干即更涂。

治一切丹毒，恶气攻刺，身体赤肿，疼痛不可忍，宜用此方：

车前草　益母草　地胆草已上各等分

右件药烂研涂之，干即更涂。

治一切丹毒恶气，五色无常，不即疗之，痛不可忍。若坏皮肤，则大[1]出脓血，或发节解，即断人四肢。此盖疽之类也，宜速治之。方：

右捣大蒜或小蒜如泥，厚涂之，干即更涂，以差为度。

又方：

赤小豆一升　羊角烧灰，半两

右二味捣罗为末，以鸡子白和涂之。如无羊角，即单用小豆亦良。

治一切丹毒，走皮中，浸淫疼痛，方：

蛴螬研

右以鸡子清调涂之，干即再涂。

治一切丹毒流肿，方：

榆白皮末半两

右以鸡子白调涂之。

又方：

右用地龙粪，水和涂之。

又方：

鼠粘草根勿使见风，洗去土

右捣烂贴之。绞取汁饮之亦良。

治一切丹毒遍身，方：

芸薹子一两

右以酒一大盏和研去滓，煎五七沸，不计时候温服一合。

治一切丹毒，方：

右用蛇衔草捣取汁涂之。

又方：

右用生地黄捣取汁涂之。

又方：

右用护火草烂捣傅之。

又方：

右用五叶草烂捣傅之。

又方：

右用浮萍草烂捣傅之。

又方：

右用豉捣罗为末，以水调涂之。

---

〔1〕则大："则"，原作"用"；"大"字宋版残脱，宽政本有。《类聚》卷179引同方"用"作"则"，义长，故改。

又方：

右用川大黄捣罗为末，以水调涂之。

又方：

右用栀子人捣罗为末，以水调涂之。

又方：

右用黄芩捣罗为末，以水调涂之。

又方：

右用川芒消细研为末，以水调涂之。

又方：

右用五叶藤捣罗为末，以水调涂之。

治丹胗诸方

夫丹胗者，为遍身肿，并白丹肉中起，痒痛微肿如吹，瘾胗起赤。亦有鸡冠赤起，大如钱，小者如麻豆粒，一名茱萸丹、火丹。有水丹，由体起热，遇水湿搏之，结丹如黄色，或有水在中，喜着腹及阴处。此虽小疾，若攻击[1]令人至死也。

治赤丹，瘾胗而痒，搔之随手肿起，**莽草膏**方：

莽草半两　当归一两　芎䓖一两　羊踯躅一两　大戟一两　细辛一两　赤芍药一两　芫花一两　附子一两，去皮脐，生用

右件药细剉，用猪脂三斤煎之，候附子色黄膏成，滤去滓，于瓷合内贮之，每日四五度取少许傅于胗上。

治丹胗，烦热疼痛不止，**升麻膏**方：

川升麻二两　白薇三两　漏芦三两　连翘三两　川芒消三两　黄芩三两　蛇衔草三两　枳壳三两　山栀子四十枚　蒴藋四两

右件药细剉，以水三升，猪脂三斤，煎候水气竭，滤去滓，用瓷器贮，不计时候涂之。

治丹胗毒气不消，时发疼痛，宜拓**漏芦汤**方：

漏芦二两　川升麻二两　川芒消二两　黄芩三两　栀子人二十枚　蒴藋四两

右件药细剉，以水七升，煎至四升去滓，以软帛旋蘸汤拓病上，冷即再暖用之。

又方：

羖羊角屑三两

右以水一大盏，浓煎取汁二合，以摩之数百遍。若无羊角，牛脂、猪脂炼，候冷摩之亦效。

又方：

右用羖羊角烧灰细研，以鸡子清和涂之。

又方：

右用酪和盐，热炙手，涂摩即消。

又方：

右用白芷及根叶煮，洗拓之。

〔1〕 击：原误作“繫(系)”。据《类聚》卷179引同方改。

又方：

右用慎火草，捣熟封之。

又方：

右用白矾煮汁，拭之良。

又方：

右用蒴藋汁，着少许酒相和浴之。

又方：

右用酒煮石南汁，拭之良。

又方：

右用鸡屎汁拭之。

又方：

右用芥子不限多少，捣罗为末，不计时候以酽浆水调下半钱。

赤胗者，由冷湿折于肌中，甚即为热，热即成赤胗也。得天热则剧，得冷则减，宜用此方：

右用生蛇衔草捣烂涂之，良。

白胗者，由风气折于肌中，与风相搏，遂为胗也。得大阴而冷则剧，出风中亦剧，得晴暖则减，身暖亦差，宜用此方：

右用枳实水煮，取汁拭[1]之。

治丁疮诸方

夫丁疮者，由风邪毒气于肌肉所生也。凡有十种，一者疮头乌强凹，二者疮头白而肿实，三者疮头如豆垽色，四者疮头似葩红色，五者疮头有黑脉，六者疮头赤红而浮虚，七者疮头葩而黄，八者疮头如金薄，九者疮头如茱萸，十者疮头如似石榴子。亦有初如风胗气，搔破青黄汁出，里有赤黑脉而小肿。亦有全不知者，忽以衣物触着及摸着则痛，若故[2]取，则便不知处。亦有肉突起如鱼眼之状，赤黑碜痛彻骨，久结皆变，至烂成疮，疮下深孔，如火针穿之状。初作时，突如丁盖，故为之丁疮。令人恶寒，四肢强痛，一二日疮便变焦黑色，肿大光起，根硬强，全不得近，酸痛，皆其候也。在手足头面骨节间者最急，其余处则可也。毒入腹则烦闷，恍恍似醉，如此者三二日便死。《养生方》云：人汗入食内，食之作丁疮也。

治丁疮肿毒，**五香汤**方：

沉香一两　枫香一两　藿香一两　鸡舌香一两　木香一两　射干二两　川升麻二两　鳖甲二两，生用　蓝实二合　川大黄二两，生用　犀角屑一两　贝齿十枚　乌梅十四枚

右件药细剉，分为两剂，以水一斗五升煎至一斗，淋浴肿毒处，神效。

治丁肿内消，**棘刺散**方：

棘刺五十枚，陈者　生黑豆黄四十枚　乱发三鸡子大　绯绢三条，每条阔三寸，长五寸

右件药将棘刺等三味分作三分，以绯绢一片裹棘刺豆子，用发少多缠绯帛令周匝牢固，余两段并总相似裹之，于炭火上烧令烟尽，细研，分为三服，空心以温酒半盏调下一服，半日

〔1〕拭：原残脱，据宽政本补。
〔2〕故：原作“固”。义晦。《病源》卷31“丁疮候”作“故”，使之也，义长，因改。

后疮四边肉软舒适即差。半日不觉，可更一服，必差。差后无有触犯，如有即生三五个赤黑脓窠。不触犯者，七八日当差，勿轻之。

又方：

乱头发三两　蛇蜕皮三两　曲钩棘针三两，烂者　露蜂房三两　绯绢二尺

右件药相和，分作四分，用绯绢各裹，以麻缠之，于炭火内烧令烟断，细研，日三服，以温水调下二钱。

治丁疮，生肌拔毒，**苍耳膏**方：

苍耳子二合　荆芥子二合　葵子二合　黄蜡十两　木香一两　白狗粪一两　石长生一两　当归一两　黄芩一两　藁本一两　玄参一两　丁香一两　干马齿一两　雄黄一两，细研　虾蟆灰一两　乳香一两，细研

右件药细剉，以猪脂三斤煎三二十沸，滤去滓，次下乳香、蜡又煎三两沸，候冷入雄黄、虾蟆灰搅令匀，以瓷器盛，密封。每使涂[1]于故帛上贴，日三度换之。

又方：

屋上蜂窠七枚，烧灰　乱发如拳大一枚，烧为灰末　绯绢五寸，烧灰

右件药合研令匀，每腹空时以温水调下二钱。

治恶肿丁疮及杂疮，方：

皂荚一两，去黑皮，涂酥炙令焦黄，去子　麝香一分，细研

右件药捣细罗为散，入麝香和匀，以人粪少许和如泥，涂封五日后开之，根自出矣。

治丁肿毒气，方：

蛇皮灰二合　露蜂房灰二合

右件药捣细罗为散，每服一钱，以温酒空腹调服，晚再服之。

治丁疮，无问雄雌，方：

铁粉一两　蔓菁根三两

右二味和捣如泥，封肿上，日二换之。

治丁肿，皮肉突起如鱼眼状，赤黑碜痛，方：

右以白马牙齿烧作灰，细研，先以针刺疮令破，以灰傅之，上用面封，却候肿软，用好醋洗去灰，其根当出，便差。

治丁疮，方：

附子去皮脐，生用　巴豆去皮　胡粉已上各一两

右件药捣细罗为末，用乌麻油调如稠膏，先以铍针于疮四边出血，即以药封之，其四面亦以药盖，勿令泄气，从早至午，其根自出。

又方：

右以鬼伞，形如地菌，多从生粪堆上，见日消，黑者，取烧灰，以针刺疮四边，至疮际作孔，内药孔中，经宿疮发，用镊拔根出，大良。

又方：

捣白敛末，水调傅肿上，神效。

治丁疮根入腹，方：

---

〔1〕每使涂：宋版残脱，据宽政本补。

右取母猪粪和水绞汁，服一二合，立差。

治丁肿至甚，蜣螂心疗之如神，方：

蜣螂破其腹下取之，其内白色者是也

右一物可及半两，研傅于肿上即穴，再易之，血根尽出即差。

又方：

右以黑牛垢封之差。

又方：

右刮竹箭簳取茹作炷，就上灸之二七壮，即消。

又方：

右用附子捣末，醋和涂之，干即更涂。

又方：

右以生荠苨根捣绞取汁涂之，干即再涂。

又方：

柳枝叶一束，长三尺，围四尺

右细剉，以水五斗煮取三斗，去滓煎如饧，刺破涂之。

又方：

右用益母草茎叶烂捣傅疮上，又绞取汁五合服之，即丁肿内消。

又方：

右先灸疮上三壮，以钟乳末六钱及浆粒和研，傅上，须臾拔根尽出。

又方：

右用白僵蚕捣为末，水调封之，丁疮根当自出。

又方：

甘菊花不限多少

右绞取汁，服一小盏，入口即效。冬用菊根。

治鱼脐丁疮诸方

夫疮头黑深，破之黄水出，四畔浮浆起，狭长似鱼脐，故谓之鱼脐丁疮也。

治鱼脐丁疮，疼痛不可忍，宜用此神效方：

淘河舌〔1〕一枚　天南星一分　肉桂一分，去粗皮　砒黄半钱　朱砂一分　巴豆五枚，去皮　麝香半钱　硇砂一分

右件药捣罗及细研为散，用黄蜡并猪胆汁相和消熔，为圆如菉豆大，一圆于疮上取穴为度，其药却收取，每一圆可医五六人效。

治鱼脐丁疮，久疗不差，宜贴**芫花根膏**方：

芫花根二两　猪牙皂荚五梃　白矾三两，烧令汁尽，细研　黑豆三合

右件药用醋一斗，先浸芫花根及皂荚、黑豆三日，于釜中以火煎至二升，去滓后却入铛中煎至一升，入白矾末搅令匀，去火成膏。但是鱼脐丹恶疮，摊于帛上贴，日二易之。

---

〔1〕淘河舌："淘河"即鹈鹕的别名。鹈鹕乃一种水鸟，李时珍载其舌治丁疮。

治鱼脐丁疮如黑豆色者，以大针针疮四边兼中央，后宜此方：

腊月猪头一枚，烧灰

右捣细罗为散，以鸡子清调令匀[1]，傅疮上，日三易之。

又方：

右以寒食干饧糖烧为灰，傅之即差。

治鱼脐丁疮，其头似白，肿痛不可忍，方：

白苣绞取汁

右以针刺疮上四畔，涂汁于疮中，即差。

又方：

蛇蜕皮一两，炙微黄　鸡子一枚，取清

右件药以水一大盏，煎蛇皮至六分，去滓，入鸡子清搅令匀，更煎三两沸，顿服立愈。或以蛇皮灰用鸡子清调涂之。

治恶肉诸方

夫恶肉者，身里忽有肉如小豆突出，细长乃如牛马乳，亦如鸡冠之状，不痒不痛，久不治，长不已。由春冬被恶风所伤，风入肌肉，结瘀血积而生也。

治恶肉，**漏芦散**方：

漏芦半两　白敛半两　黄芩半两　白薇半两　枳实半两，麸炒微黄　川升麻半两　甘草半两，生剉　赤芍药半两　川大黄半两，剉碎，微炒　麻黄半两，去根节

右件药捣粗罗为散，每服三钱，以水一中盏，煎至五分，去滓，不计时候温服。

治恶肉不差，方：

蕳茹半两，末　白矾三分，烧令汁尽　雄黄三分，细研

右件药同细研为散，用傅肉上。

蚀恶肉散方：

硫黄细研　马齿苋　白矾烧令汁尽　蕳茹　丹参已上各半两

右件药捣细罗为散，涂傅恶肉上。

治恶肉久不差，宜用**大黄膏**方：

川大黄一两，生用　附子一两，生，去皮脐　芎䓖一两　黄芩二两　白敛二两　雄黄一两，细研　真珠末一两　蕳茹二两，别捣为末　白矾二两，烧令汁尽，细研

右件药大黄等五味并剉，先以猪脂一斤半煎十余沸，滤去滓，内雄黄、真珠、蕳茹、白矾等末搅令匀，涂于恶肉上即消。

治疮中恶肉出，方：

乌梅一七颗，烧为灰，末之

右以傅疮中恶肉，立效。

---

[1] 匀：原误作“白”。据《类聚》卷178引同方改。

治恶核肿诸方

夫恶核者，为肉里忽有核，累如梅李，或如小豆粒，皮肉𤺊痛，左右走身中，卒然而起。此风邪挟热毒所成。亦似射工毒，初得无常处，多恻恻痛。不即治之，毒入腹脏，闷烦恶寒，即煞人。久不差，则变作瘘也。

治恶核风结肿毒，四肢烦热拘急，**独活散**方：

独活一两　木香一两　射干一两　连翘一两　甘草一两半，生剉　桑寄生一两　川升麻一两　沉香一两　川木黄一两，生用

右件药捣粗罗为散，每服四钱，以水一中盏，煎至六分，去滓，入竹沥半合更煎一二沸，放温服之，日三服，得快利为度。

治项上恶核焮肿，**连翘散**方：

连翘一两　射干一两　川升麻一两　独活一两　桑寄生半两　丁香半两　木通一两，剉　木香一两　沉香一两　川大黄二两，剉碎，微炒

右件药捣细罗为散，每服以清粥饮调下二钱，日三服。

治恶核焮肿不消，宜贴**白敛散**方：

白敛一两　川大黄一两　赤石脂一两　赤芍药一两　莽草一两　黄芩一两　黄连一两，去须　吴茱萸一两

右件药捣罗为末，以鸡子清和如泥，涂布上贴于肿处，干即易之。

治恶核焮肿疼痛，宜贴**黄耆散**方：

黄耆一两半，剉　黄芩一两　芎䓖一两　黄连一两，去须　白芷一两　赤芍药一两　当归一两

右件药捣罗为末，以鸡子清调如泥，涂于布上贴肿处，干即易之。

治肉中忽有恶核生，肿硬不消，恶肉恶脉，瘰疬，风结肿气，**五香散**方：

木香一两　沉香一两　鸡舌香一两　麝香一分，细研　熏陆香一两　射干二两　紫葛二两，剉　川升麻二两　独活二两　桑寄生二两　甘草二两，生剉　连翘三两　川大黄三两，剉碎，微炒

右件药捣粗罗为散，入麝香研匀，每服三钱，以水一中盏，煎至五分，去滓，入竹沥半合更煎一二沸，放温服之，日三服。

治恶核，肿结不散，方：

吴茱萸一两，末　小蒜二两

右合捣傅之，日三换，以差为度。

治身体风毒疮诸方

夫风毒疮者，由内热外虚，为风湿所乘，则生疮也。所以然者，肺主气，候于皮毛，脾主肌肉，气虚则肤腠开，为风湿所乘，内热相搏，故身体皆生疮也。

治身体生风毒疮，或痒痛不止，**苦参散**方：

苦参一两，剉　人参一两，去芦头　丹参一两　黄连三分，去须　沙参一两，去芦头　玄参一两　秦艽三分，去苗　白鲜皮一两　川升麻一两　枳壳一两，麸炒微黄，去瓤　栀子人三分　犀角屑一两　黄芩一两　赤芍药一两　当归一两　白蒺藜一两，微炒去刺　防风一两，去芦头　白花蛇二两，酒浸，炙令黄，

去皮骨

右件药捣细罗为散，每服不计时候，以温酒调下二钱。

治身体生风毒疮不差，宜服此方：

白鸽粪四两，烧为灰　天麻一两　麻黄一两，去根节　防风一两，去芦头

右件药捣细罗为散，每于食后用温酒调下一钱。

治风毒攻身体生疮，或时发痒肿痛，**白花蛇煎**方：

白花蛇一条，去皮骨　海桐皮　白芷　防风去芦头　独活　羌活　白术　附子去皮脐　天南星　半夏汤洗七遍去滑　前胡去芦头　细辛　干蝎　桂心　汉椒去目　木鳖子去壳　当归　吴茱萸　苍术已上各一两

右件药并剉，以米醋二升煎三二沸，匀拌药一宿，用腊月猪脂炼了者三斤，于铛内煎令沸，渐渐下药，候白芷色赤黄，用绵滤过，瓷合盛。先以苦参汤淋浴后，以暖酒调下半匙。外以膏涂在疮上，令热为度，日三遍服用。

治身体生风毒疮，赤肿疼痛，宜涂**豉心散**方：

豉心一合，炒令烟绝　黄连一两半，去须　赤小豆一合　胡粉一两，细研　杏人一两，汤浸，去皮尖、双人，细研

右件药捣罗为末，研入胡粉、杏人令匀，以酥和涂之。

治风毒身体生疮，**水银膏**方：

水银一两，以少熟枣瓤研令星尽　松脂一两　朱砂一两，细研　土蜂窠二两　黄蘖一两，剉　川大黄一两

右件药除水银、朱砂外，捣罗为末，以炼成猪脂二斤煎为膏，放令冷，取水银、朱砂入膏中相和搅令匀，用涂疮上，日二换之。

治身体生风毒疮，**茅胆膏**方：

茅胆一两，茅针里面瓤是也　栀子人一两　苦参一两，剉　黄蜡二两　清麻油半斤　腻粉半两

右件药茅胆等三味捣罗为末，先以油、蜡慢火熬令蜡消，入前药末并腻粉，不住手搅令匀，瓷合内盛。每取少许涂疮，日四五度用之。

又方：

水银二两，并胡粉入少水研令星尽　黄连末二两　胡粉二两，熬令黄

右件药同研令匀，用傅疮上。如疮无汁者，以面油调涂，日二三上用之。

治风毒攻身体生疮，赤焮肿痛，**清凉散**方：

黄连去须　槟榔　枳壳去瓤　黄芩　贝母　赤小豆炒熟，已上各等分

右件药捣罗为末，先以白矾、葱白煎汤洗疮，拭干后用生油调涂，日三上用之。

又方：

腻粉半两　洛粉[1]半两　杏人半两，汤浸，去皮尖，研　黄蘖半两，剉　黄丹半两　麝香一钱，细研　黄连半两，去须

右件药捣罗为末，入麝香等研令匀，日二三上，用油调涂之。

治身体生风毒疮，臭秽不可近者，**黄连散**方：

黄连去须　胡粉　蜜陀僧　白芷　白敛已上各半两

---

〔1〕 洛粉：《卫生宝鉴》卷八“风中脏诸方·胜金丹”条下“洛粉”注：“水银重粉是。”又，《苏沈良方》卷七“治伤折内外损”方“铅粉”注：“洛粉为上。”结合其功效，可知即铅与水银、醋共制成的“铅霜”，又名“铅白霜”，治风痰肿毒。

右件药捣罗为末，先以盐汤洗疮，用生油调药，以羽毛傅之。甚者，每日只可两上。

治身体生风毒疮，赤烂头白，出脓汁，方：

晚蚕沙三两　杏人一两，汤浸，去皮尖

右件药相和，于铫子内炒令杏人焦黑，捣罗为末，旋取掺于疮上。

治身体生风毒疮，膏药方：

白蜡一两　麻油五两　桑根白皮一两，剉　黄耆一两，剉　木鳖子人一两　乳香一分，细研　腻粉一分　胡粉一两，细研

右件药先煎麻油，然下桑白皮、黄耆、木鳖子煎令焦，去滓后，入白蜡候熔即离火，次下腻粉、胡粉、乳香等，以柳木篦搅令匀即膏成，内瓷器中盛，日二三度涂之。

治风毒攻身体生疮，或时发痒疼痛，久不差者，熏浴方：

黄栌　苦参　细辛　黄蘗　麻黄根　半夏　藁本　藜芦去芦头　吴茱萸　枳壳　狼牙　桃枝　槐枝　桑枝　柳枝　白矾已上各三两

右件药剉碎和匀，分为三分，每度用药一分，以水五斗于釜中煎取三斗，布滤去滓，及热入在盆内，于上面坐熏，令汗出后，连身即淋浴，汤冷即住，以热衣拭干避风。

治遍身热毒风疮，及疥癣瘙痒，澡浴方：

防风一两，去芦头　白芷一两　细辛一两　苦参一两　吴茱萸一两　苦楝子一两　藜芦一两，去芦头　莽草一两　麻黄根一两　川椒半两，去目　盐二两

右件药细剉，以水五斗煎取三斗，去滓，乘热洗浴，以水冷为度。余滓重煎，如前法用。

又方：

茵芋三两　石南三两　莽草三两　蛇床子二两　羊踯躅二两　白矾二两

右件药细剉，分为五贴，每度取一贴，以水一斗煎取五升，去滓，看冷暖洗浴，日再用之。

治热疮诸方

夫诸阳气在表，阳气盛则表热。因运动劳役，腠理则虚而开，为风邪所客，风热相搏，留于皮肤则生疮。初作瘭浆黄汁出，风多则痒，热多则痛，血气乘之则多脓血，故名热疮也。

治遍身热毒疮，及皮肤瘙痒，烦躁，**白鲜皮散**方：

白鲜皮半两　子芩半两　川升麻半两　玄参半两　白蒺藜半两，微炒去刺　桔梗半两，去芦头　防风半两，去芦头　前胡半两，去芦头　百合半两　甘草半两，炙微赤，剉　栀子人半两　马牙消一两　麦门冬一两半，去心，焙　茯神半两

右件药捣细罗为散，每于食后以薄荷汤调下二钱。

治热毒攻皮肤，生疮疼痛，**犀角散**方：

犀角屑　木香　川升麻　吴蓝　玄参　子芩　羚羊角屑　防风去芦头　白蒺藜微炒去刺　枳壳麸炒微黄，去瓤　甘草炙微赤，剉，已上各一两　麝香一钱，细研入

右件药捣细罗为散，每于食后煎竹叶汤调下二钱。

治热毒疮，瘙痒，心神壅躁，**白蒺藜散**方：

白蒺藜一两，微炒去刺　白鲜皮一两　防风一两，去芦头　子芩一两　玄参一两　赤芍药一两　栀子人一两　桔梗一两，去芦头　川大黄一两，剉碎，微炒　麦门冬一两半，去心，焙　前胡一两，去芦头　甘草一两，炙微赤，剉

右件药捣细罗为散，每于食后煎薄荷汤调下二钱。

治热毒赤疮子，心神烦热，方：

栀子人二两，酥拌微炒

右件药捣细罗为散，每于食后以温水调下二钱。

治一切热毒疮，宜涂**紫金散**方：

紫草半两 赤小豆一合 黄芩半两 漏芦半两 车前草半两 黄蘗半两，剉 糯米一合，炒令焦

右件药捣罗为末，以生油调令稀稠得所，日三涂之，以差为度。

治热毒疮，**水银膏**方：

水银二两，并胡粉入少水研令星尽 胡粉二两 松脂二两 猪脂半斤，炼了者

右件药先以猪脂煎松脂令消，次下水银、胡粉搅令匀，瓷器中盛，旋取涂疮，日二用之。

治热毒风疮肿痛，宜涂**腻粉膏**方：

腻粉一两 胡粉一两，细研 松脂半两 猪脂六两，炼了者 黄连一两，去须捣末 甘草一两，生捣末

右件药先以猪脂煎松脂化后去滓，下四味搅令匀，倾于瓷合中，每日三四度用涂之。

治热毒疮肿痛，宜涂**赤小豆散**方：

赤小豆三合 糯米三合 松脂半两 黄蘗半两，微炙，剉 白矾灰半两 莴苣子三合 黄丹半两，微炒 蜜陀僧半两，细研

右件药捣罗为末，都研令匀，用生油调，日三两上涂之。

治热毒疮多汁，**大黄散**方：

川大黄生用 白敛 赤芍药 黄连去须 槐白皮剉 龙骨已上各一两

右件药捣罗为末，以傅疮上，日三度良。

治热毒恶疮臭烂，久不生肌，**蜜陀僧散**方：

蜜陀僧 雄黄 雌黄 定粉已上各半两 腻粉三钱

右件药都研为末，先用柳枝一握，生甘草一两搥碎，以浆水二升煎六七沸，去滓，稍热淋洗疮后，以药傅之。

治身体生热毒疮，似火烧烂赤，宜用此方：

胡粉一两 黄连一两，去须 腻粉一钱

右件药捣罗为末，用掺疮上，日四五度用之。

又方：

蜜陀僧一两，细研 胡粉一两，细研 黄连二两，去须，捣罗为末

右件药都研令匀，先以温水洗去疮痂，拭干，日三四度傅之。

治热毒恶疮，淋洗**狼牙汤**方：

狼牙五两 赤芍药五两 白芷五两 黄蘗五两 丹参五两 川大黄三两，生用

右件药细剉，分为六贴，每度一贴，以水四升煎取二升半，去滓，看冷暖洗之，日三度用之。

治冷疮诸方

夫身体发疮，皆是风热所为。然虚者易伤于邪，若重触风寒，则冷气入于疮，令血涩不行，其疮则顽冷不知痛痒，亦经久难差，名为冷疮也。

治冷疮久不差，**芜荑散**方：

芜荑一两，微炒　藜芦一两，去芦头　熏黄半两　青矾半两　雄黄半两，细研　苦参三分，剉　附子三分，炮裂，去皮脐

右件药捣罗为末，先以温水洗疮去痂，干拭，以生油调涂之。

治冷疮发歇疼痛，脓水不止，生肌**乌贼鱼骨散**方：

乌贼鱼骨一两，烧令烟尽　黄连一分，去须　槟榔一枚　诃梨勒皮一分　白龙骨一钱半　赤石脂一钱半　麝香一钱

右件药捣细罗为散，于乳钵内入麝香、龙骨、赤石脂相和研令匀，每用时先暖盐浆水洗疮，拭令干后以散傅，日二用之。

治冷疮不差，神效**槟榔散**方：

槟榔半两　甘草半两，剉　郁金半两　木香半两　黄连半两，去须　麝香一分，细研

右件药捣细罗为散，研和令匀，先取砒霜少许安疮上，用生油调散傅之。有脓水即干掺于上，如法系裹，日再换之。

治冷疮疼痛不止，方：

蛇床子一两　乳香半两　薤白临时

右二味捣罗为末，入薤白捣，看稀稠得所，可疮上贴之。

治积年风冷疮疼痛，宜用此方：

麝香一分　乳香一分　龙骨一分

右件药都细研，用黄蜡临时看疮口大小，于汤内熔蜡如软面，入前药相和，热角在疮口上，不过三两上差。

治冷疮日夜发歇疼痛，**附子散**方：

附子半两，炮裂，去皮脐　川椒一分，去目　白矾三分，烧令汁尽，细研　腻粉二钱　雄黄一分，细研

右件药附子、椒二味捣罗为末，次入白矾、腻粉、雄黄相和令匀，每使时以清麻油调令得所，以傅疮上，日二换之。

又方：

龙骨一两，烧灰　蜂窠一两，烧灰　蛇床子半两，末

右件药都研令细，以生油调涂，日二换之。

治脚生疮诸方

夫脚者，肾脉所出。若肾气虚，则风邪客于腠理，伤于气血，气血留滞，故生疮也。

治脚上生疮疼痛，伤风毒脓水不止，生肌**骐驎竭散**方：

骐驎竭一分　诃梨勒一分　黄连一分，去须　槟榔一枚

右件药捣罗为末，看疮眼大小，薄傅疮上，以差为度。

治累年脚疮，方：

蔓菁花三分，三月三日采，晒干　赤小豆三分　黄连一两，去须

右件药捣罗为末，傅于疮上，日三用之。

治脚疮，方：

蜣螂三枚，烧灰　蜜陀僧一两

右件药相和研如粉，贴之。

又方：

菰瓢一枚　豉三两

右件药分为两处，将一半烧为灰，一半捣罗为末，相和研令匀，用腊月猪脂调涂之。

又方：

龙骨二两　枇杷叶五两　蜣螂五枚，烧灰

右件药入麝香少许、腻粉一分相和细研令匀，用掺疮上，不过三五上。

治脚疮疼痛不差，方：

右取多年墙壁上烂干蚬壳，泥裹烧过，捣罗为末傅之。

治风毒气流注，两脚生疮，肿烂疼痛，行李不得，淋浴**海桐皮汤**方：

海桐皮　地骨皮　黄耆　甘草生用　黄连去须　枳实　木香　乳香　狼牙　白芷　牛膝去苗　白矾已上各一两

右件药剉捣令匀，分为六贴，每取一贴，以水四升煎至三升，滤去滓，热熏疮上，通身淋洗了，以熟衣拭干，避风。

治脚疮，久伤风毒，攻冲肿焮，脓水不止，熨洗**蒴藋汤**方：

蒴藋一两　藜芦一两，去芦头　郁金一两　苦参一两　白芷一两　水荭一两　甘草一两，生用　桑根白皮一两　柳枝去叶细剉，五合　苦楝皮细剉，三合　藁本半两　枳壳半两　盐末二两

右件药细剉，以水二斗煎取一斗五升，滤去滓，用软帛两事[1]替换，承蘸搵熨洗患处，水冷为度，余滓重煎用之。

治脚上生疮，淋煠**莽草汤**方：

莽草　榆白皮　甘草生用　玄参　苦参　郁金　羌活　独活　五加皮　防风去芦头　枳壳　细辛已上各五两

右件药细剉，分为十贴，每贴用浆水一斗五升煎取一斗，别入白矾末二两投药汤内，及热淋煠，日一用之。

---

〔1〕事：《正误》："'事'，疑当作'重'。"《普济方》卷276、《类聚》卷189所引均为"事"。"事"有多义，勤也，使也，似可通。

太平圣惠方卷第六十五凡二十门　病源二十首　方共计二百二十八道

治一切癣诸方

夫癣病之状者[2]，为皮肉瘾胗如钱文，渐渐增长，或痒或痛，或圆或斜，有棱郭，里则生虫，搔之有汁，此由风湿邪气客于腠理，复值寒湿与血气相搏，则血气否涩而发此疾也。

治一切癣及疥，风痒病疮等，**白蒺藜散**方：

白蒺藜二两，微炒去刺　玄参一两　沙参一两，去芦头　丹参一两　苦参一两，剉　人参一两，去芦头　秦艽二两，去苗　栀子人一两　甘菊花一两　枳壳二两，麸炒微黄，去瓤　黄芩一两　乌蛇四两，酒浸，去皮骨，炙微黄　独活二两　茯神一两　薯蓣一两　细辛一两　防风二两，去芦头　麻黄一两，去根节

右件药捣细罗为散，每于食前以温酒调下二钱。

治一切癣，皮肤瘙痒，**苦参圆**方：

苦参一斤半，水浸一宿，细切煨干　菖蒲四两　乌蛇八两，酒浸，去皮骨，炙微黄

右件药捣罗为末，炼蜜和捣三五百杵，圆如梧桐子大，每服不计时候以熟水下三十圆。

治诸癣疮，或干或湿，痛痒不可忍，**鲫鱼膏**方：

鲫鱼一头中者　乱发如鸡子大，二枚　雄黄一两半，细研　硫黄一两，细研　猪脂半斤

右件药先煎猪脂令沸，即下鱼煎烟尽，次下发令销，滤去滓，下雄黄、硫黄末搅令匀，盛于瓷器中，不计时候涂之，以差为度。

治一切癣，神妙方：

斑猫三十枚，生用细研　腻粉二钱　藜芦末一分　硫黄一分，细研

右件药同研令匀，以清油调如糊，候癣痒发时，先以生布子揩令伤，后便涂之。

治疥癣疮，痒不可忍者，方：

皂荚三梃，煨，去皮子

---

〔1〕 代：原作“伐”。北宋《圣惠方》《圣济总录》均出现“伐指”，今据《病源》卷30“代指候”改。下同。

〔2〕 者：原作“著”，据《类聚》卷168引同方改。

右件药捣细罗为散，以米醋二大盏同煎如稀饧，以绵滤去滓，入黄连末半两，腻粉一分调令匀，候癣发时恶水出，便可先以构树白皮搔破，后涂药，三两上便差。

又方：

酱瓣半盏，烂研

右净洗疮，入藜芦末半两，调涂之。

又方：

水银一两　芜荑末半两

右件药以少许酥和研水银星尽，涂之。

又方：

蛇蜕皮一条，烧为灰

右细研如粉，每服以温酒调下一钱。

又方：

右取莨菪叶捣令极烂，以少蜜和封之。

又方：

右取羊蹄根三两捣令极细，以酽好醋五合煎十余沸，涂之。

又方：

右取雄黄一两细研，以酽醋调如膏，先以新布揩拭疮上令伤后，涂之。

又方：

川椒三分，去目　豉三合

右件药并烧为灰，细研如粉，以清油调涂之。

又方：

右取楝根，以酽醋磨涂之。

又方：

右取狼跋草，以酽醋磨涂之。

治一切癣疥方：

右取巴豆四五粒细研，以油一合半用慢火熬一食久，先吃山栀子汤一碗，后涂此药一两上，疮痂干剥，神妙。

又方：

右取犬胆涂之，立效。

又方：

右取牛鼻头津涂之。

又方：

右取酱汁、生葶苈末调涂之。

又方：

右取地卷土，将醋和调，涂之。

治干癣诸方

夫干癣，但有棱郭，皮枯痒，搔之白屑出是也。皆是风湿邪气客于腠理，复值寒湿与血气相搏所生。若其风毒气多，湿气少，故风入深，故无汁，为干癣也。其中亦生虫。

治干癣，搔之白屑起，**黄连散**方：

黄连一两，去须　藜芦半两，去芦头　川大黄一两　干姜半两，生剉　蕳茹一两　莽草一两

右件药捣细罗为散，入猪脂一斤以慢火煎成膏，滤去滓，收于瓷器中，先以新布揩拭疮上令伤，然后涂药，无不差者。

治干癣痒不止，宜涂**胡粉散**方：

胡粉　黄连去须　蛇床子　白敛已上各半两

右件药捣罗为末，面脂调涂，湿即干贴之。

治干癣痒痛不止，方：

草乌头一分　狼牙一分　斑猫七枚

右件药生用，捣细罗为散，以口脂调，用竹篦子刮破涂药，熟揩入肉，候出黄水，三两日差。

又方：

斑猫五月五日取，七枚　麝香半钱

右件药都研为末，以醋调涂在疮上，出少多黄水差。

又方：

川乌头二枚，生用　干蝎五枚

右件药捣罗为末，用面油调作膏，涂之。

治干癣无问年月，神效方：

水银半两　芜荑半两，末　胡粉半两　花胭脂半两

右件药都研，入炼了腊月猪脂四两，研令水银星尽，先以泔清洗疮上，拭干，然后涂之。

治干癣积年生痂，搔之黄水出，每逢阴雨即痒，方：

巴豆十枚，肥者

右于炭火先烧之令油出尽，即于乳钵内以少许酥和研如膏，薄涂之，不过一两度愈。

又方：

右以狼毒醋磨涂之。

又方：

右取槲树白皮涂之。

又方：

右取桃树白皮捣令极烂，以醋调涂之。

又方：

斑猫半两，微炒

右捣罗为末，蜜调，薄涂即差。

又方：

右取青葙子末以口脂调，先用浆水净洗后傅之。

治湿癣诸方

夫湿癣者，亦有棱郭，如虫行，浸淫赤湿痒，搔之多汁成疮，是其风毒气攻注，故为湿癣

也。其里亦有虫生。

治湿癣痒痛不可忍,**硫黄散**方:

硫黄半两　斑猫半两,去翅足　龙脑一钱　腻粉一分

右件药都细研如粉,用面脂调如泥,痒痛时抓破后,以药揩之。

又方:

乌梅十四枚,用肉　大蒜十四枚,去皮　梁上尘三合

右件药相和熟捣,以酽醋一升浸一宿,涂于癣上即差。

治癣湿痒不可忍,**黄连散**方:

黄连一两,去须　胡粉一两,细研　黄蘗一两,剉　雄黄半两,细研

右件药捣细罗为散,都研令匀,先以温浆水洗疮,然后取药傅之,不过三四度差。

又方:

螺壳一两　乱发灰半两　龙胆半两　胡粉半两,研

右件药捣细罗为散,研入胡粉令匀,以油淀和涂之。

又方:

水银二两　黄连二两,去须捣末　胡粉二两

右件药以炼了腊月猪脂半斤,都研,候水银星尽,便以温浆水洗疮,然后涂之。

又方:

羊蹄根一两　黄连一两,去须　蛇床人半两

右件药捣罗为末,用腊月猪脂调如稀饧,涂之。

又方:

腻粉一两

右以米醋调涂之。

又方:

鲫鱼一枚,可长五寸者,净拭,不去鳞

右用硫黄末一分,从鱼口中送入腹内,用净砖一口安鱼在上,以炭火周回爊之,翻转令鱼黄焦,碾罗为末,入腻粉三钱同研令匀,以生麻油调涂之。

又方:

羊蹄跟半斤

右件药日未出则采取,须独茎无枝拨者,净洗细切,捣令极烂,入羊乳相和得所,着少盐拌和令匀,于日中曝两食久,以涂之。

又方:

右取楮叶半斤,细切捣令极烂,傅于癣上,无不差者。

治湿癣搔之有黄汁者,宜傅**卢会散**方:

卢会半两　甘草半两

右件药捣罗为末,先用浆水洗癣上讫,用帛裛干,便以药傅之,日三五上差。

治风癣诸方

夫风癣者，是恶风冷气客于血气所生。亦作圆文棱郭[1]，但把[2]搔顽痹，不知痛痒，其里[3]亦有虫生也。

治风癣疮，皮肤瘙痒久不差，**白花蛇圆**方：

白花蛇三两，酒浸，去皮骨，炙令微黄　黄芩一两　防风一两，去芦头　白鲜皮一两　甘草一两，炙微赤，剉　枳壳一两，麸炒微黄，去瓤　栀子人一两　赤芍药一两　川大黄一两，剉碎，微炒　苍耳子一两　麦门冬一两半，去心，焙　黄耆一两，剉　白蒺藜一两，微炒去刺　羌活一两　苦参二两，剉

右件药捣罗为末，炼蜜和捣三五百杵，圆如梧桐子大，每于食后以薄荷酒下三十圆。

治风毒攻皮肤生疮癣，顽麻不知痛痒，**独活圆**方：

独活二两　苍耳子二两　羌活一两　五味子一两　菟丝子一两，酒浸三日，曝干别捣　山茱萸一两　防风一两，去芦头　白花蛇肉一两，酥炒令黄　黄耆一两，剉　白蒺藜二两，微炒去刺

右件药捣罗为末，入白粱米饭和捣三五百杵，圆如梧桐子大，每日空心及晚卧时以温酒下三十圆。枣汤下亦得。

又方：

苦参末三两　白花蛇肉三两，酒浸，酥拌炒令微黄

右件药捣细罗为散，每日四五度以温酒调下二钱。

治风毒疥癣，**雄黄膏**方：

雄黄一分，细研　附子半两，去皮脐　腻粉一分　白矾一分，烧灰　藜芦一分，去芦头　川椒一分，去目及闭口者

右件药捣细罗为散，入乳钵内再研如粉，以炼了腊月猪脂半斤，黄蜡二两，净铛内慢火煎，候蜡消倾于瓷合中，入雄黄等末搅令匀，每日四五度，取少许涂揩之。

治一切疮癣，或干或湿，痛痒不可忍，宜用**鲫鱼膏**方：

鲫鱼一头　雄黄半两，细研　腻粉半两　猪脂半斤　乱发一鸡子大

右件药先将猪脂熬令沸，即下鱼煎令焦，次下发令销，去滓，下雄黄、腻粉搅令匀，泻于瓷器中待冷涂之，不过五七度，无不差者。

治风癣皮肤瘙痒，宜涂**乳香膏**方：

乳香一分，细研　腻粉一分　硫黄一分，细研　杏人半两，汤浸，去皮尖，研　吴茱萸半两，捣末　地龙粪半两，细研　巴豆半两，去皮心

右件药先以猪脂一斤煎巴豆十余沸，去巴豆，内诸药末和搅令匀，更煎十沸已来，倾于瓷器内，候冷涂之。

治风毒癣遍身皆生，瘙痒，**硫黄散**方：

硫黄一分，细研　雄黄一分，细研　朱砂一分，细研　麝香一分，细研　巴豆一分，去皮心，研　川椒一分，去目　吴茱萸一分　附子一分，去皮脐，生用

---

〔1〕棱郭：《病源》卷 35“风癣候”作“匡郭”。

〔2〕把：《病源》作“抓”。然“把”亦可念 pá，即搔也。

〔3〕里：原作“重”。据改同上。

右件药捣细罗为散，都研令匀，先用新布揩癣令水出，便以醋调涂之，不过三两上差。

又方：

莽草一分　蛇床子一分　藜芦一分　石亭脂一分　白矾灰一两　黄蘗一两，剉

右件药捣细罗为散，用少许贴患处，立差。

治风癣瘙痒，洗浴**丹参汤**方：

丹参三两　苦参五两，剉　蛇床子三两　白矾二两，细研

右件药除白矾外捣筛为散，以水三斗煎取二斗，滤去滓，入白矾搅令匀，乘热于避风处洗浴，以水冷为度，拭干了，以藜芦末粉之，相次用之，以差为度。

治久癣诸方

夫久癣者，为诸癣有虫，而经久不差者也。癣病之状，皮肉瘾胗如钱文，渐渐增长，或圆或斜，痒痛，有棱郭，搔之有汁。又有干癣，枯索痒，搔之无汁。又有风癣，搔之顽痹，不知痛痒。又有牛癣，因饮牛余水得之，其状皮厚硬强。又有圆癣，作圆文隐起，四面赤。又有狗癣，因以狗食余水洗手面得之，其状微白，点缀相连，亦微痒。又有雀眼癣，作细文似雀眼，搔之亦痒痛。又有刀癣，因以磨刀水洗手面得之，其状无棱郭，纵斜无定。如此之癣，初得或因风湿客于肌肤，折于血气所生，至其病成，皆有虫侵蚀，转深连滞不差，故成久癣也。

治疥癣疮，经年不差，**水银膏**方：

水银一两　白矾一两　蛇床子一两　雄黄一两　蔄茹末一两

右件药入炼了猪脂半斤，都研候水银星尽，便用傅之，日三两上。兼治小儿头疮，甚良。

治风癣久不差，皮肤痒痛，宜涂**硫黄散**方：

硫黄一分　消石半两　腻粉半两　白矾半两，烧灰

右件药细研如粉，以生麻油调如膏，涂之。

又方：

麝香一分，细研　腻粉三分　龙胆三分，捣末　巴豆半分，去皮心

右件药细研如粉，以生麻油调如膏，涂之。

又方：

吴茱萸一两　粉脚[1]一两　白矾一两，烧灰　臭黄一两

右件药细研如粉，以生麻油调涂之。

又方：

白矾一两，烧灰　硫黄一两，细研　腻粉一分　黄连一两半，去须　雌黄一两，细研　蛇床子一两

右件药捣细罗为散，都研令匀，入猪脂调如稀面糊，以盐浆水先净洗疮，即涂药于上。如冬月寒，即微火暖用之。

治久干癣，必效方：

斑猫三枚，微炒　硫黄一分，细研　猪牙皂荚一分，炙黄　地卷皮一分　背阴草一分

右件药捣罗为末，合和令匀，用津唾调涂之。

---

〔1〕 粉脚：《正误》："未详。"详方义及药名，粉似为铅粉（又名粉锡、官粉等），古代用此为白色颜料或化妆粉，简称"粉"。用铅、醋加工制成。制粉所余之物，即为"粉脚"。有疗疮痈湿痒之功。

治癣久不差，**五倍子散**方：

五倍子一两，烧令烟尽　黄蘗一分，剉　当归一分，剉，微炒　腻粉一分　白矾一分，烧灰　漏芦一分

右件药捣细罗为散，先用盐浆水洗，拭干了以散傅之。

治癣不问干湿，积年不差，**砒霜散**方：

砒霜一分　硫黄三分　蜜陀僧三分　腻粉二分

右件药细研为末，癣干即以生油调涂，若癣湿即用药末掺之。

又方：

苍耳汁一合　生姜汁半合　硫黄半两，细研

右件药相和涂之，干即更涂。

又方：

水银一两　白矾半两，烧灰　蛇床子半两　黄连半两，去须

右件药除水银外捣细罗为散，却入水银以腊月猪脂和研，候水银星尽为度，便净洗疮涂之。

治风疮疥癣久不差，宜涂**臭黄膏**方：

臭黄半两，研　乱发半两，烧灰　芫荑半两　硫黄一分，细研　杏人半两，汤浸，去皮尖、双人，研　吴茱萸半两　粉脚半两，细研

右件药捣细罗为散，以生麻油调涂于两手心，合手于股内夹药一宿。如未痊者，次夜更涂，兼吃蜜酒使醉，神效。

治久疥癣，方：

白矾半两，捣为末　乱发两鸡子大

右件药用清麻油一盏煎如稀饧，抓动炙涂，一两上立效。

又方：

燕子粪微炒　斑猫烧灰

右件药等分捣罗为末，油调涂之。

又方：

川乌头七枚，生用

右捣碎，以水三大盏，煎至一大盏去滓，温温洗之。

治㾦疮诸方

夫㾦疮者，由腠虚风湿之气折于血气，结聚所生也。多着手足间，递相对如新生茱萸子，痛痒，把搔成疮，黄汁出，浸淫生长，拆裂时差时剧，变化生虫，故名㾦疮也。

治风㾦疥热肿，**漏芦散**方：

漏芦一两　羌活二两　川升麻一两　木通一两，剉　枳壳二两，麸炒微黄，去瓤　赤芍药一两　甘草一两，炙微赤，剉　川朴消二两　防风二两，去芦头

右件药捣筛为散，每服三钱，以水一中盏，煎至六分，去滓，每于食后温服。

治热毒风，皮肤生㾦疥，**白花蛇散**方：

白花蛇一条，去皮骨，酒浸，炙令微黄　蜂房三两，微炙　苦参四两，剉　防风四两，去芦头　丹参三两　栀子人三两　薯蓣三两　秦艽二两，去苗　甘菊花二两　玄参三两　白蒺藜二两，微炒去刺　独活三两

右件药捣细罗为散，每于食后以温酒调下二钱。

又方：

螺壳一两，烂者　乱发半两，烧灰　龙胆末半两　胡粉半两

右件药都细研为末，用油脚调涂之。

治病疥癣疮，宜涂**水银膏**方：

水银一两　白矾一两　蛇床子一两　黄连一两，去须　藺茹一两

右件药捣罗为末，以腊月猪膏七合，入水银和研，以水银星尽膏成，傅之神效。

治湿病疮，方：

胡燕窠一枚，取最大宽者，用抱子处，余处不用

右捣细罗为散，先以水煎甘草及入盐少许净洗，干便以窠末傅之，三两上便差。若患恶刺[1]，以醋和裹之，日两易当愈。

又方：

右以荆[2]枝烧沥涂之。

又方：

生韭一握，切研

右用暖醋五合浸良久，以布绞取汁，涂揩疮上，日三四度用之。

治病疮疥癣，方：

苦参末三两

右以蜜调涂之。

治病癣及诸恶疮，方：

右以白犬血一合涂之，立差。

治干病湿病疥癣，方：

右取楝根、生葱白、猪脂和捣，涂之。

治病疮久不差诸方

夫病疮积久不差者，由肤腠虚，则风湿之气停滞，虫在肌肉之间则生长，常痒痛，故经久不差也。

治诸病疮，经久则生虫，**藜芦膏**方：

藜芦二两，去芦头　白矾二两，烧灰细研　松脂二两，细研　雄黄二两，细研　苦参二两，剉

右件药先捣藜芦、苦参为散，入猪脂一斤相和煎十余沸，绵滤去滓，次入松脂、雄黄、白矾等末搅令匀，待冷收于瓷合中，旋取涂之，以差为度。

治病癣疮，经年久不差，宜用**楝子汤**洗方：

楝子一斤　地榆五两　桃皮五两　苦参五两

右件药并细剉，以水二斗煮取一斗，滤去滓，稍温，每日一度洗之。

又方：

---

〔1〕 刺：原作"刾"，即"刺"字俗写。今统一改作"刺"。下同。

〔2〕 荆：原作"别"。《普济方》卷 276、《类聚》卷 169 引同方均作"荆"，即牡荆，故改。

硇砂一分，细研　大麻人三两，捣烂　盐一分，细研　醋淀一大盏

右件药都以醋淀和搅令匀，先以温浆水净洗，拭干傅药，每日二三上差，有孔穴多虫者皆效。

又方：

熏陆香半两　杏人半两，汤浸，去皮尖　硫黄一分，细研　黄蜡一两　腻粉一分　油二合

右件药细研如粉，先熬油沸，下蜡令消，次入诸药末同煎如稀膏，候冷收于瓷器中，旋取涂之。

治病疥百疗久不差，方：

沉香　松节各五两

右件药剉如指大，以布袋盛之，于麻油中浸半日取出，用一小瓶穿底作窍如指大，以松叶衬窍，入二味药，下面用小瓷盆子盛，四面用黄土泥固济令厚五分，以火安瓶上烧，其沥当流入盆子内收取，不住涂之。

治久病疥疮内，黄水汁出，方：

右以羊蹄根，勿令妇人、小儿、鸡犬见，净去土，用白蜜相和捣，傅疮上。

治一切疥诸方

夫疥者有数种，有大疥，有马疥，有水疥，有干疥，有湿疥，多生手足，乃至遍体。大疥者，作疮有脓汁，焮赤痒痛是也。马疥者，皮肉隐嶙起，作根，搔之不知痛痒。此二者则重。水疥者，作瘖瘟如小瘭浆，摘破有水出，此一种小轻。干疥者，但痒，搔之皮起作干痂。湿疥者，作小疮，皮薄，常有汁出。并皆有虫，人往往以针头挑得，状如水内病虫。此悉由皮肤受风邪热气所致也。

治一切疥，遍身头面皆生，皮肤瘙痒，**乌蛇散**方：

乌蛇二两，酒浸，去皮骨，炙令微黄　漏芦一两　川大黄二两，剉碎，微炒　羌活二两　丹参一两　沙参一两，去芦头　玄参一两　五加皮一两　白附子半两，炮裂　白僵蚕一两　麻黄二两，去根节　甘草一两，炙微赤，剉

右件药捣细罗为散，每于食后以薄荷汤调下二钱。

治一切疥，**苦参圆**方：

苦参四两，剉　玄参二两　栀子人二两　枳壳二两，麸炒微黄，去瓤　黄连二两，去须　黄芩二两　独活二两　川大黄二两，剉碎，微炒　防风二两，去芦头　甘菊花一两

右件药捣罗为末，炼蜜和捣五七百杵，圆如梧桐子大，每于食后以温浆水下三十圆。

治一切风热生疮疥，**枳壳圆**方：

枳壳四两，麸炒微黄，去瓤　苦参八两，剉

右件药捣罗为末，炼蜜和捣三二百杵，圆如梧桐子大，每于食后以温酒下三十圆。

治一切疥疮不差，宜涂**水银膏**方：

水银一分　胡粉一两，并水银点少水研令星尽　蛇床子半两，末　黄连三分，末　硫黄一分，细研

右件药相和，以麻油和如稀面糊，每用先以盐浆水洗疮令净，以药涂之，干即更换，不过三两度差。

治一切疥，**白矾散**方：

白矾烧为灰，一两　硫黄一两，细研　胡粉一两　黄连一两半，去须　雌黄一两，细研　蛇床子三分

右件药捣细罗为散，都研令匀，以猪膏和如稀面糊，每以盐浆水洗，拭干涂之。

治一切疥癣恶疮不差，**附子膏**方：

附子一枚，别捣为末　鲫鱼一枚，长五寸　乱发如鸡子大　猪脂四两

右件药先以猪脂煎鱼、乱发令消，滤去滓，入附子末熟搅膏成，旋取涂之。

治一切疥疮有虫，时作瘙痒，**巴豆膏**方：

巴豆七粒，去皮，研　硫黄半两，细研　白矾半两，烧灰　芜荑半两　猪脂三两

右件药捣罗为末，炼猪脂成油，入前药末调和令匀，每用莲子大于手掌内援[1]涂之。

治一切恶疥疮，瘙痒不止，宜用此**煞虫丹砂膏**方：

丹砂一两，细研　雄黄一两，细研　雌黄一两，细研　乱发一两　白蜡一两　藺茹二两，捣末　松脂一两，细研　猪脂二升　巴豆十枚，去皮心，细研

右件药先以猪脂煎乱发令消尽，次下巴豆、蜡、松脂煎十余沸，用绵滤去滓，稠即入雄黄、丹砂等末搅令匀，瓷合内盛，不勒时候，用少多摩涂之，取差为度。

治一切疥，**大黄膏**方：

川大黄一两　干姜半两，剉　黄连一两，去须　藜芦半两，去芦头　藺茹一两　莽草一两

右件药捣细罗为散，入炼成猪膏一斤相和同煎成膏，候冷旋取涂之。

治一切疥及风瘙，搔之痒成疮，**苦参散**方：

苦参四两，剉　丹参四两，剉　蛇床子半斤

右件药捣细罗为散，先以温水洗疮，拭干后傅之。

又方：

硫黄一两，细研

右以生麻油调令匀，涂之。

又方：

苦参五两，剉

右以酒五升浸三日，每于食后温服一中盏。

又方：

石灰一升

右以汤五升浸，取汁洗疮即差。

治干疥疮诸方

夫干疥者，但痒，搔之皮起作干痂。此风热气深在肌肉间故也。

治干疥瘙痒久不差，**黄耆圆**方：

黄耆二两，剉　乌蛇四两，酒浸，去皮骨，炙令黄　川乌头二两，炮裂，去皮脐　附子二两，炮裂，去皮脐　茵芋二两　石南一两　秦艽一两，去苗

右件药捣罗为末，炼蜜和捣三二百杵，圆如梧桐子大，每于食后以荆芥汤下三十圆。

治遍身生疥，干痒，搔之皮起，**秦艽圆**方：

---

〔1〕 援：《类聚》卷169引同方作“搓”。然“援”亦有“捋”之义，似可通。不改。

秦艽二两，去苗　黄耆二两，剉　漏芦一两半　乌蛇四两，酒浸，去皮骨，炙令微黄　防风一两半，去芦头　黄连一两半，去须　苦参二两，剉　川大黄二两，剉碎，微炒

右件药捣罗为末，炼蜜和捣三二百杵，圆如梧桐子大，每于食后以温酒下三十圆。

治干疥久不差，皮肤瘙痒，方：

水银一分，并胡粉点少水研令星尽　胡粉一两　蛇床子半两，捣为末　黄连一分，去须，捣为末

右件药都以生麻油和如稀膏，每用药时先以盐浆水洗疮令净，后以药涂之，干即更换，不过三五度差。

治皮肤风热生疥，干痒，宜涂**皂荚膏**方：

猪牙皂荚　腻粉　硫黄细研　臭黄细研　白矾灰　黄蜡　巴豆去皮　乌头生用　吴茱萸

右件药各一分，捣罗为末，都研令匀，先以麻油三二合以慢火消蜡了，搅和令匀，日二涂之。

又方：

白矾一两，烧灰　硫黄一两，细研　黄连一两半，去须，末　雌黄一两，细研　蛇床子三分，末

右件药都研令匀，以炼了猪脂和如饧，每用先以盐浆水洗令净，拭干涂之。

治疥疮生干痂，瘙痒不止，方：

皂荚一两　臭黄一两

右件药捣罗为末，以醋二升熬成膏，涂之。

又方：

猪脂一斤　巴豆半两，去皮，研烂　蜡半两　硫黄一分，末

右件药先煎猪脂令沸，入巴豆煎候黄，次下蜡令熔，又下硫黄末搅令匀，盛于瓷合内，日三五度涂之。

治湿疥疮诸方

夫湿疥者，起小疮，皮薄，常有黄水出。此风热气浅在皮肤间故也。

治湿疥常有黄水，瘙痒不绝，**乌头散**方：

川乌头半两　藜芦半两　白矾灰半两　马肠根半两　石菖蒲半两　硫黄半两，细研　杏人半两，去皮　苦参半两，剉　腻粉半两

右件药捣细罗为散，都研令匀，用时先以桃汤洗，拭干后用油浆水和涂之，三日一涂，不过三两上差。

治湿疥有黄水，皮肤发痒，**黄连散**方：

黄连二两，去须　蛇床子半两　水银一两半　赤小豆一两　糯米一两　胡粉一两

右件药捣细罗为散，以生麻油和研，候水银星尽，如膏旋取涂之。

治湿疥久不差，方：

硫黄半两，细研　蛇床子一两

右件药捣细罗为散，同研令匀，夜间欲卧时先以热盐浆水洗疮，拭干，取生麻油调涂之，于避风处以绵被盖之，取汗为度。

又方：

硫黄一两　消石半两

右件药同研如粉，以生麻油调涂之。

又方：

猪脂五两　芫花一两

右件药于锅中煎五七沸，去滓，日用涂之。

治湿疥遍身，方：

黄蘗微炒，剉　绿矾　腻粉　硫黄细研，已上各等分

右件药捣细罗为散，都研令匀，以生油调涂之。

又方：

硫黄一钱　腻粉半两　砒霜半两　斑猫十枚，微炒

右件药细研，以口脂调涂之。

又方：

臭黄二两，细研　熟艾二两

右件药以炼了猪脂半斤先煎艾十余沸，滤去滓，入臭黄末和令匀，收于瓷合中，旋取摩涂。不得近眼。

又方：

皂荚　臭黄各二两

右件药捣罗为末，以醋二升熬为膏，涂之。

又方：

巴豆二枚，去皮　乳头香　硫黄　水银已上各一分

右件药同研令水银星尽，油调少许安在手中，夜后合手便卧，神效。

治湿疥及恶疮，方：

葶苈子一两，炒令黑色　白矾一两，烧令沸定

右件药捣罗为末，用生油调涂之。

治湿疥常有黄水出，方：

豆豉一两，炒令烟出

右细研，以生油调涂之。

治一切恶疮诸方

夫诸疮生身体，皆是体虚受于风热，风热与血气相搏，故发疮也。风热夹湿毒之气者，则疮痒痛焮肿，而疮多汁，身体壮热，谓之恶疮也。

治一切恶疮，**乌金散**方：

附子　蛇蜕皮　干姜　故纸多年者　黄丹　川大黄　重台　藜芦　槟榔　旧绵絮　乱发　胡粉　蓼叶　榆皮　楸皮已上各一两

右件药并细剉，入瓷瓶中固济，烧令熟，取出捣罗为末，入麝香、龙脑各一分，更于乳钵中细研，先以甘草一两，槌葱白七茎，白矾半两，以水二升，煎取一升，看冷暖净洗疮后，干贴，日再贴之。

治一切恶疮，宜涂**桑螵蛸散**方：

桑螵蛸半两　地龙半两　乳香半两　麝香一分，细研　黄丹半两　黄蘗半两，剉　粳米粉一分

腻粉一分

右件药捣罗都研为散，每用以不食井水和沙糖调药少许涂之。

又方：

荽葱一斤，和须叶细切，晒干，以慢火炒令黄色　臭黄一两，细研　麝香半两，细研

右件药都细研为散，先以热盐浆水洗疮，拭干，以生油调贴，逐日换之。

治一切恶疮及瘘疮等，方：

蛇床子末　硫黄　腻粉各等分

右件药合研为散，以生麻油调如糊，以盐汤净洗疮，拭干，即先以口脂涂之，然后傅药，不过三五度差。

治恶疮疼痛不可忍，宜傅**黄连散**方：

黄连一两，去须　槟榔一两　母丁香半分　麝香半钱，细研

右件药捣细罗为散，入麝香研令匀，先用盐浆水洗，候干以药掺之。

治一切恶疮不差者，宜傅**鹿角散**方：

鹿角一两，烧灰　腻粉半两　百合半两，生研　木槿花一两

右件药捣细罗为散，入腻粉、百合、生油调涂，日再用之。

治诸恶疮，乌膏方：

雄黄半两，细研　雌黄半两，细研　芎䓖半两，剉　川升麻半两　杏人二十枚，汤浸，去皮尖、双人　胡粉一分　巴豆二十枚，去皮心　黄连半两，去须，剉　黄蘗半两，剉　乌头半两，剉　乱发如鸡子大　松脂如鸡子大　水银半两，与胡粉入少水同研星尽　蜡一两　竹灰半两

右件药以酒一盏拌一时久，安铛于火上，先取炼了猪膏三升急煎发令消，下诸药以文火煎搅，候杏人黄黑色，以绵滤去滓，入研了真珠末二钱，雄黄、胡粉等搅令相得，收瓷合中，每日二三上涂之。

又方：

皂荚五梃，剉　蜣螂五枚，去头足　砒霜半分，细研　蜜陀僧一两，细研　乳香一两，细研

右件药先以醋一升于铛中，慢火煎皂荚、蜣螂十余沸，滤去滓，入诸药煎成膏，置于瓷合中，每摊在故帛上贴之。

治一切恶疮，及沙虱水弩甲疽，并皆治方：

蜣螂十枚，端午日收者佳

右件药捣罗为末，以油调傅之。

又方：

藜芦一两，去芦头，烧灰　虎头骨一两，烧灰

右件药合研令细，以腊月猪脂调涂，日再涂之。

治恶疮黄水出流，痛不止，方：

右烧故鞍屉毡灰细研，和腊月猪脂调涂之。

又方：

右取豉三合炒令黄色，捣罗为末，用猪脂调涂之。

又方：

右取菰蓏一枚，烧为灰细研，每用掺在疮上。

又方：

右取蜣螂二枚，取肠肚安在纸中心，四面以醋面糊，贴于疮上。

治卒得恶疮，方：

右用苍耳、桃皮等分细捣作屑，日二三度拓疮上。

治恶疮肿痛，方：

右用白及以水煮取汁，洗疮讫，涂后膏。膏用桑叶取东向者作末，腊月猪膏和涂之。

又方：

右烧萹竹灰细研，以猪脂调涂之。

又方：

右羊粪干、麻根等分烧烟断，细研，以猪膏和涂之，日三五上。若疮有汁者，干掺之，以差为度。

又方：

右烧猳猪粪，入油研涂之。

又方：

右烧莨菪子末傅之。

又方：

右烧苦瓠子末傅之。

治久恶疮诸方

夫体虚受风热湿毒之气则生疮，痒痛焮肿多汁，壮热，谓之恶疮。而湿毒气盛，体外虚内热，其疮渐增，经久不差，故为久恶疮也。

治久患疮不差者，**牛角散**方：

黄牛角一分，烧灰　麋角屑一分　白敛一分，炙令微黄　麝香半分，细研　蜜陀僧半分，微炒　黄丹半分，微炒　蜣螂一分，烧灰　羌活一两　海桐皮一两，剉　仙灵脾一两　干地龙一两，微炒

右件药捣细罗为散，每于食前以温酒调下二钱。

治恶疮人不识，多年不可者，**赤小豆散**方：

赤小豆炒熟　糯米微炒　吴茱萸炒熟　黄连去须　黄蘗剉　干姜　蛇床子已上各半两

右件药捣细罗为散，以生油和如面脂，每用时先煎槐枝汤洗疮令净，然后涂药，日再用之。

治久患恶疮，常出脓水，**降真散**方：

降真香半两　芜荑半两，微炒　白敛半两　白芷半两　白及半两

右件药捣细罗为散，先煎浆水放温，淋洗疮上，拭干，以散傅之。

又方：

铅丹二两半，炒令紫　松脂二分　骐驎竭一两半，细研　乱发灰一分，细研　绯帛灰一分，细研

右件药先用清油四两于猛火上熬令烟出，即下松脂、铅丹等煎令色黑，下乱发、绯帛灰、骐驎竭末等和令匀，膏成涂故帛上贴，日二易之。

治久恶疮，**砒霜膏**方：

砒霜一分，细研　附子一分，末　苦参一分，末　硫黄一分，细研　黄蜡一分

右件药用麻油二两煎，油熟下蜡，次下药末，和令匀成膏，每用先以蒴藋、柳枝煎汤洗疮，

拭干，日二涂之。

治久恶疮，白膏方：

油二两　白蜡一两　腻粉一分　南粉一分，细研　蜜陀僧一分，细研　乳香一分，细研　杏人三七枚，汤浸，去皮尖、双人，细研

右件药先于铫子内先炼油熟，下蜡令消，入诸药末和匀成膏，日二三上涂之。

治久恶疮，黄水出流，**松脂膏**方：

松脂一两半　熏陆香一两半　白羊脂一分　乱发灰半两，细研　生地黄汁五合　石盐半两，细研

右件药先煎羊脂、松脂、熏陆等洋，次下地黄汁煎令稠，即入发灰并盐，和令匀成膏，日二涂之。

治积年诸疮不差，方：

右用鼠粘草根细切熟捣，和腊月猪膏封之，日二换之。

治恶疮十年不差，似癞者，方：

蛇蜕皮一条

右烧之研令细，以猪脂和傅之良。

又方：

苦瓜一枚

右以水煮汁，日三度洗之良。

治一切久恶疮不差，宜服**柏叶散**方：

寒食收柏叶烧灰，一两　露蜂窠半两，微炙　蜣螂五枚，烧灰　蜜陀僧半两　腻粉一钱　石灰一钱

右件药捣细罗为散，浓煎浆水，淋洗疮后，用鸡子清调贴之。

治久恶疮疼痛，诸药未效，宜涂**黄蘖散**方：

黄蘖一分，微炒　黄丹一分，炒令紫色　蜜陀僧一分〔1〕　白狗粪半两，烧灰　腻粉半两　麝香一钱，细研　骐驎竭三钱

右件药捣细罗为散，都研令匀，先用甘草汤洗疮口，后用津唾调涂之。

治恶疮多年不差，浸淫入骨，或成骨疽，宜用此方：

右取七叶子〔2〕捣令烂，以生油调，先洗疮，裛干，然后用傅之，初傅极痒，切不得触之。

又方：

右用刺猬胆，湿即用胆汁涂之。如胆干，即研末掺在疮上。如疮口不合，只去尽脓，中心研一瓣乳香〔3〕在疮内，即效。

治恶疮积年不差不痛，只入心痒，方：

枯骨多年者

右件药捣罗为末，以酥涂疮口，内外上掺此药，不过三五度，疮虫便死，其疮即差。

治一切久恶疮，**马齿苋膏**方：

马齿苋一两，末　白矾一两，末　皂荚一两，末

右件药用好酥一升，慢火煎为膏，贴之。

---

〔1〕 一分：原脱。《普济方》卷275、《类聚》卷189均引同方作“一分”，因补。

〔2〕 七叶子：《类聚》卷189引同方作“七茎子”。原植物不明。

〔3〕 一瓣乳香：“瓣”，原作“办(辧)”，据《普济方》卷275、《类聚》卷189所引同方改。《正误》云“未详”，若改“办”为“瓣”，则可解为一小块。

治一切恶疮，年多不差者，宜用此方：

绿矾末一两　水银半两

右件药以纸一张安绿矾在上，入水银于中间裹定，用盐泥封裹候干，以文火养一宿，去泥及纸，细研，入麝香末半分和令匀。如疮干油调涂，湿即干贴之。

治无名疮诸方

夫无名疮者，非痈非疽非疥，状如恶疮，或差或剧，人不能名，故为无名疮也。此亦是风热搏于血气所生也。

治无名疮立验，**蓼叶散**方：

蓼叶　柏叶　黄丹　胡粉　附子　粟米　石胆　川大黄　白矾　蛇蜕皮　干蟾　晚蚕蛾　蜜陀僧已上各一两　榠樝一枚

右件药细剉，入瓷瓶中固济，烧令熟，取出捣罗为末，入龙脑、麝香各半分更研令匀细，先以温汤淋洗，后傅贴，日二用之。

治一切恶疮，丁肿毒疮人不识者，**地丁散**方：

地丁　䗪虫　倒钩棘针　露蜂窠　蛇蜕皮　粟米　黍米　大麻人　黑豆　赤小豆　乱发　折牛桊[1]　射生箭[2]　熟红帛　蚕纸已上各半两　朝生花[3]秋夏滞雨后，粪堆或烂木[4]上生如小菌[5]子者，及时收之，半两

右件药都细剉，以蚕纸裹缠，水浸良久时方滤出候干，于净地上以炭火烧令烟绝，入新盆中，以盆子合之候冷，细研罗为散。如患已成头，有脓水者，以散傅之即愈。如未成头，便以酒调一钱服之。

治恶疮不识名者，宜贴**蔷薇膏**方：

蔷薇剉，一升，春夏用枝，秋冬用根　铅丹十五两，炒令紫色　松脂十两，炼成者

右件药用油三升，先煎蔷薇待黑即去滓，下松脂候消，绵滤过，下铅丹文火煎搅勿停手，待色变凝成膏，以帛上摊贴，日二换之。

治诸恶疮及肿，人不识者，可用此**白龙膏**方：

腻粉一分　乳香半两，细研　湿百合根一两，烂研

右件药相和研令匀熟，每用先以盐浆水净洗疮，以厚纸涂药于上，日二贴之。

又方：

麝香一钱，细研　狗粪一两　谷精草一两，烧灰　蟾一两，烧灰　腻粉一钱

右件药捣细罗为散，都研令匀，以津调贴之，取差为度。

治应不识恶疮，或濈濈状者，**蛇床散**方：

---

〔1〕折牛桊：《类聚》卷189所引同。《普济方》卷275改作"牝牛脊"。《正误》："'卷'，'桊'之讹。"按"卷"juàn，卷也，或同"桊"，绳也，弓弦也。"桊"quàn，牛鼻木，即穿牛鼻所用之木或绳。该药用"折"字，当为前者，即折断了的牛筋弓弦。牛鼻桊亦用治疮，但一般不加"折"字。此药乃巫药残余，改为"牝牛脊"似乎好懂，然不合古方之意。

〔2〕射生箭：即作战或射猎用的箭。古代巫药常用此治难产或疗疮恶肿。

〔3〕朝生花：即朝生暮落花的简称，乃鬼笔科真菌红鬼笔的子实体。主治恶疮疽疥。

〔4〕烂木：原作"烂水"，《类聚》卷189所引同。《普济方》卷275引同方作"烂木"，义长，故改。

〔5〕菌：原误作"茵"，《类聚》卷189同误。《普济方》卷275引同方时改作"菌"，义长，故改。

蛇床子半两，末　硫黄半两，细研　水银半两，以少熟枣瓤研令星尽

右件药都研令匀，以腊月炼成猪脂调如面脂，先以楮根浓煎汤洗疮，裛干涂之。

又方：

腊月猪脂一斤　乱发如鸭子大　生鲫鱼一头，长五寸者

右件药合煎令消尽，绵滤去滓，入雄黄、苦参末各半两，大附子一枚末搅令匀，候凝，日二上涂之。

又方：

蛇床子三两　黄连二两，去须

右件药捣罗为末，以猪脂和涂，日再用之。

又方：

右取鲫鱼一头，不持[1]洗，用乱发鸡子大塞口中，用纸裹，炭火烧为灰细研，别觅鲫鱼胆调涂之。

治反花疮诸方

夫反花疮者，由风毒相搏所为也。初生如饭粒，其头破则血出，便生恶状，渐大有根，脓汁出，肉反散如花状，因以为名反花疮也。

治反花疮，**胭[2]脂散**方：

胭脂一两　胡粉一两

右件药同研令细，先以温浆水洗疮，候干，然后以药傅之。

又方：

马齿苋一斤

右烧为灰细研，以猪脂调涂之。

又方：

柳枝半斤，细剉

右以清麻油一斤，煎令黄焦，去滓候冷，旋旋涂之。

治反花疮，及诸恶疮久不差，方：

鼠尾草根细切，晒干

右捣罗为末，用猪脂调涂之。

又方：

燕粪一两　胡粉一两

右件药捣细罗为散，先以温浆水洗疮后，以药傅之。

又方：

鹁鸽粪三两，炒黄

右捣细罗为散，先以温浆水洗疮后，以药傅之。

---

〔1〕持：《类聚》卷189所引同。《普济方》卷275虽引此方，然文字变更较大，无此字。疑为“待”之误。

〔2〕胭：原作“烟”。方中出“燕脂”一药。《普济方》卷274、《类聚》卷189引同方均作“胭脂”，因改。方中“燕”亦改作“胭”。

治反花疮，并积年诸疮，方：

右用鼠粘草根晒干，捣罗为末，以腊月猪脂调涂。

又方：

右取蜘蛛网贴疮，数易之神效。

又方：

右取马齿苋烂捣封之。

治浸淫疮诸方

夫浸淫疮者，是心家有风热，发于肌肤也。初生甚小，先痒后痛而成疮，汁出侵[1]溃肌肉，浸淫渐阔，乃至遍身。其疮若从口出，流散四肢者则轻，若从四肢生，然后入口者则重。以其渐渐增长，故名浸淫也。

治浸淫疮多汁，**胡粉散**方：

胡粉研，炒黄　甘草　蔺茹　黄连去须，已上各半两

右件药捣细罗为散，日三四上以傅之。

又方：

鲫鱼一枚，长五寸者，去骨取肉　豉一百粒

右件药相和捣令极烂，傅于疮上。

又方：

苦瓠一两　蛇蜕皮半两，烧灰　露蜂房半两，微炙　梁上尘一合

右件药捣细罗为散，以米粉为粥，调涂纸上贴之，数数易之。

又方：

戎盐半两　川大黄一两，剉碎　蔺茹半两

右件药捣细罗为散，以酒和涂之。

又方：

苦楝树枝并皮

右烧为灰细研，如疮湿即干傅之，如疮干，以猪脂调涂之，兼治小儿秃疮等。

治月蚀疮诸方

夫月蚀疮者，生于两耳及鼻面间，并下部诸孔窍侧，侵蚀乃至筋骨，月初则疮成，月末则疮衰，以随月生，因名之为月蚀疮也。又小儿耳下生疮，亦名月蚀。世云小儿见月以手指之，则令病此疮也。其生诸孔窍中，则有虫矣。久不差，则变成瘘也。

治月蚀疮，**腻粉散**方：

腻粉一两　黄连一两，去根末　胡粉一两，炒令微黄　松脂一两

右件药都细研，先以温浆盐水洗疮令净，拭干，以散傅之。如疮干，用生油调涂，以差为度。

---

〔1〕 侵：通“浸”。渐进也。

又方：

吴茱萸根二两　地榆二两　蔷薇根二两

右件药捣细罗为散，每用半两投入汤中，候温洗之即差。

又方：

虾蟆一枚，五月五日收，烧灰　硫黄一两　白矾一两，烧灰

右件药细研为散，用傅疮上，以差为度。

又方：

自死青蛙一枚，烧为灰　母猪蹄壳一枚，烧灰　救月杖烧灰

右件药都细研，每用少许以蜜调涂之。

治大人小儿，卒得月蚀疮，方：

虾蟆一枚，五月五日者，烧灰

右细研以猪脂和涂之。

又方：

右于月望夜取兔粪内虾蟆腹中，合烧为灰，细研傅之。

又方：

罗摩草

右捣取汁涂之。

又方：

地龙粪一合，烧令通赤，细研

右以猪脂和令匀，涂之。

又方：

救月蚀鼓皮手许大

右以酽醋渍一宿，取汁涂之。或烧为灰细研，以面脂和傅之。

又方：

虎头骨二两

右捣碎，以猪脂一升煎之，以骨焦黄色，去滓涂之。

治甲疽诸方

夫甲疽之状，疮皮厚，甲错剥起是也。其疮亦痒痛，恒欲搔之，兼有汁出。其初皆是风邪折于血气所生，而疮里亦有虫也。

治甲疽皮厚肿痛，**虾蟆散**方：

虾蟆灰半两　杏人七枚，熬黑，研如泥　黄连半分，末　雄黄半钱，细研　白矾灰半钱　腻粉半分　鹿角七寸，烧令熟，细研　麝香半钱，细研　蚺蛇胆半钱

右件药相和细研，以腊月猪脂调如膏，先以甘草、蛇床、槐白皮煎汤洗疮，拭干傅药，以油单裹，外更着绵帛裹之三日，其剩肉剩甲皆当自落，三日一换。

治甲疽骨疽等，方：

白矾一两，烧令汁尽　麝香半两，细研　卢会半两　蚺蛇胆大豆大

右件药同研如粉，每用先以温浆水洗疮，拭干傅之，重者不过三四度差。

治手指青点黯，作甲疽，方：

卢会半两　麝香半两　绿矾二两，烧末

右件药合研如粉，以绢袋子盛，内所患指于袋中，以线缠定，不令动摇，以差为度。

治甲疽，方：

蛇蜕皮置净瓷器中，以烛焰爇之，火着去烛，匀烧令焦，取一两用之　臭黄一两　绿矾一分，烧熟

右件药都细研如粉，以铜合子贮之，先以热小便二升置于铜钞锣中，嚼三十枚杏人吐于小便中，搅令相得，以疮脚浸之候痒，即以铜篦子洗，拨去脓血，取烂帛裛之候干，还以铜篦子傅散令满，以故帛虚裹疮指入大袜中，每日一洗，依前法用。每洗待药软即拨去药，恐咬落疮筋。切慎房室，及运动气力，忌面、蒜、酒，一切物无妨。

治男子妇人风血毒气攻手足指，生甲疽疮久不差者，努肉裹指甲痛，出血不定，宜用此缩肉干疮**白矾散**方：

白矾半两　石胆半两　麝香一分　朱红[1]一分　骐驎竭一分

右件药取白矾、石胆于铁器内一处，以炭火煅过，入麝香、骐驎竭、朱红同研令细，用少许干掺疮上，以帛子缠定，日三两度换之。

治甲疽，方：

马齿苋半两，干者　木香一分　印成盐一分　朱砂一分，细研

右件药捣细罗为散，都研令匀，日三四度傅之。

治甲疽疮，神妙方：

熏黄半两[2]　蛇蜕皮烧灰，一分

右件药同研如粉，每用先以温泔浸洗疮令软，以尖刀子割去甲角裛干，以药傅之，上用软帛裹之半日许，药湿即易之，一日即除其痛。

治甲疽，赤肉生甲边上裹甲者，方：

右以白矾烧灰，细研傅之。

治甲疽肿烂，生脚趾甲边，赤肉努出，时差时发，方：

黄耆二两，剉

右以酒浸一宿，以猪脂五合微火煎取三合，绞去滓以涂之，日三两度，其瘜即消。

治甲疽疮烂，立效方：

右以人苋浓煮汁，着少盐浸脚，一两日差。或用干者及根亦得。

治甲疽疮，甲际生弩肉，痛楚不可忍，方：

右用石胆烧令烟尽，细研为末傅之。

治因剪手足甲傍成肿痛，方：

右以干盐梅和皮核烂捣裹肿处，一日后当微痒，更半日去梅，当差。

---

〔1〕朱红：《正误》云："未详。"《辍耕录》卷30载朱红乃银朱（水银与硫黄烧炼而成）与生漆制成，用作颜料。有毒，方书用治疮痈疽癣。

〔2〕两：此据宽政本。《类聚》卷83引同方亦作"两"。《普济方》卷300引《海上方》"蛇黄散"，药用雄黄（半两，生用）、蛇蜕，制服法均同本方。故知"半两"不误。《正误》所据抄本脱此字。人民卫生出版社排印本作"分"，不知所据。

治代指诸方

代指者，其指先肿，焮焮热痛，其色不黯，然后方于爪甲边结脓，剧者爪甲脱也。亦名代甲，亦名糟指，亦名土灶。夫爪者，筋之余也。由筋骨热盛，气涩不通，故肿结生脓，而爪甲脱也。

治代指，方：

右单煮川芒消汤渍之。

又方：

右用猪脂和蚯蚓捣如泥傅之，日四五度易之。

又方：

右烧铁令热，勿令赤，以烙之良。

又方：

右先刺去脓，炙鱼鲊皮令热，以裹缚指令周匝，疼痛立止。

代指者，是五脏之气使然，洗注于十二经脉，热冲于手指，不还即为代指也。宜用此方：

右用热汤急蘸之出，使满七度，便以冷水浸之讫，又复如此三度，即涂牛胆，后便以猪胆笼代指上，用物缠之。

又方：

右用粱米粉，铁铛中熬令赤，以众人唾和涂之厚一寸，即差。

又方：

右用小便和盐作泥厚裹，数易之，仍以针血出妙也。

又方：

右取梅核中人捣熟，以醇苦酒和傅之。

治手指忽肿痛不已者，名为代指，方：

右以水和黄泥泥指令周匝，厚一寸许，内热灰中煨之令燥，视皮皱即愈。

又方：

右以水煮地榆作汤渍之，半日便愈。

治漆疮诸方

夫漆有毒，人有禀性畏漆，但见漆便中其毒，喜面痒，然后胸臂胫腨皆悉瘙痒，面初起肿，绕眼微赤，诸所痒处，以手搔之，随手起赤瘔瘟，瘔瘟消已生细粟疮甚微，中毒轻者，证候如此。其有重者，遍身作疮，小者如麻豆，大者如枣杏，脓焮疼痛，摘破少差，随次更生。若火烧漆，其毒气则厉，着人急重。亦有性自耐者，每日烧煮，终不为害也。

治漆疮，遍身焮赤疼痛，方：

沥清香二两　黄蜡一两　桂心一两，末　油二两

右件药都一处熬作膏，涂之。

又方：

右以新椒半[1]两，以醋浆水一碗、即成盐五颗煎六七沸，以绵蘸涂之。

又方：

右以黄栌木细剉，水浸熬取浓汁，去滓熬为膏，入生油调涂之，当退下疮皮，痛止也。

治漆疮，方：

右用蛤粉，以新汲水调涂之。

又方：

右用川芒消和水涂之。

又方：

右取油麻子捣令极烂，以蔓菁菜汁调涂之。

又方：

槲树皮一斤

右细剉，以水一斗煎至六升，温温洗之。

治漆疮，洗汤方：

生柳叶三斤

右以水一斗五升煮取五升，适寒温洗之，日三上差。

又方：

干莲叶一斤

右以水一斗煮取五升洗之，日再用之。

又方：

右以贯众捣细罗为散，以生麻油调涂之。

又方：

右以汉椒三两，水五升煮取三升，温温淋洗之。

又方：

右以白矾三两细研，投入热汤中，候温洗之。

又方：

榉树枝叶二斤

右细剉，以水一斗煮取六升，淋洗疮上，兼以叶捣绞取汁涂之。

又方：

右以七枯草捣绞取汁五合，川芒消一两细研，相和涂之。

又方：

右以生韭捣绞取汁涂之。

又方：

黄栌木一斤，剉

右以水一斗煮取六升去滓，温温淋洗便差。

又方：

右用鸡子黄涂之，干即再涂，不过三上差。

又方：

---

〔1〕半：原误作"牛"。据《类聚》卷194所引同方改。

右以蟹黄涂之立差。

治夏月痱疮诸方

夫盛夏之月，人肤腠开，易伤风热，风热毒气搏于皮肤，则生痱疮。其状如汤之沸，轻者匝匝如粟粒，重者热汗浸渍成疮，因以为名，世呼为痱子也。

治痱子磨破成疮，宜用止痛生肌**赤石脂散**方：

赤石脂半两，细研　黄蘗半两，末　白面二两　腊面茶半两，末　龙脑半分，细研

右件药都研令匀，每使时用绵扑之。

治热痱疮，方：

干炭灰半合　石灰半两，微炒　枣叶半斤

右件药捣细罗为散，先以温浆水洗疮，后以药傅之差。

治夏月痱子及热疮，方：

葛粉三两　甘草二两，生用为末　石灰一两，微炒

右件药相和研令匀，用绵扑之。

又方：

粟米粉五两　白龙脑一钱

右件药相和细研，先用枣叶汤洗，后以散扑之。

太平圣惠方卷第六十六

凡二十二[1]门　论一首　病源二十一首　方共计二百四十二[2]道

治瘰疬结肿寒热诸方八道　治瘰疬结核诸方二十五道　治瘰疬有脓诸方一十道　治风毒瘰疬诸方二十一道　治气毒瘰疬诸方二十一道　治热毒瘰疬诸方一十六道　治久瘰疬诸方二十道　九瘘论一首　治狼瘘诸方五道　治鼠瘘诸方一十九道　治蝼蛄瘘诸方五道　治蜂瘘诸方一十一道　治蚍蜉瘘诸方四道　治蛴螬瘘诸方五道　治浮疽瘘诸方四道　治瘰疬瘘诸方八道　治转脉瘘诸方三道　治风瘘诸方六道　治蚁瘘诸方七道　治一切瘘诸方二十九道　治冷瘘诸方八道　治久瘘诸方七道

治瘰疬结肿寒热诸方

夫瘰疬者，由风热毒气壅滞于胸膈之间，不得宣通，而搏于肝，肝主筋，故令筋蓄结而肿，多生于颈腋之间，浮于筋皮之中，有结核累累相连，大小无定。其初发之时，热毒肿结，故令寒热也。

治瘰疬结肿疼痛，时发寒热，**连翘散**方：

连翘一两　射干三分　玄参三分　赤芍药半两　木香半两　川芒消一两　川升麻三分　栀子人半两　前胡半两，去芦头　当归三分　甘草半两，炙微赤，剉　川大黄一两，剉碎，微炒

右件药捣筛为散，每服三钱，以水一中盏煎至六分，去滓温服，日三四服。

治瘰疬寒热，结肿疼痛，心胸壅滞，宜服**沉香散**方：

沉香一两　桑寄生一两　射干一两　川升麻一两　防风三分，去芦头　麝香一分，细研　连翘一两　熏陆香三分　藿香三分　川大黄一两半，剉碎，微炒

右件药捣粗罗为散，入麝香研匀，每服四钱，以水一中盏煎至六分，去滓温服，日三四服。

治瘰疬初生结肿，发歇寒热，**玄参散**方：

玄参一两　枳壳一两，麸炒微黄，去瓤　木通一两，剉　独活一两　犀角屑半两　川大黄一两，剉碎，微炒　杏人一两，汤浸，去皮尖、双人，麸炒微黄

右件药捣筛为散，每服三钱，以水一中盏煎至六分，去滓温服，日三四服。

治瘰疬初结肿痛，寒热，四肢不安，**菰𦼮子散**方：

菰𦼮子三分，微炒　皂荚子人三分，微炒　连翘三分　牛蒡子三分，微炒　牵牛子三分，微炒　何首乌三分　川大黄一两，剉碎，微炒　栀子人一两　甘草一两，生剉　白螺壳一两　漏芦一两

右件药捣细罗为散，每于食前以温酒调下二钱。

---

〔1〕 二十二：原作“二十”，今计二十二门，因改。

〔2〕 二：原作“三”。据今计数改。

治瘰疬结肿，寒热疼痛，心腹烦壅，**石燕圆**方：

石燕一枚，细研　真珠末一钱　麸金石三分，细研　木香三分　井泉石三分　续随子三分，去皮　槟榔一两　郁李人一两，汤浸，去皮微炒

右件药捣罗为末，同研令匀，炼蜜和捣三五百杵，圆如梧桐子大，每于食前以粥饮下十圆。

治瘰疬结肿不散，欲成脓，致寒热不通，**连翘圆**方：

连翘一两　川大黄一两，剉碎，微炒　沉香一两　熏陆香一两　牛蒡子一两，微炒　黄耆一两，剉　枳壳一两，麸炒微黄，去瓤　玄参三分　羌活三分　赤芍药三分　川升麻三分　占斯三分　芎䓖三分　黄芩三分　皂荚子人四十九枚，炒黄焦　红盐一分，波斯者

右件药捣罗为末，炼蜜和捣三五百杵，圆如梧桐子大，每于食后以温酒下三十圆。

治瘰疬结肿，身体寒热，心胸壅滞，**木通圆**方：

木通一两，剉　玄参一两　连翘一两　川升麻一两　败酱三分　大麻人一两　川大黄二两，剉碎，微炒　赤芍药三分　犀角屑三分　黑豆一两，炒熟去皮　昆布一两，洗去咸味

右件药捣罗为末，炼蜜和捣三二百杵，圆如梧桐子大，每于食后以暖浆水下三十圆。

治瘰疬生于颈腋，结肿寒热，宜用**贴熁白敛散**方：

白敛半两　甘草半两　玄参半两　木香半两　赤芍药半两　川大黄半两

右件药捣细罗为散，以醋调为膏，贴于患上，干即易之。

治瘰疬结核诸方

夫瘰疬结核肿硬者，由脏腑壅滞，风热毒气攻于肝，搏于筋脉，结聚成核也。则令憎寒壮热，项强头痛，四肢不安，心神烦闷。其状多生于项腋之间，或如梅李，或似珠颗相连。其浮于皮肤之中，未着肌肉，可以药内消之。若肿硬坚盛不可消之，则以药外化为脓及血，令其溃散即易愈也。

治心膈久积热毒，肝气滞留，致项生瘰疬结核，**五香散**方：

沉香一两　木香一两　熏陆香一两　麝香一分，细研　丁香三分　羚羊角屑三分　连翘一两　子芩三分　川升麻一两　麦门冬一两，去心　赤芍药三分　玄参三分　当归三分　犀角屑三分　甘草三分　地骨皮三分　川大黄一两，剉碎，微炒〔1〕　黄耆一两，剉

右件药捣筛为散，入麝香研令匀，每服三钱，以水一中盏，入芦根五寸，生姜半分，煎至六分，去滓，不计时候温服。

治瘰疬结聚，颗块成疮，上攻头项疼痛，**升麻散**方：

川升麻一两　连翘二两　玄参一两　败酱一两　川大黄二两，剉碎，微炒　犀角屑一两　虎杖一两　紫葛一两，剉　桑根白皮一两，剉　甘草一两，炙微赤，剉　红雪每服一钱，汤成下

右件药捣筛为散，每服四钱，以水一中盏，煎至六分，去滓，不计时候温服。

治瘰疬结核肿硬，相连如珠颗，头项肩胛烦疼，**斑猫圆**方：

斑猫一分，赤黑斑点者佳，去头翅足，炒过令香　猪牙皂荚一分，去黑皮，炙令黄　蛇脱皮半两，微炒　乌蛇一两半，酒浸，去皮骨炙，令微黄　天南星半两，炮裂，去皮　露蜂房二两，烧灰　川大黄三分，剉碎，微炒

〔1〕炒：原作“黄”。据《类聚》卷179引同方改。

麝香一分，研　威灵仙半两

右件药捣罗为末，入麝香研令匀，炼蜜和捣三二百杵，圆如梧桐子大，每于空心以粥饮下十圆，至辰巳间病下如虾蟆衣及诸恶物。

治瘰疬成结颗，核肿痛不散，或破为脓水不绝，**乌蛇圆**方：

乌蛇三两，酒浸，去皮骨，炙令微黄　犀角屑三分　连翘一两　玄参三分　昆布三分，洗去咸味　牛蒡子一两，微炒　川大黄一两，剉碎，微炒　黄耆一两，剉　漏芦一两　甘草三分，炙微赤，剉　枳壳三分，麸炒微黄，去瓤　大麻人三分　郁李人三分，汤浸，去皮微炒　斑猫一分，以糯米拌炒米微黄，去翅足

右件药捣罗为末，炼蜜和捣三五百杵，圆如梧桐子大，每服不计时候以清粥饮下二十圆。

治瘰疬结核肿硬，**螺子圆**方：

小螺子一十八枚，去尖微炒　斑猫二十一枚，去头足，炒令黄色　雀儿粪六十三枚，白色者，微炒　麝香一钱，细研

右件药先捣罗前三味为末，入麝香研令匀，以好豉一合烂捣研，和圆如菉豆大，每日空腹以葱茶下五圆。

治瘰疬结核，肿硬疼痛，方：

斑猫十四枚，去头足翅，糯米拌炒令米黄　雄鼠二七枚，微炒

右件药同研令极细，入腻粉二钱更研千遍，以菉豆面入新汲水和圆如菉豆大，每服空心以麝香酒下三圆，觉腹内痛，便以消石末一钱，用酒一小盏煎一沸，温温服，投之约一炊久，大小便有如雀卵汁一合已来下者是效，宜服后药补之。

补药，**雄黄圆**方：

雄黄一分，细研　朱砂一分，细研　麝香一分，细研　细辛半两　人参半两，去芦头

右件药捣罗为末，入研了药令匀，炼蜜和圆如菉豆大，每于食前以温酒下三圆。

治瘰疬结核肿痛，令内消，**朱砂圆方**：

朱砂一分，细研　腻粉一分　粉霜一分，细研

右件药同研令匀，用鸡子白和圆如梧桐子大，每于五更初煎葱汤下三圆，良久当利，如未利再服之。

治瘰疬结核不散，方：

雄鼠粪一两，小者是　皂荚针一两，剉，炒黄　槲白皮十两，水八升煎取三升

右件药捣罗为末，每服用药末一钱，至五更初暖药汁一小盏调服，服后便卧，良久当有大吐，如未吐更进一服，至日出吐病如小虾蟆相似，吐尽为效，与温粥食之。

又方：

腻粉一钱　精羊肉二两，细切　干姜一钱　凌霄花取白者，一两，微炒

右件药二味捣罗为散，入腻粉都拌肉，以湿纸裹三五重，火煨熟取出，一服吃了，以温酒下之，仍含生姜一片子，恐吐，日没时服，至二更取下恶物，五日一服，不过三服效。

治瘰疬及一切风气结核，坚硬疼痛，**琥珀膏**方：

琥珀一两，细研　丁香三分　木香三分　桂心半两　朱砂半两，细研　木鳖子半两，去壳　当归半两　白芷半两　防风半两，去芦头　木通半两　黄丹七两　垂柳枝三两　松脂二两　油一斤二两

右件药，先用琥珀、丁香、木香、桂心、朱砂五味捣罗细研为末，其木鳖子已下六味并细剉，以油浸一宿，于净铛内以慢火煎，候白芷焦黄色漉出，次下松脂令消，绵滤过澄油清，却安铛内慢火熬，下黄丹，以柳木篦不住手搅令色黑，滴于水碗内捻看硬软得所，入琥珀等末搅令

匀，倾于瓷合中，每使时看大小，火畔熁，以纸上匀摊贴之，每日两度换之。

治瘰疬结核，根源深固，肿硬疼痛，宜服**白敛散**方：

白敛三分　黄连三分，去须　川大黄三分　黄芩三分　莽草三分　赤石脂三分　赤芍药三分

右件药捣罗为末，以鸡子白旋调涂于故帛上贴之，燥即易之。

治瘰疬结核，外贴令自出，方：

腻粉一分　粉霜一分　斑猫一分　砒霜一分　燕子粪一分，微炒

右件药都研令细，用腊月脂调匀，每用一小豆大安在疬子上，用面糊[1]纸封定，至六七日有脓水下，至半月日自出，速用生肌膏贴之。

治瘰疬结核疼痛，坚硬如石，宜用此方：

蒜三枚，捣如泥　麝香一分，细研

右件药同研令匀，涂于布上贴之，一日两易，旋合为妙。

又方：

麝香一钱，细研　鲫鱼二十枚，长一寸者，去肠肚了，每枚鱼儿肠内入和皮巴豆一枚

右件药瓶子中以泥封，渐渐烧令通赤，候冷取出，入麝香同细研为散，每日空心温酒调下半钱，良久以热酒投之，逐下恶物。每日常服，下尽恶物，其病内消。

又方：

腻粉半两　鸡子二枚，取白用

右件药调和稀面糊，以慢火炒之，用火箸急搅，勿令粘着铫子，候焦黑色即住，入上好朱砂半两同细研如面，大人即于五更以粥饮调下一钱，良久腹痛，便泻出病根如枣核之类，便差。小儿十五已下只可服半钱。

治瘰疬，发肿而坚结成核，宜用贴熁方：

莽草一两

右捣罗为末，以鸡子白和涂于帛上贴之，一日二易。

治瘰疬，项上生累累如梅李，宜速消之，方：

海藻一斤

右用酒五升浸数日，少少饮之。

治瘰疬结核，令内消，方：

右取蛔虫随多少，微炒，捣罗为末，炼蜜和圆如梧桐子大，每于空心以温酒下三圆。

治瘰疬无问有头无头，宜用此贴方：

大蜘蛛五枚，晒干

右件药细研，以酥调如面脂，每日两度贴之。

治瘰疬结核，宜用此灸法。

巴豆一枚，去皮心　艾叶一鸡子大

右件药相和烂捣，擘碎曝干，捻作炷，灸疬子上三壮，即止。

治瘰疬结核，灸**葶苈饼子**法：

葶苈子二合　豉半斤，汤浸令软

右件药都捣熟，捻作饼子如钱厚，安在疬子上，以艾炷如小指大，灸饼子上，五日一度，灸

---

〔1〕糊：原作“胡”，据《类聚》卷179改。

七壮。

治瘰疬结核肿硬，宜灸**商陆饼子**法：

商陆三两

右件药捣令烂，捻作饼子如钱大，安置疬子上，以艾灸饼子上令热干住，灸三十壮差。

治瘰疬结核，宜灸**莨菪根**法：

莨菪根一两，粗者

右件药切厚约三四分，安疬子上，紧作艾炷灸之，热彻则易，五六炷住，频频灸，当即减退矣。

治瘰疬在项上，内结成颗块，及触处但有结凝，宜急灸法：

独头蒜一颗

右件药截两头留心，大作艾炷，称蒜大小，贴沥子上灸之，勿令破肉，但取热而已，七壮易蒜，日日灸之，取消为度。

治瘰疬有脓诸方

夫瘰疬者，由结风于内，积热在肝，荣卫不和，胸膈壅滞，毒热搏于筋脉，结聚所成也。初得即觉项边磊磊之状若连珠，面色萎黄，皮肤壮热，久而不疗，被热上蒸，则化为脓也。

治瘰疬热肿，肉败生脓，**连翘散**方：

连翘一两　犀角屑一两　玄参半两　黄耆一两，剉　木通半两，剉　漏芦一分　杏人一两，汤浸，去皮尖、双人，麸炒微黄

右件药捣筛为散，每服三钱，以水一中盏，煎至六分，去滓，食前温服。

治瘰疬出脓血不止，宜服此消死肉，散毒气，使疬子转动宽软，**鳖甲散**方：

鳖甲一两，涂醋炙令黄，去裙襕　桑螵蛸五枚，微炒　狼毒二两，剉，醋拌炒黄　䗪虫五枚，微炒　磁石三两，捣细研，水飞过　雄黄一两，细研　雌黄一两，细研　麝香一钱，细研

右件药捣细罗为散，入研了药更研令匀，每日空心日午近夜各一服，以粥饮调下一钱。

治瘰疬头多，经久不差，脓血不止，疼痛，**豆牛子散**方：

豆牛子豆叶上生者，二七枚，以糯米同炒令米黄　麝香半钱，细研

右件药同研如面，别取枳壳末三钱，用水一盏，煎至四分，去滓，调下散子半钱，五更时服，良久觉腹痛，但只以枳壳汤细细呷之即自止，有恶物从小肠出为效。

治瘰疬结肿生脓，宜服**黄耆圆**方：

黄耆一两，剉　木香一两　漏芦一两　枳壳一两，麸炒微黄，去瓤　玄参一两　犀角屑一两　桔梗一两，去芦头　牛蒡子二两，微炒　川大黄一两，剉碎，微炒

右件药捣罗为末，炼蜜和捣三二百杵，圆如梧桐子大，每日空心及晚食前以粥饮下二十圆。

治瘰疬结肿，穿溃生脓，**枳壳圆**方：

枳壳一两半，麸炒微黄，去瓤　玄参一两　漏芦一两半　川大黄一两半，剉碎，微炒　黄耆二两，剉　营实一两　牛蒡子二两，微炒　露蜂房半两，微炙

右件药捣细罗为末，炼蜜和捣三二百杵，圆如梧桐子大，每服不计时候以粥饮下三十圆。

治瘰疬结肿有头，脓水不止，**白敛圆**方：

白敛一两　黄耆一两，剉　木香一两　枳壳一两，麸炒微黄，去瓤　玄参一两　乌蛇二两，酒浸，去皮骨，炙令黄　斑猫十四枚，去头足翅，以糯米拌炒，令米黄

右件药捣罗为末，炼蜜和圆如梧桐子大，每日空心及晚食前以粥饮下十圆。

治瘰疬结成颗块疼痛，穿溃脓水不绝，不计远近皆差，**薄荷圆**方：

薄荷一束，如碗大，阴干　皂荚十梃，长一尺二寸，不蚛者，去黑皮，涂醋炙令焦黄

右件药捣碎，以酒一[1]斗浸经三宿，取出曝干，更浸三宿，如此取酒尽为度，焙干捣罗为散，以烧饭和圆如梧桐子大，每于食前以黄耆汤下二十圆，小儿减圆服之。

治瘰疬生[2]头，脓水不干，疼痛，宜贴**蜂房膏**方：

露蜂房一两　蛇蜕皮半两　玄参半两　黄耆三分　杏人一两，汤浸，去皮尖、双人，研　乱发如鸡子大　黄丹五两

右件药细剉，用麻油一斤先煎发及杏人，候发消尽，即以绵滤去滓，却入铛中将前药煎令焦黄，又滤去滓，下黄丹以柳木篦不住手搅，候熬成膏，即倾于瓷合中盛，旋取涂于帛上贴之。

治瘰疬脓水不绝，宜贴**鼠灰散**方：

蛇腹中鼠一枚，烧灰　虾蟆一枚，烧灰

右作药捣罗为末，用生油调摊于帛上贴之，日一度换之。

治瘰疬穿破作脓，宜用此方：

右取五月五日时麦粉堆上生者茵子七枚，熟捣，先以米泔净洗疮，拭干贴之，日二度换之，神效。

治风毒瘰疬诸方

夫风毒瘰疬者，由风邪之气在经脉，经脉否涩，结聚所成也。此皆由脏腑夙有风热，不得宣通，邪气客于肌肉，搏于气血，故留结为瘰疬也。

治风毒瘰疬，筋脉拘急，烦热疼痛，**犀角散**方：

犀角屑三分　防风一两，去芦头　羚羊角屑三分　薏苡人三分　枳壳一两，麸炒微黄，去瓤　黄芩三分　酸枣人三分，微炒　桂心三分　羌活三分　川升麻一两　甘草三分，炙微赤，剉　槟榔一两

右件药捣粗罗为散，每服四钱，以水一中盏，煎至六分，去滓，每于食后温服。

治风毒瘰疬肿结，**内消昆布散**方：

昆布一两，洗去咸味　海藻一两，洗去咸味　枳壳一两，麸炒微黄，去瓤　牛蒡子半两，微炒　连翘半两　防风半两，去芦头　玄参半两　何首乌一两　牵牛子半两，微炒　甘草半两，炙微赤，剉　川大黄半两，剉碎，微炒　皂荚子人五十枚，微炒令黄　牡荆子一两

右件药捣细罗为散，每于食后煎葱汤调下二钱。

治风毒气盛，项边生瘰疬结硬，或赤肿疼痛，**皂荚圆**方：

皂荚四两，去黑皮，涂醋炙黄焦，去子　干蝎半两，微炒　干薄荷四两　白僵蚕半两，微炒　天麻半两　牛黄半两，细研　夜明沙一两，微炒　鹁鸽粪二两，微炒　蓬莪茂一两　麝香一分，细研

右件药捣罗为末，入麝香、牛黄同研令匀，炼蜜和捣三五百杵，圆如梧桐子大，每日空心

〔1〕一：原脱。据《类聚》卷179引同方补。
〔2〕生：原作“坐”。亦可通。然《普济方》卷292、《类聚》卷179引同方均作“生”，因改。

及夜临卧时以薄荷汤下二十圆。

治风毒气留滞脏腑，攻注肌肉，于项腋生瘰疬疼痛，**乌蛇圆**方：

乌蛇二两，酒浸，去皮骨，炙微黄　犀角屑三分　连翘三分　昆布三分，洗去咸味　川大黄一两半，剉碎，微炒　黄耆一两，剉　斑猫一分，以糯米拌炒，米黄为度，去头翅足　漏芦三分　甘草半两，炙微赤，剉　牛蒡子一两，微炒　枳壳一两，麸炒微黄，去瓤　木通一两，剉

右件药捣罗为末，炼蜜和捣三二百杵，圆如梧桐子大，每于食后以牛蒡子汤下二十圆。

治风毒瘰疬，项腋下生如梅李枣核肿痛，令内消，**皂荚圆**方：

皂荚二十梃，十梃去黑皮，涂酥炙令焦黄，去子，十梃生捶烂，用好酒五升绞取汁，熬成膏　何首乌半斤　干薄荷半斤　蜗牛子四两，炒令微黄　硇砂一两，通白者　附子一两，炮裂，去皮脐　天麻一两　精羊肉四两，去脂膜，薄切，炙令干　天南星一两，炮　半夏一两，汤洗七遍去滑

右件捣罗为末，入皂荚膏和捣五七百杵，圆如梧桐子大，每日空心及晚食前浸牛膝酒下一十圆，渐加至二十圆。

治风毒瘰疬生于项间，肿硬，磊磊相连，疼痛，宜服**斑猫圆**方：

斑猫二十枚，去头足翅，糯米拌炒，令米色黄　水蛭一分，炒黄色　甘草半两，炙微赤，剉　黑豆黄三分，生用　麝香半分，细研　芫菁二十枚，去头足翅，糯米拌炒，令米色黄　川大黄半两，剉碎，微炒　青蛇二两，醋浸一宿，去皮骨，炙微黄

右件药捣罗为末，研入麝香令匀，炼蜜和圆如菉豆大，每日空心以粥饮下三圆。如未有效，加至五圆，当小便出如烂筋。如小便涩，以滑石末二钱，以水五合煎至三合，温服即利。

治风毒气滞，颈腋结成瘰疬，肿核不消，**何首乌圆**方：

何首乌四两，九蒸九曝，捣罗为末　干薄荷四两，捣罗为末　羊肉半斤，去脂膜　皂荚三十梃，不蚛者，十梃去黑皮，涂酥炙令黄色，捣罗为末，十梃烧候火焰将尽，以豌合盖，候冷取出捣罗为末，十梃捶碎，用新汲水五升挼取汁，生绢滤过

右件药先将皂荚水煮羊肉令烂，后取肉细研，入诸药末和捣一千杵，圆如梧桐子大，每服空心以温酒下二十圆。薄荷汤下亦得。

治风毒瘰疬，结核肿硬疼痛，令内消，**牛蒡子圆**方：

牛蒡子二两，微炒　何首乌二两　干薄荷二两　雄黄一两，细研　麝香一分，细研　牛黄一分，细研　皂荚七枚，捶碎

右件药捣罗为末，入麝香、牛黄研令匀，以水三升浸皂荚一宿，挼取汁，慢火熬成膏，入前药末和捣三二百杵，圆如梧桐子大，每于食后以温酒下二十圆。

治风毒瘰疬，结硬肿痛，宜服此方：

玄参二两　夜明沙二两，微炒　皂荚五梃，去黑皮，涂酥炙微黄，去子

右件药捣罗为末，炼蜜和圆如梧桐子大，每于食后以薄荷汤下二十圆

又方：

乌蛇二两，酒浸，去皮骨，炙令微黄　牛蒡子二两，微炒　何首乌二两

右件药捣罗为末，炼蜜和圆如梧桐子大，每于食后以温水下二十圆。

治风毒瘰疬，令内消，宜服此方：

何首乌十两，九蒸九曝，捣罗为末　皂荚十梃，五梃去黑皮，涂酥炙令黄色，去子，捣罗为末，五梃水浸一宿，捣绞取汁二升

右件药用精羊肉一斤细切，以前皂荚水同熬如膏，入何首乌末及皂荚末和圆如梧桐子大，每日空心以粥饮下三十圆。

治瘰疬风毒，结肿不散，**丹参膏**方：

丹参二两　蒴藋二两　秦艽一两，去苗　独活一两　川乌头一两　白及一两　牛膝一两，去苗　甘菊花一两　白术一两　汉防己一两　踯躅花半两　莽草半两　川椒半两，去目及闭口者

右件药细剉，以酽醋一升浸一宿，来旦以猪脂二斤慢火煎令醋竭，勿令过焦，绵滤去滓，收于不津器中，日三度于患处涂之。

治风热肿毒，项生瘰疬，宜贴**榆白皮散**方：

榆白皮剉　槐白皮　赤小豆　大麦面　桑白皮剉　川朴消　皂荚去黑皮，涂酥炙微黄焦，去子，已上各半两

右件药捣细罗为散，用鸡子清和如膏，以旧布上摊，可肿大小贴之，干即易之。

治风毒瘰疬，赤肿痛硬，宜用此方：

地菘一斤

右捣如泥，傅瘰疬上，干即易之，以差为度。

又方：

鼠粘子一升，微炒　荆芥穗四两

右件药捣粗罗为散，每服三钱，以水一中盏，煎至五分，去滓，入竹沥半合搅匀服之，日三服。

治瘰疬风毒结热，肿硬疼痛，未破，方：

槲白皮切三合，右每用一合，以水一大盏煎至五分，去滓温服，良久当吐恶物，如人行十里未吐，再服。

又方：

右于三月内取大槲叶一秤，剉令细，入大釜灶内以水五斗煎至一斗，滤去滓，却入小锅中熬成膏，每服空心以温酒调半两服之，良久当吐，未吐再服，吐出疬子根本为度。

治风毒所攻，绕项生瘰疬如连珠，宜服浸酒方：

海藻五两，洗去咸味，焙干　乌蛇五两，酒浸，去皮骨，炙令黄色　共贰味

右件药捣粗罗为散，以酒七升浸五七日，每服取酒半盏饮之，日再服。

治风毒瘰疬，**皂荚针散**方：

皂荚针一斗，不生子者　牛蒡子半斤　共贰味

右件药取皂荚针于盆中烧，候火盛时撒牛蒡子于火中，候烟欲尽，以盆合之，冷定捣罗为末，每于空心以井花水调下三钱，良久利下恶物如胶饧，永断根本。利了补治，三五日只可吃软粥饭。

又方：

牛蒡子三升，微炒，捣罗为散，用绢袋子盛，以无灰酒五升渍二七日，每日空心温服一盏。

治风毒疬子，**黄花蛇散**方：

黄花蛇一条，酒浸一宿，去皮骨，炙令黄

右捣细罗为散，每服空心以粥饮调下一钱。服尽即歇十日，看未消减，即更作服之。如已损即止。

治气毒瘰疬诸方

夫气毒瘰疬者，由风热毒气攻于肺故也。肺主通行诸脏之气，若经络壅涩，则卫气凝滞，

不得宣行，邪热与气相搏，结聚于皮肤肌肉之间，而生瘰疬者也。又有忧愁不足，思虑于情，恚怒伤于心肝，气毒滞于胸膈，致脏腑否涩，气血凝留，亦因兹而成气疬也。

治气毒瘰疬，心膈壅闷，不下饮食，**槟榔散**方：

槟榔一两　前胡一两，去芦头　人参半两，去芦头　赤茯苓一两　枳壳半两，麸炒令黄，去瓤　防风半两，去芦头　甘草一分，炙微赤，剉　沉香半两　牛蒡子一两，微炒

右件药捣粗罗为散，每服四钱，以水一中盏，入生姜半分，煎至六分，去滓，空心及晚食前温服。

治气毒瘰疬，结肿疼痛，**斑猫散**方：

斑猫半两，去头翅足，糯米拌炒黄　牵牛子一两，生用　雄雀粪三分　枳壳一两，麸炒微黄，去瓤

右件药捣细罗为散，每服一钱，五更初用粥饮调下，或有吐逆，即服枳壳汤投之，日午后当取下恶物。

治气毒瘰疬，生于颈腋，累累如桃子，大小不定，肿硬疼痛，**蜗牛散**方：

蜗牛壳一钱，末　皂荚子煨，去皮，取末三钱　乳香如莲子大，一枚　腻粉二钱

右件药捣罗为末，用鸡子一枚，开取清去黄调药末，却入壳内，以湿纸三五裹，于饭甑内蒸，候饭熟取出，空心以五味肉汁嚼下，后以冷暖水漱口，良久泻出青物。少年者只作一服，年老者分为二分，临时以意加减服之。

治气毒瘰疬，结硬疼痛，**皂荚子圆**方：

皂荚子二十枚，炒熟　巴豆二枚，去皮心研，纸裹压去油　乳香二钱[1]　斑猫二枚，以糯米拌炒，米黄为度，去头翅足

右件药捣罗为末，用软饭和圆如梧桐子大，每日空心以温酒下二圆。

治气毒瘰疬，服之令内消，**斑猫圆**方：

斑猫一两，去头翅足，以糯米拌炒，米黄为度　麝香半两，细研　朱砂半两，细研　干姜一分，生　甘草半两，生剉　犀角屑半两　粟米二合，微炒

右件药捣罗为末，入研了药令匀，以蜀葵根白皮杵自然汁，和捣一二百杵，圆如梧桐子大，每服以蜀葵根汤下五圆，空心临卧服。

治气毒心膈壅滞，颈项生瘰疬，咽喉不利，**何首乌圆**方：

何首乌二两　昆布二两，洗去咸味　雀儿粪一两，微炒　雄黄半两，细研　麝香一分，细研　皂荚十梃，去黑皮，涂酥炙令黄，去子

右件药捣罗为末，入前研了药一处同研令匀，用精白羊肉一斤细切，更研相和捣五七百杵，圆如梧桐子大，每于食后以荆芥汤下十五圆。

治气毒瘰疬，结硬不消，日夜疼痛，**海金花圆**方：

海金花[2]一分　丁香一分　琥珀一分，细研　败龟一分，涂酥炙令黄　甜葶苈一分，隔纸炒令紫色　麝香一钱，细研　皂荚子二千枚，炒黄，捣罗为末，约重一斤

右件药捣罗为末，同研令匀，炼蜜和圆如梧桐子大，每于食前以温酒下十五圆，其病当从大小便下。

治气毒瘰疬，结肿疼痛，服之令内消，方：

---

[1] 二钱：原脱。据《类聚》卷180引同方补。

[2] 海金花：《正误》："未详。"

豆豉二合，以汤浸一宿，研如稀膏，以布绞汁，去滓　水蛭一分，炒令微黄　鹁鸽粪一两，微炒　夜明沙一两，微炒　当归半两　赤芍药半两　熏陆香半两　白矾灰一分　鸡子二枚，去壳

右件药捣罗为末，入豉汁、鸡子相和令匀，以油单裹，炊饭上蒸，候饭熟取出，入少蜜和圆如梧桐子大，每于食前以温酒下十圆。

治气毒瘰疬，肿硬疼痛，时发寒热，不思饮食，日渐羸瘦，**皂荚圆**方：

皂荚五梃，去黑皮，涂酥炙微黄焦，去子　蜗牛子五十枚，炒令微黄　雄黄半两，细研　何首乌一两　陈软枣一两　连翘一两　麝香一分，细研　龙脑一钱，细研　芫菁七枚，以糯米拌炒，米黄为度，去翅头足

右件药捣罗为末，入研了药令匀，炼蜜和捣三二百杵，圆如梧桐子大，每于食前煎玄参汤下七圆。

治气毒瘰疬，心胸壅闷，颈项肿，发歇疼痛，不欲饮食，**薄荷圆**方：

薄荷四两，干者　木香一两　连翘一两　麝香一分，细研　皂荚一十梃，长一尺，不蚛者，以浆水三升浸三日，挼取汁，煎为膏　青橘皮一两，汤浸，去白瓤，焙

右件药捣罗为末，以皂荚煎和捣三二百杵，圆如梧桐子大，每日空心及晚食前以荆芥汤下二十圆。

治气毒结聚，生瘰疬渐多，肿硬，宜用此药贴熁，令消烂自出，方：

燕粪一分　斑猫一分　芫菁一分　砒黄一分　青黛一钱　麝香一钱　水银一皂荚子大　猪脂半两

右以猪脂先研水银星尽，后入诸药同研令细，每用小豆大安在沥子上，以醋面糊纸花子盖之，或先灸破，亦得经五七日，看疬子烂溃，红丝脚断，即款款揭纸花子，其疬子随药自出，后用煮猪蹄温汤洗却，别贴膏药，止痛生肌。

治气毒瘰疬，结硬疼痛，不能消散者，宜服**腻粉圆**方：

腻粉一钱　定粉半两，炒微黄　夜明沙一两，微炒　桂心半两　斑猫一分，以糯米拌炒，米黄为度，去头翅足　犀角屑三分

右件药捣罗为末，同研令匀，用软饭和圆如菉豆大，每于食前以暖酒下五圆。

治气毒瘰疬，结肿未溃者，令内消，方：

槲白皮二斤，细剉　丁香一两，末　麝香半两，细研

右以水五斗于大釜中先煮槲皮至一斗，去滓，更以慢火熬成膏，后入丁香等二味搅令匀，收于瓷器中，每于食前以温酒调下半匙。

治气毒瘰疬遍项，及流注胁腋下，有头，疼痛，宜服**天灵散**方：

天灵盖一两，带白色者，以茅香水洗五七度，涂酥炙令焦黄　虎胫骨一两，涂酥炙令黄焦

右件药捣细罗为散，每日空心以葱酒调下二钱，晚食前再服。

又方：

蜗牛子一百二十枚，活者，去壳，微炒干　薄荷二两，干者　丁香半两

右件药捣罗为末，炼蜜和圆如梧桐子大，每于食前以荆芥汤下二十圆。

治气毒结成瘰疬，肿硬如石，疼痛，**硫黄圆**方：

硫黄一分，细研　麝香一分，细研　鸡子一枚，煮熟去白　皂荚人一分，末　斑猫二七枚，糯米拌炒微黄，去头翅足　牵牛子一分，微炒，末

右件药同研，以软饭和圆如小豆大，每于食前以人参汤下五圆。

又方：

鹁鸽粪一两　雀粪一两　夜明沙一两，微炒　蜜陀僧一两

右件药捣研为末，炼蜜和捣百余杵，圆如梧桐子大，每日空心用粥饮下十圆。

又方：

五灵脂三两，醋熬成膏　皂荚十梃，不蚛者，去黑皮，涂酥炙令焦黄，去子

右捣罗皂荚为末，以五灵脂膏和圆如梧桐子大，每日早晨以薄荷汤下十圆，夜临卧以温酒下十圆。

又方：

木香半两　乌蛇二两，酒浸，去皮骨，炙微黄　干蝎一两，微炒　皂荚针三两，炒令黄　啄木鸟一只，烧为灰

右件药捣罗为末，炼蜜和捣三二百杵，圆如梧桐子大，每服以薄荷汤下十五圆，日三服。

又方：

皂荚子一两，烧灰　槲白皮末一两

右件药同研令细，每于食前以温酒调下二钱。

又方：

皂荚一斤，不蚛者，去皮，涂酥炙令黄色，去子

右件药捣罗为末，以精羊肉半斤细切，研如糊，下药末相和，圆如梧桐子大，每于食前以皂荚刺捣碎煎汤下十五圆，服此药一月，即有大验。

治热毒瘰疬诸方

夫热毒瘰疬者，由人脏腑俱实，气血充盛，内有积热，不得宣通，热毒之气流于项腋之间，搏于肌肉而生，故谓之热毒瘰疬也。

治肝膈热毒盛，攻项腋，生瘰疬肿痛，心神烦闷，背胛[1]急疼，四肢不利，**连翘散**方：

连翘三分　漏芦三分　知母三分　木通一两，剉　桂心三分　黄芩三分　柴胡一两，去苗　玄参三分　川大黄二两，剉碎，微炒　川朴消二两　甘草三分，炙微赤，剉

右件药捣筛为散，每服四钱，以水一中盏，煎至六分，去滓，每于食前温服，以利为度。

治热毒瘰疬，痈肿疼痛，宜用此散热毒，除根本，**玄参散**方：

玄参三分　连翘一分　知母三分　当归三分　雄黄三分，细研　牵牛子三分，微炒　黑豆三分，炒熟　黄芩三分　犀角屑三分　赤芍药三分　礜石三分，泥裹烧半日，细研　地胆一分，以糯米拌炒，米黄为度，去翅足　斑猫一分，以糯米拌炒，米黄为度，去头翅足　空青三分，烧过细研　茌子三分，微炒

右件药捣细罗为散，入研了药令匀，每日空腹以温酒调下一钱，三五服后，小便出烂肉为效。

治热毒瘰疬肿痛，已破，出脓水，宜服此散毒气，令内消，**紫参圆**方：

紫参一两　苦参半两，剉　连翘一两　丹参一两　腻粉一分　麝香一分，细研　滑石一两

右件药捣罗为末，入研了药令匀，别用玄参半斤捣碎，以酒二碗浸三日，揉取汁去滓，用皂荚子二百枚煨熟，捣罗为末，用玄参酒熬皂荚子末成膏，和煎药末圆如梧桐子大，每服以黄耆汤下一圆，日加一圆，至患人岁数即住，每日却减一圆，至一圆，有疮自干，有结内消。

---

〔1〕胛：原作“脾”。据《类聚》卷180引同方改。

治热毒结成瘰疬，日夜疼痛，**甘草圆**方：

甘草一两，炙微赤，剉　犀角屑一两半　黑豆一两，炒熟　麝香半两，细研　斑猫半两，以糯米拌炒，米黄为度，去头翅足

右件药捣罗为末，炼蜜和捣三二百杵，圆如梧桐子大，每日空心以粥饮下七圆，服后觉疮痛即住药，其病当从小便中出，即于盆子内看之。若小便涩，即服后**木通散**方。

又方[1]：

木通一分，剉　葵子一分　滑石一两

右件药捣细罗为散，每服以葱白汤调下一钱，日三四服。

又方：

斑猫一分，以糯米拌炒，米黄为度，去头翅足　水蛭一分，炒令微黄　预知子一两　犀角屑一分　黑豆一百粒，炒熟　虻虫一分，炒令微黄，去头翅足

右件药捣罗为末，以酒煮面糊和圆如黍米大，大人每日空心以温酒下五圆，小儿二圆。

治肝肺风毒，项生结核，痒痛，遍身顽痹，**皂荚圆**方：

皂荚十两，去黑皮，涂酥炙令黄，去子　独活五两　防风三两，去芦头　天麻五两　干薄荷五两

右件药捣罗为末，炼蜜和捣五七百杵，圆如梧桐子大，每于食后煎槐白皮汤下二十圆。

治瘰疬夹风毒壅热，咽喉肿满，胸膈不利，**麝香散**方：

麝香一分，细研　皂荚子四两，炒黄捣末　腻粉一分　铅霜半两

右件药同细研为散，不计时候以薄荷汤调下一钱。

治热毒瘰疬，结硬不消，**雄鼠粪圆**方：

雄鼠粪二十一枚，研　菉豆粉二钱　腻粉一钱　斑猫二十一枚，去头翅足，以糯米拌炒，令米黄为度，为末

右件药相和研令匀，以冷水和圆如小豆大，每服空心以温酒下二十圆，两日后再服，即病根并出。

治热毒瘰疬，**内消地胆散**方：

地胆一分，去头翅足，以糯米拌炒，令米黄为度　滑石半钱　川朴消一分，熬令汁尽

右件药捣细罗为散，每日空心以粥饮调下半钱，服后小便中觉下恶物，即减地胆少许，十日见效。

又方：

鸡子一枚，开一眼子　斑猫二十一枚，去头足，以糯米拌炒令黄，去米为末　腻粉一钱

右件鸡子去黄留白，入二味药在内，以纸盖之，蒸两炊久取出，圆如小豆大，每日五更初以温酒下五圆，当泻出病根。如服未效，即隔日再服。

又方：

斑猫十枚，去头翅足，糯米同炒令黄色　川大黄一两，剉碎，微炒

右件药捣细罗为散，每于食前以温酒调下一钱。

又方：

皂荚子三百枚，不蚛者，汤浸经宿，用麸炒黄，捣罗为末　杏人一百枚，汤浸，去皮尖、双人，麸炒微黄，捣如膏

右件药同研令匀，以炼蜜和圆如梧桐子大，每于食前以粥饮下三十圆。

治热毒瘰疬肿疼痛，宜用此方：

---

〔1〕又方：《正误》："疑当作'木通散'方。"即本方前提到的"即服后木通散方"。

颗盐一分，微炙　黄丹半两，微炙　白矾一两，烧令汁尽　黄蘗一分，剉　白敛一分

右件药捣细罗为散，每先用汤盐浆水洗疮令净，拭干，以鸡子清调涂于帛上贴之。

治热毒瘰疬，**斑猫散**方：

斑猫三枚，糯米拌炒令黄色，去头翅足　滑石一分

右件药捣细罗为散，分为两服，空腹以糯米粥饮调下，如人行十里再服，如觉小肠涩，即煎黑豆汤服，须臾小肠内取下烂肉片子即差，未愈隔日再服。

治热毒瘰疬，食鸡子神验方：

鸡子一枚　腻粉一两

右件药开破鸡子头倾出，去黄，入腻粉以鸡子白相和，却入壳内盛，用湿纸盖头，后更以五六重湿纸裹，于饭甑上蒸熟，入新汲水中浸，候冷去纸，不令水入，十岁已上至五十已下分为三服，五更初用熟水下。若病在膈上即吐出虫，若病在下即泻出疬子，后以诃梨勒皮半两捣末，用好茶相和煎服，神验。

治久瘰疬诸方

夫瘰疬久不差者，由风邪毒气积蓄在于脏腑，搏于筋脉颈腋之间，毒气积结不得消散，或穴或疮孔脓水不绝，或饮食触犯，或外因风冷所伤，日久月深，医药无效，遂令久不差也。

治瘰疬久经年月，脓水不止，时发焮肿，**狼毒散**方：

狼毒一两，剉碎，醋拌炒黄　鼠李根皮一两　昆布三分，洗去咸味　连翘一两　沉香一两　熏陆香一两　鸡舌香一两　詹糖香一两　丁香一两　薇衔三分　斑猫二十枚，以糯米拌炒，米黄为度，去头足翅　玄参三分

右件药捣细罗为散，每于食前以荆芥汤调下一钱。

治瘰疬时久不差，结硬疼痛，**鹳骨圆**方：

鹳骨一两，涂酥炙令微黄　獭肝一两半，微炙　狸骨一两半，涂醋炙令微黄　连翘一两半　射干一两　玄参一两　木香一两　沉香一两　犀角屑一两　丁香三分　麝香半两，细研　朱砂三分，细研，水飞过　羚羊角屑一两　沙参三分，去芦头　人参三分，去芦头　丹参一两　川升麻一两　甘草一两，炙微赤，剉

右件药捣罗为末，入朱砂研令匀，炼蜜和捣三五百杵，圆如梧桐子大，每于食前以粥饮下三十圆。

治瘰疬久不差，流注胁腋，冲破皮肉，脓血不绝，**斑猫圆**方：

斑猫一分，以糯米拌炒，米黄为度，去头翅足　麝香一分，细研　水蛭一分，微炙令黄　芫菁一分，以糯米拌炒，米黄为度，去头翅足　甘草半两，炙微赤，剉　黑豆一两，炒熟　川大黄一两，剉碎，微炒　乌蛇二两，酒浸，去皮骨，炙令微黄

右件药捣罗为末，入麝香研令匀，炼蜜和圆如菉豆大，每日空心以粥饮下三圆。如未觉，加至五圆，小便中当出如烂筋为效。如小便较涩，即以温水调滑石末一钱服之。

治瘰疬经数年不差，**地柏散**方：

地柏半两，炙令黄色　玄参三分　川升麻一两　牛蒡子一两，微炒　犀角屑一两

右件药捣细罗为散，每于食前以温水调下一钱。

治瘰疬数年不差，根株渐大，流注四肢，宜服**七神圆**方：

斑猫三十枚，去头翅足，以糯米拌炒，米黄为度　露蜂房半两，烧灰　蛇蜕皮一条，烧灰　猬皮一两，烧灰

麝香一分，细研　雄黄半两，细研　朱砂三分，细研，水飞过

右件药捣罗为末，入研了药令匀，煮枣肉和圆如梧桐子大，每日空心以糯米粥饮下七圆。如腹内觉有小痛及憎寒，即减两圆，百日之内差。

治瘰疬久不差，服此药于小便中出似鱼脬鱼脑，臭秽，人近不得，**雄黄圆**方：

雄黄一分　水银一分　朱砂三分，细研，水飞过　腻粉三分

右件药同细研令水银星尽，用鸡子白和圆如菉豆大，每日空心以葱白汤下三圆，以差为度。

治瘰疬久不差，出脓水，肿痛日夜不止，**蝎蜥圆**方：

蝎蜥一枚，微炙　芫菁一十枚，以糯米拌炒，米黄为度，去头足翅　麝香一分，细研　犀角屑三分　斑猫一十枚，以糯米拌炒，米黄为度，去翅足头　大豆黄卷三分　甘草三分，炙微赤，剉　地胆一十枚，以糯米拌炒，米黄为度，去翅足头

右件药捣罗为末，入麝香研匀，用软饭和圆如菉豆大，每日空心以粥饮下三圆，一月自[1]效。

治瘰疬经久不差，常出脓血，疼痛不止，宜服此方：

斑猫一分，以糯米拌炒，米黄为度，去头翅足　羚羊角屑一两　麝香一分，细研　甘草一两，炙微赤，剉

右件药捣罗为末，用软饭和圆如菉豆大，每服空心以荆芥汤下七圆。

治瘰疬久经年月，成瘘疮者，**麝香膏**方：

麝香一分，细研　雄黄半两，细研　连翘半两　恒山半两　侧子半两　昆布半两　狼毒半两　黄耆半两　败酱半两　斑猫三十枚　虾蟆灰一两，细研

右件药细剉，以腊月猪脂一斤半，于净铛中炼十余沸去滓，下诸药以慢火煎，搅候黄耆黑色，绵滤去滓，收瓷合中，后下麝香、雄黄、虾蟆灰调令匀，每用故帛上涂贴，日三两度换之。

治积年瘰疬，恶疮瘑疮，软节脓出，及多年疮根蚀肉，肿痛不可医者，俱用此方：

青黛一分　砒霜一分　硇砂一分　麝香一分　粉霜一钱

右件药同入乳钵内细研，以面糊和圆如小麦粒大，若疮有头，即内入疮中，以面糊纸盖头，须臾药发疼痛，后至五七日出却疮根，便用生肌膏药封之，甚效。

治瘰疬经年不差，诸药无效者，宜服此方：

蛇蜕皮一条，烧灰　露蜂房一两，烧灰　猬皮一两，烧灰　麝香一分，细切　斑猫二十枚，以糯米拌炒，米黄为度，去翅头足

右件药合研令细，炼蜜和圆如梧桐子大，每食前以皂荚子人汤下七圆。

治瘰疬经久不差，**硇砂圆**方：

硇砂一分　斑猫三七枚，以糯米拌炒，米黄为度，去头翅足　干漆半两，捣碎，炒令黄色　水马三七枚，去足炒黄　白芷半两　滑石一两　桂心半两

右件药捣细罗为散，每服空腹以粥饮调下一钱，晚食前再服。

治瘰疬久穿穴，伤风冷，脓水不住，宜用暖肌生肉**骐驎竭膏**方：

骐驎竭一分　白敛一分　黄连一分　槟榔一分　丁香一分　龙骨一分　麝香一钱，细研

右件药捣罗为末，入乳钵内更研令匀，用野驼脂调如膏，涂于帛上贴之，日二用之。

治瘰疬肿硬疼痛，时久不差，宜用此方：

---

〔1〕 自：原误作"日"。据《类聚》卷180引同方改。

蝙蝠端午日收之，烧为灰，细研

右如是翁瘘即无头，母瘘即有头，先以含水洗之，以纸纴子纴药于疮孔中，不过三五度即差。若是翁瘘，即以蜜陀僧末少许，以面糊调贴之即内消。

又方：

硇砂一分　蜜陀僧一分，细研　斑猫一分　雄雀粪一分

右件药捣罗为末，用软饭和圆如麦粒大，曝干入疮孔中，上用面糊帛贴之，五六日自落。

又方：

狸头蹄骨等

右件药并涂酥炙黄，捣细罗为散，每于空心以粥饮调下一钱。

又方：

右用狸头骨一枚炙黄，捣罗为末，以粥饮调一钱服之。

又方：

右以猫儿两眼阴干，烧灰细研，以井华水调服。

又方：

右以干猫儿舌炙黄，捣罗为末，掺疮上。

又方：

右以野狐头烧灰细研，傅于疮上。

九　瘘　论

夫瘘者，皆由饮食着虫鼠余毒，或愁忧思虑，恚怒气逆，变化入于脏，出于筋脉，稽留不去所成也。九瘘者，一曰狼瘘，二曰鼠瘘，三曰蝼蛄瘘，四曰蜂瘘，五曰蚍蜉瘘，六曰蛴螬瘘，七曰浮疽瘘，八曰瘰疬瘘，九曰转脉瘘，故谓之九瘘也。

治狼瘘诸方

夫狼瘘者，由寒暑不调，饮食有毒，或大怒，气上不下之所生也。始发之时在于颈项，有[1]根，出缺盆，上转连耳本。其根在肝也。

治狼瘘发于颈耳，疼痛，出脓水，**空青散**方：

空青半两，烧过细研　猬脑半两　猬肝一具，微炙　芎䓖半两　独活三分　黄芩半两　干姜一分，炮裂，剉　当归半两，剉，微炒　斑猫一分，以糯米拌炒，令米黄为度，去头足翅　鳖甲三分，涂醋炙令黄，去裙襕　川椒五十枚，去目及闭口者，微炒去汗　蘹香子一分　白矾一两，烧灰

右件药捣细罗为散，入诸药研匀，每于食前以暖酒调下一钱。

治狼瘘出脓水不绝，寒热，肢节烦疼，神效**猬皮散**方：

猬皮一枚，炙黄　川椒三分，去目及闭口者，微炒去汗　附子三分，炮裂，去脐皮　当归三分，剉，微炒　露蜂房三分，微炙　地榆三分，剉　木通三分，剉　苦参一两，剉　斑猫半两，以糯米拌炒，令米黄为度，去头足翅　鲮鲤甲四枚，炙令黄　桂心半两　细辛半两　樗鸡三分，炒黄　川大黄一两，剉碎，微炒　蜈蚣一枚，微炙

---

〔1〕有：原误作"在"。据《类聚》卷181引同方改。

雄黄一两半，细研　蛇床子一两　蛇蜕皮半两，烧灰　蜥蜴一枚，炙黄　薏苡人三分　蔺茹一两　牡丹三分　龙胆三分，去芦头　鸡骨一两，炙黄　土瓜根三分　藋芦三分　白蒺藜三分，微炒去刺

右件药捣细罗为散，每于食前以温酒调下一钱，以差为度。

治狼瘘颈项结肿，发歇疼痛，时作寒热，**空青圆**方：

空青烧过，细研　商陆　知母　狸骨炙黄　桔梗去芦头　礜石泥裹，烧半日，细研　防风去芦头　荏子　白矾烧令汁尽　蛇蜕皮烧灰　白芷　赤芍药　斑猫以糯米拌炒，令米黄为度，去头翅足，已上各一分

右件药捣罗为末，炼蜜和圆如梧桐子大，每日空心以醋汤下三圆。

治狼瘘，**芫菁圆**方：

芫菁二十枚，去头足翅，糯米拌炒令黄　地胆十枚，去头足翅，糯米拌炒令黄色　斑猫十枚，去头足翅，糯米拌炒令黄色　生犀角屑如枣大　黑豆黄五十枚，炒热　牛黄半枣大，细研　蜈蚣一枚，去足，大者，炙令焦黄

右件药前六味捣罗为末，入牛黄研令匀，炼蜜和圆如梧桐子大。初服药，隔夜少食，每日空心以温水下二圆，须臾可煮醋浆水薄粥稍稍饮之，其瘘有形状，皆从小便中出，至日西甚虚闷，可煮蔓菁菜羹食之。如壮人，隔日一服，人弱隔两三日一服，服药后，疮差虫尽为度。若差，仍将息一月。药欲尽，须预合，勿使断绝药气。

治狼瘘，**鲮鲤甲散**方：

鲮鲤甲一两　鸩鸟嘴半两　猬皮一枚　犬牙一分　蜈蚣一枚

右件药入一瓦罐子内烧烟绝，便以盆合之，勿令成灰，候冷研令细，以腊月猪脂炼过，调傅疮上，日二换之。

治鼠瘘诸方

夫鼠瘘者，由饮食不择，虫鼠之毒而变化入于脏，出于脉，稽留脉内而不去，使人寒热，其根在胃。若出于颈腋之间，犹浮于脉中，而未内着于肌肉，而外为脓血者，易疗之也。

治鼠瘘寒热，**猬皮散**方：

猬皮一两，炙黄　踯躅花三分，酒拌炒干　龙骨一两　当归三分，剉，微炒　王不留行三分　土瓜根三分　鼠姑三枚

右件药捣细罗为散，每于食后以温酒调下一钱。

治鼠瘘，**鲮鲤甲散**方：

鲮鲤甲一分，炙令赤　山龟壳一分，炙令赤　甘草一分，炙微赤，剉　桂心一分　雄黄一分，细研　干姜一分，炮裂，剉　狸骨一分，炙令黄

右件药捣细罗为散，每于空心以温酒下一钱，别用蜜和散内疮中，无不愈者。先炙作疮，后与药贴更妙。

治鼠瘘着颈生，小者如杏，大者如杯，**斑猫散**方：

斑猫十枚，去头足翅，糯米拌炒令黄色　牡丹三分　海藻一两，洗去咸味，焙干

右件药捣细罗为散，每日空心及夜卧时以葱白汤调下半钱，病根当于小便中出，如鱼脬，利后只得吃粥。

治鼠瘘及出脓水，项强头疼，四肢寒热，**赤小豆散**方：

赤小豆一合，炒熟　白敛一两　露蜂房一两，烧灰　蛇皮二尺，烧灰

右件药捣细罗为散，每于食前以温酒调下一钱。

治鼠瘘，**鳗鲡鱼圆**方：

鳗鲡鱼四两，炙令焦黄　野猪皮四两，炙令焦黄　蘧麦一两　蟾蜍一枚，五月五日者，炙黄　斑猫三十枚，去头足翅，糯米拌炒令黄色　腊月猪脂五合，炼成者　巴豆十五枚，去皮心膜，纸裹压去油

右件药除猪脂、巴豆外捣罗为末，用猪脂、巴豆和捣千杵，圆如梧桐子大，每日空心以米饮下二圆，觉者当寒热，不觉者来日平明更服三圆，稍稍增之。慎热饮食，当有烦闷，其虫当从小便中出，盛而视之乃有百数个，便差也。

治鼠瘘，**马齿苋膏**方：

马齿苋切碎，五升　槲白皮一斤，细切　麝香一分，细研　杏人半斤，去皮尖，油熬令黑，研如泥

右件药前二味以水二斗煮取三升，澄清，次入麝香、杏人熬搅成膏，瓷器中盛，密封。已成疮者，以泔清洗了，旋于帛上涂药贴，日三易之。未作疮如瘰疬者，以艾半升，熏黄、干漆各枣许大捣为末，和艾作炷灸之三七壮，然后贴药。

治鼠瘘，**死鼠膏**方：

死鼠一枚，中形者　乱发二两　松脂三两　黄丹六两，炒令黄色

右件药用油一斤，以文火煎鼠、发候消，以绵滤去滓，又入铛中，然后下松脂、黄丹，以柳木篦搅令匀，膏成于瓷器中盛，每用涂贴，日二易之。

治鼠瘘发于颈，无头尾，如鼷鼠大，使人寒热，此得之于鼠毒，宜贴**鲮鲤甲饼子**方：

鲮鲤甲一分　龟甲一分　甘草一分　桂心一分　雄黄一分，细研　干姜一分

右件药捣细罗为散，入雄黄同研令匀，炼蜜和作饼子，可疮子大小贴，日二换之。

又方：

干死鼠一枚，中形者　乱发如鸡子一枚者

右件药以腊月猪脂一斤半，于铛中煎令鼠、发都消，绵滤过，每取涂疮，一分稍稍以酒服之，即愈。

治鼠瘘，方：

死蛇腹中鼠一枚　腊月猪脂半斤

右件药于铛内同煎令焦，去滓，瓷器中盛，旋取涂于疮上。

治鼠瘘，**槲皮煎**方：

槲树根北阴白皮十片　厕屋上雌雄鼠粪各十四枚，微炒用末

右件药以水一硕，先煮槲皮取一斗，去滓重煎如饧，便入鼠粪及酒一升搅匀，每日空心以温酒调下半匙，服后得疮中虫出差也。

治鼠瘘穿穴成疮，痛不可忍，方：

麝香一分　雄黄半两

右件药细研为散，取蟾酥和，内疮孔中。

治鼠瘘，**猫脑骨散**方：

猫脑骨炙黄　莽草各等分

右件药捣细罗为散，傅疮，日两度换之。

治鼠瘘，**半夏膏**方：

半夏一两，捣罗为末　鲮鲡鱼脂二两，煎了者

右件药一处调如膏，旋取傅疮上。

治鼠瘘，**狐头散**方：

野狐头一枚，炙令黄　狸头一枚，炙令黄

右件药捣罗为末，先用浆水洗，拭干，以猪脂调傅之。

又方：

柞木皮细剉，五升

右件药以水三斗，煎取二升去滓，渐渐服之令尽，当有恶物出即愈。

又方：

右取狼粪烧为灰，细研傅之。

又方：

右取瓠花曝干，捣罗为末傅之。

又方：

右取死蛇一条，酒浸去肉，只取骨微炒，捣罗为末，以生油调傅于疮上，必有大痛，以杏人研为膏涂之，即止。

治蝼蛄瘘诸方

夫蝼蛄瘘者，由食果蓏子不避有虫，即便啖食，内伤于肠，有毒不去，变化所生也。始发之时在于颈上，状如蜗形，瘾胗而出，其根在大肠也。

治蝼蛄瘘，生于项间，肿硬疼痛，**丹参散**方：

丹参二两　蒴藋根二两　甘草半两，炙微赤，剉　秦艽一两，去苗　独活一两　牛蒡子一两　踯躅花半两　川椒半两，去目及闭口者，微炒去汗　牛膝一两，去苗

右件药捣筛为散，每服三钱，以水一中盏，煎至六分，去滓，每日空心及晚食前服之。

治蝼蛄瘘，**亭长散**方：

亭长六枚，去头足翅，糯米拌炒令黄色　川大黄半两，剉碎，微炒　细辛半两　桂心一分　鲮鲤甲一两，炙令黄　枫树甲虫粪三指撮

右件药捣细罗为散，每日空心温酒调下一钱，晚食前再服。

治蝼蛄瘘，疼痛，出脓水，**桂心圆**方：

桂心一分　黄耆半两，剉　礜石炼了者，一分　独活半两　芎䓖一分　川大黄半两，剉碎，微炒　乌喙半两，炮，去皮脐　川椒一百粒，去目及闭口者，微炒去汗　虎胫骨半两，涂醋炙黄

右件药捣罗为末，炼蜜和圆如菉豆大，每日空心及晚食前以温浆水下二十圆。

治蝼蛄瘘，**马齿苋膏**方：

马齿苋阴干，半两　腊月淳麻烛烬半两

右件药捣罗为末，以腊月猪脂和如膏，先暖泔清洗净，拭干涂之。

又方：

槲叶烧灰，细研

右以泔别渍槲叶，取汁洗疮，拭干，内少许灰于疮中。

治蜂瘘诸方

夫蜂瘘者，由食饮劳倦渴乏，多饮流水，即蜂毒不去，变化所生也。始发之时，其根在颈，

历历三四处，俱肿溃生疮，状如瘰形，差而复生，其根在脾也。

治蜂瘘发于颈项，累累相连，肿痛，宜服**五香散**[1]方：

沉香一两半　丁香一两　木香一两半　熏陆香一两　川升麻一两半　连翘一两半　麝香一分，细研

右件药捣细罗为散，同研令匀，每服二钱，以水一中盏煎至六分，每日空心及晚食前温服。

治蜂瘘生于项间，三五相连如弹子，肿赤疼痛，**皂荚圆**方：

皂荚八两，四两捶碎，以新汲水二升浸一宿，揉绞取汁四两，去皮，以酥一两涂炙令焦黄　牛蒡子一两半　蜗牛一两半，焙干　牵牛子一两半，微炒

右件药捣罗为末，取前皂荚汁于银锅中，以慢火熬至一升已来，入药末更熬令可圆，即圆如梧桐子大，每日空心及晚食前以黄耆汤下二十圆。

治蜂瘘有头，**露蜂房散**方：

露蜂房一枚　鳖甲一分　吴茱萸一分　川椒二百粒　干姜一分　雄黄一分，细研

右件药捣罗为末，研入雄黄，以生油调涂疮口上，日三度用之。

治蜂瘘，**赤小豆散**方：

赤小豆一两，炒熟　白敛一两　牡蛎一两，烧灰

右件药捣细罗为散，每服以温酒调下一钱，日三服。

又方：

右取鸦头烧灰，细研傅之。

又方：

蛇蜕皮　人粪各一分，烧[2]灰

右件药研入麝香一钱，以腊月猪脂和涂之。

又方：

右以死蜣螂烧为灰细研，醋和涂之。

又方：

右以露蜂房烧灰细研，以腊月猪脂和涂之。

治蜂瘘初生，状如桃而痒，搔之则引大如鸡子，肿如覆手者，宜用此方：

右取盐炒，以帛子裹熨之，三四日差。

治蜂瘘若着鼻，内外结瘤，脓血出，方：

露蜂房一两，微炙

右件药捣细罗为散，每服空心以粥饮调下一钱。

灸峰瘘法：

右以硫黄随多少细研，每用如豆许大安纸上，撚烛烧令汁出，着疮口中，须臾间有气似蜂儿出，即差。

---

〔1〕 五香散：此方下诸药均缺分量，均依《类聚》卷181引同方补。

〔2〕 烧：原作“炒”。《类聚》卷181引同方作“烧”，义长，因改。

治蚍蜉瘘诸方

夫蚍蜉瘘者，因寒，腹中胪胀，所得寒毒不去，变化所生也。始发之时在其颈项，使人壮热若伤寒，有似疥癣，娄娄孔出，其根在肺也。

治蚍蜉瘘发于颈上，初得壮热，后即成疮，出脓水疼痛，宜服**桃白皮散**方：

桃白皮半两，剉　川大黄半两，剉碎，微炒　知母一分　生干地黄半两　雌黄一分，细研　猬皮一两，炙令黄　独活半两　青黛一分，细研　川椒一百枚，去目及闭口者，微炒去汗　白芷一分　松脂半两　赤芍药一分　海苔一分　当归半两　斑猫一分，以糯米拌炒，米黄为度，去头翅足

右件药捣细罗为散，都研令匀，每日空心及晚食前温粥饮调下一钱。

治蚍蜉瘘，**赤小豆散**方：

赤小豆一合，炒熟　白敛一两　露蜂房一分，炙黄色　蛇蜕皮二尺，微炒

右件药捣细罗为散，每日空心以温酒调下一钱，晚食前再服。

又方：

龟胆二枚　犬牙三枚，炙令黄色　琥珀半两　虺蛇头一枚，炙令黄色　雄黄半两，细研　猪牙三枚，炙令黄色

右件药捣罗为末，以醋和匀，傅疮一宿，神验。

治蚍蜉瘘，浮核不尽，及诸息肉在肌中，**藜芦散**方：

藜芦一两，去芦头，以鸡子一枚，取白涂炙令尽　蔄茹一两　雄黄二两，细研

右件药捣细罗为散，入雄黄末更研令匀，傅疮上。不得入眼。

治蛴螬瘘诸方

夫蛴螬瘘者，由恐惧、愁忧、思虑，哭泣不止，余毒变化所生也。始发之时在其颈项，无头尾，如枣核，或移动皮中，使人寒热，心满，其根在心也。

治蛴螬瘘，结核肿痛，宜服**玄参散**方：

玄参二两　川升麻二两　独活二两　汉防己一两　甘菊花一两　连翘三两　犀角屑半两　川大黄半两，剉碎，微炒

右件药捣筛为散，每服四钱，以水一中盏，煎至六分，去滓，每于食前温服。

治蛴螬瘘，发于颈，如枣核在皮中，不能消散，结肿疼痛，**空青散**方：

空青三分，烧过细研　当归三分　细辛三分　枸杞根三分　猬皮三分，炙令黄　干乌脑三大豆大　斑猫一分，以糯米拌炒，米黄为度，去头翅足　地胆一分，以糯米拌炒，米黄为度，去头翅足

右件药捣细罗为散，每于食前以温浆水调下一钱。

治蛴螬瘘，久不差者，**芫菁散**方：

芫菁四十枚，去头足翅，糯米拌炒令米黄，去米　海藻二两，洗去咸味　地胆二十枚，去头足翅，以糯米拌炒，令米黄，去米　昆布二两，洗去咸味　雄黄一两，细研　狸骨一两，炙令黄色　牡蛎一两，烧灰　木香半两

右件药捣细罗为散，每日空心及夜卧时以温酒调下七钱，病当从小便出，如烂筋相似。

治蛴螬瘘，神验**犀角圆**方：

犀角屑三分　麝香半两　甘草半两，炙令微黄　生黑豆黄半两　斑猫一分，去头足翅，以糯米拌炒[1]，令米黄为度，去米

右件药捣罗为末，炼蜜和圆如菉豆大，每日空心以粥饮下十圆，其病根当从小便中出，差。

又方：

蜗牛壳一两，以牛乳半升炒令干，细研　川大黄三分，捣为末

右件药相和研令匀，每日空心以温酒调下一钱，即于大便中泻出恶物。

治浮疽瘘诸方

夫浮疽瘘者，因恚结驰思，往反变化所生也。始发之时在于颈，亦在腋下，如两指，无头尾，使人寒热，欲呕吐，其根在胆也。

治浮疽瘘，发于颈腋，大如两指，结硬，四肢寒热，宜服**犀角散**方：

犀角屑一两　木通一两半，剉　赤芍药一两半　柴胡一两半，去苗　连翘一两　枳壳一两半，麸炒微黄，去瓤　桔梗一两半，去芦头　恶实二两，炒令黄色　甘草三分，炙微赤，剉

右件药捣筛为散，每服四钱，以水一中盏，煎至六分，去滓，每于食前温服。

治浮疽瘘，或生于颈，或发于腋，肿硬如指，久即穿溃，有脓，**商陆散**方：

商陆一两　曾青一分，细研　黄芩一两　防风一两，去芦头　白矾一两，烧令汁尽　人参一两，去芦头　小蓟根一两　石胆一分，细研　甘草一两，炙微赤，剉　雌黄一两，细研　赤芍药一两　白芷一两　桂枝一两　知母一两　桔梗一两，去芦头　雄黄一两，细研　狸骨一两，炙令黄色　银星礜石一两，烧赤，醋淬七遍　地胆一分，去头足翅，糯米拌炒令米黄，去米　斑猫十枚，去头足翅，糯米拌炒，令米黄

右件药捣细罗为散，入研了药更研令匀，每日空心及临夜卧时以淡醋调下一字，三十日知愈，七十日平复，甚者百日，无复所苦。凡服药宁从少起，过度即令人淋沥，淋沥则减服之。

治浮疽瘘，**犀角圆**方：

犀角屑一分　水蛭一分，微炒令黄　甘草一分，炙微赤，剉　黑豆半合，炒熟去皮

右件药捣罗为末，炼蜜和圆如菉豆大，每日空心以温酒下三圆，至三日小便内当下恶物，此是病出尽即自止。如未止，即不得住药，无不神效。

治浮疽瘘，穿溃出脓水不止，方：

雄黄一分，细研　白矾一分，烧灰　龙胆一分，去芦头　细辛半两　川大黄半两　地胆半分，糯米拌炒，令米黄为度　石决明一分，细研　续断一分　庵䕡根[2]一分

右件药捣细罗为散，以傅患上，日四五度用之。

治瘰疬瘘诸方

夫瘰疬瘘者，因强力入水，久坐湿地，或新沐浴，汗入头中，流在颈上之所生也。始发之时在其颈项，恒有脓水，使人寒热，其根在肾也。

---

〔1〕 炒：原脱。据《类聚》卷181引同方补。

〔2〕 庵䕡根：此药名原脱。据《类聚》卷181引同方补。

治瘰疬瘘生于项上，结肿有脓，宜服**斑猫散**方：

斑猫十枚，去头足翅，以糯米拌炒，令米黄为度　真珠半两，细研　猬皮半两，炙令黄　雄黄一分，细研

右件药捣细罗为散，每日空心以温酒调下半钱，午后再服。

治瘰疬瘘发于项腋，多头作孔，当出脓水，**露蜂房圆**方：

露蜂房一两　续断一两　礜石一两，泥裹烧半日　犀角屑半两　空青半两，烧过细研　雄黄一分，细研　桔梗半两，去芦头　狸头一枚，烧为灰　麝香一分，细研　川大黄一两，剉碎，微炒　斑猫一分，以糯米拌炒，米黄为度，去头翅足

右件药捣罗为末，入研了药令匀，炼蜜和捣二三百杵，圆如菉豆大，每于食前以粥饮下十圆。

治瘰疬瘘，**蜴蜥圆**方：

蜴蜥一枚，炙熟　芫菁五十枚，去头足翅，以糯米拌炒，令米黄为度　麝香一分，细研　犀角屑三分　斑猫三十枚，去头足翅，以糯米拌炒，令米黄为度　地胆三十枚，去头足翅，糯米拌炒，令米黄为度　黑豆黄三分　甘草三分，炙微赤，剉

右件药捣罗为末，以粟米饭和圆如菉豆大，每日空心以暖酒下一圆，一百日效。

治瘰疬肿破成瘘，宜用此方：

麝香一分，细研　胡粉一两　黄丹一两，微炒

右件药都研令匀，取暖浆水净洗疮，用软帛拭干，以蜜调摊于故帛上贴，日二换之。

治瘰疬成瘘，神效**楸叶散**方：

楸叶十五斤，秋分前后令人将袋上树旋摘内袋中，不得令鸡犬、孝子、女人、师僧等见

右用水一硕，于净釜中煎楸叶取汁三斗，又重换锅煎至一升，已成煎矣，盛于不津器中。凡患者，取麻油半合，蜡一分，酥一栗子大同消如面脂，又取杏人七粒生捣如膏，米粉二钱，同入面脂中搅令匀，先涂疮上，经两日已来，净拭去，以篦子匀涂楸叶煎满于疮上，仍用软帛裹之，两日一度，拭去旧药，更上新药，不过五六上，已作头者，便生肌平复。如未穴者，即内消神秘，后即全在将息。

又方：

砒霜半两　粉霜半两

右件药细研，用面糊和圆如大豆大，安在疬子头上，着面糊纸子封着，候疬子出，便以生肌膏贴之。

治瘰疬瘘，作数孔，**蛇床子膏**方：

蛇床子三两，末　黄蜡二两　乱发灰半两，细研　大麻油四两

右件药以文火养油，先煎蛇床子十数沸，滤去滓，次下发灰并蜡熬成膏，旋取摊于帛上贴之。

治瘰疬瘘，服**莨菪子方**：

莨菪子三两，淘去浮者，炒熟

右件药用醇醋一升浸一宿，晒干，再入酒浸一宿，又晒干，重以酒半升净洗，又晒干，每日空心取三指撮，以井华水下之，服后食三五匙饭压之，十日差。

治转脉瘘诸方

夫转脉瘘者，由饮酒大醉，夜卧不安，多惊欲呕，转侧失枕之所生也。始发之时在其颈项

脉转，身如振，使人寒热，其根在于小肠也。

治转脉瘘，发于颈项，寒热有脓，宜服**连翘散**方：

连翘一两半　玄参一两半　木香一两半　川升麻一两　枳壳一两半，麸炒微黄，去瓤　昆布一两半，洗去咸味　川大黄二两，剉碎，微炒　大麻人二两

右件药细罗为散，每日空心以粥饮调下一钱。

治转脉瘘，发于颈，肿痛寒热，出脓水不止，**斑猫圆**方：

斑猫一分，以糯米拌炒，米黄为度，去头翅足　人参三分，去芦头　地胆一分，以糯米拌炒，米黄为度，去头翅足　当归三分　川升麻三分　麦门冬一两，去心，焙　白术三分　川大黄三分，剉碎，微炒　钟乳粉三分　桂心三分　甘草一分，炙微赤，剉　防风半两，去芦头　续断三分　麝香一分，细研　白矾一两，烧令汁尽

右件药捣罗为末，入研了药令匀，炼蜜和捣三二百杵，圆如梧桐子大，每服以温酒下十圆，日三服。

治转脉瘘，**漏芦膏**方：

漏芦二斤　藁本二斤　白马粪半斤　白牛粪半斤　白猪粪半斤　白鸡粪半斤　白羊粪半斤

右件药漏芦、藁本细剉，诸粪等各于石上烧作灰细研，以炼了猪脂二斤煎乱发一两半，令发消尽，乃下漏芦等煎五六沸，滤去滓，再煎成膏，倾于瓷合内盛。每用时先以盐汤洗，新帛拭干，然后傅膏，当以帛裹，勿使冷风吹着，每日两上贴之。

治风瘘诸方

夫风瘘者，风邪在经脉，经脉结聚所成。或诸疮得风不即差，变作瘘也。其得风者，是因疮遇冷，脓汁不尽乃成也。其风在经脉者，初生之时其状如肿，有似覆手，搔之则皮脱赤汁出，乍肿乍减，渐渐生根，结实附着骨间，不知首尾，后溃成瘘。若至五十日不消不溃，变成石肿，名为石痈。久久不治，令人寒热，恶气入腹，绝闷刺心，及咽项皆肿，不治者死也。

治风瘘出赤水，肿痛，宜服**内消槲皮散**方：

槲皮一分，炙黄　玄参一分　苦参一分，剉　蝉壳五枚　斑猫二七枚，去头足翅，糯米拌炒，令米黄为度　白僵蚕四十九枚，微炒

右件药捣细罗为散，每日实心以盐茶调下二钱，良久以盐茶投之，小便内当取下恶物。

治风瘘赤肿，出脓汁不止，神效**斑猫圆**方：

斑猫一分，去头足翅，糯米拌炒，令米黄为度　连翘二两　乌蛇三分，去皮骨，酒浸一宿，炙令黄　玄参三分　漏芦三分　荏子一分　空青三分，烧过细研　川大黄一两，剉碎，微炒　牛蒡子一两半，微炒　黑豆黄一分

右件药捣罗为末，入空青研令匀，炼蜜和捣三二百杵，圆如菉豆大，每日空心及夜卧时以温酒下五圆，渐加至十圆。

治风瘘，**松脂煎**方：

松脂一两，细研　硫黄一两，细研　狼毒半两　白敛二两　猪脑一具

右件药先用水二升，煮猪脑取汁半升，又以水三升，煎狼毒、白敛，取汁半〔1〕，滤去滓，与猪脑汁一处煎令稠，次下松脂、硫黄末搅令匀，每用以绵裹如大豆大，内疮中，七日差，至三七

〔1〕 半：《类聚》卷181引同方亦仅有“半”字，可解为取汁一半。《普济方》作“以水三升，煮取一升”，尚不足一半。排印本此下补“升”字，不知所据。

日病本悉除。

治风瘘，消肿化脓，**露蜂房膏**方：

露蜂房半两　蛇蜕皮半两　玄参半两　黄耆半两，剉　蛇床人一分　乱发半两　黄丹五两　黄蜡二两　杏人一两，汤浸，去皮尖、双人，细研

右件药除黄丹、蜡、杏人、乱发外粗捣，以绵裹，用油三两度浸一宿，别用油半斤，内杏人及乱发煎令发消尽，后下诸药同煎十数沸，绵滤，更下于铛中，然后下黄丹及蜡又煎六七沸，用柳篦子急搅令匀，滴于水中不散成珠子，即倾于瓷器中盛。每取帛上涂贴，日一换之，以差为度。

治风瘘结肿，常出恶脓水，宜贴**赤小豆散**方：

赤小豆一分　黄药一分　消石一分，细研　川大黄一分　木鳖子三枚，去头　猪牙皂荚五枚，涂酥炙黄

右件药捣细罗为散，以不语津调涂，干即易之。

治风瘘，方：

露蜂房一枚，炙令黄色

右件药捣细罗为散，每用一钱，以腊月猪脂调令匀，涂疮孔上。

治蚁瘘诸方

夫蚁瘘者，由饮食有蚁精气毒入五脏，流出经脉，多着颈项，濈濈生疮，微肿核细，而乃遍于身体也。

治蚁瘘，**鲮鲤甲散**方：

鲮鲤甲二两，炙令黄色　礜石一两，泥裹烧半日　赤足蜈蚣二枚，炙令黄色　雄鸡膊黄皮一具，炙干

右件药捣细罗为散，以三年醋调傅于疮上。

治蚁瘘，**猬皮散**方：

猬皮一枚，炙令黄色　猬肝一具，炙令干　猬心一具，薄切炙干

右件药捣细罗为散，每日以温酒调下一钱，晚后再服。

又方：

雄黄　雌黄各等分

右件药细研，傅疮上。

又方：

苦瓠四枚，大如盏者

右件药各穿作一孔如指大，置汤中煮十数沸，取无节竹筒长一尺许，内一头于瓠中，以柱[1]疮上，冷则易之。

又方：

右取雄鸡粪烧为灰，细研傅疮，日三度用之。

又方：

---

〔1〕柱：《类聚》未引此方。排印本作“挂”，不通。《普济方》卷293引同方作“注”。按此法在加热后的苦瓠上装一无节竹筒，然后将竹筒一端罩住疮口，利用负压拔吸毒气。故用“柱”义长。

右取鲮鲤甲二七枚烧灰细研，以腊月猪脂调成膏，傅疮口上。

又方：

右以死鼠烧作灰细研，傅疮口上。

治一切瘘诸方

夫一切瘘者，谓瘘病初发之由不同，至于瘘成，于状亦异，今以一方而治之者，故名一切瘘，非是诸病共成一瘘也。复有三十六种经方，不依次第显其名也。又有蜣螂、蚯蚓等诸瘘，非九瘘之名，此即应是三十六种瘘之数也。但瘘病之生，或因寒暑不调，故血气壅结所作。或由饮食乖节，狼鼠之精入于腑脏，毒流经脉，变化而生。皆能使血脉结聚，寒热相交，久则成脓而溃漏也。其生身体皮肉者，亦有始结肿与石痈相似，所可异者，其肿之中，挼[1]之累累有数脉，喜发于颈边，或两边俱起，便是瘘证也。亦发两腋下，及两颞颥之间。初作喜不痛不热，若失[2]时治，即生寒热也。所发之处而有轻重，重者有二，一则发口上腭，有结核，大小无定，或如桃李大，此虫之窠止在其中；二则发口之下，无有结核，而穿溃成疮。又虫毒之居，或腑脏无定，故瘘发身体亦有数处，其相应通者多死。

治一切瘘，**斑猫圆**方：

斑猫三十枚，去头足翅，糯米拌炒，令米黄　蜥蜴三枚，炙令黄　地胆四十枚，去头足翅，糯米拌炒，令米黄

右件药捣罗为末，炼蜜和圆如黑豆大，每日空心及晚食后以温酒下二十圆。

治一切瘘疮，神验**伏翼粪圆**方：

伏翼粪四两，微炒　斑猫三分，去头足翅，以糯米拌炒，令米黄　皂荚子一两，炒黄

右件药捣罗为末，炼蜜和圆如梧桐子大，每日空心以皂荚白皮涂醋炙微黄，捣末煎汤下一圆，服至三圆，病根并于小便中出。

治一切瘘，**天灵盖膏**方：

天灵盖一分，净洗，涂醋炙黄　虎下颔骨一分，炙令黄　腊月猪脂四两　附子一分，炮裂，去皮脐　人参一两，去芦头　铁精一分　川乌头一两，炮裂，去皮脐

右件药捣罗为末，用猪膏和令稀稠得所，可涂之四畔，不得侵着疮内。

治一切瘘，**锻落铁屑膏**方：

锻落铁屑半两　虎粪半两，曝干　鹿角一两，烧灰　狗头连齿骨二两，炙令黄

右件药捣罗为末，用猪脂调成膏，每用看疮大小涂，日三两度用之。

治一切瘘，方：

右取吐出蛔虫烧灰细研，先以甘草汤洗疮，后掺之。

又方：

斑猫三七枚，去头足翅，糯米拌炒，令米黄为度　真珠末半两　猬皮半两，炙黄

雄黄半两，细研

右件药捣细罗为散，入研了药令匀，每服食前温酒调下半钱。

---

〔1〕 挼：音 nuó，或 ruó。有搓揉之意。《病源》卷 34“诸瘘候”作“按”。皆可通。

〔2〕 失：原作“不”，《类聚》卷 181 引同论亦作“不”。《病源》卷 34“诸瘘候”作“失”。《普济方》卷 293 作“若不谙治，即生寒热也”，乃保留“不”字，将其下“时”改作“谙”。今依《病源》改。

又方：

马齿苋阴干，一两　腊月鼠灰半两

右件药同细研，以腊月猪膏和匀，先以暖泔清洗疮，拭干傅之，日二用之。

又方：

右取成炼松脂末填疮孔满，日三四度，七日差，大验。

又方：

七月七日日未出时取麻花，五月五日取艾，等分合捣作炷，用灸疮百壮，神效。

又方：

右以霜下后瓠花曝干为末，傅之。

又方：

右以死蛇、白矾各一两烧灰细研，傅之。

治诸恶瘘，方：

右取故布裹盐如弹圆，烧令赤，酒调服之。

又方：

右取白马通水和绞取汁，每服一合。

又方：

杏人二两去皮，以水研取汁，每服二合，温温服之。

治一切恶瘘中冷瘜肉，方：

狐粪不限多少，正月者

右件药阴干，捣罗为末，每于食前以新汲水调下一钱。

治一切瘘，众方不差，宜用此方：

牡蒙三两

右件药捣罗为末，以汤和适寒温，薄涂疮上，冷即再涂。

治蚯蚓瘘，方：

地龙粪　鸡粪等分，微炒

右件捣罗为末，以牡[1]猪下颔髓和傅之。

治蝎瘘，五孔皆相通，宜用此方：

右捣茅根汁注孔中。

又方：

半夏一分

右捣罗为末，以甲煎调涂之。

治蛭蛸瘘，方：

右取蛇腹中蛙烧灰细研，傅疮上。

又方：

右取甜瓜根捣罗为末，傅之至差，慎口。

治虾蟆瘘，方：

右以五月蛇脑及野猪脂傅之。

---

〔1〕牡：原作“社”。据《类聚》卷181引同方改。

治蛇瘘，方：

右取蛇蜕皮烧灰细研，以腊月猪脂和傅之。

治雀瘘，方：

右取母猪粪，以腊月猪脂和傅之，虫出如雀形。

又方：

右取桃花随多少曝干，捣罗为末，以腊月猪脂和傅之。

治蟹瘘，**蝼蛄膏**方：

蝼蛄一十四枚，烧为灰，研如粉　蝇一十枚，研

右件药以炼雄猪脂和作膏，着疮中。

治蛙瘘，方：

蛇腹中虾蟆一枚

右件药烧作灰细研，少傅疮上，日二用之。

治蜣螂瘘，**牛粪膏**方：

黑牛粪五两，烧灰细研　腊月猪脂四两，炼成者

右件药相和令匀，先用盐汤洗，拭干涂膏，日再换之。

又方：

右取蜣螂曝干，捣罗为末，干掺疮上，日二用之。

治冷瘘诸方

夫冷瘘者，亦是谓得风冷久不差，因成瘘，脓汁不绝，故为冷瘘也。

治冷瘘疮，及瘰疬瘘疼痛，生肌**丁香膏**方：

丁香三分　没药三分　安息香三分　麝香一分，细研　当归三分　乳香三分，细研　附子三分，去皮脐　白芷三分　桂心三分　雄雀粪四十粒　芜荑人三分　黄丹三分，微炒　麻油一斤

右件药都细剉，入油以慢火煎，候白芷黄焦色去滓，下黄丹更微微煎，搅勿住手，膏成收于不津器中，频取贴之。

治冷瘘及骨疽疮，一切癣数年不差者，宜用此方：

附子一两，生用末　硫黄半分，细研　腻粉一分

右件药都研令匀，以生油调涂之甚效。

治多年冷瘘疮，宜傅**青黛散**方：

青黛一分，细研　麝香一钱，细研　莨菪子一分　蔺茹一分

右件药捣罗为末，都研令匀，用一捻内疮孔中，更以后雄黄膏贴之。

治积年冷瘘，出黄水不差者，宜用**雄黄膏**方：

雄黄半两，细研　清油三两　乱发半两　硫黄半两，细研　黄蜡半两

右先以油煎乱发令焦尽，去滓，便入硫黄、雄黄及黄蜡以慢火熬搅为膏，摊帛上贴之。

治冷瘘及诸瘘疮，**丹砂膏**方：

丹砂三分，细研　川大黄一两　雄黄三分，细研　苦参一两　黄连一两，去须　莽草三分　蔺茹一两　礜石三分，细研　雌黄三分，细研

右件药细剉，入腊月猪脂一升二合，以慢火煎大黄等黄焦，绞去滓，下丹砂、雄黄、礜石、

雌黄末更煎，搅令匀，入瓷合中盛，旋取贴之。

又方：

蜣螂三枚　麝香一钱，细研　松脂一两　干蟾一枚

右件药捣罗为末，入少蜜和捻作饼子，先净洗疮上贴之，以差为度。

又方：

皂荚一两　藜芦一两

右件药都烧为灰细研，渐渐傅之。

又方：

朱砂一分　砒黄一分

右件药同研令细，以粳米饭和圆如麻子大，填入疮口内，旬日便差。

治久瘘诸方

夫久瘘者，是诸瘘连滞经久不差，或暂差后复发，或移易三两处，更相应通，故为久瘘也。

治久瘘疮，**斑猫圆**方：

斑猫一两，以糯米拌炒，米黄为度，去头翅足　伏翼粪四两，微炒　皂荚花一两，微炒

右件药捣罗为末，炼蜜和圆如梧桐子大，先用皂荚涂酥炙微黄，捣罗为末，用半钱煎汤，每日空心下一圆，壮者二圆，其瘘根并于小便中出。

治久瘘移易三数处，皆生疮孔者，方：

蝙蝠粪一两半　白僵蚕半两　雄蚕蛾半两　乳头香半两　蜀茶末半两

右件药捣细罗为散，傅疮上，以差为度。

又方：

乌蛇一两半，酒浸，去皮骨，炙令微黄　蒺藜子三分　曲头棘针半两　马齿苋三分，墙上者　头发半两，烧灰　雄黄一分，细研　绯帛半两，烧灰

右件药都捣研为末，以酒调内疮中，看干即更着，以差为度。

治积年瘘疮，及一切恶疮救急者，**五方[1]帛膏**方：

五方帛各一寸　乱发二两，洗令净　黄芩一两　紫菀一两，洗去苗土　莨菪子一两　倒钩棘刺一两　乳香二两　石盐一两　黄蜡二两　麝香一两，细研　黄丹七两　胡粉一两　生麻油一升　松脂二两，与乳香着油同捣如膏　水银一两，并[2]胡粉点少水研令星尽

右件药各捣研讫，先将酒入于铛中炼烟少出，即下五方帛、乱发用武火煎发帛消尽，后下黄芩等四味，良久下松脂、乳香二味，又搅良久，下麝香、黄蜡，又熟搅，次下黄丹、胡粉、石盐、水银，又微用火，急搅勿住手，取一碗冷水点看，硬即收之，每用摊于故帛上贴，日二三换之。

治瘘疮多年不差，出于胸前或胁肋、脚胫间者，无不效者：

右取江淮多年破船上泥缝脂灰，不限多少，捣罗为末，以鸡子清和作团，用炭火烧令通赤，待冷，准前团烧之，如此三遍，即捣细罗成散，入麝香少许，以生油调涂，以差为度，年多者不过一月，涂即平复。

---

〔1〕方：原脱。据方内主药及《类聚》卷181引同方改。

〔2〕并：原作“等”，据《类聚》卷181引同方改。

治久瘘生九孔者，方：

露蜂房炙黄为末

右以腊月猪脂和涂于疮孔上，神效。

又方：

右取栀子烧成灰细研，以羊髓调涂之。

太平圣惠方卷第六十七凡一十五门　方共计一百六十九道

治[1]从高坠下伤折诸方一十道　治堕落车马伤折诸方八道　治踠折破骨伤筋诸方一十四道　治压笮坠堕内损诸方七道　治一切伤折恶血不散诸方二十八道　治伤折疼痛诸方一十二道　治马坠诸方一十四道　治一切伤折烦闷诸方四道　治坠损吐唾血出诸方四道　治被打损伤[2]腹中有瘀血诸方一十四道　治打扑损诸方一十一道　治一切伤损止痛生肌诸方八道　治一切伤折淋煠[3]诸方一十一道　治一切伤折疼痛贴熁诸方一十一道　治一切伤折膏药诸方一十三道

治从高坠下伤折诸方

治从高坠下，落马坠车辗着，踠损骨碎筋伤，内损恶血攻心闷绝，坐卧不安，宜先须按摩，排正筋骨后，宜服止痛散血，**蒲黄散**方：

蒲黄一两　当归三分　桂心三分　延胡索一两　芎䓖三分　赤芍药一两　庵蔄子三分　没药一两　附子一两，炮裂，去皮脐　栗子二两，去壳阴干　川大黄一两，剉碎，微炒　芸薹子一两

右件药捣细罗为散，每服以温酒调下二钱，不计时候频服。

治从高坠损，车辗马坠，筋骨蹉跌，甚者大小肠不通，皆被瘀血，与卫气不和，致令不通，宜服**葵根散**方：

葵根一两　木通三分，剉　蘧麦三分　甘草半两，炙微赤，剉　川大黄三分，剉碎，微炒　鹿葱叶并根一两

右件药捣粗罗为散，每服四钱，以水一中盏，煎至六分，去滓，不计时候温酒[4]调下滑石末一钱。

治从高坠下，落马车辗，一切伤折，理血止痛，**附子散**方：

附子一两，炮裂，去皮脐　没药一两　蒲黄一两　当归一两　芎䓖一两　姜黄一两　赤芍药一两

右件药捣细罗为散，不计时候以温酒调下二钱。

治从高坠损，骨折筋伤，宜服**接骨草散**方：

接骨草二两　紫葛根一两，剉　石斛一两，去根，剉　巴戟二两　丁香一两　续断一两　阿魏一两，面裹，煨面熟为度

右件药捣粗罗为散，不计时候以温酒调下二钱。

---

〔1〕治：原脱。排门目录同。据正文标题改。
〔2〕伤：原脱。排门目录同。据正文标题改。
〔3〕煠：原作“熨”，排门目录同。据正文标题改。
〔4〕酒：原作“温”，据《类聚》卷 186 引同方改。

治从高坠损，恶血在骨节间疼痛，宜服此方：

荆芥二两　芸薹子一两　川芒消一两　藕节二两，阴干　马齿苋二两，阴干

右件药捣细罗为散，每服用苏枋木半两，以酒一大盏煎至五分，不计时候调下二钱。

治从高坠下，伤损疼痛，**干地黄散**方：

生干地黄一两　当归一两，剉，微炒　附子一两，炮裂，去皮脐　川大黄半两　续断半两　桂心一两　琥珀半两　枳壳半两，麸炒微黄，去瓤　桃人一两，汤浸，去皮尖、双人，微炒

右件药捣细罗为散，不计时候以温酒调[1]下一钱。

治从高坠下，车马诸伤，踠折疼痛不可忍，**芎䓖散**方：

芎䓖一两　延胡索一两　桃人一两，汤浸，去皮尖、双人，微炒　泽兰半两　虎胫骨一两，涂酥炙令黄　肉桂二两，去粗皮　当归二两，剉，微炒　生干地黄一两　附子一两，炮裂，去皮脐

右件药捣细罗为散，不计时候以温酒调下二钱。

治从高坠下，伤损筋骨，打破皮肉疼痛，**没药散**方：

没药一两　当归一两，剉，微炒　骐骥竭一两　蒲黄一两　牡丹一两　骨碎补一两　橘人一两，微炒

右件药捣细罗为散，不计时候以温酒调下二钱。

治从高坠下，伤损，腹中血瘀滞疼痛，宜服**桃人散**方：

桃人半两，汤浸，去皮尖，生研令细　当归一分，捣末　牵牛子半两，生捣末　琥珀末一分　腻粉一分

右件药都研令匀，分为三服，生地黄二两，生姜一两切细，炒令紫色，入小便一小盏，酒一大盏，煎至一大盏去滓，空心调下一服，当取下恶血，疼痛立定。

治从高坠下，大便下血不止，方：

当归三分，剉，微炒　川大黄三分，剉碎，微炒

右件药捣细罗为散，不计时候以温酒调下二钱。

治堕落车马伤折诸方

治一切搕损，落马辗着伤折等，宜服接骨，散恶血，**骨碎补散**方：

骨碎补一两　蒲黄一两　木香半两　延胡索一两　当归半两，剉，微炒　桂心半两　芎䓖半两　槟榔一两

右件药捣细罗为散，不计时候以温酒调下二钱。

治落马坠车，踠折骨碎，筋伤压损，疼痛不止，**五骨散**方：

鲮鲤项骨一两　猕猴项骨一两　虎项骨一两　黄犬项骨一两　野猫项骨一两　天雄半两，炮裂，去皮脐　肉苁蓉半两，酒浸一宿，刮去皴皮，炙干

右五味骨细剉，用酒醋各半升浸一宿漉出，炙令黄色，候冷入二味药同捣细罗为散，不计时候用温酒调下二钱，又将黄米半升作糊，入散药一分调令匀，涂贴骨折筋伤处，疼痛立止。

治一切搕损，落马车辗，失坠伤折疼痛，**虎骨散**方：

虎胫骨二两，涂酥炙令黄　桂心一两　牛膝一两，去苗　庵蔄子一两　续断一两　栗子二两，去壳，炒令黄　泽兰一两　郁李人一两，汤浸，去皮微炒

---

〔1〕调：原误作"谓"，据《类聚》卷186引同方改。

右件药捣细罗为散，不计时候以温酒调下二钱。

治落马坠车诸伤，踠折，遍身疼痛，宜服**当归散**方：

当归一两，剉，微炒　附子半两，炮裂，去皮脐　桂心半两　泽兰半两　芎䓖一两　槟榔一两　甘草半两，炙微赤，剉　川椒半两，去目及闭口者，微炒去汗

右件药捣细罗为散，不计时候以温酒调下二钱。

治坠落车马伤折，内损疼痛，**赤芍药散**方：

赤芍药一两　买子木三分　夜合花一分　当归三分，剉碎，微炒　骨碎补三分　芎䓖一两　桂心一两　质汗一两

右件药捣细罗为散，不计时候以温酒调下二钱。

治坠车落马伤损，筋骨疼痛，皮肉破裂，出血不止，**牡蛎散**方：

牡蛎一斤，以湿纸裹后，却以泥更裹候干，用大火烧通赤　白矾三两，烧令汁尽　黄丹三两　腻粉一两　雄黄一两，细研　雌黄半两，细研　麝香二钱，细研　骐驎竭一两

右件药都细研为散，仍于烈日中摊晒半日，后入瓷瓶子中盛。如有坠损及骨折筋断，用生油稠调涂之。如已成疮，干傅之，立效。

治坠落车马，筋骨疼痛不止，**没药鸡子酒**方：

没药半两，研末　生鸡子三枚　细酒一升

右先将鸡子开破，取白去黄，盛碗内入没药，以酒暖令热，投于碗中令匀，不计时候温服。

又方：

延胡索一两

右件药捣细罗为散，不计时候以豆淋酒调下二钱。

治踠折破骨伤筋诸方

治坠车落马，踠折筋伤骨碎，瘀肿疼痛，**黄耆散**方：

黄耆三两，剉　赤芍药三两　川椒一两，去目及闭口者，微炒去汗　干姜一两，炮裂，剉　川大黄一两，剉碎，微炒　当归二两，剉，微炒　续断二两　川乌头半两，炮裂，去皮脐　附子二两，炮裂，去皮脐　桂心二两　熟干地黄二两　木通二两，剉

右件药捣细罗为散，不计时候以温酒调下二钱。

治踠折骨碎筋伤，宜服接骨补筋**腽肭脐散**方：

腽肭脐一两，酒刷炙微黄　熟干地黄一两　芸薹子一两　桂心半两　桑根白皮一两，剉　没药一两　当归一两，剉，微炒

右件药捣细罗为散，不计时候以温酒调下二钱。

治踠折筋骨疼痛，**延胡索散**方：

延胡索一两　橘子人一两　蒲黄一两　虎胫骨一两，涂酥炙令黄　芸薹子一两　桂心半两　牵牛子三分，一半微炒，一半生用　当归一两，剉，微炒

右件药捣细罗为散，不计时候以温酒调下二钱。

治踠折，筋骨伤损疼痛，**桂附散**方：

桂心一两　附子一两，炮裂，去皮脐　白僵蚕一两，微炒　蒲黄一两　茅根一两，剉　古铜末一两　当归一两，剉，微炒

右件药捣细罗为散，不计时候以温酒调下二钱。

治踠折伤损，落马坠车蹉跌，筋骨俱碎，黯肿疼痛，烦闷，宜服补筋骨，益精髓，通血脉，止疼痛**沉香圆**方：

沉香一两　肉苁蓉一两，酒浸一宿，刮去皴皮，炙干　牛膝一两，去苗　当归一两，剉，微炒　虎胫骨二两，涂酥炙令黄　栗子二两，去壳微炒　木香一两　骨碎补一两　附子一两，炮裂，去皮脐　膃肭脐一两，酒刷微炙　甘草一分，炙微赤，剉　续断一两半　熟干地黄一两　独活一两　白芷一两　刘寄奴一两　芎䓖一两　黄耆一两，剉　桃人一两，汤浸，去皮尖、双人，麸炒微黄　牡丹一两　败龟一两，涂醋炙微黄　川大黄一两，剉碎，微炒

右件药捣罗为末，炼蜜和捣三二百杵，圆如梧桐子大，不计时候以温酒下三十圆。

治伤折踠损，及理血，补骨髓，琥珀圆方：

琥珀一两　鳖甲一两，涂醋炙令黄，去裙襕　牛膝三分，去苗　白芍药三分　白蒺藜三分，微炒去刺　当归一两，剉，微炒　黄耆一两，剉　附子三分，炮裂，去皮脐　桂心三分　庵蕳子三分　鹿茸三分，去毛，涂酥炙微黄　川大黄三分，剉碎，微炒

右件药捣罗为末，炼蜜和捣三二百杵，圆如梧桐子大，不计时候以温酒下三十圆。

治踠折伤筋损骨，疼痛不可忍，宜用**接骨膏**方：

猕猴项骨二两　水獭骨一两　猫儿项骨二两　龟壳二两

右件诸骨等都细捣，入瓶子内不得透气，烧为灰，碾为末，入膃肭脐末半两，每用二钱，以小黄米粥相和，摊在油单子上，裹伤折处，三日一易。

曾有人伤折，宜用生龟。寻捕得一龟，未用之间，患人忽然睡，梦见龟告言曰：勿相害，吾有奇方可疗，于梦中**龟授此方**：

生地黄一斤，切　藏瓜姜糟一斤　生姜四两，切

右件药都炒令匀热，以布裹罨伤折处，冷即易之，极妙也。

治伤折骨碎，割刺皮肉，有疮口出血不止，方：

茅根灰三两　牛皮胶灰二两　麻秈灰二两

右件药细研为末，傅疮口上，止血甚效。

又方：

干蝙蝠三枚，烧灰　代赭一两，烧令紫色　头发三两，烧灰　红蓝花一两，入盐一分炒令黄　猬皮一两半，烧灰

右件药捣细罗为散，傅疮口上，其血立止为效。

治踠折，四肢骨碎筋伤，蹉跌疼痛，方：

豉三升

右以水五升渍豉一宿，取汁温服一中盏，日三服效。

又方：

右以鹿角不限多少，用桑柴灰汁煮令微软，漉出曝干，捣罗为散，每服以暖酒调下二钱，日三服。

治踠折骨损，痛不可忍，方：

右以大麻根及叶捣取汁，饮半升。无生麻，煮干麻汁服。亦主坠损打扑瘀血，心腹烦满短气良。

治踠折，四肢骨碎及筋伤，蹉跌疼痛，方：

右以生地黄不限多少，熟捣，用醋熬令热，乘热摊于所伤处上，以帛系定，每日换之。

治压笮坠堕内损诸方

治被重物压笮，伤筋骨疼痛，瘀血不散，**没药散**方：

没药二两　虎胫骨二两，涂酥炙黄　当归二两，剉，微炒　延胡索二两　补骨脂一两　白芷一两　生干地黄一两，微炒　川大黄一两，剉，微炒　蒲黄一两，微炒　独头栗子黄一两，干者

右件药捣细罗为散，不计时候以温酒调下二钱。

治被压笮损，瘀血在腹中，疠痛不散[1]，心胸短气，大小便不利，宜服此方：

荆芥半两　川大黄一两，剉碎，微炒　芎䓖一两　当归一两，剉，微炒　蒲黄二两　桂心一两　木通一两，剉　桃人四十枚，去皮尖、双人，微炒

右件药捣细罗为散，不计时候以温酒调下二钱。

治压笮伤损筋骨，或坠堕内损，瘀血攻心腹胀满闷乱，下恶血，**芸薹子散**方：

芸薹子一分　川大黄半两，剉碎，微炒　没药一分　蒲黄一分　水蛭七枚，炒令微黄　腻粉一分　生地黄汁四合　生姜汁一合　酒二合

右件药除汁药外捣细罗为散，研入腻粉令匀，先将地黄、生姜等汁及酒同煎三两沸，调散药二钱空心服之，当转下恶血，疼痛立定。

又方：

硇砂三分，研入　腻粉二钱，研入　虻虫七枚，去翅足，炒微黄　水蛭七枚，炒令微黄　干漆半两，捣碎，炒令烟出　灶突墨半两

右作药捣细罗为散，不计时候以温酒调下二钱。

治或为兵杖所加，木石所伤，血在胸背，及腹胁中痛，气息出入有妨，宜服此方：

青竹茹鸡子大二枚，炒令焦　乱发鸡子大二枚，烧灰

右件药捣细罗为散，以酒一中盏煮三沸，放温和滓服，日三服。

治刀刃所伤，内损大肠及两胁肋，并腹肚伤破，大便从疮口中出，并中大箭透射，伤损肠胃，及治产后伤损，小肠并尿囊破，小便出无节止，此方神验，饵至一服，其药直往损处，补定伤痕，隔日开疮口看之，只有宿旧物出，即无新恶物出，疮口内用长肉散子，作烬子引散药入疮里面，候长肉出外，其痕自合，宜服**地榆绢煎**方：

地榆八两，洗净，捣罗为末　绢一疋，小薄者

右件绢用清水洗净绢糊，用炭灰淋清汁二斗煮绢，以灰汁尽为度，绢已烂熟，擘得成片，段五寸至三寸，即取出压尽灰汁，入于清水内洗三五度，令去灰力尽，重入锅内以水二斗入地榆末煎煮熟烂，以手指捻看不作绢片，取入砂盆研之如面糊得所，分减二服，用白粳米粥饮调，空心服之，服了仰卧，不得惊动转侧、言语，忌一切毒食，只得食熟烂黄雌鸡、白米软饭，余物不可食之。其余一服，至来日空心亦用粥饮调服。其将养一月内，切须慎护。如是产后所伤，服此药绢一疋，分作四服，每服用粥饮一中盏调服之，日二服，此方济命神验。

治从高坠下，及为木石所笮，凡是伤损血瘀，凝积气欲绝者，皆治之，方：

右取净土五升，蒸之令溜，分半用故布裹，以熨伤损之上，勿令大热，恐熨破皮肉，冷则易

---

〔1〕散：原作“出”，不通。据《类聚》卷186引同方改。

之，取差乃止。凡有损伤，皆以此法治之神效，气欲绝不能言者亦差。

治一切伤折恶血不散诸方

治伤折，下瘀血，**当归散**方：

当归三分，剉，微炒　蒲黄半两　芸薹子半两　生姜汁一合　好酒五合　生地黄汁三合　腻粉一分

右件药捣罗为末，先煎生姜、地黄汁并酒等三两沸，然后都下药末和调令匀，分为三服，每日空心服之，当转下腹内恶血了，便宜服补药。

治伤折，化瘀血为水，**白马蹄散**方：

白马蹄三两，烧令烟尽　栗子黄一两，阴干　桂心三分　蒲黄一两　龟壳二两，涂酥炙微黄

右件药捣细罗为散，每服以温酒调下二钱，日三服。

接筋骨，通瘀血，止疼痛，**槟榔散**方：

槟榔一两　刘寄奴一两　桑寄生一两　熟干地黄一两　赤芍药三分　当归三分，剉，微炒　龟壳一两，涂酥炙令微黄　桃人一两，汤浸，去皮尖、双人，麸炒微黄

右件药捣细罗为散，不计时候以温酒调下二钱。

接骨化瘀血，**琥珀散**方：

琥珀一两　生玳瑁一两　当归一两，剉，微炒　蒲黄一两　生干地黄一两　京三棱一两，煨剉

右件药捣细罗为散，不计时候以温酒调下二钱。

治伤折内损，瘀血不散，**骐驎竭散**方：

骐驎竭一两　败蒲一两半，烧灰　牡丹一两　蒲黄一两　当归一两，剉，微炒　桂心一两　芎䓖一两　赤芍药一两　没药一两　骨碎补一两

右件药捣细罗为散，每服以温酒调下二钱，日三服。

治伤损，内有瘀血不散，疼痛，令内消方：

生银一两，捣碎细研　雄黄一分，细研　婆娑石一分，细研

右件药都研令细，不计时候以温酒调下半钱。

治伤损，腹内膈上四肢瘀血不散，恶闻人声，气塞不通，**蒲黄散**方：

蒲黄一两　当归一两，炒微黄　桂心一两　生干地黄二两　续断一两　白芷一两　甘草半两，炙微赤，剉　藕节二两

右件药捣细罗为散，不计时候以温酒调下二钱。

治扑损筋骨，恶血不散，迷闷疼痛，小便血下，**芍药散**方：

赤芍药一两　当归一两，剉，微炒　续断一两　白芷一两　生干地黄一两　黄芩一两　甘草一两，炙微赤，剉　牛膝一两，去苗　蒲黄一两

右件药捣细罗为散，不计时候以温酒调下二钱。

接骨续筋，散瘀血，止疼痛，**通神散**方：

羊胫炭五两，烧令遍赤，入醋蘸，如此七遍　木香一两　没药一两　当归一两，剉，微炒　生干地黄一两　刘寄奴一两　桂心一两　补骨脂一两，微炒　黑豆二合，炒熟　赤芍药一两　桑根白皮一两，剉　川大黄一两，剉，微炒　败龟一两，涂醋炙微黄

右件药捣细罗为散，不计时候以温酒调下二钱。

治大[1]伤损后，化恶血，理好血，止疼痛，**牛黄散**方：

牛黄一分，细研　琥珀一两　真珠一分，细研　牡蛎一两，烧为灰　龙脑一分，细研　朱砂一两，细研，水飞过　麝香半两，细研　金薄五十片，细研　银薄五十片，细研　桂心一两　当归一两，剉，微炒　蒲黄一两

右件药捣细罗为散，都研令匀，不计时候以桃人汤调下二钱。

治伤损后，腹中疼痛，瘀血不出，令人短气，大小便不通，**荆芥饮子**方：

荆芥一两　川大黄二两，剉碎，微炒　芎䓖一两　蒲黄一两　当归一两，剉，微炒　桂心一两　甘草半两，炙微赤，剉　䗪虫三十枚，去翅足，微炒　桃人一两，汤浸，去皮尖、双人，麸炒微黄

右件药细剉和匀，分为十服，每服以水一大盏，煎至五分，去滓，每于食前温服，候下尽恶血为度，后便服补益圆散。

治伤折内损，瘀血不散，**败蒲散**方：

败蒲一两半，烧灰　牡丹一两　当归一两，剉，微炒　芎䓖一两　赤芍药一两　豉心一合　蒲黄半两　生干地黄一两　川朴消一两　陈橘皮半两，汤浸，去白瓤，焙　桃人一两，汤浸，去皮尖、双人，麸炒微黄

右件药捣粗罗为散，每服四钱，以水一中盏，煎至六分，去滓，不计时候温服。

治从高坠下，及落车马，胸腹中有恶血，喘息不得，**桃人散**方：

桃人一两，汤浸，去皮尖、双人，麸炒微黄　蒲黄一两半　川大黄一两，剉碎，微炒　川消石一两　甘草一两，炙微赤，剉

右件药捣粗罗为散，每服四钱，以水一中盏，入枣二枚，煎至六分，去滓，不计时候温服。

治伤损后，腹内有恶血不散，㽲刺疼痛，大小便不通，**桃人散**方：

桃人一两，汤浸，去皮尖、双人，麸炒微黄　川大黄一两半，剉碎，微炒　虻虫十枚，去翅足，微炒　水蛭十枚，炒令微黄　川朴消一两半　桂心一两　当归一两，剉，微炒　甘草半两，炙微赤，剉

右件药捣粗罗为散，每服三钱，以水一中盏，煎至六分，去滓，不计时候温服，以利下恶物为效。

治伤损，瘀血不散疼痛，方：

蒲黄四两　附子一两

右件药捣细罗为散，以温酒调下二钱。

治车马坠扑伤损，恶血冲心迷闷，宜服**下血蒲黄鲤鱼散**方：

蒲黄三两　鲤鱼鳞五两，烧灰　芸薹子一两，末　生地黄汁五合

右件药先将蒲黄、芸薹子于砂盆内以慢火炒，旋滴地黄汁于内炒令汁尽，以干为度，并鱼鳞灰一时研罗为散，不计时候以童子热小便调下二钱。

治扑打坠损，恶血攻心闷乱疼痛，方：

水仙子不限多少收，阴干，捣罗为末，此即新出水未展[2]荷叶是也

右件药每于食前以童子热小便一小盏调下三钱，日三服，以利下恶物为效。

又方：

大干荷叶五片

右件药烧令烟尽，细研为末，每于食前用童子热小便一小盏调下三钱，日三服，利下恶物

---

〔1〕 大：原作“犬”，与本节内容不合。《普济方》卷311、《类聚》卷186引同方均作“大”，义长，因改。

〔2〕 展：原脱。据《普济方》卷310“水仙散”、《类聚》卷186引同方补。

为效。

治马坠有瘀血聚于腹胃之中，不便服药，多有击血结成颗块冲心，**夜合枝散**方：

夜合枝一两　杏枝一两　赤芍药一两半　甜[1]瓜子一两

右件药捣粗罗为散，每服五钱，以水酒各半大盏煎至五分，去滓温服，日三四服。

又方：

买子木一两　红雪一两半　东日[2]桃枝三两　当归一两　赤芍药一两半　桃人一两

右件药捣筛为散，每服四钱，以水一中盏，入生姜半分，煎至六分，去滓温服，日三四服。

治车马坠损，瘀血不散，攻刺疼痛，方：

延胡索一两　肉桂半两　蒲黄一两

右件药捣细罗为散，每服用竹沥半盏调下二钱。

治从高坠损，心胸恶血不散，**杉木节散**方：

杉木节七两，细剉　苏枋木五两，细剉，以水一斗，煎取一升，去滓　醋五合，入于苏枋木汁内

右件药将杉木于一砂盆内以慢火炒，旋旋滴苏枋木醋汁相和，炒令汁尽，停冷捣细罗为散，每服以童子热小便调下三钱，日三四服，化下恶血，醒醒神效。

治从高坠损，恶血攻心，胸膈烦闷，宜服**松节散**方：

黄松木节五两，细剉

右用童子小便五合，醋五合，于砂盆内以慢火炒，旋滴小便并醋，以尽为度，炒令干，捣细罗为散，每服以童子热小便调下二钱，日三四服。

治从高坠所伤，心下瘀血，法炼**红花散**方：

红蓝花一十两，以好醋二升浸二宿，漉出火焙令干，又入醋内，又焙令干，以醋尽为度

右件药捣罗为末，每服用童子热便调下三钱，日三服。兼治妇人月经不匀，产后诸疾，血晕闷绝，或狂语者，并与二服，便心胸爽利，开眼识人，神效。

治坠损，瘀血不散，肉色青黑，方：

深掘灶中心取好黄土三升，于铛中以水拌熬热，以青布裹于痛处熨之，冷[3]即频易。

治骨折筋伤后，恶血攻筋骨疼痛不止，**白僵蚕圆**方：

白僵蚕一两，微炒　当归一两，剉，微炒　桂心一两　补骨脂一两，微炒　神曲一两，炒令微黄　芎藭半两　薯蓣半两　半夏一两，汤洗七遍去滑　槟榔一两　白附子半两，炮裂　赤芍药一两　芫花半两，醋拌炒令干

右件药捣罗为末，炼蜜和捣三二百杵，圆如梧桐子大，每服以温酒下二十圆，日三服。

治伤折，止疼痛，散瘀血，**神曲圆**方：

神曲三两，捣碎，以醋少许拌炒微黄　肉苁蓉一两，酒浸一宿，刮去皴皮，炙干　虎胫骨二两，涂酥炙微黄　海桐皮一两，剉　白僵蚕二两，微炒　芎藭一两　半夏一两，汤洗七遍去滑　红蓝花一两

右件药捣罗为末，炼蜜和捣三二百杵，圆如梧桐子大，每服以温酒下三十圆，日三服。

治诸伤折，踠损蹉跌，筋骨疼痛，散瘀血，**泽兰圆**方：

泽兰二两　赤芍药一两　当归一两，剉，微炒　白芷一两　蒲黄二两　芎藭一两　细辛一两　延

---

〔1〕甜：原误作“乱”。据《普济方》卷 311、《类聚》卷 186 引同方改。

〔2〕东日：《普济方》卷 311 引同方作“东向”。取东向桃枝先见日也。均可通。

〔3〕冷：原作“令”，据《类聚》卷 186 引同方改。

胡索一两　牛膝一两，去苗　天雄一两，炮裂，去皮脐　桃人一两，汤浸，去皮尖、双人，麸炒微黄　桂心一两　川大黄半两，剉碎，微炒　生干地黄一两　续断一两　皂荚一两，去皮，涂酥炙令焦黄，去子，别捣罗为末

右件药捣罗为末，用酒醋各一升，先将皂荚末煎成膏，入前药末和圆如梧桐子大，不计时候以温酒下三十圆。

治伤折疼痛诸方

治伤折疼痛，青肿滞血，宜服**当归散**方：

当归一两，剉，微炒　桂心一两　败蒲二两，烧灰　没药一两半　赤芍药一两　骨碎补一两半　桃人一两，汤浸，去皮尖、双人，麸炒微黄　川大黄一两，剉碎，微炒

右件药捣细罗为散，每服以温酒调下二钱，日三四服。

治伤损筋骨，疼痛不可忍，宜服**止痛骐骥竭散**方：

骐骥竭一两　没药一两　当归一两，剉，微炒　白芷二两　赤芍药一两　桂心一两

右件药捣细罗为散，每服以温酒调下二钱，日三四服。

治伤折疼痛，**接骨散**方：

栗黄一斤，晒干　雄黑豆半斤，炒熟　桑根白皮一斤，剉　没药二两　麝香半两，细剉

右件药捣细罗为散，每服三钱，以醋一中盏，煎至半盏，用浆水二合解服，不过三服疼痛立止。

治伤折疼痛，接骨止痛，**桃人散**方：

桃人一两，汤浸，去皮尖、双人，麸炒微黄　桂心一两　当归一两，剉，微炒　延胡索一两　川大黄二两，剉碎，微炒　阿胶二两，捣碎，炒令黄燥　乱发如鸡子大　生干地黄一两　芎䓖一两　川椒半两，去目及闭口者，微炒去汗

右件药捣罗为末，用酒二升，先煎发并阿胶如糖，用绵滤去滓，然后下诸药末调令匀，焙干捣细罗为散，每服以温酒调下二钱，日三四服。

治一切伤折，疼痛不可忍，**附子散**方：

附子一两，炮裂，去皮脐　败龟二两，涂酥炙微黄　虎胫骨二两，涂酥炙微黄　当归一两，剉，微炒　芎䓖一两　桂心一两　没药一两　泽兰一两　乱发灰一两　甘草半两，炙微赤，剉　麝香一分，细研　槟榔一两

右件药捣细罗为散，入麝香研令匀，不计时候以温酒调下二钱。

治伤折，辟外风，止疼痛，**海桐皮散**方：

海桐皮一两，剉　防风二两，去芦头　黑豆一两，炒熟　附子一两，炮裂，去皮脐

右件药捣细罗为散，每服以温酒下二钱，日三四服。

治伤折疼痛不可忍，**攲蛇龟酒**方：

攲蛇龟一枚　糯米五升，蒸作酿饭　好酒二斗

右细剉龟，酿饭同入酒瓮中，牢封一七日后，即每暖一中盏服之，日可三五服。

治伤折疼痛，筋骨未合，肌肉未生，宜服**延胡索散**方：

延胡索一两半　桂心一两半　没药一两半　黄耆一两半，剉　当归一两，剉，微炒　白敛一两　桑寄生一两　熟干地黄二两半

右件药捣粗罗为散，每服四钱，以水一中盏煎至五分，去滓温服，日三四服。

治伤折疼痛，不可忍痛，方：

当归一两半　白芷一两　桂心一两　吴茱萸一两

右件药捣细罗为散，㓸生龟一枚，入散捣令匀，用封裹伤折处。

治伤折，筋骨疼痛，**内固接骨丹**方：

古字钱二两，先于火内烧令通赤，醋内焠，如此十度　自然铜一两　硫黄一两

已上三味都捣罗为末，后入告车瓶[1]子内，以坯子泥封瓶口候干，倒下瓶子，簇火烧令通赤，候冷取出捣罗，入水银一两同研水银星尽后，使白薄纸裹药似球子，后用盐一斤入臼内滴水烂捣，裹药球候干，入糠火内烧七日，冷了出之，细研，后入：

朱砂末一分　麝香末一分　犀角末一分

右都研令匀，取生地黄研绞取汁，于银器中熬为膏，和前药末圆如酸枣大。如有患者，以温酒半盏，入地黄膏一钱搅令匀，下药一粒服了，如吐清绿水，或泻清绿水三二合，勿怪，是病出也，更宜频服，好差为度。

治伤折筋骨后，疼痛不止，宜服散瘀血，理新血，续筋骨，止疼痛**地黄金粉煎**方：

生地黄三斤，净洗令干，切入酒内浸二复时，取出纸袋盛，火焙令干，为粉　天雄二两，炮裂，去皮脐　桂心一两　当归一两　芎䓖一两　桃人一两，汤浸，去皮尖、双人，微炒

右件药捣罗为末，入金粉内和令匀，用酒一斗，以文火煎成稠煎，每日空心午前夜卧时，各以温酒调下一匙头。

治伤折处疼痛，方：

右以麸和醋蒸过，裹所伤之处，痛立止。

治马坠诸方

治马坠车辗踠折，呼叫疼痛声音不绝，宜服**骨碎补散**方：

骨碎补一两　当归一两半，㓸，微炒　牡丹一两　虎胫骨一两，涂酥炙令黄　白芷一两　芎䓖一两　赤芍药一两　败蒲一两，烧灰

右件药捣细罗为散，每服以暖酒调下二钱，日四五服。

治马坠伤折，止痛，**败龟散**方：

败龟一两，涂醋炙令黄　虎胫骨一两，涂酥炙令黄　当归一两半，㓸，微炒　牡丹一两　赤芍药一两　熟干地黄一两　桂心一两　续断一两

右件药捣细罗为散，每服以温酒调下二钱，日三四服。

治马坠伤损，止痛，**虎骨散**方：

虎胫骨三两，涂酥炙微黄　败龟一两，涂醋炙微黄　当归一两，㓸，微炒　阳起石一两，酒煮半日，细研　姜黄一两　骨碎补一两　自然铜一两，细研　赤芍药一两　甜瓜子一两　没药一两

右件药捣细罗为散，每服以暖酒调下二钱，日三四服。

治马坠损伤，神异立效方：

桃人四十九枚，汤浸，去皮尖、双人烂研　川大黄一两，㓸碎，微炒　败蒲一握，烧灰　麻甑带一握，烧灰　乱发一鸡子大，烧灰

---

〔1〕告车瓶：《正误》："未详。"

右件药捣筛，以无灰酒三大盏，煎至一盏去滓，分为二服，食前服之。

治马坠扑损，内有败血，疞刺疼痛不可忍者，**没药散**方：

没药末　骐驎竭末　黄丹微炒　白矾烧灰，已上各一分

右件药都研为散，不计时候以温酒调下一钱。

治马坠伤损，筋骨疼痛，内有瘀血，腹中疞刺不可忍，**败蒲散**方：

败蒲一握，细剉　旧麻甑带一握，细剉　乱发一鸡子大，烧灰　当归一两，剉，微炒　赤芍药半两　桂心半两　桃人四十九枚，汤浸，去皮尖、双人，微炒

右件药捣筛为散，每服四钱，以水一小盏，酒一小盏，煎至一盏去滓，不计时候热服。

治马坠伤损，腰肋疼痛不可忍，方：

益州麻布一尺，烧灰细研　蒲索一握，烧灰细研，此索船家名澀索，如无即以蒲黄代之　川大黄三两，细切如豆大

右件药先以酒一大盏半浸大黄一宿，煎三五沸去滓，入前药灰搅匀，微温分为二服，如人行三二里再服，当利出恶血片为效。

治被马坠损，肿疼痛不可忍，方：

羊脑一合　龟甲一两半，屑　生地黄三两，切

右件药以酒醅和捣如泥，微热裹损处，冷即易之。

又方：

桑根白皮一斤，细剉

右件药以水三大盏，酒一大盏，煎取一盏去滓，以故乌毡可损处大小，揾药汁裹，冷即易之，十遍痛止肿消。

又方：

右取好土和醋蒸令热，封裹损处，斯须疼痛立止。

治马坠崩血，腹满短气，方：

黑豆二合，炒熟捣碎

右以水一大盏，煎取五分，去滓，不计时候温服。

治马坠拗损，方：

桑根白皮五斤，剉

右件药捣罗为末，以水一斗煎成膏，涂于损处，立便不痛，以后亦无宿血，终不发动也。

治落马后心胸有积血，唾吐不止，方：

干藕节五两

右件药捣细罗为散，每服以温酒调下三钱，日三四服。

治马坠，**杏枝酒**方：

东引杏枝不限多少

右件药细剉，每服半两，以酒一大盏，煎至五分，去滓，每于食前温服。

治一切伤折烦闷诸方

治骨折筋伤，恶血攻心，烦闷，**蒲黄散**方：

蒲黄三分　芎䓖半两　当归半两，剉，微炒　桂心半两　白芷一分　细辛一分

右件药捣细罗为散，每服以生姜酒调下二钱，日三四服。

治伤折瘀血在内，烦闷刺痛，**荆芥散**方：

荆芥一握　淡竹茹一鸡子大　当归一两，剉，微炒　地黄汁一合

右件药以水一大盏半，煎至七分，去滓，下地黄汁分为二服，常于食前服之。

治因伤折后，惊悸，心神烦闷，宜服定魂魄，**镇心圆**方：

虎睛一对，用生羊血浸一宿，漉出阴干　金薄五十片，细研　银薄五十片，细研　朱砂二两，细研，水飞过　茯神半两　羚羊角屑一两　远志半两，去心　人参半两，去芦头　麦门冬一两，去心，焙　蒲黄一两

右件药捣罗为末，用枣肉入炼蜜同和捣三五百杵，圆如梧桐子大，每于食后并夜卧时以茯神汤下三十圆。

治从高坠下，伤折疼痛烦闷，啼叫不得眠卧，方：

右以鼠粪烧为灰细研，以猪脂和涂痛上，即以物急裹之。

治坠损吐唾血出诸方

治从高坠下，犯伤五脏，微者唾血，甚者吐血，兼金疮伤肉者，宜服**阿胶散**方：

阿胶二两，捣碎，炒令黄燥　熟干地黄一两　赤芍药一两　干姜半两，炮裂，剉　当归一两，剉，微炒　芎䓖一两　艾叶一两，微炒　甘草半两，炙微赤，剉

右件药捣粗罗为散，每服三钱，以水一中盏煎至五分，去滓温服，日三四服。

治坠损伤内，或时唾血，心烦疼痛，宜服此方：

蒲黄一两　生地黄四两

右件生地黄入童子小便三合烂研，绞取汁，于银器中入蒲黄相和，慢火煎一两沸，分为三服，常于食前服之。

治从高坠下，伤于五脏，微者唾血，甚者吐血，及金疮伤经，血出不止，宜服**艾叶散**方：

艾叶三分，炒　白芍药三分　熟干地黄一两　干姜半两，炮裂，剉　阿胶一两，捣碎，炒令黄燥　甘草一分，炙微赤，剉

右件药捣粗罗为散，每服五钱，以水一大盏，入竹茹一分，煎至五分，去滓温服，日三四服。

治从高坠下，伤折踠损，内伤五脏，微者唾血，甚者吐血，宜服**阿胶圆**方：

阿胶二两，捣碎，炒令黄燥　肉苁蓉一两，酒浸一宿，刮去皴皮，炙干　艾叶一两半，微炒　川椒一两，去目及闭口者，微炒去汗　白芍药一两　当归一两，剉，微炒　芎䓖一两　延胡索一两　熟干地黄一两　桂心一两　川大黄一两，剉碎，微炒　牛膝一两，去苗　牡丹一两　附子一两，炮裂，去皮脐　黄耆一两，剉

右件药捣罗为末，先用酒一升煎三五沸，将一半药末入酒内调如面糊，以慢火煎令稠，入余上药末和捣三二百杵，圆如梧桐子大，每服以豆淋酒下三十圆，日三四服。

治被打损伤腹中有瘀血诸方

治打损瘀血在脏，攻心烦闷，**牡丹散**方：

牡丹一两半　庵蕳子一两半　桂心一两　当归一两，剉，微炒　鬼箭羽一两　益州麻布一尺，烧灰　败蒲一两，烧灰　赤芍药一两　蒲黄半两　川大黄三两，剉碎，微炒

右件药捣筛为散，每服五钱，以酒一大盏煎至五分，入川芒消一分搅令匀，空心温服，如人行三二里再服，可三服，当利出瘀积宿血，出尽永差。

又方：

桃人一两，汤浸，去皮尖、双人　桂心一两　庵蕳子一两　川大黄二两，剉碎，微炒　荷叶蒂三七枚

右件药捣筛为散，每服五钱，以水一大盏煎至五分，入朴消一分搅令匀，空腹分为二服，以利下恶血为度。

治打伤内损，腹中有瘀血，疼痛烦闷，宜服此方：

蒲黄二两　当归一两，剉，微炒　桂心一两

右件药捣细罗为散，每服以温酒调下二钱，日三四服。

又方：

刘寄奴一两　延胡索一两　骨碎补一两

右件药都捣粗罗为散，分为五服，每服以水一小盏，童子小便一小盏，同煎至一盏去滓，每于食前温服。

治打损及伤坠，腹内有瘀血，**䗪虫散**方

䗪虫三十枚，微炒　虻虫十枚，去翅足，微炒　水蛭十枚，微炒　桂心半两　桃人五十枚，汤浸，去皮尖、双人，麸炒微黄　川大黄一两，剉碎，微炒

右件药捣粗罗为散，每服二钱，以酒水各半中盏，煎至六分，去滓，每于食前温温服。

又方：

虻虫一分，微炒　牡丹一两　生干地黄一两

右件药捣细罗为散，每于食前以暖酒调下二钱。

又方：

生地黄汁三合　川大黄一分，剉碎，微炒，捣罗为末

右件药入酒三合相和，微暖顿服之，每日空心一服，不过三日，即下恶血。

治打损，聚血腹中不散，烦闷，方：

豉三合　青竹茹一两

右件药分为二服，每服以水一大盏煎至五分，去滓温服，日三四服。

治伤损，散瘀血，**大黄散**方：

川大黄半两，剉碎，微炒　桃人一分，汤浸，去皮尖、双人，麸炒微黄

乱发如一鸡子大，用四寸布裹，同烧为灰

右件药捣细罗为散，每服以温酒调下二钱，日三四服。

又方：

川大黄一两，剉碎，微炒　桂心三分　桃人三分，汤浸，去皮尖、双人，麸炒微黄

右件药捣细罗为散，每服以温酒调下二钱，日三四服。

治被损，瘀血不散，方：

右用生地黄汁一中盏，酒半盏相和煎三五沸，食前温服。

治因打损，腹中瘀血不散，方：

白马蹄烧令烟尽

右捣细罗为散，每服以温酒调下二钱，日三四服。

又方：

庵蔄子二两

右件药捣细罗为散，每服以热酒调下二钱，日三四服。

又方：

右用大麻根和叶捣取汁，每服三合。

治打扑损诸方

治扑打损，**神验膏**方：

头醋一斗　不蚛皂荚十梃，去皮子　芫花二两　白矾一两

右件药搥皂荚令熟，并芫花同于净锅内，入醋煎三分去二，以新绢绞去滓，洗锅净，却入汁，次入白矾煎如饧，于瓷合内贮之。凡有损处，以好纸上摊令匀贴，日一换之，三两上差。

治打扑损疮，多时不差，**黑狗头骨散**方：

黑狗头骨一两，炙令微黄　天灵盖一两，涂酥炙令黄　生牛皮一两，烧灰　天南星一两，炮裂

右件药捣细罗为散，每服以温酒调下二钱，日三四服。

治打扑损伤后，止疼痛，补虚损，**石斛圆**方：

石斛一两，去根　牛膝一两，去苗　狗脊三分，去毛　杜仲一两，去皴皮，炙微黄，剉　肉苁蓉一两，酒浸一宿，刮去皴皮，炙干　鹿茸半两，去毛，涂酥炙微黄　附子一两，炮裂，去皮脐　桂心一两　萆薢三分，剉　羌活三分　木香一两　牡丹一两　人参三分，去芦头　黄耆一两，剉　山茱萸三分　防风半两，去芦头　芎䓖半两　槟榔一两半　熟干地黄一两

右件药捣罗为末，炼蜜和捣五七百杵，圆如梧桐子大，每服以温酒下三十圆，日三服。

治打扑，头破脑出，中风口噤，方：

右用大豆二升熬去腥，勿使太热，捣末蒸之气遍合甑下，于盆中以酒一斗淋之，每服暖一中盏，拗口灌之，如人行三二里再服，以效为度。

治打扑伤损疼痛，方：

甜瓜子二合　橘子人二合

右都微炒，捣细罗为散，每服以暖酒调下二钱，日三服。

治被打，头面青肿，方：

右炙肥猪肉，热拓于上，立差。

又方：

右炙猪肝贴之，干即易之。

又方：

右用新羊肉封之。

又方：

右用大豆黄末水调涂之。

又方：

右用墙上朽骨，以唾于石上磨涂之，干即再涂。

治打搕损，疼痛不可忍，方：

右用夜合花捣罗为末，每服以暖酒调下二钱，日三四服。

治一切伤损止痛生肌诸方

凡因伤折落马，车辗压损，一切伤皮破肉作疮者，宜用止痛定脓生肌**骐驎竭散**方：

骐驎竭一两　生人牙齿半两　蜜陀僧半两

右件药捣罗为末，以鸡毛拂于疮口内，却用膏药贴之，不得经著[1]风水。

干疮止痛长肉，**黑神散**方：

乱发二团，如鸡子大，烧令烟尽　露蜂房三分，烧令烟尽　腻粉一分　突厥白三分，为末　腊月猪脂一两

右件药细研令熟，用猪脂和令匀，以柳木篦子涂于疮上，立效。

干疮止痛，生肌长肉，及金疮**止血散**方：

风化石灰十两，细研，用小便浸三日三夜后滤出，晒干为末　骐驎竭三两，去末，炒令紫色　鸡子十枚，取白和风化灰为三圆，入炭火内烧令红色，取出于地上出火毒一宿

右件药都细研为末，旋旋掺于疮上，神效矣。

长肉，止痛，生肌，**槟榔散**方：

槟榔一两　黄连一两，去须　木香一两

右件药捣细罗为散，薄贴于疮上，止痛干疮，神效。

干疮长肉止痛，**紫藤香散**方：

紫藤香二两　马齿苋十两，阴干　薯蓣二两　黄丹二两，以猪脑髓和为圆，以火煅令通红，地上出火毒一宿

右件药捣细罗为散，凡有伤损，疮痕久不较者，傅之即干。

治伤折疼痛，去腹脏内伤损，毒气不散，止痛生肌，**黄耆散**方：

黄耆一两，剉　赤芍药一两　熟干地黄一两　干姜一分，炮裂，剉　附子半两，炮裂，去皮脐　续断半两　桂心一两　当归一两，剉，微炒　木通半两，剉

右件药捣细罗为散，每服以温酒调下二钱，日三四服。

治从高坠损，有疮口，止痛，**干疮长肉散**方：

黄连一两，去须　槟榔一两　木香一两　骐驎竭半两　蜜陀僧一两，细研

右件药捣细罗为散，于疮口上薄傅之，立效。

又方：

石灰三两　盐一两半　铜青一两半

右件药捣细入沙瓶内，以泥固济瓶四畔候干，以一斤炭火煅半日，取出埋地内三日出火毒后，捣罗为末傅疮，生肉干疮口立效。

治一切伤折淋煤诸方

治从高失坠，及一切伤折，筋伤骨碎，瘀血结痛，**淋煤顽荆散**方：

顽荆三两　蔓荆子二两　白芷二两　细辛二两　防风二两，去芦头　桂心二两　芎䓖二两　丁

---

〔1〕著：原作“者”，据《类聚》卷186引同方改。

香皮二两　羌活二两

右件药捣筛为散，每度用药三两，盐半匙，葱白连根七茎，用浆水一斗煎十余沸去滓，通手淋煤痛处，冷即再换，淋煤了宜避风暖盖。

又方：

黑豆二升　乳香三两　白矾三两　接骨草五两　桑根白皮三两，剉

右件药捣罗为末，每用浆水一斗，药末三两，煎五七沸去滓，通手淋煤患处，冷即换之。

治伤折，踠损蹉跌，筋骨俱伤，黯肿疼痛，无疮口，宜用**熨药方**：

生地黄一斤，细切　生姜半斤，细切　艾叶三两　芫花五两　川椒三两，去目　松脂五两

右件药捣筛，入前二味搅和令匀，分为三分，用醋三合，于炭火炒令热，用熟布裹熨痛处，冷即再炒熨之。

又方：

生姜一斤　芫花五两　白芷三两　桑根白皮三两　故乌毡一尺　盐五两

右件药都细剉，用醋一升，炒令热，以绢裹熨痛处，冷即再炒熨之三二十度。

治伤折车辗，落马蹉跌，筋脉俱伤，疼痛不可忍，先用通和血脉，止痛**淋煤当归汤**方：

当归二两　顽荆二两　藁本二两　蔓荆子二两　白芷二两　芎䓖一两　丁香皮一两

右件药捣筛为散，每度用[1]药三两，入盐半匙，葱白一握，浆水一斗煎十余沸，渐添淋煤痛处，日二用之。

治伤折筋骨疼痛，**淋煤桂附散**方：

桂心一两　附子一两，去皮脐，生用　白矾二两　细辛一两　白芷一两　五加皮二两　桑叶二两

右件药捣筛为散，每度用药三两，入葱连根十茎，以水一斗，煎十余沸渐添，淋煤立效。

治伤折后，或人脚膝腰胯被冷风攻击疼痛，行李不得，**淋煤虎骨汤**方：

虎胫骨二两　松木节十两　樟木节十两　川椒一两，去目　桑根白皮二两，剉　五加皮二两　白矾二两

右件药捣筛为散，每度用药三两，以水一斗煎十余沸，渐渐用淋煤痛处，立效。

治伤折疼痛，**淋煤芎䓖汤**方：

芎䓖一两　泽兰一两　甘草二两　川椒一两，去目　当归一两　吴茱萸一两　桑根白皮二两，剉　松脂三两　黑豆一升，碎捣，入松脂内微炒令香

右件药捣筛为散，每度用药三两，以水一斗煎十余沸，淋煤痛处，立效。

治伤折瘀血不散，芫花熨药方：

芫花三两　生地黄二斤　牛膝二两，去苗　生姜四两　桑根白皮三两　艾叶二两　川椒一两，去目　白芷二两　当归一两　蚕沙三两

右件药都细剉，以醋拌炒热，用青布裹熨之，立效。

治伤折，踠损蹉跌，筋伤骨碎，黯[2]肿疼痛，筋脉急肿，展缩俱难，坐卧不得，宜用熨方：

生地黄二斤，切研　川椒一两，去目捣末　生姜半斤，细切　白矾一两，捣末　乳香二两，捣末　蚕沙五两　芫花二两

右件药相和，于铛中用醋拌炒令热，以青布裹熨痛上，并四向筋急肿痛处，冷即重炒熨

〔1〕 度用：原误作“皮肉”。据《类聚》卷186引同方改。

〔2〕 黯：原误作“点（點）”。据《类聚》卷186引同方改。

之，熨后便用接骨止痛膏封贴。如是伤折骨碎，即先须依法度排正碎骨及蹉跌归原后，用绵裹柳木篦系缚夹正，便服补益圆散神效。

治伤折，法炼**黑豆熨药方**：

生黑豆三升，用醋二升浸一宿　葱并根二十茎，细切

右件药用青布裹，分作两裹，入汤内煮，乘热替换熨痛处，立效。

治一切伤折疼痛贴熁诸方

凡一切伤折并蹉跌，骨碎压肿，晓夜疼痛不可忍，宜用应验涂贴**猢狲骨熁膏**方：

猢狲骨二两　穿山甲骨二两　狗食系骨二两　腽肭脐三两　虎胫骨二两　野狸骨二两　水獭骨二两　猫儿食系骨二两

右件诸骨等粗捣，以米醋拌，入瓶子以泥密封头令干，以大火烧令稍熟为度，候冷取出捣罗为末，瓷器中密盛，每用时先以醋煮黄米粥，看损折痛处大小，入药末半钱调令匀，摊于油单子上裹之，上面以绵裹系缚，重者不过三度，验其伤折处骨，先依法度排正后即封裹。如贴药时疼痛，先用温酒调药末半钱服之，药入口其痛处立定，热如火熁，神效矣。

治伤折接骨，**穿山甲骨贴熁膏**方：

穿山甲骨三两，涂醋炙令黄　桂心一两　当归一两　生地黄汁三合　飞面一匙　附子一两，去皮脐，生用　生姜汁五合

右件药捣细罗为散，热暖地黄、生姜汁调散五钱令匀，摊于绢上，乘热裹贴损折痛处，急系缚，每日换之。

接骨，**木鳖子贴熁膏**方：

木鳖子二两，去壳　川椒一两，去目　虎胫骨一两　龟甲一两　松节三两，细剉，醋一升炒令醋尽

右件药捣细罗为散，用小黄米半升作稠粥，调药五钱，摊于绢上封裹损折处，立效。

接骨，**桂附贴熁膏**方：

桂心一两　附子一两，去皮脐，生用　乳香一两　川椒一两，去目　白矾一两　吴茱萸一两　生姜汁五合　酒五合

右件药捣细罗为散，先将姜汁并酒煎取七合，入药末调令匀，于油单子上摊，贴于患处，急裹缚之，其痛立定。

治伤折浮肿疼痛膏方：

厚朴二两，去粗皮　槟榔一两　白芷二两　桂心二两半　当归三两，剉，微炒　芎䓖一两　没药半两　骐驎竭半两　朱砂三分，细研

右件药捣细罗为散，以酒二升熬药成膏，于帛上摊贴于痛处，立效。如食前热酒调下二钱，亦佳。

治伤折后多时，骨未归臼[1]，**软骨涂药方**：

海桐皮二两　五加皮一两　远志一两，去心　木鳖子二两，去壳　陈橘皮二两　百合一两

右件药捣罗为末，每用以米醋调如膏，匀摊于帛上贴之。

又方：

---

〔1〕臼：原误作"曰"。据《类聚》卷186引同方改。

乳香二两　骨碎补一两　盐梅肉三两，炒令干　绿矾二两　川朴消一两　川椒一两，去目　桔梗一两，去芦头　白矾一两，烧令汁尽

右件药捣细罗为散，煎米醋调如膏，匀摊于帛上贴之，每日一易。

治伤折，跌损蹉跌，黯肿，皮肉疼痛，涂贴方：

菉豆末五两　桂心二两　附子二两，生　吴茱萸一两　当归一两，剉，微炒　川椒二两，去目　蛇床子二两　松脂二两

右件药捣罗为末，用生姜汁调如膏，贴于患处，干即再换。如有疮口，不可用之。

治伤折，止痛，消肿毒气，散瘀血，贴熁**败龟膏**方：

败龟三两，涂醋炙令黄　百草霜二两　木鳖子人二两　当归二两，剉，微炒　桂心二两　没药三两　芎䓖二两　川大黄三两

右件药捣细罗为散，每用之时，先以好酒一升煎至半升，下火停酒稍冷，然后入药末一两，却于火上重煎，以匙不住搅成膏，摊于纸上贴之。

治伤折，筋骨疼痛不止，走马贴熁**乳香膏**方：

乳香二两　蛇床子一两　皂荚一两，炙去皮子　桂心一两半　附子一两，生用　芥菜子三合　赤小豆三合

右件药捣罗为末，用生姜汁一中盏调如膏，看伤损处大小，摊于油单上封裹，候干即易之。

又方：

松脂三两　当归一两，剉，微炒　细辛一两　白芷一两　川椒二两，去目

右件药捣细罗为散，用生地黄汁并醋相和调如膏，临时看患处大小涂贴，每日换之。

治一切伤折膏药诸方

治伤折，蹉跌筋骨，黯肿疼痛，及伤外风，风毒偏风，口面不正。但是伤风等，宜用此软筋骨，润皮肉，止疼痛，神验摩风**麝香膏**方：

麝香一两，细研　虎胫骨一两　细辛一两　防风一两，去芦头　独活一两　桂心一两　当归一两　芎䓖一两　白芷一两　白僵蚕一两　生干地黄一两　白及一两　白术一两　川椒一两半，去目　附子一两，去皮脐，生用　旋覆花一两　赤芍药一两　连翘一两　甘菊花一两　木鳖子一两，去壳　天南星一两　菰𬞟根一两半　乌蛇一两半　牛膝一两，去苗　踯躅花一两　甘松香一两　石斛一两，去根　野驼脂十两　棘针二两　蜡五两　腊月猪脂二斤　醋三升　好酒三升

右件药净洗晒干细剉，入酒醋中浸三宿，漉出阴干，却入腊月猪脂、驼脂内以慢火煎，候白芷黄焦药成，以绵滤去滓，入麝香末调匀，以瓷合盛。有患者，火上熁手心，点药摩痛处五七度，亦用温酒调半匙服之，神效。

接骨止痛，**雄黄暖膏**药方：

黄丹四十八两　麻油五斤　猪脂二斤　松脂一斤　羊脂十两　蜡十两　野驼脂十两　当归二两　乌蛇二两　生干地黄二两　连翘花一两　续断二两　白芷一两　露蜂房一两　川乌头一两，去皮脐　细辛一两　棘针一两　芎䓖一两　羌活一两　人粪一两，干者烧灰　紫草一两　虎胫骨一两　鲮鲤甲一两　猬皮一两　莨菪子一两　吴茱萸一两　白敛三分　紫葛三分　玄参三分　桑木耳三分　木通三分，剉　杏人三分，汤浸，去皮尖　青绯帛各七尺，烧令烟尽　白术三分　葱和根三七茎　槐树枝四两

杨柳枝四两　防风三分，去芦头　桑根白皮三分　赤芍药三分　香附子三分

已上药先将油、猪脂、羊脂、野驼脂于锅内煎为油，入柳枝、槐枝、棘针、葱、紫草、露蜂房，先于脂油内以慢火煎半日，漉去滓，其余[1]诸药细剉入于熟油内慢火煎半日，次入松脂、蜡更煎半日，滤去滓，净拭锅，内细罗黄丹炒令紫色，热下药汁中，以柳枝搅不令住，候色变紫成膏住火，次入诸药：

雄黄三两，细研　丁香三两　乳香四两　沉香三两　木香三两　桂心三两　骐驎竭三两　附子三两，去皮脐

已上捣罗为末，入膏中调令匀。

右件药用瓷合中盛，有患者，于绢帛上微火摊贴于折损处，一日一度换之。

治伤折接骨，散瘀血，止疼痛，**抵圣膏**方：

麻油二斤　羊脂四两　野驼脂四两　腊月猪脂十两　当归二两　乌蛇二两　生干地黄二两　连翘二两　续断二两　白芷二两　白敛一两　白及一两　玄参一两　鲮鲤甲一两　猬皮一两　露蜂房一两　桑木耳一两　木通一两

已上诸药细剉，并脂油等煎半日去滓，然后下杏人等：

杏人二两，汤浸，去皮尖　丁香一两　桃人二两，汤浸，去皮尖　沉香一两　木香一两　桂心一两　松脂八两　芎䓖一两　羌活一两　附子一两，去皮脐　蜡五两

已上细剉，下入前油内，以慢火再养半日，候药焦黄色，以绵滤去滓，即下后药：

黄丹三十四两　乳香二两，末　骐驎竭二两，末

右先以黄丹内于锅中炒令紫色，旋下油，用柳[2]木篦搅不得住手，待变紫色即下乳香、骐驎竭末搅令匀，停冷。凡有损折处，用微火熁，摊于绢帛上封裹，神效。

治伤折接骨，贴熁**灵龟膏**方：

龟甲五两　川大黄三两　木鳖子三两，去壳　当归二两，剉，微炒　桂心二两

右件药捣细罗为散，每用时先空煎酒一升，煎去一半停稍冷，然后入药末一两，以柳木篦不住手搅成膏，以油单子上摊贴伤损痛处，立效。

治从高坠下，落马堕车，踠折骨碎筋伤等，**紫金膏**方：

黄丹二十四两　麻油二斤半　猪脂四两　野驼脂四两　松脂一斤　乌蛇半两　白敛半两　白芷半两　白及半两　连翘半两　续断半两　紫葛半两　牛膝半两，去苗　生干地黄半两　鲮鲤甲半两　猬皮半两　露蜂房半两　木通半两　当归半两　桃人一两，汤浸，去皮尖　杏人一两，汤浸，去皮尖　乳香一两　丁香一两　木香一两　桂心一两　附子一两，去皮脐，生用　芎䓖一两　羌活一两　骐驎竭一两

右件药细剉，入油脂内并松脂同以慢火煎养半日，候药焦熟，以绵滤去滓，用净锅内细罗黄丹炒令紫色，旋下熟药汁，以柳木篦不住手搅，候变紫色即油力尽，滴于水中成珠子，手内看不污人手即停火，收于瓷合中，用纸上摊贴痛处，日一换之。

治伤折，接骨止痛，**腽肭脐膏**方：

腽肭脐二两　当归二两　附子二两，去皮脐，生用　桂心二两　羌活一两　芎䓖一两　骐驎竭一两　乌蛇一两　乳香一两　木香一两　续断一两　生干地黄二两　白芷一两　穿山甲一两　猬皮一两

---

〔1〕余：原无，《类聚》卷186所引同。《普济方》卷315补此字，从之。

〔2〕柳：原作“折”。据《类聚》卷186引同方改。

桃人一两，汤浸，去皮尖　莨菪子二两　杏人一两，汤浸，去皮　紫草一两　棘针一两　柳枝一两　槐枝一两　赤芍药一两　白敛一两　防风一两　细辛一两　葱白十四茎，连须　黄蜡十两　蜜陀僧一两　沥清香十两　驼脂三两　羊脂三两　猪脂二十两　清麻油五斤　黄丹三斤，炒令紫色

右件药细剉，先以猪、羊、驼脂等于大锅内文火煎，取清汁，去脂滓，后入麻油煎令如鱼眼沸，次下棘针、柳枝、槐枝、葱白等四味煎令黄焦，漉去滓，即下膃肭脐等药，以炭火养一七日后，绵滤去滓，却入锅内旋下黄丹，用柳枝子搅不住手，候转紫色，稀[1]稠得所即膏成，于瓷合中盛，每用于纸上摊贴伤损处。

治伤折，**梃子膏**方：

骐驎竭　没药　乱发灰　蜜陀僧　丁香　麝香　木香　腻粉　雄黄　雌黄　自然铜已上各一两　黑狗肝、胆各一两，干者

右件药捣罗细研，先于铛中熔黄蜡，然后入药末熬炼成膏，取小竹筒子热灌之，待冷方可取出，于黄丹中出色。若有患者，先以热水洗病上，用生油于漆楪中磨药，涂痛处，立效。

治伤折皮肉破冷，久不合，宜用长肉合疮口，**乳香暖膏**方：

乳香二两　续断二两　当归二两　桂心一两　乱发二两，烧灰　沥清香四两　骐驎竭二两　熏陆香二两　莨菪子二两　麻油七两　黄丹四两　猪脂四两，腊月者

右件药除麻油、猪脂、黄丹外并细剉，捣罗为末，先煎油脂等令熟，停冷下药末，以柳木篦搅令匀，用慢火更煎半日，后下黄丹搅令匀，调膏成，于瓷合内盛，每用于白熟绢上摊贴立效。

治伤折，**槐子膏**方：

槐子三两　黄丹二十四两　头发二两　麻油二斤半　猪脂一斤　蜡五两　水杨白皮三两　桑根白皮一两　皂荚半两，去皮子　巴豆半两，去皮心　天雄一两，去皮脐　当归一两　槐白皮一两　雄黄半两，细研　麝香半两，细研

右件药细剉，入脂油内以慢火煎养一日，焦熟后用绵滤去滓，于净锅中炒黄丹令紫色，即下熟药汁，用柳枝搅莫令住手，候药成紫色，滴入水中成珠子，油力尽即住火，入雄黄、麝香和匀，放于瓷合中。凡有伤折，逐日摊贴痛处，极效。

治筋骨俱伤后，夹风疼痛，宜用**摩风膏**方：

羌活半两　防风三分，去芦头　芎䓖一分　踯躅花半两　甘菊花半两　附子一分，去皮脐　桂心三分　汉椒一两半，去目　川乌头一分，去皮脐　当归半两　皂荚一分，去皮子　鲮鲤甲三分　甘草一分　白及一分　菰䕸根一分　紫葛一分　乌蛇半两　猬皮一分　莽草半两　细辛半两　杏人一分，汤浸，去皮尖、双人　苦参一两　白敛半两　蜡五两　露蜂房一分　猪脂三斤，切

右件药细剉，以米醋二升拌匀，经二宿后以火微微炒之令干，用猪脂和药，以慢火煎一日，以绵滤于瓷合内盛，不令水污着。如有伤折筋骨处，将用摩之神验矣。

治伤筋骨，肿痛不可忍，**摩痛膏**方：

丁香半两，别捣罗为末　麝香半两，细研　野驼脂十两　腊月猪脂二十两　羌活半两　芎䓖半两　木鳖子一两，去壳　防风半两，去芦头　菰䕸根一两　附子一两，去皮脐，生用　细辛半两　牛膝半两，去苗

右件药细剉，以米醋二升拌令匀，经三宿内铛中炒令稍干，下野驼脂及猪脂等以慢火煎，候诸药焦黄色即住火，用绵滤去滓，后下丁香、麝香搅令匀，内瓷合中盛，旋取摩之。

治搕打伤折，金疮生肌，**薤白膏**方：

---

〔1〕稀：原作"摊"。据《类聚》卷186引同方改。

薤白两握　白敛一两　赤芍药一两　杏人一两，汤浸，去皮尖、双人　续断一两　芎䓖一两　白芷一两　郁金一两　生地黄二两，切　棘针一两　滑石三两　绯帛一尺，烧灰　青布一尺，烧灰　黄丹二十四两

右件药除黄丹外细剉，用麻油三升先煎薤白、生地黄，后下诸药以慢火煎半日，次下滑石、绯帛、青布灰等，再用慢火煎半日，以绵滤去滓，于净锅内炒黄丹令紫色，旋下油内，以柳木枝不住手搅，成紫色，待油力尽，滴于水内成珠子，看不污人手即停火，入合中收，用纸摊贴痛上，日一换之。

治伤折疼痛，**白金膏**方：

桑根白皮三两　柳白皮二两　槐白皮二两　楼葱白一握，切　白芷一两　当归一两　乳香一两　黄丹十六两　羌活一两

右件药各细剉，用麻油二斤以慢[1]火煎油，次下三般白皮并葱煎令焦黄色，去滓，即下诸药煎半日，又去滓，次下黄丹，以柳枝子搅，令黑色成膏，以瓷合贮。每用时即以故帛上摊贴于疼痛损处。

---

〔1〕慢：原误作“搅”，据《普济方》卷315引同方改。

太平圣惠方卷第六十八 凡二十四门　论一首　病源二十首　方共计二百七十道

金疮论

夫金疮失血，其人当苦渴，然须忍之，常令干食，可与肥脂之物以止其渴。又不得多饮粥，则血溢出杀人也。又忌嗔怒及大言笑，思想阴阳，动作劳力。若食咸酸、饮酒、热羹臛辈，皆使疮痛冲发，甚者即死。疮差后犹尔。出百日半年，乃稍复常尔。凡金疮伤天窗、眉角、脑户、臂里、跳脉、髀内、阴股、两乳上下、心、鸠尾、小肠及五脏六腑俞，此皆是死处，不可疗也。又破脑出而不能语，戴眼直视，喉中沸声，口急唾出，两手妄举，亦皆是不疗。若脑出而无诸疾，亦难疗也。又疮卒无汁者，中风也。疮边自出黄汁者，中水也。欲作痉候，可急疗之。又痛不在疮处者，伤经也，亦死。又血出不止，前赤后黑，或自肌肉腐臭，寒冷坚急，其疮难愈者，亦死也。

治金疮诸方

夫被金疮所伤，其疮多有变动。若按疮边干急，肌肉不生，青黄汁出，疮边寒痛，肉消臭败，先出赤血，后出黑血如熟烂者，及血出白汁随出，此候多凶。若中络脉，髀内、阴股、天窗、眉角，横断腓肠，乳上下及鸠尾、小腹，尿从疮出，气如奔豘，诸疮如是者，多凶少愈也。凡金疮出血太多，诊其脉虚细者生，数实者死。沉小者生，浮大者死。其所伤在阳处，失血过度，脉微缓者生，急疾者死也。

治金疮大散方：

右五月五日平旦，使四人出四方，各于五里内采一方草木茎叶，每种各半把，勿令漏脱一

[1] 一十八：原作“二十八”，据正文实数改。
[2] 一十六：原作“十一”，据正文实数改。

事，日正午时切，碓捣，用石灰一斗捣令极烂，仍先选拣大实桑树三两株，凿作孔，令可受药，后分药于孔中，实筑令坚，后以桑树皮蔽之，用磨[1]捣石灰密泥，令不泄气，更以桑皮缠之令牢，至九月九日午时出取阴干，百日药成捣之，日曝令干更捣，绢罗贮之。凡有金疮伤折出血，用药封裹，勿令转动，不过十日差。不脓不肿，不畏风。若伤后数日始得用药，须暖水洗令血出，即傅之。此药大验，预宜多合之，金疮之要，无出于此，虽突厥、质汗、黄丹，未能及之。

治金疮，辟外风，止疼痛，**当归散**方：

当归半两，剉，微炒　川椒半两，去目及闭口者，微炒去汗　泽泻半两　芎䓖一两　附子一两，炮裂，去皮脐

右件药捣细罗为散，金疮有折瘀血，以温酒调下一钱，日三四服止。

治金疮，止疼痛，辟风，**干姜散**方：

干姜一两，炮裂，剉　甘草一两，炙微赤，剉　桂心一两　当归二两，剉，微炒　芎䓖四两　川椒二两，去目及闭口者，微炒去汗

右件药捣细罗为散，不计时候以温酒调下一钱。

治金镞出后，疮疼痛不可忍，**獭胆圆**方：

獭胆　猜猪胆　鲤鱼胆已上各一枚，都为一处　青黛　菰菰根　没药已上各一分　当归半分，剉，微炒

右件药捣罗为末，与胆汁研和令匀，入瓷合中盛，收经七日后用之。每用一圆如小豆大，旋旋取任在箭疮内，疼痛立止矣。

治金疮，辟一切风冷，续筋骨，生肌止血立效方：

石灰二升，捣生地黄、青蒿汁和作团，焙之令赤，细研　芎䓖　艾叶熬黄　狗头灰细研　地松　蜜陀僧已上各半两　黄丹一两　骐驎竭三分，细研

右件药捣罗为末，都研令匀，密封之，每有金疮傅之，立效。

治金疮止血，除疼痛，辟风，续筋骨，生肌肉，法炼**石灰散**方：

地松　地黄苗　青蒿　苍耳苗　赤芍药已上各五两，捣研，入少许水，浓换取汁　石灰三升，新者　生艾汁三合　黄丹一两半，后入

右件药取五月五日，或七月七日，于日中修合，以前药汁拌石灰令汁尽，候干，始研入黄丹令匀，密封，旋取傅金疮上，其血立止。

又方：

新石灰二升　青蒿一斤，切　艾叶一斤，切

右件药先捣青蒿、艾叶，绞取浓汁，拌石灰令尽，曝干，研入黄丹、突厥、白术各三两令匀，封金疮血止大效。

又方：

杏人去皮，捣如泥　石灰等分

右件药同研，每用以猪脂和傅之，日二三度即差。

又方：

右烧青布作灰，傅疮上，裹缚之，数日后差矣。

---

〔1〕磨：原作"麻"。《正误》："'麻'，'磨'之讹。"因改。

又方：

右取蛇衔草烂捣，傅疮上，裹缚之，数日差，

又方：

右取狼牙草茎叶，烂捣傅之。

又方：

五月五日预取葛根，捣末令极细，密器收之，旋取傅疮上，止血止痛立效。

又方：

取乌樟根晒干，捣细罗为散，薄傅疮上神效。

又方：

右取紫檀末以傅疮上，止痛止血生肌甚效。

治金疮，或肌肉断裂，方：

右剥取新桑皮作线缝之，又以新桑皮裹之，又以桑白汁涂之，极验。小疮但以桑皮裹之便差。如断筋，取旋覆根捣封之，即续。

治金疮，止痛，**牡蛎散**方：

牡蛎半两　石膏一分

右件药捣罗更细研，用炼了猪膏调成膏以封疮上，痛即立止。

治金疮，生肌破血补损，**紫葛汤**方：

紫葛二两，细研

右以顺流河水三大盏，煎取一盏五分，去滓，食前分温三服。以酒煎亦妙。

治刀伤斧斫等疮，方：

右取黑毡烧为灰细研，傅伤损处，封裹勿动，直待生肌为妙。

治金疮，止痛，方：

右取马蹄烧灰，研令极细，不计时候以暖酒调下二钱。

又方：

右取杨木白皮熬令燥，捣细罗为散，不计时候以温酒调下一钱，更以末傅疮中即愈。

又方：

右取雄黄末傅疮上，当有汗出即差。

又方：

右取贝齿末以温酒调下一钱。并主中毒箭。

又方：

磁石

右捣罗为末傅疮上，止痛断血。

治金疮血不止诸方

夫金疮血出不断，其脉大而止者，三七日死。金疮血出不止，前赤后黑，或黄或白，肌肉腐臭，寒冷强急者，其疮虽愈，亦难疗也。

治金疮血出不止，宜傅**龙骨散**方：

龙骨三两　当归一两，微炒　芎䓖一两　续断一两　熟干地黄一两　鹿茸半两，去毛，涂酥炙令微黄

乌樟根一两　突厥白一两

右件药捣细罗为散，用傅疮上，血出即止。如服，即每服以温酒调下二钱，日三服。

治金疮疼痛，止血灭瘢，**骐驎竭散**方：

骐驎竭一两　突厥白一两　蜜陀僧四两　小鹰粪二两　石灰一斤，以小便五升浸三日后，飞淘曝干

右件药捣细罗为散，瓷器中贮，封闭勿令尘土污之。但是金刃伤损，厚傅散，以帛子封裹，勿令通风及沾水，三日后即开，不见瘢痕。凡金刃所伤，不令着风即差矣。

治金疮疼痛，血不止，宜傅**雄黑豆散**方：

雄黑豆半斤，紧小者是也　黄蘗半斤，剉　芸薹子四两　桑根白皮四两，剉　黄连二两，去须　龙骨二两　乌贼鱼骨四两

右件药捣细罗为散，每用傅疮上。

治金疮，刀箭所伤，血不止，日夜疼痛，**川大黄散**方：

川大黄一两，剉，生用　甘草一两，剉，生用　黄蘗五两，剉　甘菊花一两　旋覆花一两　桑根白皮二两，剉　槟榔一两　黄连一两，去须　白芷一两　蔓菁花一两

右件药捣细罗为散，傅之神效。

治金疮，但刀斧伤损，出血不止，宜用此方：

石榴花半斤　石灰一斤，炒

右件药捣细罗为散，傅疮上，以帛裹，勿令着风水，疮合即差。

治金疮血不止，宜傅**石灰散**方：

石灰二斗，以小便浸五日，细淘过　大麻心五两　槲叶一两　桑叶五两　青蒿叶半斤　刺蓟六两　益母草六两　芸薹子六两

右以端午日收采，相和石灰，内臼中杵令烂，溲作片晒干，要用即旋捣罗为散，以傅疮上。

治金疮血不止，疼痛，方：

右以骐驎竭捣罗为末，傅疮上。

又方：

生栗子一斤，晒干　干姜三分，炮裂，剉　白及五两

右件药于端午日捣细罗为散，瓷器中贮，每日于疮上傅之，止血止痛极效。

又方：

右取白芍药剉炒令黄，捣细罗为末，傅疮上极效。

又方：

右以雄黄细研如粉，傅疮上即愈。

又方：

右以龙骨捣末细研，傅疮上。

又方：

右用桑根半斤剉，以水一斗煎取五升，不计时候暖服一盏，服尽即效。

又方：

右以石灰捣为末，厚傅疮上，用帛子裹之。若疮口深不合者，内少许末，令疮渐渐合也。

又方：

右用干盐梅烧作灰，细研，傅疮上即差。

又方：

右用盐三指撮急熬，以温酒调服立效。

又方：

右用槟榔、黄连等分捣末，傅疮上即血定矣。

治金疮血出不止，方：

右取车前叶捣烂傅之，血即立止。连根取用亦效。

又方：

右取小便，服三两盏即差。

治金疮内漏诸方

夫金疮通内血者，为内漏，两胁胀不能食者死。瘀血搏在于内，腹胀，脉牢大者生，其脉沉者死也。

治金疮内漏，瘀血在腹中胀满，宜服**虻虫散**方：

虻虫三十枚，去翅足，微炒　桃人一两，汤浸，去皮尖、双人，麸炒微黄　桂心一两半　川大黄三两，剉碎，微炒　水蛭三十枚，炒令微黄

右件药捣细罗为散，每服二钱，用童子小便一中盏，煎至五分，温温和滓服，日五服，夜三服。如卒无小便，用酒水代之亦得。

治金疮，内漏血入腹中，方：

大麻子一升　葱白二七茎

右件药相和捣令熟，以水三大盏，煮取一盏五分，去滓，分为三服。若血出不尽，腹中有脓血，更令服，当下脓血效。

又方：

蒲黄二两　当归二两，末

右件药相和更研令匀，每服以温酒调下一钱，日四五服。

又方：

虻虫三两，炒令微黄　牡丹二两

右件药捣细罗为散，每服食前以温酒调下二钱，日四五服。

治金疮内漏血，宜傅**胡粉散**方：

胡粉三分　干姜一分，炮裂，剉　生栗子三分，阴干，去壳

右件药捣罗为末，用傅疮上即差。

治金疮，内漏血在腹不出，方：

右以牡丹捣细罗为散，不计时候以温酒调下二钱。

又方：

右挼青蒿傅之，大止血，并止疼痛。

又方：

右取猪膏莓[1]捣傅之，断血生肉，除痛，消浮肿。或作汤浸渍，避风，并效。

---

〔1〕 猪膏莓："莓"，原误作"毒"。据《普济方》卷303引同方改。猪膏莓即唇形科植物豨莶草。

又方：

右以马齿苋捣取汁，每服暖饮一小盏即止，兼治恶血在腹中。

又方：

右以质汗末傅之，及用熟艾、麝香末等分傅之亦佳。

治毒箭所伤诸方

夫被弓弩所伤，若箭镞有罔[1]药，入人皮脉，令人短气，须臾命绝。口噤唇干，血已断绝，腹满不言，其人如醉，未死之间，为不可治。若荣卫有瘀，血应时出，疮边温热，口开能言，其人乃可治。凡毒箭有三种：岭南夷俚，用焦铜作箭镞；次岭北诸处，以蛇虫毒螫物汁着管中渍箭镞。此二种才伤皮，便洪肿沸烂而死。唯射猪犬得活，以其啖粪故也。若中之，便即食粪，或饮粪汁，并涂疮即愈。不尔，须臾不可复救。毒箭着宽处者，虽困渐治，必不死。若近胸腹，便宜速治，小缓毒入内，则不可救矣。

治卒中毒箭，立解**芦根散**方：

芦根一两，剉　蓝叶一两　不灰木二两，以牛粪烧赤　紫檀半两

右件药捣细罗为散，不计时候以蓝汁调下一钱。粥饮调服亦得。

治毒箭所伤，解毒**雄黄散**方：

雄黄一分，细研　芦根半两，剉　白敛半两　大麻人一分，微炒

右件药捣细罗为散，都研令匀，每服以温酒调下一钱，日四五服。

治毒箭所伤，皮肉瘀肿疼痛，不可过时，宜服**梨母子煎**方：

梨母子[2]一斤，烂研，去核　盐麸子五两　蓝子五两　不灰木三两，牛粪火烧赤　独颗栗子三两，干者　甘草二两，剉，生用　黑豆三两，炒熟　黄连二两，去须　菉豆三两，炒熟　大粪[3]灰五两　赤芍药三两

右件药捣罗为末，用炼了蜜入诸药调为膏，每服以温酒调下一茶匙，日三四服。

治毒箭疮及马汗毒，宜傅**不灰木散**方：

不灰木二两，以牛粪火烧赤　蜜陀僧一两　黄蘗半两，剉　腻粉一分　麝香一分，细研

右件药捣细罗为散，每用时先以盐水洗疮，后用药傅之，日一换之。

治中罔箭[4]，**蓝子散**方：

蓝子五合　川升麻四两　王不留行四两　甘草四两，炙微赤，剉

右件药捣细罗为散，每服以冷水调下二钱，日三服。又以水和涂疮，干则易之。

治中毒箭，方：

右服蓝汁一中盏，以滓傅之。无蓝汁，温水渍青布汁，并灌疮中。镞不出，捣死鼠肝涂之，鼠脑亦得用之，即出。

---

〔1〕罔：原作“冈”。即“罔”俗写，“射罔”的简称。射罔是乌头中提取的有毒结晶，常用来涂箭镞制造毒箭。

〔2〕梨母子：即黎檬的音转，亦即柠檬之类的果实。

〔3〕大粪：《类聚》卷185引同方亦同。《普济方》卷302引同方作“大粪烧”。《正误》：“‘大’，疑‘犬’之讹。”宋代许洞《虎钤经》卷10“治金疮”作“牛粪火烧”。比较人粪、牛粪、犬粪，本草记载均可治痈毒，但能解箭毒者，唯有人粪。故此大粪乃指人粪。

〔4〕罔箭：即前所考涂有射罔毒的箭。

又方：

右以生地黄汁煎作膏，每服以热水调下半匙。

又方：

右以芦根煮汁，日饮三两盏效。

又方：

右以葛根煮汁，日饮三两盏效。

治箭镞金刃入肉及骨不出诸方

夫箭中于骨，骨破者，须出箭镞，仍应除碎骨尽，乃傅药。不尔者，疮永[1]不合。纵合常有疼痛，若更犯触损伤，便惊血沸溃，即死也。

出箭头，**雄黄圆**方：

雄黄一分　蜣螂一分，研　不灰木一分，以牛粪火烧令赤　威灵仙一分　朝生花一分　鼠一枚，去头取血

右件药捣罗为末，入鼠血并炼蜜和圆如黄米大，内疮口，其箭头不计年远自出。

治箭头入肉，**巴豆圆**方：

巴豆一枚，去皮　腻粉一钱　砒霜少许，细研　磁石半两，细研　蜣螂一枚

右件药捣罗为末，以鸡子清和为圆如菉豆大，先以针拨破箭疮瘢，用儿孙儿奶汁[2]化一圆在拨破处上，用醋面纸封贴，当痒，痒极不可忍，其镞自出也。多年两上，当年者一上，皆出也。

又方：

雄黄一分　蜣螂一分　腻粉一分　砒霜一分　巴豆一分，去皮

右件药都研为末，先以儿奶汁湿箸头点药入疮内，当痒，不过三两上便出矣。

又方：

斑猫二七个　蜣螂一七个　硇砂一钱

右件药捣细罗为散，却入竹筒内封头，然后入厕中七日取出，后于阴地内埋之七日，取于瓷合内盛之，每用时取少许于疮上涂之，其箭镞自出。

治金疮，箭头在肉中不出，**半夏散**方：

半夏一两，汤洗七遍去滑　白敛一两　牡丹一两　桑根白皮二两，剉

右件药捣细罗为散，每服以温酒调下一钱，日三服。

治金疮，箭不出，方：

白敛一两　半夏一两，汤洗七遍去滑

右件药捣细罗为散，每服以温酒调下一钱，日三服，浅即十日出，深者二十日出。

治金疮，箭镞在骨中，远年不出，**蛴螬圆**方：

蛴螬五枚，干者　蝼蛄三枚，干者　赤小豆一分　赤鲤鱼鲊一两　硇砂一钱　红花末三钱

---

〔1〕永：原作“未”。《类聚》卷185引同方作“永”，义长，据改。

〔2〕儿孙儿奶汁：《类聚》卷185引同方作“儿孩儿奶汁”。后者义长。《普济方》卷302引同方作“男子奶汁”。详上下文义，前一“儿”字似当为动词，意为“哺儿”。则此药意即补养小孩的奶汁。

右件药都研细，以鲊研和圆如菉豆大，如疮口在，只于疮口内纴一圆，如无疮口，以针拨破内药，不过三圆至五圆，箭头自动，轻摇即出。

治箭镞入骨，取不出，疼痛不可忍，宜用此方：

巴豆三枚，去皮　蜣螂三枚，生用

右件药相和研令极细，涂所伤处，须臾痛定，微痒，但忍，待极痒不可忍，便撼箭镞，拔之即出，速以生肌膏贴之，神效。

治金疮，刀箭入肉，骨碎不出，赤肿疼痛，方：

马缰灰一两　弓弦灰一两

右件药相和研令匀，每服用蓼蓝汁调下一钱，日三服。

治箭头不出，宜服**牡丹散**方：

牡丹半两　盐半两　白敛半两

右件药捣细罗为散，每于食前以温酒调下二钱。

治箭镞不出，立效方：

右用黑羊粪捣末傅之，待疮口开，即以生鼠刺取血，滴疮口中，须臾即出。

治箭头在咽喉胸膈中，及诸处不出，方：

右取鼠脑傅之。以鼠头血涂之并效。亦治人针折不出。

又方：

右用蝼蛄脑涂之，即出。

治箭镞入腹不出，方：

右用小豆煮熟，取汁二升，和酒相次服之，服尽为度。

治箭入肉不出，方：

右取蝼蛄捣取汁，滴在疮中，如此三五度，箭头自出。

治金疮伤筋断骨诸方

夫金疮始伤之时，半伤其筋，荣卫不通，其疮难愈，已后令不仁也。若被疮截断诸解、身躯、肘中，及腕膝、髀若踝际，亦可连续，须在急及热疗之，其血气未寒。碎骨不去，令人痛烦，脓血不绝，日久不能得安。诸中伤人脏者，十死一生。

治金疮，筋骨断令续，**杜蘅散**方：

杜蘅二两半　蛇衔二两　地榆二两，剉　生干地黄二两半　干姜半两，炮裂，剉　川椒半两，去目及闭口者，炒令汗出　桂心半两　当归一两半，剉，微炒　芎䓖一两半　人参一两，去芦头　肉苁蓉一两半，酒浸一宿，去皴皮，炙令干　甘草一两，炙微赤，剉　赤芍药一两半　附子一两，炮裂，去皮脐

右件药捣细罗为散，每服不计时候以温酒调下二钱。

治金疮，伤筋断骨，疼痛不可忍，**骨碎补散**方：

骨碎补半两，去毛，麸炒微黄　自然铜半两，细研　虎胫骨半两，涂酥炙令黄　败龟半两，涂酥炙微黄　没药一两

右件药捣细罗为散，每服一钱，以胡桃人半个一处烂嚼，用温酒一中盏下之，日三四服。

治金疮，伤筋断骨疼痛，**没药散**方：

没药一两　当归三分，剉，微炒　地龙三分，微炒　肉桂半两，去皴皮　自然铜三分，细研　川乌头半

两，炮裂，去皮脐　干姜半两，炮裂

右件药捣细罗为散，每服不计时候以温酒调下一钱。

治金疮，弓弩所中，伤筋断骨，屈伸不得，宜服**熟地黄散**方：

熟干地黄三分　续断三分　杜仲三分，去粗皮，炙令黄，剉　当归一两，剉，微炒　附子一两，炮裂，去皮脐　秦艽一两，去苗　故败弩筋一两，烧灰

右件药捣细罗为散，每服不计时候以温酒调下二钱。

治刀箭伤筋断骨，止痛定血辟风，**骐驎竭散**方：

骐驎竭半两　黄蘗一两，剉　甘草一两，炙微赤，剉　白芷一两　白敛一两　白及半两　当归一两，剉，微炒　蜜陀僧一两

右件药捣细罗为散，每用时以少许干糁[1]疮，立效。

治伤断筋骨，续筋，方：

右取旋覆根捣汁滴疮中，仍用滓傅疮上，封之十五日，即筋骨便续。

治金疮，伤筋断骨，令还续，方：

右多取蟹头中脑及足中髓熬之，傅疮中，筋骨即续生，立效。

治金疮肠出诸方

夫金疮肠出者，谓矛箭所伤。若中于腹则气激，则肠随疮孔出也。

治金疮肠出，**磁石散**方：

磁石三两，烧醋淬七遍，捣碎，研如粉　滑石三两　铁精末三两

右件药捣细罗为散，粉于肠上后，别用磁石末以粥饮调下一钱，日三四服。

治金疮腹破，肠胃突出，却入法：

右取干人粪为末以粉肠，肠即入矣。

治被伤腹，肠出不断者，方：

作麦粥取汁洗肠，推内之，恒研米粥饮之，二十日稍食粥糜，百日后乃差。

治金疮中风痓诸方

夫金疮风痓者，此由血脉虚竭，饮食未复，荣卫伤损，风邪乘虚入于五脏，五脏受寒，则令痓也。其状口急背直，摇头马鸣，腰为反折，须臾大发，气息如绝，汗出如雨，不及时救者，皆难疗也。凡金疮卒无汗者，中风也。疮边自出黄汁者，中水也。并欲作痓，急治之。又痛不在疮处者，伤经络，亦死尔。

治金疮中风痓，口噤不语，宜服**赤箭圆**方：

赤箭一两　桂心三分　防风三分，去芦头　巴豆三分，去皮心研，纸裹压去油　吴茱萸半两，汤浸七遍，焙干微炒　天南星三分，炮裂　白附子半两，炮裂　朱砂一两，细研，水飞过　干姜一分，炮裂，剉　附子三分，炮裂，去皮脐　干蝎半两，生用

右件药捣罗为末，用酽醋三升熬成膏，可圆即圆如梧桐子大，每服不计时候以热葱酒下

---

〔1〕 糁：《正误》："'掺'之讹。下同。"

三圆，服后汗出为效。

治金疮中风痉，肢节筋脉拘急，**虎骨散**方：

虎胫骨一两，涂酥炙令黄　黑豆五合　松脂二两　桂心三分　桃人一两，汤浸，去皮尖、双人，麸炒微黄　败龟一两，涂酥炙令黄　当归一两，剉，微炒　芎䓖一两　干蝎一两，微炒

右件药先将松脂并黑豆炒令熟，后和诸药捣细罗为散，每服不计时候以温酒调下二钱。

治金疮中风痉，筋骨疼痛，**续断散**方：

续断二两　蛇衔草二两　地榆一两，剉　当归一两，剉，微炒　赤芍药一两半　细辛一两　干姜一两，炮裂，剉　肉苁蓉一两半，酒浸一宿，刮去皴皮，炙令干　桂心一两　川椒三分，去目及闭口者，微炒去汗　熟干地黄一两　附子一两，炮裂，去皮脐　人参一两，去芦头　芎䓖一两　甘草一两，炙微赤，剉

右件药捣细罗为散，每服不计时候以温酒调下二钱。

治金疮中风痉，内伤疼痛，**蛇衔草散**方：

蛇衔草三分　甘草三分，炙微赤，剉　芎䓖三分　白芷三分　当归三分，剉，微炒　续断一两　独活一两　泽兰一两　桂心一两　川乌头三分，炮裂，去皮脐

右件药捣细罗为散，不计时候以温酒调下二钱。

治金疮中风痉，角弓反张者，方：

右取杏人捣碎，蒸令溜，绞取脂，服一小盏，兼以摩疮上差。

又方：

右取蒜半升，破去心皮，以无灰酒二升煮令极烂，细研，每服一合已来，须臾得汗即差。

治金疮中风痉，口噤不语，方：

右取蔓菁子一升净淘过，捣令极烂，以手撮为炷，以灸疮上三两度，热彻后即差矣。

治金疮中风痉，方：

鸡粪二两　黑豆一升，洗净，炒令焦黑

右件药以酒三升煎热，投药于酒中更煎三五沸，去滓，时时随多少饮之令尽，得汗为佳。未汗即更作服，以汗出为度。

治金疮中风痉，角弓反张，方：

右取莨菪根，可疮大小截令平，如无大者，并缚数根截之，称疮为限，猪脂半两，盐末一鸡子大相和，于火上温之，令膏盐相得，不用过热，热即伤肉，分为两炷以暖疮上，冷即易之，以差为度。

又方：

生鸡子三枚　乌麻油五合

右件药煎之稍稠，待冷即以涂疮上，极妙矣。

治金疮中风痉，方：

鸡粪二升，炒黄

右以绢袋盛，以好酒五升浸半日久，温服一中盏，日三服，兼取莨菪根烂捣，作饼子拓疮上，灸之令热彻，有黄水出即差矣。

治金疮中风痉，致[1]肿，方：

栎木根皮五斤，剉

---

〔1〕致：原作“豉”。《正误》：“‘致’之讹。”《类聚》卷185亦引作“致”，因改。

右以水二斗煎取一斗，去滓，入盐一两，渍肿处效。

治金疮中风痉，迷闷，方：

右取雀儿粪一合研之，以酒一大盏调，分温三服，腹内转动，当时愈。纵不能开口，即拗开灌下，神妙。

治金疮中风痉，疼痛，方：

盐二两

右用水一碗煎令热，以匙抄看冷热，频频淋疮。

治金疮中风痉，方：

生葛根一斤，剉

右以水五升煮取三升，去滓，每热服一小尽，日三四服。

治金疮烦闷诸方

夫金疮损伤血气，经络空虚则生于热，热则心神烦满，疼痛不安也。

治金疮烦闷，宜服**生干地黄散**方：

生干地黄一两　甘草一两，炙微赤，剉　白芷一两　当归一两，剉，微炒　桃人一两，汤浸，去皮尖、双人，麸炒微黄　羚羊角屑一两　续断一两　黄芩一两　赤芍药一两　芎䓖三分　桂心三分

右件药捣细罗为散，每服以温酒调下二钱，日四五服。

治金疮烦闷，不得眠卧疼痛，**白薇散**方：

白薇一两　菰𬟽根一两　枳实一两，麸炒微黄　辛夷人一两　甘草一两，炙微赤，剉　赤芍药一两　酸枣人二两，微炒

右件药捣细罗为散，每服以温酒调下二钱，日四五服。

治金疮，烦渴闷乱，头痛，**地骨皮散**方：

地骨皮一两　石膏二两　黄连一两，去须　麦门冬一两，去心　甘草一两，炙微赤，剉　生干地黄一两

右件药捣粗罗为散，每服四钱，以水一中盏煎至六分，去滓温服，日四五服。

治金疮烦闷，**酸枣人散**方：

酸枣人二两，微炒　芎䓖二两　甘草二两，炙微赤，剉

右件药捣细罗为散，每服用温水调下二钱，日四服。

治金疮烦闷疼痛，大便不利，**大黄圆**方：

川大黄二两，蒸三度　桃人一两，汤浸，去皮尖、双人微炒　枳壳一两，麸炒微黄，去瓤

右件药捣罗为末，炼蜜和圆如梧桐子大，每服以温水下三十圆，日三服，以利为度。

又方：

右取茅根捣绞取汁，和酒各一中盏，分暖三服。

治金疮，烦满心闷，方：

右用赤小豆一升，以生地黄汁渍之，熬燥复渍，满三日，候干捣细罗为散，每服以温酒下二钱，日四五服。

治金疮，腹中血留滞，满闷心烦，方：

右用生地黄捣汁取一升，川芒消一两半，相和搅令匀，不计时候暖服一小盏。

治金疮，弓弩所中，烦闷欲绝，方：

右以琥珀三两捣细罗为散，不计时候用童子小便调下二钱。

治金疮烦闷，方：

右用地龙粪随多少，以水渍，绞取汁，每服一合，日四五服。

治金疮下血虚竭诸方

夫金刃中于经络者，下血必多，腑脏空虚，津液竭少，无血气以荣养，故须补之也。

治金疮出血多，**内补肉苁蓉散**方：

肉苁蓉四两，酒浸一宿，刮去皴皮，炙令干　白芍药四两　甘草四两，炙微赤，剉　干姜二两，炮裂，剉　当归一两，剉，微炒　川椒三分，去目及闭口者，微炒去汗　桂心一两　黄芩一两　芎䓖一两　白及一两　黄耆一两，剉　吴茱萸一两，汤浸七遍，焙干微炒　人参一两，去芦头　厚朴一两，去粗皮，涂生姜汁炙令香熟

右件药捣细罗为散，每服以温酒调下二钱，日三服神效。

治金疮伤筋骨，疼痛，下血多，食少，脏腑虚竭，**内补芎䓖散**方：

芎䓖一两半　熟干地黄一两　蛇衔草三分　当归一两，剉，微炒　肉苁蓉一两，酒浸一宿，刮去皴皮，炙干用　白芍药一两　干姜三分，炮裂，剉　续断三两　桂心三分　附子三分，炮裂，去皮脐　细辛三分

右件药捣细罗为散，每服不计时候以温酒调下二钱。

治金疮去血多，虚竭，**内补当归散**方：

当归半两，剉，微炒　肉苁蓉二两，酒浸一宿，刮去皴皮，炙令干　芎䓖半两　川椒半两，去目及闭口者，微炒去汗　干姜半两，炮裂，剉　甘草半两，炙微赤，剉　白芍药半两　桂心半两　黄芩半两　人参二两，去芦头　黄耆二两，剉　厚朴二两，去粗皮，涂生姜汁炙令香熟　吴茱萸半两，汤浸七遍，焙干微炒　桑根白皮半两，剉

右件药捣细罗为散，每服以温酒调下一钱，日三四服。

治金疮去血多，虚竭疼痛，羸弱，**内补黄耆散**方：

黄耆一两，剉　当归一两，剉，微炒　芎䓖半两　白芷半两　续断一两　干姜半两，炮裂，剉　黄芩半两　鹿茸二两，去毛，涂酥炙微黄　细辛半两　附子半两，炮裂，去皮脐

右件药捣细罗为散，每服不计时候以温酒调下二钱。

治金疮去血，虚竭羸弱，内补止痛生肌，**当归散**方：

当归半两，剉，微炒　甘草一分，炙微赤，剉　芎䓖半两　肉苁蓉半两，酒浸一宿，刮去皴皮，炙令干　白芍药半两　吴茱萸一分，汤浸七遍，焙干微炒　川椒一分，去目及闭口者，微炒去汗　干姜一分，炮裂，剉　桂心一分　白及一分　黄耆半两，剉　厚朴半两，去皴皮，涂生姜汁炙令香熟　人参半两，去芦头

右件药捣细罗为散，每服不计时候以温酒调下二钱。

治金疮内补，**泽兰散**方：

泽兰半两　防风二两，去芦头　石膏半两，细研，水飞过　附子半两，炮裂，去皮脐　干姜半两，炮裂，剉　辛夷人半两　细辛半两　芎䓖半两　当归半两，剉，微炒　甘草一两，炙微赤，剉

右件药捣细罗为散，不计时候以温酒调下二钱。

治金疮内补，止痛，**地榆散**方：

地榆半两，剉　白敛半两　附子一分，炮裂，去皮脐　当归一两，剉，微炒　芎䓖三分　白芷三分　白芍药三分

右件药捣细罗为散，每服不计时候以温酒调下一钱。

治金疮，失血虚竭，**内补散**方：

当归三两，剉，微炒　白芍药一两　辛夷人一两　干姜三分，炮裂，剉　甘草三分，炙微赤，剉

右件药捣细罗为散，每服不计时候以温酒调下二钱。

治金疮久不差诸方

夫金疮有久不差，脓汁不绝，肌肉不生者，其疮内有碎骨、断筋、伏血、腐肉、缺刃、竹刺，久而不出者，令疮不愈，喜出清汁。当破出之，疮则愈矣。

治金疮久不差，宜傅**白敛散**方：

白敛二两　黄芩二两　艾叶二两　地松三两　石灰五两　狗头骨五两，烧灰

右件药捣细罗为散，用傅疮上立效。

治金疮久不差，宜用辟风水，续筋骨，止脓血，生肌，**石灰散**方：

石灰一升　地松苗汁　细辛末二两　旋覆根汁　葛叶汁　青蒿汁　麦门冬苗汁　莓苗汁已上各一合　猪脂一斤，炼了者

右以诸药汁并石灰，入脂和作饼子，曝干，捣末如粉以傅疮上。五月五日合之更妙。

治金疮久不差，伤筋骨，不止疼痛，**骐驎竭散**方：

骐驎竭三两　黄丹五两，炒令紫色　白敛五两　白及五两　葛布三尺，烧灰

右件药捣细罗为散，于伤中处干傅之，立效。

治金疮及内损，久不差，宜傅**没药散**方：

没药半两　干姜半两，炮裂，剉　蜜陀僧半两　红蓝花子半两　骐驎竭半两　雌黄半两，细研　猪胆三枚，晒干　安息香半两　当归半两，剉，微炒　墓里石灰一两，炒令黄

右件药捣罗为末，外贴一日一换，内损，温酒调下一钱。

治金疮久不差，诸药未效，宜用**蜜陀僧傅散**方：

蜜陀僧十二两　黄丹一斤，炒令紫色　生肌草[1]一斤　白敛半斤　突厥白十两　石灰一斤，炒

右件药捣罗为末，以傅疮上，帛封，勿令水湿。

又方：

右取地松三四斤，捣如泥，作饼封疮上，即差。

又方：

右以白杨木皮细剉，熬令干，捣细罗为散，每服以温酒调下二钱，日三四服。

治金疮中风水诸方

夫金疮裹缚不密，为风水气所中，则疼痛不止而肿硬，内生青黄汁，即难差也。

治金疮中风水肿，疼痛不止，**苦瓠散**方：

苦瓠一两　蛇蜕皮半两，微炙　黑豆半升，炒熟去皮　露蜂房半两，微炙　梁上尘一合

右件药捣细罗为散，以粥和调贴疮上，日三易之。

---

〔1〕 生肌草：《正误》："未详。"

治金疮中风水，久不成痂者，宜傅**白石脂散**方：

白石脂一两　乌贼鱼骨一两　槟榔一两

右件药捣细罗为散，时糁疮中，以成痂为度。

治金疮中风水肿毒，方：

苇灰一升　乌贼鱼骨三两　白龙骨三两，烧赤

右件药同细研，傅于疮上，其水即自然出，傅之三五度，水尽肿消，即用酥调乌贼鱼骨末涂之，甚良。

治金疮中风水肿痛，方：

右用盐数合，炒过急罨疮上，以火灸之令热透疮中，后熔蜡令冷热得所，灌疮口中即愈。

又方：

右捣薤白傅疮上，以火灸热透疮中，即愈矣。

治金疮，中风寒水露，肿痛入腹，宜用此方：

右用黍穰、牛马干粪、干桑条随多少，掘一地坑，一处烧之，用烟熏疮口，令疮中黄水出尽，即差。

又方：

右用蒲黄并旧青布，内在小口瓶中，烧取烟熏，疮汁出愈。

治金疮中风水肿，方：

右以炭灰、胡粉等分，猪脂和涂疮孔中，水即出矣。

治金疮中风水刺痛，方：

葱一握　盐一合

右以水三升煮数沸，渍疮即止。

治金疮中风水肿痛，方：

右用桑灰汁热渍之，冷复温之，神效。

治金疮生肌诸方

治金疮疼痛不差，宜用**生肌膏**方：

生地骨捣绞取汁，一升　羊肾脂五合　乌麻油二升　石盐一两，细研　松脂二两　熏陆香一两　杏人二两，汤浸，去皮尖〔1〕、双人，麸炒微黄　蜡二两　蜜二两

右件药先下蜡蜜微火煎令消，次内羊脂，次下油、松脂、杏人、熏陆香、地黄汁、石盐等微火煎之，令地黄汁水气尽，以绵滤去滓，停凝以傅疮上。

治金疮生肌，**白芷膏**方：

白芷一两半　生干地黄一两半　甘草半两　当归三分　白敛三分　附子三分，去皮脐　川椒二合

右件药细剉，以绵裹，用猪脂三斤煎白芷焦黄，膏成滤去滓，收合器中，每取涂于疮上。

治金疮，**生肌蛇衔膏**方：

蛇衔二两　蔷薇二两　续断二两　野葛二两　当归一两半　附子一两，去皮脐　防风一两　黄芩

〔1〕尖：下原有"鼠"字。《正误》："'鼠'字衍。"因删。

一两　泽兰一两　松脂三两　羊肾脝脂[1]三两

右件药细剉，以绵裹，用猪脂三斤煎，以白芷一寸候色黄赤即膏成，去滓，以密器中收之，以贴疮上，无问大小皆差。

治金疮、炙疮、火烧疮等，宜用此生肌膏方：

槟榔一枚　熏陆香半两　杏人二七枚，去皮，研如膏

右件药捣细罗为散，以炼了猪脂二合，黄蜡如胡桃人大，入杏人膏同煎令膏成，以瓷合盛，每用摊于帛上贴之。

治金疮，生肌，宜用**三白膏**方：

白及半两　白敛半两　白芷三分　熟干地黄三分　甘[2]草半两，生用　猪脂半斤，炼了者

右件药捣细罗为散，入猪脂内熬成膏，候冷，日三四度涂之。

治金疮，兼治一切打损疮，**生肌膏**方：

白芍药一两　熏陆香一两　胡粉一两　干姜一两，炮裂，剉　油四两　蜡二两

右件药捣细罗为散，以油蜡相和煎如膏，用贴疮上，日二换之。

又方：

乳香二两　羊肾脂一两　蜡二两　油半斤

右件药以油和煎如膏，绵滤过，置不津器中，旋取涂于疮上，神验。

治恶刺诸方

夫恶刺者，是因毒蛇尿着草木，拂着人似刺扎，便肿痛肉烂。若手脚上着之，遂指节堕落也。

治恶刺，方：

狐骨灰一分　生蜜少许　胡葱少许

右件药同研之，以醋面纸封三日，其刺自出矣。

治恶刺，**龙葵膏**方：

龙葵根半两　莨菪子半两　胡燕窠半两　独颗蒜半两　胡荽子半两　鼠粪半两　杏人半两，汤浸，去皮尖、双人，麸炒微黄　豉半两

右件药用酱饭相和，烂捣醋调封之，每日一换，经五度差。

又方：

葱白一握　蒲公草五两　豉一合

右件药烂捣贴之，用醋面纸封贴三五度，作头出即差。

又方：

右用雄野狐唇捣和盐封之。

又方：

右用苍耳汁洗之。

---

〔1〕羊肾脝脂："脝"，音欧 ōu。《玉篇》："脝，久脂也。"本品即久贮之羊肾中脂肪。

〔2〕甘：原作"寸"字。《普济方》卷 303、《类聚》卷 185 引同方作"甘"。因改。

又方：

右取木中虫和醋研封之。

又方：

右用无心草根烂捣，醋和封之。

又方：

五月五日取蔓菁子捣末，旋以乌牛乳和调傅之。无牛乳，人乳亦得。

又方：

右用野狐粪烧灰细研，以腊月猪脂和封之。

又方：

右以砒霜细研，和胶清涂之。

又方：

右用樗根白皮剉一斤，米泔煮三二十沸，放温淋孔中良。

又方：

右用莨菪根水煮浸之，冷复易之。

又方：

右浓煮黑豆汁渍之。

又方：

右用白马尿温渍之。

又方：

右捣燕麦三二两，傅之。

又方：

右用硇砂和胶清，消，贴其上，即拔出刺。

治肉刺诸方

夫脚指间生肉如刺，谓之肉刺。由着靴韈急，小指相揩而生也。

治肉刺，方：

肥皂荚一梃　没石子三枚

右件药都烧令烟断细研，以酽米醋于砂盆中别磨皂荚如糊，和末傅之。

又方：

熏陆香　硫黄各一分

右件药同研令匀，涂肉刺上，以烧钗烙之效。

又方：

猪胰一两　白胶香一分

右件药都研如膏，先挑剔刺处令净，后以此药傅之。

又方：

柏树上白胶一两　松脂一两　黄蜡半两

右件药合于火上熔成膏，将贴之，用物系定，明日自挺出落也。

又方：

蟾酥五片，汤中浸湿〔1〕 腻粉一钱

右件药用蟾酥于盏子中以腻粉同和令匀，先用针拨破头边，然后涂药，密裹之效。

治肉刺，久不差，方：

松脂一分 乳香一分

右同研令匀细，先用针拨破，后以药傅之，密封即效。

治肉刺结硬，方：

右用针挑破，以鸡子白点三两度，当落下效。

又方：

右捣白芥子为粉，以醋调傅上，用帛子缠系之一宿，明日揭去，自然落也。

又方：

右用羊脑髓傅之，立验。

又方：

右以黑木耳贴之，自消。

又方：

右薄刮刺上，以新熟酒、醅和羊脑髓傅一宿，差。

治狐尿刺诸方

夫狐尿刺者，云是野狐尿棘刺头上，人犯之者，则多中于人手指足指，肿痛焮热。有端居不出，而着此毒者，则不必是狐尿刺也，盖恶毒气尔，故方亦云恶刺毒也。

治狐尿棘刺人，肿痛，方：

右用黄蜡熔汁，看冷热得所，滴于肿疼痛处。

治狐尿刺人，日夜燥痛，不识睡卧，方：

右用蒲公草茎叶根捣绞取白汁，频频涂之差。

又方：

右用好豉心，随多少，熟嚼以傅之，少顷看豉中当有毛。不见，又更嚼豉傅之，以毛出尽即差。

又方：

右用杏人细研，煮一两沸，承热以浸螫处，数数易之。

治狐尿刺人，疼痛不可忍，方：

右用生蔬藈根、香豉等分捣作饼傅上，干即易之。

治竹木刺在肉中不出诸方

治被刺入肉，或是针棘竹木等，多日不出，疼痛，方：

人参一两，去芦头 龙葵根一把，净洗取皮 醋少许 腊月猪脂一两

右件药和捣令匀，每用时取少许傅疮上，其刺自出。

---

〔1〕 五片，汤中浸湿：原脱，据《类聚》卷185引同方补。

治狐尿刺，多时不差，宜用此方：

石鼠一枚　白敛半两　羊粪半两　菰𦼮根半两

右件药捣如膏，封裹疮上，一复时其刺自出。

又方：

右取牛蒡根及薤根捣傅之，其刺自出。

又方：

右取松脂封之，其刺自出。

又方：

右取蛇蜕皮贴之，自出。

治刺久不出，方：

右以王不留行捣罗为末，不计时候以温水调下二钱。

又方：

右以蘧麦煮取汁，饮一小盏，日三服。

又方：

右以牛膝捣末，水调傅之，其刺即出。

又方：

右嚼白梅傅于上，其刺自出。

又方：

右以乌羊粪水和，厚傅之，刺当自出。

又方：

右用蔷薇烧灰，细研为散，每服以温水调下二钱，日三服。

又方：

右烧凿柄灰，细研为散，每服以温酒调下二钱，日三服。

治竹刺及木刺在肉，方：

右用鹿角烧作灰细研，水和涂之。

又方：

右取柳树上木耳煎汤，渐渐服之，其刺自出。

又方：

右用槐白皮煮汤渍之，愈。

又方：

右以醋二升置于大口瓶中，取热烧灰一升投之，以刺处就瓶口熏之，勿令着醋，即以衣拥瓶口，勿使气泄。

又方：

右用葱白和盐捣傅之，便出。

又方：

右烂嚼栗子黄傅之，自出。

又方：

右刮象牙末，水和聚着刺上，即出。

治五指筋挛急诸方

夫五指挛急者，是筋急挛缩，不得屈伸也。筋得风热则弛纵，得风冷则挛急也。

治手五指挛急疼痛，连臂膊拘急，**羚羊角散**方：

羚羊角屑三分　羌活三分　桂心半两　附子一两，炮裂，去皮脐　防风三分，去芦头　当归三分，剉，微炒　麻黄一两，去根节　薏苡人一两　细辛半两　芎䓖三分　天麻三分　五加皮半两

右件药捣细罗为散，每服不计时候以温酒调下二钱。

治五指挛急，淋蘸手指，**附子汤**方：

附子半两，去皮脐，生用　防风半两，去芦头　枳壳半两，去瓤　羌活半两　白芷半两　甘草半两，剉，生用　蜂房半两　川椒二两，去目

右件药捣筛为散，每用一两，以水三大碗，入生姜一两，生桑枝一握，黑豆一合同煎，令豆熟去滓，着冷暖得所，避风淋蘸手指，水冷重暖用之。

治手指伤风冷，筋脉挛急，宜用此方：

川椒半两，去目　芎䓖半两　白芷一分　防风一分，去芦头　干姜一分

右件药都剉，以水二大盏煎令浓，滤去滓涂之，日五七度差。

治手指风冷所伤，挛急，淋蘸**防风汤**方：

防风去芦头　附子去皮脐，生用　枳壳去瓤　柳蚛末　杉木　桂心　羌活　蜂房　川椒去目　木鳖人　白芷　白矾已上各半两　细辛三分

右件药细剉，每用一两，以水二大碗，入生姜一两，煎至一碗去滓，温蘸手指，冷即重暖用之。

治手足皲裂诸方

夫皲裂者，由肌肉虚，冬时触冒于寒，为风冷所折，手足破，故谓之皲裂也。

治手足皲裂，血出疼痛，方：

右以酒挼猪胰[1]洗之，立止。

治人足无冬夏，恒皲裂，名曰尸脚，方：

右用鸡粪一升，以水五升煮至三升，停温令浸脚半日差。

治手足皲裂，方：

右取川椒四合，以水煮之，去滓渍[2]之，半食顷出令燥，须臾复浸，干即涂羊、猪髓脑，尤妙。

治手足皲裂，血出疼痛，及苦涉水，经霜冻面，兼瘃坏，宜用此方：

右取麦叶浓煮汁，及热浸洗之。

治手足皲裂成疮，方：

右以羊髓熬成油，入少黄丹搅匀令凝，遍涂之，三五上差。

---

〔1〕 胰：原误作“服”。据《类聚》卷83引同方改。

〔2〕 渍：原作“积”。据《类聚》卷83引同方改。

又方：

右以兔脑生涂之良。

又方：

猪脂五合　干姜末二两

右件药相和煎三五沸，候冷热得所，内指于中浸之。

又方：

右取蓼子一升，以水七升煎五七沸，放温，淋数遍即差。

治皲裂手指，节欲落却，令合方：

莱州青石作器物者

右以刀子细刮取末，取欲落指节相拄，文缕相当，便以石末厚覆其上，以帛紧裹之，其痛当时定，其指不过十余日平复矣。

治皲裂破，疼痛，方：

右炙松叶熨之，兼煮松叶洗之，不过三两度差。

治汤火疮诸方

凡被汤火烧者，初慎勿以冷物，及以井下泥，及蜜涂拓之。其热气得冷，即却入深，搏至骨烂人筋也。所以人中汤火后，手挛缩者，良由此也。

治伤泼火烬，止疼痛，解火毒，润肌生肉，**清**〔1〕**凉膏**方：

栀子人一分　黄连一分，去须　生地黄二两　葱白十枚，擘　白芷一分　黄蜡半两　清麻油四两

右件药并细剉，于油铛中煎，以地黄焦黑为度，绵滤去滓澄清，却于铛内入蜡慢火熬，候蜡消〔2〕倾于瓷合内，每使时用鸡翎搵〔3〕少许涂疮上，取差为度。

治汤泼火烧疮，疼痛甚者，**神效白膏方**：

白蜡一两　麻油四两　当归一两半，剉

右件药先将油煎当归令焦黑，滤去滓，次入蜡候消，相次急搅之，放冷入瓷合中收，每使时以故帛子涂贴也。

治汤火所灼，未成疮者，方：

右取冷灰，以水调涂上，亦以灰汁洗之。

又方：

右取黍米曲等分，各熬令黑捣末，以鸡子白和涂之。

又方：

右取菰蒋根，去土，烧灰细研，以鸡子黄和封之。

又方：

右取柳白皮细切，以猪膏煎，去滓以涂之。用柏白皮亦佳。

又方：

---

〔1〕清：原误作“渍”。《类聚》卷194引同方作“清”，义长，故改。

〔2〕消：原误作“须”。据改同上。

〔3〕搵：原误作“榅”。《正误》云乃“搵”之讹。因改。

右以小便浸洗之。

又方：

右以醋和雄黄末涂之。

治汤破疮，方：

川大黄　柏白皮等分

右件药捣罗为末，以生地黄汁调涂之。

治汤泼所伤，方：

黄丹一分　黄连末一钱，微炒　槟榔一枚，细剉，微炒捣为末

右件药相和令匀，先以盐水净洗，然后以散子傅于疮上。

治汤火所损，昼夜热疼，**止痛膏**方：

羊脂三分　松脂三分　猪脂三分　蜡半两

右件药取猪、羊脂于铫子内，以肥松木节点火煎三五沸，次下松脂、蜡等令熔，搅和倾于新瓷器内盛，日三两度涂之。

治卒被汤沃火烧，疮痛烦闷不止，兼令疮不成瘢痕，方：

右取新汲水，调蜜浆饮之。

又方：

右取大麻子如常法煮麻腐稀稠得所，以傅之，干即换[1]之。

治火烧汤泼烂，热毒疼闷，神效方：

右取大黄末细研，以蜜和如泥，涂之，疼痛立止。

治热物汤破成疮，疼痛，方：

右以温酒淋之，其痛立止。

又方：

右以白蜜涂疮上，取竹膜贴之，数易之，痛止。

又方：

右破鸡子取白涂之，甚妙。

又方：

右以豆酱汁涂之。

又方：

右以柳皮烧灰，蜜和涂之。

又方：

才被汤火所伤，取狗毛碎剪，洋胶和之，使遍于痛处封之，一封后至痂落不易，亦不痛，甚良。

治火烧疮诸方

治火烧疮，**薤白膏**方：

薤白二两　当归二两，剉　白芷二两，炒　羊髓一斤

---

〔1〕换：原误作“摸”。据《类聚》卷194引同方改。

右件药和煎，候白芷色黄，膏成去滓以傅疮，日再用之。

又方：

莲子草一两　栀子一两　黄芩一两　胡粉一两　柏叶一两

右件药捣细罗为散，以羊髓和看稀稠，日可三度以翎羽涂之。此法去毒止痛，令无瘢痕，甚妙。

治火烧疮，**止痛散**方：

桃胶半两　松脂　黄蘗各半两

右件药捣细罗为散，用梨汁、生蜜调涂之，差。

治火烧，闷绝不识人，方：

右饮新小便一两盏，效。

治火烧疮，疼痛不可忍，宜用此方：

栀子人二两　白敛五两　黄芩五两

右件药都剉，以水五升煎至二升，滤去滓，冷以淋疮，令溜去火热，则肌得宽也。任意用膏傅之。

治火烧疮，急痛，方：

栀子二两，烧灰细研　柳白皮二升，切

右以猪脂二斤于铛内缓火煎柳白皮焦黄，去滓，入栀子灰搅令匀，膏成待经宿，即用涂之。

又方：

猪毛　牛粪等分

右并烧灰细研，以生油调涂效。

又方：

寒节白面半匙　栀子人一两

右件药捣罗为末，与面相和，以新汲水调涂之。

又方：

柏树皮四两，剉　竹叶二两　甘草二两，生用，剉

右件药以猪脂一斤，煎五七沸去滓，以涂疮上。

又方：

楸树上垂条[1]半斤，湿者　猫儿毛一两　蜡半两

右件药以油煎二味令焦，滤去滓，下蜡令消，收于不津器中，先以温水洗疮，后用药涂之。

又方：

死鼠一头

右以腊月猪脂三斤煎令消尽，绵滤，旋取涂之，干再涂之，以差为度，不作瘢痕，神效。

治火疮败坏，方：

右柏白皮切，以腊月猪脂令淹相得，煮四五沸，色变去滓，傅疮。

又方：

---

〔1〕 楸树上垂条：底本作"楸树上楸条"，《普济方》卷277所引同。《正误》所据抄本作"楸树上楸叶"，且云"恐'楸树上嫩叶'。"《类聚》卷194作"楸树上垂条"。综合诸家记载，选定《类聚》所引为正。

右以丹参捣罗为末，以羊胫髓涂之。

又方：

右以云母粉同生羊髓和如泥，涂之。

又方：

右取牛膝苗捣取汁，煎如膏，以乌鸡翎涂令遍，即痛止，日傅三两度差。

又方：

右以麻油和栀子人末涂之，唯厚为佳。

又方：

右以酪频频涂之。

又方：

右以桃叶及盐和煮作汤，洗之。

又方：

右以乌牛粪烧灰细研，以腊月猪脂调涂之，立效。

治火烧疮，赤焮疼痛，方：

右以腊月油煮面糊一盏，以青竹筒贮之，每用涂于疮上。

治火烧疮，肿痛，方：

右取鳝鱼皮烧作灰，细研如面，用生油调涂疮上，并不成瘢痕。

又方：

柏白皮末一斤

右以水五升煎至二升，滤去滓熬成膏，涂之即差。

又方：

右以猪毛烧灰细研，和胶水稀如饧，涂经五日已来，煎椒汤洗，却重更涂之，即无痕矣。

治灸疮急肿痛诸方

夫灸疮脓溃[1]已后，更焮肿急痛者，此中风冷故也。

治灸疮，急肿痛不可忍，**水柳膏**方：

水柳枝二两，剉碎，春夏取枝皮，秋冬取根皮用　甘草二两，捣碎　白胶香半两，细研　麝香半两，细研　松脂半两　黄蜡半两　黄丹三两，炒令紫色　油八合

右件药先取油安铛内，以文火炼香熟，渐下柳枝、甘草煎令黑色，去滓，次下白胶香、松脂、蜡等候化，即以绵滤过，净拭铛却倾油于铛内，渐下黄丹，不住手搅，转急着火上变色，滴于水中成珠子膏成，入麝香令匀，用瓷合盛，于熟绢上摊贴神验。

治灸疮急肿疼痛，抽火毒，**吮脓膏**方：

黄耆半两　白及一分　白芷一分　白薇一分　当归一分　赤芍药一分　防风一分，去芦头　甘草一分　细辛一分　嫩桑枝一分　垂柳枝细剉，二合　乳香一分，细研　清麻油一斤

右件药除乳香余并细剉，于铛内用油浸一宿，以慢火煎柳枝色黄黑，绵滤去滓澄清，拭铛令净，慢火熬药油，入黄丹以柳木篦不住手搅，令黄丹色稍黑，取少许滴于水内，捻看得所，入

〔1〕溃：原作“渍”。据《类聚》卷194所引改。

乳香又搅令匀，倾于不津器内盛，每用看灸疮大小，以纸上匀摊贴之，每日两度换，仍煎葱汤，用软帛蘸揾熨洗之。

治灸疮肿急，方：

柏白皮三两　当归一两　薤白一握

右件药剉，以猪脂一斤同煎薤白令黄焦，绞去滓，候冷涂之。亦治风水中疮，及火疮亦妙。

治灸疮焮肿[1]**及赤烂**，方：

黄连去须　赤小豆　马蹄烧灰　川大黄　楸叶已上等分

右件药捣罗为末，以生麻油调涂之，立效矣。

治灸疮久不差诸方

夫灸之法，中病则止，病已则疮差。若病势未除，或中风冷，故久不差也。

治灸疮久不差，宜用止痛生肌，解火毒方：

右先以黑豆半升，水五升煮成浓汁，去豆放温，以绵裹指头，款款洗疮四面令极净，候疮中脓出，疮痂自落之时，便掺止痛生肌散。

止痛生肌散方：

石膏一分，烧过者　牡蛎半两，烧过者　滑石一分

右件药捣罗为末，凡用之时，切护爪甲，勿令中风，仍须洗疮令净，然后掺之薄薄令遍，以软绵帛系之，候肌生，渐可用柏皮膏。

治灸疮久不差，宜涂**柏皮膏**方：

柏树白皮末四两　猪脂半斤，炼为油　伏龙肝末四两

右件药同熬成膏，滤去滓，入瓷器中收，每用时薄薄涂之，上以油单隔，软帛裹。

治灸疮久不差，疼痛，方：

当归一两　甘草一两　胡粉一两半　羊脂二两半

右件药捣细罗为散，用脂煎数沸去火，瓷合中盛，每日一两度涂贴。

治灸疮，脓坏久不差，方：

腊月猪脂一斤　胡粉一两　薤白一握

右件药先用脂煎薤白令黄，去滓，倾入瓷合中，入胡粉搅令匀，每取故帛上涂贴，日再易之。

又方：

白蜜一两，炼过　乌贼鱼骨一分，末

右件药相和，涂于疮上。

治灸疮久不差，且疼痛，**生肌膏**方：

防风一分，去芦头　白敛一分　赤芍药一分　当归一分　芎䓖一分　桑根白皮一分　杏人一分，汤浸，去皮尖、双人　甘草一两　垂柳枝剉，三合　乱发一两，洗令净　黄丹五两　木香一分　丁香一分　麻油一斤，清者

〔1〕肿：原误作“脂”，据《类聚》卷194所引同方改。

右件药除香二味捣罗为末，余并细剉，以油浸一宿，慢火熬令柳枝色黄黑，绵滤去滓澄清，拭铛令净，慢火熬药油，入黄丹用柳木篦不住手搅，令黄丹色稍黑，取少许滴于水内捻看得所，入香末又搅令匀，倾于不津器中盛，每用看灸疮大小，以纸上匀摊贴之，每日三两度换，仍煎柳枝汤洗，勿令伤风。

治灸疮经久不差，**薤白膏**方：

薤白一握，切　生地黄五两，拍碎　栀子人一两　杏人一两，捶碎，去尖皮〔1〕　胡粉三两　白芷一两　好酥二两　羊肾脂脂一大斗，炼成者

右件药以脂酥微火煎薤白等，候白芷色赤，以绵滤去滓，用不津器盛，下胡粉搅令匀，涂帛上贴之，日三两遍换，以差为度。

治灸疮久不差，烂痛，宜服此方：

蜜陀僧捣细，研　白矾烧熟，细研

右件药等分，都研令匀，先煎莲子草汁洗疮，去痂后傅之。

又方：

右以车釭脂傅之。

治灸疮久不差，血出疼痛，方：

右取人粪烧灰细研，先以莲子草汁洗疮后傅之。

治灸疮久不差，方：

右取桃胶和水银霜研涂之。

治灸疮中风冷，肿痛久不差，方：

但向火灸之，疮得热则易效〔2〕。如痛，逐日六七度灸，愈。

治灸疮久不差，血不止，方：

右以蜣螂末和猪脂涂之，即愈。

凡灸疮不差者，别灸上六十壮，自愈。

治灸疮多时不差，痒痛，出黄水，立效方：

右取楸叶或根皮捣罗为末，傅疮上即差矣。

---

〔1〕 去尖皮：底本无“去”字。《正误》：“‘尖’上疑脱‘去’字。”《普济方》卷277引同方有“去皮尖”；《类聚》卷194所引有“去”字无“皮尖”。今据《普济方》《类聚》补“去”字。

〔2〕 效：原作“较”，《类聚》未见此方。《普济方》卷277虽引此方，文字变革较大。据文义改。

太平圣惠方卷第六十九凡一十七门　病源一十七首　方共计一百九十[1]道

治妇人中风诸方一十八道　治妇人中风偏枯诸方十道　治妇人风痹手足不随诸方一十二道　治妇人中风角弓反[2]张诸方九道　治妇人中风口噤诸方一十道　治妇人血风心神惊悸诸方一十二道　治妇人风眩头疼诸方一十二道　治妇人风瘙痒诸方七道　治妇人风邪癫狂诸方一十二道　治妇人风瘙身体瘾胗诸方一十二道　治妇人血风烦闷诸方九道　治妇人风痰诸方八道　治妇人血风走疰诸方一十五道　治妇人血风身体骨节疼痛诸方一十一道　治妇人水气肿满诸方八道　治妇人血分诸方七道　治妇人脚气诸方一十八道

治妇人中风诸方

夫中风者，虚风中于人也。风是四时八方之气，常以冬至之日，候其八方之风，从其乡来者，主长养万物。若不从其乡来，名为虚风，贼害万物。人体虚者则中之，当时虽不即发，停在肌肤，后或重伤于风，前后重沓，因体虚则发。人[3]腑脏俞皆在背，中风多从俞入，随所中之俞而乃发病。妇人气血虚损，故令中风也。

治妇人中风，言语謇涩，四肢拘急，身体壮热，头疼目眩，心胸不利，**防风散**方：

防风一两，去芦头　石膏二两半　麻黄三分，去根节　细辛半两　黄芩半两　川升麻半两　当归半两，剉，微炒　汉防己三分　桂心半两　芎䓖半两　羌活半两　赤茯苓半两　甘草半两，炙微赤，剉

右件药捣筛为散，每服四钱，以水一中盏，煎至五分去滓后，入淡竹沥一合，更煎一两沸，不计时候温服。

治妇人卒中风，四肢不仁，善笑不息，**芎䓖散**方：

芎䓖一两半　黄芩一两　当归一两，剉，微炒　石膏二两半　麻黄一两，去根节　桂心一两　秦艽一两，去苗　干姜一两，炮裂，剉　杏人三十枚，汤浸，去皮尖、双人，麸炒微黄

右件药捣粗罗为散，每服四钱，以水一中盏，煎至六分，去滓，不计时候温服。

治妇人中风，身体缓急，口眼不正，舌强不能语，奄奄惚惚，神情闷乱者，**麻黄散**方：

麻黄一两，去根节　防风一两，去芦头　人参一两，去芦头　黄芩一两　赤芍药一两　附子一两，炮裂，去皮脐　芎䓖一两　甘草一两，炙微赤，剉　独活一两　赤茯苓一两　杏人一两，汤浸，去皮尖、双人，麸炒

[1] 一百九十：原作“一百八十九”，实际方数为190，故改。

[2] 反：原误作“友”，据宽政本改。

[3] 人：原作“入”。据《病源》卷37“中风候”改。

微黄 羚羊角屑三分

右件药捣粗罗为散，每服四钱，以水一中盏，入生姜半分，煎至六分，去滓，不计时候温服。

治妇人中风，筋脉拘急，四肢疼痛，言语謇涩，心胸不利，**附子散**方：

附子三分，炮裂，去皮脐 当归一两，剉，微炒 芎䓖一两 前胡一两，去芦头 枳壳一两，麸炒微黄，去瓤 黄芩一两 细辛三分 白鲜皮一两 茯神一两 羌活一两 杏人一两，汤浸，去皮尖、双人，麸炒微黄 汉防已一两 桂心一两 甘草一两，炙微赤，剉 麻黄一两，去根节

右件药捣粗罗为散，每服四钱，以水一中盏，入生姜半分，煎至六分，去滓，不计时候温服。

治妇人中风，四肢缓弱，身体疼痛，言语謇涩，心神昏乱，**羌活散**方：

羌活一两 羚羊角屑三分 桂心半两 赤箭三分 细辛三分 防风三分，去芦头 当归三分，剉，微炒 赤芍药半两 茯神一两 麻黄三分，去根节 甘草半两，炙微赤，剉 黄芩三分

右件药捣筛为散，每服四钱，以水酒各半中盏，煎至六分，去滓，不计时候温服。

治妇人中风，筋脉挛急，四肢疼痛，不能行李，神思昏闷，言语謇涩，**乌犀散**方：

乌犀角屑一两 赤箭三分 附子三分，炮裂，去皮脐 羌活三分 防风三分，去芦头 芎䓖三分 桂心三分 羚羊角屑三分 独活三分 牛膝三分，去苗 五加皮三分 黄耆半两，剉 赤茯苓半两 麻黄半两，去根节 赤芍药半两 细辛半两 当归三分，剉，微炒 枳壳半两，麸炒微黄，去瓤 生干地黄一两 道人头一两 甘草一分，炙微赤，剉 酸枣人三分，微炒

右件药捣筛为散，每服四钱，以水酒各半中盏，入生姜半分，薄荷三七叶，煎至六分，去滓，不计时候温服。

治妇人中风，言语謇涩，心膈痰涎不利，四肢时有抽掣，宜服**藿香散**方：

藿香半两 白附子半两，炮裂 白僵蚕半两，微炒 天南星半两，炮裂 干蝎半两，微炒 桑螵蛸半两，微炒 麻黄三分，去根节 半夏半两，汤洗七遍，以生姜半两去皮同捣令烂，炒令干 腻粉一分，研入 麝香一分，研入

右件药捣细罗为散，入研了药令匀，每服不计时候以生姜酒调下一钱。

治妇人中风，筋脉拘急，肢节酸疼，言语謇涩，头目不利，**羌活散**方：

羌活一两 天麻一两 芎䓖三分 酸枣人三分，微炒 蔓荆子半两 羚羊角屑半两 白附子半两，炮裂 桂心半两 薏苡人半两 柏子人半两 牛膝半两，去苗 乌蛇肉半两，酒拌炒令黄 当归半两，剉碎，微炒 蝉壳半两，微炒 麝香半两，研入

右件药捣细罗为散，研入麝香令匀，每服不计时候以豆淋酒调下一钱。

治妇人中风，牙关紧急，四肢强直，心胸痰涎不利，**天南星散**方：

天南星半两 半夏半两，汤洗七遍去滑，以生姜半两同捣令烂，焙干 蝎梢一分 麻黄半两，去根节 川乌头一分 赤箭半两 桂心一分 麝香半分，研入

右件药生用，捣细罗为散，研入麝香令匀，每服不计时候以豆淋酒调下一字。

治妇人中风，身强口噤，四肢不利，言语謇涩，心神昏愦，**龙脑散**方：

龙脑三分 牛黄三分 雄黄三分 铅霜三分 铁粉一两 朱砂一两 麝香三分

已上并细研

天南星半两，炮裂 天麻一两 麻黄一两，去根节 莽草二分 白僵蚕半两，微炒 干蝎半两，微炒 白附子半两，炮裂 桂心半两 乌蛇肉一两，酒拌炒令黄 防风半两，去芦头 柏子人半两 蝉壳半两，微

炒　独活半两　白胶香半两　仙灵脾半两　天雄半两，炮裂，去皮脐　桑螵蛸半两，微炒　羚羊角屑半两　阿胶三分，捣碎，炒令黄燥　甘草半两，炙微赤，剉

右件药捣细罗为散，入研了药令匀，每服不计时候以薄荷酒下一钱。

治妇人中风，言语謇涩，肢节疼痛，皮肤不仁，口面㖞戾，**防风散**方：

防风半两，去芦头　羌活半两　当归半两，剉，微炒　天南星半两，炮裂　天麻半两　白僵蚕半两，微炒　麻黄三分，去根节　桂心半两　芎䓖半两　乌蛇肉半两，酒拌炒令黄　桑螵蛸半两，微炒　麝香一分，研入　朱砂一分，细研入

右件药捣细罗为散，入研了药令匀，每服不计时候以温酒调下一钱。

治妇人中风，精神冒昧，举体不仁，心胸不利，疾状如醉，**牛黄散**方：

牛黄半两，细研　龙脑一分，细研　朱砂一两，细研　雄黄半两，细研　麝香一分，细研　乌蛇肉一两，酒浸，炙令微黄　蝉壳一分　天南星一分，炮裂　白附子半两，炮裂　侧子半两，炮裂，去皮脐　白僵蚕一分，微炒　桑螵蛸一分，微炒　芎䓖一分　防风半两，去芦头　赤箭半两　紫葛半两　干蝎一分，微炒　干菊花一分　犀角屑半两　麻黄半两，去根节　羚羊角屑半两　蔓荆子一分　天竺黄一分，细研　茵芋半两　牛膝半两，去苗　当归半两　藁本一分

右件药捣细罗为散，入研了药都研令匀，每服不计时候以薄荷温酒调下二钱。

治妇人中风，牙关紧急，手足顽麻，心膈痰涎壅滞，**乌蛇圆**方：

乌蛇肉一两，酒拌炒令黄　天麻一两　白附子一两，炮裂　乌犀角屑半两　半夏半两，汤洗七遍，以生姜半两去皮同捣，炒令干　白僵蚕半两，微炒　天南星一两，炮裂　干蝎半两，微炒　麻黄半两，去根节　独活半两　当归半两，剉碎，微炒　晚蚕沙半两，微炒　麝香一分，研

右件药捣细罗为末，炼蜜和捣三五百杵，圆如梧桐子大，每服不计时候以温酒下七圆。

治妇人中风卒倒，眼黑头疼，胸膈多痰，言语謇涩，心神恍惚，皮肤顽麻，**狐肝圆**方：

狐肝一具，腊月者　老鸦一只，去嘴爪翅尾，与狐肝同于瓷瓶内烧令烟尽，候冷细研　天南星一两半，炮裂　天麻一两　白附子一两，炮裂　乌蛇肉二两，酒拌炒令黄　干蝎一两，微炒　桑螵蛸四两，微炒　蝉壳一两，微炒　晚蚕蛾一两，微炒　白僵蚕二两，微炒　朱砂二两，细研　牛黄一分，细研　麝香一分，细研

右件药捣细罗为末，入研了药令匀，炼蜜和捣三五百杵，圆如梧桐子大，每服不计时候，以豆淋酒下七圆至十圆。

治妇人中风，心神冒闷，言语謇涩，四肢拘急，口眼㖞斜，**丹砂圆**方：

辰锦砂一两，细研，水飞过　牛黄一分　雄黄一分　龙脑一分　西甘石[1]半两　麝香一分　天竺黄一分　铅霜一分

已上并细研

犀角屑半两　天麻半两　羚羊角屑半两　乌蛇肉半两，酒拌炒令黄　干蝎半两，微炒　桑螵蛸半两，微炒　白附子半两，炮裂　香附子半两　独活半两　麻黄半两，去根节　防风半两，去芦头　狐肝半具，炙令黄燥

右件药捣细罗为末，入研了药令匀，炼蜜和捣三五百杵，圆如梧桐子大，每服不计时候以豆淋酒下七圆。

治妇人中急风，牙关紧急，四肢强直，**天南星圆**方：

---

〔1〕西甘石：《正误》："未详。"疑即炉甘石。

天南星半两，炮裂　白附子半两，炮裂　干蝎半两，微炒　白花蛇肉半两，酒拌炒令黄　赤箭半两　川乌头半两，炮裂，去皮脐　麻黄半两，去根节　防风半两，去芦头　藿香半两　腻粉半两，研入　麝香一分，研入

右件药捣细罗为末，入研了药令匀，以槐胶水煮令烂，和捣三二百杵，圆如梧桐子大，每服不计时候以薄荷酒下三圆。

治妇人中风，痰涎壅滞，吐涎，**蜜陀僧圆**方：

蜜陀僧一两　藜芦半两，为末

右件药以生续随子捣绞取汁，和圆如梧桐子大，以腻粉衮过，每服以温酒研下一圆。

又方：

砒霜一分　消石一分

右件药同研令细，于生铁铫子内炒令烟气稍甚便休，候冷细研，每服以温酒调下一字，以得吐为效。

治妇人中风偏枯诸方

夫妇人中风偏枯者，由体偏受于风，风客于半身也。人有劳伤血气，身体偏虚者，风乘虚入客之，为偏风也。为风邪入深，真气去，邪气留，发为偏枯也。此由血气衰损，为风所客，令血气不相周荣于肌肉，故令偏枯也。

治妇人中风，偏枯一边，手足不遂，口面㖞斜，精神不守，言语倒错，**侧子散**方：

侧子一两，炮裂，去皮脐　桂心一两　汉防己一两　附子一两，炮裂，去皮脐　芎䓖一两　人参一两，去芦头　麻黄一两，去根节　当归一两　赤芍药一两　秦艽三分，去苗　茯神二两　防风三分，去芦头　白术半两　细辛半两　甘菊花一两　甘草半两，炙微赤，剉

右件药捣粗罗为散，每服四钱，以水一中盏，入生姜半分，煎至五[1]分，去滓，入竹沥半合，更煎一两沸，不计时候温服。

治妇人中风，半身枯细，筋脉抽掣，心神烦闷，行李不得，**防风散**方：

防风一两，去芦头　酸枣人半两　芎䓖半两　当归半两，剉，微炒　牛膝一两，去苗　狗脊一两，去毛　萆薢一两，剉　薏苡人二两　杏人一两，汤浸，去皮尖、双人，麸炒微黄　人参半两，去芦头　葛根半两，剉　羌活二两　麻黄一两，去根节　石膏二两　桂心一两

右件药捣粗罗为散，每服四钱，以水一中盏，入生姜半分，煎至六分，去滓，不计时候温服。

治妇人中风偏枯，言语謇涩，肢节无力，**独活散**方：

独活一两　桂心一两　防风一两，去芦头　当归一两，剉，微炒　赤芍药半两　附子半两，炮裂，去皮脐　麻黄一两，去根节　羚羊角屑半两　甘草半两，炙微赤，剉

右件药捣筛为散，每服四钱，水一盏，入生姜半分，煎至六分，去滓，不计时候温服。

治妇人中风，偏枯一边，手足不遂，皮肤𤸷痹不觉痛痒，言语謇涩，筋脉拘急，**天麻散**方：

天麻一两　羌活一两　天南星一两，炮裂　桂心一两　乌蛇肉一两，酒拌炒令黄　当归一两，剉，微炒　麻黄一两，去根节　防风一两，去芦头　牛膝一两，去苗　乌犀角屑一两　侧子一两，炮裂，去皮脐　柏

〔1〕五：原脱。《类聚》卷213引同方作"五"，因改。

子人一两　白僵蚕一两，微炒　干蝎半两，微炒　朱砂一两，细研，水飞过　牛黄一分，细研　麝香一分，研入

右件药捣细罗为散，入研了药令[1]匀，每服食前以豆淋酒调下一钱。

治妇人中风偏枯，口面㖞斜，言语涩滞，精神不守，举动艰难，**牛膝散**方：

牛膝一两，去苗　独活三分　赤箭一两　当归三分，剉，微炒　柏子人三分　鹿角胶一两，捣碎，炒令黄燥　芎䓖三分　附子半分，炮裂，去皮脐　桂心三分　汉防己半两　羚羊角屑半两　萆薢三分　仙灵脾一两　乌蛇肉一两，酒拌炒令黄　麝香一分，研入

右件药捣细罗为散，入研了药令匀，每服食前以温酒调下一钱。

治妇人中风偏枯，手足一边不遂，肌骨瘦细，皮肤顽痹，**仙灵脾圆**方：

仙灵脾一两　羚羊角屑三分　独活一两　防风一两，去芦头　当归一两　桂心一两　牛膝一两，去苗　薏苡人一两　附子一两，炮裂，去皮脐　五加皮三分　萆薢一两　虎胫骨一两，涂酥炙令黄

右件药捣细罗为末，炼蜜和捣三二百杵，圆如梧桐子大，每服食前温酒下三十圆。

治妇人中风偏枯，手足瘦细，顽痹无力，**熟干地黄圆**方：

熟干地黄一两　萆薢一两　当归一两，剉，微炒　防风一两，去芦头　桂心一两　干漆一两，捣碎，炒令烟出　附子一两，炮裂，去皮脐　川椒半两，去目及闭口者，焙去汗　川乌头半两，炮裂，去皮脐

右件药捣细罗为末，炼蜜和捣三二百杵，圆如梧桐子大，每服食前以温酒下十圆。

治妇人中风偏枯，一边手足不收，顽麻不仁，筋脉拘急，不能运动，**牛膝浸酒方**：

牛膝一两　秦艽一两　天门冬一两半，去心　薏苡人一两　独活一两　细辛半两　附子一两，炮裂，去皮脐　五加皮一两　桂心一两　丹参一两　杜仲一两，去粗皮　酸枣人一两　仙灵脾一两　晚蚕沙二两，微炒

右件药细剉，以生绢袋盛，以好酒一斗五升浸经七日，每日不计时候温饮一小盏，恒令有酒气为佳。

治妇人中风偏枯，手足挛急，顽痹不遂，**晚蚕沙浸酒方**：

晚蚕沙一升　茄子根二两　牛膝二两，去苗　大麻子半升　牛蒡子二两，微炒　防风一两，去芦头　羌活一两　秦艽一两　枸杞子一两　当归一两，剉，微炒　桂心一两　虎胫骨二两，涂酥炙令黄　海桐皮一两　鼠粘子二两

右件药细剉，以生绢袋盛，用好酒二斗浸经七日，每日不计时候温饮一小盏，常令酒气相接为佳。

治妇人中风偏枯，气血不调，骨节疼痛，方：

蒴藋根一两，剉，微炒　凌霄花一两

右件药捣细罗为散，每服食前温酒调下一钱。

治妇人风痹手足不随诸方

夫妇人风痹者，由风寒湿三气合而为痹。风多者为风痹，其状肌肤尽痛。诸阳之经皆起于手足，而循行于身体，风寒之气客于肌肤，初始为痹，复伤阳经，随其虚处而停滞，与血气相搏，血气行则迟缓，使机关弛纵，故风痹而复手足不随也。

---

〔1〕令：原作“人”。据《类聚》卷212引同方改。

治妇人风痹，手足不随，身体疼痛，言语謇涩，筋脉挛急，**独活散**方：

独活一两　桑寄生一两　杜仲三分，去粗皮，炙微黄，剉　牛膝一两，去苗　细辛三分　秦艽一两，去苗　赤茯苓一两　桂心一两　防风一两，去芦头　芎䓖三分　附子一两，炮裂，去皮脐　当归一两，剉，微炒　甘草半两，炙微赤，剉　赤芍药三分　生干地黄一两

右件药捣粗罗为散，每服四钱，以水一中盏，煎至六分，去滓，不计时候温服。

治妇人风痹疼痛，四肢不随，**川乌头散**方：

川乌头半两，炮裂，去皮脐　甘草半两，炙微赤，剉　细辛半两　川椒半两，去目及闭口者，微炒去汗　干姜一两，炮裂，剉　赤茯苓一两　防风一两，去芦头　当归一两，剉，微炒　秦艽一两半，去苗　附子一两半，炮裂，去皮脐　桂心一两半　赤芍药一两半　独活二两　牛膝一两半，去苗

右件药捣筛为散，每服三钱，以水一中盏，入枣三枚，煎至六分，去滓，不计时候温服。

治妇人风痹，手足不随，筋脉拘急，不能行动，**羌活散**方：

羌活一两半　牛膝一两半，去苗　当归一两半，剉，微炒　防风一两半，去芦头　赤芍药一两半　附子一两，炮裂，去皮脐　五加皮一两　桂心一两　甘草一两，炙微赤，剉　薏苡人三两

右件药捣筛为散，每服四钱，以水一中盏，入生姜半分，煎至五分，去滓，不计时候温服。

治妇人风痹，手足不随，言语謇涩，**防风散**方：

防风一两，去芦头　五加皮一两　羌活一两　赤芍药一两　薏苡人三两　羚羊角屑一两　附子一两，炮裂，去皮脐　牛膝一两，去苗　甘草半两，炙微赤，剉

右件药捣粗罗为散，每服四钱，以水一中盏，入生姜半分，煎至六分，去滓，不计时候温服。

治妇人风痹，手足不仁，腰膝疼痛，筋脉挛急，**萆薢散**方：

萆薢一两　天麻一两　防风三分，去芦头　乌蛇肉一两，酒拌炒令黄　五加皮半两　当归三分，剉，微炒　独活三分　芎䓖三分　麻黄三分，去根节　天雄三分，炮裂，去皮脐　牛膝三分，去苗　苍耳子三分　虎胫骨一两，涂酥炙令黄　杜仲三分，去粗皮，微炙，剉　仙灵脾三分　薏苡人三分　酸枣人三分　川乌头半两，炮裂，去皮脐

右件药捣细罗为散，每服食前以豆淋酒调下一钱。

治妇人风痹，手足顽麻，筋脉抽搐，口眼不正，言语謇涩，**乌蛇散**方：

乌蛇肉一两，酒拌炒令黄　天南星一两，炮裂　天雄一两，炮裂，去皮脐　土蜂儿一两，微炒　干蝎半两，微炒　桑螵蛸半两，微炒　赤箭一两　麻黄一两，去根节　羚羊角屑半两　薏苡人一两　酸枣人三分　柏子人三分　芎䓖一两　桂心半两　当归三分，剉，微炒　朱砂半两，细研，水飞过　麝香一分，细研

右件药捣细罗为散，入研了药令匀，每服食前以温酒调下一钱。

治妇人风痹，手足不随，行立无力，**五加皮散**方：

五加皮一两　萆薢一两　海桐皮一两　虎胫骨一两半，涂酥炙令黄　牛膝一两，去苗　防风一两，去芦头　薏苡人一两　鼠粘子一两　仙灵脾一两　当归一两，剉，微炒　续断一两　附子一两，炮裂，去皮脐　杜仲一两，去粗皮微炙剉　熟干地黄一两

右件药捣细罗为散，每服食前以温酒调下二钱。

治妇人中风，手足顽痹不随，骨节酸疼，筋脉拘急，行李稍难，**牛膝圆**方：

牛膝一两半，去苗　当归一两，剉，微炒　防风一两，去芦头　赤箭一两　天雄一两，炮裂，去皮脐　丹参一两　五加皮一两　杜仲一两　桂心一两　石斛一两，去根　威灵仙一两半　仙灵脾一两　道人头一两　川乌头一两，炮裂，去皮脐　虎胫骨一两半，涂酥炙令黄

右件药细罗为末，炼蜜和捣三二百杵，圆如梧桐子大，每服食前以温酒下十五圆，渐加至二十圆。

治妇人风痹，手足不随，关节沉重，行立无力，**乌头圆**方：

川乌头一两，炮裂，去皮脐　防风一两，去芦头　天南星一两，炮裂　天雄一两，炮裂，去皮脐　白僵蚕一两，微炒　赤箭一两　牛膝一两，去苗　萆薢三分　乌蛇肉一两半，酒拌炒令黄　丹参三分　仙灵脾一两　石南叶三分　柏子人三分　茵芋三分　海桐皮一两

右件药捣细为末，炼蜜和捣三二百杵，圆如梧桐子大，每服食前以豆淋酒下二十圆。

治妇人风痹，手足不随，**附子圆**方：

附子一两，炮裂，去皮脐　天麻一两　牛膝一两，去苗　仙灵脾一两　川乌头一两，炮裂，去皮脐　防风一两，去芦头　虎胫骨二两，涂酥炙令黄

右件药捣细罗为末，以酒煮面糊和圆如梧桐子大，每服食前以温酒下十圆。

治妇人风痹，手足不随，肢节急强，**狗脊浸酒方**：

狗脊二两，去毛　牛膝五两，去苗　丹参三两　当归二两，剉，微炒　芎䓖二两　桂心二两　防风二两，去芦头　萆薢二两　仙灵脾二两　天蓼木半斤　川椒一两，去目及闭口者，微炒去汗

右件药细剉，以生绢袋盛，用好酒二斗五升浸经七日，每服温饮一小盏，常令有酒气。每取一升，即添酒一升，至五斗即住。

治妇人风痹，手足不随，**仙灵脾浸酒方**：

仙灵脾二两　牛膝二两，去苗　附子二两，炮裂，去皮脐　石南叶二两　杜仲二两，去粗皮，微炙

右件药细剉，以生绢袋盛，用好酒一斗五升浸经七日，每服温饮一小盏。

治妇人中风角弓反张诸方

夫妇人角弓反张者，是体虚受风，风入诸阳之经也。人阴阳经络周环于身，风邪乘虚入于诸阳之经，则腰背反折，挛急如角弓之状也。

治妇人中风，身如角弓反张，心胸壅闷，言语謇涩，**赤茯苓散**方：

赤茯苓一两　芎䓖一两　当归一两，剉，微炒　桂心二两　细辛一两　栀子人一两　独活一两　干姜三分，炮裂，剉　甘草一两，炙微赤，剉　石膏二两　羚羊角屑一两　麻黄一两，去根节

右件药捣粗罗为散，每服四钱，以水一中盏，煎至六分，去滓，不计时候温服。

治妇人中风，筋脉拘急，腰背反张，状如角弓，言语謇涩，**独活散**方：

独活一两　羚羊角屑三分　桂心三分　当归三分，剉，微炒　黄芩三分　附子一两，炮裂，去皮脐　麻黄一两，去根节　防风三分，去芦头　细辛三分

右件药捣粗罗为散，每服四钱，以水一中盏，煎至六分，去滓，不计时候温服。

治妇人中风，筋脉拘急，腰背反张，状如角弓，言语謇涩，**当归散**方：

当归二两，剉，微炒　防风二两，去芦头　羌活一两　麻黄一两半，去根节　细辛一两　附子一两，炮裂，去皮脐

右件药捣粗罗为散，每服四钱，以水一中盏，入生姜半分，煎至六分，去滓，不计时候温服。

治妇人中风，身如角弓反张，咽喉胸膈痰壅不利，**麻黄散**方：

麻黄一两，去根节　羚羊角屑一两　羌活一两　桂心半两　防风三分，去芦头　细辛三分　枳壳一

两，麸炒微黄，去瓤　川升麻三分　甘草半两，炙微赤，剉

右件药捣粗罗为散，每服三钱，以水一中盏，入生姜半分，薄荷三七叶，煎至六分，去滓，不计时候温服。

治妇人中风，如角弓反张，口噤不能言，皮肤顽麻，筋脉抽掣，**白僵蚕散**方：

白僵蚕一两，微炒　乌蛇肉半两，酒拌炒令黄　天麻半两　独活半两　天南星半两，炮裂　川乌头半两，炮裂，去皮脐　白附子半两，炮裂　防风半两，去芦头　犀角屑半两　蝉壳半两，微炒　桑螵蛸半两，微炒　朱砂半两，细研，水飞过　麝香一分，细研

右件药捣细罗为散，入研了药令匀，每服不计时候以温酒调下一钱。

治妇人中风，身如角弓反张，筋脉拘急，言语謇涩，心神烦闷，**羚羊犀角散**方：

羚羊角屑一两　赤箭一两　酸枣人一两　薏苡人一两　白附子三分，炮裂　羌活半两　芎䓖三分　犀角屑半两　当归三分，剉，微炒　白鲜皮半两　地骨皮半两　人参三分，去芦头　柏子人半两　鹿角胶一两，捣碎，炒令黄燥　蔓荆子半两　牛黄一分，细研　麝香一分，细研

右件药捣细罗为散，入研了药令匀，每服不计时候以薄荷汤调下一钱。

治妇人中风，如角弓反张，或身体强直，牙关紧急，**乌蛇圆**方：

乌蛇肉一两，酒拌炒令黄　白附子一两，炮裂　天麻一两　犀角屑一两　半夏半两，汤洗七遍，以生姜半两去皮同捣令烂，炒干　白僵蚕半两，微炒　天南星半两，炮裂　麻黄半两，去根节　桂心半两　独活半两　晚蚕沙半两，微炒　干蝎半两，微炒　麝香一分，细研

右件药捣细罗为末，入研了药令匀，炼蜜和捣三二百杵，圆如梧桐子大，每服不计时候以豆淋酒研下七圆。

治妇人中风，脊急反张如弓之状，**紫汤**方：

鸡粪白一合，炒微黄　大豆二合，炒熟　防风一两，去芦头

右件药捣粗罗为散，每服三钱，以水酒各半中盏，煎至六分，去滓，不计时候温服效。

治妇人中风，身如角弓反张，口噤昏沉，宜服此方：

川乌头一两，炮裂，去皮脐　鸡粪白一两，炒微黄

右件药捣细罗为散，每服不计时候以温酒调下一钱。

治妇人中风口噤诸方

夫妇人中风口噤者，是体虚受风，风入颔颊夹口之筋也。手三[1]阳之筋结入于颔颊，足阳明之筋上夹于口，而风挟冷乘虚入其筋则筋挛，故引牙关急而口噤也。

治妇人中风，心胸痰壅，口噤不能语，肝气厥不识人，宜服此**羚羊角散**方：

羚羊角屑一两　细辛三分　枳壳一两，麸炒微黄，去瓤　白术一两　当归一两，剉，微炒　桂心一两　木通一两，剉　汉防己一两　附子一两，炮裂，去皮脐　赤茯苓一两　甘菊花一两　防风一两，去芦头　葛根一两，剉　秦艽二两，去苗　枫树寄生三两

右件药捣粗罗为散，每服四钱，以水一中盏，入生姜半分，煎至五分，去滓，入淡竹沥一合，更煎一两沸，不计时候拗开口温灌之。

治妇人中风，咽中气塞壅闷，口噤不语，肝厥不识人，或加针灸不知痛处，宜服此**桂心**

---

〔1〕三：原作“五”。据《类聚》卷212引同论改。

散方：

桂心二两　防风一两，去芦头　汉防己一两　麻黄一两，去根节　白术一两　人参一两，去芦头　黄芩一两　细辛一两　茵芋一两　秦艽一两，去苗　附子一两，炮裂，去皮脐　甘草一两，炙微赤，剉

右件药捣粗罗为散，每服四钱，以水一中盏，入生姜半分，煎至五分，去滓，入淡竹沥一合，更煎一两沸，不计时候拗开口温灌之。

治妇人卒中风，口噤不能语，四肢急掣偏挛，**防风散**方：

防风一两，去芦头　赤芍药一两　葛根一两，剉　黄芩一两　茵芋一两　白术一两　桂心一两　麻黄一两，去根节　甘草一两，炙微赤，剉　人参半两，去芦头　汉防己半两　石膏一两

右件药捣粗罗为散，每服四钱，以水一中盏，入生姜半分，煎至六分，去滓，不计时候拗开口温灌之。

治妇人中风，口噤，不识人，**独活散**方：

独活半两　防风半两，去芦头　干姜一分，炮裂，剉　桂心半两　当归半两，剉，微炒　甘草半两，炙微赤，剉

右件药捣筛为散，每服四钱，用酒一中盏，煎至六分，去滓，不计时候拗开口灌之。

治妇人中风，口噤，四肢拘急，**天南星散**方：

天南星半两，生姜汁拌炒令黄　白附子半两，炮裂　附子半两，炮裂，去皮脐　乌蛇肉半两，酒拌炒令黄　干蝎半两，微炒

右件药捣细罗为散，每服半钱，以生姜温酒调下，不计时候拗开口灌之。

治妇人中风口噤，四肢强直，**走马散**方：

天麻半两　附子半两，炮裂，去皮脐　桂心一分　石膏一分，细研如面　麻黄一分，去根节　干蝎梢一分　川乌头一分，炮裂，去皮脐　天南星一分，炮裂　麝香半分，研入

右件药捣细罗为散，入研了药令匀，每服一字，以豆淋酒调下，不计时候拗开口灌之。

治妇人中风口噤，**乌蛇散**方：

乌蛇肉半两，酒拌炒令黄　干蝎半两，微炒　天麻半两　天南星半两，炮裂　白僵蚕半两，微炒　腻粉半分，研入

右件药捣细罗为散，研入腻粉令匀，每服一字，以生姜酒调下，拗开口灌之。

治妇人中风口噤迷闷，**雄黑豆酒**方：

雄黑豆三合，小紧者是　鸡粪白二合

右件药先炒豆声欲绝，入鸡粪白同炒令黄，投入酒五升后去滓，每服一小盏，拗开口灌之。

治妇人中风口噤，言语不得，**白术酒**方：

白术三两，捣碎　黑豆三两，炒令熟

右件药以酒四升煎至二升，去滓，分温四服，拗开口灌之。

治妇人中风口噤，舌本缩，方：

芥子一升

右件药细研，以醋三升煎取一升，涂颔颊下，立效。

治妇人血风心神惊悸诸方

夫妇人血风惊悸者，是风乘于心故也。心藏神，为诸脏之主。若血气调和，则心神安定。

若虚损，则心神虚弱，致风邪乘虚干之，故惊而悸动不定也。其惊悸不止，则变恍惚而忧惧者也。

治妇人血风，心神惊悸，头痛，眠卧不安，四肢烦疼，不思饮食，**酸枣人散**方：

酸枣人三分，微炒　犀角屑半两　黄耆三分，剉　赤芍药三分　枳壳半两，麸炒微黄，去瓤　防风半两，去芦头　细辛半两　茯神一两　当归三分，剉，微炒　龙齿三分　桑根白皮一两　独活半两　子芩三分　麦门冬三分，去心　石膏二两　人参一两，去芦头　羚羊角屑三分　甘草半两，炙微赤，剉

右件药捣粗罗为散，每服四钱，以水一中盏，入生姜半分，枣二枚，煎至六分，去滓，不计时候温服。

治妇人血风，气壅多发，心神惊悸，**羚羊角散**方：

羚羊角屑一两　茯神三分　麦门冬三分，去心　生干地黄一两　黄耆半两　人参三分，去芦头　甘草半两，炙微赤，剉　防风三分，去芦头　桑根白皮半两，剉

右件药捣筛为散，每服四钱，以水一中盏，入生姜半分，淡竹叶二七片，煎至六分，去滓，不计时候温服。

治妇人血风，心气不足，惊悸，言语谬误，恍恍惚惚，心中烦闷，**远志散**方：

远志半两，去心　茯神一两　独活一两　甘草半两，炙微赤，剉　白芍药半两　当归半两，剉，微炒　桂心半两　麦门冬三分，去心　人参一两，去芦头　附子半两，炮裂，去皮脐　黄耆一两，剉　羚羊角屑一两

右件药捣筛为散，每服四钱，以水一中盏，入生姜半分，煎至六分，去滓，不计时候温服。

治妇人血风，五脏大虚，惊悸，安神定志，**茯神散**方：

茯神一两　防风三分，去芦头　人参一两，去芦头　远志三分，去心　甘草半两，炙微赤，剉　龙骨一两　桂心三分　独活一两　细辛三分　干姜半两，炮裂，剉　白术三分　酸枣人一两，微炒

右件药捣筛为散，每服四钱，以水一中盏，煎至六分，去滓，不计时候温服。

治妇人血风，心气虚，惊悸喜忘，不能进食，**铁精散**方：

铁精一两　生干地黄一两　远志一两，去心　桂心三分　黄耆一两，剉　紫石英一两，细研　防风三分，去芦头　当归三分，剉，微炒　人参一两，去芦头　白茯苓一两　甘草半两，炙微赤，剉　白术半两　羌活半两　茯神一两　麦门冬三分，去心

右件药捣筛为散，每服四钱，以水一中盏，入生姜半分，枣三枚，煎至六分，去滓，不计时候温服。

治妇人血风气，心烦惊悸，恐畏恍惚，神思不定，少欲饮食，四肢疼痛，**人参散**方：

人参一两，去芦头　远志半两，去心　当归三分，剉，微炒　附子半两，炮裂，去皮脐　细辛半两　桂心半两　干姜半两，炮裂，剉　防风半两，去芦头　龙齿一两　菖蒲半两　茯神一两　黄耆半两，剉　白术三分　熟干地黄一两　甘草一分，炙微赤，剉

右件药捣筛为散，每服四钱，以水一中盏，入生姜半分，枣三枚，煎至六分，去滓，不计时候温服。

治妇人血风烦热，心神惊悸，筋脉拘急，肢节疼痛，不欲饮食，**防风散**方：

防风三分，去芦头　人参一两，去芦头　茯苓一两　远志半两，去心　细辛半两　羚羊角屑三分　生干地黄三分　赤芍药三分　沙参半两，去芦头　白术半两　酸枣人半两，微炒　桂心半两　独活一两　甘草半两，炙微赤，剉　当归三分，剉，微炒

右件药捣粗罗为散，每服四钱，以水一中盏，入生姜半分，枣三枚，同煎至六分，去滓，不

计时候温服。

治妇人血风，心神惊悸，恍惚失常，或瞋恚悲愁，志意不乐，**紫石英散**方：

紫石英三分，细研　白石英三分，细研　朱砂三分，细研，水飞过　龙齿一两　人参一两，去芦头　琥珀半两　天雄半两，炮裂，去皮脐　犀角屑半两　远志三分，去心　生干地黄半两　沙参半两，去芦头　茯神一两　桂心半两　防风三分，去芦头　麦门冬一两半，去心，焙

右件药捣细罗为散，不计时候以温酒调下一钱。

治妇人血风，气壅，多惊悸，头目旋痛，烦热恍惚，**镇心朱砂圆**方：

朱砂一两半，细研，水飞过　龙脑一分，细研　牛黄半两，细研　龙齿一两　天竺黄一两，细研　虎睛二对，酒浸一宿，微炙　地骨皮三分　紫石英一两，细研，水飞过　白僵蚕三分，微炒　马牙消一两，细研　金薄一百片，细研　银薄一百片，细研　赤箭一两　当归三分，剉，微炒　蔓荆子半两　麝香半两，细研　犀角屑一两　远志一两，去心　铅霜一两，细研　人参一两，去芦头　茯神一两半　麦门冬一两半，去心，焙　独活一两　甘菊花一两　防风一两，去芦头　子芩一两　甘草半两，炙微赤，剉

右件药捣罗为末，入研了药更研令匀，炼蜜和捣五七百杵，圆如梧桐子大，每于食后及夜临卧时，以荆芥薄荷汤内入淡竹沥半合，嚼下十圆。

治妇人血风气上攻，心神恍惚惊悸，眠卧不安，**龙齿圆**方：

龙齿一两，细研　朱砂三分，细研，水飞过　麝香一钱，细研　犀角屑半两　人参三分，去芦头　茯神一两　赤箭一分　槟榔半两　当归三分，剉，微炒　远志一分，去心　防风半两，去芦头　天麻三分　生干地黄半两

右件药捣罗为末，炼蜜和捣三五百杵，圆如梧桐子大，每服不计时候研薄荷，暖酒下二十圆。

治妇人血风，心神烦热，恍惚多惊，不得眠卧，**玳瑁圆**方：

生玳瑁屑一两　生金屑半两，细研　自然铜半两，细研　不灰木[1]一两，用牛粪火烧通赤　真珠末一两　琥珀一两，细研　犀角屑一两　铁粉三分，细研　牛黄一分，细研　朱砂三分，细研，水飞过　龙脑一分，细研　麝香一分，细研

右件药捣罗为末，入研了药重研令匀，以炼蜜和捣五七百杵，圆如鸡头实大，每服不计时候煎麦门冬汤嚼下五圆。

治妇人血风气壅，多惊悸，烦躁，**镇心圆**方：

铁精三分　人参一两，去芦头　茯神一两　龙齿三分　金薄一分　铅霜一分，与金、银薄同细研　银薄一分　紫菀三分，洗[2]去苗土　麦门冬一两半，去心，焙　甘草半两，炙微赤，剉　黄芩半两　生干地黄一两

右件药捣罗为末，入研了药同研令匀，以炼蜜和捣三五百杵，圆如梧桐子大，每于食后煎淡竹叶汤嚼下十圆。

治妇人风眩头疼诸方

夫妇人风眩，是体虚受风，风入于脑也。诸脏腑之精皆上注于目，其血气与脉并上属于

---

〔1〕不灰木：此下制法缺“用牛”、“烧通赤”五字，据宽政本补。

〔2〕洗：宋版作“法”，据宽政本改。

脑，循脉引于目系，目系急，故令眩也。其眩不止，风邪甚者，变为癫疾也。

治妇人风眩，头目昏闷烦疼，言语謇涩，痰逆，不下饮食，**蔓荆子散**方：

蔓荆子三分　防风三分，去芦头　羌活三分　芎䓖二分　羚羊角屑三分　细辛半两　枳壳三分，麸炒微黄，去瓤　甘菊花半两　前胡三分，去芦头　白芷半两　藁本半两　石膏二两〔1〕　赤茯苓三分　旋覆花半两　麻黄三分，去根节　荆芥三分　甘草半两，炙微赤，剉

右件药捣筛为散，每服四钱，以水一中盏，入生姜半分，煎至六分，去滓，不计时候温服。

治妇人风眩头疼，痰壅烦闷，不下饮食，**旋覆花散**方：

旋覆花半两　白芷半两　芎䓖半两　藁本半两　蔓荆子半两　赤茯苓一两　防风半两，去芦头　枳壳半两，麸炒微黄，去瓤　独活半两　细辛半两　羌活半两　石膏二两〔2〕　半夏半两，汤洗七遍去滑　前胡一两，去芦头　羚羊角屑三分　杜若三分　甘草半两，炙微赤，剉　甘菊花半两

右件药捣粗罗为散，每服三钱，以水一中盏，入生姜半分，薄荷七叶，煎至六分，去滓，不计时候温服。

治妇人风眩，头疼呕逆，身体时痛，情思昏闷，**独活散**方：

独活一两　白术三分　防风三分，去芦头　细辛三分　人参三分，去芦头　石膏二两　半夏半两，汤洗七遍去滑　赤芍药半两　甘草半两，炙微赤，剉　芎䓖三分　荆芥三分

右件药捣粗罗为散，每服三钱，以水一中盏，入生姜半分，薄荷七叶，煎至六分，去滓，不计时候温服。

治妇人风眩头疼，心神烦热，恍惚不得睡卧，少思饮食，**茯神散**方：

茯神一两　黄耆三分，剉　赤芍药三分　麦门冬三分，去心　石膏一两半　蔓荆子三分　人参一两，去芦头　防风半两，去芦头　酸枣人三分，微炒　羚羊角屑三分　柴胡一两，去苗　甘草半两，炙微赤，剉

右件药捣粗罗为散，每服四钱，以水一中盏，入生姜半分，煎至六分，去滓，不计时候温服。

治妇人风眩头疼，四肢烦热疼痛，痰逆不思饮食，**羚羊角散**方：

羚羊角屑半两　人参三分，去芦头　茯神三分　半夏半两，汤洗七遍去滑　防风半两，去芦头　犀角屑半两　赤箭一两　枳壳半两，麸炒微黄，去瓤　蔓荆子半两　石膏二两　芎䓖三分　杜若三分　细辛半两　前胡一两，去芦头　甘草半两，炙微赤，剉

右件药捣粗罗为散，每服三钱，以水一中盏，入生姜半分，煎至六分，去滓，不计时候温服。

治妇人风眩头疼，心神闷乱，肩背四肢烦疼，不欲饮食，**石膏散**方：

石膏二两　羌活半两　防风半两，去芦头　桑根白皮三分，剉　赤茯苓三分　枳壳三分，麸炒微黄，去瓤　赤芍药三分　芎䓖三分　黄芩三分　当归三分，剉，微炒　甘草半两，炙微赤，剉　柴胡一两，去苗　羚羊角屑半两　酸枣人半两，微炒　甘菊花半两

右件药捣粗罗为散，每服四钱，以水一中盏，入生姜半分，煎至六分，去滓，不计时候温服。

治妇人头痛目眩，心神烦渴，**甘菊花饮子**方：

---

〔1〕 二两：宋版原脱，据宽政本补。
〔2〕 二两：原脱。据宽政本补。

甘菊花一分　石膏一两，捣碎　葛根半两，剉　薄荷一握，切　生姜一分，拍碎　葱白一握，切　豉一合

右件药以水二大盏，煎至一盏去滓，不计时候分温三服。

治妇人风眩头疼，心神昏闷，四肢缓弱，**天雄散**方：

天雄一两，炮裂，去皮脐　防风一两，去芦头　山茱萸一两　芎䓖一两　薯蓣一两　人参一两，去芦头　白术一两半　远志一两，去心　独活一两　桂心一两　葛根一两，剉　茯神一两　莽草一两　石膏二两　甘菊花三分

右件药捣粗罗为散，每服四钱，以水酒各半中盏，煎至六分，去滓，不计时候温服。

治妇人风眩头疼，目被风牵引，偏视不明，**细辛散**方：

细辛三分　秦艽一两，去苗　独活一两　桂心一两　山茱萸一两　天雄一两，炮裂，去皮脐　薯蓣一两

右件药捣细罗为散，每服不计时候以温酒调下一钱。

治妇人风眩头旋，卒倒，痰涎壅滞，四肢拘急，**金乌散**方：

乌鸦一只，去嘴足　狐肝一具，已上同入罐子内，用细泥固济候干，烧令稍赤，抽火以土罯定罐候冷取出，捣罗为末入后药　天麻半两　白附子半两，炮裂　天南星半两，炮裂　白僵蚕半两，微炒　桑螵蛸半两，微炒　甘菊花半两　麝香一分，细研

右件药捣细罗为末，入前烧了药末及麝香更研令匀，每服不计时候以豆淋薄荷酒调下一钱。

又方：

天雄三分，炮裂，去皮脐　蔓荆子三分　甘菊花半两　山茱萸一两　薯蓣一两半

右件药捣细罗为散，每服不计时候以温酒调下一钱。

又方：

槐子一两，微炒　牛蒡子一两，微炒

右件药捣细罗为散，每于食后以温水调下一钱。

治妇人风瘙痒诸方

夫妇人风瘙痒者，由体虚受风邪故也。风入腠理，与血气相搏，而俱往来在于皮肤之间，邪气微，不能为痛，但瘙痒也。

治妇人血风，皮肤瘙痒，心胸烦闷，宜服**莽草散**方：

莽草一两　羌活三分　羚羊角屑三分　景天三分　白蒺藜三分，微炒去刺　茺蔚子三分　凌霄花三分　鬼箭羽三分　丹参三分　防风三分，去芦头　细辛三分　枳壳三分，麸炒微黄，去瓤

右件药捣筛为散，每服三钱，以水一中盏，煎至六分，去滓，不计时候温服。

治妇人血游风，遍身瘙痒不止，**鬼箭散**方〔1〕：

鬼箭羽一两　白蒺藜一两，微炒去刺　桂心半两　麻黄一两，去根节　赤箭三分　独活三分　芎䓖三分　薏苡人三分　蛇床子半两　枳壳三分，麸炒微黄，去瓤　甘草半两，炙微赤，剉

右件药捣筛为散，每服三钱，以水一中盏，煎至六分，去滓，不计时候温服。

---

〔1〕方：原作“子”，据宽政本改。

治妇人血风瘙痒，**乌蛇散**方：

乌蛇二两，汤浸，去皮骨，酥拌炒令黄　白蒺藜三分，微炒去刺　蛇床子三分　桂心三分　防风三分，去芦头　独活三分　当归三分　藁本三分　细辛三分　枫香三分　凌霄花三分　牛蒡子三分，微炒　枳壳三分，麸炒微黄，去瓤　莽草三分　干蝎半两，微炒

右件药捣细罗为散，不计时候以温酒调下一钱。

治妇人血风，皮肤瘙痒不止，**皂荚刺散**方：

皂荚刺一两，炙微黄　乌喙一两，炮裂，去皮脐　茵芋三分　白花蛇二两，酒浸，去皮骨，炙微黄　秦艽三分，去苗　天麻三分　独活三分　白蒺藜三分，微炒去刺　蛇床子二分　麻黄三分，去根节　莽草三分，微炒　槐子人三分，微炒　景天花三分　踯躅花三分，酒拌微炒　枫香三分　枳壳三分，麸炒微黄，去瓤　麝香一分，细研入

右件药捣细罗为散，不计时候以荆芥酒调下一钱。

治妇人血风，皮肤瘙痒，心神烦闷，及血游风不定，并宜服此**何首乌散**方：

何首乌半两　防风半两，去芦头　白蒺藜半两，微炒去刺　枳壳半两，麸炒微黄，去瓤　天麻半两　胡麻半两　白僵蚕半两，微炒　茺蔚子半两　蔓荆子半两

右件药捣细罗为散，每服不计时候煎茵陈汤调下一钱。

治妇人血风，皮肤瘙痒不可禁止，**白蒺藜汤**洗方：

白蒺藜　防风　道人头　蛇床子　卷柏　黄耆　漏芦已上各一两半　羊蹄根二两　蒴藋根三两

右件药细剉，以水一斗，煎至五升去滓，看冷暖于避风处洗之。

治妇人血风，举体痒如虫行，皮肤上搔之皮起欲成疮，**蛇床子汤**洗方：

蛇床子三合　蒺藜子三合　防风三两　川大黄一两　大戟三两　茺蔚子二合　白矾二两

右件药捣筛，以水一斗煎至五升，次入酒二升更煎十余沸，去滓，看冷暖于避风处洗之。

治妇人风邪癫狂诸方

夫妇人癫狂病者，由血气虚，受风邪所为也。人禀阴阳之气而生，风邪入并于阴则为癫，入并于阳则为狂，阴之与阳，有虚有实，随其虚时，为邪所并则发也。癫者卒发，意不乐，直视仆地，吐涎沫，口喎目急，手足缭戾，无所觉知，良久乃苏。狂者少卧不饥，自高贤也，自辨智也，自贵倨也，妄笑好歌，妄行不休，故曰癫狂也。

治妇人风邪，恍惚悲啼，或狂走不定，如有鬼神所着，口噤，水浆不下，面目变色，甚者不识人，**五邪菖蒲散**方：

菖蒲一两，九节者　秦艽半两　桂心半两　当归半两，剉，微炒　禹余粮半两，捣碎　人参半两，去芦头　附子半两，炮裂，去皮脐　黄芩半两　远志半两，去心　防风半两，去芦头　龙骨一两　赤石脂一两　赤茯苓一两　赤芍药一两　芎䓖一两　汉防己一两　甘草三分，炙微赤，剉

右件药捣筛为散，每服三钱，以东流水一中盏，煎至六分，去滓，食前温服。

治妇人风邪癫狂，或啼泣不止，或歌笑无度，或心神恐惧，或言语失常，**防风散**方：

防风一两，去芦头　茯神一两　独活一两　远志一两，去心　人参一两，去芦头　龙齿一两　秦艽半两　菖蒲一两　石膏一两　牡蛎一两　禹余粮半两　蛇蜕皮一尺，烧灰　桂心半两　甘草三分，炙微赤，剉

右件药捣筛为散，每服三钱，以水一中盏，煎至六分，去滓，不计时候温服。

治妇人风邪，癫狂乱语不识人，**羚羊角散**方：

羚羊角屑三分　独活半两　远志半两，去心　茯神一两　菖蒲半两　防风半两，去芦头　人参三分，去芦头　生干地黄三分　石膏一两　麦门冬二两，去心　龙齿一两　白鲜皮一两

右件药捣筛为散，每服三钱，以水一中盏，煎至六分，去滓，不计时候温服。

治妇人风邪癫狂，发作无时，**牛黄散**方：

牛黄半两，细研　麝香一分，细研　琥珀二分，细研　桂心半两　赤箭三分　白附子三分，炮裂　铅霜二分，细研　金薄五十片，细研　银薄五十片，细研　朱砂三分，细研　羚羊角屑三分　虎头骨三分，烧灰　犀角屑三分　茯神三分　人参三分，去芦头　雄黄二分，细研　干蝎一分，微炒　羌活三分

右件药捣细罗为散，入研了药同研令匀，每服不计时候以温酒调下一钱。

治妇人风邪，神识不安，癫狂，言语失次，如见鬼神，**真珠散**方：

真珠三分，细研，水飞过　水精三分，细研，水飞过　铅霜三分，细研　人参一两，去芦头　茯神一两　朱砂一两，细研，水飞过　雄黄半两，细研　金薄五十片，细研　银薄五十片，细研　琥珀一分，细研

右件药捣细罗为散，入研了药令匀，每服不计时候用薄荷汁调下半钱。

治妇人风邪，悲思愁忧，喜怒无常，梦寐不安，心神恐惧，**远志散**方：

远志三分，去心　白术一分，微炒　桂心半两　茵芋半两　天雄半两，炮裂，去皮脐　龙齿半两　菖蒲半两　附子半两，炮裂，去皮脐　生干地黄半两　细辛半两　甘草半两，炙微赤，剉　杨柳上寄生一两

右件药捣细罗为散，每服空心及食前以温酒调下一钱。

治妇人风邪癫狂，发歇无常，跳踯大叫，张目挥臂，恒欲打人，或时大走，不避水火，**虎睛散**方：

虎睛二对，新者，慢火炙令黄取入　露蜂房一两，微炙　石长生一两　枫树寄生三两　茯神一两　防风一两，去芦头　独活一两　天雄一两，炮裂，去皮脐　当归一两，剉，微炒　桂心一两　鸡头并肝一具，炙令黄　甘草三分，炙微赤，剉　朱砂半两，细研　麝香一分，研入

右件药捣细罗为散，入研了药令匀，每服不计时候，以温酒调下一钱。

治妇人风邪凌心，言语不定，精神恍惚，乃成癫狂，发歇无时，宜服**安神镇心琥珀圆**方

琥珀一两，细研　真珠一两，细研，水飞过　牛黄半两，细研　天竺黄一两，细研　铁粉一两　光明砂三分，细研，水飞过　金薄五十片，细研　银薄五十片，细研　龙齿一两，细研如粉　腻粉半两，研入　麝香一分，细研　犀角屑三分　露蜂房半两，微炒　龙胆半两　川升麻半两　天门冬三分，去心，焙　钓藤三分　茯神三分　菖蒲三分　远志三分，去心　麦门冬三分，去心焙　人参三分，去芦头　白鲜皮三分　黄芩半两　蚱蝉半两，微炒　干蝎半两，微炒　甘草半两，炙微赤，剉

右件药捣细罗为末，入研了药令匀，炼蜜和捣三五百杵，圆如梧桐子大，每服以竹叶汤下十五圆。

治妇人风邪癫狂，每发狂乱妄语，倒错不识人，**铁粉圆**方：

铁粉二两，细研　蛇蜕皮半两，烧灰　鬼督邮三分　龙齿二两　寒水石二两　败天公一两，烧灰　防风一两，去芦头　沙参半两，去芦头　羖羊角屑一两半　龙胆二两，去芦头　羚羊角屑二两　蚱蝉一两，微炙　地骨皮二两　商陆一两　牛黄一分，细研　石膏二两，细研，水飞过　黄连半两，去须

右件药捣罗为末，入研了药同研令匀，炼蜜和捣一千杵，圆如梧桐子大，每服不计时候，煎地骨皮汤下二十圆。

治妇人风邪，发癫狂及诸痫，并宜服**虎睛圆**方：

虎睛一对，微炙　秦艽半两，去苗　龙齿半两　防葵半两　黄芩半两　雄黄半两，细研，水飞过　汉防已半两　牛黄半两，细研　羌活一分　川升麻三分　寒水石二分　远志二分，去心　茯神半两　石膏一两，细研　天雄半两，炮裂，去皮脐　鬼箭羽一分　蛇蜕皮五寸，微炒　露蜂房一分　白鲜皮一分　白薇一分　贯众一分　麝香一分，细研

右件药捣罗为末，入研了药同研令匀，炼蜜和捣五七百杵，圆如梧桐子大，每服不计时候以温水下二十圆。

治妇人风邪癫狂，大叫奔走，宜服此方：

虾蟆一枚，大者，去肠中滓令净，并肠胃却内腹中，入瓶子中固济，渐以火烧通赤，以土罨[1]定，隔日取出

右件药入麝香一钱同研令细，每服以新汲水调下一钱。

又方：

伏龙肝取灶心赤者良

右件药研令极细，每服以东流水调下一钱，日二服。

治妇人风瘙身体瘾胗诸方

夫妇人体虚，为风邪气客于皮肤，复逢风寒相折，则起风瘙瘾胗。若赤胗者，犹凉湿折于肌中之极热，热结成赤胗也，得天热则剧，取冷则差也。白胗者，由风气折于肌，肌中热，热与风相搏，所为白胗也，得天阴雨冷则剧，出风中亦剧，得晴暖则减，着衣暖亦差也。脉浮而洪，浮即为风，洪则为气，风气相搏，则生瘾胗，身体为痒。凡人汗出，不可露卧及浴，使人身振寒热，生风胗也。

治妇人风瘙，皮肤中如虫行，及生瘾胗，搔之作疮，面肿心烦，宜服**蒺藜散**方：

白蒺藜三分，微炒去刺　羚羊角屑三分　黄芩半两　细辛半两　人参半两，去芦头　苦参半两，剉　蛇床子半两　秦艽半两，去苗　防风半两，去芦头　麻黄半两，去根节　当归半两，剉，微炒　甘草半两，炙微赤，剉　莽草三分，微炙　枳壳半两，麸炒微黄，去瓤

右件药捣筛为散，每服三钱，以水一中盏，煎至六分，去滓，不计时候温服。

治妇人风瘙瘾胗遍身，搔痒，状若虫行，或发或歇，**莽草散**方：

莽草一两　麻黄三分，去根节　沙参三分，去芦头　独活半两　黄耆半两，剉　白蒺藜三分，微炒去刺　防风半两，去芦头　芎䓖半两　犀角屑半两　天门冬三分，去心　凌霄花半两　甘草半两，炙微赤，剉

右件药捣筛为散，每服三钱，以水一中盏，煎至六分，去滓，不计时候温服。

治妇人风瘙，发则至头面皮肤生瘾胗，搔之成疮，**乌蛇圆**方：

乌蛇肉一两半，酒拌炒令黄　白蒺藜一两半，微炒去刺　苦参一两半，剉　沙参一两，去芦头　秦艽一两，去芦头　独活一两　天门冬一两半，去心，焙　莽草一两　蛇床子一两　白鲜皮一两　川大黄一两，剉碎，微炒　枳实一两，麸炒微黄

右件药捣罗为末，炼蜜和捣三二百杵，圆如梧桐子大，每服不计时候以荆芥汤下三十圆。

治妇人风瘙，皮肤生瘾胗痒痛，或有细疮，**苍耳子圆**方：

苍耳子三两　苦参二两　白蒺藜二两，微炒去刺　蝉壳一两，微炒

---

〔1〕罨：原误作“俺”。《正误》：“‘俺’，‘罨’之讹。”《类聚》卷213引同方作“罨”，因改。

右件药捣细罗为末，炼蜜和圆如梧桐子大，每服不计时候以温酒下二十圆。

治妇人风瘙身痒，生瘾胗久不差，**蒴藋膏**方：

蒴翟根二两，剉　白蒺藜一两　独活一两　附子一两，生，去皮脐　川椒半两　防风一两　犀角屑一两　漏芦一两　白芷一两　苦参一两　川升麻一两　白及一两　汉防己一两　木香半两　枳实一两　茺蔚子一两　莽草一两　蛇衔草一两

右件药细剉，以醋浸一宿，明旦用铛中入炼成猪膏三斤，内药于炭火上慢熬，候白芷色黄赤，膏成去滓，入瓷器中盛，取涂摩之，日可三五上差。

治妇人风瘙，遍身生瘾胗，痒搔之随手肿起，**莽草膏**方：

莽草三分　当归一两　芎䓖一两　大戟一两　细辛一两　苦参二两　芫花一两　川椒一两　附子一两　踯躅花一两　景天一两　蒴藋根一两

右件药细剉，用炼成猪膏二斤，入药煎候附子黄赤色，膏成去滓，倾入瓷器中盛，涂于病上，日三用之。

治妇人风瘙瘾胗，身痒不止，宜用淋蘸方：

马蔺二两　蒴藋根一两　茺蔚子二两　白矾二两　白蒺藜二两　茵芋二两　羊桃根二两　蓖麻叶一两　凌霄花二两

右件药细剉，以水二斗，煮取一斗去滓，于避风处洗之。

又方：

蛇床子半斤　景天半斤　蒺藜子半斤

右件药以水一斗煮取五升，去滓，绵渍拭之，日四五度差。

又方：

凌霄花三两　蒴藋根半斤，剉

右件药以水七升煮取三升，滤去滓，入白矾末二两搅匀，以绵渍，频拭于胗上，后煮槐柳汤浴之。

又方：

取苍耳花、叶、子等分，捣细罗为末，每服以豆淋酒调下二钱。

又方：

取景天捣绞取汁，涂之。

又方：

以醋浆水磨白矾，涂之。

治妇人血风烦闷诸方

夫妇人血风烦闷者，由腑脏劳伤，血气虚而风邪乘之，搏于血，使气不宣，而否涩则生于热，或肢节烦疼，口干少卧，皆因虚弱而气血壅滞，故烦闷也。

治妇人血风烦闷，四肢疼痛，心神多躁，吃食减少，**酸枣人散**方：

酸枣人三分，微炒　防风半两，去芦头　羚羊角屑三分　羌活半两　牛膝半两，去苗　芎䓖半两　桂心半两　赤芍药三分　赤茯苓三分　当归三分，剉，微炒　红花子三分　生干地黄三分　地骨皮半两　麦门冬半两，去心　甘草半两，炙微赤，剉

右件药捣粗罗为散，每服四钱，以水一中盏，入生姜半分，薄荷七叶，煎至六分，去滓，不

计时候温服。

治妇人血风烦闷，心神恍惚，眠卧不安，**紫石英散**方：

紫石英一两　茯神三分　麦门冬三分，去心　人参三分，去芦头　羚羊角屑半两　防风半两，去芦头　黄耆半两，剉　远志三分，去心　酸枣人三分，微炒　当归三分，剉，微炒　黄芩三分　甘草一分，炙微赤，剉

右件药捣粗罗为散，每服三钱，以水一中盏，入生姜半分，枣二枚，煎至六分，去滓，不计时候温服。

治妇人血风，气冲心烦闷，昏沉不能言语，腹内刺痛不可忍，**当归散**方：

当归一分，剉，微炒　赤芍药一分　芎䓖一分　鬼箭羽一分　牛李子一分　木香一分　牡丹半两　延胡索半两　桂心半两　槟榔半分　桃人半两，汤浸，去皮尖、双人，麸炒微黄

右件药捣粗罗为散，每服三钱，以水一中盏，入生姜半分，煎至六分，去滓，不计时候温服。

治妇人血风，气冲心烦闷，腹内疼痛，**大黄散**方：

川大黄半两，剉碎，微炒　赤芍药半两　牡丹半两　姜黄半两　当归半两，剉，微炒　蒲黄一两　荷叶三片　羚羊角屑半两

右件药捣粗罗为散，每服三钱，以水一中盏，煎至六分，去滓，不计时候温服。

治妇人血风，气攻心烦闷，头目昏重，**羚羊角散**方：

羚羊角一两，烧灰　鲤鱼鳞一两，烧灰　蒲黄一两　荷叶一两　桂心半两　木香半两　红蓝花半两　乱发一两，烧灰　麝香一钱，细研

右件药捣细罗为散，入诸灰更同研令细，每服不计时候，以生姜童子小便调下一钱。

治妇人血风，心神烦闷，坐卧不安，宜服**犀角散**方：

犀角屑一两　白僵蚕半两，微炒　地龙半两，炒令微黄　人中白一分　麝香一钱，细研　天竺黄半两，细研

右件药捣细罗为散，同研令匀，每服不计时候用生地黄汁二合，蜜一茶匙调下一钱。

治妇人血风上攻，心神烦闷，**羚羊角散**方：

羚羊角屑二两，烧灰　乱发半两，烧灰　朱砂半两，细研　麝香一钱，细研

右件药同研令匀细，每服不计时候以苦竹沥调下一钱。

治妇人血风，心神烦闷，**赤马蹄散**方：

赤马蹄屑三分，炒令黄焦　白僵蚕三分，微炒　羚羊角屑三分　麝香一钱，细研

右件药捣细罗为散，入麝香同研令匀，每服不计时候以温酒调下一钱。

治妇人血风，气冲心烦闷，腹痛，方：

生姜汁半合　生地黄汁二合　鸡子白一枚　赤马粪酒调绞取汁，三合

右件药相和搅令匀，暖令温，分为二服，不计时候服之。

治妇人风痰诸方

夫妇人风痰者，由脏腑风冷水饮停积，在于胸膈所成也。人皆有痰，少者不能为妨，多则成患。但胸膈有痰饮渍于五脏，则令眼痛，亦令头眩头痛也。

治妇人风痰气壅，心膈满闷，头目昏重，不下饮食，**羚羊角散**方：

羚羊角屑三分　赤茯苓三分　防风半两，去芦头　藿香半两　半夏半两，汤洗七遍去滑　赤箭半两　诃梨勒皮三分　旋覆花半两　前胡三分，去芦头　芎䓖半两　甘草半两，炙微赤，剉　枇杷叶半两，拭去毛，炙微黄　枳壳半两，麸炒微黄，去瓤

右件药捣粗罗为散，每服三钱，以水一中盏，入生姜半分，煎至六分，去滓，不计时候温服。

治妇人风痰气逆，胸膈壅闷，难下饮食，**半夏散**方：

半夏一两，汤洗七遍去滑　前胡一两，去芦头　防风半两，去芦头　旋覆花半两　大腹皮一两，剉　桂心半两　人参三分，去芦头　白术三分　甘草半两，炙微赤，剉　枳壳半两，麸炒微黄，去瓤　桑根白皮半两，剉　陈橘皮半两，汤浸，去白瓤，焙

右件药捣粗罗为散，每服三钱，以水一中盏，入生姜半分，煎至六分，去滓，不计时候温服。

治妇人风痰呕逆，不下饮食，头目昏闷，宜服**旋覆花散**方：

旋覆花半两　枇杷叶半两，拭去毛，炙微黄　芎䓖半两　细辛半两　枳壳半两，麸炒微黄，去瓤　前胡半两，去芦头　半夏半两，汤洗七遍去滑　羌活半两　人参半两，去芦头　桂心半两　赤茯苓三分　藿香半两　甘草三分，炙微赤，剉　羚羊角屑三分

右件药捣粗罗为散，每服三钱，以水一中盏，入生姜半分，煎至六分，去滓，不计时候温服。

治妇人风痰，心胸不利，头目昏重，时欲呕吐，不下饮食，**赤茯苓散**方：

赤茯苓一两　蔓荆子半两　细辛半两　人参三分，去芦头　白术半两　前胡一两，去芦头　枇杷叶二分，拭去毛，炙微黄　芎䓖三分　半夏半两，汤洗七遍去滑　防风半两，去芦头　陈橘皮半两，汤浸去白瓤，焙　甘草半两，炙微赤，剉

右件药捣筛为散，每服三钱，以水一中盏，入生姜半分，煎至六分，去滓，不计时候温服。

治妇人风痰，心膈壅滞，**天南星圆**方：

天南星一两，炮裂　白附子一两，炮裂　白矾烧灰，半两　皂荚子人一两，炒令黄　半夏一两，汤洗七遍去滑，以生姜一两去皮同捣，炒令干

右件药捣细罗为末，以酒煮面糊和圆如梧桐子大，每服不计时候以生姜薄荷汤下十圆。

治妇人风痰，**皂荚煎圆**方：

皂荚一斤，细剉，去子，用水七升，揉绞取汁，于银锅内煎熬如膏　天南星三两，炮裂　防风二两，去芦头　天麻二两　旋覆花二两　薄荷三两，干者

右件药捣细罗为末，入前煎中拌和为圆如梧桐子大，每服不计时候，以生姜汤下十圆。

又方：

半夏二两，汤洗七遍去滑　天南星二两　肥皂荚五梃，剉碎　生姜三两，切

右件药以水六升同煮令水尽，去皂荚、生姜，只取半夏、天南星焙干，捣细罗为末，以酒煮面糊和圆如梧桐子大，每服不计时候以生姜薄荷汤下七圆。

又方：

白矾一两，通明者，生用　朱砂一两，细研，水飞过

右件药同研令匀，以水浸蒸饼和圆如菉豆大，每服不计时候以薄荷汤下五圆。

治妇人血风走疰诸方

夫妇人体虚受之邪气，随血而行，或淫易皮肤，来去击痛，游走无常处，故名为走疰也。

治妇人血风走疰，肢节疼痛，发歇来往不定，**没药散**方：

没药半两 琥珀三分 地龙三分，微炒 白芷半两 乳香半两 安息香一分 芎䓖半两 当归半两，剉，微炒 桂心半两 漏芦半两 木香半两 麝香一分，研入

右件药捣细罗为散，入研了药令匀，每服不计时候以温酒调下。

治妇人血风走疰疼痛，无有常处，**漏芦散**方：

漏芦三分 当归三分，剉，微炒 地龙半两，微炒 防风半两，去芦头 羌活半两 白芷半两 没药半两 甜瓜子半两 败龟一两，涂酥炙令黄 虎胫骨一两，涂酥炙黄 桂心半两 牛膝三分，去苗

右件药捣细罗为散，每服不计时候以热酒下一钱。

治妇人血风走疰疼痛，来往发歇，**琥珀散**方：

琥珀三分，细研 桂心一两 当归三分，剉，微炒 牛膝三分，去苗 没药半两 骐驎竭半两 干漆半两，捣碎，炒令烟出 延胡索半两 防风半两，去芦头 羌活三分 羚羊角屑半两 川大黄三分，剉碎，微炒

右件药捣细罗为散，每服不计时候以温酒调下一钱。

治妇人血风走疰，痛无常定，**虎骨散**方：

虎胫骨二两，涂酥炙令黄 当归一两，剉，微炒 威灵仙一两 牛膝一两 羌活一两 干蝎半两，微炒 漏芦三分 芎䓖三分 琥珀半两，细研 桂心一两 没药三分

右件药捣细罗为散，每服不计时候以温酒调下一钱。

又方：

漏芦半两 干蝎半两，微炒 没药半两 芸薹子半两

右件药捣细罗为散，每服不计时候以温酒调下半钱。

治妇人血风走疰，腰脚疼痛不可忍，**牛膝散**方：

牛膝一两，去苗 虎胫骨二两，涂酥炙黄 赤芍药一两 琥珀一两 桂心一两 当归一两，剉，微炒 芎䓖一两 没药一两 骐驎竭一两 干漆一两，捣碎，炒令烟出 防风一两，去芦头 木香半两 地龙半两，微炒 羌活一两，去芦头 酸枣人一两，微炒 生干地黄一两

右件药捣细罗为散，每服不计时候以温酒调下一钱。

治妇人血风走疰疼痛，**雄黄散**方：

雄黄半两，细研 乌蛇二两，酒浸去皮骨，炒微黄 地龙半两，微炒 蛜蝌半两，生用 骐驎竭半两 赤箭半两 侧子半两，炮裂，去皮脐 桂心半两 没药半两 木香半两 麝香一分，细研 白芥子半两

右件药捣细罗为散，入研了药更研令匀，每服不计时候以热酒调下一钱。

又方：

芸薹子半两 乱发灰半两 麝香一钱，细研

右件药捣细罗为散，每服不计时候以热酒调下一钱。

又方：

蔓陀罗子一分 地龙一分，微炒 川乌头一分，炮裂，去皮脐 桂心半两 白芥子一分 芸薹子一分

右件药捣细罗为散，不计时候以热薄荷酒调下一字。

治妇人血风走疰，疼痛不定，**赤箭圆**方：

赤箭半两　天南星半两，炮裂　白附子半两，炮裂　干蝎半两，微炒　白僵蚕半两，微炒　芎䓖半两　腻粉一钱　没药半两　地龙半两，微炒

右件药捣罗为末，以糯米饭和圆如菉豆大，每服不计时候温酒下五圆。

治妇人血风走疰，入骨髓[1]疼痛不可忍，方：

虎胫骨一两[2]，涂酥炙微黄色　赤芍药二两　桂心三两

右件药捣碎，用生绢袋盛，用清酒一斗渍之七日，每服不计时候温一小盏服之。

治妇人血风走疰疼痛，宜用此**芫花散**熨方：

芫花三两　独活二两　蔓荆子三两　防风二两，去芦头　吴茱萸一两半　蛇床子二两　柳蚛屑一升　荆芥三两　鬼箭羽三两

右件药捣筛为散，以醋拌炒令热，分为两处布裹，更番熨之。

治妇人血风走疰，腰膝骨节疼痛不可忍，宜用此方：

附子五两，生用　熏陆香一两　松脂一两半　杏人一两，汤浸，去皮尖，研　桂心一两　当归[3]一两，剉，微炒　芸薹子一两　芫花一两　巴豆一两，去心

右件药捣罗为末，熔黄腊五两搅和诸药，捏作片裹痛处，立效。

又方：

芫花三两　柳蚛屑五合　汉椒二两　桂心一两　桑根白皮三两，剉　芸薹子半升

右件药捣罗为末，用醋一升拌和，蒸令热，用青皮裹熨痛处，冷即更入醋蒸用之。

治妇人血风走疰，腰胯脚膝疼痛方：

莨菪子一两　川乌头一两　附子一两

右件药捣细罗为散，以酒煎成膏，摊于帛上，于痛处贴之，多年者不过三上效。

治妇人血风身体骨节疼痛诸方

夫妇人血风，身体骨节疼痛者，由体虚气血不调，为风冷所侵故也。其状风邪在于皮肤肌肉，历于骨节，邪气与正气交击，故令疼痛也。

治妇人血风，身体骨节疼痛，心膈壅滞，少思饮食，**芎䓖散**方：

芎䓖一两　赤茯苓三分　赤芍药三分　酸枣人三分　桂心三分　羌活半两　当归三分，剉，微炒　牛膝三分，去苗　细辛半两　木香三分　枳壳半两，麸炒微黄，去瓤　甘草半两，炙微赤，剉

右件药捣筛为散，每服三钱，水一中盏，入生姜半分，煎至六分，去滓，不计时候稍热服。

治妇人血风，身体疼痛，手足无力，心神壅闷，**羚羊角散**方：

羚羊角屑一两　酸枣人一两　五加皮三分　生干地黄一两　赤芍药三分　防风三分，去芦头　当归三分，剉，微炒　骨碎补三分　海桐皮三分　槟榔一两　芎䓖二分　甘草半两，炙微赤，剉

右件药捣筛为散，每服三钱，水一中盏，生姜半分，煎至六分，去滓，不计时候稍热服。

---

〔1〕髓：原作“体”，据《类聚》卷213引同方改。

〔2〕一两：原脱此二字。《普济方》卷318引同方作“一斤”，《类聚》卷213引同方作“一两半”。据本节他方用虎胫骨分量以及脱字空位，补“一两”。

〔3〕当归：原作“当桂”，无此药名。据《类聚》卷213引同方改。

治妇人血风攻注，身体疼痛，发歇不止，四肢无力，**牛膝散**方：

牛膝一两，去苗　附子三分，炮裂，去皮脐　萆薢三分　五加皮三分　丹参三分　当归一两，剉，微炒　桂心一两　海桐皮一两　芎䓖一两　枳壳三分，麸炒微黄，去瓤　仙灵脾三分　甘草半两，炙微赤，剉

右件药捣筛为散，每服三钱，水一中盏，入生姜煎至六分，去滓，不计时候稍热服。

治妇人血风，身体骨节发歇疼痛不止，**海桐皮散**方：

海桐皮一两，剉　桂心一两　白芷一两　当归一两，剉，微炒　漏芦一两　芎䓖一两　羚羊角屑一两　赤芍药半两　没药半两　川大黄半两，剉碎，微炒　木香半两　槟榔半两

右件药捣细罗为散，每服不计时候以温酒调下二钱。

治妇人血风，身体骨节疼痛，筋脉拘急，**当归散**方：

当归半两，剉，微炒　虎胫骨半两，涂酥炙令黄　附子半两，炮裂，去皮脐　桂心半两　羚羊角屑半两　防风半两，去芦头　萆薢半两　牛膝半两，去苗　羌活半两　芎䓖半两　琥珀三分，细研　水蛭半两，炒令黄

右件药捣细罗为散，每服不计时候以豆淋酒调下二钱。

治妇人血风，身体骨节疼痛，腰脚无力，**骨碎补散**方：

骨碎补一两　当归三分，剉，微炒　白蒺藜三分，微炒去刺　羌活三分　海桐皮一两　芎䓖一两　桂心三分　仙灵脾一两　侧子一两，炮裂，去皮脐　木香三分　桃人三分，汤浸，去皮尖、双人，麸炒　枳壳三分，麸炒微黄，去瓤

右件药捣细罗为散，每服不计时候以豆淋酒调下一钱。

治妇人血风攻注，身体疼痛，**虎骨散**方：

虎胫骨一两半，涂酥炙令黄　桂心一两　芎䓖一两　海桐皮一两　羌活半两　当归一两，剉，微炒　牛膝一两，去苗　天麻一两　附子一两，炮裂，去皮脐　骨碎补一两　没药一两　琥珀一两　木香半两　麝香一分，研入

右件药捣细罗为散，入研了药令匀，每服不计时候以温酒调下二钱。

治妇人血风，身体骨节疼痛，或手足麻痹，腰胯沉重，牵拽不随者，**何首乌散**方：

何首乌三分　羌活三分　威灵仙一两　当归三分，剉，微炒　羚羊角屑三分　防风半两，去芦头　赤箭三分　附子三分，炮裂，去皮脐　桂心三分　赤芍药三分　芎䓖三分　牛膝一两，去苗

右件药捣细罗为散，每服不计时候以豆淋酒下二钱。

治妇人血风，身体骨节疼痛不止，**仙灵脾散**方：

仙灵脾二两　虎胫骨二两，涂酥炙令黄　附子二两，炮裂，去皮脐　防风二两，去芦头　踯躅花二两，醋拌炒令干　牛膝二两，去苗

右件药捣细罗为散，每服不计时候以温酒调下一钱。

治妇人血风，身体骨节发歇疼痛，**羌活散**方：

羌活三分　桂心三分　败龟二两，涂酥炙令黄　没药三分　道人头三分　虎胫骨二两，涂酥炙令黄　地龙三分，微炒　骨碎补三分　红花子三分，微炒

右件药捣细罗为散，每服不计时候以温酒调下二钱。

治妇人血风，身体骨节疼痛，**琥珀圆**方：

琥珀一两　安息香三分　朱砂三分，细研，水飞过　木香三分　骐驎竭一两　败龟一两，涂醋炙令黄　没药三分　地龙一两，微炒　雄黄半两，细研，水飞过　当归一两，剉，微炒　槟榔一两　麝香一分，微炒

右件药捣罗为末，入研了药令匀，炼蜜和捣三二百杵，圆如菉豆大，每日空心以温酒下二

十圆，晚食前再服。

治妇人水气肿满诸方

夫妇人水病者，由体虚受风湿入于皮肤，搏于津液，津液否涩，壅滞在内不消，而流溢皮肤所以然也。肾主于水，与膀胱为津液之府，津液不消则水停蓄。其外候目睑裹如卧蚕，颈边人迎脉动甚也。脾为土，主克水，而脾候肌肉，肾水停积，脾土衰微，不能消之，令水气流溢浸渍皮肤，而成肿满也。

治妇人头面及四肢浮肿，心胸满闷喘促，小便赤涩，**汉防己散**方：

汉防己三分　赤茯苓一两　桑根白皮一两，剉　枳壳三分，麸炒微黄，去瓤　槟榔一两　木通一两，剉　川大黄一两，剉碎，微炒　紫苏茎叶一两　甘草半两，炙微赤，剉

右件药捣粗罗为散，每服四钱，以水一中盏，入生姜半分，葱白七寸，煎至六分，去滓，不计时候温服。

治妇人水气身体浮肿，喘息微促，小便不利，**赤茯苓散**方：

赤茯苓一两　汉防己一两　桑根白皮半两，剉　枳壳三分，麸炒微黄，去瓤　槟榔一两　木通一两，剉　川大黄一两，剉碎，微炒　紫苏茎叶一两　甘草半两，炙微赤，剉

右件药捣粗罗为散，每服四钱，以水一中盏，入生姜半分，葱白七寸，煎至六分，去滓，不计时候温服。

治妇人水气，身体浮肿，喘息微促，小便不利，**赤茯苓散**方：

赤茯苓一两　汉防己一两　桑根白皮半两，剉　猪苓一两，去黑皮　泽漆一两　木通一两，剉　槟榔一两

右件药捣粗罗为散，每服四钱，以水一中盏，入生姜半分，煎至六分，去滓，每于食前温服，以利为效。

治妇人水气，四肢浮肿，心胸痞满，痰毒壅滞，喘息稍急，小便不利，坐卧不安，**大戟散**方：

大戟一两　前胡一两，去芦头　木通一两，剉　当归半两　陈橘皮三分，汤浸，去白瓤，焙　桑根白皮半两，剉　赤茯苓一两　紫苏茎叶三分　汉防己半两　槟榔一两

右件药捣粗罗为散，每服四钱，以水一中盏，入生姜半分，煎至六分，去滓，空心温服，以利为效，未利再服。

治妇人水气，腹胁妨闷，四肢浮肿，喘息微促，小便不利，宜服**牵牛子散**方：

牵牛子二两，微炒　青橘皮一两，汤浸，去白瓤，焙　槟榔一两　汉防己半两　赤茯苓半两　木通三分，剉　桑根白皮三分，剉

右件药捣细罗为散，每服空心煎生姜葱白汤调下三钱，以利为效，未利再服。

治妇人水气遍身浮肿，喘息，宜服此方：

麝香一钱，细研　雄黄二钱，细研　芫花半两，醋拌炒令干　甘遂半两，煨令黄

右件药捣细罗为散，都研令匀，每服空心以温酒调下半钱，以快利为度，未利再服。

治妇人水气腹胀，四肢肿，喘息促，小便不利，宜服此方：

青橘皮三分，汤浸，去白瓤，焙　甘遂半两，煨令微黄　郁李人半两，汤浸去皮，研入

右件药捣细罗为散，每服空心以温酒调下半钱，至午时当利，未利即再服，以大利为效。

治妇人水病，头面及四肢浮肿，喘息，小便不利，**商陆鳢鱼汤**方：

商陆一两，剉　木通一两，剉　陈橘皮一两，汤浸，去白瓤，焙　赤小豆半升　鳢鱼一枚，重一斤，理如食法　桑根白皮二两，剉

右件药以水五升，入生姜一两，葱白五茎同煮，令豆熟为度，每服不计时候吃汁一中盏，鱼豆任意食之。

治妇人血分诸方

夫妇人血分病者，是经血先断，而后成水也。以其月水壅涩不通，经血分而为水，故曰血分。妇人经脉通流，则水血消化。若风寒搏于经脉，血结不通，令血水而蓄积，故成水肿病也。

治妇人血分经络不通，头面浮肿，腹胁妨闷，四肢烦疼，**赤芍药散**方：

赤芍药一两　桃人一两，汤浸，去皮尖、双人，麸炒微黄　枳壳一两，麸炒微黄，去瓤　百合一两　当归一两，剉，微炒　赤茯苓一两　牵牛子一两，微炒　槟榔一两

右件药捣筛为散，每服四钱，以水一中盏，入生姜半分，同煎至六分，去滓，空心温服，逐日以利为效，未利再服。

治妇人血分腹胁鼓胀，四肢浮肿，肩背壅闷，**赤茯苓散**方：

赤茯苓三分　川大黄二两，剉碎，微炒　鳖甲一两，涂醋炙令黄　赤芍药三分　桂心半两　槟榔一两　桑根白皮三分，剉　枳壳半两，麸炒微黄，去瓤　郁李人一两半，汤浸，去皮，微炒　牵牛子三两，微炒

右件药捣筛为散，每服四钱，以水一中盏，入生姜半分，同煎至六分，去滓，食前温服。

治妇人血分四肢浮肿，喘促，小便不利，**汉防己散**方：

汉防己半两　当归半两，剉，微炒　赤茯苓三分　大腹皮三分，剉　前胡三分，去芦头　木通三分，剉　赤芍药半两　桑根白皮一两，剉　桂心半两　羚羊角屑半两　青橘皮半两，汤浸，去白瓤，焙　槟榔一两　川大黄一两，剉碎，微炒

右件药捣筛为散，每服四钱，以水一中盏，煎至六分，去滓，食前温服。

治妇人血分，心腹胀满，手足浮肿，肩背烦疼，**大戟散**方：

大戟三分　当归三分，剉，微炒　芫花半两，醋拌炒令干　青橘皮三分，汤浸去白瓤，焙　川大黄半两，剉碎，微炒　猪苓三分，去黑皮　赤芍药三分　桃人三分，汤浸，去皮尖、双人，麸炒微黄

右件药捣细罗为散，每服一钱，食前以温酒调下。

治妇人血分，气血壅涩，腹胁胀闷，四肢浮肿，坐卧气促，**郁李人散**方：

郁李人一两，汤浸，去皮，炒令微黄　桂心半两　槟榔三分　牵牛子一两，微炒　木香半两　青橘皮半两，汤浸，去白瓤，焙

右件药捣细罗为散，每食前以温酒调下一钱。

治妇人血分，通身浮肿，胸膈不利，腹胁胀闷，喘息气粗，不能饮食，**泽漆圆**方：

泽漆一两　甜葶苈一两，隔纸炒令紫色，别捣　桑根白皮一两，剉　甘遂一两，剉，炒令黄　牵牛子一两，生用　昆布三分　郁李人一两，汤去皮，微炒，别捣　枳实二分，麸炒令黄　槟榔一两

右件药捣细罗为末，研入甜葶苈、郁李人令匀细，炼蜜和圆如梧桐子大，每服食前温酒下十圆。

治妇人血分，四肢浮肿，心腹气滞，不思饮食，**芫花圆**方：

芫花一两　大戟一两　甘遂一两　川大黄一两　青橘皮一两半，汤浸去白瓤

右件药细剉，以米醋一中盏，旋洒药于铫子内，慢火炒令醋尽，捣细罗为末，以面糊和圆如梧桐子大，每服食前以温酒下七圆。

治妇人脚气诸方

夫妇人脚气与丈夫不同，男子则肾脏虚弱，为风湿所乘，女子以胞络气虚，为风毒所搏。是以胞络属于肾也，主于腰脚。又肝脾肾三脏经络起于足十指，若脏腑虚损，则风邪先客于脚，从下而上动于气，故名脚气也。此皆由体虚，或当风取凉，或久坐卑湿，或产后劳损，或恚怒悲伤，肝心气滞，致月候不通。因其虚，伤风毒，搏于肌骨，则令皮肤不仁，筋骨抽痛，五缓不遂，六急拘挛，或即冷疼，或即肿满，或两脚痹弱，或举体转筋，目眩心烦，见食呕吐，精神昏愦，肢节烦疼，小便赤黄，大便秘涩，并皆其证候也。其妇人脚气疗之，不与丈夫同者，以其气血不调，胎妊产生崩伤之异，是以褚澄疗寡妇及尼，与妻妾殊别，即其义也。

治妇人脚气浮肿，心神烦闷，月候不通，**牛膝散**方：

牛膝一两，去苗　汉防己三分　牡丹三分　桂心三分　羚羊角屑一两　当归三分，剉，微炒　赤芍药三分　桃人五十枚，汤浸，去皮尖、双人，麸炒微黄　槟榔一两　川大黄一两，剉碎，微炒　川芒消一两　甘草三分，炙微赤，剉

右件药捣粗罗为散，每服四钱，以水一中盏，煎至六分，去滓，食前温服，以利下恶物为效。

治妇人脚气肿满，腹内妨闷，月水不通，四肢疼痛，**赤茯苓散**方：

赤茯苓一两　木通一两，剉　紫苏茎叶一两　牛膝一两，去苗　木香半两　防葵半两　槟榔一两　桂心半两　鳖甲一两，涂醋炙令黄，去裙襕　赤芍药半两　川大黄二两，剉碎，微炒

右件药捣粗罗为散，每服四钱，以水一中盏，入生姜半分，煎至六分，去滓，食前温服，以利为效。

治妇人风毒脚气，肢节烦疼，心神壅闷，**大腹皮散**方：

大腹皮一两，剉　紫苏茎叶二两　木通一两，剉　桑根白皮一两，剉　羌活一两　赤芍药一两　荆芥一两　独活一两　青橘皮一两，汤浸去白瓤，焙　木瓜一两，干者　枳壳二两，麸炒微黄，去瓤

右件药捣粗罗为散，每服四钱，以水一中盏，入生姜半分，葱白七寸，煎至六分，去滓，食前温服。

治妇人脚气发动，心腹胀满，食饮不下，呕逆不止，**半夏散**方：

半夏三分，汤洗七遍去滑　赤茯苓一两半　陈橘皮三分，汤浸去白瓤，焙　木通三分，剉　人参三分，去芦头　大腹皮三分，剉　槟榔一两　紫苏茎叶一两半　桂心三分

右件药捣粗罗为散，每服四钱，以水一中盏，入生姜半分，煎至六分，去滓，不计时候温服。

治妇人脚气，脏腑气壅，胸膈满闷，脚膝烦疼，宜服**红雪散**方：

红雪一两半　赤芍药半两　茜根半两，剉　桂心一分　生干地黄一两　红蓝花三分

右件药捣粗罗为散，每服四钱，以水一中盏，煎至六分，去滓，食前温服。

治妇人脚气忽发，冲心闷乱，四肢烦疼，**犀角散**方：

犀角屑半两　紫苏茎叶一两　赤茯苓一两　木香半两　赤芍药三分　红蓝花三分　槟榔一两　红雪一两半

右件药捣粗罗为散,每服四钱,以水一中盏,煎至六分,去滓,每于食前温服。

治妇人脚气卒发,冲心闷乱,**木香散**方:

木香半两　郁李人二两,汤浸去皮,微炒　桂心三分　赤芍药一两　桑根白皮三分,剉　大腹皮一两,剉　赤茯苓三分　槟榔三分　紫雪一两

右件药捣粗罗为散,每服四钱,以水一中盏,入生姜半分,煎至六分,去滓,每于食前温服。

治妇人脚气,心神烦闷,**红蓝花散**方:

红蓝花一两　柴胡一两半,去苗　羚羊角屑一两　赤芍药一两　桑根白皮二两,剉　槟榔二两　紫苏茎叶一两　红雪一两　甘草二分,炙微赤,剉

右件药捣筛为散,每服四钱,以水一中盏,入生姜半分,煎至六分,去滓,不计时候温服。

治妇人脚气冲心闷乱,不识人,宜服此方:

紫苏茎叶二两　吴茱萸半两,汤浸七遍,焙干微炒　陈橘皮三分,汤浸去白瓤,焙　槟榔一两　松木节二两　木瓜一两

右件药捣筛为散,每服四钱,以水一中盏,煎至五分,次入童子小便二合,更煎三两沸,去滓,不计时候温服。

治妇人脚气缓弱无力,兼软风,**牛膝散**方:

牛膝一两,去苗　附子一两,炮裂,去皮脐　仙灵脾一两　萆薢一两　羌活一两　防风一两,去芦头　大腹皮一两,剉　桑根白皮二两,剉　郁李人一两,汤浸去皮,微炒

右件药捣筛为散,每服四钱,以水一中盏,入黑豆五千粒,生姜半分,煎至六分,去滓,每于食前温服。

治妇人风毒脚气,腹内壅塞痰恶,不思饮食,脚重虚肿,**紫苏散**方:

紫苏茎叶一两　木通一两,剉　桑根白皮一两　蘹香根一两　枳壳二两,麸炒微黄,去瓤　独活半两　荆芥半两　羌活半两　木瓜半两　青橘皮半两,汤浸去白瓤,焙　大腹皮十枚,剉　甘草半两,炙微赤,剉

右件药捣粗罗为散,每服五钱,以水一大盏,入生姜半分,葱白一茎并须,煎至五分,去滓,不计时候温服。

治妇人脚气盛发,两脚浮肿,小便壅涩,腹胁胀满气急,坐卧不得,**桑白皮散**方:

桑白皮一两,剉　赤茯苓二两　汉防己半两　木香半两　紫苏子三分　郁李人一两,汤浸去皮,微炒　木通三分,剉　大腹皮半两,剉　槟榔三分　青橘皮三分,汤浸去白瓤,焙

右件药捣粗罗为散,每服三钱,以水一中盏,入生姜半分,煎至六分,去滓,不计时候温服。

治妇人脚气缓弱及顽痹肿满,心下急,大便涩,**薏苡人散**方:

薏苡人一两　防风一两,去芦头　猪苓一两,去黑皮　芎䓖一两　羚羊角屑一两　汉防己一两　桑根白皮二两,剉　大麻人一两　槟榔一两　郁李人一两,汤浸去皮,微炒　枳实三分,麸炒微黄　甘草半两,炙微赤,剉

右件药捣粗罗为散,每服四钱,以水一中盏,煎至六分,去滓,食前温服。

治妇人脚气肿满疼痛,筋脉拘急,**防风散**方:

防风一两,去芦头　五加皮二两　薏苡人二两　羌活一两　附子一两,炮裂,去皮脐　酸枣人一两,微炒　芎䓖一两　川大黄二两,剉碎,微炒　羚羊角屑一两　当归一两,剉,微炒　枳实三分,麸炒微黄

甘草一两，炙微赤，剉

右件药捣筛为散，每服四钱，以水一中盏，煎至六分，去滓，食前温服。

治妇人脚气卒发，冲心烦闷气急，大便苦难，小便赤涩，心神热躁，宜服此方：

红蓝花三分　生黑豆皮二合　川大黄三分，剉碎，微炒

右件药以水一大盏半，煎至一盏去滓，食前分温三服。

治妇人脚气厥冷，血气不调，**坐拏**〔1〕**散**方：

坐拏一两　狼毒一两，旋旋炙令黄，旋旋取尽　沉香三分　紫苏子二分　羌活三分　萝卜子三分，微炒　杉木节三分，剉，用乳香炒　桂心半两

右件药捣细罗为散，每服用水煎木瓜、紫苏茎叶汤调下二钱，每于食前服之。

治妇人脚气冲心闷乱，腹胁胀满，不能下食，**木瓜圆**方：

木瓜二枚，蒸熟去皮子　木香一两　槟榔二两　草豆蔻一两，去皮　青橘皮三分，汤浸去白瓤，焙　桂心三分　当归半两，剉，微炒　桃人一两，汤浸，去皮尖、双人，麸炒微黄　郁李人半两，汤浸去皮，微炒

右件药捣罗为末，烂研木瓜和圆如梧桐子大，不计时候以温酒下三十圆。

治妇人脚气上冲，喘息稍促，两脚不仁，连小腹顽痹，头面浮肿，时复心闷，便利常涩，**羚羊角圆**方：

羚羊角屑一两　汉防己半两　薏苡人一两　牛膝一两，去苗　芎䓖一两　川大黄一两，剉碎，微炒　独活半两　大麻人一两　木香半两　郁李人一两，汤浸去皮，微炒　枳实一两，麸炒微黄

右件药捣罗为末，炼蜜和捣五七百杵，圆如梧桐子大，每于食前以温酒下三十圆。

---

〔1〕坐拏："拏"，原作"蕠"。《正误》："蕠，拏借音。"或作"坐拿"。坐拏草出宋《本草图经》，宿根草本，种类不明。宋代多用作壮筋骨，治风痹、伤损。

太平圣惠方卷第七十 凡一十六门 病源一十六首 方共计一百八十一道

治妇人虚损补益诸方

夫妇人者，众阴之所集，常与湿居，十五已上，阴气浮溢，百想经心，内伤五脏，外损姿容，月水去留，前后交互，瘀血停凝，中道断绝，其中伤堕不可具论，所以妇人别立方者，以其气血不调，胎妊产生崩伤之异故也。妇人之病，与男子十倍难疗，以其嗜欲多于丈夫，成病则倍于男子，加以嫉妒，忧恚慈恋，爱憎深着坚牢，情不自抑，所以为病根深，疗之难差也。夫人将摄顺理则血气调和，风寒暑湿不能为害。若劳伤气血，便致虚损，则风冷乘虚而干之，乃生百病，可依证而治之。

治妇人虚损及中风余病疝瘕，阴中冷痛。或头风入脑，寒痹筋挛缓急，血闭无子，面上游风去来，目泪出，多涕唾，忽忽如醉。或胃中冷，呕逆不止，泄痢淋沥。或五脏六腑寒热不调，心下痞急，邪气咳逆。或漏下赤白，阴中肿痛，胸胁支满。或身体皮肤中涩如麻豆，苦痒，痰癖结气。或四肢拘挛，风行周身骨节疼痛，目眩无所见。或上气恶寒，洒淅如疟。或喉痹、鼻齆、风痫癫疾。或月水不通，魂魄不定，饮食无味。无所不治，服之令有子。**补益大泽兰圆方**：

泽兰二两 芎䓖一两半 白芷一两 川椒三分，去目及闭口者，微炒去汗 石斛一两，去根，剉 肉苁蓉一两，酒浸一宿，刮去皴皮，炙干 藁本一两半 当归一两半，剉碎，微炒 细辛一两 卷柏一两 赤石脂二两，细研 厚朴一两，去粗皮，涂生姜汁炙令香 防风一两，去芦头 紫石英三两，细研，水飞过 薯蓣一两 白茯苓一两 熟干地黄一两半 柏子人一两半 白术一两 甘草一两，炙微赤，剉 桂心一两 芜荑二两 人参三分，去芦头 禹余粮二两，烧醋淬七遍，细[1]研 杜仲三分，去皴皮，炙微黄，剉 牛膝一两半，去苗 蛇床子二分 石膏二两，细研，水飞过 续断三分 五味子一两半 艾叶三分，微炒 干姜一两，炮裂，剉

右件药捣罗为末，炼蜜和捣五七百杵，圆如梧桐子大，每服空心及晚食前以温酒下三十圆。

---

〔1〕细：原作“绡”，不通。据本书禹余粮制法通例改。

治妇人虚损及腹中雷鸣，缓急风头痛，寒热，月经不调，绕脐恻恻痛，或心腹痞坚气逆，不欲饮食，手足常[1]冷，多梦纷纭，身体痹麻，荣卫不通，行坐如摇动，及产后虚损，并宜服**补益大泽兰圆**方：

泽兰二两　甘草一两，炙微赤，剉　石斛一两，去根，剉　紫菀一两，洗去苗土　厚朴一两半，去粗皮，涂生姜汁炙令香熟　石膏二两，细研，水飞过　芎䓖一两　人参一两，去芦头　白芷三分　续断一两　芜荑三分　藁本三分　柏子人一两半　干姜一两，炮裂，剉　紫石英二两，细研，水飞过　当归一两，剉碎，微炒　白术一两　桂心一两　禹余粮二两，烧醋淬七遍，细研　熟干地黄一两半　钟乳粉二两　白石英二两，细研，水飞过　阳起石二两，酒煮半日，细研，水飞过　黄耆一两，剉　川乌头一两，炮裂，去皮脐　远志一两，去心　白茯苓一两　五味子一两　龙骨一两

右件药捣罗为末，入研了药令匀，炼蜜和捣五七百杵，圆如梧桐子大，每服空心及晚食前以温酒下三十圆。

治妇人诸虚损不足，羸瘦萎黄，月候淋沥，或时带下，头运心烦，肢节少力，宜服**补益虚损大泽兰圆**方：

泽兰二两　紫石英细研，水飞过　白石英细研，水飞过　白石脂细研　赤石脂细研　石膏细研，水飞过　龙骨　牛膝去苗，已上各一两半　桂心　白薇　当归剉，微炒　人参去芦头　白茯苓　续断　白芜荑　黄耆剉　防风去芦头　五味子　远志去心　薯蓣　白术　柏子人　蛇床子　甘草炙微赤，剉　蒲黄　牡丹　桃人汤浸，去皮尖、双人，麸炒微黄　细辛　芎䓖已上各一两　熟干地黄二两

右件药捣罗为末，入研了药都研令匀，炼蜜和捣五七百杵，圆如梧桐子大，每服空心及晚食前以温酒下三十圆。

治妇人劳冷虚损，饮食减少，面无光色，腹中时痛，女子月信不调，翕翕少气无力，宜服**补益小泽兰圆**方：

泽兰二两　藁本一两　白术一两　白芍药一两　厚朴一两半，去粗皮，涂生姜汁炙令香熟　龙骨一两半　人参一两，去芦头　当归一两，剉碎，微炒　甘草一两，炙微赤，剉　阳起石二两，酒煮半日，细研，水飞过　赤石脂一两半，细研　桂心一两半　紫石英一两，细研，水飞过　钟乳粉一两半　川椒一两，去目及闭口者，微炒去汗　白石英一两，细研，水飞过　肉苁蓉一两，酒洗去皴皮，炙干　白矾一两半，烧灰　干姜一两，炮裂，剉　石膏二两，细研，水飞过　山茱萸一两　芜荑三分　柏子人一两　芎䓖一两

右件药捣罗为末，入研了药都研令匀，炼蜜和捣五七百杵，圆如梧桐子大，每服空心及晚食前以温酒下三十圆。

治妇人久患羸瘦虚损，四肢百体烦疼，脐下结冷，不能饮食，面目黑，忧恚不乐，宜服**补益泽兰圆**方：

泽兰二两　防风一两，去芦头　芎䓖一两　人参一两半，去芦头　肉苁蓉一两，酒洗去皴皮，炙干　延胡索二两　细辛一两　柏子人一两半　牛膝一两，去苗　麦门冬一两半，去心，焙　当归一两，剉，微炒　熟干地黄一两[2]　芜荑一两　石膏一两，细研，水飞过　艾叶三分，微炒　薯蓣一两　山茱萸一两　桂心一两　石斛一两半，去根，剉　钟乳粉三两　藁本一两　五味子一两　甘草三分，炙微赤，剉

右件药捣罗为末，炼蜜和捣三五百杵，圆如梧桐子大，每服空心及晚食前以温酒下三十圆。

---

〔1〕常：原作“当”。《正误》：“‘当’，疑‘常’之讹。”据《普济方》卷323“大五石泽兰丸”改。

〔2〕一两：原脱。《普济方》卷322引同方亦缺。据《类聚》卷214引同方补。

治妇人虚损不足，气血[1]不调，四肢羸瘦疼痛，不欲饮食，宜服**补益三石泽兰圆**方：

泽兰二两　芜荑三分　甘草半两，炙微赤，剉　桂心一两　白术三分　人参一两，去芦头　干姜三分，炮裂，剉　羌活三分　熟干地黄二两　黄耆一两　石斛一两，去根，剉　石膏二两，细研，水飞过　防风一两，去芦头　白石英一两，细研，水飞过　白芷二两　柏子人一两　桔梗三分，去芦头　川椒一两，去目及闭口者，微炒去汗　细辛三分　钟乳粉一两　厚朴一两，去粗皮，涂生姜汁炙令香熟　紫石英一两，细研，水飞过　藁本半两　肉苁蓉一两，汤浸一宿，刮去皴皮，炙令干　白芍药半两　干漆三分，捣碎，炒令烟出　琥珀一两　五味子半两　防葵半两　当归一两，剉碎，微炒　白茯苓一两　芎䓖一两

右件药捣罗为末，炼蜜和捣三五百杵，圆如梧桐子大，每服空心及晚食前以温酒下三十圆。

治妇人虚损，血海风冷气，腰脚骨节疼痛，吃食减少，心神虚烦，气血不调，体瘦无力，宜服**紫石英圆**方：

紫石英一两，细研，水飞过　牛膝一两，去苗　柏子人半两　阿胶半两，捣研，炒令黄燥　附子三分，炮裂，去皮脐　防风半两，去芦头　细辛半两　黄耆半分，剉　芎䓖三分　杜仲一两，去皴皮，炙令黄，剉　熟干地黄一两　羌活三分　萆薢三分，剉　丹参一两　木香半两　人参半两，去芦头　麦门冬一两半，去心，焙　续断三分　泽兰三分　禹余粮三分，烧醋淬七遍，细研　当归三分，剉碎，微炒　白芍药半两　桂心半两　石斛一两，去根，剉　鹿角胶一两，炙黄燥　甘草半两，炙微赤，剉

右件药捣罗为末，入研了药都研令匀，炼蜜和捣五七百杵，圆如梧桐子大，每于食前以暖酒下三十圆。

治妇人风虚劳损，下焦伤冷，膈上风痰，头目旋眩，或时吐逆，心胸烦躁，不思饮食，宜服**补益柏子人圆**方：

柏子人一两　防风半两，去芦头　续断一两　桂心三分　白茯苓一两　羚羊角屑三分　牡丹半两　人参半两，去芦头　当归半两，剉，微炒　黄耆三分，剉　白术半两　枳壳半两，麸炒微黄，去瓤　赤芍药半两　木香半两　附子一两，炮裂，去皮脐　细辛三分　羌活三分　芎䓖三分　牛膝一两，去苗　熟干地黄一两

右件药捣罗为末，炼蜜和捣三五百杵，圆如梧桐子大，每服空心及晚食前以温酒下三十圆。

治妇人血风劳损，经络不调，四肢羸瘦，脐腹虚冷，困乏无力，不思饮食，宜服**补益熟干地黄圆**方：

熟干地黄二两　泽兰一两　当归三分，剉碎，微炒　干姜半两，炮裂，剉　延胡索半两　鳖甲一两，涂醋炙令黄，去裙襕　牛膝半两，去苗　续断三分　附子三分，炮裂，去皮脐　白芍药半两　桂心半两　木香半两　藁本半两　艾叶三分，微炒　黄耆一两，剉　五味子三分　庵䕡子三分　芎䓖半两　牡丹一两　白茯苓三分　柏子人一两　薯蓣三分　龙骨三分　甘草半两，炙微赤，剉　杜仲三分，去粗皮，炙微黄，剉　蛇床子三分　白术三分　吴茱萸半两，汤浸七遍，焙干微炒　桃人半两，汤浸，去皮尖、双人，麸炒微黄

右件药捣罗为末，炼蜜和捣三五百杵，圆如梧桐子大，每服空心及晚食前以温酒下三十圆。

---

〔1〕血：原作"候"，不通。《类聚》卷214引同方亦有此误。排印本改作"血"，未出依据。三石泽兰圆原出《千金》，云可"通流血脉"。又《普济方》卷322"虚损"亦将妇人"气血不调"作为病因，故改。

治妇人血海虚，气上攻于肺，或时喘促心烦，吃食少味，四肢乏力，宜服补[1]**益钟乳圆**方：

钟乳粉三两　五味子一两　甘草半两，炙微赤，剉　肉苁蓉一两，酒浸一宿，刮去皴皮，炙令干　泽兰一两　远志三分，去心　芎䓖一两　白芍药一两　黄耆一两，剉　天门冬一两半，去心，焙　桔梗一两，去芦头　细辛半两　柏子人一两　熟干地黄二两　当归一两，剉，微炒　天雄三分，炮裂，去皮脐　紫石英一两，细研，水飞过　紫菀一两，洗去苗土　蒲黄三分　芜荑人三分　厚朴一两，去粗皮，涂生姜汁炙令香熟

右件药捣罗为末，炼蜜和捣五七百杵，圆如梧桐子大，每服空心及晚食前以温酒下三十圆。

治妇人风虚劳损羸劣，不能饮食，四肢疼痛，经络不调，宜服**补益赤石脂圆**方：

赤石脂二两，细研　白薇三分　芎䓖三分　琥珀一两　鹿茸一两，去毛，涂酥炙令黄　熟干地黄一两　人参半两，去芦头　五味子半两　藁本半两　桂心半两　甘草半两，炙微赤，剉　牡丹半两　牛膝三分，去苗　附子三分，炮裂，去皮脐　干姜半两，炮裂，剉　黄耆一两，剉　芜荑半两　丹参三分　白茯苓三分　肉苁蓉一两，酒洗去皴皮，炙干　细辛半两　当归半两，剉碎，微炒　羌活半两　杜仲一两，去粗皮，炙微黄，剉

右件药捣罗为末，炼蜜和捣三五百杵，圆如梧桐子大，每服空心及晚食前以温酒下三十圆。

治妇人风虚劳损，经络过多，脏腑虚乏，面色萎黄，四肢羸瘦，腹内时痛，不欲饮食，宜服**补益阿胶圆**方：

阿胶一两，捣碎，炒令黄燥　白芍药半两　干姜半两，炮裂，剉　卷柏半两　桂心半两　白龙骨一两　鹿茸一两，去毛，涂酥炙令黄　人参一两，去芦头　白茯苓一两　蒲黄半两　当归一两，剉碎，微炒　白术一两　厚朴一两，去粗皮，涂生姜汁炙令香熟　石斛一两，去根，剉　黄耆一两，剉　熟干地黄一两　艾叶三分，微炒　芎䓖半两

右件药捣罗为末，炼蜜和捣三二百杵，圆如梧桐子大，每于空心及晚食前，以粥饮下四十圆。温酒下亦得。

治妇人风虚劳损，羸弱短气，胸胁逆满[2]，不欲饮食，宜服**石斛圆**方：

石斛一两，去根，剉　熟干地黄一两　桃人三分，汤浸，去皮尖、双人，麸炒微黄　桂心三分　赤茯苓一两　甘草半两，炙微赤，剉　人参三分，去芦头　五味子一两　紫菀三分，洗去苗土　黄耆一两，剉　白术一两　附子一两，炮裂，去皮脐　沉香一两　当归一两　枳实三分，麸炒微黄

右件药捣罗为末，炼蜜和捣三五百杵，圆如梧桐子大，每于食前以温酒下三十圆。

治妇人风虚劳冷诸方

夫妇人风虚劳冷者，是人体虚劳而受于冷也。夫人摄将顺理，则血风调和，风寒暑湿不能为害。若劳伤血气，便致虚损，则风冷乘虚而干之，或客于经络，或入于腹内。其经络得于冷，则气血涩滞，不能自温于肌肤也。腹内得于风冷，则脾胃气弱，不能消于饮食也。随其所伤也，变成病。若大肠虚者，则变下利。若风冷入于子脏，则令脏冷，致使无子。若搏于血则涩壅，亦令经水不利，断绝不通也。

---

〔1〕服补：宋版漫漶，据宽政本补。

〔2〕满：原作"㵪"(同"净")，不通。《普济方》卷322、《类聚》卷214引同方均作"满"，因改。

治妇人风虚劳冷，四肢羸弱，不能饮食，面色萎黄，腹内时痛，**羌活散**方：

羌活一两　桃人一两，汤浸，去皮尖、双人，麸炒微黄　人参半两，去芦头　木香三分　鳖甲一两，涂醋炙令黄，去裙襕　白术三分　桂心半两　白茯苓三分　白芍药半两　当归半两，剉碎，微炒　附子三分，炮裂，去皮脐　牛膝一两，去苗　防风半两，去芦头　续断三分　芎䓖三分　熟干地黄一两

右件药捣粗罗为散，每[1]服四钱，以水一中盏，入生姜半分，煎至六分，去滓，不计时候温服。

治妇人风虚劳冷，头目昏重，四肢烦疼，吃食减少，渐加羸瘦，**熟干地黄散**方：

熟干地黄一两　人参一两，去芦头　芎䓖半两　防风半两，去芦头　附子三分，炮裂，去皮脐　黄耆三分，剉　续断三分　当归半两，剉碎，微炒　丹参半两　细辛半两　白术一两　桂心一两　白茯苓一两　藁本半两

右件药捣粗罗为散，每服四钱，以水一中盏，入生姜三分，枣三枚，煎至六分，去滓，每于食前温服。

治妇人血虚气弱，风冷搏于脏腑，致成劳损，体瘦无力，食饮减少，脐腹多疼，肢节拘急，**延胡索散**方：

延胡索一两　白术一两　当归一两，剉碎，微炒　桂心一两　赤芍药一两　芎䓖一两　附子一两，炮裂，去皮脐　木香一两　琥珀一两　桃人一两，汤浸，去皮尖、双人，麸炒微黄

右件药捣筛为散，每服三钱，水一中盏，入生姜半分，煎至六分，去滓，食前温服。

治妇人风虚劳冷，气血不调，手脚挛急，头目旋眩，肢节烦疼，**柏子人**散方：

柏子人三分　羌活半两　当归三分，剉碎，微炒　防风半两，去芦头　赤箭三分　桂心半两　芎䓖三分　白附子半两，炮裂　牛膝三分，去苗　桑寄生三分　藿香三分　麝香一分，研入

右件药捣细罗为散，研入麝香令匀，每服食前以温酒调下二钱。

治妇人风虚劳冷，气攻心腹疼痛，肢节拘急，体瘦无力，经候不调，食饮减少，**泽兰散**方：

泽兰一两　当归三分，剉碎，微炒　延胡索三分　桂心三分　附子三分，炮裂，去皮脐　牛膝三分，去苗　赤芍药半两　干漆三分，捣破碎，炒令烟出　续断半两　芎䓖三分　柏子人半两　牡丹半两　琥珀三分　没药三分　木香三分　桃人三分，汤浸，去皮尖、双人，麸炒微黄　麝香一分，研入

右件药捣细罗为散，每服食前以温酒调下二钱。

治妇人风虚劳冷，肢节疼闷，筋脉拘急，气血不调，体瘦食少，**牛膝散**方：

牛膝三分，去苗　独活半两　芎䓖半两　柏子人半两　桂心半两　酸枣人半两　附子半两，炮裂，去皮脐　当归三分，剉，微炒　熟干地黄三分　赤箭半两　白芍药半两　续断半两　细辛半两　藁本半两　萆薢半两　枳实半两，麸炒微黄　木香三分

右件药捣细罗为散，每服食前以温酒调下二钱。

治妇人风虚劳冷，四肢羸瘦，脾胃气弱，不思饮食，**紫桂圆**方：

桂心三分　木香半两　当归三分，剉碎，微炒　芎䓖三分　人参三分，去芦头　熟干地黄一两　白术三分　附子一两，炮裂，去皮脐　白茯苓一两　牛膝一两，去苗　肉豆蔻半两，去壳　诃梨勒皮三分　干姜三分，炮裂，剉　延胡索三分　琥珀三分　椒红半两，微炒　桃人一两，汤浸，去皮尖，麸炒微黄

右件药捣罗为末，炼蜜和捣三二百杵，圆如梧桐子大，食前以温酒下三十圆。

治妇人风虚劳冷，羸瘦，四肢烦疼，脐下时痛，不能饮食，面目黄黑，忧恚不乐，**钟乳圆**方：

---

〔1〕 每：原作"末"。《类聚》卷214引同方作"每"，义长，故改。

钟乳粉三两　泽兰二两　防风一两，去芦头　人参一两，去芦头　柏子人二两，微炒　石膏一两半，细研，水飞过　芎䓖一两　附子一两，炮裂，去皮脐　续断一两　白芷一两　牛膝一两，去苗　当归一两，剉碎，微炒　木香一两　干姜一两，炮裂，剉　藁本一两　细辛一两　桂心一两　艾叶三分，微炒　麦门冬一两半，去心，焙　白芜荑一两　熟干地黄一两

右件药捣罗为末，炼蜜和捣五七百杵，圆如梧桐子大，每于食前以温酒下三十圆。

治妇人风虚劳冷，脾胃乏弱，四肢羸困，不欲食，宜服补虚助脾，思饮食，强气力，**柏子人圆**方：

柏子人一两　泽兰半两　芎䓖半两　桂心半两　黄耆半两，剉　禹余粮一两，烧醋淬三遍　人参半两，去芦头　熟干地黄一两　五味子半两　白术半两　木香半两　厚朴三分，去粗皮，涂生姜汁炙令香熟　当归三分，剉碎，微炒　续断三分　白茯苓三分　紫石英一两，细研，水飞过　附子三分，炮裂，去皮脐　白薇三分　牛膝三分，去苗　干姜三分，炮裂，剉　干漆半两，捣碎，炒令烟出　防风半两，去芦头　牡丹半两　细辛半两　赤石脂一两

右件药捣罗为末，炼蜜和捣五七百杵，圆如梧桐子大，每于食前以温酒下三十圆。

治妇人风虚劳冷，经候不调，四肢羸弱，不能饮食，**紫石英圆**方：

紫石英二两，细研，水飞过　续断半两　熟干地黄二两　木香半两　牛膝三分，去苗　白石英二两，细研，水飞过　桂心半两　当归半两，剉，微炒　黄耆一两，剉　白术半两　白芍药半两　芎䓖三分　五味子三分　附子一两，炮裂，去皮脐　人参三分，去芦头　干姜半两，炮裂，剉　续断三分　椒红一两，微炒　白薇半两

右件药捣罗为末，炼蜜和捣五七百杵，圆如梧桐子大，每于食前以温酒下三十圆。

治妇人无子诸方

夫妇人无子者，其事有三也：一者坟墓不嗣，二者夫妇年命相克，三者夫病妇胗，皆使无子。若是坟墓不嗣，年命相克，此二者非药能益。若夫病妇胗，须将药饵，故得有效也。然妇人挟疾无子，皆由劳血，血气生病，或月经涩闭，或崩血带下，致阴阳之气不和，经血之行乖候，故无子也。诊其右手关后尺脉浮则为阳，阳脉绝，无子也。又脉微涩，中年得此，为绝产也。少阴脉如浮紧，则绝产恶寒。脉尺寸俱微弱者，则绝产也。

治妇人子脏风冷，凝滞不去，令人少子，**紫石英圆**方：

紫石英二两，细研，水飞过　天门冬一两半，去心，焙　紫葳一两　甘草一两，炙微赤，剉　桂心一两　牡蒙一两　川乌头一两，炮裂，去皮脐　熟干地黄一两　辛夷人一两　石斛一两，去根，剉　卷柏一两　禹余粮一两，醋淬三遍　当归一两，剉碎，微炒　芎䓖一两　乌贼鱼骨一两，烧灰　薯蓣三分　桑寄生半两　牛膝一两，去苗　人参三分，去芦头　牡丹半两　干姜半两，炮裂，剉　厚朴一分，去粗皮，涂生姜汁炙令香熟　续断半两　食茱萸半两　细辛半两　柏子人一两

右件药捣罗为末，炼蜜和捣三五百杵，圆如梧桐子大，每于食前以温酒下三十圆。

治妇人无子，皆因五劳七伤，虚羸，百病所致，宜服**五味子圆**方：

五味子一两　牡荆子一两　菟丝子一两，酒浸三日，晒干，别杵为末　车前子一两　菥蓂子一两　薯蓣一两　石斛一两，去根，剉　熟干地黄一两　杜仲一两，去皴皮，炙微黄，剉　鹿茸一两，去毛，涂酥炙令黄　远志一两，去心　附子三分，炮裂，去皮脐　蛇床子三分　芎䓖三分　山茱萸二分　天雄三分，炮裂，去皮脐　人参三分，去芦头　白茯苓三分　黄耆三分，剉　牛膝三分，去苗　桂心半两　肉苁蓉一两，酒浸一宿，刮去

皴皮，炙干　巴戟一两，去心　钟乳粉二两

右件药捣罗为末，炼蜜和捣五七百杵，圆如梧桐子大，每于空心及晚食前以温酒下三十圆。

治妇人无子，或断绪，上热下冷，百病皆主之，**白薇圆**方：

白薇一两　车前子半两　当归半两，剉碎，微炒　芎䓖半两　蛇床子半两　藁本三分　卷柏三分　白芷三分　覆盆子三分　桃人三分，汤浸，去皮尖、双人，麸炒微黄　麦门冬一两半，去心，焙　人参三分，去芦头　桂心三分　菖蒲三分　细辛半两　干姜半两，炮裂，剉　熟干地黄一两　川椒一两，去目及闭口者，微炒去汗　白茯苓三分　远志二分，去心　白龙骨一两

右件药捣罗为末，炼蜜和捣五七百杵，圆如梧桐子大，每于空心及晚食前以温酒下三十圆。

治妇人腹脏久积风冷，血气凝涩，不能宣通，故令无子，宜服**杜衡圆**方：

杜衡一两　防风一两，去芦头　白茯苓一两　附子一两，炮裂，去皮脐　白薇二分　牛膝三分，去苗　半夏三分，汤洗七遍去滑，微炒　沙参三分，去芦头　秦艽三分，去苗　川椒三分，去目及闭口者，微炒去汗　桂心三分　菖蒲三分　藁本三分　细辛一两　蛇床子三分

右件药捣罗为末，炼蜜和捣五七百杵，圆如梧桐子大，每于空心及晚食前温酒下三十圆，有子即住服。

治妇人无子，脏冷，内灸圆方：

麝香半两　皂荚二两半，去黑皮，涂酥炙令黄　川椒一两半，去目及闭口者，微炒去汗

右件药捣罗为末，炼蜜和圆如酸枣大，以绵裹内产门中，留少绵带子出，觉憎寒，恶物下多，即抽绵出。未效再用。

又方：

蛇床子一两　石盐一两　细辛一两　干姜一两，炮裂，剉　土瓜根一两

右件药捣罗为末，取枣大，以绵裹内产门中，候有恶物下即止，未应再用。

治妇人子脏风冷，致令无子，宜用此方：

皂荚一两，去黑皮，涂酥炙令黄焦，去子　川大黄一两，剉碎，微炒　戎盐一两

白矾一两，烧灰　当归一两，剉碎，微炒　五味子三分　川椒三分，去目及闭口者，微炒去汗　干姜三分，炮裂，剉　细辛三分

右件药捣罗为末，用绵裹药末如枣大，内产门中，有恶物下即止，未效再用。

又方：

蛇床子一两　芫花一两，醋拌炒令黄

右件罗为末，以绵裹药末如枣大，内产门中，候有恶物下即止，未效再用。

治妇人子脏虚冷久无子诸方

夫妇人子脏虚冷无子者，由将摄失宜，饮食不节，乘风取冷，或劳伤过度，致风冷之气乘其经血，结于子脏，子脏则冷，故令久无子也。

治妇人子脏虚冷，及五劳七伤，羸瘦，面无颜色，不能饮食，产后断绪无子多时，**柏子人圆**方：

柏子人一两　泽兰一两　川椒三分，去目及闭口者，微炒去汗　甘草三分，炙微赤，剉　桂心半两　芎

䓖一两　防风一两，去芦头　钟乳粉二两　白术半两　紫石英一两，细研，水飞过　白石英一两，细研，水飞过　芜荑半两　人参半两，去芦头　石斛半两，去根，剉　白芷半两　肉苁蓉半两，酒浸一宿，刮去皴皮，炙令干　厚朴一两，去粗皮，涂生姜汁炙令香熟　赤石脂半两，细研　白芍药半两　桔梗半两，去芦头　五味子半两　当归一两，剉碎，微炒　秦艽半两，去苗　熟干地黄一两　龙骨半两　防葵半两　白茯苓半两　杜仲一两，去粗皮，炙微黄，剉　藁本半两　细辛半两　黄耆一两，剉　干姜一两，炮裂，剉　独活半两　牛膝一两，去苗

右件药捣罗为末，入研了药都研令匀，炼蜜和捣五七百杵，圆如梧桐子大，每于空心及晚食前以温酒下三十圆。

治妇人子脏风虚积冷，经络不调，面无血色，肌肉消瘦，不能饮食，及带下，久无子，**白薇圆**方：

白薇三分　细辛半两　防风半两，去芦头　人参半两，去芦头　秦艽半两，去苗　川椒半两，去目及闭口者，微炒去汗　白敛半两　桂心半两　牛膝三分，去苗　干姜半两，炮裂，剉　芜荑半两　沙参半两　干漆三分，捣碎，炒令烟出　赤芍药半两　五味子半两　芎䓖半两　卷柏半两　附子半两，炮裂，去皮脐　山茱萸半两　水蛭二七枚，微炒　熟干地黄三分　桃人半两，汤浸，去皮尖、双人，麸炒微黄　虻虫二七枚，去翅足，微炒　鼠妇二七枚，微炒　柏子人半两　白僵蚕半两，微炒　蛴螬七枚，微炒　牡丹半两　白石英一两，细研，水飞过　紫石英一两，细研，水飞过　钟乳粉一两　麻布一尺，烧灰

右件药捣罗为末，入研了药都研令匀，炼蜜和捣五七百杵，圆如梧桐子大，每于空心以温酒下三十圆，服稍觉有验即住之。

治妇人子脏久积风虚冷气，致阴阳二气不能和合，故令久无子，**秦椒圆**方：

秦椒去目及闭口者，微炒去汗　细辛　芜荑　白石英细研，水飞过　白薇　泽兰　人参去芦头　石斛去根，剉　防风去芦头　牡蒙　白芷　桔梗去芦头　牛膝去苗　川大黄剉碎，微炒　甘草炙微赤，剉　白敛　五味子　桂心　黄耆剉　蛴螬微炒　白僵蚕微炒　白术　玄参　桃人汤浸，去皮尖、双人，麸炒微黄　牡丹　沙参去芦头　卷柏　芎䓖　干姜炮裂，剉　白芍药　露蜂房微炙，已上各一两　钟乳粉　紫石英细研，水飞过　干漆捣碎，炒令烟出　附子炮裂，去皮脐　熟干地黄已上各一两　柏子人一两半　天雄三分，炮裂，去皮脐　当归一两半，剉碎，微炒　虻虫七枚，去翅足，微炒　白茯苓一两半　水蛭十四枚，炒令黄　麻布七寸，烧灰

右件药捣罗为末，炼蜜和捣五七百杵，圆如梧桐子大，每于空心以温酒下三十圆，服稍觉有验，即住服。

治妇人久无子，由子脏久积风冷，阴阳不能施化，宜服**紫石英圆**方：

紫石英一两，细研，水飞过　细辛一两　厚朴一两，去粗皮，涂生姜汁炙令香熟　川椒一两，去目及闭口者，微炒去汗　桔梗一两，去芦头　鳖甲一两半，生用　防风一两，去芦头　川大黄一两，剉碎，微炒　附子一两，炮裂，去皮脐　硫黄一两，细研　牡蒙三分　人参三分，去芦头　桑寄生三分　半夏半两，汤洗七遍去滑　白僵蚕半两　续断半两　紫菀半两，洗去苗土　杜衡半两　牛膝半两，去苗　白薇一两　当归一两，剉碎，微炒　桂心一两

右件药捣罗为末，炼蜜和捣五七百杵，圆如梧桐子大，每于空心及晚食前以温酒下三十圆。

治妇人子脏冷，久无子，由风寒邪气客于经血，宜服**卷柏圆**方：

卷柏　牡蒙　藁本　当归剉碎，微炒　熟干地黄　柏子人　干姜炮裂，剉　禹余粮烧醋淬三遍

白薇已上各一两　芎䓖　人参去芦头　石斛去根，剉　桂心　附子炮[1]裂，去皮脐　五味子　防风去芦头　吴茱萸汤浸七遍，焙干微炒　甘草炙微赤，剉　牛膝去苗　桑寄生　川椒去目及闭口者，微炒去汗，已上各三分

右件药捣罗为末，炼蜜和捣五七百杵，圆如梧桐子大，每于空心及晚食前以温酒下三十圆。

治妇人风虚积冷，邪气滞留子脏之内久不去，令人无子，羸瘦，宜服**荡胞散**方：

川朴消一两　牡丹一两　当归一两，剉碎，微炒　川大黄一两，剉碎，微炒　桃人一两，汤浸，去皮尖、双人，麸炒微黄　细辛一两　厚朴三分，去粗皮，涂生姜汁炙令香熟　桔梗三分，去芦头　赤芍药三分　人参三分，去芦头　赤茯苓一两　桂心一两　甘草一两，炙微赤，剉　牛膝一两，去苗　陈橘皮一两，汤浸去白瓤，焙　虻虫三十枚，去翅足，微炒　水蛭三十枚，炒令黄　附子半两，炒[2]裂，去皮脐

右件药捣罗为末，每服四钱，用水酒各半中盏，煎至六分，去滓，空心及晚食前温服。

治妇人血海久积虚冷，无子，**阳起石圆**方：

阳起石二两，酒煮半日，细研　干姜三分，炮裂，剉　白术三分　熟干地黄一两　吴茱萸三分，汤浸七遍，焙干微炒　牛膝三分，去苗

右件药捣罗为末，炼蜜和捣三二百杵，圆如梧桐子大，每于空心及晚食前温酒下三十圆。

治妇人久无子断绪者，是子脏积冷，血气不调，宜服**熟干地黄散**方：

熟干地黄一两　牛膝一两，去苗　当归一两，剉碎，微炒　芎䓖三分　卷柏三分　防风三分，去芦头　桂心半两　柏子人一两　白薇一两

右件药捣罗为散，每服三钱，以水一中盏，煎至六分，去滓，每日空心温服。

治妇人下焦三十六疾，绝产多睡，宜服此方：

梅核人半两　辛夷人半两　葛上亭长七枚，微炒　泽兰半两　溲疏一分　藁本一分

右件药捣罗为末，用软饭和圆如小豆大，每服空心以温酒下七圆，三五服后有恶物下即住服。

治妇人子脏风虚积冷，十年无子，宜用此方：

吴茱萸一两　川椒一两

右件药捣罗为末，炼蜜和圆如弹子大，以绵裹内虚[3]门中，日再易之。若无所下，亦暖子脏。

治妇人血风劳气诸方

夫妇人风血劳者，由气血虚损，经候不调，或外伤风邪，或内挟宿冷，致阴阳不和，经络否涩，腹中坚痛，四肢疼疼，月水或断或来，面色萎黄，羸瘦。又有因产后未满百日，不慎将护，使脏腑虚伤，百脉枯竭，遂致劳损之疾也。

治妇人血风劳冷气攻心腹疼痛，四肢不和，吃食减少，日渐羸瘦，**熟干地黄散**方：

熟干地黄一两　白芍药三分　柴胡一两　鳖甲二两，涂酥炙令黄，去裙襕　当归三分，剉，炒微黄

---

〔1〕 炮：原作“烧”。《普济方》卷336引同方作“炮”，义长，故改。

〔2〕 炒：《正误》：“‘炒’，疑当作‘炮’。”

〔3〕 虚：《正误》：“‘虚’，疑当作‘产’。”《妇人良方大全》卷6引《经心录》“茱萸圆”，主治、方组均同本方，其用法为“绵裹内阴中”。故“虚”字当误，或为“产”字，或为“阴”字。

苍术一两，剉，炒微黄　姜黄三分　琥珀三分，细研　羌活半两　芎䓖三分　木香半两　厚朴三分，去粗皮，涂生姜汁炙令香熟　桂心半两　陈橘皮三分，汤浸，去白瓤，焙　牛膝一两，去苗

右件药捣罗为散，每服四钱，以水一中盏，入生姜半分，煎至六分，去滓，不计时候稍热服。

治妇人血风劳气，脐腹疼痛，经脉不调，渐加羸瘦，**琥珀散**方：

琥珀三分，细研　白术三分　当归三分，剉碎，微炒　柴胡一两，去苗　延胡索半两　红花子半两　牡丹半两　木香半两　桂心半两　桃人三分，汤浸，去皮尖、双人，麸炒微黄　鳖甲一两，涂醋炙令黄，去裙襕　赤芍药二分

右件药捣粗罗为散，每服四钱，以水一中盏，入生姜半分，煎至六分，去滓，每于食前稍热服。

治妇人血风劳气，心胸壅滞，积痰不散，时攻头目，旋眩呕吐，烦热，四肢拘急疼痛，**赤茯苓散**方：

赤茯苓　防风去芦头　人参去芦头　当归剉碎，微炒　白芷　白术　枳壳麸炒微黄，去瓤　木香　赤芍药　细辛　羌活　芎䓖　生干地黄已上各一两　羚羊角屑半两　桂心三分　半夏三分，汤洗七遍去滑　甘菊花半两

右件药捣筛为散，每服四钱，以水一中盏，入生姜半分，煎至六分，去滓，每于食前温服。

治妇人血风劳气，经脉久滞，或时寒热，四肢疼痛，不思饮食，**桃人散**方：

桃人三分，汤浸，去皮尖、双人，麸炒微黄　桂心半两　柴胡一两，去苗　鳖甲一两半，涂醋炙令黄，去裙襕　琥珀三分，细研　延胡索三分　牛膝一两，去苗　紫菀半两，洗去苗土　细辛半两　羌活半两　芎䓖半两　木香半两　川大黄半两，剉碎，微炒　羚羊角屑一两　当归半两，剉碎，微炒　虎杖半两，剉　白术半两　赤芍药半两

右件药捣粗罗为散，每服四钱，以水一中盏，入生姜半分，煎至六分，去滓，每于食前温服。

治妇人血风劳气，经脉涩滞，四肢拘急烦疼，不能饮食，渐加羸弱，**荆芥散**方：

荆芥三分　芎䓖半两　人参三分，去芦头　当归半两，剉碎，微炒　白术三分　桂心三分　防风半两，去芦头　生干地黄三分　柴胡三分，去苗　鳖甲三分，涂醋炙令黄，去裙襕　牡丹半两　赤芍药半两　枳壳三分，麸炒微黄，去瓤　羚羊角屑二分　酸枣人三分，微炒　甘草半两，炙微赤，剉

右件药捣筛为散，每服四钱，以水一中盏，入生姜半分，煎至六分，去滓，每于食前温服。

治妇人血风劳气，经络涩滞，四肢拘急烦疼，不能饮食，渐加羸瘦，**牛膝散**方：

牛膝一两，去苗　当归三分，剉碎，微炒　芎䓖三分　牡丹三分　赤芍药三分　蒲黄三分　桃人半两，汤浸，去皮尖、双人，炒令黄　桂心三分　柴胡一分，去苗　琥珀三分　鳖甲二两，涂醋炙令黄，去裙襕　秦艽三分，去苗　羚羊角屑三分　川大黄三分，剉碎，微炒　荆芥一两

右件药捣筛为散，每服四钱，以水一中盏，入生姜半分，煎至六分，去滓，每于食前温服。

治妇人血风劳气，经络不通，腹胁妨闷，发歇寒热，四肢拘急疼痛，头目不利，少思饮食，**防风散**方：

防风三分，去芦头　枳壳三分，麸炒微黄，去瓤　柴胡一两，去苗　延胡索一两　桂心半两　木香半两　当归三分，剉碎，微炒　红蓝花三分　白术三分　鳖甲一两，涂醋炙令黄，去裙襕　芎䓖三分　赤芍药三分　琥珀半两　川大黄半两，剉碎，微炒　牛膝半两，去苗

右件药捣粗罗为散，每服四钱，以水一中盏，入生姜半分，煎至六分，去滓，不计时候

温服。

治妇人血风劳气，盛上攻心膈烦满，不下饮食，四肢疼痛，眼涩头昏，**羚羊角散**方：

羚羊角屑三分　细辛半两　前胡一两，去芦头　桂心半两　防风半两，去芦头　天麻三分　牡丹半两　槟榔半两　当归半两，剉碎，微炒　桑寄生半两　赤茯苓三分　枳壳半两，麸炒微黄，去瓤　赤芍药半两　川大黄一两，剉炒微黄　羌活半两

右件药捣粗罗为散，每服三钱，以水一中盏，入生姜半分，薄荷三七叶，煎至六分，去滓，不计时候温服。

治妇人血风劳气，头疼目赤，胸背气壅，四肢疼痛，心烦惊悸，少欲饮食，**茯神散**方：

茯神一两　羚羊角屑一两　石膏二两　防风一两，去芦头　赤芍药一两　人参一两，去芦头　柴胡一两半，去苗　天门冬一两，去心　桃人一两半，汤浸，去皮尖、双人，麸炒微黄　独活一两　郁李人一两，汤浸去皮，微炒　生干地黄一两　枳壳一两，麸炒微黄，去瓤　甘草半两，炙微赤，剉

右件药捣粗罗为散，每服四钱，以水一中盏，入生姜半分，煎至六分，去滓，不计时候温服。

治妇人血风劳气，经络不调，腹内时痛，面色萎黄，四肢羸弱，心神昏闷，不欲饮食，及产后余疾，并宜服**大通真圆**方：

蚕纸二十张，烧灰　防风一两，去芦头　白芍药二分　桔梗一两，去芦头　石膏一两，细研，水飞过　白芷三分　当归一两，剉碎，微炒　干姜半两，炮裂，剉　附子一两，炮裂，去皮脐　芎䓖半两　藁本半两　泽兰一两　白芜荑半两　川椒一两，去目及闭口者，微炒去汗　食茱萸三分　柏子人一两，微炒　白薇半两　白术半两　苍术半两，剉碎，微炒　蝉壳半两，微炒　人参一两，去芦头　甘草半两，炙微赤，剉　厚朴三分，去粗皮，涂生姜汁炙令香熟

右件药捣罗为末，炼蜜和捣五七百杵，圆如梧桐子大，每于食前以温酒研下一圆。

治妇人血风劳气，四肢羸瘦，骨节酸痛，口干心烦，经脉不利，或时腹痛，干呕，不思饮食，日渐困乏，**琥珀圆**方：

琥珀一两，细研　当归一两，剉碎，微炒　芎䓖半两　木香半两　桂心半两　羌活三分　槟榔三分　没药半两　牛膝一两，去苗　朱砂三分，细研，水飞过　延胡索三分　桃人三分，汤浸，去皮尖、双人，麸炒微黄　熟干地黄半两　硇砂三分，不夹石者，细研　鳖甲一两，涂醋炙令黄，去裙襴　姜黄半两　苏合香半两　柴胡一两，去苗　赤芍药半两　牡丹半两　川大黄一两，剉碎，微炒　麝香一分，细研

右件药捣罗为末，入研了药令匀，炼蜜和捣五七百杵，圆如梧桐子大，于食前以温酒下三十圆。

治妇人血风劳气，四肢羸弱，不能饮食，心腹时痛，经络滞涩，**苏合香圆**方：

苏合香三分　琥珀三分，细研　骐𬴊竭三分　牡丹三分　生干地黄一两　紫石英一两，细研，水飞过　细辛半两　柴胡一两，去苗　鳖甲一两，涂醋炙令黄，去裙襴　续断三分　芎䓖三分　麦门冬一两半，去心，焙　当归三分，剉碎，微炒　延胡索半两　藕节三分　蒲黄半两　木香半两　桂心半两　藁本半两　桃人三分，汤浸，去皮尖、双人，麸炒微黄　槟榔半两

右件药捣罗为末，炼蜜和捣三五百杵，圆如梧桐子大，空心及晚食前以桃人汤下三十圆。

治妇人血风劳气，四肢羸瘦疼痛，经络不利，饮食无味，渐加虚困，**鳖甲圆**方：

鳖甲一两，涂醋炙令黄，去裙襴　紫菀一两，洗去苗土　熟干地黄一两半　桂心一两〔1〕　芎䓖一两

〔1〕一两：原脱，据《普济方》卷323引同方补。

羌活三分　防风一两，去芦头　牛膝一两，去芦头　当归一两，剉　秦艽一两，去芦头　黄耆三分，剉　赤芍药三分　人参一两，去芦头　白术三分　桃人一两，汤浸，去皮尖、双人，麸炒微黄　琥珀一两　鬼箭羽三分　虻虫三分，去翅足，微炒　水蛭三分，炒令黄　麝香一分，研入

右件药捣细罗为末，炼蜜和捣三五百杵，圆如梧桐子大，每服食前以温酒下三十圆。

治妇人客热诸方

夫妇人有气血、阴阳、脏腑虚实，实则生热，虚则受邪，邪热加入阴阳，冷热自相承也。今云客热者，是体虚而将温过度，外热加之，非腑脏自生，故云客热。其状上焦胸膈之间虚热，口燥心烦，手足壮热者是也。

治妇人客热，心神烦躁，体热，四肢疼痛，不思饮食，**羚羊角散**方：

羚羊角屑三分　红花子半两　赤芍药半两　当归半两，剉碎，微炒　枳壳半两，麸炒微黄，去瓤　赤茯苓一两　犀角屑半两　生干地黄一两　人参三分，去芦头　麦门冬三分，去心　槟榔半两　甘草半两，炙微赤，剉

右件药捣筛为散，每服三钱，以水一中盏，入生姜半分，煎至六分，去滓，不计时候温服。

治妇人客热，四肢烦闷疼痛，不下饮食，**麦门冬散**方：

麦门冬一两，去心　羚羊角屑三分　赤芍药三分　桑根白皮三分，剉　黄耆三分，剉　柴胡一两，去苗　生干地黄半两　赤茯苓一两　甘草半两，炙微赤，剉

右件药捣粗罗为散，每服四钱，以水一中盏，入生姜半分，煎至六分，去滓，不计时候温服。

治妇人客热，四肢烦疼，不思饮食，**犀角散**方：

犀角屑半两　黄耆一两半，剉　地骨皮半两　柴胡一两，去苗　麦门冬三分，去心　人参三分，去芦头　枳壳三分，麸炒微黄，去瓤　赤茯苓三分　红蓝花半两　赤芍药半两　甘草半两，炙微赤，剉

右件药捣粗罗为散，每服四钱，以水一中盏，入生姜半分，煎至六分，去滓，不计时候温服。

治妇人客热，心胸壅闷，肢节烦疼，少思饮食，**黄耆散**方：

黄耆一两，剉　麦门冬一两半，去心，焙　生干地黄一两　犀角屑半两　人参三分，去芦头　茯神三分　菰瓤子人半两　黄芩半两　甘草半两

右件药捣细罗为散，每服不计时候，以竹叶汤调下二钱。

治妇人客热，心神烦躁，口干舌涩，食少无味，**丹砂散**方：

丹砂一两，细研，水飞过　犀角屑半两　天竺黄半两　胡黄连二两　寒水石一两，细研　麦门冬一两，去心，焙　马牙消一分，细研　铅霜半两，细研

右件药捣细罗为散，入研了药令匀，每服不计时候以竹叶汤调下一钱。

治妇人客热，面赤头疼，口舌生疮，心胸烦壅，饮食无味，**生干地黄圆**方：

生干地黄一两　羚羊角屑半两　葳蕤半两　白鲜皮半两　黄连三分，去须　黄耆半两，剉　麦门冬一两，去心，焙　玄参半两　地骨皮半两　川大黄一两　甘草半两，炙微赤，剉

右件药捣细罗为末，炼蜜和捣三二百杵，圆如梧桐子大，每服不计时候以温水下三十圆。

治妇人客热，烦渴头疼，方：

石膏一两，细研，水飞过　寒水石一两，细研

右件药同研令匀，每服不计时候以生地黄汁调下一钱。

治妇人寒热诸方

夫阳虚则外寒，阴虚则内热，阳盛则外热，阴盛则内寒。故妇人劳伤气血，则令阴阳二气虚实不调，故令寒热也。

治妇人血风气，体虚，发歇寒热，**地骨皮散**方：

地骨皮一两　柴胡一两，去苗　白茯苓半两　桑根白皮三分，剉　五加皮半两　人参半两，去芦头　黄耆三分，剉　甘草半两，炙微赤，剉　桂心半两　白芍药半两　前胡三分，去芦头　枳壳三分，麸炒微黄，去瓤

右件药捣粗罗为散，每服三钱，以水一中盏，入生姜半分，煎至六分，去滓，不计时候温服。

治妇人风血气，或时寒热，体痛，不思饮食，**生干地黄散**方：

生干地黄一两　酸枣人三分，微炒　羚羊角屑三分　白芍药三分　柴胡一两，去苗　羌活半两　防风半两，去芦头　桂心半两　牛膝三分，去苗　黄耆三分，剉　白茯苓三分　当归三分，剉碎，微炒　白术三分　木香半两　枳壳三分，麸炒微黄，去瓤

右件药捣粗罗为散，每服三钱，以水一中盏，入生姜半分，煎至六分，去滓，每于食前温服。

治妇人寒热，体瘦烦疼，**鳖甲散**方：

鳖甲二两，涂醋炙令黄，去裙襕　白茯苓一两　枳壳一两，麸炒微黄，去瓤　白芍药一两　当归一两　五加皮一两　羌活一两　庵蔄子一两　桃人一两，汤浸，去皮尖、双人，麸炒微黄　白术一两　柴胡一两，去苗　甘草半两，炙微赤，剉

右件药捣筛为散，每服四钱，以水一中盏，入生姜半分，煎至六分，去滓，不计时候温服。

治妇人寒热体瘦，肢节疼痛，口干心烦，不欲饮食，**柴胡散**方：

柴胡一两，去苗　人参三分，去芦头　黄耆一两，剉　赤茯苓一两　地骨皮三分　鳖甲二两，涂醋炙令黄，去裙襕　麦门冬三分，去心　白术一两　枳壳三分，麸炒微黄，去瓤　生干地黄三分　桔梗三分，去芦头　桑根白皮三分，剉　赤芍药三分　甘草半两，炙微赤，剉

右件药捣筛为散，每服四钱，以水一中盏，入生姜半分，煎至六分，去滓，不计时候温服。

治妇人气血不调，发歇寒热，胸膈烦躁，不思饮食，四肢疼痛，**黄耆散**方：

黄耆一两，剉　人参半两，去芦头　赤芍药半两　麦门冬三分，去心　白术三分　赤茯苓三分　羚羊角屑半两　半夏半两，汤洗七遍去滑　前胡三分，去芦头　当归半两　枳壳一两，麸炒微黄，去瓤　甘草半两，炙微赤，剉

右件药捣筛为散，每服三钱，以水一中盏，入生姜半分，煎至六分，去滓，不计时候温服。

治妇人风虚劳气，时发寒热，四肢羸瘦疼痛，不欲饮食，**鳖甲圆**方：

鳖甲一两，涂醋炙令黄，去裙襕　生干地黄一两　当归三分　人参三分，去芦头　甘草半两，炙微赤，剉　木香半两　白术一两　牛膝二分，去苗　桂心三分　桃人一两，汤浸，去皮尖、双人，麸炒微黄　乌梅肉三分，炒干

右件药捣罗为末，炼蜜和捣三五百杵，圆如梧桐子大，每于食前以温酒下三十圆。

治妇人头目昏重，心神烦乱，或时寒热，肢节疼痛，不欲饮食，**桃人圆**方：

桃人一两，汤浸，去皮尖、双人，麸炒微黄　芎䓖半两　白术半两　赤茯苓三分　枳壳半两，麸炒微黄，去瓤　赤芍药半两　诃梨勒皮三分　槟榔半两　鳖甲一两半，涂醋炙令黄，去裙襕　羚羊角屑一两　柴胡一两，去苗　人参一两，去芦头　酸枣人一两，微炒　生干地黄一两

右件药捣罗为末，炼蜜和捣三二百杵，圆如梧桐子大，每服不计时候以生姜荆芥薄荷汤下三十圆。

治妇人骨蒸劳诸方

夫骨蒸者，由热毒气附骨，故谓之骨蒸也。亦曰传尸，亦谓殗殜，亦称复连，亦名无辜。丈夫以痃癖为根，妇人以血气为本，无问少长，多染此疾。内既伤于脏腑，外则损于肌肤，日久不痊，遂致羸瘦。因服冷药过度，则伤于脾，脾气既衰，而传五脏。脾初受病，或胀或妨，遂加泄痢，肌肉瘦瘠，转增萎黄，四肢无力，食饮少味。脾既受已，次传于肾。肾既受病，时时盗汗，腰膝冷疼，梦鬼交侵，小便黄赤。肾既受已，次传于心。心既受病，往往忪悸，或喜或瞋，两颊常赤，唇色如朱，乍热乍寒，神气不守。心既受已，次传于肺。肺既受病，胸满短气，咳嗽多唾，皮肤甲错，状如麸片。肺既受已，次传于肝。肝既受病，两目昏暗，胁下妨痛，不欲见人，常怀忿怒。五脏既病，渐加羸瘦，即难疗也。

治妇人骨蒸劳，身体壮热，手臂疼痛，月水不通，日渐瘦瘁，两胁气刺，四肢羸弱，腹内块生，时有咳嗽，不欲饮食，**人参散**方：

人参三两，去芦头　鳖甲三两，涂醋炙令黄，去裙襕　羚羊角屑二两　赤茯苓二两　知母一两半　柴胡三两，去苗　地骨皮二两　枳壳二两，麸炒微黄，去瓤　牛膝二两，去苗　赤芍药一两　生干地黄一两半　牡丹二两半　川大黄一两，剉碎，微炒　百部二两　贝母二两，煨令微黄　黄芩三分　菰𧃸根一两　当归三分　桃人一两，汤浸，去皮尖、双人，麸炒微黄　草豆蔻一两，去皮　安息香半两　川朴消三分　甘草三分，炙微赤，剉　紫菀一两，洗去苗土　麦门冬一两半，去心　天门冬一两半，去心，焙　天灵盖一两半，涂酥炙令黄

右件药捣粗罗为散，每服四钱，以水一中盏，入生姜半分，枣三枚，煎至六分，去滓，食前温服。

治妇人骨蒸气劳，四肢无力，每至晚间即热，两颊红色，食饮不下，心神烦躁，**天灵盖散**方：

天灵盖一两，涂酥炙令微黄　鳖甲二两，涂醋炙令黄，去裙襕　柴胡一两半，去苗　安息香一两　当归一两　地骨皮一两半　栀子人一两　人参一两，去芦头　赤茯苓一两半　贝母一两，煨令微黄　桃人一两，汤浸，去皮尖、双人，麸炒微黄　麦门冬一两半，去心　阿魏一钱，面裹煨，以面熟为度　黄连一两，去须　生干地黄一两半　槟榔一两

右件药捣粗罗为散，每服四钱，以童子小便一大盏，入桃枝、柳枝各七寸，生姜半分，葱白五寸，煎至五分，去滓，不计时候温服。

治妇人骨蒸劳热，四体昏沉，背膊疼痛，面色萎黄，渐渐无力，**黄连散**方：

黄连一两，去须　知母一两　鳖甲二两，涂醋炙令黄，去裙襕　麦门冬三分，去心　龙胆半两，去芦头　甘草半两，炙微赤，剉　柴胡一两半，去苗　白术三分　地骨皮三分　木通一两，剉　黄芩三分　犀角屑三分

右件药捣粗罗为散，每服四钱，以水一中盏，入生姜半分，淡竹叶二七片，煎至六分，去

滓，不计时候温服。

治妇人骨蒸劳热，四肢烦疼，日渐羸瘦，**青蒿散**方：

青蒿二两　龙胆三分半，去芦头　栀子人三分　知母三分　黄连一两，去须　鳖甲二两，涂醋炙令黄，去裙襕　黄耆一两，剉　桑根白皮一两，剉　地骨皮半两　白术一两　甘草半两，炙微赤，剉　柴胡一两半，去苗

右件药捣罗为散，每服四钱，以水一中盏，入生姜半分，煎至六分，去滓，不计时候温服。

治妇人骨蒸劳热，咳嗽，胸膈痰壅，腹胁妨闷，不欲饮食，**柴胡散**方：

柴胡一两，去苗　半夏半两，汤洗七遍去滑〔1〕　川大黄三分，剉碎，微炒　枳壳三分，麸炒微黄，去瓤　百合三分　桑根白皮一两，剉　麦门冬一两，去心　赤茯苓一两　秦艽三分，去苗　紫菀三分，洗去苗土　黄芩三分　赤芍药三分　甘草半两，炙微赤，剉　鳖甲二两，涂醋炙令黄，去裙襕　知母三分　木通三分，剉

右件药捣粗罗为散，每服三钱，以水一中盏，入生姜半分，煎至六分，去滓，不计时候温服。

治妇人骨蒸及血劳等疾，面色黄瘦，四肢无力烦疼，痰壅涕唾稠粘，不思饮食，**赤茯苓散**方：

赤茯苓一两　鳖甲二两，涂醋炙令黄，去裙襕　柴胡一两，去苗　麦门冬一两，去心　人参三分，去芦头　桃人三分，汤浸，去皮尖、双人，麸炒微黄　木香三分　白术三分　桂心半两　川大黄一两，剉碎，微炒　蘧麦三分　赤芍药三分　当归三分　半夏三分，汤洗七遍去滑　甘草半两，炙微赤，剉

右件药捣粗罗为散，每服四钱，以水一中盏，入生姜半分，煎至六分，去滓，不计时候温服。

治妇人骨蒸劳瘦，月候不通，心神烦热，四肢疼痛，不能饮食，**益母草煎圆**方：

益母草二斤　青蒿二斤　桃枝一握，长一尺　柳枝一握，长一尺

已上四味细剉，用童子小便一斗，于银锅中煎至三升，绞去滓，煎成膏。

柴胡三两，去心　朱砂一两，细研，水飞过　天灵盖一两，涂酥炙令微黄　鳖甲二两，涂醋炙令黄，去裙襕　木香一两　赤芍药二两　犀角屑二两　甘草一两，炙微赤，剉　麝香半两，细研　桃人五两，汤浸，去皮尖、双人，生研如膏

右件药捣罗为末，用益母草煎都和捣五七百杵，圆如梧桐子大，每服不计时候，用乌梅甘草煎汤下三十圆。

治妇人骨蒸劳热，体瘦烦疼，不欲饮食，**獭肝圆**方：

獭肝一具，微炙　柴胡一两半，去苗　知母一两　地骨皮一两　栀子人一两　犀角屑一两　天灵盖一两，涂酥炙微黄　黄耆三分，剉　鳖甲一两半，涂醋炙令黄，去裙襕　川升麻一两　桃人一两，汤浸，去皮尖、双人，麸炒微黄　甘草半两，炙微赤，剉　朱砂一两，细研，水飞过　麝香一分，细研

右件药捣罗为末，炼蜜和捣三二百杵，圆如梧桐子大，每服不计时候以温水下三十圆。

治妇人骨蒸烦热，四肢羸瘦疼痛，口干心躁，不得眠卧，**黄耆圆**方：

黄耆一两，剉　麦门冬一两，去心，焙　人参三分，去芦头　黄芩三分　枸杞子三分　茯神一两　百合半两　枳壳半两，麸炒微黄，去瓤　秦艽半两，去苗　酸枣人三分，微炒　柴胡一两，去苗　赤芍药半两　知母半两　鳖甲二两，涂醋炙令黄，去裙襕　杏人三分，汤浸，去皮尖、双人，麸炒微黄　甘草半两，炙微赤，剉　生干地黄一两　郁李人三分，汤浸，去皮微炒

〔1〕 滑：原作“骨”，据《类聚》卷215引同方改。

右件药捣罗为末，炼蜜和捣三二百杵，圆如梧桐子大，每服不计时候以清粥饮下三十圆。

治妇人骨蒸，传尸劳瘦，鬼气伏连，**煞鬼圆**方：

麝香三分，细研　犀角屑一两　木香一两　白术一两　虎头骨一两半，涂醋炙微黄　光明砂一两半，细研　雄黄一两半，细研　天灵盖一两半，涂醋炙微黄　鬼箭羽一两　桃人一两半，汤浸，去皮尖、双人，麸炒微黄

右件药捣罗为末，入研了药令匀，炼蜜和捣三五百杵，圆如梧桐子大，食前以温水下二十圆。此药辟温疫，亦可带之。

治妇人骨蒸劳，月水不通，胁下痃癖，继之腹痛，**鳖甲圆**方：

鳖甲二两，涂醋炙令黄，去裙襕　土瓜根一两　桂心一两　京三棱一两　牡丹一两　牛膝一两，去苗　川大黄一两，剉碎，微炒　诃梨勒皮一两　琥珀一两，细研　桃人一两，汤浸，去皮尖、双人，麸炒微黄

右件药捣罗为末，炼蜜和捣三二百杵，圆如梧桐子大，不计时候以桃人汤下三十圆。

治妇人冷劳诸方

夫妇人冷劳者，由气血不足，表里俱虚，脏腑久挟宿冷，致饮食不消，腹内积聚，脐下冷痛，月候不调，骨节酸痛，手足无力，肌肤羸瘦，面色萎黄，故曰冷劳也。

治妇人冷劳，气攻脾胃，腹胁妨闷，四肢不和，吃食减少，渐至虚羸，**诃梨勒散**方：

诃梨勒皮一两　厚朴一两，去粗皮，涂生姜汁炙令香熟　柴胡一两，去苗　木香半两　当归半两　桂心半两　芎䓖三分　陈橘皮三分，汤浸，去白瓤，焙　熟干地黄三分　人参三分，去芦头　牛膝一两，去苗　白芍药三分　白术三分　甘草一分，炙微赤，剉

右件药捣粗罗为散，每服四钱，以水一中盏，入生姜半分，枣三枚，煎至六分，去滓，不计时候温服。

治妇人冷劳气，面色萎黄，四肢羸瘦，多卧少起，不欲饮食，身体虚困，**厚朴散**方：

厚朴一两，去粗皮，涂生姜汁炙令香熟　木香半两　当归三分，剉碎，微炒　熟干地黄一两　半夏半两，汤洗七遍去滑　人参三分，去芦头　白茯苓三分　白芍药半两　干姜半两，炮裂，剉　桂心半两　牛膝三分，去苗　陈橘皮三分，汤浸，去白瓤，焙　白术三分　附子三分，炮裂，去皮脐　甘草半两，炙微赤，剉

右件药捣粗罗为散，每服四钱，以水一中盏，入生姜半分，枣三枚，煎至六分，去滓，不计时候温服。

治妇人冷劳气滞，经脉不通，腹胁妨闷，四肢羸瘦，不思饮食，**桃人散**方：

桃人半两，汤浸，去皮尖、双人，麸炒微黄　鳖甲二两，涂醋炙令黄，去裙襕　琥珀一两，细研　肉桂一两，去粗皮　赤芍药三分　当归三分，剉碎，微炒　白术二分　木香半两　诃梨勒皮半两　干姜半两，炮裂，剉　人参半两，去芦头　延胡索三分　赤茯苓三分　陈橘皮一两，汤浸，去白瓤，焙　牛膝三分，去苗

右件药捣粗罗为散，每服四钱，以水一中盏，入生姜半分，煎至六分，去滓，每于食前温服。

治妇人冷劳气，经脉不调，腑脏气滞，四肢疼痛，饮食无味，渐加羸瘦，**木香圆**方：

木香三分　鳖甲一两，涂醋炙令黄，去裙襕　琥珀三分　柴胡一两，去苗　白术一两　干姜半两，炮裂，剉　陈橘皮一两，汤浸，去白瓤，焙　人参半两，去芦头　桂心半两　吴茱萸三分，汤浸七遍，焙干微炒　厚朴一两，去粗皮，涂生姜汁炙令香熟　当归三分，剉碎，微炒　赤芍药三分　京三棱三分，微煨，剉　延胡索三分　附子三分，炮裂，去皮脐　芎䓖三分　牡丹三分　熟干地黄一两

右件药捣罗为末，炼蜜和捣五七百杵，圆如梧桐子大，空心及晚食前以温酒下三十圆。

治妇人冷劳，血海气虚，经络不利，四肢疼痛，不欲饮食，渐加羸瘦，**牡丹圆**方：

牡丹三分　牛膝一两，去苗　桂心三分　桃人一两，汤浸，去皮尖、双人，麸炒微黄　附子一两，炮裂，去皮脐　熟干地黄一两　干漆三分，捣碎，炒令烟出　木香三分　芎䓖三分　庵蕳子三分　延胡索半两　当归三分，剉碎，微炒　虻虫三分，去翅足，微炒　水蛭三分，炒令黄

右件药捣罗为末，炼蜜和捣三二百杵，圆如梧桐子大，空心及晚食前以暖酒下三十圆。

治妇人冷劳气，腹胁疼痛，不思饮食，四肢少力，渐加羸瘦，**柏子人圆**方：

柏子人三分　干漆三分，捣碎，炒令烟出　鳖甲一两半，涂醋炙令黄，去裙襕　当归三分，剉碎，微炒　紫石英三分，细研，水飞过　白术三分　肉苁蓉三分，酒浸一宿，刮去皴皮，炙干　干姜三分，炮裂，剉　桂心三分　牛膝三分，去苗　赤芍药三分　附子三分，炮裂，去皮脐　芎䓖三分　木香三分　熟干地黄三分　桃人三分，汤浸，去皮尖、双人，麸炒微黄　琥珀三分　麝香半两，细剉

右件药捣罗为末，入麝香令匀，炼蜜和捣三二百杵，圆如梧桐子大，空心及晚食前以温酒下三十圆。

治妇人冷劳虚损，肌体消瘦，颜色萎黄，四肢无力，月候不调，少思饮食，**熟干地黄圆**方：

熟干地黄一两　当归半两，剉碎，微炒　芎䓖半两　鳖甲一两，涂醋炙令黄，去裙襕　人参三分，去芦头　白芍药三分　白术三分　桂心半两　五味子半两　黄耆三分，剉　牛膝三分，去苗　附子三分，炮裂，去皮脐　陈橘皮一两，汤浸，去白瓤，焙　白茯苓三分　甘草一分，炙微赤，剉

右件药捣罗为末，炼蜜和捣三二百杵，圆如梧桐子大，空心及晚食前以温酒下三十圆。

治妇人久冷，血气凝滞，面色萎黄，四肢羸瘦，不思饮食，腹中多痛，**牛膝圆**方：

牛膝一两，去苗　川椒一两，去目及闭口者，微炒出汗　芎䓖三分　附子一两，炮裂，去皮脐　木香半两　当归三分，剉碎，微炒　干姜三分，炮裂，剉　白术三分　熟干地黄一两　桂心一两　泽兰三分　蓬莪茂一两　肉豆蔻一两，去壳　硇砂一两半，研入　青橘皮三分，汤浸，去白瓤，焙

右件药捣粗罗为末，炼蜜和捣三二百杵，圆如梧桐子大，空心及晚食前以暖酒下三十圆。

治妇人冷劳气，心腹积聚，攻腹胁疼痛，四肢羸瘦，不欲饮食，**硇砂煎圆**方：

硇砂二两，以醋一升熬成膏　鳖甲一两，涂醋炙令黄，去裙襕　桃人一两，汤浸，去皮尖、双人，麸炒微黄　木香一两　当归一两，剉碎，微炒　五灵脂一两

右件药捣罗为末，用硇砂膏和捣百余杵，圆如梧桐子大，空心及晚食前以暖酒下二十圆。

治妇人冷劳气，脾胃虚乏，大肠转泄，水谷不化，四肢羸瘦，口内生疮，不思饮食，渐加无力，宜服此**煮肝散**方：

缩沙三分，去皮　莳萝三分　荜茇三分　柴胡三分，去苗　白术半两　白芷半两　胡椒半两　干姜半两，炮裂，剉　芜荑半两　陈橘皮半两，汤浸，去白瓤，焙　茵陈半两　细辛半两　人参半两，去芦头　木香半两　桂心半两　紫菀半两，去苗土　白芍药半两

右件药捣细罗为散，以猪肝一具去脂膜，柳叶片切，以新汲水洗过，入葱白三茎细切，入药末半两，于铛锅内以新汲水二大盏，入盐醋少许，以瓷碗合，煮令水尽，空心以意食之，吃粥饮下，食后良久饮暖酒一盏为妙，晚食前再服亦佳。

治妇人冷劳，面色萎黄，不多思食，或时下[1]痛，四肢少力，积渐羸瘦，**煮肝散**方：

---

〔1〕时下：《类聚》卷215所引同。《普济方》卷319引同方作“时腹”。《正误》：“‘时’，疑‘脐’之讹。”腹痛、脐下痛皆可通。

白芍药一两　芎䓖三分　桔梗三分，去芦头　陈橘皮一两半，汤浸，去白瓤，焙　厚朴三分，去粗皮，涂生姜汁炙令香熟　桂心三分　干姜炮裂，剉　当归剉碎，微炒　柴胡去芦头　荆芥　莳萝　胡椒　芜荑　藁本　紫菀去苗土，已上各半两

右件药捣细罗为散，每服以豮猪肝一具，入药末半两，用盐醋并葱白各少许相和，如寻常煮熟，空腹以意服之，后吃暖酒一盏。

治妇人热劳诸方

夫妇人热劳，由心肺壅热伤于气血，气血不调，脏腑壅滞，热毒积蓄在内，不得宣通之所致也。其候心神烦躁，颊赤头痛，眼涩唇干，四肢壮热，烦渴不止，口舌生疮，神思昏沉，多卧少起，饮食无味，举体酸疼，或时心忪，或时盗汗，肌肤日渐消瘦，故名热劳也。

治妇人热劳羸瘦，四肢烦疼，口干心躁，不欲饮食，**黄耆散**方：

黄耆一两，剉　地骨皮一两　赤茯苓一两　麦门冬一两，去心　人参三分，去芦头　赤芍药一两　生干地黄一两　柴胡一两半，去苗　黄芩三分　当归三分　甘草一分，炙微赤，剉

右件药捣粗罗为散，每服四钱，用水一中盏，入生姜半分，煎至六分，去滓，不计时候温服。

治妇人热劳，体瘦壮热，四肢烦疼，咽喉不利，少思饮食，**知母散**方：

知母三分　黄芩三分　柴胡一两，去苗　生干地黄一两　赤芍药三分　麦门冬三分，去心　射干三分　川升麻三分　甘草半两，炙微赤，剉

右件药捣粗罗为散，每服四钱，以水一中盏，入生姜半分，淡竹叶二七片，同煎至六分，去滓，不计时候温服。

治妇人热劳，心胸烦热，不思饮食，四肢多疼，经脉滞涩，**犀角散**方：

犀角屑半两　柴胡一两，去苗　赤芍药三分　虎杖三分　红蓝花一两　黄芩半两　鳖甲一两，涂醋炙令黄，去裙襕　甘草半两，炙微赤，剉　茯神三分　地骨皮二分　麦门冬三分，去心　当归三分　枳壳三分，麸炒微黄，去瓤

右件药捣粗罗为散，每服三钱，以水一中盏，入生姜半分，煎至六分，去滓，不计时候温服。

治妇人热劳体瘦，经脉不通，四肢疼痛，口干烦渴，不得眠卧，饮食全少，**胡黄连散**方：

胡黄连三分　天灵盖一两，涂醋炙令黄　鳖甲一两半，涂醋炙令黄，去裙襕　柴胡一两，去苗　赤芍药三分　生干地黄一两　当归三分　地骨皮一两　黄耆一两，剉　麝香一分，细研入　川大黄一两，剉碎，微炒　木香半两　青蒿三分　黄芩三分　犀角屑一两

右件药捣粗罗为散，每服四钱，以水一中盏，入生姜半分，桃柳心各七茎，煎至六分，去滓，不计时候温服。

治妇人热劳，发歇壮热，四肢烦疼，渐渐黄瘦，心胸躁闷，**鳖甲散**方：

鳖甲一两半，涂醋炙令黄，去裙襕　知母三分　川大黄三分，剉碎，微炒　地骨皮三分　赤芍药三分　甘草半两，炙微赤，剉　人参三分，去芦头　麦门冬一两，去心　黄芩三分　黄耆三分，剉　柴胡一两半，去芦头　桑根白皮三分，剉

右件药捣粗罗为散，每服四钱，以水一中盏，入生姜半分，葱白五寸，豉五十粒，煎至六分，去滓，不计时候温服。

治妇人热劳，烦渴口干，体瘦无力，四肢疼痛，或时寒热，痰逆不欲饮食，**半夏散**方：

半夏半两，汤洗七遍去滑　知母半两　桔梗半两，去芦头　黄耆一两，剉　柴胡一两，去苗　鳖甲一两，涂醋炙令黄，去裙襕　人参半两，去芦头　赤茯苓半两　秦艽半两，去苗　麦门冬半两，去心　赤芍药半两　甘草一分，炙微赤，剉　乌梅肉半两　大腹皮三分，剉

右件药捣粗罗为散，每服四钱，以水一中盏，入生姜半分，煎至六分，去滓，不计时候温服。

治妇人热劳羸瘦，四肢少力，经脉不通，**红蓝花散**方：

红蓝花一两　柴胡一两半，去苗　当归一两　生干地黄一两　赤芍药一两　鬼箭羽一两　虎杖一两　大腹皮一两，剉　麦门冬一两，去心　土瓜根一两　地骨皮一两　枳壳一两，麸炒微黄，去瓤　甘草半两，炙微赤，剉

右件药捣粗罗为散，每服四钱，以水一中盏，入生姜半分，煎至六分，去滓，不计时候温服。

治妇人热劳羸瘦，**黄连猪肚圆**方：

黄连三两，去须　人参一两，去芦头　赤茯苓一两　黄耆一两，剉　木香半两　鳖甲一两半，涂醋炙令黄，去裙襕　柴胡一两，去苗　地骨皮半两　桃人一两半，汤浸，去皮尖、双人，麸炒微黄

右件药捣细罗为散，用好嫩猪肚一枚净洗后，将前药末安猪肚内，以线子缝合，蒸令烂熟，砂盆内研令如膏，为圆如梧桐子大，食前以粥饮下三十圆。

治妇人热劳烦闷，四肢黄瘦疼痛，时有咳嗽，不欲饮食，**胡黄连圆**方：

胡黄连半两　柴胡一两，去苗　赤芍药三分　鳖甲二两，涂醋炙令黄，去裙襕　知母半两　犀角屑三分　川升麻半两　玄参半两　人参半两，去芦头　地骨皮三分　当归半两　杏人三分，汤浸，去皮尖、双人，麸炒微黄　茯神三分　枳壳三分，麸炒微黄，去瓤　麦门冬一两半，去心，焙　紫菀三分，洗去苗土　川大黄三分，剉碎，微炒　甘草半两，炙微赤，剉　秦艽三分，去苗　槟榔半两　桔梗半两，去芦头

右件药捣罗为末，炼蜜和捣三二百杵，圆如梧桐子大，不计时候以粥饮下三十圆。

治妇人热劳烦闷，四肢疼痛，经脉滞涩，腹胁妨闷，不欲饮食，**益母草煎圆**方：

益母草汁一升　青蒿汁一升　无灰酒一升　生姜汁三合　童子小便一升　蜜五合

已上同于银器中以慢火熬成膏。

柴胡一两，去苗　人参三分，去芦头　麦门冬一两半，去心，焙　琥珀三分，细研　桃人一两，汤浸，去皮尖、双人，麸炒微黄　地骨皮三分　白术三分　枳壳三分，麸炒微黄，去瓤　鳖甲一两，涂醋炙令黄[1]，去裙襕　桔梗半分，去芦头　当归三分　赤芍药一两　生干地黄一两　鬼箭羽一两　麝香一分，细研

右件药捣罗为末，用熬成膏和捣三二百杵，圆如梧桐子大，食前以温水下三十圆。

治妇人热劳咳嗽，肌体消瘦，心膈烦热，夜多盗汗，四肢酸痛，食少无力，**青蒿圆**方：

青蒿一两半　天门冬一两，去心，焙　柴胡一两，去心　地骨皮一两　旋覆花一两　紫菀一两，洗去苗土　贝母一两　人参一两，去芦头　杏人一两半，汤浸，去皮尖、双人，麸炒微黄　秦艽一两，去芦头　龙胆半两　天灵盖一两半，涂酥炙令黄　鳖甲一两半，涂醋炙令黄，去裙襕　葳蕤一两　黄耆一两，剉　川大黄一两，剉碎，微炒　枳壳一两，麸炒微黄，去瓤　甘草三分，炙微赤，剉　朱砂一两，细研，水飞过　麝香半两，细研

右件药捣细罗为末，入研了药令匀，炼蜜和捣三五百杵，圆如梧桐子大，每服不计时候，以麦门冬汤下二十圆。

---

〔1〕一两，涂醋炙令黄：宋版原脱“一两”、“令黄”四字。据宽政本补。

治妇人血风攻脾胃不能食诸方

夫脾象于土，脾为中州，意智之脏也。其肝[1]心肺肾，皆受脾之精气以荣养焉。脾与胃为表里，脾主化谷纳食，胃为水谷之海，故《经》言四时皆以胃气为本也。妇人气血不调，脏腑劳损，风邪冷气蕴蓄在内，攻于脾胃，脾胃既虚，为邪所乘，则不能摧伏五谷，故令不能食也。

治妇人血风攻脾胃，心腹气壅闷，痰逆不下饮食，四肢少力，**芎䓖散**方：

芎䓖三分　枳实三分，麸炒微黄　藿香三分　赤箭三分　赤茯苓三分　白术半两　人参半两，去芦头　半夏半两，汤浸七遍去滑　桂心半两　前胡半两，去芦头　诃梨勒皮三分　甘草半两，炙微赤，剉

右件药捣粗罗为散，每服三钱，以水一中盏，入生姜半分，煎至六分，去滓，不计时候温服。

治妇人血风冷气攻脾胃，呕逆不纳饮食，**草豆蔻散**方：

草豆蔻三分，去皮　高良姜半两，剉　人参一两，去芦头　白茯苓三分　白术半两　枇杷叶二分，拭去毛，炙微黄　缩沙半两，去皮　桂心半两　木香半两　半夏三分，汤洗七遍去滑　青橘皮半两，汤浸，去白瓤，焙　甘草半两，炙微赤，剉

右件药捣筛为散，每服三钱，以水一中盏，入生姜半分，煎至六分，去滓，不计时候温服。

治妇人血风攻脾胃，腹胁妨闷，四肢烦疼，或时痰逆，不下饮食，**诃梨勒散**方：

诃梨勒皮一两　陈橘皮一两，汤浸，去白瓤，焙　半夏半两，汤洗七遍去滑　人参半两，去芦头　藿香三分　赤茯苓三分　芎䓖三分　桂心半两　白术半两　细辛半两　当归半两，剉碎，微炒　甘草半两，炙微赤，剉

右件药捣粗罗为散，每服三钱，以水一中盏，入生姜半分，煎至六分，去滓，不计时候温服。

治妇人血风气攻脾胃，不思饮食，若食即腹胀，**藿香散**方：

藿香一两　桂心一两　厚朴一两半，去粗皮，涂生姜汁炙令香熟　白术一两　丁香半两　白豆蔻一两，去皮　人参一两，去芦头　神曲半两，微炒　陈橘皮一两，汤浸，去白瓤，焙　诃梨勒皮半两　香附子半两

右件药捣细罗为散，每服一钱，不计时候以温酒调下。

治妇人血风气攻脾胃，腹胁气满，不思饮食，**神曲圆**方：

神曲二两　白术一两　附子一两，炮裂，去皮脐　枳实一两，麸炒微黄　诃梨勒皮一两　桂心一两　食茱萸一两　木香一两　人参一两，去芦头　陈橘皮一两，汤浸，去白瓤，焙　桔梗半两，去芦头　干姜半两，炮裂，剉

右件药捣细罗为末，以酒煮曲糊和圆如梧桐子大，每服食前生姜汤下二十圆。

治妇人血风气攻脾胃，腹胁疼痛，不能下食，**紫桂圆**方：

桂心一两半　当归一两，剉，微炒　白术一两　诃梨勒皮一两　木香一两　食茱萸一两　芎䓖一两　枳实一两，麸炒微黄　椒红一两，微炒

右件药捣细罗为末，以酒煮面糊和圆如梧桐子大，每服食前以生姜汤下二十圆。

治妇人血风气攻脾胃，脏腑虚冷，全不思食，脐腹多痛，体瘦无力，**椒红圆**方：

---

〔1〕肝：原作“脾”，与上下文义不合。《妇人大全良方》卷6“妇人血风攻脾不能食方论第七”引作“肝”，故改。

椒红一两，微炒　沉香一两　附子一两，炮裂，去皮脐　蓬莪茂一两　诃梨勒皮一两　当归一两，剉碎，微炒　高良姜半两，剉　肉豆蔻半两，去壳　丁香半两　白术一两　麝香一分，研入

右件药捣细罗为末，以酒煮面糊和圆如梧桐子大，每服食前以温酒下二十圆。

治妇人咳嗽诸方

夫妇人咳嗽者，由肌体虚，外受于寒所得也。肺为四脏之华盖，内主诸脏之精气，外合于皮毛。若为风寒所伤，邪气客于皮毛而入于肺，中外皆伤，两寒相感，故令咳嗽也。

治妇人体虚，感于寒气，时有咳嗽，宜服**厚朴散**方：

厚朴一两，去粗皮，涂生姜汁炙令香熟　白茯苓一两　桂心三分　白术一两　诃梨勒皮三分　陈橘皮三分，汤浸，去白瓤，焙　人参一两，去芦头　细辛半两　甘草一分，炙微赤，剉

右件药捣粗罗为散，每服四钱，以水一中盏，入生姜半分，枣子三枚，煎至六分，去滓，不计时候温服。

治妇人肺脏虚冷，时有咳嗽，不思饮食，**人参散**方：

人参一两，去芦头　细辛半两　白术三分　陈橘皮一两，汤浸，去白瓤，焙　肉桂三分，去皴皮　厚朴一两，去粗皮，涂生姜汁炙令香熟　紫菀三分，洗去苗土　五味子半两　白茯苓三分　干姜三分，炮裂，剉　桔梗半两，去芦头　甘草半两，炙微赤，剉

右件药捣筛为散，每服三钱，以水一中盏，入生姜半分，枣三枚，煎至六分，去滓，不计时候温服。

治妇人心胸痰壅，时有喘促，咳嗽，不欲饮食，**五味子散**方：

五味子三分　半夏半两，汤洗七遍去滑　紫菀半两，洗去苗土　枇杷叶半两，拭去毛，炙微黄　前胡三分，去芦头　陈橘皮三分，汤浸，去白瓤，焙　桔梗半两，去芦头　杏人半两，汤浸，去皮尖、双人，麸炒微黄　诃梨勒皮三分　赤茯苓三分　枳壳半两，麸炒微黄，去瓤　甘草半两，炙微赤，剉

右件药捣筛为散，每服三钱，以水一中盏，入生姜半分，煎至六分，去滓，不计时候温服。

治妇人肺脏虚寒，胸中痰滞，不欲饮食，时复咳嗽，**细辛散**方：

细辛半两，洗去苗土　诃梨勒皮半两　附子一两，炮裂，去皮脐　桂心半两　甘草半两，炙微赤，剉　紫菀三分，洗去苗土　人参半两　陈橘皮一两，汤浸，去白瓤，焙　干姜半两，炮裂，剉碎　半夏半两，汤洗七遍去滑

右件药捣粗罗为散，每服三钱，以水一中盏，入生姜半分，枣三枚，煎至六分，去滓，不计时候温服。

治妇人咳嗽不止，痰毒壅滞，心胸不利，咽喉噎塞，**诃梨勒圆**方：

诃梨勒皮一两　贝母三分　射干三分　紫菀三分，洗去苗土　桂心三分　紫苏子三分，微炒　前胡三分，去芦头　桔梗三分，去芦头　木通三分，剉　皂荚子人一两，微炒　郁李人一两半，汤浸，去皮微炒，别研入

右件药捣细罗为末，研入郁李人令匀，炼蜜和捣三五百杵，圆如梧桐子大，每服不计时候以生姜汤下二十圆。

治妇人肺虚，上气咳嗽，胸膈痰滞，含化**萝卜子圆**方：

萝卜子一两，微炒　冬瓜子人半两，微炒　菰瓤子人半两　诃梨勒皮半两　麦门冬一两，去心，焙　五味子半两　皂荚子人半两，微炒　桂心半两　甘草半两，炙微赤，剉

右件药捣细罗为末，炼蜜和圆如弹子大，不计时候常含一圆咽津。

治妇人咳嗽不止，含化**贝母圆**方：

贝母一两，酥炒微黄　款冬花二两　桂心一两　百合一两　紫菀一两，洗去苗土　杏人二两，汤浸，去皮尖、双人，麸炒微黄　木乳[1]一两[2]，去粗皮，涂酥炙令黄　甘草半两，炙微赤，剉

右件药捣细罗为末，研入杏人令匀，炼蜜和捣如弹子大，不计时候常含一圆咽津。

治妇人咳嗽久不止，**皂荚圆**方：

皂荚一两，去皮子，涂酥炙令焦色　五灵脂一两　蜀桑根一两

已上并捣细罗为末

甜葶苈一两半，隔纸炒令紫色，别捣如膏　杏人一两半，汤浸，去皮尖、双人，麸炒微黄，别研如膏

右件药相和，以枣肉及炼了蜜和圆如梧桐子大，每服食后以紫苏子汤下十圆。

治妇人咳嗽不止，渐成劳气，宜服**蛤蚧圆**方：

蛤蚧一对，涂酥炙令黄　紫菀一两，洗去苗土　款冬花一两　鳖甲一两，涂醋炙令黄，去裙襕　贝母一两　皂荚子人一两，微炒　杏人一两半，汤浸，去皮尖、双人，麸炒微黄

右件药捣细罗为末，炼蜜和圆如梧桐子大，每服生姜汤下二十圆。

治妇人咳嗽不止，方：

露蜂房一两，微炙　贝母半两　桂心半两　黄明胶一两，捣碎，炒微黄燥　甘草一分，炙微赤，剉

右件药捣细罗为散，每服食后以糯米粥饮调下一钱。

治妇人咳嗽久不止，**木乳散**方：

木乳三两，去粗皮，涂酥炙令黄　贝母二两，酥炒微黄　甘草一两，涂酥炙微赤，剉　杏人二两，汤浸，去皮尖、双人，酥炒令黄

右件药捣细罗为散，每服食后以生姜橘皮汤调下一钱。

治妇人呕吐诸方

夫妇人呕吐者，由脾胃有邪冷，谷气不理所为也。胃为水谷之海，其气不调，而有风冷乘之，冷搏于胃，胃气逆则令呕吐也。

治妇人脾胃气逆，胸中痰滞，时欲呕吐，不思饮食，**诃梨勒散**方：

诃梨勒皮一两　草豆蔻一两，去皮　陈橘皮一两，汤浸，去白瓤，焙　白术三分　厚朴一两，去粗皮，涂生姜汁炙令香熟　高良姜三分，剉　白茯苓三分　桂心半两　人参三分，去芦头　半夏半两，汤浸七遍去滑　附子三分，炮裂，去皮脐　甘草半两，炙微赤，剉

右件药捣粗罗为散，每服三钱，以水一中盏，入生姜半分，枣三枚，煎至六分，去滓，不计时候热服。

治妇人脾胃气虚弱，时欲呕吐，**白豆蔻散**方：

白豆蔻三分，去皮　芎䓖半两　丁香半两　藿香半两　人参半两，去芦头　白术一两　厚朴一两，去粗皮，涂生姜汁炙令香熟　白茯苓半两　木香半两　陈橘皮三分，汤浸，去白瓤，焙　桂心半两　附子半

---

〔1〕木乳：《普济方》卷28“木乳散”注云：“皂角根皮，是秋冬间采者，取皮如罗纹。”

〔2〕一两：“一”字原残。《正误》“疑‘二’字。”宽政本引作“半两”。《普济方》卷320、《类聚》卷216引同方均作“一两”，从之改。

两,炮裂,去皮脐　半夏半两,汤洗七遍去滑　诃梨勒皮半两　高良姜半两,剉　甘草半两,炙微赤,剉

右件药捣粗罗为散,每服四钱,以水一中盏,入生姜半分,枣三枚,煎至六分,去滓,不计时候温服。

治妇人脾胃气逆,或时呕吐,不思饮食,四肢乏力,**茅香花散**方:

茅香花一两　厚朴一两,去粗皮,涂生姜汁炙令香熟　丁香半两　高良姜半两,剉　藿香三分　陈橘皮一两,汤浸,去白瓤,焙　诃梨勒皮半两　附子半两,炮裂,去皮脐　当归半两　人参半两,去芦头　白术一两　桂心半两　甘草半两,炙微赤,剉

右件药捣粗罗为散,每服三钱,以水一中盏,入生姜半分,枣三枚,煎至六分,去滓,不计时候稍热服。

治妇人肠胃久虚,气弱,多欲呕吐,全不下食,四肢无力,**益智子散**方:

益智子一两,去皮　附子三分,炮裂,去皮脐　缩沙三分,去皮　白豆蔻半两,去皮　丁香一分　黄耆三分,剉　白术三分　厚朴三分,去粗皮,涂生姜汁炙令香熟　人参半两,去芦头　桂心半两　白茯苓三分　陈橘皮三分,汤浸,去白瓤,焙　芎䓖三分　高良姜三分,剉　藿香三分　当归三分,剉碎,微炒　甘草半两,炙微赤,剉

右件药捣粗罗为散,每服三钱,以水一中盏,入生姜半分,枣三枚,煎至六分,去滓,不计时候稍热服。

治妇人脏腑虚冷,脾胃气弱,食即呕吐,水谷不消,**丁香散**方:

丁香三分　白术三分　人参一两,去芦头　当归半两,剉,微炒　肉豆蔻半两,去壳　缩沙三分,去皮　藿香半两　诃梨勒皮半两　草豆蔻三分,去皮　陈橘皮三分,汤浸,去白瓤,焙　神曲半两,微炒　甘草半两,炙微赤,剉

右件药捣细罗为散,每服不计时候以生姜枣汤调下一钱。

治妇人脾胃虚冷气,胸膈不利,食即呕吐,**草豆蔻散**方:

草豆蔻一两,去壳　沉香半两　白豆蔻半两,去皮　诃梨勒皮半两　白术半两　桂心半两　丁香母半两　甘草三分,炙微赤,剉

右件药捣细罗为散,每服不计时候以生姜汤调下一钱。

治妇人脾胃虚弱,胸膈气滞,吐逆不止,**龙脑散**方:

白龙脑一分,研入　诃梨勒皮半两　人参一两,去芦头　丁香半两　肉豆蔻半两,去壳　藿香半两　茅香花半两　沉香三分　甘草一分,炙微赤,剉

右件药捣细罗为散,研入龙脑令匀,每服不计时候以温酒调下一钱,生姜粥饮下亦得。

治妇人脾胃气弱[1],腹胀呕吐,不纳饮食,**七香圆**方:

沉香三分　麝香一分,细研入　白檀香三分　木香三分　藿香三分　丁香三分　零陵香三分　槟榔半两　白芷半两　诃梨勒皮三分　肉豆蔻一两,去壳　芎䓖三分　桂心三分　香附子半两　当归三分,剉碎,微炒　细辛三分

右件药捣罗为末,炼蜜和捣五七百杵,圆如梧桐子大,每服不计时候以生姜汤嚼下二十圆。

治妇人脾胃气虚弱,腹中冷痛,时复呕吐,不能下食,四肢少力,**白术圆**方:

白术一两　木香半两　诃梨勒皮半两　当归半两,剉碎,微炒　桂心半两　芎䓖半两　青橘皮三

〔1〕弱:原脱。《类聚》卷216引同方亦无此字。《普济方》卷320引同方有"弱"字,义长,因补。

分，汤浸，去白瓤，焙　附子一两，炮裂，去皮脐　干姜半两，炮裂，剉　蓬莪茂半两　人参半两，去芦头　厚朴三分，去粗皮，涂生姜汁炙令香熟　吴茱萸半两，汤浸七遍，焙干微炒　甘草一分，炙微赤，剉

右件药捣细罗为末，以酒煮面糊和捣三五百杵，圆如梧桐子大，每服不计时候以姜枣汤下二十圆。

治妇人呕吐不止，**开胃圆**方：

半夏三两，汤洗七遍去滑，以生姜三两去皮，同捣令烂，焙干　白豆蔻一两，去皮　白术一两　人参一两半，去芦头　陈橘皮一两，汤浸，去白瓤，焙

右件药捣细罗为末，以生姜汁煮枣肉和溲为圆如梧桐子大，每服不计时候以粥饮下二十圆。

治妇人脾胃虚冷，呕吐不下食，**厚朴圆**方：

厚朴三两，去粗皮，剉如豆大　附子三两，去皮脐，剉如豆大　生姜汁三升，合水五合

右件药以生姜汁煮前二味令汁尽，焙干，捣细罗为末，以酒煮神曲末和溲为圆如梧桐子大，每服不计时候以温酒下二十圆。

治妇人吐血诸方

夫妇人吐血者，皆由伤损脏腑所致。夫血者，外行于经络，内荣于腑脏。若伤损气血，经络则虚，血行失其常理，气逆者吐血。又怒则气逆，甚则呕血。然忧思惊恐，内伤气逆上者，皆吐血也。

治妇人吐血，心烦昏闷，**鸡苏散**方：

鸡苏叶一两　黄耆半两，剉　羚羊角屑半两　阿胶一两，捣碎，炒令黄燥　刺蓟一两　茜根一两　生干地黄一两　麦门冬三分，去心　黄芩三分　当归三分　伏龙肝三分　甘草半两，炙微赤，剉

右件药捣粗罗为散，每服三钱，以水一中盏，入生姜半分，淡竹茹一分，煎至六分，去滓，不计时候服。

治妇人劳热至甚，吐血不止，心神烦躁，少思饮食，**生地黄煎**方：

生地黄汁一升　生藕汁三合　青蒿汁三合　生姜二两，取汁　蜜四两　酥一两　柴胡一两，去苗　知母一两　鸡苏叶一两　黄芩一两　川升麻一两　鹿角胶二两，捣碎，炒令黄燥　杏人一两，汤浸，去皮尖、双人，麸炒微黄　桑根白皮一两，剉

右件药捣细罗为散，与前药汁同于银器中搅令匀，慢火煎成膏，收瓷合中。每服不计时候以清粥饮调下半匙。

治妇人心热壅闷，吐血，**生干地黄散**方：

生干地黄一两半　麦门冬一两，去心　甘草半两，炙微赤，剉　荠苨三分　白茅根一两　蓝叶一两

右件药捣筛为散，每服四钱，以水一中盏，入生姜半分，豆豉一百粒，煎至六分，去滓，不计时候温服。

治妇人头疼壮热，心中烦闷，吐血，宜服**刺蓟散**方：

刺蓟二两　鸡苏叶二两　赤芍药一两　麦门冬二两，去心　赤茯苓一两　石膏三两　黄芩一两　茜根一两，剉　甘草一两，炙微赤，剉　生干地黄二两

右件药捣粗罗为散，每服四钱，以水一中盏，入生姜半分，青竹茹一分，煎至六分，去滓，不计时候温服。

治妇人心中壅毒，吐血烦闷，**麦门冬散**方：

麦门冬二两，去心　生干地黄二两　荠苨一两半　犀角屑一两　黄芩一两　川升麻一两　白茅根二两半，剉　蓝叶二两　甘草一两，炙微赤，剉

右件药捣粗罗为散，每服四钱，以水一中盏，入香豉一百粒，淡竹茹一分，生姜半分，煎至六分，去滓，不计时候温服。

治妇人虚损，气逆，吐血不止，**鸡苏散**方：

鸡苏叶一两　当归半两　赤芍药半两　黄芩一两　阿胶二两，捣碎，炒令黄燥　伏龙肝二两

右件药捣筛为散，每服四钱，以水一中盏，煎至六分，去滓，不计时候温服。

治妇人吐血，心神烦热，**阿胶散**方：

阿胶二分，捣碎，炒令黄燥　当归三分　犀角屑三分　黄芩三分　鸡苏叶二分　羚羊角屑三分　桂心三分　麦门冬三分，去心　生干地黄二两　甘草半两，炙微赤，剉

右件药捣粗罗为散，每服四钱，以水一中盏，入淡竹茹一分，生姜半分，煎至六分，去滓，不计时候温服。

治妇人卒吐血不定，胸心闷痛，**紫参散**方：

紫参一两　鹿角胶一两，捣研，炒令黄燥　青竹茹一两　羚羊角屑一〔1〕两，炒令黄燥　生干地黄二两

右件药捣细罗为散，不计时候以新汲水磨生姜调下二钱。

治妇人热毒上冲，吐血不止，方：

生藕汁三合　生地黄汁三合　白蜜一合　刺蓟汁三合　生姜汁半合

右件药相和煎三两沸放温，不计时候取一小盏，调下炒面尘一钱。

治妇人吐血，百治不差，宜服此方：

生地黄汁一大盏　川大黄半两，剉碎，微炒，捣末

右件药煎地黄汁三两沸，下大黄末调和令匀，分为三服。

又方：

龙骨半两　当归三分，剉，微炒　生干地黄一两

右件药捣细罗为散，不计时候以生地黄汁调下二钱。

又方：

青竹茹一两　生地黄二两，切　羚羊角屑半两

右件药以水一大盏半，煎至一盏去滓，不计时候分为三服。

又方：

桂心一两　阿胶半两，捣碎，炒令黄燥　生干地黄半两

右件药捣细罗为散，每服一钱，煎竹茹汤调下，不计时候温服。

又方：

右取伏龙肝细研，每服以新汲水调下二钱，频服效。

又方：

右取白茅根新者，长五六寸一握，剉，以水一大盏，煎至七分，去滓，分温二服。

---

〔1〕一：原脱。据《类聚》卷216引同方补。

治妇人鼻衄诸方

夫妇人鼻衄者，由伤动血气所致也。凡血气和调，则循环表里、经络，涩则不散〔1〕。若劳伤损动，因而生热，气逆流溢，入于鼻者，则成鼻衄也。

治妇人鼻衄，流血不止，**刺蓟散**方：

刺蓟二两　桑耳一两　艾叶一两，微炒　生干地黄一两　蒲黄一两半　乱发灰一两

右件药捣粗罗为散，每服三钱，以水一中盏，入淡竹茹一分，煎至六分，去滓，不计时候温服。

治妇人鼻衄不止，心神烦躁，**黄连散**方：

黄连一两，去须　犀角屑一两　刺蓟二两　鸡苏叶二两　生干地黄一两

右件药捣粗罗为散，每服四钱，以水一中盏，煎至六分，去滓，不计时候温服。

治妇人鼻衄，出血数升，不知人事，**阿胶散**方：

阿胶一两，捣碎，炒令黄燥　桂心半两　龙骨半两　细辛半两　当归半两，剉，微炒令〔2〕　乱发灰一两　蒲黄一两

右件药捣细罗为散，每服不计时候以温酒调下二钱。

又方：

鹿角胶二两，捣碎，炒令黄燥　艾叶一两，微炒　续断一两　蒲黄一两

右件药捣细罗为散，每服不计时候煮竹茹粥饮调下二钱。

又方：

生干地黄二两　黄芩一两　阿胶二两，捣碎，炒令黄燥　柏叶一两

甘草一两，炙微赤，剉

右件药捣粗罗为散，每服三钱，以水一中盏，煎至六分，去滓，不计时候温服。

又方：

生干地黄二两　阿胶二两，炙黄燥　蒲黄二两

右件药捣细罗为散，每服不计时候以粥调下二钱。

又方：

人中白一分　石榴花一钱　故锦灰一钱　麝香半两

右件药细研为散，每取少许吹鼻中。

又方：

生地黄十两　生姜一两　阿胶一两，捣碎，炒令黄燥，别捣为末

右件药先研地黄、生姜取汁，入阿胶末于银器内暖过，每服一合。

又方：

生藕汁三合　生地黄汁三合　刺蓟汁三合　牛蒡汁二合　白蜜二合

右件药相和令匀，不计时候每服一合。

---

〔1〕 涩则不散：《病源》卷39“鼻衄候”作“不涩不散”。二者皆可通。

〔2〕 微炒令：《正误》：“‘令’下脱‘黄’字。”然《普济方》卷319、《类聚》卷216引同方均无“令”字。据文义，似脱“黄”字。

又方：

生地黄汁六合　刺蓟汁六合　生麦门冬汁六合　伏龙肝末

右件药暖三味汁，调下伏龙肝末一钱。

又方：

锦灰一分　人中白一钱

右件药相和研令匀，分为二服，以温水调下立效。

又方：

石膏　牡蛎

右件药等分捣罗为末，更研，以新汲水调如煎饼面，滴于鼻中，立止。

又方：

右用白米粉，以新汲水调下一钱。

又方：

莲子心末　刺蓟汁

右件药研令匀，每用滴鼻中。

又方：

右取生葱心塞鼻中，即定。若因刺着，并刀斧所伤，血不止，并用之即定。

又方：

右取釜底墨细研，吹鼻中。

又方：

右以烧猬皮灰，细研，如大豆许，绵裹内鼻中塞之。

又方：

右取乱发烧灰细研，以竹管吹鼻中立止。

又方：

右以龙骨末内鼻中立止。

又方：

右饮白马尿一合，即止。

又方：

右饮赤马通汁一合，并沥入鼻中，立止。

又方：

右捣生茅根汁一合，饮之立止。

又方：

右捣楮叶汁，饮一中盏。

又方：

右用艾灰吹鼻中。

又方：

右研紫檀木令细，吹鼻中。

又方：

右以梁上尘塞鼻中。

又方：

右以青葙草汁灌入鼻中。

又方：

右以人中白细研，吹鼻中。

又方：

右以石榴花、柏叶等分细研，吹鼻中。

治妇人与鬼交通诸方

夫人禀五行秀气而生，承五脏神气而养。若阴阳调和，则脏腑强盛，风邪鬼魅不能伤之。若摄理失节，而血气虚衰，则风邪乘其虚，鬼干其正。然妇人与鬼交通者，由脏腑虚，神不守，故鬼气得为病也。其状不欲见人，如有对忤[1]，时独言笑，或时悲泣是也。脉来迟伏如鸟啄，皆邪物病也。又脉来绵绵，不知度数，而颜色不变，亦皆此候也。

治妇人风虚，与鬼交通，妄有所见闻，言语杂乱，**茯神散**方：

茯神一两半　茯苓一两　人参一两，去芦头　菖蒲一两　赤小豆半两

右件药捣筛为散，每服三钱，以水一中盏，煎至六分，去滓，食前温服。

治妇人风虚，与鬼交通，悲思喜怒，心神不定，**别离散**方：

杨柳树上寄生一两　白术一两　桂心[2]半两　茵芋半两　天雄半两，炮裂，去皮脐　蓟根半两　菖蒲半两，九节者　细辛半两　附子半两，炮裂，去皮脐　干姜半两，炮裂，剉

右件药捣细罗为散，每服食前以温酒调下一钱。

治妇人风虚，与鬼交通，悲笑无恒，言语错乱，心神恍惚，睡卧不安，**朱砂散**方：

朱砂一两，细研，水飞过　铁粉一两　牛黄一分　虎睛一对，炙微黄　雄黄半两　龙角半两，为末　蛇蜕皮一尺[3]，烧灰　麝香一分

右件药同研令极细，每服不计时候以桃符煎汤调下一钱。

治妇人与鬼气交通，**桃人圆**方：

桃人三分，汤浸，去皮尖、双人，麸炒微黄　麝香半两，细研　朱砂三分，细研　水银一分，用枣肉研令星尽　槟榔三分　阿魏半两，面裹煨，以面熟为度　沉香半两　当归三分

右件药捣罗为末，入研了药令匀，炼蜜和圆如梧桐子大，每日空心桃人汤下十圆。

治妇人与鬼交通，**杀鬼雄黄圆**方：

雄黄一两，细研　丹砂一两，细研　雌黄一两，细研　羚羊角屑　芜荑　虎头骨　菖蒲　鬼臼　鬼箭　白头翁　石长生　苍术　马悬蹄　猪粪已上各半两

右件药生用，捣细罗为末，以羊脂、蜜蜡和捣为圆如弹子大，每服一圆，当患人户前烧之。

又方：

虎骨头二两　朱砂一两，细研　雄黄一两，细研　雌黄一两，细研　鬼臼一两　皂荚一两　鬼箭一两　芜荑一两　藜芦一两

右件药生用，捣细罗为末，炼蜜和捣为圆如弹子大，以绛囊盛一圆系臂上，男左女右，及

---

〔1〕忤：原作“悮(误)”。《类聚》卷215所引同。《病源》卷40“与鬼交通候”作“忤”，义长，因改。

〔2〕心：原残。宽政本脱整个一药。据《类聚》卷215引同方补“心”字。

〔3〕尺：原残。据《类聚》卷215引同方补。

取一圆当患人户前烧之。

又方：

松脂二两　雄黄一两，细研

右件药先熔松脂，乃内雄黄末，以虎爪搅令相得，圆如鸡头实大，夜卧烧一圆。

太平圣惠方卷第七十一

凡二十三门　病源二十二[1]首　方共计二百二十三[2]道

治妇人积聚诸方

夫妇人积聚者，积者五脏所生，聚者六腑所成。五脏之气积，名曰积。六腑之气聚，名曰聚也。积者其痛不离其部，聚者其痛无有常处。皆由阴阳不和，风冷搏于脏腑而生积聚也。妇人病积于经，久则令无子，亦令月水不通。所以然者，积聚起于冷气，结入子脏，故令无子。若冷气入于胞络，冷搏于血，血冷则涩结，故令月水不通也。

治妇人心腹积聚气，时有疼痛，经络不利，四肢渐瘦，食少腹胀，宜服**防葵散**方：

防葵一两　木香一两　川大黄二两，剉碎，微炒　白术一两　当归一两，剉，微炒　赤芍药一两　牛膝一两，去苗　桂心一两　桃人二两，汤浸，去皮尖、双人，麸炒微黄

右件药捣粗罗为散，每服三钱，水一中盏，入生姜半分，煎至六分，去滓，食前稍热服。

治妇人积聚气，心腹胀硬，或时疼痛，体瘦乏力，不能饮食，宜服**鳖甲散**方：

鳖甲二两，涂醋炙令黄，去裙襴　当归二两，剉，微炒　防葵一两　吴茱萸半两，汤浸七遍，焙干微炒　桂心一两　白术一两　青橘皮一两，汤浸，去白瓤，焙　木香一两　赤芍药一两　甘草半两，炙微赤，剉　桃人一两，汤浸，去皮尖、双人，麸炒微黄

右件药捣筛为散，每服三钱，以水一中盏，入生姜半分，煎至六分，去滓，食前稍热服之。

治妇人积聚气，心腹胀痛，经络滞涩，四肢疼闷，坐卧不安，宜服**鬼箭散**方：

鬼箭羽一两　琥珀一两　牛李子一两　穿山甲一两，涂醋炙令黄　当归一两，剉碎，微炒　桂心一两　川大黄一两，剉碎，微炒　桃人一两，汤浸，去皮尖、双人，麸炒微黄

右件药捣细罗为散，每服二钱，以温酒调下，食前服。

---

[1] 二：原作“一”。排门目录作“二”，正文病源实数亦为22条，故改。

[2] 二百二十三：原作“二百十三”，据正文方实数改。

治妇人腹中积聚大如杯，上下周流，痛不可忍，食噫腥臭，四肢寒热，经水不通，恶血停滞，体瘦无力，面色萎黄，宜服**鳖甲圆**方：

鳖甲一两半，涂醋炙令黄，去裙襕　露蜂房三分，微炙　牡丹三分　川椒三分，去目及闭口者，微炒去汗　川大黄一两，剉碎，微炒　牛膝一分，去苗　附子一两，炮裂，去皮脐　吴茱萸三分，汤浸七遍，焙干微炒　干姜三分，微炒　虻虫一两，微炒　水蛭一两，微炒　皂荚半两，去皮子，涂酥炙令黄　当归一两，剉，微炒　赤芍药一两　桂心一两　琥珀一两　防葵一两　蛴螬二十枚，微炒

右件药捣罗为末，炼蜜和捣五七百杵，圆如梧桐子大，每日空[1]心及晚食前以温酒下十圆。

治妇人虚冷，腹中积聚，月事往来，时苦腹满，绕脐下引腰背手足烦，或冷或热，时复心中闷，体瘦，不欲食，**龟[2]甲圆**方：

龟甲一两半，涂醋炙令黄　干姜一两半，炮裂，剉　赤石脂一两　丹参一两　代赭三分　甘草三分，炙微赤，剉　桂心一两　细辛一两　川椒一两，去目及闭口者，微炒去汗　附子一两，炮裂，去皮脐　鹿茸三分，去毛，涂[3]酥炙令黄　当归一两，剉，微炒　禹余粮一两，烧令赤，醋淬七遍，细研　乌贼鱼骨三分　白僵蚕半两，微炒　牛膝一两，去苗　生干地黄一两

右件药捣罗为末，炼蜜和捣五七百杵，圆如梧桐子大，每日空心及晚食前以温酒下三十圆。

治妇人心腹虚冷积聚，宿食不消，冷气时攻，心腹胀满，绕脐疞痛，**紫桂圆**方：

桂心一两　吴茱萸半两，汤浸七遍，焙干微炒　菖蒲半两　猪牙皂荚半两，去皮，涂酥炙黄，去子　紫菀半两，洗去苗土　干姜半两，炮裂，剉　川乌头一两，炮裂，去皮脐　当归三分，剉，微炒　川椒半两，去目及闭口者，微炒出汗　蓬莪茂三分　桃人半两，汤浸，去皮尖、双人，麸炒微黄　附子半两，炮裂，去皮脐　木香半两　牛膝半两，去苗　琥珀三分

右件药捣罗为末，炼蜜和捣五七百杵，圆如梧桐子大，每日空心及病发时以热酒下二十圆。

治妇人虚冷，血气积聚疼痛，**硇砂圆**方：

硇砂三分，细研　百草霜半两　川乌头半两，炮裂，去皮脐　砒黄一分　凌霄花半两　香墨一分　巴豆一分，去皮心研，纸裹压去油

右件药捣罗为末，入巴豆霜同研令匀，用软饭和圆如菉豆大，每于食前以温酒下三圆[4]。

治妇人虚冷，血气积聚，心腹妨闷，月候久不通，少思饮食，四肢羸瘦，**姜黄圆**方：

姜黄三分　牡丹半两　赤芍药半两　桂心三分　芫花一分，醋拌炒干　当归半两，剉，微炒　鳖甲一两，涂醋炙令黄，去裙襕　琥珀半两　延胡索半两　鬼箭羽半两　木香半两　硇砂半两　凌霄花半两　京三棱三分，微炮，剉　虻虫一分，炒令微黄，去翅足　水蛭一分，炒令微黄　川大黄二分，剉碎，微炒　干漆三分，捣碎，炒令烟出

右件药捣罗为末，炼蜜和捣三五百杵，圆如梧桐子大，食前以温酒下七圆。

治妇人积聚，及恶血不散，多攻心腹疼痛，面无颜色，四肢不和，宜服**干漆圆**方：

---

〔1〕空：原作“宜”，据《类聚》卷217引同方改。

〔2〕龟：原作“亀”。《正误》：“‘龟’之讹。”因改，下同。

〔3〕涂：下原有“醋”字。《正误》：“‘醋’疑衍。”《类聚》卷217引同方无此字，因删。

〔4〕下三圆：原作“三圆下”。据《类聚》卷217引同方乙转。

干漆一两，捣碎，炒令烟出　穿山甲一两，炙令微黄　槟榔三分　京三棱半两，微炮，剉　乳香半两　桂心三分　川乌头半两，炮裂，去皮脐　硇砂一两，不夹[1]石者，细研　阿魏半两，面裹煨，面熟为度　朱砂三分，细研，水飞过　鳖甲一两，涂醋炙令黄，去裙襕　木香半两　巴豆二十枚，去皮心研，纸裹压去油

右件药捣罗为末，炼蜜和圆如麻子大，每服不计时候以热生姜酒下五圆，当归酒下亦得。

治妇人积聚气，心腹疼痛，面色萎黄，不能饮食，**麝香圆**方：

麝香半两，研入　木香三分　当归三分，剉碎，微炒　附子半两，炮裂，去皮脐　香墨三分　防葵半两　硇砂三分，不夹石者，细研　朱砂半两，细研　巴豆半两，去皮心，纸裹压去油，研入　吴茱萸半两，汤浸七遍，焙干微炒

右件药捣细罗为末，入研了药令匀，以醋煮面糊和圆如麻子大，每服空心以橘皮汤下三圆，以利[2]下恶滞[3]物为度。

治妇人积聚气久不散，**大黄圆**方：

川大黄三两，剉碎，微炒　鳖甲二两，涂醋炙令黄，去裙襕　防葵一两半　琥珀一两　干漆一两，捣碎，炒令烟出

右件药捣细罗为末，以米醋二升熬令稠，入少面煮作糊，和溲为圆如梧桐子大，每服食前以温酒下十五圆。

治妇人积聚气久不散，心腹疼痛，**草粉圆子**方：

飞天白六两，雄雀粪是，冬月者佳，炒令极热，为末　麝香半分，细研　巴豆三分，去皮心，纸裹压去油

右件药都研令匀，以糯米饭和圆如梧桐子大，每服空心以生姜汤下二圆。

治妇人痃癖诸方

夫妇人痃癖者，本因邪气积聚而生也。痃者在腹内，近脐左右，各有一条筋脉，急痛，大者如臂，次者如指，因气而成，如弦之状，名曰痃气也。癖者为僻，侧在两肋之间，有时而痛，故曰癖也。夫痃之与癖，皆阴阳不和，经络否隔，饮食停滞，不得宣流，邪冷之气搏结不散，得冷则发作疼痛，故曰痃癖者也。

治妇人痃癖气，令人羸瘦，寒热食少，**桃人散**方：

桃人半两，汤浸，去皮尖、双人，麸炒微黄　柴胡一两，去苗　厚朴三分，去粗皮，涂生姜汁炙令香熟　槟榔三分　鳖甲一两，涂醋炙令黄，去裙襕　枳壳三分，麸炒微黄，去瓤　乌梅肉三分，微炒　赤芍药三分　白术三分　甘草半两，炙微赤，剉　川大黄一两，剉碎，微炒

右件药捣粗罗为散，每服四钱，以水一中盏，入生姜半分，煎至六分，去滓，每于食前稍[4]热服。

治妇人痃癖气攻心腹疼痛，不能饮食，**当归散**方：

当归三分，剉，微炒　木香半两　京三棱一两　槟榔三分　桂心半两　陈橘皮半两，汤浸，去白瓤，焙　吴茱萸一分，汤浸七遍，焙干微炒　郁李人一两，汤浸，去皮微炒　桃人一两，汤浸，去皮尖、双人，麸炒微黄

右件药捣粗罗为散，每服三钱，以水一中盏，煎至六分，去滓，不计时候稍热服。

---

〔1〕夹：原作“尖”，不通。据《类聚》卷217引同方改。

〔2〕利：原误作“刺”，据《类聚》卷217引同方改。

〔3〕滞：原误作“沸”，据改同上。

〔4〕稍：原误作“积”，据《类聚》卷217引同方改。

治妇人痃癖，心腹疼痛，不欲饮食，宜服**木香散**方：

木香三分　京三棱三分，炮剉　蓬莪茂半两　芎䓖三分　延胡索三分　桃人一两，汤浸，去皮尖、双人，麸炒微黄　当归三分，剉，微炒　桂心三分　牛李子三分　麝香一分，研入　琥珀三分　槟榔半两

右件药捣细罗为散，每服不计时候以热酒调下一钱。

治妇人痃癖气，多疼痛，**大黄圆**方：

川大黄二两，剉碎，微炒　麝香一分，细研　硇砂三分，细研　槟榔三分　巴豆一分，去皮心研，纸裹压去油　川乌头三分，炮裂，去皮脐　桂心三分　木香三分　当归三分，剉，微炒　京三棱一两，剉，醋拌炒干　干姜三分，炮裂，剉

右件药捣罗为末，炼蜜和捣三二百杵，圆如小豆大，空心及晚食前以粥饮下五圆，以利为度。

治妇人痃癖气，每发攻心胁疼痛，不能食，**牛李子圆**方：

牛李子二两，一半生用，一半微炒　蝙蝠粪一两，微炒　麝香一分，细研　川大黄一两，剉碎，微炒　威灵仙三分　琥珀一两，细研　青橘皮三分，汤浸，去白瓤，焙　京三棱一两，微炮，剉　槟榔一两　川乌头三分，炮裂，去皮脐　牛膝三分，去苗　赤芍药三分〔1〕　桃人三分，汤浸，去皮尖、双人，麸炒微黄　阿魏一分，面裹，烧熟为度

右件药捣罗为末，以干漆三两为末，用酽醋二升熬成膏，和药末捣三五百杵，圆如梧桐子大，每日空心及晚食前以热酒下三十圆，桃人汤下亦得。

治妇人痃癖气攻腹胁疠痛，面色萎黄，羸瘦少力，不能饮食，**京三棱圆**方：

京三棱三分，微炮裂　鳖甲三分，涂醋炙令黄，去裙襕　木香三分　桂心半两　川大黄一两，剉碎，微炒　槟榔三分　诃梨勒三分，煨，用皮　当归半两，剉，微炒　芎䓖半两　郁李人三分，汤浸，去皮微炒

右件药捣罗为末，炼蜜和捣三二百杵，圆如梧桐子大，食前以粥饮下三十圆。

治妇人痃癖气，呕吐酸水，腹胁胀痛，面色萎〔2〕黄，不能饮食，**枳壳煎圆**方：

枳壳三两，麸炒微黄，去瓤，捣罗为末，以米醋二升慢火熬如饧　五灵脂一两　川大黄一两半，剉碎，微炒　蓬莪茂一两　桂心一两　川乌头一两，炮裂，去皮脐　诃梨勒皮一两　当归一两，剉，微炒　木香一两

右件药捣细罗为末，入前煎中和溲为圆如梧桐子大，每服食前生姜汤下十五圆，渐加至二十圆。

治妇人痃癖，冷气兼疰气，心腹痛不可忍，**麝香圆**方：

麝香半两，细研入　阿魏一分，面裹煨，以面熟为度　五灵脂三分　蓬莪茂半两　芫花一两，醋拌炒令干　京三棱三分，微炮炒　没药半两　桂心半两　木香半两　当归半两，剉，微炒　槟榔一两　桃人三分，汤浸，去皮尖、双人，麸炒微黄

右件药捣罗为末，研入麝香令匀，用粳米软饭和圆如梧桐子大，每服不计时候以醋汤下十圆。

治妇人痃癖气，两胁疠胀，或疼痛，不欲饮食，宜服**蓬莪茂圆**方：

蓬莪茂三分　萆薢半两，剉　芫花一两，醋拌炒令干　京三棱三分，微炮，剉　神曲一两，炒令微黄　木香半两　麦糵一两，炒令微黄　鳖甲一两，涂醋炙令黄，去裙襕　麝香一分，细研

右件药捣罗为末，用醋煮面糊和圆如梧桐子大，每服不计时候以热酒下二十圆。

---

〔1〕三分：原脱，据《类聚》卷217引同方补。

〔2〕萎：原作“娄”。据《类聚》卷217引同方改。

治妇人痃癖，及血气不调，或时脐腹撮痛，**鳖甲圆**方：

鳖甲二两，涂醋炙令微黄，去裙襕，为末　川大黄二两，剉碎，微炒，别捣为末　附子一两，炮裂，去皮脐　京三棱一两，炮剉　木香一两　干漆一两，捣碎，炒令烟出　枳壳一两，麸炒微黄，去瓤　当归一两，剉，微炒　琥珀一两　没药一两

右件药捣罗为末，以陈头醋二升先煎鳖甲、大黄末成膏，入诸药末和捣三二百杵，圆如梧桐子大，每服不计时候以热酒下二十圆。

治妇人痃癖气，攻心腹疼痛，**没药散**方：

没药一两　芎䓖一两半　鳖甲二两，涂醋炙令黄，去裙襕

右件药捣细罗为散，每服不计时候以热葱酒调下一钱。

治妇人痃癖气，心腹冷痛，食饮不消，宜服**四等圆**方：

川大黄一两，剉碎，微炒　诃梨勒皮一两　槟榔一两　木香一两

右件药捣细罗为末，以酒煮面糊和圆如梧桐子大，每服食前生姜橘皮汤下十五圆，温酒下亦得。

又方：

鳖甲二两，涂醋炙令黄，去裙襕　川大黄一两，剉碎，微炒　京三棱一两，炮剉

右件药捣细罗为末，以醋煮面糊和圆，每日食前以生姜汤下十圆。

又方：

附子一两，炮裂，去皮脐　芫花一两，醋拌炒令干　桃人一两，汤浸，去皮尖、双人，麸炒微黄

右件药捣罗为末，用醋煮面糊和圆如梧桐子大，每日食前以生姜汤下十圆。

治妇人痃癖及血气等，神效方：

右以豮猪肝一具可及十两者，用巴豆五十枚去大皮，扎在肝内，用酽醋三碗，慢火熬肝令烂熟，入乳钵内研令极烂，入京三棱末和就为圆如梧桐子大，食前以热酒下五圆。

治妇人疝瘕诸方

夫妇人疝瘕之病者，由饮食不节，寒温不调，气血劳伤，脏腑虚弱，受于风冷，令入腹内与血气相结所生。疝者痛也，瘕者假也，其结聚浮假而痛，推移乃动也。妇人之病，有异丈夫者，或因产后脏虚受寒，或因经水往来，取冷过度，非独关饮食失节，多是挟于血气所成也。诊妇人疝瘕，其脉弦急者生，虚弱小者死。又尺脉涩如浮牢为血实，气虚也，其发腹痛逆满，气上行，此为妇人胞中绝伤，有恶血久则结成瘕也。

治妇人疝瘕，及血气攻刺心腹，疼痛不可忍，**当归散**方：

当归二两，剉，微炒　鳖甲一两，涂醋炙令黄，去裙襕　芎䓖半两　蓬莪茂三分　吴茱萸半两，汤浸七遍，焙干微炒　桂心一两　赤芍药三分　木香半两　槟榔一两　青橘皮半两，汤浸，去白瓤，焙　川大黄一两，剉碎，微炒　桃人三分，汤浸，去皮尖、双人，麸炒微黄

右件药捣粗罗为散，每服三钱，以水一中盏，入生姜半分，煎至六分，去滓，不计时候稍热服。

治妇人疝瘕[1]，腹中拘急，心胁胀满，宜服**桃人散**方：

桃人一两，汤浸，去皮尖、双人，麸炒微黄　鳖甲一两，涂醋炙令黄，去裙襴　枳壳一两，麸炒微黄，去瓤　桂心一两　桑寄生一两　芎藭一两　槟榔一两　郁李人一两，汤浸，去皮微炒

右件药捣筛为散，每服四钱，以水一中盏，入生姜半分，煎至六分，去滓，食前温酒服之。

治妇人疝瘕久不消，令人黄瘦羸弱，两胁妨闷，心腹疼痛，**干漆散**方：

干漆一两，捣碎，炒令烟出　木香半两　芫花半两，醋拌炒令干　芎藭半两　桂心半两　川大黄二两，剉碎，微炒　当归半两，剉，微炒　赤芍药半两　琥珀半两　牛膝三分，去苗　桃人一两，汤浸，去皮尖、双人，麸炒微黄　麝香一分，研入

右件药捣细罗为散，每服不计时候以热酒调下一钱。

治妇人疝瘕及血气心腹疼痛，**鳖甲散**方：

鳖甲一枚，中者，以小便一中盏，涂炙令尽为度，去裙襴　干漆一两，捣碎，炒令烟出　当归一两，剉，微炒　琥珀一两　桂心半两

右件药捣细罗为散，每服不计时候以热酒调下二钱。

治妇人疝[2]瘕，兼血气脐腹疼痛，不欲饮食，四肢羸瘦，**琥珀圆**方：

琥珀半两，细研　当归半两，剉，微炒　芎藭半两　牛膝一两，去苗　京三棱一两，微煨，剉　桂心半两　川大黄一两，剉碎，微炒　川乌头半两，炮裂，去皮脐　干漆半两，捣碎，炒令烟出　桃人三分，汤浸，去皮尖、双人，麸炒微黄　鳖甲一两，涂醋炙令黄，去裙襴

右件药捣罗为末，炼蜜和捣三二百杵，圆如梧桐子大，每服不计时候以暖酒下二十圆。

治妇人疝瘕，及胞中积瘀诸病，并宜服**大黄圆**方：

川大黄四两，蒸饭熟为度，曝干　土瓜根二两　桃人二两，汤浸，去皮尖、双人，麸炒微黄　牛膝二两，去苗

右件药捣罗为末，炼蜜和捣三二百杵，圆如梧桐子大，每服于[3]食前以粥饮下三十圆。

治妇人疝瘕，及积瘀血在脏，时攻腹胁疼痛，**硇[4]砂圆**方：

硇砂一两，细研　当归半两，剉，微炒　雄黄半两，细研　桂心半两　川芒消一两　京三棱一两，微炮，剉　川大黄二两，剉碎，微炒

右件药捣罗为末，用米醋一大碗，熬大黄末为膏，次入余药末和圆如梧桐子大，每于空心以暖酒下三十圆，以利下恶物为度。

治妇人疝瘕，恶血积聚，并月候不通，**抵圣圆**方：

硇砂半两，细研　骐驎竭半两　没药半两　桂心半两　斑猫半两，糯米拌炒令黄，去翅足　莽草半两，微炙　狼毒半两　鬼箭羽半两　没心草半两

右件药捣罗为末，以醋煮面糊和圆如梧桐子大，每日空心煎红蓝花酒放温下五圆。

治妇人疝瘕，及血气疼痛，**巴豆圆**方：

巴豆一分，去皮心，醋煮半日　硇砂一两，细研　川大黄一两，剉碎，微炒　五灵脂三分　木香半两　桃人三分，去皮尖、双人，麸炒微黄

右件药捣罗为末，炼蜜和圆如菉豆大，每服以热酒下五圆。

---

〔1〕 瘕：原作"癖"。据《类聚》卷 217 引同方改。本节下凡云"疝癖"者，均改为"疝瘕"。

〔2〕 疝：下有"癖瘕"二字。《类聚》卷 217 引同方有"瘕"无"癖"，因删。

〔3〕 服于：原作"于服"，《类聚》卷 217 所引同此。《正误》："'于服'当作'服于'。"《普济方》卷 324 引同方无"于"字。今据《正误》乙转。

〔4〕 硇：下衍"圆"字，据《类聚》卷 217 所引同方删。

治妇人疝瘕，及血气积聚，时攻腹胁疼痛，**木香散**方：

木香半两　巴豆一分，去皮心，麸炒黄，纸裹压去油　干漆半两，捣碎，炒令烟出　吴茱萸一分，汤浸七遍，焙干微炒　槟榔半两　猪牙皂荚一分，去黑皮，涂酥炙令黄，去子　附子一分，炮裂，去皮脐　白芜荑一分　当归一分，剉，微炒　桂心一分　干姜一分，炮裂，剉

右件药捣罗为末，炼蜜和捣三五百杵，圆如梧桐子大，每日空心及痛发时，煎红蓝花当归酒下三圆。

治妇人癥痞诸方

夫妇人癥痞者，由冷[1]热不调，食饮不节，积在腹内，或肠胃之间，与脏相结搏，其牢强推之不移者，名曰癥，言其病形征可验也。气壅塞为痞，言其气痞涩不宣畅也。皆得冷则发动，刺痛。癥痞之病，其形冷结。若冷气入于子脏，则使无子。若冷气入于胞络，搏于血，血得冷则涩，亦令月水不通也。

治妇人癥痞，及血气凝滞，心腹㽲痛，四肢羸瘦，时吐清水，不欲饮食，**穿山甲散**方：

穿山甲二两，炙令黄色　京三棱二两，微炮，剉　木香一两　槟榔一两　桂心一两　白术三分　鬼箭羽半两　桃人三分，汤浸，去皮尖、双人，麸炒微黄　川大黄一两，剉碎，微炒　防葵三分　鳖甲一两半，涂醋炙令黄，去裙襕　当归三分，剉，微炒

右件药捣粗罗为散，每服四钱，以水一中盏，入生姜半分，煎至六分，去滓，食前稍热服。

治妇人癥痞，心腹胀满，不能饮食，体瘦无力，宜服**桃人散**方：

桃人一两，汤浸，去皮尖、双人，麸炒微黄　诃梨勒皮三分　白术三分　当归三分　京三棱一两，微炮，剉　赤芍药三分　鳖甲一两半，涂醋炙令黄，去裙襕　陈橘皮三分，汤浸，去白瓤，焙

右件药捣筛为散，每服三钱，水一中盏，入生姜半分，煎至六分，去滓，食前稍热服之。

治妇人癥痞，心腹胀硬如石，经络不利，四肢瘦弱，少思饮食，宜服**防葵散**方：

防葵一两　郁李人一两，汤浸，去皮微炒　桂心一两　鬼箭羽一两　桃人一两，汤浸，去皮尖、双人，麸炒微黄　川大黄一两，剉碎，微炒　吴茱萸一分，汤浸七遍，焙干微炒　当归一两　枳实半两，麸炒微黄

右件药捣筛为散，每服三钱，水一中盏，入生姜半分，煎至六分，去滓，食前稍热服之。

治妇人癥痞，及恶血气攻刺，心腹疼痛，面无颜色，四肢瘦弱，宜服**穿山甲散**方：

穿山甲一两，炙令黄色　鳖甲一两，涂醋炙令黄，去裙襕　赤芍药一两　芎䓖半两　当归半两，剉，微炒　麝香一分，细研　川大黄一两，剉碎，微炒　干漆一两，捣碎，炒令烟出　桂心一两　芫花半两，醋拌炒令干

右件药捣细罗为散，入麝香同研令匀，每服不计时候以热酒调下一钱。

治妇人癥痞，腹胁㽲痛，令人体瘦，不思饮食，**蓬莪茂圆**方：

蓬莪茂三分　桂心半两　当归半两，剉，微炒　赤芍药半两　槟榔半两　鳖甲一两，涂醋炙令黄，去裙襕　川大黄二两，剉碎，微炒　枳壳半两，麸炒微黄，去瓤　木香半两　昆布半两，洗去咸味　琥珀半两　桃人一两，汤浸，去皮尖、双人，麸炒微黄　、

右件药捣罗为末，炼蜜和捣三五百杵，圆如梧桐子大，每于食前以粥饮下三十圆。

治妇人癥痞冷气，或时攻心腹痛，不能食，四肢瘦弱，**鳖甲圆**方：

鳖甲一两，涂醋炙令黄，去裙襕　木香半两　川大黄一两半，剉碎，微炒　当归三分，剉，微炒　安息香

---

〔1〕冷：下衍"熬"字，据《类聚》卷217所引同论删。

半两　桂心半两　附子半两，炮裂，去皮脐　阿魏半两，面裹煨，以面熟为度

右件药捣罗为末，炼蜜和捣三五百杵，圆如梧桐子大，食前以暖酒下二十圆。

治妇人积年血气，癥瘩不消，四肢黄瘦，腹胁㽲痛，经络不通，宜服**硇砂煎圆**方：

硇砂一两，细研　干漆一两　川大黄一两

已上三味并捣罗为末，以无灰酒一升以慢火熬成膏，次入后药：

鳖甲半两，涂醋炙令黄，去裙襕　没药一两　五灵脂一两　狗胆一枚　斑猫十枚，糯米拌炒令黄，去翅足　水蛭十枚，炒令微黄　巴豆七枚，去皮心研，纸裹压去油

右件药捣罗为末，入前膏和捣三二百杵，圆如小豆大，每于食前以暖酒下五圆子。

治妇人癥瘩，及恶血气筑心，闷乱疼痛，四肢不和，身体羸瘦，不欲饮食，**大黄圆**方：

川大黄一两，剉碎，微炒　鳖甲一两，涂醋炙令黄，去裙襕　干漆三分，捣碎，炒令烟出　京三棱一两，微炮，剉　吴茱萸半两，汤浸七遍，焙干微炒　琥珀三分，细研　桂心半两　槟榔三分　防葵半两　川乌头三分，炮裂，去皮脐

右件药捣罗为末，以酽醋一升半熬令稠，煮面糊和圆如梧桐子大，每服不计时候以生姜醋汤下二十圆。

治妇人癥瘩，心腹胀硬疼痛，**芫花圆**方：

芫花一两　大戟一两　甘遂一两　木香半两，别捣罗为末　巴豆一两，去皮心，纸裹压去油研

右件药先以芫花等四味捣碎，用米醋一大盏煮令干，捣细罗为末，研入巴豆，以醋煮面糊和圆如菉豆大，每服空心以生姜汤下二圆。

治妇人癥瘩，**香墨圆**方：

香墨半两　硫黄半两　硇砂半两　朱砂半两　麝香一分　巴豆半两，去皮心研，纸裹压去油

右件药同研令极细，以醋煮面糊和圆如菉豆大，每服空心以温酒下三圆。

治妇人癥瘩结块不散，心腹疼痛，**水银圆子**方：

水银一两　硫黄半两　硇砂一分　消石一分　白矾一分　芫花一两，醋拌炒令干，捣末

右件药同研如面，入铫子中簇火渐烧烟起，将湿纸搭却将下，候冷更烧，如此三度即止，候冷都细研令匀，用软饭和圆如菉豆大，每服食前以热酒下七圆。

又方：

芫花半两，醋拌炒令干　巴豆一分，去皮心研，纸裹压去油　硇砂半两，细研　当归半两，剉碎，微炒　鳖甲一两，涂醋炙令黄，去裙襕　雄雀粪一两，炒黄

右件药捣罗为末，同研令匀，醋煮面糊和圆如小豆大，每服空心以当归酒下三圆。

治妇人积年血癥块诸方

夫妇人积年血癥块者，由寒温失节，脏腑气虚，风冷在内，饮食不消，与血气相结，渐生块段，盘牢不移动者是也。此皆因气血劳伤，月水往来，经络否涩，恶血不除，结聚所生也。久而不差，则心腹两胁苦痛，害于饮食，肌肤羸瘦也。

治妇人积年血癥块，或攻心腹疼痛，四肢不和，面少血色，饮食全微，**干漆圆**方：

干漆一两，捣碎，炒令烟出　川大黄一两，剉碎，微炒　琥珀三分　红蓝花半两　延胡索半两　消石三分　蓬莪茂三分　腻粉一分　硇砂三分　桂心半两　巴豆三七枚，去皮研，纸裹压去油，用浆水二盏煎如饧

右件药捣罗为末，入巴豆拌匀，用熟枣瓤和圆如梧桐子大，每于日未出时煎苏木汤下十

圆，更量患人轻重，加减服之妙。

治妇人积年血癥块不消，状若鬼胎之候，宜服**琥珀圆**方：

琥珀三分，细研　生干地黄半两　桂心三分　牛膝三分，去苗　鳖甲二两，涂醋炙令黄，去裙襕　当归半两，剉，微炒　京三棱一两，微炮，剉　延胡索半两　干漆一两，捣碎，炒令烟出　芫花三分，醋拌炒令干　水蛭四十九枚，炒令黄　虻虫四十九枚，炒令黄，去翅足　槟榔三分　硇砂一两，研　川大黄二两，剉碎，微炒　桃人三分，汤浸，去皮尖、双人，麸炒微黄

右件药捣罗为末，醋煮硇砂为膏，入药末和捣三二百杵，圆如梧桐子大，每于空心以温酒下十圆。

治妇人积年血癥块不消，时有疼痛，**芫花圆**方：

芫花半两，醋拌炒令干　朱砂三分，细研　硇砂一两，不夹石者，细研　川大黄半两，剉碎，微炒捣末　麝香一钱　桃人半两，汤浸，去皮尖、双人，麸炒微黄

右件药都研为末，用醋煮面糊和圆如小豆大，每日空心以温酒下十圆。

治妇人积年血癥块不消，**硇砂圆**方：

硇砂一分　干漆一分，捣碎，炒令烟出　水银一分，以少枣肉研令星尽　雄黄一分　雄雀粪一分，炒黄　巴豆十枚，去皮心研，纸裹压去油

右件药都细研令匀，用枣肉和圆如菉豆大，每服以当归酒下三圆，空心一服，临卧一服，取下恶物为效。

治妇人积年血气癥块，往来疼痛，或吐逆不纳食，渐黄瘦至极者，**乌头圆**方：

川乌头半两，炮裂，去皮脐　干姜半两，炮裂，剉　当归半两，剉，微炒　赤芍药半两　川大黄一两，剉碎，微炒〔1〕　桂心半两　斑猫二十一枚，糯米拌炒令黄，去翅足

右件药捣罗为末，用醋煮面糊和圆如菉豆大，每服空心以温酒下五圆。

治妇人血癥积久不散，值天阴即疼痛，宜服**抵圣圆**方：

硇砂一分　砒霜一分　消石一分，已上三味同研如粉　当归一两，别捣罗为末　桂心　干姜炮裂，剉　牛李子酒拌炒干，已上各半两，一处捣罗为末　巴豆去皮心细研，纸裹压去油，半两

右件药用无灰酒一升，入当归末及巴豆于瓷器中慢火熬成膏，下硇砂三味搅令匀，次下诸药末，拌和为圆如菉豆大，每日空心温酒下三圆，晚食前再服，以利下恶物为度。

治妇人积年癥块，及恶血气久不除，**五灵脂圆**方：

五灵脂一两　川乌头一两，炮裂，去皮脐　麝香半两，细研　干漆一两，捣碎，炒令烟出　巴豆三十枚，去皮，用醋煮令赤　硫黄半两，细研　硇砂半两，细研

右件药捣罗为末，入研了药令匀，以醋煮面糊和圆如菉豆大，每服空心以温酒下五圆。

治妇人积年血癥块不消，发歇疼痛，宜服此方：

硇砂三分　硫黄三分，水三大盏煮尽取出　骐驎竭三分，末　巴豆一分，去皮心，纸裹压去油，炒令黄

右件药都细研，用糯米饭和圆如黍粒大，每服空心以当归酒下五圆。

治妇人积年血气癥块，攻心腹疼痛，闷乱，偏宜服此**黑圣散**方：

白马护干〔2〕一两，烧灰　赤骡护干一两，烧灰　麝香一分，细研　紫驴护干烧灰，一两　干漆一两，

〔1〕 微炒：原作“皮脐”。据《类聚》卷217引同方改。

〔2〕 护干：一作蹄护干、蹄护。本书有马护干、白马护干、马蹄护干、驴蹄护干灰、乌驴蹄护干、紫驴护干、赤骡护干诸名。此药仅见本书。《普济方》转引时改“干”为“肝”，乃误。既云“蹄护”，且仅见马、驴、骡，又可烧灰，疑此乃古代用于保护马、驴、骡蹄的物件。其治法颇有巫药色彩。

捣碎，炒令烟出

右件药捣细罗为散，入麝香更研令匀，每服不计时候用热酒调下一钱。

治妇人积年血气癥块结痛，**大黄煎方**：

川大黄三两，剉碎，微炒　鳖甲二两，涂醋炙令黄，去裙襕　牛膝一两，去苗　干漆一两，捣碎，炒令烟出

右件药捣罗为末，用米醋一升煎为膏，每服食前用热酒调下一钱。

又方：

芫花一两，醋拌炒令干　当归一两，剉，微炒　桂心一两

右件药捣罗为末，以软饭和圆如梧桐子大，每服食前以热酒下十圆。

治妇人食癥诸方

夫妇人食癥者，由脏腑虚弱，月候来时食生冷之物，脾胃既虚，不能消化，与脏气相搏，结聚成块，日渐生长，盘牢不移，故谓之食癥也。

治妇人食癥久不消，令人瘦弱，食少，**硇砂圆方**：

硇砂半两，细研　青礞石半两　硫黄半两，细研　京三棱半两，微炮，剉　干漆半两，捣碎，炒令烟出　穿山甲半两，炙令黄焦　巴豆三十枚，去皮，炒令黄色，不出油

右件药捣罗为末，用软饭和圆如小豆大，每服空心以生姜橘皮汤下五圆。

治妇人食癥块久不消，攻刺心腹疼痛，**礞石圆方**：

青礞石一分，末　木香一分，末　硇砂半两，不夹石者，细研　朱砂一分，细研　粉霜一分，研入　巴豆一分，去皮心研，纸裹压去油

右件药都研令匀，以糯米饭和圆如菉豆大，每服空心以温酒下二圆，取下恶物为效。

治妇人食癥块，攻心腹疼痛，**破癥圆方**：

巴豆十枚，去皮心研，纸裹压去油　川乌头一分，炮裂，去皮脐　胆子矾一分　五灵脂一分　芫花一分，醋拌炒令干　百草霜一分

右件药捣罗为末，煮枣肉和圆如菉豆[1]大，每服以生姜醋汤下五圆。

治妇人食癥积年不差，**续随子圆方**：

续随子一两，微炒　雄黄一分，细研　木香一分　燕脂一分　麝香一钱，研入　干姜一分，炮裂，剉　朱砂一分，细研　硇砂一分，不夹石者，细研

右件药捣细罗为末，入研了药令匀，以酒煮面糊和圆如菉豆大，每服以生姜汤下三圆。

治妇人食癥，夹恶血气攻刺，腹胁疼痛不止，**干漆圆方**：

干漆一分，捣碎，炒令烟出　芫花一分，醋拌炒令干　当归一分，剉，微炒　五灵脂一分　硇砂半两，细研　香墨一分　麝香半分，细研　巴豆十枚，去皮心研，纸裹压去油

右件药捣罗为末，同研令匀，用醋煮面糊和圆如菉豆大，每服空心以温酒下五圆。

治妇人食癥，腹胀气急，面目浮肿，四肢无力，**化癥圆方**：

硇砂半两，细研　巴豆十枚，去皮心研，纸裹压去油　五灵脂半两　干姜半两，炮裂，剉　雄雀粪半两，微炒黄　猪牙皂荚半两，去皮，涂醋炙令黄，去子

右件药捣罗为末，同研令匀，用醋煮面糊和圆如菉豆大，每服空心以温酒下五圆。

---

〔1〕豆：原脱，据《类聚》卷217引同方补。

治妇人远年食癥，黄瘦，不欲饮食，宜服**腻粉圆**方：

腻粉一钱　硇砂一分　青黛一钱　悉恡脂[1]一钱　巴豆十枚，去皮心研，纸裹压去油

右件药都研令极细，以蒸饼和圆如菉豆大，每日五更初以温酒下三圆，如下得恶物，看多少，次日更加减服之。

治妇人宿食不消，结成癥块，兼血气疼痛，**芫花圆**方：

芫花一两，醋拌炒令干　川乌头半两，炮裂，去皮脐　防葵一分　硇砂半两，细研　巴豆二十枚，去皮心，纸裹压去油　麝香一钱，细研

右件药捣罗为末，同研令匀，头醋煎为膏，和圆如梧桐子大，每服以当归酒下三圆。

治妇人积年食癥，及血气，**香墨圆**方：

香墨半两　芫花一两，醋拌炒令干　川大黄半两，剉碎，微炒　青礞石半两　巴豆一分，去皮心[2]研，纸裹压去油　硇砂半两，细研

右件药捣罗为末，同研令匀，用醋煮面糊和圆如小豆大，每服空心暖干姜汤下五圆。

治妇人食癥久不消散，**硫黄圆**方：

硫黄半两，细研　朱砂半两，细研　青礞石半两，细研　芫花一分，醋拌炒令干，为末　麝香一钱，细研　巴豆半两，去皮心研，纸裹压去油

右件药都研令匀，以酒煮面糊和圆如菉豆大，每服空腹以生姜酒下三圆。

治妇人食癥，体瘦成劳，心腹胀痛，不能饮食，常吐酸水，**五灵脂圆**方：

五灵脂半两　硫黄半两，细研　硇砂半两，不夹石者，细研　芫花半两，醋拌炒令干　巴豆四十九枚，去皮心研，纸裹压去油　木香半两

右件药捣细罗为末，入研了药令匀，以醋煮面糊和圆如菉豆大，每服空心以生姜橘皮汤下二圆。

治妇人久积食癥，及经脉不通，心腹疼痛，宜服此方：

硇砂一两，细研　巴豆一两，去皮心研，纸裹压去油　芫花一两，醋拌炒令干，捣末

右件药同细研令匀，用酽醋二升同煎成膏，候可圆即圆如黍米大，空心以当归酒下三圆。

治妇人久积食癥，腹中结块，面身浮肿，宜服**草粉散**方：

雄雀粪半两，微炒细研　腻粉半两

右件药以溲了面一鸡子大相和擀作饼子，煿熟候干，捣细罗为散，每服一钱，五更初以温酒调服，以利下恶物为效。

治妇人八瘕诸方

夫妇人八瘕者，皆由胞胎生产，月水往来，血脉精气不调之所生也。肾为阴，主开闭，左为胞门，右为子户，主定月水，主于子，精神气所出入，合于中黄门，生子之道。脐下三寸名曰关元，主藏魂魄。妇人之胞，三焦之腑，常所从止。然妇人经脉俞络合调，则月水以时来至，故能生子而无病。妇人荣卫经络断绝不通，邪气便得往入，合于其脏，若生血未尽，而合阴

[1] 悉恡脂：恡，音 lìn。《本草纲目》卷 8 载“悉恡脂”乃波斯国银矿，其名外来，故译名用字多不一。或作“悉蔺脂”、“锡吝脂”，均为一物。

[2] 皮心：下原有“皮”字，当衍，据《类聚》卷 217 引同方删。

阳，即令妇人血脉挛急，小腹重疼支满[1]，胸胁腰背相引，四肢疼痛，饮食不调，结牢恶血，月水不时，或前或后，因生聚如怀胎状。邪气盛甚，令人恍惚多梦，寒热，四肢不举，阴中生气肿，甚者害于小便，小便苦[2]痛淋沥，面色黄黑，则不复生子。其八瘕者，黄瘕、青瘕、燥瘕、血瘕、脂瘕、狐瘕、蛇瘕、鳖瘕是也。

黄瘕者，妇人月水始下，或新伤堕，血气未止，卧寝未定，五脏六腑虚羸，精神不理，因向大风便利，阴阳开阖[3]，关节四达，中于风气，从下上入阴里，稽留不去，名为阴阳虚，则生黄瘕之聚，令人苦四肢寒热，身重淋露，不欲食，左胁下有血气结牢，不可得抑，苦腰背相引痛，月水不利，令人不产，小腹下阴中如刀刺，不得小便，或时寒热，下赤黄汁，令人无子也。

青瘕者，妇人新产，未满十日起行以浣洗太早，阴阳虚，玉门四边皆解散，子户未安，骨肉皆痛，手[4]臂不举，饮食未复，内脏翕翕，又当风卧，不自隐障，若居湿地，令人苦寒洒洒，心腹烦闷，恶血不除，结热不得散，后变化生青瘕。瘕聚在左右胁背膂上，与肩髆腰下挛急，两足肿，面目黄，大小便难。其候月水不通，或不复禁，状如崩中。此自过所致，令人少子。

燥瘕者，妇人月水下恶血未尽，其人虚惫，而或夏月热行步疾，若举重移轻，汗出交流，气力未得平复，卒以恚怒，致猥咽不泄，经脉挛急，内结不舒，烦满少气，上达胸膈背膂，小腹壅急，月水与气俱不通利，而反以饮清水快心，月水横流，溢入他脏不去，有热，因生燥瘕之聚，大如半杯，上下腹中苦痛，在两胁下，上引心而烦，害饮食，欲吐，胸及腹中不得大息，腰背重，喜卧盗汗，足酸痛，久立而痛，小便失时，忽然自出，若乃失精，月水闭塞，大便涩难。如此者，令人少子也。

血瘕者，妇人月水新下，未[5]满日数而中止，因饮食过度，五谷气盛，溢入他脏。若大饥寒，翕翕不足，呼吸未调，而自劳动，血下走肠胃之间，留落不去，内有寒热，与月水合会为血瘕之聚，令人腰痛，不可以俯仰，横胁下有积气，牢如石，小腹里急，背膂疼，腰胯下挛痛。若生风冷，子门擗[6]，月水不时，乍来乍去，此病令人无子也。

脂瘕者，妇人月水新来，若产未满三十日以合阴阳，经脉分，胞门伤，子户失禁，关节散，五脏六腑津液流行阴道，瞤动百脉，关枢四解，外不见其形，子精与血气相遇犯禁，子精化，不足成子，则为脂瘕之聚，令人支满，里急痛痹，引小腹重，腰背如刺，四肢不举，饮食不甘，卧不安席，左右走腹中切痛，时差时甚，或即少[7]气头眩，身体疼解[8]，苦寒恶风，膀胱胀，月水乍来乍去，不依常度，大小便血不止。如此者，令人无子也。

狐瘕者，妇人月水常月[9]数来，而反悲哀自恐，或以远行逢暴风疾雨，雷[10]电惊恐，衣被沉湿，疲倦少气，心中恍惚未定，四肢懈惰振寒，脉气绝，精神游亡，邪气入于阴里不去，生狐

---

〔1〕满：原作“滞”。据《病源》卷38“八瘕候”改。
〔2〕苦：原作“荣”。据改同上。
〔3〕阖：原脱。据补同上。
〔4〕手：原误作“子”。据改同上。
〔5〕未：原误作“夫”。据改同上。
〔6〕擗：原作“僻”。据改同上。
〔7〕少：原误作“小”。据改同上。
〔8〕疼解：《病源》卷38“八瘕候”作“懈堕”。
〔9〕常月：《病源》卷38“八瘕候”作“当日”。
〔10〕雷：原脱。据《病源》卷38“八瘕候”补。

瘕之聚，蚀人子脏，令人月水闭不通，小腹瘀滞，胸[1]胁腰背痛，阴中肿，小便难，胞门子户不受男精，五脏气盛，令人嗜食欲呕，若睡，多所思，如有娠状，四肢不举。有此病者，终身无子。其瘕有手足成形者，杀人也。未者可治也。

蛇瘕者，妇人月水已下新止，适闭未复，胞门子户劳伤[2]，阴阳未平，荣卫分行，若有中风暴病羸劣，饮食未调，若苦[3]起行当风，及[4]度泥涂，因冲寒太早，若坐湿地，名曰阴阳乱。腹中虚，若远行道，饮污井之水，不洁之食，吞蛇鼠之精，留落不去，里生蛇瘕之聚，上蚀心肝，长大，条条在脐上下，环绕左右胁，不得吐气，两股胫间苦疼，小腹多热，小便赤黄，膀胱引阴中挛急，腰背[5]俱痛，难以动作，喜发寒热，月水或多或少。有此病者，不得生子。其手足成形者杀人，未者可疗也。

鳖瘕者，妇人月水新至，其人剧作疲劳汗出，衣服润湿，不以时去，若当风睡，足践湿地，恍惚觉悟，跖立未安，颜色未平，复见所好，心为开荡，魂魄感动，五内脱消。若入水浣洗沐浴，不以时出，而神不守，水气与邪气俱入，至三膲之中，又暮出入，或闭津液而行[6]，留落[7]不去，因生鳖瘕之聚，大如小盘，令人小腹切痛，恶气走上下，腹中喜痛，若存若亡，持之跃手，下引阴里，腰背亦痛，不可以息，月水不通，面目黄黑，脱声少气。有此病者，令人绝子。其瘕有手足成形者杀人，未者可治也。

治黄瘕，**皂荚散**方：

皂荚二两，去子皮，炙黄焦　川椒一两，去目　细辛一两半

右件药捣罗为末，作三角囊，大如指，长三寸贮之，以内阴中，欲便则出之，已则复内之，候恶血出毕，乃以温汤洗之。

治青瘕，**戎盐散**方：

戎盐一合　皂荚半两，去皮子，炙黄焦　细辛一两半

右件药捣罗为末，以三角囊，大如指，长三寸贮之，以内阴中，但卧，瘕当下青如葵汁，将养如产法也。

治妇人燥瘕，方：

川大黄一两，剉碎，微炒　干姜二两，炮裂，剉　黄连三两，去须　鸡肶胵黄膜一分　桂心一两　䗪虫三枚，微炒　厚朴半两，去粗皮，涂生姜汁炙令香熟　郁李人一两，汤浸，去皮尖，微炒

右件药捣细罗为散，每服空心以温酒半盏调下三钱，其瘕当下。下必养之如产妇方。

治妇人血瘕痛，方：

干姜一两，炮裂，剉　乌贼鱼骨一两　桃人一两，汤浸，去皮尖、双人，微炒

右件药捣细罗为散，每服空心以温酒调下二钱。

又方：

古铁秤锤，或大斧头，或铁杵，以炭火烧令赤，投酒中五升已来，稍稍饮之。

---

〔1〕胸：原作“胃”。据改同上。

〔2〕伤：原作“动”。据改同上。

〔3〕苦：《病源》卷38“八瘕候”作“已”。

〔4〕及：《病源》卷38“八瘕候”作“厥”。

〔5〕背：原误作“目”。据《病源》卷38“八瘕候”改。

〔6〕至三膲……而行：《病源》卷38“八瘕候”作：“至上三膲之中募，玉门先闭，津液妄行……”二者差异较大，录之备参。

〔7〕落：《病源》卷38“八瘕候”作“结”。两者皆通，后者义长。

又方：

桂末，温酒调下一钱。

治妇人血瘕，攻刺腹胁时痛，导药方：

川大黄半两　当归半两　山茱萸一两　皂荚一两，去皮子，炙黄焦　细辛一分　戎盐一分

右件药捣罗为末，以香脂圆如指大，每以绵裹内阴中，正坐良久，瘕当下，养如产妇之法。

治妇人脂瘕，方：

皂荚三分，去皮子，炙令焦　白矾半两，烧灰　五味子半两　川椒半两，去目　细辛半两　干姜半两

右件药捣罗为末，香脂和如指大，深内阴中，其瘕乃愈。

治妇人绝产不复生，及未曾生，皆有脂瘕，宜用此**受子导散**方：

皂荚一两，去皮子，炙黄焦　吴茱萸一两　当归一两　干姜半两　川椒半两，去目　白矾三分，烧灰　细辛三分　五味子三分　川大黄二两　戎盐二两

右件药捣罗为末，以轻绢缝作袋，如指大，长三寸，盛药内阴中，坐卧随意，勿行，小便时去之，别换。

治妇人狐瘕，方：

右取新死鼠一枚，用新絮裹，以黄泥泥作球，以火煏候干，大火煅令通赤，一食久，候冷去泥，取出，入桂心末一两同研令细，每服空心以热酒调下二钱。

治妇人蛇瘕，方：

川大黄半两，剉碎，微炒　黄芩半两　川芒消半两　甘草一两，炙微赤，剉　乌贼鱼骨三两　皂荚六梃，去皮子，涂酥炙令黄焦

右件药捣粗罗为散，每服五钱，以水一大盏，煎至五分，去滓，空心温服，当下恶物矣。

治妇人鳖瘕，方：

川大黄一两半，剉碎，微炒　干姜半两，炮裂，剉　侧子半两，炮裂，去皮脐　附子半两，炮裂，去皮脐　人参半两，去芦头　䗪虫十枚，微炒　桂心一两　细辛三分　白术一两

右件药捣细罗为散，每服空心以温酒调下二钱。

治妇人腹中瘀血诸方

夫妇人腹中瘀血者，由月经否涩不通，或产后余秽未尽，因而乘风取凉，为风冷所乘，血得冷则结成瘀也。血瘀在内，则时时体热面黄。瘀久不消，则变成积聚癥瘕也。

治妇人脏腑宿冷，经脉不利，腹中有瘀血，攻刺疼痛，**虻虫散**方：

虻虫半两，炒令微黄，去翅足　水蛭半两，炒令微黄　桃人三分，汤浸，去皮尖、双人，麸炒微黄　乌贼鱼骨半两　牛膝半两，去苗　鲤鱼鳞半两，烧灰　芫花半两，醋拌炒令干　枳壳半两，麸炒微黄，去瓤　当归半两，剉，微炒　赤芍药半两　硇砂半两　桂心半两

右件药捣细罗为散，每服食前以暖酒调下一钱。

治妇人脏腑风冷，宿有瘀血不消，令人黄瘦羸困，**乌金散**方：

鲤鱼鳞三两　乱发二两　槐蛾三分　桑蛾三分　虻虫一分　水蛭一分　川大黄一两，剉碎　硇砂半两　芫花半两　牛膝半两，去苗

右件药并入瓷瓶子内，用瓦子盖，以盐泥固济候干，以大火煅令通赤，慢慢去火，候冷取出，入麝香二钱同研令细，每服空心以热酒调下二钱。

治妇人脏腑瘀血，气胀头疼，咽[1]干，胸中妨闷，食即呕逆[2]，脐下满疼，四肢无力，萎黄瘦弱，宜服此方：

乱发灰一两　釜下墨一两　桂心一两　神曲一两，微炒　麝香一分，细研入

右件药捣细罗为散，每服空腹以热酒下二钱。

治妇人腹中宿有瘀血，结聚不散，疼痛，**芫花散**方：

芫花一两，醋拌炒令干　川乌头一分，炮裂，去皮脐　鬼箭羽一分　虻虫一分，炒令微黄，去翅足　水蛭一分，炒令微黄　桃人一分，汤浸，去皮尖、双人，麸炒微黄

右件药捣细罗为散，每服食前以热酒调下半钱。

治妇人气血不调，腹中积聚瘀血，疼痛，**地龙散**方：

地龙一两，微炒　蜴蜥一两，微炙　芎䓖一两　桂心[3]一两　干姜半两，炮裂，剉　苏枋木一两，剉　木香三分　蒲黄三分　赤芍药三分　牡丹三分　水蛭三分，微炒　桃人一两，汤浸，去皮尖、双人，麸炒令黄

右件药捣细罗为散，每服二钱，食前以温酒调下。

治妇人经络否涩，腹内有瘀血，疼痛不可忍，**骐驎竭圆**方：

骐驎竭半两　没药半两　硇砂一两，用狗胆内浸一七日　干漆一两，捣碎，炒令烟出　红蓝花一两　芫花一两，醋拌炒令干　延胡索半两　白附子半两　川乌头半两，炮裂，去皮脐　当归一两，剉，微炒　砒霜半两　伏龙肝一两　虻虫一两，微炒，去翅足　水蛭一两，微炒　巴豆一分，去皮心研，纸裹压去油

右件药捣罗为末，用生铁铫子内入头醋一升，先下硇砂搅匀，然后[4]下药末一半，用慢火熬如膏，后入余药末和圆如小豆大，每服不计时候以热酒下五圆。

治妇人经络涩滞，致有瘀血在脏，结聚欲成癥块，**当归圆**方：

当归一两半，剉，微炒　鳖甲半两，涂醋炙令黄，去裙襕　琥珀半两

桃人一两，去皮尖、双人，麸炒微黄　川大黄半两，剉碎，微炒　庵蕳子半两　牡丹半两　牛膝半两，去苗　赤芍药半两　芎䓖半两　桂心半两　虻虫三分，炒微黄，去翅足　水蛭三分，炒令黄

右件药捣罗为末，炼蜜和捣三二百杵，圆如梧桐子大，每日空心用热酒下二十圆。

治妇人积瘀血在脏，攻心腹时痛，四肢黄瘦，夜卧心烦，**硇砂圆**方：

硇砂半两　硫黄半两，与硇砂同结为砂子，细研　芫花半两，醋拌炒令干　没药半两　水蛭半两，炒令黄　当归半两，剉，微炒　川大黄半两，剉碎，微炒　牡丹半两　虻虫半两，炒令黄，去翅足

右件药捣罗为末，入砂子研令匀，炼蜜和捣三二百杵，圆如菉豆大，每服空心以热酒下五圆。

治妇人久积瘀血在腹内，疼痛不可忍，**胜金圆**方：

水银二两　硫黄一两，已上二味同结成砂子，细研　棕榈皮一两，烧灰　干漆一两，捣碎，炒令烟出　鲤鱼鳞一两，烧灰　自然铜一两，细研　骐驎竭一两　狗胆一枚，干者　当归一两，剉，微炒　延胡索半两　虻虫一分，微炒令黄，去翅足　水蛭一分，炒令微黄　乌蛇一两，酒浸，去皮骨，炙微黄　桂心半两　乱发一两，烧灰　没药半两

右件药捣罗为末，都研令匀，以酒煮面糊和圆如梧桐子大，不计时候以热酒下十圆。

治妇人腹内有瘀血，月水不利，或断或来，心腹满急，**桃人圆**方：

---

〔1〕咽：《类聚》卷217引作“唇”。

〔2〕逆：原误作“送”。据《类聚》卷217引同方改。

〔3〕心：原作“黄”。《普济方》卷325、《类聚》卷217引同方均作“心”，故改。

〔4〕后：原脱。《类聚》卷217所引同。《普济方》卷325引同方添此字，义长，因补。

桃人三两，汤浸，去皮尖、双人，麸炒微黄　虻虫四十枚，炒微黄，去翅足　川大黄三两，剉碎，微炒　水蛭四十枚，炒微黄

右件药捣罗为末，炼蜜和捣百余杵，圆如梧桐子大，每服空心以热酒下十五圆子。

治妇人腰脚疼痛诸方

夫肾主于腰脚，女人肾脏系于胞络。若劳伤，肾气虚弱，而风冷客于胞络，邪气与真气交争，故令腰脚疼痛也。

治妇人血气风虚，腰脚疼痛，头目昏闷，食少无力，**酸枣人散**方：

酸枣人三分，微炒　防风半两，去芦头　牛膝三分，去苗　羌活半两　当归三分，剉，微炒　芎䓖三分　桂心三分　木香三分　海桐皮一分　杜仲三分，去粗皮，微炙，剉　附子三分，炮裂，去皮脐　萆薢三分，剉　续断三分　甘草一分，炙微赤，剉

右件药捣筛为散，每服四钱，以水一中盏，入生姜半分，煎至六分，去滓，食前温温服之。

治妇人血风气攻，腰脚疼痛，腹胁拘急，肢节不利，宜服**骨碎补散**方：

骨碎补一两　萆薢一两　牛膝一两，去苗　赤芍药三分　海桐皮一两　当归一两　芎䓖三分　附子三分，炮裂，去皮脐　桂心一两　槟榔一两　桃人一两，汤浸，去皮尖、双人，麸炒微黄　枳实半两，麸炒微黄

右件药捣筛为散，每服四钱，水一中盏，入生姜半分，煎至六分，去滓，食前稍热服之。

治妇人血气攻注，腰脚疼痛，**仙灵脾散**方：

仙灵脾一两　羌活三分　海桐皮三分　牛膝三分，去苗　当归三分　芎䓖三分　骨碎补三分，去毛　延胡索三分　桂心三分　木香三分　桃人一两，汤浸，去皮尖、双人，麸炒令黄　庵蕳子三分　枳壳三分　槟榔一两　蛜蝌半两，微炒　麝香一分，研入

右件药捣细罗为散，每服食前以豆淋酒调下一钱。

治妇人血风流注，腰脚疼痛不可忍，宜服**藁本散**方：

藁本一两半　狗脊一两，去毛　没药一两　天麻一两　骐驎竭一两　蝉壳一两，微炒　骨碎补一两　桂心一两　虎胫骨　败龟　穿山甲已上各二两，各以酥涂炙令黄焦　麝香半两，研入

右件药捣细罗为散，每服以炒生姜黑豆淋酒下二钱，空心及食前服。

治妇人血风攻注，腰脚疼痛，经络滞涩，四肢烦疼，宜服**琥珀散**方：

琥珀一两　牛膝一两，去苗　当归一两　凌霄花一两　赤芍药一两　没药一两　地龙半两，微炒　桃人一两半，汤浸，去皮尖、双人，麸炒微黄　水蛭一两，炒令黄焦　麝香一分，细研入

右件药捣细罗为散，每服食前以温酒调下二钱。

治妇人风毒流注，腰脚疼痛，行立艰难，**败龟散**方：

败龟二两，涂酥炙令黄　白僵蚕一两，微炒　没药半两　薏苡人一两　当归一两，剉，微炒　桂心三分　乳香三分　虎胫骨二两，涂酥炙令黄　地龙三分，微炒　杜仲一两，去粗皮，炙微黄，剉

右件药捣细罗为散，每于食前以暖薄荷汤调下二钱。

治妇人血风流注，腰脚骨节酸疼不可忍，**附子圆**方：

附子三分，炮裂，去皮脐　牛膝一两，去苗　海桐皮半两，剉　桂心半两　延胡索半两　安息香半两　天麻三分　羚羊角屑三分　芎䓖三分　当归三分　白芷半两　木香半两　干蝎一分，微炒　酸枣人三分，微炒　羌活三分　防风三分，去芦头　漏芦一两

右件药捣罗为末，炼蜜和捣三五百杵，圆如梧桐子大，每于食前以暖酒下三十圆。

治妇人血气风流注腰脚，骨节疼痛不可忍，**虎骨圆**方：

虎胫骨一两，涂酥炙令黄　槟榔一两　败龟一两，涂酥炙令黄　防风半两，去芦头　附子半两，炮裂，去皮脐　赤芍药半两　骐驎竭半两　当归三分　川大黄三分，剉碎，微炒　桂心半两　没药半两　牛膝一两，去苗　木香三分　桃人三分，汤浸，去皮尖、双人，麸炒微黄　海桐皮二分，剉　地龙半两，炒令微黄

右件药捣罗为末，炼蜜和捣三五百杵，圆如梧桐子大，每于食前以暖酒下二十圆。

治妇人血风，腰脚骨节酸疼，筋脉拘急，行李艰难，两胁抽痛，**萆薢圆**方：

萆薢一两　牛膝一两，去苗　丹参三分　赤芍药三分　当归一两　防风三分，去芦头　杜仲三分，去粗皮，炙黄，剉　酸枣人三分　桂心三分　石斛一两，去根，剉　附子一两，炮裂，去皮脐　虎胫骨一两半，涂醋炙令黄

右件药捣罗为末，炼蜜和捣三二百杵，圆如梧桐子大，每日空心及晚食前以温酒下三十圆。

治妇人腰脚风冷疼痛，行立无力，宜服**海桐皮圆**方：

海桐皮一两，剉　桂心二两　牛膝一两，去苗　杜仲一两，去粗皮，炙微黄，剉　石斛一两，去根节　熟干地黄一两

右件药捣罗为末，炼蜜和圆如梧桐子大，每于空心及晚食前以温酒下三十圆。

治妇人腰脚风冷疼痛，久不差，**牛膝圆**方：

牛膝二两，去苗　虎胫骨二两，涂酥炙令黄　没药一两　羌活一两　当归一两　桂心一两　败龟二两，涂酥炙令黄

右件药捣罗为末，炼蜜和捣三二百杵，圆如梧桐子大，每于食前以温酒下三十圆。

治妇人腰脚积年疼痛不差，**附子散**方：

附子二两，炮裂，去皮脐　没药一两　桂心二两　威灵仙一两　干漆一两，捣碎，炒令烟出　牛膝一两，去苗

右件药捣细罗为散，于食前以温酒调下二钱。

治妇人腰脚疼，大肠不利，**威灵仙散**方：

威灵仙二两　牵牛子二两，微炒　木香半两　枳壳一两，麸炒微黄，去瓤

右件药捣细罗为散，每日空心以茶清调下二钱，以利为效。

治妇人血气心痛诸方

夫妇人血气心痛者，由脏虚气血不调，风冷邪气乘于心也。其痛发，有死者，有不死成疹者。心为诸脏之主[1]而主于神，其正经不可伤，伤之而痛者，名为真心痛，朝发暮死，暮发朝死。心之支别络，为风冷所乘而痛者，故痛发乍间乍甚，而成疹者也。

治妇人血气攻心痛，面无颜色，四肢不和，**当归散**方：

当归三分，剉，微炒　槟榔三分　吴茱萸半两，汤浸七遍，焙干微炒　桂心三分　蓬莪茂三分　白术三分

右件药捣粗罗为散，每服三钱，以水一中盏，入生姜半分，煎至六分，去滓，不计时候稍

---

〔1〕主：原作“王”。《类聚》卷217引同论作“主”。义长，据改。

热服。

治妇人血气心痛，及蛔虫疰心痛并主之，**木香散**方：

木香一两　赤芍药一两　伏龙肝半两　鹤虱一两半　当归二两，剉，微炒　槟榔一两

右件药捣细罗为散，每服食前以热酒调下一钱。

治妇人血气壅滞，攻心疼痛，**没药散**方：

没药半两　当归一两，剉，微炒　赤芍药一两　牡丹一两　桂心一两　槟榔一两　川大黄一两，剉碎，微炒　牛膝一两，去苗

右件药捣细罗为散，每服食前以热酒调下一钱。

治妇人血气攻心痛，发歇不定，**乌药散**方：

乌药一两　蓬莪茂一两　桂心一两　当归一两，剉碎，微炒　桃人一两，汤浸，去皮尖、双人，麸炒微黄　青橘皮一两，汤浸，去白瓤，焙　木香一两

右件药捣细罗为散，每服食前以热酒调下一钱。

治妇人血气攻心痛，腹胁妨闷，不欲饮食，**地黄散**方：

熟干地黄三分　当归三分，剉，微炒　木香三分　干漆三分，捣碎，炒令烟出　白术三分　桂心三分　枳壳三分，麸炒微黄，去瓤　槟榔三分

右件药捣细罗为散，每服食前醋汤调下一钱。

治妇人血气攻心疼痛，及一切积冷气痛，**阿魏圆**方：

阿魏一两，面裹煨，面熟为度　当归一两，剉，微炒　桂心一两　青橘皮一两，汤浸，去白瓤，焙　附子一两，炮裂，去皮脐　芎䓖一两　白术一两　吴茱萸三分，汤浸七遍，焙干微炒　朱砂一两，细研，水飞过　干姜三分，炮裂，剉　木香三分　延胡索一两　肉豆蔻一两，去壳　蓬莪茂一两〔1〕　槟榔一两

右件药捣罗为末，先以醋一升煎阿魏成膏，和药末捣三五百杵，圆如梧桐子大，每服食前以热酒嚼下二十圆。

又方：

当归三分，剉，微炒　吴茱萸一分，汤浸七遍，焙干微炒　桂心三分

右件药捣细罗为散，每服食前以生姜热酒调下一钱。

治妇人血气攻心，疼痛不止，**牡丹圆**方：

牡丹一两　桂心一两　川乌头一两，炮裂，去皮脐

右件药捣罗为末，炼蜜和圆如梧桐子大，不计时候以热酒下十圆。

治妇人久冷，血气攻心，疼痛不止，方：

吴茱萸三两　桃人二两，汤浸，去皮尖

右件药以慢火同炒令熟，即拣去茱萸，不计时候以热酒嚼下桃人五枚。

又方：

叶子雌二两，细研

右以醋一升煎似稠糊，圆如小豆大，每服不计时候用醋汤下五圆。

又方：

右取豉一圆如鸡子大，以青布裹系定，剪却剩布，烧令烟尽，勿使成灰，捣细罗为散，不计时候以热酒调下二钱。

---

〔1〕一两：原脱。据《类聚》卷217引同方补。

治妇人血气心腹疼痛诸方

夫妇人血气心腹疼痛者，由脏腑虚弱，风邪乘于血，其间与真气相击，故疼痛，其痛随气上下，或上冲于心，或下攻于腹，故云血气攻心腹疼痛也。

治妇人血气攻心腹疼痛，**延胡索散**方：

延胡索三分　当归三分，剉，微炒　芎䓖三分　木香半两　桃人一两，汤浸，去皮尖、双人，麸炒微黄　赤芍药半两　桂心三分　熟干地黄一两　枳实半两，麸炒微黄

右件药捣粗罗为散，每服三钱，以水一中盏，入生姜半分，煎至六分，去滓，不计时候稍热服。

治妇人血气不利，攻心腹疼痛，**没药散**方：

没药一两　当归一两，剉，微炒　琥珀一两　木香半两　赤芍药三分　麝香一钱，细研　桂心一两

右件药捣细罗为散，入麝香同研令匀，每服以热酒调下二钱，日三四服。

治妇人血气上攻心腹疼痛，经络不利，黄瘦虚羸，**琥珀散**方：

琥珀一两，细研　骐驎竭半两　没药半两　木香半两　桂心半两　延胡索一两　当归一两，剉，微炒　牡丹一两　芸薹子半两　麝香一钱，细研　吴茱萸半两，汤浸七遍，焙干微炒　青橘皮半两，汤浸，去白瓤，焙

右件药捣细罗为散，入麝香研令匀，每于食前以热酒调下二钱。

治妇人血气上攻，心腹疼痛不可忍，神情闷乱，**乌药散**方：

乌药一两　木香一两　桂心一两　青橘皮一两，汤浸，去白瓤，焙　蓬莪茂一两

右件药捣细罗为散，每服以生姜半两拍碎，黑豆半合同炒令豆熟，入童子小便一中盏，煎三五沸滤去滓，调下散子二钱。

治妇人久冷血气，心腹疼痛，**乳香散**方：

乳香一分　木香一分　当归三分，剉，微炒　芎䓖三分　吴茱萸一分，汤浸七遍，焙干微炒　桂心半两　没药一分　硇砂一分，细研

右件药捣细罗为散，每服食前热酒调下一钱。

治妇人血气攻心腹，烦躁闷乱，疼痛不止，**琥珀散**方：

琥珀一两，细研　没药一两　当归一两，剉，微炒　赤芍药一两　牡丹一两　延胡索一两　蒲黄一两　蓬莪茂一两　桂心一两

右件药捣细罗为散，不计时候以温酒调下一钱。

治妇人血气攻心腹疼痛，经脉不调，口干烦躁，**没药圆**方：

没药半两　木香一两　槟榔一两　蓬莪茂一两　硇砂一两，细研　当归一两，剉，微炒　朱砂半两，细研

右件药捣罗为末，用米醋熬硇砂成膏，和圆如菉豆大，不计时候以热酒下一十圆。

治妇人血气攻心腹疼痛，宜服此行经脉，利气血，神效**硇砂圆**方：

硇砂一两　水银一两　琥珀一两　朱砂一分　麝香一分　硫黄一分

右件药以硫黄、水银结成砂子，都研令极细，用酒煎狗胆一枚为膏，和圆如梧桐子大，每服以温酒下五圆。

治妇人久积血风冷气，经候不调，心腹疼痛，**蓬莪茂圆**方：

蓬莪茂一两　牛膝三分，去苗　没药三分　当归三分，剉，微炒　木香三分　桂心三分　硇砂一两，别研

右件药捣罗为末，用酽醋煎硇砂成膏，入药末和圆如梧桐子大，每于食前以热酒下十圆。

治妇人血气不和，心腹冷痛，**当归圆**方：

当归二两，剉，微炒　硇砂一两半，别研　桂心一两　没药一两　蓬莪茂二两

右件药捣罗为末，用好醋一大盏，银器内以慢火熬硇砂成膏，入药末和圆如梧桐子大，每日空心及晚食前以醋汤下十圆。

治妇人血气心腹疼痛，**木香圆**方：

木香半两　肉豆蔻一两，去壳　川大黄一两，剉碎，微炒　槟榔一两　干姜一两，炮裂，剉　蓬莪茂一两　香墨一两　巴豆一分，去皮心研，纸裹压去油

右件药捣罗为末，入巴豆同研令匀，醋煮面糊和圆如菉豆大，每于食前以温酒下五圆，粥饮下亦得。

治妇人血气攻心腹，疼痛不可忍，方：

熟艾五两　生姜四两，细切

右件药以布包，用水三大盏煮令水尽，于包中绞取汁一中盏，每服以热酒调下三合。

治妇人血气小腹疼痛诸方

夫妇人小腹疼痛者，此由胞络之间夙有风冷，搏于血气，停结小腹，因风虚发动，与血相系，故疼痛也。

治妇人久冷气滞血刺，小腹疼痛，**威灵仙散**方：

威灵仙一两　当归半两，剉，微炒　没药半两　木香半两　桂心半两

右件药捣细罗为散，每服不计时候以热酒调下一钱。

治妇人血气攻小腹，疼痛不可忍，宜服**干漆散**方：

干漆一两，捣碎，炒令烟出　芫花半两，醋拌炒令干　木香半两　槟榔半两　肉豆蔻半两，去壳　当归三分，剉，微炒　桂心三分　青橘皮三分，汤浸，去白瓤，焙

右件药捣细罗为散，不计时候以热酒调下一钱。

治妇人久积风冷，气血不调，小腹疠刺疼痛，**凌霄花散**方：

凌霄花半两　当归一两，剉，微炒　木香一两　没药一两　桂心半两　赤芍药半两

右件药捣细罗为散，每服不计时候以热酒调下一钱。

治妇人血气小腹妨闷，疼痛不止，宜服**没药散**方：

没药一两　赤芍药半两　当归半两，剉，微炒　红蓝花半两　芫花半两，醋拌炒令干　槟榔半两　干漆半两，捣碎，炒令烟出

右件药捣细罗为散，每服不计时候以热酒调下一钱。

治妇人血气攻膀胱，连小腹疼痛，宜服**牡丹散**方：

牡丹二两　赤芍药一两　当归一两，剉，微炒　桂心一两　延胡索一两　没药半两　骐驎竭半两　芎藭半两

右件药捣细罗为散，每服不计时候以热酒调下一钱。

治妇人血气攻小腹疼痛，及恶血积聚不散，**芫花圆**方：

芫花一两，醋拌炒令干　硇砂一分　香墨一分　釜底墨一分　当归三分，剉，微炒　桂心一两

右件药捣罗为末，煎醋浸蒸饼和圆如梧桐子大，每于食前以热酒下十圆。

治妇人久积血气，疠刺小腹疼痛，四肢无力，不能饮食，**当归散**方：

当归半两，剉，微炒　赤芍药半两　刘寄奴半两　没药一两　枳壳半两，麸炒微黄，去瓤　延胡索半两

右件药捣细罗为散，每服不计时候以热酒调下一钱。

治妇人血气，小腹疠痛，宜服**刘寄奴散**方：

刘寄奴一两　当归一两，剉　桂心一两　芎䓖一两　牛膝一两　琥珀一两

右件药捣罗为散，每服不计时候以温酒调下二钱。

治妇人血气攻刺小腹，痛不可忍，方：

当归一两　石菖蒲一两　刘寄奴一两

右件药捣细罗为散，每服二钱，以酒一小盏，水一小盏，入生姜五片子，同煎至半盏，去生姜，和滓热服。

又方：

骐驎竭一分　阿魏一分，面裹煨，以面熟为度　桂心半两

右件药捣细罗为散，每服不计时候以热酒调下一钱。

又方：

芸薹子一两，微炒　当归一两，剉，微炒

右件药捣细罗为散，每服以热酒调下一钱。

又方：

硇砂一两　附子一两，炮裂，去皮脐

右件药捣罗为末，以醋煮饭和令熟，圆如梧桐子大，每服食前以热酒下十圆。

又方：

芫花半两，醋拌炒令干　灶突煤半两

右件药捣罗为末，用醋煮面糊和圆如梧桐子大，每服不计时候以热酒下七圆子。

治妇人血刺，小腹疼痛不止，**紫桂圆**方：

紫桂心一两　芸薹子一两，微炒　干姜一两，炮裂，剉

右件药捣罗为末，用醋煮面糊和圆如梧桐子大，每服不计时候以醋汤下五圆子。

治妇人两胁胀痛诸方

夫妇人两胁胀痛者，由脏腑虚弱，气血不调，风冷之气客于肠胃，伤于胞络之间，与血气相搏，壅塞不宣，邪正交争冲击，故令两胁胀痛也。

治妇人心腹气滞，两胁胀痛，四肢无力，不思饮食，**诃梨勒散**方：

诃梨勒一两，煨，用皮　槟榔半两　桂心半两　木香半两　白术三分　赤芍药三分　桔梗三分，去芦头　当归三分，剉，微炒　芎䓖半两　陈橘皮一两，汤浸，去白瓤，焙　鳖甲一两，涂醋炙令黄，去裙襕

右件药捣筛为散，每服四钱，以水一中盏，入生姜半分，煎至六分，去滓，不计时候温服。

治妇人血气攻两胁胀痛，背膊壅闷，手足烦疼，不能饮食，**木香散**方：

木香三分　白术一两　桂心半两　诃梨勒皮三分　鳖甲一两半，涂醋炙令黄，去裙襕　赤芍药三分

川大黄一两，剉碎，微炒　当归三分，剉，微炒　桃人三分，汤浸，去皮尖、双人，麸炒微黄

右件药捣粗罗为散，每服四钱，以水一中盏，入生姜半分，煎至六分，去滓，不计时候温服。

治妇人脾胃虚，气攻两胁胀痛，宜服**草豆蔻散**方：

草豆蔻一两，去皮　桂心三分　芎䓖半两　当归半两，剉，微炒　厚朴三分，去粗皮，涂生姜汁炙令香熟　干姜半两，炮裂，剉　桔梗三分，去芦头　槟榔半两　诃梨勒皮一两，煨，用皮　甘草一分，炙微赤，剉

右件药捣粗罗为散，每服四钱，以水一中盏，煎至六分，去滓，每于食前稍热服。

治妇人脏腑虚冷，宿血气攻，两胁胀痛，坐卧不安，宜服**庵蕳子散**方：

庵蕳子一两　延胡索一两　桂心一两　琥珀一两　桃人一两，汤浸，去皮尖、双人，麸炒微黄　当归一两　赤芍药半两　木香半两　没药半两

右件药捣细罗为散，每服不计时候以温酒调下二钱。

治妇人虚冷，气攻两胁胀痛，不能饮食，**木香散**方：

木香一两　吴茱萸半两，汤浸七遍，焙干微炒　芎䓖三分　高良姜半两，剉　桂心三分　当归三分，剉，微炒　桃人三分，汤浸，去皮尖、双人，麸炒微黄

右件药捣细罗为散，不计时候以热酒调下二钱。

治妇人心腹气滞，两胁胀痛，不能饮食，**枳壳圆**方：

枳壳三分，麸炒微黄，去瓤　槟榔一两　桂心三分　鳖甲一两，涂醋炙令黄，去裙襕　吴茱萸半两　当归半两，剉，微炒　诃梨勒皮三分　川大黄一两，剉碎，微炒　陈橘皮三分，汤浸，去白瓤，焙　芎䓖半两　木香半两

右件药捣罗为末，炼蜜和捣三二百杵，圆如梧桐子大，每服以暖酒下三十圆。

治妇人胸胁胀满诸方

夫妇人胸胁胀满者，由劳伤体虚，而风冷之气乘之，客于脏腑肠胃之间，搏于血气，血气壅之不宣，气得冷则逆，与血相搏，则上抢胸胁胀满也。

治妇人心胸气壅，两胁胀满，不欲饮食，**槟榔散**方：

槟榔三分　前胡三分，去芦头　赤芍药半两　芎䓖三分　青橘皮三分，汤浸，去白瓤，焙　桂心半两　桔梗半两，去芦头　木香半两　川大黄一两，剉碎，微炒　甘草一分，炙微赤，剉　枳壳半两，麸炒微黄，去瓤

右件药捣筛为散，每服四钱，以水一中盏，入生姜半分，煎至六分，去滓，不计时候温服。

治妇人胸膈气壅，两胁胀闷，不欲饮食，**木香散**方：

木香半两　白术半两　前胡一两，去芦头　赤茯苓三分　川大黄一两，剉碎，微炒　诃梨勒一两，焙，用皮　桂心三分　大腹皮半两　枳壳一两，麸炒微黄，去瓤

右件药捣粗罗为散，每服三钱，以水一中盏，入生姜半分，煎至六分，去滓，不计时候温服。

治妇人两胁胀满，上冲心胸满闷，不下饮食，**大腹皮散**方：

大腹皮一两，剉　前胡三分，去芦头　桔梗半两，去芦头　赤茯苓三分　青橘皮半两，汤浸，去白瓤，焙　桂心半两

右件药捣粗罗为散，每服二钱，水一中盏，入生姜半分，煎至六分，去滓，不计时候分温服。

治妇人心胸气壅，两胁满闷，不能饮食，**大黄散**方：

川大黄一两，剉碎，微炒　桂心半两　枳壳三分，麸炒微黄，去瓤　诃梨勒一两，煨，用皮　前胡一两，去芦头　桔梗一两，去芦头

右件药捣粗罗为散，每服四钱，以水一中盏，入生姜半片，煎至六分，去滓，不计时候温服。

治妇人血气攻，心胸气滞，腹胁虚胀，**槟榔散**方：

槟榔半两　当归一两，剉，微炒　桂心半两　木香半两　吴茱萸一分，汤浸七遍，焙干微炒　赤芍药一两　青橘皮一两，汤浸，去白瓤，焙

右件药捣细罗为散，不计时候以热酒调下一钱。

治妇人心腹胀满诸方

夫妇人心腹胀满者，由脏腑久冷，气血虚损，而邪气客之，乘于心脾故也。足太阴脾之经也，脾虚则胀。足少阴肾之经也，其脉起于足小指之下，循行上络膀胱，其直者从肾上入肺，其支者从肺出，络于心脏。虚邪气客于三经，与正气相搏，积聚在内，气并于脾，脾虚则胀，故令心腹烦满，气急而胀也。诊其脉迟而滑者，胀满也。

治妇人脾胃气虚，心腹胀满，不欲饮食，四肢少力，**白术散**方：

白术三分　桂心半两　草豆蔻三分，去皮　槟榔半两　赤茯苓半两　诃梨勒三分，煨，用皮　陈橘皮一两，汤浸，去白瓤，焙　厚朴一两，去粗皮，涂生姜汁炙令香熟　人参一两，去芦头　甘草一分，炙微赤，剉

右件药捣筛为散，每服四钱，以水一中盏，入生姜半分，枣三枚，煎至六分，去滓，每于食前稍热服。

治妇人脏腑气滞，心腹胀满，不能饮食，**槟榔散**方：

槟榔一两　桔梗三分，去芦头　桂心一两　陈橘皮三分，汤浸，去白瓤，焙　鳖甲一两，涂醋炙令黄，去裙襕　枳壳三分，麸炒微黄，去瓤　川大黄一两，剉碎，微炒　当归半两，剉，微炒　桃人一两，汤浸，去皮尖、双人，麸炒微黄

右件药捣粗罗为散，每服三钱，以水一中盏，入生姜半分，煎至六分，去滓，不计时候温服。

治妇人心腹两胁胀满，不思饮食，四肢少力，**诃梨勒散**方：

诃梨勒三分，煨，用皮　吴茱萸半两，汤浸七遍，焙干微炒　人参半两，去芦头　半夏半两，汤洗七遍去滑　陈橘皮三分，汤浸，去白瓤，焙　桂心三分　当归三分，剉，微炒　木香半两　白术三分　厚朴三分，去粗皮，涂生姜汁炙令香熟　甘草一分，炙微赤，剉　桃人三分，汤浸，去皮尖、双人，麸炒微黄

右件药捣粗罗为散，每服四钱，以水一中盏，入生姜半分，枣三枚，煎至六分，去滓，不计时候温服。

治妇人血气壅滞，心腹胀满，攻背膊疼闷，**鳖甲散**方：

鳖甲一两，涂醋炙令黄，去裙襕　赤芍药半两　枳壳半两，麸炒微黄，去瓤　芎䓖半两　赤茯苓三分　木香半两　京三棱三分，微炮，剉　陈橘皮三分，汤浸，去白瓤，焙　川大黄一两，剉，微炒　甘草一分，炙微赤，剉　桃人半两，汤浸，去皮尖、双人，麸炒微黄

右件药捣筛为散，每服三钱，以水一中盏，入生姜半分，煎至六分，去滓，每于食前温服。

治妇人脾胃虚冷，心腹胀满，不欲饮食，**木香散**方：

木香一两　神曲三两，微炒令黄　桂心一两　白术一两　干姜一两，炮裂，剉　陈橘皮一两，汤浸，去白瓤，焙　草豆蔻一两，去皮　诃梨勒一两，煨，用皮　人参一两，去芦头　甘草半两，炙微赤，剉

右件药捣细罗为散，每服一钱，如茶点稍热服。

治妇人脾胃久冷，心腹虚胀，面无颜色，四肢羸瘦，不思饮食，**胡椒圆**方：

胡椒一两　桂心三分　芎䓖三分　当归三分，剉，微炒　高良姜一两，剉　附子一两，炮裂，去皮脐　木香半两　草豆蔻一两，去皮　白术三分

右件药捣罗为末，炼蜜和捣三五百杵，圆如梧桐子大，不计时候以热酒下三十圆。

治妇人脏气久虚，腹胀不能食，宜服**阿魏圆**方：

阿魏三分　木香一两　槟榔一两　肉豆蔻半两，去壳　青橘皮三分，汤浸，去白瓤，焙　当归一两，剉，微炒　诃梨勒一两，煨，用皮　桃人三两，汤浸，去皮尖、双人，研如膏　丁香半[1]两　附子半两，炮裂，去皮脐　桂心半两　白术三分

右件药捣罗为末，用童子小便煎阿魏、桃人成膏，入煎药末和捣三五百杵，圆如梧桐子大，不计时候以温生姜酒下二十圆。

治妇人乳痈诸方

夫妇人乳痈者，由乳肿结皮薄以泽，是痈也。足阳明之经脉从缺盆下于乳，若劳伤血气，其脉虚寒，客于经络，寒搏于血，则血涩不通，其气又归之，气积不散，故结聚成痈。年四十已下，治之多愈。年五十已上，宜速治之即差，若不治者多死。又中年又怀娠，发乳痈肿，及体结痈，此必无害也。盖怀胎之痈，病起于阳明，阳明者胃之脉也，主[2]肌肉，不伤脏，故无害也。诊其右手关上脉沉，则为阴虚者，则病乳痈，乳痈久不差，因变为瘘。

治妇人乳痈，焮肿疼痛，**大黄散**方：

川大黄一两，剉碎，微炒　川楝子一两　赤芍药一两　马蹄一两，烧灰　玄参一两　蒲公草一两

右件药捣细罗为散，每服一钱，以温酒调下，日三服，汗出差。

治妇人妒乳生痈，方：

露蜂房一两，微炙　猪甲中土一两　车辙中土一两

右件药研为细散，以醋和涂之良。

又方：

川大黄一分，剉　鼠粪一分，湿者　黄连一分，去须

右件药捣细罗为散，入鼠粪更捣令匀，以黍米粥清和调，傅乳四边痈上即愈。如无黍米，用粳米亦得。

治妇人乳痈，毒气不散，方：

冬瓜皮研取汁　当归半两，末

右件药以冬瓜汁调涂之，以差为度。

治妇人乳汁不下，内结成肿，名为乳毒，乃急于痈也，宜服此方：

川大黄一两，剉碎，微炒　黄连三两，去须　牛蒡子一两

---

〔1〕 半：原作“十”。据《类聚》卷217引同方改。
〔2〕 主：原作“至”。据《类聚》卷217引同论改。

右件药捣粗罗为散，每服三钱，以水一中盏，煎至六分，去滓，不计时候温服。

又方：

蛇蜕皮一两，烧灰　赤小豆一两

右件药捣细罗为散，用鸡子白调涂乳上，干即再涂。

治妇人勒乳后疼闷，乳结成痈，方：

右捣益母草细罗为末，以新汲水调涂于奶上，以物抹之，一宿自差。生者捣烂用之。

治妇人乳痈疼痛，寒热至甚，宜用此方：

右取蔓菁根并叶，净择去土，勿洗，以盐捣贴奶上，频换，不过三五度差。若是野生者妙。冬无叶，即用根也。

又方：

右取凿[1]下马蹄烧为灰，细研，以酥调涂绯帛上贴，日二换之。

治妇人乳痈，身体壮热，疼痛不可忍，方：

右取蒲公草并根捣绞取汁半合，酒和服之。如无新者，用干者捣细罗为散，每服温酒调下二钱。

治妇人乳痈并吹奶，疼痛不止，方：

虾蟆一枚，五月五日收，阴干者

右以罐子盛，烧令赤，候冷取出细研为散，每服以热酒调下二钱。

治妇人乳痈遍毒，方：

右取生人牙齿烧灰细研，酥调涂，神验。

治妇人乳痈，热毒肿痛，方：

右取青牛腹下毛，烧作灰细研，水和服之，立效。

治妇人乳痈不消，方：

右用白面半斤炒令黄色，用醋煮为糊，涂于乳上即消。

又方：

鹿角屑一两，炒微黄

右捣细罗为散，以猪胆汁调一钱服，不过再服，神验。以醋浆水服之亦得。

又方：

嫩皂荚刺二两，黄色者，微炒

右捣细罗为散，以温酒调下二钱，立差。

治妇人乳痈，汁不出，积蓄内结，因成脓肿，一名妒乳，方：

露蜂房一分，微炙

右以水二大盏，煮取一盏去滓，细细服之，当日令尽。

治妇人乳痈肿硬如石诸方

夫妇人乳痈肿硬如石者，是足阳明之脉，有下于乳者，其经虚，为风寒气客之，则血涩结成痈肿，而寒多热少，其痈则无大热，微强不赤，但结核肿硬也。

---

〔1〕凿：原作“鑿”。《正误》：“‘凿’之讹。”《普济方》卷325、《类聚》卷219引同方均作“凿”，故改。

治妇人乳痈，肿硬如石，疼痛，**当归散**方：

当归三两，剉，微炒　赤芍药二两　黄耆二两，剉　人参一两，去芦头　蒺藜子二两，微炒去刺　枳实二两，麸炒微黄　鸡骨香一两　桂心一两　薏苡人一两，微炒　附子一两，炮裂，去皮脐

右件药捣细罗为散，每服以温酒调下一钱，日三服。

治妇人乳痈，经年肿硬，如石不消，宜贴**大黄散**方：

川大黄一两，剉　当归一两，剉，微炒　赤芍药一两　黄耆一两，剉　芎䓖一两　防风一两，去芦头　黄连一两，去须　莽草一两　栀子人一两　腻粉一分　乳香半两

右件药捣细罗为散，入腻粉和匀，以鸡子白并蜜调令匀，涂帛上贴，干即易之。

治妇人乳痈焮肿，赤硬，疼痛不止，方：

赤小豆三分，微炒　白芷三分　白敛三分　鸡子一枚，用白

右件药捣细罗为散，入鸡子白调如稀糊，涂乳肿处，干即更涂之。

治妇人乳中结塞，肿硬如石成痈，方：

蔓荆子一两　乱发灰半两　蛇蜕皮半两，微炒

右件药捣细罗为散，每于食后以温酒调下一钱。

又方：

玄参半两　白檀香半两

右件药捣细罗为散，用醋调涂肿结处，干即更涂。

治妇人乳结硬疼痛，方：

右取鳝鱼皮烧灰，捣细罗为散，空心以暖酒调下二钱服之。

治妇人乳痈久不差诸方

夫妇人乳痈久不差者，此谓发乳痈，而有冷气乘之，故痈肿结，经久不消。或溃而为冷所客，若脓汁不尽，而久不差也。

治妇人乳痈穿穴，脓水不住，年月深远，蚀肉伤筋，或时碎骨疮中自出，肉冷难生，疼痛不可忍，**芎䓖圆**方：

芎䓖二两　当归一两半，剉，微炒　桂心一两　黄耆一两，剉　沉香一两　安息香一两　附子半两，炮裂，去皮脐　白芷半两　骐骥竭半两　丁香半两　木香一两　枳壳半两，麸炒微黄，去瓤　羌活半两　赤芍药半两

右件药捣罗为末，炼蜜和捣三五百杵，圆如梧桐子大，每日空心午时晚食前以甘草酒下二十圆。

治妇人乳结颗块，脓水宿滞，恶血，疼痛不差，血脉壅闭，**无名异散**方：

无名异半分　没药三分　骐骥竭三分　木香半两　人参半两，去芦头　赤茯苓半两　白芷半两　当归半两，剉，微炒　虎杖三分　黄芩半两　黄耆一两，剉　牡丹半两　桂心半两　生干地黄半两

右件药捣细罗为散，每服空腹及晚食前以温酒调下二钱。

治妇人乳痈风毒，肿久不消，未成脓，先用药汤淋熨，令四向恶物消散，方：

赤小豆五合，粗碾破　葱二七茎，并须细切　白矾二两，碎研　甘草一两，生剉　乳香半两　芥子二合　桑根白皮一两，细剉

右件药用青布裹，于锅内以水三升煮药令熟，承热熨肿处，冷即再暖熨之，一日可五七度

熨，则令内消。

治妇人乳痈，肿未穴，痛不可忍，及已成疮，久不差者，宜傅**熏陆香散**方：

熏陆香半两　百合半分　雄鼠粪半分　盐半钱

右件药捣细罗为散，用醋调涂贴，立效。

治妇人乳痈成疮，久不差，脓汁出，疼痛欲死，不可忍，**鹿角散**方：

鹿角二两　甘草半两

右件药捣细罗为散，用鸡子白和，于铜器中暖令温，傅患处，五七易即愈。

治妇人乳肿诸方

夫足阳明之经，胃之脉也，其脉直从缺盆下于乳。因劳动则肤腠理虚，受风邪入于荣卫，荣卫否涩，血气不流，热结于乳，故令乳肿，其结肿不散，则成痈也。

治妇人乳初觉肿妨疼痛，及欲成痈结，**升麻散**方：

川升麻一两　玄参一两半　桑根白皮三两，剉　赤芍药一两　白芷三分　川大黄一两，剉碎，微炒　马蹄三分，烧灰　甘草一两，炙微赤，剉　川朴消二两

右件药捣粗罗为散，每服四钱，以水一中盏，煎至六分，去滓，每于食前温服，以利为度。

治妇人乳肿妨痛，日夜不可忍，方：

锻炉底土二两　露蜂房半两，微炙　赤小豆一合〔1〕　川大黄一两　木香一两　桂心一两

右件药捣细罗为散，以麻油调涂肿上经宿，神效。

治妇人乳肿痛，虑作痈毒，宜服此方：

甘草半两，一半生用，一半微炙　菰瓤一枚，去皮用瓤子，细剉令烂

右件药以酒一大盏煎甘草，取六分，入菰瓤绞取汁，顿服，未差更服。

治妇人乳肿，痛不可忍，吃甘草、菰瓤酒后，宜更用此方，淋熨肿痛上：

柳白皮剉，一升　地菘二握，剉

右件药以水五升，及稍热并滓熏乳肿处，以通手即淋熨乳上，当日即退。

治妇人乳肿不消，方：

川大黄三分　莽草三分　伏龙肝三分

右件药捣细罗为散，入生姜汁半合，入少醋和涂乳上，干即再涂。

又方：

桂心三分　甘草三分　川乌头一分，炮裂，去皮脐

右件药捣细罗为散，以醋和涂纸上覆之，其脓当化为水。

又方：

右取鱼枕为末，唾调涂之。

治乳肿痛甚者，方：

野菘半斤，不用洗

右和盐烂捣，厚涂肿上，干即换之。

---

〔1〕合：原作“分”。据《类聚》卷219引同方改。

治妇人乳疽诸方

夫妇人乳疽者，由肿而皮强，上如牛领之皮，谓之疽也。足阳明之脉从缺盆下于乳者，其脉虚则腠理开，寒气客之，寒搏于血，则血涩不通，故结肿。而气又归之，气淳盛，故成疽也。热久[1]不散，则肉败为脓也。

治妇人乳疽及妒乳，作寒热疼痛，宜傅**附子散**方：

附子一两，去皮脐　藜芦半两，去芦头

右件药捣罗为末，用醋调傅之，干即再傅之。

又方：

米粉一合　鸡子白三枚

右件药相和，涂帛上以贴疽，帛上开一小眼，以泄毒气，燥即易之。

又方：

釜底土一两　鸡子白三枚

右件药捣相和涂之，如少破，弥良。

又方：

黄蘗一两，捣末　鸡子白三枚

右件药相和厚涂，数易之即愈。

又方：

右于石上水摩鹿角，取浓汁涂疽上，干复易之，随手渐消。

又方：

半夏末一两　鸡子白三枚

右件药和涂之，极效。

又方：

右以醋和吴茱萸末，或捣生姜，或小蒜和傅之，并良。

治妇人乳结核诸方

夫足阳明之经脉，有从缺盆下于乳者，其经虚，风冷乘之，冷折于血，则生结核也。夫肿热则变败为脓，冷则核不消。又因疲劳动气而生热，亦焮痒也。

治妇人乳生结核，坚硬，或肿疼痛，宜用消毒肿，止疼痛，水膏方：

黄蘗二两，剉　露蜂房半两，微炙　糯米二合　赤小豆一合　盐一两

右件药捣细罗为散，捣生地黄取汁，调令稀稠得所，看肿痛处大小，剪生绢上厚涂贴之，干即换之。

治妇人乳痈毒，始生结核，**内消散**方：

川大黄一两　黄芩一两　黄连一两，去须　黄药一两　地龙一两，炒令黄　乳香一两

右件药捣细罗为散，用生地黄汁调匀，涂于肿毒上，干即易之，不过三五度差。

---

〔1〕 久：下原有“散”字。《病源》卷40“疽发乳候”无此字，当衍，删。

治妇人乳生结核，疼痛，散毒气，止疼痛，**当归散**方：

当归三分，剉，微炒　甘草一两，剉　川芒消一两　黄连三分，去须　黄药三分　川大黄一两　蒲公英三分　玄参三分

右件药捣细罗为散，用鸡子白调为膏，于生绢上涂贴，取[1]效为度。

治妇人乳生结核及肿疼，宜熁贴方：

盐草根二两　生蒻头二两

右捣如泥，贴之立效。

治妇人乳[2]痈疮肿疼痛诸方

夫妇人乳痈疮肿疼痛者，是风毒积聚而成痈疮也。盖产后不勒捏去乳汁，蓄积不止，其恶汁内引于热结，故令疮肿痛也。

治妇人乳痈以成疮肿脓水，疼痛不可忍，**木通散**方：

木通一两半，剉　黄耆二两，剉　玄参一两半　沉香三分　赤芍药二两　子芩一两　败酱一两　露蜂房一两，炙黄　汉防己一两半　川朴消二两

右件药捣筛为散，每服四钱，以水一中盏，煎至六分，去滓，不计时候温服。

治妇人乳痈，疮肿疼痛，除热**大黄圆**方：

川大黄一两，剉，微炒　桂心半两　薏苡人半两　鸡骨香半两　黄连半两，去须　人参半两，去芦头　附子半两，炮裂，去皮脐　黄耆半两，剉　木通半两，剉　当归半两，剉，微炒　枳实半两，麸炒微黄　败酱一分　赤芍药半两　白蒺藜一两，微炒去刺

右件药捣罗为末，炼蜜和捣三二百杵，圆如梧桐子大，每服不计时候以温水下三十圆。

治妇人乳痈疮肿，焮热疼痛，宜用散毒气**葶苈散**方：

甜葶苈一两　赤芍药三分　白芷一两　丁香三分　黄耆一两，剉　羊桃皮一两，剉　消石三分　半夏一两，汤洗七遍去滑　白敛一两　莽草半两　木香一两　木鳖子一两，去壳

右件药捣细罗为散，用酸浆水调和令匀，摊[3]于故帛上贴之。

治妇人乳头裂痛，欲成疮，方：

胭脂三分　蚌蛤粉一两

右件药研细，涂乳裂处，神效。

治乳痈肿成疮，疼痛，方：

鸡子一枚，打破

右以热酒调为一服，五七服即疮愈。

又方：

防风一两，去芦头　牵牛子二两，微炒　牛蒡子一两

右件药捣细罗为散，不计时候以温水调下二钱。

又方：

---

〔1〕取：原误作“服”。《普济方》卷347、《类聚》卷219引同方均作“取”，义长，故改。

〔2〕乳：原误作“乱”。据排门目录及分目录改。

〔3〕摊：原作“攤”。据《类聚》卷219引同方改。

蔓荆子一两　甘草二寸，一半生，一半熟　干薄荷半两

右件药捣细罗为散，每服二钱，用暖酒调下，日三服。

又方：

车前子一两

右捣罗为末，用暖酒调下二钱，日三服。

又方：

赤小豆一两　莽草一两

右件药捣罗为末，以酒调涂之。

治妇人乳痈熏法诸方

治乳痈，宜熏方：

耶屈律藤[1]蔓切，一斤

右以水二升煮取一升半，泻于小口瓷瓶中，熏患处良。

又方：

和泥葱七茎

右捣如泥，以水二升煮取一升半，泻于小口瓷瓶中，熏患处，三五度差。

又方：

和泥芥菜

右捣，以水二升煮取一升半，泻于小口瓷瓶中，熏患处，三五度差。

治妇人乳痈疼痛，宜熏方：

露蜂房半斤，细剉

右件药以醋五升煮令热，相和倾于瓶中，热熏乳上，三五度即差，冷[2]即再煎用之，妙。

---

〔1〕耶屈律藤：《正误》："未详。"

〔2〕冷：原误作"令"。据《类聚》卷219引同方改。

太平圣惠方卷第七十二——凡一十八门　病源一十八首　方共计二百一十九道

治妇人月水不通诸方

夫妇人月水不通者，由劳损血气，致令体虚受风冷，邪气客于胞内，伤损冲任之脉，并手太阳、少阴之经，致胞络内绝，血[2]气不通故也。冲任之脉起于胞内，为经脉之海。手太阳小肠之经也，手少阴心之经也，此二经为表里，主下为月水。风冷伤其经血，血性得温则宣流，得寒则涩闭，既为风冷所搏，故血结在内，故令月水不通也。又云：肠中鸣，则月水不来。病本在胃，胃气虚不能消化水谷，使津液不生血气故也。又云：醉以入房，则内气竭绝，伤于肝，使月水衰少不来也。所以尔者，肝藏于血，劳伤过度，血气枯竭于内也。又先经唾血及吐血下血，谓之脱血，使血枯，亦月水不来也。所以尔者，津液减耗故也。但益津液，则其经自下也。诊其肾脉微涩者，是月水不来也。又左手关后尺内浮为阳，阳绝者，无膀胱脉也，月水则闭。又肝脉沉而急，隐之亦然，时小便难，苦头眩痛，腰背痛，足寒时疼，月水不来时，恐得之时有所堕坠也。月水不通，久则血结于内生块，变为血瘕，亦作血癥，血水相并，壅涩不通，脾胃虚弱，变为水肿也。所以然者，脾候身之肌肉，象于土，土主克消于水，水血既并，脾气衰弱，不能克消，故水气流溢，浸渍肌肉，故肿满也。

治妇人月水不通，心腹胀满，腰间疼痛，**赤芍药散**方：

赤芍药三分　柴胡一两，去苗　庵蕳子半两　土瓜根半两　牛膝三分，去苗　枳壳半两，麸炒微黄，去瓤　牡丹半两　桂心半两　桃人三分，汤浸，去皮尖、双人，麸炒微黄　川大黄一两，剉碎，微炒　川朴消三分

右件药捣筛为散，每服三钱，以水一中盏，入生姜半分，煎至六分，去滓，食前温服之。

---

〔1〕 癥：原作“痈”。据正文标题及该节内容改。

〔2〕 绝，血：原作“血绝”，不通。《类聚》卷207所引同此。《病源》卷37“月水不通候”作“胞络内绝，血气不通”，义长，故乙转。

治妇人月水不通，**牡丹散**方：

牡丹一两半　当归一两半，剉，微炒　白芷一两　琥珀一两　川大黄一两半，剉碎，微炒　赤芍药一两　桂心一两　芎䓖一两　虻虫半两，炒令微黄，去翅足　水蛭半两，炒令黄

右件药捣细罗为散，每服三钱，以酒一中盏，煎至六分，去滓，空心及晚食前温服之。

治妇人月水不通，脐腹疞刺疼痛，**庵蕳子散**方：

庵蕳子三分　川大黄半两，剉碎，微炒　当归三分，剉，微炒　桂心半两　牛膝三分，去苗　桃人三分，汤浸，去皮尖、双人，麸炒微黄　川芒消三分

右件药捣筛为散，每服四钱，以水一中盏，煎至五分，去滓，食前温服。

治妇人月水不通，脐下疞痛，腹胁妨闷，**琥珀散**方：

琥珀三分，细研　牛膝一两，去苗　当归一两，剉，微炒　延胡索三分　桃人三分，汤浸，去皮尖、双人，麸炒微黄　芎䓖半两　赤芍药半两　桂心半两　川大黄三分，剉，微炒　牡丹半两　水蛭一分，炒微黄

右件药捣粗罗为散，每服三钱，以水一中盏，入生姜半分，煎至五分，去滓，食前温服。

治妇人月水不通，心腹妨闷，四肢烦疼，**大黄散**方：

川大黄一两，剉，微炒　川朴消半两　牛膝三分，去苗　当归三分，剉，微炒　桃人三分，汤浸，去皮尖、双人，麸炒微黄　虻虫一分，炒令黄，去翅足　赤芍药三分　水蛭一分，炒微黄　土瓜根三分　干漆半两，捣碎，炒令烟出　桂心半两

右件药捣细罗为散，每于食前以温酒调下一钱。

治妇人月水不通，血气攻刺，腹胁疼痛，四肢干瘦，不欲饮食，**虻虫散**方：

虻虫半两，炒令微黄，去翅足　水蛭半分，炒令微黄　当归半两，剉，微炒　人参三分，去芦头　木香一分　红蓝花半两　童子头发三分，烧灰　井内倒悬草三分　干姜一分，炮裂，剉　赤芍药三分　姜黄三分　荷叶一两

右件药捣细罗为散，每于食前以温酒调下一钱。

治妇人月水不通，时作寒热，食少体瘦，**斑猫散**方：

斑猫一分，糯米中同炒令黄，去翅足　川大黄三分，剉，微炒　水蛭一分，炒令黄　当归三分，剉，微炒　虻虫一分，炒令黄，去翅足

右件药捣细罗为散，每于食前以温酒调下一钱。

治妇人血气滞，致经脉不通，渐渐羸瘦，日久成痨，**芫花散**方：

芫花三分，醋拌炒令干　硇砂一分　没药一分　当归一分，剉，微炒　延胡索一分　红蓝花子一分　水蛭二十一枚，微炒

右件药捣细罗为散，每服空心以豆淋薄荷酒调下一钱，夜深心腹空时再一服。

治妇人月候不通，**琥珀煎圆**方：

琥珀一两，细研，以醋三升熬如膏　虻虫半两，去翅足，炒黄　水蛭半两，炒黄　肉桂三两，去皴皮　桃人一两，去皮尖、双人，别研生用　川大黄三两，生用

右件药捣罗为末，以琥珀膏和圆如梧桐子大，每服空心以温酒下三十圆。

治妇人月水不通，手足心热，腹满喘急，不欲睡卧，心神烦闷，**鬼箭圆**方：

鬼箭羽一两　川芒消一两　柴胡一两，去苗　水蛭一分，炒微黄　虻虫一分，炒令微黄，去翅足　川大黄三分，剉，微炒　赤茯苓三分　干漆半两，捣碎，炒令烟出　川椒一分，去目及闭口者，微炒去汗紫色　杏人三分，汤浸，去皮尖、双人，麸炒微黄　桃人三分，汤浸，去皮尖、双人，麸炒微黄　牡丹二分　甜葶苈一两，隔纸炒令紫色

右件药捣罗为末，炼蜜和捣三二百杵，圆如梧桐子大，每于食前以温酒下二十圆。

治妇人月水不通，腹中刺痛，**牛膝圆**方：

牛膝一两，去苗　当归一两，剉，微炒　桃人半两，汤浸，去皮尖、双人，麸炒微黄　琥珀一两　芎䓖半两　川大黄三分，剉，微炒　水蛭一分，炒令微黄　鬼箭羽三分

右件药捣罗为末，炼蜜和圆如梧桐子大，每于食前以温酒下二十圆。

治妇人月水不通，**没药圆**方：

没药半两　硇砂半两　干漆半两，捣碎，炒令烟出　桂心一两　芫花半两，醋拌一宿，炒干　狗胆二枚，干者　水银三分，入少枣肉研令星尽

右件药捣罗为末，以枣肉和圆如菉豆大，每于食前以温醋汤下十圆。

治妇人月水不通，小腹宿血积滞，**芫菁圆**方：

芫菁一分，微炒　牛膝半两，去苗　硇砂一分　藕节半两　桂心半两　水银一分，以少枣肉研令星尽

右件药捣罗为末，研入水银令匀，用醋煮面糊和圆如菉豆大，每日空心以温酒下五圆。如小腹涩痛，即用滑石、栀子等分煎汤投之。

治妇人月水不通，腹胁疼痛，**穿山甲圆**方：

穿山甲　没药　延胡索　当归剉，微炒　硇砂已上各半两　狗胆二枚，干者

右件药捣罗为末，以竹筒内盛，饭甑中蒸三溜，入炼蜜和圆如菉豆大，每于食前以温酒下十圆。

治妇人月水不通，烦热疼痛，**苏枋木煎**方：

苏枋木二两，剉　硇砂半两，研　川大黄末，一两

右件药先以水三大盏，煎苏木至一盏半，去滓，入硇砂、大黄末同熬成膏，每日空心以温酒调下半大匙。

治妇人月水不通，心腹滞闷，四肢疼痛，**水银圆**方：

水银半两，以少枣肉研令星尽　硇砂半两，细研　朱砂半两，细研　巴豆十枚，去皮心研，纸裹压去油

右件药都研令匀，以狗胆汁和圆如梧桐子大，每日空心温酒下三圆。

又方：

水蛭十枚，炒令微黄　川椒一分，去目及闭口者，微炒去汗　硇砂一分，细研　獭胆一枚，干者　狗胆一分，干者

右件药捣罗为末，以醋煮面糊和圆如菉豆大，每于食前当归酒下五圆。

又方：

芫花半两，醋拌炒令干　水蛭一分，炒微黄

右件药捣细罗为散，每日空心以暖酒下半钱。

又方：

赤马肝一片，炙令燥

右捣细罗为散，每于食前以热酒调下一钱。

治妇人月水不调诸方

夫妇人月水不调者，由劳伤气血，致体虚受风冷之气也。若风冷之气客于胞内，伤于冲任之脉，损手太阳、少阴之经。冲任之脉皆起于胞内，为经络之海。手太阳小肠之经，手少阴

心之经也，此二经为表里，主上为乳汁，下为月水。然则月水是经络之余，若冷热调和，则冲脉任脉气盛，太阳、少阴所生之血宣流，依时而下。若寒温乖适，经脉则虚，若有风冷，虚则乘之，邪搏于血，或寒或温，寒则血结，温则血消，故月水乍多乍少，故为不调也。

治妇人月水不调，或多或少，苦腰痛，四肢骨节痛，脚手心热，胸膈躁闷，不多思食，**牛膝散**方：

牛膝去苗　土瓜根　当归剉，微炒　丹参　赤芍药　桃人汤浸，去皮尖、双人，麸炒微黄　桂心　黄芩　川朴消已上各一两　牡丹二两　生干地黄二两

右件药捣筛为散，每服三钱，以水一中盏，入生姜半分，煎至六分，去滓温服，日三服。

治妇人月水不调，或月前，或月后，或如豆汁，腰痛如折，两脚疼痛，胞中风冷，宜下之，**大黄散**方：

川大黄二两，剉，微炒　牡丹一两　川朴消二两　甘草半两，炙微赤，剉　牛膝一两，去苗　当归一两，剉，微炒　赤茯苓一两　水蛭半两，炒微黄　桃人一两，汤浸，去皮尖、双人，麸炒微黄　虻虫半两，炒令黄，去翅足

右件药捣粗罗为散，每服五钱，以水一大盏，煎至五分，去滓，空心服，如人行十里已来，当下恶物，如未，即次日再服。

治妇人月水不调，或一月再来，或月前月后，及闭塞不通，**杏人散**方：

杏人二两，汤浸，去皮尖、双人，麸炒微黄　川大黄三两，剉，微炒　水蛭三十枚，炒微黄　虻虫三十枚，炒微黄，去翅足　桃人一两，汤浸，去皮尖、双人，麸炒微黄

右件药捣筛为散，每服三钱，以水一中盏，煎至五分，去滓，空心温服，良久当随小便有恶物，所下多即住服，少即次日更服。

治妇人月水不调，或淋沥不断，断后复来，状如泻水，四体虚翕，不能饮食，腹中坚痛，举体沉重，唯欲眠睡，**桃人散**方：

桃人一两，汤浸，去皮尖、双人，麸炒微黄　泽兰二两　牛膝二两，去苗　当归二两，剉，微炒　桂心二两　牡丹二两　赤芍药二两　生干地黄三两　甘草一两，炙微赤，剉　半夏一两，汤洗七遍去滑　人参二两，去芦头　蒲黄二两　芎䓖二两

右件药捣筛为散，每服五钱，以水一大盏，入生姜半分，煎至五分，去滓温服，日三服。

治妇人月水不调，脐下㽲痛，不多嗜食，**桑耳散**方：

桑耳一两　庵蕳一两　牛膝一两半，去苗　赤芍药一两　土瓜根一两　赤茯苓一两　牡丹一两半　桂心一两半　芎䓖一两　川大黄一两半，剉，微炒　生干地黄一两　甘草半两，炙微赤，剉

右件药捣细罗为散，每日空腹及晚食前以温酒调下二钱。

治妇人月水不调，及产后恶露不下，狂语闷乱，口干，寒热往来，腹中疼痛，**牡丹散**方：

牡丹　土瓜根　牛膝去苗　虎杖　桃人汤浸，去皮尖、双人麸炒微黄　赤芍药　当归剉，微炒　川大黄细剉，醋拌炒干　槟榔　荷叶　红蓝花　延胡索　蒲黄　虻虫炒微黄，去翅足　水蛭微炒，已上各半两

右件药捣细罗为散，每服不计时候以当归酒调下一钱。

治妇人月水不调，或一月再来，或隔月不来，来又或多或少，淋沥不断，或赤，或黄，或黑，或如清水，腰腹刺痛，四体虚翕，心腹坚痛，举体沉重，唯欲眠而不欲食，渐加羸瘦，**牡丹圆**方：

牡丹一两　生干地黄一两　当归三分，剉，微炒　蒲黄一两　牛膝三分，去苗　琥珀一两　桃人一两，汤浸，去皮尖、双人，麸炒微黄　赤芍药三分　川椒一两，去目及闭口者，微炒去汗　庵蕳子一两　水蛭半

两，炒令微黄　干姜三分，炮裂，剉　泽兰一两　䗪虫三七枚，微炒　黄芩三分　桑耳三分　芎䓖一两　虻虫半两，炒微黄，去翅足

右件药捣罗为末，炼蜜和捣三五百杵，圆如梧桐子大，每日空心及晚食前以温酒下三十圆。

治妇人月水不调，或一月再来，或满月不来，或多或少，脐下㽲痛，面色萎黄，四体虚翕羸瘦，不能饮食，**生干地黄圆**方：

生干地黄桃人汤浸，去皮尖、双人麸炒微黄　当归剉，微炒　牛膝去苗　川大黄别捣为末　芎䓖　土瓜根　赤芍药　桂心　川芒消已上各二两　虻虫一两，炒令微黄，去翅足　水蛭半两，炒微黄

右件药捣罗为末，以头醋三升熬大黄末成膏，和诸药末捣三二百杵，圆如梧桐子大，每日空心及晚食前煎红蓝花汤下二十圆。

又方：

生地黄切，一斤

右以酒三大盏，煎取一盏半去滓，分为三服，一日服尽。

又方：

右取鹿角捣罗为末，每服以温酒调下三钱。

治妇人月水久不通诸方

夫妇人月水久不通者，由脏腑虚损，气血劳伤，风冷客于胞内，伤于冲任之脉，并手少阴、太阳之经故也。夫手少阴心也，手太阳小肠也，二经以为表里，其经血上为乳汁，下为月水也。凡血得温则流通，得冷则壅结，令风冷留于经络，搏于气血，气血枯竭，胞络闭结，故令久不通也。

治妇人月水不通年月深远，面上皯䵳，黑如嘿墨，每思咸酸之物，食之不已，意无足时，此由凝血在脏，热入血室即歌咏言笑，悲泣不止，便将是鬼魅魍魉，**桃人散**方：

桃人一两，汤浸，去皮尖、双人，麸炒微黄　茜根一两半　虻虫二七枚，微炒，去翅足　水蛭二七枚，炒令微黄　赤芍药一两　琥珀一两，细研　木通一两，剉　川大黄一两半，剉碎，微炒　川芒消一两

右件药捣筛为散，每服三钱，以水一中盏，煎至六分，去滓，空腹温服，如人行十里再服，良久当利下黑血黄涎[1]，亦如泔淀，如下不多，次日再服，使令绝其根本。一月已上不得吃面并驴、马、猪、牛等肉。

治妇人月水久不通，经数年已来，羸瘦少食，诸方不效，宜服**鬼箭散**方：

鬼箭羽半两　赤芍药半两　川大黄半两，微炒　桂心半两　鳖甲半两，涂醋炙令黄，去裙襴　当归半两，剉，微炒　牛膝半两，去苗　土瓜根半两　水蛭一分，炒微黄　琥珀一两，细研　川朴消一两　虎杖三分　桃人三分，汤浸，去皮尖、双人，麸炒微黄　虻虫一分，炒微黄

右件药捣粗罗为散，每服三钱，以水一中盏，入生姜半分，煎至五分，去滓，每于食前温服。

治妇人月水久不通，立效方：

积年屋上瓦松一分　护火草一分

〔1〕涎：原误作“延”。据《类聚》卷207引同方改。

龙胎半分，此物山间大水中有之，似干鱼鳞，蜀中尤多，甚腥秽

右件药都捣碎，用水二中盏，煎至一盏去滓，分为二服，空心服之，少须当取下恶血甚多，如不快，即晚再服。

治妇人月水不通，心[1]神烦闷，腹胁气胀，宜服**乌金散**方：

乱发一两，须是丈夫者，剪碎　不蚛皂荚一梃，肥者，寸剉　神曲二两　赤鲤鱼鳞一两　大麦糵一两

右件药入在一瓷瓶子内实填，口上安一团瓦子盖瓶口，用纸筋泥固济候干，先用慢火煏，后着大火烧令通赤，去火候冷取出，入麝香一钱同研令细，每于食前以温酒调下一钱。

治妇人月水不通，三年内者，宜服**紫石英散**方：

紫石英细研，水飞过　朱砂细研，水飞过　虎杖剉　细瓷末　滑石已上各半两　斑猫十枚，糯米同炒令黄，去翅足

右件药捣细罗为散，都研令匀，空心以温酒调下一钱，至巳时小便先涩痛，即恶物下如鸡肝。

治妇人月水不通六七年，或肿满气逆，腹胀瘕痛，神验方：

虻虫半两，糯米炒令黄，去翅足　蛴螬半两，微炒　熟干地黄二两　牡丹一两　桃人一两，汤浸，去皮尖、双人，麸炒微黄　水蛭半两，炒微黄　干漆一两，捣碎，炒令烟出　赤茯苓一两　川芒消一两　人参一两，去芦头　黄芩半两　海藻半两，洗去咸味　甜葶苈半两，隔纸炒令紫色　牡蒙一两　赤芍药一两　牛膝二两，去苗　土瓜根一两　吴茱萸一两，汤浸七遍，微炒

右件药捣罗为末，炼蜜和捣三二百杵，圆如梧桐子大，每服食前以温酒下十圆。

治妇人月水久不通，日渐羸瘦，变为血痨，及血气结[2]聚疼痛，**狗[3]胆圆**方：

狗胆五枚，去汁　硇砂半两，胆汁浸三七日　干漆半两，捣碎，炒令烟出　芫花半两，醋拌炒令干　牛李人半两　延胡索半两　干姜一分，炮裂，剉　斑猫一分，糯米拌炒令黄，去翅足　当归半两，剉，微炒　骐驎竭一分　砒霜一分　伏龙肝半两，细研　自然铜一两，剉细研　虻虫半两，炒微黄，去翅足　水蛭半两，炒微黄

右件药捣罗为末，用头醋一升，先入自然铜末煎十沸已来，去却石脚，却入铫子内，入药末一半以慢火煎如膏，后更入硇砂、狗胆及一半药末，和捣三二百杵，圆如菉豆大，每于食前以温酒下七圆。

治妇人月水久不通，令人乍寒乍热，羸瘦盗汗，或加咳嗽，不欲饮食，**牡蛎圆**方：

牡蛎粉一两　川大黄二两，剉碎，微炒　柴胡一两，去苗　川芒消一两　干姜一分，炮裂，剉　芎䓖一分　川椒一分，去目及闭口者，微炒去汗　赤茯苓半两　甜葶苈半两，隔纸炒令紫色　水蛭一分，炒微黄　杏人三分，汤浸，去皮尖、双人，麸炒微黄　虻虫一分，炒微黄，去翅足　桃人二分，汤浸，去皮尖、双人，麸炒微黄

右件药捣罗为末，炼蜜和捣三二百杵，圆如梧桐子大，每日空心及晚食前以温酒下十圆。

治妇人月水久不通，或成肿满，气逆咳嗽，羸瘦食少，**蛴螬圆**方：

蛴螬三分，微炒　生干地黄一两　牡丹三分　干漆半两，捣碎，炒令烟出　赤芍药三分　牛膝三分，去苗　土瓜根三分　桂心半两　桃人三分，汤浸，去皮尖、双人，麸炒微黄　黄芩半两　琥珀半两　虻虫一分，炒微黄，去翅足　水蛭一分，炒微黄　甜葶苈三分，隔纸炒令紫色　赤茯苓一两　海藻三分，洗去咸味　桑根白皮三分，剉

---

〔1〕心：原误作“必”。据《类聚》卷207引同方改。

〔2〕结：原作“纸”，《类聚》卷207所引同。《正误》：“疑当作‘结’。”《普济方》卷333引同方作“结”，义长，因改。

〔3〕狗：原作“猪”。据方中药物及《类聚》卷207所引改。

右件药捣罗为末，炼蜜和捣三二百杵，圆如梧桐子大，每于食前以温酒下二十圆。

治妇人月水久不通，洒洒往来寒热，**虻虫圆**方：

虻虫半两，炒微黄，去翅足　桃人二两，汤浸，去皮尖、双人，麸炒微黄　桑螵蛸半两，微炒　蛴螬一两，微炒　代赭一两　水蛭半两，炒令微黄　川大黄一两，剉，微炒

右件药捣罗为末，炼蜜和圆如梧桐子大，每于食前以温酒下十圆。

治妇人气滞，月水久不通，**桃人煎圆**方：

桃人二两，汤浸，去皮尖、双人，麸炒微黄　川大黄二两，微炒　川朴消二两　虻虫一两，炒微黄，去翅足

右件药捣罗为末，用酽醋五升，于铜铛中以慢火熬，候可圆，圆如鸡头实大，当晚不食，五更初以温酒下一圆，至明朝午际下如豆汁，或如鸡肝、虾血、虾蟆衣，其病下即差。

治妇人月水久不通，心腹多[1]痛，**硇砂圆**方：

硇砂一两　斑猫一分，糯米拌炒令黄，去翅足　桂心半两　当归半两，剉，微炒

右件药捣罗为末，用软[2]饭和圆如菉豆大，每于食前以温酒下五圆，服此药后，如小便涩，宜服后方：

又方：

蘧麦　木通剉　灯心　滑石　甘草炙微赤，剉，各一分

右件药捣筛为散，以水一大盏，煎至六分，去滓，分为二服，以小便利为度。

治妇人月水久不通，四肢状如枯木，上气咳嗽，背膊烦闷，涕唾稠粘，少食多睡，**桂心圆**方：

桂心三分　夜明沙三分，微炒　砒霜一分　斑猫一分，糯米拌炒黄，去翅足　硇砂三分，细研　甘草三分，炙微赤，剉　皂荚一分，去黑皮，涂酥炙令黄，去子

右件药捣罗为末，用软饭和圆如梧桐子大，每于食前以温酒下三圆。

治妇人月水久不通，恶血攻刺，腹内疠痛，四肢干瘦，**黑圣圆**方：

胎发一两，烧灰　赤鲤鱼皮三两，烧灰　虻虫一分，炒微黄，去翅足　水蛭一分，炒微黄　黑豆一合，醋拌炒令黑烟尽　羚羊角屑半两　骐驎竭半两　巴豆七枚，去皮心研，纸裹压去油　香墨半两

右件药捣罗为末，以软饭和圆如梧桐子大，不计时候以热酒下十圆。

治妇人月水不通，心腹烦闷，四肢痛弱，**金花散**方[3]：

桂心半两，末　斑猫一两去翅足　麝香一钱，细研[4]

右件药先用水和白面裹斑猫，以慢火翻覆烧令烟尽，放冷，净去却焦面，取斑猫灰，与桂心末及麝香同研令细，每五更初用暖酒调下一钱，服药后或憎寒壮热，腹内掐撮疼痛，或小便似淋，勿怪，此是药行，须臾即通。如未通，即隔日再服。

治妇人月水久不通，**乌金散**方：

童男发三两，烧灰　童女发三两，烧灰　斑猫三七枚，糯米拌炒令黄，去翅足

右件药入麝香一钱同研令细，每于食前以热生姜酒调下一钱。

---

〔1〕 多：原作“少”。《普济方》卷 333、《类聚》卷 207 所引同方均作“多”，义长，故改。

〔2〕 软：下衍“饮”字。据删同上。

〔3〕 治妇人……金花散方：此段原置于方组之后，不合体例。据《普济方》卷 333、《类聚》卷 207 所引同方乙转。

〔4〕 研：下衍一“班”字。据删同上。

治妇人月水不利诸方

夫妇人月水不利者，由劳伤血气，致令体虚而受风冷客于胞内，损伤冲任之脉、手太阳、少阴之经故也。冲任之脉为经脉之海，皆起于胞内。手太阳小肠之经也，手少阴心之经也，此二经为表里，主下为月水。风冷客于经络，搏于血气，血得冷则壅滞，故令月水来不宣利也。诊其脉，从寸口来至，状如琴弦，苦腹痛，月水不利，孔窍生疮。又左手关上脉沉，足厥阴经也，沉为阴，主[1]月水不利，腰腹痛。尺脉滑，血气实，经络不利。又尺脉来而断绝者，月水不利也。又寸关调如故，而尺脉绝不至者，月水不利也，当患小腹引腰痛，气滞上攻胸膈也。

治妇人月水不利，脐腹疼痛，不欲饮食，**牡丹散**方：

牡丹一两　赤茯苓三分　木香半两　赤芍药三分　当归三分，剉，微炒　生干地黄三分　桂心三分　白术三分　石韦半两，去毛　桃人三分，汤浸，去皮尖、双人，麸炒微黄　川大黄一两，剉，微炒

右件药捣粗罗为散，每服三钱，以水一中盏，入生姜半分，煎至五分，去滓，每于食前稍热服之。

治妇人月水不利，攻脐腹疼痛，口干不食，**琥珀散**方：

琥珀一两　土瓜根一两　当归一两，剉，微炒　藕根一两　姜黄一两　白术半两　桂心半两　生干地黄三分　赤芍药三分　牛膝三分，去苗　凌霄花三分　庵蕳子三分　川大黄一两，剉，微炒

右件药捣筛为散，每服三钱，以水一中盏，煎至五分，去滓，每于食前温服。

治妇人月水不利，攻脐腹疼痛，头目昏闷，**赤龙鳞散**方：

赤鲤鱼鳞二两，烧灰　黑豆二合，醋拌烧令焦　羚羊角三两，炒令燥　乱发灰一两　藕节一两　水蛭一分，炒微黄　桂心一两　木香一两　虻虫一分，微炒黄，去翅足　当归一两，剉，微炒　白僵蚕三分，微炒　赤芍药一两　麝香一分，细研

右件药捣细罗为散，入麝香研令匀，每于食前以热酒调下一钱。

治妇人月水不利，脐腹疞痛，**牛膝散**方：

牛膝一两，去苗　桂心半两　赤芍药半两　当归半两，剉，微炒　木香半两　牡丹半两　延胡索半两　芎䓖半两　桃人三分，汤浸，去皮尖、双人，麸炒微黄

右件药捣细罗为散，每服食前以温酒调下一钱。

治妇人月水不利，脐腹疼痛不可忍，**没药散**方：

没药　当归剉，微炒　延胡索　鬼箭羽　琥珀　庵蕳子已上各一两

右件药捣细罗为散，不计时候以热酒调下一钱。产后败血攻刺，心腹疼痛，服之亦效。

治妇人月水不利，脐腹疼痛，不多饮食，四肢瘦弱，**牛膝圆**方：

牛膝一两，去苗　当归半两，剉，微炒　白术半两　芎䓖半两　桂心半两　桃人三分，汤浸，去皮尖、双人，麸炒微黄　川大黄一两，剉，微炒　水蛭一分，炒微黄　鬼箭羽三分

右件药捣罗为末，炼蜜和圆如梧桐子大，每于食前以温酒下二十圆。

治妇人月水不利，忧悒，心下支满，血气上攻，心腹疼痛，不得睡卧，**桂心圆**方：

桂心半两　赤芍药半两　土瓜根半两　汉椒一分，去目及闭口者，微炒去汗　黄芩半两　干漆半两，

---

〔1〕 主：原误作“生”。据《类聚》卷207引同论改。

捣碎，炒令烟出　当归半两，剉，微炒　川大黄一两，剉碎，微炒

右件药捣罗为末，炼蜜和圆如梧桐子大，每于食前以温酒下二十圆。

治妇人月水不利，脐下结痛，**桃人圆**方：

桃人三分，汤浸，去皮尖、双人，麸炒微黄　牛膝一两，去苗　当归一两，剉，微炒　桂心半两　蘧麦半两　川大黄一两，剉，微炒

右件药捣罗为末，炼蜜和圆如梧桐子大，每于食前以温酒下二十圆。

治妇人月水不利，腹胁妨闷，背膊烦疼，**鳖甲圆**方：

鳖甲二两，涂醋炙令黄，去裙襕　川大黄一两，剉，微炒　琥珀一两半

右件药捣罗为末，炼蜜和圆如梧桐子大，每于食前以温酒下二十圆。

又方：

虎杖三两　凌霄花一两　没药一两

右件药捣细罗为散，不计时候以热酒调下一钱。

治妇人月水不通无子诸方

夫妇人月水不通而无子者，由风寒邪气客于经血。夫血得温则宣流，得寒则凝结，冷热结血，搏于子脏而成病，致阴阳之气不和，故月水不通而无子也。月水不通，非止令无子，血结聚不消，则变为血瘕，经久盘结成块，亦作血癥。血水相并，津液壅涩，脾胃衰弱者，水气流溢，变为水肿。如此之候，难可复治，多致无子也。

治妇人月水不通，无子，由子宫风冷，积血滞于膀胱，故致腰胯疼痛，手脚心热，背膊妨闷，经络不调，腹内多气，四肢乏力，面无血色，及多鼾黯，宜服**桃花圆**方：

桃花　苏合香　安息香　木香　槟榔　川芒消已上各三分　水蛭半两，炒令微黄　虻虫半两，炒令微黄，去翅足　鳖甲涂醋炙令黄，去裙襕　骐骥竭　附子炮裂，去皮脐　柴胡去苗　卷柏　当归剉，微炒　辛夷　白芷　紫石英细研，水飞过　禹余粮炒，醋拌七遍　芎䓖　牡丹　细辛　麦门冬去心，焙　羌活　桂心　肉豆蔻去壳，已上各一两

右件药捣罗为末，炼蜜和捣三二百杵，圆如梧桐子大，每日空心及晚食前煎茅香汤下三十圆。

治妇人脏腑宿冷，恶血凝结，月水不通，致令无子，宜服**干漆圆**方：

干漆一两，捣碎，炒令烟出　牡丹一两　射干一两　桃人二两，汤浸，去皮尖、双人，麸炒微黄　黄芩一两　桂心一两　吴茱萸一两，汤浸七遍，焙干微炒　川大黄一两，剉，微炒　水蛭半两，炒微黄　柴胡一两，去苗　虻虫半两，炒微黄，去翅足　庵䕡子一两　乱发灰半两　䗪虫半两，微炒　鳖甲二两，涂酥炙令黄，去裙襕　大麻人一两，别研如膏　蛴螬二十枚，微炒

右件药捣罗为末，以酒煎干漆为膏，和捣三二百杵，圆如梧桐子大，每服以后浸药酒下二十圆，日二服。

浸药酒方：

大麻人　庵䕡子　牛膝去苗〔1〕　射干　土瓜根　桃人汤浸，去皮尖、双人，麸炒微黄　桂心　灶底墨各二两

〔1〕苗：原误作“指”，《类聚》卷207所引同。《正误》：“‘指’当作‘苗’。”据本书牛膝制法，“苗”字义长，因改。

右件药都细剉，以酒二斗浸三日后，每服药时暖一小盏下之。单服此酒亦佳。

治妇人脏腑久冷，腰膝疼痛，背膊虚烦，月水不利，故令无子，**白薇圆**方：

白薇一两　熟干地黄二两　白前半两　当归半两，剉，微炒　附子半两，炮裂，去皮脐　干漆半两，捣碎，炒令烟出　山茱萸半两　牛膝半两，去苗　防风半两，去芦头　厚朴半两，去粗皮，涂生姜汁炙令香熟　桂心半两　白芷半两　赤石脂一两　吴茱萸半两，汤浸七遍，焙干微炒　柏子人一两　禹余粮一两，烧醋淬七遍　藁本半两　牡丹三分

右件药捣罗为末，炼蜜和捣三五百杵，圆如梧桐子大，每于空心及晚食前以温[1]酒下三十圆。

治妇人月水不利，四肢羸瘦，吃食减少，渐觉虚乏，故令无子，**熟干地黄圆**方：

熟干地黄二两　牡丹一两　柏子人一两，微炒　白芍药半两　当归半两，剉，微炒　人参三分，去芦头　紫石英一两，细研，水飞过　白茯苓三分　桂心半两　附子半两，炮裂，去皮脐　泽兰三分　白薇半两　萆薢半两，剉　牛膝三分，去苗　石斛三分，去根节　白术半两　细辛半两　芎䓖半两　吴茱萸半两，汤浸七遍，焙干微炒　木香半两　槟榔半两

右件药捣罗为末，炼蜜和捣五七百杵，圆如梧桐子大，每于空心及晚食前以温酒下三十圆。

治妇人月水不断诸方

夫妇人月水不断者，由损伤经血，冲任脉虚损故也。冲任之脉为经脉之海，手太阳小肠之经也，手少阴心之经也，此二经以为表里，主下为月水。若劳伤经脉，冲任气虚，故不能制其[2]经血，令月水不断也。凡月水不止而合阴阳，则冷气上入于脏，令人身体面目萎黄，亦令绝子不产也。

治妇人月水不断，口干烦热，吃食减少，四肢无力，**熟干地黄散**方：

熟干地黄　黄芩　当归剉，微炒　地榆剉　伏龙肝　艾叶微炒　柏叶微炒，已上各一两　芎䓖半两

右件药捣粗罗为散，每服三钱，以水一中盏，入生姜半分，枣二枚，煎至五分，去滓，每于食前温服。

治妇人月水不断，吃食减少，四肢黄瘦，**艾叶散**方：

艾叶微炒　阿魏捣碎，炒令黄燥　干姜炮裂，剉　当归剉，微炒　龙骨　黄耆剉　芎䓖　熟干地黄已上各一两　甘草半两，炙微赤，剉

右件药捣粗罗为散，每服三钱，以水一中盏，入枣三枚，煎至六分，去滓，每于食前温服。

治妇人月水不断，**木贼散**方：

木贼节一两　赤芍药一两　神曲半两，微炒　荷叶一分　柏叶半两，微炒

右件药捣细罗为散，每于食前以当归酒调下二钱。

治妇人月水不断，胞内积有虚冷，或多或少，乍赤乍白，**阳起石散**方：

阳起石二两　附子一两，炮裂，去皮脐　续断一两　赤石脂二两，细研　人参一两，去芦头　伏龙肝

---

〔1〕温：原误作“湿”。据《类聚》卷207引同方改。

〔2〕其：原作“经”。《病源》卷37“月水不断候”作“其”，义长，因改。

二两，细研　生干地黄二两　甘草一两，炙微赤，剉　干姜一两，炮裂，剉　桂心一两

右件药捣筛为散，都研令匀，每服四钱，以水一中盏，煎至六分，去滓，每于食前温服。

治妇人月水不断，口干心烦，四肢羸瘦，吃食少味，渐加乏弱，**续断圆**方：

续断　当归剉，微炒　乌贼鱼骨　黄耆剉　牛角䚡烧灰　五味子　赤石脂　熟干地黄　甘草炙微赤，剉　龙骨已上各一两　地榆半两　艾叶三分，微炒　芎䓖三分　干姜三分，炮裂，剉　附子三分，炮裂，去皮脐

右件药捣罗为末，炼蜜和捣三五百杵，圆如梧桐子大，每于食前以温酒下三十圆。

治妇人久冷，月水不断，面色萎黄，四肢瘦弱，心神虚烦，不多饮食，**禹余粮圆**方：

禹余粮三两，烧醋淬七遍　鹿角胶三分，捣碎，炒令黄燥　紫石英一两，细研，水飞过　续断一两　熟干地黄一两　赤石脂一两　芎䓖一两　干姜炮裂，剉　黄耆剉　艾叶微炒　柏叶微炒　当归剉，微炒　人参去芦头　白茯苓已上各半两

右件药捣罗为末，炼蜜和捣三五百杵，圆如梧桐子大，每于食前以粥饮下三十圆。

治妇人血海虚损，月水不断，**牡蛎圆**方：

牡蛎粉一两　阿胶三分，捣碎，炒令黄燥　当归三分，剉，微炒　芎䓖三分　续断三分　鹿茸三分，去毛，涂酥炙令微黄　干姜三分，炮裂，剉　赤石脂一两　代赭一两　甘草一分，炙微赤，剉

右件药捣罗为末，炼蜜和圆如梧桐子大，每服食前以温酒下三十圆。

治妇人劳损，月水不断，五脏气虚，肉色黄瘦，血竭暂止，少日复发，不耐动摇，小劳辄剧，若久疾失治者，可长服此**龙骨圆**方：

禹余粮二两，烧醋淬七遍　龙骨三两　紫石英三两，细研，水飞过　人参三两，去芦头　桂心二两　川乌头二两，炮裂，去皮脐　川椒一两，去目及闭口者，微炒去汗　桑寄生三两　石斛三两，去根，剉　泽泻三两　当归三两，剉，微炒　杜仲二两，去粗皮，炙微黄，剉　远志二两，去心　肉苁蓉二两，酒浸一宿，刮去皴皮，炙干　干姜三两，炮裂，剉　牡蛎粉二两　甘草一两，炙微赤，剉

右件药捣罗为末，炼蜜和捣三五百杵，圆如梧桐子大，每于食前以温酒下三十圆，渐加至五十圆。

又方：

槐鹅二两，炒令黄　赤石脂二两

右件药捣细罗为散，每服食前以热酒调下二钱。

又方：

右以桑黄捣罗为末，每于食前以热酒调下二钱。

又方：

船茹半斤，净洗

右以河水三大盏煎取一盏，分为二服，食前温服之。

治妇人月水不通脐腹积聚诸方

夫心主于血，合于小肠。小肠者，通于胞门子脏，故手少阴、太阳之经，以为表里，其经血上为乳汁，下为月水。若气血和平，则经络通利。若劳伤体虚，风冷所乘，则血凝结在内，故令不通也。因其脾胃虚冷，饮食不消，与脏气相搏，故成积聚也。

治妇人月水不通，血气滞留，积聚成块，或攻心腹疼痛，不纳饮食，**牛膝散**方：

牛膝一两，去苗　川大黄一两，剉，微炒　当归半两，剉，微炒　芎藭半两　鳖甲一两，涂醋炙令黄，去裙襕　川芒消二两　桂心半两　赤芍药半两　木香半两　桃人半两，汤浸，去皮尖、双人，麸炒微黄　槟榔半两　青橘皮半两，汤浸，去白瓤，焙

右件药捣粗罗为散，每服四钱，以水一中盏，入生姜半分，煎至六分，去滓，每于食前稍热服之。

治妇人月水不通，血气积聚，脐腹疠痛，不能饮食，**芫花散**方：

芫花一两，醋拌炒令黄　牡丹一两半　鳖甲一两，涂醋炙令黄，去裙襕　没药三分　干漆三分，捣碎，炒令烟出　当归半两，剉，微炒　木香半两　川大黄一两，剉碎，微炒　芎藭半两　青橘皮半两，汤浸，去白瓤，焙　干姜半两，炮裂，剉　赤芍药半两　桂心半两

右件药捣细罗为散，每于食前以热酒调下一钱。

治妇人寒热羸瘦，胸中支满，肩背腰脊重痛，腹里急坚积聚，怠堕不可忍，引腰小腹痛，四肢烦疼，手足厥逆寒，或时烦热，涎唾喜出，时欲食酸甜，身体时如锥刀所刺，月水不通，大小便难，苦下重，不着肌肤，宜服**干姜圆**方：

干姜二两，炮裂，剉　柴胡二两，去苗　赤芍药二两　人参二两，去芦头　川椒一两，去目及闭口者，微炒去汗　消石一两　川大黄一两，剉，微炒　当归一两，剉，微炒　杏人二两，汤浸，去皮尖、双人，麸炒微黄　芎藭一两　水蛭半两，炒微黄　虻虫半两，炒微黄，去翅足　桃人一两，汤浸，去皮尖、双人，麸炒微黄　赤茯苓一两　蛴螬半两，炒微黄　䗪虫半两，微炒

右件药捣罗为末，炼蜜和捣三五百杵，圆如梧桐子大，每于食前以温酒下十圆。不通，稍加之。

治妇人月水不通，积聚成块，或发歇寒热，时复刺痛，**大黄圆**方：

川大黄三两，剉，微炒别研为末　鳖甲一两，涂醋炙令黄，去裙襕　柴胡一两，去苗　吴茱萸半两，汤浸七遍，焙干微炒　当归半两，剉，微炒　京三棱半两，微煨，剉　赤芍药半两　牛膝半两，去苗　槟榔半两　桂心半两　干漆三分，捣碎，炒令烟出

右件药捣罗为末，先以醋一升，入大黄末熬成膏，入药末和捣三二百杵，圆如梧桐子大，每于食前以生姜橘皮汤下三十圆。

治妇人月水不通，血气滞留于脐腹，或加疠闷，时有疼痛，**芫花煎圆**方：

芫花一两，醋拌炒干，别杵为末　硇砂半两，细研　牛膝半两，去苗　当归半两，剉，微炒　赤芍药半两　青橘皮半两，汤浸，去白瓤，焙　虻虫一分，炒微黄，去翅足　木香三分　水蛭一分，炒微黄　川大黄三分，剉，微炒　桂心半两　琥珀半两

右件药捣罗为末，以醋一升，熬芫花末成膏，入药末和圆如梧桐子大，每于食前以温酒下七圆。

治妇人月水不通，脐腹积聚，或时疼痛，不思饮食，**硇砂圆**方：

硇砂二两，于净生铁器内，用酸浆水两碗旋旋添，以慢火熬尽浆水为度　干漆一两，捣碎，炒令烟出　桂心一两　没药一两　琥珀一两

右件药捣罗为末，入硇砂都研令匀，用糯米软饭和圆如梧桐子大，每于食前以温酒下二十圆。

治妇人月水不通，脐腹积聚疼痛，**斑猫圆**方：

斑猫一两，糯米拌炒令黄，去翅足　干漆一分，捣碎，炒令烟出　硇砂一分　骐驎竭一分　没药一分　凌霄花一分　胎发一两，烧灰　狗胆二枚，干者

右件药捣罗为末，熬醋如饧，和圆如菉豆大，每日空心以桃人汤下五圆。

又方：

硇砂一两　皂荚五梃，不蚛者，去皮子，剉用

右件药捣罗为末，以头醋一大盏熬成膏，用陈橘皮末三两拌和，更捣三二百杵，圆如梧桐子大，每食前以温酒下五圆。

治妇人月水不通，脐下积聚，结硬如杯，发热往来，食少羸瘦，**干漆煎圆**方：

干漆半斤，杵末〔1〕　生地黄十斤，捣绞取汁　生牛膝五斤，捣绞取汁

右件药入于银锅中以慢火熬，不住手搅成煎，又用桂心、芎䓖末各二两和圆如梧桐子大，每于食前以热酒下二十圆。

治妇人夙有风冷，留血结聚，月水不通，**庵蕳子酒**方：

庵蕳子一升　桃人二两，汤浸，去皮尖、双人　大麻人二升

右件药都捣令碎，于瓷瓶内以酒二斗浸，密封头五日后，每服暖饮三合，渐加至五合，日三服。

治妇人月水来腹痛诸方

夫妇人月水来腹痛者，劳伤血气，致令体虚，风冷之气客于胞络，损冲任之脉、手太阳、少阴之经。冲脉、任脉皆起于胞内，为经脉之海也。手太阳小肠之经也，手少阴心之经也，此二经为表里，主下为月水。其经血虚则受风冷，故月水将下之际，血气动于风冷，风冷与血气相击，故令痛也。

治妇人月水每来不得快利，于脐下疼痛不可忍，**熟干地黄散**方：

熟干地黄三分　庵蕳子　延胡索　当归剉，微炒　木香　京三棱微煨，剉　蓬莪茂　桂心　赤芍药已上各半两

右件药捣粗罗为散，每服三钱，以水一中盏，入生姜半分，煎至六分，次入酒二合，更煎三两沸，去滓，食前稍热服。

治妇人月水每来，脐下疞刺，四肢烦疼，**芎䓖散**方：

芎䓖　桂心　桃人汤浸，去皮尖、双人，微炒　吴茱萸汤浸七遍，焙干微炒　当归剉，微炒，各三分　厚朴一两，去粗皮，涂生姜汁炙令香熟

右件药捣筛为散，每服三钱，以水一中盏，煎至六分，去滓，食前稍热服。

治妇人月水每来绕脐疼痛，上抢心胸，往来寒热，**桃人散**方：

桃人汤浸，去皮尖、双人，麸炒微黄　薏苡人　代赭　赤茯苓　牛膝去苗　川大黄剉，微炒，已上各一两　桂心一两　䗪虫一两，微炒

右件药捣细罗为散，每于食前以温酒调下一钱。

治妇人月水每来腰腹疼痛，**䗪虫散**方：

䗪虫四枚，微炒　芎䓖半两　女青一分　川大黄一分，剉，微炒　川椒一分，去目及闭口者，微炒去汗　干姜一分，炮裂，剉　桂心半两

右件药捣细罗为散，每于食前以温酒调下一钱。

〔1〕末：原误作“寒”。据《类聚》卷207引同方改。

治妇人胞络夙挟风冷，每至月事来时脐腹多痛，**蓬莪茂散**方：

蓬莪茂一两　当归一两，剉，微炒　桂心半两　芎藭半两　川大黄一两，剉，微炒　牡丹半两　木香半两　延胡索半两　赤芍药半两　桃人三分，汤浸，去皮尖、双人，麸炒微黄

右件药捣细罗为散，每于食前以温酒调下一钱。

治妇人月信来时，脐腹痛如锥刀所刺，**骐驎竭散**方：

骐驎竭　芫花醋拌炒令干　芎藭　桂心　延胡索　当归剉，微炒　琥珀已上各半两　麝香一分，研入

右件药捣细罗为散，每于食前以热酒调下一钱。

治妇人月水每来心间刺痛，腹内疠结，**琥珀散**方：

琥珀三分　芫花一分，醋浸，炒令干　牛膝三分，去苗　当归三分，剉，微炒　赤芍药三分　没药半两

右件药捣细罗为散，每服于食前以温酒调下一钱。

治妇人月水每来脐腹疠痛，时发寒热，面色萎黄，**䗪虫散**方：

䗪虫十枚，微炒　芎藭一两　当归一两，剉，微炒　女青一两　赤芍药一两　川大黄半两，剉，微炒　川椒一分，去目及闭口者，微炒去汗　桂心半两

右件药捣细罗为散，每于食前以温酒调下一钱。

治妇人夙有滞血，至月水来时脐腹疼痛，**干漆圆**方：

干漆一两，捣碎，炒令烟出　桃人三分，汤浸，去皮尖、双人，麸炒微黄　木香半两　槟榔半两　芫花三分，醋拌，炒令干〔1〕　赤芍药三分〔2〕　硇砂半两　当归三分，剉，微炒　桂心三分

右件药捣罗为末，以醋煮面糊和圆如梧桐子大，每服不计时候以生姜酒下七圆。

治妇人月水每来，脐下疠痛如锥刀所刺，及腰背疼痛，**当归圆**方：

当归二两，剉，微炒　琥珀一两　庵蕳子一两　吴茱萸一两，汤浸七遍，炒令黄　桂心一两　益母草半两　秦椒一两，去目及闭口者，微炒去汗　牛膝一两，去苗　水蛭半两，炒微黄　芎藭一两　延胡索一两　没药一两

右件药捣罗为末，炼蜜和捣三五百杵，圆如梧桐子大，每于食前以温酒下十五圆。

治妇人夙有积血，月水来时腹中疠痛，宜下之，**朴消圆**方：

川朴消　当归剉，微炒　薏苡人　川大黄剉，微炒，已上各二两　代赭　牛膝去苗　桃人汤浸，去皮尖、双人，麸炒微黄，各一两

右件药捣罗为末，炼蜜和捣三二百杵，圆如梧桐子大，每于食前以温酒下十圆。

治妇人久积虚冷，四肢羸瘦，饮食微少，月水来时脐腹疼痛不可忍，**硇砂圆**方：

硇砂二两，以浆水一升熬如膏　当归剉，微炒　琥珀　附子炮裂，去皮脐　没药　桂心　木香已上各一两

右件药捣罗为末，以枣肉并硇砂膏同和捣三五百杵，圆如梧桐子大，每于食前以温酒下十五圆。

治妇人风血积滞，每至月水来时，脐下疠痛，**金漆圆**方：

金漆一两　硫黄一两　水银半两，与硫黄结为砂子，细研　硇砂半两，细研　没药一两，细研　鬼箭羽一两　当归一两，剉，微炒捣末　巴豆一分，去皮心研，纸裹压去油　狗胆四枚，干者捣末

右件药先将水银砂子及巴豆同研令匀，以酽醋一升半熬金漆令稠，下诸药末和圆如菉豆

〔1〕三分，醋拌，炒令干：原脱。据《普济方》卷334、《类聚》卷207引同方补。

〔2〕三分：原脱。据补同上。

大，每于食前以温酒下五圆。

治妇人血海风冷，月水每来攻刺脐腹疼痛，面色萎黄，四肢无力，**朱砂圆**方：

朱砂二两，细研，水飞过 硇砂二两，细研 半夏一两，汤洗七遍去滑 木香一两 当归一两，剉，微炒 巴豆一分，去皮心，用纸裹压去油

右件药捣罗为末，都研令匀，先以酽醋一升和狗胆一枚汁煎如稀饧，和圆如菉豆大，每于食前以醋汤下二圆。

又方：

芫花一分，醋拌炒令干 当归半两，剉，微炒 木香半两

右件药捣细罗为散，不计时候以热酒调下一钱。

又方：

延胡索一两 当归一两，剉，微炒

右件药捣筛为散，每服三钱，以水一中盏，入生姜半分，煎至五分，去滓，食前稍热服之。

治妇人月水不通腹内癥块诸方

夫妇人阴阳不调，劳伤血气，风冷伤于冲任之脉，并手太阳、少阴之经，故令月水不通也。夫血得温则宣流，得寒则涩闭，既为风冷所乘，则血积在内，因其食饮不化，结聚相搏，成其癥块也。

治妇人月水不通，腹内有癥块，发来攻心腹，疞刺疼痛，吃食全少，四肢羸瘦，**紫葛散**方：

紫葛二分，剉 鳖甲一两，涂醋炙令黄，去裙襕 桂心半两 牛膝三分，去苗 京三棱三分，微煨，剉 桃人半两，汤浸，去皮尖、双人，麸炒微黄 虻虫一分，微炒黄，去翅足 蒲黄半两 当归三分，剉，微炒 赤芍药三分 木香半两 牡丹三分 芎䓖三分 川大黄一两，剉，微炒

右件药捣粗罗为散，每服三钱，以水一中盏，入生姜半分，煎至五分，去滓，每于食前稍热服之。

治妇人月水不通，腹内有癥块，或时寒热，渐加羸瘦，**大黄散**方：

川大黄二两，剉，微炒 鳖甲一两，涂醋炙令黄，去裙襕 牛膝一两，去苗 桃人一两，汤浸，去皮尖、双人，麸炒微黄 桂心三分 当归三分，剉，微炒 白术三分 芎䓖三分 防葵三分

右件药捣粗罗为散，每服三钱，以水一中盏，入生姜半分，煎至五分，去滓，每于食前稍热服。

治妇人月水不通，积成癥块，四肢羸瘦，**琥珀散**方：

琥珀一两，细研 芫花三分，醋拌炒令干 黄蘗三分，微炙，剉 当归三分，剉，微炒 干漆一两，捣碎，炒令烟出 桂心三分 川大黄一两，剉，微炒

右件药捣细罗为散，每于食前以热酒调下一钱。

治妇人月水不通，久成癥块，时攻心腹疼痛，**硇砂散**方：

硇砂一两，细研 没药一两 骐骥竭一两 虻虫半两，炒微黄，去翅足 水蛭半两，炒微黄 鲤鱼鳞灰二两 干漆一两，捣碎，炒令烟出 灶突墨一两 延胡索一两 麝香一分，细研

右件药捣细罗为散，入麝香等研令匀，每于食前以热酒调下一钱。

治妇人月水不通，渐为癥块，**芫花根散**方：

芫花根一两，黄泥裹，烧令赤，将出盆合少时，去泥 桂心半两 黄蘗半两，剉 干漆一两，捣碎，炒令烟出

桃人一两，汤浸，去皮尖、双人，麸炒微黄

右件药捣细罗为散，每于食前以生姜汤调下二钱。

治妇人月水不通，渐为癥块，日渐羸瘦，面上斑点，不能饮食，**鳖甲圆**方：

鳖甲二两，涂醋炙令黄，去裙襕　川大黄二两，剉，微炒　防葵一两　木香一两　干漆一两，捣碎，炒令烟出　桃人一两，汤浸，去皮尖、双人，麸炒微黄　陈橘皮一两，汤浸，去白瓤，焙　麝香一分，细研

右件药捣罗为末，都研令匀，用酽醋和如稀膏，入瓷器中以重汤煮，看稀稠可圆即圆如梧桐子大，每于食前以温酒下十五圆，渐加至二十圆为度。

治妇人月水不通，结成癥块，多攻心腹疼痛，不思饮食，日渐羸瘦，**水银圆**方：

水银半两，用少枣肉研令星尽　朱砂半两，细研，水飞过　骐驎竭半两　硇砂半两，研　雄黄半两　麝香一分　狗胆二枚，取汁以醋一大盏熬如膏

右件药都研为末，用狗胆膏和圆如菉豆大，五更初以温酒下七圆，如人行十里，更用热酒一大盏投之，恶物当下。如未，即次[1]日再服。

治妇人积年血块，兼月水不通，神效**凌霄花圆**方：

凌霄花半两　芫花一分，醋拌炒令干　京三棱半两，微煨，剉　木香半两　姜黄半两　水蛭一分，炒令微黄　硇砂半两　斑猫十枚，糯米拌炒令黄，去翅足　雄雀粪一分，微炒

右件药捣罗为末，用糯[2]米饭和圆如梧桐子大，空心以温酒下七圆，服药后觉寒热，小腹内及连腰疼痛，当下恶物即差。如未应，即次日再服。

治妇人月水不通，结为癥[3]块，时攻心腹疼痛，**防葵圆**方：

防葵一两　没药半两　干漆半两，捣碎，炒令烟出　硇砂半两，细研　水蛭一分，炒令微黄　狗胆一枚，干者　姜黄半两　芫花一分，醋拌炒令干

右件药捣罗为末，用糯米饭和圆如菉豆大，每五更初以热酒下七圆，良久当下恶物。如未[4]，即次日再服。

治妇人月水不通，结为癥块，腹内疞痛，面色萎黄，**砒霜圆**方：

砒霜半两　硇砂一分　腻粉半两　巴豆二七枚，去皮心，麸炒出油　斑猫二七枚，糯米拌炒令黄，去翅足　芫花一分，醋拌炒令干，别杵为末　狗胆一枚，汁

右件药都研为末，以醋一大盏熬芫花、狗胆为膏，和圆如黄米大，每日空心以温当归酒下五圆。

治妇人数年月水不通，面色萎黄，唇口青白，腹内成块，肚上筋脉，腿胫或肿，**桃根煎**方：

桃树根一升　牛蒡子根一斤　马鞭草根一斤　牛膝一斤，去苗　蓬虆根一斤

右件药都剉，以水三斗煎取一斗，去滓，更于净锅中以慢火煎如饧，盛于瓷器中，每于食前以热酒调下半大匙。

治妇人月水滞涩不通，结成癥块，腹肋胀大欲死，**虎杖煎**方：

虎杖五斤，剉　土瓜根汁二斤　牛膝汁二斤

右件药以水二大斗，渍虎杖一宿，明旦煎取汁二升，内土瓜根、牛膝汁中搅令调，以重汤

---

〔1〕次：原误作“吹”。据《类聚》卷207引同方改。

〔2〕糯：原作“糊”。据《普济方》卷334、《类聚》卷207引同方改。

〔3〕癥：原作“瘤”。据改同上。

〔4〕未：原误作“米”。据改同上。

煮如稀饧，每日空心及晚食前以温[1]酒调下一合。

又方：

牛李子根二斤

右件药细剉，蒸三遍，用生绢袋盛，以酒二斗浸五日，每于食前暖一小盏服之。

又方：

蓬虆根五斤，细剉

右件药以水五斗煎至一斗，去滓，别于净器中熬成膏，每于食前以温酒调下半匙。

又方：

马鞭草根苗五斤

右件药细剉，以水五斗煎至一斗，去滓，别于净器中熬成煎，每于食前以温酒调下半匙。

治室女月水不通诸方

夫冲任之脉起于胞内，为经脉之海。手少阴、太阳[2]心与小肠也，二经为表里，心主于血，上为乳汁，下为月水也。女子十四天癸至，肾气当全盛，冲任流通，经血既盈，应时而下，名之月水。常以三旬而一见，谓之平和也。若愆期者，由劳伤血气壅结，故令月水不通也。

治室女月水不通，两颊多赤，口干心躁，四肢烦热疼痛，咳嗽喘促，不思饮食，**牡丹散**方：

牡丹一两　蒲黄一两　柴胡一两，去苗　鳖甲一两，涂醋炙令黄，去裙襴　赤芍药半两　桃人半两，汤浸，去皮尖、双人，麸炒微黄　甘草半两，炙微赤，剉　虎杖半两　犀角屑半两　黄芩半两　当归半两，剉，微炒　川大黄一两，剉，微炒　土瓜根三分　琥珀三分

右件药捣粗罗为散，每服三钱，以水一中盏，煎至六分，去滓，不计时候温服。

治女子年长，月水未来，颜色萎黄，气力渐少，饮食无味，宜服此**黄芩散**方：

黄芩　牡丹蘧麦　赤芍药　桃人汤浸，去皮尖、双人　枳实麸炒微黄　芎䓖　射干　海藻洗去咸味，已上各二两　虻虫一两，炒令微黄，去翅足　水蛭一两，炒微黄　蛴螬五十枚，微炒　川大黄三两，剉，微炒

右件药捣筛为散，每服三钱，以水一中盏，煎至六分，去滓，每于食前温服。

治室女月水不通，心神烦热，四肢疼痛，不思饮食，**地骨皮散**方：

地骨皮一两　柴胡一两，去苗　琥珀三两，细研　赤芍药半两　土瓜根半两　木通半两，剉　黄芩半两　青蒿子半两　当归三分，剉，微炒　川大黄一两，剉，微炒　牡丹半两　甘草一分，炙微赤，剉

右件药捣筛为散，每服三钱，以水一中盏，入生姜半分，煎至六分，去滓，每于食前温服。

治室女月水不通，烦热咳嗽，不思饮食，渐加瘦弱，**桃人散**方：

桃人汤浸，去皮尖、双人，麸炒微黄　川大黄剉，微炒　鳖甲涂醋炙令黄，去裙襴　龙胆去芦头　琥珀细研　土瓜根　赤芍药　柴胡去苗　黄芩　杏人汤浸，去皮尖、双人，麸炒微黄　桑根白皮剉，各一两　甘草半两，炙微赤，剉

右件药捣筛为散，每服三钱，以水一大盏，入生姜半分，桃、柳心各半握，薄荷二七叶，豉五十粒，同煎至五分，去滓，食前温服。

治室女月水不通，时作寒热，**当归散**方：

---

〔1〕 温：原误作“湿”。据《类聚》卷207引同方改。

〔2〕 手少阴、太阳：原作“大阴、少阳”。据《病源》卷37“月水不通候”改。

当归半两，剉，微炒　延胡索半两　川大黄半两，剉，微炒　铅霜一分，细研　桃人三分，汤浸，去皮尖、双人，麸炒微黄　虻虫一分，炒令微黄，去翅足　木通三分，剉　水蛭一分，炒微黄

右件药捣细罗为散，铅霜同研令匀，每于食前以温酒调下一钱。

治室女月水不通，立效方：

百草霜一两，细研　大戟一分，剉，微炒，杵为末　麝香半两，细研

右件药都研令匀，每至五更以温酒调下一钱，服药后且宜吃粥。

治室女月水不通，**琥珀圆**方：

琥珀一两，细研　虻虫半两，去头翅足，微炒　水蛭半两，微炒　桃人一两，汤浸，去皮尖、双人，别研　川大黄三两，剉，微炒　肉桂三两，去皴皮

右件药捣罗为末，入研了药令匀，以酽醋三升熬药末，候可圆即圆如梧桐子大，每日空心以温酒下二十圆。

治室女成长，月事不通，脐腹积滞，宜服**狗胆圆**方：

狗胆五枚　硇砂半两　没药三分　赤芍药一两　木香半两　桃人三分，汤浸，去皮尖、双人，别研如膏　消石半两　当归一两，剉，微炒

右件药捣罗为末，先将狗胆、硇砂、桃人、消石用酒一中盏同熬成膏，后入药末和圆如菉豆大，每于食前以温酒下十圆。

治室女月事过期不通，诸药无效，**凌霄花圆**方：

凌霄花三分　没药三分　水蛭三分，微炒　桃人半两，汤浸，去皮尖、双人，麸炒微黄　滑石半两　硇砂半两　斑猫一分，糯米拌炒令黄，去翅足　狗胆半两，干者

右件药捣罗为末，用软饭和圆如梧桐子大，每于食前以温酒下七圆。

治室女月水不通，**桃人圆**方：

桃人二两，汤浸，去皮尖、双人，麸炒微黄　川大黄半两，剉，微炒　虻虫半两，炒微黄　朴消半两

右件药捣罗为末，铜器内先煎米醋一升如膏，后相次下药末以慢火熬，候可圆即圆如梧桐子大，五更初以当归末一钱，酒一小盏，煎三两沸放温，下五圆，却卧良久，泻下恶物如赤小豆汁，经脉立通。

治室女月水不通，心神恍惚，烦热，方：

生地黄汁三合　铅霜半两，细研

右以地黄汁一合，调下铅霜半钱，日三四服。

治室女月水不通，方：

鼠屎一两，烧灰

右细研，空心以温酒调下一钱，神效。

治室女月水不通，血结成块，多攻心腹疼痛，宜服此方：

质汗　姜黄　川大黄剉，微炒，各半两

右件药捣细罗为散，每于食前以温酒调下一钱。

治妇人淋诸方

夫妇人淋者，由肾虚而膀胱热也。膀胱与肾为表里，俱主于水，行于脬者为小便也。腑脏不调，为邪所乘，肾虚则小便数，膀胱热则小便涩，其状小便疼痛涩数，淋沥不宣，故谓之

淋也。

治妇人五淋，**木通散**方：

木通一两，剉　葵子二两　茅根二两　榆白皮一两，剉　蘧麦一两　大麻人一两　贝齿二两　滑石一两　甘草半两，炙微赤，剉

右件药捣筛为散，每服五钱，以水一大盏，煎至五分，去滓，食前温服。

治妇人小便卒淋涩，**石韦散**方：

石韦去毛　黄芩　木通剉　榆白皮剉　葵子已上各一两　甘草一两，炙微赤，剉　蘧麦一两

右件药捣粗罗为散，每服五钱，以水一大盏，入生姜半分，煎至五分，去滓，食前温服。

治妇人五淋涩痛，**葵根散**方：

葵子一两，剉　车前子二两　乱发灰半两　川大黄一两，剉，微炒　桂心一两　滑石二两　冬瓜瓤二两，干者　木通二两，剉　甘草半两，炙微赤，剉

右件药捣粗罗为散，每服五钱，以水[1]一大盏，入生姜半分，煎至五分，去滓，食前温服。

治妇人五淋，小便涩痛不通，**蜂房散**方：

露蜂房灰　白茅根　葵子　乱发灰　车前子　滑石已上各一两

右件药捣细罗为散，食前以灯心汤调下一钱。

治妇人五淋，小便涩，腹痛气闷，**葵子散**方：

葵子　石韦去毛　王不留行　滑石　当归剉，微炒　蘧麦　赤芍药　琥珀　甘草炙微赤，剉，各一两

右件药捣细罗为散，每服食前以大麦粥饮调下二钱。

治妇人劳淋气淋，小便涩，小腹痛，**琥珀散**方：

琥珀　石韦去毛　滑石　葵子　蘧麦已上各一两　当归剉，微炒　赤芍药　木香已上各半两

右件药捣细罗为散，每服食前以葱白汤调下二钱。

治妇人劳冷淋，小腹结痛，**王不留行散**方：

王不留行一两　当归三分，剉，微炒　乱发灰半两　葵子三分　车前子三分　鲤鱼齿一两，细研　赤芍药三分　枳实半两，麸炒微黄

右件药捣细罗为散，每服食前以温酒调下二钱。

治妇人气淋冷淋，小便涩，**赤茯苓散**方：

赤茯苓　葵根　桂心　石韦去毛　赤芍药　琥珀　木通剉，已上各一两　青橘皮三分，汤浸，去白瓤，焙

右件药捣筛为散，每服三钱，以水一中盏，入生姜半分，葱白二茎，煎至六分，去滓，食前温服。

治妇人气淋劳淋，**桃胶散**方：

桃胶二两　榆白皮二两　车前子　冬瓜子　鲤鱼齿　葵子　蘧麦　木通已上各一两　枳实半两，麸炒微黄

右件药捣筛为散，每服五钱，水一大盏，入生姜半分，葱白二茎，煎至七分，去滓，食前分温二服。

治妇人热淋，**滑石散**方：

---

〔1〕水：原脱。据《类聚》卷219引同方补。

滑石一两　车前子三分　蘧麦三分　海蛤一两，细研　茅根三分　葵子三分

右件药捣细罗为散，入研了药令匀，每服食前以灯心葱白汤调下二钱。

治妇人结热成淋，小便引痛，或时溺血，或如小豆汁，**贝齿散**方[1]：

贝齿二两　葵子三两　石燕二两　滑石二两

右件药捣细罗为散，研过，食前以葱白汤调下一钱。

治妇人血淋，**鸡苏散**方：

鸡苏叶二两　滑石三两　刺蓟根一两，剉　木通二两，剉　生干地黄二两

右件药捣粗罗为散，每服五钱，以水一大盏，入竹叶三七片，煎至五分，去滓，食前温服。

治妇人血淋及尿血，涩痛，方：

生干地黄三两　郁金二两　蒲黄二两

右件药捣细罗为散，每服煎车前叶汤调下二钱，日三服，以利为度。

又方：

乱发一两　牛耳中毛半两

右二味同烧为灰，细研，每于食前以温水调下半钱。

治妇人脬转诸方

夫妇人脬转之病者，由脬为热所迫，或忍小便，俱令水气还迫于脬，屈辟不得充张，外水应入不得入，内溲应出不得出，内外壅滞，胀满不通，故为脬转。其状小腹急痛，不得小便，甚者至死不可治也。

治妇人脬转，小便数日不通，**滑石散**方：

滑石二两　寒水石二两　葵子一合

右件药捣碎，以水三中盏，煎至一盏半去滓，食前分温三服。

又方：

乱发灰　葵子　车前子已上各半两

右件药捣细罗为散，每服以葱汤调下一钱，日三四服。

治妇人忍小便，不得时起，致令脬转，经四五日，困顿欲死，宜服此方：

滑石二两　乱发灰一两

右件药细研为散，取桃白皮一斤熟捣，以水三大盏绞取汁，不计时候温半盏调下二钱。

又方：

乱发一斤，烧为灰　滑石三两　鲤鱼齿一两

右件药捣细罗为散，不计时候以温水调下二钱。

治妇人过忍小便致脬转，方：

车前草一斤，切

右以水七升煮至三升，去滓，每于食前温一中盏服之。

又方：

浮萍草二两，干者

---

〔1〕散方：原脱。据《类聚》卷219引同方补。

右捣细罗为散，每于食前以灯心汤调下一钱。亦通小便，利流肿。

又方：

右自取爪甲烧灰细研，水调服之。

又方：

右以梁上尘研令极细，水调一钱服之。

又方：

右以滑石末，葱汤调二钱服之。

治妇人小便不通诸方

夫妇人小便不通者，由水行于小肠，入脬为小便，肾与膀胱俱主于水，此二经为脏腑，若内生热，则热气入于小肠及脬，脬内既热，故小肠不通，令小腹胀满，气喘急也。

治妇人小便不通，**木通散**方：

木通三分，剉　车前子半两　甘草半两，炙微赤，剉　葵根三分　蘧麦半两　滑石一两

右件药捣筛为散，每服三钱，以水一中盏，煎至六分，去滓，食前温服。

治妇人小便不通，及大便难，**葵子散**方：

葵子　车前子　川大黄剉，微炒　冬瓜人　当归已上各三分　木通半两，剉　滑石一两　甘草半两，炙微赤，剉

右件药捣筛为散，每服三钱，以水一中盏，煎至六分，去滓，食前温服。

治妇人小便不通，小腹疼痛，**榆皮散**方：

榆白皮剉　木通剉　赤芍药　猪苓去黑皮　滑石已上各三分　葵子半两　黄芩半两

右件药捣细罗为散，食前以木通汤调下二钱。

治妇人小便不通，**葵根饮子**方：

葵根一两　滑石半两　紫葛半两，剉　蘧麦半两　白茅根三分

右件药细剉和匀，每服半两，以水一大盏，入葱白五寸，煎至五分，去滓，每于食前温服。

治妇人卒小便不通，方：

阴地草一两，烧灰　滑石半两　葵子一两

右件药捣细罗为散，每于食前以葱汤调下二钱。

又方：

乱发如拳大，烧灰

右细研，以温酒调下二钱，立通。

又方：

杏人二七枚，熬令黑色　滑石一分

右碾为末，以热酒调，顿服之，立通。

治妇人小便不通，或急闷欲死，方：

盐二斤

右捣碎，熬令热，布裹熨脐下挼，小便渐渐令出，不住手挼熨，以通快即止。

又方：

湿生虫一七枚，烂研

右以新汲水调，顿服之，立通。

又方：

车前子二两

右件药捣罗为末，食前以井华水调下二钱。

治妇人小便出血诸方

夫妇人小便出血者，由心主于血，血之行身，通遍经络，循环脏腑。血性得寒则凝涩，得热则流散，失其常经，溢渗入于脬，故小便血也。

治妇人小便出血，心神烦闷，**茜根散**方：

茜根　当归剉，微炒　甘草炙微赤，剉　贝母煨微黄　牡丹　瓜蒂　羚羊角屑　柏叶微炙，已上各一两　红蓝花二两　生干地黄三两

右件药捣粗罗为散，每服三钱，以水一中盏，煎至五分，去滓，食前温服。

治妇人伤中尿血，**牡蛎散**方：

牡蛎粉　车前子　桂心　黄芩已上各半两

右件药捣细罗为散，每服以粥饮调下二钱，日三四服。

治妇人卒伤热，尿血，**大黄散**方：

川大黄半两，剉，微炒　川芒消半两　蒲黄三分

右件药捣细罗为散，食前以冷水调下二钱。

治妇人劳损虚羸，尿血，**鹿茸散**方：

鹿茸一两，去毛，涂酥炙微黄　当归一两，剉，微炒　熟干地黄一两　葵子一两　蒲黄一两　续断一两

右件药捣细罗为散，每服以温酒调下二钱，日三四服。

治妇人尿血不止，**生干地黄散**方：

生干地黄二两　柏叶一两，微炙　黄芩半两　阿胶一两，捣碎，炒令烟出

右件药捣粗罗为散，每服三钱，以水一中盏，入生姜半分，煎至五分，去滓，每于食前温服。

又方：

羚羊角屑　龙骨　当归剉，微炒　蒲黄已上各半两　生干地黄一两

右件药捣细罗为散，食前以粥饮调下二钱。

治妇人小便出血，或时尿血，**当归散**方：

当归半两，剉，微炒　刺蓟叶三分　赤芍药半两　生干地黄一两　羚羊角屑半两

右件药捣筛为散，每服三钱，以水一中盏，煎至六分，去滓，食前温服。

又方：

龙骨　黄芩　当归剉，微炒　生干地黄　茜根已上各三分

右件药捣细罗为散，每服煎青竹茹汤调下二钱，日三四服。

治妇人无故小便出血，方：

龙骨一两

右件药捣细罗为散，食前以温酒调下二钱。

又方：

鹿角屑微炒　大豆黄卷微炒　桂心已上各半两

右件药捣细罗为散，每于食前以温酒调下二钱。

又方：

甜瓜子微炒　重叶蜀葵花已上各一两

右件药捣细罗为散，每服浓煎木通、灯心汤半盏，入童子小便一合，调下二钱，日三四服。

治妇人小便出血不止，方：

马兜零根　刺蓟根已上各一两

右件药捣细罗为散，每服食前当归酒调下二钱。

又方：

右以生地黄捣后取汁，每服一小盏，日三服。

又方：

右以鹿葱浓煎作汤，每服一小盏，日三四服。

又方：

右以葎草捣绞取汁，每服一小盏，日三四服。

又方：

右以蒲黄末，酒调二钱服之。水服亦得。

又方：

棘刺一两，剉碎

右以水二大盏，煎至一盏，分为二服，食前温温服之。

又方：

鹿角胶三两，炙令黄，捣碎

右件以水二大盏，煎至一盏半去滓，分为三服，食前服之。

治妇人小便数诸方

夫妇人小便数者，由肾与膀胱俱主于水，肾气通于阴，此二经俱虚，而有热乘之，热则小便涩，虚则小便数也。

治妇人小便数，**鸡肶胵散**方：

鸡肶胵十具，微炙　桑螵蛸半两，微炙　厚朴一两，去粗皮，涂生姜汁炙令香熟　菝葜[1]一两，剉　当归一两，剉，微炒　熟干地黄一两　甘草一两，炙微赤，剉

右件药捣粗罗为散，每服三钱，以水一中盏，入生姜半分，煎至六分，去滓，食前温服。

治妇人久虚冷，小便日夜三五十行，**鹿茸散**方：

鹿茸一两，去毛，涂酥炙微黄　龙骨一两　桑寄生一两　当归三分，剉，微炒　附子三分，炮裂，去皮脐　白芍药三分　乌贼鱼骨一两　桑螵蛸半两，微炒

右件药捣细罗为散，食前以温酒调下二钱。

治妇人虚冷，小便数，**桑螵蛸散**方：

桑螵蛸三十枚，微炒　鹿茸二两，去毛，涂酥炙令微黄　黄耆半两，剉　牡蛎粉二两　甘草二两，炙微赤，剉

---

〔1〕葜：原误作“菰”。“菰”与“瓡”形似致误。“瓡”同“葜”，今通行名菝葜。

右件药捣细罗为散，食前以生姜汤调下一钱。

治妇人虚冷，小便滑数，**菝葜散**方：

菝葜剉　桑螵蛸微炒　附子炮裂，去皮脐　龙骨各一两　韭子半两，微炒　桂心半两

右件药捣细罗为散，每服食前以温酒调下二钱。

治妇人脏腑久冷，小便滑数，**牡蛎散**方：

牡蛎二两，烧为粉　龙骨一两　鸡肶胵十枚，微炙　附子一两，炮裂，去皮脐　吴茱萸一分，汤浸七遍，焙干微炒　鹿角屑一两，微黄

右件药捣细罗为散，每服食前以温酒调下一钱。

治妇人久积虚冷，小便白浊，滑数不禁，**鹿茸圆**方：

鹿茸一两，去毛，涂酥炙微黄　椒红一两，微炒　桂心一两　附子一两，炮裂，去皮脐　牡蛎一两，烧为粉　桑螵蛸三分，微炒　补骨脂一两　石斛一两，去根，剉　沉香一两　肉苁蓉一两，酒洗，去皴皮，微炙　鸡肶胵一两，微炙

右件药捣细罗为末，酒煮面糊和圆如梧桐子大，每服食前以温酒下二十圆。

治妇人小便滑数，**龙骨圆**方：

龙骨二两，烧过　鹿茸一两，去毛，涂酥炙微黄　椒红一两，微炒　附子一两，炮裂，去皮脐

右件药捣细罗为散，以酒煮面糊和圆如梧桐子大，每服食前温酒下二十圆。

又方：

右以鹿角屑炒令黄，捣细罗为散，每服食前温酒调下二钱。

又方：

右鸡肶胵微炙，捣细罗为散，每服食前以温酒调下一钱。

又方：

右以桑螵蛸微炒，捣细罗为散，每服食前以生姜汤调下二钱。

治妇人大便不通诸方

夫妇人大便不通者，由五脏不调，冷热之气结于肠胃，则津液竭燥，大肠壅涩，故大便不通也。张仲景云：妇人经水过多者则亡[1]津液，亦大便难也。

治妇人大便不通，**牵牛子散**方：

牵牛子五两，半生，半炒熟　桂心一两　枳壳一两[2]，麸炒微黄，去瓤　木香半两　郁李人一两，汤浸，去皮微炒　木通一两，剉　青橘皮一两，汤浸，去白瓤，焙

右件药捣细罗为散，空心以熟水调下二钱。如茶煎一沸，放温搅起服之亦佳。

治妇人大便不通，**调气圆**方：

槟榔　羌活　桂心　芎䓖　木香已上各一两　郁李人汤浸，去皮微炒　川大黄剉，微炒　牵牛子半生，半炒熟　青橘皮汤浸，去白瓤，焙，各二两

---

〔1〕 亡：原作“去”，据《类聚》卷218引同方改。

〔2〕 一两：原脱。《类聚》卷218引此药亦脱剂量，但注明“《良方》《袖珍方》一两。”《普济方》卷321引同方亦作“一两”，故补。

右件药捣罗为末，炼蜜和捣五七百杵，圆如梧桐子大，空心以温生姜汤下三十圆。

治妇人气壅，大肠秘涩，宜转**木香圆**方：

木香　川大黄剉，微炒　桂心　槟榔　青橘皮汤浸，去白瓤，焙，已上各一两　巴豆半两，去皮心，用新汲水浸三日后，微火炒令黄，研，纸裹压去令油尽

右件药捣罗为末，入巴豆研令匀，用面糊和圆如粟米大，每服以温水下七圆。

治妇人大便不通，搜风转气，**郁李人散**方：

郁李人二两，汤浸，去皮微炒　牵牛子一两，微炒　神曲微炒　木香　青橘皮汤浸，去白瓤，焙　槟榔已上各半两

右件药捣细罗为散，空心以生姜茶调下二钱。

治妇人大便不通，**通神散**方：

川大黄剉，微炒　川芒消　槟榔　桃花　郁李人汤浸，去皮微炒，已上各一两　木香半两

右件药捣细罗为散，空心以粥饮调下二钱。

治妇人大便秘涩，**芫花圆**方：

芫花半两，醋拌炒令干　青橘皮半两，汤浸，去白瓤，焙　川大黄三分，剉，微炒

右件药捣罗为末，炼蜜和圆如梧桐子大，食前以生姜汤下十圆。

治妇人大便不通，心腹虚胀，**牵牛子圆**〔1〕方：

牵牛子四两，生用　青橘皮二两，汤浸，去白瓤，焙　木香一两

右件药捣罗为末，炼蜜和圆如梧桐子大，空心以温水下二十圆。

治妇人夹宿食，大便不通，**玄豆圆**方：

玄豆一分，炙令焦，去皮子　巴豆五枚，去皮心，纸裹压去油　香墨二钱

右件药捣罗为末，入巴豆研令匀，以醋煮面糊和圆如梧桐子大，每服一圆，嚼干柿裹，以温水下。

治妇人肠胃风结，大便常秘，**大麻人圆**方：

大麻人二两，别捣如膏　川大黄二两，剉碎，微炒　槟榔一两　木香一两　枳壳一两，麸炒微黄，去瓤

右件药捣罗为末，入大麻人同研令匀，以炼蜜和圆如梧桐子大，每日空心以温水下二十圆。

治妇人大便下血诸方

夫妇人脏腑损伤，风邪易入。凡热气在内，令人下血。风气在内，亦大便血，色或如小豆汁，腹中疼痛。若前便后下血者，血来远。前下血后便者，血来近。远近者，言病在上焦下焦也。妇人面无血色，时寒时热，脉浮弱，按之绝者，为下血也。

治妇人风虚，大便后时时下血，宜服**荆芥散**方：

荆芥　黄耆剉　熟干地黄　当归剉，微炒　桑耳　地榆剉　樗白皮微炙，剉　皂荚刺微炒　干姜炮裂，剉　槐豆微炒　牛蒡子微炒　甘草炙微赤，剉，已上各半两

右件药捣细罗为散，食前以粥饮调下二钱。

治妇人大便后下血不止，**侧柏散**方：

---

〔1〕 圆：原作“散”，但该方剂型为丸。《类聚》卷218“牵牛子散”注：“《妇人大全良方》《袖珍方》名‘牵牛丸’。”故改。

侧柏二两，微炒 龙骨二两 鹿角胶捣碎，炒令黄燥 熟干地黄 木香 当归剉，微炒，已上各一两

右件药捣细罗为末，食前以粥饮调下二钱。

治妇人大便下血，小腹中切痛不止，**桑耳散**方：

桑耳微炒 牡蛎粉 龙骨 当归剉，微炒 白芍药已上各一两 黄芩半两 甘草半两，炙微赤，剉

右件药捣细罗为散，食前以粥饮调下二钱。

治妇人大便下血不止，**阿胶圆**方：

阿胶二两，捣碎，炒令黄燥 乌贼鱼骨二两 白芍药一两 当归一两，剉，微炒 刘寄奴一两

右件药捣罗为末，炼蜜和捣三二百杵，圆如梧桐子大，食前以粥饮下二十圆。

治妇人大便下血，或似小豆汁，**乌贼鱼骨圆**方：

乌贼鱼骨一两 芎䓖三分 熟干地黄一两半 茜根一两 当归一两，剉，微炒 白芍药三分 阿胶二两，捣碎，炒令黄燥

右件药捣罗为末，炼蜜和捣三五百杵，圆如梧桐子大，食前以粥饮下三十圆。

治妇人大便后下血不止，腹内疼痛，**乌龙圆**方：

乌龙尾煤一两 伏龙肝一两 香墨一两 当归一两，剉，微炒 皂荚子人半两，微炒

右件药捣细罗为末，以面糊和圆如梧桐子大，每服食前以生姜艾叶煎汤下二十圆。

治妇人腹肚胀满，脐下疞痛，大便下血不止，**艾叶圆**方：

艾叶一两，微炒 鳖甲一两半，涂醋炙令黄，去裙襕 当归一两，剉，微炒 卷柏一两半 白龙骨二两 附子一两，炮裂，去皮脐 干姜一两，炮裂，剉 赤芍药三分

右件药捣罗为末，炼蜜和捣三五百杵，圆如梧桐子大，食前以粥饮下三十圆。

治妇人大便卒下血不止，方：

豉一升

右以水三大盏，煮取一盏去滓，分为三服，一日温温服尽。

又方：

巴豆一枚，烧灰 乱发如鸡子大，烧灰

右二味细研，以酒三合调，顿服之。

治妇人痔病诸方

夫妇人痔病者，由劳伤于经络，而血渗之所成之。此痔有五种：肛边疮如鼠乳，出在外，时出脓血者，为牡痔也；肛边肿，生疮而出血者，为牝[1]痔也；肛边生疮，痒而复痛者，为脉痔也；肛边肿核痛，发寒热[2]而出血者，为肠痔也；因便转而清血随出者，为血痔也。

治妇人痔疾，肛门痒痛，下血不止，**槐子人散**方：

槐子人一两，微炒 营实 猬皮炙令黄色 桑耳 木贼 黄耆剉 当归剉，微炒 乌贼鱼骨各一两 皂荚子半两，微炒 枳壳半两，麸炒微黄，去瓤 麝香半分，研入

右件药捣细罗为散，入研了药令匀，每服食前以荆芥汤调下二钱。

治妇人痔疾不止，**鳖甲散**方：

---

〔1〕 牝：原作“牡”。此前已有“牡痔”，不当重出。据《病源》卷34“牝痔候”改。

〔2〕 热：原脱。据据《病源》卷34“肠痔候”补。

鳖甲一两半，涂醋炙令黄，去裙襴　露蜂房微炙　蛇蜕皮烧灰　猪左脚悬蹄甲炙令黄　猬皮炙令黄，已上各一两　麝香一钱，研入

右件药捣细罗为散，入研了药令匀，每服食前以干地黄汤调下一钱。若肛门有窍肿痛，傅之即差。忌苋菜。

治妇人痔疾，**穿山甲散**方：

穿山甲一两，炙令黄色　榼藤子一两，去壳微炒　骐驎竭半两　露蜂房半两，微炙　猬皮一两，炙令黄　麝香一分，研入

右件药捣细罗为散，入研了药令匀，每服食前以当归汤调下一钱。

治妇人痔疾，肛门肿痛下血，**龟甲散**方：

龟甲二两，炙微黄　磁石捣碎，水飞过　败船茹　乱发灰　当归剉，微炒　赤芍药　木贼　延胡索　桑耳　黄耆剉　白瓷细研，水飞过，已上各一两　麝香一钱，细研

右件药都捣细罗为散，每于食前以粥饮调下二钱。

治妇人久痔，下脓血不止，**槐耳圆**方：

槐耳二两，微炙　牛角鰓二两，炙令黄　禹余粮二两，烧醋淬三遍　猪悬蹄甲十枚，炙黄焦　麝香一分，研　白敛　黄耆剉　艾叶微炒　蒲黄　白马蹄酒煮一宿，炙令[1]黄　续断　当归剉，微炒　熟干地黄　鳗鲡鱼头炙微黄　猬皮炙令黄焦，已上各一两

右件药捣罗为末，炼蜜和圆如梧桐子大，每服食前以粥饮下三十圆。

治妇人久痔下脓血，疼痛肿闷，**猬皮圆**[2]方：

猬皮炙令黄焦　续断　槐子微炒　连翘　附子炮裂，去皮脐　干姜炮裂，剉　黄耆剉　当归剉，微炒　白矾烧令汁尽　熟干地黄已上各一两

右件药捣罗为末，炼蜜和捣三五百杵，圆如梧桐子大，每于食前煎桑根白皮汤下三十圆。

治妇人痔疾，面色萎黄，**蜜陀僧圆**方：

蜜陀僧一两，烧令赤　白矾灰一两　槐子人半两，微炒　皂荚灰一分　鸡冠花半两　百草霜半两

右件药捣细罗为散，以面糊和圆如梧桐子大，每服食前以柏叶汤下一十圆。

治妇人痔疾久不止，**皂荚刺圆**方：

皂荚刺一两，炒令黄　野狸头一枚，烧灰　猬皮一片，炙令黄　麝香一分，研入　乌蛇肉一两，酒拌炒令黄　槐子人一两，微炒　榼藤子一两，去壳微炒　骐驎竭半两

右件药捣细罗为末，以面糊和圆如梧桐子大，每服食前以当归汤下二十圆。

治妇人痔疾久不止，脏腑虚冷，面色萎黄，食少无力，**硫黄圆**方：

硫黄细研　白矾灰　猬皮炙令黄　榼藤子去壳微炒　附子炮裂，去皮脐　当归剉，微炒　木香已上各一两　猪牙皂荚半两，炙焦　乌贼鱼骨半两

右件药捣细罗为末，以酒煮面[3]糊和圆如梧桐子大，每服食前生姜汤下二十圆。

治妇人痔疾，**黄蓏𧃒散**方：

黄蓏𧃒一枚　白矾三两　猬皮一片，剉

右件药却入瓷瓶内，盖口，以炭火渐煅令通赤，候冷取出细研，每服食前以枳壳汤调下

〔1〕炙令：原作“令炙”。《正误》：“‘令炙’当作‘炙令’。”据该书所示制法惯例，“炙令”义长，故改。

〔2〕圆：原作“散”。该方剂型为丸，故改。

〔3〕面：原作“麴(曲)”。据《类聚》卷219引同方改。

二钱。

治妇人痔疾下血，疼痛不可忍，**墨龙圆**方：

墨龙尾煤[1]　乱发灰　神曲微炒，已上各一两

右件药捣罗为末，以枣肉和圆如梧桐子大，每于食前以枳壳汤下二十圆。

治妇人痔疾久不差，**白矾圆**方：

白矾灰　附子炮裂，去皮脐，为末，各二两

右件药研令匀，以汤浸蒸饼和圆如梧桐子大，每服荆芥汤下二十圆，日三服。

治妇人痔疾，痒痛不可忍，宜熨**枳壳散**方：

枳壳二两　木香半两　鬼箭羽二两　鬼臼一两　槐子人二两

右件药粗捣，以慢火炒令热，用青绢包裹，看冷暖熨之效。

治妇人五痔，有头，出脓血不止，宜傅**露蜂房散**方：

露蜂房半两，剪碎微炒　猬皮一两，烧灰　麝香一两

右件药同研令细，旋取渗于痔头上。

---

〔1〕 墨龙尾煤："墨"，《普济方》卷321、《类聚》卷219引同方均作"黑"。此物即梁上尘，别名乌龙尾。

太平圣惠方卷第七十三 凡一十六门 病源一十六首 方共计一百九十二道

治妇人漏下诸方一十四道 治妇人漏下五色诸方一十六道 治妇人赤白带下诸方一十二[1]道 治妇人赤带下诸方七道 治妇人白带下诸方一十三道 治妇人带下五色诸方九道 治妇人久赤白带下诸方一十五道 治妇人崩中下血不止诸方二十一道 治妇人崩中下五色[2]诸方一十四道 治妇人白崩诸方一十道 治妇人崩中漏下不止诸方一十三道 治妇人阴肿诸方六道 治妇人阴痒诸方一十一道 治妇人阴冷诸方四道 治妇人阴挺出下脱诸方一十五道 治妇人阴疮诸方一十二[3]道

治妇人漏下诸方

夫妇人漏下者，由劳伤血气，冲[4]任之脉虚损故也。冲[5]脉、任脉为十二经脉之海，皆起于胞内。而手太阳小肠之经也，手少阴心之经也，此二经主上为乳汁，下为月水。妇人经脉调适，则月水依时。若劳伤冲任，气虚不能制其经脉，故血非时而下，淋沥不断，谓之漏下也。诊其寸口脉弦而大，弦则为寒，芤则为虚。虚寒相搏，其脉为革，妇人即半生产而漏下。又尺寸脉虚者漏血，漏血脉浮，不可治也。

治妇人漏下，或差或剧，身体羸瘦，饮食减少，四肢无力，**伏龙肝散方**：

伏龙肝一两　赤石脂一两　龙骨一两　牡蛎一两，烧为粉　乌贼鱼骨一两，烧灰　禹余粮一两，烧醋淬七遍　桂心一两　白术一两　黄牛角䚡一两，烧灰

右件药捣细罗为散，每于食前以温酒调下二钱。

治妇人漏下不止，腹内冷[6]疼，**赤石脂散方**：

赤石脂一两　艾叶三分，微炒　干姜三分，炮裂，剉　慎火草一两　当归一两，剉，微炒　鹿茸二两，去毛，涂醋炙令微黄　龙骨一两　阿胶二两，捣碎，炒令黄燥

右件药捣细罗为散，每于食前以温酒调下二钱。

治妇人漏下，久虚乏弱，**代赭散方**：

代赭一两，烧醋淬三遍　附子三分，炮裂，去皮脐　赤石脂一两　蒲黄半两　鹿茸二两，去毛，涂酥炙微

[1] 一十二：原作“一十一”。据正文方实数改。
[2] 色：原作“血”。据排门目录及正文改。
[3] 一十二：原作“一十一”。据正文方实数改。
[4] 冲：原作“卫”。据《病源》卷38“漏下候”改。
[5] 冲：原作“卫”。据改同上。
[6] 冷：原作“分”。据《普济方》卷329引同方改。

黄　当归一两，剉，微黄　干姜三分，炮裂，剉　芎䓖三分　熟干地黄一两

右件药捣细罗为散，每于食前以温酒调下三钱。

治妇人漏下久不止，使人无子，**禹余粮散**方：

禹余粮烧醋淬七遍　赤石脂　牡蛎烧为粉　桂心　乌贼鱼骨烧灰　伏龙肝已上各一两

右件药捣细罗为散，每于食前以温酒调下二钱。

治妇人漏下不止，脐腹多痛，**当归散**方：

当归一两，剉，微炒　骐驎竭一两　禹余粮一两，烧醋淬七遍　赤芍药一两　黄蘗一分，微炙，剉　地榆三分，剉　熟干地黄一两半

右件药捣细罗为散，每于食前以粥饮调下一钱。

治妇人胞中诸病，漏下不绝，**牡蛎圆**方：

牡蛎一两，为粉　禹余粮一两，烧醋淬七遍　白芷三分　白石脂一两　乌贼鱼骨一两，烧灰　干姜三分，炮裂，剉　龙骨一两　桂心三分　蘧麦三分　川大黄三分，剉碎，微炒　石韦半两，去毛　白敛半两　细辛半两　白芍药三分　甘草半两，炙微赤，剉　黄连半两，去须　附子三分，炮裂，去皮脐　当归三分，剉，微炒　白茯苓三分　钟乳粉一两　黄芩三分　白垩一两

右件药捣罗为末，炼蜜和捣五七百杵，圆如梧桐子大，每于食前以温酒下三十圆。

治妇人漏下，日去数升，**地黄汤**方：

生地黄三两　细辛一两

右件药细剉，以水一大盏半，煎至一盏去滓，食前分温三服。

治妇人漏下，数年不差，**赤石脂散**方：

赤石脂一两，烧赤　侧柏一两，微炙　乌贼鱼骨一两，烧灰

右件药捣细罗为散，每于食前以粥饮调下二钱。

治妇人漏下不断，**鹿茸散**方：

鹿茸二两，去毛，涂酥炙微黄　当归二两，剉，微炒　蒲黄半两

右件药捣细罗为散，每于食前以温酒调下二钱。

又方：

香墨末二钱　露蜂房烧灰，三钱

右件药同研令极细，分为二服，空心以温酒调下。

治妇人漏下不断，经年不差，困笃，方：

右取鹊巢柴烧为灰，细研，每于食前以温酒调下二钱，不过十日愈。

治妇人漏下不止，方：

水蛭一两，微炒

右捣细罗为散，每服空心以温酒调下一钱，隔三日再服，恶血消尽自愈。

又方：

槐子五合，烧灰

右细研为散，每于食前以温酒调下二钱。

又方：

乱发烧灰

右细研为散，每于食前以温酒调下一钱。

治妇人漏下五色诸方

夫漏下五色者，由劳伤血气，冲任之脉虚损故也。冲脉、任脉为经脉之海，起于胞内。手太阳小肠之经也，手少阴心之经也，此二经之血，主上为乳汁，下为月水。冲任之脉虚损，不能约制其经血，故非时而下，淋沥成漏也。五脏皆禀血气，若虚，淋沥漏下，致五脏伤损。五脏之色，随脏不同。若五脏皆虚损者，则其色随血下。诊其尺脉急而弦大，风邪入少阴之经，女子漏下赤白，又漏下赤白不止。脉小虚滑者生，脉大紧实数者死也。又漏血下赤白，或下血数升，脉急疾者死，迟者生也。

治妇人漏下五色不止，淋沥连年，黄瘦萎瘁，**白芍药散**方：

白芍药一两　牡蛎一两，烧为粉　熟干地黄一两半　白芷三分　干姜三分，炮裂，剉　桂心一两　乌贼鱼骨一两，炙黄　黄耆一分，剉　五色龙骨一两半

右件药捣细罗为散，每于食前以温酒调下二钱。

治妇人漏下久不止，或脐下痛，**侧柏散**方：

侧柏叶一两，微炙　白芍药一两　黄耆一两，剉　熟干地黄一两　续断一两　代赭一两　牛角䚡一两，烧灰　当归一两，剉，微炒　龟甲一两，涂醋炙令黄　桑耳一两，微炙　禹余粮一两，烧醋淬七遍　艾叶半两，微炒

右件药捣细罗为散，每于食前以温酒调下三钱。

治妇人漏下作五色，连年不差，**龙骨散**方：

五色龙骨一两，烧赤　乌贼鱼骨一两，炙黄　白芍药三分　干姜半两，炮裂，剉

右件药捣细罗为散，每于食前以赤糙粥饮调下二钱。

治妇人漏下五色，**蒲黄散**方：

蒲黄一两　鹿茸一两半，去毛，涂酥炙令黄　当归一两半，剉，微炒　阿胶一两，炙令黄燥　乌贼鱼骨一两，炙黄　生干地黄一两

右件药捣细罗为散，每于食前以温酒调下二钱。

治妇人漏下青色，方：

川大黄半两，剉碎，微炒　桂心一分　牡蛎一分，烧为粉　黄芩一分　白薇半两

右件药捣细罗为散，每于食前以温酒调下二钱。

治妇人漏下黄色，宜服**生干地黄散**方：

生干地黄半两　黄芩一分　黄连半两，去须，微炒　川大黄半两，剉碎，微炒　䗪虫一分，微炒　桂心半两

右件药捣细罗为散，每于食前以温酒调下二钱。

治妇人漏下赤白久不止，或黑，宜服**马毛散**方：

马毛一两，烧为粉　赤茯苓二两　牡蛎一两，烧为粉　鳖甲一两半，涂醋炙令黄，去裙襕

右件药捣细罗为散，每于食前以温酒调下二钱。

治妇人漏下白色不绝，宜服**白马蹄散**方：

白马蹄屑二两，炒黄　禹余粮二两，烧醋淬七遍　龙骨一两　乌贼鱼骨一两，烧灰　白僵蚕半两，微炒　赤石脂二两　附子一两，炮裂，去皮脐　甘草半两，炙微赤，剉　熟干地黄二两　当归三两，剉，微炒　牡蛎二两，烧为粉

右件药捣细罗为散，每于食前以温酒调下二钱。

又方：

鹿茸一两，去毛，涂酥炙令黄　白敛三分　狗脊半两，去毛

右件药捣罗为末，以醋煮面糊和圆如梧桐子大，每于食前以温酒下二十圆。

治妇人漏下黑色，方：

干漆一两，捣碎，炒令烟尽　川大黄一两，剉碎，微炒　细辛一两　桂心一两　甘草三分，炙微赤，剉

右件药捣细罗为散，每于食前以粥饮调下二钱。

治妇人漏下赤色，方：

白术二两　白薇半两　黄蘗二两半，微去皴皮[1]，剉

右件药捣细罗为散，每于食前以温酒调下二钱。

治妇人漏下赤色不止，令人黄瘦虚竭，方：

龟甲半两，涂醋炙令黄　牡蛎半两，烧为粉

右件药捣细罗为散，每于食前以温酒调下二钱。

又方：

桑耳二两　鹿茸三两

右件药以醋一升渍[2]一宿，漉出晒干，又渍，如此候醋尽，晒干，捣细罗为散，每于食前以温酒调下二钱。

又方：

鹿角烧灰细研，每于食前以温酒调下二钱。

又方：

地榆三两

右细剉，以醋一升煮十余沸，去滓，食前稍热服一合。亦治呕血。

又方：

桃人烧灰

右细研为散，每于食前以温酒调下二钱。

治妇人赤白带下诸方

夫妇人带下者，由劳伤过度，损动经血，致令体虚，受于风冷，风冷入于胞络，搏其血之所成也。冲脉、任脉为经脉之海。任之为病，女子则带下。而手太阳为小肠之经也，手少阴心经也[3]，心为脏，主于里，小肠为腑[4]，主于表。此二经之血，在于妇人上为乳汁，下为月水，冲任之所统也。冲任之脉既起于胞内，阴阳过度则伤胞络，故风邪乘虚而入于胞，损冲任之经，伤太阳少阴之血，致令胞络之间秽液与血相兼带而下，冷则多白，热则多赤，故名赤白带下也。

治妇人带下赤白，无问远近皆差，宜服**桑耳散**方：

---

〔1〕 微去皴皮：《正误》："当作'去皴皮，微炙'。"

〔2〕 渍：原误作"清"，下一"渍"字同误。据《类聚》卷 207 引同方改。

〔3〕 手少阴心经也：下重出"手少阴心之经也"七字。据《病源》卷 37"带下候"，此乃衍文，删。

〔4〕 腑：原作"腧"。据《类聚》卷 208 引同论改。

桑耳一两，微炒　丹参一两　续断三分　芎䓖三分　柏叶三分，炙微黄　熟艾三分，焙，微黄　鹿茸一两，去毛，涂酥炙微黄　牡蛎一两，烧为粉　地榆三分，剉　阿胶一两，炙令黄燥　小蓟根三分　龟甲一两，涂醋炙令黄　赤石脂一两　当归三分，剉，微炒　熟干地黄一两　槲叶一两　牛角䚡一两，炙令微黄

右件药捣细罗为散，每于食前以温酒调下二钱。

治妇人赤白带下，经年不差[1]，渐渐黄瘦，**熟干地黄散**方：

熟干地黄一两半　白芍药一两　牡蛎一两，烧为粉　干姜三分，炮裂，剉　白芷三分　附子一两，炮裂，去皮脐　桂心一两　黄耆一两，剉　龙骨一两　龟甲一两，涂酥炙令黄　芎䓖一两

右件药捣细罗为散，每于食前以温酒调下二钱。

治妇人赤白带下，日夜不止，身体黄瘦，不思饮食，**艾叶散**方：

艾叶一两，微炒　阿胶一两，捣碎，炒令黄燥　龙骨一两　附子三分，炮裂，去皮脐　芎䓖三分　当归三分，剉，微炒　熟干地黄一两半　吴茱萸半两，汤浸七遍，焙干微炒　赤石脂一两　硫黄三分，细研　缩沙半两，去皮

右件药捣细罗为散，每于食前以粥饮调下二钱。

治妇人赤白痔下，**桑耳散**方：

桑耳一两，微炒　白芍药三分　黄耆三分，剉　肉豆蔻一两，去壳　阿胶一两，捣碎，炒令黄燥　熟干地黄一两　当归一两，剉，微炒　蒲黄半两　桔梗一两，去芦头

右件药捣细罗为散，每服食前以粥饮调下二钱。

治妇人血气不和，赤白带下，**牛角䚡散**方：

牛角䚡三两，烧灰　桂心半两　当归半两，剉，微炒　牛膝半两，去苗

右件药捣细罗为散，每于食前以温酒调下二钱。

治妇人腹脏冷热相攻，心腹疞音绞[2]痛，腰间时疼，赤白痔下，面色萎黄，四肢羸乏，**黄耆圆**方：

黄耆一两半，剉　龙骨一两　当归一两，剉，微炒　桑寄生一两　鹿茸二两，去毛，涂酥炙令黄　地榆一两，剉　干姜三分，炮裂，炒　木香一两　代赭一两[3]　白石脂一两　赤石脂一两　人参一两，去芦头　艾叶一两，微炒　芎䓖一两　卷柏一两半，微炙　诃梨勒皮一两　熟干地黄一两半

右件药捣罗为末，炼蜜和捣三二百杵，圆如梧桐子大，每于食前以暖酒下三十圆。

治妇人赤白带下不止，**鹿茸圆**方：

鹿茸一两半，去毛，涂酥炙令黄　桑耳一两半，微炒　鹿角胶一两半，捣碎，炒令黄燥　干姜一两半，炮裂，剉　牛角䚡一两半，炙令黄　赤石脂一两　白龙骨一两　艾叶半两，微炒　附子一两，炮裂，去皮脐

右件药捣罗为末，炼蜜和圆如梧桐子大，每于食前以黄耆汤下三十圆。

治妇人赤白带下，连年不差，**绿矾圆**方：

绿矾一两，烧赤　釜底墨一两　乌贼鱼骨一两，炙黄

右件药同研为末，以粟米饭和圆如梧桐子大，每于食前以暖酒下十五圆。

又方：

白芍药一两　艾叶一两，微炒　干姜一两，炮裂，剉

---

〔1〕差：原作“若”，不通。据《类聚》卷208引同方改。

〔2〕音绞：原置于“疞”字前。此乃“疞”字注音，故乙转。

〔3〕一两：原脱。据《类聚》卷208引同方补。

右件药捣罗为末，以软饭和圆如梧桐子大，每于食前以粥饮下三十圆。

又方：

牛角䚡二两，烧灰　马芹子一两

右件药捣细罗为散，每于食前以温酒调下二钱。

治妇人带下赤白，年月深久不差，方：

白芍药一两　干姜半两

右件药细剉，炒令黄色，捣细罗为散，每于食前以粥饮下二钱。

又方：

凌霄花　熟干地黄各二两

右件药捣细罗为散，每于食前以温酒调下二钱。

治妇人赤带下诸方

夫妇人赤带下者，是劳伤血气，损动于冲脉任脉故也。冲任为经脉之海，小肠者心之腑，此之经俱主于血，下为月水也。若经脉伤损，冲任气虚，不能约制经血，则与秽液相兼而成带下。然五脏皆禀血气，其色则随脏不同，心脏之色赤，今心气虚损，故带下而赤色也。

治妇人赤带下不止，令人体瘦心烦，**生干地黄散**方：

生干地黄一两　茜根一两，剉　黄芩一两　当归一两，剉，微炒　地榆一两，剉　甘草半两，炙微赤，剉

右件药捣粗罗为散，每服四钱，以水一中盏，入竹茹一分，煎至六分，去滓，每于食前温服。

治妇人赤带下，腹内疞痛，四肢烦疼，不欲食饮，日渐羸瘦，宜服**阿胶散**方：

阿胶半两，捣碎，炒令黄燥　当归半两，剉，微炒　赤芍药半两　熟干地黄半两　牡蛎半两，烧为粉

右件药捣细罗为散，不计时候以粥饮调下二钱。

治妇人赤带下，方：

龙骨一两　当归一两，剉，微炒　白矾一两，烧汁尽

右件药捣细罗为散，每于食前以艾汤调下二钱。

又方：

熟干地黄半两　牡蛎半两，烧为粉　艾叶半两，微炒

右件药捣细罗为散，每于食前以粥饮调下二钱。

治妇人赤带下不止，**玳瑁圆**方：

玳瑁一两　骐驎竭半两　乳香半两　没药半两　故锦灰三分　续断一两　安息香半两

右件药捣罗为末，以蜜及安息香熬炼，和诸药末圆如菉豆大，每于食前以温酒下二十圆。

又方：

赤芍药一两　熟干地黄一两

右件药捣细罗为散，每于食前以温酒调下二钱。

又方：

桑树东南枝白皮一握，日出前取之

右细擘分为三服，每服以酒一中盏，煎至六分，去滓，每于食前温服。

治妇人白带下诸方

夫妇人白带下者，是劳伤血气，损动冲任之脉。冲任之脉皆起于胞内，为经脉之海。若冲任气虚，不能约制经血，则血与秽液相兼而成带下。然五脏皆禀血气，其色则随脏不同，肺脏之色白，带下白者，是肺脏虚损故也。

治妇人白带下，腰膝疼痛，**龟甲散**方：

龟甲一两，涂醋炙令微黄　当归一两，剉，微炒　桑耳三分，微炒　人参三分，去芦头　狗脊半两，去毛　禹余粮一〔1〕两，烧醋淬七遍　白石脂二两　吴茱萸半两，汤浸七遍，焙干微炒　柏叶一两，微炙　白芍药半两　桑寄生半两　桂心半两　厚朴一两，去粗皮，涂生姜汁炙令香熟

右件药捣细罗为散，每于食前以粥饮调下二钱。

治妇人风冷伤于冲任之脉，经络虚损致成白带下，**桑黄散**方：

桑黄一两，微炙　鮀甲一两，炙微焦黄　当归三分，剉，微炒　乌贼鱼骨一两，烧灰　白芍药一两　禹余粮二两，烧醋淬七遍　干姜一分，炮裂，剉　吴茱萸三分，汤浸七遍，焙干微炒　白石脂一两

右件药捣细罗为散，每于食前以粥饮调下二钱。

治妇人白带下不止，面色萎黄，绕脐冷痛，**鹿角胶散**方：

鹿角胶一两，捣碎，炒令黄燥　白龙骨一两　桂心一两　当归一两，微炒　附子二两，炮裂，去皮脐　白术一两

右件药捣细罗为散，每于食前以粥饮调下二钱。

又方：

牡蛎一两，烧为粉　当归一两，剉，微炒　龟甲一两，涂酥炙令黄　白马蹄屑一两，炒微黄　白石脂二两　干姜一两，炮裂，剉

右件药捣细罗为散，每于食前以艾叶汤调下二钱。

治妇人久冷白带下，脐腹痛，**龙骨散**方：

白龙骨一两　乌贼鱼骨一两半，烧灰　白芍药三分　当归一两，剉，微炒　禹余粮二两，烧醋淬七遍　桂心一两　熟干地黄一两半　吴茱萸半两，汤浸七遍，焙干微炒　干姜半两，炮裂，剉

右件药捣细罗为散，每于食前以热酒调下二钱。

治妇人白带下，腹内冷痛，**肉豆蔻圆**方：

肉豆蔻一两，去壳　附子二两，炮裂，去皮脐　白石脂二两

右件药捣罗为末，炼蜜和圆如梧桐子大，每于食前以热酒下三十圆。

又方：

禹余粮二两，烧醋淬七遍　龙骨二两　干姜一两，炮裂，剉　附子一两，炮裂，去皮脐

右件药捣罗为末，炼蜜和圆如梧桐子大，每于食前以温酒下三十圆。

治妇人白带下，脐腹冷痛，面色萎黄，日渐虚困，**硇砂圆**方：

硇砂一两，细研　白矾灰半两　干姜半两，炮裂，剉　川乌头一两，生，去皮脐

右件药捣罗为末，醋煎为膏，圆如菉豆大，每于食前以温酒下十圆。

又方：

〔1〕一：原脱。据《类聚》卷208引同方补。

白矾灰二两　附子二两，炮裂，去皮脐　狗头骨灰二两

右件药捣罗为末，以软饭和圆如梧桐子大，每于食前以粥饮下三十圆。

又方：

白芍药一两半，炒令黄　柏叶六两，微炙

右件药捣细罗为散，每于食前以温酒调下二钱。

又方：

干姜一两，炮裂，剉　禹余粮二两，烧醋淬七遍　阿胶一两，捣碎，炒令黄燥

右件药捣细罗为散，每于食前以粥饮调下二钱。

又方：

蛇床子一两　白芷一两

右件药捣细罗为散，每于食前以粥饮调下二钱。

又方：

白蜀葵花五两，阴干

右捣细罗为散，每于食前以温酒调下二钱。如赤带下，亦用赤花。

治妇人带下五色诸方

夫妇人带下五色者，由劳伤血气，损动冲脉任脉，致令其血与秽液兼带而下也。冲任之脉为经脉之海[1]，经血之行，内荣五脏。五脏俱虚损者，故其色随秽液而下，为带下五色也。

治妇人带下五色，无问新旧，**桑耳散**方：

桑耳一两，微炒　丹参三分　续断三分　芎䓖三分　柏叶三分，微炙热　艾叶三分，微炒　阿胶三分，捣碎，炒令黄燥　牡蛎一两，烧为粉　鹿茸一两，去毛，涂酥炙微黄　地榆一两，剉　刺蓟一两　龟甲一两，涂醋炙微黄　赤石脂一两　当归一两，剉，微炒　熟干地黄一两　牛角䚡三两，烧灰　槲叶一两

右件药捣细罗为散，每于食前以粥饮调下二钱。

治妇人带下五色，四肢黄瘦，心烦食少，**柏叶散**方：

柏叶一两，微炙　牛角䚡二两，烧灰　芎䓖三分　禹余粮二两，烧醋淬七遍　黄耆一两，剉　白芍药三分　龙骨一两　白术三分　丹参三分　枳壳一两，麸炒微黄，去瓤

右件药捣细罗为散，每于食前以温酒调下二钱。

治妇人带下五色久不止，**阿胶散**方：

阿胶一两，捣碎，炒令黄燥　鹿茸二两，去毛，涂酥炙令微黄　禹余粮二两，烧醋淬七遍　牡蛎二两，为[2]粉　当归一两，剉，微炒　白芍药一两　乌贼鱼骨一两半，烧赤　蒲黄一两　赤石脂二两

右件药捣细罗为散，每于食前以温酒调下二钱。

治妇人带下五色，脐腹㽲痛，渐加黄瘦，不能饮食，四肢少力，**禹余粮圆**方：

禹余粮二两，烧醋淬七遍　白芍药一两　桑鹅一两半，微炙　黄连一两，去须　艾叶一两，微炒　芎䓖三分　当归二两，剉，微炒　川大黄二两，剉碎，微炒　生干地黄二两　白龙骨二两　阿胶一两，捣碎，炒令黄燥

---

〔1〕海：原作“液”。据《病源》卷37“带五色俱下候”改。

〔2〕为：《类聚》卷208引同方此前有“烧”字。

右件药捣罗为末，炼蜜和捣三五百杵，圆如梧桐子大，不计时候以温酒下三十圆。

治妇人带下五色久不差，渐加黄瘦，**鹿茸圆**方：

鹿茸一两，去毛，涂酥炙令黄　白芍药三分　桑鹅一两，微炙　黄连一两，去须　艾叶一两，微炒　芎䓖一两　当归一两，剉，微炒　阿胶二两，捣碎，炒令黄燥　禹余粮一两，烧醋淬七遍

右件药捣罗为末，炼蜜和捣三五百杵，圆如梧桐子大，每于食前以温酒下三十圆。

治妇人带下五色，腹痛，羸瘦食少，**当归圆**方：

当归一两，剉，微炒　鳖甲一两，涂醋炙微黄，去裙襕　川大黄一两，剉碎，微炒　白术三分　胡椒半两　诃梨勒皮三分　槟榔三分　枳壳三分，麸炒微黄，去瓤　荜茇半两

右件药捣罗为末，炼蜜和捣三二百杵，圆如梧桐子大，每于食前以温酒下三十圆。

治妇人带下五色久不止，脐腹下痛，**续断圆**方：

续断三分　丹参三分　当归三分，剉，微炒　白芷半两　艾叶三分，微炒　阿胶三分，捣碎，炒令黄燥　桑寄生三分　马蔺花半两

右件药捣罗为末，以醋浸蒸饼和圆如梧桐子大，每于食前以温酒下三十圆。

又方：

当归一两，剉，微炒　萝卜子一合，微炒

右件药捣罗为末，用软饭和圆如菉豆大，每于食前以温酒下二十圆。

又方：

早蚕出蛾绵二两，烧灰　蛇床子末，三分　麝香一钱

右件药同研如粉，每于食前以温酒调下一钱。

治妇人久赤白带下诸方

夫妇人气血不足，劳逸过度，胞络伤损，任冲气虚，不能约制经血，与秽液相兼而下。然五脏皆禀气血，其色则随脏不同。今心肺二脏俱虚损，故令下赤而挟白色，往来不断，或发或歇，经于岁月，故谓之久赤白带下也。

治妇人久赤白带下，腰腿疼痛，面色萎黄，四肢少力，**龟甲散**方：

龟甲一两半，涂醋炙令黄　桑耳一两，微炙　当归一两，剉，微炒　乌贼鱼骨一两，烧灰　白芍药三分　禹余粮二两，烧醋淬七遍　柏叶一两，微炙　吴茱萸半两，汤浸七遍，焙干微炒　桑寄生一两　芎䓖三分

右件药捣细罗为散，每于食前以温酒调下二钱。

治妇人久赤白带下，脐腹冷痛，腰膝麻疼，**附子散**方：

附子一两，炮裂，去皮脐　当归一两，剉，微炒　桂心一两　硫黄一两，细研　硇砂一两，细研　白矾灰一两　鹿角尖屑一两，炒黄　禹余粮一两，烧醋淬七遍

右件药捣细罗为散，每于食前以温酒调下一钱。

治妇人久赤白带下不差，羸困，**菰瓠散**方：

菰瓠一枚，并皮细剉　白矾一两，研碎　消石一两　硫黄一两，研碎

已上菰瓠、白矾二味，于铫子内炒令黑色，然后入消石、硫黄又同炒，令相入为度。

禹余粮二两，烧醋淬七遍　狗脊去毛，半两，末　麝香一钱，细研

右件药都细研为散，每于食前以温酒调下二钱。

又方：

白芍药三分　干姜半两，炮裂，剉　地榆一两，剉　白矾二两，烧汁尽

右件药捣细罗为散，每于食前以粥饮调下二钱。

治妇人久赤白带下，胞中有积滞，**川大黄散**方：

川大黄一两，剉碎，微炒　川朴消一两　当归一两，剉，微炒　虻虫一分，微炒，去翅足　桃人一两，汤浸，去皮尖、双人，麸炒微黄　桂心半两

右件药捣细罗为散，每于空腹以温酒调下二钱。

治妇人久赤白带下，脐腹冷，连腰痛，面色黄瘦，不思饮食，**禹余粮圆**方：

禹余粮二两，烧醋淬七遍　白石脂二两　鳖甲一两，涂醋炙微黄，去裙襴　当归一两，剉，微炒　狗脊三分，去毛　白芍药三分　白术一两　附子一两，炮裂，去皮脐　桑寄生一两　柏叶一两，微炒　厚朴一两，去粗皮，涂生姜汁炙令香熟　干姜一两，炮裂，剉　吴茱萸半两，汤浸七遍，焙干微炒

右件药捣罗为末，炼蜜和捣三二百杵，圆如梧桐子大，每于食前以热酒下三十圆。

治妇人久赤白带下，脐腹冷痛，**川椒圆**方：

川椒二两，去目及闭口者，微炒去汗　艾叶二两，微炒　干姜一两，炮裂，剉　白石脂二两　芎䓖三分　阿胶一两，捣碎，炒令黄燥　熟干地黄三两　伏龙肝一两，细研入

右件药捣罗为末，炼蜜和捣三五百杵，圆如梧桐子大，每于食前以热酒下三十圆。

治妇人久赤白带下，**阿胶圆**方：

阿胶一两，捣碎，炒令黄燥　绿矾一两，烧赤　白石脂二两　釜底墨二两　乌贼鱼骨一两，烧灰

右件药捣罗为末，用软饭和圆如梧桐子大，每于食前以热酒下三十圆。

又方：

白矾三两，烧汁尽　釜底墨二两　乌贼鱼骨一两，烧灰

右件药捣罗为末，用软饭和圆如梧桐子大，每于食前以粥饮下三十圆。

又方：

白芍药一两　赤石脂一两　干姜一两，炮裂，剉

右件药捣细罗为散，每于食前以粥饮调下二钱。

又方：

萹竹叶切，二合　赤车使者半两　红蓝花半两

右件药以酒二大盏，煎至一盏去滓，分为三服，食前服之。

又方：

凌霄花二两

右件药捣细罗为散，每于食前以温酒调下二钱。

治妇人赤白带下，年月深远，日渐羸瘦，起止不得，宜服此方：

右取刺蓟根不限多少，曝干秤，每一斤以童子小便五升浸一复时，曝干，捣细罗为散，每日空心及晚食前以温酒调下二钱。

治妇人赤白带下久不止，方：

右取狗头烧灰细研，每于空心及晚食前以暖酒调下一钱。

又方：

右取马蹄护干烧灰细研，每于空心晚食前以温酒调下一钱。

治妇人崩中下血不止诸方

夫妇人崩中者，由脏腑伤损冲脉任脉，血气俱虚故也。冲任之脉为经脉之海，血气之行，外循经络，内荣脏腑。若无伤损，则阴阳平和，而气血调适，经下依时。若劳动过度，致脏腑俱伤，而冲任之气虚，不能约制其经血，故忽然暴下，谓之崩中。诊其寸口脉微迟，尺脉微弦。寸口脉迟为寒在上焦，但吐尔。今尺脉微弦，如此即小腹痛，引腰脊痛者，必下血也。

治妇人崩中下血不止，心神烦闷，头目昏重，**熟干地黄散**方：

熟干地黄一两半　甘草半两，炙微赤，剉　蒲黄半两　蟹爪二合，微炒　白茯苓三分　桂心三分　阿胶一两，捣碎，炒令黄燥　白芍药三分，微炒　当归三分，剉，微炒　伏龙肝三分　熟布三两，烧灰

右件药捣粗罗为散，每服四钱，以水一中盏，入竹茹一分，煎至六分，去滓，不计时候温服。

治妇人崩中下血不断，淋沥连年不绝，黄瘦，**白芍药散**方：

白芍药一两　牡蛎粉一两　熟干地黄一两　白术三分　骐驎竭三分　柏子人三分　乌贼鱼骨一两，炙黄　附子一两，炮裂，去皮脐　桂心一两　黄耆一两，剉　龙骨一两

右件药捣细罗为散，每于食前以温酒调下二钱。

治妇人崩中下血不绝，小腹疼痛，**骐驎竭散**方：

骐驎竭一两半　禹余粮一两半，烧醋淬七遍　地榆一两，剉　黄蘗三分，微炙，剉　赤芍药一两　生干地黄一两半

右件药捣细罗为散，每于食前以粥饮调下二钱。

治妇人崩中下血数升，气欲绝，宜服**棕榈散**方：

棕榈三两，烧灰　紫参一两　麝香二钱，细研　伏龙肝二两，细研

右件药捣细罗为散，入麝香研令匀，不计时候以热酒调下二钱。

治妇人崩中下血不止，心胸虚闷，**狼牙散**方：

狼牙草二两　诃梨勒皮三分　白芍药三分　白术三分　黄耆三分，剉

右件药捣粗罗为散，每服三钱，以水一中盏，煎至六分，去滓，不计时候温服。

治妇人崩中下血，经七八日不定，或作血片，或如豆汁，腹内疠刺疼痛，**阿胶散**方：

阿胶一两，捣碎，炒令黄燥　诃梨勒皮一两　干姜三分，炮裂，剉　附子三分，炮裂，去皮脐　蜜陀僧半两，细研　棕榈二两，烧灰　补骨脂三分，微炒

右件药捣细罗为散，不计时候以热酒调下二钱。

治妇人崩中，下血不止，**牛角鰓散**方：

牛角鰓二两，烧灰　白矾二两，烧汁尽　橡实一两　木贼一两　芎䓖一两

右件药捣细罗为散，不计时候以热酒调下二钱。

治妇人崩中，下血不止，绕脐挡撮[1]疼痛，或时心烦，**伏龙肝散**方：

伏龙肝一两，细研　骐驎竭半两　棕榈二两，烧灰　地榆一两，剉　龙骨一两　当归一两，剉，微炒　白芍药一两　熟干地黄一两，剉　禹余粮二两，烧醋淬七遍

---

〔1〕挡撮：原作“撧撤”。《普济方》卷329引作“挡撮”，《类聚》卷208引作“撧撧”。均言其痛之抽缩、搅动状。《正误·字抄》：“撧撤：挡撮同。”前者乃异体字，今改正字。

右件药捣细罗为散，不计时候以温酒调下二钱。

治妇人崩中，下血不止，**瓷药散**方：

白瓷药一两，细研　柏叶一两，微炙　柏树细枝一两，剉，炒黄　茜根一两，剉

右件药捣细罗为散，不计时候以热酒调下二钱。

治妇人崩中，下血不止，渐加虚困，黄瘦，**桑耳散**方：

桑耳二两，微炙　阿胶一两，捣碎，炒令黄燥　茜根一两，剉　熟干地黄二两

右件药捣细罗为散，不计时候以粥饮调下二钱。

又方：

棕榈皮二两，烧灰　晚蚕沙三分，微炒　麝香一钱，细研

右件药同细研为散，不计时候以热酒调下二钱。

又方：

寒食面一匙，炒　雀儿粪一两，细研　干姜半两，炮裂，剉，捣末

右件药用醋一中盏熬下二味如膏，入炒面和圆如小豆大，每服不计时候以温酒下十圆。

治妇人崩中，下血不止，方：

乌梅二七枚，去核，微炒　棕榈二两，烧灰　干姜三分，炮裂，剉

右件药捣细罗为散，每服粥饮调下二钱。

又方：

侧柏叶一两，微炒　芫花一分，醋拌炒令干　大麻根十茎

右件药捣粗罗为散，每服三钱，以水一中盏，煎至六分，去滓，不计时候温服。

治妇人崩中，下血不止，**绿云散**方：

晚蚕沙一两，微炒　伏龙肝半两

右件药捣细罗为散，研令极细，不计时候以温酒调下一钱。

治妇人崩中，下血不止，**通神散**方：

菝葜一两，剉　蛇床子一两　木贼一两　桑鹅一两，微炙

右件药捣细罗为散，每服不计时候以粥饮调下二钱。

又方：

杉木节一两，烧灰　蚕纸一张，烧灰

右件药细研为散，每服不计时候以粥饮调下二钱。

治妇人崩中下血，昼夜不止，方：

芎䓖一两，剉

右以酒一大盏，煎至五分，去滓，入地黄汁二合，更煎三两沸，食前分为二服。

又方：

阿胶一两，捣碎，炒令黄燥　蛇床子三分

右件药捣细罗为散，每服不计时候以温酒调下一钱。

治妇人崩中，下血不止，头目运闷，心神烦热，宜服此方：

晚蚕沙一两，微炒　白垩一两

右件药捣细罗研为散，每服不计时候以温酒调下一钱。

又方：

棕榈五两，烧灰　麝香二钱

右件药同细研为散，每服不计时候以温酒调下二钱。

治妇人崩中下五色诸方

夫妇人崩中之病者，是伤损冲任之脉。冲任之脉皆起于胞内，若劳伤过度，冲任气虚，不能统制经血，故忽然崩下，谓之崩中。五脏皆禀气血，五脏之色，各脏不同。伤损之人，五脏皆虚者，故五色随崩俱下。其状白崩形如涕，赤崩如红蓝汁，黄崩形如烂瓜，青崩形如蓝色，黑崩形如豆汁，与血色相杂而下也。

治妇人崩中下五色及下血，或月水不止，**侧柏散**方：

侧柏二两，微炙　黄耆一两，剉　地榆一两，剉　赤芍药一两　吴茱萸半两，汤浸七遍，焙干微炒　牛角鰓二两半，烧灰　禹余粮二两，烧醋淬七遍　代赭一两

右件药捣细罗为散，每于食前以温酒调下一钱。

治妇人崩中下五色，或赤白不定，或如豆汁，久不止，令人黄瘦，口干虚烦不食，**伏龙肝散**方：

伏龙肝一两　甘草半两，炙微赤，剉　赤石脂一两　芎藭三分　桂心半两　当归三分，剉，微炒　熟干地黄三两　麦门冬一两半，去心，焙　艾叶二两，微炒　干姜三分，炮裂，剉

右件药捣粗罗为散，每服四钱，以水一中盏，入枣三枚，煎至六分，去滓，不计时候温服。

治妇人崩中下五色，及产后余疾，宜服**艾叶散**方：

艾叶三分，微炒　丹参三分　熟干地黄一两半　黄耆一两半，剉　芎藭一两　忍冬一两　地榆一两，剉

右件药捣粗罗为散，每服四钱，以水一中盏，人生姜半分，煎至六分，去滓，不计时候温服。

治妇人崩中下五色，或赤白不止，**榉叶散**方：

榉树叶三两　甘草一两，炙微赤，剉　麦门冬二两半，去心，焙　干姜一两，炮裂，剉

右件药捣粗罗为散，每服四钱，以水一中盏，入枣三枚，煎至六分，去滓，不计时候温服。

治妇人崩中下五色，或赤白不止，四肢虚困，腹中时痛，**牛角鰓散**方：

牛角鰓二两，烧灰　龙骨一两　当归三分，剉，微炒　禹余粮二两，烧醋淬七遍　干姜半两，炮裂，剉　熟干地黄一两半　阿胶二两，捣碎，炒令黄燥　续断一两　甘草半两，炙微赤，剉

右件药捣细罗为散，每服不计时候以温酒调下二钱。

治妇人崩中下五色不止，诸药无效，宜服**鳖甲散**方：

鳖甲二两，涂醋炙微黄　乌贼鱼骨一两，烧灰　龙骨一两　云母粉二两　鲤鱼鳞二两，烧灰　白术一两　肉桂一两，去皴皮　白僵蚕三分，微炒　代赭二两　伏龙肝二两　干姜一两，炮裂，剉　芎藭二两　猬皮一两，炙微焦黄　白垩一两

右件药捣细罗为散，每服不计时候以热酒调下二钱。

治妇人崩中下五色，恶物去来不断，宜服**骐驎竭散**方：

骐驎竭一两　芎藭一两　艾叶一两，微炒　龙骨二两　乌贼鱼骨二两，烧灰　禹余粮二两，烧醋淬七遍　伏龙肝二两　阿胶一两半，捣碎，炒令黄燥　熟干地黄一两半

右件药捣细罗为散，每服不计时候以粥饮调下二钱。

治妇人崩中下五色，心烦腹痛，宜服此方：

龙骨二两 干姜三分，炮裂，剉 白芍药三分 乌贼鱼骨二两，烧灰 艾叶一两，微炒 熟干地黄二两

右件药捣细罗为散，每服不计时候以赤糙米粥饮调下二钱。

治妇人崩中，下五色久不止，**龙骨圆**方：

龙骨一两 乌贼鱼骨三分，烧灰 白芍药半两 鹿茸一两，去毛，涂酥炙微黄 熟干地黄一两半 侧柏二两，微炙 干姜半两，炮裂，剉

右件药捣罗为末，炼蜜和捣三二百杵，圆如梧桐子大，每于食前以粥饮下三十圆。

又方：

牛角䚡三两，烧灰 干姜半两，炮裂，剉 龙骨一两

右件药捣细罗为散，每于食前以粥饮调下二钱。

治妇人崩中，下五色不止，令人黄瘦，心烦不食，**禹余粮圆**方：

禹余粮一两，烧醋淬七遍 白石脂一两 龙骨一两 当归三分，剉，微炒 芎䓖三分 桂心半两 附子三分，炮裂，去皮脐 黄耆一两，剉 白芷半两 熟干地黄一两

右件药捣罗为末，炼蜜和捣三二百杵，圆如梧桐子大，每于食前以粥饮下三十圆。

又方：

骐驎竭一两 乌药半两 瓷药一两，细研

右件药捣细罗为散，每于食前以热酒调下一钱。

又方：

茅根二两 浮萍草一两 刺蓟[1]根二两

右件药细剉，分为七服，每服以水一中盏，煎至五分，去滓，每于食前温服。又方：

蚕纸灰一两 茶笼内箬叶一两，烧灰

右件药细研，每于食前以温酒调下二钱。

治妇人白崩诸方

夫妇人白崩者，是劳伤胞络，而气极所为。肺主气，气极则肺虚冷也。肺脏之色白，虚冷劳极，其色与胞络之间秽液相挟崩伤，而下为白崩也。

治妇人白崩，脐腹冷痛，四肢不和，面无颜色，**白术散**方：

白术一两 艾叶一两，微炒 附子一两，炮裂，去皮脐 芎䓖三分 阿胶一两，捣碎，炒令黄燥 桂心一两 白石脂一两 白矾灰一两 乌贼鱼骨一两，烧灰 熟干地黄一两 吴茱萸半两，汤浸七遍，焙干微炒 伏龙肝一两 当归三分，剉，微炒

右件药捣细罗为散，每于食前以热酒调下二钱。

治妇人白崩，胯下疼痛不止，**当归散**方：

当归二两，剉，微炒 木香一两 桂心一两 芎䓖一两 鹿角胶二两，捣碎，炒令黄燥 干姜一两，炮裂，剉 龙骨一两 续断一两 附子一两，炮裂，去皮脐

右件药捣细罗为散，每于食前以热酒调下二钱。

治妇人白崩不止，面色黄瘦，胯下冷疼，**牡蛎散**方：

---

[1] 蓟：原作"荆"。据《普济方》卷330、《类聚》卷208引同方改。

牡蛎一两,烧为粉　熟干地黄一两　龙骨一两　蒲黄一两　阿胶一两,捣碎,炒令黄燥　干姜一两,炮裂,剉

右件药捣细罗为散,每于食前以艾叶汤调下二钱。

治妇人白崩不止,**鹿角胶散**方:

鹿角胶一两,捣碎,炒令黄燥　鹿茸一两,去毛,涂酥炙微黄　乌贼鱼骨一两,烧灰　当归一两,剉,微炒　龙骨一两　白术一两

右件药捣细罗为散,每于食前以热酒调下二钱。

治妇人白崩久不止,**禹余粮散**方:

禹余粮二两,烧醋淬七遍　桂心三分　芎䓖一两　当归一两,剉,微炒　乌贼鱼骨一两,烧灰　附子半两,炮裂,去皮脐　白矾二两,烧令汁尽

右件药捣细罗为散,每于食前以热酒调下二钱。

又方:

附子一两,炮裂,去皮脐　当归一两,剉,微炒　乌贼鱼骨一两,烧灰　木贼一两　牛角䚡二两,烧灰　赤石脂一两

右件药捣细罗为散,每于食前以粥饮调下二钱。

治妇人劳伤,气血虚损,白崩,发歇不止,**猬皮圆**方:

猬皮一两,炙微炒黄　槐耳三分　白敛半两　黄耆三分,剉　艾叶三分,微炒　桂心半两　蒲黄半两　当归半两,剉,微炒　干姜三分,炮裂,剉　白马蹄一两,烧灰　牛角䚡一两,烧灰　禹余粮二两,烧醋淬七遍　猪悬蹄甲七枚,烧灰　续断三分

右件药捣罗为末,炼蜜和捣三二百杵,圆如梧桐子大,每于食前以温酒下三十圆。

治妇人白崩,日夜不绝,将欲困笃,**禹余粮圆**方:

禹余粮二两,烧醋淬七遍　白马蹄二两,烧灰　龙骨一两　鹿茸二两,去毛,涂酥炙微黄　乌贼鱼骨一两,烧灰

右件药捣罗为末,炼蜜和捣三二百杵,圆如梧桐子大,每于食前以温酒下三十圆。

又方

牛角䚡一两,烧灰　龙骨一两　麝香一钱,细研

右件药捣细罗为散,每于食前以粥饮调下二钱。

治妇人白崩去来不息,方:

牡蛎二两,捣为粉　熟干地黄一两　干姜三分,炮裂,剉

右件药捣细罗为散,每于食前以温酒调下二钱。

治妇人崩中漏下不止诸方

夫妇人崩中之病者,是伤损冲任之脉。冲任之脉皆起于胞内,为经脉之海。劳伤过度,冲任气虚,不能统制经血,故忽然崩下,谓之崩中。崩而内有瘀血,故时淋沥不断,名曰崩中漏下也。

治妇人崩中漏下不止,**地榆散**方:

地榆一两,剉　伏龙肝一两半　白茯苓一两　熟干地黄一两　柏叶一两,微炙　蒲黄一两　白芍药一两　甘草半两,炙微赤,剉　鹿角胶一两,捣碎,炒令黄燥　当归三分,剉,微炒　桂心半两　芎䓖三分

干姜半两,炮裂,剉　漏芦一两　蟹爪一两,微炒

右件药捣粗罗为散,每服三钱,以水一中盏,入竹茹一分,煎至六分,去滓,每于食前温服。

又方:

当归一两,剉,微炒　阿胶一两,捣碎,炒令黄燥　干姜一两,炮裂,剉　艾叶一两,微炒　细墨半两

右件药捣粗罗为散,每服三钱,以水一中盏,煎至六分,去滓,入赤马通汁一合,更煎一两沸,每于食前温服。

治妇人崩中漏下不止,羸乏,宜服此方:

乌贼鱼骨二两,烧灰　芎䓖三分　熟干地黄一两　干姜半两,炮裂,剉　当归二两,剉,微炒　阿胶三分,捣碎,炒令黄燥　艾叶一两,微炒

右件药捣粗罗为散,每服三钱,以水一中盏,煎至五分,去滓,入酒一合,更煎一两沸,每于食前温服。

治妇人崩中漏下赤白青黑,腐臭不可近,令人面黑,皮骨相连,月经失度,往来无常,小腹弦急,或时腹内疞痛,不欲饮食,**蔷薇根皮散**方:

蔷薇根皮一两,剉　慎火草半两　白薇三分　败龟一两,涂酥炙令黄　黄连一两,去须,微炒　干姜半两,炮裂,剉　桂心半两　细辛半两　当归一两,剉,微炒　熟干地黄一两　芎䓖半两　石斛一两,去根,剉　白芍药半两　禹余粮二两,烧醋淬七遍　牡蛎二两,烧为粉　艾叶一两,微炒

右件药捣细罗为散,每于食前以温酒调下二钱。

治妇人崩中漏下不止,渐加羸瘦,四肢烦痛,**禹余粮散**方:

禹余粮二两,烧醋淬七遍　甘草三分,炙微赤,剉　赤石脂二两　龙骨二两　附子一两,炮裂,去皮脐　芎䓖三分　熟干地黄一两　白芍药三分　干姜半两,炮裂,剉　当归一两,剉,微炒　桂心半两

右件药捣细罗为散,每于食前以粥饮调下二钱。

治妇人崩中漏下,不问年月远近,**柏叶散**方:

柏叶一两半,微炙　续断一两半　芎䓖一两半　禹余粮二两半,烧醋淬七遍　艾叶一两,微炒　阿胶一两,捣碎,炒令黄燥　赤石脂一两　牡蛎一两,烧为粉　地榆一两,剉　生干地黄一两半　当归一两半,剉,微炒　鹿茸一两,去毛,涂酥炙微黄　龟甲一两半,涂酥炙令黄　鳖甲一两半,涂醋炙令黄

右件药捣细罗为散,每于食前以粥饮调下二钱。

治妇人崩中漏下不止,虚损羸瘦,**鹿茸散**[1]方:

鹿茸二两,去毛,涂酥炙微黄　鳖甲一两,涂醋炙令黄,去裙襕　乌贼鱼骨一两,炙黄　白龙骨一两　续断一两　熟干地黄一两　白芍药一两　白石脂一两　肉苁蓉一两半,酒浸一宿,刮去皴皮,炙干

右件药捣细罗为散,每于食前以粥饮调下二钱。

治妇人崩中漏下不止,渐加黄瘦,四肢无力,腹内疼痛,不思饮食,**柏叶圆**方:

柏叶一两,微炙　续断三分　芎䓖三分　禹余粮二两,烧醋淬七遍　艾叶三分,微炒　阿胶一两,捣碎,炒令黄燥　牡蛎一两,烧为粉　地榆一两,剉　熟干地黄一两　当归三分,剉,微炒　丹参三分　鹿茸一两,去毛,涂酥炙微黄　鮀[2]甲一两,炙微黄　鳖甲一两,涂醋炙微黄　赤石脂一两

---

〔1〕散:原作"圆"。据本方实际剂型改。

〔2〕鮀:原误作"鲍"。据《类聚》卷208引同方改。

右件药捣罗为末，炼蜜和捣三五百杵，圆如梧[1]桐子大，每于食前以温酒下三十圆。

治妇人劳损因成崩中，不可禁止，积日不断，故成漏下，故五脏空虚，肉色黄瘦，**禹余粮圆**方：

禹余粮二两，烧醋淬七遍　龙骨一两　紫石英一两，细研，水飞过　人参半两，去芦头　桂心半两　川乌头半两，炮裂，去皮脐　桑寄生一两　川椒一两，去目及闭口者，微炒去汗　石斛一两，去根，剉　泽泻一两　当归一两，剉，微炒　杜仲一两，去皴皮，炙微黄，剉　肉苁蓉一两，酒浸一宿，刮去皴皮，炙干　远志半两，去心　五味子半两　牡蛎一两，烧为粉　甘草半两，炙微赤，剉

右件药捣罗为末，炼蜜和捣三五百杵，圆如梧桐子大，每于食前以热酒下三圆。

治妇人崩中漏下久不差，宜服此方：

白芍药二两　乌贼鱼骨二两，烧灰　槲叶一两半，炙微黄

右件药捣细罗为散，每于食前以粥饮调下一钱。

治妇人崩中下[2]血不绝，小腹痛，方：

鹿角胶一两，捣碎，炒令黄燥　柏叶一两，微炙　白芍药一两

右件药捣细罗为散，每于食前以温酒调下二钱。

又方：

牡蛎二两半，烧为粉　狗头骨二两半，炙令黄

右件药捣细罗为散，每于食前以温酒调下二钱。

又方：

槐鹅烧作灰

右细研，每于食前以温酒调下二钱。

治妇人阴肿诸方

夫妇人阴肿者，是虚损受风邪所为。胞络虚，而有风邪客之，风气乘于阴，与血气相搏，令气否涩，腠理壅闭，不得泄[3]越，故令阴肿也。

治妇人月水涩滞，阴中肿痛，**菖蒲散**方：

菖蒲一两　当归一两，剉，微炒　秦艽三分　吴茱萸半两，汤浸七遍，焙干微炒

右件药捣粗罗为散，每服三钱，以水一中盏，入葱白五寸，煎至六分，去滓，每于食前温服。

治妇人阴肿或疮烂者，宜用**麻黄汤**洗之，方：

麻黄二两，去根　黄连二两，剉　蛇床子二两　乌梅十颗

右件药细剉，以水一斗煎至五升，去滓，稍热洗之，切宜避风冷。

治妇人阴中肿痛不可忍，方：

防风三两　大戟三两　艾叶五两

右件药细剉，以水一斗煮取五升，去滓，稍热洗之，日可三度，宜避风冷。

---

〔1〕梧：原误作“柏”。据改同上。
〔2〕下：原误作“不”。据《类聚》卷208引同方改。
〔3〕泄：原误作“池”。据《病源》卷40“阴肿候”改。

治妇人阴肿坚痛，宜用**白矾散**方：

白矾半两　甘草半分，生，剉　川大黄一分，生

右件药捣细罗为散，取枣许大，绵缠内阴中，日二度换之。

又方：

枳壳半斤

右捣碎，炒令热，用故帛裹熨之，冷即换之。

又方：

商陆一斤，剉

右以水一斗煮取五升，稍热洗之，日三度。

治妇人阴痒诸方

夫妇人阴痒者，是虫蚀所为。三虫在于肠胃之间，因脏虚，三虫动作，蚀于阴，其虫作，热微则为痒，重者乃痛也。

治妇人阴痒，**大黄散**方：

川大黄一两，剉碎，微炒　黄芩一两　赤芍药半两　玄参半两　黄耆一两，剉　丹参半两　山茱萸半两　蛇床子半两

右件药捣细罗为散，每于食前以温酒调下二钱。

治妇人阴中湿痒，方：

黄连二两　栀子人一两　甘草一两，生，剉　黄蘖一两，剉

右件药捣细罗为散，以粉于上效。

治妇人阴痒不止，方：

蚺蛇胆一两　雄黄一两，细研　硫黄一两，细研　朱砂一两，细研　消石一两　藜芦半两　芜荑一两

右件药捣罗为末，都研令匀，以腊月猪脂和如膏，用故布作缠子如指长一寸半，以药涂上，内阴中，日一易之，易时宜以猪椒根三五两水煮，稍热洗之，干拭内之效。

又方：

小蒜随多少

右以水煮作汤，稍热洗，日三用之。

又方：

狼牙二两　蛇床子三两

右件药以水三升煮作汤，稍热洗，日三用之。

又方：

右烧杏人作灰，承热绵裹内阴中，日二易之。

又方：

枸杞根一斤，细切

右以水三升煮十余沸，稍热洗之。

治妇人阴中痒，如似有虫，方：

右取鸡肝去脂，承热内阴中，如是有虫当尽下。

治妇人阴痒，似有虫状，烦闷，**黄丹散**方：

黄丹一分　白矾三分　芎䓖一两

右件药捣罗为末，以縠[1]囊盛，内阴中，虫当自出。

治妇人阴中痒如有虫，目肿身黄，漏血下白物，少气，宜用此方：

右取生鲤鱼长一尺，去头、肉，取骨炙令焦，捣末，以猪脂和，取半两用绢袋盛，如指长内阴中，至痒处即止，虫当自出。

治妇人阴痒如有虫，方：

右取牛肝截取三寸，内阴中，半日[2]虫尽入肝内出之。猪肝亦得。

治妇人阴冷诸方

夫妇人胞络劳伤，子脏虚损，风冷客之，冷乘于阴，故令冷[3]也。

治妇人癖瘦阴冷，**五加皮浸酒方**：

五加皮三两　地骨皮二两　熟干地黄三两　天门冬一两，去心　杜仲三两，去皴皮，炙微黄　丹参三两　蛇床子三两　钟乳粉四两　干姜三两

右件药细剉，以生绢袋盛，以酒一斗五升渍二宿后，每服暖一中盏，空心及晚食前服。

治妇人阴冷痒，方：

吴茱萸半两，生用　甜葶苈半两　蛇床子三分　没石子一枚

右件药捣罗末，绵裹枣许大，内阴中，令腹内热为度。

又方：

远志半两　蛇床子一两　五味子一两　干姜半两，生用　莲花半两

右件药捣罗为末，每用先以兔粪涂阴门中，用绵裹一钱内阴中，热即为效。

又方：

蛇床子一两　吴茱萸一两半，生用

右件药捣罗为末，炼蜜和圆如酸枣大，以绵裹内阴中，下恶物为度。

治妇人阴挺出下脱诸方

夫妇人胞络伤损，子脏虚冷，气下冲则令阴挺出，谓之下脱。亦有因产而用力躯气而阴下脱者。诊其少阴脉浮动，浮为虚，动为悸，故令下脱也。

治妇人阴挺出下脱，方：

黄芩半两　赤芍药一两　当归半两，剉，微炒　牡蛎二两半，烧为粉　竹茹二两　猬皮二两，炙微焦　野狐阴茎一具，炙令黄

右件药捣细罗为散，每于食前以暖酒调下二钱。

又方：

---

〔1〕縠：原误作"穀(谷)"，不通。《普济方》卷326真丹散所引即此方，其中"穀"作"縠"。縠(hú)即绉纱类丝织品。义长，因改。

〔2〕半日：原误作"令日"。《正误》："'日'疑'白'之讹。"然《普济方》卷326引同方作"半日"，义长，据改。

〔3〕冷：原作"吟"，不通。据《普济方》卷326"下部诸疾附论"改。

当归二两，剉，微炒　黄芩二两　牡蛎二两，烧为粉　赤芍药一两半　猬皮一两，炙微焦

右件药捣细罗为散，每服食前以暖酒调下二钱。

又方：

当归三两　败酱二两　独活三两　白芷三两　地榆三两，剉　白矾三两

右件药细剉，以水一斗煮至五升，去滓，稍热洗之。

又方：

皂荚一两，去皮子，炙黄焦，剉　半夏一两，炒令黄　大黄一两　细辛一两　蛇床子一两半

右件药捣罗为末，薄绢袋盛，如指长内阴中，日二易之。

又方：

乌贼鱼骨半两　硫黄半两　五味子三分

右件药细研如粉，以傅其上，日二用之。

又方：

桂心一两　吴茱萸一两，生用　戎盐二两

右件药并熬令色变，捣罗为末，以绵裹如指大，内阴中，日再易之。

又方：

蛇床子五两　乌梅二七枚

右件药以水五升，煮取三升去滓，稍热洗之，每日三五度用。

又方：

川乌头一两，生用　白及一两

右件药捣罗为末，以绵裹一钱内阴中，令入三寸，腹内热即止，来晨再用。

又方：

川椒半两，生用　川乌头半两，生用　白及半两

右件药捣罗为末，绵裹一钱内阴中，深三寸，腹中热即止[1]，来日再用。

又方：

右烧故弊帚头灰，食前以温酒调服二钱效。

又方：

右细研磁石，食前以温酒调一钱服之。

又方：

右以白矾烧灰细研，空心以温酒调下一钱。

又方：

硫黄半两　乌贼鱼骨半两

右件药捣罗为末，傅之。

又方：

右取铁精细研，以羊脂调，布裹炙令热熨之，以差为度。

又方：

右取蛇床子，布裹蒸令热，熨之即差。亦治产后阴中痛。

---

〔1〕 止：原脱。据《普济方》卷326引同方补。

治妇人阴疮诸方

夫妇人阴疮者，由三虫或九虫动作，侵蚀所为也。诸虫在人肠胃之间，若腑脏调和，血气充实，不能为害。若劳伤经络，肠胃虚损，则动作蚀于阴，轻者或痒或痛，重者生疮。诊其少阴之脉滑而数者，阴中生疮也。

治妇人阴中生疮，**黄芩汤**洗方：

黄芩半两　当归半两　川大黄半两　芎䓖半两　白矾半两　黄连一分

右件药细剉，以水五升煎至三升，去滓，稍热洗疮，日三两度用之。

治妇人阴疮，**雄黄散**方：

雄黄一分　芎䓖一分　藜芦一分　丹砂一分，细研　川椒一分　细辛一分　当归一分

右件药捣罗为末，绵裹如枣大内阴中，又傅疮上，以差为度。

治妇人阴疮，**杏人膏**方：

杏人五两，汤浸，去皮，研　白芷一两　芎䓖一两　生干地黄一两　猪脂三两　羊髓三两

右件药细剉，以猪脂、羊髓拌令匀，入铛中慢火煎，候白芷色黄，绞去滓，膏成用瓷合中贮之，每取如枣大，绵裹内阴中，频频换之。

又方：

当归一两　白芷一两　芎䓖一两　杏人一两，汤浸，去皮尖，研

右件药捣罗，以羊脂一斤和拌匀，入甑中蒸之，药成取枣许大，绵裹内阴中，日一易之。

又方：

赤芍药三两　黄芩三两　牡蛎一两　附子三分　白芷三分

右件药细剉，以猪脂一斤同内铛中，慢火煎三上三下，候白芷色黄，绞去滓，膏成用瓷合盛，每用傅于疮上。

治妇人阴疮，宜傅**杏人散**方：

杏人半两，烧为灰　雄黄半两　白矾半两，烧为灰　麝香二钱

右件药细研为散，每用少许傅疮上，以差为度。

治妇人阴蚀疮，宜用**当归汤**洗方：

当归二两　地榆三两　甘草一两　芎䓖一两　赤芍药一两

右件药细剉，以水五升煮取三升，去滓，稍热洗之，日二三度用之。

治妇人阴疮，**甘草汤**方：

甘草一两，生用　干漆一两　黄芩二两　生干地黄二两　赤芍药二两　当归二两　龟甲五两

右件药细剉，以水七升煮取三升，去滓，以绵蘸汤拓疮处良久，每日三度用之。

治妇人阴疮，蚀欲尽者，方：

虾蟆粪　兔粪等分

右件药细研，每用少许傅疮上。

治妇人阴疮，蚀如中烂，**狼牙汤**方：

狼牙五两

右以水四升煮至一升，去滓，水醋一合，更煎一两沸，稍热以绵蘸汤沥于疮上，及以热绵罨之，日三五度即愈。

又方：

右取猪肉十斤肥者，以水煮肉令烂，去肉，以汤稍热洗疮，冷即易之。

又方：

右细研硫黄末，傅疮上。

太平圣惠方卷第七十四 凡一十七门 病源一十七首 方共计一百九十一道

治妊娠中风诸方

夫四时八方之气，为风也。常以冬至之日候之。若从其乡来者，长养万物。若不从其乡来，名为虚邪，贼害万物。人体虚则中之，若风邪客于皮肤，入于经络，即顽痹不仁。若入于筋脉，挟寒则挛急喎僻，挟温则弛纵。若入脏腑，则恍惚惊悸。凡五脏俞皆在背，脏腑虚，风邪皆从其俞而入，随所伤脏腑经络而为诸病也。妊娠中风，若不早治，则令堕胎也。

治妊娠中风卒倒，心神闷乱，口噤，不能言，四肢急强，**防风散**方：

防风一两，去芦头 葛根一两 细辛半两 当归半两，剉，微炒 甘菊花半两 汉防己半两 羚羊角屑半两 秦艽半两，去芦头 桂心半两 茯神半两 桑寄生一两 甘草半两，炙微赤，剉

右件药捣筛为散，每服四钱，以水一中盏，入生姜半分，煎至六分，去滓，入竹沥半合，不计时候温服。

治妊娠中风，四肢腰背强直，言语謇涩，心神烦闷，**芎藭散**方：

芎藭一两 防风一两，去芦头 犀角屑半两 生干地黄三分 葛根半两 麻黄三分，去根节 独活半两 汉防己半两 杏人三分，汤浸，去皮尖、双人，麸炒微黄 赤箭半两 羚羊角屑半两 甘草半两，炙微赤，剉

右件药捣筛为散，每服四钱，以水一中盏，生姜半分，煎至六分，去滓，入竹沥半合，不计时候温服。

治妊娠中风，身如角弓反张，口噤语涩，宜服**麻黄散**方：

麻黄一两，去根节 独活一两 防风一两，去芦头 桂心半两 芎藭三分 当归三分，剉，微炒 羚羊角屑半两 酸枣人一两 川升麻半两 秦艽半两，去苗 杏人三分，汤浸，去皮尖、双人，麸炒微黄 甘草半两，炙微赤，剉

右件药捣筛为散，每服四钱，水一中盏，入生姜半分，煎至六分，去滓，入竹沥半合，不计

〔1〕一十一：原作“二十一”。据正文方实数改。

时候温服。

治妊娠中风，头项强直，筋脉挛急，手足不随，言语謇涩，**羚羊角散**方：

羚羊角屑一两 独活一两 薏苡人三分 防风三分，去芦头 酸枣人一两 五加皮三分 当归三分，剉，微炒 芎䓖三分 蔓荆子半两 萆薢三分 海桐皮三分 甘草半两，炙微赤，剉

右件药捣筛为散，每服四钱，水一中盏，入生姜半分，煎至六分，去滓，不计时候温服。

治妊娠卒中风，不语，四肢强直，心神昏昧，宜服**生犀角散**方：

生犀角屑一两 防风三分，去芦头 赤箭三分 羌活三分 麻黄一两，去根节 当归三分，剉，微炒 人参三分，去芦头 葛根三分 赤芍药三分 秦艽半两，去苗 甘草半两，炙微赤，剉 石膏一两半

右件药捣筛为散，每服四钱，水一中盏，煎至六分，去滓，入竹沥半合，不计时候温服。

治妊娠中风，心神恍惚，惊悸，胎动不安，言语失次，四肢抽掣，**茯神散**方：

茯神一两 麦门冬一两，去心 人参三分，去芦头 独活半两 防风一分，去芦头 龙齿一两 生干地黄三分 桑寄生三分 犀角屑半两 钓藤半两 白鲜皮半两 远志半两，去心 石膏一两 甘草半两，炙微赤，剉

右件药捣筛为散，每服四钱，以金银水一中盏，煎至六分，去滓，不计时候温服。

治妊娠中风，口眼不正，手足顽痹，宜服**木防己散**方：

木防己一两 羌活一两 防风一两，去芦头 羚羊角屑一两 桂心半两 荆芥穗半两 薏苡人半两 麻黄一两，去根节 桑寄生半两 黄松木节一两 甘草半两，炙微赤，剉

右件药捣筛为散，每服三钱，水一中盏，入生姜半分，煎至六分，去滓，不计时候温服。

治妊娠中风，牙关紧急，身体强直，言语不得，痰涎壅滞，心胸烦闷，**天麻散**方：

天麻一两 独活一两 白僵蚕三分，微炒 白附子三分，炮裂 麻黄一两，去根节 羚羊角屑三分 半夏半两，汤洗七遍去滑，以生姜半两，去皮同捣，炒令干 防风三分，去芦头 犀角屑半两 阿胶二分，捣碎，炒令黄燥 甘草半两，炙微赤，剉 铅霜一分，研入 龙脑半分，研入

右件药捣细罗为散，入研了药令匀，每服不计时候以竹沥调下一钱。

治妊娠因洗头中风，身体强硬，牙关紧急，失音不语，**独活散**方：

独活一两 赤箭一两 麻黄一两，去根节 乌犀角屑三分 羌活三分 防风三分，去芦头 天蓼木三分 白附子三分 汉防己半两 桂心半两 芎䓖半两 白僵蚕半两 阿胶一两，捣碎，炒令黄燥 龙脑一分，研入

右件药捣细罗为散，入研了药令匀，每服不计时候以薄荷汤调下二钱。

治妊娠中风，口噤，心膈痰涎壅滞，言语不得，四肢强直，**白僵蚕散**方：

白僵蚕一两，微炒 天麻一两 独活一两 麻黄一两半，去根节 乌犀角屑三分 白附子半两，炮裂 半夏半两，汤洗七遍去滑，以生姜半两，去皮，同捣令烂，焙干 藿香半两 天南星半两，炮裂 龙脑一钱，研入

右件药捣细罗为散，入研了药令匀，每服不计时候以生姜薄荷汤调下一钱。治妊娠中风，心神恍惚，狂言妄语，惊悸烦乱，不得睡卧，**铁精圆**方：

铁精一两，细研 龙齿一两，细研 犀角屑一两 茯神一两 天竺黄三分 人参三分，去芦头 远志三分 防风三分，去芦头 麦门冬一两半，去心，焙 菖蒲三分 白鲜皮三分 生干地黄一两 金薄二十一片，研入 银薄二十一片，研入 龙脑半分，研入

右件药捣细罗为散，入研了药令匀，炼蜜和捣三二百杵，圆如梧桐子大，每服不计时候，以竹叶汤放冷下二十圆。

治妊娠中风，手足不遂，筋脉缓急，言语謇涩，皮肤不仁，**赤箭圆**方：

赤箭一两　萆薢一两　防风三分，去芦头　芎䓖三分　麻黄一两，去根节　独活一两　当归三分，剉，微炒　薏苡人三分　阿胶三分，捣碎，炒令黄燥　五加皮三分　羚羊角屑一两　鼠粘子一两　秦艽三分，去苗　汉防己三分　柏子人三分　酸枣人三分，微炒　丹参三分　熟干地黄一两

右件药捣细罗为散，炼蜜和捣三五百杵，圆如梧桐子大，每服食前以豆淋酒下二十圆。

治妊娠中风，口面㖞僻，言语謇涩，身体拘急，**乌犀角圆**方：

乌犀角屑一两　防风一两，去芦头　天蓼木一两　羌活一两　麻黄一两半，去根节　独活一两　赤箭一两　羚羊角屑一两　芎䓖一两　秦艽三分，去苗　天门冬一两，去心，焙　桑寄生三分　阿胶一两，捣碎，炒令黄燥　大麻人一两

右件药捣细罗为末，炼蜜和捣三二百杵，圆如梧桐子大，每服食前以薄荷汤下三十圆。

治妊娠中风，手足缓弱，口面㖞斜，言语謇涩，肢节疼痛，**桑枝煎圆**方：

桑枝　槐枝　柳枝已上各一斤，细剉　黑豆一升，淘洗过　天蓼木半斤，剉

已上药以水二斗煎至五升，滤去滓，入酒一升，更熬令如稀饧。

天麻二两　独活一两　海桐皮一两　萆薢一两　芎䓖一两　防风一两，去芦头　五加皮一两　酸枣人一两，微炒　薏苡人一两　桂心一两　生干地黄一两半

右件药捣细罗为末，入前煎中拌搜，更入少炼了蜜和捣三五百杵，圆如梧桐子大，每服食前以温酒下二十圆。

治妊娠中风，口眼不正，言语蹇涩，手足不遂，**酸石榴煎**方：

酸石榴十颗，并皮细切研绞，更入水一中盏，再研绞取汁，去滓　鹅梨十颗，捣绞取汁　荆芥五两，细剉，入水一中盏，研绞取汁　薄荷五两，细剉，入水一中盏，研绞取汁　牛蒡根半斤，净洗切，研绞取汁　竹沥一中盏　生地黄汁一中盏　白蜜三两

已上诸药汁相和，于银石锅中慢火熬如饧，入后药末：

赤箭二两　独活一两　羚羊角屑一两〔1〕　防风一两，去芦头　桑寄生一两　阿胶一两，捣碎，研令黄燥

右件药捣细罗为末，研令细，入前煎中搅令匀，瓷器中盛，每服不计时候以温酒调下一大匙头。

治妊娠中风，筋脉挛急，口眼㖞斜，皮肤顽麻，言语常涩，**生地黄煎**方：

生地黄五斤，捣绞取汁　黑豆一升，以水四升煮取一升半，去豆　大甜石榴五颗，捣绞取汁　荆沥半升　枸杞根一升，细剉，入水一中盏，捣绞取汁　桑根白皮一升，细剉，入水一中盏，捣绞取汁　竹沥半升　白蜜五两

已上诸药汁相和，于银石锅中慢火熬如稀饧，入后药末：

羚羊角屑　天门冬去心，焙　天麻　酸枣人微炒　当归剉，微炒　羌活　薏苡人　蚕沙微炒，已上各一两

右件药捣细罗为末，研令细，入前煎中搅令匀，瓷器中盛，每服不计时候以温酒下一大匙头。

治妊娠中风，语涩头疼，心神烦闷，胎动不安，**乌金煎**方：

黑豆一升，淘洗令净　独活一两　羚羊角屑一两　防风一两，去芦头　茯神一两　牡荆子一两　生干地黄一两半　牛蒡根一两　桑椹一两　桑寄生一两　薄荷一两　荆芥一两

---

〔1〕一两：原脱。据《类聚》卷222引同方补。

右件药捣筛，以水一斗五升，煎至五升去滓，入白蜜三两，竹沥半升，更熬令如稠饧，瓷器中盛，每服不计时候以金银温汤调下一大匙头。

治妊娠中风，语涩舌不转，心烦闷，**荆沥饮子**方：

荆沥二合　生葛根汁二合　竹沥三合　白蜜半合

右件药相和令匀，煎一沸，每服温饮一小盏。

治妊娠中风，失音不语，心神冒闷，**梨汁饮子**方：

梨汁二合　竹沥二合　生地黄汁二合　牛乳一合　白蜜半合

右件药相和令匀，每服温饮一小盏。

治妊娠中风，口面㖞斜，语涩舌不转，**独活饮子**方：

独活一两，剉　竹沥二合　生地黄汁二合

右件药先以水一大盏，煎独活至六分，去滓，下竹沥、地黄汁搅匀，更煎一沸，分温二服。

治妊娠中风，语涩心烦，项强，背拘急，眼涩头疼，昏昏多睡，**阿胶饮子**方：

阿胶半两，捣碎，炒令黄燥　竹沥五合　荆沥三合

右件药相和令匀，每服温饮一小盏。

治妊娠中风口噤，言语不得，**白术酒方**：

白术一两半　独活一两　黑豆一合，炒令熟

右件药细剉，以酒三升煎取一升半，去滓，分温四服，拗口灌之，得汗即差。

治妊娠中风痉诸方

夫妊娠体虚受风，而伤太阳之经络，后复遇[1]风寒相搏，发则口噤背强，名之为痉。其候闷冒[2]不识人，须臾惺惺复发。此是风伤太阳之经作痉也。亦名子痫，亦名子冒也。

治妊娠中风痉，口噤，愦闷不能言，身体强直，或时反张，**羌活散**方：

羌活三分　防风三分，去芦头　芎藭三分　葛根三分，剉　秦艽三分，去苗　麻黄二两，去根节　犀角屑半两　杏人一两半，汤浸，去皮尖、双人，麸炒微黄　甘草半两，炙微赤，剉

右件药捣粗为散，每服四钱，水一中盏，入生姜半分，煎至六分，去滓，不计时候温服。

治妊娠中风，腰背强直，时时反张，名为风痉，**防风散**方：

防风二两，去芦头　葛根二两，剉　芎藭二两　麻黄一两半，去根节　桂心一两　独活一两半　汉防己一两　生干地黄二两　甘草一两，炙微赤，剉　杏人一两半，汤浸，去皮尖、双人，麸炒微黄

右件药捣粗罗为散，每服四钱，水一中盏，煎至六分，去滓，不计时候温服。

治妊娠中风，腰背强直，或时反张，名为风痉，**独活散**方：

独活一两　防风一两，去芦头　葛根半两，剉　羚羊角屑三分　赤箭一两　当归三分　酸枣人三分，微炒　芎藭半两　秦艽半两，去苗　麻黄一两，去根节　五加皮半两　甘草半两，炙微赤，剉

右件药捣筛为散，每服四钱，水一中盏，入生姜半分，煎至六分，去滓，不计时候温服。

治妊娠中风痉，身体强直，或时反张，口噤失音，**天麻散**方：

天麻一两　天南星半两，炮裂　犀角屑三分　独活半两　防风半两，去芦头　阿胶三分，捣碎，炒令

---

〔1〕遇：原误作“过(過)”。据《病源》卷42“妊娠痉候”改。

〔2〕冒：原误作“胃”。据改同上。下文“子冒”原同此误，径改

黄燥　芎䓖半两　酸枣人半两，微炒　麻黄三分，去根节　白附子半两，炮裂　羚羊角屑半两　龙脑一分，研入

右件药捣细罗为散，入研了药令匀，每服不计时候以竹沥调下一钱。

治妊娠中风，口面㖞僻，言语謇涩，身体强直，或时反张，**乌犀圆**方：

乌犀角屑一两　赤箭一两　麻黄一两，去根节　天南星半两，炮裂　秦艽三分，去苗　汉防己半两　独活三分　羚羊角屑三分　防风三分，去芦头　白附子三分，炮裂　白僵蚕三分，微炒　芎䓖三分　当归三分，剉，微炒　酸枣人一两，微炒　桑寄生三分　阿胶一两，捣碎，炒令黄燥　龙脑一分，研入

右件药捣细罗为末，入研了药令匀，炼蜜和捣三五百杵，圆如梧桐子大，不计时候以薄荷酒下二十圆。

治妊娠中风痉，口噤，四肢强直，反张，**羌活酒方**：

羌活一两半　防风一两，去芦头　黑豆每用一合

右件药前二味捣粗罗为末，以好酒五升渍一宿，每服用黑豆一合炒令烟出，投入药，酒一大盏，候沸住，去滓，拗开口，分两度灌之。

治妊娠中风痉，通身冷直，口噤不开，**白术酒方**：

白术　独活已上各一两

右件药捣粗罗为散，以酒二大盏，煎至一大盏去滓，分温服，拗开口灌之。

治妊娠中风痉，口噤，**荆沥饮子**方：

荆沥三合[1]　竹沥五合　梨汁二合

右件药相和令匀，分温两度灌之。

治妊娠中风痉，口噤烦闷，**竹沥饮子**方：

竹沥五合　人乳二合　陈酱汁半合

右件药相和，分温二服，拗开口灌之。

治妊娠伤寒诸方

夫冬时严寒，人体虚而为寒所伤，即成病，为伤寒也。轻者淅淅恶寒，翕翕发热，微咳鼻塞，数日乃止。重者头疼体痛，先寒复热[2]。久不愈者，亦伤胎也。

治妊娠伤寒，烦热头痛，胎气不安，或时吐逆，不下食，**白术散**方：

白术一两　陈橘皮一两，汤浸，去白瓤，焙　麦门冬一两，去心　甘草半两，炙微赤，剉[3]　人参一两，去芦头　半夏半两，汤洗七遍去滑　前胡一两，去芦头　赤茯苓一两　芎䓖一两

右件药捣筛为散，每服四钱，以水一中盏，入生姜半分，淡竹茹一分，煎至六分，去滓，不计时候温服。

治妊娠伤寒，身体重，发热恶寒，肢节烦疼，微呕，心下支满，外证未去，**柴胡散**方：

柴胡一两，去苗　黄芩半两　人参半两，去芦头　赤芍药半两　甘草半两，炙微赤，剉　犀角屑半两　半夏半两，汤洗七遍去滑　麦门冬半两，去心

---

〔1〕合：原作“分”。据《类聚》卷222引同方改。

〔2〕先寒复热：《病源》卷42“妊娠伤寒候”作“增寒壮热”。

〔3〕剉：原脱。据《类聚》卷222引同方补。

右件药捣筛为散，每服四钱，以水一中盏，入生姜半分，枣三枚，煎至六分，去滓，不计时候温服。

治妊娠伤寒，头痛，身体壮热，及四肢不利，**升麻散**方：

川升麻一两　苍术一两，剉，微炒　黄芩半两　麦门冬一两，去心　大青半两　石膏二两　麻黄一两，去根节

右件药捣筛为散，每服四钱，以水一中盏，入生姜半分，淡竹叶二七片，煎至六分，去滓，不计时候温服。

治妊娠伤寒，头目旋疼，壮热心躁，**前胡散**方：

前胡一两，去芦头　旋覆花半两　白术三分　人参三分，去芦头　麻黄三分，去根节　黄芩三分　赤芍药半两　石膏一两　甘草半两，炙微赤，剉

右件药捣筛为散，每服四钱，用水一中盏，入生姜半分，煎至六分，去滓，不计时候温服。

治妊娠伤寒，四日至六日已来，加心腹胀，上气，渴〔1〕不止，食饮不多，腰疼体重，**枳实散**方：

枳实一两，麸炒微黄　麦门冬半两，去心　陈橘皮三分，汤浸，去白瓤，焙

右件药捣筛为散，每服三钱，以水一中盏，入生姜半分，葱白七寸，煎至六分，去滓，不计时候温服。

治妊娠伤寒，加腹胀，大便不通，喘急，**金花散**方：

川大黄一两，剉碎，微炒　郁金一两　青橘皮一两，汤浸，去白瓤，焙　牵牛子二两，微炒　甘草三分，炙微赤，剉

右件药捣细罗为散，每服不计时候，以生姜汤调下二钱，以利便差。

治妊娠伤寒，身体壮热憎寒，呕逆，四肢微冷，头痛，腰脚疼，心腹有气，至三日内未差者，宜服此方：

右取生姜一分，研，湿纸裹烧熟，温酒调下，后吃粥饮投之，汗出为效。

治妊娠三两月，伤寒头痛，壮热呕逆，**丹参散**方：

丹参　当归剉，微炒　人参去芦头　麻黄去根节　艾叶微炒　阿胶捣碎，炒令黄燥　甘草炙微赤，剉，已上各半两

右件药捣筛为散，每服三钱，以水一中盏，入生姜半分，枣二枚，煎至六分，去滓，不计时候温服。

治妊娠三两月，伤寒壮热，呕逆头疼，不思饮食，胎气不安，**人参散**方：

人参一两，去芦头　石膏一两　前胡三分，去芦头　子芩三分　麦门冬半两，去心　葛根半两，剉

右件药捣筛为散，每服四钱，以水一中盏，入生姜半分，枣三枚，淡竹茹一分，煎至六分，去滓，不计时候温服。

治妊娠三两月，伤寒头痛，烦热呕哕，胎气不安，**前胡散**方：

前胡一两，去芦头　赤茯苓一两半　阿胶一两，捣碎，炒令黄燥　当归三分，剉，微炒　芎䓖三分　白术一两半　麦门冬一两，去心　甘草半两，炙微赤，剉　人参一两，去芦头

右件药捣筛为散，每服三钱，以水一中盏，入生姜半分，枣三枚，煎至六分，去滓，不计时候温服。

〔1〕 渴：原误作“汤”。据《类聚》卷222引同方改。

治妊娠三四月，伤寒头痛，壮热吐逆，不思食，**麦门冬散**方：

麦门冬一两，去心　半夏三分，汤洗七遍去滑　甘菊花一分　麻黄三分，去根节　阿胶三分，捣碎，炒令黄燥　人参三分，去芦头　当归半两，剉，微炒　甘草半两，炙微赤，剉

右件药捣筛为散，每服三钱，以水一中盏，入生姜半分，煎至六分，去滓，不计时候温服。

治妊娠四月伤寒，胃中有冷，心中欲呕，胸膈烦闷，不思饮食，时有虚热，或小便如淋，脐下急满，或头项强痛，有时胎上迫心，心中烦闷，**大腹皮散**方：

大腹皮三分，剉　前胡三分，去芦头　厚朴一两，去粗皮，涂生姜汁炙令香熟　鸡苏茎叶三分　木香半两　枳实三分，麸炒微黄　白术三分　桑根白皮三分，剉　赤芍药半两　续断半两　茯神三分　甘草半两，炙微赤，剉

右件药捣筛为散，每服三钱，以水一中盏，入生姜半分，煎至六分，去滓，不计时候稍热服。

治妊娠四五月伤寒，壮热头痛，心胸烦闷，呕吐痰涎，不思饮食，**半夏散**方：

半夏三分，汤洗七遍去滑　旋覆花半两　当归三分，剉，微炒　人参三分，去芦头　麻黄三分，去根节　麦门冬三分，去心　黄耆三分，剉　甘草一分，炙微赤，剉　阿胶一两，捣碎，炒令黄燥

右件药捣筛为散，每服三钱，以水一中盏，入生姜半分，煎至六分，去滓，不计时候温服。

治妊娠六月伤寒，头痛壮热，咳嗽气急，**杏人散**方：

杏人三分，汤浸，去皮尖、双人，麸炒微黄　甘草半两，炙微赤，剉　干姜半两，炮裂，剉　麦门冬一两，去心，焙　五味子三分　紫菀半两，洗去苗土　钟乳粉半分

右件药捣粗罗为散，每服三钱，以水一中盏，入枣三枚，煎至六分，去滓，不计时候温服。

治妊娠五月、六月伤寒，头疼壮热，四肢烦疼，**麻黄散**方：

麻黄一两，去根节　桂心一两　甘草半两，炙微赤，剉　赤芍药一两　石膏二两　柴胡一两，去苗

右件药捣筛为散，每服三钱，以水一中盏，入生姜半分，煎至六分，去滓，不计时候温服。

治妊娠五月、六月或七月，卒患伤寒，烦热，四体疼痛，不得安卧，宜服**通表散**方：

麻黄二两半，去根节　赤芍药一两　甘草半两，炙微赤，剉

右件药捣筛为散，每服四钱，以水一中盏，入生姜半分，枣三枚，煎至六分，去滓，不计时候温服。

治妊娠七八月，伤寒烦热，心胸妨闷，咳嗽呕逆，不下饮食，**芦根散**方：

芦根一两，剉　前胡一两，去芦头　陈橘皮一两，汤浸，去白瓤，焙　甘草半两，炙微赤，剉　赤茯苓一两　半夏三分，汤洗七遍去滑

右件药捣筛为散，每服三钱，以水一中盏，入生姜半分，枣三枚，煎至六分，去滓，不计时候温服。

治妊娠七八月，伤寒烦热，喘嗽，不欲食，**百合散**方：

百合　桔梗去芦头　贝母煨微黄　赤芍药　紫菀洗去苗土　桑根白皮剉　前胡去芦头　赤茯苓已上各一两　甘草三分，炙微赤，剉

右件药捣筛为散，每服三钱，以水一中盏，入生姜半分，煎至六分，去滓，不计时候服。

治妊娠七八月伤寒，头痛壮热，心腹虚胀，四肢少力，**柴胡散**方：

柴胡一两，去苗　续断一两　芎䓖三分　当归半两，剉，微炒　白术一两　赤芍药一两　厚朴一两，去粗皮，涂生姜汁炙令香熟　枳壳三分，麸炒微黄，去瓤　甘草半两，炙微赤，剉

右件药捣筛为散，每服三钱，以水一中盏，入生姜半分，煎至六分，去滓，不计时候温服。

治妊娠八月伤寒，头痛壮热，小便赤黄，心腹气胀，不思饮食，**赤芍药散**方：

赤芍药一两　当归半两，剉，微炒　白术一两　前胡一两，去芦头　赤茯苓一两　枳壳一两，麸炒微黄，去瓤　人参三分，去芦头　厚朴半两，去粗皮，涂生姜汁炙令香熟　甘草半两，炙微赤，剉

右件药捣筛为散，每服四钱，以水一中盏，入生姜半分，葱白五寸，煎至六分，去滓，不计时候温服。

治妊娠九月伤寒，头痛壮热，心中烦闷，小腹冷疼，**芎䓖散**方：

芎䓖三分　吴茱萸一分，汤浸十遍，焙，微炒　白术一两　当归三分，剉，微炒　赤芍药三分　阿胶半两，捣碎，炒令黄燥　半夏半两，汤洗七遍去滑　前胡一两，去芦头　枳实半两，麸炒微黄　甘草一分，炙微赤，剉

右件药捣筛为散，每服三钱，以水一中盏，入生姜半分，枣三枚，煎至六分，去滓，不计时候温服。

治妊娠九月，伤寒烦热，或觉胎不稳，腹满悬急，腰疼不可转侧，**阿胶散**方：

阿胶半两，捣碎，炒令黄燥　陈橘皮半两，汤浸，去白瓤，焙　半夏半两，汤洗七遍去滑　芎䓖半两　白术三分　当归半两，剉，微炒　赤芍药三分　麦门冬三分，去心

右件药捣筛为散，每服三钱，以水一中盏，入生姜半分，枣三枚，煎至六分，去滓，不计时候温服。

治妊娠十月伤寒，头痛壮热，咳嗽烦闷，**石膏散**方：

石膏二两　人参一两，去芦头　麦门冬一两，去心　杏人一两，汤浸，去皮尖、双人，麸炒微黄　细辛半两　柴胡一两，去苗　赤芍药一两　甘草半两，炙微赤，剉　葵子三分

右件药捣筛为散，每服四钱，以水一中盏，入生姜半分，煎至六分，去滓，不计时候温服。

治妊娠十月，伤寒烦热，吐逆，不欲饮食，**赤茯苓散**方：

赤茯苓　白术　麦门冬去心　人参去芦头　黄耆剉，已上各一两　半夏半两，汤洗七遍去滑

右件药捣筛为散，每服三钱，以水一中盏，入生姜半分，枣三枚，煎至六分，去滓，不计时候温服。

治妊娠伤寒，头痛壮热，肢节烦疼，**麻黄散**方：

麻黄一两，去根节　前胡一两，去芦头　人参一两，去芦头　赤芍药一两　知母一两　石膏一两　黄芩一两　桔梗一两，去芦头

右件药捣筛为散，每服四钱，以水一中盏，入葱白五寸，生姜半分，枣三枚，煎至六分，去滓，不计时候温服。

治妊娠伤寒，壮热头疼躁闷，**犀角散**方：

犀角屑半两　柴胡一两，去苗　栀子人半两　荠苨一两　石膏二两　甘草半两，炙微赤，剉

右件药捣筛为散，每服四钱，以水一中盏，入淡竹茹一分，煎至六分，去滓，不计时候温服。

治妊娠伤寒热病，**护胎救生散**方：

浮萍草一两　川朴消一两　蛤粉一两　川大黄一两，剉碎，微炒　蓝根一两，剉

右件药捣细罗为散，水调封脐上，安胎，解烦热极效。

治妊娠伤寒，百节疼痛，壮热心躁，若不早疗，即胎落不安，**升麻散**方：

川升麻一两　柴胡一两，去芦头　葛根半两，剉　知母半两　石膏一两　大青三分　栀子人三分　甘草一分，炙微赤，剉

右件药捣筛为散，每服四钱，以水一中盏，入葱白五寸，煎至六分，去滓，不计时候温服。

治妊娠伤寒头痛，身体烦热，胸胁气滞，呕逆不止，**前胡散**方：

前胡一两，去芦头　子芩一两　贝母一两，煨令微黄　麦门冬一两，去心　半夏半两，汤洗七遍去滑　人参一两，去芦头　赤茯苓一两　木香半两　陈橘皮一两，汤浸，去白瓤，焙　甘草半两，炙微赤，剉

右件药捣筛为散，每服三钱，以水一中盏，入生姜半分，煎至六分，去滓，不计时候温服。

治妊娠伤寒，心胸不利，壮热头痛，**细辛散**方：

细辛三分　前胡一两，去芦头　白术二两　诃梨勒皮三两〔1〕　甘草半两，炙微赤，剉　乌梅肉一两，微炒

右件药捣筛为散，每服三钱，水一中盏，煎至六分，去滓，不计时候温服。

治妊娠伤寒壮热，心烦头痛，**柴胡散**方：

柴胡二两，去芦头　黄芩二两　石膏二两　阿胶二两，捣碎，炒令黄燥　麦门冬三两，去心　甘草半两，炙微赤，剉

右件药捣筛为散，每服四钱，以水一中盏，入生姜半分，枣三枚，煎至六分，去滓，不计时候温服。

又方：

葱白五茎　生姜半两，细碎　青竹茹二两

右件药以水一大盏半，煎至一盏去滓，不计时候分温三服。

治妊娠伤寒头痛，身体烦热，**厚朴散**方：

厚朴半两，去粗皮，涂生姜汁炙令香熟　皂荚一分〔2〕，去皮，涂酥炙令焦黄，去子　甘草半两，炙微赤，剉

右件药捣细罗为散，每服不计时候，点好茶调下一钱。

治妊娠时气诸方

夫四时之间，忽有非节之气，如春时应暖而反寒，夏时应热而反冷，秋时应凉而反热，冬时应寒而反温，非其节而有其气，而一气之至，无人不伤，长少虽殊，病皆相似者，多挟于表毒也。言其时普行此气，故云时气也。妊身遇之，重者损胎也。

治妊娠时气，至五六日不得汗，口干，多吃冷水，狂语逆食，**秦艽散**方：

秦艽一两，去根　柴胡一两，去苗　石膏二两　赤茯苓　人参去芦头　前胡去芦头　甘草炙微赤，剉　犀角屑　葛根剉　川升麻　黄芩已上各半两

右件药捣筛为散，每服四钱，以水一中盏，入生姜半分，淡竹茹一分，煎至六分，去滓，不计时候温服。

治妊娠五月至十月足，患时气，五六日不得汗，口干多吃冷水，热气上冲，喘急闷乱，**麦门冬散**方：

麦门冬一两，去心　石膏二两　知母一两　茅根一两，剉　葛根剉　玄参　川升麻　甘草炙微赤，剉　赤芍药　麻黄去根节　川大黄剉碎，微炒　子芩　人参去芦头　赤茯苓　远志去心，已上各半两

右件药捣粗罗为散，每服四钱，以水一中盏，入淡竹茹一分，生姜半分，煎至六分，去滓，不计时候温服。

---

〔1〕 三两：原脱。据《普济方》卷339引同方补。

〔2〕 分：原作“合”。《普济方》卷339、《类聚》卷222引同方均作“分”，故改。

治妊娠五月或七八月，卒患时气，烦热口干，心躁头痛，四体烦疼，不得安卧，**麻黄散**方：

麻黄二两，去根节　赤芍药一两　甘草一两，炙微赤，剉　葛根一两，剉　柴胡半两，去苗　黄芩一两　石膏二两　麦门冬一两，去心

右件药捣筛为散，每服四钱，以水一中盏，入生姜半分，煎至六分，去滓，不计时候温服。

治妊娠时气，五六日未得汗，口干狂语，乱见鬼神，吃食不得，**远志散**方：

远志半两，去心　麦门冬一两，去心　薯蓣一两　葛根一两，剉　甘草半两，炙微赤，剉　石膏二两　麻黄半两，去根节　川升麻一两

右件药捣筛为散，每服四钱，以水一中盏，入生姜半分，煎至六分，去滓，不计时候温服。

治妊娠时气，烦热口干，头痛，**葛根饮子**方：

葛根半两，剉　石膏一两　栀子人二七枚　白米半合　麻黄半两，去根节　豉一合　葱白二茎，并须

右件药细剉，以水二大盏，煎至一盏三分，去滓，不计时候分温为三服，以汗出为效。

治妊娠时气，六七日热盛，大小便不利，宜服此方：

川芒消一两，细研　葵子二两，捣碎

右件药以水二大盏，煎取一盏三分，去滓，不计时候分温三服，以利为效。

治妊娠时气，令子不落，方：

右取伏龙肝捣罗为末，用水调涂脐下二寸方，干即易之，疾差即止。

治妊娠时气，未能服药，且单用竹沥方：

右取淡竹沥一大盏，不计时候分为三服，汗出当解。

治妊娠得时气，令胎不伤，方：

右取鸡子以绢袋盛，投井中浸令极冷，敲破吞之，服六七枚，至佳。

又方：

右取井底泥涂心下，干即易之，疾退即止。

治妊娠热病诸方

夫冬时严寒，触冒伤之，藏于肌骨，夏至乃发壮热，又为暑病，即热病也。此寒气蕴积，发即为病。若妊娠遇之，多致堕胎也。

治妊娠热病，百骨节皆疼疼，头痛壮热，若不急疗，热势不止，多致损落，**柴胡散**方：

柴胡半两，去芦头　大青三分　葛根半两，剉　石膏一两　知母半两　栀子人半两　川升麻三分　黄芩三分　甘草半两，炙微赤，剉

右件药捣筛为散，每服四钱，以水一中盏，入葱白三茎，煎至六分，去滓，不计时候温服。

治妊娠热病，壮热头痛，呕吐不下食，心烦闷，**人参饮子**方：

人参一两，去芦头　竹茹一两　葛根一两，剉　芦根二两，剉　麦门冬一两半，去心　知母三分

右件药细剉拌令匀，每服一分，以水一中盏，入葱白三茎，煎至六分，去滓，不计时候温服。

治妊娠热病，斑出黑色，小便如血，气急胎欲落，**栀子人饮子**方：

栀子人二两　川升麻二两　大青一两　石膏三两，捣碎　黄芩一两　生地黄二两

右件药细剉和匀，每服半两，用水一中盏，入葱白七寸，豉四十九粒，煎至五分，去滓，不计时候温服。

治妊娠热病六七日，热入腹，大小便秘涩，烦热，**大黄饮子**方：

川大黄一两，剉碎，微炒　知母三分　石膏一两，捣碎　栀子人半两　前胡三分，去芦头　黄芩半两　赤茯苓三分　甘草半两，炙微赤，剉

右件药细剉拌令匀，每服半两，以水一大盏，入生地黄一分，煎至六分，去滓，不计时候温服。

又方：

右以牛粪水调涂腹上，勿令干。

又方：

右取葛根以水煮汁，不计时候每服一小盏。

又方：

右以羊粪水调涂腹上，勿令干。

又方：

右以伏龙肝捣罗细研，不计时候以水调下一钱。

又方：

右取车辖脂，以温水调下半匙，大良。

治妊娠热病胎死腹中诸方

夫妊娠因染温疫伤寒，邪毒之气入于胞脏，致令胎死。候其当胎处若冷，为胎已死，可下之也。

治妊娠热病，胎死腹中欲出，方：

右取乌鸡一枚，去毛细剉，以水三升煮取二升，去鸡，稍稍摩脐下，胎当自出。

又方：

右以醋浓煎黑豆汁，温服一中盏，死胎立下。

又方：

右取鸡子一枚，去壳，以三指撮盐置鸡子中，搅匀服之，立出。

治妊娠热病，胎夭腹中，下之方：

鹿角屑一两

右以水一大盏，入葱白五茎，豉半合，煎至六分，去滓温服效。

又方：

右以益母草捣绞取汁，服一中盏，立效。

又方：

右以葵子三两，以水二大盏，煎至一中盏，去滓温服。

治妊娠疟疾诸方

夫妊娠疟者，因夏伤于暑，客于皮肤，至秋因劳动血气，腠理虚而风邪乘之，动前暑热，正邪相击，阴阳交争，阳盛则热，阴盛则寒，阴阳更虚更盛，故发寒热。阴阳相离，寒热俱歇，若邪动气至，交争则发，故疟休作有时。其发寒时节渐晏者，此由风邪客于风府，循膂而下，卫

气一日一夜常大会于风府，故发日晏。其发日早者，卫气之行风府，日下一节，二十一日下至尾骶，二十二日入脊内，上注于伏冲[1]之脉，其行九日，出于缺盆之内，其气既上，故发更早。其间日发者，由风邪内搏五脏，横连募原，其道远，其气深，其行迟，不能日作，故间日蓄积乃发也。妊娠而发，则寒热之气相迫，伤于胎多，故损动也。

治妊娠疟疾，憎寒，头疼壮热，腹痛，及胎不安稳，腰脐下重，**阿胶散**方：

阿胶一两半，捣碎，炒令黄燥　赤芍药一两　当归一两，剉，微炒　柴胡一两，去苗　麦门冬一两半，去心　黄芩一两　白茯苓一两　白术一两　甘草半两，炙微赤，剉

右件药捣筛为散，每服四钱，以水一中盏，入薤白二茎，煎至六分，去滓，不计时候温服。

治妊娠疟疾，头痛，憎寒壮热，面黄，不思饮食，**人参散**方：

人参去芦头　知母　麦门冬去心　柴胡去苗　桑寄生　白茯苓　厚朴去粗皮，涂生姜汁炙令香熟，已上各一两　甘草半两，炙微赤，剉

右件药捣筛为散，每服四钱，以水一中盏，煎至六分，去滓，不计时候温服。

治妊娠疟疾，忽患不差，**恒山散**方：

恒山一两　甘草半两，炙微赤　黄芩半两　乌梅十四枚，微炒　石膏一两，捣碎

右件药细剉，以酒一大盏，水一大盏相和浸一宿，平旦煎至一盏，去滓，分为二服。

治妊娠疟疾，寒热体痛，烦渴，**乌梅散**方：

乌梅肉微炒　黄连去须　桑寄生　人参去芦头　甘草炙微赤，剉，已上各一两

右件药捣筛为散，每服四钱，以水一中盏，煎至六分，去滓，不计时候温服。治妊娠患疟，憎寒体颤，**当归散**方：

当归剉，微炒　白芍药　茯神　枳壳麸炒微黄，去瓤　白术　鳖甲一两半，涂醋炙令黄，去裙襕　甘草炙微赤，剉，已上各一两

右件药捣筛为散，每服四钱，以水一中盏，煎至六分，去滓，不计时候温服。

治妊娠患疟，寒热头痛，口干心烦，**黄芩散**方：

黄芩一两　乌梅肉十枚，微炒　石膏二两　甘草半两，炙微赤，剉　麦门冬一两，去心

右件药捣筛为散，每服四钱，以水一中盏，煎至六分，去滓，不计时候温服。治妊娠疟疾，憎寒壮热，口干烦闷，**知母散**方：

知母一两　白茯苓一两　乌梅肉三分，微炒　大青半两　麦门冬一两，去心　柴胡一两，去苗　甘草半两，炙微赤，剉

右件药捣筛为散，每服四钱，以水一中盏，煎至六分，去滓，不计时候温服。治妊娠疟疾，寒热腹痛，**黄连散**方：

黄连一两，去须　当归一两，剉，微炒

右件药捣筛为散，每服三钱，以水一中盏，煎至六分，去滓，不计时候温服。

治妊娠患疟，发时憎寒壮热，口干多吃冷水，腹内疞刺疼痛不止，**松萝散**方：

松萝半两　鳖甲半两，涂醋炙令黄，去裙襕　恒山半两　乌梅肉七枚，微炒　朱砂一分，细研　汉防己一分　泽泻半两　麦门冬一两，去心，焙　知母半两　连翘半两　黄丹一分　石韦一分，去毛　虎杖一分　生干地黄一两

右件药捣细罗为散，每服不计时候以温酒调下二钱。

---

〔1〕 冲：原作“卫”。据《病源》卷42“妊娠疟候”改。

治妊娠疟疾，寒热腹痛，**鳖甲散**方：

鳖甲一两，涂醋炙令黄，去裙襕　干姜半两，炮裂　当归一两，剉，微炒　桃人三分，汤浸，去皮尖、双人，麸炒微黄

右件药捣细罗为散，每于发时用煎水调下一钱。

治妊娠霍乱吐泻诸方

夫阴阳清浊相干谓之气，乱于肠胃之间则为霍乱也。但饮食过度，冒触风冷，使阴阳不和，致清浊相干肠胃，虚者受之，故霍乱也。热乱者先吐，或心腹俱痛，则吐利并发。有头痛体疼，发热而吐利者，亦为霍乱。所以然者，挟风而有实故也。风折于气，皮肤致密，故血气不得宣通，故令壮热。风邪乘[1]其经脉，气上冲于头则头痛，风气入于肠胃，肠虚则泄利，胃逆则呕吐，故为吐利也。吐利甚者则多烦，腑脏虚故也。又手足逆冷，阳气暴竭，谓之四逆也。妊娠之病吐利甚者，则伤损胎也。

治妊娠霍乱吐泻，心烦腹痛，**人参散**方：

人参一两，去芦头　陈橘皮一分，汤浸，去白瓤，焙　当归半两，剉，微炒　干姜半两，炮裂，剉　厚朴一两，去粗皮，涂生姜汁炙令香熟　甘草半两，炙微赤，剉

右件药捣筛为散，每服四钱，以水一中盏，入枣三枚，煎至六分，去滓，不计时候温服。

治妊娠霍乱，吐逆不止，腹痛，**白术散**方：

白术三分　草豆蔻半两，去皮　益智子半两，去皮　枳壳三分，麸炒微黄，去瓤　高良姜半两　陈橘皮三分，汤浸，去白瓤，焙

右件药捣筛为散，每服三钱，以水一中盏，入生姜半分，煎至六分，去滓，不计时候稍热服。

治妊娠霍乱，吐利不止，腹痛，转筋闷绝，**藿香散**方：

藿香叶半两　白术半两　当归一两，剉，微炒　木瓜一两　人参半两，去芦头　赤茯苓半两　五味子半两　黄耆半两，剉

右件药捣筛为散，每服四钱，以水一中盏，煎至六分，去滓，不计时候温服。**治妊娠霍乱吐泻**，脚转筋，宜服此方：

生姜一分，切碎　吴茱萸一分，汤浸七遍　木瓜一两半，切碎

右件药以水二大盏，煎取一盏二分，去滓，不计时候稍热分为三服。

治妊娠霍乱吐泻，心烦，**芦根饮子**方：

芦根二两　人参一两，去芦头　藿香三分　枇杷叶十片，拭去毛，炙微黄　甘草半两，炙微赤，剉

右件药细剉和匀，每服一分，以水一中盏，入薤白七寸，生姜半分，煎至六分，去滓，不计时候稍热服。

治妊娠霍乱吐泻，心烦多渴，**香茙粥**方：

香茙叶一握，切　生姜半两，切　人参半两，去芦头

右件药以水二大盏，煎取一盏三分，去滓，研入白米一合，煮稀粥食之。

治妊娠霍乱，吐泻过多，伤冷，胎脏不安，**白术散**方：

---

〔1〕 乘：原误作“末”。据《病源》卷42“妊娠霍乱候”改。

白术一两　白茯苓一两　芎䓖三分　人参半两，去芦头　干姜半两，炮裂，剉　草豆蔻一两，去皮　厚朴一两，去粗皮，涂生姜汁炙令香熟　陈橘皮一两，汤浸，去白瓤，焙　当归三分，剉，微炒

右件药捣筛为散，每服四钱，以水一中盏，入枣三枚，煎至六分，去滓，不计时候稍热服。

治妊娠霍乱吐泻，心烦闷乱，渴不止，方：

糯米一合，淘令净

右细研，以新汲水一大盏研滤取汁，入蜜一合，生姜汁半合相和，渴即服三二合。

治妊娠霍乱吐泻，烦闷，**丁香散**方：

丁香半两　人参半两，去芦头　陈橘皮三分，汤浸，去白瓤，焙

右件药捣粗罗为散，以水二大盏，入生姜半分，枣五枚，煎至一盏二分，去滓，分温三服。

治妊娠霍乱吐泻，转筋不止，方：

右用盐三合，以水三大盏煮取二盏，以青布浸，拭转筋上效。

又方：

右用木瓜二枚切，以水五大盏煮取三盏，以青布浸，拓于转筋上即定。如无木瓜，煎桂枝五两亦佳。

治妊娠痰逆不思食诸方

夫水饮停积，结聚为痰，人皆有之。少者不能为害，若多则成病，妨害饮食，乃至呕逆。妊娠之病，若呕逆甚者，伤胎也。

治妊娠心胸支满，痰逆，不思饮食，**赤茯苓散**方：

赤茯苓一两　前胡一两，去芦头　半夏半两，汤洗七遍去滑　白术一两　麦门冬半两，去心　紫苏叶一两　大腹皮半两，剉　人参半两，去芦头

右件药捣筛为散，每服四钱，以水一中盏，入生姜半分，煎至六分，去滓，不计时候温服。

治妊娠气壅，心胸不利，痰逆[1]，不思饮食，**枳实散**方：

枳实三分，麸炒微黄　人参三分，去芦头　陈橘皮三分，汤浸，去白瓤，焙　麦门冬三分，去心　赤茯苓三分　半夏半两，汤洗七遍去滑　甘草半两，炙微赤，剉　藿香半两　枇杷叶半两，拭去毛，炙微黄

右件药捣筛为散，每服三钱，以水一中盏，入生姜半分，煎至六分去[2]滓，不计时候温服。

治妊娠心中烦闷，恶闻食气，头眩重，四肢百骨节疼痛，多卧少起，胸中痰逆，不欲饮食，**半夏散**方：

半夏三分，汤洗七遍去滑　陈橘皮一两，汤浸，去白瓤，焙　人参三分，去芦头　芎䓖三分　赤茯苓三分　赤芍药三分　甘草半两，炙微赤，剉　桑根白皮三分，剉　生干地黄三分

右件药捣筛为散，每服四钱，以水一中盏，入生姜半分，煎至六分，去滓，不计时候温服。

治妊娠痰逆，不思饮食，**人参饮子**方：

人参半两，去芦头　生姜半两，切　陈橘皮一两，汤浸，去白瓤，焙

右件药以水一大盏，煎取八分，去滓，不计时候分暖三服。

---

〔1〕逆：原作“通”。据《类聚》卷223引同方改。

〔2〕去：原脱。据《类聚》卷223引同方改。

治妊娠心胸痰逆烦闷，头重目眩，憎寒，恶闻食气，四肢无力，**白术散**方：

白术一两　人参一两，去芦头　葛根一两　赤茯苓一两　陈橘皮一两，汤浸，去白瓤，焙　枇杷叶拭去毛，炙微黄　枳壳麸炒微黄，去瓤　黄耆剉　柴胡去苗　麦门冬去心　甘草炙微赤　半夏汤洗七遍去滑，已上各半两

右件药捣筛为散，每服三钱，以水一中盏，入生姜半分，煎至六分，去滓，不计时候温服。

治妊娠咳嗽诸方

夫肺感于微[1]寒，寒伤于肺，则成于咳嗽也。所以然者，肺主气而合皮毛，寒之伤人，则先客于皮毛，故肺受之也。五脏六腑俱受气于肺，以其时感于寒，而为嗽也。秋则肺受之，冬则肾受之，春则肝受之，夏则心受之。其诸脏嗽不已，则各传于腑。妊娠而病，若着[2]人不已，伤于胎也。

治妊娠心胸妨闷，两胁微疼，烦渴咳嗽，**鹿角胶散**方：

鹿角胶一两，捣碎，炒令黄燥　麦门冬三分，去心　陈橘皮一两，汤浸，去白瓤，焙　贝母三分，煨令微黄　细辛三分　前胡一两，去芦头　甘草半两，炙微赤，剉　赤茯苓一两　芎䓖半两

右件药捣筛为散，每服四钱，以水一中盏，煎至六分，去滓，不计时候稍热服。

治妊娠烦渴，咳嗽口苦[3]，**麦门冬散**方：

麦门冬一两半，去心　赤茯苓一两　知母一两　黄耆一两，剉　白茅根一两，剉　人参一两，去芦头　甘草半两，炙微赤，剉　百合一两

右件药捣筛为散，每服四钱，以水一中盏，入葱白五寸，煎至六分，去滓，不计时候温服。

治妊娠心胸气壅，喘促咳嗽，**百合散**方：

百合半两　桑根白皮一两，剉　菰瓟根一两，剉　甜葶苈半两，隔纸炒令紫色　甘草半两，炙微赤，剉

右件药捣筛为散，每服三钱，以水一中盏，入葱白五寸，煎至六分，去滓，不计时候温服。

治妊娠心胸妨闷，两胁微疼，烦渴咳嗽，**阿胶散**方：

阿胶捣碎，炒令黄燥　麦门冬去心　款冬花　贝母煨微黄　秦艽去苗，已上各一两

甘草半两，炙微赤，剉

右件药捣筛为散，每服三钱，以水一中盏，煎至六分，去滓，不计时候温服。

治妊娠咳嗽，心胸不利，烦闷，不欲饮食，**百合散**方：

百合　紫菀去苗土　麦门冬去心　桔梗去芦头　桑根白皮剉，已上各一两　甘草半两，炙微赤，剉

右件药捣筛为散，每服四钱，以水一中盏，入竹茹一分，煎至六分，去滓，入蜜半匙，更煎三两沸，不计时候温服。

治妊娠咳嗽气急，心烦不食，**紫菀散**方：

紫菀去苗土　桑根白皮剉　贝母煨令黄　陈橘皮汤浸，去白瓤，焙，已上各一两　灯心三小束　甘草半两，炙微赤，剉

右件药捣筛为散，每服四钱，以水一中盏，入生姜半分，枣三枚，煎至六分，去滓，不计时候温服。

---

〔1〕微：原作“后”。据《病源》卷42“妊娠咳嗽候”改。
〔2〕着：原作“者”。据改同上。
〔3〕苦：原作“舌”。据《类聚》卷223引同方改。

又方：

桑根白皮三分，剉　款冬花三分　赤茯苓三分　青橘皮半两，汤浸，去白瓤，焙　枇杷叶半两，拭去毛，炙微黄　木通三分，剉

右件药捣筛为散，每服四钱，以水一中盏，入生姜半分，煎至六分，去滓，不计时候温服。

治妊娠心膈痰毒壅滞，肺气不顺[1]，咳嗽头疼，**款冬花散**方：

款冬花　麻黄去根节　贝母煨微黄　前胡去芦头　桑根白皮剉　紫菀去苗土，已上各[2]半两　旋覆花一分　石膏一两　白前一分　甘草一分，炙微赤，剉

右件药捣筛为散，每服四钱，以水一中盏，入生姜半分，煎至六分，去滓，不计时候温服。

治妊娠肺壅咳嗽，喘急不食，**桔梗散**方：

桔梗去芦头　桑根白皮剉　贝母煨微黄　紫苏叶　人参去芦头　甘草炙微赤，剉，已上各半两　天门冬一两，去心　赤茯苓一两　麻黄三分，去根节

右件药捣筛为散，每服四钱，以水一中盏，入生姜半分，煎至六分，去滓，不计时候温服。

治妊娠胎气壅滞，咳嗽喘急，**马兜零散**方：

马兜零半两　紫苏叶一两　桔梗半两，去芦头　人参半两，去芦头　桑根白皮一两，剉　甘草半两，炙微赤，剉　大腹皮一两，剉　贝母半两，煨微黄　陈橘皮一两，汤浸，去白瓤，焙　五味子三分

右件药捣筛为散，每服四钱，以水一中盏，入生姜半分，煎至六分，去滓，不计时候温服。

治妊娠外伤风冷，痰逆咳嗽，不思饮食，**麻黄散**方：

麻黄去根节　陈橘皮汤浸，去白瓤，焙　前胡去芦头，已上各一两　半夏汤洗七遍去滑　人参去芦头　白术　枳壳麸炒微黄，去瓤　贝母煨微黄　甘草炙微赤，剉，已上各半两

右件药捣筛为散，每服四钱，以水一中盏，入葱白五寸，生姜半分，枣三枚，煎至六分，去滓，不计时候温服。

治妊娠肺损，咳嗽喘促，不思食，**贝母散**方：

贝母煨微黄　鹿角胶捣碎，炒令黄燥　生干地黄　麦门冬去心　人参去芦头　黄耆剉　五味子已上各一两　甘草半两，炙微赤，剉

右件药捣细罗为散，每服不计时候以糯米粥饮调下二钱。

治妊娠气壅咳嗽，胸膈不利，吃食减少，**紫苏散**方：

紫苏叶　赤茯苓　陈橘皮汤浸，去白瓤，焙　前胡去芦头　贝母煨微黄，已上各一两　甘草半两，炙微赤，剉

右件药捣细罗为散，每服不计时候以糯米粥饮调下二钱。

治妊娠咳嗽，羸瘦，不能下食，**鳖甲圆**方：

鳖甲涂醋炙令黄，去裙襕　贝母煨微黄　人参去芦头　木香　柴胡去苗　桔梗去芦头　五味子已上各一两　甘草半两，炙微赤，剉

右件药捣罗为末，炼蜜和捣三二百杵，圆如梧桐子大，每服不计时候以糯米粥饮下三十圆。

治妊娠咳嗽，方：

右以车缸烧赤，投于酒中，候冷饮之良。

---

〔1〕顺：原作“烦”。据《类聚》卷223引同方改。
〔2〕各：原作“为”。据改同上。

治妊娠心烦热诸方

夫腑脏虚，而热气乘于心，则令心烦也。停痰积饮在于心胸之间，若冲于心者，亦令烦也。若热而烦者，但烦热而已。若有痰饮而烦者，呕吐涎沫。妊娠之人，既饮食停积，或虚热相搏，亦为烦也。妊娠而烦，故谓之子烦也。

治妊娠心烦，愦[1]闷虚躁，吐逆，恶闻食气，头眩，四肢沉重，百节疼痛，多卧，**麦门冬散**方：

麦门冬一两，去心　柴胡去苗　人参去芦头　赤芍药　陈橘皮汤浸，去白瓤，焙　桑寄生　桔梗去芦头　甘草炙微赤，剉　旋覆花已上各半两　赤茯苓一两　子芩一两　生干地黄二两

右件药捣筛为散，每服四钱，以水一中盏，入生姜半分，煎至六分，去滓，不计时候温服。

治妊娠心烦，头昏躁闷，不思饮食，或时呕吐，**柴胡散**方：

柴胡一两半，去苗　赤茯苓一两　麦门冬一两，去心　人参半两，去芦头　枇杷叶半两，拭去毛，炙微黄　陈橘皮半两，汤浸，去白瓤，焙　甘草半两，炙微赤，剉

右件药捣筛为散，每服四钱，以水一中盏，入生姜半分，煎至六分，去滓温服。

治妊娠心烦，头项疼痛，不思饮食，手足多热，**赤茯苓散**方：

赤茯苓　桑寄生　知母　百合　麦门冬去心　川升麻　人参去芦头　柴胡去苗，已上各一两　甘草半两，炙微赤，剉

右件药捣筛为散，每服四钱，以水一中盏，入甜竹茹一分，生姜半分，薤白七寸，煎至六分，去滓，不计时候温服。

治妊娠心烦热闷，**犀角散**方：

犀角屑　地骨皮　黄芩　麦门冬去心　赤茯苓已上各一两　甘草半两，炙微赤，剉

右件药捣筛为散，每服四钱，以水一中盏，煎至六分，去滓，入竹沥一合，更煎一两沸，不计时候温服。

治妊娠胎动，心烦热闷，**当归饮子**方：

当归剉，微炒　芎䓖　阿胶捣碎，炒令黄燥　豉　桑寄生已上各半两　葱白七茎

右件药细剉和匀，以水二大盏，煎至一盏二分，去滓，不计时候分温三服。

又方：

麦门冬二两，去心　苎麻根二两，剉　黄芩一两　茯神一两　犀角屑半两　甘草一分，炙微赤，剉

右件药捣筛为散，每服四钱，以水一中盏，入生地黄一分，淡竹叶二七片，煎至六分，去滓，不计时候温服。

治妊娠心烦热不止，方：

葱白一握　豉心三合

右件药以水二大盏，煎至一盏去滓，分温三服。

治妊娠烦躁口干诸方

夫足太阴脾之经也，其气通于口。手少阴心之经也，其气通于舌。若妊娠之人，腑脏气

〔1〕 愦：原作“愤”。据《类聚》卷223引同方改。

虚，荣卫不理，阴阳隔绝，热气乘于心脾，津液枯少，故令心烦而口干也。

治妊娠壅热，心神烦躁，口干渴逆，**麦门冬散**方：

麦门冬去心　川升麻　黄芩　人参去芦头　栀子人　柴胡去苗　犀角屑　茯神已上各半两　菰𦼮根半两　知母　甘草炙微赤，剉，已上各一分

右件药捣筛为散，每服四钱，以水一中盏，煎至六分，去滓，不计时候温服。

治妊娠烦躁壅热，口干多渴，**人参散**方：

人参去芦头　麦门冬去心　赤茯苓　地骨皮　葛根剉　黄芩　犀角屑已上各三分　甘草半两，炙微赤，剉

右件药捣筛为散，每服四钱，以水一中盏，煎至六分，去滓，不计时候温服。

治妊娠烦躁，体热口干，肢节疼痛，少思饮食，**羚羊角散**方：

羚羊角屑　黄芩　麦门冬去心　人参去芦头　赤芍药　木通剉，已上各三分　柴胡一两，去苗　黄耆半两，剉　甘草半两，炙微赤，剉

右件药捣筛为散，每服四钱，以水一中盏，煎至六分，去滓，不计时候温服。

治妊娠心热烦躁，口干舌涩，多渴，**黄连散**方：

黄连一两，去须　菰𦼮根剉　地骨皮　葳蕤　犀角屑　黄芩　川升麻　甘草炙微赤，剉，已上各一两

右件药捣筛为散，每服三钱，以水一中盏，煎至六分，去滓，不计时候温服。

又方：

栀子人　麦门冬去心　黄耆剉　生干地黄已上各三分　秦艽一分，去苗　甘草一分，炙微赤，剉

右件药捣筛为散，每服三钱，以水一中盏，煎至六分，去滓，不计时候温服。

又方：

青竹茹一两　麦门冬半两，去心　甘草一分，炙微赤，剉

右件药以水一大盏，煎至七分，去滓，不计时候分温二服。

治妊娠恒苦烦躁闷乱，口干，及胎脏热，**知母散**方

知母半两　赤茯苓三分　黄耆三分，剉　麦门冬半两，去心　子芩三分　甘草半两，炙微赤，剉

右件药捣筛为散，每服四钱，以水一中盏，煎至五分，去滓，入竹沥一合，更煎一两沸，不计时候温服。

治妊娠心烦躁热，口干，头目不利，**菰𦼮子散**方：

菰𦼮子一枚，干者　黄耆一两，剉　枳壳一两，麸炒微黄，去瓤　人参半两，去芦头　甘草半两，炙微赤，剉　石膏一两

右件药捣筛为散，每服三钱，以水一中盏，入竹叶二七片，同煎至六分，去滓，不计时候温服。

治妊娠烦渴，躁热口干，四肢疼痛，吃食减少，**升麻散**方：

川升麻一两　柴胡一两，去苗　知母三分　栀子人　黄耆去须　甘草炙微赤，剉　黄芩　麦门冬去心　枳壳麸炒微黄，去瓤，已上各半两

右件药捣筛为散，每服三钱，以水一中盏，入竹茹一分，煎至六分，去滓，不计时候温服。

治妊娠烦躁口干，四肢热，食少，**葛根散**方：

葛根　黄芩　人参去芦头　麦门冬去心　葳蕤　黄耆剉　甘草炙微赤，剉，已上各半两

右件药捣筛为散，每服四钱，以水一中盏，入竹茹一分，煎至六分，去滓，不计时候温服。

治妊娠心膈气壅滞，烦躁口干，食少，**赤茯苓散**方：

赤茯苓一两　紫苏叶半两　黄耆二两，剉　人参半两，去芦头　陈橘皮半两，汤浸，去白瓤，焙　柴胡一两，去苗　大腹皮半两，剉　甘草半两，炙微赤，剉　前胡三分，去芦头

右件药捣筛为散，每服四钱，以水一中盏，煎至六分，去滓，不计时候温服。

治妊娠体热，烦躁口干，吃食减少，宜服此方：

人参去芦头　葛根剉　黄耆剉　秦艽去苗　麦门冬去心　赤茯苓已上各一两　知母三分　甘草半两，炙微赤，剉

右件药捣筛为散，每服四钱，以水一中盏，入生姜半分，淡竹叶二七片，煎至六分，去滓，不计时候温服。

治妊娠烦躁，体热疼痛，口干食少，**地骨皮散**方：

地骨皮　黄芩　人参去芦头　黄耆剉　葳蕤　麦门冬去心　甘草炙微赤，剉　赤芍药已上各半两　柴胡一两，去苗

右件药捣筛为散，每服四钱，以水一中盏，入生姜半分，淡竹叶二七片，煎至六分，去滓，不计时候温服。

治妊娠烦躁口干，及胎不安，方：

淡竹茹一两

右以水一大盏，煎至六分，去滓，不计时候徐徐温服。

治妊娠烦躁口干，小便赤涩，或胎不安，方：

葱白七茎并根

右以水一大盏，煎取六分，去滓，不计时候徐徐温服。

治妊娠烦躁口干，睡卧不安，方：

黄连一两，去须

右捣细罗为散，每服不计时候以粥饮调下一钱。

治妊娠下痢诸方

夫妊娠下[1]痢者，皆因误食生冷肥腻。冷即色白，热即黄赤色，气不和即赤白相兼，疠刺疼痛，脾胃不调之所致也。

治妊娠下痢赤白，腹中疠痛，腰疼，或如欲产，**黄蘗散**方：

黄蘗微炙，剉　桑寄生　当归剉，微炒　赤芍药　阿胶捣碎，炒令黄燥　艾叶炒令微黄　芎䓖已上各一两　干姜三分，炮裂，剉　甘草一分，炙微赤，剉

右件药捣筛为散，每服四钱，以水一中盏，煎至六分，去滓，不计时候稍热服。

治妊娠水谷痢，**厚朴散**方：

厚朴一两，去粗皮，涂生姜汁炙令香熟　白茯苓一两　黄连半两，去须　干姜半两，炮裂，剉　木香半两　诃梨勒一两，煨，用皮

右件药捣筛为散，每服四钱，以水一中盏，入枣三枚，煎至六分，去滓，不计时候稍热服。

治妊娠下痢赤白，腹痛不止，**阿胶散**方：

---

〔1〕下：原作“不”。据上标题改。

阿胶一两，捣碎，炒令黄燥　当归一两，剉，微炒　白术三分　艾叶半两，炒令微黄　醋石榴皮半两，微炒

右件药捣筛为散，每服四钱，以水一中盏，煎至六分，去滓，不计时候稍热服。

治妊娠下痢赤白，腰腹痛，胎不安，**木香散**方：

木香半两　干姜三分，炮裂，剉　白术三分　地榆半两　黄连半两，去须　艾叶半两，炒微黄　阿胶一两，捣碎，炒令黄燥　当归一两，剉，微炒　芎䓖三分

右件药捣筛为散，每服四钱，以水一中盏，煎至六分，去滓，不计时候稍热服。

治妊娠下痢赤白，腹痛，**薤白饮子**方：

薤白切，一合　甘草半两，炙微赤，剉　当归一两，剉，微炒　地榆一两，剉　糯米一合

右件药以水三大盏半，煎取二盏去滓，不计时候分温五服。

治妊娠热痢，腹痛烦闷，**黄连散**方：

黄连半两，去须　栀子人半两　当归半两，剉，微炒

右件药细剉，分为三服，每服以水一大盏，煎至六分，去滓，不计时候分温二服。

治妊娠下痢赤白，心腹㽲痛，小便涩，方：

糯米一合　黄耆一两，剉　当归一两半，剉，微炒

右件药和匀，以水二大盏半，煎至一盏半去滓，不计时候分温四服。

治妊娠腹痛，下痢赤白，日夜不止，**赤石脂散**方：

赤石脂一两　干姜半两，炮裂，剉　阿胶一两，捣碎，炒令黄燥　艾叶一两，炒令微黄　白术一两　龙骨半两　陈橘皮一两，汤浸，去白瓤，焙　诃梨勒一两，炒，用皮　甘草一分，炙微赤，剉

右件药捣筛为细散，每服不计时候以粥饮调下二钱。

治妊娠下痢赤白，腹痛日夜不止，**白术散**方：

白术一两　黄芩一两　赤石脂二两　干姜半两，炮裂，剉　芎䓖三分　艾叶一两，炒令微黄　人参一两，去芦头　阿胶一两，捣碎，炒令黄燥　当归一两，剉，微炒

右件药捣细罗为散，每服不计时候以粥饮调下二钱。

治妊娠下痢[1]赤白，㽲刺腹痛不可忍，**石榴皮散**方：

醋石榴皮三分，微炒　阿胶一两，捣碎，炒令黄燥　地榆根一两　黄蘗一两，微炙，剉　当归一两，剉，微炒　芎䓖三分

右件药捣细罗为散，每服不计时候以薤白粥饮调下一钱。

治妊娠下痢腹痛，方：

当归一两，剉，炒令焦　蒜五瓣，湿纸裹，烧令熟

右件药先捣罗当归为末，次以蒜和圆如小豆大，每服不计时候煎赤芍药汤下二十圆。

治妊娠大小便不通诸方

夫妊娠大小便不通者，由脏腑气实而生于热，热者随停积之处成于病也。若热结于大肠，则大便不通。热结于小肠，则小便不通。若大小肠俱为热之所结，故烦满而大小便不通也。

---

〔1〕痢：原作“荆”。据《类聚》卷223引同方改。

治妊娠大小便不通，心腹妨闷，不欲饮食，**槟榔散**方：

槟榔一两　赤茯苓一两　桔梗半两，去芦头　大腹皮一两，剉　木通一两，剉　甘草半两，炙微赤，剉　桑寄生半两　郁李人一两，汤浸，去皮尖，微炒

右件药捣筛为散，每服四钱，以水一中盏，煎至六分，去滓，不计时候温服。

又方：

枳壳三分，麸炒令黄，去瓤　川大黄一两，剉，微炒　木通一两，炒　大腹皮三枚，剉　诃梨勒二枚煨，用皮，二枚生用　槟榔一两

右件药捣细罗为散，每服用童子小便一中盏，入葱白二寸，同煎至八分，去滓，不计时候调下二钱。

又方：

葵子一合　川朴消二两

右件药捣粗罗为散，每服三钱，以水一中盏，煎至六分，去滓，不计时候温服。

治妊娠大小便不利，方：

右用甘遂煨令黄，捣细罗为散，每服不计时候以温水调下一字。

治妊娠小便不通诸方

夫妊娠小便不通者，由小肠有热，热入于胞内也。热结甚者，故小便不通。若不通，则心胁小腹气涩喘急也。

治妊娠小便不通，脐下妨闷，心神烦乱，方：

葵子一两　榆白皮一两，剉碎　葱白七茎

右件药以水二大盏，煎至一大盏三分，去滓，不计时候分温三服。

又方：

滑石一两　寒水石一两　葵子一两

右件药捣粗罗为散，每服三钱，以水一中盏，入葱白七寸，煎至六分，去滓，不计时候温服。

治妊娠小便不通，脐下妨闷，方：

车前子一两　川大黄半两，剉碎，微炒

右件药捣罗为细散，每于食前以蜜水调下二钱。

又方：

葵子　赤茯苓　蘧麦已上各一两

右件药捣细罗为散，每服不计时候以温水调下一钱。

治妊娠卒小便不通，方：

杏人一两，汤浸，去皮尖、双人，麸炒微黄　滑石一两，捣末

右件药先捣熟杏人，后入滑石末，以软饭和圆如小豆大，每服不计时候煎葱白汤下二十圆。

又方：

右用滑石末水和，泥脐下二寸上，即差。

又方：

右用紫菀去苗捣末，以井花水调下二钱，立通。

又方：

蔓菁子三两

右件药捣细罗为散，每服不计时候煎葱白汤调下一钱。

治妊娠小便淋涩诸方

夫淋者，由肾虚膀胱热也。肾虚不能制水，则小便数也。膀胱热则水行涩，而且数，淋沥不宣。妊娠之人，胞系于肾，肾间虚热而成淋，故谓之子淋也。

治妊娠数月，小便淋涩疼痛，心烦闷乱，**蘧麦散**方：

蘧麦　赤茯苓　桑根白皮剉　木通剉　冬葵子已上各一两　黄芩　赤芍药　枳壳麸炒微黄，去瓤　车前子已上各半两

右件药捣筛为散，每服四钱，以水一中盏，煎至六分，去滓，不计时候温服。治妊娠胎不安，小便淋涩，小腹疼痛，**冬葵子散**方：

冬葵子炒　柴胡去苗　桑根白皮剉　赤茯苓已上各一两　赤芍药三分　当归三分，剉，微炒

右件药捣筛为散，每服四钱，以水一中盏，入生姜半分，葱白七寸，煎至六分，去滓，不计时候温服。

治妊娠小便淋涩，脐腹妨闷，**大黄散**方：

川大黄剉碎，微炒　地肤草　知母　黄芩　猪苓去黑皮　赤芍药　木通剉　川升麻　枳实麸炒微黄，已上各一两　甘草半两，炙微赤，剉

右件药捣筛为散，每服四钱，以水一中盏，煎至六分，去滓，不计时候温服。

又方：

猪苓一两，去黑皮　蘧麦一两

右件药捣细罗为散，每服不计时候煎葱白汤调下二钱。

治妊娠小便淋沥，胎不安，方：

鲤鱼一枚，重一斤者，理如食法　葵菜一斤　葱白四两，切

右以水五升煮熟，着少许盐，和鱼菜并汁同食之效。

治妊娠淋，小便数而少，涩痛，手足烦疼，方：

地肤草　芦根剉　大麻子已上各一两

右件药捣筛为散，每服四钱，以水一中盏，入葱白七寸，煎至六分，去滓，不计时候温服。

治妊娠患子淋，小便涩痛，宜服此方：

冬葵子　滑石　木通剉，各一两

右件药捣筛为散，每服四钱，以水一中盏，入葱白七寸，煎至六分，去滓，不计时候温服。

治妊娠尿血诸方

夫妊娠尿血者，由劳伤经络而有热，热乘于血，血得热则流[1]溢，渗入于胞，故尿血也。

---

〔1〕流：原作“沉”，于义不合。据《病源》卷41“妊娠尿血候”改。

治妊娠卒尿血，方：

当归一两，剉，微炒　续断半两　赤芍药一分　生干地黄一两

右件药捣细罗为散，每于食前以葱汤调下一钱。

治妊娠尿血，方：

阿胶二两，捣碎，炒令黄燥　熟干地黄二两

右件药捣细罗为散，不计时候以葱汤调下二钱。

又方：

豆酱一大盏，熬令干　生干地黄二两

右捣罗为末，每于食前以粥饮调下一钱服之。

又方：

阿胶一两，捣碎，炒令黄燥

右件药捣细罗为散，每于食前以粥饮调下二钱。

治妊娠卒尿血不止，方：

葵子二两，捣末

右以水二大盏，煎至一盏去滓，食前分为二服。

又方：

生地黄切，三两

右以水一大盏半，煎至八分，去滓，食前分为二服。

又方：

生艾叶三两

右以水一大盏半，煎至一盏去滓，食前分为二服。冬用干者。

又方：

葵根茎烧为灰细研，食前以粥饮调下二钱。

太平圣惠方卷第七十五 凡一十三门　病源一十三首　方共计一百二十八道

治妊娠阻病诸方

夫恶阻病者，心中愦[1]闷，头重眼眩，四肢沉重，懈惰不欲执作，恶闻食气，欲啖咸酸，多睡少起，世云恶食是也。乃至满三月四月日已上，大剧者，不能自胜举也。此由妇人本虚羸，血气不足，气力又弱，兼当风取冷大过，心下有痰水挟之。而有娠，血既已闭，水渍于脏，气不宣，故心烦愦，气逆则呕吐。血既不通，经络否涩，则四肢沉重，挟风则头眩，故有胎而病恶阻。所谓欲有胎者，其人月水尚来，而颜色肌肉如常，但如沉重愦闷，不欲食饮，不知患所在，脉理顺绪，四时平和，即是欲有胎也，如此已经二月日也。

治妊娠阻病，心中愦闷，吐逆，恶闻食气，头眩，四肢百骨节烦疼，沉重，多卧少起，**半夏散**方：

半夏一两，汤洗七遍去滑　赤茯苓一两　旋覆花半两　陈橘皮一两，汤浸，去白瓤，焙　细辛三分　芎䓖三分　赤芍药三分　桔梗三分，去芦头　甘草三分，炙微赤，剉　熟干地黄一两　人参三分，去芦头

右件药捣筛为散，每服三钱，以水一中盏，入生姜半分，煎至六分，去滓，不计时候温服。

治妊娠阻病，胎不安，寒热呕逆，气满不思饮食，**麦门冬散**方：

麦门冬一两，去心　人参二分，去芦头　陈橘皮一两，汤浸，去白瓤，焙　赤茯苓三分　阿胶三分，捣碎，炒令黄燥　甘草半两，炙微赤，剉

右件药捣筛为散，每服四钱，以水一中盏，入生姜半分，枣三枚，煎至六分，去滓，不计时候温服。

治妊娠阻病，头疼，四肢少力，不思饮食，多睡少起，**柴胡散**方：

柴胡一两半，去苗　赤芍药一两　麦门冬一两，去心　人参一两，去芦头　黄耆一两，剉　甘草半两，炙微赤，剉

右件药捣筛为散，每服四钱，以水一中盏，入生姜半分，煎至六分，去滓，不计时候温服。

---

〔1〕 愦：原误作“溃”。据《病源》卷41“妊娠恶阻候”改。

治妊娠阻病，气攻肩背，两胁肋腰脐下痛，胎动不安，**桑寄生散**方：

桑寄生一两　阿胶一两，捣碎，炒令黄燥　麦门冬一两，去心　人参一两，去芦头　刺蓟一两　郁李人半两，汤浸，去皮尖，微炒

右件药捣筛为散，每服四钱，以水一中盏，入生姜半分，煎至六分，去滓，不计时候温服。

治妊娠一两月，恶闻食气，手足烦闷，**人参散**方：

人参三分，去芦头　陈橘皮一两，汤浸，去白瓤，焙　知母三分　枳壳三分，麸炒微黄，去瓤　甘草半两，炙微赤，剉　麦门冬半两，去心　黄芩半两　大腹皮半两，剉

右件药捣筛为散，每服三钱，以水一中盏，入生姜半分，煎至六分，去滓，不计时候温服。

治妊娠二三月恶阻病，吐呕不能食，**陈橘皮散**方：

陈橘皮一两，汤浸，去白瓤，焙　白茯苓一两　半夏一两，汤洗七遍去滑　麦门冬一两，去心　甘草半两，炙微赤，剉　人参三分，去芦头

右件药捣筛为散，每服三钱，以水一中盏，入生姜半分，淡竹茹一分，煎至六分，去滓，不计时候温服。

治妊娠阻病，心中愦愦，头闷目眩，四肢沉重，恶闻食气，好吃酸咸果实，多卧少起，三月四月皆多呕逆，百节疼疼，不得自举，**白术散**方：

白术一两　厚朴一两，去粗皮，涂生姜汁炙令香熟　白茯苓一两半　葛根一两　麦门冬一两，去心　人参一两，去芦头　甘草半两，炙微赤，剉　陈橘皮一两，汤浸，去白瓤，焙

右件药捣筛为散，每服四钱，以水一中盏，入生姜半分，煎至六分，去滓，不计时候温服。

治妊娠阻病，心中烦闷，头眩，闻食气即呕逆，四肢无力，不自胜举，**枳壳圆**方：

枳壳一两，麸炒微黄，去瓤　人参一两，去芦头　肉桂一两，去皴皮　干姜半两，炮裂，剉　麦门冬一两半，去心，焙　半夏一两，汤洗七遍去滑　陈橘皮一两，汤浸，去白瓤，焙　白术一两　葛根一两，剉　白茯苓一两　甘草半两，炙微赤，剉

右件药捣罗为末，炼蜜和捣三二百杵，圆如梧桐子大，每服不计时候以生姜粥饮下三十圆。

治妊娠阻病，头重，不思饮食，四肢蕤弱，多卧少起，**麦门冬圆**方：

麦门冬一两半，去心，焙　柴胡一两，去苗　枳壳一两，麸炒微黄，去瓤　桑寄生一两　刺蓟一两　甘草半两，炙微赤，剉

右件药捣罗为末，炼蜜和捣三二百杵，圆如梧桐子大，每服不计时候煎淡竹茹汤下二十圆。

治妊娠阻病，头疼，肩背烦闷，往往气胀，不思饮食，**厚朴圆**方：

厚朴一两，去粗皮，涂生姜汁炙令香熟　白术一两　麦门冬三分，去心　陈橘皮一两，汤浸，去白瓤，焙　赤茯苓一两半　半夏三分，汤洗七遍去滑　人参三分，去芦头　前胡一两，去芦头

右件药捣罗为末，炼蜜和捣三二百杵，圆如梧桐子大，每服不计时候以生姜粥饮下二十圆。

治妊娠阻病，心胸气满，腹胁疠痛，腰重，**陈橘皮圆**方：

陈橘皮一两，汤浸，去白瓤，焙　赤芍药半两　当归一两，剉，微炒　吴茱萸一分，汤浸七遍，焙干微炒　芎䓖三分　甘草一分，炙微赤，剉　干姜半两，炮裂，剉　艾叶半两，炒微黄

右件药捣罗为末，炼蜜和捣三二百杵，圆如梧桐子大，不计时候以粥饮下二十圆。

治妊娠恶阻病，醋心，胸中冷，腹痛，不能饮食，辄吐青黄汁，**半夏圆**方：

半夏半两,汤洗七遍去滑　人参半两,去芦头　干姜半两,炮裂,剉

右件药捣罗为末,以地黄汁浸蒸饼,和圆如梧桐子大,每服不计时候以粥饮下十圆。

治妊娠呕逆不下食诸方

夫妊娠呕逆者,由胃气逆。胃为水谷之海,其气不调,而有风冷乘之,冷搏于胃气,胃气逆,则令呕逆也。

治妊娠呕逆,不下饮食,四肢少力,头疼憎寒,**人参散**方:

人参三分,去芦头　前胡一两,去芦头　白术三分　甘草半两,炙微赤,剉　麦门冬一两,去心　陈橘皮一两,汤浸,去白瓤,焙　白茯苓一两　葛根半两,剉　半夏二分,汤洗七遍去滑

右件药捣筛为散,每服三钱,以水一中盏,入生姜半分,枣二枚,煎至六分,去滓,不计时候温服。

治妊娠呕逆,不下食,**陈橘皮散**方:

陈橘皮二两,汤浸,去白瓤,焙　人参一两,去芦头　白术半两　麦门冬一两,去心　厚朴一两,去粗皮,涂生姜汁炙令香熟　白茯苓一两

右件药捣筛为散,每服四钱,以水一中盏,入生姜半分,淡竹叶二七片,煎至六分,去滓,不计时候温服。

治妊娠胸中满闷,呕逆不下食,四肢疼痛,**前胡散**方:

前胡一两,去芦头　麦门冬一两,去心　人参一两,去芦头　赤芍药半两　陈橘皮一两,汤浸,去白瓤,焙　半夏半两,汤洗七遍去滑　枳壳半两,麸炒微黄,去瓤　甘草半两,炙微赤,剉

右件药捣筛为散,每服三钱,以水一中盏,入生姜半分,淡竹叶二七片,枣三枚,煎至六分,去滓,不计时候温服。

治妊娠呕逆不食,心烦微渴,**茅根散**方:

茅根三分,剉　人参一两,去芦头　半夏半两,汤洗七遍去滑　陈橘皮三分,汤浸,去白瓤,焙　葛根半两,剉　赤茯苓一两　藿香半两　甘草一分,炙微赤,剉

右件药捣筛为散,每服三钱,以水一中盏,入生姜半分,枣二枚,煎至六分,去滓,不计时候温服。

治妊娠气攻心腹疼痛,呕逆不下食,四肢不和,**诃梨勒散**方:

诃梨勒一两,煨,用皮　陈橘皮一两,汤浸,去白瓤,焙　白术三分　芎䓖三分　厚朴一两,去粗皮,涂生姜汁炙令香熟　人参三分,去芦头　白茯苓一两　当归半两,剉,微炒

右件药捣筛为散,每服三钱,以水一中盏,入生姜半分,枣三枚,同煎至六分,去滓,不计时候温服。

治妊娠呕逆,食物不住,**藿香散**方:

藿香一两　芎䓖半两　半夏半两,汤洗七遍去滑　当归三分,剉,微炒　茅香一握　麦门冬三分,去心

右件药捣筛为散,每服三钱,以水一中盏,入生姜半分,同煎至六分,去滓,不计时候温服。

治妊娠胃气虚冷,呕逆不下食,腹胁胀满,四肢不和,**白豆蔻散**方:

白豆蔻一两,去皮　陈橘皮三分,汤浸,去白瓤,焙　人参三分,去芦头　白术三分　厚朴三分,去粗皮,涂生姜汁炙令香熟　芎䓖三分　半夏一分,汤洗七遍去滑　甘草一分,炙微赤,剉

右件药捣筛为散，每服三钱，以水一中盏，入生姜半分，枣三枚，煎至六分，去滓，不计时候温服。

治妊娠呕逆，头痛，不纳饮食，寒热，心膈壅闷，**人参散**方：

人参一两，去芦头　前胡一两，去芦头　细辛一两　赤茯苓一两　厚朴一两，去粗皮，涂生姜汁炙令香熟　芎䓖一两　甘草半两，炙微赤，剉　半夏三分，汤洗七遍去滑

右件药捣筛为散，每服三钱，以水一中盏，入生姜半分，煎至六分，去滓，不计时候温服。

治妊娠心膈气滞，呕逆不下饮食，心神虚烦，四肢少力，**枇杷叶散**方：

枇杷叶半两，拭去毛，炙微黄　藿香一两　陈橘皮三分，汤浸，去白瓤，焙　半夏半两，汤洗七遍去滑　麦门冬半两，去心　诃梨勒一两，煨，用皮　枳实三分，麸炒微黄　赤茯苓三分　甘草半两，炙微赤，剉　人参半两，去芦头

右件药捣筛为散，每服三钱，以水一中盏，入生姜半分，枣三枚，煎至六分，去滓，不计时候温服。

治妊娠呕逆烦闷，不下食，**芦根散**方：

芦根一两半，剉　甘草半两，炙微赤，剉　人参一两，去芦头　麦门冬一两半，去心　陈橘皮一两，汤浸，去白瓤，焙

右件药捣筛为散，每服三钱，以水一中盏，入生姜半分，淡青[1]竹叶二七片，小麦一百粒，煎至六分，去滓，不计时候温服。

治妊娠腹胁胀满，心胸痰逆，见食即吐，渐加羸瘦，**赤茯苓散**方：

赤茯苓一两半　前胡一两，去芦头　半夏一两，汤洗七遍去滑　白术一两　麦门冬一两半，去心　大腹皮一两，剉　槟榔一两　紫苏茎叶一两

右件药捣筛为散，每服三钱，以水一中盏，入生姜半分，煎至六分，去滓，不计时候温服。

治妊娠心烦，头目眩闷，闻食气即呕逆，**诃梨勒圆**方：

诃梨勒皮一两　人参半两，去芦头　赤茯苓半两　半夏半两，汤洗七遍去滑　白术一两　葛[2]根半两，剉　甘草半两，炙微赤，剉　枳壳三分，麸炒微黄，去瓤

右件药捣罗为末，炼蜜和捣三二百杵，圆如梧桐子大，每服不计时候以生姜粥饮下二十圆。

治妊娠胎动不安诸方

夫妊娠胎动不安者，多因劳役气力，或触冒冷热，或饮食不适，或居处失宜，轻者转动不安，重者便致伤堕。若其母有疾致胎动，治母则胎安。若其胎有不牢固致动，母有病者，治胎则母差。伤动甚者，候其母唇舌青者，儿死母活。口中青沫出者，母子俱死。唇口赤，舌青者，母死儿活也。

治妊娠胎动不安，心神虚烦，腹内疼痛，**阿胶散**方：

阿胶一两，捣碎，炒令黄燥　白茯苓三分　麦门冬三分，去心　柴胡三分，去苗　甘草半两，炙微赤，剉　黄芩半两　当归半两，剉，微炒　芎䓖一两

---

〔1〕 青：原作“毒”。《类聚》卷223引同方作“青”，义长，故改。
〔2〕 葛：原作“芎”。《类聚》卷224引同方作“葛”，义长，故改。

右件药捣筛为散，每服四钱，以水一中盏，入生姜半分，枣三枚，煎至六分，去滓，不计时候稍热服。

治妊娠胎动，腹内疼痛，心神烦热，饮食少，**生苎根散**方：

生苎根一两半，剉　阿胶一两半，捣碎，炒令黄燥　黄芩三分　赤芍药三分　当归一两，剉，微炒

右件药捣筛为散，每服四钱，以水一中盏，入枣三枚，同煎至六分，去滓，不计时候稍热服。

治妊娠胎动，心神烦闷，腹痛不止，**干地黄散**方：

熟干地黄一两半　干姜半两，炮裂，剉　当归一两，剉，微炒　人参三分，去芦头　阿胶三分，捣碎，炒令黄燥　甘草一分，炙微赤，剉

右件药捣筛为散，每服三钱，以水一中盏，入枣三枚，煎至六分，去滓，不计时候稍热服。

治妊娠胎动，腹中㽲痛，坐卧烦闷，**麦门冬散**方：

麦门冬一两，去心　芎䓖一两　陈橘皮一两，汤浸，去白瓤，焙　白茯苓一两　当归一两，剉，微炒

右件药捣筛为散，每服四钱，以水一中盏，入生姜半分，枣三枚，煎至六分，去滓，不计时候稍热服。

治妊娠胎动不安，手足烦疼，**竹茹散**方：

甜竹茹一两　当归一两，剉，微炒　芎䓖一两　黄芩一两　甘草半两，炙微赤，剉

右件药细剉和匀，每服半两，以水一大盏，煎至七分，去滓，食前分温二服。

治妊娠腹中冷，胎动不安，**白术散**方：

白术三分　草豆蔻一两，去皮　当归一两，剉，微炒　甘草半两，炙微赤，剉　干姜半两，炮裂，剉　芎䓖半两　厚朴一两，去粗皮，涂生姜汁炙令香熟

右件药捣筛为散，每服三钱，以水一中盏，入枣三枚，煎至六分，去滓，每于食前温服。

治胎动不安，心神虚烦，**芎䓖饮子**方：

芎䓖三分　艾叶半两，微炒　阿胶三分，捣碎，炒令黄燥　糯米半合　熟干地黄一两　枣五枚　青淡竹茹半两　生姜半两

右件药细剉和匀，以水二大盏，煎至一盏三分，去滓，不计时候分温三服。

治妊娠胎动，令安稳，方：

豉二合　阿胶一两，捣碎，炒令黄燥　葱白一握

右件药以水一大盏半，煎至一盏去滓，食前分温三服。

治妊娠胎动不安，心神烦闷，方：

葱白一握　阿胶一两，捣碎，炒令黄燥　银五两

右以水一大盏半，先煎银取一盏，后入药煎至七分，去滓，不计时候分温二服。

治妊娠胎动，烦热不安，**秦艽散**方：

秦艽半两，去苗　甘草半两，炙微赤，剉　鹿角胶半两，捣碎，炒令黄燥

右件药捣筛为散，每服三钱，以水一大盏，入糯米五十粒，煮米熟为度，去滓，不计时候温服。

治妊娠胎动欲堕，腹痛不可忍，方：

苎根二两，剉　银五两

右以清酒一中盏，水一大盏，煎至一大盏，去滓，不计时候分温二服。

治妊娠胎动不安，心腹刺痛，**鲤鱼臛**方：

鲤鱼一斤，修事净切　阿胶一两，捣碎，炒令黄燥　糯米二合

右件药以水二升，入鱼胶、米煮令熟，入葱白、生姜、橘皮、盐各少多，更煮五七沸，食前吃。如有所伤，且吃五七日，效。

又方：

桑寄生一两半　艾叶半两，微炒　阿胶一两，捣碎，炒令黄燥

右件药剉，以水一大盏半，煎至一盏去滓，食前分温三服。

治胎动不安，心神烦热，宜服此方：

右以甘竹根五两，剉，以水二大盏，煎至一盏去滓，不计时候分温三服。

又方：

右取茅根五两，以水二大盏，煎至一盏去滓，不计时候分温三服。

治妊娠胎动，烦闷不安甚者，方：

右取生地黄捣绞取汁，每服一小盏，煎令沸，入鸡子白一枚搅令匀，顿服之。

治妊娠胎动下血诸方

夫妊娠因劳役，喜怒哀乐不节，饮食生冷，触冒风寒，遂致胎动。若母有宿疾，子脏为风冷所乘，气血失度，使胎不安，故令下血也。

治妊娠胎动，时有所下，腹胁疼痛，宜服**阿胶散**方：

阿胶三分，捣碎，炒令黄燥　艾叶半两，微炒　当归三分，剉，微炒　赤石脂半两　龙骨半两　芎䓖三分　黄耆一两，剉　熟干地黄一两　干姜一分，炮裂，剉　甘草一分，炙微赤，剉

右件药捣筛为散，每服四钱，用水一中盏，入生姜半分，枣三枚，煎至六分，去滓，不计时候稍热服。

治妊娠劳热，胎动不安，下血，腹痛不止，手足烦闷，**当归散**方：

当归一两，剉，微炒　芎䓖一两　黄芩半两　熟干地黄一两半　伏龙肝一两

右件药捣筛为散，每服四钱，以水一中盏，入淡竹茹一分，煎至六分，去滓，不计时候温服。

治妊娠损动，腹内结痛，血下运闷，**桑寄生散**方：

桑寄生一两　当归一两，剉，微炒　阿胶二两，捣碎，炒令黄燥　续断一两　艾叶半两，微炒　芎䓖一两

右件药捣筛为散，每服用药五钱，先以水一大盏半，入银三两，煎至一盏，次入药并竹茹一分，糯米一百粒，煎至六分，去滓，食前分温二服。

治妊娠胎动腹痛，或下黄赤汁，方：

糯米一合　黄耆一两，剉　芎䓖一两，剉

右件药以水二大盏，煎至一盏三分，去滓，不计时候分暖三服。

治妊娠忽胎动，下恶血，腹痛不可忍，心神烦闷，**芎䓖散**方：

芎䓖一两　当归一两半，剉，微炒　鹿角胶一两半，捣碎，炒令黄燥　桑寄生一两　熟干地黄一两

右件药捣筛为散，每服四钱，以水一中盏，入生姜半分，枣三枚，煎至六分，去滓，不计时候稍热服。

治妊娠胎动下血，心烦闷乱，**艾叶散**方：

艾叶一两，微炒　赤石脂一两半　白茯苓一两

右件药捣筛为散，每服三钱，以水一中盏，入生姜半分，枣三枚，煎至六分，去滓，不计时候温服。

治妊娠因损动下血，腹痛不止，**当归散**方：

当归三分，剉，微炒　白龙骨半两　熟干地黄一两　地榆三分，剉　阿胶三分，捣碎，炒令黄燥　白芍药半两　干姜半两，炮裂，剉　蒲黄半两　熟艾半两，微炒　牛角䚡一两半，炙令黄

右件药捣细罗为散，每服不计时候以粥饮调下二钱。

治妊娠伤动，腹痛下血，**阿胶散**方：

阿胶半两，捣碎，炒令黄燥　艾叶半两，微炒　芎䓖半两　当归半两，剉，微炒　熟干地黄半两

右件药捣细罗为散，每服不计时候以温酒调下二钱。

治妊娠伤动，腹痛下血，心烦，**卷柏散**方：

卷柏半两　阿胶半两，捣碎，炒令黄燥　龙骨半两　当归半两，剉，微炒　熟艾半两，微炒　熟干地黄半两

右件药捣细罗为散，每服不计时候煎黑豆汤调下二钱。

治妊娠胎动腹痛，下血不止，**伏龙肝散**方：

伏龙肝一两　当归一两，剉，微炒　龙骨三分　阿胶一两，捣碎，炒令黄燥　蒲黄三分　艾叶半两，微炒　熟干地黄一两　牛角䚡半两，炙黄焦　芎䓖半两

右件药捣细罗为散，每服不计时候以粥饮调下二钱。

治妊娠胎动，下血不住，腹痛不止，宜服此方：

当归一两，剉，微炒　桑木耳半两，微炒　干姜一分，炮裂，剉　续断一分

右件药捣细罗为散，每服不计时候以温酒调下二钱。

又方：

阿胶一两，捣碎，炒令黄燥　熟干地黄一两半　丹参一两

右件药捣筛为散，每服四钱，以水一中盏，煎至六分，去滓，不计时候温服。

治妊娠漏胎诸方

夫妊娠漏胎者，谓妊娠数月，而经水时下也。此由任冲脉虚，不能约制太阳、少阴之经血故也。冲任之脉为经络之海，起于胞内。手太阳小肠[1]脉也，手少阴心脉也，是二经为表里，上为乳汁，下为月水。有娠之人，经水所以断者，壅之以养胎，而蓄之以为乳汁。冲任气虚，则胞内泄，不能制其经血，故月水时下。亦名胞漏，血尽则毙人也。

治妊娠胎动不安及漏胎，腹中痛，宜服**阿胶散**方：

阿胶一两，捣碎，炒令黄燥　熟干地黄一两半　当归一两，剉，微炒　桑寄生一两半　龙骨三分　甘草一两，炙微赤，剉　白术一两　白茯苓三分　芎䓖三分　干姜半两，炮裂，剉

右件药捣筛为散，每服四钱，以水一中盏，入枣三枚，煎至六分，去滓，不计时候稍热服。

治妊娠五月六月，血不止，名曰漏胎，**黄耆散**方：

黄耆一两半，剉　桑寄生一两　地榆一两，剉　艾叶三分，微炒　龙骨三分　熟干地黄一两

〔1〕肠：原误作“伤”。据《病源》卷41“妊娠漏胞候”改。

右件药捣筛为散，每服四钱，以水一中盏，入生姜半分，枣三枚，煎至六分，去滓，每于食前温服。

治妊娠胎漏，下血不止，腹痛，**姜黄散**方：

姜黄一两　当归一两，剉，微炒　熟干地黄一两　艾叶一两，微炒　鹿角胶一两，捣碎，炒令黄燥

右件药捣筛为散，每服四钱，以水一中盏，入生姜半分，枣三枚，煎至六分，去滓，每于食前温服。

又方：

熟干地黄半两　干姜半两，炮裂，剉

右件药捣细罗为散，每于食前以温酒调下二钱。

又方：

阿胶一两，捣碎，炒令黄燥　艾叶灰半两

右件药捣细罗为散，每于食前以糯米粥饮调下二钱。

治妊娠漏胎，心腹疞痛，**桑寄生散**方：

桑寄生一两　阿胶一两，捣碎，炒令黄燥　艾叶一两，微炒　白芍药一两　白术一两

右件药捣筛为散，每服四钱，以水一中盏，入淡竹茹一分，煎至六分，去滓，每于食前温服。

治妊娠胎不安，漏下腹痛，**人参散**方：

人参一两，去芦头　当归一两，剉，微炒　阿胶一两，捣碎，炒令黄燥　芎䓖一两　艾叶半两，微炒

右件药捣筛为散，每服四钱，以水一中盏，入枣三枚，煎至六分，去滓，每于食前温服。

治妊娠胎漏，腹痛不止，心神虚烦，**熟干地黄散**方：

熟干地黄二两　人参二两，去芦头　芎䓖二两　阿胶三两，捣碎，炒令黄燥　龙骨一两　当归三分，剉，微炒　麦门冬三分，去心

右件药捣筛为散，每服四钱，以水一中盏，入枣三枚，煎至六分，去滓，每于食前温服。

又方：

熟干地黄二两半　鹿茸一两半，去毛，涂酥炙微黄　鹿角胶二两，捣碎，炒令黄燥　艾叶一两，微炒　苎麻根一两半，剉

右件药捣细罗为散，每于食前以粥饮调下二钱。

又方：

蜡如鸡子大碎切

右以酒一中盏暖令热，投蜡在内，候消便服。

治妊娠胎不长养胎诸方

夫妊娠之人，有宿挟疴瘵而后有妊，或有娠时节适乖理，致生疾病，并令腑脏衰损，气力虚羸，令胎不长。故须服药，去其疾病，益其气血，以扶养胎者也。

治妊娠胎不长，宜服安胎和气，思食，利四肢，**黄耆散**方：

黄耆三分，剉　白术三分　人参三分，去芦头　麦门冬三分，去心　陈橘皮三分，汤浸，去白瓤，焙　芎䓖半两　白茯苓三分　前胡三分，去芦头　甘草三两，炙微赤，剉

右件药捣筛为散，每服三钱，以水一中盏，入生姜半分，枣三枚，煎至六分，去滓，每于食

前温服。

治妊娠气血虚弱，令胎不长，宜服和气安养胎脏**干地黄圆**，方：

熟干地黄一两　芎䓖三分　白茯苓三分　人参三分，去芦头　当归三分　柴胡半两，去苗　刺蓟半两　厚朴一两，去粗皮，涂生姜汁炙令香熟　桑寄生半两　龙骨三分　阿胶三分，捣碎，炒令黄燥　白石脂三分　黄耆半两，剉　甘草一分，炙微赤，剉

右件药捣罗为末，炼蜜和捣三二百杵，圆如梧桐子大，每服不计时候以清粥饮下三十圆。

治妊娠胎动，腹痛下血，宜服保胎，安定神思，**陟厘圆**方：

陟厘三分　熟干地黄一两　人参三分，去芦头　当归三分，剉，微炒　白龙骨三分　赤石脂三分　禹余粮三分，烧醋淬三遍　厚朴一两，去粗皮，涂生姜汁炙令香熟　赤芍药半两　吴茱萸半两，汤浸七遍，微炒

右件药捣罗为末，炼蜜和捣三二百杵，圆如梧桐子大，每服不计时候以粥饮下三十圆。

治妊娠胎不长，宜服**养胎人参圆**，方：

人参一两，去芦头　白茯苓一两　当归一两　柴胡一两，去苗　厚朴一两，去粗皮，涂生姜汁炙令香熟　枳壳三分，麸炒微黄，去瓤　桑寄生一两　刺蓟一两　阿胶一两，捣碎，炒令黄燥　甘草半两，炙微赤，剉

右件药捣罗为末，炼蜜和捣三二百杵，圆如梧桐子大，每于食前以温水下二十圆。

治妊娠养胎，**白术散**方：

白术一两　芎䓖一两　川椒三分，去目及闭口者，炒令汗出　牡蛎半两，烧为粉

右件药捣细罗为散，每服食前以温酒调下一钱。

治妊娠胎不长，兼数伤胎，**鲤鱼臛**方：

鲤鱼二斤　糯米一升

右如法作臛，入葱、豉，少着盐、醋食之，一月中三五遍作食之，极效。

治妊娠胎动腹痛诸方

夫妊娠腹痛者，皆由风邪入于腑脏，与血气相击搏所为也。妊娠之人，或宿夹冷疹，或触风邪，疞结而痛。其腹痛不已，则邪正相干，血气相乱，致伤损于胞络，则令胎动腹痛也。

治妊娠胎动，时时腹痛，频频下利，渐觉羸瘦，面色萎黄，不欲饮食，**厚朴散**方：

厚朴一两半，去粗皮，涂生姜汁炙令香熟　白术一两　芎䓖一两　白芍药一两　干姜半两，炮裂，剉　当归一两，剉，微炒　人参半两，去芦头　甘草一分，炙微赤，剉　熟干地黄一两　诃梨勒三分，煨，用皮

右件药捣筛为散，每服四钱，以水一中盏，入枣三枚，煎至六分，去滓，不计时候稍热服。

治妊娠胎动不安，腹内疞痛，**艾叶散**方：

艾叶三分，微炒　阿胶一两，捣碎，炒令黄燥　芎䓖三分　干姜三分，炮裂，剉　当归一两，剉，微炒　甘草半两，炙微赤，剉　桑寄生三分

右件药捣筛为散，每服三钱，以水一中盏，入生姜半分，枣三枚，煎至六分，去滓，不计时候稍热服。

治妊娠胎动，腹中疞痛，不思饮食，宜服**阿胶散**方：

阿胶三分，捣碎，炒令黄燥　白茯苓三分　白术三分　当归一两，剉，微炒　陈橘皮一两，汤浸，去白瓤，焙　芎䓖三分　甘草一分，炙微赤，剉

右件药捣筛为散，每服三钱，以水一中盏，入生姜半分，枣三枚，煎至六分，去滓，不计时候稍热服。

治妊娠胎动不安，腹内疼痛，**当归散**方：

当归三两，剉，微炒　阿胶二两，捣碎，炒令黄燥　熟干地黄半两　艾叶二两，微炒　甘草半两，炙微赤，剉　白芍药一两　芎䓖一两　干姜半两，炮裂，剉

右件药捣筛为散，每服三钱，水一中盏，入枣三枚，煎至六分，去滓，不计时候稍热服。

治妊娠胎动，腹痛闷纵，**鹿角胶散**方：

鹿角胶半两，捣碎，炒令黄燥　人参半两，去芦头　芎䓖一两　当归三分，剉，微炒　甘草半两，炙微赤，剉

右件药捣筛为散，每服四钱，以水一中盏，入葱白七寸，煎至六分，去滓，不计时候温服。

治妊娠胎动，腹痛闷乱，**桑寄生散**方：

桑寄生一两　当归一两，剉，微炒　芎䓖三分　阿胶三分，捣碎，炒令黄燥

右件药捣筛为散，每服四钱，以水一中盏，入豉五十粒，葱白七寸，煎至六分，去滓，不计时候稍热服。

治妊娠胎动腹痛，及腰疼不止，**白术散**方：

白术三分　熟干地黄一两　白茯苓三分　阿胶一两，捣碎，炒令黄燥　甘草半两，炙微赤，剉　当归一两，剉，微炒

右件药捣筛为散，每服三钱，以水一中盏，入生姜半分，枣三枚，煎至六分，去滓，不计时候稍热服。

治妊娠胎动不安，腹痛不止，**当归散**方：

当归一两，剉，微炒　续断一两　芎䓖一两　陈橘皮一两，汤浸，去白瓤，焙

右件药捣筛为散，每服四钱，以水一中盏，入生姜半分，枣三枚，煎至六分，去滓，不计时候稍热服。

治妊娠胎动，腹痛心烦，宜服此方：

芎䓖半两　当归半两，剉，微炒　阿胶半两，捣碎，炒令黄燥　大麦叶一握　曲头棘针半两

右件药细剉和匀，以水一大盏半，煎至一盏去滓，食前分温三服。

治妊娠胎动，腹痛连腰，方：

右取大麦曲一两，以水一大盏煎五七沸，食前分温三服。

又方：

右用好豉一合，以水一大盏，煎至六分，去滓，食前分温二服。

治妊娠月未足，似欲产，腹中痛，**知母圆**方：

知母二两

右捣罗为末，炼蜜和圆如梧桐子大，不计时候以粥饮下二十圆。

治妊娠月数未至，而似欲产腹痛者，宜服**槐子圆**，方：

槐子一两　蒲黄一合〔1〕

右件药捣罗为末，炼蜜和圆如梧桐子大，不计时候以温酒下二十圆，以痛止为度。

治妊娠心腹胀满诸方

夫妊娠心腹胀满者，由腹内夙有寒气，致令停饮，妊娠重因触冷饮发动，与气相干，故令

〔1〕合：原作“分”。据《普济方》卷356、《类聚》卷223引同方改。

心腹胀满也。

治妊娠心腹胀满，两肋妨闷，不下饮食，四肢少力，**槟榔散**方：

槟榔一两　人参半两，去芦头　陈橘皮三分，汤浸，去白瓤，焙　前胡一两，去芦头　枳壳三分，麸炒微黄，去瓤　赤茯苓一两　白术半两　芎䓖半两　甘草一分，炙微赤，剉

右件药捣筛为散，每服四钱，以水一中盏，入生姜半分，枣三枚，煎至六分，去滓，每于食前温服。

治妊娠心腹胀满，气攻胸膈，咽喉不利，饮食减少，**白豆蔻散**方：

白豆蔻半两，去皮　人参三分，去芦头　前胡一两，去芦头　陈橘皮一两，汤浸，去白瓤，焙　赤茯苓一两　诃梨勒一两，煨，用皮　甘草半两，炙微赤，剉　白术三分　枳壳半两，麸炒微黄，去瓤　大腹皮三分，剉

右件药捣筛为散，每服四钱，以水一中盏，入生姜半分，枣三枚，煎至六分，去滓，不计时候温服。

治妊娠心腹胀满，气冲胸膈，烦闷，四肢少力，不思饮食，**诃梨勒散**方：

诃梨勒皮一两　陈橘皮三分，汤浸，去白瓤，焙　赤茯苓一两　桑根白皮三分，剉　前胡一两，去芦头　芎䓖半两　白术半两　枳壳半两，麸炒微黄，去瓤　大腹皮三分，剉

右件药捣筛为散，每服四钱，以水一中盏，入生姜半分，枣三枚，煎至六分，去滓，不计时候温服。

治妊娠心腹胀满，不欲饮食，**白术散**方：

白术一两　黄芩一两　陈橘皮二两，汤浸，去白瓤，焙

右件药捣筛为散，每服四钱，以水一中盏，入生姜半分，枣三枚，煎至六分，去滓，不计时候温服。

治妊娠心腹胀满，两肋妨闷，不思饮食，宜服**人参散**方：

人参一两，去芦头　厚朴一两，去粗皮，涂生姜汁炙令香熟　诃梨勒一两，煨，用皮　阿胶一两，捣碎，炒令黄燥　陈橘皮三分，汤浸，去白瓤，焙　赤茯苓一两　白术三分　甘草半两，炙微赤，剉

右件药捣筛为散，每服四钱，以水一中盏，入生姜半分，枣三枚，煎至六分，去滓，不计时候温服。

治妊娠心腹胀满，脾胃气虚，不下食饮，**草豆蔻散**方：

草豆蔻一两，去皮　人参一两，去芦头　柴胡一两半，去苗　陈橘皮一两半，汤浸，去白瓤，焙　白术一两　甘草半两，炙微赤，剉

右件药捣筛为散，每服四钱，以水一中盏，入生姜半分，枣三枚，煎至六分，去滓，不计时候稍热服。

治妊娠心腹痛诸方

夫妊娠心腹痛者，或由宿有冷胗，或新触风寒，皆因脏虚而致发动也。邪正相击而并于气，随气下上，上冲于心则心痛，下攻于腹则腹痛，故令心腹痛也。妊娠而痛者，正邪二气攻击于内，若不时差者，其痛冲击胞络，必致动胎，甚则伤堕也。

治妊娠心腹多痛，吃食减少，四肢不和，**草豆蔻散**方：

草豆蔻一两，去皮　当归半两，剉，微炒　陈橘皮一两，汤浸，去白瓤，焙　桂心半两　干姜半两，炮裂，剉　白术一两　熟干地黄一两　木香半两　芎䓖三分

右件药捣筛为散，每服四钱，以水一中盏，入枣三枚，煎至六分，去滓，不计时候稍热服。

治妊娠冷气攻心腹痛，或不纳饮食，**厚朴散**方：

厚朴二两，去粗皮，涂生姜汁炙令香熟　陈橘皮一两，汤浸，去白瓤，焙　草豆蔻一两，去皮　人参三分，去芦头　芎䓖三分　白术三分　阿胶三分，捣碎，炒令黄燥　当归三分，剉，微炒　干姜半两，炮裂，剉　诃梨勒一两，煨，用皮　吴茱萸一分，汤浸七遍，曝干微炒　甘草一分，炙微赤，剉

右件药捣筛为散，每服三钱，以水一中盏，入枣三枚，煎至六分，去滓，不计时候稍热服。

治妊娠心腹痛，胎不安稳，四肢皆不和，**阿胶散**方：

阿胶一两，捣碎，炒令黄燥　芎䓖一两　桑寄生半两　艾叶半两，微炒　枳实半两，麸炒令黄　当归三分，剉，微炒　高良姜三分，剉　陈橘皮一两，汤浸，去白瓤，焙　甘草一分，炙微赤，剉

右件药捣筛为散，每服三钱，以水一中盏，入枣三枚，煎至六分，去滓，不计时候稍热服。

治妊娠伤冷，心腹痛，或痰逆，不纳饮食，**半夏散**方：

半夏半两，汤浸七遍，去滑　芎䓖三分　人参半两，去芦头　阿胶一两，捣碎，炒令黄燥　草豆蔻半两，去皮　白术半两　高良姜半两，剉　艾叶半两，微炒　厚朴一两，去粗皮，涂生姜汁炙令香熟　陈橘皮一两，汤浸，去白瓤，焙　甘草一分，炙微赤，剉

右件药捣筛为散，每服三钱，以水一中盏，入生姜半分，枣三枚，煎至六分，去滓，不计时候稍热服。

治妊娠心腹疞刺疼痛，气胀，胎不安稳，**鸡苏散**方：

鸡苏茎叶一两　人参三分，去芦头　陈橘皮三分，汤浸，去白瓤，焙　赤茯苓三分　大腹皮三分，剉　芎䓖三分　苎麻根半两，剉　当归一两，剉，微炒

右件药捣筛为散，每服四钱，以水一中盏，入生姜半分，煎至六分，去滓，不计时候稍热服。

治妊娠先患冷气，忽冲心腹刺痛，**芎䓖散**方：

芎䓖一两　人参一两，去芦头　白茯苓一两　桔梗一两，去芦头　厚朴一两，去粗皮，涂生姜汁炙令香熟　吴茱萸半两，汤浸七遍，焙干微炒〔1〕　当归一两，剉，微炒　白芍药三分

右件药捣筛为散，每服三钱，以水一中盏，煎至六分，去滓，不计时候稍热服。

治妊娠心痛诸方

夫妊娠心痛者，多是风邪痰饮乘于心之经络，邪气搏于正气，至结而痛也。若伤心正经而痛者，为真心痛。心为神，统领诸脏，不可受邪，邪若伤之，朝发夕死，夕发朝死。若伤心支别络而痛者，则乍安乍甚，休作有时也。妊娠之人，或其病若痛不已者，气乘胞络，伤损子脏也，则令胎动。凡胎转移则多不安，不安而动于血者，则血下也。

治妊娠心痛，或两胁胀满，不下饮食，**槟榔散**方：

槟榔三分　枳实半两，麸炒微黄　人参半两，去芦头　柴胡半两，去苗　赤茯苓半两　草豆蔻一两，去皮　白术三分　木香半两　桂心半两

右件药捣筛为散，每服三钱，以水一中盏，入生姜半分，煎至六分，去滓，不计时候稍

〔1〕焙干微炒：原作“姜汁炙令香，焙”。《正误》：“当作‘曝干，微炒’。”本书吴茱萸制法确无姜汁炙一法，《类聚》卷223引同方作“焙干微炒”，义长，因改。

热服。

治妊娠心痛，烦闷不食，方：

淡竹茹一两半　生地黄一两半，切　桂心半两，剉

右件药以水一大盏半，煎至一盏去滓，不计时候稍热分为三服。

治妊娠卒心痛，不可忍，方：

白术一两　黄芩一两半　赤芍药一两

右件药捣粗罗为散，每服三钱，以水一中盏，煎至六分，去滓，不计时候稍热服。

治妊娠心痛烦闷，宜服此方：

羊脂半两　青竹茹一两　白蜜半两

右件药以水一大盏半，煎至一盏去滓，不计时候分温三服。

又方：

大麻人一合，研

右以水一大盏，煎至六分，去滓，不计时候分温二服。

又方：

榆皮一两半，剉　豉一两

右捣罗为末，炼蜜和圆如梧桐子大，每服不计时候以温酒下二十圆。

又方：

牛粪炒令焦

右捣细罗为散，每服不计时候以冷水调下二钱。

治妊娠心痛，方：

青竹茹二两

右以水二大盏，煎至一大盏去滓，分温三服。

又方：

盐三钱

右于炭火上烧如火色，候冷，以温酒调服之。

治妊娠腰痛诸方

夫肾主腰脚，因劳伤损动其经，虚则风冷乘之，故腰痛也。妇人肾以系胞，妊娠而腰痛甚者，皆胎堕也。

治妊娠腰疼痛，或连月不已，**五加皮散**方：

五加皮二两　杜仲四两，去粗皮，炙微黄，剉　萆薢三两，剉　阿胶二两，捣碎，炒令黄燥　狗脊二两，去毛　防风二两，去芦头　芎䓖二两　杏人二两，汤浸，去皮尖、双人，麸炒微黄　细辛二两

右件药捣筛为散，每服四钱，以水一中盏，入生姜半分，煎至六分，去滓，不计时候温服。

治妊娠或有所触，胎动不安，以致腰痛，及脐腹内痛，**杜仲散**方：

杜仲一两，去粗皮，炙微黄，剉　五加皮一两　当归一两，剉，微炒　赤芍药一两　芎䓖一两　人参一两，去芦头　萆薢一两，剉

右件药捣粗罗为散，每服四钱，以水一中盏，煎至六分，去滓，不计时候温服。

治妊娠气壅攻腰，疼痛不可忍，**大腹散**方：

大腹皮一两，剉　郁李人一两，汤浸，去皮尖，微炒　泽泻一两

右件药捣筛为散，每服四钱，以水一中盏，入生姜半分，煎至六分，去滓，不计时候温服。

治妊娠腰痛，**当归散**方：

当归一两，剉，微炒　阿胶一两，捣碎，炒令黄燥　甘草一两，炙微赤，剉

右件药捣筛为散，每服四钱，以水一中盏，入葱白七寸，煎至六分，去滓，不计时候温服。

治妊娠腰痛不止，方：

鹿角屑二两，微炒　生干地黄一两半

右件药捣细罗为散，每于食前以温酒调下二钱。

治妊娠二三个月，腰痛不可忍，**续断圆**方：

续断一两　杜仲一两，去粗皮，炙微黄，剉　芎䓖半两　独活半两　狗脊三分　五加皮三分　萆薢三分，剉　赤芍药二分　薯蓣三分　诃梨勒皮三分

右件药捣罗为末，炼蜜和捣三二百杵，圆如梧桐子大，每服不计时候以温酒下三十圆。

治妊娠腰痛如折，方：

大黑豆二合，炒熟

右以酒一大盏，煎取七分，去滓，食前分为二服。

治妊娠腰痛抢心，或有血下，方：

槟榔一两

右件药捣细罗为散，每服不计时候，以水煮葱白浓汁调下一钱。

治妊娠腰痛，方：

鹿角二两

右件药捣细罗为散，每于食前以温酒调下一钱。

治妊娠胎间水气子满体肿诸方

夫妊娠虚肿者，凡妊娠无使气极，若心静气和则胎安。若中风寒，邪气有所触[1]犯，身体受病，乍寒乍热，头眩腰痛，胎中有水，寒气所伤，脾胃虚弱所致也。妊娠之人，经血壅闭以养于胎。若胎中挟水气，则水血相搏则胎伤。腑脏脾胃，主身之肌肉，故气虚弱则肌肉虚。水气流溢，故令身肿满也。水渍于胎，则令胎坏。然妊娠临产之月，而脚微肿者，其产则易。若胞脏水少血多，亦令产易。而水乘[2]于外，故微肿也。若初妊而肿者，是水气过多，儿未成具，故令坏胎也。

治妊娠气壅，身体腹胁浮肿，喘息促，大便难，小便涩，**泽泻散**方：

泽泻一两　桑根白皮一两，剉　木通一两，剉　枳壳一两，麸炒微黄，去瓤　赤茯苓一两　槟榔一两

右件药捣粗罗为散，每服四钱，以水一中盏，入生姜半分，煎至六分，去滓，每于食前温服，以稍利为效。

治妊娠通身浮肿，喘促，小便涩，宜服**汉防己散**方：

汉防己三分　桑根白皮一两，剉　木香一分　紫苏茎叶一两　大腹皮三分，剉　赤茯苓一两

---

〔1〕触：原误作“解”。据《类聚》卷223引同论改。

〔2〕乘：原误作“垂”。据改同上。

右件药捣粗罗为散，每服四钱，以水一中盏，入生姜半分，煎至六分，去滓，每于食前温服。

治妊娠身体浮肿，心腹胀满，小便不通，**木通散**方：

木通一两，剉　木香三分　诃梨勒皮三分　香葇一两　枳壳半两，麸炒微黄，去瓤　槟榔半两　桑根白皮一两，剉　子芩三分　鸡苏茎叶一两

右件药捣粗罗为散，每服四钱，以水一中盏，入生姜半分，煎至六分，去滓，每于食前温服。

治妊娠四肢肿满，小便不利，时时喘促，**桑白皮散**方：

桑根白皮一两，剉　枳壳半两，麸炒微黄，去瓤　商陆半两　泽泻三分　冬葵根一两　赤茯苓一两　木通一两，剉

右件药捣粗罗为散，每服四钱，以水一中盏，入生姜半分，煎至六分，去滓，每于食前温服，以利为效。

治妊娠四肢浮肿，皮肉拘急，小便不利，方：

商陆半两　桑根白皮一两，剉　羌活半两

右件药捣粗罗为散，每服四钱，以水一中盏，入赤小豆一百粒，煎至六分，去滓，每于食前温服。

治妊娠身体浮肿，心腹急满，小便涩滞，**赤茯苓散**方：

赤茯苓一两　白术半两　黄芩三分　旋覆花半两　杏人三分，汤浸，去皮尖、双人，麸炒微黄　木通三分，剉

右件药捣粗罗为散，每服四钱，以水一中盏，入生姜半分，煎至六分，去滓，每于食前温服。

治妊娠身体浮肿，腹胀，小便不利，微渴引饮，气急，**猪苓散**方：

猪苓二两，去黑皮　紫苏茎叶一两　木通一两，剉

右件药捣细罗为散，每于食前以温水调下三钱。

治妊娠身体浮肿，小便不利，洒淅恶寒，**葵子散**方：

葵子二两　赤茯苓二两　汉防已二两

右件药捣细罗为散，每于食前以粥饮调下一钱。

治妊娠身体浮肿，心腹胀满，小便涩，喘息促，**槟榔圆**方：

槟榔半两　赤茯苓一两　白术三分　郁李人一两，汤浸，去皮尖，微炒　桑根白皮一两，剉　枳壳三分，麸炒微黄，去瓤　甜葶苈一两，隔纸炒令紫色

右件药捣罗为末，炼蜜和捣三二百杵，圆如梧桐子大，每于食前以粥饮下二十圆。

治妊娠手脚皆肿，挛急，方：

赤小豆一合，炒熟　商陆一两　泽漆一两

右件药捣碎，都以水二大盏，煎至一盏三分，去滓，食前分温三服，以利为度。

治妊娠僵仆胎动腹痛下血诸方

妊娠僵仆，或从高堕下，伤损胞络，及血下动胎，而血伤气逆者胎堕，气上抢心。其死生之候：其母舌青者，儿死母活。唇口无沫，儿生。唇青沫出者，母子俱死。唇口赤，舌青者，母

死儿活。若下血不住，胞络燥，胎枯，则令胎死者也。

治妊娠从高[1]堕下，腹痛下血，面色青黄，**阿胶散**方：

阿胶一两，捣碎，炒令黄燥　木香半两　芎䓖半两　熟干地黄半两　干姜一分，炮裂，剉　当归半两，剉，微炒　桑寄生半两　桂心半两

右件药捣筛为散，每服四钱，以水一中盏，煎至六分，去滓，不计时候温服。

治妊娠从高堕下，腹痛下血，烦闷，**干地黄散**方：

生干地黄一两　益母草一两　当归半两，剉，微炒　黄耆半两，剉　芎䓖半两

右件药捣筛为散，每服四钱，以水一中盏，入生姜半分，煎至六分，去滓，不计时候温服。

治妊娠僵仆，胎转动，上抢心，困笃，宜服**蟹爪汤**方：

蟹爪二两　甘草三分，炙微赤，剉　桂心半两　鹿角胶一两，捣碎，炒令黄燥

右件药捣粗罗为散，每服四钱，以水一中盏，煎至六分，去滓，不计时候温服。

治妊娠卒惊奔走，或从高堕下，腹痛，下血不止，**当归散**方：

当归一两半，剉，微炒　阿胶二两，捣碎，炒令黄燥　艾叶一两，微炒　芎䓖一两

右件药捣筛为散，每服四钱，以水一中盏，煎至六分，次入生姜汁一匙，地黄汁半合，马通汁半合，更煎三两沸，去滓，不计时候温服。

治妊娠五六个月，从高坠下，胎腹内不安，兼脐下疞刺疼痛不住，下血，**芎䓖散**方：

芎䓖三分　阿胶一两，捣碎，炒令黄燥　当归一两，剉，微炒　艾叶半两，微炒　熟干地黄一两　桑寄生三分　赤石脂三分

右件药捣细罗为散，每服不计时候以温酒调下二钱。

治妊娠因擎举重物，胎动疼痛，兼有所下，方：

当归一两，剉，微炒　黄连一两，去须　阿胶一两，捣碎，炒令黄燥

右件药捣细罗为散，不计时候以温酒调下二钱。

治妊娠从高坠损，胎不转，腹痛腰重，方：

芎䓖二合

右捣细罗为散，每服不计时候以温酒调下二钱。

---

〔1〕高：原误作"尚"。据《类聚》卷223引同方改。

太平圣惠方卷第七十六凡一十七门　论一首　方法共计一百四十八[1]道

胎教论一首　妊娠逐月十二经脉养胎将息[2]慎护法一十道　妊娠逐月养胎主疗诸方三十二[3]道　妊娠转女为男法五道　妊娠食忌法一十三道　产妇推行年法三十七道　推日游法一道　日历法一道　预备药物法一道　产妇杂要物一道　孩子要用药物一道并方八道　妊娠预服滑胎令易产诸方一十道　十二月产图一十二道　借地安床藏衣法二道　产妇衣色及首指并起日法一道　禳谢法一十二[4]道　禁草法一道

胎　教　论

论曰:夫至精才构,一气方凝,始受胞胎,渐成形质。子在胎内,随母听[5]闻,所以圣贤传乎胎教。凡妊娠之后,才及月余,则须行坐端[6]严,性情和乐,常处静室,多听[7]美言,令人讲读诗书,陈说礼乐,玩弄珠玉,按习丝篁,耳不入其非言,目不观于恶事。如此则男女福寿敦厚,忠孝自全。若亏此仪,则男女或多佷戾[8],及寿不长。斯乃圣人胎教之道,为人父母,可不行乎?

妊娠逐月十二经脉养胎将息慎护法

凡妊娠第一月,名始胚[9],饮食精熟,甘美更御[10],宜食大麦,无食辛腥。足厥阴脉养,不可针灸其经。厥阴者,内属于肝,肝主筋及血。一月之时,血行否涩,不为力事,寝必安静,无令恐畏也。

凡妊娠第二月,名始膏,无食辛臊,居必静处。若有所犯,百节皆痛,是谓胎始结也。其二月足少阳脉养,不可针灸其经。足少阳内属于胆,当慎护惊动也。

---

[1] 一百四十八:原作"一百四十七"。按今计数改。

[2] 将息:原脱,据正文标题补。

[3] 三十二:原作"三十三"。据正文方实数改。

[4] 一十二:原作"一十"。据正文方实数改。

[5] 听:原作"德"。据《妇人大全良方》卷10改。

[6] 端:原作"胎"。据改同上。

[7] 听:原作"德"。据改同上。

[8] 佷戾:"佷"hěn,背逆不顺。戾,乖张反逆。

[9] 始胚:《病源》卷41"妊娠候"作"始形。"

[10] 甘美更御:《病源》卷41"妊娠候"作"酸美受御。"

凡妊娠第三月，名始胎[1]。当此胎时形像始化，未有定仪，见物而变。欲令见王侯贵人，端庄美貌。不欲见贫穷、残疾、伛偻、侏儒、丑恶形人，猿猴之类。无食姜兔，无怀刀绳。其欲生男者，持弓矢，逐雄鸡，乘壮[2]马于田野，观虎豹及走犬。其欲生女者，着珥珰，施环佩，弄珠玑，衣锦绣。欲子美好者，玩白璧，看珠珍，观孔雀，食鲤鱼。欲生男多智力者，啖牛心，食大麦。欲子贤良者，宜粉[3]庄，务和雅，又坐无斜席，立无偏倚，行无邪径，目无邪视，耳无邪听，口无邪言，心无邪念，食无邪脔，卧无斜身，无作劳伤，无大喜怒，味须芳馨，食忌喂臭，是谓外象彰而内有所感也。其三月手心主脉养，不可针灸其经。手心主内，属于心，无悲哀思虑惊动也。

凡妊娠第四月，始受水精以成血脉。其食稻粳，其羹鱼雁，是谓盛血以通耳目，而行经络。其四月手少阳脉养，不可针灸其经。手少阳内属三焦，宜静形体，安和心志，节饮食也。

凡妊娠第五月，始受火精以成其气。卧必晏起，沐浴澣衣，深其居处，厚其衣裳，朝吸天光，以辟衰大[4]。其食稻麦，其羹牛羊，和之茱萸，调以五味，是谓养气，以成五脏。其五月足太阴脉养，不可针灸其经。足太阴内属于脾，无大过饱，无食干燥，无自劳力，无大喜怒也。

凡妊娠第六月，始受金精以为其筋。身欲微劳，无得静处，出游于野，数观走犬及视走马，宜食鸷鸟猛兽之肉，是谓变腠坚筋，以养其爪，以牢其膂也。其六月足阳明脉养，不可针灸其经。足阳明内属于胃，味宜食甘，无大饱也。

凡妊娠第七月，始受水[5]精以成其骨。劳躬摇肢，无使定止，动作屈伸，以运血气。居处必燥，饮食避寒，常食稻粳，以密腠理，是谓养骨坚齿也。其七月手太阴脉养，不可针灸其经。手太阴内属于肺，无号哭、薄衣，无洗浴、寒饮也。

凡妊娠第八月，始受土精以成肤革[6]。和心静息，无使气极，是谓密腠理而光泽颜色。其八月手阳明脉养，不可针灸其经。手阳明内属于大肠，无食燥物，无辄失食也。

凡妊娠第九月，始受石精以成皮毛，五脏六腑百节无不尽备，饮醴食甘，缓衣宽带，自持而待之，是谓养毛发而致才力也。其九月足少阴脉养，不可针灸其经。足少阴内属于肾，无处湿冷，无饱饮食也。

凡妊娠第十月，五脏六腑、关节、人[7]神皆备，但俟时而生。

一月结胚，二月始膏，三月始胎，四月形体成，五月能动，六月筋骨立，七月毛发生，八月脏腑具，九月五谷入胃，十月诸神备，日满即生。

妊娠逐月养胎主疗诸方

治妊娠一月始为胎，寒多为痛，热多卒惊，举重腰疼，腹满胞急，卒有所下，当预安之，**乌鸡汤方：**

---

〔1〕 胎：原脱。据《病源》卷41“妊娠候”补。

〔2〕 壮：《病源》卷41“妊娠候”作“肥”。

〔3〕 粉：《正误》：“疑‘粉’之讹。”

〔4〕 衰大：《正误》：“‘大’，疑‘夭’之讹。”《病源》卷41“妊娠候”作“寒殃”。

〔5〕 水：《外台》卷33“妊娠随月数服药及将息法”作“木”。

〔6〕 革：原作“草”。据改同上。

〔7〕 人：原作“入”。《正误》：“‘入’，疑‘七’之讹。”《病源》卷41“妊娠候”作“人”，义长，因改。

乌鸡一只，理如食法　甘草一两，炙微赤，剉　麦门冬一两，去心　白茯苓一两　白芍药一两　白术一两　人参一两，去芦头　生姜一两　黄明胶一两，捣碎，炒令黄燥　吴茱萸半两，汤浸七遍，焙干微炒

右件药细剉，先以水一斗，煮鸡取汁五升，去鸡，内诸药笞[1]鸡汁中，煮取三升，下清酒二升，更煎取四升去滓，每服一小盏，食前温服。

治妊娠伤第一月胎者，预服**补胎汤**，方：

细辛一两，洗去苗土　防风一两，去芦头　乌梅肉一两，微炒　白术一两　熟干地黄二两　大麦一合，拣择净　人参一两，去芦头　吴茱萸半两，汤浸七遍，焙干微炒

右件药细剉和匀，每服半两，以水一大盏，入生姜半分，煎至五分，去滓，食前温服。

治妊娠一两个月，恶食，手足烦闷，**麦门冬散**方：

麦门冬一两，去心　知母三分　枳壳三分，麸炒微黄，去瓤　人参三分，去芦头　黄芩三分　大腹皮一两，剉

右件药捣筛为散，每服四钱，以水一大盏，入葱一两茎，煎至五分，去滓，食前温服。

治妊娠二月，始阴阳踡经，有寒多怀不成，有热即萎悴，中风寒有所动摇，心满，脐下悬急，腹背强痛，卒有所下，乍寒乍热，并宜服**鸡艾汤**方：

乌鸡一只，理如食法　艾叶一两，微炒　甘草一两，炙微赤，剉　生姜一两　阿胶二两，捣碎，炒令黄燥　麻黄一两，去根节　丹参一两　当归一两，剉，微炒　大枣十二枚　人参一两，去芦头

右件药细剉和匀，先以水一斗煮鸡取汁五升，去鸡，内药煮取三升，入好酒二升，煎至四升去滓，食前温服一小盏。

治若曾伤二月胎，当预服**黄芩散**方：

黄芩一两　人参一两，去芦头　阿胶一两，捣碎，炒令黄燥　当归半两，剉，微炒　吴茱萸一分，汤浸七遍，焙干微炒

右件药捣筛为散，每服四钱，以水一大盏，入生姜半分，煎至五分，去滓，食前温服。如觉大段不安，加乌梅一两。

治妊娠二三月胎动，宜服**苎根饮子**方：

生苎根二两　甘草一两，炙微赤，剉　黄芩一两　白芍药一两　阿胶二两，捣碎，炒令黄燥　当归一两，剉，微炒

右件药细剉和匀，每服半两，以水一大盏，入枣三枚，煎至五分，去滓，食前温服。

治妊娠二三月，腰痛，**当归饮子**方：

当归一两，剉，微炒　阿胶一两，捣碎，炒令黄燥　甘草半两，炙微赤，剉

右件药细剉和匀，每服半两，以水一大盏，入葱白二茎，煎至五分，去滓，食前温服。

治妊娠三月为定形，有寒大便青，有热小便难，不赤即黄，卒惊恐，忧愁，嗔恚，顿动于经脉，绕脐痛，或腰背痛，卒有所下，并宜服**雄鸡汤**方：

雄鸡一只，肥者，理如食法　甘草一两，炙微赤，剉　人参一两，去芦头　麦门冬一两，去心　白茯苓一两　白术一两　阿胶二两，捣碎，炒令黄燥　当归一两，剉，微炒　芎䓖一两　白芍药一两　大枣十二枚

右件药细剉，先以水一斗煮鸡取汁五升，去鸡内诸药，又煮至三升，入清酒二升，更煎至四升去滓，食前温服一小盏。

治若曾伤三月胎，预服**茯神饮子**，方：

---

〔1〕笞：《正误》："疑当作'於'。"

茯神一两　丹参一两　龙骨一两　人参二两，去芦头　阿胶二两，捣碎，炒令黄燥　当归二两，剉，微炒　甘草二两，炙微赤，剉　赤小豆一合，炒熟　枣二十枚

右件药细剉和匀，每服半两，以水一大盏，煎至五分，去滓，食前温服。如腰痛，加桑寄生二两。

治妊娠三四月，气壅恶食，呕哕，肢节烦疼，或脚膝虚肿，**柴胡散**方：

柴胡一两，去苗　人参一两，去芦头　甘草半两，炙微赤，剉　紫苏茎叶半两　木通三分，剉　大腹皮半两　陈橘皮半两，汤浸，去[1]白瓤，微炒

右件药捣筛为散，每服四钱，以水一大盏，煎至五分，去滓，食前温服。

治妊娠三四月，胎动不安，手足烦热，面色萎黄，**竹茹散**方：

竹茹一两　麦门冬一两，去心　白茯苓一两　栀子人一两　黄芩一两　甘草半两，炙微赤，剉　石膏二两

右件药捣筛为散，每服四钱，以水一中盏，煎至六分，去滓，食前温服。

治曾伤三四月胎者，预服**调中汤**，方：

白芍药一两　甘草一两，炙微赤，剉　白术一两　柴胡一两，去苗　乌梅肉一两，微炒　续断一两　当归一两，剉，微炒　芎䓖一两　生姜一两　枳实一两，麸炒微黄　生李根白皮二两　厚朴一两，去粗皮，涂生姜汁炙令香熟

右件药细剉和匀，每服半两，以水一大盏，煎至五分，去滓，食前温服。

治妊娠四月有寒，心中欲呕，胸膈满不食，有热即小便难，数如淋状，脐下苦急，卒风寒颈项强痛，或热或惊，腰背及腹痛往来，有时胎上迫心，烦闷不安，卒有所下，并宜服此**麻黄雌鸡汤**方：

麻黄一两，去根节　阿胶二两，捣碎，炒令黄燥　甘草一两，炙微赤，剉　当归一两，剉，微炒　人参一两，去芦头　生姜一两　半夏一两，汤洗七遍去滑　甘菊花半两　麦门冬一两，去心　大枣七两

右件药细剉，先取肥乌雌鸡一只，理如食法，以水一斗煮鸡，取汁五升，去鸡入药，煎至三升，入酒三升，又煎至四升去滓，空腹温服一小盏。卧当汗出，以粉傅之，避风，日晚再一服。

治妊娠四五月，头重耳鸣，时时腹痛，**赤茯苓散**方：

赤茯苓一两　桑寄生一两　人参半两，去芦头　蔓荆子一两　防风三分，去芦头　刺蓟二分

右件药捣筛为散，每服四钱，以水一中盏，煎至六分，去滓，食前温服。

治妊娠四五月，胎不安，或有所下，**人参散**方：

人参一两，去芦头　当归一两，剉，微炒　阿胶二两，捣碎，炒令黄燥　甘草半两，炙微赤　芎䓖一两　黄芩一两　艾叶一两，微炒　桑寄生一两　熟干地黄一两　吴茱萸半两，汤浸七遍，焙干微炒

右件药捣筛为散，每服三钱，以水一中盏，煎至五分，去滓，食前温服。

治妊娠五月，有热，头眩心乱，欲吐，有寒，腹满，小便数，卒恐悸，四肢疼痛，寒热，胎动无常，腹痛顿仆，有所不[2]安，**旋覆花汤**方：

旋覆花一两　当归一两，剉，微炒　赤芍药一两　甘草半两，炙微赤　黄芩一两　人参一两，去芦头　麦门冬一两，去心　生姜一两　阿胶二两，捣碎，炒令黄燥　吴茱萸一两，汤浸七遍，焙干微炒

右件药细剉，先取肥乌雌鸡一只，理如食法，以水一斗煮鸡，取汁五升，去鸡内药，煎取三

---

〔1〕去：原脱。据《类聚》卷223引同方补。
〔2〕不：原脱。据《类聚》卷223引同方补。

升，入酒二升，又煎取四升，每于食前温服一小盏。

治曾伤五月胎，预服**干地黄散**，方：

熟干地黄一两　甘草一两，炙微赤，剉　麦门冬一两，去心　五味子一两　黄芩一两　桑寄生一两

右件药捣筛为散，每服四钱，以水一大盏，入生姜半分，枣三枚，煎至五分，去滓，每于食前温服。

治妊娠五个月，胎不安，腹内疞刺痛，日夜不止，不欲言语，四肢昏沉，宜服**安胎桑寄生散**方：

桑寄生一两　熟干地黄二两　木通一两，剉　赤茯苓一两　甘草半两，炙微赤　当归半两，剉，微炒　白芷半两　知母一两　远志半两，去心　陈橘皮半两，汤浸，去白瓤，焙

右件药捣筛为散，每服四钱，以水一大盏，煎至五分，去滓，不计时候温服。

治妊娠五六月，忽患腹内疞刺痛，兼有恶血下，日夜不止，**败蒲散**方：

败蒲一两　白术一两　诃梨勒一两，煨，用皮　阿胶二两，捣碎，炒令黄燥　白芷半两　赤芍药半两　枳壳一两，麸炒微黄，去瓤　当归一两，剉，微炒　艾叶半两，微炒　厚朴一两，去粗皮，涂生姜汁炙令香熟

右件药捣筛为散，每服四钱，以水一大盏，入生姜半分，煎至五分，去滓，不计时候温服。

治妊娠五六月，患心腹胀满，口干，腹中疞刺疼痛不止，**桑寄生饮子**方：

桑寄生三分　木通三分　生干地黄三分　诃梨勒皮三分　白术三分　赤茯苓三分　当归三分，剉，微炒　芎䓖三分

右件药细剉和匀，每服半两，以水一大盏，入葱白七寸，豉五十粒，煎至五分，去滓，不计时候温服。

治妊娠六月，胎卒动不安，寒热往来，腹满惊怖，忽有所下，腹痛如似欲产，手足烦闷，**人参雌鸡汤**方：

人参一两，去芦头　甘草一两，炙微赤　黄芩一两　熟干地黄二两　阿胶二两，捣碎，炒令黄燥　生姜一两　麦门冬一两，去心　大枣二五枚

右件药细剉，先取肥乌雌鸡一只，理如食法，以水一斗煮取汁五升，去鸡内药，又煮取三升，入酒二升，又煎取四升，每于食前温服一小盏，中间食粥。

治曾伤六月胎，预服**柴胡散**，方：

柴胡一两，去苗　紫葳一两　白术一两　甘草半两，炙微赤，剉　麦门冬一两，去心　熟干地黄一两　芎䓖一两　肉苁蓉一两，汤浸一宿，刮去皴皮，炙令干

右件药捣筛为散，每服四钱，以水一大盏，入枣三枚，煎至五分，去滓，每于食前温服。

治妊娠六七月，忽觉四肢烦疼，心闷口干，头痛，**茯神散**方：

茯神一两　黄芩一两　麦门冬一两，去心　栀子人半两　石膏一两　甘草半两，炙微赤，剉　秦艽半两，去苗

右件药捣筛为散，每服四钱，以水一中盏，煎至六分，去滓，入竹沥半合，更煎三两沸，不计时候放温服之。

治妊娠六七月，伤寒咳嗽气急，**紫菀饮子**方：

紫菀半两，洗去苗土　桑根白皮半两　干枣七枚　灯心[1]一束　生姜一分　陈橘皮一两，汤浸，去白瓤，焙

---

〔1〕灯心：前原有“一”字。《正误》：“一字衍。”《类聚》卷223引同方亦无“一”字，故删。

右件药细剉和匀，以水三大盏，煎至一盏半去滓，食后分为四服，日三服，夜一服。

治妊娠七月，忽惊恐动摇，腹痛，卒有[1]所下，手足厥冷。若伤寒烦热，腹满短气，常苦颈项及腰背强，悉主之。**葱白雌鸡汤**方：

葱白十四茎　半夏一两，汤洗七遍去滑　生姜二两　甘草半两，炙微赤，剉　黄耆一两　黄芩一两　阿胶二两，捣碎，炒[2]令黄燥　旋覆花半两　人参一两，去芦头

右件药细剉，先取黄雌鸡一只，理如食法，先以水一斗煮鸡，取汁五升，去鸡下药，煎至三升，入酒二升，更煎至四升去滓，每于食前温服一小盏。

治妊娠曾伤七月胎，预服**杏人雌鸡汤**，方：

杏人一两，汤浸，去皮尖、双人，麸炒微黄　钟乳粉一两　甘草一两，炙微赤　吴茱萸一两，汤浸七遍，焙干微炒　干姜一两，炮裂，剉　麦门冬一两，去心　五味子一两　粳米二合　紫菀一两，洗去苗土

右件药细剉，先取黄雌鸡一只，理如食法，先以水一斗煮鸡，取汁五升，去鸡内药，煎取三升，次入酒二升，煎至四升，每于食前温服一小盏。

治妊娠七八月，或因惊恐，或是伤寒烦热，腹肚满胀，气促腰重，**半夏饮子**方：

半夏一两，汤洗七遍去滑　黄耆一两　人参一两，去芦头　黄芩半两　麦门冬一两，去心　甘草半两，炙微赤

右件药细剉和匀，每服半两，以水一大盏，入生姜半分，葱白七寸，煎至五分，去滓，不计时候温服。

治妊娠六七月已后，胎动，困笃欲死，方：

葱白二七茎，切

右以水二大盏，煮取一盏去滓，分温二服，即安。若胎已死者，须臾即出。如未安，更煮服，不过三服效。

治妊娠八九月，因误损胎，或胎不安，腹内疠痛，下血不止，胎死活未知，但妊娠腹内疠痛，或漏胞，**当归散**方：

当归一两，剉，微炒　芎藭一两　桑寄生一两　艾叶一两，微炒　阿胶一两，捣碎，炒令黄燥

右件药捣筛为散，每服四钱，以水一大盏，煎至五分，去滓，入酒一合，更煎三两沸，不计时候放温服之。

治妊娠八九月，胎动，时有所下，腹内疠刺疼痛，头面壮热，口干，手足逆冷，兼气上冲妨闷，**赤石脂散**方：

赤石脂半两　白术半两　当归半两，剉，微炒　地龙一分，微炒　干姜半两，炮裂，剉　钟乳粉一两　芦根半两，剉　艾叶二两，微炒　芎藭一两　桑寄生半两　鹿茸一两，去毛，涂酥炙微黄　熟干地黄一两　厚朴一两，去粗皮，涂生姜汁炙令香熟

右件药捣筛为散，每服三钱，以水酒各半中盏，煎至六分，去滓，不计时候温服。

治妊娠八九月，因落床或倒地，胎有所伤，宜服此方：

右取青竹，轻刮取皮二两，以好酒一大盏，煎取七分，去滓，分温二服。服未可，更作服之。

治曾伤九月胎，预服**茯苓猪肾汤**，方：

---

〔1〕 有：原脱。据《普济方》卷337、《类聚》卷223引同方补。

〔2〕 炒：原作“微”。据改同上。

白茯苓一两　桑寄生一两　干姜半两，炮裂　熟干地黄一两　白术一两　芎䓖一两　人参一两，去芦头　麦门冬一两，去心

右件药细剉和匀，每服用豮猪肾一对，切去脂膜，先以水一大盏半，入黑豆半合，煎至一盏，去肾及豆，入药一两，煎至十分[1]去滓，食前分温二服。

治妊娠十月，满足入月，预服**甘草散**，方：

甘草一两，炙微赤，剉　黑豆一两，炒熟　干姜半两，炮裂、剉　糯米一两　大麻子一两　白茯苓半两　吴茱萸半两，汤浸七遍，焙干微炒

右件药捣细罗为散，每于食前以暖酒调下二钱。若未入月，不得辄服。

妊娠转女为男法

夫阴阳和调，二气相感，阳施阴化，是以有娠。而三阴所会，则多生女。但妊娠二月，名曰始藏，精成为胞。至于三月，谓之始胎，血脉不流，像形而变，未有定仪，见物而化，是时男女未分，故未满三月者，可服药、方术转之，令生男也。

妊娠三月已前，要生男者，取一小斧子，悬于妇人所卧床下，以斧刃向下，勿令知之。如不信者，待鸡抱卵时，依此置于窠下，一窠儿子尽为雄也。

妊娠三月已前，取雄鸡尾纠上者毛三茎，潜安妇人卧席下，勿令知之，验。

又自初觉有娠，取弓弩弦缚腰下，满百日去之，紫宫玉女秘法也。

又取夫发及手足甲，潜安卧席下，勿令知之。

又妊娠才满三月，要男者，以雄黄半两衣中带之。要女者，以雌黄半两带之。

妊娠食忌法

食鸡子、鲊干鲤鱼鲙，令子多疮。

食豆酱合藿，令堕胎。

食兔肉，令子缺唇。

食犬肉，令子无声。

食酒，多食雀肉，令子无耻。

食椹子及鸭子，令子倒悬。

食驴马肉，令延月。

食鱼鳖子，伤儿。

食山羊肉，令子多病。

食骡肉，令产难。

食鸡肉及糯米，令子腹内多虫。

食水浆，令绝胎。

食雀肉、蛇酱，令子淫无耻。

大小便勿向非常之地，令半产杀儿，此大忌之。

---

〔1〕十分：《类聚》卷223引同方作“七分”。

产妇推行年法

妇人行年十三岁至四十九岁

行年庚申　反支在正月七月　祸害在离　绝命在巽

悬尸在辰戌日　闭肚在辛　生气在坤　八疰[1]在申

宜唤西南黄衣师看产，产妇宜着黄衣，卧西南首吉。

妇人十四岁

行年在己未　反支在二月八月　祸害在坤　绝命在兑

生气在离　悬尸在卯酉日　闭肚在壬　八疰在癸

宜唤南方赤衣师看产，产妇宜着赤衣，卧南首吉。

妇人十五岁

行年在戊午　反支在三月九月　祸害在乾　绝命在艮

生气在坎　悬尸在寅申日　闭肚在癸　八疰在壬

宜唤北方黑衣师看产，产妇宜着黑衣，卧北首。

妇人十六岁

行年在丁巳　反支在四月十月　祸害在艮　绝命在乾

生气在震　悬尸在丑未日　闭肚在甲　八疰在辛[2]

宜唤东方青衣师看产，产妇宜着青衣，卧东首。

妇人十七岁

行年在丙辰　反支在五月十一月　祸害在震　绝命在坎

生气在艮　悬尸在子午日　闭肚在乙　八疰在庚

宜唤东北黄衣师看产，产妇宜着黄衣，卧东北首。

妇人十八岁

行年在乙未[3]　反支在六月十二月　祸害在坎　绝命在震

生气在乾　悬尸在巳亥日　闭肚在丙　八疰在丁

宜唤西北黑衣师看产，产妇宜着黑衣，卧西北首。

妇人十九岁

行年在甲寅　反支在正月七月　祸害在巽　绝命在离

生气在兑　悬尸在辰戌日　闭肚在丁　八疰在丙

宜唤西方白衣师看产，产妇宜着白衣，卧西首。

妇人二十岁

行年在癸丑　反支在二月八月　祸害在兑　绝命在巽[4]

生气在震[5]　悬尸在卯酉日　闭肚在庚　八疰在乙

---

〔1〕疰：同“庄”。《外台》卷33“崔氏年立成图法”作“壮”。本节下言《外台》者皆出此篇。

〔2〕辛：原误作“产”。据《外台》卷33改。

〔3〕未：《外台》卷33作“卯”。

〔4〕巽：《外台》卷33作“西南坤”。

〔5〕震：《外台》卷33作“东南巽”。

宜唤东南青衣师看产，产妇宜着青衣，卧东南首。

妇人二十一岁

行年在壬子　反支在九月三月[1]　祸害在离　绝命在艮[2]

生气在坤　悬尸在寅申日　闭肚在辛　八疰在甲

宜唤西南黄衣师看产，产妇宜着黄衣，卧西南首。

妇人二十二岁

行年在辛亥　反支在四月十月　祸害在坤　绝命在兑

生气在离　悬尸在丑未日　闭肚在壬　八疰在癸

宜唤南方赤衣师看产，产妇宜着赤衣，卧南首。

妇人二十三岁

行年在庚戌　反支在五月十一月　祸害在乾　绝命在艮

生气在坎　悬尸在子午日　闭肚在癸　八疰在壬

宜唤北方黑衣师看产，产妇宜着黑衣，卧北首。

妇人二十四岁

行年在己酉　反支在六月十二月　祸害在艮　绝命在乾

生气在震　悬尸在巳亥日　闭肚在甲　八疰在辛

宜唤东南[3]青衣师看产，产妇宜着青衣，卧东首。

妇人二十五岁

行年在戊申　反支在正月七月　祸害在震　绝命在坎

生气在乾　悬尸在辰戌日　闭肚在乙　八疰在庚

宜唤东北黄衣师看产，产妇宜着黄衣，卧东北首。

妇人二十六岁

行年在丁未　反支在二月八月　祸害在坎　绝命在震

生气在乾　悬尸在卯酉日　闭肚在丙　八疰在丁

宜唤西北白衣师看产，产妇宜着白衣，卧西北首。

妇人二十七岁

行年在丙午　反支在三月九月　祸害在巽　绝命在离

生气在兑　悬尸在寅申日　闭肚在丁　八疰在丙

宜唤西方白衣师看产，产妇宜着白衣，卧西首。

妇人二十八岁

行年在乙巳　反支在四月十月　祸害在兑　绝命在坤

生气在巽　悬尸在丑未日　闭肚在庚　八疰在甲[4]

---

〔1〕 九月三月：《外台》卷33作“三月九月”。

〔2〕 艮：《外台》卷33作“巽”。

〔3〕 南：《外台》卷33作“方”。

〔4〕 甲：《外台》卷33作“乙”。

宜唤西南黄[1]衣师看产，产妇宜着黄[2]衣，卧西[3]南首

妇人二十九岁

行年在甲辰　反支在五月十一月　祸害在离　绝命在巽

生气在坤　悬尸在子午日　闭肚在辛　八疰在乙[4]

宜唤西南黄衣师看产，产妇宜着黄衣，卧西南首。

妇人三十岁

行年在癸卯　反支在六月十二月　祸害在坤　绝命在兑

生气在离　悬尸在巳亥日　闭肚在壬　八疰在癸

宜唤南方赤衣师看产，产妇宜着赤衣，卧南首。

妇人三十一岁

行年在壬寅　反支在三[5]月七月　祸害在乾　绝命在艮

生气在坎　悬尸在辰戌日　闭肚在癸　八疰在壬

宜唤北方黑衣师看产，产妇宜着黑衣，卧北首。

妇人三十二岁

行年在辛丑　反支在二月八月　祸害在艮　绝命在乾

生气在震　悬尸在卯酉日　闭肚在甲　八疰在辛

宜唤东方青衣师看产，产妇宜着青衣，卧东首。

妇人三十三岁

行年在庚子　反支在三月九月　祸害在震　绝命在坎

生气在艮　悬尸在寅申日　闭肚在乙　八疰在庚

宜唤东北黄衣师看产，产妇宜着黄衣，卧东北首。

妇人三十四岁

行年在己亥　反支在四月十月　祸害在坎　绝命在震

生气在乾　悬尸在丑未日　闭肚在丙　八疰在丁

宜唤西北白衣师看产，产妇宜着白衣，卧西北首。

妇人三十五岁

行年在戊戌　反支在五月十一月　祸害在巽　绝命在离

生气在兑　悬尸在子午日　闭肚在丁　八疰在庚[6]

宜唤西方白衣师看产，产妇宜着白衣，卧西首。

妇人三十六岁

行年在丁酉　反支在六月十二月　祸害在兑　绝命在坤

生气在巽　悬尸在巳亥日　闭肚在庚　八疰在乙

宜唤东南青衣师看产，产妇宜着青衣，卧东南首。

---

〔1〕西南黄：《外台》卷33作"东南青"。

〔2〕黄：《外台》卷33作"青"。

〔3〕西：《外台》卷33作"东"。

〔4〕乙：《外台》卷33作"甲"。

〔5〕三：《外台》卷33作"正"。

〔6〕庚：《外台》卷33作"丙"。

妇人三十七岁

行年在丙申　反支在正月七月　祸害在离　绝命在巽

生气在坤　悬尸在辰戌日　闭肚在辛，八疰在甲

宜唤西南黄衣师看产，产妇宜着黄衣，卧西南首。

妇人三十八岁

行年在乙未　反支在二月八月　祸害在坤　绝命在兑

生气在离　悬尸在卯酉日　闭肚在壬　八疰在癸

宜唤南方赤衣师看产，产妇宜着赤衣，卧南首。

妇人三十九岁

行年在甲午　反支在三月九月　祸害在乾　绝命在艮

生气在坎　悬尸在寅申日　闭肚在癸　八疰在壬

宜唤北方黑衣师看产，产妇宜着黑衣，卧北首。

妇人四十岁

行年在癸巳　反支在四月十月　祸害在艮　绝命在乾

生气在震　悬尸在丑未日　闭肚在甲　八疰在辛

宜唤东方青衣师看产，产妇宜着青衣，卧东首。

妇人四十一岁

行年在壬辰　反支在五月十一月　祸害在震[1]　绝命在坎[2]

生气在艮[3]　悬尸在子午日　闭肚在乙　八疰在庚

宜唤东方青衣师看产，产妇宜着青衣，卧东首。

妇人四十二岁

行年在辛卯　反支在六月十二月　祸害在震　绝命在坎

生气在艮　悬尸在巳亥日　闭肚在丙　八疰在丁

宜唤东北黄衣师看产，产妇宜着黄衣，卧东北首。

妇人四十三岁

行年在庚寅　反支在正月七月　祸害在坎　绝命在震

生气在乾　悬尸在辰戌日　闭肚在丁　八疰在丙

宜唤西北白衣师看产，产妇宜着白衣，卧西北首。

妇人四十四岁

行年在己丑　反支在二月八月　祸害在巽　绝命在离

生气在兑　悬尸在卯酉日　闭肚在庚　八疰在乙

宜唤西方白衣师看产，产妇宜着白衣，卧西首。

妇人四十五岁

行年在戊子　反支在三月九月　祸害在兑　绝命在坤

生气在巽　悬尸在寅申日　闭肚在辛　八疰在甲

---

〔1〕 震：《外台》卷33作“艮”。

〔2〕 坎：《外台》卷33作“乾”。

〔3〕 艮：《外台》卷33作“震”。

宜唤东南青衣师看产，产妇宜着青衣，卧东南首。

妇人四十六岁

行年在丁亥　反支在四月十月　祸害在离　绝命在震[1]

生气在坤　悬尸在丑未[2]日　闭肚在壬　八疰在癸

宜唤西南黄衣师看产，产妇宜着黄衣，卧西南首。

妇人四十七岁

行年在丙戌　反支在五月十一月　祸害在坤　绝命在兑

生气在离　悬尸在子午日　闭肚在癸　八疰在壬[3]

宜唤南方赤衣师看产，产妇宜着赤衣，卧南首。

妇人四十八岁

行年在乙酉　反支在六月十二月　祸害在艮　绝命在乾

生气在震　悬尸在巳亥日　闭肚在甲　八疰在辛

宜唤东方青衣师看产，产妇宜着青衣，卧东首。

妇人四十九岁

行年在甲申　反支在正月七月　祸害在震　绝命在坎

生气在艮　悬尸在辰戌日　闭肚在乙　八疰在庚

宜唤东北方青[4]衣师看产，产妇宜着青[5]衣，卧东北首。

凡祸害绝命之地，不可令产妇向之，亦不得向此大小便。

凡生气，产妇向之大吉，令母子命长。

凡闭肚之地，临月及产后未满月，并不得向其[6]地大小便及弃不净水，犯之母子大恶，慎之大吉。

凡八疰[7]之地，产妇床帐不得向之开门，慎之大吉。

凡反支月，不得令血露污地，或令子死腹中，或产不顺，皆须先布灰草，然后铺驴马牛皮于上，安产吉。

凡悬尸之日，不可攀绳，宜悬马辔攀之吉。

凡行年人命相值，亦弓坐马皮攀辔吉[8]。

日游图[9]

日游图(《外台》图)

---

〔1〕 震:《外台》卷33作“东南巽”。

〔2〕 丑未:原作“争木”,据《外台》卷33改。

〔3〕 壬:原作“玉”,据《外台》卷33改。

〔4〕 青:《外台》卷33作“黄”。

〔5〕 青:《外台》卷33作“黄”。

〔6〕 其:原作“吐”。据《外台》卷33改。

〔7〕 疰:原误作“吐”,据改同上。

〔8〕 凡行年……辔吉:《外台》卷33作:“凡行年本命相俱,坐攀辔吉。”

〔9〕 日游图:该图源自《外台》卷33“推日游法”,然多处有差异。为免烦注,今附《外台》图于本图之后,以资对照。

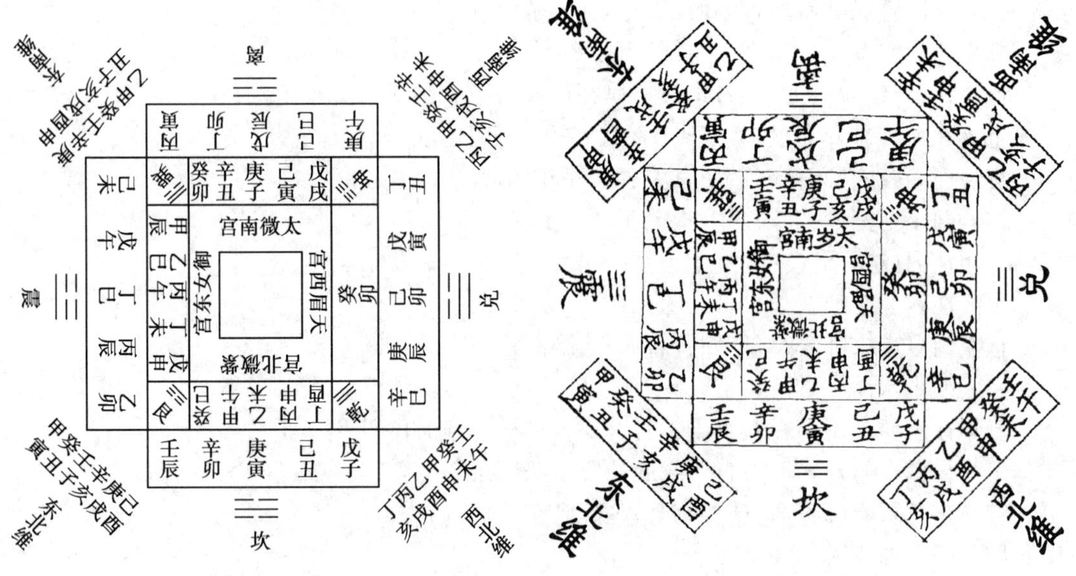

图1 日游图　　附：日游图（《外台》图）

推日游法

推日游法，常以癸巳日入宫，一十六日宜避之，至己酉日出外。

癸巳　甲午　乙未　丙申　丁酉三日在紫微北宫

戊戌　己亥　庚子　辛丑　壬寅五日在木微〔1〕南宫

癸卯一日在天庙西宫

甲辰　乙巳　丙午　丁未　戊申五日在御女东宫

右件日游，神在内，产妇宜在〔2〕外，别于空地〔3〕安帐，大吉利。

己酉　庚戌　辛亥　壬子　癸丑　甲寅在外东北维

乙卯　丙辰　丁巳　戊午　己未在外东方

庚申　辛酉　壬戌　癸亥　甲子　乙丑在外东南维

丙寅　丁卯　戊辰　己巳　庚午在外南方

辛未　壬申　癸酉　甲戌　乙亥　丙子在外西南〔4〕维

丁丑　戊寅　己卯　庚辰　辛巳在外西方

壬午　癸未　甲申　乙酉　丙戌　丁亥在外西北维

戊子　己丑　庚寅　辛卯　壬辰在外北方

右件日游，在内宜在外产〔5〕，在外宜在内产，安床帐大吉。

---

〔1〕 木微：对照《外台》卷33“日游图”，“木微”当作“太岁”。

〔2〕 在：原脱。据《外台》卷33“推日游法”补。

〔3〕 空地：《外台》卷33“推日游法”作“月空处”。

〔4〕 南：下原衍“方”字，据《外台》卷33删。

〔5〕 在内宜在外产：《外台》卷33“推日游法”无此句。

日 历 法

甲子日在内面向东北、西南二角吉

乙丑日在内面向西南、西北二角〔1〕吉

丙寅日在内面向西南、西北二角吉

丁卯日在内面向东南、西北〔2〕二角吉

戊辰日在内面向西南、西北二角吉

己巳日在外〔3〕面向西北、东北二角吉

庚午日在内面向西北、东北二角吉

辛未日在内面向西北、东南、东北三角吉

壬申日在内面向东北、东南二角吉

癸酉日在内面向西北、东南二角〔4〕吉

甲戌日在内面向东南、西南二角吉

乙亥日在内面向东北、西南二角吉

丙子日在内面向西南、东北二角吉

丁丑日在内面向西南、西北、东南三角吉

戊寅日在内面向西北、西南二角吉

己卯日在内面向东南、西南二角〔5〕吉

庚辰日在内面向东北、西北二角吉

辛巳日在内面向西北、西南、东北二角吉

壬午日在内面向西南、东北二角吉

癸未日在内面向东北、东南二角吉

甲申日在内面向东南、西北二角吉

乙酉日在内面向东南、西北、东北三角吉

丙戌日在内面向东北、西南二角吉

丁亥日在内面向东北、西南、东南三角吉

戊子日在内面向西南、东北二角吉

己丑日在内面向东南、西南、西北三角吉

庚寅日在内面向东南、西北二角吉

辛卯日在内面向东南、西北二角吉

壬辰日在内面向西南、东北二角吉

癸巳日在外面向西南、东北、西北三角吉

甲午日在外面向西南、西北二角吉

乙未日在外面向东南、西北、东北三角吉

丙申日在外面向东南、西南〔6〕吉

丁酉日在外面向西北、东南、东北三角吉

戊戌日在外面向东北、西南二角吉

己亥日在外面向东北、东南、西南三角吉

庚子日在外面向东南、东北二角吉

辛丑日在外面向西北、西南二角〔7〕吉

壬寅日在外面东南、西南二角吉

癸卯日在外面向东南、西南、西北三角吉

甲辰日在外面向西南、西北二角吉

乙巳日在外面向西北、东北二角〔8〕吉

丙午日在外面向西南、东北、西北三角吉

丁未日在外面向西北、东南、东北三角吉

戊申日在外面向西北、东南〔9〕二角吉

己酉日在内面向东南、西北、东北三角吉

庚戌日在内面向东北、东南二角吉

辛亥日在内面向东南、西南二角吉

壬子日在内面向东南、东北、西南三角吉

癸丑日在内面向东南、西南二角吉

甲寅日在内面向东南、西北二角吉

乙卯日在内面向东南、西南、西北三角吉

丙辰日在内面向西南、西北、东北三角吉

丁巳日在内面向东南〔10〕、西北、东北三角吉

---

〔1〕 西北二角:《外台》卷 33“推日游法”作“……西北、东南三角”。

〔2〕 东南、西北:《外台》卷 33“推日游法”作“西南、西北”。

〔3〕 外:《外台》卷 33“推日游法”作“内”。

〔4〕 西北、东南二角:《外台》(同上)作“西北、东北、东南三角”。

〔5〕 东南、西南二角:《外台》(同上)作“东南、西南、西北三角”。

〔6〕 东南、西南:《外台》(同上)作“西北、东北二角”。

〔7〕 西北、西南二角:《外台》(同上)作“东南、西北、西南三角”。

〔8〕 西北、东北二角:《外台》(同上)作“西北、西南、东北三角”。

〔9〕 东南:《外台》(同上)作“东北”。

〔10〕 东南:《外台》卷 33“推日游法”作“西南”。

戊午日在外面向西南、西北、东北三角吉　　己未日在外面向西北、东南、东北三角吉

庚申日在内面向西北、东南、东北三角吉　　辛酉日在内面向[1]西北、东南、东北三角吉

壬戌日在内面向东南、西北二角吉

癸亥日在内面向西南、东北二角[2]吉。凡日历十二辰前[3]有神杀，常忌，不可向产日，宜须检看。

预备药物法[4]

预备药等

延胡索　刘寄奴　桑寄生　夜合枝　蒲黄　红蓝花　桂心　蛇蜕　半夏　白术　茯苓　人参　甘草　续骨枝　羚羊角　当归　赤芍药　神曲　牡丹　枳壳　竹沥　枳实　细辛　鲤鱼鳞灰　羌活　麝香　桃人　狗胆　郁李人　乱发灰　杏人　童子小便　蘧麦　黄耆　水银　没药　川芒消　骐驎竭　防风　豆豉　琥珀　秤锤　桑根白皮　酽醋　木通　芎䓖　无灰酒　干姜　川升麻　紫葛　荷叶　虎胫骨　香墨　红花子　生地黄　白蜜　羖羊角　羚羊角灰　苏枋子　熟朱砂

已上药，妊娠三数月，即须求觅州土上好者，晒曝收拾，一一[5]题记分明，置一静处，恐临时忙迫，不可卒求，更宜审细，勿令错用。

生地黄肥好者，窨之　生母姜略晒收　生藕和本泥收湿处　鸡子草中收，免损　酽头糠醋煎三四沸，干瓶盛之　黑豆拣之，布拭用，纸袋贮一斗　艾生熟并要

右件药，入月一日皆须收足。

产妇杂要物

小石子三五十颗，贮一笼子中，临产，烧下沃醋，两盆子盛，更置产妇面前，醋气必须猛烈，无小石，以小砖子代之　棤床头砖八口每一姜下一口，止三口[6]，恐临时卒难求觅　盛衣瓶胡芦尤妙　洗儿盆大书字号　干柴竹　杂席蒲合[7]各一领　杂用盆　砂盆　滤药布　绞地黄汁布　新柳木米硾　暖水釜五斗已上者，泥在近处，入月后昼夜有暖水　软厚毡半领　干蓐草拣二三束　干马粪一硕余欲产布床下勿令污地，且蓐大忌　马皮一张铺马粪上　马衔一具痛甚执之，产了去之　每日收赤马通不用干者　童子小便三升，瓶子贮，稍久换之

产妇入月，切不得饮酒，恐临产心神昏乱。亦不得惊动，恐未及产时，左右驱使人。亦不得吃酒。入月，门前不得停留形迹客宿。

右已前贮备，颇为猥细，若言所切，无过于斯。通识者方验，其不可忽略也。

---

〔1〕向：原作“南”，据《外台》（同上）改。

〔2〕二角：原脱。据《外台》（同上）改。

〔3〕前：《外台》（同上）作“并”。

〔4〕法：原脱。据排门目录及分目录补。

〔5〕一一：原作“四”。据《类聚》卷227“预备药物”改。

〔6〕每一姜下一口，止三口：《正误》：“义未详。”

〔7〕合：《正误》：“‘合’字可疑。”

孩子要用药物

朱砂　牛黄　麝香　卢荟　青黛　蛇黄　犀角　蜣螂　虎头骨　蜗牛壳　蜈蚣　雀儿饭瓮　天竺黄　白药　竹沥　吹鼻散　虎睛　钓藤饮子　黑散子　虎骨　紫双圆　锦灰　五味虎睛圆　封脐散　烙脐圆　发灰　好绵一两　胡粉纸烛子柔粉入纸作烛，防暖撮口须要　绵绳子二尺要系脐用

右已上药物，入月皆须足，一一题记，勿与产妇药相杂。

烙脐圆方：

豆豉一分　黄蜡一分　麝香少许

右件药同捣令烂，熟捻作饼子，断脐讫，安脐上，灸三壮，艾炷切小麦大。若不啼，灸至五七壮，灸了以封脐散封之，不得令湿着，恐脐肿。

封脐散方：

雄鼠粪七枚，两头尖者是　干姜枣许大　甑带如鸡子大，已上并烧作灰　锦灰半两　绯帛灰半分　胡粉三钱，炒令黄　麝香少许

右件药相和研令细，看脐欲落不落，取药半钱至一钱，封脐便差。如未患脐肿湿时，先傅之，永不患。烧药时，切不得令灰入。

治小儿身体壮热，变蒸时，患伤寒时气，**黑散子**方：

麻黄一两，去根节　川大黄一两，剉　杏人一两，汤浸，去皮尖、双人

右件药并同炒令微黑，捣细罗为散，更研令细。一月儿每服一小豆，百日儿每服一字，以乳汁下。抱儿令得汗，汗出以粉之，勿使见风。一岁已上，量儿大小，以意增减与服。

治小儿发热，时时戴目，口中吐沫，**钓藤饮子**方：

钓藤半两　蚱蝉一枚，去翅足，微炙　人参一分，去芦头　子芩一分　川大黄一分　牛黄每服一小豆，研入

右件药细剉，每服一钱，以水一小盏，煎至四分，入竹沥半合，更煎微沸，下牛黄搅令匀，不计时候温服。量儿大小，以意增减，以微利一两度为妙。乳母忌蒜、面、炙煿物。

治小儿未满月，壮热发痫，**钓藤饮子**方：

钓藤半两　柴胡半两，去芦头　蚱蝉一枚，去翅足　川升麻半两　黄芩半两　石膏三分，捣碎　川大黄半两　甘草一分，炙微赤，剉　蛇蜕皮三寸，炙令黄

右件药细剉，每服一钱，水一小盏，煎至四分，去滓，入竹沥半合，更煎微沸，放冷，不计时候服。量儿大小，以意增减。

治小儿惊啼，壮热，不吃奶，及风痫，**五味虎睛圆**方：

虎睛一对，取人微炙　犀角屑一两　子芩一两半　栀子人一两　川大黄一两

右件药捣细罗为末，炼蜜和捣三五百杵，圆如菉豆大，每服以乳汁研下三圆。量儿大小，以意增减。

治小儿惊热风痫，一切诸疾，**紫双圆**方：

代赭一两　赤石脂一两　杏人五十枚，汤浸，去皮尖，麸炒微黄　巴豆三十枚，去皮心，微炒，纸裹压去油尽

右件药先以代赭、石脂捣细罗为末，次捣巴豆、杏人如膏，更入少炼了蜜拌和，捣一千杵，于密器中盛。三十日儿服如粟米大二丸，与乳吃，令咽下，食顷与少乳饮，勿令多，日中当小

下。热若未除，明旦更进一服。百日儿每服如一小豆，分作两圆，乳汁下之。量儿大小，以意增减也。小儿夏月多热，喜令发胗，三二十日可一服，甚佳。紫双圆无所不疗。代赭无真好者，当以左顾牡蛎代之。

治小儿眼鼻痒，发干，频揉鼻散方：

蜗牛壳半分，炒黄为末[1]　虾蟆灰半分　瓜蒂少许，末　麝香半分，细研

右件药细研，每服少许吹入鼻中。

妊娠预服滑胎令易产诸方

凡难月前服之，入月儿生，堕地不觉，**甘草散**方：

甘草二两，炙微赤，剉　黄芩二两　大麻人三分　吴茱萸三分，汤浸七遍，焙干微炒　干姜三分，炮裂，剉　肉桂三分，去皴皮　大豆黄卷一两，湿地种豆，令牙与身齐，晒干，挼取牙用

右件药捣细罗为散，每日空心以粥饮调下一钱。

难月前服此药，**令易产方**：

冬葵子一合　滑石一两半　蘧麦一两半　丹参一两半　酥一合　蜜一合

右件药捣筛，以水一大盏，煎取半大盏去滓，内酥、蜜和调，空心以粥饮下一匙，晚食前再服。

酥膏令易产，入月便服，儿不觉出。或有难产经数日，或生不以理，百方千计终不平安者，服此膏，总在儿身上，立生。初服半匙，渐加至一匙。若太多，恐呕逆，以意节量服之，方：

真牛酥一斤　秋葵子一升　白蜜半斤　滑石捣末，一两　蘧麦一两　大豆黄卷二两

右件药捣粗罗为散，先以清酒一升，细研葵子，内酥蜜中，微火消，即下诸药，缓火煎常令如鱼眼沸，约煎去半即成膏，以绵滤贮于瓷器中。每于食前如上所说服之。

滑胎，**丹参膏**方：

丹参二两　芎䓖一两　当归一两　川椒三分，去目及闭口者，微炒去汗

右件药细剉，以酒拌令湿，停一宿，即以炼成猪脂半斤缓火煎，看色赤如血即成，绞去滓，用瓷合盛，每日空心取枣许大，以暖酒服之。

滑胎，**催生散**方：

葵子一两　滑石一两　蒲黄半两　木通半两，剉

右件药捣细罗为散，每于食前以温水调下一钱。

养胎益气，**保生圆**方：

石斛三分，去[2]根，剉　贝母三分，炒微黄　石膏三分，细研　黄芩三分　肉桂三分，去皴皮　甘草三分，炙[3]微赤，剉　大麻人一两　川椒一两，去目及闭口者，微炒去汗　干姜一两，炮裂，剉　蒲黄一两　糯米半两　大豆黄卷三分，炒熟　当归一两，剉，微炒

右件药捣罗为末，炼蜜和捣五七百杵，圆如梧桐子大，每于食前煎枣汤下二十圆。研破服之亦得。

---

〔1〕末：原误作“去”。据《类聚》卷266引同方改。
〔2〕去：原残脱。据《类聚》卷228引同方补。
〔3〕炙：原误作“去”。据《类聚》卷228引同方改。

妊娠，令易产，**益气滑胎圆**方：

赤茯苓一两　赤芍药一两　槟榔二两　芎䓖半两　诃梨勒皮三分　枳壳半两，麸炒微黄，去瓤　川大黄一两，剉，微炒　麦门冬一两半，去心，焙　厚朴一两，去粗皮，涂生姜汁炙令香熟

右件药捣罗为末，炼蜜和捣三五百杵，圆如梧桐子大，每于食前以温酒下二十圆。

滑胎，令易产，**车前子散**方：

车前子一两　滑石一两　阿胶一两半，捣碎，炒令黄燥

右件药捣细罗为末，每服食前以蜜汤调下二钱。

又方：

白蜜一合　猪脂二合　酒半升

右件药同于银器中，慢火熬令稍稠，每服空心以酒化一大匙服之。

又方：

大麻根二两，剉

右件药以水二中盏，煎至一盏，去滓温服。

十二月产图〔1〕

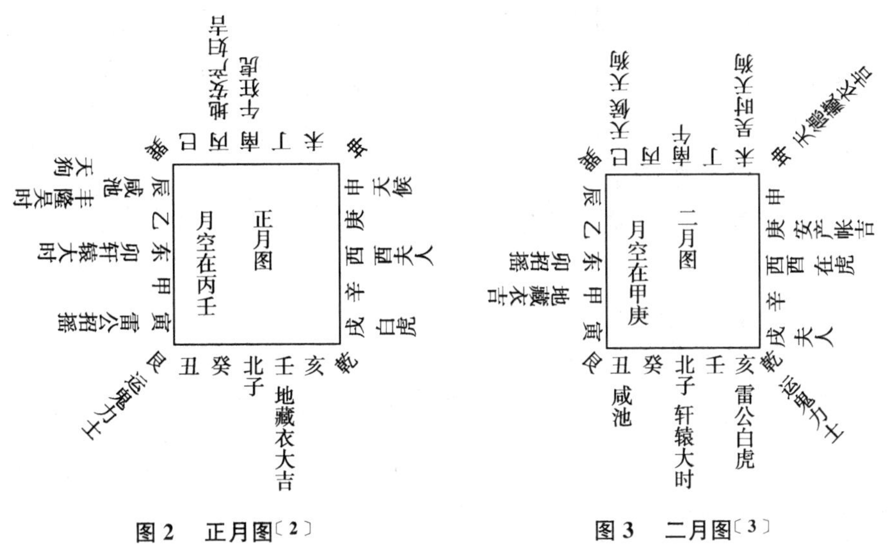

图2　正月图〔2〕　　图3　二月图〔3〕

〔1〕 十二月产图：此系列图源于《外台》卷33“十二月立成法一首并图”。《正误》指出本书图与《外台》原图已有差别。鉴于图中文不便加注，今将《正误》有关校记分别注于各月图号之下。

〔2〕 正月图：图中“申天候”，《外台》“候”作“猴”，下同；“西酉夫人”，《外台》“夫人”作“大夫”，下同。

〔3〕 二月图：图中“甲地藏衣吉”，《外台》“地藏衣吉”作“一云‘安产帐’”；“未吴时天狗”，《外台》“天狗”作“丰隆”；“庚安产帐吉”，《外台》“帐”上有“妇”字；“西酉在虎”，《外台》“在”作“狂”；“亥雷公白虎”，《外台》“白”上有“月”字，下同。

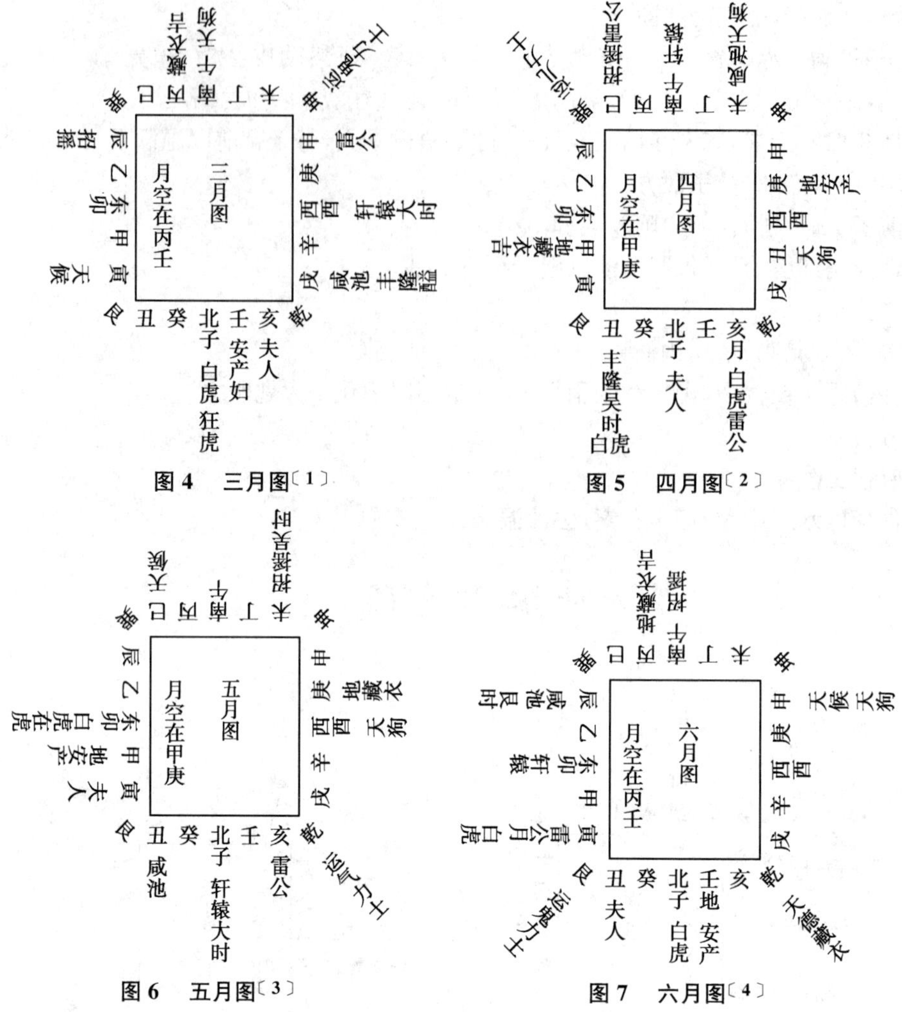

图4　三月图〔1〕

图5　四月图〔2〕

图6　五月图〔3〕

图7　六月图〔4〕

---

〔1〕　三月图：图中“丙藏衣吉”，《外台》“藏”上有“地”字；“戌咸池丰隆醖”，“醖”《外台》作“吴时”二字；“壬安产妇”，《外台》“妇”下有“帐”字。

〔2〕　四月图：“南午轩辕”，《外台》“辕”下有“大时”二字；“庚地安产”，《外台》“产”下有“妇帐”二字；“丑天狗”，《外台》作“辛天德吉”；“亥月白虎雷公”，《外台》“月白虎雷公”作“天猴”。

〔3〕　五月图：图中“月空在甲庚”，《外台》“甲庚”作“丙壬”；“北子轩辕大时”，《外台》“轩辕大时”作“狂虎”；“丑咸池”，《外台》“咸池”作“大夫”；“艮”，《外台》“艮”下有“运鬼力士”四字；“寅夫人”，《外台》“夫人”作“雷公月白虎”；“甲地安产”，《外台》无“地安产”；“东卯白虎在虎”，《外台》“白虎在虎”作“轩辕大时”；“辰”，《外台》“辰”下有“咸池吴时丰隆”六字；“巳天候”，《外台》无“天候”；“丙”，《外台》“丙”下有“地藏衣”三字；“南午”，《外台》“午”下有“招摇”二字；“未招摇吴时”，《外台》无“招摇吴时”；“申”，《外台》“申”下有“天猴天狗”四字；“庚地藏衣”，《外台》无“地藏衣”；“西酉天狗”，《外台》无“天狗”；“乾运气力士”，《外台》“运气力士”作“天德可藏衣”；“亥雷公”，《外台》无“雷公”；“壬”，《外台》“壬”下有“地安产妇帐”五字。

〔4〕　六月图：图中“月空在丙壬”，《外台》“丙壬”作“甲庚”；“北子白虎”，《外台》“白虎”作“轩辕大时”；“丑夫人”，《外台》“夫人”作“咸池”；“艮运鬼力士”，《外台》无“运鬼力士”；“寅雷公月白虎”，《外台》“雷公月白虎”作“大夫”；“甲”，《外台》“甲”下有“天德地安产妇帐”七字；“东卯轩辕”，《外台》“轩辕时”作“白虎狂虎”；“辰咸池艮时”，《外台》无“咸池艮时”；“巳”，《外台》下有“天猴”二字；“丙地藏衣吉”，《外台》无“地藏衣吉”；“南午招摇”，《外台》无“招摇”；“未”，《外台》下有“招摇吴时”四字；“申天候天狗”，《外台》无“天候天狗”；“西酉”，《外台》“酉”下有“天狗”二字；“乾天德藏衣”，《外台》“天德藏衣”作“运鬼力士”；“亥”，《外台》下有“雷公”二字；“壬地安产”，《外台》无“地安产”。

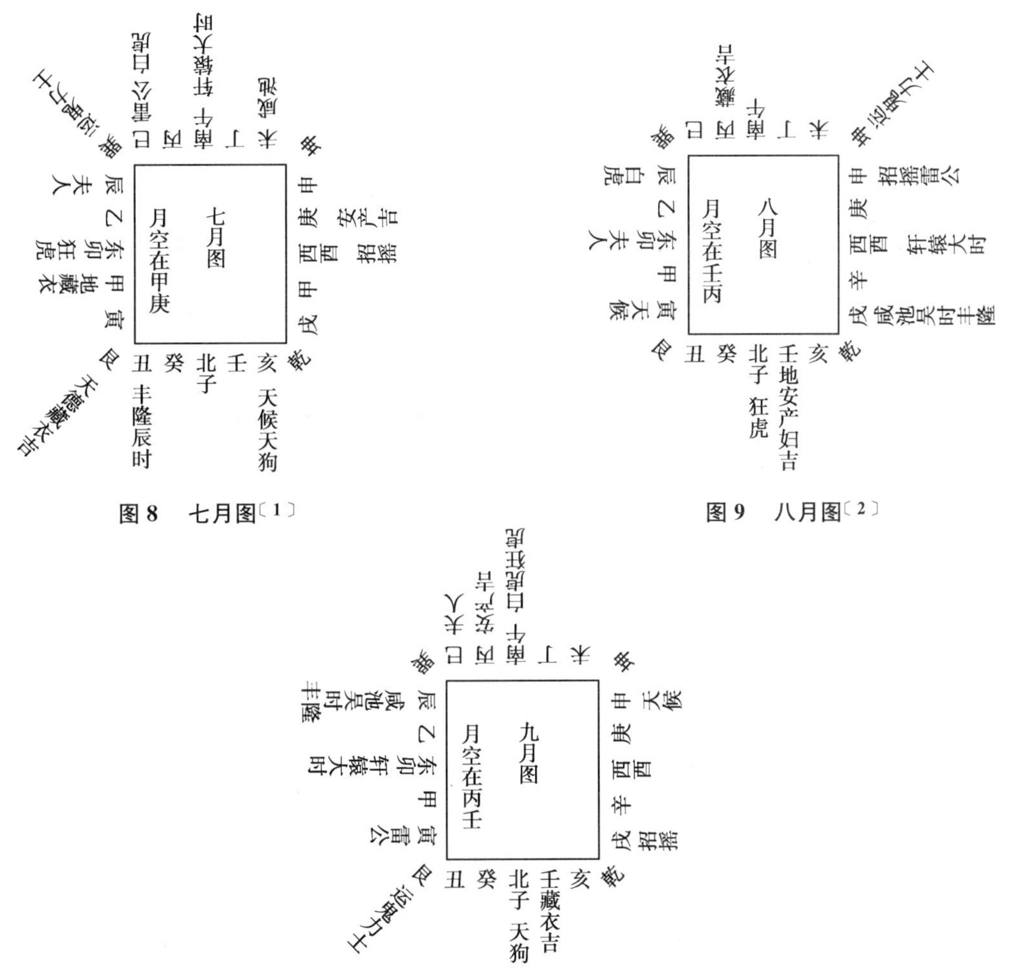

图8 七月图[1]

图9 八月图[2]

图10 九月图[3]

〔1〕 七月图：图中“月空在甲庚”，《外台》“甲庚”作“丙壬”；“北子”，《外台》“子”下有“轩辕大时，一云狂虎”八字；“丑丰隆辰时”，《外台》“辰”作“吴”；“艮天德藏衣吉”，《外台》“天德藏衣吉”作“运鬼力士”；“寅”，《外台》下有“大夫，一云天狗”六字；“甲地藏衣”，《外台》无“地藏衣”；“东卯狂虎”，《外台》“狂虎”作“月白虎，一云大夫”；“辰夫人”，《外台》“夫人”作“月白虎”；“巽运鬼力士”，《外台》无“运鬼力士”；“巳雷公白虎”，《外台》“雷公白虎”作“天候”；“丙”，《外台》下有“安产妇帐，一云藏衣吉”九字；“南午轩辕大时”，《外台》无“轩辕大时”；“未咸池”，《外台》“咸池”作“招摇”；“坤”，《外台》下有“运鬼力士”四字；“申”，《外台》下有“招摇雷公”四字；“庚安产吉”，《外台》无“安产吉”；“西酉招摇”，《外台》“招摇”作“天癸，一云轩辕大时”；乾坤间之“甲”字，《外台》作“辛”；“戌”，《外台》下有“咸池吴时丰隆”六字；“亥天候天狗”，《外台》“天候天狗”作“雷公”；“壬”，《外台》“壬”下有“藏衣吉。一云安产妇帐”九字。

〔2〕 八月图：图中“月空在壬丙”，《外台》“壬丙”作“甲庚”；“北子狂虎”，《外台》无“狂虎”；“丑”，《外台》“丑”下有“丰隆吴时”四字；“艮”，《外台》下有“天德藏衣吉”五字；“寅天候”，《外台》无“天候”；“东卯夫人”，《外台》无“夫人”；“辰白虎”，《外台》“白虎”作“大夫”；“巽”，《外台》“巽”下有“运鬼力士”四字；“巳”，《外台》下有“雷公月白虎”五字；“丙藏衣吉”，《外台》无“藏衣吉”；“南午”，《外台》“午”下有“轩辕大时”四字；“坤运鬼力士”，《外台》无“运鬼力士”；“庚”，《外台》“庚”下有“藏衣吉”三字；“西酉轩辕大时”，《外台》“轩”上有“招摇，一云”四字；“戌咸池吴时丰隆”，《外台》无“丰隆”；“亥”，《外台》“亥”下有“天狗天候”四字；“壬地安产妇吉”，《外台》无“地安产妇吉”。

〔3〕 九月图：图中“丙安产吉”，《外台》“安产吉”作“地安产妇帐”；“南午白虎狂虎”，《外台》“白”上有“月”字；“壬藏衣吉”，《外台》“壬”下有“地”字。

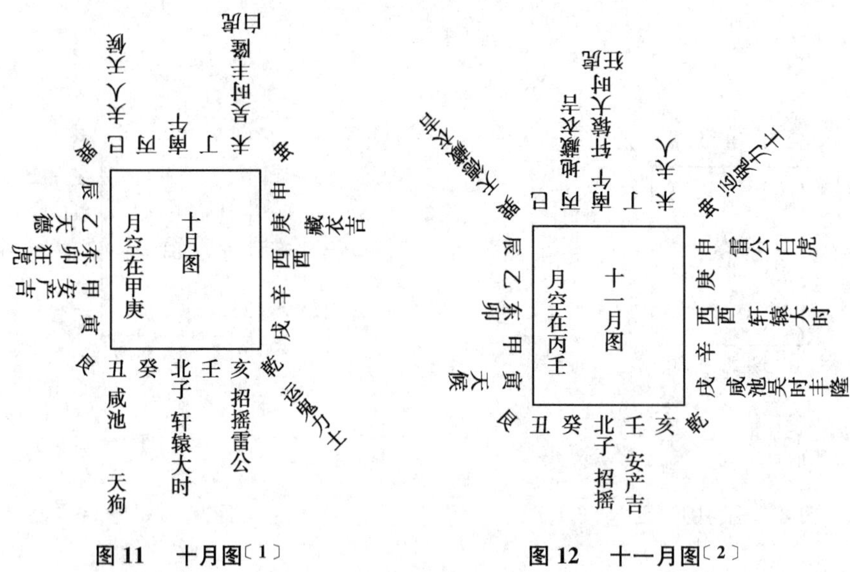

图 11　十月图〔1〕

图 12　十一月图〔2〕

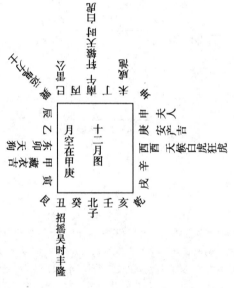

图 13　十二月图〔3〕

〔1〕 十月图：图中“甲安产吉”，《外台》“安产吉”作“地安产妇帐”；“南午”，《外台》“午”下有“大夫”二字；“未吴时丰隆白虎”，《外台》“白”上有“月”字；“庚藏衣吉”，《外台》“庚”下有“地”字。

〔2〕 十一月图：图中“寅天候”，《外台》“候”下有“天狗”二字；“巽天德藏衣吉”，《外台》无“吉”；“巳”，《外台》下有“地安产妇帐”五字；“丙地藏衣吉”，《外台》“地藏衣吉”作“狂虎”；“南午轩辕大时狂虎”，《外台》无“轩辕大时狂虎”；“申雷公白虎”，《外台》“白”上有“月”字；“壬安产吉”，《外台》“安产”作“藏衣”。

〔3〕 十二月图：图中“甲藏衣吉”，《外台》“藏衣吉”作“地安产妇帐”。“南午轩辕天时白虎”，《外台》“天”作“大”，无“白虎”；“庚安产吉”，《外台》“安产吉”作“地藏衣吉”；“西酉天候白虎狂虎”，《外台》“天候”作“月”；“亥”，《外台》下有“天猴”二字。

大时　招摇　咸池　吴时　雷公　丰隆　轩辕　月白虎　夫人　狂虎

天猴　天狗　运鬼力士

右件十二辰，每月具注如图，产妇犯之大凶。如已犯，依后法谢之，吉利。月空安产妇吉，天德藏衣吉，余无注之处平。

借地安床藏衣法

体玄子借地法：

东借十步　西借十步　南借十步　北借十步　上借十步　下借十步

右此中产妇某氏　安居无所妨碍　无所畏忌　诸神拥护　百鬼运去　急急如律令

已前借地，入月一日，即写一本贴在床帐正北壁上，更不须避日游，反支及诸神杀。

安床帐藏衣及藏秽物法

正月午地之东安产妇　子地之西藏衣吉

二月酉地之南安产妇　卯地之北藏衣吉

三月子地之西安产妇　午地之东藏衣吉

四月申地之北安产妇　寅地之南藏衣吉

五月子地之西安产妇　午地之东藏衣吉

六月寅地之南安产妇　申地之北藏衣吉

七月子地之西安产妇　午地之东藏衣吉

八月寅地之南安产妇　申地之北藏衣吉

九月午地之东安产妇　子地之西藏衣吉

十月寅地之南安产妇　申地之北藏衣吉

十一月午地之东安产妇　子地之西藏衣吉

十二月酉地之南安产妇　卯地之北藏衣吉

如遇闰月，各用本月所吉之地。

已前安置产妇及藏衣，并于堂内布方位，取吉地。若藏衣诸秽污，即于宅内分位。凡安置产妇地，即是月空，宜以此准之，仍先作一坑，事毕盖覆。

产妇衣色及首指并起日法

甲乙日生产，勿着白衣，宜着黑衣。卧勿西首，勿庚辛日起。

丙丁日生，勿着黑衣，宜着青衣。卧勿北首，勿壬癸日起。

戊己日生，勿着青衣，宜着赤衣。卧勿东首，勿甲乙日起。

庚辛日生，勿着赤衣，宜着黄衣。勿丙丁日起。

壬癸日生，勿着黄衣，宜着白衣。勿戊己日起。

禳[1]谢法

轩辕者乾神，天之丞相使者，风伯也。犯之令儿惊吐，取梨枝六寸，埋产处吉。

雷公者震神，太阴之使者，天马也。犯之令儿烦闷腹满。解之，用三家屠肉饼，于产处谢之吉。

咸池者坎神，天之雨师使者。犯之令儿啼不止。用酒、羊脯，于产处谢之吉。

丰隆者艮神，天之东明使者，天汉也。犯之令儿乍寒乍热。麻白鱼二头，于产处谢之，以黑豆一掬，投于井中吉。

招摇者坤神，大上使者。犯之令儿惊，空嚼不止。用酒、饼于产处谢之。

天猴者巽神，天一执法使者。犯之令儿腹胀努眼。用白鱼二头，于产处谢之。

吴时者离神，天一大将军游击使者。犯之令儿惊，腹痛。用马脯五寸，于产处谢之。更用白鱼五枚，饭枣于产处埋之吉。

大时者兑神，北斗之使者。犯之令儿腹胀下利。解之用胨，于产处谢之。又用大豆一升，投于井中吉。

犯狂[2]虎者，令儿惊啼。用雄鸡于产处谢之吉。

犯白虎者，用粳米一升，鸡子三枚，谢之吉。

犯夫人者，用羊脾三枚，粳米一升，于产处谢之吉。

犯天狗者，令儿口噤，面色变。用三家[3]屠肉并麦饭，于产处谢之吉。

禁　草　法

铺草及毡席讫，即咒曰：

铁铁汤汤　非公所当是王　一言得之铜　一言得之铁　母子相生俱蔑铁　急急如律令

禁水欲产时，贮水咒曰：

南无三宝水　水在井中为井水　水在河中为河水　水在器中为净水

水在法中为真水　自知非真，莫当真水

以净持溜　以正治邪　日游月杀　五土将军　青龙白虎　朱雀玄武

招摇天狗　轩辕女妖　天吞地吞　悬尸闭肚　六甲禁讳　十二神王

土符伏神　各安所在　不得动静　不得忌干　若有动静　若有忌干

头破七分　身不完具　阿法尼　阿毗罗　莫多梨　娑地梨　沙诃

〔1〕禳：原作“穰”，于义不合。《正误》谓“穰”乃“禳”的借字。据排门目录及分目录改。

〔2〕狂：原作“任”。据本节十二辰之名改。

〔3〕三家：“家”字原脱。据《普济方》卷344引同文改。

太平圣惠方卷第七十七凡一十四门　病源一十四首　方共计一百九十五道

治妊娠惊胎诸方

夫妊娠惊胎者，是怀妊月将满，或将产，其胎神识已具，外有劳伤损动，而胎在内惊动也。

治妊娠因用力执作，觉胎动，心腹急痛，面青汗出，头仰，气喘欲绝，服诸药安胎无效，又名惊胎，宜服**茯苓散**方：

白茯苓　桔梗去芦头　生干地黄　人参去芦头　桂心　当归剉，微炒　钓藤　独活　桑寄生　赤芍药炙微赤，剉　石膏已上各一两

右件药捣筛为散，每服四钱，以水一中盏，煎至六分，去滓，不计时候温服。

治妊娠端然有所见，惊胎，流下不安，若跳动，心中痛，**安胎桑寄生散**方：

桑寄生　芎䓖　白术　当归剉，微炒，已上各一两　白茯苓三分　甘草半两，炙微赤，剉

右件药捣粗罗为散，每服三钱，以水一中盏，入生姜半分，枣三枚，煎至六分，去滓，不计时候温服。

治妊娠数月已来，举重惊胎，小腹疞痛不可忍，**熟干地黄散**方：

熟干地黄　阿胶捣碎，炒令黄燥　艾叶微炒　芎䓖　杜仲去皴皮，炙微黄，剉　当归剉，微炒，已上各一两

右件药捣粗罗为散，每服四钱，以水一中盏，入枣三枚，煎至六分，去滓，不计时候温服。

治妊娠胎动不安，因用力劳乏，腹痛面青，冷汗出，气息欲绝，由劳动惊胎所致，**钓藤散**方：

钓藤　茯神　人参去芦头　当归剉，微炒　桔梗去芦头　桑寄生已上各一两

〔1〕治：下原有“妊娠”。排门目录及正文均无，删。

右件药捣粗罗为散[1]，每服四钱，以水一中盏，入生姜半分，葱白七寸，煎至六分，去滓，不计时候温服。

治妊娠被惊，胎动向下不安，小腹连腰痛，**当归散**方：

当归剉，微炒　芎䓖　阿胶捣碎，炒令黄燥　人参去芦头　白茯苓已上各一两　艾叶半两，微炒

右件药捣筛为散，每服四钱，以水一中盏，煎至六分，去滓，不计时候温服。

治胎上逼心诸方

夫妊娠将养得所，则气血调和，故儿在胎则安，当产亦易。若节适失宜，则血气乖理，儿在胎则亟动，至产育亦难。而子上逼于心者，由产难用气力，胎动气逆，胎上冲逼于心也。凡胎上逼心则闷绝，胎下乃苏，甚者至死也。

治妊娠胎上逼心，下血不止，**阿胶散**方：

阿胶捣碎，炒令黄燥　芎䓖　当归剉，微炒　熟干地黄已上各一两　银一斤，以水一斗煎至五升

右件药捣筛为散，每服四钱，以银汁一中盏，煎至六分，去滓，不计时候温服。

治胎动逼心，烦闷欲绝，安胎止痛，**桑寄生散**方：

桑寄生　当归剉，微炒　芎䓖　人参去芦头　甘草炙微赤，剉，已上各一两

右件药捣筛为散，每服四钱，以水一中盏，入葱白七寸，煎至六分，去滓，不计时候温服。

治胎上逼心，烦闷委顿，**当归散**方：

当归一两，剉，微炒　甘草一两，炙微赤，剉　阿胶二两，捣碎，炒令黄燥　人参一两，去芦头

右件药捣筛为散，每服四钱，以水一中盏，入葱白七寸，煎至六分，去滓，不计时候温服。

治胎上逼心，痛热下血，方：

右取曲半斤，捣碎，和热水绞取汁三中盏，不计时候分温五服。

治胎上逼心烦闷，方：

右取葱白不限多少，浓煮汁饮之。

治胎不顺，胎上逼心，方：

右取乌犬血，少少饮之，当下。

治妊娠堕胎后血下不止诸方

夫堕胎后复损于经脉，经脉既虚，故下血不止也。下血多者，使致烦闷，乃至死矣。

治妊娠损胎，下血不止，腹内疼痛，**地榆散**方：

地榆三分，剉　干姜一分，炮裂，剉　当归三分，剉，微炒　龙骨三分　芎䓖三分　艾叶半两，微炒　阿胶三分，捣碎，炒令黄燥　熟干地黄一两　蒲黄半两　黄牛角䚡一两，烧灰[2]　白术半两　乌贼鱼骨三分，烧灰

右件药捣细罗为散，不计时候以粥饮调下二钱。

治妊娠损胎后，下血不止，**当归散**方：

---

〔1〕 散：原脱。据该书行文规律补。

〔2〕 灰：原脱，据《类聚》卷223引同方补。

当归三分，剉，微炒　龙骨三分　地榆半分，剉　艾叶半两　阿胶三分，捣碎，炒令黄〔1〕燥　牛角鰓一两，烧灰　熟干地黄三分　芎䓖三分　白芍药半两　干姜半两，炮裂，剉　黄耆半两，剉　柏叶三分，微炙

右件药捣细罗为散，不计时候以粥饮调下二钱。

治妊娠损动，血下不止，腹痛，宜服此方：

阿胶一两，捣碎，炒令黄燥　艾叶半两

右件药以水一大盏，煎至六分，去滓，食前分温二服。

治妊娠损动，血下不止，方：

甘草一两，炙微赤，剉　阿胶二两，捣碎，炒令黄燥　鸡子一枚

右件药以水二大盏，煮甘草取一盏三分，去滓，次下鸡子及胶，候胶稍熟搅，不计时候分温三服。

治堕胎后恶物下，四体虚，困闷不能自胜，**艾叶散**方：

艾叶三分，微炒　地榆一两，剉　干姜三分，炮裂，剉　当归一两，微炒　赤石脂三分

右件药捣细罗为散，每于食前以淡竹沥调下二钱。

治妊娠三两月后，或时伤损，下血不止，绕脐疼痛，吐逆闷绝，**白胶散**方：

白胶二两，捣碎，炒令黄燥　人参去芦头　半夏汤洗七遍去滑　秦艽去苗　紫葳　甘草炙微赤，剉，已上各一两

右件药捣粗罗为散，每服三钱，以水一中盏，入葱白二茎，煎至六分，去滓，不计时候温服。

治妊娠损胎后，下血不止，**当归散**方：

当归三分，剉，微炒　熟干地黄一两　鹿茸三分，去毛，涂酥炙　白胶一两，捣碎，炒令黄燥　艾叶二两，微炒　甜葶苈根三分　附子半两，炮裂，去皮脐　黄芩半两

右件药捣细罗为散，每服食前以粥饮调下二钱。

治因损娠，下恶血不止，**龙骨散**方：

龙骨二分　当归三分，剉，微炒　地榆三分，剉　艾叶半两，微炒　阿胶三分，捣碎，炒令黄　熟干地黄一两〔2〕　蒲黄半两　犀角屑三分

右件药捣细罗为散，每于食前以粥饮调下二钱。

又方：

右取桑蝎虫烧灰细研，于食前以温酒调下一钱。

又方：

丹参二两，剉

右件药以酒一大盏半，煎至一盏去滓，食前分温二服。

治妊娠堕胎，下血不尽，苦烦满欲极，时时寒热狂闷，方：

鹿角二两，捣为灰，细研

右以水一大盏，煎豉一合，取汁六分，分为三服，每服调下散二钱，日三四服。

治妊娠落胎，下血不止，方：

---

〔1〕黄：原作"苦"。据《类聚》卷223引同方改。

〔2〕两：原残。据《类聚》卷223引同方补。

右研取生地黄汁一小盏，调代赭末一钱，日三四服。

治妊娠下血，疼痛不止，方：

右以家鸡毛烧灰细研，以温酒调下二钱，如人行五里再服，以效为度。

治妊娠数堕胎诸方

夫阳施阴化，故得有胎。荣卫和调，则经养周足，故胎得安，则能成长。若血气虚损者，子脏为风冷所居，则血气不足，故不能养胎，所以堕胎数也。其妊娠而腰疼者，喜堕胎也。

治妊娠数堕胎，皆因气血虚损，子脏风冷，致令胎不坚固，频有所伤，宜服**卷柏圆**方：

卷柏　钟乳粉　鹿角胶捣碎，炒令黄燥　紫石英细研，水飞过　阳起石细研，水飞过　桑螵蛸微炒　熟干地黄　禹余粮烧醋淬七遍，已上各一两　杜仲去粗皮，炙微黄，剉　芎䓖　当归剉，微炒　桂心　牛膝去苗　桑寄生　五味子　蛇床人　牡丹已上各三分

右件药捣罗为末，都研令匀，炼蜜和圆如梧桐子大，每服空心及晚食前，以温酒下三十圆。

治妇人风冷在子宫，致有子恒落，宜服**补益紫石英圆**方：

紫石英细研，水飞过　天门冬去心，焙　五味子　禹余粮烧醋淬七遍　川椒去目及闭口者，微炒去汗　卷柏　乌贼鱼骨　桑寄生　石南　杜仲去粗皮，炙微黄，剉　当归剉，微炒　泽泻　桂心　石斛去根，剉　柏子人　人参去芦头　肉苁蓉酒浸一宿，刮去皴皮，炙干　辛夷　云母粉已上各一两　远志半两，去心　川乌头半两，炮裂，去皮脐　甘草半两，炙微赤，剉

右件药捣罗为末，入研了药令匀，炼蜜和捣三二百杵，圆如梧桐子大，每于食前以温酒下三十圆。

治怀胎数落而不结实者，此是子宫虚冷所致，**熟干地黄散**方：

熟干地黄一两　吴茱萸半两，汤浸七遍，焙干微炒　干姜半两，炮裂，剉　甘草半两，炙微赤，剉　芎䓖一两　人参一两，去芦头　白术一两　当归一两，剉，微炒　黄耆一两，剉

右件药捣细罗为散，每服食前以温酒调下二钱。

又方：

赤小豆二升，于湿地种令芽生，曝干

右捣细罗为散，每于食前以温酒调下二钱。

治产难子死腹中诸方

夫产难子死腹中者，多因惊动过早，或触犯禁忌，致令产难。产难则秽沃下，产时未到，秽露已尽，而胎枯燥，故子死腹中。候其产妇舌青黑，及胎上冷者，子已死也。故产处坐卧，须顺四时方面，并避五行禁忌。若有触犯，多招灾祸也。

治妊娠经三五个月，胎死在腹内不出，**蘧麦散**方：

蘧麦半两　滑石三分　当归一两，剉，微炒　赤芍药三两　榆皮三两　大腹子三两　葵子半两，微炒　甘草半两，炙微赤，剉　子芩半两　赤茯苓半两

右件药捣粗罗为散，每服四钱，以水一中盏，煎至六分，去滓，不计时候温服。

治妊娠经五六个月，胎横死在腹中不出，**牛膝散**方：

牛膝一两，去苗　蒲黄半两　当归三分，剉，微炒　雄鼠粪半两，炒　芎䓖三分　生干地黄三分

右件药捣粗罗为散，每服三钱，以水酒各半盏，煎至五分，去滓，不计时候温服。

治死胎下后，有败血冲心闷绝，上气不停，**牡丹散**方：

牡丹　赤芍药　青橘皮汤浸，去白瓤，焙　荷叶　当归剉，微炒　蒲黄　姜黄　川大黄剉碎，微炒，已上各一两

右件药捣细罗为散，不计时候以温酒[1]调下二钱。

治胎动及产难，子死腹中，或妊两子，一儿已死，一儿即活，令死者出，生者安，此方神效：

蟹爪一斤，剉　甘草二尺，炙微赤，剉　阿胶三两，捣碎，炒令黄燥，为末

右件药以东流水五升先煮二味，取汁二升，内胶洋之，每服温吃一小盏，频服之效。人困格开口，内药入即活。作东向灶，用薪煮之良。

治妊娠胎死腹中不出，**水银圆**方：

水银半两　硫黄一分，与水银结为砂子　白矾半两，灰　硇砂半两

右件药捣研令细，煮枣肉和圆如菉豆大，每服煎榆白皮酒下五圆，腹痛即胎下。

又方：

水银一分，以少枣肉研令星尽　朱砂一分　雄黄一分

右件药同研令细，煮枣肉和如菉豆大，不计时候以槐子汤下五圆。

治死胎腹中不出，立效方：

水银　桂心末

右用温酒调桂末二钱，下水银半两。粥饮下亦得。

治妊娠胎死在腹，无计可为，宜用此方：

蓖麻子三枚　鼠粘子一分

右件药捣细罗为散，以醋面糊调涂于心上，以纸贴之则生。

治妊娠胎死腹内不下，方：

皂荚子黄四两　米醋一升，多年为上

右用五升瓶盛，文火煨令通热，用纸盖瓶口，将向妇人面前，打破纸取气熏，少时即下。

又方：

右取利斧头，烧令通赤，置酒中，待微温令饮之，其子便下。

又方：

鸡子一枚，取黄用　生姜汁一合

右件药将鸡子黄入姜汁调，顿服，得分娩后，吃芸薹粥良。

又方：

榆白皮二两，剉　朱砂半两，细研

右件药以酒一大盏，煎榆皮至六分，去滓，分为二服，每服调下朱砂一分。

又方：

苏枋木一斤，细搥绵裹　水银一两

右件药以水五大盏，煎苏木至一大盏，每服取二分，下水银一分，如人行三五里再服，死

---

〔1〕 酒：原脱，《类聚》卷228所引同。《普济方》卷357引同方补。

胎当化为水下。下后三日，须食暖物。若食冷物，即恶血不尽。

又方：

当归一两，剉，微炒　芎䓖三分　蘧麦三分

右件药剉，以水及米醋各一中盏，煎至一盏三分，分温三服。

又方：

骐骥竭一两　蒲黄三分　赤芍药三分

右件药捣细罗为散，每服以温酒调下二钱半，频服即效。

又方：

甘草半两，炙微赤，剉　蒲黄半两　桂心三分　豉二分　鸡子一枚

右件药捣碎，以水一大盏半，煎至一盏去滓，打鸡子入令匀，分温三服。

又方：

蘧麦一斤，剉

右以水六大盏，煎取二大盏去滓，分三服。

治妊娠未足月，胎死不出，其母欲死，方：

右以醋一大盏，煮黑豆一合令豆熟，去豆，服其汁立效。

治子死腹中不出，方：

右取牛粪涂腹上，立出。

又方：

右取灶下黄土三指撮，以酒服之，立出。

又方：

服水银一分，立下。

又方：

右以夫小便一大盏，暖饮之立效。

又方：

盐半合　鸡子一枚

右件药相和顿服，立效。

又方：

吞槐子二七枚，立效。

又方：

醋二合，格口开灌之，即出。

治妊娠堕胎胞衣不出诸方

夫堕胎，胎初下后，妇人力羸，不能更用气力产胞也。便遇外冷，冷则血凝，故胞衣不出也。

治妊娠五六月堕胎，胞衣不出，**牛膝散**方：

牛膝三分，去苗　桂心半两　芎䓖三分　川朴消三分　当归一两半　蒲黄二分

右件药捣粗罗为散，每服四钱，以水一中盏，入生姜半分，生地黄一分，煎至六分，去滓，放温频服效。

治堕胎胞衣不出，腹中疠痛，牵引腰脊，**蒲黄散**方：

蒲黄三分　桂心一两　赤芍药一两　牛膝二两，去苗

右件药捣粗罗为散，每服四钱，以水酒各半盏，煎至六分，去滓温服。

又方：

右取蚁窠土三升，炒，帛裹拓心下，胞自出也。

又方：

右取好墨细研，每服以温酒调下二钱，频服效。

治妊娠胎死腹中，衣不出，及产后卒有别病，欲至狼狈，方：

右刺羊血，及热饮一小盏，极效。

又方：

右以水潠其面，神验。

又方：

右以洗儿水半盏令母服，其衣便出。勿令产妇知。

又方：

若胞衣未下，腹满，宜以水一中盏，煮猪脂一两，煎六七沸，和脂服之，当下。

治妊娠胎动安不得却须下诸方

夫妊娠羸瘦，或挟疾病，脏腑虚损，气血枯竭，既不能养胎，致胎动而不坚固，终不能安者，则可下之，免害妊妇也。

治胎动安不得，尚在腹，母欲死，须以**牛膝汤**下之，方：

牛膝半斤，剉，去苗　水银二两　朱砂二两，末

右件药以水五大盏，煮牛膝可余一半，去滓，即以少蜜和朱砂及水银研如膏，每服以牛膝汁一小盏调下半匙，频服。

治妊娠母因疾病，胎不能安，可下之，**桂心散**方：

桂心二两　菰𦼮二两　牛膝二两，去苗　蘧麦一两　当归一两

右件药捣筛为散，每服四钱，以水一中盏，煎至六分，去滓，每于食前温服。

治羸人胎不能安，欲去胎，**蟹爪散**方：

蟹爪　干姜炮裂，剉　人参去芦头　芎䓖　牛膝去苗　桂心　甘草炙微赤，剉　黄芩已上各一两

右件药捣粗罗为散，每服四钱，以水一中盏，入生姜半分，煎至六分，去滓，温服并服效。

又方：

蘧麦二两　桂心一两　蟹爪二合　牛膝二两，去苗

右件药捣细罗为散，每服不计时候，以温酒调下二钱。

治妊娠欲去胎，方：

麦蘖二两，以水一大盏半，煎至一盏去滓，分温三服。

又方：

右取七月七日法曲四两，水二大盏煎取一盏二分，绵滤去滓，分温三服，立下。

又方：

牛膝一握细捣，以无灰酒一大盏，煎取汁七分，分温二服。

治妊娠胎动不可安者，宜下之方：

杏人二七枚，汤浸，去皮尖，麸[1]炒微黄，剉　桃人二七枚，汤浸，去皮尖，双[2]人，研　桂心末一钱

右件药用多年盐梅肉和圆如梧桐子大，每服以暖酒下十圆，未下再服。

治母困笃，恐不济，去胎方：

虻虫十枚，微炒令黄

右捣细罗为散，以暖酒调服即下。

又方：

右捣菖蒲根绞取汁，饮半中盏效。

治临月损动，不可安，方：

断弓弦二寸，烧灰　箭笴一枚，烧灰

右件药合研令细，以清水调，顿服之。

治妇人腹内有鬼胎诸方

夫人腑脏调和，则血气充实，风邪鬼魅不能干之。若荣卫虚损，则精神衰弱，妖魅鬼精得入于脏，状如怀娠，故曰鬼胎也。

治妇人鬼胎，腹内疠刺，日夜不止，**牡丹散**方：

牡丹半两　干姜半两，炮裂，剉　桂心半两　紫葛半两，剉　赤芍药半两　当归半两，剉，微炒　赤箭半两　延胡索一分　虻虫一分，炒令微黄　水蛭一分，炒令微黄　买子木一分　枳壳一分，麸炒微黄，去瓤　白僵蚕一分，微炒　地龙一分，微炒

右件药捣筛为散，每服四钱，以水一中盏，煎至六分，去滓，每于食前温服。

治妇人经脉不通，一月至三个月，腹内有气块，发来从胁下起冲心，此是鬼胎，宜服**穿山甲散**方：

穿山甲二分，炒令黄色　牡丹半两　肉桂半两，去皴皮　鬼臼一两，去毛　驴护干一两　蒲黄一两　当归三分　莲子一两　川大黄半两，剉碎，微炒　桃胶三分　槟榔一分

右件药捣筛为散，每服三钱，以水酒各半中盏，煎至六分，去滓，每于食前温服。

治妊娠是鬼胎，致腹中黑血数下，腹痛，**雄黄圆**方：

雄黄细研　鬼臼去毛　莽草　丹砂细研　巴豆去皮心研，纸裹压去油　獭肝炙令黄，已上各半两　蜈蚣一枚，炙微黄　蜴蜥一枚，炙黄

右件药捣罗为末，炼蜜和捣三二百杵，圆如梧桐子大，空腹温酒下二圆，日再服，后当下利。如不利，加至三圆。初下清水，次下虫如马尾状无数。病极者下地虫，或如鰕鸡子，或如白膏，或如豆汁，其病悉愈。

治妇人鬼胎，及血气不可忍，方：

斑猫五枚，麸炒令黄色，去头足　延胡索三枚，微炒

右件药研如面，以温酒调下半钱，以胎下为度。

---

〔1〕 麸：原作“麴(曲)”，与杏仁制法不合。本书杏仁多用麸炒，因改。

〔2〕 双：原作“浸”，不通。据本书桃仁炮制法惯例改。

治妇人经脉不通，癥块胀满，腹有鬼胎，方：

右取葛上亭长五枚，以糙米相和炒令熟，去翅足，碾为末，分三服，空心煎汁，甘草汤调服，须臾觉脐腹急痛，煎黑豆汤服之，当通。

治妇人虚羸，有鬼胎癥块，经候不通，方：

右以芫花根三两，剉炒令黄色，捣细罗为散，每服以桃人汤调下一钱，当下恶物。

治妊娠中恶诸方

夫妊娠人忽然心腹刺痛，闷绝欲死者，谓之中恶，言恶邪之气中胞伤于人也。所以然者，血气自养，而为精神之主。若血气不和，则精神衰弱，故厉毒之气得中之。妊娠之病，亦致损胎也。

治妊娠中恶，腹痛心闷，**犀角散**方：

犀角屑一两　川升麻三分　木香三分

右件药捣筛为散，每服三钱，以水一中盏，煎至六分，去滓，不计时候温服。治妊娠中恶，心腹疠痛，**当归散**方：

当归三分，剉，微炒　芎䓖三分　青橘皮半两，汤浸，去白瓤，焙　鸡舌香三分　吴茱萸半分，汤浸三遍，炒令微黑色

右件药捣细罗为散，不计时候以温酒调下一钱。

又方：

生干地黄一两　木香三分　枳壳三分，麸炒令黄，去瓤

右件药捣细罗为散，不计时候以温酒调下一钱。

又方：

高良姜一两　蓬莪茂一两

右件药捣细罗为散，不计时候以温酒调下一钱。

又方：

赤芍药一两　槟榔一两

右件药捣细罗为散，不计时候以温酒调下一钱。

又方：

吴茱萸半两，汤浸七遍，焙干微炒　当归一两，剉，微炒

右件药捣细罗为散，不计时候以醋汤调下一钱。

又方：

右以桔梗一两细剉，以水一中盏，入生姜半分，煎至六分，去滓，不计时候温服。

治产难诸方

夫难产者，由先因漏胞去血脏燥，或子脏宿挟疾疹，或触犯禁忌，或始觉腹痛，产时来到，便即惊动，秽露早下，致子道干涩，产妇力疲，皆令难也。或触犯禁忌。所有证候，看母舌青，儿死母活。唇口青，两边沫出者，子母俱死。面青舌赤沫出者，母死子活也。故将产时，坐卧安定，背平着席，体不伛曲，则儿不失其道。若坐卧未安，身体斜曲，儿正转动，忽遽强偃，气

暴冲击，则令儿趋后孔，或横逆，皆由产时忽遽，或触犯禁忌，坐卧不安，审所为故。产坐卧须平安正，顺四时方面，避五行禁忌，若有触犯，多致灾祸者也。

治难产多时不下，垂困，宜服此方：

蘧麦一两　牛乳二两　滑石一两　冬葵子一合　黑豆黄二两　白蜜二合　酥二两

右件药捣细罗为散，以乳、酥、蜜调药令匀，慢火熬成稀膏，每服用热酒调下一匙。

治难产，觉甚便服走马散，不觉平安，方：

嫩马齿苋　嫩人苋各半两，并五月五日采，曝干

右件药捣细罗为散，以井华水调下一钱，立效。

治痛楚难产，**滑胎散**方：

榆白皮切，一升　蘧麦三分　木通三分，剉　牛膝一两，去苗　大麻人一两

右件药捣粗罗为散，每服四钱，以水一中盏煎至六分，去滓温服，频服效。

治难产胎不转动者，宜速服**葵子散**方：

葵子一合　桂心一两半　甘草半两，炙微赤，剉　滑石三分　榆白皮一两，剉

右件药捣粗罗为散，每服四钱，以水一[1]中盏煎至六分，去滓温服。

治难产烦闷不已，宜速服**蘧麦散**方：

蘧麦二两，剉　榆白皮三两，剉　甘草一两，炙微赤，剉　桂心一两　木通二两，剉　牛膝一两，去苗　泽泻一两

右件药捣粗罗为散，每服四钱，以水一中盏，入生姜半分，煎至六分，去滓，不计时候温服。

治难产催生，**抵圣散**方：

红蓝花六月六日取　蜀葵花五月五日采　桃花三月三日采　凌霄花七月七日采　大麦七月十五日采，各一分

右件药捣细罗为散，以热酒调下一钱，便生。

又方：

飞生皮一枚，烧灰　蛇蜕皮一条，烧灰

右件药捣细罗为散，以热酒调下一钱，立生。

又方：

虎头骨烧为灰　兔头烧为灰，已上各半两

右件药细研为散，以热酒调下一钱，便生。

治难产，**催生丹**方：

金箔三十片　银箔三十片　麝香一钱　朱砂半两，细研

右件药同细研如粉，以腊月兔脑髓和圆如梧桐子大，临产时以茅香汤下五圆，难产至七圆，立效。

治难产，方：

水银一分　腻粉一分　兔脑十二月者

右件药以兔脑研为圆如梧桐子大，不计时候以温水下五圆。

又方：

---

〔1〕一：原脱。据《普济方》卷356引"甘草汤"（一名葵子散）改。

右取梁上尘三指撮，酒调服之效。

又方：

右取鸡肝一具切，以酒一大盏，煎至六分去肝，分温二服。

治难产，**榆白皮散**方：

榆白皮一两　葵根一两，剉　牛膝三分，去苗　蘧麦一两　木通半两，剉　大麻人三分

右件药捣粗罗为散，每服四钱，以水一中盏，煎至六分，去滓，不计时候温服。

又方：

冬葵根三分，剉　蒲黄半两　桂心半两　羚羊角屑二分

右件药捣细罗为散，煮枣肉和圆如梧桐子大，不计时候以粥饮下三十圆。

治难产，虑胎在腹已死，服之即下，胎活服之即安，方：

当归二两　芎䓖三两

右件药捣粗罗为散，每服四钱，以水酒各半中盏，煎至六分，去滓温服，频服效。

又方：

真珠半两　伏龙肝一两

右件药捣细研为散，不计时候以暖酒调下一钱。

又方：

生地黄汁一中盏　生姜汁半合

右件药合煎三五沸，温温顿服。

又方：

烧大剪刀环，以酒一杯沃之，顿饮即生。

又方：

车轴脂，酒吞一大豆许，甚良。

治难产，**滑胎散**方：

榆白皮一两，剉　冬葵子一合　甘草半两，炙微赤，剉　桂心一分　黄芩半两

右件药捣粗罗为散，每服三钱，以水一中盏，煎至六分，去滓，不计时候温服。

又方：

蛇蜕皮一条，全者，取端午日置钞〔1〕罗中，用纸一张

右以蛇皮用水浸，于日〔2〕煎之，候干，收此纸。有难产者，剪三小片子如蛇形，新汲水吞之，立产。或每片纸子内拌牛粪中豆与吞，亦神效。此男左女右手内把出药也。

又方：

朱砂一两，成颗者

右从端午日晒，至一百日，不得雨着，如满一百日，取研如粉，用腊月兔脑髓和圆如菉豆大。欲觉动静，以粥饮下一圆，良久便生。其药男左女右手中把出。

又方：

黄芩一两　蘧麦一两　滑石一两　葵子一两　酥三两　蜜三两

---

〔1〕钞罗：原作“钞罗”。宽政本、《普济方》均作“沙罗”。《正误》：“‘钞’，‘钞’之讹。”“钞”乃一种小铜锣，俗名“筛锣”，今改。

〔2〕于日：《正误》：“‘于日’二字可疑。”

右件药捣细罗为散，先将酥、蜜于铫子内慢火煎三五沸，下诸药搅令匀，更煎三两沸，以热酒调下一匙，不过再服，子母平安。

又方：

金薄二七片　朱砂一分

右件药研令极细，以腊月兔头髓和圆如菉豆大，不计时候以温酒下一圆。

又方：

槐枝　蘧麦　木通　牛膝去苗　榆白皮已上各一两

右件药细剉，每服五钱，水一中盏煎至六分，去滓温服，立效。

治难产，救急方：

右取厕中不洁草七茎，烧灰细研，以粥饮调服，须臾即生。

又方：

右取蓖麻子四粒，去壳，水研取汁，少涂产妇脚心，才生便洗却。并贴脐中亦良。

又方：

腊月兔头一枚，烧为灰

右件药细研，以葱白一握煎取汤，去滓，调下二钱，立产。

又方：

右取晚蚕蛾纸烧灰细研，暖水调下一钱，立效。

又方：

蚕蛾纸烧灰　桑树上蛇蜕皮烧灰，等分

右件药相和细研，用三家水调下二钱。

治难产，神验方：

腊月猪脂半斤　葱白二七茎，细切，烂研

右相和煎成膏，不计时候以热酒调下一匙。

又方：

右取皂荚末少许，吹鼻中令嚏，其子便下。

又方：

右捣罗滑石末，温酒调下一钱，立效。

治母欲死，子不生者，宜速服此方：

右取水银一弹子大，格开口灌之，扶起令下。

又方：

右腹肚痛，儿数日不下者，或倒生见儿脚，于上书父名，即却顺产，极效。

又方：

右取桃人分破，书一片作可字，一片作出字，依前还合，令母吞之，便下。即此是天真法，神验。

又方：

右用土瓜根，捣细罗为散，以醋汤调下二钱，便生。

又方：

右临欲产又未产，吞赤小豆二十一粒，立效。

又方：

右常飞生乌毛，立效。

又方：

母子早生　母子早晚

右收五方气，饮气书此符二道，用茅香汤吞之，立效。

又方：

右烧铁杵，蘸酒中饮之，立产。

治难产，**催生散**方：

牵牛子一两，微炒　禹余粮一分，烧醋淬三遍

右件药捣细罗为散，每服煎榆白皮汤调下二钱，宜频服。

又方：

腊月兔脑髓　车脂各少许　蛇蜕皮灰一分，细研

右件药合和圆如梧桐子大，以热酒下一圆，儿手中把出。

又方：

蛇蜕皮七寸，炙〔1〕黄　蓖麻子七枚，去皮研　朱砂半两　麝香少许

右件药都研为末，炼蜜和圆如小豆大，以温酒下二圆。

又方：

乌牛粪一钱　蓖麻子三颗，去皮

右件药都捣涂布上，贴于脚心下，候产了即去却急洗之，勿令迟也。

又方：

右带水马一枚，立出。

又方：

右两手各把一石燕，立产。

又方：

大麻根三茎，剉

右以水一大盏煎至五分，去滓温服，立出。

又方：

右麝香一钱，研水和服之，立出。

又方：

右取腊月兔脑髓涂于一张薄纸上，更用一张合拓象碰纸一般，槌三五十下，每遇难生，看大小书符子，画天生两字，以醋汤下，极效。

令产安稳，**沉香汤**从心上洗，即平安，方：

沉香一两　水马一两　飞生乌毛一分　零陵香一分　詹唐香一分　龙脑一分　蘧麦二两　苏合香一分　苜蓿香一分

右件药以水一斗五升，煎取一斗去滓，待至临欲平安时，用汤如人体，即从心上洗三五遍，其汤冷即平安，亦无有痛苦处，无忌。

---

〔1〕炙：原字残损。据宽政本补。

治难产符

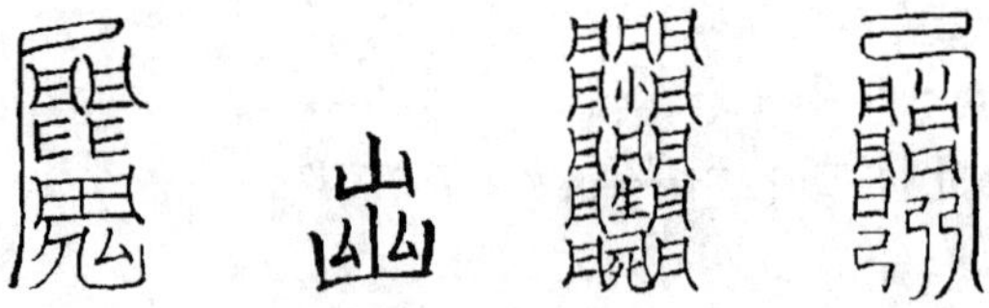

图 14

朱画烧灰和水，令产妇服之。此符累用有效。

图 15

一觉不安稳，白纸书此二符吞之。

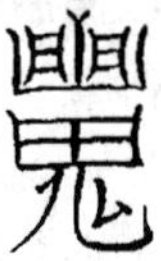

图 16

觉不安稳，白纸书，贴枕上。

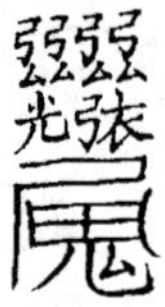

图 17

白纸书，贴于产妇卧处北〔1〕壁上。

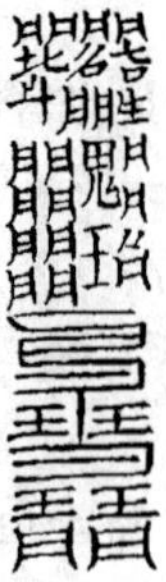

图 18

〔1〕 北：原字残损。据宽政本补。

入月一日，书于床四脚及房内四角，吉。

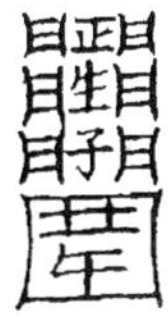

图 19

白纸书，亦吞之。

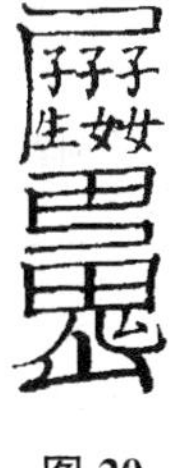

图 20

白纸书，亦吞之。

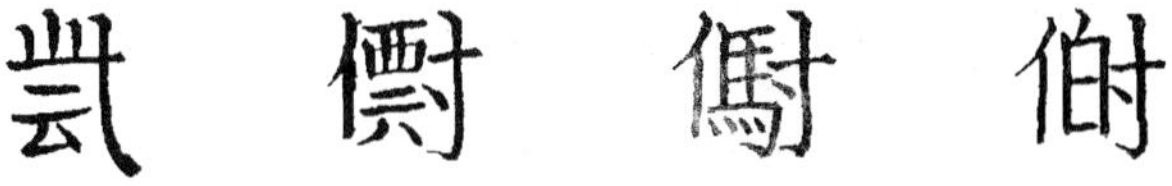

图 21

此四符，入月一日墨书鞋底上，及密安产妇席褥下，勿令知。

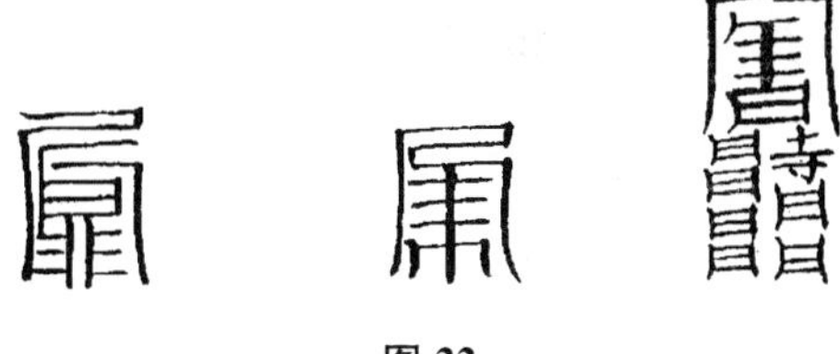

图 22

此三符，难产者即墨书吞之。

难产符文

阴阳所育　生气十月　日满不停　若男若女　上属明星　司命所催　胞衣俱生　急急如律令

欲产时，书此文吞之。

治数日不产诸方

夫难生产者，缘胎气已成，子居胎中，每食母血，食血有余，遂结成块，俗将为儿枕子。欲生时，血块先破，遂为败血散裹，其子胎伏热，故当难产。更有少年未经生产，骄倨富贵，强说异端，月数将满，才觉腹痛转动，便相告报，傍人扰扰，产妇惊怖不安，心气蓄结。是治难产，要知十月满足，不得妄[1]有惊忧。或觉腹痛之时，但令老妇安存，莫遣人多，无使挥霍。腹痛稍频，衣破浆行，须臾即生也。

治数日不产，胎上冲心欲闷绝，方：

酥一两　冬葵子一合　滑石半两

右件药内二味捣为末，用生绢袋子盛，以酒一大盏，煎十沸后下酥，更煎一两沸，分温二服。

又方：

榆白皮剉　滑石　当归　车前子　益母草已上各半两

右件药捣细罗为散，煎生姜、小便调下二钱。

治妊娠十一月不产，自由体性，宜服**葵子散**方：

冬葵子一合　滑石一两　蘧麦半两　丹参半两

右件药捣粗罗为散，每服三钱，以水一中盏，入酥一茶匙，煎至六分，去滓温服。

治妊娠临月，数日不产，觉不安，服药令儿手持出，方：

照子鼻[2]八枚，烧令赤，内醋七九遍，捣罗为末　槐子十两，末

右件药和研令匀，炼蜜和圆如梧桐子大，取朱粉着铜器中摇动，使圆令赤，七月七日午时合之，每服以东流水下三圆，神验。

治三日不产，方：

右取鼠头烧灰细研，以新汲水调服一钱，立效。

又方：

右烧龟甲成灰，研，以新汲水调下一钱，立效。

又方：

右取门限[3]里土三指撮，酒调服之。

又方：

右取羖羊角屑烧研为末，酒调服一钱。

治七八日不产至困，方：

黄明胶一两，炙[4]黄焦

右以好酒一大盏煎，不住手洋胶约一二十沸，内新生鸡子一枚打破，盐一钱相和，顿服之，立产妙。未产，更一服效。

治难产，三两日产不得，喘息不调，腹内疠痛，**催生防葵散**方：

---

〔1〕妄：原作“忘”。据《类聚》卷228引同论改。

〔2〕照子鼻：即铜镜鼻。因避宋太祖祖父赵敬名讳，不称“镜”而改为“照子”。

〔3〕限：原存右边“艮”字。宽政本脱此字。据《普济方》卷356引同方补正。

〔4〕炙：原脱。据《普济方》卷356、《类聚》卷228引同方补。

防葵一两　滑石三分　朱砂一分，细研　冬葵子三分　木通三分，剉　蘧麦三分　榆白皮三分，剉　飞生毛一分，烧灰

右件药捣粗罗为散，每服四钱，以水一中盏煎至六分，去滓温服。

治难产二日，气力乏尽，不能生者，此有宿病，宜服此方：

赤小豆一合　黄明胶一两

右件药以水一大盏，煮豆令熟去滓，内胶令消，温温顿服。

又方：

右取东引槐枝，手执之。

又方：

右取鸬鹚头，手执之。

又方：

右取益母草捣汁三合，服之立下。如无生者，干者一握，以水一大盏，煎取半盏，去滓温服。

治难产数日不生，子死腹内，方：

右取金州椒二升，分为二分蒸之，以布裹，更互热熨产妇脐腹下，死胎便出。

治难产，宿夜不生，方：

右取马嗽一枚，觉痛，即令产妇左手把之，甚效。

治难产，或经三日五日不分娩，兼子死腹中，方：

当归三分，剉，微炒捣末　龟甲三分，涂酥炙令黄，捣末

右件药先取产多者妇人发半两，烧为灰，细研，入当归末，以水一大盏半，煎取八分，然下龟甲末煎五七沸，分为三服，服后如人行四五里更服。

治胞衣不出诸方

夫有产儿出，胞衣不落者，世谓之息胞。由产妇初时用力，此产儿出，而体已疲惫，不能更用气产胞经停之间，而外冷气乘之，则血道涩，故胞衣不出。须急以方药救治，不妨害于儿。所以尔者，胞系连儿脐，胞不出，即不得以时断脐浴洗，冷气伤儿，则成病也。旧方胞衣不出，恐损儿者，依法截脐而已。产处顺四时方面，并避五行禁忌者，有触犯，多令产妇难产，虽腹痛者未产也。欲腹痛连腰甚者，即产也。所以然者，肾候于腰，胞系肾故也。诊其人脉，转急如切绳转珠[1]者，即产也。

治已产胞衣不出，方：

朱砂末一钱　腻粉一钱

右件药细研为散，煎滑石、当归、酒调下二钱。

治胞衣不出，若腹满则杀人，方：

右取黑豆一合，炒令熟，入醋一小盏煎三五沸，去滓，分温三服。

治胞衣不出，如困极气绝者，方：

右取蝼蛄一枚，以水一中盏煎一二十沸，折齿灌之，药入腹则衣出，自然活也。

〔1〕珠：原误作“殊”。据《病源》卷43“产难候”改。

又方：

泽兰一两，剉　滑石半两，末　生麻油一匙

右件药以水一中盏煎泽兰，取六分，去滓，下油及滑石末，候温顿服之。

又方：

牛膝一两，去苗　葵子一分

右件药捣碎，以水一大盏半，煎至一盏去滓，分温二服效。

又方：

右取靴底，热炙，熨小腹上下三七遍，立效。

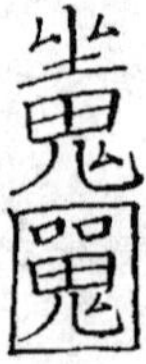

图 23

朱书此二符吞之，立出。

治胞衣不出，腹内疼痛不可忍，心头妨闷，四肢昏沉，不欲言语，**滑石汤**方：

滑石　蘧麦　桂心　赤芍药　石韦　槟榔　甘草炙微赤，剉　葵子　赤茯苓　地榆剉，各一分

右件药都剉，以水一大盏半煎至一盏，入酒一小盏，更煎三五沸去滓，分温三服。

又令胞衣便出，方：

牛膝一两，去苗　当归三分　木通一两半，剉　葵子一合　蘧麦三分　滑石三分

右件药捣粗罗为散，每服五钱，以水一中盏，煎至六分，去滓温服。

又方：

葱白十茎并须

右以铜盆中热水烹之，候冷热得所，令产妇就上坐，以葱气熏，须臾即下。

又方：

右取灶屋上尘墨，温酒调服二钱，立下。

又方：

右取炊蔽，当门前烧为末，每服四钱，以水一中盏煎至六分，去滓温服。

又方：

右取生地黄汁一大盏，酒一小盏同暖，分温三服，立效。

救衣不出，符两道：

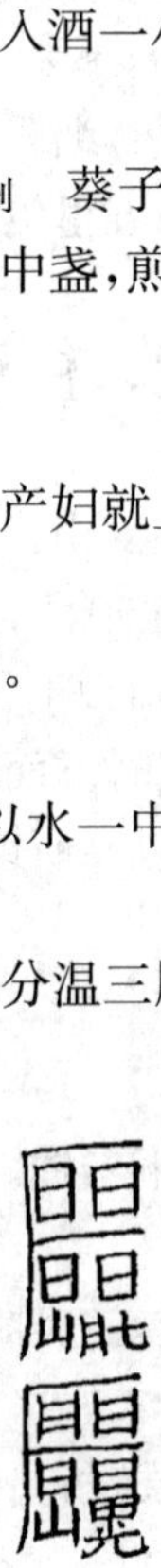

图 24

急则朱书，水吞之效。

治逆产诸方

夫逆生者，由初觉腹痛，产时未至，惊动伤早，儿转未觉，便用力产之，则令逆也。或触犯禁忌。故产处及坐卧须顺四时方面，并避五行禁忌。若有触犯，多致灾祸故也。

治逆生，方：

右以盐涂儿足底，又可急搔抓之。

治逆生，及手足先见，方：

右烧蛇蜕皮末，酒服之效。

治生产不顺，手足冷，口噤欲死，方：

右以葵子炒令黄，捣罗为末，温酒调下三钱，立效。

治逆生，手足先见，方：

右以小针刺之，害[1]痛惊掣，入则顺出。

又方：

右取原蚕子烧灰，热水调服三钱效。

又方：

右取夫十指爪甲各少许，烧灰细研，温酒调服之。

又方：

右以朱书儿左足下作“千”字，右足下作“里”字，手出者亦效。

又方：

右取车辋上土三指撮，酒服之验。

又方：

右用当归剉，微炒，捣末，酒调下二钱。

又方：

艾叶一两

右以酒一大盏，煎至六分，去滓，分温二服，立效。水煮亦得。

又方：

右以菟丝子捣末，以温酒调下一钱效。

又方：

右以车前子捣末，以温酒调下二钱效。

又方：

右以手中指取釜墨，交画儿足，即顺生。

又方：

右以伏龙肝细研一钱，酒调服之，以土着儿头上。

又方：

右取车脂，画儿脚下及掌心。

---

〔1〕 害：原作“害”。《正误》：“‘害’字可疑。”然据《中华字海》，《龙龛》此为“害”之俗字。

又方：

右以酒调灶突尘二钱服之，效。

治横产诸方

夫横产者，由初觉腹痛，产时未至，惊动伤早，转动未觉，便用力产之，故令横也。或触犯禁忌所为。将产坐卧处须顺四时方面，并避五行禁忌。若有触犯，多致灾祸也。

治横产或顚倒，胞衣不出，伤毁不下，产后余病汗出，烦满不止，少气逆满，**贝母圆**方：

贝母煨微黄　甘草炙微赤，剉　秦椒去目及闭口者，微炒去汗　干姜炮裂，剉　桂心　粳米　石膏细研　黄芩　大豆黄卷　石斛去根，剉，各二分　当归半两，剉，微炒　大麻人三分

右件药擣罗为末，用枣肉和圆如弹子大，不计时候以温酒研下一圆。

治横倒生，胎夭腹中，及衣不出，母气欲绝，方：

半夏一两，汤洗七遍去滑，焙干　白敛一两

右件药擣细罗为散，以炒生姜酒调下二钱，立效。

治横产，或不下，或胎夭腹中，或即在草不产，血气冲心，面无颜色，气欲绝，方：

炼成猪脂一合　白蜜一合　醇酒一中盏

右件药和煎五七沸，分温二服。

治横倒生，手足先出，法：

右以牛尿涂母腹上，即便顺生。

又方：

右以三姓鸡卵各一枚，三姓盐各一钱，三姓水共一大盏，相和煮五七沸，分温二服，令母面向东服之效。

又方：

蘧麦二两，剉

右以水一大盏，煎至六分，去滓，分温二服。

又方：

葵子二合　黄明胶一两，炙黄焦　滑石一两，末

右件药以水一大盏半，煎至一盏去滓，分温三服。

倒产法：

横倒逆产，条目虽分，方药之类可参酌相当，随意救之。若儿先出脚，即以汤和盐涂之，并涂母腹，涂儿脚后，急以手搔之。儿生手出，取乌鸡血涂于手掌上良。天制顺，此三字相连成一符，应产。不如常者，朱书腹上，并书纸上，水吞之。

又方：

右烧钱二七文令赤，投一杯酒中，候冷饮之。

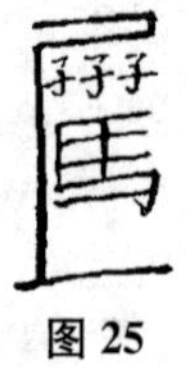

图 25

朱书此符吞之。

治难产，及不顺生，立效方：

云母粉半两

右以酒调服之，入口当产，不顺者即顺，万不失一。

又方：

右乞取三家饭，着手中即顺生，甚效。

太平圣惠方卷第七十八 凡一十五门 病源一十五首 方共计一百四十七道

治产后中风诸方一十三道　治产后中风口噤诸方一十五道　治产后中风角弓反张诸方九道　治产后脏虚心神惊悸诸方一十一道　治产后中风恍惚诸方八道　治产后中风筋脉四肢挛急诸方八道　治产后伤寒诸方一十四道　治产后寒热诸方八道　治产后咳嗽诸方八道　治产后呕逆诸方一十二道　治产后霍乱诸方一十二道　治产后头痛诸方九道　治产后虚喘诸方五道　治产后虚汗不止诸方一十道　治产后咳癔诸方五道

治产后中风诸方

夫产后中风者，由产时伤动血气，劳损，脏腑未平复，起早劳动，气虚而风邪乘虚伤之，故中风。风邪冷气客于皮肤经络，但疼痹羸乏，不任少气。若筋脉挟寒则挛急㖞僻，挟温则纵缓虚弱。若入诸脏，恍惚惊悸，随其所伤腑脏经络而生病焉。

治产后中风，若背项强，四肢拘急，不得转动，**独活散**方：

独活一两半　麻黄一两，去根节　甘草半两，炙微赤，剉　芎䓖　桂心　天麻　当归剉，微炒　生干地黄　五加皮　防风去芦头　侧子炮裂，去皮脐，已上各一两

右件药捣粗罗为散，每服三钱，以水一中盏，煎至六分去滓。不计时候温服。

治产后体虚中风，四肢烦疼，腹内㽲痛，**芎䓖散**方：

芎䓖　附子炮裂，去皮脐　琥珀　生干地黄　当归剉，微炒　羌活　桂心　赤芍药已上各一两　枳壳半两，麸炒微黄，去瓤

右件药捣粗罗为散，用羊肉二斤，用椒半分，葱白二七茎，生姜一两，以水五升，煮取汁三升，每服用肉汁一中盏，药末四钱，煎至六分，去滓，不计时候稍热服。

治产后中风，身体麻痹疼痛，**羌活散**方：

羌活二两　莽草微炒　防风去芦头　川乌头炮裂，去皮脐　桂心　赤芍药　生干地黄　麻黄去根节，剉　萆薢剉　牛膝去苗　枳壳麸炒微黄，去瓤　当归剉，微炒，已上各一两

右件药捣粗罗为散，每服四钱，以水酒各半中盏，入生姜半分，煎至六分，去滓，不计时候温服。

治产后中风，四肢筋脉拘急疼痛，心中闷乱，言语謇涩，**侧子散**方：

侧子一两半，炮裂，去皮脐　赤芍药半两　当归剉，微炒　芎䓖　桂心　生干地黄　薏苡人已上各三分　酸枣人微炒　羚羊角屑　防风去芦头　牛膝去苗　海桐皮剉，已上各一两

右件药捣粗罗为散，每服四钱，以水一中盏，入生姜半分，煎至六分，去滓，入竹沥半合相

和令匀，不计时候温服。

治产后中风发热，面赤气喘，头痛，**羚羊角散**方：

羚羊角屑　生干地黄　汉防己　当归剉，微炒　赤芍药　桂心已上各一两　石膏二两　麻黄二两，去根节　甘草半两，炙微赤，剉

右件药捣筛为散，每服四钱，以水一中盏，入竹叶二七片，生姜半分，煎至六分，去滓，不计时候温服。

治产后中风，言语謇涩，心神恍惚，筋脉不利，**乌金煎**方：

黑豆一升，炒熟　天麻　羚羊角屑　防风去芦头　赤茯苓　羌活　桂心　酸枣人微炒　生干地黄已上各二两

右件药细剉，以水八升煎至三升，绞去滓，更熬成膏，每服不计时候以温酒调下一匙。

治产后中风，手脚顽痹，缓弱无力，**当归散**方：

当归剉，微炒　羌活　附子炮裂，去皮脐　防风去芦头　薏苡人　麻黄去根节，各二两　茵芋　羚羊角屑　菖蒲　阿胶捣碎，炒令黄燥　干蝎微炒　木香　牛膝去苗　柏子人已上各一两　芎䓖一两半　桂心一两半　麝香一分，细研　乌蛇一两〔1〕，酒浸，去皮骨，炙微黄

右件药捣细罗为散，入麝香相和令匀，每服不计时候以豆淋酒调下二钱。

治产后中风，言语謇涩，精神昏愦，四肢急强，**牛黄散**方：

牛黄三分，细研　龙脑半两，细研　天麻三分　桂心一两　人参半两，去芦头　芎䓖半两　独活半两　乌蛇一两，酒浸，去皮骨，炙微黄　枳壳半两，麸炒微黄，去瓤　秦艽三分，去苗　防风三分，去芦头　天雄三分，炮裂，去皮脐　蝎尾半两，微炒　甘草半两，炙微赤，剉　金薄五十片，细研　银薄五十片，细研　藁本三分　当归三分，剉，微炒　天南星三分，炮裂　麝香半两，细研

右件药捣细罗为散，都研令匀，不计时候以豆淋酒调下一钱。

治产后中风，四肢顽痹不仁，心腹疼痛，**乌蛇圆**方：

乌蛇一两，酒浸，去皮骨，炙微黄　釜底墨半两　天麻半两　牛膝半两，去苗　独活半两　当归半两，剉，微炒　附子一两，炮裂，去皮脐　麻黄三分，去根节　桂心半两　干蝎半两，微炒　天南星半两，炮裂　柏子人半两　干姜半两，炮裂，剉　芎䓖半两　龙脑一分，细研　麝香一分，细研　朱砂半两，细研

右件药捣罗为末，入研了药令匀，炼蜜和捣三五百杵，圆如梧桐子大，每服不计时候以温酒下十五圆。

治产后中风，四肢缓弱，举体不仁，**石斛浸酒方**：

石斛一两，去根　附子炮裂，去皮脐　牛膝去苗　茵芋　桂心　芎䓖　羌活　当归剉，微炒　熟干地黄已上各一两

右件药细剉，用生绢袋盛，以清酒一斗浸三日，每服不计时候暖一小盏服之。

治产后中风，言语謇涩，腰背强直，**独活浸酒方**：

独活一斤　桂心三两　秦艽五两，去苗

右件药细剉，用生绢袋盛，以酒二斗浸七日，每服不计时候暖一小盏服之。

治产后中风，语涩，四肢拘急，宜服此方：

羌活三两

右捣粗罗为散，每服五钱，以水酒各半中盏，煎至六分，去滓，不计时候温服。

---

〔1〕一两：原脱。据《普济方》卷350引同方补。《类聚》卷232引同方作“二两”，然药物次序大加改变。

治产后中风，及暗风头旋，**乌鸦散**方：

乌鸦一只，去觜、爪后，从脊破开，不出肠胃，用真虎粪实筑腹中令满，缝合

右件瓷罐盛，用黄泥封裹候干，猛火煅令通赤，取出出火毒良久，入麝香半两，细研为散，每服不计时[1]候以暖酒调下二钱。

治产后中风口噤诸方

夫产后中风口噤者，是血气虚，而风入于颔颊夹口之筋也。手三阳之筋，结入于颔，产则劳损腑脏，伤于筋脉，风若乘之，其三阳之筋脉则偏搏之，筋得风冷则急，故令口噤也。

治产后中风，口噤心闷，通身强直，腰背反偃，状如风痹，**防风散**方：

防风去芦头　秦艽去苗　赤茯苓　独活　芎䓖　人参去芦头　当归剉，微炒　汉防己　白鲜皮剉　白薇已上各一两　麻黄二两，去根节　石膏二两　甘草半两，炙微赤，剉

右件药捣筛为散，每服四钱，以水一中盏，入生姜半分，煎至五分，去滓，入竹沥半合搅匀，不计时候拗开口灌之。

治产后中风，口噤，昏闷不语，身体痉直，**羌活散**方：

羌活二两　麻黄二两，去根节　防风去芦头　秦艽去苗　桂心　甘草炙微赤，剉　葛根剉　附子炮裂，去皮脐　当归剉，微炒　杏人去皮尖、双人，麸炒微黄　芎䓖已上各一两

右件药捣筛为散，每服四钱，以水一中盏，入生姜半分，煎至五分，去滓，入竹沥半合搅匀，不计时候拗开口灌之。

治产后中风，口噤，手足搐掣，运闷不知人事，及缓急诸风毒痹，身体强硬，**紫石英散**方：

紫石英细研　白石英细研　石膏　赤石脂　芎䓖　独活　葛根剉　桂心已上各一两　麻黄二两，去根节　赤芍药三分　甘草三分，炙微赤，剉　黄芩三分

右件药捣粗罗为散，入研了药令匀，每服四钱，以水一中盏，入生姜半分，煎至六分，去滓，不计时候拗开口灌之。

治产后中风，眼张口噤，筋骨强直，腰背反偃，心中惊悸，**羚羊角散**方：

羚羊角屑　防风去芦头　芎䓖　天麻　当归剉，微炒　秦艽去苗　麻黄去根节　赤芍药　生干地黄各一两　桂心半两　黑豆二合，炒熟

右件药捣粗罗为散，每服四钱，以水一中盏，入生姜半分，煎至五分，去滓，入竹沥半合，不计时候拗开口灌之。

治产后中风，口噤不开，神思昏迷，肩背急强，**秦艽散**方：

秦艽去苗　防风去芦头　葛根剉，已上各三分　独活一两半　附子炮裂，去皮脐　当归剉，微炒　桂心已上各半两

右件药捣粗罗为散，每服四钱，以水一中盏，入生姜半分，煎至六分，去滓，不计时候温服。

治产后中风口噤者，项强直，四肢拘急，**独活散**方：

独活二两　防风二两，去芦头　附子半两，炮裂，去皮脐　桂心一两　甘草一两，炙微赤，剉　当归一两，剉，微炒　麻黄一两，去根节　细辛半两

---

〔1〕时：原脱。据《类聚》卷232引同方补。

右件药捣粗罗为散，每服四钱，以水酒各半中盏，煎至六分，去滓，不计时候拗开口灌之。

治产后中风，口噤，四肢强直，**天南星散**方：

天南星半两，炮裂　蝎梢半两，生用　白附子半两，炮裂　附子半两，炮裂，去皮脐　天麻半两　腻粉一分　半夏三分，汤洗七遍去滑，以生姜三分，去皮，同捣令烂，炒干

右件药捣细罗为散，研入腻粉令匀，每服不计时候以生姜薄荷酒调下一钱。

治产后中风口噤，四肢抽搐，**乌蛇散**方：

乌蛇肉一两，酒拌，炙令黄　天麻一两　桂心　莽草　槟榔　麻黄去根节　天雄炮裂，去皮脐　独活　天南星炮裂　蝉壳微炒　犀角屑已上各半两　麝香一分，研入

右件药捣细罗为散，研入麝香令匀，每服不计时候以豆淋酒调下一钱。

治产后中风口噤，**白僵蚕散**方：

白僵蚕微炒　天南星炮裂　干蝎微炒　桑螵蛸微炒　桂心　藿香　川乌头炮裂，去皮脐　乌蛇肉酒拌，炒令黄，各半两　防风去芦头，一分[1]，

右件药捣细罗为散，每服不计时候以生姜酒调半钱，拗开口灌之。

治产后中风口噤，**天麻散**方：

天麻三分　白附子炮裂　天南星炮裂　干蝎微炒　半夏汤浸七遍去滑，以生姜半两，去皮，同捣令烂，炒干，各半两

右件药捣细罗为散，每服不计时候，以生姜酒、薄荷酒调半钱，拗开口灌之。

治产后中风，口噤不能语，腰背着床不得，**伏龙肝散**方：

伏龙肝一两半　干姜半两，炮裂，剉

右件药捣细罗为散，不计时候以酒调下二钱。

治产后中风痉，通身拘急，口噤，不知人事，**麻黄散**方：

麻黄去根节　白术　独活已上各一两

右件药捣筛为散，每服四钱，以水酒各半盏，煎至六分，去滓，不计时候温服。

又方：

独活一两，捣末

右以酒一大盏，煎至七分，去滓，入竹沥一合，分温二服。

又方：

鸡粪白一两，炒令黄色

右以酒一大盏，煎五七沸去滓，分温二服。

治产后中风痉，口噤面青，手足急强，方：

右用竹沥一升，分为五服，温温频服，大效。

治产后中风角弓反张诸方

夫产后角弓反张者，是体虚受风，风入诸阳之经也。人阴阳经络[2]周环于身。风邪乘虚入于诸阳之经，则腰背反折挛急，如角弓之状也。

---

〔1〕一分：此前有“各”字，当衍，今删。

〔2〕络：原误作“终”。据《类聚》卷232引同论改。

治产后中风，如角弓，时时反张，口噤，**防风散**方：

防风一两，去芦头　葛根一两，剉　芎藭一两　生干地黄一两　麻黄二两，去根节　甘草三分，炙微赤，剉　桂心三分　独活二两　汉防己三分　蔓荆子三分　藁本一两　杏人一两，汤浸，去皮尖、双人，麸炒微黄

右件药捣粗罗为散，每服四钱，以水一中盏，煎至六分，去滓，不计时候温服。

治产后中风，角弓反张，手足硬强，顽痹不仁，**独活散**方：

独活一两　白术三分　防风一两，去芦头　葛根三分，剉　秦艽去苗　桂心　当归剉，微炒　附子炮裂，去皮脐　汉防己　甘草炙微赤，剉，已上各半两

右件药捣粗罗为散，每服四钱，以水一中盏，入生姜半分，煎至六分，去滓，不计时候温服。

治产后中风，身体反张如角弓，**羚羊角散**方：

羚羊角屑三分　独活一两　当归三分，剉，微炒　防风一两，去芦头　人参半两，去芦头　赤芍药半两　细辛半两　桂心半两　麻黄一两，去根节

右件药捣粗罗为末，每服四钱，以水一中盏，入生姜半分，煎至六分，去滓，不计时候温服。

治产后中风，角弓反张，手足强硬，转侧不得，**侧子散**方：

侧子一两，炮裂，去皮脐　桂心三分　藁本半两　防风半两，去芦头　细辛半两　赤茯苓半两　麻黄一两，去芦头〔1〕　白鲜皮半两　阿胶一两，捣碎，炒令黄燥　赤箭一两　乌蛇二两，酒浸，去皮骨，炙令微黄　干姜半两，炮裂，剉　甘菊花半两　当归半两，剉，微炒　独活半两　龙脑半两，细研　麝香一分，细研

右件药捣细罗为散，入研了药令匀，每服以暖酒调下二钱，续吃葱豉粥投之，汗出效。

治产后中风口噤，身体如角弓反张，迷闷，**龙脑散**方：

龙脑细研　腻粉　干蝎微炒　白矾灰已上各一分　天麻　天雄炮裂，去皮脐　天南星用酒一升，微火煮令酒尽，取出切，曝干　天竺黄已上各一两

右件药捣罗为末，都入乳钵中再研令匀，不计时候以暖酒调下一钱。

治产后中风，身体如角弓反张，言语謇涩，**天麻圆**方：

天麻　白附子炮裂，剉　天南星炮裂　羌活　白僵蚕微炒　赤茯苓　防风去芦头　桂心　朱砂细研，水飞过　干蝎微炒　蝉壳微炒　羚羊角屑已上各一两　铅霜半两，细研　麝香一分，细研　乌蛇一两，酒浸，去皮骨，炙令黄

右件药捣罗为末，入研了药令匀，煮槐胶和圆如梧桐子大，不计时候以温酒研破十圆服之。

治产后中风口噤，四肢顽痹不仁，身体如角弓反张，**羌活浸酒方**：

羌活三两　防风五两，去芦头　黑豆二升

右件药细剉，以好酒一斗于瓶中，浸羌活、防风一宿，即炒黑豆令熟，承热投于酒中搅动，密封盖经半日许，又于锅中着水煮瓶至半日，候瓶冷取出，每服暖一中盏饮之，日可三四度服之，当汗出即差。

治产后中风，角弓反张，口噤不开，颈项强，方：

独活一斤，剉　黑豆一升

---

〔1〕 芦头：宋版、宽政本及《类聚》卷232所引同。《普济方》卷350引同方改作“根节”。

右以酒五升浸独活再宿，然炒黑豆令烟出，投酒于豆中，良久去滓，不计时候温一小盏服。

治产后中风，身如角弓反张，口噤不语，方：

川乌头五两，剉如豆大

右取黑豆半升，同炒半黑，以酒三大升泻于铛中急搅，以绢滤取酒，微温服一小盏，取汗。若口不开者，拗开口灌之。未效，加鸡粪一合炒，内酒中再服之，以差为度。

治产后脏虚心神惊悸诸方

夫产后脏虚，心神惊悸者，由体虚心气不足，心之经为风邪所乘也。或恐惧忧迫，令心气受于邪风，风邪搏于心，则惊不自安，若惊不已，则悸动不定。其状目睛不转，而不能呼。诊其脉动而弱者，惊悸也。动则为惊，弱则为悸矣。

治产后脏虚，心中惊悸，志意不安，言语错乱，不自觉知，**茯神散**方：

茯神　远志去心　人参去芦头　麦门冬去心，焙　甘草炙微赤，剉　当归剉炒　桂心　羚羊角屑　龙齿　熟干地黄　白芍药已上各一两

右件药捣粗罗为散，每服三钱，以水一中盏，入生姜半分，枣三枚，煎至六分，去滓，不计时候温服。

治产后脏气虚，心神惊悸，不自觉知，言语错误，志意不定，**龙齿散**方：

龙齿三两　远志去心　人参去芦头　茯神　熟干地黄　甘草炙微赤，剉　当归剉，微炒　白芍药　麦门冬去心，焙　牡蛎烧为粉，已上各一两

右件药捣粗罗为散，每服三钱，以水一中盏，入竹叶三七片，生姜半分，枣三枚，煎至六分，去滓，不计时候温服。

治产后心神惊悸不定，言语失常，心中愦愦，**白茯苓散**方：

白茯苓一两半　熟干地黄一两半　远志一两，去心　甘草一两，炙微赤，剉　白芍药一两　黄耆一两，剉　桂心一两　当归一两，剉，微炒　麦门冬一两，去心，焙　人参一两半，去芦头　菖蒲一分　桑寄生二分

右件药捣粗罗为散，每服四钱，以水一中盏，入生姜半分，枣三枚，竹叶三七片，煎至六分，去滓，不计时候温服。

治产后内虚，心神惊悸，志意不定，皆为风邪所攻，宜服**白羊心汤**方：

白羊心一枚，细切，以水六中盏煎取一盏，去心　熟干地黄三分　牡蛎捣碎，炒令微黄　防风去芦头　人参去芦头　远志去心　独活　白芍药　黄耆剉　茯苓　甘草炙微赤，剉，已上各半两

右件药捣筛为散，每服三钱，以羊心汁一中盏，煎至六分，去滓，不计时候温服，日三服。

治产后心虚惊悸，神思不安，**熟干地黄散**方：

熟干地黄一两　人参三分，去芦头　茯神三分　龙齿一两　羌活三分　桂心半两　黄耆一两　白薇一两　远志三分，去心　防风半两，去芦头　甘草半两，炙微赤，剉

右件药捣粗罗为散，每服三钱，以水一中盏，入生姜半分，枣三枚，煎至六分，去滓，不计时候温服。

治产后脏虚，心忪惊悸，言语错乱，宜服**人参散**方：

人参去芦头　茯神　麦门冬去心，焙　羚羊角屑　黄芩　犀角屑　龙齿已上各一两　白鲜皮

半两　甘草半两，炙微赤，剉

右件药捣粗罗为散，每服四钱，以水一中盏，煎至六分，去滓，入竹沥半合，更煎一两沸，不计时候温服。

治产后心虚，风邪惊悸，志意不安，精神昏乱，**牛黄散**方：

牛黄半两，研入　白薇半两　人参二两，去芦头　麦门冬二两，去心，焙　茯神　远志去心　熟干地黄　朱砂细研，飞过　天竺黄细研　防风去芦头　独活　甘草炙微赤，剉　龙齿细研，已上各一两　龙脑一钱，细研　麝香一分，细研

右件药捣细罗为散，入研了药令匀，不计时候以薄荷酒调下一钱。

治产后心虚不足，惊悸，言语不定，错乱，眠卧不安，**琥珀散**方：

琥珀一两　茯神一两　远志三分，去心　人参一两，去芦头　熟干地黄一两　甘草三分，炙微赤，剉　铁粉二两

右件药捣细罗为散，不计时候煎金银汤调下一钱。

治产后脏虚不足，心神惊悸，志意不安，腹中急痛，或时怕怖，夜不安卧，**远志圆**方：

远志去心　黄耆剉　白茯苓　桂心　麦门冬去心，焙　人参去芦头　当归剉，微炒　白术　钟乳粉　独活　柏子人　阿胶捣碎，炒令黄燥　菖蒲　熟干地黄　薯蓣已上各一两

右件药捣罗为末，炼蜜和捣五七百杵，圆如梧桐子大，不计时候温酒下二十圆。

治产后风虚，心神惊悸，或时烦闷，志意不安，**丹砂圆**方：

丹砂一两，细研，水飞过　龙齿三分，细研　铁精三分，细研　金薄二十一片，细研　牛黄一分，细研　麝香一分，细研　柏子人半两　菖蒲半两　远志半两，去心　琥珀半两，细研　人参三分，去芦头　茯神半两　生干地黄三分

右件药捣细罗为末，入研了药令匀，炼蜜和捣三五百杵，圆如梧桐子大，每服不计时候，以金银汤下二十圆。

治产后心虚惊悸，神不安定，**白茯苓圆**方：

白茯苓一两　熟干地黄一两　人参去芦头　琥珀　桂心　远志去心　菖蒲　柏子人已上各半两

右件药捣罗为末，炼蜜和捣三二百杵，圆如梧桐子大，不计时候以粥饮下三十圆。

治产后中风恍惚诸方

夫产后中风恍惚者，由心主血，血气通于荣卫腑脏，遍循经络，产则血气俱伤，腑脏皆虚，心不能统于诸脏，荣卫不足，即为风邪所乘，则令心神恍惚不安也。

治产后中风恍惚，语涩，心神烦闷，四肢不利，**琥珀散**方：

琥珀一两，细研　茯神一两　远志去心　菖蒲　黄耆剉　羚羊角屑　防风去芦头　麦门冬去心，焙　芎䓖　独活　人参去芦头　桑寄生　赤芍药已上各半两　甘草一分，炙微赤，剉

右件药捣粗罗为散，每服三钱，以水一中盏，煎至六分，去滓，不计时候温服。

治产后中风恍惚，语涩，心胸不利，头目疼痛，四肢壮热，**独活散**方：

独活一两　麻黄一两，去根节　防风一两，去芦头　石膏二两　芎䓖　蔓荆子　桂心　赤芍药　犀角屑　茯神　甘草炙微赤，剉　甘菊花　人参去芦头　羚羊角屑　枳壳麸炒微黄，去瓤，已上各半两

右件药捣粗罗为散，每服四钱，以水一中盏，入生姜半分，煎至六分，去滓，不计时候

温服。

治产后风邪所干，心神恍惚，志意不定，**茯神散**方：

茯神一两　远志三分，去心　白薇三分　人参三分，去芦头　龙齿一两　防风三分，去芦头　独活三分　熟干地黄一两　荆芥三分　甘草半两，炙微赤，剉　银一斤，以水五升煮取三升

右件药捣粗罗为散，每服四钱，以银水一中盏，煎至六分，去滓，不计时候温服。

治产后中风，心神恍惚，言语错误，烦闷，睡卧不安，**远志散**方：

远志一两，去心　防风一两，去芦头　甘草半两，炙微赤，剉　麦门冬去心　羚羊角屑　酸枣人微炒　桑寄生　独活　桂心　当归剉，微炒　茯神已上各三分

右件药捣筛为散，每服三钱，以水一中盏，煎至六分，去滓，不计时候温服。

治产后中风，心神烦热，恍惚，言语謇涩，四肢拘急，**羚羊角散**方：

羚羊角屑　白茯苓　人参去芦头　犀角屑　当归剉，微炒　桂心　枳壳麸炒微黄，去瓤　甘草炙微赤，剉，已上各半两　独活　芎䓖　防风去芦头　酸枣人微炒　远志去心　麦门冬去心，焙，已上各三分

右件药捣粗罗为散，每服四钱，以水一中盏，入生姜半分，煎至六分，去滓，不计时候温服。

治产后中风，恍惚语涩，口角涎出，**朱砂圆**方：

朱砂一两，细研，水飞过　乳香半两　白附子半两，炮裂　铅霜一分，细研　赤箭一两　独活一两　桑螵蛸半两，微炒　阿胶三分，捣碎令黄　附子三分，炮裂，去皮脐　琥珀半两　桂心半两　麝香一分，细研

右件药捣罗为末，入研了药令匀，炼蜜和圆如梧桐子大，不计时候以竹沥酒下十五圆。

治产后中风，心神恍惚，或时口噤，**牛黄圆**方：

牛黄细研　人参去芦头　茯神　芎䓖　独活　犀角屑　羌活　麻黄去根节　干蝎微炒　防风去芦头　龙齿　赤箭　甘菊花　当归剉，微炒　桂心　麝香细研，已上各半两　羚羊角屑三分　生干地黄一两　朱砂一两，细研，水飞过

右件药捣罗为末，入研了药令匀，炼蜜和捣五七百杵，圆如小弹子大，不计时候，以薄荷竹沥酒研破一圆服之。

治产后中风，恍惚语涩，四肢不利，**天麻圆**方：

天麻一两　白僵蚕三分，微炒　干蝎半两，微炒　白附子半两，炮裂　五灵脂半两　羌活一两　朱砂一两，细研，水飞过　防风一两，去芦头　雄雀粪一分，微炒　牛黄一分，细研

右件药捣罗为末，入研了药令匀，以糯米饭和圆如梧桐子大，不计时候以薄荷汁和酒研十五圆服之。

治产后中风筋脉四肢挛急诸方

夫产后中风，筋脉四肢挛急者，是气血不足，脏腑俱虚，日月未满，而起早劳役，动伤腑脏，虚损未复，为风邪所乘。风邪冷气初客于皮肤、经络，则令人顽痹不仁，羸乏少气。风气入于筋脉，挟寒则挛急也。

治产后中风，手脚不遂，筋脉挛急，不能言，**细辛散**方：

细辛　肉桂去皴皮　独活　秦艽去苗　麻黄去根节　菖蒲　红蓝花　薏苡人　附子炮裂，去皮脐　当归剉，微炒　萆薢剉，已上共一两　枳壳半两，麸炒微黄，去瓤

右件药捣筛为散，每服四钱，以水酒各半中盏，入生姜半分，煎至六分，去滓，不计时候

温服。

治产后中风，四肢筋脉挛急疼痛，背项强直，**芎䓖散**方：

芎䓖三分　防风一两，去芦头　桂心半两　赤芍药半两　羌活三分　当归三分，剉，微炒　羚羊角屑三分　牛蒡子一两，微炒　酸枣人三分，微炒

右件药捣粗罗为散，每服四钱，以水一中盏，煎至六分，去滓，不计时候温服。

治产后中风，睡卧不安，筋脉四肢挛急，或强直，**独活散**方：

独活一两　天麻一两　防风一两，去芦头　桂心半两　麻黄三分，去根节　附子三分，炮裂，去皮脐　当归半两，剉，微炒　芎䓖半两　赤芍药三分　荆芥半两　羚羊角屑三分　蔓荆子半两

右件药捣粗罗为散，每服四钱，以水酒各半中盏，煎至六分，去滓，不计时候温服之。

治产后中风，四肢筋脉挛急，腰背强直，**赤箭散**方：

赤箭一两　防风一两，去芦头　羌活一两　酸枣人一两，微炒　桂心半两　赤芍药三分　附子一两，炮裂，去皮脐　海桐皮三分，剉　秦艽半两，去苗　萆薢三分，剉　牛膝一两，去苗　薏苡人一两

右件药捣粗罗为散，每服四钱，以水一中盏，煎至六分，去滓，不计时候温服。

治产后中风，四肢筋脉挛急，皮肤麻痹，**白花蛇散**方：

白花蛇肉一两，酒拌炒令黄　天南星一两，炮裂　土蜂儿微炒　干蝎微炒　桑螵蛸微炒　麻黄去根节　赤箭　薏苡人微炒　酸枣人微炒　柏子人　当归剉，微炒　桂心　羚羊角屑　牛膝去苗，已上各半两　麝香一分，研入

右件药捣细罗为散，入研了药令匀，每服不计时候豆淋酒调下一钱。

治产后中风，四肢筋脉挛急疼痛，**羌活散**方：

羌活一两　天麻一两　防风一两，去芦头　酸枣人一两，微炒　蔓荆子半两　羚羊角屑三分　附子三分，炮裂，去皮脐　牛膝一两，去苗　桂心半两　薏苡人一两　芎䓖三分　当归一两，剉，微炒　鹿角胶一两，捣碎，炒令黄燥　柏子人半两　麝香一分，研入

右件药捣细罗为散，不计时候以豆淋酒调下二钱。

治产后中风，四肢筋脉挛急疼痛，心神烦闷，背项强直，**羚羊角圆**方：

羚羊角屑一两　生干地黄三分　羌活一两　防风一两，去芦头　附子一两，炮裂，去皮脐　桂心三分　黄耆半两，剉　麻黄一两，去根〔1〕节　当归半两，剉，微炒　酸枣人半两，微炒　牛膝半两，去苗　芎䓖半两　萆薢三分，剉

右件药捣罗为末，炼蜜和捣三五百杵，圆如梧桐子大，不计时候以温酒下三十圆。

治产后中风，四肢筋脉挛急，身体痹麻，宜用此方：

汉防己半斤　茵芋五两

右件药细剉，用醋二升浸一宿漉出，以猪脂三斤，入铛中以慢火煎令药色黄，滤去滓，却煎令成膏，于瓷器内盛。每用时炙手取膏，于患处摩之千遍，日二用，以差为度。

治产后伤寒诸方

夫人触冒寒气而为病者，谓之伤寒。产妇血气俱虚，日月未满，而起早劳动，为寒所伤，则淅淅恶寒，翕翕发热，头背骨节皆痛，至七八日乃差也。

---

〔1〕去根：原作“三去”。据宽政本及《类聚》卷232所引改。

治产后伤寒，头目四肢俱疼，心胸烦热，**桂心散**方：

桂心一两　麻黄三两，去根节　荆芥三分　石膏二两　赤芍药三分　柴胡一分，去苗　葛根二分　芎䓖半两　人参半两，去芦头　细辛半两，去苗土　甘草一分，炙微赤，剉

右件药捣粗罗为散，每服四钱，以水一中盏，入生姜半分，枣三枚，煎至六分，去滓温服，如人行五七里再服，以得汗出为效。

治产后伤寒，头目疼痛，四肢烦热，心胸满闷，不欲饮食，**前胡散**方：

前胡三分，去芦头　石膏二两　麻黄一两，去根节　葛根剉　人参去芦头　黄芩　芎䓖　枳实麸炒微黄　赤芍药　甘草炙微赤，剉　半夏汤洗七遍去滑　桂心已上各半两

右件药捣粗罗为散，每服四钱，以水一中盏，入生姜半分，豉五十粒，葱白五寸，煎至六分，去滓，稍热顿服，以微汗为效。

治产后伤寒咳嗽，咽喉不利，四肢烦疼，**半夏散**方：

半夏汤洗七遍去滑　人参去芦头　赤芍药　细辛　白术　桔梗去芦头　桂心　陈橘皮汤浸，去白瓤，焙　前胡去芦头　甘草炙微赤，剉，已上各半两　杏人三分，汤浸，去皮尖、双人，麸炒微黄　麻黄一两，去根节

右件药捣粗罗为散，每服四钱，以水一盏，入生姜半分，煎至六分，去滓，不计时候温服。

治产后伤寒，虚烦体热，头痛，四肢骨节俱疼，**细辛散**方：

细辛半两　桂心一两　赤芍药三分　前胡一两，去芦头　石膏二两半　葛根五分，剉　黄芩半两　甘草半两，炙微赤，剉

右件药捣粗罗为散，每服四钱，以水一中盏，入生姜半分，葱白五寸，豉五十粒，煎至六分，去滓，不计时候温服，以微汗为效。

治产后伤寒，呕哕不止，虚烦渴躁，**枇杷叶散**方：

枇杷叶半两，去毛，微炙　麦门冬三分，去心　厚朴半两，去皴皮，涂生姜汁炙令香熟　葛根三分，剉　陈橘皮半两，汤浸，去白瓤　人参三分，去芦头　甘草半两，炙微赤，剉

右件药捣粗罗为散，每服四钱，以水一中盏，入生姜半分，煎至六分，去滓，不计时候温服。

治产后伤寒三日已前，头痛，恶风，烦热，**葛根散**方：

葛根一两，剉　麻黄一两，去根节　桂心三分　甘草三分，炙微赤，剉　赤芍药三分　柴胡一两，去苗　细辛三分　厚朴一两，去粗皮，涂生姜汁炙微香熟　石膏二两

右件药捣粗罗为散，每服四钱，以水一中盏，入生姜半分，煎至六分，去滓，稍热服之，如人行五七里再服，以微汗为度。

治产后伤寒三日已前，头项腰脊俱痛，发汗不出，烦躁者，**麻黄散**方：

麻黄一两，去根节　桂心三分　杏人半两，汤浸，去皮尖、双人，麸炒微黄　人参三分，去芦头　白术三分　干姜三两，炮裂，炒　芎䓖三分　厚朴三分，去粗皮，涂生姜汁炙令香熟　附子三分，炮裂，去皮脐　甘草半两，炙微赤，剉

右件药捣粗罗为散，每服四钱，以水一中盏，入生姜半分，枣三枚，煎至五分，去滓，稍热服，以衣覆即微汗。如人行五七里未汗，即再服。

治产后伤寒，烦热不解，大小便涩，**栀子人散**方：

栀子人半两　犀角屑三分　赤芍药三分　黄芩半两　柴胡一两，去苗　川大黄一两半，剉碎，微炒　甘草半两，炙微赤，剉　木通一两，剉

右件药捣粗罗为散，每服四钱，以水一中盏，入生姜半分，煎至六分，去滓，不计时候

温服。

治产后伤寒头疼，身体如火，心胸烦躁，**麦门冬散**方：

麦门冬一两，去心　赤芍药三分　黄芩三分　栀子人三分　石膏二两　犀角屑三分　甘草半两，炙微赤，剉

右件药捣粗罗为散，每服四钱，以水一中盏，入生姜半分，煎至六分，去滓，不计时候温服。

治产后伤寒，心膈热躁，肩背强硬，四肢拘急烦疼，**羌活散**方：

羌活三分　石膏一两　麻黄一两，去根节　甘草一分，炙微赤，剉　桂心　芎䓖　赤茯苓　赤芍药　葛根　白术　黄芩　细辛已上各半两

右件药捣粗罗为散，每服四钱，以水一中盏，入生姜半分，葱白五寸，豉五十粒，煎至六分，去滓，稍热频服，微汗出为度。

治产后伤寒经数日后，胸中妨闷，喉咽噎塞，不能饮食，**射干散**方：

射干半两　川升麻三分　人参三分，去芦头　甘草半两，炙微赤，剉　陈橘皮二分，汤浸，去白瓤，焙

右件药捣粗罗为散，每服五钱，以水一大盏，入生姜半分，煎至五分，去滓，不计时候温服。

治产后伤寒，四肢拘急，心腹满闷，头痛壮热，**白术散**方：

白术三分　芎䓖三分　赤芍药三分　附子三分，炮裂，去皮脐　桂心三分　青橘皮三分，汤浸，去白瓤，焙　甘草一分，炙微赤，剉　厚朴一两，去粗皮，涂生姜汁炙令香熟　石膏一两半

右件药捣粗罗为散，每服四钱，以水一中盏，入生姜半分，煎至六分，去滓，不计时候稍热服。

治产后伤寒咳嗽，心胸不利，背膊烦疼，**前胡散**方：

前胡三分　杏人半两，汤浸，去皮尖、双人，麸炒[1]微黄　桂心半两　人参三分，去芦头　麻黄三分　赤茯苓三分　白术三分　细辛半两　甘草一分，炙微赤，剉　赤芍药半两

右件药捣粗罗为散，每服四钱，以水一中盏，入生姜半分，枣三枚，煎至六分，去滓，不计时候温服。

治产后伤寒，心膈痰壅，呕逆，四肢烦热，**人参散**方：

人参一两，去芦头　丁香半两　前胡一两，去芦头　半夏半两，汤洗七遍去滑　桂心半两　甘草半两，炙微赤，剉　诃梨勒皮二分　厚朴一两，去粗皮，涂生姜汁炙令香熟

右件药捣粗罗为散，每服四钱，以水一中盏，入生姜半分，枣三枚，煎至六分，去滓，不计时候温服。

治产后寒热诸方

治产后劳伤，血气不和，互[2]相乘克，阳胜则热，阴胜则寒，阴阳相加，故发寒热。凡产后余血在内，亦令寒热，其腹内时复刺痛者是也。

治产后体虚，寒热发歇，四肢少力，心神烦闷，不思饮食，**猪肾汤**方：

---

〔1〕 炒：原脱。据《类聚》卷232引同方补。

〔2〕 和互：二字残缺。据宽政本及《类聚》卷232引同方补正。

猪肾一对，去脂膜，切作四片　豉半两　生姜半两，拍碎　白粳米一合　人参半两，去芦头　当归一两　黄耆半两，剉　葱白三茎，切　桂心半两

右件药细剉，都以水二大盏，煎至一盏去滓，食前分为三服。

治产后血气不散，体虚，乍寒乍热，骨节疼痛，四肢少力，**芎䓖散**方：

芎䓖　生干地黄　刘寄奴　鬼箭羽　羌活　当归剉，微炒，已上各三分　柴胡一两，去苗　鳖甲一两，涂醋炙微黄，去裙襕〔1〕

右件药捣粗罗为散，每服三钱，以水一中盏，入生姜半分，煎至六分，去滓，不计时候温服。

治产后壮热憎寒，四肢少力，不思饮食，**知母散**方：

知母　当归剉，微炒　鬼箭羽　刘寄奴　白术已上各一两　桃人一两半，汤浸，去皮尖、双人，麸炒微黄

右件药捣粗罗为散，每服三钱，以水酒各半中盏，煎至六分，去滓，不计时候温服之。

治产后乍寒乍热，骨节疼痛，四肢无力，面色痿黄，**黄耆散**方：

黄耆一两，剉　附子三分，炮裂，去皮脐　鬼箭羽半两　当归三分，剉，微炒　芎䓖半两　桂心半两　牡丹半两　赤芍药三分　牛膝三分，去苗　桃人三分，汤浸，去皮尖、双人，麸炒微黄　赤茯苓三分　鳖甲一两，涂醋炙微黄，去裙襕

右件药捣粗罗为散，每服四钱，以水一中盏，入生姜半分，煎至六分，去滓，不计时候温服。

治产后血气不散，乍寒乍热，骨节烦痛，唇口干焦，心胸闷乱，**赤芍药散**方：

赤芍药　人参去芦头　防风去芦头　当归剉，微炒　生干地黄　红蓝花　藕节已上各一两　羚羊角屑三分　芎䓖三分

右件药捣粗罗为散，每服四钱，以水一中盏，入生姜半分，黑豆五十粒，煎至六分，去滓，不计时候温服。

治产后寒热头痛，手足烦疼，恶露不快，心腹刺痛，**红蓝花散**方：

红蓝花一两　甘菊花　当归剉微，炒　芎䓖　蓬莪茂　赤芍药　鬼箭羽　桂心已上各半两　牛膝去苗　刘寄奴　赤茯苓　桃人汤浸，去皮尖、双人，麸炒微黄　羚羊角屑已上各三分

右件药捣粗罗为散，每服四钱，以水一中盏，入生姜半分，煎至六分，去滓，不计时候温服。

治产后寒热头痛，**石膏散**方：

石膏二两　黄芩一两半　桂心一两半　生干地黄一两　牡蛎二两，烧过　赤芍药二两

右件药捣粗罗为散，每服四钱，以水一中盏，煎至六分，去滓，不计时候温服。

治产后恶血滞留，憎寒壮热，心腹疠痛，**蓬莪茂散**方：

蓬莪茂一两　当归一两，剉，微炒　蒲黄三分　桂心三分　川大黄一两，剉碎，微炒　桃人一两，汤浸，去皮尖、双人，麸炒微黄

右件药捣细罗为散，不计时候以暖酒调下二钱。

治产后咳嗽诸方

夫肺感微寒，则成咳嗽。而肺正气因产后气虚，风冷伤于肺，故咳嗽也。

---

〔1〕裙襕：原作“襕裙”。据《类聚》卷232引同方乙转。

治产后咳嗽，心膈不利，涕唾稠粘，四肢[1]烦热，不思饮食，**天门冬散**方：

天门冬去心，焙　前胡去芦头　赤茯苓　黄耆剉　杏人汤浸，去皮尖、双人，麸炒微黄　桑根白皮剉，各三分　生干地黄　当归剉，微炒　百合　款冬花　赤芍药　甘草炙微赤，剉，已上各半两

右件药捣粗罗为散，每服四钱，以水一中盏，入生姜半分，煎至六分，去滓，不计时候温服。

治产后咳嗽，涕唾稠粘，胸膈壅闷，喘息不调，四肢无力，**款冬花散**方：

款冬花　贝母煨微黄　桔梗去芦头　紫菀洗去苗土　旋覆花　五味子　海蛤　天门冬去心，焙　赤茯苓已上各半两　汉防己一分　甘草一分，炙微赤，剉

右件药捣粗罗为散，每服三钱，以水一盏，煎至六分，去滓，不计时候温服。

治产后咳嗽，吐血不止，心中烦闷，头目旋闷，**犀角散**方：

犀角屑三分　麦门冬一两半，去心，焙　生干地黄一两　赤茯苓一两　鸡苏一两　马兜零三分　紫菀三分，洗去苗土　甘草半两，炙微赤，剉　羚羊角屑三分

右件药捣粗罗为散，每服四钱，以水一中盏，入生姜半分，竹茹一分，煎至六分，去滓，不计时候温服。

治产后咳嗽，四肢无力，吃食减少，**紫菀散**方：

紫菀半两，洗去苗土　人参三分，去芦头　半夏半两，汤洗七遍去滑　白茯苓一两　陈橘皮三分，汤浸，去白瓤，焙　麦门冬一两，去心，焙　当归半两，剉，微炒　黄耆一两，剉　白芍药半两　桂心半两　熟干地黄一两　甘草一分，炙微赤，剉　五味子三分　杏人半两，汤浸，去皮尖、双人，麸炒微黄

右件药捣粗罗为散，每服四钱，以水一中盏，入生姜半分，枣三枚，煎至六分，去滓，不计时候温服。

治产后虚羸，四肢无力，吃食减少，常多咳嗽，**熟干地黄散**方：

熟干地黄　桂心　细辛　杏人汤浸，去皮尖、双人，麸炒微黄，各半两　五味子　人参去芦头　白术　白茯苓　百合　当归剉，微炒，已上各三分　甘草一分，炙微赤，剉　陈橘皮三分，汤浸，去白瓤，焙

右件药捣粗罗为散，每服四钱，以水一中盏，入生姜半分，枣三枚，煎至六分，去滓，不计时候温服。

治产后虚乏，短气咳嗽，不思饮食，**人参散**方：

人参去芦头　续断　白茯苓　黄耆剉　熟干地黄　白术已上各三分　白薇　五味子　当归剉，微炒　芎䓖已上各半两　麦门冬一两，去心，焙　甘草一分，炙微赤，剉

右件药捣粗罗为散，每服四钱，以水一中盏，入生姜半分，枣三枚，煎至六分，去滓，不计时候温服。

治产后咳嗽，有时寒热，四肢乏力疼痛，不思饮食，**桃人散**方：

桃人汤浸，去皮尖、双人，麸炒微黄　桑根白皮剉　当归剉，微炒　白茯苓　白术　人参去芦头　甘草炙微赤，剉，已上各三分　鳖甲涂醋炙微黄，去裙襴　紫菀洗去苗土　木香　桂心　白芍药　子芩　陈橘皮汤浸，去白瓤，焙　熟干地黄已上各半两　柴胡一两，去苗

右件药捣粗罗为散，每服四钱，以水一中盏，入生姜半分，枣三枚，煎至六分，去滓，不计时候温服。

治产后伤冷，肺寒咳嗽，鼻多清涕，不欲饮食，四肢少力，**人参散**方：

---

〔1〕肢：原误作“服”。据宽政本改。

人参去芦头　白术　陈橘皮汤浸，去白瓤，焙　厚朴去粗皮，涂生姜汁炙令香熟　干姜炮裂，剉　白茯苓已上各三分　紫菀洗去苗土　桂心　细辛　甘草炙微赤，剉，已上各半两

右件药捣粗罗为散，每服三钱，以水一中盏，入枣三枚，煎至六分，去滓，不计时候温服。

治产后呕逆诸方

夫胃为水谷之海，水谷之精以为血气，血气荣润腑脏。因产则腑脏伤动，有时而气独盛者，则气乘肠胃，肠胃燥涩，其气则逆，故呕逆不下食也。

治产后虚羸，呕逆，饮食不下，**人参散**方：

人参一两，去芦头　麦门冬三分，去心，焙　黄耆一两，剉　半夏半两，汤洗七遍去滑　桂心半两　白茯苓三分　陈橘皮半两，汤浸，去白瓤，焙　当归半两，剉，微炒　厚朴三分，去粗皮，涂生姜汁炙令香熟

右件药捣粗罗为散，每服四钱，以水一中盏，入生姜半分，枣三枚，煎至六分，去滓，不计时候温服。

治产后脾胃气寒，心胸满闷，吐逆，四肢少力，不纳饮食，**丁香散**方：

丁香　人参去芦头　槟榔　白术　桂心　当归剉，微炒　厚朴去粗皮，涂生姜汁炙令香熟　前胡去芦头，已上各三分　甘草半两，炙微赤，剉　高良姜一两，剉

右件药捣粗罗为散，每服四钱，以水一中盏，入生姜半分，煎至六分，去滓，不计时候温服。

治产后腹中痛，呕逆，饮食不下，**白术散**方：

白术　麦门冬去心，焙　厚朴去粗皮，涂生姜汁炙令香熟　人参去芦头　陈橘皮汤浸，去白瓤，焙　当归剉，微炒　桂心已上各一两

右件药捣粗罗为散，每服四钱，以水一中盏，入生姜半分，煎至六分，去滓，不计时候温服。

治产后血气壅滞，心烦呕逆，不下饮食，**枇杷叶散**方：

枇杷叶半两，拭去毛，炙微黄　红蓝花一两　桂心半两　当归三分，剉，微炒　赤芍药一分　人参三分，去芦头　芦根三分，剉　白术一两　枳壳半两，麸炒微黄，去瓤

右件药捣粗罗为散，每服四钱，以水一中盏，入生姜半分，煎至六分，去滓，不计时候温服。

治产后血气未和，心烦呕逆，不下饮食，**人参散**方：

人参三分，去芦头　忽麻[1]一两　红蓝花一两　生干地黄二分　葛根三分，剉　甘草半两，炙微赤，剉

右件药捣粗罗为散，每服四钱，以水一中盏，入生姜半分，煎至六分，去滓，不计时候温服。

治产后脾胃虚寒，或时呕逆，不下饮食，**草豆蔻散**方：

草豆蔻去壳　陈橘皮汤浸，去白瓤，焙　当归剉，微炒　白术　前胡去芦头，各三分　附子炮裂，去皮脐　人参去芦头　木香　桂心　半夏汤浸七遍去滑　甘草炙微赤，剉，已上各半两

右件药捣粗罗为散，每服四钱，以水一中盏，入生姜半分，煎至六分，去滓，不计时候

---

〔1〕忽麻：《普济方》卷355“人参散”此药改作“胡麻”。

温服。

治产后脾胃伤冷，呕逆，不下饮食，四肢微冷，腹胁痞满，**诃梨勒散**方：

诃梨勒皮三分 陈橘皮一两，汤浸，去白瓤，焙 甘草一分，炙微赤，剉 桂心 当归剉，微炒 丁香 藿香 木香 白术 附子炮裂，去皮脐 干姜炮裂，剉，已上各半两

右件药捣粗罗为散，每服三钱，以水一中盏，入枣二枚，煎至六分，去滓，不计时候稍热服。

治产后脾胃气寒，呕逆，不纳饮食，四肢乏力，不能运动，**白豆蔻散**方：

白豆蔻去皮 人参去芦头 白术 黄耆剉 当归剉，微炒 附子炮裂，去皮脐 白茯苓已上各三分 半夏半两，汤洗七遍去滑 陈橘皮一两，汤浸，去白瓤，焙 甘草一分，炙微赤，剉 干姜半两，炮裂，剉 芎䓖半两

右件药捣粗罗为散，每服三钱，以水一中盏，入生姜半分，枣三枚，煎至六分，去滓，不计时候温服。

治产后心腹疼痛，呕吐清水，不下饮食，**肉豆蔻散**方：

肉豆蔻去壳 槟榔 人参去芦头 桂心已上各半两

右件药捣细罗为散，不计时候以粥饮调下一钱。

治产后胃气不和，呕逆不止，全不纳食，宜服**开胃散**方：

诃梨勒皮一钱半 人参一两，去芦头 甘草半两，炙微赤，剉

右件药捣细罗为散，别以半夏半分，生姜一分，薤白二七茎，以水一大盏，煎至六分，去滓，分为二服，不计时候调下散二钱。

治产后更无他疾，但多呕逆，不能饮食，宜服此方：

白术一两半，细剉 生姜一两，细剉

右件药和匀，分为三服，以酒水各半中盏，煎至六分，去滓，不计时候温服。

治产后血气上攻，呕逆烦闷，**琥珀膏**方：

琥珀一两，细研 生地黄汁一中盏 生姜汁半合

右件药慢火熬成膏，不计时候以温酒调下半大匙。

治产后霍乱诸方

夫产后霍乱，气血俱伤，脏腑虚损，或饮食不消，触冒风冷，使阴阳不顺，清浊相干，气乱于肠胃之间，真邪相搏，冷热不调，上吐下利，故曰霍乱也。

治产后霍乱吐泻，心神烦闷，腹内疞痛，四肢不和，或时燥渴，**白茯苓散**方：

白茯苓三分 麦门冬三分，去心，焙 草豆蔻去皮 当归剉，微炒 藿香 人参去芦头 高良姜剉 芎䓖 甘草炙微赤，剉，已上各半两

右件药捣粗罗为散，每服三钱，以水一中盏，入生姜半分，枣三枚，煎至六分，去滓，不计时候温服。

治产后霍乱，吐利烦渴，心胸满闷，**香薷散**方：

香薷 前胡去芦头 麦门冬去心，各三分 人参去芦头 白术 甘草炙微赤，剉 半夏汤洗七遍去滑 陈橘皮汤浸，去白瓤，焙 诃梨勒皮各半两

右件药捣粗罗为散，每服四钱，以水一中盏，入生姜半分，煎至六分，去滓，不计时候

温服。

治产后霍乱吐利，胃虚烦躁，**人参散**方：

人参去芦头　白术　当归剉，微炒　麦门冬去心，焙　厚朴去粗皮，涂生姜汁炙令香熟　草豆蔻去壳　芎䓖　白茯苓　诃梨勒皮　沉香已上各三分　甘草半两，炙微赤，剉

右件药捣粗罗为散，每服三钱，以水一中盏，入生姜半分，枣三枚，煎至六分，去滓，不计时候温服。

治产后胃气虚弱，因饮食不节，欲成霍乱，**丁香散**方：

丁香　肉豆蔻去壳　当归剉，微炒　白术　缩沙去皮　人参去芦头　厚朴去粗皮，涂生姜汁炙令香熟　陈橘皮汤浸，去白瓤，焙，已上各三分　甘草半两，炙微赤，剉

右件药捣粗罗为散，每服三钱，以水一中盏，入生姜半分，枣三枚，煎至六分，去滓，不计时候温服。

治产后霍乱吐利，烦渴不止，**藿香散**方：

藿香　香薷　白术　麦门冬去心，焙　厚朴去粗皮，涂生姜汁炙令香熟　葛根剉　人参去芦头，已上各三分　桂心半两　芦根一两，剉　白豆蔻半两，去皮　甘草一分，炙微赤，剉

右件药捣粗罗为散，每服三钱，以水一中盏，入生姜半分，竹叶三七片，枣三枚，煎至六分，去滓，不计时候温服。

治产后霍乱，吐泻不止，**厚朴散**方：

厚朴去粗皮，涂生姜汁炙令香熟　陈橘皮汤浸，去白瓤，焙　人参去芦头，已上各一两　肉豆蔻去壳　红豆蔻　桂心　白术　干姜炮裂，剉　甘草炙微赤，剉，已上各半两

右件药捣粗罗为散，每服三钱，水一中盏，入生姜半分，煎至六分，去滓，不计时候温服。

治产后霍乱吐利，腹痛烦渴，手足逆冷，**白术散**方：

白术　麦门冬去心，焙　陈橘皮汤浸，去白瓤，焙　干姜炮裂，剉　人参去芦头，各一两　甘草半两，炙微赤，剉

右件药捣粗罗为散，每服四钱，以水一中盏，入生姜半分，煎至六分，去滓，不计时候温服。

治产后霍乱吐利，腹中疞痛，**当归散**方：

当归剉，微炒　白豆蔻去皮　木香　白术　高良姜剉　白芍药　甘草炙微赤，剉，已上各半两　厚朴一两，去粗皮，涂生姜汁炙令香熟　吴茱萸一分，汤浸七遍，炒令黑

右件药捣细罗为散，不计时候以粥饮调下二钱。

治产后霍乱，吐利不止，手足逆冷，**附子散**方：

附子炮裂，去皮脐　白术　当归剉，微炒　吴茱萸汤浸七遍，焙干微炒　桂心　人参去芦头　丁香　陈橘皮汤浸，去白瓤，焙　甘草炙微赤，剉，已上各半两

右件药捣细罗为散，不计时候以粥饮调下二钱。

治产后霍乱，吐泻不止，**温中散**方：

人参去芦头　白术　干姜炮裂，剉　当归剉，微炒　草豆蔻去皮，各一两　厚朴二两，去粗皮，涂生姜汁炙令香熟

右件药捣粗罗为散，每服三钱，以水一中盏，煎至六分，去滓，不计时候温服。

治产后霍乱[1]，吐泻烦闷，欲作转筋，**木瓜散**方：

木瓜二两，干者　白术一两半　当归一两，剉，微炒　藿香二两　人参一两半，去芦头　白茯苓一两　五味子一两半　黄耆一两，剉

右件药捣粗罗为散，每服三钱，以水一中盏，入生姜半分，煎至六分，去滓，不计时候温服。

治产后霍乱吐利，腹内㽲痛，**高良姜散**方：

高良姜剉　当归剉，微炒　草豆蔻去皮，已上各一两

右件药捣细罗为散，不计时候以粥饮调下二钱。

治产后头痛诸方

夫人头者，是诸阳之会也。凡产后五脏皆虚，胃气由弱，饮食不充，谷气尚乏，则令虚热，阳气不守，上凑于头，阳实阴虚，则令头痛也。

治产后体虚，劳动过多，致头痛烦热，汗出不止，四肢少力，不思饮食，**白术散**方：

白术三分　石膏一两半　白芍药半两　白茯苓三分　麦门冬一两半，去心，焙　牡蛎粉一两　生干地黄一两　人参三分，去芦头　五味子半两　黄耆三分，剉　甘草一分，炙微赤，剉

右件药捣粗罗为散，每服四钱，以水一中盏，入生姜半分，枣三枚，煎至六分，去滓，不计时候温服。

治产后体虚头痛，**芍药散**方：

白芍药一两　生干地黄一两　牡蛎粉一两　桂心半两　甘草一分，炙微赤，剉　石膏一两

右件药捣罗为散，每服四钱，以水一中盏，入生姜半分，枣三枚，煎至六分，去滓，不计时候温服。

治产后虚热，头痛，四肢烦疼，不思饮食，**黄耆散**方：

黄耆一两，剉　赤芍药半两　生干地黄一两　麦门冬一两，去心，焙　桂心半两　牡蛎粉一两　黄芩半两　石膏二两　甘草半两，炙微赤，剉

右件药捣粗罗为散，每服四钱，以水一中盏，入生姜半分，煎至六分，去滓，不计时候温服。

治产后体虚，头痛烦热，**石膏散**方：

石膏二两　当归剉，微炒　羚羊角屑　白芍药　白术　子芩　生干地黄　甘草炙微赤，剉，各半两　茯神三分　前胡三分，去芦头　麦门冬一两，去心，焙

右件药捣粗罗为散，每服四钱，以水一中盏，入生姜半分，枣三枚，煎至六分，去滓，不计时候温服。

治产后风虚头痛，四肢烦疼，口干微渴，**茯神散**方：

茯神　甘菊花　羌活　当归剉，微炒　生干地黄　白芍药　前胡去芦头　桂心　甘草炙微赤，剉，各半两　葛根三分，剉　石膏二两　蔓荆子一两　麦门冬一两半，去心，焙

右件药捣粗罗为散，每服四钱，以水一中盏，入生姜半分，煎至六分，去滓，不计时候温服。

---

〔1〕乱：原脱。据《类聚》卷232引同方补。

治产后痰壅头痛，心胸不利，少思饮食，**前胡散**方：

前胡去芦头　半夏汤洗七遍去滑　旋覆花　当归剉，微炒　甘菊花　甘草炙微赤，剉　赤茯苓已上各半两　石膏二两　枳壳一两，麸炒微黄，去瓤

右件药捣粗罗为散，每服四钱，以水一中盏，入生姜半分，煎至六分，去滓，不计时候温服。

治产后风虚头痛，身体壮热，言语时错，心神烦闷，**羚羊角散**方：

羚羊角屑三分　防风一两，去芦头　茯神三分　黄耆三分，剉　生干地黄一两　人参三分，去芦头　麦门冬一两半，去心，焙　芎䓖一两　赤芍药半两　石膏一两　独活半两　秦艽半两，去苗　甘草一分，炙微赤，剉

右件药捣粗罗为散，每服四钱，以水一中盏，入生姜半分，煎至六分，去滓，不计时候温服。

治产后因伤风冷，头痛壮热，胸膈满闷，不得睡卧，**人参散**方：

人参三分，去芦头　前胡一两，去芦头　白术半两　枳壳半两，麸炒微黄，去瓤　葛根三分，剉　酸枣人三分，微炒　芎䓖三分　石膏二两　甘草半两，炙微赤，剉　桂心半两

右件药捣粗罗为散，每服四钱，以水一中盏，入生姜半分，煎至六分，去滓，不计时候温服。

治产后头痛，**白僵蚕圆**方：

白僵蚕一两，微炒　白附子一两，炮裂〔1〕　地龙一两，微炒　黄丹一两，微炒　人中白半两，炒灰

右件药捣罗为末，用葱津和圆如梧桐子大，不计时候荆芥汤下十圆。

治产后虚喘诸方

夫产后虚喘者，由脏腑不足，气血虚伤，败血冲心，上搏于脾，肺主气，血冲于气，气与血并，故令虚喘也。

治产后虚喘，气少不足，四肢羸困，不欲饮食，**五味子散**方：

五味子　人参去芦头　当归剉，微炒　黄耆剉　芎䓖　白茯苓已上各一两

右件药捣粗罗为散，每服三钱，以水一中盏，入生姜半分，煎至六分，去滓，不计时候温服。

治产后体虚，微喘，汗出乏力，腹内㽲痛，**熟干地黄散**方：

熟干地黄一两　牡蛎粉一两　白术二分　黄耆三分，剉　当归剉，微炒　甘草炙微赤，剉　桂心　五味子　芎䓖　赤芍药已上各半两

右件药捣粗罗为散，每服三钱，以水一中盏，入生姜半分，煎至六分，去滓，不计时候温服。

治产后虚损，喘促，气力乏少，食饮不进，**黄耆散**方：

黄耆一两，剉　人参三分，去芦头　甘草炙微赤，剉　桂心　熟干地黄　当归剉，微炒　白茯苓　麦门冬去心，焙　白术已上各半两

右件药捣粗罗为散，每服三钱，以水一中盏，入生姜半分，枣三枚，煎至六分，去滓，不计

〔1〕 炮裂：原作"裂炮"。据《类聚》卷232引同方乙转。

时候温服。

治产后血气上攻于肺，虚喘，**桂心散**方：

桂心　陈橘皮汤浸，去白瓤，焙　人参去芦头　当归剉，微炒，各一两　紫苏子半两，微炒　五味子半两

右件药捣细罗为散，不计时候以粥饮调下一钱。

治产后血海气虚，上攻于肺，时或喘促，不欲饮食，四肢乏力，**五味子散**方：

五味子三分　诃梨勒皮一两　人参一两，去芦头　熟干地黄一两　桂心半两　菖蒲半两　白茯苓一两　黄耆三分，剉　钟乳粉一两

右件药捣筛为散，每服四钱，以水一中盏，入生姜半分，枣三枚，煎至六分，去滓，不计时候温服。

治产后虚汗不止诸方

夫虚汗不止者，由阴气虚而阳气加之，里虚表实，阳气独发于外，故汗出也。血为阴，产则伤血，是为阴气虚也。气为阳，其气实者，阳加于阴，故令汗出。而阴气虚弱不复者，则汗出不止也。凡产后血气皆虚，故多汗也。因之遇风则变为痓，纵不成痓，则虚乏短气，身体柴瘦，唇口干燥，久变经水断绝，由津液竭故也。

治产后体虚羸瘦，四肢少力，不思饮食，心神虚烦，汗出口干，**黄耆饮子**方：

黄耆剉　人参去芦头　生干地黄　五味子　麦门冬去心　当归已上各一两　牡蛎一两半，烧为粉

右件药细剉和匀，每服半两，以水一大盏，入薤白五茎，豉五十粒，煎至五分，去滓，不计时候分温二服。

治产后体虚汗出，四肢乏力，腹内疼痛，不思饮食，**白术散**方：

白术　龙骨　当归剉，微炒，已上各三分　生干地黄　黄耆剉　牡蛎粉已上各一两

右件药捣粗罗为散，每服四钱，以水一中盏，入生姜半分，枣三枚，煎至六分，去滓，不计时候温服。

治产后恶露少，汗出多，虚无力，**当归散**方：

当归剉，微炒　白芍药　木通剉　熟干地黄　牡蛎粉　苍术剉，微炒，已上各二两

右件药捣粗罗为散，每服四钱，以水一中盏，入生姜半分，煎至六分，去滓，不计时候温服。

治产后体虚汗出，心烦，食少乏力，四肢羸弱，**牡蛎散**方：

牡蛎粉一两　龙骨一两　黄耆一两，剉　白术　当归剉，微炒　桂心　芎䓖　熟干地黄　五味子已上各半两　人参三分，去芦头　白茯苓三分　甘草一分，炙微赤，剉

右件药捣粗罗为散，每服三钱，以水一中盏，入生姜半分，枣三枚，煎至六分，去滓，不计时候温服。

治产后虚羸盗汗，敇色恶寒，**吴茱萸散**方：

吴茱萸半两，汤浸七遍，微炒　五味子一两

右件药捣筛，以酒二大盏浸半日，煎至一盏三分，去滓，不计时候分温三服。

治产后虚汗不止，**麻黄根散**方：

麻黄根　当归剉，微炒　黄耆剉　人参去芦头　甘草炙微赤，剉　牡蛎粉已上各半两

右件药捣粗罗为散，每服四钱，以水一中盏，煎至六分，去滓，不计时候温服。

又方：

牡蛎粉三两　麻黄根二两

右件药捣粗罗为散，用扑身上，汗即自止。

又方：

牡蛎粉　人参去芦头　当归剉，微炒　白芍药　麻黄根已上各一两

右件药捣粗罗为散，每服三钱，以水一中盏，煎至六分，去滓，不计时候温服。

又方：

龙骨一两　麻黄根一两

右件药捣细罗为散，不计时候以粥饮调下二钱。

又方：

当归一两，剉，微炒　麻黄根二两　黄耆一两，剉

右件药捣粗罗为散，每服四钱，以水一中盏，煎至六分，去滓，不计时候温服。

治产后咳癔[1]诸方

夫肺主于气，五脏六腑俱禀于气。产后则气血俱伤，脏腑皆损，而风冷搏于气，气则逆上；而又脾虚聚冷，胃中伏寒，因食热物，冷热气相冲，使气厥而不顺，则咳癔也。脾者主中焦，为三焦之关，五脏之仓，贮积水谷。若阴阳气虚，使荣卫气厥逆，则致生斯疾也。

治产后气虚，心烦咳癔，**草豆蔻散**方：

草豆蔻三分，去皮　桃人三分，汤浸，去皮尖、双人　桂心半两　甘草一分，炙微赤，剉

右件药捣粗罗为散，每服三钱，以水一中盏，入生姜半分，煎至五分，去滓，稍热频服。

治产后咳癔，气乱心烦，宜服此方：

生姜汁半合　蜜一合　薄荷汁一合

右件药同煎至两沸，投酒二合，更煎令沸，放温分为三服，如人行三五里再服。

治产后脾胃伤冷，心胸气滞，咳癔不止，**厚朴散**方：

厚朴三分，去粗皮，涂生姜汁炙令香熟　丁香半两　白术三分　枳壳半两，麸炒微黄，去瓤　草豆蔻一两，去皮　芎䓖半两

右件药捣细罗为散，不计时候以醋汤调下一钱。

治产后心烦，咳癔不止，**丁香散**方：

丁香半两　伏龙肝一两，细研　白豆蔻半两，去皮

右件药捣细罗为散，每服煎桃人、吴茱萸汤调下一钱，如人行三五里再服。

治产后咳癔，心胸噎闷，**白豆蔻圆**方：

白豆蔻三分，去皮　桂心三分　丁香半两　陈橘皮三分，汤浸，去白瓤，焙　诃梨勒皮三分　木香半两　吴茱萸一分，汤浸七遍，焙干微炒

右件药捣罗为末，炼蜜和圆如梧桐子大，每服以橘皮汤下二十圆，如人行三五里再服。

---

〔1〕咳癔：原作“欬癔”。“癔”，诸书或作“噫”，互通。

太平圣惠方卷第七十九 凡一十六门　病源一十六首　方共计二百一道

治产后积聚癥块诸方

夫积者，阴气也，五脏所生。聚者，阳气也，六腑所成。皆由饮食不节，冷热不调，致五脏之气积，六腑之气聚，积者痛不离其部，聚者其痛无有常处。所以然者，积为阴气，阴性沉伏，故痛不离其部；聚者为阳气，阳性浮动，故痛无常处。产后血气伤于腑脏，腑脏虚弱，为风冷所乘，搏于脏腑，与气血为结，故成积聚癥块也。

治产后余血不散，结成癥块，疼痛，**桃人散**方：

桃人一两，汤浸，去皮尖、双人，麸炒微黄　当归一两，剉，微炒　赤芍药三分　鳖甲一两，涂醋炙令黄，去裙襕　琥珀三分　延胡索三分　芎䓖半两　鬼箭羽一两　川大黄一两，剉碎，微炒　桂心半两

右件药捣筛为散，每服三钱，以水一中盏，入生姜半分，煎至六分，去滓，不计时候温服。

治产后积血不散，结聚为块，或时寒热，不思饮食，**京三棱散**方：

京三棱一两，微煨，剉　当归半两，剉，微炒　桂心半两　芎䓖半两　牡丹半两　牛膝三分，去苗　赤芍药半两　桃人三分，汤浸，去皮尖、双人，麸炒微黄　生干地黄一两　刘寄奴半两　鳖甲一两，涂醋炙令黄，去裙襕　川大黄二分，剉碎，微炒

右件药捣筛为散，每服三钱，以水一中盏，入生姜半分，煎至六分，去滓温服，日三四服。

治产后小腹内恶血结聚成块，坚硬疼痛胀满，**鳖甲散**方：

鳖甲一两，涂醋炙令赤，去裙襕　桃人一两，汤浸，去皮尖、双人，微炒微黄　川大黄三分，剉碎，醋拌炒，研　吴茱萸一分，汤浸七遍，焙干微炒　桂心一两　鬼箭羽一两　牛膝一两，去苗　当归一两，剉，微炒　庵䕡子一两

右件药捣筛为散，每服三钱，水酒各半中盏，入生姜半分，煎至六分，去滓，食前稍热服。

治产后恶血不散，结成癥块，脐腹疼痛，**硇砂散**方：

硇砂一两，细研　芫花半两，醋拌炒干　虻虫半两，去翅足，微炒　水蛭半两，微炒　琥珀三分　干漆半两，捣碎，炒令烟出　没药三分　桂心半两　麝香一分，研入

右件药捣细罗为散，入研了药令匀，每服食前以温酒调下一钱。

治产后恶血不尽，经脉日久不通，渐成癥块，脐腹胀硬，时时疼痛，**水蛭散**方：

水蛭八十枚，炒令黄　虻虫八十枚，去翅足，微炒　牛膝一两，去苗　牡丹半两　桃人三分，汤浸，去皮尖、双人，麸炒微黄　桂心半两　庵蕳子一两　当归一两，剉，微炒　鳖甲一两，涂醋炙令黄，去裙襕　干漆一两，捣碎，炒令烟出　鬼箭羽三分　琥珀三分　吴茱萸半两，汤浸七遍，焙干微炒　芫花半两，醋拌炒令干　麝香一分，研入

右件药捣细罗为散，入研了药令匀，每服食前以温酒调下一钱。

治产后恶血不散，积聚成块，在脐腹下，坚硬疼痛，**木香圆**方：

木香半两　京三棱一两，微煨，剉　槟榔一两　桂心半两　附子一两，炮裂，去皮脐　没药半两　阿魏半两，面裹煨，面熟为度　桃人一两，汤浸，去皮、双人，麸炒微黄　鳖甲一两，涂醋炙令黄，去裙襕　虻虫一分，去翅足，微炒　水蛭一分，微炒令黄　当归半两，剉，微炒　芎䓖半两　牡丹半两　赤芍药半两　硇砂半两，细研　川大黄一两半，剉碎，微炒　干漆一两，捣碎，炒令烟出

右件药捣罗为末，炼蜜和捣五十百杵，圆如梧桐子大，每服以温酒下二十圆，日三四服。

治产后血气不散，积聚成块，上攻心腹，或时寒热，四肢羸瘦烦疼，不思饮食，**桂心圆**方：

桂心半两　没药半两　槟榔半两　干漆三分，捣碎，炒令烟出　当归半两，剉，微炒　赤芍药半两　川大黄一两，剉碎，微炒　桃人一两，汤浸，去皮尖、双人，麸炒微黄　鳖甲一两，涂醋炙令黄，去裙襕　厚朴一两，去粗皮，涂生姜汁炙令香熟　延胡索一两　京三棱一两，微煨，剉　牡丹半钱　青橘皮三分，汤浸，去白瓤，焙

右件药捣罗为末，炼蜜和捣五七百杵，圆如梧桐子大，每服以温酒下三十圆，日三四服。

治产后积聚，按之跃手，食饮不为肌肤，萎黄，不耐劳苦，呕逆上气，月水闭塞，**鳖甲圆**方：

鳖甲一两半，涂醋炙令黄，去裙襕　川大黄一两，剉碎，微炒　干漆半两，捣碎，炒令烟出　熟干地黄一两　赤芍药半两〔1〕　芎䓖半两　桂心半两　延胡索半两　牡丹半两　蛴螬十四枚，微炒　䗪虫十四枚，微炒　水蛭一分，炒令黄　当归三分，剉，微炒　干姜半两，炮裂，剉　虻虫十四枚，去翅足，微炒

右件药捣罗为末，炼蜜和捣三五百杵，圆如梧桐子大，每于食前以温酒下十圆。

治产后恶血结成癥块，羸瘦无力，**桃人煎圆**方：

桃人四十九粒，汤浸，去皮尖、双人，研如膏　生地黄汁二升　生牛膝汁一升　白蜜五两

已上四味同于石锅中，慢火熬如稀饧：

鳖甲一两半，涂醋炙令黄，去裙襕　京三棱一两，微煨，剉　当归一两，剉，微炒　延胡索一两　干漆一两，捣碎，炒令烟出　芫花半两，醋拌炒干　水蛭四十九枚，炙令黄　虻虫四十九枚，去翅足，微炒　槟榔一两　川大黄一两，剉碎，微炒　桂心一两　琥珀一两

右件药捣细罗为末，入前煎中溲和，捣三二百杵，圆如梧桐子大，每服食前以温酒下二十圆。

治产后恶血不散，结成癥块，经脉不利，**干漆圆**方：

干漆一两，捣碎，炒令烟出　牡丹三分　赤芍药一两　琥珀一两　桃人一两，汤浸，去皮尖、双人，麸炒微黄　牛膝一两，去苗　桂心三分　吴茱萸三分，汤浸七遍，炒　川大黄一两，剉，微炒　水蛭三十枚，炒令黄　虻虫三十五枚，去翅足，微炒　庵蕳子一两　乱发灰一钱　䗪虫三十五枚，微炒　大麻人半两　鳖甲一两，涂醋炙令黄，去裙襕　蛴螬十三枚，微炒

右件药捣罗为末，炼蜜和圆如梧桐子大，每服二十圆，空心以温酒下。

---

〔1〕半两：原残缺。据宽政本补。

治产后腹中有癥块，疼痛不可忍，**芫花圆**方：

芫花一两，醋拌炒干　川乌头一两，炮裂，去皮脐　干姜一两，炮裂，剉　木香一两　蓬莪茂一两　刘寄奴半两　桂心一两　当归一两，剉，微炒　没药一两

右件药捣罗为末，先以米醋五升，于银锅中煎如稀饧，后下药末，捣三二百杵，圆如菉豆大，每服空心以温酒下十圆。

治产后恶血不散，积聚成块，**琥珀圆**方：

琥珀一两　赤芍药一两　桂心一两　当归一两，剉，微炒　川大黄一两半，剉碎，微炒　干漆二两，捣碎，炒令烟出　虻虫三分，去翅足，微炒　水蛭三分，炒令黄　鳖甲一两，涂醋炙令黄，去裙襕　硇砂一两，细研　桃人二两，汤浸，去皮尖、双人，麸炒微黄

右件药捣罗为末，炼蜜和捣三二百杵，圆如梧桐子大，每日空心及晚食前，以温酒下二十圆。

治产后积聚癥块，疼痛，**硇砂圆**方：

硇砂五两，莹净颗块者，以固济了瓷瓶一所，用独扫灰内瓶中，可一半，安硇砂在中心上，又以灰盖之，后盖瓶口，以武火煅令通赤，待冷取出，细研如粉　川大黄半两，剉碎，微炒　干姜一分，炮裂，剉　当归半两，炒　芫花半两，醋拌炒干　桂心半两　麝香一分，细研

右件药除硇砂外，捣罗为末，入研了药令匀，以酒煮蒸饼和圆如菉豆大，每日空心以温酒下五圆。不饮酒，荆芥汤下亦得。

治产后癥块，**三棱圆**方：

京三棱一两，微炒　木香半两　硇砂三分，细研　芫花半两，醋拌炒干　巴豆一分，去心皮，纸裹压去油

右件药捣细罗为末，研入前件硇砂、巴豆令匀，以米醋二升熬令减半，下诸药慢火熬令稠，可圆即圆如菉豆大，每服空心以醋汤下二圆。

治产后积聚血块攻心腹，发即令人闷绝，兼破鬼胎等病，**大黄煎**方：

川大黄一两，剉碎，微炒　芫花一两，醋拌炒令干　蓬莪茂一两　碱消一两　桃人一两，汤浸，去皮尖、双人，麸炒微黄　朱粉半两

右件药捣罗为末，以浓醋二升，于铁器中慢火熬令稀稠得所，即下朱粉搅匀，每日空心以温酒调下一茶匙。

治产后脐下结硬大如升，月经不通，成积聚癥块，羸瘦，**干漆圆**方：

干漆半斤，捣碎，炒令烟出，捣为末　生地黄十斤，捣绞取汁

右件药相和，煎令可圆，即圆如梧桐子大，每日空心以温酒下二十圆，渐加至三十圆。

治产后积聚癥块，腹胁疼痛，**芫花圆**方：

芫花一两半，醋拌炒令干，捣罗为末　巴豆一分，去皮心研，纸裹压去油　硇砂三分，细研

右件药都研令匀，以醋煮面糊和圆如菉豆大，每服以醋汤下二圆。兼治败血冲心，煎童子小便下五圆。

治产后积聚癥块疼痛，**破癥圆**方：

硇砂一两半　硫黄一两　水银一钱

右件药以不着油铫子，先下硫黄，次下硇砂，以火箸搅令匀，次入水银，又搅炒令稍黑，不绝烟便倾出，候冷细研，以醋浸蒸饼和圆如菉豆大，每服食前以当归酒下三圆。

治产后血瘕诸方

夫新产之后，有血与气相搏而痛者，谓之瘕。瘕之言假也，谓其痛浮假无定处也。此由夙有风冷血气不治，至产血下则少，故致此病也。不急治，多成积结，妨害月水，轻则否涩，重则不通也。

治产后脏腑夙有风冷，恶血下，以结积成血瘕，致月水不利，**琥珀散**方：

琥珀半两，细研　硫黄半两，细研　硇砂一两　没药半两　骐驎竭半两　斑猫一分，炒熟，去翅足　水蛭半两，炒令黄　干漆半两，捣碎，炒令烟出　海马子九枚　桂心一两　当归一两，剉，微炒　虻虫一分，去翅足，微炒　芫花一两，以醋拌过炒令干　麝香一分，研入

右件药捣细罗为散，入研了药令匀，每服一钱，以酒半盏，童子小便半盏，桃人七枚，去皮尖研，同煎一两沸，每日空心服，当下恶滞物，以差为度。

治产后恶血不尽，结聚为血瘕，腹中坚满，不下饮食，**肉桂散**方：

肉桂一两，去皴皮　当归半两，剉，微炒　蒲黄半两　牛膝三分，去苗　鬼箭羽三分　虻虫半两，去翅足，微炒　琥珀三分　桃人三分，汤浸，去皮尖、双人，麸炒微黄　赤芍药三分　水蛭半两，炒令黄　川大黄一两，剉，微炒

右件药捣细罗为散，每于食前以温酒调下一钱。

治产后腹内血瘕疼痛，**当归散**方：

当归一两，剉，微炒　赤芍药一两　水蛭一两，炒熟　虻虫一两，去翅足，微炒　小儿胎发一两，烧灰　瓷药一两，细研，水飞过　芫花一两，醋拌炒令干　延胡索一两

右件药捣细罗为散，每日空心以温酒调下一钱。甚者不过五服。

治产后血瘕积结为块，腹中疼痛虚胀，**红蓝花散**方：

红蓝花半两　硇砂一分，细研　桂心半两　庵蕳子半两　生干地黄半两

右件药捣细罗为散，每日空心以热酒调下二钱，相次服至三服，下恶物，差后如产妇将息，勿令劳动。

治产后血瘕坚聚，按之跃手，食饮不为肌肤，面色萎黄，不耐劳动，呕逆上气，月水不通，妇人百病悉皆治之，**干漆圆**方：

干漆二两，捣碎，炒令烟出　川大黄二两，剉碎，微炒　柏子人一两　牛膝一两，去苗　人参一两，去芦头　牡丹一两　生干地黄一两　䗪虫四十枚，微炒　赤芍药一两　桂心一两　蛴螬四十枚，微炒　当归一两半，剉，微炒　干姜一两，炮裂，剉　虻虫四十枚，去翅足，微炒　麝香一分，研入

右件药捣罗为末，炼蜜和捣三二百杵，圆如梧桐子大，每日空心以热酒下十圆。

治产后余血不尽，腹内结成血瘕，月水不利，四肢羸瘦，不欲饮食，**庵蕳子圆**方：

庵蕳子一两　川乌头三分，炮裂，去皮脐　桂心三分　防葵半两　桃人一两，汤浸，去皮尖、双人，麸炒微黄　吴茱萸半两，汤浸七遍，焙干微炒　牛膝一两，去苗　当归一两，剉，微炒　生干地黄一两　芎䓖一两　鳖甲一两，涂醋炙微黄，去裙襕　干姜半两，炮裂，剉　赤芍药半两　芫花三分，醋拌炒令干　川大黄一两，剉碎，微炒

右件药捣罗为末，炼蜜和捣三五百杵，圆如梧桐子大，每于食前以温酒下二十圆。

治产后恶血不尽，结成血瘕，乍寒乍热，心腹胀痛，不欲饮食，四肢羸瘦，或时口干，**鳖甲圆**方：

鳖甲一两，涂醋炙令微黄，去裙襕　当归半两，剉，微炒　木香半两　赤芍药半两　鬼箭羽半两　牛膝三分，去苗　白术三分　牡丹三分　桂心三分　川大黄一两，剉，微炒　虻虫一分，去翅足，微炒　水蛭一分，炒令黄

右件药捣罗为末，炼蜜和捣五七百杵，圆如梧桐子大，每于食前以桃人汤下二十圆。

治产后积聚成血瘕，致月水不通，小腹疼痛，**琥珀圆**方：

琥珀一两，细研　没药一两　当归一两，剉，微炒　赤芍药一两　京三棱一两　鳖甲一两，涂醋炙微黄　虻虫一两，去翅足，微炒　水蛭一两，炒令黄

右件药捣罗为末，炼蜜和捣三二百杵，圆如菉豆大，每服空心以温酒下十圆。

治产后恶血不散，结成血瘕，在脐左右攻刺疼痛，月候不通，**骐骥竭圆**方：

骐骥竭一两　川大黄一两，剉，微炒　硇砂一两，细研　干漆一两，捣碎，炒令烟出　桂心一两　没药一两　斑猫一分，去翅足，炒令黄　穿山甲一两，炙黄　芫花一两，醋拌炒令干　益母草半两

右件药捣罗为末，以醋煮面糊和捣三五百杵，圆如豌豆大，空心以当归酒下十圆，红蓝花酒下亦得，服后良久取下恶物立效。

治产后腹中有血瘕疼痛，**硇砂圆**方：

硇砂半两　干漆半两，捣碎，炒令烟出　巴豆十枚，去皮心，麸炒断烟　芫花半两，醋拌炒令黑　当归半两，剉，微炒　庵蕳子半两　虻虫十四枚，去翅足，微炒　䗪虫十四枚，微炒

右件药捣罗为末，用醋煮面糊和捣三二百杵，圆如梧桐子大，每服以小便一小盏，酒半盏相和煎至五分，不计时候下药三圆。

治产后虚冷，余血不尽，结成血瘕，腹胁疼痛，**芫花煎圆**方：

芫花一两，末，以好醋三升熬如膏　木香半两　附子半两，炮裂，去皮脐　琥珀半两　桃人一两，汤浸，去皮尖、双人，麸炒微黄　当归一两，剉，微炒　硇砂一两，细研　干漆一两，捣碎，炒令烟出　京三棱一两，微煨，剉

右件药捣罗为末，入前芫花煎内相和，更入蜜少许熬令稠，候可圆如梧桐子大，空心以醋汤下五圆。兼治恶血冲心神效。

治产后血瘕结块，攻刺心腹疼痛，**砒黄圆**方：

砒黄半两　芫花一两，醋拌炒令黄　硇砂半两，细研　香墨一两　釜煤半两　当归半两，剉，微炒　干漆半两，捣碎，炒令烟出

右件药捣罗为末，以醋煮黑豆一两，取汁煮面糊和圆如梧桐子大，每日空心以醋汤下七圆，有恶血下，差即住服。

治产后血瘕结聚，攻刺腹胁痛不可忍，**没药圆**方：

没药半两　砒霜半两　硫黄半两，细研　骐骥竭半两　朱砂半两，细研　硇砂半两

右件药都细研为末，以糯米饭和捣三二百杵，圆如菉豆大，空心以生姜汤下三圆。

治产后血瘕，腹胁疼痛，经脉不利，宜服**香墨圆**方：

香墨半两　芫花半两，醋拌炒令干　京三棱一两，微煨，剉　巴豆一分，去皮心研，纸裹压去油　桃人半两，汤浸，去皮尖、双人，麸炒微黄　硇砂半两，细研　狗胆二枚，干者

右件药捣罗为末，以醋一大碗熬上件药末，候可圆即圆如菉豆大，每服食前温酒下三圆。

治产后气血不调，腹中生瘕结不散，**地黄煎圆**方：

生地黄一十斤，净洗，捣绞取汁　干漆半斤，捣碎，炒令烟出，为末　生牛膝五斤，捣绞取汁

右件药以二味汁内银石锅中，文武火上煎熬如稀饧，下干漆末搅令匀，可圆即圆如梧桐子大，每服食前以温酒下十圆。

治产后烦闷诸方

夫产后烦闷者，由产后腑脏劳伤，血气虚损，而虚邪乘之，搏于血，使气不宣而否涩，则生于热，或肢节烦疼，口干，因虚生热，则多烦闷。此乃表里俱虚，气血未复，而气逆乘之，故烦闷也。

治产后心中烦闷不解，**紫葛饮子**方：

紫葛半两　麦门冬半两，去心　生地黄半两　小麦半合　甘草一分，炙微赤，剉　生姜一分

右件药细剉和匀，分为三服，以水一大盏，煎至五分，去滓，不计时候温服。

治产后卒血气上攻，心胸烦闷，口干壮热，不思饮食，**生地黄饮子**方：

生地黄汁一中盏　童子小便一中盏　当归一两，剉　生姜汁一合　酒一中盏

右件药相和，煎五七沸去滓，不计时候温服一小盏。

治产后因虚生热，致心神烦闷，**麦门冬散**方：

麦门冬一两，去心　羚羊角屑半两　人参一两半，去芦头　甘草半两，炙微赤，剉　蒲黄一两

右件药捣筛为散，每服三钱，以水一中盏，入竹叶二七片，小麦半合，煎至六分，去滓，不计时候温服。

治产后口干烦闷，心躁，**黄耆散**方：

黄耆一两，剉　麦门冬一两，去心　赤茯苓一两　当归半两　甘草半两，炙微赤，剉　生干地黄一两

右件药捣筛为散，每服四钱，以水一中盏，入生姜半分，煎至六分，去滓，不计时候温服。

治产后血气上攻，胸膈烦闷不安，**蒲黄散**方：

蒲黄一两　当归一两　赤芍药一两　麦门冬一两，去心　生干地黄一两　鬼箭羽半两

右件药捣筛为散，每服三钱，以水一中盏，入竹叶二七片，粳米五十粒，煎至六分，去滓，不计时候温服。

治产后内虚，烦闷短气，**竹茹饮子**方：

竹茹一两　人参一两，去芦头　白茯苓一两　黄耆一两，剉　甘草一分，炙微赤

右件药细剉和匀，每服半两，以水一大盏，入枣三枚，煎至五分，去滓，不计时候温服。

治产后血气攻心，烦闷，气欲绝，不识人，**红蓝花饮子**方：

红蓝花半两　紫葛半两，剉　赤芍药半两，剉　生地黄汁三合，后下　童子小便三合，后下　蒲黄半两

右件药都以水一大盏，酒半盏，煎至八分，去滓，下地黄汁并小便，更煎三两沸，不计时候分温三服。

治产后恶血不下，心膈烦闷，**琥珀散**方：

琥珀一两　蒲黄一两　刘寄奴一两　赤芍药一两　莲子心半两　鬼箭羽半两

右件药捣细罗为散，每服不计时候以豆淋酒调下二钱。

治产后躁热，心神烦闷，**忽麻散**[1]方：

忽麻一两　红蓝花半两　当归半两，剉，微炒　赤芍药半两　琥珀半两　嫩荷叶半两

---

〔1〕忽麻散：《普济方》卷347此方名改作“芝麻散”，方中“忽麻”药名亦同改。疑《普济方》作者认定“忽麻”即“胡麻”，亦即“芝麻”，故改。

右件药捣细罗为散，每服不计时候以生地黄汁调下二钱。

治产后心神烦闷，低[1]迷不醒，唇口冷，脉欲绝，面青，血气上冲，宜急服此方：

酽醋三合　鸡子一枚，打破写在碗中

右件药先煎醋一沸，倾入鸡子碗中，熟搅顿服，立效。

治产后烦闷，手脚躁热，厌厌气欲绝，血运，心头硬，乍寒乍热，宜服此方：

续骨枝一握，剉

右以水一大盏半，煎取一盏，分为三服，如人行三五里再服。

治产后恶血不尽，心膈烦闷，腹中刺痛，宜服此方：

延胡索一两　益母草半两

右捣细罗为散，不计时候以温酒调下一钱。

又方：

生地黄四两，细切

右以酒二大盏，煎三五沸去滓，分为五服，不计时候服之。

又方：

当归二两，剉，微炒　鬼箭羽二两

右件药捣细罗为散，每服不计时候，以红蓝花酒调下二钱。

治产后虚劳，心热烦闷，不识人，方：

右取生鸡子一枚，打破，去壳吞之。

又方：

童子小便一小盏　生姜汁一合　生地黄汁二合

右相和煎一沸，放温分为二服，频频服之。

又方：

生地黄汁一中盏　童子小便一中盏　蒲黄半两

右相和搅令匀，不计时候分温四服。

又方：

右以生藕捣绞取汁，暖饮一小盏，频频服之。

又方：

右饮淡竹沥一小盏，立效。

治产后烦渴诸方

夫产后烦渴者，由产时水血俱下，腑脏干燥，津液不足，因虚则生热，故令烦渴也。

治产后烦渴壮热，不思饮食，宜服**生干地黄散方**：

生干地黄一两　赤茯苓一两　麦门冬三分，去心　葛根半两，剉　石膏一两，细研　甘草一分，炙微赤，剉

右件药捣筛为散，每服三钱，以水一中盏，入生姜半分，枣三枚，煎至六分，去滓，不计时候温服。

---

〔1〕低：原作“低”，同“低”，因改。

治产后烦渴，体热食少，**菰𦵔根散**方：

菰𦵔根一两　甘草一分，炙微赤，剉　人参一两，去芦头　麦门冬一两，去心　生干地黄一两　芦根二两，剉　赤茯苓一两　益母草一两

右件药捣筛为散，每服三钱，以水一中盏，入生姜半分，枣三枚，煎至六分，去滓，不计时候温服。

治产后体虚烦渴，吃食减少，乏力，宜服**黄耆散**方：

黄耆一两，剉　麦门冬半两，去心　生干地黄一两　甘草一分，炙微赤，剉　人参三分，去芦头　陈橘皮三分，汤浸，去白瓤，焙　白茯苓一两　桑寄生半两

右件药捣筛为散，每服三钱，以水一中盏，入生姜半分，枣三枚，竹叶二七片，煎至六分，去滓，不计时候温服。

治产后烦渴不止，**红蓝花散**方：

红蓝花一两　忽麻子一两　菰𦵔根一两　生干地黄一两　甘草半两，炙微赤，剉　菰根一两

右件药捣筛为散，每服三钱，以水一中盏，入生姜半分，枣二枚，煎至六分，去滓，不计时候温服。

治产后烦渴，体热头痛，食少，**人参散**方：

人参一两，去芦头　麦门冬一两，去心　石膏一两　当归一两，剉，微炒　甘草半两，炙微赤，剉　菰𦵔根二分　生干地黄三分　柴胡三分，去苗　赤茯苓三分

右件药捣筛为散，每服三钱，以水一中盏，入生姜半分，枣三枚，煎至六分，去滓，不计时候温服。

治产后烦渴不止，**莲子房散**方：

莲子房二两，秋前者　甘草一分，炙微赤，剉　人参一两，去芦头　麦门冬三分，去心　芦根一两，剉

右件药捣筛为散，每服三钱，以水一中盏，入生姜半分，枣三枚，煎至六分，去滓，不计时候温服。

治产后血虚烦渴，口干心躁，**益母草散**方：

益母草一两　人参半两，去芦头　黄耆半两，剉　葛根半两，剉　生干地黄半两　甘草一分，炙微赤，剉

右件药捣筛为散，每服三钱，以水一中盏，入生姜半分，煎至六分，去滓，不计时候温服。

治产后心胸烦渴不解，**羚羊角饮子**方：

羚羊角屑一分　竹叶三七片　小麦半合　麦门冬半两，去心　枣五枚　生姜一分　赤茯苓半两

右件药细剉和匀，分为五服，每服以水一中盏，煎至六分，去滓，不计时候温服。

又方：

生藕汁三合　生地黄汁半升　童子小便五合　白蜜二合

右相和煎三五沸，不计时候分温三服。

治产后在蓐内，烦渴狂语，方：

苏枋木一两，剉

右以水二大盏，煎至一盏去滓，放温渐渐服尽，其渴立止。

治产后风虚浮肿诸方

夫产后伤血劳气，腠理则虚，为风邪所乘，邪搏于气，不得宣越，故令虚肿轻浮。是邪搏

于气，气肿也。若皮薄[1]如熟李状，则变为水肿。气肿者，发汗即愈。水肿者，利小便而差也。

治产后风虚气滞，头面四肢浮肿，喘息促，不思饮食，**大腹皮散**方：

大腹皮一两，剉　天蓼木半两，剉　白薇半两　猪苓一两，去黑皮　杏人半两，汤浸，去皮尖、双人，麸炒微黄　槟榔半两　枳壳三分，麸炒微黄，去瓤　桑根白皮一两，剉　紫苏叶半两　麻黄半两，去根节　细辛半两　甘草半两，炙微赤，剉

右件药捣筛为散，每服三钱，以水一中盏，入生姜半分，煎至六分，去滓，不计时候温服。

治产后风虚气壅，通身浮肿，不能饮食，**商陆散**方：

商陆方一寸，白色者　赤小豆一分，生用　大麻人一合　附子半两，炮裂，去皮脐　甘草一分，炙微赤，剉　防风一分，去芦头　桑根白皮一分，剉

右件药捣筛为散，分为五服，每服以水一中盏，煎至六分，去滓温服，日三服。

治产后风虚，气壅上攻，头面浮肿，**汉防己散**方：

汉防己一两　枳壳一两，麸炒微黄，去瓤　猪苓一两，去黑皮　商陆三分　桑根白皮一两，剉　甘草三分，炙微赤，剉

右件药捣筛为散，每服四钱，以水一中盏，入生姜半分，煎至六分，去滓，不计时候温服。

治产后风虚气壅，通身浮肿，腹胁妨闷，上气促，不欲食，**葶苈散**方：

甜葶苈一两，隔纸炒令紫色　枳壳一两，麸炒微黄，去瓤　桑根白皮一两半，剉　当归三分，剉，微炒　大腹皮一两，剉　木香半两　紫苏叶一两　陈橘皮一两，汤浸，去白瓤，焙　郁李人一两，汤浸，去皮

右件药捣筛为散，每服四钱，以水一中盏，入生姜半分，煎至六分，去滓，不计时候温服。

治产后风虚，头面四肢浮肿，坐卧不稳，**郁李人散**方：

郁李人一两，汤浸，去皮　防风三分，去芦头　羌活三分　赤茯苓一两　商陆一两　泽泻三分　汉防己半两　木香半两　槟榔半两

右件药捣筛为散，先用赤小豆一升，以水五升煮小豆烂，取汁二升，每服用药三钱，小豆汁一中盏，煎至六分，去滓温服，日三服。

治产后风虚，遍身浮肿，上气喘咳，腹胁妨闷，不思饮食，四肢少力，**紫菀散**方：

紫菀一两，去苗土　汉防己半两　桂心半两　细辛半两　槟榔三分　赤茯苓半两　桑根白皮半两，剉　枳壳半两，麸炒微黄，去瓤　大腹皮半两，剉　甜葶苈半两，微炒　木香半两　甘草半两，炙微赤，剉

右件药捣筛为散，每服三钱，以水一中盏，入生姜半分，煎至六分，去滓，不计时候温服。

治产后风虚，头面浮肿，两胁刺痛，四肢烦疼，不欲饮食，**槟榔圆**方：

槟榔一两　枳壳三分，麸炒微黄，去瓤　诃梨勒皮一两　当归半两，微炒　陈橘皮一两，汤浸，去白瓤，焙　川大黄一两，剉，微炒　郁李人三分，汤浸，去皮微炒　木香半两　桑根白皮一两，剉　赤芍药半两　牵牛子二两，微炒

右件药捣罗为末，炼蜜和捣三二百杵，圆如梧桐子大，每于食前以生姜橘皮汤下二十圆。

治产后风虚，头面浮肿，心胸不利，少思饮食，**泽漆圆**方：

泽漆一两　汉防己三分　郁李人一两，汤浸，去皮微焙　细辛半两　防风半两，去芦头　前胡一两，去芦头　赤茯苓一两　桑根白皮一两，剉　诃梨勒皮一两　枳壳三分，麸炒微炙，去瓤　木香三分　槟榔一两

---

〔1〕 薄：原误作“蒲”。据《类聚》卷233引同论改。

右件药捣罗为末，炼蜜和捣三二百杵，圆如梧桐子大，每于食前以生姜汤下三十圆。

治产后腰痛诸方

夫肾主腰脚，而妇人以肾为系胞，产则劳伤，肾气损，胞络虚，未平复而风冷客之，冷气荣腰者，则令腰痛也。若寒冷邪气连滞腰脊，则痛久不已，后有娠，则喜堕胎也。所以然者，胞系肾，肾连腰脊也。

治产后败血不散，攻刺腰间疼痛，日夜不止，**牛膝散**方：

牛膝一两，去苗　芎䓖半两　当归半两，剉，微炒　赤芍药三分　川大黄一两，剉碎，微炒　桂心三分　羚羊角屑半两　桃人半两，汤浸，去皮尖、双人，麸炒微黄　刘寄奴半两

右件药捣筛为散，每服四钱，以水一中盏，煎至五分，次入酒二合，更煎三二沸去滓，每于食前温服。

治产后血气壅滞，攻刺腰间疼痛，**赤芍药散**方：

赤芍药三分　延胡索半两　桂心半两　芎䓖半两　当归半两，剉，微炒　牡丹半两　枳壳半两，麸炒微黄，去瓤　牛膝二两，去苗　川大黄二两，剉，微炒　桃人半两，汤浸，去皮尖、双人，麸炒微黄

右件药捣筛为散，每服四钱，以水一中盏，入生姜半分，煎至五分，次入酒二合，更煎三二沸去滓，每于食前温服。

治产后伤虚，腰间疼痛，四肢少力，不能饮食，**杜仲散**方：

杜仲一两，去粗皮，炙微黄，剉　熟干地黄一两　桂心半两　附子一两，炮裂，去皮脐　五味子三分　续断半两　石斛一两，去根，剉　当归三分，剉，微炒　芎䓖三分　萆薢一两，剉　牛膝半两，去苗　木香一两

右件药捣筛为散，每服四钱，以水一中盏，入生姜半分，枣三枚，煎至六分，去滓，每于食前温服。

治产后血气攻注，腰痛，痛引腹中，如锥刀所刺，**败酱散**方：

败酱一两　桂心一两　芎䓖一两　当归一两，剉，微炒　延胡索一两

右件药捣筛为散，每服四钱，以水一中盏，煎至五分，次入酒二合，更煎二三沸去滓，每于食前温服。

治产后腰痛，不能转侧，壮热汗出，身体急强，**当归散**方：

当归一两，剉，微炒　骨碎补一两　牛膝一两，去苗　赤芍药一两　桃人一两，汤浸，去皮尖、双人，麸炒微黄　琥珀一两　芎䓖一两

右件药捣细罗为散，每于食前以豆淋酒调下二钱。

治产后余血未尽，攻腰间疼痛，**没药散**方：

没药一两　牛膝一两，去苗　桂心一两　琥珀一两　赤芍药一两　庵蕳子一两　当归半两，剉，微炒　桃人一两，汤浸，去皮尖、双人，麸炒微黄　狗脊一两，去毛

右件药捣细罗为散，每服食前以温酒调下二钱。

治产后血气攻刺，腰痛不可忍，**仙灵脾散**方：

仙灵脾三分　牛膝三分，去苗　鬼箭羽半两　当归三分，剉，微炒　地龙半两，炒令黄　没药半两　桂心半两　威灵仙半两　骨碎补半两

右件药捣细罗为散，每于食前以温酒调下二钱。

治产后虚损，气血不和，腰间疼痛，手足无力，**石斛圆**方：

石斛一两，去根，剉 牛膝一两半，去苗 丹参一两 续断三分 当归三分，剉，微炒 附子一两，炮裂，去皮脐 桂心三分 延胡索一两 熟干地黄一两 枳壳一两，麸炒微黄，去瓤 芎䓖一两 桑寄生一两

右件药捣罗为末，炼蜜和捣五七百杵，圆如梧桐子大，每服食前以温酒，或生姜汤下三十圆。

治产后脏虚，腰间疼痛，肢节不利，**杜仲浸酒方**：

杜仲二两，去粗皮，炙微黄，剉 桂心一两 丹参一两 当归一两 庵蕳子一两 芎䓖一两 牛膝一两，去苗 桑寄生一两 附子一两，炮裂，去皮脐 熟干地黄一两 川椒半两，去闭口及目，微炒

右件药细剉，以生绢袋盛，用好酒一斗，瓷瓶中浸经七日，密封后开取，每日空心及午食前温饮一盏。

治产后崩中诸方

夫产伤于经血，其后虚损未复，因劳役损动，而血暴崩下，遂淋沥不断，故谓之崩中。凡崩中，若小腹急满，为内有瘀血，不可断之，断终不能差。而加小腹胀满，为难治。若无瘀血，则可断也。

治产后崩中，头目旋运，神志昏迷，四肢烦乱，不知人事，**熟干地黄散**方：

熟干地黄一两 伏龙肝一两 黄耆一两，剉 赤石脂一两 阿胶半两，捣拌，炒令黄，剉 甘草半两，炙微赤，剉 白术半两 当归三分，剉，微炒 人参半两，去芦头 芎䓖半两 艾叶半两，微炒

右件药捣筛为散，每服三钱，以水一中盏，入生姜半分，煎至六分，去滓，不计时候温服。

治产后崩中，下血不止，结作血片，如鸡肝色，碎烂者，**阿胶散**方：

阿胶一两，捣碎，炒令黄燥 当归一两，微炒 续断一两 地榆一两，剉 熟干地黄一两 牛膝一两，去苗 红花子一两

右件药捣筛为散，每服三钱，以伏龙肝一两，浸取水一中盏，煎至六分，去滓，每于食前温服。

治产后崩中，下血不绝，小腹痛，**骐驎竭散**方：

骐驎竭一两 禹余粮一两，烧醋淬三遍 地榆一两，剉 阿胶一两，捣碎，炒令黄燥 赤芍药一两 熟干地黄一两〔1〕

右件药捣细罗为散，每于食前以温酒调下一钱。

治产后崩中，下血过多不止，**龟甲散**方：

龟甲二两，醋浸，炙令微黄 黑桑耳二两 鹿茸一两，去毛，涂酥炙令黄 白石脂一两 禹余粮一两，烧醋，焠三遍 当归一两，剉，微炒 柏子人一两 吴茱萸半两，汤浸七遍，炒令微黄 芎䓖一两

右件药捣细罗为散，每于食前以温酒调下一钱。

治产后崩中，下血不止，淋沥不绝，黄瘦虚损，**白芍药散**方：

白芍药一两 牡蛎一两，烧为粉 熟干地黄一两 干姜一两，炮裂，剉 鹿角胶一两，捣碎，炒令黄燥 桂心一两 乌贼鱼骨一两 黄耆一两，剉 龙骨一两

右件药捣细罗为散，每于食前以温酒调下一钱。

---

〔1〕一两：原脱。据《类聚》卷233引同方补。

又方：

赤石脂一两　当归半两，剉，微炒　牡蛎半两，烧为粉　鹿茸半两，去毛，涂酥炙微黄　熟干地黄一两

右件药捣细罗为散，每于食前以粥饮调下二钱。

治产后崩中，久下血不止，或赤或黑，脐下疼痛，**侧柏圆**方：

侧柏一两，炙微黄　白芍药一两　黄耆一两，剉　熟干地黄一两　续断一两　代赭一两半　牛角䚡灰一两　当归一两，剉，微炒　龟甲二两，涂醋炙令微黄　桑耳一两　禹余粮一两，烧醋焠三遍　艾叶一两，微炒

右件药捣罗为末，炼蜜和捣三五百杵，圆如小豆大，每于空心以黄耆汤下三十圆。

治产后崩中，下血不止，虚羸无力，**阿胶圆**方：

阿胶一两半，捣碎，炒令黄燥　鳖甲一两，涂醋炙微黄，去裙襕[1]　续断一两　龙骨二两　芎藭一两　赤石脂一两半　甘草一两，炙微赤，剉　当归一两，剉，微炒　鹿茸二两，去毛，涂醋炙微黄　乌贼鱼骨二两　丹参一两　龟甲二两，涂醋炙微黄

右件药捣罗为末，炼蜜和捣三五百杵，圆如梧桐子大，每于食前以温酒下三十圆。

治产后崩中，下血不止，**香墨散**方：

香墨半两　露蜂房半两，微炒　龙骨半两

右件药捣细罗为散，每于食前用水煎干地黄汤调下二钱。

又方：

艾叶一握，微炒　伏龙肝一鸡子大

右件药相和，以酒一大盏，煎至六分，去滓，食前分温二服。

又方：

牡蛎一两，烧为粉　兔骨一两，涂醋炙微黄

右件药捣细罗为散，每于食前以温酒调下二钱。

治产后崩中，下血不止，心神烦乱，**地黄酒方**：

生地黄汁半小盏　益母草汁半小盏

右件药入酒一小盏，相和煎三五沸，分为三服，频频服之效。

治产后崩中不止，方：

荷叶一两，七月七日者　鹿角胶二两，捣碎，炒令黄燥

右件药捣细罗为散，每于食前以温酒调下二钱。

又方：

白墡半两　乳香一分　阿胶半两，捣碎，炒令黄燥

右件药捣细罗为散，每于食前以粥饮调下一钱。

治产后崩中，有恶物，或渴者，**赤龙皮散**方：

赤鲤鱼皮一两　乱发一两　棕榈皮一两，剉

右件药同于铫子内，用麻藍音皆火匀炒令烟尽，候冷，入麝香半分都研令细，每于食前以醋一合，水二合，煎一两沸，调一钱服之。

治产后崩中，下血不止，**菖蒲酒方**：

菖蒲一两半，剉

[1] 襕：原脱。据《类聚》卷233引同方补。

右件药以酒二大盏，煎取一盏二分，去滓，分为三服，每于食前温服之。

又方：

刺蓟半斤，净洗曝干

右以酒五升浸经三宿，每日随意多少暖服之。

治产后月水不通诸方

夫产伤动于血气，其后虚损未复，而为风冷所伤。血之为性，得冷则凝结，故风冷伤经，血结于胞络之间，故令月水不通也。凡血结月候不通，则变成血瘕。水血相并，后遇脾胃衰弱，肌肉虚者，则为水肿也。

治产后月水不通，腹胁妨闷，四体烦疼，吃食减少，渐觉虚困，**琥珀散**方：

琥珀一两　虎杖三分　牛膝一两，去苗　木香半两　鳖甲一两，涂醋炙令微黄，去裙襴　赤芍药一两　柴胡一两，去苗　赤茯苓三分　桂心半两　桃人三分，汤浸，去皮尖、双人，麸炒微黄　川大黄一两，挫碎，微炒　当归三分，剉，微炒　枳壳三分，麸炒微黄，去瓤

右件药捣筛为散，每服三钱，以水一中盏，入生姜半分，煎至六分，去滓，每于食前温服。忌生冷、油腻、苋菜。

治产后月水不通，脐腹时痛，四肢烦疼，不欲饮食，渐加瘦弱，**鬼箭羽散**方：

鬼箭羽一两　川大黄一两，剉碎，微炒　木香半两　当归三分，剉，微炒　桃人三分，汤浸，去皮尖、双人，麸炒微黄　桂心三分　赤芍药三分　牛膝一两，去苗　鳖甲一两，涂醋炙令黄，去裙襴　延胡索三分　益母草半两

右件药捣筛为散，每服三钱，以水一中盏，入生姜半分，煎至六分，去滓，每于食前温服。

治产后气滞，月水不通，腹胁疼痛，**牛膝散**方：

牛膝一两，去苗　桂心半两　当归半两，剉，微炒　庵蕳子一两　牡丹半两　蓬莪茂半两　蘧麦半两　琥珀半两　防葵半两　刘寄奴半两　桃人半两，汤浸，去皮尖、双人，麸炒微黄　甘草半两，炒微赤，剉

右件药捣筛为散，每服三钱，以水一中盏，入生姜半分，煎至六分，去滓，每于食前稍热服。

治产后滞血在脏，致月水不通，**赤龙皮散**方：

赤鲤鱼皮四两，烧灰　虻虫一分，微炒令黄，去翅足　水蛭一分，微炒令黄　蒲黄半两　琥珀半两　乱发灰半两　麝香一钱，细研

右件药细研如粉，每于食前以热酒调下一钱。

治产后月水不通，腹胁刺痛，面色萎黄，时发烦热，不思饮食，**红蓝花散**方：

红蓝花半两　琥珀一两　川大黄一两，剉碎，微炒　蘧麦半两　当归一两，剉，微黄　桂心一两　延胡索三分　赤芍药半两　姜黄半两　牛膝半两，去苗　桃人三分，汤浸，去皮尖、双人，麸炒微黄　蓬莪茂半两

右件药捣细为散，每服食前以温酒调下一钱。

治产后恶血积留，经久未消，致月水不通，面色萎黄，脐腹疼痛，肌瘦无力，**益母草子散**方：

益母草子一两　桂心半两　当归三分，剉，微炒　熟干地黄半两　大麦蘖半两　赤芍药半两　鬼

箭羽半两　红蓝花半两　川大黄三分，剉，微炒　赤鲤鱼皮灰半两　乱发灰半两　蜜陀僧半两，烧醋淬过　虻虫一两，去翅足，微炒　水蛭一两，炒令黄　麝香一分，研入

右件药捣细罗为散，以赤马尿半中盏，酒半中盏，拌和前药令匀，直候干研入麝香，每服食前以温酒调下二钱。

治产后多时月水不通，**虎杖散**方：

虎杖三分　牛膝三分，去苗　苏枋半两，剉　红蓝花半两　莲子心半两　当归三分，剉，微炒　桂心半两　牡丹半两　干漆半两，捣研，炒令烟出　鬼箭羽半两　狗胆二枚，干者　硇砂半两，研入　琥珀半两　麝香一分，研入

右件药捣细罗为散，入研了药令匀，每服食前以温酒调下二钱。

治产后日久月水不通，**虻虫散**方：

虻虫半两，去翅足，微炒　川大黄二分，剉，微炒　乱发灰半两　蒲黄半两　骐驎竭半两　延胡索三分　伏龙肝半两，细研　当归半两，剉，微炒　赤芍药半两　狗胆二枚，干者　䗪虫半两，微炒　水蛭半两，炒令黄　麝香一分，研入　朱砂半两，细研，水飞

右件药捣细罗为散，入研了药令匀，每服食前以温酒下二钱。

治产后水月不通，腹胁滞闷，四肢烦疼，**牡丹圆**方：

牡丹一两　川大黄二两，剉研，微炒　赤芍药一两　木香半两　桃人半两，汤浸，去皮尖、双人，麸炒微黄　虻虫一分，微炒令黄，去翅足　水蛭一分，微炒令黄　蛴螬一分，微炒　蘧麦三分　芎䓖三分　当归三分，剉，微炒　海藻三分，洗去咸味　桂心半两

右件药捣罗为末，炼蜜和捣二三百杵，圆如梧桐子大，食前温酒下二十圆。

治产后恶血凝滞，月水不通，**大黄圆**方：

川大黄一两，剉，微炒　桃人一两，汤浸，去皮尖、双人，麸炒微黄　干漆一两，捣碎，炒令烟出　赤茯苓三分　甜葶苈三分，隔纸炒令紫色　牛膝一两，去苗　牡丹三分　水蛭半两，炒令黄　芎䓖半两　桂心半两　柴胡三分，去苗　牡蒙三分　人参半两，去芦头　当归半两，剉　虻虫半两，微炒令黄，去翅足　川椒半两，去目及闭口者，微炒去汗　吴茱萸一分，汤浸七遍，焙干微炒　干姜一分，炮裂，剉　䗪虫半两，炒令黄　生干地黄一两

右件药捣罗为末，炼蜜和捣三二百杵，圆如梧桐子大，每于食前以温酒下二十圆。

治产后月水不通，**蛴螬圆**方：

蛴螬半两，微炒　虻虫半两，去翅足，微炒　水蛭半两，炒令黄　桑螵蛸半两，微炒　狗胆二枚，干者　代赭半两　川大黄一两，剉，微炒　桃人一两，汤浸，去皮尖、双人，麸炒微黄

右件药捣细罗为末，炼蜜和捣三二百杵，圆如梧桐子大，每服空心温酒下十圆。

治产后月水经久不通，**硇砂圆**方：

硇砂半两，细研　桂心半两　燕脂一钱，研入　斑猫半两，去翅足，以糯米拌炒，以米黄为度

右件药捣细罗为末，入研了药令匀，以狗胆和圆如菉豆大，每服空心以红花酒下三圆，加至五圆，觉脐腹痛，即频服桃人汤即通。

治产后脏腑风虚，恶血凝滞，致月水不通，**庵蕳子酒方**：

庵蕳子一斤　桃人二斤，汤浸，去皮尖、双人　大麻人一斤

右件药用好酒三斗，同入黄瓷瓮中，密封泥，以糠火养半日久，每日空心温饮一中盏，午食前再服。

治产后月水不通，**虎杖煎**方：

虎杖一斤，剉　土瓜根汁半升　牛[1]膝汁半升

右以水五升渍虎杖一宿，明旦煎至一升，内二味汁搅令匀，入铜器中熬如饧，食前以温酒调下一合。

治产后月水不调诸方

夫产后月水不调者，由产伤动血气，虚弱未复，而风邪冷热之气客于经络，乍冷乍热，冷则血结，热则血消，故令血或多或少，或在月前，或在月后，故名不调也。

治产后经络不调，四肢烦疼，饮食全少，日渐羸瘦，**琥珀散**方：

琥珀一两　桂心半两　牛膝一两，去苗　赤芍药半两　桃人半两，汤浸，去皮尖、双人，麸炒微黄　当归一两，剉，微炒　生干地黄一两

右件药捣筛为散，每服三钱，以水一中盏，入生姜半分，煎至六分，去滓，不计时候温服。

治产后经络不调，脐腹疼痛，宜服**牡丹散**方：

牡丹三分　木香半两　肉桂半两，去皴皮　当归三分，剉，微炒　赤芍药三分　延胡索三分　蓬莪茂半两　虎杖三分　甘草半两，炙微赤，剉　生干地黄一两　鳖甲一两，涂醋炙微黄，去裙襕　芎䓖半两　琥珀三分

右件药捣筛为散，每服三钱，以水一中盏，入生姜半分，煎至五分，去滓，每于食前稍热服。

治产后经络不调，脐下疼痛，**桑耳散**方：

桑耳三分　庵蔺子一两　牛膝一两，去苗　赤芍药三分　赤茯苓一两　延胡索一两　桂心三分　芎䓖一两　泽兰三分　生干地黄一两

右件药捣细罗为散，每服食前以温酒调下二钱。

治产后虽久，体力尚虚，月候不调，或多或少，脐腹疼痛，面色萎黄，**紫桂散**方：

肉桂一两半，去皴皮　延胡索三分　热干地黄三分　当归半两，剉，微炒　没药半两　庵蔺子三分　牛膝半两，去苗　干漆半两，捣碎，炒令烟出　琥珀半两　骐驎竭半两

右件药捣细罗为散，每服食前以温酒调下二钱。

治产后虚羸不足，胸中气短，腹内紧急，腰背疼痛，月水不调，食少烦渴，四肢无力，**姜黄圆**方：

姜黄一两　当归一两，剉，微炒　熟干地黄一两　牡丹一两　厚朴一两半，去粗皮，涂生姜汁炙令香熟　肉桂一两，去粗皮　芎䓖一两　续断一两　木香三分　桃人一两，汤浸，去皮尖、双人，麸炒微黄　白术一两　羚羊角屑一分　赤芍药三分

右件药捣罗为末，炼蜜和捣三二百杵，圆如梧桐子大，每于食前以温酒下三十圆。

治产后月候不调，或生寒热，羸瘦，饮食无味，渐成劳证，**庵蔺子圆**方：

庵蔺子半两　白薇半两　桂心三分　防葵半两　桃人半两，汤浸，去皮尖、双人，麸炒微黄　牛膝一两，去苗　当归半两，剉，微炒　熟干地黄三分　芎䓖半两　鬼箭羽三分　鳖甲一两，涂醋炙令黄，去裙襕　干姜半两，炮裂，剉

右件药捣罗为末，炼蜜和捣三二百杵，圆如梧桐子大，每于食前温酒下二十圆。

---

〔1〕牛：原脱。据《类聚》卷233引同方补。

治产后月水不调，小腹痞硬，乍寒乍热，食不生肌，心腹刺痛，口干多唾，手足沉重，**牛膝圆**方：

牛膝一两，去苗　赤芍药三分　甘草三分，炙微赤，剉　鬼箭羽三分　人参三分，去芦头　当归一两，剉，微炒　白术一两　牡丹一两　虎杖一两　桂心一两　乌梅肉半两，微炒　白薇半两　川大黄一两，剉碎，微炒　虻虫一分，去翅足，微炒令黄　水蛭一分，微炒令黄　蒲黄半两　熟干地黄一两

右件药捣罗为末，炼蜜和捣三二百杵，圆如梧桐子大，每于食前以温酒下二十圆。

治产后小便淋涩诸方

夫产后虚损，而热气客于脬内，虚则小便数，热则小便少，故成淋涩也。

治产后小便淋涩，脐下妨闷，**葵根散**方：

冬葵根一两　车前子三分　滑石一两　冬瓜人三分　木通一两，剉　川大黄三分，剉碎，微炒　桂心一分

右件药捣筛为散，每服三钱，以水一中盏煎至六分，去滓温服，日三四服。

治产后小便淋涩，心神烦闷，**滑石散**方：

滑石一两　木通一两，剉　车前子一两　葵子三分　黄芩三分　麦门冬三分，去心

右件药捣筛为散，每服三钱，以水一中盏煎至六分，去滓温服，日三四服。

治产后小便卒淋涩，溺血，**石韦散**方：

石韦一两，去毛　榆白皮一两，剉　赤芍药半两　黄芩三分　木通一两，剉　葵子半两

右件药捣筛为散，每服三钱，以水一中盏，入生地黄一分，煎至六分，去滓温服，日三四服。

治产后小便淋，疼痛，或时便血，或如豆汁，或如稠胶，**贝齿散**方：

贝齿四枚　葵子一两　石膏一两　滑石一两　阿胶半两，捣碎，炒令黄燥

右件药捣细罗为散，每服三钱，以水一中盏，入猪脂一分，煎至六分，去滓温服，日三四服。

治产后小肠结热淋涩，心神烦躁，口舌干焦，不思食饮，**黄芩散**方：

黄芩半两　蘧麦半两　甘草半两，炙微赤，剉　麦门冬半两，去心　滑石一两　木通一两，剉　车前子一两　葵子一两

右件药捣筛为散，每服三钱，以水一中盏煎至六分，去滓温服，日三四服。

治产后小肠风气隔闭，淋涩不通，**葵子散**方：

葵子一两　滑石三分　黄芩三分　蘧麦三分　灯心一分　白石英粉一两　防葵半两　甘草一分，炙微赤，剉

右件药捣筛为散，每服三钱，以水一中盏煎至六分，去滓温服，日三四服。

治产后卒淋涩，小腹疼痛，**当归散**方：

当归半两，剉，微炒　生干地黄三分　石韦半两，去毛　栀子人半两　赤芍药半两　赤茯苓三分　王不留行半两　蘧麦三分　麦门冬三分，去心　木香三分

右件药捣筛为散，每服三钱，以水一中盏煎至六分，去滓温服，日三四服。

治产后小便淋涩，及血淋，**白茅根散**方：

白茅根三两，剉　蘧麦一两　鲤鱼齿二十枚，细研　木通二两，剉　车前子一两　冬葵子一两

右件药捣筛为散，每服四钱，以水一中盏煎至六分，去滓温服，日三四服。

治产后小便淋涩疼痛，**大麻人散**方：

大[1]麻人一两　榆白皮一两，剉　葵子一两　蘧麦半两　甘草一分，炙微赤，剉

右件药捣筛为散，每服三钱，以水一中盏煎至六分，去滓温服，日三四服。

治产后小便淋涩，腹胁胀满，时复疼痛方：

鼠妇半两，微炒

右件药捣细罗为散，每服以温酒调下半钱，日三四服。

治产后大小便秘涩诸方

夫大小肠宿有热者，因产则血水俱下，津液暴竭，本挟于热，大小肠未得调和，致令大小便秘涩也。

治产后大小便秘，心腹胀满，气促，宜服**槟榔散**方：

槟榔一两　车前子三分　冬瓜人三分　川大黄一两，剉碎，微炒　木通一两，剉　桂心半两　甘草半两，炙微赤，剉　当归半两，剉，微炒　滑石一两　川朴消一两

右件药捣筛为散，每服三钱，以水一中盏，煎至六分，去滓，不计时候温服。

治产后大小便秘涩，小腹疼痛，**榆白皮散**方：

榆白皮三分，剉　木通一两，剉　黄芩半两　当归三分，剉，微炒　葵子半两　赤芍药半两　滑石一两　蒲黄半两　川大黄一两，剉碎，微炒

右件药捣筛为散，每服三钱，以水一中盏，入生姜半分，煎至六分，去滓，不计时候温服。

又方：

当归一两，剉，微炒　黄芩一两　紫葛一两，剉　白茅根三分，剉　川朴消二两　甘草半两，炙微赤，剉

右件药捣筛为散，每服三钱，以水一中盏，入生姜半分，煎至六分，去滓，不计时候温服。

治产后大小便秘涩，心腹胀满，时时搐撮疼痛，**桃人散**方：

桃人一两，汤浸，去皮尖、双人，麸炒微黄　葵子一两　川大黄一两，剉碎，微炒　甜瓜子一两　青橘皮一两，汤浸，去白瓤，焙　槟榔一两　当归一两，剉，微炒　甘草半两，炙微赤，剉

右件药捣筛为散，每服三钱，以水一中盏，煎至六分，去滓，不计时候温服。

治产后大小便秘涩，**木通散**方：

木通一两，剉　大麻人一两　葵子一两　滑石一两　槟榔一两　枳实半两，麸炒微黄　甘草半两，炙微赤，剉

右件药捣筛为散，每服三钱，以水一中盏，煎至六分，去滓，不计时候温服。

治产后大小便秘涩，**桃花散**方：

桃花一两　葵子一两　滑石一两　槟榔一两

右件药捣细罗为散，每服食前以葱白汤调下二钱。

治产后大小便秘涩，腹胀疼痛，**牵牛子圆**方：

牵牛子一两　大麻人一两　当归一两，剉，微炒　川大黄一两，剉碎，微炒　木通一两，剉　桃人一两，汤浸，去皮尖、双人，麸炒微黄

---

〔1〕大：原误作“天”。据本方名及宽政本改。

右件药捣罗为末，炼蜜和捣三二百杵，圆如梧桐子大，不计时候以粥饮下三十圆，以利为度。

治产后大小便秘涩，坐卧不安，**芫花圆**方：

芫花半两，醋拌令干　滑石一两　川大黄一两，剉，微炒

右件药捣罗为末，炼蜜和圆如梧桐子大，每服以葱汤下二十圆，如人行五七里再服。

又方：

羊蹄根一两，剉

右以水一大盏，煎至六分，去滓，分为二服，食前服之。

又方：

桃花三两

右件药捣细罗为散，不计时候以新汲水调下二钱。

治产后赤白痢诸方

夫产后赤白痢者，是冷热气乘于血也。血渗肠间，与肠间津液相杂而下，甚者肠虚不复，故赤白连滞，久不差也。

治产后赤白痢，脐下疞痛，**当归散**方：

当归一两，剉，微炒　白芍药一两　地榆一两，剉　龙骨一两　黄连一两，去须微炒　艾叶三分，微炒　甘草三分，炙黄赤，剉　厚朴三分，去粗皮，涂生姜汁炙令香熟　黄芩三分　干姜三分，炮裂，剉

右件药捣筛为散，每服三钱，以水一中盏，煎至六分，去滓，不计时候温服。治产后赤白痢，日夜数十行，腹内疞痛，**黄耆散**方：

黄耆三两，剉　地榆二两，剉　紫参三两　黄蘗二两，涂蜜微炙，剉　厚朴三两，去粗皮，涂生姜汁炙令香熟　黄连一两，去须微炒

右件药捣筛为散，每服三钱，以水一中盏，入薤白三茎，煎至六分，去滓，每于食前温服。

治产后赤白痢，脐腹撮痛，**木香散**方：

木香半两　甘草半两，炙微赤，剉　阿胶三分，捣碎，炒令黄燥　地榆一两，剉　当归三分，剉，微炒　赤芍药三分　黄连一两，去须微炒　诃梨勒皮一两　熟干地黄一两

右件药捣筛为散，每服三钱，以水一中盏，煎至五分，去滓，每于食前温服。

治产后赤白痢，心腹疞痛，不能饮食，**薤白饮子**方：

薤白切，二合　甘草半两，炙微赤，剉　黄连一两，去须微炒　当归一两，剉，微炒　木香半两

右件药细剉和匀，分为六服，每服以水一中盏，煎至六分，去滓，不计时候温服。

治产后赤白痢不止，**当归散**方：

当归一两，剉，微炒　犀角屑一两　黄芩一两　黄连一两，去须微炒　白术一两　地榆一两，剉

右件药捣筛为散，每服三钱，以水一中盏，煎至六分，去滓，不计时候温服。

治产后赤白痢，腹痛不止，**地榆饮子**方：

地榆一两　当归一两，剉，微炒　醋石榴皮一两，剉，微炒　秫米一合　薤白切，二合

右件药都剉和匀，分为六服，每服以水一大盏，煎至五分，去滓，不计时候温服。

治产后赤白痢久不差，方：

仓米一合　当归一两，剉，微炒

右件药以水一大盏，煎至六分，去滓，分为二服，频服之效。

治产后赤白痢久不断，头面身体皆肿，**黑豆饮子**方：

黑豆一合　小麦一合　蒲黄一合　吴茱萸半两，汤浸七遍，焙干微炒

右件药以水二大盏，煎至一盏二分，去滓，不计时候分温四服。

治产后赤白痢，日夜数十行，宜服此方：

买子木一两　生藕肥[1]长一尺者，一梃，捣绞取汁　益麻缐头[2]

右件药以水一大盏，煎上件二味至一大盏去滓，入藕汁相和，更煎三五沸，分为三服，温温频服之。

治产后赤白痢，腹中疼痛，不欲饮食，**木香散**方：

木香半两　厚朴一两，去粗皮，涂生姜汁炙令香熟　诃梨勒一两，煨，用皮　甘草半两，炙微赤，剉　黄连一两，去须微炒　白术三分　当归一两，剉，微炒　龙骨一两　赤石脂一两　干姜半两，炮裂，剉　阿胶三分，捣碎，炒令黄燥

右件药捣细罗为散，不计时候以粥饮调下二钱。

治产后赤白痢，日夜数十行，腹中疼痛，**黄连圆**方：

黄连一两，去须微炒　乌梅肉三分，微炒　败龟三分，涂酥炙令黄　鹿角屑半两，炒微黄　干姜半两，炮裂，剉　当归一两，剉，微炒　阿胶半两，捣碎　炒令黄　椰子皮一两

右件药捣罗为末，炼蜜和捣三二百杵，圆如梧桐子大，不计时候以粥饮下三十圆。

治产后赤白痢，腹痛，不思饮食，**白术圆**方：

白术一两　赤芍药一两　当归一两，剉，微炒　黄连一两，去须微炒　厚朴一两，去粗皮，涂生姜汁炙令黄熟　黄芩一两　肉豆蔻一两，去壳　干姜一两，炮裂，剉

右件药捣罗为末，以枣瓤和捣三二百杵，圆如梧桐子大，不计时候以艾叶煮粥饮下三十圆。

治产后下痢，白多赤少，腹痛不止，方：

黄连二两，去须微炒　吴茱萸一两，汤浸七遍，焙干微炒

右件药捣罗为末，炼蜜和圆如梧桐子大，不计时候以粥饮下三十圆。

又方：

甘草二两，炙微赤，剉　川乌头半两，炮裂，去皮脐，剉

右以浆水一大盏，煎取半盏，食前分温二服。

治产后脓血痢[3]诸方

夫产后劳伤，脏腑不足，或饮食乖度，肠胃虚弱，水谷不消，冷热之气乘之于血，血渗肠间，与肠间津液相杂而下，故成脓血痢也。

治产后三日内患脓血痢，腹中痛不止，**黄连散**方：

黄连一两，去须微炒　黄蘗一两，涂蜜微炙，剉　阿胶一两，捣碎，炒令黄燥　当归一两，剉，微炒　龙骨一

[1] 肥：原残脱。据宽政本补。

[2] 益麻缐头：《正误》："'益'字可疑。"按，此药来源不明，待考。

[3] 脓血痢：原作"痢脓血"。排门目录、分目录均作"脓血痢"，正文各方主治也均用"脓血痢"。故改。

两　木香三分

右件药捣筛为散，每服三钱，以水一大盏，入陈粟米半合，煎至五分，去滓温服，日三四服。

治产后脓血痢，腹中疼痛不可忍，**赤石脂散**方：

赤石脂一两　龙骨一两　黄连一两，去须微炒　当归三分，剉，微炒　干姜半两，炮裂，剉　艾叶半两，微炒　阿胶半两，捣碎，炒令黄　黄蘗半两，微炙，剉　黄耆半两，剉

右件药捣细罗为散，每服以粥饮调下二钱，日三四服。

治产后脓血痢，腹中㽲痛，四肢逆冷，**干姜散**方：

干姜半两，炮裂，剉　当归半两，剉，微炒　川椒半两，去目及闭口者，微炒去汗　白术一两　艾叶一两，微炒　熟干地黄一两　缩沙半两，去皮　甘草半两，炙微赤，剉　赤石脂一两

右件药捣细罗为散，每服以粥饮调下二钱，日三四服。

治产后脓血痢，日夜数十行，疼痛不止，**附子散**方：

附子半两，炮裂，去皮脐　干姜半两，炮裂，剉　川椒半两，去目及闭口者，微炒去汗　甘草三分，炙微赤，剉　白术三分　黄耆三分，剉　赤石脂二两

右件药捣细罗为散，每服以粥饮调下二钱，日三四服。

治产后脓血痢久不差，腹胃疼痛，不思饮食，渐加羸瘦，宜服**艾叶散**方：

艾叶一两，微炒　黄蘗三分，涂蜜微炙，剉　赤芍药三分　黄连三分，去须微炒　地榆三分，剉　甘草半两，炙微赤，剉　干姜半两，炮裂，剉　阿胶三分，捣碎，炒令黄燥

右件药捣细罗为散，每服以粥饮调下二钱，日三四服。

治产后脓血痢不止，腹内疼痛，不欲饮食，渐加羸弱，**阿胶散**方：

阿胶三分，捣碎，炒令黄燥　人参三分，去芦头　黄耆三分，剉　干姜三分，炮裂，剉　当归三分，剉，微炒　熟干地黄三分　芎䓖半两　白茯苓半两　陈橘皮半两，汤浸，去白瓤，焙　艾叶半两，微炒　赤石脂二两

右件药捣细罗为散，每服以粥饮调下二钱，日三四服。

治产后脓血痢，及水谷不化，脐下冷痛，**乌梅散**方：

乌梅肉一两，微炒　龙骨二两　干姜一两，炮裂，剉　赤石脂三两　甘草半两，炙微赤，剉　当归一两，剉，微炒　黄连一两，去须微炒　人参一两，去芦头　白术一两　阿胶一两，捣碎，炒令黄燥　艾叶一两，微炒

右件药捣细罗为散，每服以粥饮调下二钱，日三四服。

又方：

赤石脂二两，细研　代赭一两，细研　桂心末半两

右件药捣研令匀，每服以粥饮调下二钱，日三四服。

治产后痢下脓血，腹痛，**阿胶圆**方：

阿胶一两，捣碎，炒令黄燥　黄连一两，去须微炒　干姜半两，炮裂，剉　木香三分　厚朴二两，去粗皮，涂生姜汁炙令香熟

右件药捣罗为末，炼蜜和捣三二百杵，圆如梧桐子大，每于食前以粥饮下三十圆。

又方：

臭樗根二两，炙微黄　地榆一两半，剉　甘草半两，炙微赤，剉

右件药捣罗为末，炼蜜和圆如梧桐子大，每于食前以粥饮下三十圆。

治产后下痢诸方

夫产后虚损，未便而起早，则伤于风冷，风冷乘虚入于大肠，虚则泄，故令痢也。产后痢若[1]变为血痢则难治，世谓之产子痢也。

治产后下痢不止，**干姜散**方：

干姜一两，炮裂，剉　人参半两，去芦头　枳壳半两，麸炒微黄，去瓤　赤石脂一两　白术三分　神曲一两，炒微黄

右件药捣细罗为散，每服以粥饮调下二钱，日三四服。

治产后虚冷下痢，并血液输泻，腹痛，**胶豉汤**方：

阿胶一分，捣碎，炒令微燥　豉一合　薤白十茎，切　生姜一两，切

右件药以水二大盏，煎至一盏二分，去滓，食前分温三服。

治产后下痢，腹中疠痛，**当归散**方：

当归一两，剉，微炒　干姜一两，炮裂，剉　赤芍药半两　芎䓖半两　甘草半两，炙微赤，剉　熟干地黄一两半　艾叶一两半，微炒

右件药捣筛为散，每服三钱，以水一中盏煎至六分，去滓温服，日三四服。

治产后下痢不止，腹胃疼痛，**没药散**方：

没药一两　木香二两　阿胶一两，捣碎，炒令黄燥

右件药捣细罗为散，每服以粥饮调下二钱，日三四服。

治产后痢，下部冷疼，**厚朴散**方：

厚朴一两半，去粗皮，涂生姜汁炙令香熟　干姜三分，炮裂，剉　黄连一两半，去须微炒　当归一两，剉，微炒

右件药捣筛为散，每服三钱，以水一中盏煎至六分，去滓温服，日三四服。

治产后休息痢，**橡斗子散**方：

橡斗子灰二钱　白矾灰二钱　蜜陀僧半钱　自然铜半钱　龙骨半钱　乱发灰一钱　麝香半钱，细研

右件药捣细罗为散，每于食前以粥饮调下半钱。

治产后冷痢，脐下疠痛，**神曲散**方：

神曲三两，微炒令黄　熟干地黄二两　白术一两半

右件药捣细罗为散，每服以粥饮调下二钱，日三四服。

治产后气痢，方：

木香一两　诃梨勒二两，煨，用皮

右件药捣细罗为散，每服以粥饮调下二钱，日三四服。

治产后热毒痢，**犀角散**方：

犀角屑一两　苦参一两，剉　黄连一两，去须微炒　黄蘗一两，涂蜜微炙，剉

右件药捣细罗为散，每服以粥饮调下二钱，日三四服。

治产后冷痢不食，腹痛乏力，**附子圆**方：

附子一两，炮裂，去皮脐　当归三分，剉，微炒　艾叶三分，微炒　诃梨勒皮半两　厚朴三分，去粗皮，涂

---

〔1〕若：原作“苦”。据《类聚》卷233引同论改。

生姜汁炙令香熟　木香半两　吴茱萸半两，汤浸七遍，焙干微炒　龙骨一两

右件药捣罗为末，用醋煮饭和令熟，圆如梧桐子大，不计时候以粥饮下三十圆。

治产后冷痢久不差，**干姜圆**方：

干姜一两，炮裂，剉　黄连二两，去须微炒　当归一两，剉，微炒　乌梅肉二两，微炒　熟干地黄二两　木香一两

右件药捣罗为末，炼蜜和捣三二百杵，圆如梧桐子大，每服以粥饮下三十圆，日三四服。

治产后心腹气痛，泄痢不止，**木香圆**方：

木香半两　诃梨勒一两，煨，用皮　龙骨一两　附子一两，炮裂，去皮脐　黄连一两，去须微炒　干姜一两，炮裂，剉　当归一两，剉，微炒　吴茱萸半两，汤浸七遍，焙干微炒

右件药捣罗为末，炼蜜和圆如梧桐子大，每服以粥饮下三十圆，日三四服。

治产后冷热不调，下痢，**黄连圆**方：

黄连三两，去须微炒　乌梅三两，去核微炒　干姜二两，炮裂，剉

右件药捣罗为末，炼蜜和圆如梧桐子大，每服以粥饮下二十圆，日三服。

治产后久痢，腹内疼痛，不欲饮食，**龙骨散**方：

龙骨一两　厚朴一两，去粗皮，涂生姜汁炙令香熟　肉豆蔻三分，去壳　白术三分　艾叶三分，微炒　干姜半两，炮裂，剉　人参半两，去芦头　诃梨勒一两，煨，用皮　当归一两，剉，微炒　地榆半两　白头翁半两　木香半两

右件药捣筛为散，每服三钱，以水一中盏，入生姜半分，煎至六分，去滓温服，日三四服。

治产后早起伤风冷，泄痢不止，**鳖甲散**方：

鳖甲一两，涂醋炙令微黄，去裙襴　白头翁一两　当归一两，剉，微炒　黄连一两，去须微炒　干姜一两，炮裂，剉　黄蘗二两，微炙，剉

右件药捣筛为末，每服三钱，以水一中盏，煎至六分，去滓，不计时候温服。

治产后下痢不止，**白头翁圆**方：

白头翁一两　干姜一两，炮裂，剉　黄连一两，去须微炒　地榆一两　阿胶一两，捣碎，炒令黄燥

右件药捣罗为末，以黄蜡消成汁，和圆如梧桐子大，每于食前以粥饮下二十圆。

治产后痢无不差，方：

诃梨勒皮一两，用皮，酥炒微黄

右件药捣罗为末，每服以温酒调下二钱，日三四服。

又方：

刘寄奴一两

右捣罗为末，每服以陈米粥饮调下二钱，日三四服。

治产后泻痢不止，方：

艾子一两，微炒

右捣细罗为散，每服以温酒调下一钱，日三四服。

又方：

芸薹子三两，微炒

右捣细罗为散，每服以粥饮调下一钱，日三四服。

又方：

没石子一两，烧为灰

右研如粉，每服以温酒调下一钱，日三四服。

治产后诸痢无不效，方：

右以苍耳叶捣取汁，温温服半中盏，日三四服。

治产后小便数诸方

夫产后小便数者，此由脬内宿有冷气。因产后发动，冷气入腹，虚弱不能制，其小便故数也。

治产后小便数，**桑螵蛸散**方：

桑螵蛸一两，微炒　鹿茸二两，去毛，涂酥炙微黄　黄耆二两，剉　牡蛎一两半，烧为粉　甘草半两，炙微赤，剉　人参一两，去芦头

右件药捣筛为散，每服三钱，以水一中盏，入生姜半分，枣三枚，煎至六分，去滓，食前温服。

治产后小便数，兼烦渴，**麦门冬散**方：

麦门冬三分，去心　龙骨三分　当归三分，剉，微炒　黄耆三分，剉　甘草一分，炙微赤，剉

右件药捣筛为散，每服三钱，以水一中盏，入生姜半分，枣三枚，煎至五分，去滓，食前温服。

治产后小便数多，**龙骨散**方：

龙骨一两　牡蛎一两，烧为粉　桂心半两　菝葜一两，剉　乌药一两　桑螵蛸半两，微炒　熟干地黄一两半

右件药捣筛为散，每服三钱，以水一中盏，入生姜半分，枣三枚，煎至六分，去滓，食前温服。

治产后脏虚，小便数多，**鹿茸散**方：

鹿茸一两，去毛，涂酥炙令黄　黄耆一两半，剉　牡蛎一两半，烧为粉　人参一两，去芦头　熟干地黄二两　当归一两，剉，微炒　五味子一两　甘草半两，炙微赤，剉　鸡肶胵一两半，微炙

右件药捣细罗为散，每服食前以粥饮调下二钱。

又方：

黄耆一两，剉　鹿茸一两，去毛，涂酥炙微黄　桑螵蛸一两，微炒　牡蛎一两，烧为粉　鸡肶胵一两，微炙

右件药捣细罗为散，每服食前以粥饮调下二钱。

又方：

鸡肶胵十具，微炙　熟干地黄半两　当归半两，剉，微炒　牡蛎一两，烧为粉　厚朴三分，去粗皮，涂生姜汁炙令香熟　黄耆一两，剉

右件药捣细罗为散，每服食前以温酒调下二钱。

治产后小便数及遗尿，**桑螵蛸散**方：

桑螵蛸三十枚，微炒　鹿茸一两，去毛，涂酥炙微黄　黄耆二两，剉　牡蛎二两，烧为粉　人参二两，去芦头　赤石脂二两　厚朴二两，去粗皮，涂生姜汁炙令香熟

右件药捣细罗为散，每服食前以粥饮调下二钱。

治产后小便不禁，方：

鸡毛烧灰，细研，以温酒调下二钱，日三四服。

又方：

桑螵蛸半两，微炒　龙骨一两

右件药捣细罗为散，每服食前以粥饮调下二钱。

治产后小便血诸方

夫产后损于血气，血气虚而挟于热，血气得热则流散，渗于脬，故血随小便出也。

治产后小便出血，**茜根散**方：

茜根一两　石韦二两，去毛　木通二两，剉　子芩一两　滑石二两　生干地黄一两

右件药捣筛为散，每服三钱，以水一中盏，煎至六分，去滓，每于食前温服。

治产后脏有积热，致小便出血，**石韦散**方：

石韦二两，去毛　榆白皮二两，剉　黄芩二两　木通二两，剉　赤芍药二两　冬葵子二两　甘草二两

右件药捣筛为散，每服三钱，以水一中盏，煎至六分，去滓，每于食前温服。

又方：

白茅根二两，剉　蘧麦二两　鲤鱼齿一百枚，细研入　车前子二两　冬葵子一两　木通三两，剉

右件药捣筛为散，每服三钱，以水一中盏，煎至六分，去滓，每于食前温服。

又方：

蘧麦一两　黄芩一两　冬葵子一两　木通一两，剉　茜根一两　当归一两

右件药捣筛为散，每服四钱，以水一中盏，煎至六分，去滓，每于食前温服。

又方：

车前子二两　蘧麦一两　黄芩一两　郁金一两　蒲黄一两

右件药捣细罗为散，每服食前以茅根汤调下二钱。

又方：

贝齿五枚，烧灰　葵子一两　车前子一两　滑石二两　生干地黄一两　茜根一两

右件药捣细罗为散，每于食前以温酒调下二钱。

又方：

乱发灰半两　滑石半两

右件药同研令匀，每服以生地黄汁调下一钱。

又方：

生地黄半斤　生刺蓟半斤

右件药捣绞取汁，每服食前温饮一小盏。

又方：

生干地黄一两　阿胶一两，捣碎，炒令黄燥

右件药捣细罗为散，每服食前以茜根汤调下二钱。

太平圣惠方卷第八十 凡一十门　病源九首　方法共计一百六十一道

产妇将护法

凡产生虽然触秽，排比切务清虚，要在先看产图，次检日游所在癸巳日入人家房内，至己酉日出，然后安排产妇，备办汤药。不得令人力杂乱，大小仓[2]忙，惊动产妇，只可令亲属一两人，及祗承人[3]等看侍。若产妇腹痛虽甚，且须令凭人徐行，直待儿逼欲生，方始令坐。慎勿坐早，坐早则子在腹中难为转动，遂有难产不测之忧。若母子才获分解，且不得问是男女，须速与产母童子小便一盏令饮。不得与酒，缘滴引血进入四肢，兼产母脏腑方虚，热酒入在腹中，必致昏闷。可与醋墨服之，不得过多，虽醋破血，而又伤肺，因成咳嗽，皆由此也。若产妇分解之后，频烧砖石投醋中，使常闻猛醋烟气，以防运也。凡生产毕，且令饮童子小便了，不得便卧。且候须臾，方可仰卧，立膝高稽，床头厚铺裀褥，遮拦四壁，使无孔隙，免其贼风。然时时令人从心上擀至脐下，如此一日可止，宜且食白粥一味，时饮童子小便一盏。七日后，方可少进醇酒，并少许盐味。半月之后，渐食煮肉。出月之后，方可食面。仍不得思虑忧恚，恐有伤乱，待败血尽，腑脏自然安和。在一百日内，切须慎护将摄，不得自言平复，取次为之，脱有触伤，便难整理。大凡产妇百日之后，始得儿全。窃见今时妇人，不自知觉，唯言满月便云平复，或饮食不节，或[4]触冒风寒，喜怒高声，劳动用力，气血未复，情欲不恒，百脉既伤，诸疾遂作，故成五劳七伤之病也。

治产后血运诸方

夫产后血运者，是产后下血或多或少，皆令五脏运动，气血未定，败血奔进，攻冲心肝。

〔1〕尽：原作“绝”。排门目录及正文标题均作“尽”，因改。

〔2〕仓：原作“苍”。据《类聚》卷230引同论改。

〔3〕祗承人：侍者。此处指产妇护理人。

〔4〕或：原作“成”。据《类聚》卷230引同论改。

若产去血过多，则血虚气极；若下血少而气逆，则血随气上逼心也。二者皆令人运闷，心烦满急。若血运不止，则毙矣；若败血攻于肝，肝脏气虚，所以眼花心闷而欲绝也。

治产后血运，才觉恶心，头旋多涕唾，身如在船车上，便遂宜服此**赤马通散**。一名返魂散。方：

赤马通四两，五月五日收瓷瓶中，烧令通赤　骐驎竭一两　没药一两　延胡索二两　当归一两，剉，微炒

右件药捣细罗为散，每服以童子小便半中盏，水酒各半中盏，入散三钱，煎三五沸，不计时候和滓分温二服。

产后预防百病，吃醋墨了，便宜服此，神效**未沤麻散**方：

未沤麻一握，去土，一尺已上取收，及时阴干　赤芍药三分　芎䓖三分　当归三分，剉，微炒　甘草三分，炙微赤，剉　茯神三分　陈橘皮一两，汤浸，去白瓤，焙　乱发一两半，烧灰

右件药捣粗罗为散，每服四钱，以水一中盏，入生姜半分，煎至五分，次入酒二合，更煎三五沸，去滓温服。

治产后血运烦闷，腹胁痛，**牛膝散**方：

牛膝一两，去苗　当归三分，剉，微炒　延胡索半两　芎䓖三分　鬼箭羽半两　益母草半两

右件药捣粗罗为散，每服三钱，以酒一中盏，入生地黄一分，煎至六分，去滓，不计时候温服。

治产后血运，腹满欲狼狈，**牡丹散**方：

牡丹一两　川大黄一两，剉碎，微炒　川芒消一两　冬瓜子一合　桃人半两，汤浸，去皮尖，双人，麸炒微黄

右件药捣粗罗为散，每服五钱，以水一中盏，入生姜半分，煎至五分，去滓，不计时候温服。

治产后血运，下恶血不止[1]，疼痛，**乌金散**方：

当归一两，剉，微炒　红蓝花一两　延胡索三分　麝香一分，细研　赤芍药一两　桂心半两　羚羊角屑三两

已上都捣细罗为散。

香墨一两　乱发三两　水蛭一两　猪胎衣二两　鲤鱼鳞四两　皂荚二两　黑豆蘖一两　大麦蘖一两　虻虫一两

已上都入一瓶子内，以泥固济，烧令烟尽，去火候冷，取出细研。

右件药相和细研为散，不计时候以童子小便调下一钱。热酒调下亦得。

治产后血运，逐血止痛，**乌金散**方：

腊月乌一只　乱发二两　猪胎小者，一枚　灶突墨一两　赤鲤鱼皮一两

已上五味内瓷瓶子中，密固济，候干，以炭火烧令通赤，待冷取出细研，入后药：

延胡索　没药　当归　小麦蘖微炒　桂心　琥珀　蒲黄　香墨已上各三分　麝香半两，细研

右件药捣细罗为散，入前烧了药同研令匀，每服不计时候以豆淋酒调下二钱。

治产后血运，逐恶血，**乌金散**方：

赤鲤鱼鳞腊月取之一斤半　油头发一斤半　败蒲半斤

---

〔1〕止：原作“上”，据宽政本改。

已上三味内瓷瓶子中，密固济，候干，用炭火烧令通赤，待冷取出细研，入后药：

水蛭一两半，炒令黄　虻虫一两半，去翅足，微炒　桂心一两　当归一两，剉，微炒　琥珀一两　麝香半两，细研

右件药捣细罗为散，入前烧了药同研令匀细，每服不计时候以温酒调下二钱。

治产后血运心闷，恶血水下，**红蓝花散**方：

红蓝花一两　当归一两，剉，微炒　蒲黄一两　赤鲤鱼鳞一两，烧灰　桂心一两　没药一两

右件药捣细罗为散，不计时候以温酒调下一钱。

治产后血运，心闷，下恶血，**赤鲤鳞散**方：

赤鲤鱼鳞四两，烧灰　虻虫半两，去翅，微炒　水蛭半两，微炒令黄　蒲黄半两　乱发四两，烧灰

右件药都研如粉，每服半钱，以温酒调下。若口急，入干狗胆少许研，入酒与药相和服之，日三五服，以差为度。

治产后血运，**忽麻散**[1]方：

忽麻子　芸薹子半两　诃梨勒皮半两　木香半两　益母草一两

右件药捣细罗为散，每服二钱，以童子小便一中盏，煎至五分，和滓不计时候温服之。

治产后血运及辟风，除血防热，**紫汤**方：

黑豆二合，炒令烟绝

右以清酒二升沃之，盛取汁，不计时候温一小盏服。

逐血调中地黄酒，服紫汤后，便宜服之，累用有效。方：

生地黄汁一升　生姜汁一合　清酒[2]二升

右件药先煎地黄汁三五沸，次入生姜汁并酒，更煎三两沸，每服温服一小盏，日三服。

治产后血运，上攻心腹胀满，**赤马通饮子**方：

赤马通三枚　酒一中盏　童子小便一中盏

右件药都和绞取汁，煎一两沸，分温为三服。

治产后心神迷闷不醒，口冷脉绝，面青者，此是气血冲心及血运等，并宜服此方：

鸡子二枚　酽醋二合

右件药先煎醋令大沸，打鸡子投之，熟搅顿服，如不能顿服，细细服食即效。

治产后血运烦闷，方：

红蓝花汁一合　枣𧐢屑一合

右件药以水二大盏，煮取一盏二分，去滓，不计时候分温四服。

又方：

干马齿苋三两

右捣细罗为散，每服三钱，以酒一中盏，入盐半钱，煎至六分，去滓，不计时候稍温服。

治产后血气上冲心成血运，方：

穿山甲一两，以童子小便浸一宿，取出慢火炙令黄

右捣细罗为散，每服以热狗胆酒调下一钱，立效。

治血运至急，宜服**白瓷药散**方：

---

〔1〕忽麻散：《普济方》卷348此方名改作“胡麻散”，方中“忽麻”药名亦同改。

〔2〕酒：原作“諲”。《正误》：“‘諲’，‘酒’之讹。”因改。

白瓷药烧令通赤

右承热捣研令细，不计时候以温酒调下一钱。

防运，才产后宜服此方：

骐驎竭一两

右捣细罗为散，每服二钱，以酒一小盏，煎三两沸，和滓温服。

治血运，及脐腹攻刺疼痛方：

没药一两

右研令极细，不计时候以温酒调下一钱。

又方：

右用赤马通，酒绞汁，温服一小盏，立效。

治血运迷闷者，方：

羚羊角烧灰，一两　香墨半两，末

右件药相和细研，不计时候煎薄荷汤调下二钱。

又方：

益母草汁一小盏　生姜汁半合

右件药相和，煎一两沸温服。

又方：

苏枋木半两，剉

右以酒一中盏煎至六分，去滓温服。

治产后血运闷绝诸方

夫血运烦闷气欲绝者，由产时出血过多，血虚气极，因此而运绝也。又有下血少而气逆极，则血随气上冲心，亦令运闷而心满急。然亦当候其产妇血下多少，则知其产后应运与不运也。然运闷不止则毙人。凡产时当向坐卧之处，须顺四时，若触犯禁忌，多令运闷。故血下或多或少，是以产处若有触犯，多招灾祸尔。

治产后血运心闷，烦乱不识人，**红蓝花散**方：

红蓝花一两　当归半两，剉，微炒　紫葛三分，剉　赤芍药三分　蒲黄半两　桂心半两

右件药捣粗罗为散，每服四钱，以水一中盏，煎至五分，去滓，次入童子小便，生地黄汁各一合，更煎一两沸，不计时候温服。

治产后血运，心腹疞痛，闷绝，恶血涩滞，**牛膝散**方：

牛膝一两，去苗　刘寄奴三分　当归一两，剉，微炒　芎䓖一两　赤芍药半两　桂心半两　红蓝花半两　琥珀半两，研入

右件药捣粗罗为散，每服三钱，以水一中尽，入生姜半分，煎至五分，次入酒一合，更煎三两沸去滓，不计时候温服。

治产后血运，烦闷不识人，或狂言荒语，气喘欲绝，**蒲黄散**方：

蒲黄二两　荷叶三片，干者　牡丹三分　延胡索三分　甘草三分，炙微赤，剉

右件药捣筛为散，每服四钱，以水一中盏，煎至五分，次入蜜一匙，生地黄汁一小盏，再煎五七沸去滓，不计时候分温二服。

治产后血运，闷绝不识人，颊赤，手足烦疼，腹胀喘息，**刘寄奴散**方：

刘寄奴二两　当归二两，剉，微炒　赤芍药一两　吴茱萸一分，汤浸七遍，焙干微炒　姜黄半两

右件药捣筛为散，每服三钱，以酒一中盏，煎至六分，去滓，不计时候温服。

治产后血运，闷绝不识人，**延胡索散**方：

延胡索一两　刘寄奴一两　当归一两，剉，微炒　红蓝花子三分

右件药捣细罗为散，每服不计时候以童子小便半盏，酒半盏相和，暖过调下一钱。

治产后血运，闷绝欲死，**鬼箭羽散**方：

鬼箭羽一两半　当归一两，剉，微炒　益母草一两

右件药捣细罗为散，每服不计时候以童子小便半盏、酒半盏相和，暖过调下二钱。

又方：

童子小便五合　地黄汁二合　当归半两，剉，微炒为末　赤马通十枚

右件药用小便、地黄汁，浸马通[1]绞取汁，去滓调当归末，不计时候分温三服。

治产后血运，烦闷不识人，或狂言乱语，气欲绝，**荷叶散**方：

荷叶三片　蒲黄二两　甘草二两，炙微赤，剉

右件药捣筛为散，每服三钱，以水一中盏煎至五分，入生地黄汁一合、蜜半匙，更煎三五沸去滓，不计时候温服。

治产后血运，心燥闷乱，恍惚如见鬼神，**生地黄饮子**方：

生地黄汁二合　生益母草汁二合　生藕汁二合　鸡子白二枚　童子小便一合

右件药相和，微煎三两沸，下鸡子白，搅令散，分温二服。

治产后血运，烦闷不识人，狂乱，**赤马通饮子**方：

赤马通七枚　童子小便一中盏　生地黄汁一小盏　红雪一两

右件药以小便、地黄汁，浸马通绞取汁，下红雪搅令消，煎一两沸，分温二服。

治产后血运，烦闷气欲绝，**益母草饮子**方：

益母草汁二合　地黄汁二合　淡竹沥一合　童子小便一合　红蓝花半两　紫葛半两，剉

右件药先以水一大盏，煎后二味至五分，去滓，入诸药汁，更煎三两沸，不计时候分温四服。

治产后血运，迷闷不醒，面色青黑，腹内胀满，气息欲绝，**赤马通散**方：

赤马通五枚，焙干　生地黄二两，切，炒干

右件药捣细罗为散，每服不计时候以童子小便暖过，调下三钱，闷绝者灌之，立效。

治产后血运闷绝，如见鬼神，须臾欲绝，**百草霜散**方：

百草霜一两　生姜二两，去皮，炒令干　姜黄半两

右件药捣细罗为散，每服以生地黄酒调下二钱。

治产后血运，闷绝，欲狼狈者，**刘寄奴散**方：

刘寄奴一两　红蓝花半两　益母草子半两

右件药捣细罗为散，每服不计时候以童子小便半盏、酒半盏相和，暖过调下三钱。

治产后血运，烦闷，气喘急，不识人，宜服此方：

琥珀三分，细研　白蜜二合

---

〔1〕通：原作“逍”。据宽政本改。

右用煎汤一大盏都调，不计时候分温三服。

又方：

红蓝花三合　荷叶三合

右件药捣细罗为散，不计时候以生姜汁调下一钱。

又方：

蒲黄半两　赤芍药三分　姜黄半两

右件药捣粗罗为散，每服三钱，以童子小便一大盏，煎至七分，去滓，不计时候分温二服。

又方：

赤小豆三合，炒熟

右捣细罗为散，不计时候煎东流水调下一钱。

又方：

红蓝花一两，捣为末

右以好酒一中盏，童子小便一中盏，煎取一盏去滓，不计时候分温二服。

治产后恶血冲心诸方

夫产后气虚挟于寒，寒搏于血，血则凝滞不消，气逆上者，则血随气上，抢击于心也。凡产余血不尽，因虚冷则留结，与气相抟必痛。若遇[1]久寒者，血结弥甚，则变成血瘕，亦令月水否涩不通也。

治产后恶血冲心，闷绝不语，**刘寄奴散**方：

刘寄奴一两　麝香一分，细研　当归剉，微炒　芎䓖　桂心　牛膝去苗　益母草　羌活　生干地黄　延胡索已上各三分

右件药捣细罗为散，研入麝香令匀，不计时候以温生姜、童子小便，调下二钱。

治产后败血冲心，**通神散**方：

蒲黄一两　肉桂一两，去皴皮　当归半两，剉，微炒　延胡索半两　硇砂一分　琥珀半两

右件药捣细罗为散，不计时候以温酒调下二钱。

治产后恶血攻冲，心腹疼痛，**乌金散**方：

好墨　梁上尘　釜下墨　猪胎衣　赤鲤鱼鳞已上各一两

右件药都烧为灰，入麝香一钱，同研令细，每服不计时候以热酒调下二钱。

治产后恶血不尽，冲心痛，气促烦乱，**乌金散**方：

赤鲤鱼鳞三两，烧灰　棕榈三两，烧灰　乱发三两，烧灰　灶尾墨一两　釜底墨一两

已上五味入瓷瓶子内，密固济，候干，以炭火烧令通赤，候冷取出，研令细。

虻虫三分，去翅足，微炒　水蛭三分，微炒　骐驎竭一两　麝香一分，细研　当归半两，剉，微炒　桂心半两

右件药捣细罗为散，都研令匀，不计时候以温生姜酒调下一钱。生姜、童子小便调下亦得。

治产后败血冲心疼痛，面青足冷，**乌金散**方：

---

〔1〕遇：原作“温”。据《类聚》卷233引同论改。

赤鲤鱼皮二两　室女头发二两　伏龙肝一两　腊月猪脂二两　水蛭一两　香墨一两

已上六味入固济了瓷瓶子内，密封泥，候干，用炭火煅令通赤，候冷取出细研，入后药：

桂心一两　当归一两，剉，微炒　麝香一分，细研

右件药捣细罗为散，入前烧了药同研令匀细，每服以豆淋酒调下一钱。

治产后恶血不散，冲心痛闷，**鳣鱼散**方：

鳣鱼二两　乱发一两　皂荚一梃，长七八寸者　硇砂一两　穿山甲一两半　香墨半两

右件药同入于固济了瓷瓶内，泥封，泥候干，用炭火烧令通赤，待冷取出，入麝香一分，同研令极细，每服不计时候红蓝花酒调下一钱。

治产后败血冲心，运绝，**玳瑁散**方：

玳瑁屑　延胡索　当归剉，微炒　赤鲤鱼鳞烧灰　麝香细研，各三分　琥珀　水蛭炒令黄　牡丹　蒲黄　益母草子　香墨已上各半两

右件药捣细罗为散，入研了药令匀，每服不计时候以温酒调下一钱。

治产后恶血冲心，气痛欲绝，**麝香散**方：

麝香一分，细研　朱砂一两，细研，水飞过　乌鸦毛二两，烧灰　香墨半梃　苏枋木一两半　猪胎衣一枚，烧灰　鲤鱼鳞四两，烧灰　乱发二两，烧灰

右件药捣细罗为散，研入朱砂、麝香令匀，不计时候以温酒调下二钱。

治产后恶血冲心，**赤龙鳞散**方：

赤鲤鱼鳞二两，烧灰　虻虫半两，炒微黄，去翅足　狗胆半两，干者　蒲黄半两　乱发二两，烧灰　麝香二钱，细研

右件药同研令细，不计时候煎生姜、童子小便调下一钱。

治产后恶血冲心痛，气欲绝，**骐驎竭散**方：

骐驎竭二两　没药一两　木香一两　代赭半两　麝香半两，细研

右件药捣细罗为散，每服煎当归酒调下二钱，如人行五七里再服，当下恶血神效。

治产后恶血冲心，闷绝，及血气疼痛不可忍，**没药圆**方：

没药　骐驎竭　当归剉，微炒　芫花烧灰　姜黄　金罗藤　凌霄花已上各半两　麝香一钱，细研　狗胆二枚，干者

右件药捣细罗为散，入研了药令匀，以醋煮面糊和圆如梧桐子大，不计时候以温酒下十圆。

治产后恶血冲心，眼前黑暗，或生寒热，或时狂语，或腹内疼痛不可忍，**芫花圆**[1]方：

芫花　香墨　釜下墨　当归剉，微炒　姜黄　威灵仙已上各一两　砒黄半两

右件药捣罗为末，生姜汁一盏，醋一盏，同熬药末为膏，入神曲末半两，和圆如菉豆大，不计时候煎[2]当归酒下七圆。

治产后恶血冲心迷闷，方：

生地黄汁半中盏　凌霄根汁半中盏　槟榔二枚，剉　羚羊角屑半两

右件药相和，煎五七沸去滓，入酒三合，分为三服，温温服之。

又方：

---

〔1〕 圆：原作“散”。据本方实际剂型改。

〔2〕 煎：原残脱，据宽政本补。

羚羊角一两，烧灰　麝香一钱

右件药相和细研为散，不计时候以热酒调下一钱。

又方：

黑豆二合，炒熟　酽醋一大盏

右煎醋令极沸，然后投入豆，煎三两沸，便漉出，每服半合，或入煎汤一合相和，温服。血运者服之亦效。

又方：

鸡子一枚　米泔一合　醋二合

右件药先煎醋及泔三两沸，入鸡子搅令匀，不计时候服半合。

治产后恶血冲心，闷乱口干，**生地黄饮子**方：

生地黄汁三合　藕汁三合　童子小便三合

右件药相和，煎三两沸，分温三服。

治产后恶血冲心，烦闷多渴，**益母草散**方：

益母草　干藕节　红花子各一两

右件药捣细罗为散，每服三钱，以水一中盏，入生姜半分，煎至六分，去滓，不计时候温服。

治产后七日内恶血不散，时时冲心，闷绝不识人，**荷叶散**方：

荷叶三分　延胡索三分

右件药捣筛为散，水一大盏，煎至六分，去滓，入地黄汁二合，更煎三两沸，不计时候分温二服。

治产后恶血冲心痛，气闷欲绝，宜服此方：

桂心三两

右捣罗为散，以狗胆汁和圆如樱桃大，不计时候用热酒研下二圆。

治产后恶血腹内㽲刺疼痛诸方

夫产后恶血腹内㽲刺疼痛者，由脏虚，或[1]宿挟风冷，致恶血凝滞，不得宣通故也。此皆产时恶露下少，胞络之间[2]有余血与气相击，故令腹内㽲痛也。

治产后恶血㽲刺，腹内疼痛不止，**庵蕳子散**方：

庵蕳子三分　赤芍药半两　桃人三分，汤浸，去皮尖，双人，麸炒微黄　桂心半两　刘寄奴半两　当归一两，剉，微炒　蒲黄三分　芎䓖半两

右件药捣粗罗为散，每服三钱，以水一中盏，入生地黄一分，煎至六分，去滓，不计时候稍热服。

治产后恶血攻心，腹㽲痛，**败酱散**方：

败酱三分　牡丹半两　桂心三分　刘寄奴三分　木香半两　芎䓖半两

---

〔1〕藏虚，或：宋版残脱，据宽政本补。

〔2〕胞络之间：宋版残脱，据宽政本补。

右件药捣粗罗为散，每服四钱，以水一中盏，煎至六分，次入酒一[1]小盏，更煎三五沸去滓，不计时候稍热分为二服。

治产后恶血攻，腹内㽲痛不可忍，**大黄散**方：

川大黄一两，剉，微炒　干漆一两，捣碎，炒令烟出　桂心一两　生干地黄一两　干姜半两，炮裂，剉　当归三分，剉，微炒

右件药捣粗罗为散，每服三钱，以酒一中盏，煎至六分，去滓，不计时候稍热服。

治产后恶血，腹内㽲痛，口干心烦，**益母草子散**方：

益母草子半两　刘寄奴半两　芸薹子三分，微炒　肉桂三分，去皴皮　没药半两　当归半两，剉，微炒

右件药捣细罗为散，每服二钱，以水酒各半中盏，煎至五分，不计[2]时候和滓热服。

治产后恶血不散，㽲刺腹胁痛疼，心膈烦躁，虚气上冲，眼见黑花，**琥珀散**方：

琥珀　没药　当归剉，微炒　红蓝花　牛李子　蒲黄　姜黄　赤芍药　芫花醋拌炒令黄　桂心各半两　益母草三分[3]　延胡索三分

右件药捣细罗为散，每服不计时候以热酒调下一钱。

治产后恶血攻心腹，㽲痛不可忍，**牛李子散**方：

牛李子一两　桂心一两　红蓝花半两　蒲黄半两　当归半两，剉，微炒　棕榈皮二两，烧灰

右件药捣细罗为散，每服不计时候以热酒调下二钱。

治产后恶血，腹内㽲痛，行血止痛，**骐驎竭散**方：

骐驎竭　肉桂去皴皮　当归剉，微炒　蒲黄　红蓝花　木香　没药　延胡索　干漆捣碎，炒令烟出　赤芍药已上各半两

右件药捣细罗为散，不计时候以热酒调下二钱。

治产后恶血，攻刺心腹疼痛，**石炭散**方：

石炭二两，打碎　赤鲤鱼鳞五两　干藕节四两　乱发三两　败蒲二两　棕榈皮二两　红蓝花一两　芫花一两

右件药都入一瓷瓶子内，使盐泥固济，候干，以砖坯子盖头，用炭火半秤煅之，如人行一二里已来，其初青烟出，后至白烟出，渐去火，经一宿，冷取出，捣细罗为散，更入麝香一分，同研令细，每服以温酒调下一钱，如人行三五里再服，其恶血自下。

治产后恶血在腹中，㽲痛不可忍，**穿山甲散**方：

穿山甲一两　儿孩子头发一两，十岁已下者佳　干漆一两　红蓝花子一两　赤鲤鱼鳞二两　灶突墨二两

右件药都入于瓷瓶子内，以瓦子盖瓶口，用盐泥固济，于盖上开一窍，以大火烧令烟白色，住火候冷取出，细研为散，不计时候以热酒调下一钱。

治产后恶血，腹中㽲痛，**乌鸦散**方：

腊月乌鸦一只，去嘴爪　赤鲤鱼鳞一两　桑木耳一两　童子头发一两　香墨半两　硇[4]砂一两

---

〔1〕一：原脱。据《类聚》卷233引同方补。

〔2〕计：原误作“许”。据《类聚》卷233引同方改。

〔3〕三分：原脱。据《类聚》卷233引同方补。

〔4〕硇：原误作“砂”。据《类聚》卷233引同方改。

右件药都入一瓷瓶子内，以六一泥固[1]济，曝干，先用文火烧烟出，后以武火煅，移时待冷取出，捣细罗为散，研入麝香一分，每服不计时候以热酒调下二钱。

治产后恶血攻心腹疞痛，**乌金散**方：

赤鲤鱼鳞二两　兔头二两　乱发一两　棕榈皮一两　干漆一两　虻虫半两，去翅足　水蛭半两　狗胆三枚　香墨一两

右件药都入一瓷瓶子内，密固济，候干，用炭火烧令通赤，待冷取出，捣细罗为散，研入麝香一分，每服不计时候以生姜温酒调下一钱。

治产后一切恶血气，疞刺腹内疼痛，及发歇烦热，**黑圣散**方：

生干地黄　乌巢子　槲叶各半斤　棕榈皮一斤　好墨一梃　童子头发四两

右件药都入罐子中，以泥封裹，令干了，以炭火烧令通赤，慢去火，候冷取出，捣细罗为散，不计时候以热酒调下二钱。

治产后恶血不散，攻击心腹疼痛，**当归散**方：

当归三分，剉，微炒　赤芍药一两　刘寄奴半两　芎䓖三分　红蓝花三分　桂心半两　延胡索半两　没药半两

右件药捣细罗为散，不计时候以热酒调下二钱。

治产后恶血凝结不散，攻刺腹胁疞痛，**硇砂圆**方：

硇砂细研　当归剉，微炒　干姜炮裂，剉　没药　芫花醋拌微炒　蓬莪茂已上各一钱

右件药捣罗为末，研入硇砂令匀，内在狗胆中，以线子系悬在灶后令干，取出更研，以醋煮面糊和圆如菉豆大，不计时候以热当归酒下五圆。

治产后恶血攻刺，腹内撮撮疼痛，宜服利经脉，止疼痛，**没药圆**方：

没药一两　肉桂三分，去皴皮　当归剉，微炒　芫花醋拌炒令干　地龙炒令黄　五灵脂　干漆[2]捣碎，炒令烟出　蒲黄各半两

右件药捣罗为末，以醋煮面糊和[3]圆如梧桐子大，不计时候以温酒下十圆。

治产后恶血攻刺心腹疞痛，脐下坚硬，**骐驎竭圆**方：

骐驎竭一两　干漆一两，捣碎，炒令烟出　刘寄奴三分　延胡索三分　没药三分　当归三分，剉，微炒　赤芍药半两　乌药半两　桂心半两　川大黄一两，剉碎，微炒　桃人一分，汤浸，去皮尖，双人，麸炒微黄

右件药捣罗为末，炼蜜和捣三二百杵，圆如小豆大，不计时候温酒下二十圆。

治产后积聚，恶血攻刺心腹，及两胁疞痛，**庵蕳子圆**方：

庵蕳子　延胡索　肉桂去皴皮　当归剉，微炒，各一两　干漆捣碎，炒令烟出　五灵脂　没药　牡丹　神曲微炒，各半两

右件药捣罗为末，以醋煮面糊和圆如梧桐子大，不计时候煎生姜醋汤下二十圆。温酒下亦得。

治产后恶血气，腹中疞刺疼痛，**硇砂圆**方：

硇砂半两，细研　没药一分　木香一两　桂心半两　当归半两，剉，微炒　干漆一两，挫碎，炒令烟出

右件药捣罗为末，研入硇砂令匀，以醋煮面糊和圆如梧桐子大，不计时候以温生姜酒下

---

〔1〕泥固：宋版残缺，据补同上。

〔2〕干漆：宋版残缺药名、存制法，宽政本“干漆”下无制法。核之于《类聚》卷233，正可互补。

〔3〕糊和：宋版残缺。据宽政本补。

十圆。

治产后腹脏有恶血结滞，疞刺疼痛，**红蓝花煎**方：

红蓝花半两　骐驎竭半两　硇砂一两，细研　当归一两，剉，微炒　赤鲤鱼鳞一两，烧灰　青蛙一枚，去肠肚，炙令焦　桂心一两

右件药捣罗为末，先以醋五升于石锅中煎令沸，入诸药末同熬如膏，取出于瓷合内盛，不计时候以温酒调下一[1]茶匙。

治产后心腹有积冷，恶血凝滞，致攻心腹，疞痛不可忍，**芫花圆**方：

芫花二两，别捣末　当归一两，剉，微炒　硇砂一两，细研　蓬莪茂三分　桂心半两　川大黄一两，剉，微炒

右件药捣罗为末，以醋一升，熬芫花成膏，入诸药末和圆如梧桐子大，不计时候以醋汤下七圆。

治产后恶血积聚攻刺，心腹疼痛，方：

硇砂一两　乳香一两

右件药都研令细，用酒一升，入白蜜二两，搅拌令匀，于银器内以慢火熬成膏，不计时候以温酒调下半匙。

治产后恶血，疞痛极甚者，方：

芫花一两，醋拌炒令黑　灶突墨一两

右件药同研令细，以醋煮曲末和圆如菉豆大，不计时候以温酒下五圆。

又方：

牛膝一两半，去苗

右以酒一大盏半，煎至一盏去滓，不计时候分温三服。

又方：

烧铁秤锤一枚，令通赤

右投于一大盏酒中，待沸声绝，顿服之。

又方：

羌活一两，剉

右以酒一大盏，煎取七分，去滓，分温二服。

又方：

吴茱萸一分，汤浸七遍，焙干微炒

右以酒一大盏煎至六分，分温二服。

治产后血邪攻心狂语诸方

夫血邪攻心狂语者，由产后脏腑俱虚，败血奔冲，邪淫于心，心不受触，气血相蒸，气搏于肝，神魂不定，内外虚乱，心气怯弱。因其体虚，血邪干于心脏，故令狂乱，或见鬼神也。

治产后荒言乱语，皆由内虚，是血邪气攻心，**柏子人散**方：

柏子人　远志去心　人参去芦头　桑寄生　防风去芦头　琥珀细研　当归剉，微炒　熟干地

[1] 一：原脱。据《类聚》卷233引同方补。

黄　甘草炙微赤，剉，各半两

右件药捣筛为散，每服以水一大盏，入白羊心一枚切，先煎至七分去滓、心，下药五钱，更煎至四分，去滓，不计时候温服。

治产后血邪，心神恍惚，言语失度，睡卧不安，**茯神散**方：

茯神一两　人参去芦头　龙齿　琥珀　赤芍药　黄耆剉　牛膝去苗，已上各三分　生干地黄一两半　桂心半两

右件药捣筛为散，每服三钱，以水一中盏，煎至六分，去滓，不计时候温服。

治产后荒语，如见鬼神，皆是体虚，心气不定，血邪所攻，宜服**羊肾汤**方：

羊肾一对，切去脂膜　远志三分，去心　白芍药三分　熟干地黄一两　黄耆剉　白茯苓　人参去芦头　防风去芦头　独活　甘草炙微赤，剉　羚羊角屑已上各半两

右件药捣筛为散，每服用水一大盏，先煎羊肾至七分，去肾入药五钱，煎至四分，去滓，不计时候温服。

治产后血邪攻心，言语无度，烦闷不安，**麝香散**方：

麝香一分　牛黄一分　雄黄一分　朱砂三分　龙齿三分　骐驎竭半两

右件药都细研为散，不计时候以豆淋酒调下一钱。

治产后血邪攻心，迷闷，言语错乱，琥珀散方：

琥珀一两，细研　人参三分，去芦头　远志三分，去心　茯神三分　生干地黄三分　阿胶三分，捣碎，炒令黄燥　铁粉一两　朱砂半两，细研　甘草一分，炙微赤，剉　麝香一分，细研

右件药捣细罗为散，入研了药令匀，不计时候以金银汤调下一钱。

治产后血邪冲心，言语不得，心神迷闷，**金乌散**方：

乌鸦一两，烧灰　麝香半两　虎粪一两，烧灰

右件药同研令细，不计时候以童子小便调下一钱。

治产后体虚，血邪攻心，狂语，或见鬼神，**铁粉圆**方：

铁粉一两　天竺黄半两　真珠末半两　地黄半两　牛黄一分　朱砂一分　麝香一分　琥珀半两　金薄三十片　银薄二十片

右件药都研如面，以粟米饭和圆如梧桐子大，不计时候以竹叶汤下五圆。

治产后血邪攻心，迷闷，气不足，脏腑虚弱，令人如癫邪，恒惊怕，或啼或笑，或惊或恐，言无准凭，状如鬼魅，宜服**丹砂圆**方：

光明朱砂二两　白矾二两　金薄五十片

右件药将光明砂并矾，内瓷瓶子中封闭了，于甑上每日两度蒸，半月日取出，和前金薄细研，以粟米软饭和圆如菉豆大，每服不计时候以麦门冬汤下七圆。

治产后血邪气攻心，如见鬼神，状候似风，乱语不定，腹中刺痛胀满，宜服**麝香散**方：

麝香一钱，细研　乌驴蹄护干一两，烧灰　乱发二两，烧灰　干漆一两，捣碎，炒令烟出

右件药捣细罗为散，研入麝香令匀，不计时候以温酒调下一钱。

治产后血邪攻心，恍惚如狂，**骐驎竭散**方：

骐驎竭一分　蒲黄三分

右件药相和，研令匀细，不计时候以温酒调下二钱。

治血邪攻心，癫狂不识人，宜服此方：

赤马蹄炒令焦黄　白僵蚕微炒，各一两

右件药捣细罗为散，不计时候煎苦参汤调下一钱。

又方：

延胡索半两　狗胆一分，干者　琥珀半两

右件药捣细罗为散，不计时候以温酒调下一钱。小便调下亦得。

治产后恶露不下诸方

夫恶露不下者，由产后脏腑劳伤，气血虚损，或胞络挟于宿冷，或产后当风取凉，风冷乘虚而搏于血，血则壅滞不宣，积蓄在内，故令恶露不下也。

治产后恶露不下，脐腹气滞，时攻胁肋疼痛，**桃人散**方：

桃人一两，汤浸，去皮尖，双人，麸炒微黄　生干地黄一两　蓬莪茂一两　槟榔一两　牛膝三分，去苗　桂心三分　牡丹三分　当归一两，剉，微炒

右件药捣粗罗为散，每服三钱，以水一中盏，入生姜半分，煎至六分，去滓，不计时候稍热服。

治产后恶露不下，在于腹中不散，身体烦闷，及腹内疞刺疼痛不可忍，**益母草散**方：

益母草一两　赤芍药　桂心　当归剉，微炒　川大黄剉碎，微炒　桃人汤浸，去皮尖，双人，麸炒微黄，各三分　牛膝去苗　蒲黄　苏枋木剉，已上各半两

右件药捣筛为散，每服三钱，以水一中盏，入生姜半分，煎至六分，去滓，不计时候稍热服。

治产后恶露不下，气攻心腹，烦闷，胁肋刺痛，**当归散**方：

当归三分，剉，微炒　牡丹半两　牛膝半两，去苗　姜黄半两　川大黄一两，剉，微炒　虻虫一分，炒微黄，去翅足　生干地黄三分　琥珀半两　虎杖半两　桃人三分，汤浸，去皮尖，双人，麸炒微黄　川芒消一两　肉桂三分，去皴皮　水蛭一分，炒微黄　蒲黄三分

右件药捣粗罗为散，每服三钱，以水酒各半中盏，入生姜半分，煎至五分，去滓，不计时候稍热服。

治产后恶露不下[1]，腹内疞刺疼痛，日夜不止，**刘寄奴散**方：

刘寄奴三分　当归三分，剉，微炒　延胡索半两　蒲黄半两　肉桂三分，去皴皮　红蓝花半两　木香一分　生干地黄半两　桑寄生半两　赤芍药半两　川大黄一两，剉，微炒　苏枋木三分，剉

右件药捣粗罗为散，每服四钱，以水一中盏，入生姜半分，煎至六分，去滓，不计时候稍热服。

治产后恶露不下，心腹疼痛，**蒲黄散**方：

蒲黄一两　牛膝一两，去苗　庵蕳子半两　桂心三分，去皴皮　鬼箭羽半两　川大黄半两，剉，微炒

右件药捣筛为散，每服三钱，以水一中盏，入生姜半分，煎至六分，去滓，不计时候稍热服。

治产后恶露不下，腹中疼痛，心神烦闷，**荷叶散**方：

干荷叶二两　鬼箭羽一两　桃人半两，汤浸，去皮尖，双人，麸炒微黄　蒲黄一两　刘寄奴一两

右件药捣筛为散，每服三钱，以童子小便一中盏，生姜半分，生地黄一分，拍碎同煎至六

〔1〕下：原作“不”。据宽政本改。

分，去滓，不计时候稍热服。

治产后恶露不下，**当归散**方：

当归三分，剉，微炒　赤芍药三分　桂心三分　桃人一百二十枚，汤浸，去皮尖，双人，麸炒微黄　川大黄一两

右件药捣粗罗为散，每服四钱，以水一中盏，煎至六分，去滓，不计时候稍热服。

治产后恶血不下，疼痛，**琥珀散**方：

琥珀半两　芫花一两，醋拌炒令黄　虻虫半两，微炒，去翅足　水蛭半两，微炒　骐驎竭半两　没药一两　干姜半两，炮裂，剉

右件药捣细罗为散，每服以酒一小盏、醋半盏相和，煎一两沸，不计时候调下二钱。

治产后恶露不下，致心腹疼痛，烦闷，**牛膝散**方：

牛膝一两，去苗　琥珀三分　桃人一两，汤浸，去皮尖，双人，麸炒微黄　羚羊角屑三分　当归三分，剉，微炒　桂心半两　川大黄一两，剉，微炒　姜黄三分　蒲黄半两

右件药捣细罗为散，每服以酒一小盏，入地黄汁一合，煎三两沸，不计时候调下一钱。

治产后恶露不下，或时攻心腹疼痛不可忍，**芫花散**方：

芫花一两，醋拌炒令干　当归一两半，剉，微炒　姜黄一两　肉桂三分，去皴皮　蓬莪茂一两　凌霄花半两，醋拌微炒

右件药捣细罗为散，不计时候以热酒调下一钱。

治产后恶露不下，腹内坚痛不可忍，**赤龙鳞散**方：

赤鲤鱼鳞三两，烧为灰　乱发三两，烧灰　水蛭半两，微炒　虻虫半两，微炒，去翅足　桂心三分　川大黄一两，剉，微炒

右件药捣细罗为散，每服不计时候以温酒调下一钱。

治产后恶露不下，腹中疼痛不止，**虻虫散**方：

虻虫一百枚　水蛭一百枚　延胡索一两　赤鲤鱼鳞二两　棕榈皮一两　干荷叶五片　干藕节一两

右件药捣碎，一时入瓷瓶子内，固济了后干，烧令通赤，冷了细研为散，每服不计时候温酒调下一钱。

治产后恶露不下，心腹胀疼，**硇砂煎圆**方：

硇砂一两，细研　狗胆二枚　芫花一两，微炒

已上三味用头醋二升，熬如稠膏。

虻虫半两，微炒，去翅足　水蛭半两，炒令黄　骐驎竭半两　当归半两，剉，微炒　琥珀半两

右件药捣细罗为散，入煎膏中拌和为圆，如梧桐子大，每服不计时候以红花酒下三圆。

治产后恶露不下，**鬼箭羽散**方：

鬼箭羽一两　当归一两，剉，微炒　益母草半两

右件药捣细罗为散，每服以温酒调下二钱。

又方：

右取益母草捣绞取汁，每服一小盏，入酒一合，暖过搅匀服之。

又方：

右取赤马通七枚，以童子小便半盏，酒半盏，相和绞取汁，暖过服之。

又方：

右取水蛭烧作灰，每服以牛膝酒调下一钱。

治产后恶露不绝诸方

夫恶露不绝者，由产后伤于经血，虚损不足，或分解之时恶血不尽，在于腹中，而脏腑挟于宿冷，致气血不调，故令恶露淋沥不绝也。

治产后恶露不绝，心闷短气，四肢乏弱，不能饮食，头目昏重，**牡蛎散**方：

牡蛎烧为粉　芎䓖　熟干地黄　白茯苓　龙骨已上各一两　续断　当归剉，微炒　艾叶微炒　人参去芦头　五味子　地榆已上各半两　甘草一分，炙微赤，剉

右件药捣粗罗为散，每服四钱，以水一中盏，入生姜半分，枣二枚，煎至六分，去滓，每于食前温服。

治产后恶露不绝，心腹疼痛，不思饮食，**阿胶散**方：

阿胶一两，炙令黄燥　芎䓖一两　艾叶半两，微炒　当归一两，剉，微炒　桂心一两　地榆一两，剉　甘草半两，炙微赤，剉　厚朴二两，去粗皮，涂生姜汁炙令香熟

右件药捣筛为散，每服三钱，以水一中盏，入枣二枚，煎至六分，去滓，不计时候温服。

治产后恶露不绝，腹内疞刺疼痛，背膊烦闷，不欲饮食，**龟甲散**方：

龟甲一两，涂醋炙令黄　当归三分，剉，微炒　干姜一分，炮裂，剉　阿胶半两，捣碎，炒令黄燥　诃梨勒一两，煨，用皮　龙骨一分　赤石脂半两　艾叶一两，微炒　甘草一分，炙微赤，剉

右件药捣细罗为散，不计时候以热酒调下二钱。

治产后恶露不绝，脐腹时痛，**艾叶散**方：

艾叶三分，微炒　当归三分，剉，微炒　白芍药一两　芎䓖半两　熟干地黄一两半　续断一两　牛膝半两，去苗　桑耳半两　败酱三分

右件药捣细罗为散，每服食前以生姜粥饮调下二钱。

治产后脏虚冷，致恶露淋沥不绝，腹中时痛，面色萎黄，羸瘦无力，**鹿茸散**方：

鹿茸一两，去毛，涂酥炙令黄　卷柏半两　桑寄生半两　当归半两，剉，微炒　附子半两，炮裂，去皮脐　龟甲一两，涂醋炙令黄　续断半两　白芍药半两　阿胶半两，捣碎，炒令黄燥　地榆半两，剉　熟干地黄半两

右件药捣细罗为散，每服食前以生姜温酒调下二钱。

治产后恶露不下，四肢虚羸乏力，不能饮食，宜服**补益阿胶圆**方：

阿胶一两，捣碎，炒令黄燥　熟干地黄二两　牛膝一两半，烧灰　黄耆半两　人参半两，去芦头　白术半两　柏子人一两　芎䓖三分　赤石脂一两　艾叶三分，烧灰　当归三分，剉，微炒　续断三分

右件药捣罗为末，炼蜜和捣三二百杵，圆如梧桐子大，每服食前以粥饮下三十圆。

治产后恶露不绝，腹中疞痛，气息乏力，**艾叶圆**方：

艾叶一两，微炒　熟干地黄二两　代赭一两半，细研　干姜一两，炮裂，剉　芎䓖一两　阿胶一两，捣碎，炒令黄燥　牛角鰓二两，烧灰　牡蛎一两，烧为粉

右件药捣罗为末，炼蜜和捣三二百杵，圆如梧桐子大，每服食前以温酒下三十圆。

治产后恶露不绝，或崩血，不可禁止，腹中疞痛，喘息气急，**熟干地黄圆**方：

熟干地黄二两　乱发一两，烧灰　代赭一两，细研　干姜半两，炮裂，剉　马蹄半两，烧令烟绝　牛角鰓二两半，烧灰　阿胶一两，捣碎，炒令黄燥

右件药捣罗为末，炼蜜和圆如梧桐子大，每于食前以粥饮下二十圆。

治产后恶露不绝，虚极少气，腹中疞痛，面无血色，**续断圆**方：

续断一两　桂心三分　熟干地黄一两半　赤石脂三分　艾叶三分，微炒　白术三分　卷柏　当归剉，微炒　附子炮裂，去皮脐　阿胶捣碎，炒令黄燥　芎䓖　干姜炮裂，剉，各半两

右件药捣罗为末，炼蜜和捣三二百杵，圆如梧桐子大，每服食前以温酒下三十圆。

治产后恶露不绝，**牡蛎散**方：

牡蛎一两，焙　龟甲一两，涂醋炙令黄

右件药捣细罗研为散，每服食前以温酒调下二钱。

又方：

骐驎竭一两　当归一两，剉，微炒

右件药捣细罗研为散，每服食前以温酒调下二钱。

又方：

赤马蹄二两　乌骡护干二两

右件药同内一瓷瓶中，烧为灰，待冷取出，研入麝香一钱令匀，每服食前以温酒调下一钱。

又方：

琥珀一两　牛角䚡一两，烧灰

右件药细研为散，每服食前以温酒调下二钱。

治产后恶露不尽腹痛诸方

凡妊娠当风取凉，则胞络有冷，至于产时，其血必少。或新产而又风凉，皆令风冷搏于血，血则壅滞，不得宣通，蓄积在内，则有时恶露下不尽，故腹痛也。

治产后恶露不尽，腹胁疼痛，**桃人散**方：

桃人一两，汤浸，去皮尖，双人，麸炒微黄　赤芍药　芎䓖　当归剉，微炒　庵蕳子　桂心　琥珀　鬼箭羽各三分　甘草半两，炙微赤，剉

右件药捣粗罗为散，每服三钱，以水一中盏，入生姜半分，煎至六分，去滓，不计时候稍热服。

治产后恶露不尽，心腹及胁肋疼痛，**牛膝散**方：

牛膝一两，去苗　琥珀三分　赤芍药三分　延胡索三分　川大黄三分，剉，微炒　牡丹半两　姜黄半两　桂心半两　虻虫一分，微炒，去翅足　当归三分，剉，微炒　桃人一两，汤浸，去皮尖，双人，麸炒微黄　枳实一两，麸炒微黄

右件药捣粗罗为散，每服三钱，以水一中盏，煎至六分，去滓，不计时候稍热服。

治产后恶露下不尽，腹内疼痛，虚烦不食，**泽兰散**方：

泽兰二两　当归二两，剉，微炒　刘寄奴一两　赤芍药一两　红蓝花一两　干荷叶半两

右件药捣粗罗为散，每服四钱，以水一中盏，入生姜半分，煎至六分，去滓，不计时候温服。

治产后恶露不尽，心神烦热，四肢疼痛，**琥珀散**方：

琥珀三分　虎杖一两　赤芍药一两　桂心半两　土瓜根一两　川大黄一两　当归半两，剉，微炒

红蓝花三分

右件药捣粗罗为散，每服三钱，以水一中盏，入生姜半分，煎至六分，去滓，不计时候温服。

治产后恶露不尽，腹内疞痛，心神烦闷，不思饮食，**苏枋木散**方：

苏枋木一两　当归三分，剉，微炒　桂心三分　赤芍药半两　鬼箭羽半两　羚羊角屑一两　蒲黄三分　牛膝一两，去苗　刘寄奴三分

右件药捣粗罗为散，每服三钱，以水一中盏，入生姜半分，煎至六分，去滓，不计时候温服。

治产后恶露不尽，脐腹疼痛，**没药散**方：

没药　木香　琥珀　桂心各半两　当归剉，微炒　赤芍药　芎䓖　骐驎竭　牛膝去苗，各一两

右件药捣细罗为散，每服不计时候以热酒调下二钱。

治产后恶血不尽，攻心腹疼痛，**姜黄散**方：

姜黄三分　牡丹三分　当归三分，剉，微炒　虻虫一分，炒微黄，去翅足　没药一分　水蛭一分，炒令微黄　刘寄奴三分　桂心三分　牛膝一两，去苗

右件药捣细罗为散，每服食前以温酒调下一钱。

治产后恶露不尽，腹痛不可忍，**赤龙鳞散**方：

赤龙鱼鳞二两，烧灰　乱发一两，烧灰　棕榈皮二两，烧灰　当归二两，末　麝香一钱　赤芍药一两，末

右件药都研令匀，每于食前以热酒调下二钱。

治产后恶露下不尽，血气冲心，闷绝，**败酱散**方：

败酱三分　琥珀三分　枳壳三分，麸炒微黄，去瓤　当归三分，剉，微炒　桂心三分　赤芍药三分　赤鲤鱼鳞二两，烧灰　乱发二两，烧灰　釜底墨二两　麝香二两，细研

右件药捣细罗为散，入后四味更研令匀，不计时候炒生姜酒调下二钱。

治产后恶露不尽，腹胁疼痛，**桃人散**方：

桃人三分，汤浸，去皮尖，双人，麸炒微黄　当归半两，剉，微炒　木香半两　芎䓖半两　干姜一分，炮裂，剉

右件药捣细罗为散，每服不计时候以热酒调下二钱。

治产后恶露不尽，腹中疼痛不可忍，**延胡索散**方：

延胡索　干漆捣，微炒令烟出　旱[1]莲子　桂心　当归剉，微炒，已上各一两

右件药捣细罗为散，每服不计时候以温酒调下二钱。

治产后恶露下不尽，腹内疞痛，头重，吃粥呕逆，及血运，**乌金散**方：

乱发二两，烧灰　赤鲤鱼鳞二两，烧灰　香墨一梃　灶突墨三分　麝香一分，细研　延胡索三分　肉桂三分，去皴皮　骐驎竭三分　赤芍药三分

右件药捣细罗为散，不计时候以温酒调下二钱。生姜、小便调服亦得。

治产后恶露下不尽，腹内痛，**干漆散**方：

干漆一两，捣碎，炒令烟出　没药一两

右件药捣细罗为散，每服食前以热酒调下一钱。

---

〔1〕旱：原误作“早”。据《类聚》卷233、《普济方》卷346引同方改。

又方：

右取犂耳烧赤，投酒中，饮其酒，良。

又方：

右取灶尾墨，以温酒调澄取清，温饮一小盏。

又方：

右取延胡索末，以温酒调下一钱。

又方：

右取锯桑树屑末三钱，以酒一中盏煎至五分，去滓温服。

又方：

菖蒲一两，剉

右以酒一大盏，煎至六分，去滓，分温二服。

又方：

姜黄一两，剉

右以酒一大盏，煎至六分，去滓，分温二服。

又方：

蒲黄三两

右以酒三升，浸经宿，不计时候暖一小盏饮之。

又方：

鬼箭羽二两，剉

右以醋二合，酒一升，和煎五七沸去滓，每服温饮一小盏，频服效。

治产后蓐劳诸方

夫产后蓐劳者，此盖缘[1]生产日浅，血气虚弱，饮食未平复，不满日月，气血虚羸，将养失所，而风冷客之。风冷搏于血气，则不能温于肌肤，使人虚乏劳倦[2]，乍卧乍起，颜容憔悴，食饮不消。风冷邪气而感于肺，肺感微寒，故令咳[3]嗽口干，遂觉头昏，百节疼痛。荣卫受于风邪，流注五脏六腑，须臾频发，时有盗汗，寒热如疟，背膊烦闷，四肢不举，沉困着床，则蓐劳之候也。

治产后蓐劳，或憎寒壮热，四肢疼疼，头痛心烦，**黄耆散**方：

黄耆一[4]两，剉　桂心半两　当归半两，剉，微炒　桑寄生半两　白茯苓半两　白芍药半两　人参半两，去芦头　熟干地黄半两　麦门冬半两，去心，焙　牛膝三分，去苗　鳖甲一两，涂醋炙令黄，去裙襕　甘草半两，炙微赤，剉

右件药捣粗罗为散，每服用豮猪肾一对，切去脂膜，先以水一大盏，入生姜半分，枣三枚，煎至七分，去滓，下散五钱，更煎至四分，去滓，每日空心及晚食前温服之。

---

〔1〕 缘：宋版残。据宽政本补。

〔2〕 倦：原作“疗”，《类聚》卷233所引同。不通。《普济方》卷249引同方作“倦”。《正误》：“‘疗’，‘瘵’之讹。”从《普济方》改。

〔3〕 咳：原作“欬”。《正误》：“‘欬’，‘欬’之讹。”《类聚》卷233引作“咳”，今改。

〔4〕 一：宋版缺。据宽政本补。

治产后蓐劳，皆由体虚，气力未复，劳动所致，四肢烦疼，时有寒热，不思饮食，**熟干地黄散**方：

熟干地黄　人参去芦头　白术　白芍药　白茯苓已上各一两　续断　黄耆剉　桂心　五味子　当归剉，微炒　麦门冬去心　芎䓖已上各三分

右件药捣筛为散，每服四钱，以水一中盏，入生姜半分，枣三枚，煎至六分，去滓，不计时候温服。

治产后蓐劳虚羸，发歇寒熟，心腹疼痛，四肢无力，不思饮食，**白术散**方：

白术一两　木香半两　熟干地黄一两　干姜半两，炮裂，剉　白芍药三分　芎䓖半两　桃人半两，汤浸，去皮尖，双人，麸炒微黄　人参三分，去芦头　桂心半两　黄耆三分，剉　当归三分，剉，微炒　白茯苓三分

右件药捣粗罗为散，每服四钱，以水一中盏，入生姜半分，枣三枚，煎至六分，去滓，稍热服，日三四服。

治产后体虚，乍寒乍热，其状如疟，名曰蓐劳，宜服**猪肾汤**方：

豮猪肾一对，切去脂膜　香豉半两　白粳米半两　葱白七寸，切　薤白二茎，切　生姜一分，切　白芍药一两　人参一两，去芦头　当归一两，剉，微炒　桂心半两　黄耆三分，去芦头　白术三分　大枣四枚，擘破，已前六味都以水二大盏，煎至一盏去滓，用煎后药

右件药捣粗罗为散，每服半两，入前药汁中煎至七分，去滓，食前分温二服。

治产后蓐劳，心神烦热，头痛口干，身体或寒或热，**肾沥汤**方：

豮猪肾一对，切去脂膜　豉半两　大枣四枚，擘破　生姜一两，切　葱白三小茎，切，已上五味以水一盏半，煎至一盏去滓，用煎后药　熟干地黄一两　桂心半两　白术半两　麦门冬一两半，去心，焙　当归半两，剉，微炒　黄耆半两

右件药捣粗罗为散，每服半两，入前药汁中，煎至七分，去滓，食前分温二服。

治产后蓐劳，盖缘生产日浅，久坐多语，运动用力，遂致头目四肢疼痛，寒热如疟状，**白茯苓散**方：

白茯苓一两　当归剉，微炒　白芍药　芎䓖　桂心　黄耆剉　人参去芦头　熟干地黄已上各半两

右件药捣筛为散，每服先以水一大盏半，入猪肾一对，去脂膜细切，生姜半分，枣三枚，煎至一盏去滓，等入药半两，更煎至七分，去滓，食前分温二服。

治产后蓐劳，寒热进退，头痛目眩，百骨节痠痛，气力羸，**黄耆圆**方：

黄耆一两，剉　白芍药三分　当归一两，剉，微炒　桂心三分　柏子人三分　续断三分　芎䓖三分　五味子半两　熟干地黄半两　牛膝三分，去苗　肉苁蓉三分，酒拌去皴皮，炙干　鳖甲一两，涂醋炙令黄，去裙襕　白术半两　沉香三分　枳壳三两，麸炒微黄，去瓤

右件药捣细罗为散，炼蜜和捣三五百杵，圆如梧桐子大，每服食前以粥饮下三十圆。

治产后蓐劳，虚羸气短，胸胁腹满闷，不思[1]饮食，**熟干地黄圆**方：

熟干地黄　石斛去根，剉　黄耆剉　白茯苓　麦门冬去心，焙　肉桂去皴皮　枸杞子　肉苁蓉酒浸一宿，刮去皴皮，炙令干　当归剉，微炒　白芍药　芎䓖　人参去芦头　续断　桑寄生已上各一两

右件药捣罗为末，炼蜜和捣五七百杵，圆如梧桐子大，每于食前以粥下三十圆。

---

〔1〕不思：原脱。据《类聚》卷233补。

太平圣惠方卷第八十一 凡一十门 病源一十首 方共计一百四十六道

治产后虚羸诸方

夫产后气血虚竭，脏腑劳伤，若人年齿少盛，能节慎将养，满月便得平复。如产多血气虚弱，虽逾日月，犹当疲乏，或因饮食不节，调适失宜，为风冷邪气所侵，搏于气血，流注于五脏六腑，则令肌肤不荣，颜容萎瘁，故曰虚羸也。

治产后虚羸，脾胃乏弱，四肢无力，全不思食，心腹气胀，**人参散**[1]方：

人参一两，去芦头　黄耆一两，剉　白术半两　当归半两，剉，微炒　白茯苓半两　木香半两　芎䓖半两　草豆蔻一两，去皮　白芍药半两　诃梨勒皮三分　桂心半两　附子一两，炮裂，去皮脐　陈橘皮三分，汤浸，去白瓤，焙　甘草半两，炙微赤，剉　高良姜三分，剉　厚朴一两，去粗皮，涂生姜汁炙令香熟

右件药捣粗罗为散，每服四钱，以水一中盏，入生姜半分，枣三枚，煎至六分，去滓，不计时候温服。

治产后虚羸短气，不能饮食，宜服**熟干地黄散**方：

熟干地黄二两　人参一两，去芦头　芎䓖三分　泽兰三分　续断三分　黄耆三分，剉　五味子一两　当归三分，剉，微炒　白茯苓一两　鹿角胶一两，捣碎，炒令黄燥　白术一两　石斛一两，去根，剉　附子一两，炮裂，去皮脐　桂心三分

右件药捣粗罗为散，每服三钱，以水一中盏，入生姜半分，枣三枚，煎至六分，去滓，不计时候温服。

治产后体虚乏力，四肢羸瘦，不思饮食，**黄耆散**方：

黄耆一两，剉　白术半两　续断半两　人参半两，去芦头　熟干地黄一两　茯神半两　附子三分，炮裂，去皮脐　当归半两，剉，微炒　肉桂三分，去皴皮　五味子半两　白芍药半两　赤石脂半两　陈橘皮半两，汤浸，去白瓤，焙　麦门冬一两，去心，焙　甘草一分，炙微赤，剉　干姜半两，炮裂，剉

右件药捣粗罗为散，每服三钱，以水一中盏，入生姜半分，枣三枚，煎至六分，去滓，不计时候温服。

---

〔1〕人参散：宋版黄耆以下蠹残甚多，据宽政本及《类聚》卷234所引诸节补齐，不一一加注。

治产后虚羸，乏力短气，**羊肾汤**方：

羊肾一对，切去脂膜 羚羊角屑半两 熟干地黄一两 人参三分，去芦头 麦门冬半两，去心 茯神半两 五味子半两 桂心半两 附子三分，炮裂，去皮脐 续断半两 黄耆半两，剉 当归半两，剉，微炒 干姜三分，炮裂，剉 芎䓖半两

右件药捣筛为散，每服先以水一大盏半，煮肾至一盏，去肾，入药五钱，椒二七粒，生姜半分，枣三枚，煎至五分[1]，去滓，空心温服。

治产后体虚羸弱，不思饮食，远视无力，起止不得，**白术散**方：

白术一两 黄耆一两，剉 五味子半两 石斛一两，去根，剉 防风半两，去芦头 人参三分，去芦头 酸枣人半两，微炒 牛膝半两，去苗 木香半两 桂心半两 当归半两，剉，微炒 白茯苓三分 熟干地黄一两 芎䓖半两 羚羊角屑半两 附子三分，炮裂，去皮脐 甘草一分，炙微赤，剉 干姜半两，炮裂，剉

右件药捣粗罗为散，每服四钱，以水一中盏，入枣三枚，煎至六分，去滓温服，日三服。

治产后虚羸，腑脏气乏，食饮不进，宜服**人参散**方：

人参一两，去芦头 当归半两，剉，微炒 五味子三分 黄耆三分，剉 芎䓖三分 桂心三分 续断三分 白茯苓三分 熟干地黄一两 白术半两 麦门冬半两，去心 甘草一分，炙微赤，剉

右件药捣筛为散，每服四钱，以水一中盏，入生姜半分，枣三枚，煎至六分，去滓温服，日三服。

治产后虚羸，不思饮食，多卧少起，精神昏闷，**续断散**方：

续断一两 芎䓖半两 防风半两，去芦头 人参半两，去芦头 黄耆半两，剉 羌活半两 白茯苓三分 熟干地黄一两 五味子半两 当归半两，剉，微炒 酸枣人半两，微炒 甘草一分，炙微赤，剉

右件药捣粗罗为散，每服四钱，以水一中盏，入生姜半分，枣三枚，煎至六分，去滓温服，日三服。

治产后虚羸乏弱，头目昏闷，不思饮食，**羚羊角散**方：

羚羊角屑三分 防风半两，去芦头 附子三分，炮裂，去皮脐 人参三分，去芦头 白术三分 石斛三分，去根，剉 熟干地黄一两 白茯苓三分 陈橘皮三分，汤浸，去白瓤，焙 芎䓖三分 桂心三分 黄耆一两，剉 五味子三分 甘草一分，炙微赤，剉

右件药捣粗罗为散，每服四钱，以水一中盏，入生姜半分，枣三枚，煎至六分，去滓温服，日三服。

治产后虚羸，乏弱无力，喘急汗出，腹中疠痛，宜服**羊肉当归汤**方：

肥羊肉二斤 当归半两，剉，微炒 白芍药半两 附子三分，炮裂，去皮脐 龙骨三分 熟干地黄一两 白术三分 桂心三分 芎䓖三分 黄耆三分，剉 人参三分，去芦头

右件药捣粗罗为散，先以水五大盏，煮羊肉取汁二大盏，每服用汁一中盏，入药四钱，生姜半分，枣三枚，煎至六分，去滓温服，日三服。

治产后虚羸，腹痛，宜服**黄雌鸡汤**方：

小黄雌鸡一只，去头足、翅羽、肠胃，洗剉 当归半两，剉，微炒 白术半两 熟干地黄半两 桂心半两 黄耆半两，剉

右件药捣筛为散，先以水七升，煮鸡至三升，每服四钱，以鸡汁一中盏，煎至六分，去滓温服，日三服。

---

〔1〕 枚，煎至五分：宋版残脱。据《普济方》卷352、《类聚》卷234所引同方补。

治产后虚羸，四肢瘦弱，不能饮食，**羊肉黄耆汤**方：

羊肉五斤　黄耆一两半，剉　白茯苓一两　白芍药一两　当归一两半，剉，微炒　续断一两　五味子一两　萆薢一两，剉　桂心一两　熟干地黄一两　麦门冬一两半，去心，焙

右件药捣粗罗为散，用水一斗，煮羊肉取汁五升，每服用肉汁一中盏，药末四钱，枣三枚，生姜半分，煎至六分，去滓温服，日三服。

治产后虚羸，四肢无力，不思饮食，**黄雌鸡汤**方：

肥黄雌鸡一只，去头足、翅羽及肠，洗　当归一两，剉，微炒　人参三分，去芦头　桂心半两　甘草一分，炙微赤，剉　熟干地黄一两半　芎䓖三分　白芍药三分　麦门冬一两半，去心，焙　黄耆一两半，剉

右件药捣粗罗为散，先以水七升，煮鸡取汁三升，每服用汁一中盏，入药四钱，煎至六分，去滓温服，日三服。

治产妇七日后，宜服补虚羸，强气力，消滞血，**羊肉地黄汤**方：

白羊肉三斤　熟干地黄二两　当归一两，剉，微炒　白芍药一两半　甘草一分，炙微赤，剉　人参一两，去芦头　芎䓖一两　桂心一两

右件药捣粗罗为散，以水七升，煮羊肉取汁三升，每服用肉汁一中盏，入药四钱，煎至六分，去滓温服，日三服。

治产后虚羸，不能饮食，及风虚劳等，**卷柏圆**方：

卷柏一两　麦门冬一两半，去心，焙　泽泻三分　熟干地黄一两　牛膝一两，去苗　人参三分，去芦头　黄耆三分，剉　丹参三分　白茯苓三分　当归半两，剉，微炒　芎䓖半两　防风半两，去芦头　牡丹半两　桂心半两　五味子半两　白术半两　细辛半两　赤石脂一两　羌活半两　薏苡人半两　续断半两

右件药捣罗为末，炼蜜和捣五七百杵，圆如梧桐子大，每服以粥饮下三十圆，日三服。

治产后虚羸寒热，四肢瘦弱，不思饮食，心神虚烦，夜卧不安，**五石圆**方：

紫石英一两半，细研，水飞过　钟乳粉一两半　白石英一两半，细研，水飞过　赤石脂一两，细研　石膏一两，细研，水飞过　五味子一两　熟干地黄一两半　麦门冬一两半，去心，焙　黄耆一两，剉　白茯苓一两　白术一两　当归一两，剉，微炒　人参一两，去芦头　甘草半两，炙微赤，剉　桂心一两　芎䓖一两

右件药捣罗为末，入研了药都研令匀，炼蜜和捣三二百杵，圆如梧桐子大，每服以薤白汤下三十圆，日三服。

治产后虚羸，及一切余疾，并宜服**熟干地黄圆**方：

熟干地黄一两　当归三分，剉，微炒　防风半两，去芦头　萆薢一两，剉　黄耆一两，剉　续断一两　泽兰一两　芎䓖三分　五味子二分　白术三分　甘草半两，炙微赤，剉　附子一两，炮裂，去皮脐　白薇半两　细辛半两　桂心半两　人参半两，去芦头　柏子人三分　白茯苓三分

右件药捣罗为末，炼蜜和捣五七百杵，圆如梧桐子大，每服以温酒下三十圆，日三服。

治产后虚羸乏弱，宜服**补益紫石英圆**方：

紫石英一两，细研，水飞过　白石英一两，细研，水飞过　泽兰三分　木香半两　附子一两，炮裂，去皮脐　熟干地黄一两　芎䓖三分　柏子人三分　桂心三分　防风半两，去芦头　牛膝三分，去苗　续断三分　人参三分，去芦头　白茯苓三分　羌活半两　黄耆三分，剉　白术三分　当归三分，剉，微炒　甘草一分，炙微赤，剉　白薇三分　杜仲三分，去皴皮，炙微黄，剉　干姜半两，炮裂，剉　川椒半两，去目及闭口者，微炒去汗

右件药捣罗为末，入研了药都研令匀，炼蜜和捣五七百杵，圆如梧桐子大，每于空心及晚

食前以温酒下三十圆。

治产后虚羸，血气不调，四肢瘦弱，面色萎黄，饮食不进，宜服**补益泽兰圆**方：

泽兰一两　熟干地黄一两半　白茯苓三分　木香三分　萆薢三分，剉　附子三分，炮裂，去皮脐　桂心半两　赤石脂一两　牛膝一两，去苗　芎䓖半两　人参一两，去芦头　黄耆一两，剉　白术半两　干姜半两，炮裂，剉　续断三分　当归半两，剉，微炒　甘草半两，炙微赤，剉

右件药捣罗为末，炼蜜和捣五七百杵，圆如梧桐子大，每于空心及晚食前以粥饮下三十圆。

治产后虚羸瘦弱，食少，**熟干地黄圆**方：

熟干地黄一两　当归半两，剉，微炒　附子一两，炮裂，去皮脐　黄耆一两，剉　续断半两　白术半两　桂心半两　人参三分，去芦头　赤石脂一两　麦门冬一两半，去心，焙　芎䓖三分　白茯苓三分　五味子三分　柏子人一两　肉苁蓉三分，酒浸一宿，刮去皴皮，炙令干

右件药捣罗为末，炼蜜和捣五七百杵，圆如梧桐子大，每于空心及晚食前以温酒下三十圆。

治产后风虚劳损诸方

夫产则血气劳伤，腑脏虚弱，而风冷客之。风冷搏于血气，血气不能温于肌肤，使人虚乏疲顿，致羸损不平复。若久不平复，若久不差，风冷入于子脏，则胞脏冷，亦使无子，谓之风虚劳损也。

治产后风虚劳损，羸瘦，不思饮食，四肢疼痛，**黄耆散**方：

黄耆一两，剉　白术半两　羚羊角屑半两　木香半两　人参半两，去芦头　当归半两，剉，微炒　桂心半两　白芍药半两　芎䓖半两　白茯苓半两　甘草一分，炙微赤，剉

右件药捣筛为散，每服四钱，以水一中盏，入生姜半分，枣三枚，煎至六分，去滓温服，日三服。

治产后风虚劳损，四肢烦疼，夜卧不安，渐加羸瘦，**熟干地黄散**方：

熟干地黄一两　羚羊角屑半两　羌活半两　酸枣人半两，微炒　黄耆一两，剉　当归三分，剉，微炒　人参三分，去芦头　麦门冬三分，去心　白芍药三分　防风半两，去芦头　芎䓖三分　白茯苓三分　甘草半两，炙微赤，剉

右件药捣筛为散，每服四钱，以水一中盏，入生姜半分，枣三枚，煎至六分，去滓温服，日三服。

治产后风虚劳损，四肢疼痛，不欲饮食，**当归散**方：

当归一两，剉，微炒　白芍药一两　芎䓖一两　黄耆一两半，剉　防风一两，去芦头　人参一两，去芦头　熟干地黄二两　甘草半两，炙微赤，剉　白茯苓一两

右件药捣粗罗为散，用羊肉二斤，枣二十枚，先以水五升煮至二升半，每服用肉汁一中盏，入药四钱，煎至六分，去滓温服，日三服。

治产后风虚劳损，身体疼痛，时有烦热，不思饮食，四肢少力，**羌活散**方：

羌活三分　赤箭三分　防风三分，去芦头　白芷半两　芎䓖三分　白芍药半两　羚羊角屑半两　当归半两，剉，微炒　牛膝半两，去苗　骨碎补半两　熟干地黄一两　白茯苓二分　黄耆三分，剉　桂心半两　细辛半两

右件药捣粗罗为散，每服三钱，以水一中盏，入生姜半分，煎至六分，去滓，不计时候温服。

治产后风虚劳损，气攻心腹，四肢疼痛，不思饮食，**木香散**方：

木香三分　附子一两，炮裂，去皮脐　熟干地黄一两　当归一两，剉，微炒　陈橘皮三分，汤浸，去白瓤，焙　人参三分，去芦头　白茯苓三分　芎䓖三分　黄耆三分，剉　白芍药三分　桂心半两　白术半两　甘草一分，炙微赤，剉

右件药捣粗罗为散，每服三钱，以水一中盏，入生姜半分，枣三枚，煎至六分，去滓，不计时候温服。

治产后风虚劳损，羸瘦，四肢无力，不思饮食，**人参散**方：

人参一两，去芦头　桂心半两　黄耆一两，剉　熟干地黄一两　当归半两，剉，微炒　芎䓖半两　防风半两，去芦头　羚羊角屑三分　五味子半两　白茯苓半两　白术半两　甘草一分，炙微赤，剉

右件药捣筛为散，每服用豮猪肾一对，切去脂膜，生姜半分，枣三枚，先以水二大盏，煎至一盏去滓，入药末五钱，煎至四分，去滓，食前温服。

治产后风虚劳损，四肢羸弱，心神虚烦，不能饮食，少得眠卧，**柏子人圆**方：

柏子人一两　熟干地黄一两半　防风三分，去芦头　人参三分，去芦头　麦门冬一两半，去心，焙　黄耆三分，剉　当归半两，剉，微炒　续断三分　羚羊角屑半两　白茯苓三分　泽兰一两　桂心半两　芎䓖半两　白术半两　酸枣人三分，微炒　紫石英一两，细研，水飞过　附子三分，炮裂，去皮脐　甘草一分，炙微赤，剉

右件药捣罗为末，入研了药令匀，炼蜜和捣三二百杵，圆如梧桐子大，每于空心及晚食前，以温酒下三十圆。

治产后风虚劳损，体瘦乏弱，肢节疼痛，不欲饮食，**黄耆圆**方：

黄耆一两，剉　赤箭三分　熟干地黄一两　羌活三分　人参一两，去芦头　羚羊角屑三分　五加皮三分　白茯苓一两　防风半两，去芦头　当归半两，剉，微炒　白术三分　桂心半两　附子一两，炮裂，去皮脐　酸枣人半两，微炒　白鲜皮半两

右件药捣罗为末，炼蜜和捣三五百杵，圆如梧桐子大，不计时候以温酒下三十圆。

治产后风虚劳损，四肢疼痛，心神虚烦，不欲饮食，**枸杞子圆**方：

枸杞子一两　牛膝一两，去苗　熟干地黄二两　漏芦三分　当归三分，剉，微炒　酸枣人三分，微炒　人参一两，去芦头　防风三分，去芦头　羚羊角屑三分　桂心三分　白茯苓一两　黄耆一两，剉　羌活三分　麦门冬一两半，去心，焙　五加皮三分　白术三分　芎䓖三分　甘草半两，炙微赤，剉

右件药捣罗为末，炼蜜和捣三二百杵，圆如梧桐子大，每服不计时候以温酒下三十圆。荆芥汤下亦得。

治产后风虚劳损，腹内冷气，脚膝无力，面色萎黄，饮食减少，日渐羸瘦，**补益白薇圆**方：

白薇一两　木香半两　当归半两，剉，微炒　桂心半两　泽兰半两　牛膝半两，去苗　熟干地黄一两　牡丹半两　人参半两，去芦头　芎䓖半两　白术半两　枳壳半两，麸炒微黄，去瓤　白茯苓三分　细辛一两　赤石脂一两　龙骨一两　禹余粮一两，烧醋淬三遍　附子三分，炮裂，去皮脐　黄耆一两，剉　续断半两　吴茱萸一分，汤浸七遍，焙干微炒　厚朴半两，去粗皮，涂生姜汁炙令香熟

右件药捣罗为末，炼蜜和捣五七百杵，圆如梧桐子大，每于空心及晚食前以温酒下三十圆。

治产后风虚劳损，腑脏乏弱，四肢羸困，不思饮食，**牛膝圆**方：

牛膝半两，去苗　柏子人一两　白薇半两　杜仲三分，去皴皮，炙微黄，剉　牡蛎一两，烧为粉　干姜半两，炮裂，剉　细辛半两　川椒三分，去目及闭口者，微炒去汗　防风半两，去芦头　附子三分，炮裂，去皮脐　泽兰三分　桂心半两　紫菀半两，洗去根土　黄耆一两，剉　熟干地黄一两　当归半两，剉，微炒　五味子半两　萆薢半两，剉　紫石英一两，细研，水飞过　白茯苓三分　甘草半两，炙微赤，剉　厚朴三分，去粗皮，涂生姜汁炙令香熟

右件药捣罗为末，炼蜜和捣三五百杵，圆如梧桐子大，每于空心及晚食前以温酒下三十圆。

治产后风虚劳损，气攻脐腹疼痛，**紫桂圆**方：

紫桂一两半，去皴皮　当归三分，剉，微炒　人参三分，去芦头　白术三分　木香半两　羌活半两　酸枣人三分，微炒　熟干地黄一两　柏子人一两　干姜半两，炮裂，剉　牡丹一两　羚羊角屑半两　白芍药半两　白薇半两　细辛一两

右件药捣罗为末，炼蜜和捣三五百杵，圆如梧桐子大，不计时候以温酒下三十圆。

治产后风虚劳损，寒热发歇，血脉虚竭，四肢羸弱，饮食无味，**白薇圆**方：

白薇三分　柏子人一两　牡丹三分　熟干地黄一两　芎䓖半两　羌活半两　当归三分，剉，微炒　黄耆三分，剉　人参三分，去芦头　桂三分　附子三分，炮裂，去皮脐　石斛三分，去根，剉　白茯苓一两　白芍药半两　五味子半两　白术三分　甘草一分，炙微赤，剉　肉苁蓉三分，酒浸一宿，刮去皴皮，炙干

右件药捣罗为末，炼蜜和捣三五百杵，圆如梧桐子大，每于空心及晚食前以温酒下三十圆。

治产后虚损，夹风劳气，吃食减少，面色萎黄，腹内冷疼，四肢乏力，**泽兰圆**方：

泽兰二两　黄耆二两，剉　白术二两　柏子人二两　赤石脂二两　白矾一两，烧令汁尽　桂心一两　木香一两　人参一两，去芦头　羌活三分　白茯苓一两　附子一两，炮裂，去皮脐　续断一两　芎䓖一两　当归一两，剉，微炒　细辛一两　陈橘皮半两，汤浸，去白瓤，焙　龙骨一两　藁本半两　干姜半两，炮裂，剉　川椒一两，去目及闭口者，微炒去汗　厚朴二两，去粗皮，涂生姜汁炙令香熟

右件药捣罗为末，炼蜜和捣五七百杵，圆如梧桐子大，每于空心及晚食前以温酒下三十圆。

治产后乳无汁下乳汁诸方

夫手太阳少阴之脉，下为月水，上为乳汁。妊娠之人，月水不通，初以养胎，既产则水血俱下，津液暴竭，血不足者，故无乳汁也。

治产后气血虚，津液少，令乳无汁，**木通散**方：

木通二两，剉　菰𤬪根一两　漏芦一两　麦门冬一两半，去心，焙　芦根三分，剉　人参半两，去芦头　赤茯苓半两　大腹皮一两，剉　陈橘皮半两，汤浸，去白瓤，焙　茅根三分，剉　甘草一分，炙微赤，剉

右件药捣粗罗为散，每服四钱，以水一中盏，入葱白五寸，煎至六分，去滓，不计时候温服。

治产后乳无汁，**菰𤬪散**方：

菰𤬪根一两　漏芦一两　枳壳三分，麸炒微黄，去瓤　赤芍药三分　甘草三分，炙微赤，剉　桑根白皮三分，剉　黄芩三分　木通一两，剉

右件药捣粗罗为散，每服四钱，以水一中盏，煎至六分，去滓，不计时候温服。

又方：

钟乳粉一两半　消石三分　木通三两，剉　桔梗三分，去芦头

右件药先捣后三味粗罗为散，每服四钱，以水一中盏，入葱白七寸，生姜半分，煎至六分，去滓，不计时候调下钟乳粉一钱。

治产后乳汁不下，心胸妨满，**漏芦散**方：

漏芦一两　木通一两半，剉　土瓜根二两　滑石一两半

右件药捣筛为散，每服四钱，以水一中盏，入葱白五寸，煎至六分，去滓，不计时候温服。

又方：

菰虄根二两　泽泻一两　麦门冬一两，去心　葱白一握　猪蹄四枚，去毛，切　木通一两，剉

右件药以水三大盏，煎取一盏半去滓，不计时候分为四服。

治产后乳汁不下，**鲫鱼酒**方：

鲫鱼一枚，长五寸，治如食法　猪脂二两　漏芦一两　钟乳粉一两

右件药以酒三大盏，煮取一盏半去滓，不计时候分为三服。

又方：

鼠肉二两　羊肉三两　獐肉四两

右三味为臛食之，勿令病人知，立效。

又方：

漏芦三分　菰虄根一两　木通二两，剉　蛴螬五枚，微炒　土瓜根一两

右件药捣细罗为散，不计时候以温酒调下一钱。

治产后上焦壅热，乳脉不通，**葫芦根散**方：

葫芦根剉　白药　漏芦　麦门冬去心，焙，已上各半两

右件药捣细罗为散，不计时候以葱汤调下二钱。

治产后乳汁少及不下，神效方：

甘草半两，炙微赤，剉　木通一两，剉　钟乳粉一两　云母粉半两　屋上败草半两，烧灰

右件药捣细罗为散，不计时候以温酒调下一钱。

又方：

麦门冬一两半，去心，焙　钟乳粉半两　理石半两　土瓜根半两　花桑椹半两　蛴螬半两，微炒

右件药捣细罗为散，不计时候温酒调下一钱。

又方：

理石半两　麦门冬一两，去心，焙　钟乳粉半两　木通半两，剉

右件药捣细罗为散，不计时候以温酒调下一钱。

又方：

菰虄根一两　钟乳粉一两半　漏芦半两　滑石半两　木通三分，剉

右件药捣细罗为散，不计时候以温酒调下一钱。

又方：

漏芦二两　木通二两，剉　钟乳粉一两

右件药捣粗罗为散，每服五钱，以水一大盏，入黍米半合，煎至五分，去滓，不计时候温服。

又方：

蛴螬　漏芦　钟乳粉　菰瓤根已上各一两

右件药捣细罗为散，不计时候以温水调服二钱。

治产后乳汁不通，神效方：

葵子一分　土瓜根一两　漏芦半两

右件药捣细罗为散，不计时候以温酒调下二钱。

又方：

葡萄根末一分　莴苣子末一分

右件药以水一大盏，煎至七分，去滓，分二服。冬用根，秋夏用心叶。

又方：

王不留行　土瓜根已上各一两

右件药捣细罗为散，不计时候以热酒调下二钱。

又方：

猪蹄四只，剉　葱白一握，切　木通二两，剉

右件药以水三大盏，煎取一盏半去滓，分温四服，一日服尽，神效。

又方：

蛴螬三枚，研

右以浆水一大盏，入葱白二七寸，煎至八分去葱，下蛴螬更煎三两沸，分温二服。

又方：

乌油麻三合，炒熟，用汤研取汁

右件药不计时候服一小盏，神效。

又方：

土瓜根二两

右捣细罗为散，不计时候以热酒调下二钱。

又方：

石膏四两，细研

右以水二大盏，煎至一盏去滓，分温三次服。

又方：

穿山甲涂醋炙令黄色

右捣罗为末，不计时候以温酒调下一钱，服之。

又方：

右以葫芦根捣罗为末，不计时候以温酒调下二钱。

治吹奶诸方

夫产后吹奶者，因儿吃奶之次，儿忽自睡，呜[1]气不通，乳不时泄，蓄积在内，结成肿壅，闭乳道，致使津液不通，腐结疼痛，名曰吹奶。若不急治，肿甚成痈也。

---

〔1〕 呜:《类聚》卷 234 引作“鸣”。《普济方》卷 347 引同方改作“呼”。《正误》:“‘呜’恐‘呼’之讹。”

治吹奶，因儿鼻中气吹着奶房，更遇体热，结聚或如桃李核，疼痛者，宜服此**连翘散**消之，即免作脓。方：

连翘一两半　犀角屑一两　川大黄一两半，剉碎，微炒　川升麻一两　木通一两，剉　赤芍药一两　黄耆一两，剉　黄芩一两　川芒消一两

右件药捣筛为散，每服三钱，以水一中盏，入淡竹叶二七片，煎至六分，去滓，不计时候温服。

治吹奶，及乳痈肿痛，**升麻散**方：

川升麻三分　连翘一两　玄参三分　赤芍药三分　甘草一分，炙微赤，剉　射干半两　生干地黄三分　蘧麦一两

右件药捣粗罗为散，每服四钱，以水一中盏，煎至六分，去滓，不计时候温服。

治吹奶肿硬疼痛，日夜不歇，**穿山甲圆**方：

穿山甲烧灰　猪牙皂荚烧灰　王不留行　皂荚针炙微黄　自然铜细研　蝉壳　蛤粉　胡桃瓤烧灰，已上各半两

右件药捣罗为末，以车脂和圆如梧桐子大，不计时候以热酒下二十圆。

治吹奶疼痛不可忍，方：

穿山甲一两，炙微黄　自然铜半两，细研　木通一两，剉

右件药捣细罗为散，不计时候以温酒调下二钱。

治吹奶方：

槐花三分　蛤粉三分　麝香一分，细研

右件药捣细罗为散，不计时候以热酒调下一钱。

治吹奶疼痛不止，或时寒热，**露蜂房散**方：

露蜂房一两　鹿角一两

右件药并烧为灰细研，不计时候以热酒调下二钱。

又方：

葛布五尺，烧灰

右细研为散，不计时候以热酒调下二钱，日三服。

又方：

乌蛇二两，酒浸，去皮骨，炙微黄　穿山甲一两，炙黄焦

右件药捣细罗为散，不计时候以热酒调下一钱。

治吹奶，痈肿疼痛，寒热发歇，昼夜呻唤，**蛇脱皮散**方：

蛇蜕皮烧灰，半两　麝香一钱

右件药同研令细，每服以热酒调下一钱，并进三四服，神效。

又方：

蔓荆子一合，炒黄捣末　车脂一两

右以面糊和圆如菉豆大，不计时候以温酒下十圆。

又方：

蛇蜕皮一两，烧灰　赤小豆一两

右件药捣细罗为散，以鸡子白和调傅之。

又方：

桑螵蛸三枚，烧令断烟　皂荚一寸，去黑皮，涂酥炙微黄，去子

右件药同捣为末，用酒一中盏煎至六分，去滓温服。

又方：

狗粪中骨烧灰，半两　麝香一钱

右件药同研令细，不计时候以热酒调下一钱。

治吹奶，不痒不痛，肿硬如石，**蛤粉圆**方：

蛤粉半两

右用车脂和圆如小豆大，每服以温酒下二十圆，不过三服差。

又方：

青橘皮二两，汤浸，去白瓤，焙

右捣细罗为散，不计时候以温酒调下二钱。

又方：

龙骨一两

右细研为散，每服以热葱酒调下一钱，日三四服。

又方：

右以无子皂荚刺一斤，点火烧，候火着，撒蔓荆子四两在内，待总为灰即细研，每服以热酒调下二钱，服了便挼奶三二十下，不过再服效。

又方：

右以胡桃烧令烟尽去皮，每一颗胡桃瓤，用金薄一片同细研，以热酒调服，服了以手渐挼乳上令消，如有头即外破，如无头只内消，日三五度服之，以得效为度。

又方：

半夏一两，汤浸七遍去滑

右捣细罗为散，以生姜汁一匙，和酒暖一小盏调下一钱。

又方：

右以角蒿末二钱，醋浆水一大盏，煎至六分，放温顿服，相次服热酒一盏，即差。

又方：

雀粪一十枚　丁香三枚，末

右同研如粉，以热酒调服之。

治妒乳诸方

夫妒乳者，由新产后，儿未能饮之，及饮乳不泄，或乳胀捏其汁不尽，皆令乳汁蓄结，与血气相搏，即壮热，大渴引饮，牢强掣痛，手不得近是也。初觉便以手助捏去汁，并令傍人助嗍引之。不尔或作疮有脓，其热势盛，则成痈也。

治产后妒乳，肿痛壮热，欲结成痈，宜服**连翘散**方：

连翘一两　川升麻一两　汉防己一两　黄芩一两　川大黄一两，剉碎，微炒　川芒消一两　柴胡一两，去苗　赤芍药一两　甘草一两，炙微赤，剉〔1〕　犀角屑一两　杏人一两，汤浸，去皮尖，双人，麸炒微黄

右件药捣粗罗为散，每服三钱，以水一中盏，煎至六分，去滓，每于食后温服。

〔1〕剉：原误作“炒”。前既有“炙”，不当再炒。据《类聚》卷234引同方改。

又方：

麝香　熏陆香　木香　鸡舌香已上各一两

右件药捣细罗为散，每于食后以温水调下一钱。

又方：

黄芩一两　白敛一两　赤芍药一两

右件药捣细罗为散，每于食后以温浆水调下二钱。

又方：

葵子一两

右件药捣细罗为散，每于食后以温水调下一钱。

治产后妒乳生疮方：

露蜂房　车辙中土　猪甲中土已上等分

右件药捣细罗为散，以醋调涂之。

治产后儿不自饮乳，及失儿无儿饮乳，令乳蓄积不泄，致乳上结肿者，宜服此方：

赤小豆二合

右件药捣罗为末，以鸡子白和涂乳上，令消结也。若饮儿乳不泄者，数捏去之。亦可令大人含冷水，使为吮取乳汁吐去之。不含水吮，有热气，喜令乳头作疮。

治产后乳头生小热疮，搔之黄汁出浸淫，百疗不差，名为妒乳者。方：

槲[1]树白皮剉，三升

右以水一斗，煮取五升，夏冷用之，秋冬温服之，日二度，以洗乳及疮。

又方：

天麻草切，五升

右以水一斗，煮取六升去滓，微暖用洗乳，以杀痒为度。此草叶如麻，冬生夏花，如鼠尾花也。亦以洗浸淫黄烂热疮，疽湿疮蚀，小儿头疮，洗之并差。

治产后妒乳，乳硬欲结脓，方：

右以鹿角于石上着水磨，取白汁旋涂于上，干即又涂，仍令大人吮却奶中黄汁，差。

治产后妒乳肿痛方：

右取檀香，以醋浓磨，涂乳上即差。

又方：

右以川升麻醋磨涂之。

又方：

右以柳白皮剉捣令烂，酒拌炒，以物裹熨之。

又方：

右以生地黄烂捣傅之。

治产后儿枕腹痛诸方

夫儿枕者，由母胎中宿有血块，因产时其血则破散，与儿俱下则无患也。若产妇脏腑风

---

〔1〕 槲：原误作“斛”。据《类聚》卷 234 引同方改。

冷，使血凝滞在于小腹，不能流通，则令结聚疼痛，名曰儿枕也。

治新产儿枕上下刺痛，壮热口干，烦渴头痛，汗出，或大小便不利，未得便下，但与生姜、童子小便频服，其病亦顺。若风血相搏，其病未愈，宜服**牡丹散**方：

牡丹半两　玄参半两　黄芩半两　芎䓖半两　射干半两　赤芍药三分　川大黄三分，剉碎，微炒　蘧麦半两　海藻半两，洗去咸味　水蛭一分，炒令微黄　虻虫一分，炒令微黄，去翅足头　蛴螬二十枚，微炒　桃人半两，汤浸，去皮尖，双人，麸炒微黄

右件药捣粗罗为散，每服三钱，以水一中盏，入生姜半分，薄荷三七叶，煎至六分，去滓温服，日三四服。

治产后心腹不利，儿枕痛，**木香散**方：

木香一分　当归一两，剉，微炒　赤芍药半两　芎䓖三分　桂心半两

右件药捣粗罗为散，每服三钱，以水酒各半中盏，入生姜半分，煎至六分，去滓温服，日三四服。

治产后腹中有凝血不散，疠刺疼痛，名为儿枕，宜服**骐驎竭散**方：

骐驎竭半两　当归半两，剉，微炒　桂心半两　荷叶半两　川大黄半两，剉碎，微炒

右件药捣细罗为散，不计时候以红蓝花汤调下一钱。

又方：

牡丹半两　水蛭一分，炒令微黄　当归半两，剉，微炒　没药半两　川大黄半两，剉碎，微炒

右件药捣细罗为散，不计时候以温酒调下一钱。

又方：

益母草一两　生干地黄一两　牛膝一两，去苗　当归一两，剉，微炒　川大黄一两，剉碎，微炒　桂心半两

右件药捣细罗为散，不计时候以温酒调下一钱。

又方：

蒲黄半两　桃人半两，汤浸，去皮尖，双人，麸炒微黄　桂心半两　川大黄半两，剉碎，微炒　当归半两，剉，微炒　牡丹半两

右件药捣细罗为散，不计时候以温酒调下一钱。

又方：

庵蕳子一两　当归三分，剉，微炒　赤芍药半两　姜黄半两　芎䓖半两

右件药捣细罗为散，不计时候以热酒调下一钱。

治产后儿枕攻刺，腹肚疼痛不止，**桂心散**方：

桂心三分　赤芍药一两　琥珀半两，细研　白芷半两　当归二分，剉，微炒

右件药捣筛为散，每服三钱，以水一中盏，入生姜半分，枣二枚，煎至六分，去滓，不计时候温服。

治产后败血不散，结聚成块，俗呼儿枕，疼痛发歇不可忍，**当归散**方：

当归一两，剉，微炒　鬼箭羽一两　红蓝花一两

右件药捣筛为散，每服三钱，以酒一中盏，煎至六分，去滓，不计时候温服。

治产后儿枕攻上下，心腹疼痛，**延胡索散**方：

延胡索一两　当归一两，剉，微炒　桂心一两

右件药捣粗罗为散，每服三钱，以童子小便酒各半中盏，入生姜半分，煎至六分，去滓，不

计时候温服。

治产后心痛诸方

夫产后心痛者，是脏虚，遇风冷客之，与血气相搏而气逆者，上攻于心之络则心痛。凡心痛乍歇乍甚，心之支别络为邪所伤也。若邪伤心之正经，则为真心痛，朝发夕死，夕发朝死。所以然者，心为诸脏之主，不受邪伤，邪伤即死也。

治产后血气上攻心痛，四肢厥冷，不纳饮食，**熟干地黄散**方：

熟干地黄一两　当归三分，剉，微炒　白术半两　甘草一分，炙微赤，剉　赤芍药半两　桂心半两　小草半两　细辛半两　芎䓖半两　吴茱萸一分，汤浸七遍，焙干微炒

右件药捣粗罗为散，每服三钱，以水一中盏，煎至六分，去滓，不计时候温服。

治产后内伤冷气，腹中及心下切痛，不能饮食，四肢无力，**木香散**方：

木香三分　当归一两半，剉，微炒　甘草半两，炙微赤，剉　芎䓖三分　赤芍药二分　白术三分　高良姜半两，剉　青橘皮三分，汤浸，去瓤，焙　厚朴一两，去粗皮，涂生姜汁炙令香熟

右件药捣粗罗为散，每服三钱，以水一中盏，煎至六分，去滓，不计时候稍热服。

治产后血刺连心疼痛，**当归散**方：

当归一两，剉，微炒　胡椒一分　蓬莪茂半两　白术三分　木香半两

右件药捣细罗为散，不计时候以热酒调下一钱。

治产后败血不散，上冲心腹，痛不可忍，**桃人散**方：

桃人半两，汤浸，去皮尖，双人，麸炒微黄　蓬莪茂三分　桂心半两　当归一两，剉，微炒

右件药捣细罗为散，不计时候以热酒调下一钱。

治产后血气与冷气相搏，上攻心痛，**芎䓖散**方：

芎䓖一两　桂心一两　木香一两　当归一两，剉，微炒　桃人一两，汤浸，去皮尖，双人，麸炒微黄

右件药捣细罗为散，不计时候以热酒调下一钱。

治产后血气攻心痛，**青橘皮散**方：

青橘皮三分，汤浸，去白瓤，焙　木香三分　蓬莪茂三分　干姜半两，炮裂，剉　桂心一两　当归一两，剉，微炒　乌药三分　紫苏子三分，微炒　桃人一两，汤浸，去皮尖，双人，麸炒微黄

右件药捣细罗为散，以热酒调下二钱。

治产后血气冲心疼痛，**桂心圆**方：

桂心一两，为末　芫花一两，为末　香墨二梃，为末　木香一两，为末

右件药以酽醋二升，先煎芫花为膏，次入木香并墨、桂，和圆如梧桐子大，每服以热酒下十圆。

治产后血气冲心，闷绝疼痛，**吴茱萸散**方：

吴茱萸半两，汤浸七遍，焙干微炒　丁香半两　熟干地黄一两　当归半两，剉，微炒

右件药捣细罗为散，不计时候以热酒调下二钱。

又方：

芸薹子一两，微炒　当归一两，剉，微炒

右件药捣细罗为散，不计时候以热酒调下一钱。

治产后心腹痛诸方

夫产后心腹痛者，由产后气血俱虚，遇风寒乘之，与血气相击，随气上冲于心，或下攻于腹，故令心腹痛。若久痛不止，则变成疝瘕也。

治产后气力疲乏，心腹胀痛，**泽兰散**方：

泽兰一两　当归三分，剉，微炒　赤芍药三分　桂心三分　白术三分　芎䓖三分　熟干地黄一两　甘草一分，炙微赤，剉

右件药捣粗罗为散，每服四钱，以水一中盏，入生姜半分，枣二枚，煎至六分，去滓，不计时候稍热服。

治产后冷气攻心腹疼痛，四肢不和，少思饮食，**白术散**方：

白术二分　附子三分，炮裂，去皮脐　当归三分，剉，微炒　陈橘皮三分，汤浸，去白瓤，焙　人参三分，去芦头　桂心半两　干姜半两，炮裂，剉　木香半两　槟榔半两　赤芍药半两　芎䓖三分　甘草一分，炙微赤，剉　吴茱萸一分，汤浸七遍，焙干微炒　厚朴三分，去粗皮，涂生姜汁炙令香熟

右件药捣粗罗为散，每服三钱，以水一中盏，入枣三枚，煎至六分，去滓，不计时候稍热服。

治产后气血不和，心腹疠痛，痰逆，不思饮食，**芍药散**方：

赤芍药一两　半夏三分，汤洗七遍去滑　当归一两，剉，微炒　草豆蔻三分，去皮　桂心一两　甘草半两，炙微赤，剉　川椒一两，去目及闭口者，微炒去汗

右件药捣粗罗为散，每服三钱，以水一中盏，入生姜半分，枣二枚，煎至六分，去滓，不计时候稍热服。

治产后恶血未尽，攻心腹痛，宜服此**桃人散**方：

桃人一两，汤浸，去皮尖，双人，麸炒微黄　赤芍药一两　芎䓖一两　当归一两，剉，微炒　干漆一两，捣碎，炒令烟出　桂心一两　甘草半两，炙微赤，剉　干姜三分，炮裂，剉

右件药捣粗罗为散，每服三钱，以水一中盏，煎至六分，去滓，不计时候稍热服。

治产后血气不散，心腹刺痛，胀满喘促，**当归散**方：

当归三分，剉，微炒　鬼箭羽一两　白术三分　木香三分　桂心半两　川大黄一两，剉碎，微炒

右件药捣粗罗为散，每服三钱，以水一中盏，入生姜半分，生地黄一分，煎至五分，次入酒一小盏，更煎三两沸，去滓稍热服。

治产后恶血未尽，心腹疠痛，**桂心散**方：

桂心一两　水蛭半两，微炒　牡丹半两　延胡索半两　硫黄半两，细研

右件药捣细罗为散，不计时候以温酒调下一钱。

治产后心腹疠痛不可忍，**芫花散**方：

芫花一两，醋拌炒令干　硇砂半两，细研　当归半两，剉，微炒　硫黄一分，细研　没药一两

右件药捣细罗为散，不计时候以热酒调下一钱。

治产后心腹疠刺，疼痛不可忍，**定痛散**方：

当归一两，剉，微炒　赤芍药一两　芎䓖一两

右件药捣细罗为散，不计时候以热生姜酒调下一钱。

治产后腹中有余血不散，致心腹疠痛，**硇砂圆**方：

硇砂一两，细研　芫花一两，醋拌炒令干　当归半两，剉，微炒　赤芍药半两　木香半两　没药半两　狗脊一分，去毛　白芷一分　蓬莪茂半两

右件药捣罗为末，用酽醋一升，同熬成膏，候可圆即圆如豌豆大，不计时候以当归酒下五圆。

治产后心腹有宿冷疼痛，**蓬莪茂圆**方：

蓬莪茂一两　五灵脂二两　酽醋一升

右件药捣罗为末，以醋熬为膏，候可圆即圆如梧桐子大，不计时候以蘹香汤下十圆。热酒下亦得。

治产后小腹痛诸方

夫产后小腹痛者，此由产时恶露下少，胞络之间有余血，与气相击搏，令小腹痛也。因重遇于冷，则血结变成血瘕，亦令[1]月水不利也。

治产后余血不散，致小腹疼痛不可忍，**雄黄散**方：

雄黄一两　硇砂半两，细研　麝香一分　熊胆一分　石炭二两，末　水蛭一两，微炒

右件药都细研为散，不计时候以热酒调下半钱。

治产后恶血不尽，小腹掐撮疼痛，**没药散**方：

没药一两　赤芍药一两　桂心一两半　当归一两，剉，微炒　白芷一两　芎䓖一两　牡丹一两　川大黄一两半，剉碎，微炒

右件药捣细罗为散，不计时候以热酒调下二钱。

治产后恶血不尽，结聚，小腹疼痛，**琥珀散**方：

琥珀半两　当归三分，剉，微炒　没药半两　青橘皮半两，汤浸，去白瓤，焙　赤芍药半两　木香半两　桂心半两　香附子一两

右件药捣细罗为散，不计时候以豆淋酒调下一钱。

又方：

鲤鱼皮灰半两　乱发灰半两　益智子半两，去皮　虻虫一分，微炒　水蛭一分，微炒　当归三分，剉，微炒

右件药捣细罗为散，不计时候以热酒调下一钱。

治产后血不散，小腹疼痛，**红蓝花散**方：

红蓝花一分　当归半两，剉，微炒　琥珀一分　没药半两　桂心三分　蒲黄一分

右件药捣细罗为散，不计时候以热酒调下一钱。

又方：

釜底墨醋拌炒令干　延胡索　刘寄奴　桂心　庵蔄子已上各一两

右件药捣细罗为散，不计时候以热酒调下二钱。

又方：

没药一分　干漆一分，捣碎，炒令烟出　芫花一分，醋拌炒令干　五灵脂一分　琥珀一分

右件药捣细罗为散，不计时候以热酒调下半钱。

---

〔1〕令：原脱。据《普济方》卷351引同论补。

治产后恶血攻刺，小腹疼痛，**骐驎竭散**方：

骐驎竭半两　芫花半两，醋拌炒令干　延胡索半两　当归半两，剉，微炒　消石半两

右件药捣细罗为散，不计时候以热酒调下一钱。

又方：

鲤鱼鳞烧灰　益母草烧灰　头发烧灰　当归剉，微炒　香墨已上各一两

右件药捣细罗为散，不计时候以热酒调下一钱。

又方：

刘寄奴　芫花醋拌炒令干　当归剉，微炒　桂心已上各一两

右件药捣细罗为散，不计时候以热酒调下一钱。

又方：

当归一两，剉，微炒　芎䓖一两　蒲黄半两　赤芍药一两　苦楝子一两　硇砂一两，细研

右件药捣罗为末，以醋熬硇砂如饧，和圆如梧桐子大，不计时候温酒下十圆。

又方：

鲤鱼鳞二两　乱发一两　故绯帛一两

右件药都入瓶子内，以瓦子盖，盐泥泥缝，渐次着大火烧通赤为度，候冷取出，细研为散，入曲末一两，更同研令匀，不计时候以热酒调下二钱。

又方：

庵蔺子半两　桃人半两，汤浸，去皮尖，双人，麸炒微黄

右件药捣罗为末，炼蜜和圆如梧桐子大，不计时候以热酒下二十圆。

又方：

赤箭一两　芸薹子一两，微炒

右件药捣细罗为散，不计时候以热酒调下一钱。

又方：

硇砂一两，细研

右用醋一升熬成膏，别入生硇砂末一两，圆如梧桐子大，不计时候以热酒下五圆。如月经不通，先宜利，过后以热酒服五圆，立效。

又方：

右以干地黄一味，炒令烟出，状如石炭，捣细罗为散，不计时候暖童子小便一小盏，入生姜自然汁半匙，调二钱服之。

治产后两胁胀满诸方

夫产后两胁胀满者，由膀胱宿有停水，因产恶露下不尽，水壅痞与气相搏，积在膀胱，故令胁肋胀满。气与水相击，故令痛也。

治产后血气攻胁肋，胀满疼痛，**当归散**方：

当归一两，剉，微炒　赤芍药一两　桔梗一两，去芦头　干漆一两，捣碎，炒令烟出　牛膝一两，去苗　白术一两　桂心一两　木香一两　川大黄一两，剉碎，微炒

右件药捣细罗为散，每于食前以热酒调下一钱。

治产后两胁胀满，气壅烦闷，**枳实散**方：

枳实三分，麸炒微黄　木香三分　桂心半两　当归三分，剉，微炒　槟榔一两　白术半两　牡丹三分　益母草半两

右件药捣粗罗为散，每服四钱，以水一中盏，入生姜半分，煎至六分，去滓，每于食前温服。

治产后两胁胀满，胸腹妨闷，不下饮食，**厚朴散**方：

厚朴一两，去粗皮，涂生姜汁炙令香熟　赤茯苓三分　人参三分，去芦头　当归三分，剉，微炒　甘草一分，炙微赤，剉　诃梨勒皮三分　陈橘皮三分，汤浸，去白瓤，焙

右件药捣粗罗为散，每服四钱，以水一中盏，入生姜半分，枣二枚，煎至六分，去滓，不计时候温服。

治产后脏腑气虚，两胁胀满，不思饮食，四肢无力，**白豆蔻散**方：

白豆蔻半两，去皮　人参半两，去芦头　桂心半两　半夏半两，汤洗七遍去滑　白术一两　陈橘皮一两，汤浸，去白瓤，焙　枳壳三分，麸炒微黄，去瓤　甘草一分，炙微赤，剉

右件药捣粗罗为散，每服三钱，以水一中盏，入生姜半分，枣三枚，煎至六分，去滓，不计时候温服。

治产后两胁胀满，心腹壅闷，不思饮食，**陈橘皮散**方：

陈橘皮三分，汤浸，去白瓤，焙　赤茯苓三分　枳实三分，麸炒微黄　人参半两，去芦头　木香半两　前胡三分，去芦头　白术三分　厚朴三分，去粗皮，涂生姜汁炙令香熟　槟榔三分　桂心半两　芎䓖半两　甘草一分，炙微赤，剉

右件药捣粗罗为散，每服三钱，以水一中盏，入生姜半分，枣三枚，煎至六分，去滓，不计时候温服。

治产后两胁胀满，小腹疼痛，不思饮食，**桔梗散**方：

桔梗半两，去芦头　当归半两，剉，微炒　芎䓖半两　大腹皮三分　桂心半两　陈橘皮半两，汤浸，去白瓤，焙　赤芍药半两　赤茯苓半两　延胡索半两

右件药捣粗罗为散，每服四钱，以水一中盏，入生姜半分，煎至六分，去滓，不计时候稍热服。

治产后两肋胀满，小腹疼痛，**木香圆**方：

木香一两　当归一两，剉，微炒　白术一两　白芷半两　芎䓖一两　槟榔半两　桂心半分　桃人三分，汤浸，去皮尖，双人，麸炒微黄　干姜半两，炮裂，剉　厚朴半两，去粗皮，涂生姜汁炙令香熟　芫花半两，醋拌炒令干

右件药捣罗为末，以醋煮面糊和圆如梧桐子大，每于食前以生姜酒下二十圆。

治产后两肋下及心腹胀满，宿有冷气，攻注膀胱，致使胀痛，**厚朴圆**方：

厚朴一两，去粗皮，涂生姜汁炙令香熟　诃梨勒一两半，煨，用皮　赤茯苓三分　干姜三分，炮裂，剉　桂心一两半　木香一两　赤芍药三分　当归二分，剉，微炒　陈橘皮三分，汤浸，去白瓤，焙　吴茱萸三分，汤浸七遍，焙干微炒　京三棱一两，微煨，剉　白术三分

右件药捣罗为末，以醋煮面糊和圆如梧桐子大，每于食前以生姜汤下三十圆。

又方：

桂心一两　当归一两，剉，微炒　干姜半两，炮裂，剉　芫花半两，醋拌炒令干　木香半两

右件药捣细罗为散，每服食前以热酒调下一钱。

太平圣惠方卷第八十二

——凡三十二门　论一首　病源二十一首　方法共计二百四十二道

小儿序论

夫生人之道，莫不养小为大。若无于小，卒不成大。故《易》称积小以成高大，《诗》有厥初生民，《传》云声子生隐公，此之一义，即是从微至着，自少及长，人情共见，不待经史。然小儿气势微弱，医人虽欲留心救疗，立功难差。今之学者，多不存意，由婴儿在于襁褓之内，乳气腥臊，医者操行英雄，讵肯瞻视，静而言之，可为太息者矣。《小品》曰黄帝言：凡人年六岁已上为小，十六已上为少，二十已上为壮，五十已上为老。其六岁已下，经所不载。所以乳下婴儿，有病难疗者，皆无所承据也。中古有巫妨者，立小儿《颅囟经》以占夭寿，判疾病死生，俗相传授，始有小儿方焉。凡百居家，皆宜达兹养小之术，则无横夭之祸也。

小儿初生将护法

凡小儿新生，出胎便以绵裹，指拭口中及舌上青泥及恶血，此谓之玉衔。若不急拭，啼声

〔1〕 初生儿：原作“小儿初生”，排门目录同。此据正文标题改。
〔2〕 差：原作“干”，排门目录同。“差”“干”皆通，然正文诸条用“差”者居多，故改。
〔3〕 疮：原误作“疗”，据排门目录及正文标题改。
〔4〕 二十六：原作“二十一”。据今计数改。

一发，即入腹成血病矣。

凡儿生落地不作声者，取冷水一器灌之，须臾当自啼。及以葱白细鞭之，即啼。

凡儿已[1]生，即当举之。举之迟晚，则令寒中腹内雷鸣。仍先浴之，然后速断脐。不得以刀子割之，须令人隔单衣物咬断，兼将暖气呵七遍，然后缠结。所留脐带，当令长至儿足，若短即中寒，令儿腹中不调当，当下痢。若先断脐，然后浴者，则脐中水，中水则发腹痛。其脐断讫，连脐带中多有虫，宜急剔拨去之。不尔，入儿腹中生疾矣。又曰：粪青者，冷也，与中水同。此当令儿腹痛，大啼呼，面青黑，此是中水之过。当灸之，乃可至八九十壮。若轻者，不尔脐大肿[2]，但出汁，时时啼呼者，宜捣当归末傅之。炙绵絮日日熨之，或至百日乃愈，以啼呼止为候。

又儿初生以父故衣裹之，若生女宜以母故衣裹之，勿以新绫绢衣，切须依法，令儿长寿。凡小儿洗浴，断脐讫，裲抱毕，宜取甘草可中指一节许，打碎，以水二合，煎取一合，以绵缠沾取，与儿吮之，可得一蚬壳入腹止。儿当快吐，吐去心胸中恶汁也。如得吐，余药更不须与吃。若不得吐，可消息计，如饥渴须复与之。若前服及更与并不得吐者，但稍稍与之，令尽一合止，如得吐去恶汁，令儿心神智惠无病。一合尽都不吐者，是儿不合恶血尔，勿复与之，乃与朱蜜，以镇心神，定魂魄也。

凡小儿始生，肌肉未成，不可暖衣，暖衣即令筋骨缓弱。宜时见风日，若都不见风日，即令肌肤脆软，便易伤损。皆当以絮着衣内，勿用新绵也。天和暖无风之时，令乳母将抱日中嬉戏。数见风日，即血凝气刚，肌肉硬密，堪耐风寒，不致疾病。若常藏在帏帐之内，重密温暖，譬如阴地之草木，不见风日，软脆不耐风寒也。又当薄衣之，法当从秋习之，不可以春夏卒减其衣即中寒。从秋习之，以渐稍寒，如此即必耐寒。冬月但当着两薄襦[3]，一复裳，常令不忍其寒，适当佳尔。爱而暖之，适所以害之也。当须消息，无令汗出，即致虚损受风寒，昼夜寤寐，皆当慎之。其饮食乳哺，不能无痰癖，即常节适乳哺。若微不进乳，仍当将护之。凡不能进乳哺，即宜下之，如此即终不致寒热也。

又小儿始生，生气尚盛，若觉微恶，即须下之。所下勿虑虚损，及其愈病，即致深益。若不时下，即成大疾，疾成即难将护。然有疾者，不可不下，夏月下之后，腹中常当小胀满，故当节哺乳食将护之。儿乳哺，当令多少须有常剂。儿稍大，食哺亦当稍稍增之。若觉减少者，此是腹中已有少不调也，便当微与药，勿复哺之。但当乳之，甚者十数日，轻者五六日，自当如常。若都不肯食哺，而但饮乳者，此是有澼，为疾重，要当下之，不可不下，不下即致寒热，或吐而发痫，或致下利，此皆疾重。不早下之，致使然也，即难治疗。但先治其轻时，儿不耗损，而病速愈矣。小儿所以少病痫[4]者，其母怀娠，时时劳役，运动骨血即气强，胎养安盛故也。若侍御多，血气微，胎养弱，即儿软脆易伤，故多病痫。儿须多着项衣取燥，菊花为枕枕之。儿母乳儿，三时摸儿项风池。若壮热，即须熨使微汗。微汗不差，便灸两风池及背第三椎、第五椎、第七椎、第九椎两边各二穴。其灸炷如麦粒大，一岁儿七壮。儿大者，以意节度，

---

〔1〕 已：原作“亦”，不通。《千金》（四库本）卷5“初生出腹第二”作“已”，义长，故改。

〔2〕 不尔脐大肿：《千金》卷5“初生出腹第二”作“轻者脐不大肿”。

〔3〕 襦：原作“檽”，不通。《病源》卷45“养小儿候”作“襦”，义长，故改。

〔4〕 所以少病痫：原作“所以病”。《正误》：“‘病’上疑脱‘不’字。”然《病源》卷45“养小儿候”作“所以少病痫”，义长，因据此补正。

增艾炷壮数，可至三十壮。唯风池特令多，七岁已上可百壮。小儿常须慎护风池，谚云：戒[1]养小儿，慎[2]护风池。在颈项筋两辕之边，有病乃治之。立夏后疾，慎不欲妄针灸，亦不欲辄吐下。所以然者，针灸伤经络，吐下动腑脏故也。但当除热汤浴之，除热散粉之，除热赤膏摩之，又以脐中膏涂之，令儿在凉处，勿禁水浆，常以新水饮之。新生无疾，慎不可妄针灸。妄针灸即忍痛，动其五脉，喜自成痫也。河洛间土地多寒，儿喜病寒。其俗生儿三日，喜灸其颊以防噤也。有噤者，舌下脉急，牙车解急，其风俗土地，皆决舌下去血，灸颊以防噤。吴[3]蜀地温，无此疾。古方既传之此针灸法，又令人不详南北之殊，若便案方用之，多害于小儿也。是以田舍小儿任自然，皆得无此夭[4]也。又云，春夏决定不须下小儿，则任其自然。所以尔者，小儿腑脏之气软弱，易虚易实，下即必虚，益之上焦生热，热即增痰，痰即成病，自非当病，不可下之也。

小儿初生出腹，骨肉未敛，肌肉犹是血也。血凝乃坚成肌肉尔。其血阻败，不成肌肉，则使面目绕鼻口左右悉黄也。面黄而不啼，闭目聚口撮面，口中干燥，四肢不能伸缩者，皆是血脉不敛也，多不育。如此者，宜与龙胆汤。

凡儿初生，不可温衣。温衣伤皮肤肌肉，害血脉，发诸疮而黄也。

凡小儿一期之内，造儿衣裳，皆须用故绵及故帛为之，不得以绵衣盖于头面。冬天可以夹衣盖头，夏月宜用单衣，皆不得着面，及乳母口鼻吹着儿囟。凡绵衣不得大厚及用新绵，令儿壮热，或即发痫，特宜慎之也。

凡儿匍匐已后，逢物即吃，奶母虽至细意，必亦不能尽觉。春夏必饮滞水冷物，至秋初便皆疾作。初则多啼不食，或好伏地，面色青黄，或时腹痛，既不解说，唯反拗多啼，或逢水浆便吃，不可制止，或睡中惊啼，或大便秘涩，常人唯知与红雪钩藤饮子，此二药终日在口，然自不见其效。况腹中滞结已多，冷热冲击颇久，二药何能排去之？所以得秋气风吹着背心脚心，便成疟痢。庸医与冷药则肠滑不禁，与涩药则气壅不行，伤损脏腑，益令不食，遂使虚热冲上，面黄发焦，滞恶在内，手足如火，自然风水横溢，四肢便肿。如此将养，十无一存。俱每经春夏，不问有病无病，便须与四味饮子，多不三四剂，即万一康强也。

小儿初生[5]与朱蜜法

凡小儿初生三日中，须与朱蜜吃。只不宜多，多则令儿脾胃冷腹胀，喜阴病痫，气急变噤痉而死也。若与朱蜜，可以真飞炼朱砂如大豆许，以赤蜜一蚬壳和之，以绵继沾取，与儿吮之，得三沾止，一日尽此一豆许，可三日与之，则三豆也。勿令过此，则伤小儿。与朱蜜讫，可与牛黄如朱砂多少。牛黄益肝胆除热，定精神，止惊，辟恶气，除小儿百病也。

---

〔1〕戒：原作“或”。据《病源》卷45“养小儿候”改。

〔2〕慎：原脱。据补同上。

〔3〕吴：原作“戻”。《正误》云是“‘吴’之讹”，义长，故改。

〔4〕夭：《病源》卷45“养小儿候”作“灾”。

〔5〕小儿初生：原作“初生儿”。此据排门目录、分目录及正文首句改。

初生儿防撮口著噤及鹅口重腭法

凡初生儿须防三病：一曰撮口，二曰著噤，三曰脐风，皆是急病。就中撮口、著噤尤甚，过一腊方免此厄。但看面赤喘急，啼急声不出者，是撮口。状候已重，善救疗者十不得四五。若牙关紧急，吃乳不稳，啼声渐小，口吐涎沫，是著噤。常人见大小便皆通，以为冷热所得，殊不知病在喉舌之间，据状亦极重矣，救疗者十不得三四。但依将护法，防于事先，则必无此患。又有鹅口、重腭、重断、悬痈等病，但依方疗之则差，皆不至损儿也。

凡儿初饮乳后，以发缠指，沾清水点拭了，着齿根上有黄筋两条，便以苇刀子割断，点猪乳便差。如儿口难开，但先点猪乳自开。凡取猪乳，须令猪儿饮母，次便提猪儿后脚起离乳，急捋之即得，空捋无由得汁。又看儿上腭有白点子，火急以指甲刮却，仍烧胡粉纸炷子焌之则差。又但觉乳不稳，壮热，颜色赤，鼻黄，即是著噤。急取竹沥半合，和少许牛黄与吃。其牙开有虫似蜗牛，又似黄头白蜂螺，当时取猪肉薄切拭之，虫即消尽，并拭齿及两颊。

又儿生一宿，抱近明无风处，看脐上有赤脉直上者，当时于脉尽头灸三壮，赤散无患矣。

又亦觉割断赤脉，或刮却上腭白，焌了，取雀儿饭瓮子并虫，细研和奶汁，绵滤，点口中及涂两颊齿断、上腭、舌上下，更无虑矣。又亦裍[1]儿吃生甘草后，暖水浸少韭子汁，涂儿口唇上，干又涂，十数度止。必不得令入口中。

又用新乌驴粪，捩取汁涂口中，咽亦无妨。

又用川椒一大两，溲面裹为三角角拌，烧令黄熟，以绵盖儿口，掐去尖，如箸头许大，使椒气入口即效。如未觉，即可作两三枚，各用一角，无力即盛。

小儿受气法

凡小儿受气在娠，一月胚，二月胎，三月血脉，四月形体成，五月能动，六月筋骨立，七月毛发生，八月脏腑具，九月谷气入胃，十月百神备而生。生后六十日，目瞳子成，孩笑识人。百日任脉生，能反复。一百八十日尻骨成，能独坐。二百十一日[2]掌骨成，能匍匐。三百日膑骨成，能独倚。三百六十日为一期，膝骨成，乃能行。此是定法，若有不依期者，必不平也。

小儿寿命长短法

凡小儿生枕骨不成者，能言而死。膝骨不成者，能踞而死。掌骨不成者，匍匐而死。踵骨不成者，能行而死。膑骨不成者，能立而死。相法甚博，略述数条而已。又曰：儿初生额上有旋毛，早贵，妨父母。儿初生叫声相连延属者，寿。声绝而复扬[3]急者，不寿也。自开目者，不成人。汗血者，多厄不寿。鲜白长大者，寿。目视不正，数动者，非佳人。发稀少者，不聪。通身软弱如无骨者，不寿。脐小，不寿。早坐、早语、早齿，生恶性者，非佳人。儿初生头

---

〔1〕 裍：其下当有“袍”。裍袍即小儿初生断脐后，穿衣打包的过程，此处代指小儿初生。

〔2〕 日：原误作“目”，据上下文义改。

〔3〕 扬：原作“杨”。《千金》卷5“初生出腹第二”作“扬”，义长，故改。

四破，不成。啼声散，不成。啼声深，不成。汗不流者，不成。小便凝如脂膏，不成。凡有此候者，皆不成也。儿初生脐中无血者好，卵缝通达黑者寿。但摇其手足者不成人，儿初生头毛不周匝者不成。小儿三岁已上，十岁已下，观其性气高下，即亦可知其夭寿。儿小时识悟通敏过人者多夭，则项橐[1]、颜回之流是也。小儿骨法成就威仪，回转迟舒，稍费人精神雕琢者寿。其预知人意，回旋敏速者亦夭，则杨修、孔融之徒是也。由此观之，夭寿大略可知。故梅花早发，不睹岁寒，甘菊晚荣，终于年事，是晚成就者，寿之兆也。

拣乳母法

凡乳母者，其血气为乳汁也。五情善恶，悉血气所生。乳儿者，皆宜情性和善，形色不恶，相貌稍通者。乳母形色所宜，其候甚多，若求全备，不可悉得也。但不狐臭、瘿瘘、气嗽、瘑疥癣瘙、白秃疬疡、沈唇耳聋、齆鼻、癫眩，无此等疾，便可乳儿也。

乳小儿法

凡乳儿不用太饱，饱则呕吐。若乳太饱者，以空乳含之则消。夏不去热乳，令儿呕逆；冬不去寒乳，令儿咳痢。凡欲乳儿，先令乳母捏去乳汁，挼散其热气，勿令乳汁奔出，即令儿噎。若噎便出其乳，候气歇良久，复饮之，如是十度五度，看儿饥饱以节度之。一日之中，几度饮乳，得足乃为准则。又每侵早欲饮儿，皆须捏去宿乳。乳母共儿卧，当以臂令儿枕之，使儿头与乳齐，乃饮之。若儿头低乳高，则令咽。欲睡则便去乳，恐乳压着儿鼻，令儿气息不通也。小儿初生一月内，恒与猪乳饮为佳。

小儿始哺法

凡小儿新生，三日后应开肠胃，助谷神，可研米作粥饮，如奶酪厚薄，以大豆粒多与咽，频咽三豆许止。日三与之。凡儿生十日，始哺如枣核，二十日倍之。五十日如弹圆，百日如枣。若乳汁少，不得从此法，当小增之。若至二十日而哺者，令儿无疾。早哺之而多者，头面身体喜生疮，愈而复发，令儿尪弱难长也。

乳母忌慎法

凡为乳母，皆有节度，如不禁忌，即令孩子百病并生。如是自晓摄调，可致孩子无疾长寿。是以春夏，切不得冲热哺孩子，必发热疳并呕逆；秋冬勿以冷乳哺孩子，必令腹胀羸瘦。乳母嗔怒，次不得哺孩子，必患狂邪；乳母醉后不得哺孩子，必患惊痫、天瘹、急风等病；乳母有娠不得哺孩子，必患胎黄及脊疳；乳母有疾不得哺孩子，必患癫痫风病；乳母吐后不得哺孩子，必令呕逆羸瘦；乳母伤饱不得哺孩子，必致多热喘急。又乳母忌食诸豆，及酱、热面、韭、蒜、萝卜等。可与宿煮羊肉、鹿肉、野鸡、雁鸭、鲫鱼、葱、薤、蔓菁、莴苣、波薐、青麦、莙荙、冬

〔1〕 项橐：原作“项託”。项橐乃春秋时人，据传七岁为孔子师。

瓜等食。若儿患疳，即不得食羊肉及鱼。又不得油腻手裲裹及抱儿。又不得以火炙襁褓，热时便与儿着，令孩子染热病，始终须慎。大底冬中切宜戒之。若天大寒，以火炙衣被，且抛向地上良久，熟按之冷暖得所，即与孩子裲之无妨。如乳母有夫，不能谨卓者，切须防备。傥新者过犯，气息未定，便即乳儿者，必能杀儿。未满月内，所驱使人，亦不得令有所犯到于儿前，恶气触儿，儿若得疾，必难救疗也。

初生浴儿法

浴新生儿方：

猪胆一枚

右用煎汤在盆中，取胆汁投于汤中，适寒温以浴儿，终身不患疮。切不得汤中入着生水。

治新生儿卒寒热，不能服药，宜用**莽草汤**浴方：

莽草一两　丹参一两　蛇床子一两　桂心一两　菖蒲一两

右件药剉碎，以水五升煮三十沸去滓，适寒温以浴之，避风。

初沐浴良日：

寅、卯、酉大吉。壬、午、丁、巳、癸、己大凶。

右宜以虎头骨汤浴之，令儿不惊，辟除恶气。

凡儿初生，宜与**三根汤**浴方：

羊桃根　李根　梅根各三两

右件药都剉，以水一斗，煎取七升去滓，下麝香末少许，看冷热浴儿，避风。

治小儿惊，**辟恶气浴方**：

金十两　虎头骨一枚

右件药以水一斗煮至七升，候冷暖得所，将用浴儿，心安甚良。

浴儿辟恶气，去疮痍，**令儿不惊方**：

虎头骨五两　苦参二两　白芷一两　猪胆一枚

右件药除猪胆外剉碎，以水一斗煎三十沸去滓，入于盆中，擿破猪胆，投入汤内，不得别添生水，候冷热得所，浴儿甚佳。

浴儿辟温恶气，疗[1]百病，**去皮肤沙粟方**：

桃根一把　梅根一把　李根一把　细辛一两　蛇床子一两

右件药都剉，以水二斗煎至一斗澄滤，候冷暖得所，浴儿佳。

治小儿壮热，浴方：

李子叶切，半升

右以水一斗煎至七升去滓，看冷暖得所浴之。

又方：

白芷二两　苦参三两

右都剉，以水一斗煎至七升去滓，加少盐，及入少浆水浴之，浴了以粉摩之，即不畏风，又大引散诸风也。

---

〔1〕气疗：宋版残脱。据宽政本补。

治小儿口噤诸方

夫小儿初生，口里忽结，生于舌上，如黍粟大，令儿不能饮乳，名之曰噤[1]。此由在胎之时，热入儿心脾，心脾遍受于热，故令口噤者也。

治初生儿口噤不开，**舌不能吮乳方**：

蜘蛛一枚，去足及口，炙令焦，细研　猪乳一合

右以猪乳和上件散，分为三服，徐徐灌之，神妙。

治小儿初生着口噤不开，不吸[2]乳，方：

赤足蜈蚣一枚，去足，炙令焦

右细研如粉，用半钱，以猪乳二合和之，分三四服灌之，差。

治小儿着口噤，体热者，方：

右暖竹沥二合，分三四服。儿新生慎之，不可逆灸，灸之忍痛，动其五脉，因之喜成痫。是以田舍小儿，任其自然，皆无此夭伤。可审之也。

治小儿口噤，其病在咽中如麻豆许，令儿吐沫，不能乳哺，**水银方**：

右以水银如黍米大与儿服，觉病无早晚，水银下咽便愈。以意量之，不过麻子许为度也。以意稍加，百日儿不可过如半麻子也。

又方：

右取牛口齝草，绞汁涂上，差。

又方：

右以雀儿粪一粒，细研，乳汁调下，差。

又方：

右取白牛尿涂口中，差。

又方：

右取鸡粪白如豆大三枚，以水下，差。

又方：

右取东行牛口沫涂口及额上，即效。

又方：

右烧葛蔓灰细研，以一字和乳汁，点口中即差。

又方：

右取驴乳半升，猪乳二合相和，煎得一中盏，时时用少许与服，差。

治小儿口噤，体热，方：

右取竹沥二合，分温服之。

治初生儿至七日已来口噤，方：

牛黄一钱，细研

右以竹沥调一字灌之，更以猪乳点口中，差。

---

〔1〕噤：原作“禁”。上下文均作“噤”，故予统一。

〔2〕吸：原作“收”。据《类聚》卷241引同方改。

治小儿撮口诸方

夫小儿撮口者，由在母胞中挟于风热，儿生之后，气血未调，或洗浴当风，襁袍失度，一腊之内遂有斯疾。但看面赤，啼声不出，哺乳艰难，即是撮口。若过一腊，方免此厄。最为急疾，宜速疗之。

治小儿新生发噤撮口，宜服**钓藤散**方：

钓藤半两　川升麻半两　蜣螂二枚，去翅足，微炒　黄芩半两

右件药捣细罗为散，每服一钱，以水一小盏，入芦根一分，煎至四分，去滓，徐徐温服。

预治孩子风热撮口神妙方：

白米五十粒　朴消半钱　豉三十粒　生甘草一寸，切　葱白一寸

右以童子小便一中盏，煎取三合，儿初生未吃奶前，便以绵濡，点药口中二七滴，逡巡儿腹中转，即利出脐[1]粪，然[2]与奶吃，至七日已来，每日滴三七滴，永无此疾，经极效也。

治撮口，当两乳中，高下平以线量，灸之三壮起死，仍用后方：

乌驴乳一两合　东引槐枝十枚，各长三寸

右以煻火煨槐枝，入火一半，看不煨头津出，即取拭却灰，内于乳中浸，须臾便以槐枝点于口中，大验。

治小儿胎热撮口，方：

牛黄一钱，细研　竹沥一合

右件药调令匀，时时与少许服之。

又方：

蜗牛子一十枚，去壳，细研如泥　莳萝末半分

右件药同研令匀，用奶汁和涂于口畔，立差。

又方：

麝香一分　朱砂一分　蛇蜕皮一尺，细切，微炒

右件药都细研如粉，每用半字，以津粘儿口唇上，日五七上用之。

治小儿撮口及发噤，方：

右以生甘草一分，细剉，以水一小盏，煎至六分，去滓，微温与儿服之，令吐出痰涎后，以猪乳点口中，即差。

又方：

右取壁鱼子细研作末，每服少许，令儿吮之。

又方：

右取鼠螾虫，绞取汁，与儿少许服之。

又方：

右取赤足蜈蚣一枚，雀儿饭瓮子不开口者五个，和烧为灰，细研，每服以粥饮调下一字。

又方：

---

〔1〕 脐：《正误》："'脐'恐'胎'之讹。"

〔2〕 然：《普济方》卷360引同方作"后"。

右以初生时豆芽，烂研，以乳汁调与儿吃。或生研绞取汁，少许与服亦得。

又方：

右取晚蚕蛾三枚，炙令黄，研为末，和蜜涂口即效。

又方：

蜗牛子五枚，去壳

右取汁涂口上，以差即止。

又方：

右取棘科上雀儿饭瓮子未开口者，取瓮子内物和奶汁研，灌之。

又方：

右取柏树白皮，穿作小孔子，安于脐上，以艾炷入柏皮孔中，灸之即差。

治初生儿鹅口诸方

夫小儿初生鹅口者，其舌上有白屑如米屑也。剧者鼻外亦有。疗法，以发缠箸头，沾井花水撩拭之，三旦如此便去。不差者，可取栗房煮汁令浓，以绵缠箸头沾拭之。无栗房，以栗树白皮，以井华水煮汁佳。小儿初生，有连舌下有膜，如石榴子中隔，连其舌下，若隔厚，令儿语不发转也。可以爪摘断之，微有血出无害。若血不止，可烧乱发作灰末以傅之，止。

治小儿鹅口方：

右取柘树根净洗细剉，五升，无根只以弓材亦佳，水一斗煮取二升去滓，更煎取五合，频频拭齿口即差。

治小儿鹅口，不能乳，方：

右取白鹅粪以水绞取汁，沥在口中。

又方：

右取黍米以水研取汁，涂拭之。

治小儿鹅口并噤，**白矾散**方：

白矾一分，烧灰　朱砂末一分

右件药和研极细，傅儿舌上，日三上，以乱发洗舌上垢，频令净即差。

治小儿鹅口方：

右以指缠乱发，以温水掠之，三日勿绝，效矣。

又方：

马牙消一两

右细研为粉，用一大豆大，每日三度，于舌下涂之。

治初生儿重腭重龂诸方

夫小儿初生六七日后，血气收敛成肉，口舌喉颊里冷冷然净也。若喉舌上有物，如芦箨盛水状者，名悬痈。有气胀起者，可以绵缠长针，留刃处如粟米许大以刺之，令气泄去，亦出清黄血汁也，一刺之止。消息一日，若不消，又刺之。不过三刺自消，或余小小未消，三刺之，必自然得消也。有着舌下者，如此名重舌。有着颊里及上腭，如此者名重腭。有着齿龂者，即名重断。皆刺之，去血汁，即差也。

治小儿重腭、重断肿痛，口中涎出，宜服**牛黄散**方：

牛黄一分　白龙脑一分　朱砂一分　太阴玄精一两　铅霜半两

右件药同细研为散，每度用药半钱，先于重舌上以铍针铍破出血，用盐汤洗拭口，然后掺药于口中，神效。

又方：

驴乳一合　猪乳一合

右相和煎至一合，时时与儿服之。

又方：

玄明粉一分　太阴玄精一分　铅霜半分

右件药同研令细，少少傅之。

又方：

右以蛇蜕皮烧灰，研令细，以少许傅之，效矣。

又方：

右取田中蜂房烧灰细研，以水和，涂口中立愈。

又方：

右取炲煤以水调，涂之。

治小儿脐风诸方

夫小儿脐风者，由断脐后为水湿所伤，或尿在裍袍之内，乳母不觉，湿气伤于脐中。亦因其解脱风冷所乘，遂令儿四肢不利，脐肿多啼，不能乳哺。若不急疗，遂致危殆者也。

治小儿初生至七日已来，脐风肿，欲落封脐，**雄鼠粪散**方：

雄鼠粪七枚，微炒　胡粉半两　大枣三分，去核　麝香一钱，细研　锦帛灰一钱

右件药捣研为散，看脐欲落不落，即用药傅之，所以不令风入故也。

治孩子才生下，断脐了，便厚此散，**冀免一腊内脐风撮口方**：

雀儿饭瓮子三枚　乱发鸡子大，烧令烟欲断不断即堪　蜈蚣一寸许，烧灰　羚羊角烧灰，一钱　麝香一小豆大

右件药相和细研令匀，割脐了，便用傅之，效。

治小儿脐风，汁出不止，方：

黄蘗末　釜下黑煤　乱发烧灰，已上各一分

右件药同研令细，少少傅之。

治小儿脐风，湿肿久不差，方：

右用当归末傅之效。

又方：

右以甑带烧灰，研傅之效。

又方：

右以瓜蒂烧灰，研傅之良。

又方：

右以露蜂房烧灰，研傅之良。

治小儿脐肿湿久不差诸方

夫小儿脐湿者，亦由断脐之后洗浴伤于湿气，水入脐中，致令肿湿，经久不干也。凡断脐后，便多着熟艾厚裹，不得令儿尿湿着脐，切须慎之。往往中湿致肿，至百日已后，不可差也。

治小儿脐肿，湿久不差，**封脐散方**：

胡粉一分　雄鼠粪七枚，烧为灰　甑带一团，烧为灰　干姜灰半分　锦帛灰半分　白石脂半分

右件药相和细研，加麝香末一钱，看脐欲落不落，即封脐便差。如未患傅之，即终不患。烧药时，不得令有别灰也。

治小儿脐肿汁出久不差，方：

甘草三分，剉　蝼蛄三分，微炒用

右件药捣细罗为散，以傅脐中。

又方：

杏人半两，汤浸，去皮　猪牙颊骨中髓半两

右件药先研杏人如膏，入髓和令匀，以涂脐中。

治小儿生来脐内有汁出，经久不差，方：

右烧绯帛灰，研傅脐中。

治小儿脐湿肿，逾月不止，方：

干虾蟆一分，烧灰　白矾一分，烧灰　皂荚子一分，烧灰

右件药细研令匀，少少傅脐中。

治小儿脐中赤肿，汁出不止，方：

虾蟆一枚　牡蛎一枚

右件药并烧为灰，细研如粉，每取少许傅脐中，日三两上即差。

治小儿脐湿不干方：

白矾一分，烧灰　龙骨一分

右件药细研傅脐中，取差为度。

治小儿脐湿，**盐豉熨方**：

盐二两　豉二合

右二味烂捣，捏作饼子如钱许大，安新瓦上炙令热，用熨脐上差。亦用黄蘗末贴之妙。

治小儿脐中汁出不止，兼赤肿，立效方：

白石脂一两，细研

右熬令温，扑脐中，日三度良。

又方：

右以白矾烧灰，细研傅之。

又方：

右以虾蟆烧灰，细研傅之。

又方：

右以东壁土，细研傅之。

治小儿脐疮诸方

夫小儿脐疮者，由初生断[1]脐，洗浴不净拭燥，湿气在脐中，因解脱遇风，风湿相搏，故脐疮久不差也。脐疮不差，风气入伤经脉，则变为痫也。

治小儿脐疮方：

黄蘗一两　釜底黑煤三分　乱发灰一分

右件药先捣黄蘗为末，入二味合研令匀，以傅脐中。

治小儿脐疮久不差，方：

干虾蟆一两，烧灰　白矾一分，烧灰

右件药合研令细，以傅脐中。

又方：

黄连半两，为末　胡粉半两

右件药合研令细，以傅脐中。

又方：

右以马齿苋曝干为末，傅之。

又方：

右以龙骨烧，细研为末，傅之。

又方：

右以虾蟆一枚，烧灰细研，傅之。

又方：

右以香豉炒令焦，捣罗为末，傅之。

又方：

右以伏龙肝细研傅之。

治小儿解颅诸方

夫解颅者，其小儿年大，骨应合而不合，头缝开解是也。由肾气不成故也。肾主骨，为髓海。肾气不成，则髓脑不足，不能结成，故头颅开解也。

治小儿解颅囟大，身有痼热，头汗出，腹胀，咳嗽上气，肩息胫蹇，足交三岁不行，皆治之，**钟乳圆**方：

钟乳粉一分　防风一分，去芦头　熟干地黄一分　牛黄一分，细研　甘草一分，炙微赤，剉　漆花一分

右件药捣罗为末，入研了药更研令匀，以犬脑髓和圆如麻子大，每服以粥饮下三圆，早晨午间日晚各一服，量儿大小以意加减。

治小儿颅骨开，宜涂**白及散**方：

白及一分　细辛一分　防风一分，去芦头　柏子人一分

---

〔1〕断：原误作“所”。据《类聚》卷241引同论改。

右件药捣细罗为散，以乳汁调涂儿颅骨上，日二用之。

治小儿脑解不合方：

生蟹足骨半两　白敛半两

右件药捣细罗为散，用乳汁和涂颅上。

治小儿解颅方：

蛇蜕皮一两，烧灰细研　猪颊骨中髓一分

右件药调为膏，涂于颅上，日二涂之。

又方：

细辛一分　桂心一分　干姜三分，烧灰

右件药捣细罗为散，以乳汁和涂颅上，日二涂之。

治小儿囟不合诸方

夫小儿囟不合者，此乃气血少弱，骨本[1]不荣故也。皆由肾气未成，肝肺有热，壅热之气，上冲于脑，遂令头发干枯，骨髓不足，故令囟不合也。

治小儿囟开不合，**防风散方：**

防风一两，去芦头　白及一两　柏子人一两

右件药捣罗为末，以乳汁和涂头上，以合为度。

治小儿脑长头大，囟陷不合，臂胫小，不能胜头，三岁不合，熨药方：

半夏二两，汤洗七遍去滑　芎䓖一两　细辛二两　桂心一两　川乌头五枚，炮裂，去皮脐

右件药细剉，以酒四升渍一宿，绵裹入器中煮令微热，温熨儿囟门上，朝暮熨二三十遍，极效。

治小儿脑长，**锢囟药使脑不长方：**

取丹雄鸡一只，将临小儿囟上，克其冠，使血滴在囟上讫，以赤芍药末粉血上，使血不见，一日差。

治小儿囟陷诸方

夫小儿囟上陷者，此谓囟陷不平也。由腹内有热气熏脏，脏热则渴引饮，而小便泄利者，则腑脏血气虚弱，不能上充髓脑，故囟陷也。

治小儿脏腑壅热，气血不荣，致囟陷不平者，**生干地黄散方：**

生干地黄二两　乌鸡骨一两，涂酥炙令黄

右件药捣细罗为散，不计时候以粥饮调下半钱。

治小儿囟陷方：

右取猪牙车骨髓，煎如膏，涂囟上良。

又方：

右以狗头骨炙令黄，捣罗为末，以鸡子清调涂之。

---

〔1〕本：原作“木”。据《类聚》卷242引同论改。

又方：

右以天灵盖炙令黄，捣罗为末，以生油调涂之。

治小儿温壮诸方

夫小儿温壮者，由脏腑不调，内有伏热，或挟宿寒，皆搏于胃气。足阳明为胃之经，主身之肌肉。其胃不和，则气行壅涩，故蕴积体热，故名为温壮。其候大便黄而臭。此腹内有积热，宜服利汤。若粪白而醋臭，则挟宿寒，当服紫双圆。轻者少服药，令渐除。甚者小增药，令微利。皆当节乳哺，令胃气和。若不节乳哺，则病易复，复则伤其胃气，令腹满。再三利尚可，若过度，则伤于小儿也。

治小儿腹中有伏热，温壮来去，**柴胡散**方：

柴胡三分，去苗　黄芩一两　人参半两，去芦头　甘草半两，炙微赤，剉　赤茯苓半两　麦门冬半两，去心，焙

右件药捣粗罗为散，每服一钱，以水一小盏，入小麦一撮，青竹叶十片，煎至五分，去滓，放温，量儿大小以意分减服之。

治小儿温壮，或下之后而热不除，舌大不含乳，胸中有痰，口中生疮，兼惊悸，宜服**黄芩散**方：

黄芩一两　钓藤半两　蛇蜕皮三寸，炙黄　甘草半两，炙微赤，剉　川芒消半两　川大黄一两，剉碎，微炒

右件药捣粗罗为散，每服一钱，以水一小盏，煎至五分，去滓，入牛黄少许，量儿大小，分减温服。

治小儿身体温壮，心神不安，**犀角散**方：

犀角屑半两　钓藤半两　甘草一分，炙微赤，剉　黄芩半两　栀子人半两　川大黄半两，剉碎，微炒

右件药捣粗罗为散，每服一钱，以水一小盏，煎至五分，去滓，看儿大小，分减微温服之。

治小儿温壮，身体恒热不止，**牛黄散**方：

牛黄半分，细研　栀子人一分　子芩一分　柴胡一分，去苗　龙胆一分，去芦头　甘草半分，炙微赤，剉

右件药捣细罗为散，入研了药令匀，每服半钱，以金银温水调，不计时候服，量儿大小，临时分减服之。

治小儿温壮，常欲饮水，**胡黄连散**方：

胡黄连一分　犀角屑一分　牛黄一分，细研入　龙胆一分，去芦头　川大黄一两，剉碎，微炒　麦门冬半两，去心，焙　甘草一分，炙微赤，剉　知母一分

右件药捣细罗为散，每服以沙糖水调下半钱，量儿大小以意加减。

治小儿健惊，温壮，不[1]可吃乳，**天竺黄散**方：

天竺黄一分，细研　钓藤一分　甘草半分，炙微赤，剉　赤芍药一分　人参一分，去芦头　牛黄半分，细研

右件药捣细罗为散，入研了药更研令匀，不计时候以蜜水调下半钱，量儿大小以意加减。

---

〔1〕不：原脱。《类聚》卷265引同方亦脱。《普济方》卷385引“天竺黄散”有“不”字，义长，故补。

治小儿温壮及惊热，**牛黄圆**方：

牛黄一分，细研　龙脑一分，细研　麝香一分，细研　熊胆一分　犀角屑半两，末　胡黄连半两，末　天竺黄一分，细研　山栀子半两，末　郁李人半两，汤浸，去皮研入

右件药同研令匀，以糯米粥和圆如麻子大，不计时候以薄荷汤下三圆，量儿大小以意加减。

治小儿壮热诸方

夫小儿壮热者，是小儿血气盛，五脏生热，熏发于外，故令壮热也。大体与温壮相似，而有小异。温壮或夹伏热，或夹宿寒。其夹伏热者，大便黄而臭。夹宿寒者，带白而有酸气。此二者是腑脏不调，令热之气俱乘肠胃，蕴积染渐而发，温温然热不甚盛，是温。壮热者是血气盛，熏发于外，其发于外，无渐壮热至甚，以此为异。若壮热不歇，则变为惊，极重亦变痫也。

治小儿壮热，口干心烦，不欲乳食，宜服**犀角散**方：

犀角屑一分　黄芩半两　麦门冬半两，去心，焙　黄耆一分，剉　柴胡半两，去苗　川升麻半两　甘草半两，炙微赤，剉

右件药捣粗罗为散，每服一钱，以水一小盏，入淡竹叶七片，煎至五分，去滓，量儿大小，分减温服。

治小儿壮热惊悸，大小便赤涩，**钓藤散**方：

钓藤一分　犀角屑半两　赤茯苓半两　天竺黄一分，细研　龙胆半两，去芦头　川大黄一分，剉碎，微炒　地骨皮一分　川芒消半两　甘草半两，炙微赤，剉

右件药捣粗罗为散，每服一钱，以水一小盏，煎至五分，去滓，量儿大小，分减温服。

治小儿壮热，心神不安，**人参散**方：

人参半两，去芦头　钓藤半两　赤茯苓半两　犀角屑一分　山栀子一分　川升麻半两　甘草一分，炙微赤，剉

右件药捣粗罗为散，每服一钱，以水一小盏，煎至五分，去滓，量儿大小分减，不计时候温服。

治小儿期岁至三岁，壮热，**大黄散**方：

川大黄一两，剉碎，微炒　柴胡三分，去苗　川升麻三分　枳壳三分，麸炒微黄，去瓤　黄芩三分　赤芍药三分　栀子人三分　石膏一两半　知母三分　杏人三分，汤浸，去皮尖，双人，麸炒微黄

右件药捣粗罗为散，每服一钱，以水一小盏，入青竹叶一七片，煎至五分，去滓，量儿大小分减服之。

治小儿百日已来，结实壮热兼惊，宜服**龙齿散**方：

龙齿一分　川大黄半两，剉碎，微炒　栀子人一分　枳壳一分，麸炒微黄，去瓤　朴消三分　甘草一分，炙微赤，剉

右件药捣粗罗为散，每服一钱，以水一小盏，煎至五分，去滓，量儿大小，分减温服。

治八九岁儿，脏腑结实壮热，**芒消散**方：

川芒消三分　川大黄三分，剉碎，微炒　赤茯苓三分　木通一两，剉　黄芩半两　甘草一分，炙微赤，剉

右件药捣粗罗为散，每服一钱，以水一小盏，入生姜少许，葱白二寸，煎至五分，去滓，随

儿大小，加减温服。

治小儿卒身体壮热，心肺烦壅，**牛黄散**方：

牛黄半分，细研　黄芩一分　栀子人一分　龙齿一分　犀角屑一分　寒水石一分　甘草半分，炙微赤，剉　麝香一钱，细研

右件药捣细罗为散，入牛黄、麝香同研令匀，每服以竹沥调半钱服，量儿大小，以意临时加减。

治小儿滞结壮热，**大黄圆**方：

川大黄一两，剉碎，微炒　鳖甲半两，涂醋炙令黄，去裙襕　赤茯苓半两

右件药捣罗为末，炼蜜和圆如麻子大，一二岁儿每服以粥饮下五圆，每日空心午后各一服。量儿大小以意加减。

治小儿蓐内及百日已来，壮热多惊，**虎睛圆**方：

虎睛一对，酒浸微炙，取人　牛黄一分　麝香一分　朱砂一分　雄黄一分

右件药同研令细，炼蜜和圆如菉豆大，以乳汁研服五圆，随儿大小以意加减服之。

治小儿壮热，心烦，眠卧不安，**生地黄煎**方：

生地黄汁一升　白蜜三合　生麦门冬汁三合　酥三合

右件药于银锅中，以慢火熬如稀饧，每服以温水调下半茶匙。

治小儿壮热不解，宜以**寒水石散**粉之，方：

寒水石一两　川芒消一两　赤石脂一两　石膏一两，细研　滑石一两　甘草一两　川大黄一两

右件药捣细罗为散，每用粉儿身良。

治小儿变蒸诸方

凡小儿生，三十二日为一变，六十四日再变，兼蒸。九十六日三变，一百二十八日四变，又蒸。一百六十日五变，一百九十二日六变，又蒸。二百二十四日七变，二百五十六日八变，又蒸。二百八十八日九变，三百二十日十变，又蒸。此小变，蒸毕也。后六十四日大蒸，蒸后六十四又一大蒸，蒸后一百二十八日又一大蒸。此三大蒸都毕，凡五百七十六日，乃成人，血脉骨本〔1〕皆坚牢也。所以变蒸者，皆是荣其血脉，改其五脏，故一变毕，辄觉性情忽有异也。其变蒸之候，令身热脉乱，汗出，目睛不明，微欲惊，不乳哺，上唇头起白珠子，耳尻并冷，是其候也。当变小剧，先期四五日便发，后剧三四日方歇，卒蒸五日，远至七日、九日。当变蒸之时，慎不可疗及灸刺。但和视之，若良久热不已，即微与紫双圆，热歇便止。若于变蒸中，加以天行温疫病，或非变蒸而得天行者，其候皆似，唯耳及尻通热，口上无白泡〔2〕尔。当先服黑散子以发其汗，汗出温粉粉之，热当歇便就差。若犹不都除，乃与紫双圆下之。

治小儿变蒸壮热，**黑散子方**：

麻黄半两，去根节　川大黄一分，剉　杏人半两，汤浸，去皮尖，双人

右件药并炒令黑，都研令细，每服以温水调下半钱，服了且令暖抱儿令汗出，良久以粉粉之，勿使见风，更量儿大小加减服之。

---

〔1〕本：原作“木”。据《类聚》卷242引同论改。

〔2〕泡：原作“见”。据《千金》卷5“序例第一”改。

治小儿变蒸内，身体壮热，经时不解，心腹烦满，**紫双圆**方：

代赭一两，研如粉 赤石脂一两，研如粉 巴豆三十枚，去皮心，出油 杏人五十枚，汤浸，去皮尖，双人

右巴豆等别捣如膏，四味相和捣二千杵，相得入少蜜捣之，亦须密器中收三十日。儿服如麻子一圆，与少乳汁下之，食顷后，与少乳，勿令多。至日中，当小下。热若未除，明旦更与一圆服之。百日儿每服二圆，量儿大小加减服之。小儿夏月多热，令发疹，二三十日辄一服，甚佳。紫双圆所有疾皆疗之。代赭须真者，若不真，以左顾牡蛎代之。

治小儿变蒸，经时不止，挟热，心烦，啼叫无歇，骨热面黄，**柴胡散**方：

柴胡一两，去苗 龙胆半两，去芦头 麦门冬一两半，去心，焙 甘草一两，炙微赤，剉 人参一两，去芦头 玄参一两

右件药捣罗为散，每服一钱，以水一小盏，煎至五分，去滓，不计时候温服，量儿大小加减服之。

治小儿客忤诸方

夫小儿客忤者，是神气软弱，忽有非常之物，或见未识之人，气息触之，谓之客忤也。又虽是家人，或别房异户，或乳母及父母从外夜还，或经履鬼神粗恶暴气，或牛马之气，皆为忤也。其状吐下青黄赤白，水谷解离，腹痛夭娇，面变易五色，状似发痫，但眼不戴上，其脉弦急数者是也。若失时不治，久则难差。若乳母饮酒过度，醉后及房劳喘乏，便乳儿者，最剧，能杀小儿也。

治小儿血脉盛实，寒热作时，四肢惊掣，发热大吐，儿若已能进哺，中食不消，壮热，及变蒸不解，中客忤、人鬼气，并诸痫等，并宜服**龙胆散**方：

龙胆一分，去芦头 钓藤一分 柴胡一分，去苗 甘草一分，炙微赤，剉 赤茯苓一分 黄芩一分 桔梗一分，去芦头 赤芍药一分 蜣螂三枚，去翅足，微炒 川大黄一分，剉碎，微炒

右件药捣粗罗为散，每服一钱，以水一小盏，煎至五分，去滓，量儿大小分减温服，日四五服。

辟小儿诸般惊叫颤瘓，从初养下便与乳母带，辟诸惊忤之气，**雄黄圆**方：

雄黄一两 虎头骨三分，微炙 麝香一分 猴孙头骨三分，微炙 白龙脑一分 大蛇头一枚，微炙 乳香一分 降真香一两，末 煎香一两 白胶香一两 鬼臼一两，去毛为末

右件药都研令细，用熟枣肉和圆如弹子大，初长儿前先烧一圆，次用绿绢袋子带一圆于身上，辟一切惊忤之气。

治小儿新生中客忤，发热，乳哺不消，及中风反折，踧口出舌，并吐逆，面青，目戴上视，腹满或痫，羸瘦，及三岁不行，**麝香圆**方：

麝香半两，细研 牛黄半两，细研 黄连一两，去须 特生礜石半两，细研 附子半两，炮裂，去皮脐 雄黄半两，细研 丹砂半两，细研，水飞过 桂心半两 乌贼鱼骨半两 巴豆三十枚，去皮心，别研如膏 赤头蜈蚣一枚，炙焦

右件药捣罗为末，都研令匀，炼蜜和圆如黍米大，儿生十日至一月，日服一圆。凡四十日至一百日服二圆，一岁至三岁服三圆，三岁已上以意加减服之。以乳汁下，米饮亦得。

治小儿卒中客忤方：

地龙粪一两 灶中黄土一两

右件药以水和如鸡子黄大，涂儿头上及五心，即愈。

治小儿中客忤，体热，方：

白龙骨一分　牛黄半分，细研　葛根一分，剉

右件药捣细罗为散，每服以温水调下半钱，日三四服。

治小儿客忤，惊啼壮热，**犀角散**方：

犀角屑一分　牛黄半分，细研　麦门冬一分，去心，焙　钓藤一分　麝香三大豆，细研　朱砂一分，细研

右件药捣细罗为散，入研了药令匀，每服不计时候，以金银温汤调下半钱。

治小儿客忤惊啼叫方：

灶中黄土二两，研　鸡子一枚，去壳

右件药相和，入少许水调，先以桃柳汤浴儿，后将此药涂五心及顶门上。

又方：

猪乳一栗壳　牛黄末一字

右件药相和，渐渐滴儿口中，佳。

治小儿卒客忤躯啼，腹坚满，**雀粪圆**方：

雀粪一两　当归半两，剉，微炒

右件药捣罗为末，炼蜜和圆如麻子大，五十日儿每服一圆，以乳汁下，日三四服。更量儿大小以意加减服之。

治小儿中客忤欲死，心腹痛，**雄黄散**方：

雄黄一分　麝香一分

右件药都研为散，周晬儿每服一字，用刺鸡冠血调灌之，空心午后各一服。更随儿大小，临时以意加减。

治小儿中客忤，吐青白沫，及食饮皆出，腹中痛，气欲绝，**桂心散**方：

桂心一两

右件药捣罗为末，一二百日儿，每服半钱，以水一小盏，煎至五分，去滓，分温四服。更随儿大小以意加减服之。

治小儿卒中客忤方：

铜照子鼻

右烧令赤，着少许酒中淬过，少少与儿服之。

治小儿中忤，**马通汤浴方**：

右取马通一升，烧令烟尽，以酒三升，煎三五沸去滓，温温浴儿即愈。

治小儿中忤人毒，**猪通浴汤**方：

豭猪通一升

右以热汤五升，泼滤取汁，温温浴儿效。

治小儿寒热及一切毒气中儿，宜服**猪蹄散**方：

猪后脚悬蹄

右烧为灰细研，每服一字至半钱，并以乳汁调灌之，量儿大小加减服之。

治小儿，人从外来，人气卒中儿，昏迷，腹中作声，宜服**烧发散**方：

用向外来者人囟上发十茎，断儿衣带少许。

右都烧作灰细研，每服一字，以乳汁调灌之，即差。

治小儿中客忤，项强欲死，**衣中白鱼散**方：

衣中白鱼十枚

右为末，以涂母乳头上，令儿吮之，入咽即差。

又方：

右取麝香少许细研，以乳汁调涂口中。

治小儿卒中客忤，吐奶，不乳哺，面青黄色，脉结急，浴佳：

青铜钱一百二十文

右以水一斗煮取五升，适寒温以浴儿，立效。

浴小儿客忤，壮热，浴方：

白芷根苗　苦参

右件药等分，粗捣为散，用清浆水煎，入盐少许以浴儿，浴了用粉摩之佳。

又方：

右取李叶煎汤去滓，温温洗浴儿差。

又方：

新马粪一枚

右水绞取汁，与儿时时服少许。

治小儿客忤，欲狼狈，方：

抱儿于厕前[1]，取屎草烧灰为末，水调服少许，即愈。

治小儿卒中客忤，禁符：

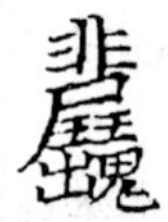

图 26

右件符，并朱画，额上贴之。

治小儿中马毒诸方

凡人乘马到人家，人身有马汗，不暇汤浴，则须换衣服，不暇换衣服，即食顷间歇定，方得亲近小儿。若不如此，则小儿中马毒客忤。或初卸马，马气未歇，将鞍辔等物逼近小儿，儿闻马嘶便惊，皆因中马毒客忤。其状腹痛，吐下青黄白色，水谷解离，甚者致夭也。

治小儿中马毒，宜用此方：

右取马尾毛于儿前烧，令儿咽气，及每日烧之。

又方：

右取马口角沫，涂儿口中，效。

治小儿惊啼诸方

夫小儿惊啼者，由风热邪气乘于心，则心脏生热，精神不定，睡卧不安，故惊而啼也。

---

〔1〕前：原误作"煎"。据《类聚》卷261引同方改。

治小儿惊啼壮热，心烦不得稳睡，宜服**钓藤散**方：

钓藤一分　龙胆一分，去芦头　犀角屑一分　茯神一分　黄芩一分　甘草一分，炙微赤，剉

右件药捣细罗为散，每服一钱，以水一小盏，煎至五分，去滓，量儿大小，分减频服之。

治小儿惊啼烦热，眠卧不安，**龙齿散**方：

龙齿半两　麦门冬半两，去心，焙　赤芍药一分　川升麻一分　川大黄一分，剉碎，微炒　甘草一分，炙微赤，剉

右件药捣粗罗为散，每服一钱，以水一小盏，煎至五分，去滓，量儿大小，分减频服之。

治小儿风热惊啼，**牛黄散**方：

牛黄一分，细研　犀角屑一分　人参一分，去芦头　茯神一分　防风一分，去芦头　细辛一分　蚱蝉一分，去足头，微炙　蚺蛇一分，醋拌微炒　朱砂一分，细研　甘草一分，炙微赤，剉

右件药捣细罗为散，入研了药更研令匀，一二岁儿每服一字，用竹沥调服，三四岁儿每服半钱，不计时候服。

治小儿惊啼，及壮热心烦，眠卧不安，睡中或时搐搦，**龙角圆**方：

龙角半两　黄芩半两　川大黄半两，蒸三度，剉，微炒　牡丹一分　蚱蝉二枚，去足头，微炙　牛黄一钱，细研

右件药捣罗为末，入牛黄研匀，炼蜜和圆如菉豆大，每服煎金银汤研五圆服，量儿大小增减服之。

治小儿惊啼不止，**犀角圆**方：

犀角屑半两　羌活一分　胡黄连一分　龙齿一分

右件药捣罗为末，炼蜜和圆如菉豆大，每服煎金银汤研破三圆服之，日三四服，量儿大小以意加减。

治小儿初生及一年内，儿多惊啼不休，或不得眠卧，时时肚胀，有似鬼神所为，**赤芍药散**方：

赤芍药一分　桂心一分　白术一分　甘草一分，炙微赤，剉　川大黄一分，剉碎，微炒

右件药捣细罗为散，每服一钱，以水一小盏煎至五分，量儿大小加减温服。

治小儿惊啼，烦闷壮热，少得睡，**牛黄圆**方：

牛黄半分　牡蛎一分，烧为粉　川大黄一分，剉碎，微炒　黄芩一分　龙角一分

右件药捣罗为末，炼蜜和圆如菉豆大，满月儿以乳汁研破服二圆，一岁儿以薄荷汤下五圆，余以意加减服之。

治小儿惊啼，发啼即热，朝夕〔1〕惕惕，大便或青或黄赤白，**雄黄圆**方：

雄黄半两，细研　牛黄半两，细研　牡蛎半两，烧为粉　真珠末一分　巴豆三枚，去皮心，研出油

右件药都研为末，炼蜜和圆如黍米粒大。小儿一月或五十日，未发时饮服三圆，母抱卧，炊一斗米顷，儿当寐，身体轻汗出即解。一服不解，可再服。若小儿伤乳不安，腹中有痰乳，当微下如鰕鸡子、鸟屎、鼻涕勿怪，便住服药。

治小儿惊啼，热实，颜色萎瘁，腹中坚积，不可乳哺，兼去风痫。**虎睛圆**方：

虎睛人一枚，细研　犀角屑一两　子芩半两　川大黄三分，剉碎，微炒　栀子人三分

右件药捣罗为末，炼蜜和圆如麻子大。一二岁儿用乳汁研破三圆服之，三四岁儿每服五

〔1〕夕：原作"干"。《正误》："'干'，疑当作'夕'。""夕"字义长，因改。

圆，温水研破服之。不勒时节，微利为度。

治小儿惊啼，气欲绝者，或有人从外来入户，邪随人来，或令儿见鬼。其病众医不治[1]，宜服**千金汤**方：

蜀漆半两　牡蛎一分，烧为粉

右件药捣粗罗为散，每服一钱，以醋浆水一小盏，煎至五分，去滓温服。如口噤不能服，令人含吐与儿吃，以差为度。量儿大小加减服之。

治小儿惊啼及夜啼不止，**伏龙肝圆**方：

伏龙肝一分　朱砂一分　麝香半分

右同细研，蜜和圆如菉豆大，候啼即以温水调一圆，与服必效。量儿大小以意加减服之。

治小儿惊啼，发歇不定，方：

右取鸡屎白炒黄为末，以乳汁调服一字。

治小儿惊啼不止，面青腹胀，是中客忤，**麝香散**方：

麝香真好者

右细研如粉，每服以清水调下一字，日三服，更量儿大小加减服之。

治小儿惊啼，**猬皮散**方：

猬皮烧灰

右细研如粉，一二岁儿每服一字，用乳汁调服。三四岁儿每服半钱，不勒时候服之。

又方：

乱发一两，烧灰

右细研如粉，每服以温水调下一字。

又方：

车脂一分

右水研少许，内口中，及傅脐中。

治小儿惊啼，状如物刺，**柏子人散**方：

柏子人一两

右件药捣细罗为散，一二岁儿每服一字，用粥饮调服，三四岁儿每服半钱，一日三四服。更量儿大小加减服之。

治小儿寒热，惊啼不安，**雷圆浴汤**方：

雷圆三分　牡蛎三分　黄芩三分　细辛三分　蛇床子一两

右件药以水一斗，煎取七升去滓，分为两度，看冷暖用。先令浴儿头，勿令水入耳目，次浴背膊，后浴腰已下。浴讫避风，以粉扑之。

治小儿夜啼诸方

夫小儿夜啼者，由脏冷故也。夜阴气盛，与冷相搏则冷动，冷动与脏气相并，或烦或痛，故令小儿夜啼也。然亦有犯触禁忌，亦令儿夜啼，则可以法术断之。

治小儿夜啼，不可禁止，**人参散**方：

---

〔1〕 治：原作“损”。此方出《千金》卷5“客忤第四”，有“众医不治”句。义长，故改。

人参半分，去芦头 茯神半分 甘草半分，生剉 川大黄半分，剉碎，微炒 蛇黄半分 牛黄半分，细研 犀角屑半分 白芥子半分，微炒

右件药捣细罗为散，每服用水煎柳枝桃枝汤，调下半钱，频服效。量儿大小加减服之。

治小儿夜多啼不止，胸满气胀，膈中气逆，吐呕腹痛，**芍药散**方：

赤芍药半两 桂心半两 芎藭半两 黄芩半两 薯蓣半两

右件药捣细罗为散，一月及百日儿每服一字，粥饮调下。半年至一岁儿服半钱，连夜三五服。随儿大小以意加减服之效。

治小儿夜啼及惊热，**犀角散**方：

犀角屑一分 钓藤一分 川升麻一分 人参三分，去芦头 黄芩一分 甘草一分，炙微赤，剉

右件药捣粗罗为散，每服一钱，以水一小盏，煎至五分，去滓，量儿大小分减服之。

治小儿夜啼及多惊热，**羚羊角散**方：

羚羊角屑一分 黄芩一分 犀角屑一分 甘草一分，炙微赤，剉 茯神一分 麦门冬半两，去心，焙

右件药捣粗罗为散，每服一钱，以水一小盏，煎至五分，去滓，量儿大小分减服之。

治小儿夜啼及惊掣，**钓藤散**方：

钓藤一分 龙胆一分，去芦头 犀角屑一分 茯神一分 黄芩一分 甘草一分，炙微赤，剉

右件药捣粗罗为散，每服一钱，以水一小盏，煎至五分，去滓，量儿大小分减温温服之。

治小儿夜啼，及多腹痛，至夜辄剧，状似鬼祟，**五味子散**方：

五味子半两 当归半两，剉，微炒 赤芍药半两 白术半两 甘草一分，炙微赤，剉 桂心一分

右件药捣粗罗为散，每服一钱，用水一小盏，煎至五分，去滓，量儿大小分减温温服之。

治小儿夜啼至明，不得安寐，**芎藭散**方：

芎藭半两 汉防己半两 白术半两

右件药捣细罗为散，一月及百日儿每服一字，以乳汁调服。半年至一岁儿每服半钱，粥饮调下，日三四服。

治小儿夜啼，壮热惊惧，**石膏散**方：

石膏一两 人参半两 龙骨半两

右件药捣细罗为散，每服一钱，用水一小盏，煎至五分，去滓，量儿大小，分减温温服之。

治小儿夜啼不止，腹中痛，宜以**乳头散**方：

黄耆一分，剉 甘草一分，炙微赤，剉 当归一分，剉，微炒 赤芍药一分 木香一分

右件药捣细罗为散，每服取少许着乳头上，因儿吃乳服之。

治小儿夜啼，多惊烦热，**牛黄圆**方：

牛黄一分，细研入 朱砂一分，细研入 卢会一分，细研 麝香一分，细研 白僵蚕半两，微炒 龙齿一分，细研 当归一分，剉，微炒 赤芍药一分 钓藤一分 蜗牛一分，麸炒令黄 代赭一分 牡蛎一分，烧为粉

右件药捣罗为末，研，入研了药令匀，炼蜜和圆如麻子大，一月及百日儿，每服用薄荷汤下三圆。半年至一岁儿每服五圆，连夜三服。量儿大小加减服之。

治小儿腹痛夜啼，**牡丹圆**方：

牡丹三分 代赭半两 赤芍药半两 麝香一分，细研

右件药捣罗为末，都研令匀，炼蜜和圆如麻子大，每服以蜜汤研下三圆，连夜四五服。

又方：

䗪虫半分，微炒 赤芍药一分 芎藭一分

右件药捣罗为末，每服以温酒调下半钱，量儿大小加减服之。

又方：

前胡二两，去芦头

右捣罗为末，炼蜜和圆如菉豆大，每服以温水研下三圆，量儿大小加减服之。

又方：

交道中土半两　伏龙肝半两

右件药同研令细，每服以温水调半钱，服之。

又方：

虎睛人一对

右细研如粉，每服一字，用竹沥调下，日三服。

又方：

狼粪中骨烧灰

右细研为散，一月及百日儿每服一字，用乳汁调服。半年至一岁儿每服半钱，日夜四五服。量儿大小以意加减服之。

又方：

马骨烧灰

右捣细罗为散，不计时候以乳汁调下一字。

又方：

右以牛黄如小豆大，乳汁化破服之。

又方：

右脐下书田字，差。

又方：

右取树孔中草着户上，立止。

又方：

右以败甑带悬于户上，差。

又方：

右取犬颈下毛，以绛囊盛，系儿两手臂上，立止。

又方：

右以车辖，盗安母卧床下，勿令母知。

又方：

右取荒废井中败草悬户上，良。

又方：

右取牛粪灰安母卧床下，勿令母知。

治小儿夜啼，符法三道：

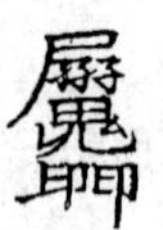
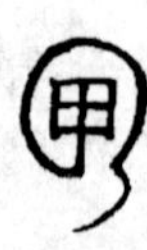
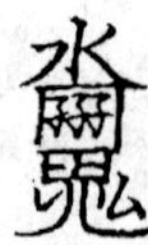

图27

此符左右手中贴之，此符脐中贴之，贴房门上。

治小儿躽啼诸方

夫小儿在胎之时，其母将养伤于风冷，邪气入于胞中，伤儿脏腑，故儿生之后，邪犹在儿腹内，邪动与正气相搏则腹痛，故儿躽张蹙气而啼也。

治小儿躽啼，或吐泻，腹胀胸满，**牡蛎散**方：

牡蛎一分，烧为粉　伏龙肝一分，细研　甘草一分，炙令微赤　苍术一分，剉，炒熟　麝香半分，细研

右件药于木臼内捣细罗为散，每服半钱，研陈米泔澄清，煎竹茹汤调服，量儿大小增减服之。

治小儿躽啼不止，**牛黄圆**方：

牛黄一分，细研　代赭三分　牡丹三分　麝香一钱，细研

右件药捣罗为末，都研令匀，炼蜜和圆如菉豆大，每服以温水下两圆。

治小儿躽啼，惊痫，腹满，不乳食，大便青白色，方：

马齿白矾烧半日

右细研，以枣肉和圆如菉豆大，每服以温水下一圆。

又方：

右以新马粪一块，绞取汁，与服之。

又方：

烧猪粪，以沸汤淋取汁，看冷暖浴儿，并与少许服之。

又方：

右取腊月缚猪绳，烧灰细研，以温水服半钱。

又方：

右取柏子人末，温水调半钱服之。

治小儿胎寒诸方

夫小儿在胎时，其母将养取冷过度，冷气入胞，伤儿肠胃，故儿生之后，冷气犹在肠胃之间。其状儿肠胃冷，不能消乳哺，或腹胀，或时谷痢，令儿颜色青白时啼者，是胎寒也。

治小儿胎寒，聚唾弄舌，躽啼反张，怒惊，**当归散**方：

当归半两，剉，微炒　黄耆半两，剉　细辛半两　黄芩半两　龙骨半两，细研　桂心半两　赤芍药半两

右件药捣细罗为散，每服以乳汁调下一字，日三服。更看儿大小以意加减服之妙。

治小儿胎寒，躽啼，温中止痛，**雀粪圆**方：

雄雀粪一分　牛黄半两，细研　赤芍药半两　芎䓖半两　当归一两，剉，微炒

右件药捣罗为末，炼蜜和圆如麻子大，百日儿每服以乳汁下一圆，日三服。量儿大小以意加减服之。

治小儿胎寒虚，腹满，不嗜食，大便青，夹白脓，及欲发痫，宜服**调中圆**方：

当归半两，剉，微炒　川椒一分，去目及闭口者，微炒去汗　附子一枚，炮裂，去皮脐　狼毒半分，炒黄　巴

豆二十枚，去皮心，出油尽　杏人十二枚，汤浸，去皮尖，双人，炒微黄　细辛一分　豉四合，炒微焦

右件药捣罗为末，炼蜜和捣三五百杵，以器盛之。未满百日儿以温水下一圆，如麻子大。一二岁儿服二圆。量儿大小以意加减服之，以利为度。

治小儿五十日以来，胎寒腹痛，微热而惊，聚唾弄舌，躯啼上视，此痫之候，宜服此方：

猪肾一具，薄切，去脂膜　当归一两，剉，微炒

右只当归一味粗捣，二味相和，以清酒一升，煮至七合去滓，每服取如杏人大，令儿咽之，日三服，夜一服。量儿大小以意加减良。

又方：

衣中白鱼二十枚

右以薄熟绢包裹，于儿腹上回转摩之，以差为度。

治小儿不吃乳诸方

凡小儿初生，看产人见儿出，急以手掩拭儿口，无令恶血得入儿喉，则儿腹内调和，无有疾病。若掩拭不及时，则恶血秽露，儿咽入腹，令心腹痞满，故儿不吃乳也。

治小儿壮热肚胀，不饮乳，**龙胆散**方：

龙胆半两，去芦头　犀角屑一分　川升麻半两　槟榔一分　川大黄一分，剉碎，微炒　甘草一分，炙微赤，剉　鳖甲一分，涂醋炙令黄，去裙襕

右件药捣粗罗为散，每服一钱，以水一小盏，煎至五分，去滓，放温分减，渐渐与服之。

治小儿鼻塞脑闷，吃奶不得，**摩顶膏**方：

羊髓三两　当归三分，剉，微炒　细辛三分　白芷三分　木通三分　野猪脂三两

右件药剉碎，先下脂髓于铛中，入诸药，以慢火煎，候白芷色焦黄药成，以绵滤去滓，于瓷合内盛令凝，每用少许涂顶门上摩之，兼以少许入鼻内，立效。

治小儿腹痛，不食乳，**人参圆**方：

人参半两，去芦头　黄连半两，去须　龙胆半两，去芦头　马牙消半两　甘草半两，炙微赤，剉　枳实半两，麸炒微黄

右件药捣罗为末，炼蜜和圆如梧桐子大，每服以乳汁研二圆，灌口中，日四五服差。

治小儿三岁已下胃口闭，不吃乳，**朱砂圆**方：

朱砂一分，细研　丁香一分　麝香一分，细研　人参一分，去芦头　犀角屑半两　黄耆半两，剉　石膏半两，细研，水飞过　五灵脂半两　牛黄一分，细研　甘草一分，炙微赤，剉

右件药捣罗为末，入研了药都研令匀，炼蜜和圆如菉豆大，每服以熟水下三圆，一日四五服。

治小儿不吃乳，眼目不开，手足牵挽，此是惊风，**朱砂散**方：

朱砂一分　龙齿一分　消石一分

右件药都细研为散，每服煎竹叶汤放温调下一字，如二岁已上儿每服半钱。

治小儿腹胀，不吃乳，方：

赤茯苓半两　黄连半两，去须　枳壳半两，麸炒微黄，去瓤

右件药捣罗为末，炼蜜和圆如梧桐子大，三岁已下儿以乳汁化三圆灌之，日四五服。

治初生儿不饮乳，及不小便，方：

奶汁二合　葱白一寸，切四破

右二味煎取一合去滓，分温五服，即小便通及饮乳也。

治初生儿不饮乳，吐不止，方：

蘧蒢篨[1]少许　盐两黄米大

右以奶汁一合煎三五沸去滓，即加牛黄末两粟米大，分减服之，立效。

治小儿腹痛，不肯哺乳，方：

赤茯苓一分　甘草一分，炙微赤，剉　黄连一分，去须

右件药捣罗为末，炼蜜和圆如梧桐子大，每服一圆，研破着奶头上，令儿吮奶，或研点口中亦得。

治小儿饮乳后吐逆诸方

夫小儿饮乳后吐逆者，由儿啼未定，气息未调，乳母忽遽以乳饮之，其气尚逆，乳不得下，停滞胸膈，则气满急，令儿呕逆。又乳母失于将息，遂意取冷，冷气入乳，乳已变坏，不捻除之，仍以饮儿，冷乳入腹，与胃气相逆，则腹痛气急，亦令呕吐。又解脱换衣及洗浴，露儿身体，不避风冷，因客肤腠，搏于血气，则冷入于胃，故腹胀痛而呕逆也。凡如此风冷变坏之乳，非止令呕吐，若肠虚入于大肠，则为痢也。

治小儿呕逆，**人参散**方：

人参半两，去芦头　白术半两　半夏半两，汤洗七遍，炒令黄　干姜半两，炮裂　陈橘皮半两，汤浸，去白瓤，焙　桑根白皮半两

右件药捣粗罗为散，每服一钱，以水一小盏，入生姜少许，枣一枚，煎至五分，去滓，量儿大小分减温服。

治小儿饮乳后，吐不止，**丁香圆**方：

丁香一分　藿香半两　人参三分，去芦头

右件药捣罗为末，炼蜜和圆如菉豆大，每服以粥饮研下三圆。

治小儿生下十日至半月，呕逆不止，**藿香散**方：

藿香一分　紫菀一分，洗去苗土　甘草半两，炙微赤，剉　麦门冬三分，去心，焙　桂心半分

右件药捣粗罗为散，每服一钱，以水一小盏，煎至五分，去滓，放温以绵点取滴口中，一日次第取尽。

治小儿吐逆不定，**丁香散**方：

丁香一分　花桑叶一分　人参一分，去芦头　白茅根一分，剉　藿香一分

右件药捣粗罗为散，每服一钱，以水一小盏，煎至五分，去滓，量儿大小分减服之。

治小儿吐乳，**麝香圆**[2]方：

麝香一钱，细研　丁香一分　杏人一分，汤浸，去皮尖，双人，麸炒研入

右件药捣罗为末，以粟米饭和圆如麻子大，每服以人参汤研下三圆，量儿大小加减服之。

治小儿吐乳，**菖蒲圆**方：

---

〔1〕蘧蒢篨：即籧篨篾，编织竹席的竹篾片。

〔2〕麝香圆：此方多处漫漶，据宽政本及《类聚》卷244引同方补正。

菖蒲半两　人参半两，去芦头　赤茯苓半两

右件药捣罗为末，炼蜜和圆如麻子大，每服以生姜汤化破三圆服之。量儿大小以意加减。

治小儿吐乳不定，**枇杷叶散**方：

枇杷叶一分，拭去毛，微炙黄　母丁香一分

右件药捣细罗为散，如吐者乳头上涂一字，令儿咂便止。

又方：

生地黄汁一合　人乳一合

右件药相和，煎三五沸，徐徐与儿服之。

治小儿吐乳，令乳母服此方：

人参一两，去芦头　陈橘皮半两，汤浸，去白瓤，焙　生姜半两，切，炮干

右件药捣筛为散，每服三钱，以水一中盏，煎至六分，去滓，分温二服，服了良久，令儿饮乳，大效。

治小儿吐奶方：

雄黄一分　马牙消一分　壁鱼儿五枚

右件药入一瓷碗子内研如泥，以乳汁半合调之，使药注子内灌少许，把孩儿抬项，吐出黑血即定。

治孩子吐奶方：

右取田中地龙粪一两，研末，空心以粥饮调下半钱，不过三二服。

治小儿吐乳黄色方：

右多与驴乳吃，令大肠稍利，得利即毒气便散。

又方：

捣韭根汁，滴豇豆大入口中，差。

又方：

右取新热马屎一块，绞汁半合，灌之效。

治小儿百日内，积[1]**痰在胸膈，吐乳，方**：

右取书中白鱼七枚，烧灰细研，以乳汁调一字服之。

又方：

右取故壁下鼠蛸虫七枚炙令焦，细研，以乳汁调半钱服。

---

〔1〕 小儿百日内，积：此数字漫漶。据宽政本补。

太平圣惠方卷第八十三 凡二十四门 病源二十四首 方共计一百九十五道

治小儿中风诸方

夫小儿中风者，由气血未定，肌肤嫩弱，若将养乖宜，寒温失度，腠理虚开，则为风所中也。

治小儿中风，筋脉拘急，项强，腰背硬，手足搐搦，发歇[2]不定，**羚羊角散**方：

羚羊角屑　防风去芦头　麻黄去根节　黄芩　桂心　细辛　甘草炙微赤，剉，已上各半两　羌活三分

右件药捣粗罗为散，每服一钱，以水一小盏，煎至五分，去滓，入竹沥半合，更煎一两沸温服，量儿大小加减，频服，汗出效。

治小儿中急风，口眼俱搐，腰背强直，手足拘急，**牛黄散**方：

牛黄一分，细研　麝香一钱，细研　腻粉一钱，研入　天南星一分，生使　桑螵蛸三分，微炒　干蝎一两，半生用，半微炒　白花蛇一两半，腰已前者，酒浸去皮骨，炙令微黄

右件药捣细罗为散，都研令匀，每服以温酒调下一字，更量儿大小以意加减服之。

治小儿中风，四肢拘急，心神闷乱，腰背强硬，**天南星圆**方：

天南星一分，炮裂　腻粉一分，研入　白附子半两，炮裂　半夏半两，汤洗七遍去滑　麻黄半两，去根节　五灵脂一两　干蝎一两，微炒　金薄三十片　银薄三十片　槐子半两，微炒　防风半两，去芦头　朱砂半两，细研，水飞过　犀角屑半两　牛黄一分，细研　麝香一分，细研

右件药捣罗为末，入研了药都研令匀，用醋一大盏，入药末一半，以慢火熬成膏，次入余

---

〔1〕 斜：原作“邪”。今据正文统一用“斜”字。
〔2〕 歇：原作“渴”。据《类聚》卷261引同方改。

药末，和圆如菉豆大，一岁一圆，二岁二圆，三五岁至三圆，以温酒下，日三四服。

治小儿中风，口眼偏斜，筋脉拘急，及胎中疾病，**朱砂圆**方：

朱砂半两，细研，水飞过　牛黄细研　麝香细研　干蝎微炒　天麻　白附子炮裂　白僵蚕微炒　干姜炮裂，剉，已上各一分

右件药捣罗为散，入研了药令匀，用软粳米饭和圆如黍米大，每服以乳汁化下三圆，日三服，更量儿大小加减服之。

治小儿中风，手足搐搦及惊风，**牛黄圆**方：

牛黄一分，细研　干蝎一分，微炒　防风一分，去芦头　犀角屑半两　麝香一分，细研　铅霜一分，细研　天麻半两　天竺黄半两，细研　白附子半两，炮裂　乌蛇肉半两，炙令黄　天南星一分，炮裂　腻粉一钱　朱砂半两，细研，水飞过

右件药捣罗为末，入研了药令匀，炼蜜和圆如菉豆大，每服用温薄荷酒研下三圆，更量儿大小加减服之。

治小儿中风，口眼牵急，**朱砂圆**方：

朱砂半两，细研，水飞过　蝉螂半两，去足，微炒　白僵蚕半两，微炒　天南星半两，炮裂

右件药捣罗为末，以面糊和圆如菉豆大，每一岁一圆，以薄荷汤下。

治小儿中破伤风，**没心草散**方：

没心草半两　白附子一分，炮裂

右件药捣细罗为散，每服以薄荷酒调下一字，量儿大小加减服之。

治小儿新生肌肤嫩弱，喜为风之所中，身体壮热，或忽中风，手足惊掣，宜摩**生甘草膏**方：

甘草一两，生用　防风一两，去芦头　白术三分　桔梗三分，去芦头　雷圆二两半

右件药捣罗为末，以不入水猪脂八两，于铫子内煎令熔，去滓，下前药末相和，不住手搅成膏，以瓷器中盛，每用一圆，如小弹子许，炙手以摩儿头上百遍及所患处，每日早晨用之及摩手足心，以辟寒风极妙。

治小儿汗出中风，身体拘急，壮热苦啼，**丹参散**方：

丹参半两　鼠粪三七枚，微炒

右件药捣细罗为散，每服以浆水调下半钱，量儿大小加减服之。

治小儿中风，吐涎，**郁金散**方：

郁金半两　腻粉一钱　巴豆十一颗，以小便浸一宿，去皮出油，研如膏

右件药都研令匀，每服以橘皮汤调下一字，吐涎出即效。量儿大小加减服之。

治小儿新生中风不仁，**麝香散**方：

麝香一分　驴前背交脊上上会中毛拔取手大指许一把

右件药以乳汁和驴毛令得所，于铜器中微火炒令焦，取出与麝香同研如粉，每服以乳汁调下一字，日三服。量儿大小加减服之。

治小儿中风痓诸方

夫小儿中风痓病之状如痫，而背颈项强直，是风伤于太阳之经也。凡小儿解脱，或脐疮未合，为风所伤，皆令发痓也。

治小儿中风痓，项强，腰背硬，四肢拘急，牙关紧，神思昏闷，**朱砂散**方：

朱砂三分　雀儿饭瓮五枚　蝎尾二七枚　白附子二枚，炮裂为末　晚蚕蛾十枚

右件药都研令匀细，不计时候以薄荷酒调下一字，量儿大小加减服之。

治小儿中风痓，牙关紧急，项背强直，及一切惊痫，**牛黄圆**方：

牛黄细研　天竺黄细研　雄黄细研　龙脑细研　犀角屑　麝香细研　水银入少枣肉，研令星尽　干蝎微炒　附子炮裂，去皮脐，已上各一分　朱砂细研，水飞过　天麻　白僵蚕微炒　蝉壳微炒　桑螵蛸微炒　羚羊角屑　香附子　白附子炮裂　羌活　独活　蔓荆子　麻黄去根节　野狐肝微炙，已上各半两　乌蛇一两，酒浸，去皮骨，炙令微黄

右件药捣罗为末，入研了药同研令匀，炼蜜和圆如麻子大，不计时候以薄荷酒研下三圆。量儿大小以意加减。

治小儿中风痓，及天瘹惊痫，一切诸风，**乌蛇圆**方：

乌蛇一两，酒浸，去皮骨，炙令微黄　天浆子二十枚，去壳　天麻半两　天南星半两，炮裂　干蝎一分，微炒　白附子半两，炮裂　附子一两，炮裂，去皮脐　防风半两，去芦头　半夏半两，汤洗七遍去滑

已上九味，都以酒浸七日后，取出焙干，捣罗为末。

牛黄　龙脑　麝香　朱砂　雄黄已上各一分

已上五味，同研如粉。

右件药都研令匀，用糯米饭和圆如黍米大，不计时候用薄荷汤下三圆。量儿大小以意加减服之。

治小儿中风痓，及惊痫诸风，手足搐搦不定，**乌犀圆**方：

乌犀角屑　天南星炮裂　白附子炮裂　干蝎微炒　天麻已上各一分　白花蛇半两，酒浸，去皮骨，炙令微黄

已上六味捣罗为末，以无灰酒一小盏，同入银器内煎令稠，则入后药：

牛黄细研　麝香细研　腻粉　龙脑细研　水银用少枣瓤研令星尽，已上各一分　朱砂半两，细研，水飞过　虎睛一对，酒浸微炙

右件药七味都研为末，入前药煎和圆如麻子大，不计时候用竹沥下三圆，量儿大小以意加减服之。

治小儿中风痓，及天瘹惊邪风痫，**白僵蚕圆**方：

白僵蚕一两，微炒　干蝎一分，微炒　白附子一两，炮裂　天南星半两，炮裂　乌蛇半两，酒浸，去皮骨，炙令微黄　朱砂半两，细研，水飞过

右件药捣罗为末，都研令匀，以粳米饭和圆如麻子大，不计时候以薄荷温酒下三圆。量儿大小以意加减服之。

治小儿中风四肢拘挛诸方

夫小儿肌肉嫩弱，易伤于风。风冷中于肤腠，入口于经络，搏于筋脉，筋脉得冷则急，故四肢拘挛也。

治小儿中风，四肢拘挛，心神烦乱，不得睡，**独活散**方：

独活一两　黄耆一两，剉　防风三分，去芦头　白鲜皮三分　茯神一两　羚羊角屑三分　桂心半两　酸枣人一两　甘草半两，炙微赤，剉

右件药捣粗罗为散，每服一钱，以水一小盏，煎至五分，去滓，量儿大小以意分减服之。

治小儿中风，四肢筋脉拘挛，**桑根白皮散**方：

桑根白皮一两，剉　羚羊角屑三分　漏芦三分　败酱一两　茯神三分　木通一两，剉　芎䓖三分

右件药捣粗罗为散，每服一钱，以水一小盏，煎至五分，去滓，入生地黄汁半合，更煎一两沸，量儿大小以意分减服之。

治小儿中风，四肢拘挛，发歇疼痛，**羌活散**方：

羌活　芎䓖　防风去芦头　天麻　当归剉，微炒　甘草炙微赤，剉，已上各三分　白附子一分，炮裂　麻黄半两，去根节

右件药捣细罗为散，每服以薄荷酒调下半钱，日三四服，量儿大小加减服之。

治小儿中风，手足筋脉挛急，**一字散**方：

朱砂半两，细研，水飞过　蝉壳微炒　干蝎微炒　半夏末，用生姜汁拌炒令熟　白僵蚕微炒　天南星炮裂，已上各一分

右件药捣罗为末，每服一字，以荆芥薄荷汤调下，量儿大小加减服之，日三四服效。

治小儿中风，手足拘挛，身体强直，口噤壮热，**牛黄圆**方：

牛黄细研　犀角屑　麝香细研　羚羊角屑　胡黄连　朱砂细研　钓藤　雄黄细研　水银用少枣肉研令星尽　干蝎微炒　天竺黄细研，已上各一分　乌蛇半两，酒浸，去皮骨，炙令微黄

右件药捣罗为末，入研了药令匀，用蒸饼和圆如黄米大，每服以薄荷汤下五圆，立有汗出。量儿大小以意加减服。

治小儿中风，四肢挛急，心神烦热，**朱砂圆**方：

朱砂半两，细研，水飞过　牛黄细研　麝香细研　蚕蛾微炒　干蝎微炒　天麻　白附子炮裂　龙脑细研　羌活已上各一分

右件药捣罗为散，都研令匀，炼蜜和圆如菉豆大，每服以薄荷汤研下三圆，日三四服。量儿大小以意加减服之。

治小儿中风失音不能语诸方

夫小儿卒失音不能语者，由喉咽是气之道路也。喉厌者，音声之门户。若有暴风寒气客于喉厌之间，喉厌得寒，则不能发声，故卒失其音也。不能语者，语声不出，牙关噤也。

治小儿中风失音不语，四肢壮热，**木通散**方：

木通剉　防风去芦头　川升麻　羚羊角屑　桂心已上各半两　甘草一分，炙微赤，剉

右件药捣粗罗为散，每服一钱，以水一小盏，煎至五分，去滓，入竹沥半合，更煎一两沸，不计时候量儿大小分减服之。

治小儿中风失音不语，手脚不能转动，心神烦热，**荆沥饮子**方：

荆沥二合　生葛根汁一合　蜜一匙　竹沥二合　生地黄汁一合

右件药相和令匀，不计时候温半合服之，量儿大小以意加减。

治小儿中风，失音不语，昏沉不识人，**竹沥饮子**方：

竹沥　荆沥　消梨汁各二合　陈酱汁半合

右件药相和微暖，量儿大小增减服之。

治小儿中风，失音不语，诸药无效，**通神散**方：

乱发一两，烧灰　桂心一两

右件药捣罗为末，不计时候以温酒调下半钱，量儿大小加减服之。

治小儿中风，失音不语，咽中不利，筋脉拘急，**乌犀圆**方：

乌犀角屑　牛黄细研　白附子炮裂　附子炮裂，去皮脐　白僵蚕微炒　干蝎微炒　天南星生用　半夏汤浸七遍去滑，已上各一分　腻粉一钱，研入

右件药捣罗为末，用软饭和圆如黍米大，不计时候以薄荷生姜汤研下三圆，量儿大小以意加减。

治小儿中风，失音不能啼，**白圆子**方：

白僵蚕半两，微炒　藿香一分　天南星三分，生用　腻粉一钱，研入　干蝎一分，微炒　桑螵蛸一分，微炒

右件药捣罗为末，炼蜜和圆如黄米大，不计时候用薄荷汤入酒少许，研五圆服之，量儿大小以意加减。

治小儿中风，失音不语，四肢拘急，**牛黄圆**方：

牛黄细研　天竺黄细研　羌活　麝香细研　干蝎微炒，已上各二分

右件药捣罗为末，入研了药令匀，炼蜜和圆如菉豆大，不计时候以薄荷酒研下五圆，量儿大小以意加减。

治小儿中风，失音不语，肢节拘急，腰背强直，**羚羊角圆**方：

羚羊角屑半两　防风半两，去芦头　羌活半两　牛黄一分，细研　朱砂半两，细研，水飞过　天麻半两　白附子半两，炮裂　蝎稍一分，微炒　麝香一分，细研

右件药捣罗为末，入研了药都研令匀，炼蜜和圆如菉豆大，不计时候以薄荷酒研下两圆，量儿大小以意加减。

治小儿中风，失音不语，舌根强硬，方：

陈酱汁半合　人乳二合

右件药相和令匀，少少与儿服之。

治小儿中风口噤诸方

夫小儿中风口噤者，是风入颔颊之筋故。手足三阳之筋入结颔颊，足阳明之筋上于口，肤腠虚，风冷客于诸筋，筋得寒冷则挛急，故机关不利而口噤也。

治小儿中风，卒口噤不开，昏沉，冥冥如醉，**防风散**方：

防风去芦头　川升麻　羚羊角屑　羌活　石膏已上各半两

右件药捣粗罗为散，每服一钱，以水一小盏，煎至五分，去滓，入竹沥半合，更煎一两沸，不计时候量儿大小以意分减温服。

治小儿中风口噤，四肢拘急，**桂枝散**方：

桂枝　独活　麻黄去根节　赤芍药　川大黄剉，微炒　防风去芦头　细辛已上各一分

右件药捣细罗为散，不计时候以薄荷温酒调下半钱，量儿大小以意加减。

治小儿中风口噤，腰背强硬，搐搦，**犀角散**方：

犀角屑　独活　麻黄去根节　白附子炮裂　干蝎微炒　牛黄细研，已上各一分　天麻半两　天南星半两，炮裂　麝香半分，细研

右件药捣细罗为散，入研了药都研令匀，不计时候以薄荷汤调下半钱，盖覆汗出，立验。

量儿大小加减服之。

治小儿中风口噤，不知人事，欲死，宜服此神验方：

干蝎一枚，尾全者，微炒　瓜蒂七枚　赤小豆二七粒

右件药捣细罗为散，每服以粥饮调下半钱，服后以吐为效。量儿大小加减服之。

治小儿中风口噤，**抵圣圆**方：

腻粉二钱　羌活　白附子炮裂　干蝎微炒　天南星炮裂，各一分

右件药捣罗为末，入腻粉都研令匀，炼蜜和圆如菉豆大，不计时候用薄荷水研破三圆，服后吐出风涎，或泻出如葵汁相似即效。量儿大小以意加减。

治小儿中风口噤，体热，筋脉拘急，**乌犀圆**方：

犀角屑　羚羊角屑　防风去芦头　黄芩已上各一分　麝香一钱，细研　朱砂半两，细研，水飞过

右件药捣罗为末，都研令匀，炼蜜和圆如菉豆大，不计时候以薄荷酒研下三圆。量儿大小以意加减。

治小儿中风，口噤不出声，宜服此方：

雄雀粪半两，微炒

右件药细研，以面糊和圆如麻子大，不计时候以薄荷汤下三圆。量儿大小以意加减。

又方：

右取鸡粪白如大豆许，不计时候以温酒研服之。

又方：

右以竹沥半合，微温灌之。

治小儿中风口喎斜僻诸方

夫小儿中风口喎斜僻者，是风入于颔之筋故也。足阳明之筋上夹于口，手三阳之筋偏急，而致口喎斜僻也。

治小儿中风，口喎斜僻，手足不遂，风入于脏，或语不得，心神昏闷，**防风散**方：

防风去芦头　川升麻　桂心　羚羊角屑　麻黄去根节　羌活　芎䓖　杏人汤浸，去皮尖，双人，麸炒微黄，已上各二分

右件药捣粗罗为散，每服一钱，以水一小盏，煎至五分，去滓，入竹沥半合，更煎一两沸，分温二服，如人行十里再服，衣盖令汗出为效。量儿大小以意加减。

治小儿中风，口喎斜僻，**汉防己散**方：

汉防己　防风去芦头　川升麻　桂心　芎䓖　羚羊角屑　麻黄去根节，已上各半两

右件药捣粗罗为散，每服一钱，以水一小盏，煎至五分，去滓，入竹沥半合，更煎一两沸，不计时候量儿大小分减温服。

治小儿中风，面引口偏，身体拘急，舌不能转，宜服**生地黄饮子**方：

生地黄汁三合　竹沥三合　独活三分，末

右件药相和，煎至四合去滓，不计时候量儿大小分减温服。

治小儿中风，口喎斜僻，宜涂**蝉壳散**方：

蝉壳取五月五日，树东南枝上者　寒食白面等分

右件药都研令细，以酽醋调为糊，如患左斜右边涂之，右斜左边涂之，候口正，急以水洗

却药。

又方：

右用菰薤瓤，以水绞取汁，和大麦面溲作饼子，炙令热，熨正便止，勿令大过。

治小儿中风，口眼偏斜，身上顽麻，方：

蓖麻子一两，别研　樗根皮一两，为末　菰薤瓤一两，炒干为末

右件药同研令匀，以大麦面饼子糁药末在上，左患贴右，右患贴左，以慢火熁正，急去之。身上有顽麻，津唾调药摩之。

治小儿中风不随诸方

夫小儿中风不随者，因风邪中于肢节，经于筋脉。若风夹寒气者，即拘急挛痛；若夹于热，则缓纵不随也。

治小儿中风，四肢不随，并弹躄不能行步，**续命汤**方：

麻黄一两，去根节　石膏一两　杏人十枚，汤浸，去皮尖，双人，炒令黄　甘草炙微赤，剉　黄芩　芎䓖　桂心　葛根剉　川升麻　当归剉，微炒　独活　人参去芦头，已上各半两

右件药捣粗罗为散，每服一钱，以水一盏，煎至五分，去滓，量儿大小分减频服，汗出为效，切宜避风。

治小儿中风不能语，口眼㖞斜，四肢不随，**石膏散**方：

石膏一两　麻黄一两，去根节　细辛一分　甘草炙微赤，剉　射干　桂心　赤芍药　当归剉，微炒，已上各半两

右件药捣粗罗为散，每服一钱，以水一小盏，煎至五分，去滓，量儿大小分减温服之。

治小儿中风，半身不随，肢节拘急，不能转动，**赤箭圆**方：

赤箭半两　牛黄三分，细研　麝香半分，细研　白僵蚕半两，微炒　白附子半两，炮裂　羌活半两　桂心半两　白花蛇三两，酒浸，去皮骨，炙令微黄

右件药捣罗为末，入研了药同研令匀，炼蜜和圆如麻子大，每服以荆芥薄荷汤下五圆，日三四服，量儿大小以意加减服之。

治小儿中风，手足不随，诸药不效，宜服**蓖麻子散**方：

蓖麻子二十枚，去皮，别研　雀儿饭瓮十枚　干蝎三十枚　石榴一颗，大者

已上四味，将石榴取却子及七分，盛药三味在内，用泥裹作球，以慢火炙干，烧令通赤，赤后闻药气透出即熟，候冷取出，去泥细研：

干蝎一分　天南星一分半　半夏一分，汤洗七遍去滑　白附子一分半

右件药四味并生用，都捣细罗为散，入前烧了药都研令匀，每服以温酒调下一字，其重者不过三两服。量儿大小加减服之。

治小儿中风，四肢不随，心神迷闷，宜服**牛黄圆**方：

牛黄半两，以热绢袋盛于黑豆一升中，炒豆熟为度，别研入　犀角屑半两　天竺黄半两，细研　白僵蚕半两，微炒　郁金一两　地龙半两，微炒　蜣螂一分，去翅足，炒　天麻一分　麝香一分，细研　朱砂一两，细研，水飞过　天南星半两，炮裂　蚱蝉一七枚，去翅足，微炒　白附子半两，炮裂　干蝎半两，微炒　乌蛇肉二两，酒浸，炙微黄　乌鸦一枚，去翅足，泥裹烧为灰，用一两

右件药捣罗为末，入研了药令匀，以糯米饭和圆如黍米大，每服以温酒下五圆，量儿大小

以意加减服之。

治小儿风热诸方

夫小儿心肺壅滞，内有积热，因其解脱，风邪伤于皮毛，入于脏腑，则令恶风壮热，胸膈烦闷，目涩多渴，故曰风热也。

治小儿风热，心膈烦闷，身体壮热，嗜睡多渴，**羚羊角散**方：

羚羊角屑　麦门冬去心　甘草炙微赤，剉，已上各三分　茯神　白鲜皮　川升麻　人参去芦头　黄耆剉，已上各半两

右件药捣筛为散，每服一钱，以水一小盏，煎至五分，去滓，入竹沥半合，更煎一两沸，分为二服，更量儿大小以意分减温服。

治小儿心肺风热壅滞，胸膈不利，**白鲜皮散**方：

白鲜皮　防风去芦头　犀角屑　黄芩　知母　沙参去芦头　人参去芦头，已上各半两　甘草一分，炙微赤，剉

右件药捣筛为散，每服一钱，以水一小盏，煎至五分，去滓，量儿大小分减温服。

治小儿肝肺风壅，致心膈不利，痰嗽，**大麻人散**方：

大麻人　犀角屑　杏人汤浸，去皮尖，双人，麸炒微黄　百合已上各半两　牛黄一钱，细研　槟榔一分　龙脑一钱，细研

右件药捣细罗为散，每服煎生姜甘草汤调下半钱，量儿大小以意加减。

治小儿风热，心神烦躁，少得睡，**牛黄圆**方：

牛黄一钱，细研　朱砂半两，细研，水飞过　犀角屑半两　川升麻半两　人参去芦头　麦门冬去心，焙　黄芩　防风去芦头　赤茯苓　甘草炙微赤，剉，已上各一分

右件药捣罗为散，入研了药更研令匀，炼蜜和圆如菉豆大，每服煎竹叶汤研下五圆，日三四服，量儿大小加减服之。

治小儿风热，心神惊悸，卧不安眠，**真珠圆**方：

真珠末　羌活　防风去芦头　钓藤　龙胆去芦头　天竺黄细研　川升麻　牛黄细研，已上各一分　茯神　人参去芦头　羚羊角屑　犀角屑已上各半两　铅霜细研　龙脑细研　麝香细研，已上各一钱

右件药捣罗为末，入研了药都研令匀，炼蜜和圆如菉豆大，每服以荆芥薄荷汤研下五圆，日三四服，量儿大小加减。

治小儿心肺风热，**龙胆圆**方：

龙胆三钱，去芦头　胡黄连二钱　牛黄一钱，细研　川大黄二钱　犀角屑二钱

右件药捣罗为末，入牛黄都研令匀，炼蜜和圆如菉豆大，每服以薄荷汤化破服五圆，量儿大小以意加减。

治小儿风热，心神惊悸，**犀角圆**方：

犀角屑半两　牛黄一钱，细剉　朱砂半两，细研，水飞过　天竺黄半两，细研　铅霜一分，细研　铁粉半两　人参半两，去芦头　赤茯苓半两　蚱蝉一分，微炒　龙脑一钱，细研　麝香一钱，细研　白附子一分，炮裂

右件药捣罗为末，入研了药都研令匀，炼蜜和捣一二百杵，圆如梧桐子大，每服以薄荷汤

研下三圆，量儿大小以意加减。

治小儿风热，宜服镇心安神化涎，**铅霜圆**方：

铅霜细研　天麻　牛黄细研　天竺黄细研　甘草　麝香细研，已上各一钱　茯神二钱　龙脑一分，细研　朱砂半两，细研，水飞过　人参二钱

右件药捣罗为末，入研了药都研令匀，炼蜜和捣一二百杵，圆如梧桐子大，不计时候以薄荷汤研下一圆，量儿大小以意加减。

治小儿风热多惊，**朱砂圆**方：

朱砂半两，细研，水飞过　天竺黄一分，细研　牛黄一钱，细研　人参一分，去芦头　茯神半两　柴胡半两，去苗　铁粉半两，细研　黄耆一分，剉　麝香一钱，细研　黄芩一分　麦门冬半两，去心，焙　甘草一分，炙微赤，剉

右件药捣罗为末，入研了药更研令匀，炼蜜和圆如菉豆大，每服煎竹叶汤研下五圆，量儿大小以意加减。

治小儿心肺风热，多惊，**镇心铅霜散**方：

铅霜一分，细研　天竺黄一分，细研　朱砂二钱，细研　柏子人　白附子炮裂　牛黄细研　龙脑细研　麝香细研，已上各一钱

右件药捣细罗为散，入研了药都研令匀，每服以荆芥薄荷汤调下半钱，日三四服，量儿大小以意加减。

治小儿风热，心胸烦闷，**牛黄散**方：

牛黄一分，细研　郁金末，半两　人参末，一钱

右件药都研令匀，每服以荆芥汤调下半钱，日三四服，量儿大小以意加减。

治小儿惊悸诸方

夫小儿惊悸者，由心脏壅热，为风邪所乘，邪搏于心，则令多惊不安，惊不已，则悸动不定也。

治小儿心热，惊悸烦乱，**茯神散**方：

茯神一分　龙齿半两　寒水石一两　川升麻三分　石膏一两　麦门冬一两，去心，焙　甘草半两，炙微赤，剉

右件药捣粗罗为散，每服一钱，以水一小盏，煎至五分，去滓，入竹沥半合，更煎一两沸，量儿大小以意加减。

治小儿惊悸，情思不安，**人参散**方：

人参半两，去芦头　麦门冬一两，去心，焙　龙骨一两　茯神三分　甘草半两，炙微赤，剉　犀角屑半两

右件药捣粗罗为散，每服一钱，以水一小盏，煎至五分，去滓，入地黄汁半合，更煎一两沸，量儿大小以意分减温服。

治小儿风热惊悸，**蚱蝉散**方：

蚱蝉半两，去翅足，微炒　茯神半两　龙齿三分，细研　麦门冬半两，去心，焙　人参三分，去芦头　钓藤二分　牛黄二钱，细剉　杏人二分，汤浸，去皮尖，双人，麸炒微黄　蛇蜕皮五寸，烧灰

右件药捣细罗为散，入研了药都研令匀，每服以新汲水调下半钱，量儿大小加减服之。

治小儿身体壮热，惊悸，心神不宁，安心神，**远志煎**方：

远志去心　羚羊角屑　茯神　甘草炙微赤，剉　杏人汤浸，去皮尖，双人，麸炒微黄　紫菀洗去苗土　龙骨　防风去芦头，已上各半两　龙胆一分，去芦头　蚱蝉一分，去翅足　百合一分　牛黄一分，细研　麝香一分，细研　川升麻三分　川大黄一两，剉，微炒　酥三两　蜜半斤

右件药先研牛黄、麝香二味为粉，除酥、蜜等二味粗捣，用水三升，入银锅内煎至半升，以新绵滤去滓，却入锅内，下牛黄、麝香、酥、蜜等，以柳篦不住手搅，慢火熬如稠饧方止，入瓷合内盛，每服取两豆许大，用温水调服，日三四服，量儿大小加减服之。

治小儿心热，多惊悸，昼差夜甚，象鬼神所着，**铁粉煎**方：

铁粉一两　牛黄一分，细研　菖蒲三分　酥三两　犀角屑　人参去芦头　茯神　百合　防风去芦头　川大黄剉碎　青黛细碎　细辛　远志去心　芎䓖　麻黄去根节　薯蓣　甘草炙微赤，剉，已上各半两　蜜半斤

右件药先粗捣诸药，用水三升入银锅中煎至半升，以新绵滤去滓，却入银锅内，入研了药及酥蜜，以慢火熬，不住手以柳篦搅如稠饧，收于瓷合中，每服以温水调二大豆许，日三四服，量儿大小加减服之。

治小儿心热，多惊悸，**金泥煎**方：

金薄七十五片　水银一两半　远志一两，去心　菖蒲三分　钓藤三分　龙胆三分，去芦头　龙齿三分　人参三分，去芦头　赤茯苓三分　青黛一分　蚱蝉三枚，去翅足　麝香一分　虎睛一对，微炙　牛黄一分　甘草二分，炙微赤，剉　酥四两　蜜半斤

右件药水银、金薄同研如泥，又别研麝香、虎睛、牛黄、青黛四味如粉，其余药捣筛为散，入银锅中，先以水二升，文火煎取半升，以新绵滤去滓，再入锅内，下酥蜜及金泥并研了药等慢火煎，不住手以柳篦搅如稠饧，入瓷合内盛，每服取二大豆许，以温水调服，日三四服，量儿大小加减服之。

治小儿惊悸壮热，黄瘦，不思乳食，**天竺黄圆**方：

天竺黄细研　黄连去须　柴胡去苗　羚羊角屑　蔓荆子　犀角屑　防风去芦头　子芩　川升麻　麦门冬去心，焙　甘草炙微赤，剉　玄参　白蒺藜微炒，去刺　朱砂细研　木香已上各一分　龙脑细研　麝香细研　牛黄细研，已上各一钱

右件药捣罗为末，与研了药都研令匀，炼蜜和圆如菉豆大，每服以温水化下五圆，量儿大小以意加减。

治小儿惊悸壮热，黄瘦发竖，**牛黄圆**方：

牛黄一钱，细研　朱砂半两，细研，水飞过　犀角屑　天竺黄细研　白附子炮裂　茯神　黄连去须　羚羊角屑　防风去芦头　玄参　枳壳麸炒微黄，去瓤　甘菊花　人参去芦头　黄耆剉　甘草炙微赤，剉　黄芩已上各一分

右件药捣罗为末，入研了药都研令匀，炼蜜和圆如菉豆大，每服以淡竹叶汤研下五圆，日三四服，量儿大小加减服之。

治小儿壮热惊悸，不得眠睡，**天竺黄圆**方：

天竺黄细研　黄连去须　川大黄剉碎，微炒　牡蛎粉　黄芩　栀子人　远志去心，已上各半两

右件药捣罗为末，炼蜜和圆如菉豆大，每服以新汲水下五圆，量儿大小加减服之。

治小儿心热，惊悸，**竹沥磨犀角饮子**方：

竹沥二合　犀角

右件药将犀角于竹沥内磨令浓，量儿大小分减服之，日三四服。

治小儿心热夜卧多狂语诸方

夫心者，火也，内主于血，神之所舍。小儿蕴积邪热，脏腑壅滞，则令气血不和，心神烦乱，故夜卧多狂语也。

治小儿心脏壅热，夜卧狂语，及手足多掣，**犀角散**方：

犀角屑　川升麻　黄芩　柴胡去苗，已上各三分　茯神　川大黄微炒　钩藤　麦门冬去心，焙　甘草炙微赤，剉，上各半两

右件药捣粗罗为散，每服一钱，以水一小盏，煎至五分，去滓，量儿大小分减温服。

治小儿心热多惊，睡中狂语，烦闷，**赤茯苓散**方：

赤茯苓　龙齿　黄芩　甘草炙微赤，剉　钩藤　玄参　石膏已上各半两　川升麻三分　麦门冬一两，去心，焙

右件药捣粗罗为散，每服一钱，以水一小盏，入竹叶七片，煎至五分，去滓，量儿大小以意分减。

治小儿心热，夜卧狂语，烦渴，**黄连散**方：

黄连去须　川升麻　黄芩　犀角屑　川大黄剉碎，微炒　麦门冬去心，焙　甘草炙微赤，剉，已上各半两　茯神三分

右件药捣细罗为散，每服以竹沥调下半钱，日三四服，量儿大小以意加减。

治小儿心热，不睡多惊，狂语，**犀角散**方：

犀角屑　茯神　人参去芦头　天竺黄细研　朱砂细研　川升麻　麦门冬去心，焙　葛根剉　子芩　黄耆剉　羚羊角屑　赤芍药　甘草炙微赤，剉，已上各一分　柴胡去苗　龙齿细研，已上各半两

右件药捣细罗为散，入研了药都研令匀，每服以温水调下半钱，量儿大小临时加减。

治小儿心脏风热，神思恍惚，夜多狂语，不得安眠，**牛黄散**方：

牛黄半分，细研　白龙脑一钱，细研　金薄五十片，细研　朱砂二两，细研，水飞过　寒水石半两　真珠末　铅霜细研　犀角屑　甘草　防风去芦头　黄芩已上各一分

右件药捣细罗为散，入研了药都研令匀，每服以蜜水调下半钱，量儿大小加减服之。

治小儿壮热，心神烦躁，夜卧狂语，**龙脑散**方：

龙脑一钱，细研　牛黄一钱，细研　黄连一分，去须　犀角屑　羚羊角屑　琥珀末　甘草炙微赤，剉　真珠末　铁粉细研，各半两

右件药捣细罗为散，每服用蜜水调下半钱，量儿大小以意加减。

治小儿心肺积热，黄瘦毛焦，睡卧多惊，狂语，**朱砂圆**方：

朱砂三分，细研，水飞过　人参半两，去芦头　龙脑一钱，细研　马牙消半两　麝香一钱，细研　牛黄细研　天竺黄细研　麦门冬去心，焙　犀角屑　茯神　升麻　子芩　甘草炙微赤，剉，已上各一分

右件药捣罗为末，炼蜜和圆如菉豆大，不计时候以温水研下五圆，量儿大小以意加减。

又方：

铅霜半分　铁粉一分　牛黄半分

右件药同细研令匀，每服以竹沥调下一字。

又方：

朱砂半两　牛黄一分

右件药同研如面，每服以水磨犀角调下一字。

治小儿烦热诸方

夫小儿脏腑气实，血气盛者，则表里俱热，若苦烦躁不安，兼皮肤壮热也。

治小儿脏腑壅实，心神烦热，睡卧不安，**黄芩散**方：

黄芩　川大黄剉碎，微炒　甘草炙微赤，剉　川芒消　麦门冬去心，焙　石膏已上各半两

右件药捣粗罗为散，每服一钱，以水一小盏，煎至五分，去滓，量儿大小以意分减，不计时候温服。

治小儿气壅烦热，心躁目赤，**大青散**方：

大青半两　川大黄半两，剉，微炒　牛黄半两，细研　朱砂细研　甘草炙微赤，剉　犀角屑　玄参　川升麻　栀子人已上各一分

右件药捣细罗为散，入研了药都研令匀，不计时候以粆糖水调半钱服，量儿大小以意加减。

治小儿烦热多惊，**人参散**方：

人参一分，去芦头　天竺黄一分，细研　甘草半两，炙微赤，剉　钓藤一分　牛黄半分，细研

右件药捣细罗为散，不计时候煎竹叶汤调下半钱，量儿大小以意加减。

治小儿烦热，昏闷多睡，**犀角散**方：

犀角末半两　青黛一分　代赭一分　朱砂一分　蛇蜕皮灰一钱

右件药都研为散，每服以温水调下半钱，量儿大小加减服之。

又方：

青黛三分　干地龙七条，微炒为灰　麝香半分　朱砂一分

右件药都细研为散，每服以粥饮调下半钱，量儿大小加减服之。

治小儿心脏气壅，烦热闷乱，**龙胆圆**方：

龙胆一两，去芦头　黄连一两，去须　铅霜半两，细研　牛黄一钱，细研　铁粉一分，细研

右件药捣罗为末，都研令匀，以粟米饭和圆如菉豆大，不计时候以薄荷蜜水下五圆，量儿大小以意加减。

治小儿胃中有热诸方

夫小儿血气俱盛者，则腑脏皆实，故胃中生热。其状大便则黄，四肢温壮，翕然体热者是也。

治小儿胃中热，心腹烦闷，不欲乳食，**麦门冬散**方：

麦门冬去心，焙　赤茯苓　黄芩　茅根剉　甘草炙微赤，剉，已上各半两　芦根二分，剉　犀角屑一分

右件药捣粗罗为散，每服一钱，以水一小盏，入竹叶七片，煎至五分，去滓，不计时候量儿大小分减温服。

治小儿胃中热，烦闷，不欲乳食，身体黄，多渴，**菰𦼮散**方：

菰瓠 芦根剉 柴胡去苗 黄芩 川大黄剉，微炒 甘草炙微赤，剉 川芒消 石膏 麦门冬去心，焙，已上各半两

右件药捣粗罗为散，每服一钱，以水一小盏煎至五分，去滓温服，更量儿大小以意加减。

治小儿胃中热，烦闷不食，**芦根散**方：

芦根剉 茅根剉 赤茯苓 黄芩 麦门冬去心，焙 甘草炙微赤，剉，已上各半两

右件药捣粗罗为散，每服一钱，以水一小盏，入小麦五十粒，糯米五十粒，生姜少许，煎至五分，去滓，量儿大小以意加减温服。

治小儿胃中热，日渐肌瘦，**栀子人散**方：

栀子人 甘草炙微赤，剉 黄连去须 黄芩已上各半两

右件药捣粗罗为散，每服一钱，以水一小盏，煎至五分，去滓，量儿大小以意加减温服。

又方：

甘草半两，炙微赤，剉 川大黄半两，剉，微炒 菰瓠根三分

右件药捣粗罗为散，每服一钱，以水一小盏煎至五分，去滓温服，量儿大小以意加减。

治小儿诸热，**三黄圆**方：

黄芩 黄连去须 川大黄剉，微炒，已上各一两

右件药捣罗为末，以水浸蒸饼和圆如菉豆大，每服以熟水下五圆，量儿大小以意加减。

治小儿热渴不止诸[1]方

夫小儿血气盛者，则腑脏生热。热则脏燥，故令热渴不止也。

治小儿心肺积热，渴不止，咽喉干痛，**黄连散**方：

黄连去须 射干 川升麻 赤茯苓 麦门冬去心，焙 玄参 甘草炙微赤，剉 桑根白皮剉 黄芩已上各半两

右件药捣粗罗为散，每服一钱，以水一小盏，入青竹叶七片，煎至五分，去滓，入蜜半合，更煎一两沸，放温时时与儿呷之。

治小儿气壅烦热，渴不止，少欲乳食，**枇杷叶散**方：

枇杷叶拭去毛，炙令黄 葛根剉 胡黄连 甘草炙微赤，剉 玄参已上各一分 麦门冬半两，去心，焙

右件药捣粗罗为散，每服一钱，以水一小盏，入生姜少许，煎至五分，去滓，入蜜半两，更煎一两沸，放温时时与儿呷之。

治小儿心肺热壅，闷烦，渴不止，**麦门冬散**方：

麦门冬去心，焙 栀子人 犀角屑 知母 甘草炙微赤，剉 黄芩各半两

右件药捣粗罗为散，每服一钱，以水一小盏，入竹叶七片，煎至五分，去滓，不计时候量儿大小以意分减温服。

治小儿壮热，渴不止，**芦根散**方：

芦根剉 人参去芦头 黄耆剉 知母 麦门冬去心，焙 甘草炙微赤，剉，已上各半两

右件药捣粗罗为散，每服一钱，以水一小盏，入竹叶七片，粟米一百粒，煎至五分，去滓，

---

〔1〕 诸：原作“服”。据排门目录及分目录改。

不计时候温服，量儿大小以意加减。

治小儿热渴不止，**煎银饮子**方：

银五两　石膏二两　寒水石二两　蚕蛹茧二两

右件药以水三升，入银、石三味，煎至一升，去银、石，次下蛹茧，更煎至七合去滓，时服半合，不计时候温温服之，量儿大小以意加减。

治小儿热渴不止，烦闷，**菰𦶟根散**方：

菰𦶟根三分　黄芩半两　知母半两

右件药捣粗罗为散，每服一钱，以水一小盏，入小麦、粟米各一百粒，煎至五分，去滓，不计时候温服，更量儿大小以意加减。

又方：

菰𦶟根三分　黄芩半两　小麦半合

右件药都剉，以水二大盏，煎取一盏去滓，不计时候量儿大小分减温服。

又方：

生葛汁二合　竹沥一合

右件药汁相和令匀，不计时候服半合，量儿大小以意加减。

治小儿热渴不止，**腻粉散**方：

腻粉一分　皂荚一梃，不蚛，可长七八寸者，去黑皮，涂酥炙令香熟

右将皂荚捣罗为末，入腻粉同研令匀，不计时候以温水调下一字，量儿大小以意加减。

治小儿热渴久不止，**石莲散**方：

石莲心三十枚，炒令黄　浮萍一分

右件药都以水一中盏，入生姜少许，煎至六分，去滓，每服半合徐徐服之，看儿大小以意加减。

又方：

葛根半两，细剉

右以水一中盏，煎至六分，去滓，不计时候分减温服。

治小儿咳嗽诸方

夫小儿咳嗽者，由风寒伤于肺也。肺主气，候之皮毛，而俞在于背。小儿解脱，风寒伤于皮毛，随气入于肺，肺感微寒，则咳嗽也。故小儿恒须令背暖，夏月亦须[1]单背裆。若背冷得嗽，月内可治，百日外嗽者，十中一两人差矣。

治小儿咳嗽，心胸痰壅，咽喉不利，少欲乳食，**贝母散**方：

贝母煨微黄　桔梗去芦头　马兜零　百合　款冬花　半夏汤浸七遍去滑　干姜炮裂　汉防己　麻黄去根节，已上各一分　甘草半两，炙微赤，剉　杏人半两，汤浸，去皮尖，双人，麸炒微黄，别研如膏

右件药捣粗罗为散，每服一钱，以水一小盏，入生姜少许，煎至五分，去滓温服，日三五服，量儿大小以意加减。

治小儿咳嗽痰壅，不欲乳食，**蝉壳散**方：

---

〔1〕须：此下原有"生"。据《病源》卷48"嗽候"，"生"字当衍，今删。

蝉壳微炒　桔梗去芦头　陈橘皮汤浸，去白瓤，焙　人参去芦头　甘草炙微赤，剉，已上各一分　半夏半分，汤洗七遍去滑

右件药捣细罗为散，每服用生姜粥饮调下一字，日三五服，量儿大小以意加减。

治小儿咳嗽，心胸壅闷，喘粗，不欲乳食，**人参散**方：

人参三分，去芦头　桔梗去芦头　赤茯苓　麦门冬去心，焙　前胡去芦头　子芩　款冬花　甘草炙微赤，剉，已上各半两

右件药捣粗罗为散，每服一钱，以水一小盏，入竹叶七片，煎至五分，去滓，量儿大小以意加减温服。

治小儿心胸烦闷，体热咳嗽，**天门冬散**方：

天门冬去心，焙　桑根白皮剉　赤茯苓　柴胡去苗　百合　紫菀洗去苗土　蓝叶　甘草炙微赤，剉，已上各半两

右件药捣粗罗为散，每服一钱，以水一小盏，入生姜少许，煎至三分，去滓，量儿大小以意分减温服。

治小儿咳嗽，咽喉不利，壮如呀者，**贝母散**方：

贝母一分，煨微黄　麦门冬半两，去心，焙　甘草半两，炙微赤，剉　麻黄一分，去根节　紫菀一分，洗去苗土　杏人半两，汤浸，去皮尖，双人，麸炒微黄

右件药捣粗罗为散，每服一钱，以水一小盏，煎至五分，去滓，量儿大小以意分减温服。

治小儿卒得咳嗽，吐乳，**桔梗散**方：

桔梗一分，去芦头　紫菀半两，去苗土　麦门冬半两，去心，焙　甘草半两，炙微赤，剉　人参一分，去芦头　陈橘皮一分，汤浸，去白瓤，焙

右件药捣粗罗为散，每服一钱，以水一小盏，煎至五分，去滓，量儿大小以意分减服之。

治小儿咳嗽头热，令乳母服，**百部散**方：

百部　贝母煨微黄　紫菀洗去苗土　葛根剉，各一两　石膏二两

右件药捣筛为散，每服三钱，以水一小盏，入竹叶二七片，煎至六分，去滓，每于食后温服，令儿饮乳甚佳。

治小儿咳嗽，心烦喘粗，**杏人煎**方：

杏人一两，汤浸，去皮尖，双人，麸炒微黄　寒食饧一两　蜜一合　酥一合　生地黄汁一大盏　贝母半两，煨微黄　天门冬半两，去心

右件药先捣研杏人如膏，次用地黄汁煎贝母及天门冬，至五分便研绞取汁，入杏人膏等同熬如稀饧，每用温水调下半钱已来，量儿大小以意加减。

治小儿咳嗽壮热，胸膈壅滞，**麦门冬煎**方：

麦门冬一两，焙　杏人一两，汤浸，去皮尖，双人　生姜汁半两　酥二合　蜜二合

右件药先以水一大盏，煎麦门冬及杏人至四分，入砂盆内研绞取汁，却入银器中，次内生姜汁等，以慢火熬成膏，收于瓷器中，每服以清粥饮调下半茶匙，日三服夜一服，量儿大小以意加减。

治小儿咳嗽，声不出，**杏人煎**方：

杏人二两，汤浸，去皮尖，入水一大盏，煎滤取汁　酥一合　蜜一合

右件药先以杏人汁于铛中，以重汤煮减去半，入酥蜜，又重汤煮二十沸，入贝母、紫菀末各一分，甘草末半分，更煎搅如饧，收瓷器中。每服以清粥饮调下半钱，日三服夜一服，嗽止

为度。量儿大小以意加减。

又方：

贝母半两，煨微黄　牛黄一钱，细研　甘草一分，炙微赤，剉

右件药捣细罗为散，每服以温水调下半钱，日三四服，量儿大小加减服之。

又方：

麦门冬去心，焙　杏人汤浸，去皮尖，双人，麸炒微黄　甘草炙微赤，剉　贝母煨微黄　款冬花已上各一分　紫菀半两，洗去苗土

右件药捣细罗为散，每服以乳汁调下半钱，日三四服，量儿大小以意加减。

又方：

杏人一两，汤浸，去皮尖，双人，以水一中盏，研绞取汁　紫菀半两，洗去苗土，为末

右以杏人汁并紫菀末，入蜜一合同煎如膏，每服以清粥饮调下半茶匙，量儿大小以意加减。

治小儿咳嗽喘急，不得睡卧，**甜葶苈散**方：

甜葶苈一分，隔纸炒令紫色　桂心半分　贝母一两，焙微黄

右件药捣细罗为散，每服以清粥饮调下半钱，量儿大小以意加减。

又方：

杏人十枚，汤浸，去皮尖

右以童子小便浸一宿，取出麸炒微黄，入煎水半小盏，烂研去滓。三二岁已下分为三服。

治小儿咳嗽，**紫菀散**方：

紫菀半两，洗去苗土　贝母半两，煨微黄　款冬花一分

右件药捣细罗为散，每服以清粥饮调下一字，日三四服，量儿大小以意加减。

治小儿咳嗽，胸中满闷，不饮乳食，**陈橘皮散**方：

陈橘皮一分，汤浸，去白瓤，焙　桔梗一分，去芦头　贝母半两，煨微黄　鸡苏一分　杏人一分，汤浸，去皮尖，麸炒微黄　人参一分，去芦头

右件药捣粗罗为散，每服一钱，以水一盏，入灯心十茎，煎至五分，去滓温服，日三四服，量儿大小以意加减。

治小儿咳嗽喘促，胸背满闷，坐卧不安，**葶苈散**方：

甜葶苈半两，隔纸炒令黑色　麻黄一分，去根节　贝母一分，煨微黄　甘草一分，炙微赤，剉　杏人一分，汤浸，去皮尖，双人，麸炒微黄

右件药捣粗罗为散，每服一钱，以水一小盏，煎至五分，去滓，分温日四五服，量儿大小以意加减。

治小儿咳嗽不止，心神烦闷，**菰瓠煎**方：

菰瓠一颗，熟者，去人，以童子小便一升，相和研绞取汁　酥一两　甘草一分，炒为末　蜜二两

右件药以银锅子中，慢火煎如稀饧，每服以清粥饮调下半钱，日四五服，量儿大小以意加减。

治儿未满百日，咳嗽上气，**甘草圆**方：

甘草半两，炙微赤，剉　桂心一分　杏人一分，汤浸，去皮尖，双人，麸炒微黄，研如膏

右件药捣罗为散，入杏人研令匀，炼蜜和圆如菉豆大，每服以乳汁研化三圆服之，日三四服，量儿大小以意加减。

治小儿咳嗽不差，喉鸣喘急，**款冬花圆**方：

款冬花　甘草炙微赤，剉　紫菀洗去苗土，已上各一分　麻黄去根节　贝母煨微黄　麦门冬三分，焙　赤茯苓　杏人汤浸，去皮尖，双人，麸炒微黄，细剉，已上各半两

右件药捣罗为末，入杏人研令匀，炼蜜和圆如菉豆大，每服以清粥饮研化五圆服之，量儿大小以意加减。

治小儿咳嗽不止，**不灰木散**方：

不灰木用牛粪烧令通赤　贝母煨令黄　甘草炙微赤，剉，已上各半两

右件药捣粗罗为散，每服一钱，以新汲水一小盏，点生油一两滴打令散，煎至五分，去滓，分温二服，日四服，量儿大小以意加减。

治小儿咳逆上气诸方

夫小儿咳逆者，由乳哺无度，因挟风冷，伤于肺故也。肺主于气，为五脏上盖，在于胸间。小儿啼，气未定，因饮乳，与气相逆，气引乳射于肺，故咳而气逆，谓之咳逆。凡令乳哺伤气搏于肺，亦令咳逆也。

治小儿咳逆上气，心胸壅闷，不欲乳食，**紫苏子散**方：

紫苏子微炒　木香　诃梨勒皮　萝卜子微炒　杏人汤浸，去皮尖，双人，麸炒微黄　人参去芦头，已上各半两　青橘皮一分，汤浸，去白瓤，焙　甘草一分，炙微赤，剉

右件药捣细罗为散，每服一钱，以水一小盏，入生姜少许，煎至五分，去滓，不计时候温服，量儿大小以意加减。

治小儿咳逆上气，睡卧不安，**五味子散**方：

五味子半两　紫菀半两，洗去苗土　黄芩一分　甘草三分，炙微赤，剉　麻黄一分，去根节　桂心一分

右件药捣粗罗为散，每服一钱，以水一小盏，入生姜少许，煎至五分，去滓，不计时候温服，量儿大小以意加减。

治小儿咳逆，上气喘促，**萝卜子散**方：

萝卜子一两　皂荚子十枚，煨熟，去皮　麻黄一分，去根节　甘草一分，炙微赤，剉

右件药捣粗罗为散，每服一钱，以水一小盏，入灯心二十茎，煎至五分，去滓，不计时候分为二服，量儿大小以意加减。

治小儿咳逆，上气喘促，不得安卧，**麻黄散**方：

麻黄半两，去根节　甘草半两，炙微赤，剉　桂心一分　五味子半两　半夏一分，汤洗七遍去滑

右件药捣粗罗为散，每服一钱，以水一小盏，入生姜少许，煎至五分，去滓，不计时候分为二服，量儿大小以意加减。

治小儿咳逆上气，痰壅，不欲乳食，**紫菀散**方：

紫菀半两，去苗土　甘草三分，炙微赤，剉　五味子　黄芩　麻黄去根节　桂心　半夏汤洗七遍去滑　枳壳麸炒微黄，去瓤，已上各一分

右件药捣粗罗为散，每服一钱，以水一小盏，入生姜少许，煎至五分，去滓，不计时候分为二服，量儿大小以意加减。

治小儿咳逆上气，大小便滞涩，**射干散**方：

射干一分　木通一分，剉　麻黄一分，去根节　桂心半分　川大黄一分，剉，微炒

右件药捣粗罗为散，每服一钱，以水一小盏，煎至五分，去滓，不计时候分为二服，量儿大小以意加减。

治小儿咳逆上气，心胸壅闷，**细辛散**方：

细辛半两　枳壳半两，麸炒微黄，去瓤　甘草半两，炙微赤，剉　麻黄三分，去根节　杏人二十一枚，汤浸，去皮尖，双人

右件药捣粗罗为散，每服一钱，以水一小盏，入生姜少许，煎至五分，去滓，不计时候温服，量儿大小以意加减。

治小儿咳逆上气，心胸痰壅，不欲乳食，**半夏散**方：

半夏一分，汤浸七遍去滑　桂心一分　紫菀半两，洗去苗土　细辛一分　五味子半两　甘草半两，炙微赤，剉

右件药捣粗罗为散，每服一钱，以水一小盏，入生姜少许，煎至五分，去滓，不计时候温服，量儿大小以意加减。

治小儿咳逆上气，乳食即吐，**人参散**方：

人参去芦头　半夏汤浸七遍去滑　紫苏子已上各半两　桂心　紫菀洗去苗土　甘草炙微赤，剉　款冬花　陈橘皮汤浸，去白瓤，焙，已上各一分

右件药捣粗罗为散，每服一钱，以水一小盏，入生姜少许，煎至五分，去滓，不计时候温服，量儿大小以意加减。

治小儿寒热，咳逆上气，逆满，膈中有痰，食乳即吐，**生干地黄散**方：

生干地黄　杏人汤浸，去皮尖，双人，麸炒微黄　麦门冬去心，焙　五味子　川大黄剉，微炒，已上各半两　消石一分

右件药捣粗罗为散，每服一钱，以水一小盏，入蜜半匙头，煎至五分，去滓，不计时候温服，量儿大小以意加减。

治小儿咳逆上气喘急，**定命一字散**方：

干虾蟆一枚，炙令焦黄　葶苈子隔纸炒令紫色　五灵脂　杏人汤浸，去皮尖，双人，麸炒微黄

右件药各别捣细罗为散，各抄一钱调和令匀，每服以清粥饮调一字服之。

治小儿咳逆上气，昼夜不得睡卧，**款冬花圆**方：

款冬花一分　紫菀一分，洗去苗土　伏龙肝一分　桂心半两　麻黄半两，去根节　紫苏子一分

右件药捣罗为末，炼蜜和圆如菉豆大，不计时候以温水化破三圆服之，量儿大小以意加减。

治小儿咳嗽咽喉作呀呷声诸方

夫小儿嗽而呀呷作声者，由胸膈痰多，嗽动于痰，上搏于咽喉之间，痰与气相击，随嗽动息，呀呷有声。其咳嗽大体虽同，至于治疗，则加消痰破气之药，以此为异尔。

治小儿咳嗽，心胸痰壅，攻咽喉作呀呷声，**射干散**方：

射干　麻黄去根节　紫菀洗去苗土　桂心已上各半两　半夏半分，汤洗七遍去滑　甘草一分，炙微赤，剉

右件药捣粗罗为散，每服一钱，以水一小盏，入生姜少许，煎至五分，去滓，入蜜半茶匙搅令匀，不计时候量儿大小分减温服。

治小儿咳嗽，咽中作呀呷声，**陈橘皮散**方：

陈橘皮汤浸，去白[1]瓤，焙　杏人汤浸，去皮尖，双人，麸炒令黄　桑根白皮剉　甜葶苈隔纸炒令紫色　甘草炙微赤，剉，已上各一分

右件药捣粗罗为散，每服一钱，以水一中盏煎至五分，去滓放温，量儿大小加减服之。

治小儿咳嗽，喘急作呀呷声，**萝卜子散**方：

萝卜子一分，微炒　皂荚子十枚，煨去皮　灯心一束　麻黄一分，去根节　甘草半分，炙微赤，剉

右件药捣粗罗为散，每服一钱，以水一小盏，煎至五分，去滓，不计时候量儿大小以意分减温服。

治小儿咳嗽喘急，烦热，喉中作呀呷声，**牛黄散**方：

牛黄一分，细研　蝉壳半分，微炒　柴胡一分，去苗[2]　菰𦶜子一分

右件药捣细罗为散，每服以蜜水调下一字，日三服。二岁已上加之半钱。

治小儿心胸痰壅，咳嗽，咽喉不利，常作呀呷声，**蝉壳散**方：

蝉壳一分，微炒　桔梗半分，去芦头　陈橘皮半分，汤浸，去白瓤，焙　半夏一分，汤洗七遍去滑　汉防己一分　甘草一分，炙微赤，剉

右件药捣细罗为散，每服以生姜粥饮调下一字。三岁已上加之半钱。

又方：

半夏一分，汤洗七遍去滑　朱砂半两，细研，水飞过　甜葶苈一分，隔纸炒令紫色　五灵脂半分　杏人一分，汤洗，去皮尖，双人，麸炒微黄

右件药捣罗为末，用生姜自然汁煮面糊和圆如菉豆大，每服煎麻黄汤下三圆，日三服，量儿大小以意加减。

又方：

甜葶苈一分，隔纸炒令黄色　杏人半两，汤浸，去皮尖，双人，麸炒微黄　麻黄半两，去根节

右件药捣粗罗为散，每服一钱，以水一小盏煎至五分，去滓放温，量儿大小分减频服。

治小儿肺脏热多，咳嗽喘急，喉中作呀呷声，宜服**郁李人圆**方：

郁李人三分，汤浸，去皮微炒，研如膏　杏人一分，汤浸，去皮尖，双人，麸[3]炒微黄，研如膏　川大黄一分，剉，微炒

右以大黄一味捣细罗为散，同研令匀，入蜜少许，和圆如梧桐子大，每服以粥饮研破三圆服之，日三服，量儿大小以意加减。

治小儿多咳嗽，咽中如呀呷声，**桃人圆**方：

桃人二十九枚，汤浸，去皮尖，双人，麸炒微黄　琥珀末二分　甜葶苈一分，隔纸炒令黄色

右件药先捣葶苈、桃人如泥，次下琥珀末更捣令匀，圆如菉豆大，每服煎桑根白皮汤化破五圆服，日三服。三岁已上加圆数服之。

又方：

右用大菰𦶜一枚，白面溲瓤作饼子，烧熟和杵为末，每服以清粥饮调下半钱，量儿大小以意加减。

---

[1] 白：原误作"去"。据《类聚》卷245引同方改。

[2] 苗：原误作"黄"。据《类聚》卷245引同方改。

[3] 麸：原作"双"。据《类聚》卷245引同方改。

治小儿心痛诸方

夫小儿心痛者，本非起于心，即邪气客于心主之脉。夫少阴者，心也，五脏六腑之所主也，精神之所舍。其脏坚固，邪不能干。干之即伤心，伤心即神去，神去即死矣。故诸邪在于心者，皆在于心包络脉。包络脉者，心之别脉也。故少阴不病。夫心痛者，厥气上逆，痞而不散，或伤寒气，邪冷搏于经络，故发心痛也。

治小儿心痛，但觉儿将手数数摩心腹即啼，是心痛不可忍，宜服**芍药散**方：

赤芍药　人参去芦头　白术　黄芩　川大黄剉，微炒　当归已上各一分

右件药捣粗罗为散，每服一钱，以水一小盏，煎至五分，去滓，不计时候量儿大小分减温服。

治小儿心痛，手足不和，**木香散**方：

木香一分　高良姜半分　白术一分　桔梗一分，去芦头　赤茯苓一分

右件药捣粗罗为散，每服一钱，以水一小盏，煎至五分，去滓，稍热频服。量儿大小以意加减。

治小儿心痛不可忍，**桃人散**方：

桃人汤浸，去皮尖，双人，麸炒微黄　赤芍药　桔梗去芦头　桂心已上各半两　甘草一分，炙微赤，剉

右件药捣粗罗为散，每服一钱，以水一小盏，煎至五分，去滓，不计时候温服。量儿大小以意加减。

治小儿心痛，发满不定，**蓬莪茂散**方：

蓬莪茂　人参去芦头　桂心　黄芩　生干地黄　木香　甘草炙微赤，剉，已上各一分

右件药捣细罗为散，每服不计时候，以橘皮汤调下半钱，量儿大小以意加减。

治小儿心痛不止，**桂心散**方：

桂心半分　当归半分，剉，微炒　栀子人半分

右件药捣细罗为散，每服不计时候，以橘皮汤调下半钱，量儿大小以意加减。

治小儿腹痛诸方

夫小儿腹痛者，多由冷热不调，冷热之气与脏气相击，故为痛也。其热痛者则面赤，或壮热，四肢烦，手足心热是也。冷而痛者，面色或青或白，甚者乃至面黑，唇口爪甲皆青是也。

治小儿腹痛不可忍，**鳖甲圆**方：

鳖甲涂醋炙令黄，去裙襕　防葵　诃梨勒煨，用皮　川大黄剉，微炒　人参去芦头　郁李人汤浸，去皮尖，微炒，别研入　当归剉，微炒，已上各半两

右件药捣罗为末，炼蜜和圆如菉豆大，不计时候以粥饮下五圆，得微利差。量儿大小以意加减。

治小儿冷热不调，腹内多痛，**当归散**方：

当归剉，微炒　枳壳麸炒微黄，去瓤　赤芍药　川大黄剉，微炒，已上各半两

右件药捣粗罗为散，每服一钱，以水一小盏煎至五分，去滓放温，量儿大小分减服之。

治小儿卒吐下，腹痛不止，**人参散**方：

人参半两，去芦头　当归半两，剉，微炒　甘草一分，炙微赤，剉　干姜一分，炮裂，剉　黄耆一分，炒　细辛一分

右件药捣粗罗为散，每服一钱，以水一小盏煎至五分，去滓稍热服，量儿大小以意加减频服。

治小儿伤冷腹痛，**青橘皮散**方：

青橘皮汤浸，去白瓤，炒　桔梗去芦头　赤芍药已上各半两

右件药捣粗罗为散，每服一钱，以水一小盏，煎至五分，去滓，不计时候量儿大小分减温服。

又方：

木香　高良姜　白术　人参去芦头，已上各一分　厚朴半两，去粗皮，涂生姜汁炙令香熟

右件药捣细罗为散，不计时候以粥饮调下半钱，量儿大小以意加减。

治小儿腹胀诸方

夫小儿腹胀者，是冷气结于腑脏故也。小儿腑脏软弱，有风冷邪气客之，搏于腑脏，则令腹胀。若胃虚冷，移入于胃，食则不消。若肠虚，冷气乘之，则变下痢也。

治小儿脾虚腹胀，不能乳食，**诃梨勒圆**方：

诃梨勒半两，煨，用皮　木香一分　厚朴半两，去粗皮，涂生姜汁炙令香熟　人参一分，去芦头　白术一分　陈橘皮半两，汤浸，去白瓤，焙　干姜一分，炮裂，剉　甘草一分，炙微赤，剉

右件药捣罗为末，炼蜜和圆如麻子大，每服以粥饮下五圆，日三四服。量儿大小加减服之。

治小儿脾胃虚冷，腹胁胀满，四肢不和，乳食减少，**丁香散**方：

丁香一分　桂心一分　厚朴半两，去粗皮，涂生姜汁炙令香熟　白术一分　人参一分，去芦头　陈橘皮半两，汤浸，去白瓤，焙

右件药捣粗罗为散，每服一钱，以水一小盏，入生姜少许，枣一枚，煎至五分去滓温服，日三四服，更量儿大小加减服之。

治小儿心腹虚胀，**木香散**方：

木香一分　桑根白皮半两，剉　陈橘皮半两，汤浸，去白瓤，焙　川大黄一分，剉碎，微炒　益智子半两，去皮　草豆蔻半两，去皮　麝香一分，细研

右件药捣粗罗为散，每服一钱，以水一小盏，入生姜少许，煎至五分，去滓，不计时候量儿大小分减服之。

治小儿心腹气壅胀满，虚热，不能乳食，大小肠气滞，**赤茯苓散**方：

赤茯苓　木通剉　人参去芦头　甘草炙微赤，剉[1]　枳实麸炒微黄　当归剉，微炒，已上各一分　川大黄半两，剉，微炒

右件药捣粗罗为散，每服一钱，以水一小盏，煎至五分，去滓，不计时候温服，量儿大小以意加减。

---

〔1〕剉：原脱。《正误》："'赤'下脱'剉'字。"据《类聚》卷247引同方补。

又方：

鳖甲一分，涂醋炙微黄，去裙襕　赤茯苓一分　青橘皮一分，汤浸，去白瓤，焙　川大黄半两，剉，微炒　枳壳一分，麸炒微黄，去瓤　川朴消半两

右件药捣粗罗为散，每服一钱，以水一小盏，煎至五分，去滓，不计时候温服，量儿大小以意加减。

治小儿心腹气胀，胸膈烦满，**前胡散**方：

前胡半两，去芦头　丁香一分　甘草一分，炙微赤，剉　人参一分，去芦头

右件药捣粗罗为散，每服一钱，以水一小盏，煎至五分，去滓，不计时候温服，量儿大小以意加减。

治小儿心腹胀满，干呕不止，**人参散**方：

人参一分，去芦头　甘草一分，炙微赤，剉　陈橘皮一分，汤浸，去白瓤，焙

右件药捣粗罗为散，每服一钱，以水一小盏，入生姜少许，煎至五分，去滓，不计时候温服，量儿大小以意加减。

治小儿心腹气胀，喘嗽，不下食，方：

牵牛子微炒　木香　马兜零已上各一分

右件药捣粗罗为散，每服一钱，以水一小盏，煎至五分，去滓，不计时候量儿大小以意加减。

治小儿气不和，心腹胀满，不欲乳食，**槟榔散**方：

槟榔半两　厚朴半两，去粗皮，涂生姜汁炙令香熟　丁香一分

右件药捣粗罗为散，每服一钱，以水一小盏，煎至五分，去滓，不计时候温服，量儿大小以意加减。

治小儿肠内气壅胀满，不下奶食，方：

川大黄半两，剉，微炒　木香一分　青橘皮一分，汤浸，去白瓤，焙　槟榔一分

右件药捣粗罗为散，每服一钱，以水一小盏，煎至五分，去滓，不计时候温服，以利为效。量儿大小以意加减。

治小儿中恶诸方

夫小儿中恶者，是鬼邪之气卒中于人也。无问大小，若阴阳顺理，荣卫调平，神气相守，则强邪不能干正。若精气衰弱，则鬼毒恶气中之，其状先无他病，卒然心腹刺痛，闷乱欲死是也。凡中恶腹满，脉紧大而浮者死，紧细而微者生。余热不尽，停滞脏腑之间，时更发动，后变为疰也。

治小儿中恶，心腹坚胀疼痛，颜色青黑，大便不通，**桃奴散**方：

桃奴五枚　甘草一分，炙微赤，剉　杏人二十枚，汤浸，去皮尖，双人，麸炒微黄色　麝香一钱，细研　桔梗去芦头　赤芍药　黄芩　柴胡去苗　川升麻　川大黄剉，微炒　鬼臼去毛，已上各半两

右件药捣粗罗为散，每服一钱，以水一小盏，煎至五分，去滓，不计时候温服，以利为度，量儿大小以意加减。

治小儿中恶，心坚强，卒痛欲困，**鬼箭羽散**方：

鬼箭羽一分　真珠末一分　桃人十枚，汤浸，去皮尖，双人，麸炒微黄　川大黄一两，剉，微炒　羚羊角

屑 桔梗去芦头 川朴消 川升麻 赤芍药 柴胡去苗 黄芩已上各半两

右件药捣粗罗为散，每服一钱，以水一小盏，煎至五分，去滓，不计时候温服，量儿大小以意加减。

治小儿中恶心痛，辟除邪气，**雄黄圆**方：

雄黄半两，细研 真珠末半两 麝香一钱，细研 牛黄一钱，细研 巴豆二十枚，去皮心研，纸裹压去油

右件药都研令匀，入枣瓤及炼蜜和圆如粟米大，每服以薄荷汤下三圆，量儿大小加减服之。

治小儿卒死诸方

夫小儿卒死者，是三虚而遇贼风，故病[1]仓卒而死也。三虚者，乘年之衰一也，逢月之空二也，失时之和三也。有此三虚，复为贼风所伤，使阴气偏竭于内，阳气阻隔于外，而气壅闭，阴阳不通，故暴绝如死。若脏腑未竭，良久而苏。亦有挟鬼神气者，皆须邪退乃生，宜以药疗之也。

治小儿卒死方：

右取女青末半钱，用牛乳汁调服之。

又方：

右以牛粪绞取汁，内少许口中，差。

又方：

右烧猿猪粪，水解取汁服。

又方：

右以苦参醋煮取汁，少许内口中即苏。水煮亦得。

又方：

右以烂棺木板，酒煮取汁，服少许效。

又方：

右煎盐汤令极咸，以物拗口开灌之，令入腹即活。

又方：

右以热汤和灰，厚拥身上，逡巡即苏。

治小儿哺露诸方

夫小儿乳哺不调，伤于脾胃，脾胃虚弱，不能饮食，血气减损，不荣肌肉，而柴瘦羸露。其腑脏之气不宣，则翕翕苦[2]热，谓之哺露也。

治小儿哺露伤饱，手足烦热羸瘦，不生肌肉，**鸡骨圆**方：

鸡骨煮熟黄雌鸡左右肋骨一两，炙黄 赤芍药半两 川大黄半两，剉，微炒 紫菀半两，洗去苗土 赤茯苓半两 细辛一分 黄芩一分 桂心一分 柴胡半两，去苗

---

〔1〕 病：《病源》卷 46“卒死候”此字前有“无”字。

〔2〕 苦：原作“若”。据《病源》卷 47“哺露候”改。

右件药捣罗为末，炼蜜和圆如菉豆大，每服以温水下五圆，早晨晚后各一服，量儿大小加减服之。

治小儿哺露，腹坚，体热羸瘦，**鳖甲圆**方：

鳖甲三分，涂醋炙令黄，去裙襕　恒山半两　肉苁蓉三分，酒浸一宿，刮去皴皮，炙令干

右件药捣罗为末，炼蜜和圆如麻子大，每服以粥饮下五圆，日三服。量儿大小以意加减。或下青白黑物即愈。

治小儿哺露，失衣当风湿冷水浴，若腹大时痢，或寒热如疟，不欲食，纵食不生肌肉，或不消化，四肢羸瘦，**人参圆**方：

人参去芦头　麦门冬去心，焙　半夏汤洗七遍去滑　黄耆剉　川大黄剉碎，微炒　白茯苓　柴胡去苗　黄芩已上各三分　诃梨勒一两，煨，用皮　甘草半两，炙微赤，剉　鳖甲一两，涂醋炙令黄，去裙襕　芎䓖半两

右件药捣罗为末，炼蜜和圆如麻子大，一二岁儿每服以粥饮下三圆，四五岁儿服五圆，日三服。量儿大小以意加减。

治小儿落床损瘀诸方

夫人血之在身，随气而行，常无停积。凡小儿若因堕落伤损，则血行失度，随伤损之处则停积，若流入腹内，亦积聚不散，皆成瘀血在内，颜色萎黄，气息微喘，啬啬小寒，翕翕微热，或时刺痛也。

治小儿落床堕地，如有瘀血，腹中痛，**蒲黄散**方：

蒲黄　川大黄剉，微炒　当归剉，微炒　琥珀　生干地黄　赤芍药已上各半两　桂心一分

右件药捣粗罗为散，每服一钱，以水一小盏，煎至五分，去滓，不计时候温服，量儿大小加减服之。

治小儿落床，伤于肢节，青瘀疼痛，**地黄散**方：

生干地黄半两　甜瓜子　蒲黄　桂心　赤芍药　川大黄剉，微炒　当归剉，微炒　桃人汤浸，去皮尖，双人，麸炒微黄，已上各一分

右件药捣细罗为散，每服不计时候用酒半合，生地黄汁半合相和，暖令温调下半钱，量儿大小加减服之。

治小儿落床，体热疼痛，**犀角散**方：

犀角屑　赤芍药　芎䓖　当归剉，微炒　甘草炙微赤，剉，已上各一分　川大黄半两，剉，微炒

右件药捣粗罗为散，每服一钱，以水一小盏，煎至五分，去滓，不计时候温服，量儿大小加减服之。

治小儿落床，体热惊悸，**茯神散**方：

茯神半两　龙胆去芦头　犀角屑　子芩　麦门冬去心，焙　人参去芦头　甘草炙微赤，剉，已上各一分

右件药捣粗罗为散，每服一钱，以水一小盏，煎至五分，去滓，不计时候量儿大小分减温服。

治小儿盗汗诸方

夫小儿盗汗者，为睡卧而自汗出也。小儿阴阳之气软弱，腠理易开，若将养过温，困于睡

卧，阴阳气交，津液发泄，而汗自出也。

治小儿盗汗，体热咽干，**犀角散**方：

犀角屑　茯神　麦门冬去心，焙　黄耆剉　人参去芦头，已上各半两　甘草一分，炙微赤，剉

右件药捣粗罗为散，每服一钱，以水一小盏，煎至五分，去滓，不计时候温服，量儿大小以意分减。

治小儿体热盗汗，心烦，不欲乳食，**黄耆散**方：

黄耆半两，剉　朱砂半两，细研，水飞过　龙脑一钱，细研　人参去芦头　川升麻　川大黄剉，微炒　甘草炙微赤，剉　天竺黄　牡蛎粉已上各一分

右件药捣细罗为散，不计时候煎竹叶汤调下半钱，量儿大小加减服之。

治小儿夜后常有盗汗，黄瘦，**龙骨散**方：

白龙骨　牡蛎粉　黄耆剉　人参去芦头　麻黄根　熟干地黄　甘草炙微赤，剉，已上各半两　麦门冬二两，去心，焙

右件药捣粗罗为散，每服一钱，以水一小盏，煎至五分，去滓，不计时候温服，量儿大小以意加减。

治小儿盗汗，体热瘦瘁多惊，**犀角散**方：

犀角屑二分　茯神一两　麦门冬一两半，去心，焙　甘草半两，炙微赤，剉　白术一分　龙齿一两

右件药捣粗罗为散，每服一钱，以水一小盏，煎至五分，去滓，不计时候温服，量儿大小以意加减。

治小儿盗汗不止，咽喉多干，心神烦热，**麻黄根散**方：

麻黄根　败蒲灰　麦门冬去心，焙　黄耆剉　龙骨　甘草炙微赤，剉，已上各半两

右件药捣粗罗为散，每服一钱，以水一小盏，煎至五分，去滓，不计时候温服，量儿大小以意加减。

治小儿盗汗不止，宜用**粉身牡蛎散**方：

牡蛎粉一两　麻黄根一两　赤石脂一两

右件药捣细罗为散，入米粉二合拌令匀，每日及夜间常扑之。

又方：

麻黄根二两　雷圆二两　干姜一两　粱米二两

右件药捣罗为末，日三四度以粉其身，汗即自止。

又方：

黄连去须　牡蛎一分　贝母　米粉已上各一两

右件药捣细罗为散，入米粉相和令匀，常用扑身，汗即自止。

又方：

白茯苓一两　牡蛎粉一两

右件药捣细罗为散，扑于身上，其汗即止。

又方：

麻黄根一两　雷圆一两　牡蛎粉一两　甘草一两　干姜半两　粱米半升

右件药捣细罗为散，用扑身上立效。

太平圣惠方卷第八十四 凡二十五门　病源二十五首　方共计二百四十二道

治小儿伤寒诸方二十一道　治小儿伤寒咳嗽诸方六道　治小儿伤寒鼻衄诸方七道　治小儿伤寒挟实诸方五道　治小儿伤寒热渴诸方五道　治小儿伤寒余热不退诸方六道　治小儿时气诸方一十二道　治小儿热病诸方一十二道　治小儿胗豆疮诸方一十一道　治小儿斑疮诸方七道　治小儿胗豆疮后灭瘢诸方一十四道　治小儿黄病诸方一十一[1]道　治小儿寒热往来诸方八道　治小儿寒热结实诸方五道　治小儿寒热往来羸瘦诸方五道　治小儿痰实诸方七道　治小儿疟疾诸方二十道　治小儿冷热不调诸方一十道　治小儿胸中有寒诸方六道　治小儿脾[2]胃气不和不能饮[3]食诸方七道　治小儿呕吐不止[4]诸方一十道　治小儿哕诸方七道　治小儿霍乱诸方二十九道　治小儿霍乱心腹痛诸方七道　治小儿吐利诸方四道

治小儿伤寒诸方

夫小儿伤寒者，由冬时严寒而触冒之，寒入于腠理，搏[5]于血气，即发寒热，头痛体疼，谓之伤寒。又春时应暖而反寒，此非其时有其气，伤人即发病，亦名伤寒，谓之时行伤寒也。小儿不能触冒寒气，而病伤寒者，多由大人解脱时久，故令寒气伤之，是以小儿亦病之。诊其脉来一动而止者，便是得病一日。假令六动而止者，便得病六日也。其脉来洪者易治，微细者难治也。

凡婴孩伤寒，不[6]可以燥[7]药发汗也。发汗，则孩子一向燥极于脏腑，热极伤于心气，多厥，不可治也。若以性寒汤药，阳受于冷，冷热相击，孩子一向惊叫不睡，热冲于脑，头缝开张，皮肉筋脉急胀，不可治也。若以性热汤药饵之，乃助于阳也。阳极则阴必争也，四肢汗出如油，手足或热或冷，多狂癫惊痪，即不可治也。

〔1〕一十一：原作“一十五”。据今计方实数改。

〔2〕脾：原脱。排门目录同。据正文标题补。

〔3〕饮：原作“乳”。排门目录同。正文标题作“饮”，条文则“饮”、“乳”各半。从正文改。

〔4〕不止：原脱。据正文标题改。

〔5〕搏：原作“博”。《正误》“‘博’，‘搏’之讹。”故改。

〔6〕不：原作“少”。《类聚》卷262引同论作“不”。南宋《小儿卫生总微论方》卷7云：“《圣惠方》云：婴孩伤寒，不可用性燥药发汗。”故改。

〔7〕燥：原作“躁”。上引《类聚》《小儿卫生总微论方》等书均作“燥”。因改。

治小儿伤寒体热，头痛心烦，**麻黄散**方：

麻黄半两，去根节　甘草半两，炙微赤，剉　川大黄一分，剉碎，微炒　石膏一两　杏人一分，汤浸，去皮尖，双人，麸炒微黄　赤芍药半两

右件药捣粗罗为散，每服一钱，以水一小盏，煎至五分去滓，不计时候量儿大小以意分减温服。

治小儿伤寒，四肢烦热，心躁口干多渴，**葛根散**方：

葛根半两，剉　麻[1]黄半两，去根节　人参半两，去芦头　甘草一分，炙微赤，剉　桂心一分

右件药捣粗罗为散，每服一钱，以水一小盏，入生姜少许，枣一枚，煎至五分，去滓，不计时候量儿大小增减温服。

治小儿四五岁伤寒，壮热头痛，**射干散**方：

射干半两　麻黄三分，去根节　桂心一分　甘草半两，炙微赤，剉　杏人半两，汤浸，去皮尖，双人，麸炒微黄　川升麻半两　赤芍药半两　石膏半两

右件药捣粗罗为散，每服一钱，以水一小盏，煎至五分，去滓，不计时候量儿大小加减温服。

治小儿伤寒发热，四肢烦疼，**解肌散**方：

赤芍药半两　杏人一分，汤浸，去皮尖，双人，麸炒微黄　麻黄三分，去根节　桂心一分　川大黄一分，剉碎，微炒　甘草一分，炙微赤，剉

右件药捣粗罗为散，每服一钱，以水一小盏，煎至五分滤去滓，不计时候量儿大小加减温服。

治小儿伤寒，**退热黑散**方：

麻黄一两，去根节　川大黄一两　杏人一两，去尖及双人

右件药并炒令黑，捣细罗为散，二三岁儿每服以温水调下半钱，频服汗出差，四五岁每服一钱，未汗再服。

治小儿伤寒，烦热体痛，**芍药散**方：

赤芍药半两　黄芩半两　川升麻半两　葛根半两，剉

右件药捣粗罗为散，每服一钱，以水一小盏，煎至五分，去滓，量儿大小以意分减温服。

治小儿伤寒，吐逆不定，**藿香散**方：

藿香一分　木香一分　葛根一两，剉　人参半两，去芦头　丁香一分　甘草半两，炙微赤，剉

右件药捣粗罗为散，每服一钱，以水一小盏，煎至五分，去滓，量儿大小临时分减，频频温服。

治小儿伤寒，头痛壮热，**犀角散**方：

犀角屑一分　柴胡半两，去苗　黄芩一分　川大黄一分，剉碎，微炒　赤芍药一分　麻黄一分，去根節　石膏半两，细研　菰瓠瓤一分

右件药捣粗罗为散，每服一钱，以水一小盏，煎至五分，去滓，量儿大小以意分减温服。

治小儿伤寒，心胸烦闷喘促，**人参散**方：

人参半两，去芦头　麻黄半两，去根节　甘草半两，炙微赤，剉　贝母一分，煨，微炒　杏人一分，汤浸，去皮尖，双人，麸炒微黄

---

〔1〕麻：原作“广”。《正误》：“‘广’，‘麻’之讹。”故改。

右件药捣粗罗为散，每服一钱，以水一小盏，煎至五分，去滓，不计时候量儿大小分减温服。

治小儿伤寒，壮热头痛，口干烦渴，宜服**柴胡散**方：

柴胡半两，去苗　赤芍药一分　麻黄半两，去根節　黄芩一分　石膏一两　葛根一分，剉　甘草一分，炙微赤，剉

右件药捣粗罗为散，每服一钱，以水一小盏，入生姜少许，葱白三寸，豉二十粒，煎至五分，去滓，不计时候温服，以汗为效，量儿大小以意加减。

治小儿伤寒，心胸壅闷，烦热头痛，宜服**前胡散**方：

前胡半两，去芦头　黄芩一分　赤茯苓一分　石膏一两，细研　枳壳一分，麸炒微黄，去瓤　甘草一分，炙微赤，剉

右件药捣粗罗为散，每服一钱，以水一小盏，煎至五分，去滓，不计时候量儿大小分减温服。

治小儿伤寒，壮热心躁，头痛口干，小便赤，大便难，**大黄散**方：

川大黄半两，剉碎，微炒　栀子人一分　黄芩一分　赤芍药一分　甘草一分，炙微赤，剉

右件药捣粗罗为散，每服一钱，以水一中盏，煎至五分，去滓，量儿大小分减温服，以利为效。

治小儿伤寒五六日，壮热心躁，口干烦渴，大小便难，**三黄散**方：

川大黄半两，剉碎，微炒　麦门冬半两，去心，焙　石膏一两，细研　甘草一分，炙微赤，剉　川芒消一分　黄芩一分　黄连一分，去须

右件药捣粗罗为散，每服一钱，以水一小盏，煎至五分，去滓，量儿大小分减频服，以利为效。

治小儿中风伤寒，眼目不开，手足厥冷，口多出涎，啼声不出，齿噤，或时觉躁闷，**附子散**方：

附子一两，炮裂，去皮脐　蜣螂一分，去翅足　人参一分，去芦头　葛根半两，剉　桂心一分

右件药捣罗为末，每服一钱，以水一小盏，入生姜少许，煎至四分，去滓，分温二服，量儿大小以意加减。

治小儿湿温伤寒，四肢或时壮热，或时厥冷，汗多自出如珠子者生，如油者死，头额热疼，面色赤黑，声多干叫，寸口脉浮洪大，关尺脉沉实，息数不匀，此候宜服**牡蛎散**方：

牡蛎一两，烧为粉　附子半两，炮裂，去皮脐　麻黄半两，去根節　人参半两，去芦头　甘草半两，炙微赤，剉

右件药捣粗罗为散，每服一钱，以水一小盏，煎至五分，去滓，不计时候温服。量儿大小以意加减。

治小儿伤寒，头热足冷，囟凸张者难差，多躁啼不睡，小便赤少，四肢热者，**桔梗散**方：

桔梗半两，去芦头　人参半两，去芦头　附子一分，炮裂，去皮脐　葛根半两，剉　甘草一分，炙微赤，剉

右件药捣罗为散，每服三钱，以水一小盏，入生姜少许，煎至五分，去滓，不计时候温服，量儿大小以意加减。

治小儿伤寒，头痛壮热，烦渴，**大青散**方：

大青半两　知母半两　柴胡半两，去苗　葛根半两，剉　甘草半两，炙微赤，剉　川升麻半两　石膏一两　黄芩半两　川芒消一分　赤芍药半两　栀子人半两

右件药捣粗罗为散，每服一钱，以水一小盏，煎至五分，去滓，不计时候温服，量儿大小以意加减。

治小儿伤寒，体热烦躁，**知母散**方：

知母一分　麻黄半分，去根节　甘草一分，炙微赤，剉　竹茹一分　杏人一分，汤浸，去皮尖，双人，麸炒微黄

右件药捣粗罗为散，每服一钱，以水一小盏，入葱白二寸，香豉二七粒，生姜少许，煎至五分，去滓，不计时候温服，量儿大小以意加减。

治小儿伤寒壅热，心狂谵语，**铅霜散**方：

铅霜一分　马牙消一分　人参一分，去芦头　郁金一分　茯神一分　甘草半分，炙微赤，剉

右件药捣细罗为散，不计时候煎麦门冬汤，放温调下半钱，量儿大小以意加减与服。

治小儿伤寒，烦热头痛，呕逆，**麦门冬散**方：

麦门冬三分，去心　石膏三分，细研　甘草半两，炙微赤，剉

右件药捣粗罗为散，每服取一大钱，以水一小盏，煎至五分，去滓，不计时候量儿大小分减温服。

治小儿伤寒，壮热头痛，口干心烦，宜服此方：

生姜汁少许　竹沥一合　蜜半合

右件药相和令匀，二三岁儿分为三服。

治小儿伤寒咳嗽诸方

夫小儿伤寒，是寒气客于皮肤，搏于血气，使腠理密，气不宣泄，蕴积生热，故头痛体疼而壮热。其嗽者，邪在肺，肺候身之皮毛而主气，伤寒邪气先客皮肤，随气入肺，故令嗽。重者，有脓血也。

治小儿内中冷气，及伤于外寒，咳嗽，或时寒热头痛，**白术散**方：

白术半两　赤芍药一分　紫菀半两，洗去苗土　麻黄半两，去根节　厚朴半两，去粗皮，涂生姜汁炙令香熟　人参半两，去芦头　杏人半两，汤浸，去皮尖，双人，麸炒微黄　陈橘皮一分，汤浸，去白瓤，焙　甘草半两，炙微赤，剉

右件药捣粗罗为散，每服一钱，以水一小盏，煎至五分，去滓，不计时候量儿大小加减服之。

治小儿伤寒，痰逆咳嗽，不欲乳食，**贝母散**方：

贝母一分，煨微黄　桔梗一分，去芦头　甘草一分，炙微赤，剉　陈橘皮半两，汤浸，去白瓤，焙　桂心一两　人参一分，去芦头　干姜一分，炮裂，剉　杏人半两，汤浸，去皮尖，双人，麸炒微黄　半夏一分，汤浸七遍去滑

右件药捣粗罗为散，每服一钱，以水一小盏，入生姜少许，煎至五分，去滓，不计时候温服，量儿大小以意加减。

治小儿伤寒壮热，咳嗽呕吐，**枇杷叶散**方：

枇杷叶一分，拭去毛，炙微黄　川升麻半两　人参半两，去芦头　茅根一两，剉　竹茹半分　贝母半两，煨微黄

右件药捣粗罗为散，每服一钱，以水一小盏，入枣一枚，擘生姜少许，煎至五分，去滓，不计时候看儿大小以意加减温服。

治小儿伤寒，咳嗽不差，**杏人散**方：

杏人半两，汤浸，去皮尖，双人，麸炒微黄　贝母半两，煨微黄　川升麻半两　甘草半两，炙微赤，剉　麻黄半两，去根节

右件药捣粗罗为散，每服一钱，以水一小盏，入生姜少许，煎至五分，去滓，不计时候量儿大小以意加减温服。

治小儿伤寒，咳嗽吐逆，昼夜不息，**桂心散**方：

桂心半两　甘草一两，炙微赤，剉　紫菀三分，洗去苗土　麦门冬一两，去心，焙

右件药捣粗罗为散，每服一钱，以水一小盏，入生姜少许，煎至五分，去滓，不计时候温服，随儿大小以意加减。

治小儿伤寒，咳嗽气急，**麻黄散**方：

麻黄半两，去根节　川大黄一分，剉碎，微炒　木通半两，剉　射干一分　皂荚子二十枚，煨熟　桂心半两

右件药捣粗罗为散，每服一钱，以水一小盏，煎至五分，去滓，不计时候温服，量儿大小以意加减服。

治小儿伤寒鼻衄诸方

夫小儿伤寒鼻衄者，由热搏于气而乘于血。肺候身之皮毛而主气，开窍于鼻。伤寒先客皮肤，搏于气而成热，热乘于血，血得热即流散，发从鼻中，为鼻衄也。此候热病如应衄者，其人壮热，频发汗，汗不出或未及汗，而鼻燥喘息，鼻气鸣，即衄也。凡小儿衄半升，或数合者，即热因之得歇。若出一二升已上不止者，即死也。

治小儿伤寒鼻衄，身热头痛呕逆，**麦门冬散**方：

麦门冬三分　石膏一两　寒水石半两　甘草半两，炙微赤，剉　桂心半两

右件药捣粗罗为散，每服半钱，以水一小盏，煎至五分，去滓，不计时候量儿大小以意加减温服。

治小儿伤寒鼻衄，烦热头痛，**竹茹散**方：

苦竹茹半两　伏龙肝一两　石膏一两　甘草半两，炙微赤，剉　麦门冬一两，去心，焙　黄芩半两

右件药捣粗罗为散，每服一钱，以水一小盏，煎至五分，去滓，不计时候温服，更量儿大小加减服之。

治小儿伤寒壮热，鼻衄不止方：

生干地黄二两

右细剉于银器中，以酒一中盏，煎至七分，去滓，不计时候分温三服。

又方：

生葛根汁

右用一小盏分二服，即止。

治小儿伤寒鼻衄，已经数日不止，方：

生地黄汁一小盏　白蜜一小盏　蒲黄一两

右件药相和微暖过，每服半小盏，量儿大小分减频服。

治小儿伤寒，鼻衄经日，发歇不止，方：

蒲黄一两　石榴花末半两

右件药相和令匀，不计时候以新汲水调下半钱，更量儿大小加减服之。

治小儿伤寒，鼻衄经数日不止，方：

右取乱发烧灰细研，频频吹少许于鼻中良。

治小儿伤寒挟实诸方

夫小儿伤寒而脏气实者，即寒气与脏气相搏，而壮热者，谓之挟实也。挟有二种，有冷有热，其热实，粪黄而臭也；其冷实者，食不消，粪白而酸气也。以此当乃知之。虽冷热相殊，外皆壮热也。

治小儿四五岁，伤寒壮热，挟实，心腹胀闷，**大黄散**方：

川大黄一两，剉，微炙　甘草半两，炙微赤，剉　麦门冬半两，去心，焙　细辛半两　黄芩半两

右件药捣粗罗为散，每服一钱，以水一小盏，煎至五分，去滓，不计时候温服，量儿大小以意加减。

治小儿伤寒挟实，壮热心烦，**柴胡散**方：

柴胡三分，去苗　当归一分　赤茯苓半两　川大黄半两，剉碎，微炒　甘草一分，炙微赤，剉　赤芍药一分

右件药捣粗罗为散，每服一钱，以水一小盏，煎至五分，去滓，不计时候温服，量儿大小以意加减。

治小儿百日已来，伤寒挟实，壮热，多惊心躁，**犀角散**方：

犀角屑一分　龙胆一分，去芦头　川大黄半两，剉碎，微炒　川朴消一分　甘草一分，炙微赤，剉　枳壳一分，麸炒微黄，去瓤

右件药捣粗罗为散，每服一钱，以水一小盏，煎至五分，去滓，不计时候温服，量儿大小以意加减。

治小儿伤寒挟实，心腹胀满，不欲乳食，**厚朴散**方：

厚朴半两，刮去皴皮，涂生姜汁炙令香熟　川大黄一分，剉碎，微炒　人参一分，去芦头　陈橘皮一分，汤浸，去白瓤，焙　甘草一分，炙微赤，剉　朴消一分

右件药捣粗罗为散，每服一钱，以水一小盏，煎至五分，去滓，不计时候温服，随儿大小以意加减。

治小儿伤寒，挟实壮热，憎寒头痛，**赤芍药散**方：

赤芍药一分　知母一分　子芩一分　人参一分，去芦头　枳壳一分，麸炒微黄，去瓤　甘草一分，炙微赤，剉　石膏三分　川升麻一分　柴胡半两，去苗

右件药捣粗罗为散，每服一钱，以水一小盏，入青竹叶七片，煎至五分，去滓，不计时候温服，随儿大小增减服之。

治小儿伤寒热渴诸方

夫小儿伤寒四五日，热入于脏，脏得热即津液竭燥，故令热渴也。

治小儿伤寒热渴，而下后觉烦闷，宜服**甘草散**方：

甘草半两，炙微赤，剉　牡蛎粉半两　黄芩半两　赤芍药半两

右件药捣粗罗为散，每服一钱，以水一小盏，煎至四分，去滓，取鸡子清一枚，投入散中熟搅，掠去沫，徐徐温服，量儿大小加减服之。

治小儿伤寒，头热足冷，口干多渴，宜服**人参散**方：

人参半两，去芦头　蜣螂二枚，去翅足，微炒　黄耆半两，剉　麻黄半两，去根节　赤茯苓半两

右件药捣粗罗为散，每服一钱，以水一小盏，入生姜少许，煎至五分，去滓，不计时候温服，量儿大小以意加减服之。

治小儿伤寒热渴，头痛心烦，宜服**菰𫇴根散**方：

菰𫇴根半两　苦参一分，剉　人参一分，去芦头　寒水石半两　甘草一分，炙微赤，剉　石膏半两

右件药捣粗罗为散，每服一钱，以水一小盏，煎至五分，去滓，不计时候量儿大小加减温服。

治小儿伤寒烦热，大渴不止，宜服**土瓜根散**方：

土瓜根半两　麦门冬半两，去心，焙　甘草一分，炙微赤，剉　枇杷叶一分，拭去毛，炙微黄　葛根一分，剉　柴胡半两，去苗

右件药捣粗罗为散，每服一钱，水一小盏，煎至五分，去滓，不计时候温服，量儿大小以意增减。

治小儿伤寒，大汗后及已下利，烦渴不解，其脉洪大，宜服**石膏散**方：

石膏一两　知母半两　地骨皮半两　甘草半两，炙微赤，剉　人参半两，去芦头

右件药捣粗罗为散，每服一钱，以水一小盏，入粳米一百粒，煎至五分，去滓，不计时候温服，量儿大小加减服之。

治小儿伤寒余热不退诸方

夫小儿伤寒若四五日后，热即入里，即宜下之。下之得利后，热犹不除者，是余热未尽故也。其状肉常温温而热是也。

治小儿伤寒二三日，已服药得汗后，余热未除，宜服**逐毒气葳蕤散**方：

葳蕤半两　川大黄半两，剉，微炒　川升麻半两　甘草半两，炙微赤，剉　黄芩半两　大青半两

右件药捣粗罗为散，每服一钱，以水一小盏，煎至五分，去滓，不计时候量儿大小加减温服。

治小儿伤寒汗利已后，余热不除，口干心烦，不欲乳食，**黄耆散**方：

黄耆一分，剉　麦门冬半两，去心，焙　知母一分　人参一分，去芦头　赤茯苓一分　黄芩一分　甘草一分，炙微赤，剉

右件药捣粗罗为散，每服一钱，以水一小盏，煎至五分，去滓，不计时候温服，量儿大小加减服之。

治小儿伤寒得汗利后，余热不除，心神烦躁，夜卧不安，**黄连散**方：

黄连一分，去须　大青一分　川升麻一分　赤茯苓一分　人参一分，去芦头　甘草一分，炙微赤，剉　麦门冬半两，去心，焙　黄芩一分　地骨皮一分　犀角屑半分

右件药捣粗罗为散，每服一钱，以水一小盏，煎至五分，去滓，不计时候温服，量儿大小加减服之。

治小儿伤寒汗利已后，余热不解，身体疼痛，心神虚烦，不思乳食，**麦门冬散**方：

麦门冬半两，去心，焙　子芩一分　葛根一分，剉　川升麻半两　前胡半两，去芦头　玄参一分　犀角屑一分　赤芍药一分　柴胡半两，去苗　甘草一分，炙微赤，剉

右件药捣粗罗为散，每服一钱，以水一小盏，入生姜少许，煎至五分，去滓，不计时候温服，量儿大小以意加减。

治小儿伤寒后，余热不除，心神不安，宜服**茯神圆**方：

茯神半两　麦门冬半两，去心，焙　犀角屑一分　栀子人一分　白鲜皮一分　川升麻一分　玄参一分　车前子一分　铁粉半两，细研　朱砂半两，细研

右件药捣罗为末，与铁粉、朱砂同研令匀，炼蜜和圆如菉豆大，不计时候以温水下五圆，量儿大小加减服之。

治小儿伤寒后余热不除，四肢不利，宜用此汤浴方：

川大黄半两　甘草半两　防风半两，去芦头　丹参半两　雷圆三分　白术半两

右件药捣粗罗为散，每用一两，以水三升，煎至二升半去滓，看冷热于密室中浴儿，后宜避风，隔日再用。

治小儿时气诸方

夫小儿时气病者，是四时之间，忽有非节候之气，如春时应暖而反寒，夏时应热而反冷，秋时应凉而反热，冬时应寒而反温。其气伤人，为病亦头痛壮热，大体与伤寒相似。无问长幼，其病形证略同。言时气者，是通行之气，故名时气。世亦呼为天行也。

治小儿时气壮热，头疼咳嗽，不能食，宜服**解肌散**方：

麻黄三分，去根节　杏人半两，汤浸，去皮尖，双人，麸炒微黄　赤芍药半两　贝母半两，炮微黄　石膏一两，细研　柴胡半两，去苗　葛根半两，剉　甘草半两，炙微赤，剉

右件药捣筛为散，每服一钱，以水一小盏，煎至五分，去滓，不计时候量儿大小分减温服。

治小儿时气，头痛壮热，**升麻散**方：

川升麻半两　赤芍药半两　石膏半两，细研　麻黄半两，去根节　贝齿一枚　甘草半两，炙微赤，剉

右件药捣筛为散，每服一钱，以水一小盏，煎至五分，去滓，不计时候量儿大小分减温服，得微汗为效。

治小儿时气，头疼壮热，咳嗽心烦，**人参散**方：

人参半两，去芦头　生干地黄一两　麦门冬一两，去心，焙　茅根一两，剉　甘草半两，炙微赤，剉

右件药捣粗罗为散，每服一钱，以水一小盏，煎至五分，去滓，不计时候量儿大小分减温服。

治小儿时气，咳嗽壮热，**麦门冬散**方：

麦门冬一两，去心，焙　杏人半两，汤浸，去皮尖，双人，麸炒微黄　赤芍药半两　川升麻一两　贝母三分，煨微黄　甘草三分，炙微赤，剉

右件药捣粗罗为散，每服一钱，以水一小盏，煎至五分，去滓，入淡竹沥半合，更煎一两沸，不计时候量儿大小分减温服。

治小儿时气头痛，体热烦渴，**葛根散**方：

葛根三分，剉　麦门冬三分，去心　黄芩半两　赤芍药半两　人参半两，去芦头　犀角屑半两　甘

草半两，炙微赤，剉　石膏一两，细研　川升麻半两

右件药捣筛为散，每服一钱，以水一小盏，煎至五分，去滓，不计时候量儿大小分减温服。

治小儿时气壮热，心腹烦闷，**麦门冬散**方：

麦门冬一两半，去心，焙　人参半两，去芦头　葛根半两，剉　茅根一两，剉　甘草半两，炙微赤，剉

右件药捣粗罗为散，每服一钱，以水一小盏，煎至五分，去滓，不计时候量儿大小分减温服。

治小儿时气，壮热咳嗽，心胸胀闷，乳食不下，**生干地黄散**方：

生干地黄一两　杏人三分，汤浸，去皮尖，双人，麸炒微黄　麦门冬一两，去心，焙　款冬花二分　陈橘皮三分，汤浸，去白瓤，焙　甘草半两，炙微赤，剉

右件药捣粗罗为散，每服一钱，以水一小盏，入竹茹半分，煎至五分，去滓，不计时候温服，量儿大小增减服之。

治小儿时气五六日，体热不止，**麦门冬散**方：

麦门冬半两，去心，焙　甘草一分，炙微赤，剉　栀子人五枚　吴蓝一分　大青半两

右件药捣粗罗为散，每服一钱，以水一小盏，煎至五分，去滓，不计时候量儿大小加减温服。

治小儿时气五日已后，热气不歇，**枣叶饮子**方：

枣叶一握，切　麻黄一两，去根节　葱白一握，切　香豉一分

右件药都以童子小便一大盏，煎至五分，去滓，三四岁儿温服二合，日三四服，更量儿大小以意加减。

治小儿时气烦渴，腹中痞实，**葛根散**方：

葛根半两，剉　黄芩半两　川大黄一两，剉碎，微炒　柴胡半两，去苗　甘草一分，炙微赤，剉

右件药捣粗罗为散，每服一钱，以水一小盏，煎至五分，去滓，不计时候温服，以稍利为度，量儿大小加减服之。

治小儿时气，呕吐不止，**芦根散**方：

生芦根一两　竹茹半两　人参一两，去芦头

右件药细剉和匀，每服半分，以水一小盏，煎至五分，去滓，不计时候量儿大小分减温服。

治小儿时气浴法：

右取桃叶七两，细剉，以水五升，煮十余沸去滓，看冷暖避风沐浴，汗出为效。

治小儿热病诸方

夫小儿热病者，是冬时严寒，人有触冒寒气，入于肌肉，当时即不发，至春得暖气而发，则头痛壮热，谓之热疾。又冬时应寒而反暖，其气伤人，即发亦使人头痛壮热，谓之冬温。凡邪之伤人，皆由触冒所以感之。小儿虽不能触冒，其乳母抱持解脱，不避风邪冷热气，所感病也。

治小儿热病，头痛口干，身体壮热，心神烦躁，宜服**解肌散**方：

麻黄三分，去根节　葛根半两，剉　赤芍药半两　黄芩半两　川升麻半钱　甘草半两，炙微赤，剉

右件药捣筛为散，每服一钱，以水一小盏，入葱白五寸，煎至五分，去滓，不计时候量儿大小分减温服，令有汗出即差。

治小儿热病，心烦壮热，口干多渴，宜服**茵陈散**方：

茵陈半两　麻黄半两，去根节　赤芍药半两　甘草半两，炙微赤，剉　黄芩半两　葛根半两，剉

右件药捣粗罗为散，每服一钱，以水一小盏，煎至五分，去滓，不计时候量儿大小，增减温服，汗出为效。

治小儿热病，烦热惊悸，**石膏散**方：

石膏半两，细研　大青一分　黄芩一分　栀子人一分　知母一分　葳蕤一分　川升麻一分　葛根一分，剉　龙胆一分，去芦头　川大黄半两，剉碎，微炒　甘草半两，炙微赤，剉

右件药捣筛为散，每服一钱，以水一小盏，煎至五分，去滓，不计时候量儿大小分减温服。

治小儿热疾，头痛心躁眼黄，**吴蓝散**方：

吴蓝一两　大青一两　甘草三分，炙微赤，剉　麦门冬三分，去心，焙　黄芩三分　茵陈半两　栀子人半两　芦根一两，剉　石膏一两，细研

右件药捣粗罗为散，每服一钱，以水一小盏，煎至五分，去滓，不计时候量儿大小分减温服。

治小儿热疾，烦热不解，大小肠秘涩，心胸闷乱，**犀角散**方：

犀角屑半两　赤芍药半两　黄芩半两　麦门冬三分，去心　川升麻半两　栀子人半两　地骨皮半两　川大黄三分，剉碎，微炒　甘草半两，炙微赤，剉

右件药捣筛为散，每服一钱，以水一小盏，煎至五分，去滓，不计时候量儿大小分减温服。

治小儿热病，心神狂躁，身热如火，头痛烦渴，眠卧不得，**真珠散**方：

真珠末一分　马牙消一分　龙齿一分　铅霜半分　寒水石一分　牛黄半分　朱砂半两　太阴玄精一分　麝香半分

右件药都研令细，不计时候以新汲水调下半钱，量儿大小加减服之。

治小儿热疾，皮肤壮热，**子芩散**方：

子芩一分　川升麻一分　栀子人一分　大青一分　甘草一分，炙微赤，剉

右件药捣细罗为散，不计时候以新汲水调下半钱，量儿大小以意加减。

治小儿热病，壮热心闷，**牛黄散**方：

牛黄半分，细研　朱砂一分，细研　茯神一分　菰𦼮根一分，剉　苦参一分，剉　甘草一分，炙微赤，剉

右件药捣细罗为散，入研了药都研令匀，不计时候以新汲水调下半钱，量儿大小以意加减。

又方：

胡黄连半两　栀子人半两　子芩一两　甘草半两，炙微赤，剉　牛黄半两，细研

右件药捣细罗为散，研入牛黄令匀，不计时候以蜜水调下半钱，量儿大小加减服之。

治小儿热疾，烦渴头痛，壮热不止，方：

生地黄汁三合

右入生蜜半合拌匀，时时与一合服，量儿大小加减服之。

治小儿热病烦渴，方：

右取菰𦼮根末，不计时候以乳汁调半钱，量儿大小加减服之。

治小儿热疾，腹胀，大肠不通，方：

牵牛子半两，微炒

右捣细罗为散，每服以橘皮汤调下半钱，稍利为效，量儿大小以意加减。

治小儿胗豆疮诸方

夫婴孩患胗豆、疮子者，皆是积热在于脏腑，蒸郁热毒，散于四肢。小儿皮肉嫩弱，多成此疾。凡食乳婴孩，汤药不可与童儿同，疗则药过剂，必有损也。盖由饮啜热乳，在于脏腑，热极方成此疾。腑热生于细胗，脏热生于豆疮，若用汤药，宜疗于乳母也。又绝乳婴孩患者，由积热伏在于脾肺之间，而不早以汤药疗于病源，养热行于四肢营卫之中，渐透于皮表成胗豆，而乃出于脓水也。婴儿之性，自然阳盛而阴微也。脏腑阴阳气逆，大小便多秘不通也。才觉是此疾，即可便与疏利，即轻患也。若胗豆已出，即不可疏转。若胗豆出定，却宜利大小肠。按扁鹊及仓公论云：疗于婴孩，服以汤散，性有可饵之者，不可饵之者，宜先和节阴阳，调治荣卫，方利脏腑，即热气渐解也。

凡绝乳婴孩，生于胗豆，或未出已前，是此疾候。按扁鹊论云：可先以油剂服之行解。四肢热极，或胗豆已出，不可以油，可服平和汤药，疗于肝脏，解于败热。虑热毒攻肝，后冲于眼目，生于障翳。今睹时医及疾患之家，胗豆未出已前，多是误认疾候，皆以他药解之。其间或饵以燥[1]药，或饵以冷药，不无夭伤。时医用药，直候至疮胗子出，病家方觉，患者住饵，医者拱手。已患之后，俗多禁饵，致大小便不通，不能调于汤药，和于脏腑，遂停败热在于脏腑之间，攻于肝脏。胗豆才愈，致令冲于眼目，成于障翳，不遇医治，瞳人遂损，因兹无所见也。

凡断乳婴孩童子患胗豆疾，候初觉，多似伤寒，面色与四肢俱赤，壮热头痛，腰背疼，足多厥冷，眼睛黄色，脉息但多洪数，绝大不定，小便赤少，大便多秘。才觉四肢色候及脉息，虽是胗豆疾，未攻皮毛穴出者，便可以服饵，匀和脏腑，疏泄逐下。若胗已结在皮毛穴处，微微似出，即不可疏泄也。或胗出大盛，窦穴脓水者，却可疏利也。或未与疏转，即且急服**紫草饮子**方：

紫草二两

右件药细剉，以百沸汤一大盏沃，便以物合定，勿令紫草气出。放令人体，量儿大小，温温服半合至一合。服此药疮子虽出，亦当轻尔。

治小儿胗豆，欲令速出，宜用**胡荽酒**方：

胡荽三两

右细切，以酒二大盏，煎令沸，沃胡荽，便以物合定，不令气出，候冷去滓，微微从顶已下噴脊膂及两脚、胸腹令遍，勿噴于面。

治小儿胗豆出后，即须爱护面目，勿令沾染。欲用胡荽酒噴时，先用此方涂面上，然后方可噴四肢。大人婴孩有此疾，悉宜用**黄蘗膏**方：

黄蘗一两　菉豆一两半　甘草四两，生用

右件药捣罗为末，再研令细后，以生麻油调如薄膏，从耳前眼眶并厚涂，日三五遍上。涂面后，可用胡荽酒噴也。早用此方涂于面上，令不生胗豆也。如用此方涂迟，纵出胗豆亦少。

治小儿脏腑伏于热毒，未成胗豆疾，候四肢微觉有热，食物似减，头发干竖，或时额多微热，宜服**生油方**：

生油一小盏，以人体熟水一小盏，旋旋倾熟水入油盏内，不住手以杖子打搅，直候入熟水

〔1〕燥：原作“踈”。《类聚》卷263引同论作“燥”，《普济方》卷403作“躁”。详文义，“燥”字义长，因改。

尽，更打令匀如蜜即止。夜卧时，三岁前至百日及一晬内，每服二蚬壳。五岁至七岁，每服三蚬壳。十五岁已前，每服三大蚬壳至半合。直至大人，每服一合至二合。量大小增减与服之。服后良久，令卧少时。服三五服，大小便利，四肢热退，胗豆不生也。

治小儿胗豆疮入眼，并无辜气入眼，**密蒙花散**方：

密蒙花三两　青葙子一两　决明子一两　车前子一两

右件药各捣罗为末，每服以密蒙花一钱半，诸药各半钱，相和令匀，用羊肝一大片切破，糁诸药在肝内，以湿纸裹煨令熟，空心量力与食之。

治小儿胗豆疮出后，咳逆胁痛，吃食不下，**赤茯苓散**方：

赤茯苓半两　甘草半两，炙微赤，剉　栀子人一分　大青半两　川升麻半两　枳壳半两，麸炒微黄，去瓤

右件药捣粗罗为散，每服一钱，以水一小盏，入苦竹叶一七片，豉三十粒，煎至五分，去滓，分为三服，日三四服，看儿大小以意加减。

治小儿胗豆疮，及赤疮子，**犀角散**方：

犀角屑一分　龙胆半分，去芦头　黄耆半两，剉　川大黄一分，剉碎，微炒　桑根白皮一分，剉　钓藤一分　麻黄一分，去根节　石膏半两　菰𦼮瓤半两　甘草一分，炙微赤，剉

右件药捣粗罗为散，每服一钱，以水一小盏，煎至五分，去滓，分温三服，量儿大小加减服。疮子退后，浓磨犀角水涂之更良。

治小儿胗豆疮出尽后，宜服**大黄散**方：

川大黄半两，剉碎，微炒　黄芩半两　玄参半两

右件药捣粗罗为散，每服一钱，以水一小盏煎至五分，去滓放温，量儿大小分减服之。

治小儿热毒盛，发胗豆疮，初发早觉者，宜服此方：

川大黄一两，剉碎，微炒

右捣罗为散，每服一钱，以水一小盏，煎至六分滤去滓，分为二服，不计时候温服之。

又方：

黄连一两，去须

右捣筛为散，每服一钱，以水一小盏，煎至五分，去滓，不计时候量儿大小分减温服。

又方：

波斯青黛如枣核大，以水调服之。

治小儿斑疮诸方

夫小儿斑毒之病者，是热气入于胃也。而胃主肌肉，其热气夹毒，蕴积于胃，毒气蒸发于肌肉，状如蚊蚤所啮，赤斑遍体。此病或是伤寒，或时气，或温病，皆热不时歇，故热入于胃，变成此毒，乃发斑也。凡发赤斑者，十生一死，黑者十死一生。

治小儿热毒，发斑不止，心神烦闷，**大青散**方：

大青半两　玄参半两　川升麻半两　栀子人半两　川大黄半两，剉碎，微炒　甘草半两，炙微赤，剉

右件药捣筛为散，每服一钱，以水一小盏，煎至五分，去滓，不计时候温服，量儿大小加减服之。

治小儿阳毒壅盛，发斑，心躁，皮肤焮痛，**犀角散**方：

犀角屑半两　川升麻半两　白鲜皮半两　栀子人半两　漏芦半两　寒水石一两　川大黄半两，剉碎，微炒　甘草半两，炙微赤，剉　赤芍药半两

右件药捣筛为散，每服一钱，以水一小盏，煎至五分，去滓，不计时候量儿大小分减温服。

治小儿斑疮，大便壅滞，心神烦躁，宜服**大黄散**方：

川大黄半两，剉碎，微炒　甘草半两，炙微赤，剉　黄芩半两　枳壳半两，麸炒微黄，去瓤

右件药捣细罗为散，不计时候以新汲水调下一钱，三岁已下可服半钱。

又方：

犀角屑一分　川升麻一分　川大黄半两，剉碎，微炒　甘草半分，炙微赤，剉

右件药捣粗罗为散，每服一钱，以水一小盏，煎至五分，去滓，量儿大小分减服之。

治小儿发斑，散恶毒气方：

右以生葵菜叶绞取汁，少少与服之。

治小儿斑疮及胗豆疮，心神烦躁，眠卧不安，**青黛散**方：

青黛半两

右细研青黛为散，每服暖磨刀水调下半钱，日三服，更量儿大小加减服之。

又方：

右煮黑豆汁，徐[1]徐温服之。

治小儿胗豆疮后灭瘢诸方

夫小儿伤寒发胗豆疮者，皆是热毒所为。其病折则疮愈，而毒气尚未全散，故疮痂虽落，其瘢犹黯，或凹凸肉起，所以宜用灭瘢消毒之药以傅之。

治小儿热毒，发胗豆疮初愈，宜涂**疮瘢方**：

蒺藜子一两　栀子人二两　豉一两

右件药捣细罗为散，用醋浆水调如泥，每夜涂疮上，来日以淡浆水洗之。

又方：

胡粉一两　腻粉一分

右件药相和研令匀，入炼了猪脂拌和如膏，薄薄涂瘢上，每夜涂之，至明以浆水洗之。

又方：

鹰粪白一两　衣中白鱼二十枚

右件药细研，入白蜜调和如稀饧，用涂疮瘢上。

又方：

牡蛎三两　土瓜根一两

右件药捣细罗为散，每夜取二钱，用白蜜调涂面及疮瘢，明旦以暖浆水洗之。

治小儿伤寒热毒斑疮、胗豆疮差后，**灭瘢膏**方：

马齿苋自然汁一两　炼成猪脂三两

右件药相和，以慢火煎成膏，日夜涂疮瘢上。

又方：

---

〔1〕徐：原作“涂”，义晦。《正误》：“‘涂’，疑‘徐’之讹。”据《类聚》卷262引同方改。

羊胰一具，用酒一升浸一宿，来日绞滤去汁，取羊胰尽去筋膜　牛酥四两

右件二味入银铫子内，慢火煎三五沸，新绵滤入净器中盛，每夜取涂面上，来日用生甘草一两，以浆水二大盏煎七八沸，去滓，放温洗面。

又方：

猪胰一斤　天鼠二枚

右二味细切入铫子内，煎炼令天鼠焦，绞滤取膏，日夜摩涂疮瘢上。

又方：

鸬鹚粪二两

右一味研如粉，以炼了腊月猪脂三合，调搅令匀，涂于疮瘢上。

又方：

川升麻

右一味不计多少细剉，用水煎，去滓取汁，以绵沾汁拭疮瘢上。

又方：

豉一升　羊粪一合

右件药相和，以水一斗，煎十余沸去滓，看冷暖洗浴疮瘢。

又方：

黄蘗二两，细剉

右以水二升，煎取一升去滓，摩拭疮瘢上。

又方：

赤小豆末一两

右一味，以鸡子白调如稀饧，涂疮瘢上。

又方：

上好白蜜

右一味不计多少，通身涂疮，痂落无瘢。

治小儿胗豆疮，并**灭瘢痕方**：

羊髑骨髓一两

右炼之入轻粉一分，研成白膏，于瓷合内盛，用涂疮上，灭瘢极效。

治小儿黄病诸方

夫小儿黄病者，是热入于脾胃，热气蕴积，与谷气相搏，蒸发于外，故皮肤悉黄，眼赤黄也。脾与胃合，俱象于土，候于肌肉，其色黄，故脾胃内热，即蒸发于外，令[1]肌肤黄也。此或伤寒，或时行，或温病，皆由热不时解，所以入胃也。凡发黄而下利，心腹满者死。诊其脉，沉细者死。又有百日、半岁小儿，非关伤寒温病，而身微黄者，亦是胃热，慎不可灸之，灸之则热甚也。此是将温过度，所宜微薄其衣，数与除热之药疗之即自差。

治小儿黄病，身如橘色，**茵陈散**方：

茵陈一两　栀子人半两　川大黄半两，剉碎，微炒　黄芩半两　犀角屑半两　木通半两，剉　寒水

〔1〕令：原误作“冷”。《正误》“‘冷’当作‘令’。”据《类聚》卷246引同论改。

石半两　川芒消一两

右件药捣筛为散，每服一钱，以水一小盏，煎至五分，去滓，不计时候温服，量儿大小加减服之。

治小儿天行病，发黄，心腹胀急，**三黄散**方：

川大黄半两，剉碎，微炒　黄芩半两　栀子人一分

右件药捣粗罗为散，每服一钱，以水一小盏，煎令至五分，去滓，不计时候温服，更量儿大小加减服之。

治小儿脾胃热毒，致肌肉变黄，小便赤少，心中烦懊，**茵陈圆**方：

茵陈一分　栀子人一分　川大黄一分，剉碎，微炒　秦艽一分，去苗　川朴消半两　甘草一分，炙微赤，剉

右件药捣罗为末，炼蜜和圆如菉豆大，不计时候以温水下五圆，量儿大小加减服之。

治小儿诸黄，**大黄散**方：

川大黄半两，剉碎，微炒　黄连半两，去须　菰𦺇根半两　黄芩半两　栀子人半两

右件药捣粗罗为散，每服一钱，以水一小盏，煎至五分，去滓，不计时候温服，量儿大小以意增减。

治小儿热毒攻脾胃，遍身俱黄，小便赤涩，大便难，心神躁热，两目赤黄，**升麻圆**方：

川升麻半两　龙胆半两，去芦头　栀子人半两　黄芩半两　川大黄半两，剉碎，微炒　秦艽半两，去苗　甘草半两，炙微赤，剉

右件药捣罗为末，炼蜜和圆如梧桐子大，不计时候以新汲水研下三圆。三岁已上加圆数服。

治小儿诸黄，心胸烦闷，宜服**大黄圆**方：

川大黄半两，剉碎，微炒　茵陈半两　甜葶苈半两，隔纸炒令紫色

右件药捣罗为末，炼蜜和圆如梧桐子大，不计时候以新汲水研下三圆。量儿大小增减服之。

又方：

赤小豆二十一粒，炒熟　瓜蒂一十四枚　粳米四十粒

右件药捣细罗为散，用菉豆大吹儿鼻中，有黄水出立差。

治小儿浑身及面色俱黄，宜服**黄瓜圆**方：

黄连一两，去须　胡黄连半两

右件药捣罗为末，用黄瓜一枚去瓤，留一小盖子，入药末后以盖子盖定，用大麦面裹烧，令面匀焦，去面捣熟，圆如菉豆大，七岁儿每服以温水下七圆。看儿大小，加减圆数服之。

又方：

右以土瓜根捣取汁一大合，蜜半匙相和，渐渐服之。

又方：

秦艽半两，去苗

右件药捣细罗为散，每服一钱，以牛乳一合，煎一两沸去滓，不计时候温服。三岁已下即可半钱。

又方：

右捣韭根取汁，用少许滴儿鼻中，有黄水出即差。

治小儿寒热往来诸方

夫小儿寒热往来者，由风邪外客于皮肤，而内痰饮渍于腑脏，致令血气不和，阴阳更相乘克，阳胜则热，阴胜则寒，阴阳之气为邪所乘，邪正相干，阴阳交争，时止时发，则寒热往来也。

治小儿寒热往来，啼呼腹痛，宜服**赤芍药散**方：

赤芍药半两　寒水石半两　黄芩半两　当归半两，剉碎，微炒　甘草半两，炙微赤，剉　桂心一两

右件药捣粗罗为散，每服一钱，以水一小盏，入生地黄半分，煎至五分，去滓，不计时候温服，量儿大小加减服之。

治小儿寒热往来，乳食不下，四肢无力，心腹胀满，上焦痰壅，渐渐羸瘦，**柴胡散**方：

柴胡一两，去苗　人参半两，去芦头　赤芍药半两　桔梗半两，去芦头　鳖甲一两，涂醋炙令黄，去裙襕　诃梨勒皮半两　地骨皮半两　杏人半两，汤浸，去皮尖，双人，麸炒微黄　前胡半两，去芦头　陈橘皮半两，汤浸，去白瓤，焙　甘草半两，炙微赤，剉

右件药捣筛为散，每服一钱，以水一小盏，煎至五分，去滓，不计时候温服，量儿大小加减服之。

治小儿寒热往来，腹胀渐瘦，不能饮食，宜服**鳖甲散**方：

鳖甲一两，涂醋炙令黄，去裙襕　柴胡三分，去苗　赤茯苓半两　子芩半两　诃梨勒皮三分　槟榔三枚　赤芍药半两　陈橘皮三分，汤浸，去白瓤，焙　当归半两，剉，微炒　知母半两　川大黄半两，剉碎，微炒　甘草半两，炙微赤，剉

右件药捣粗罗为散，每服一钱，以水一小盏，入生姜少许，煎至五分，去滓，不计时候温服，量儿大小加减服之，以利为度。

治小儿寒热往来，头痛呕吐，及乳癖，**诃梨勒圆**方：

诃梨勒皮半两　木香半两　人参半两，去芦头　赤茯苓半两　桂心半两　柴胡三分，去苗　川大黄半两，剉碎，微炒　陈橘皮半两，汤浸，去白瓤，焙

右件药捣罗为末，炼蜜和圆如麻子大，每服以薄荷[1]、生姜汤下五圆，日三四服，更量儿大小以意加减。

治小儿寒热往来，四肢羸瘦，**鳖甲散**方：

鳖甲三分，涂醋炙微黄　淡竹茹一分　恒山一杏人许大　川大黄一分，剉碎，微炒

右件药捣粗罗为散，每服一钱，以水一小盏，入葱白二寸，同煎至五分，去滓，研入麝香一豆大，更煎一两沸温服，日三服，更量儿大小以意加减。

治小儿寒热往来，面色萎黄，**柴胡散**方：

柴胡半两，去苗　石膏一两　川大黄一分，剉碎，微炒　麻黄一分，去根节　秦艽一分，去苗　恒山一分

右件药捣粗罗为散，每服一钱，以水一小盏煎至五分，去滓温服，日三服，量儿大小以意加减。

治小儿寒热往来不休，不能乳食，**莽草汤浴方**：

莽草一两　丹参一两　菖蒲二两　蛇床子半两　雷圆一合　桂心半两

---

〔1〕荷：原脱。据《幼幼新书》卷17引《圣惠方》同方补。

右件药都剉，以水五升，煮至三升去滓，适寒温以浴儿，宜避风冷。

又方：

右取猪后脚悬蹄，烧灰细研，以乳汁调下半钱，日三服，随儿大小以意加减。

治小儿寒热结实诸方

夫小儿寒热结实者，此由风邪客于皮肤，而内有痰饮，渍于腑脏，使血气不和，阴阳交争则发热。而脏气本实，复为寒热所乘，则积气在内，使人胸胁心腹烦热而满，大便难，小便涩，是为寒热结实也。

治小儿寒热结实，或热攻冲心肺，气急，昼夜有汗，日渐消瘦，不吃乳食，**柴胡圆**方：

柴胡半两，去苗　赤茯苓一分　人参一分，去芦头　木香一分　桂心一分　川大黄半两，剉碎，微炒　枳壳一分，麸炒微黄，去瓤　甘草一分，炙微赤，剉　鳖甲半两，涂醋炙微黄，去裙襕

右件药捣罗为末，炼蜜和圆如麻子大，每服用温水下五圆，日二服，量儿大小加减服之。

治小儿憎寒壮热，发歇不定，腹中结实，不能乳食，**大黄圆**方：

川大黄半两，剉碎，微炒　柴胡半两，去苗　赤茯苓一分　人参一分，去芦头　木香一分　桂心一分　枳壳一分，麸炒微黄，去瓤　桃人一分，汤浸，去皮尖，双人，麸炒微黄　槟榔半两

右件药捣罗为末，炼蜜和圆如麻子大，每服以温水下五圆，日三服，量儿大小加减服之。

治小儿寒热结实，胁下妨闷，不欲乳食，**鳖甲散**方：

鳖甲半两，涂醋炙令黄，去裙襕　赤茯苓半两　川大黄一两，剉碎，微炒　枳壳半两，麸炒微黄，去瓤　川朴消一两

右件药捣粗罗为散，每服一钱，以水一小盏煎至五分，去滓放温，不计时候量儿大小分减温服。

治小儿宿食，痰癖寒热，腑脏结实，宜服**芒消圆**方：

川朴消半两　川大黄半两，剉碎，微炒　甘遂一分　半夏一分，汤洗七遍去滑　巴豆二七枚，去皮心膜，纸裹压去油　杏人二七枚，去皮尖，别研　代赭半两

右件药捣罗为末，与巴豆、杏人膏一处研匀，炼蜜和捣三二百杵，圆如菉豆大。五六岁儿，空腹以温水下一圆，以利为度。

治小儿腹有积滞，致生寒热，腑脏结实，心腹气胀，常多少力，**五灵脂圆**方：

五灵脂半两　陈橘皮三分，汤浸，去白瓤，焙　木香半两　川大黄一分，剉碎，微炒　巴豆霜一分

右件药捣罗为末，入巴豆霜同研令匀，用软饭和圆如黍米大，每服以粥饮下两圆。儿小即一圆。

治小儿寒热往来羸瘦诸方

夫小儿风邪客于皮肤，痰饮渍于脏腑，使血气不和，阴阳交争，故发寒热往来也。胃气挟热，热则消谷，谷消则引食饮。阴阳气血不和，不能充养身体，故寒热虽能食，不生肌肉也。

治小儿寒热往来，不欲乳食，羸瘦，心腹胀，**五味子散**方：

五味子一分　甘草半分，炙微赤，剉　当归一分，剉碎，微炒　人参一分，去芦头　白术一分　麦门冬半两，去心，焙　赤茯苓一分　桔梗一分，去芦头　前胡一分，去芦头　黄芩一分

右件药捣粗罗为散，每服一钱，以水一小盏煎至五分，去滓温服，日三四服，更量儿大小以意加减。

治小儿寒热往来，食少羸瘦，**人参散**方：

人参半两，去芦头　诃梨勒皮三分　黄耆半两，剉　柴胡半两，去苗　白茯苓半两　白术一分　鳖甲半两，涂醋炙令黄，去裙襕　桃人一分，汤浸，去皮尖，双人，麸炒微黄　木香半两　甘草一分，炙微赤，剉

右件药捣细罗为散，不计时候以粥饮调下半钱，量儿大小加减服之。

治小儿胁下有气，腹痛，喘逆，气息难为，往来寒热，羸瘦不食，**马通粟圆**方：

马通内粟三分　细辛三分　紫菀三分，洗去苗土　五味子一分　杏人三分，汤浸，去皮尖，双人，麸炒微黄　石膏一分　秦艽一分，去苗　白茯苓一分　半夏一分，汤洗七遍去滑

右件药捣罗为末，炼蜜和圆如麻子大，每服以粥饮下五圆，日三服，量儿大小以意加减。

治小儿往来寒热，多汗心烦，小便赤黄，不欲乳食，四肢羸瘦，**黄耆圆**方：

黄耆一分，剉　麦门冬一分，去心，焙　柴胡半两，去苗　赤茯苓一分　白术一分　子芩一分　鳖甲半两，涂醋炙令黄，去裙襕　甘草一分，炙微赤，剉

右件药捣罗为末，炼蜜和圆如菉豆大，每服以粥饮下五圆，日三四服，量儿大小加减服之。

治小儿乳食不节，伤于脾胃，致往来寒热，时复呕吐，不欲乳食，渐至羸瘦，宜服**槟榔圆**方：

槟榔一分　丁香一分　川大黄半两，剉碎，微炒　陈橘皮半两，汤浸，去白瓤，焙　桂心一分　诃梨勒皮半两　人参一分，去芦头

右件药捣罗为末，炼蜜和圆如菉豆大，不计时候以薄荷[1]生姜汤研下五圆，看儿大小，加减服之。

治小儿痰实诸方

夫小儿痰实，由水饮停积在胸膈间，结聚为痰也。小儿饮乳，因冷热不调，停积胸膈之间，亦结聚成痰，多则令儿饮乳不下，吐涎沫，而微壮热也。痰实，壮热不止者，则发惊痫也。

治小儿痰实壮热，心胸壅闷，不欲乳食，**前胡散**方：

前胡半两，去芦头　枳壳一分，麸炒微黄，去瓤　赤茯苓一分　川大黄一分，剉碎，微炒　甘草一分，炙微赤，剉

右件药捣粗罗为散，每服一钱，以水一小盏煎至五分，去滓温服，日三四服，更量儿大小加减服之。

治小儿痰气结实，烦壅，**半夏散**方：

半夏一分，汤洗七遍去滑　前胡半两，去芦头　川大黄一分，剉碎，微炒　甘草一分，炙微赤，剉　川朴消一两

右件药捣粗罗为散，每服一钱，以水一小盏，入生姜少许，煎至五分，去滓，温温日三四服，量儿大小以意加减。

治小儿痰壅结实，时欲呕吐，**陈橘皮散**方：

〔1〕荷：原脱。据《幼幼新书》卷17引《圣惠方》同方补。

陈橘皮半两，汤浸，去白瓤，焙　川升麻一分　桑根白皮半两，剉　麦门冬半两，去心，焙　前胡一分，去芦头　川大黄一分，剉碎，微炒

右件药捣粗罗为散，每服一钱，以水一小盏，煎至五分，去滓，不计时候温服，更量儿大小以意加减。

治小儿五六岁痰实不散，宜服此方：

前胡一分，去芦头　川大黄一分，剉碎，微炒　枳壳一分，麸炒微黄，去瓤　甘草一分，炙　川朴消一两

右件药捣粗罗为散，每服一钱，以水一中盏，入生姜莲子大，煎至六分，去滓，量儿大小，分减温服。

治小儿痰实壅闷，时复呕，不欲乳食，**赤茯苓散**方：

赤茯苓半两　甘草一分，炙微赤，剉　陈橘皮一分，汤浸，去白瓤，焙　川朴消半两　旋覆花一分

右件药捣粗罗为散，每服二钱，以水一小盏，入生姜如莲子大，煎至五分，去滓，量儿大小，分减温服。

治小儿痰实，心胸不利，多欲呕吐，**前胡散**方：

前胡半两，去芦头　贝母一分，煨令黄　白术一分　桑根白皮一分，剉　人参一分，去芦头　陈橘皮半分，汤浸，去白瓤，焙

右件药捣粗罗为散，每服一钱，以水一小盏，煎至五分，去滓，不计时候温服，量儿大小加减服之。

治小儿痰实，往来寒热，不欲饮食，肌体羸瘦，**芒消圆**方：

川芒消半两　川大黄半两，剉碎，微炒　半夏一分，汤洗七遍去滑　代赭半两　甘遂一分，微炒　杏人十粒，汤浸，去皮尖，双人，麸炒微黄

右件药捣罗为末，炼蜜和圆如菉豆大，空心以温水下两圆，量儿大小加减服之。

治小儿疟疾诸方

夫小儿疟病者，是夏伤于暑，热客于皮肤，至秋复为风邪所折，阴阳交争，故发寒热而成疟也。凡发欲解则有汗出，汗出多则津液减耗。又热乘于脏，则生虚燥[1]。其疟差之后，腑脏未得复，故内犹有热，故渴而引饮也。若引饮不止，小便涩者，则变成饮癖也。

治小儿七八岁患疟，发歇寒热，心烦或渴，**干漆散**方：

干漆一分，捣碎，炒令烟出　川大黄一分，剉碎，微炒　恒山半两　石膏一两，研　甘草半两，炙微赤，剉

右件药捣粗罗为散，每服一钱，以水一小盏，入小麦三十粒，煎至五分，去滓放温，发前服之，量儿大小以意加减。

治小儿疟发后，肚胀，兼头面浮肿，宜服**防葵散**方：

防葵半两　柴胡半两，去苗　川大黄半两，剉碎，微炒　桑根白皮半两，剉　甘草一分，炙微赤，剉

右件药捣粗罗为散，每服一钱，以水一小盏煎至五分，去滓温服，日三服，量儿大小加减服之。

治小儿热瘴气为疟，**犀角散**方：

犀角屑半两　鳖甲一两，涂醋炙令黄，去裙襕　柴胡三分，去苗　知母半两　甘草半两，炙微赤，剉　川

〔1〕 燥：原作“躁”。《类聚》卷245所引同。据下文“内犹有热，故渴而引饮”，“燥”字义长，故改。

大黄半两，剉碎，微炒　恒山三分

右件药捣粗罗为散，每服一钱，以水一小盏煎至五分，去滓温服，日三四服，量儿大小以意加减。

治小儿痰热发疟，**知母散**方：

知母一两　鳖甲一两，涂醋炙令黄，去裙襕　牡蛎粉半两　恒山半两

右件药捣细罗为散，每服以粥饮调下半钱，日二服，量儿大小以意加减。

治小儿痰癖，疟发无时，**牡蛎散**方：

牡蛎粉半两　知母一分　恒山半两　乌梅肉半两，微炒　人参半两，去芦头　鳖甲三分，涂醋炙微黄，去裙襕　川升麻一分　甘草一分　豉心一分　桃人一分，汤浸，去皮尖，双人，麸炒微黄

右件药捣细罗为散，每服以温酒调下半钱，日二服，量儿大小以意加减。

治小儿疟疾，发后烦热，**升麻散**方：

川升麻一分　恒山一分　蜀漆一分　川大黄一分，剉碎，微炒　葳蕤一分　黄芩一分　桂心一分　川芒消半两

右件药捣粗罗为散，每服一钱，以水一小盏煎至五分，去滓温服，以吐利为度，量儿大小以意加减。

治小儿疟疾，发歇寒热，小便赤黄，宜服**桃人散**方：

桃人三分，汤浸，去皮尖，双人，麸炒微黄　知母半两　鳖甲三分，涂醋炙微黄，去裙襕　赤茯苓三分　川升麻半两　黄芩半两　甘草一分，炙微赤，剉

右件药捣粗罗为散，每服一钱，以水一小盏煎至五分，去滓温服，日三四服，量儿大小以意加减。

治小儿疟疾，痰壅烦闷，**恒山散**方：

恒山半两　川大黄半两　桂心一分　甘草半两，炙微赤，剉

右件药捣粗罗为散，每服一钱，以水一小盏，煎至五分，去滓，未发前温服，得吐利为度，如未吐利再服，量儿大小以意加减服。

治小儿疟，胸膈间痰涎，发歇寒热，宜服**松萝散**吐方：

松萝三分　恒山一两　甘草三分，炙微赤，剉

右件药捣粗罗为散，每服一钱，以水一小盏煎至五分，去滓温服，量儿大小以意加减，以吐为效，不吐更服。

治小儿疟，发作不定，多渴心烦，**乌梅散**方：

乌梅肉半两，微炒　恒山一两　甘草三分，炙微赤，剉

右件药捣粗罗为散，每服一钱，以水一小盏，入淡竹叶七片，小麦三十粒，同煎至五分，去滓温服，量儿大小，加减与服。

治小儿疟，寒热发歇不定，**黄丹圆**方：

黄丹半两，微炒　人参半两，去芦头　鳖甲半两，涂醋炙令黄，去裙襕　恒山半两

右件药捣罗为末，炼蜜和圆如菉豆大，每服未发前以冷水下一圆，三岁已上即可三圆。

治小儿疟，累发不定，**砒霜圆**方：

砒霜一分，醋熬三遍，细研　朱砂一分，细研　巴豆七枚，去皮心研，纸裹压去油　母丁香四枚　相思子七枚　阿魏半钱，面裹煨，面熟为度　恒山一钱

右件药捣罗为末，入研了药令匀，炼蜜和圆如黍米大，每于未发前以冷水下一圆，每一岁

加一圆。

治小儿痁疾，烦热，**牛黄圆**方：

牛黄一分　杏人一分，汤浸，去皮尖，双人，麸炒微黄

右件药同研如膏，炼蜜和圆如麻子大，每服以温水下三圆，日三服，量儿大小加减服之。

治小儿痁疾，**必效大蒜圆**方：

独颗蒜一枚，去心　巴豆一枚，去皮心

右件药取巴豆内蒜中，用湿纸裹煨令熟，捣如膏，圆如麻子大，每服以醋汤下一圆，以吐利为度，更量儿大小加减服之。五月五日修合更佳。

治小儿痁疾，**恒山圆**方：

恒山一两，末　白蜡半两　鸡子一枚

右件药敲鸡子去黄用清，与恒山末拌和令匀，于瓷碗中熔蜡，都拌和，以绵幕碗口，坐甑中蒸三遍，取出圆如麻子大，每服以粥饮下五圆，当吐即差，量儿大小加减服之。

治小儿久疟不断，胸胁下痞坚，**蜀漆圆**方：

蜀漆一分　杏人一分，汤浸，去皮尖，双人，麸炒微黄　黄连一分，去须　桂心一分　甜葶苈一分，隔纸炒令紫色　川芒消半两　川大黄半两，剉碎，微炒

右件药捣罗为末，炼蜜和圆如麻子大，每服以粥饮下五圆，日三服，量儿大小以意加减。

治小儿痁疾，发歇寒热，体颤，**黄丹圆**方：

黄丹半两，微炒　恒山末半两　虎睛一只，酒浸，炙令黄

右件药同研令细，炼蜜和圆如梧桐子大，每未发前以温水下二圆，五岁已下可服一圆。

治小儿痁疾，发时壮热憎寒，面色青黄，饮食不下，**恒山圆**方：

恒山半两　川大黄半两，剉碎，微炒　甘草半两，炙微赤，剉　麝香半钱，细研

右件药捣罗为末，研入麝香令匀，炼蜜和圆如梧桐子大，每临发前以暖水下二圆，三岁已下即服一圆。

又方：

蛇蜕皮烧灰细研为散，于未发前以冷水调下一字，三岁已上即服半钱。

又方：

鳖甲一两

右烧灰细研为散，于未发前以温酒调下半钱，三岁已下即服一字。

治小儿冷热不调诸方

夫小儿冷热不调者，盖为乳食乖度，寒温失节。或阴阳相胜，气血不调，致令冷归下焦，热冲上膈。若风冷入于肠胃，则泻痢不定，或腹中气满，或时呕逆，不能乳哺，故谓之冷热不调也。

治小儿冷热不调，胃气壅滞，少思饮食，**木香散**方：

木香一分　大腹皮一分，剉　人参一分，去芦头　赤茯苓一分　青橘皮一分，汤浸，去白瓤，焙　诃梨勒皮一分　桂心一分　前胡一分，去芦头　半夏一分，汤洗七遍去滑　丁香一分　甘草一分，炙微黄，剉

右件药捣粗罗为散，每服一钱，以水一小盏，入生姜半枣大，煎至五分，去滓放温，量儿大小以意加减服之。

治小儿冷热不调，可思饮食，食即不消，**赤芍药圆**方：

赤芍药三分　桂心一分　柴胡半两，去苗　鳖甲一两，涂醋炙令黄，去裙襕　川大黄三分，剉研，微炒　赤茯苓半两

右件药捣罗为末，炼蜜和圆如梧桐子大，二岁已上粥饮化破三圆服，日三服，如四岁已上至七岁服七圆，以粥饮下。

治小儿冷热不调，腹内疼痛，发歇不定，**白术散**方：

白术半两　当归半两，剉碎，微炒　芎䓖半两　干姜一分，炮裂，剉　青橘皮一分，汤浸，去白瓤，焙　甘草一分，炙微赤，剉

右件药捣粗罗为散，每服一钱，以水一小盏，煎至五分，去滓，不计时候量儿大小加减服之。

治小儿冷热不调，腹痛下痢，**香连散**方：

木香一分　黄连半两，去须　当归一分，剉碎，微炒　干姜一分，炮裂，剉　阿胶半两，捣碎，炒令黄燥

右件药捣细罗为散，每服以粥饮调下半钱，量儿大小，加减频服。

治小儿冷热不调，大便或壅或通，不欲乳食，**诃梨勒散**方：

诃梨勒皮半两　人参一分，去芦头　槟榔一分　木香一分　川大黄半两，剉碎，微炒　桂心一分　芎䓖一分

右件药捣粗罗为散，每服一钱，以水一小盏，入生姜少许，煎至五分，去滓，不计时候量儿大小加减温服。

治小儿冷热不调，大便青黄，心腹多痛，不欲乳食，**当归圆**方：

当归三分，剉碎，微炒　人参三分，去芦头　白芍药三分　芎䓖三分　甘草半两，炙微赤，剉　白术半两

右件药捣罗为末，以面糊和圆如麻子大，每服以粥饮下五圆，日三服。三岁已上加圆数服之。

治小儿冷热不调，腹痛不可忍，或时寒热，下痢脓[1]血，**木香散**方：

木香一分　芎䓖半两　当归半两，剉碎，微炒　桔梗半两，去芦头　黄芩半两

右件药捣罗为末，炼蜜和圆如梧桐子大，不计时候以温生姜汤研破二圆服之，量儿大小以意加减。

治小儿四五岁，腹内冷热不调，不能食饮，**调气散**方：

白术三分　人参三分，去芦头　甘草三分，炙微赤，剉　厚朴一两，去粗皮，涂生姜汁炙令香熟

右件药捣粗罗为散，每服一钱，以水一盏，入生姜少许，煎至五分，去滓放温，量儿大小分减服之。

治小儿冷热不调，或时下痢，腹痛，不能饮食，**犀角散**方：

犀角屑半两　桂心半两　甘草半两，炙微赤，剉　当归半两，剉碎，微炒　黄连半两，去须　陈橘皮半两，汤浸，去白瓤，焙　人参半两，去芦头　干姜半两，炮裂，剉

右件药捣粗罗为散，每服一钱，以水一小盏，煎至五分，去滓，放温服之。日三服，量儿大小以意加减。

---

〔1〕脓：原误作“浓”，据《类聚》卷262引同方改。

治小儿冷热不调，腹[1]胃滞结，壮热作时，两肋刺痛，**赤茯苓圆**方：

赤茯苓三分 当归一分，剉，微炒 芎䓖一分 川大黄三分，剉碎，微炒 鳖甲三分，涂醋炙令黄，去裙襴

右件药捣罗为末，炼蜜和圆如菉豆大，每服以粥饮下五圆，日三服，量儿大小以意加减。

治小儿胸中有寒诸方

夫小儿三焦不调，则寒气独留，上膈不通，则令儿乳哺不得消下，噫气酸臭，胸膈痞满，甚则气息喘急也。

治小儿胸膈有寒，或时嗽逆，不欲乳食，**诃梨勒散**方：

诃梨勒一两，煨，用皮 白术半两 五味子半两 麦门冬半两，去心，焙 白茯苓半两 甘草半两，炙微赤，剉 人参半两，去芦头 细辛一两 陈橘皮半两，汤浸，去白瓤，焙

右件药捣粗罗为散，每服一钱，以水一小盏，煎至五分，去滓，不计时候温服，更量儿大小加减服之。

治小儿胸中有寒，多吐清水，不能乳食，**人参散**方：

人参半两，去芦头 厚朴半两，刮去皴皮，涂生姜汁炙令香熟 陈橘皮半两，汤浸，去白瓤，焙 当归一分，剉碎，微焙 丁香一分 白术半两

右件药捣粗罗为散，每服一钱，以水一小盏，入生姜少许，同煎至五分，去滓，不计时候温服，量儿大小以意增减。

治小儿胸中有寒，乳哺不消，腹中痞满，气逆不能乳食，**肉豆蔻散**方：

肉豆蔻一分，去壳 人参二分，去芦头 藿香一分 白茯苓一分 厚朴半两，刮去皴皮，涂生姜汁炙令香熟 白术一分 干姜半两，炮裂，剉 诃梨勒半两，煨，用皮 木香一分 甘草一分，炙微赤，剉

右件药捣粗罗为散，每服一钱，以水一小盏煎至五分，去滓温服，日三服，量儿大小加减服之。

治小儿胸中有寒，气逆呕吐，**温膈散**方：

人参一分，去芦头 诃梨勒半两，煨，用皮 丁香一分 草豆蔻一分，去皮 甘草一分，炙微赤，剉 陈橘皮一分，汤浸，去白瓤，焙

右件药捣粗罗为散，每服一钱，以水一小盏，煎至五分，去滓，不计时候温服，更量儿大小加减服之。

治小儿胸中寒气积滞，气逆，不下乳食，**草豆蔻散**方：

草豆蔻三枚，去皮 槟榔一分 诃梨勒半两，煨，用皮 人参一分，去芦头 前胡一分，去芦头 甘草半分，炙微赤，剉

右件药捣粗罗为散，每服一钱，以水一小盏，煎至五分，去滓，不计时候温服，更量儿大小以意加减。

治小儿胸中寒气结塞不通，时欲呕吐，**前胡散**方：

前胡一分，去芦头 白术一分 人参一分，去芦头 陈橘皮一分，汤浸，去白瓤，焙 高良姜一分，剉 藿香一分 甘草半分，炙微赤，剉 厚朴一分，去皴皮，涂生姜汁炙令香熟

---

〔1〕 腹：《普济方》卷 386、《类聚》卷 262 引同方均作“腹”。《幼幼新书》卷 21 引同方作“肠”。皆可通。

右件药捣粗罗为散，每服一钱，以水一小盏，煎至五分，去滓，不计时候温服，更量儿大小以意加减。

治小儿脾胃气不和不能饮食诸方

夫脾者，脏也；胃者，腑也。脾胃二气，合为表里。胃受谷而脾磨之，二气平调，则谷化而能食。若虚实不等，水谷不消，故令腹胀，或泄利不能饮食，所以谓之脾胃气不和，不能饮食也。

治小儿脾胃气不和，腹胁妨闷，不能饮食，四肢羸弱，**人参散**方：

人参一分，去芦头　丁香一分　陈橘皮半两，汤浸，去白瓤，焙　黄耆一分，剉　甘草一分，炙微赤，剉　诃梨勒皮半两

右件药捣粗罗为散，每服一钱，以水一小盏，入生姜少许，枣一枚，煎至五分，去滓，不计时候温服，量儿大小以意加减。

治小儿脾胃气不和，见食欲呕，心胸壅闷，**前胡散**方：

前胡三分，去芦头　赤茯苓半两　桂心一分　人参半两，去芦头　白术半两　枇杷叶半两，拭去毛，炙微黄　芦根三分，剉　厚朴半两，去粗皮，涂生姜汁炙令香熟　甘草半两，炙微赤，剉

右件药捣粗罗为散，每服一钱，以水一小盏，入生姜少许，煎至五分，去滓，不计时候看儿大小，分减温服。

治小儿冷伤脾胃，气不和，心腹痛，不欲饮食，**高良姜散**方：

高良姜一分，剉　陈橘皮一分，汤浸，去白瓤，焙　人参半两，去芦头　草豆蔻一分，去皮　当归一分，剉碎，微炒　桂心一分

右件药捣粗罗为散，每服一钱，以水一小盏，煎至五分，去滓，不计时候看儿大小，分减温服。

治小儿脾胃气不和，憎寒壮热，不纳乳食，**白豆蔻散**方：

白豆蔻一分，去皮　黄耆半两，剉　甘草一分，炙微赤，剉　陈橘皮一分，汤浸，去白瓤，焙　干木瓜半两　芎䓖一分　人参半两，去芦头　枇杷叶一分，拭去毛，炙微黄

右件药捣粗罗为散，每服一钱，以水一小盏，入生姜少许，枣一枚，煎至五分，去滓，不计时候量儿大小分减温服。

治小儿脾胃气不和，时时腹胁虚胀，不欲乳食，**诃梨勒**〔1〕**散**方：

诃梨勒皮一分　京三棱半两，微煨，剉　人参半两，去芦头　陈橘皮半两，汤浸，去白瓤，焙　厚朴半两，去粗皮，涂生姜汁炙令香熟　干姜一分，炮裂，剉　桂心一分　甘草一分，炙微赤，剉

右件药捣细罗为散，不计时候以温枣汤调下半钱，量儿大小以意加减。

治小儿脾气不和，食少无力，**温脾散**方：

人参二分，去芦头　白术半两　诃梨勒皮三分　木香半两　黄耆半两，剉　白茯苓半两　藿香半两　陈橘皮半两，汤浸，去白瓤，焙　桔梗半两，去芦头　甘草一分，炙微赤，剉

右件药捣粗罗为散，每服一钱，以水一小盏，入生姜少许，枣一枚，煎至五分，去滓，不计时候量儿大小，增减温服。

---

〔1〕勒：原脱。据《类聚》卷243引同方补。

治小儿脾胃久虚，吃食减少，四肢羸瘦，**五香煎**方：

丁香一两　沉香一两　麝香一钱，细研入　木香一两　藿香一两　白术一两　诃梨勒皮半两　陈橘皮一两，汤浸，去白瓤，焙　白茯苓一两　甘草半两，炙微赤，剉　黄耆一两，剉

右件药捣筛为散，以水五升，慢火煎至一升，以布绞取汁，却入锅内，入麝香，蜜三合，生姜汁半合，枣肉二十枚，慢火熬成煎，每服以粥饮调下半茶匙，量儿大小以意加减。

治小儿呕吐不止诸方

夫小儿呕吐者，由儿啼未定，气息未调，乳母忽遽以乳饮之，其气尚逆，乳不得下，停滞胸膈，则气满急，令儿呕吐。又乳母失将息，冷气入乳，其乳变坏，不捏除之，乃便以饮儿，冷乳入腹，与胃气相逆，则腹胀痛，气喘，亦令呕吐。又解脱换衣，及洗浴露儿身体，不避风冷，风冷客于皮肤腠理，搏于血气，则入于胃，亦腹胀痛而呕吐也。凡如此风冷变坏之邪，非直令呕吐，皆肠虚入于大肠，则为痢也。

治小儿呕吐不止，心神烦闷，恶闻食气，**人参散**方：

人参一分，去芦头　丁香一分　菖蒲一分

右件药捣细罗为散，每服一钱，以水一小盏，入生姜少许，煎至五分，去滓放温，量儿大小以意加减，渐渐与服。

治小儿呕吐，心胸烦热，**麦门冬散**方：

麦门冬半两，去心，焙　厚朴半两，去粗皮，涂生姜汁炙令香熟　人参半两，去芦头

右件药捣粗罗为散，每服一钱，以水一中盏，入生姜少许，枣一枚，粟米五十粒，煎至四分，去滓放温，量儿大小，渐渐与服。

治小儿腹胁虚胀，呕吐，不纳饮食，**温中散**方：

丁香一分　诃梨勒皮半两　草豆蔻三枚，去壳　陈橘皮三分，汤浸，去白瓤，焙　桂心一分　人参半两，去芦头

右件药捣细罗为散，每服以粥饮调下半钱，量儿大小以意加减。

治小儿呕吐烦渴，**葛根散**方：

葛根半两，剉　人参半两，去芦头　白术半两　半夏一分，汤洗七遍去滑　陈橘皮半两，汤浸，去白瓤，焙　桑根白皮半两，剉

右件药捣粗罗为散，每服一钱，以水一小盏，入生姜半枣大，煎至五分，去滓放温，量儿大小，渐渐与服。

治小儿呕吐不定，**丁香散**方：

丁香一分　麝香半分，细研　人参一分，去芦头　白茯苓一分　木香一分　葛根一分，剉　枇杷叶一分，拭去毛，炙微黄　甘草一分，炙微赤，剉

右件药捣细罗为散，入麝香同研令匀，不计时候以生姜汤调下半钱，量儿大小以意加减。

又方：

藿香半两　丁香半两　代赭半两　甘草半两，炙微赤，剉

右件药捣细罗为散，不计时候以温水调下半钱，量儿大小以意加减。

治小儿呕吐心烦，不纳乳食，**丁香散**方：

丁香一分　人参一分，去芦头　茅根半两，剉　麦门冬半两，去心，焙　陈橘皮二分，汤浸，去白瓤，焙

甘草一分，炙微赤，剉

右件药捣粗罗为散，每服一钱，以水一小盏，煎至五分，去滓，稍热频服，量儿大小以意加减。

治小儿呕吐不止，心神烦热，**麦门冬散**方：

麦门冬半两，去心，焙　淡竹茹半两　甘草一分，炙微赤，剉　人参一分，去芦头　陈橘皮一分，汤浸，去白瓤，焙　茅根一分，剉

右件药捣粗罗为散，每服一钱，以水一小盏，入生姜少许，煎至五分，去滓，稍热频服，量儿大小以意加减。

治小儿脾胃气逆，呕吐不止，**肉豆蔻圆**方：

肉豆蔻一分，去壳　人参半两，去芦头　木香一分　诃梨勒皮一分　麝香一分，细研　朱砂一分，细研

右件药捣罗为末，都研令匀，用面糊和圆如麻子大，三四岁儿，不计时候以粥饮下三圆，量儿大小以意加减。

治小儿呕吐喘促，**菖蒲圆**方：

菖蒲半两　人参半两，去芦头　赤茯苓半两

右件药捣罗为末，炼蜜和圆如菉豆大，不计时候以生姜汤研下三圆，更随儿大小加减服之。

治小儿哕诸方

夫小儿哕者，由哺乳冷，冷气入胃，与胃气相逆，冷折胃气不通，故令哕也。

治小儿哕不止，**丁香散**方：

丁香二分　藿香一分　人参半两，去芦头　花桑叶一两，微炙　白茅根一分，剉

右件药捣粗罗为散，三四岁儿每服一钱，以水一小盏，入生姜少许，煎至五分，去滓，不计时候带热服之，更量儿大小以意加减。

治小儿哕逆不止，心神烦乱，**人参散**方：

人参半两，去芦头　白术半两　白茯苓半两　甘草一分，炙微赤，剉　藿香一分

右件药捣粗罗为散，每服一钱，以水一小盏，煎至五分，去滓，不计时候稍热服之，量儿大小以意分减。

治小儿哕，不纳乳食，**草豆蔻散**方：

草豆蔻三枚，去皮　甘草一分，炙微赤，剉　人参半两，去芦头

右件药捣粗罗为散，每服一钱，以水一小盏，煎至五分，去滓，不计时候温服，量儿大小以意增减。

治小儿多哕，心胸烦闷，**麦门冬散**方：

麦门冬一两，去心，焙　甘草一分，炙微赤，剉　人参半两，去芦头　陈橘皮半两，汤浸，去白瓤，焙　厚朴半两，去粗皮，涂生姜汁炙令香熟

右件药捣粗罗为散，三四岁儿每服一钱，以水一小盏，煎至四分，去滓，稍热频服，量儿大小以意加减。

治小儿哕，乳母服，**人参散**方：

人参三分，去芦头　陈橘皮一两，汤浸，去白瓤，焙

右件药捣粗罗为散，每服三钱，以水一中盏，入生姜半分，煎至六分，去滓热服，至夜三四服。乳母服讫，即乳儿甚效。

治小儿烦热啰方：

牛乳二合　生姜汁一合

右件药于银器中，以慢火煎五六沸，一岁儿饮半合，量儿大小加减服之。

又方：

羊乳五合

右以慢火于银器中煎三两沸，量儿大小以意时时服之。

治小儿霍乱诸方

夫小儿霍乱者，由阴阳清浊二气相干，谓之气乱，气乱于肠胃之间，为霍乱也。小儿肠胃软弱，因解脱逢风冷，乳哺不消，而变吐利也。或乳母触冒风寒，食饮生冷物等，冷气流入于乳，儿若饮之，亦成霍乱吐利。此皆是触犯腑脏，使清浊之气相干之所致也。挟风而若实者，则身发热，头痛体疼，而复吐利。凡小儿霍乱，皆须暂断其乳，亦以药与乳母服食，令血气调通，乳汁温和也。若小儿吐利不止，血气变乱，即发惊痫也。

治小儿霍乱，吐逆不止，**人参散**方：

人参半两，去芦头　白术一分　藿香半两　葛根半两，剉　厚朴一分，去粗皮，涂生姜汁炙令香熟　甘草一分，炙微赤，剉

右件药捣粗罗为散，每服一钱，以水一小盏，煎至五分，去滓，不计时候量儿大小分减温服。

治小儿霍乱后，吐泻不止，烦闷，**半夏散**方：

半夏半两，汤洗七遍去滑　黄连半两，去须　黄芩一分　干姜半两，炮裂，剉　陈橘皮半两，汤洗，去白瓤，焙　人参半两，去芦头　当归半两，剉，微炒　甘草一分，炙微赤，剉

右件药捣粗罗为散，每服一钱，以水一小盏，煎至五分，去滓，不计时候量儿大小分减温服。

治小儿霍乱不止，和胃气，定吐泻，立效方：

胡椒七枚，拍研　人参半两，去芦头　陈橘皮一分，汤浸，去白瓤，培　红粳米四十九粒　枣三枚　生姜半两

右件药都细剉和匀，分作七服，每服以水一小盏，煎至五分，去滓，不计时候量儿大小分减温服。

治小儿霍乱，吐泻不定，**丁香散**方：

丁香半分　藿香半两　人参半两，去芦头　桑黄半两　木香半分　甘草半分，炙微赤，剉　葛根半分，剉　枇杷叶半分，拭去毛，炙微黄

右件药捣细罗为散，不计时候以麝香汤调半钱，量儿大小以意加减服之。

治小儿霍乱吐泻，心烦闷，**丁香圆**方：

丁香一分　地黄花一分　桑叶一分　朱砂一分，细研　甘草半两，炙微赤，剉

右件药捣罗为末，研入朱砂令匀，炼蜜和圆如黍米大，每服以生姜温汤下二圆。三岁已

上以意计之。

治小儿霍乱，吐泻不止，心神烦渴，方：

人参半两，去芦头　麦门冬一分，去心，焙　陈橘皮半两，汤浸，去白瓤，焙　诃梨勒皮一分　丁香一分　桂心一分

右件药捣粗罗为散，每服一钱，以水一小盏，煎至五分，去滓，不计时候温服，量儿大小以意增减。

治小儿霍乱，吐泻不止，食饮不下，**肉豆蔻散**方：

肉豆蔻一枚，去壳　丁香半分　桂心半两　人参半两，去芦头　白茯苓半两　枇杷叶半分，拭去毛，炙微黄　黄耆半分，剉　陈橘皮一分，汤浸，去白瓤，焙　甘草半两，炙微赤，剉

右件药捣细罗为散，一岁儿每服以温水调下半钱，量儿大小以意加减。

又方：

人参半两，去芦头　芦根半两，剉　藊豆苗三分　仓粳米半分，微炒

右件药捣粗罗为散，每服一钱，以水一小盏，煎至五分，去滓，不计时候看儿大小以意加减温服。

又方：

干桑叶半两　藿香半两

右件药捣细罗为散，不计时候以粥饮调下半钱，量儿大小以意增减。

又方：

肉豆蔻一分，去壳　藿香一分　甘草一分，炙微赤，剉

右件药捣粗罗为散，每服一钱，以水一小盏，煎至五分，去滓，不计时候量儿大小分减温服。

治小儿霍乱，吐泻不止，**龙骨散**方：

龙骨末一分　草豆蔻末半两　烂蘧蒢末半分

右件药都研令匀，以奶汁三合，煎至二合去滓，别入牛黄、麝香、兔毛灰各一字，生姜汁少许调令匀，分为三服，如人行五里一服。

治小儿霍乱，吐泻不止，腹痛，**肉豆蔻散**方：

肉豆蔻一分，去壳　桂心一分　人参半两，去芦头　甘草半两，炙微赤，剉

右件药捣粗罗为散，每服一钱，以水一小盏，入生姜少许，煎至五分，去滓，不计时候量儿大小分减温服。

治小儿霍乱吐泻不止，心胸烦闷，**菖蒲散**方：

菖蒲一分　肉豆蔻一分，去壳　人参一分，去芦头　白茯苓一分

右件药捣细罗为散，不计时候以温生姜汤调下半钱，量儿大小以意加减。

治小儿霍乱，吐泻不定，**人参散**方：

人参二分，去芦头　黄连二分，去须　陈橘皮三分，汤浸，去白瓤，焙

厚朴三分，去粗皮，涂生姜汁炙令香熟

右件药捣细罗为散，每服以陈粟米粥饮调下半钱。三岁已上加药服之。

又方：

甘草半两，炙微赤，剉　干姜一分，炮裂，剉　肉豆蔻一分，去壳

右件药捣细罗为散，每服以冷水调下一字。二岁已上加药服之。

又方：

人参一分，去芦头　丁香半两

右件药捣碎，以奶汁三合煎五七沸，去滓，放温，量儿大小分减渐渐服之。

又方：

丁香末一钱　消梨一枚，绞汁　奶汁一合

右件药相和令匀，少少与儿服之。

又方：

桑虫一枚，炙焦黄细研，以奶汁调灌之。

又方：

蠮螉窠微炙

右捣罗为末，以奶汁调一字服之。

治小儿霍乱，不下乳食，**麦门冬散**方：

麦门冬一两，去心，焙　厚朴半两，去粗皮，涂生姜汁炙令香熟　白茯苓一分　人参一分，去芦头　陈橘皮一分，汤浸，去白瓤，焙　茅香半两　干木瓜一分

右件药捣粗罗为散，每服一钱，以水一小盏，入生姜少许，煎至五分，去滓，不计时候量儿大小分减温服。

治小儿霍乱，不欲乳食，**丁香散**方：

丁香一分　人参半两，去芦头

右件药捣粗罗为散，每服一钱，以水一小盏，煎至五分，去滓，不计时候量儿大小分减温服。

治小儿霍乱不止，**肉豆蔻散**方：

肉豆蔻一分，去壳　藿香半两

右件药捣粗罗为散，每服一钱，以水一小盏，煎至五分，去滓，不计时候量儿大小分减温服。

治小儿霍乱，但利不吐方：

乌牛粪半两，烧灰　人参三分，去芦头　生姜半分，切

右件药用甜淡浆水一大盏，煎至五分，去滓，不计时候量儿大小分减温服。

治小儿霍乱，渴不止，**白茯苓散**方：

白茯苓一两　乌梅肉一分，微炒　干木瓜半两

右件药捣粗罗为散，每服一钱，以水一小盏，煎至五分，去滓，令温，时时与服，随儿大小以意加减。

又方：

芦根一两，剉　糯米半合

右件药以水一大盏，煮取五分，去滓，入蜜半合，更煎一两沸，随儿大小以意增减温服。

又方：

芦箨　藊豆藤各半两　人参一两，去芦头

右件药细剉，分为六服，每服以水一小盏，煎至五分，去滓，不计时候量儿大小分减稍热服。

治小儿霍乱不止，**蘧蒢散**方：

故蘧蒢篨半两　盐一字　牛黄一黑豆大，细研　乳汁一合

右件药将乳汁煎二味三两沸去滓，调入牛黄服之，立差。

治小儿霍乱吐泻，面色青，四肢冷，虚汗出，**丁香圆**方：

丁香一分　藿香一分　人参半两，去芦头

右件药捣罗为末，炼蜜和圆如麻子大，不计时候以粥饮研下五圆，量儿大小以意增减。

又方：

香葇一分　生姜如半枣大，切碎　薄荷心半分

右件药以水一小盏，煎至五分，去滓，量儿大小分减稍热频服。

治小儿霍乱心腹痛诸方

夫小儿冷热不调，乳哺不节，使阴阳清浊之气相干，而变乱于肠胃之间，则成霍乱也。而心腹痛者，是冷气与真气相击，或上攻心，或下攻腹，故令痛也。

治小儿霍乱，心腹刺痛，呕吐，**丁香散**方：

丁香半两　桔梗半两，去芦头　人参半两，去芦头　白术半两　厚朴半两，去粗皮，涂生姜汁炙令香熟　甘草一分，炙微赤，剉

右件药捣粗罗为散，每服一钱，以水一大盏，煎至五分，去滓，不计时候量儿大小分减温服。

治小儿霍乱，心腹痛，不欲饮食，**人参散**方：

人参一分，去芦头　丁香一分　桂心一分　草豆蔻一分，去皮　厚朴一分，去粗皮，涂生姜汁炙令香熟　当归一分，剉，微炒　陈橘皮一分，汤浸，去白瓤，焙　白术一分　芎䓖一分

右件药捣细罗为散，不计时候，煮姜枣米饮调下半钱，量儿大小以意加减。

治小儿霍乱，心腹痛不止，**高良姜散**方：

高良姜半两，剉　人参半两，去芦头　赤芍药半两　陈橘皮半两，汤浸，去白瓤，焙　甘草半两，炙微赤，剉

右件药捣粗罗为散，每服一钱，以水一小盏，煎至五分，去滓，不计时候量儿大小加减温服。

治小儿霍乱，吐泻不止，心腹痛，面色青黄，四肢冷，**温中散**方：

人参一两，去芦头　厚朴半两，去粗皮，涂生姜汁炙令黄熟　干姜一分，炮裂，剉　白术三分　甘草半两，炙微赤，剉　桂心半两

右件药捣粗罗为散，每服一钱，以水一小盏，煎至五分，去滓，不计时候量儿大小加减温服。

治小儿霍乱，乳食不消，心腹满痛，宜服此方：

木香一分　当归一分，剉，微炒　诃梨勒皮半两　陈橘皮一分，汤浸，去白瓤，焙　白术一分　藿香一分

右件药捣细罗为散，不计时候以生姜汤调下半钱，量儿大小以意加减。

治小儿霍乱，吐泻不止，心腹痛，面无颜色，渐至困乏，**白术散**方：

白术半两　草豆蔻一分，去皮　丁香半两　当归一分，剉，微炒　陈橘皮半两，汤浸，去白瓤，焙　甘草半分，炙微赤，剉

右件药捣细罗为散，不计时候以粥饮调下半钱，量儿大小加减温服。

治小儿霍乱吐泻，心腹痛不定，**丁香散**方：

丁香半分　干姜半分，炮裂　桂心半分　人参一分，去芦头　诃梨勒皮一分　甘草半分，炙微赤，剉

右件药捣细罗为散，不计时候煎姜枣汤调下半钱，量儿大小以意加减。

治小儿吐利诸方

夫小儿吐利者，由肠虚而胃气逆故也。小儿有解脱，而风冷入于肠胃则泄利。胃气逆则呕吐，此大体与霍乱相似而小轻，不极闷顿，故直云吐利，不呼为霍乱也。

治小儿吐利，发热，不欲乳食，**人参散**方：

人参半两，去芦头　甘草一分，炙微赤，剉　黄芩二分　干姜一分，炮裂，剉　桂心一分

右件药捣粗罗为散，每服一钱，以水一小盏，入枣一枚，煎至五分，去滓，不计时候稍热服之，随儿大小，以意增减。

治小儿吐利，腹胁虚闷，**诃梨勒散**方：

诃梨勒皮半两　人参半两，去芦头　白术半两　甘草半两，炙微赤，剉　厚朴半两，去粗皮，涂生姜汁炙令香熟　桂心一分　陈橘皮半两，汤浸，去白瓤，焙

右件药捣粗罗为散，每服一钱，以水一小盏，煎至五分，去滓，不计时候稍热服之，量儿大小以意加减。

治小儿冷热不和，吐利不止，**白术散**方：

白术一分　木香一分　陈橘皮一分，汤浸，去白瓤，焙　丁香一分　麦门冬三分，去心，焙

右件药捣粗罗为散，每服一钱，以水一中盏，煎至五分，去滓，不计时候稍热服，量儿大小以意加减。

治小儿吐利，兼胸胁胀满，**草豆蔻散**[1]方：

草豆蔻一分，去皮　木香一分　五味子一分　人参一分，去芦头　白茯苓一分　诃梨勒皮半两　陈橘皮一分，汤浸，去白瓤　甘草半两，炙微赤，剉

右件药捣粗罗为散，每服一钱，以水一小盏，煎至五分，去滓，不计时候稍热服，随儿大小以意加减。

---

〔1〕草豆蔻散：本方药物多有漫漶，今均据宽政本补正，不一一加注。

太平圣惠方卷第八十五 凡一十三门[1] 病源一十[2]三首 方共计二百五十七道

治小儿惊热诸方

夫小儿惊热者，由血气不和，热实在内，心神不定，所以发惊。甚者掣缩变成痫也。又小儿变亦微惊，所以然者，亦热气盛所为者也。

治小儿惊热，睡卧不安，筋脉抽掣，宜服**犀角散**方：

犀角屑半两　人参半两，去芦头　茯神半两　龙齿一两　麦门冬一两，去心，焙　黄芩半两　甘草半两，炙微赤，剉

右件药捣粗罗为散，每服一钱，以水一小盏，煎至五分，去滓，入生地黄汁半合，不计时候量儿大小分减服之。

治小儿惊热，**钓藤散**方：

钓藤　蝉壳微炒　马牙消　黄连去须　甘草炙微赤，剉　川大黄剉碎，微炒　天竺黄细研，已上各等分

右件药捣细罗为散，每服半钱，以水一小盏，煎至五分，去滓，不计时候温服，量儿大小以意加减服。

治小儿惊热，心神烦乱，手足缩掣不定，**龙齿散**方：

龙齿一两，细研　犀角屑一两　茯神一两　人参一两，去芦头　牛黄一分，细研　蝉壳一分，微炒　赤石脂一两　黄芩三分　牡蛎粉三分　川升麻三分

右件药捣细罗为散，不计时候以荆芥薄荷汤调下半钱，量儿大小加减服之。

治小儿惊热烦闷，**天竺黄散**方：

天竺黄一两，细研　甘草一两，炙微赤，剉　川大黄一两，剉碎，微炒　马牙消一两　腻粉一分　蒲黄半两　藿香一分

右件药捣细罗为散，不计时候以熟水调下半钱，量儿大小加减服之。

---

〔1〕凡一十三门：原脱。据排门目录及今计数补。下"病源一十三首"亦脱"十"字，均补。

〔2〕十：原残。据排门目录及今计数补。

治小儿惊热，下泻不定，兼渴，**龙齿散**方：

龙齿一分，细研　卢会一分，细研　朱砂一分，细研　黄连一分，去须　赤石脂一分　铁粉一分　牡蛎一分，烧为粉

右件药捣细罗为散，都研令匀，不计时候以温水调下一字。

治小儿惊热，心烦不得睡卧，**龙脑散**方：

龙脑半钱，细研　麝香半钱，细研　甘草一分，炙微赤，剉　牛蒡子一分，微炒　栀子人一分　牛黄半分，细研　马牙消一分，细研　郁金一分

右件药捣细罗为散，不计时候以温薄荷汤调下半钱，量儿大小以意加减。

治小儿惊热，烦躁不得眠卧，**虎睛散**方：

虎睛一对，酒浸，炙令微黄　卢会一分，细研　朱砂一分，细研　黄连一分，去须　赤石脂一分　铁粉一分　牡蛎粉一分

右件药细罗为散，都研令匀，不计时候以暖水调下半钱，量儿大小以意加减服之。

治小儿惊热烦躁，手足抽掣，心悸，宜服**茯神散**方：

茯神半两　龙齿半两，细研　寒水石一两　川升麻半两　石膏一两，细研，水飞过　犀角屑半两　牛黄半分，细研

右件药捣细罗为散，不计时候以竹沥调下半钱，量儿大小加减服之。

治小儿惊热，心神烦闷，**朱砂散**方：

朱砂半两，细研，水飞过　远志一分，去心为末　马牙消一分　腻粉一分　牛黄一分　龙脑半分　麝香半分　铁粉半两

右件药都细研如粉，不计时候以冷水调下半钱，看儿大小以意加减。

治小儿惊热，客忤烦闷，**牛黄散**方：

牛黄一两，细研　麝香半分，细研　雄黄一分，细研　龙脑半分，细研　朱砂一分，细研　虎睛人一对，细研　子芩一分　栀子人一分　人参一分，去芦头　川大黄一分，剉碎，微炒　肉桂一分，去皴皮　甘草一分，炙微赤，剉

右件药捣细罗为散，入研了药更研令匀，不计时候以薄荷汤调下半钱，量儿大小以意加减服之。

治小儿惊热，**延龄散**方：

钓藤一两　消石半两　甘草一分，炙微赤，剉

右件药捣细罗为散，每服以温水调下半钱，日三四服，量儿大小加减服之。

治小儿惊热，**铁粉圆**方：

铁粉一两　猪粪一两，烧灰　朱砂半两，细研，水飞过　麝香一两，细研　蛇黄一两，以火煅[1]后，甘草水泼三五遍，捣研作末

端午日大蟾一枚，生姜汁浸，炙令黄焦，为末

右件药都研为末，用糯米饭和圆如麻子大，一二岁儿每服用金银汤下三圆，人参汤下亦得，三四岁儿每服五圆，每日三四服，量儿大小以意加减。

治小儿惊热，多啼，不吃乳，**虎睛圆**方：

虎睛人二枚，细研　犀角屑一两　子芩半两　栀子人半两　川大黄半两，剉碎，微炒

---

〔1〕火煅：原作“小断”。据《类聚》卷256引同方改。

右件药除虎睛外，捣罗为末，炼蜜和圆如麻子大，每服以粥饮下五圆，日三四服，量儿大小以意加减。

治小儿五惊，身体热，**大黄圆**方：

川大黄一分，剉碎，微炒　黄芩半两　远志一分，去心　牡蛎粉一分　龙骨一分，细研

右件药捣罗为末，炼蜜和圆如黍米大，一二岁儿每服用乳汁下三圆，更量儿大小以意加减。

治小儿从满月至百日已来，五脏多热，夜间惊搐，**牛黄圆**方：

牛黄一分　白龙脑一分　乌犀末半两　朱砂半两，细研，水飞过　干蝎末一分　黄芩末半两

右件药都研如粉，以粟米饭和圆如麻子大。一二岁儿每服以温水下三圆，三四岁每服五圆，日三服，夜一服，量儿大小以意加减。

治小儿惊热，化涎，除烦渴，**铁粉圆**方：

铁粉半两，细研　牛黄一分，细研　朱砂一分，细研　黄芩一分　犀角屑一分　川大黄一分，剉碎，微炒　人参一分，去芦头　甘草一分，炙微赤，剉　金薄三十片，细研　银薄三十片，细研

右件药捣罗为末，都研令匀，炼蜜和圆如菉豆大，不计时候以薄荷汤研破三圆服之，量儿大小以意加减。

治小儿惊热，烦躁，多渴少睡，**镇心圆**方：

牛黄一分，细研　犀角屑半两　金薄三十片，细研　银薄三十片，细研　川大黄半两，剉碎，微炒　茯神半两　子芩半两　马牙消半两，细研　麝香一分，细研　朱砂半两，细研，水飞过　天竺黄半两，细研　龙齿一两，细研

右件药捣罗为末，都研令匀，炼蜜和圆如菉豆大，不计时候竹沥研三圆服之，量儿大小以意加减。

治小儿惊热，**镇心犀角圆**方：

犀角屑半两　蚺蛇胆一分　川升麻半两　子芩半两　龙齿半两，细研　铁粉半两，细研　牛黄一分，细研　麝香半两，细研

右件药捣罗为末，都研令匀，用软饭和圆如菉豆大，每服以粥饮下五圆，量儿大小以意加减。

治小儿惊热，心神忪悸，痰涎壅滞，宜服**铅霜圆**方：

铅霜半分　滑石一分　腻粉一分　真珠末一分　巴豆霜半分　麝香一分　光明砂一分

右并都细研，以蒸饼和圆如粟米大，一岁以薄荷汤下一圆。

治小儿惊热，喘粗腹胀，有食壅滞不消，**青黛圆**方：

青黛一分，细研　虾蟆一个，炙令黄色　木香一分　槟榔一颗，大者　麝香一分，细研　续随子一分

右件药捣罗为末，入研了药令匀，用糯米饭和圆如菉豆大，每服以温水化破一圆服之。其水于银铫子内煎，不得犯铁器，甚效。

治小儿惊热，口干烦闷，眠卧不安，及变蒸诸疾，**真珠圆**方：

真珠末一分　牛黄一分　雄黄一分　犀角末半两　龙齿一分　麝香二钱　金薄三十片　银薄三十片　朱砂半两，细研，水飞过

右件药同研如粉，以糯米饭和圆如菉豆大，不计时候煎金银汤下三圆。

治小儿惊热，镇心神，**铅霜圆**方：

铅霜半两，细研　人参半两，去芦头　茯神半两　麝香一分，细研　朱砂半两，细研，水飞过

右件药捣罗为末，都研令匀，炼蜜和圆如菉豆大，不计时候以薄荷汤下五圆，量儿大小以意加减。

治小儿惊热，乳食积聚不消，**朱砂圆**方：

朱砂半分　腻粉半分　麝香半分　雄黄半分　巴豆七粒，去皮心研，纸裹压去油

右件药都研为末，炼蜜和圆如黍粒大，每服以温温荆芥汤下一圆。三岁已上加圆数服之。

治小儿惊热，化聚滞奶食，坠涎利大肠，宜服**真珠圆**方：

真珠一分　天竺黄一分　朱砂一分　雄黄半两　丁头代赭半两　麝香半两　杏人三十枚，汤浸，去皮尖，双人，麸炒微黄　巴豆十粒，去皮，用油煎令褐色，与杏人同研

右件药都细研为末，炼蜜和圆如菉豆大，每服以生姜汤下一圆。三岁已上加圆数服之。

治小儿惊热及疳气，**保童圆**方：

牛黄一分，细研　麝香半分，细研　虎睛一对，微炙　真珠三分，细研　朱砂三分，细研，水飞过　赤芍药一分　赤茯苓一分　甘草一分，炙微赤，剉　牡蛎一分，烧为粉　犀角屑一分　卢会半两，细研　胡黄连半两　熊胆一分，细研　杏人半分，汤浸，去皮尖，双人，麸炒微黄

右件药捣罗为末，入研了药更研令匀，炼蜜和圆如菉豆大，每服以温水下三圆，量儿大小加减服之。

治小儿惊热不退，**胡黄连散**方：

胡黄连一分　牛黄一分，细研　麝香半分，细研　犀角屑一分　朱砂半两，细研，水飞过

右件药捣细罗为散，不计时候用乳汁调下一字，二岁已上用温水调下半钱。

治小儿惊热，发歇不定，**牛黄圆**方：

牛黄一分，细研　川大黄半两　蝉壳一分，微炒　子芩半两　龙齿半两，细研

右件药捣罗为末，炼蜜和圆如麻子大，不计时候煎金银薄荷汤下三圆，量儿大小加减服之。

治小儿惊热，心神烦闷，多啼，**铁粉圆**方：

铁粉三分　朱砂半两，细研，水飞过　青黛三分，细研　茯神三分　羚羊角屑三分　蛇蜕皮一条　麝香半分，细研

右件药捣罗为末，都研令匀，以粟米饭和圆如菉豆大，不计时候以粥饮下五圆，看儿大小以意加减。

治小儿惊热不退，变为发痫，**龙胆圆**方：

龙胆三分，去芦头　牛黄一分，细研　龙齿三分

右件药捣罗为末，研入麝香二钱，炼蜜和圆如黄米大，不计时候荆芥汤下五圆。

治小儿惊热至甚，必效方：

天竺黄半两　马牙消半两　铅霜半两

右件药同细研为散，不计时候以热水调下半钱，量儿大小临时增减。

治小儿惊热，**川消散**方：

川消半两

右件药细研为散，每服以鸡子清调下半钱，量儿大小加减服之。

治小儿被惊方：

雄鸡冠血

右件药一二岁儿每服用少许滴在口中，三四岁儿每服取一小橡斗子许滴在口中，一日二服。

治小儿生便喜多惊，方：

剪取父母两手爪甲烧为灰

右件药研为末，用面糊和圆如麻子大，每服以井华水下一圆，日再服。一云能治客忤。

治小儿心热多惊，宜服解心热，止虚惊**土瓜圆**，方：

土瓜根五两

右捣罗为末，以粳米饭和圆如麻子大，每服以薄荷生姜汤下三圆，量儿大小以意加减。

治小儿慢惊风诸方

夫小儿慢惊风者，由乳哺不调，脏腑壅滞，内有积热，为风邪所伤，入舍于心之所致也。其候乍静乍发，心神不安，呕吐痰涎，身体壮热，筋脉不利，睡卧多惊。风热不除，变化非一，进退不定，荏苒经时，故名慢惊风也。宜速疗之。

治小儿慢惊风，壮热，四肢拘急，痰涎壅滞，发歇不定，**白僵蚕散**方：

白僵蚕一分，微炒　蝉壳一分，微炒　卢会一分，细研　蝎尾一分，微炒　白附子一分，炮裂　五灵脂一分　蟾头一枚，涂酥炙令焦黄　朱砂一分，细研　牛黄半分，细研　麝香半分，细研　雄黄一分，细研　壁宫子二枚，涂酥炙令黄

右件药细罗为散，入研了药令匀，不计时候以薄荷汤调下半钱，看儿大小，加减服之。

治小儿慢惊风，心胸痰涎上攻，咽喉如呀，身体壮热，筋脉拘急，或时发歇抽掣，**龙脑散**方：

龙脑半分，细研　雄黄一分，细研　麝香一分，细研　卢会一分，细研　胡黄连一分　青黛一分，细研　木香一分　丁香一分　牛黄一分，细研　天竺黄一分，细研　熊胆一分　犀角屑一分　干蝎一分，生用　腻粉一分　朱砂一分，细研

右件药捣细罗为散，同研令匀，不计时候薄荷汤调半钱服之，量儿大小以意加减。

治小儿慢惊风，壮热心烦，发歇搐搦，**牛黄散**方：

牛黄一分　麝香一分　雄黄一分　熊胆半分　卢会一分　朱砂半两，细研，水飞过　天竺黄一分　夜明沙一分，微炒　犀角末一分　胡黄连末一分　白僵蚕一分，末　干蝎一分半，末

右都细研为散，不计时候以薄荷汤调半钱服之，量儿大小以意加减。兼用少许吹入鼻中良。

治小儿慢惊风，心神烦热，多惊体瘦，四肢抽掣，**犀角散**方：

犀角屑一分　天麻一分　白附子一分，炮裂　干蝎一分，微炒　朱砂半两，细研，水飞过　腻粉半分　麝香一分　牛黄一分，细研　晚蚕蛾半分

右件药捣细罗为散，不计时候煎龙胆汤，放温调下半钱，量儿大小以意加减。

治小儿慢惊风，发歇不止，**牛黄圆**方：

牛黄半两，细研　天竺黄半两，细研　犀角屑半两　芎䓖一分　人参一分，去芦头　白茯苓一分　麝香一钱　龙脑半钱，细研　胡黄连半两　丁香一分　钓藤一分　龙齿一分，细研

右件药捣罗为末，用木蜜和圆如菉豆大，每服以粥饮下三圆，量儿大小以意加减。

治小儿慢惊风，或发即戴眼向上，手足搐搦，**乌犀散**方：

乌犀角屑一分 独角仙三枚，微炙，去翅足 驴胎耳一分，烧灰 雀儿饭瓮五枚 干蟾一分，烧灰 白僵蚕一分，微炒 朱砂一分，细研 雄黄一分，细研 丁香一分 蚕纸一张，出子者烧灰 麝香一分，细研 牛黄一分，细研 羌活半两 青黛一分，细研 天竺黄一分，细研

右件药捣细罗为散，都研令匀，不计时候以温水调下半钱，量儿大小加减服。

治小儿慢惊风及天瘹，**麝香散**方：

麝香一分，细研 腻粉一分 牛黄一分，细研 干蝎一分 白附子一分，炮裂

右件药捣细罗为散，不计时候以薄荷汁调下一字，量儿大小加减服之。

治小儿慢惊风，体热搐搦，**天竺黄散**方：

天竺黄半两，细研 川大黄三分，剉碎，微炒 天麻半两 柏枝半两，微炙 蝉壳一分，微炒 白附子一分，炮裂 郁金半两 干蝎一分，微炒

右件药捣细为散，不计时候以乳汁调下一字，量儿大小加减服之。

治小儿一腊后月内，忽中慢惊风，及无辜之候，**朱砂散**方：

朱砂一分，细研 牛黄一分，细研 麝香一分，细研 干蝎十四枚，微炒 雀儿饭瓮二七枚，麸炒令黄，去壳

右件药细研为散，不计时候以乳汁调下半钱，薄荷汤调下亦得，更量儿大小以意加减。

治小儿慢惊风坠涎，**真珠圆**方：

真珠一分 牛黄一分 朱砂一分 雄黄一分 腻粉一分

右件药都细研，用粳米饭和圆如黄米大，一二岁儿每服以薄荷汤下三圆，日三服，量儿大小以意加减。

治小儿慢惊风，胸膈多涎，迷闷口噤，发歇搐搦，纵睡多惊，**比金圆**方：

牛黄一钱，细研 麝香一钱，细研 乌犀角屑一分 朱砂一分，细研 乌蛇肉一分，炙令黄 干蝎一分，微炒 雄黄一钱，细研 水银一分 金薄二十一片 银薄二十一片，已上三味同研为砂子 雀儿饭瓮三十枚，内有物者，微炒 天南星一分，炮裂 羚羊角屑一分

右件药捣罗为末，都研令匀，炼了蜜和圆如菉豆大，不计时候以薄荷汁下三圆，量儿大小加减服之。

治小儿慢惊风，搐搦，**天竺黄圆**方：

天竺黄一分，细研 牛黄一分，细研 麝香一分，细研 龙脑半分，细研 木香半分 丁香半分 雄蚕蛾十四枚 雄黄半分，细研 胡黄连半分 朱砂一分，细研 金薄十四片，细研 腻粉半分 熊胆半分 卢会半分，细研 犀角屑半分

右件药捣罗为末，都研令匀，炼了蜜和圆如菉豆大，不计时候以粥饮下三圆，量儿大小加减服之。

治小儿慢惊风热，筋脉跳掣，精神昏闷，风涎不利，宜服**天麻圆**方：

天麻一两 干蝎一两，生 白僵蚕一两，生用 防风一两，去芦头 甘草一分，炙微赤，剉 白附子一两，生用 朱砂一分，细研 雄黄一分 牛黄一分 麝香一分

右件药捣罗为末，研入朱砂等四味令匀，炼蜜和圆如菉豆大，不计时候以薄荷汤化破三圆服之，看儿大小，临时加减服之。

治小儿慢惊风，体热多涎，发歇搐搦，**青黛圆**方：

青黛一分，细研 牛黄一分，细研 朱砂半两，细研，水飞过 蜗牛一分，炒令黄 乌蛇一两，酒浸，去皮骨，炙令黄 干蝎二七枚，微炒 胡黄连一分 白僵蚕一分，微炒 白附子一分，炮裂 麝香一钱，细研

蟾酥三片，如柳叶大铁上焙焦　狗胆二枚，取汁

右件药捣罗为末，入狗胆汁，与糯米饭和圆如黄米粒大，三岁儿以薄荷汤下三圆，日三服，三四岁儿服五圆。

治小儿慢惊风，及取风涎积聚，**牛黄圆**方：

牛黄一分，细研　甘草一分，炙微赤，剉　陈橘皮一分，汤浸，去白瓤，焙　黄连一分，去须　天南星一分，炮裂　白附子一分，炮裂　附子一分，炮裂，去皮脐　半夏一分，汤洗七遍去滑　干蝎一分，微炒　犀角屑一分　水银半两，烧枣瓤一处别研星尽　金薄二十片，细研　硫黄半两，细研　硇砂一分，细研　朱砂一分，细研　麝香半分，细研　巴豆十枚，去心、皮壳，别研压去油

右件药捣罗为末，都研令匀，以面糊和圆如黍米大，每服以甘草薄荷汤下三圆至五圆。

治小儿慢惊风，兼有疳气，壮热，及乳哺减少，**丁香圆**方：

母丁香半钱　胡黄连半分　卢会半分，细研　雄黄半分，细研　朱砂一分，细研　牛黄半分，细研　麝香一分，细研　蝎梢一分，微炒　青黛一分，细研　腻粉半分　白附子一分，炮裂　天竺黄一分，细研　铅霜半分，细研

右件药捣罗为末，取五月五日粽子尖和圆如菉豆大，不计时候粥饮下三圆，量儿大小以意加减。

治小儿慢惊风，四肢拘急，心胸痰滞，身体壮热，**朱砂圆**方：

朱砂半两，细研，水飞过　牛黄一分，细研　麝香半两，细研　天麻半两　天南星半两，炮裂　干蝎半两，微炒　白附子半两，炮裂　干姜半两，炮裂，剉　巴豆半两，去心、皮，研压去油

右件药捣罗为末，炼蜜和圆如黍米大，每服以奶汁下一圆，荆芥汤下亦得，量儿大小以意加减。

治小儿慢惊风，及天瘹惊热，**保命圆**方：

牛黄一分，细研　干蝎一分，微炒　白僵蚕一分，微炒　蝉壳一分，微炒　天麻一分　白附子一分，炮裂　蟾酥半分，研入　犀角屑一分　天南星一分，炮裂　青黛一分，细研　朱砂一分，细研　麝香一分，细研　天浆子一分，麸炒令黄，去壳

右件药捣罗为末，用豮猪胆汁和圆如菉豆大，不计时候用薄荷汤下三圆，又以水化二圆滴入鼻中，令连连嚏后再服，更在临时量儿大小增减。

治小儿慢惊风，搐搦，发歇不定，喉中涎聚，时作声，渐觉虚羸，不下乳食，眼涩多睡，**朱砂圆**方：

朱砂半两，细研，水飞过　雄黄半两，细研　牛黄一分，细研　龙脑一分，细研　干蝎半两，微炒　腻粉一分　水银半两，以铅一分结为砂子　硇砂一分，细研

右件药先研水银砂子令细，即与诸药同研，入枣肉和圆如菉豆大，百日已上儿，以薄荷汤下一圆，一岁儿两圆，二三岁儿三圆，取下粘涎恶物为效。此药慢善不泻，但是虚困瘦瘁，宜与服之，神验。

治小儿慢惊风，精神昏迷，痰涎逆上，咽喉中作声，有时口噤，发歇搐搦，**如圣圆**方：

牛黄二钱，细研　犀角屑一分　朱砂一分，细研　雄黄一分　麝香一钱，细研　人参一分，去芦头　白茯苓一分　龙齿一分，细研　钓藤一分　羌活一分　蝉壳二七枚，微炒　甘草半分，炙微赤，剉

右件药捣罗为末，入研了药同研令匀，以枣肉和圆如菉豆大，不计时候煎犀角汤下三圆，量儿大小以意加减。

治小儿慢惊风，面青口噤，四肢拘急，**七圣丹**方：

朱砂一分，细研　牛黄一分，细研　麝香一钱，细研　蝎尾七枚，微炒　白僵蚕七枚，微炒　羌活一分　天南星半两，炮裂

右件药捣罗为末，用枣肉和圆如菉豆大，不计时候以薄荷汤下三圆，看儿大小，加减服之。

治小儿慢惊风，面青口噤，吐涎，脚冷身热，频频搐搦，**水银圆**方：

水银半两，入黑铅半两，结为砂子细研　天南星一分，炮裂　铅霜一分，细研　朱砂一分，细研　雄黄一分，细研　天竺黄一分，细研　犀角屑一分　麝香半分，细研　牛黄半分，细研　龙脑半分，细研　马牙消一分，细研　金薄三十片，细研　白附子一分，炮裂　干蝎一分，微炒　腻粉半分

右件药捣罗为末，入诸药同研令匀，用雀儿饭瓮内虫十枚，炼蜜同研和圆如菉豆大，不计时候以薄荷汤化破三圆服，量儿大小加减服之。

治小儿慢惊风，多涎昏闷，或口噤搐搦，发歇无时，**保生丹**方：

朱砂半两，细研，水飞过　天麻半两　白附子半两，炮裂　白僵蚕半两，微炒　干姜一分，炮裂，剉　干蝎半两，头尾全者，微炒　牛黄一分，细研　麝香一分，细研

右件药捣罗为末，入朱砂等同研令匀，炼蜜和圆如麻子大，不计时候以金银汤下三圆，量儿大小以意加减。

治小儿慢惊风，搐搦吐涎，**乌犀圆**方：

乌犀角屑一分　羚羊角屑一分　麝香一分，细研　胡黄连一分，细研　卢会一分，细研　雄黄一分，细研　朱砂一分，细研　丁香一分　牛黄一分，细研　龙脑一钱，细研　天南星一两，用酒一升，煮尽为度，切破晒干　半夏一分，浆水一升，煮尽为度，切破晒干

右件药捣罗为末，入研了药更研令匀，铫子内火上化石脑油，和圆如菉豆大，不计时候以温酒化下一圆。金银薄荷汤下亦得。

治小儿慢惊风，发歇搐搦，喉内多涎，**延生丹**方：

朱砂一分，细研　天南星半两，炮裂　牛黄一分，细研　麝香半分，细研　蝎梢二七枚，微炒　白僵蚕七枚，微炒　羌活一分

右件药捣罗为末，用枣肉和圆如菉豆大，以薄荷汤化破两圆服之，量儿大小以意加减。

治小儿慢惊风，四肢搐搦，**五灵脂圆**方：

五灵脂一两　附子一两，生用，去皮脐　天南星一两，生用　干蝎一两，生用　蝉壳半两，生用

右件药捣罗为末，以酽醋二大盏，以药末一两，同煎成膏，入余药末和圆如菉豆大，未满月儿以奶汁化破一圆服，二岁已下二圆，渐大以意加之。鼻上汗出为效。

治小儿慢惊风，壮热，手足拘急，**龙齿圆**方：

龙齿一分　麝香一钱，细研　朱砂一分，细研　白芥子一分，微炒　阿魏一钱，面裹煨，面熟为度　水银一分　金薄二十片　银薄二十片，已上三味细研为砂子

右件药捣罗为末，都研令匀，以炼蜜和圆如黍米大，每服以温酒下三圆，量儿大小以意加减。

治小儿慢惊风，多涎，腹胀，发歇搐搦，**万灵丹**方：

牛黄一钱，细研　麝香半钱，细研　熊胆半钱，研入　腻粉半钱，研入　干蝎五枚，微炒　朱砂一分，细研　巴豆二枚，去皮心，细研　木香半钱　白附子三枚，炮裂　蝉壳七枚，微炒

右件药捣罗为末，都研令匀，炼蜜和圆如黍米大，每服以薄荷荆芥汤下三圆，量儿大小加减服之。

治小儿慢惊风，痰涎壅闷，发歇搐搦，**回生丹**方：

天麻一分　白附子一分，炮裂　白僵蚕一分，微炒　桃胶一分　天南星一分，炮裂

右件药捣罗为末，以烂饭和圆如黍米大，每服以温薄荷酒下三圆，量儿大小加减服之。

治小儿慢惊风，及天瘹夜啼，**返魂丹**方：

蝙蝠一枚，去翼肠肚[1]，炙令焦黄　人中白一分，细研　干蝎一分，微炒　麝香一钱，细研

右件药捣细罗为散，入人中白等同研令匀，炼蜜和圆如菉豆大，每服以乳汁研下三圆，量儿大小加减服之。

治小儿慢惊风，心胸痰涎，腹内壅闷，或搐搦，**黄连圆**方：

黄连一分，末　青黛一分　麝香一分　朱砂一分，细研　巴豆霜半分

右件药都研令细，用猪胆汁和圆如黍米大，每服以薄荷汤下三圆，量儿大小加减服之。

治小儿慢惊风及疳热，**龙脑圆**方：

龙脑一分，细研　丁香一分，末　朱砂一分，细研　麝香一分，细研　蟾酥半分，研入　牛黄一分，细研　犀角末一分　雄黄一分，细研　天竺黄一分，细研

右件药都研令匀，用猪胆一枚，别入黄连末一分，入在猪胆内系却，以浆水一碗入铫子内煮尽，取出与药末和圆如黍米大，一二岁儿以温水下一[2]圆。欲吃，先用一圆子研破，吹入鼻内，得嚏为效。

治小儿慢惊风，及天瘹，热疳，心惊悸等，**玉液丹**方：

白附子一分，生用　赤箭一分　白僵蚕一分，生用　腻粉一分

右件药以三味捣罗为末，入腻粉同研令匀，炼蜜和圆如麻子大，一二岁儿每服以熟水下三圆，三四岁每服五圆，日二三服，量儿大小以意加减。

治小儿慢惊风，发歇不定，**天浆子圆**方：

天浆子二七枚，麸炒令黄，去壳　蝉壳二七枚，微炙　棘刺三七枚，微炒　蚕纸二张，烧灰　防风一两，去芦头　朱砂一分，细研　麝香一分，细研

右件药捣罗为末，都研令匀，炼蜜和圆如麻子大，一二岁儿每服五圆，连夜三服，量儿大小以意加减。

治小儿慢惊风，搐搦烦热，**犀角圆**方：

犀角屑一分　蝉壳二七枚，微炙　乌蛇半两，酒浸，去皮骨，炙令黄　牛黄一分，细研　青黛一分，细研　天浆子二七枚，麸炒去壳　地龙一分，微炒　蟾酥半钱，铁器上焙过研　朱砂半两，细研，水飞过　防风半两，去芦头　蚕纸一张，烧灰　麝香一分，细研

右件药捣罗为末，入研了药都研令匀，炼蜜和圆如黍米大，每服以温荆芥汤下两圆，先研一圆，着新汲水化，滴在鼻中，得嚏为效。量儿大小[3]，加减服之。

治小儿慢惊风，上膈多涎，精神昏闷，**麝香圆**方：

麝香一分，细研　牛黄半两，细研　白附子半两，炮裂　犀角屑三分　半夏一分，汤洗七遍去滑　蟾酥如柳叶大两片，于铁器上焙　猪胆一枚，干者　天浆子十枚，麸炒令黄，去壳

右件药捣罗为末，用面糊和圆如黍米大，一二岁儿每服五圆，未差频服，量儿大小以意

---

〔1〕肚：原作“壮”。据《类聚》卷256引同方改。

〔2〕一：原脱。据《类聚》卷256引同方改。

〔3〕小：原作“中”。据《普济方》卷371引同方改。

加减。

治小儿慢惊风，**天南星煎圆**方：

天南星一两，细剉，以水二盏，微火煎至半盏去滓，重煎如膏，圆诸药末　白附子半两，炮裂　天麻一两

右件药捣罗为末，以天南星煎和圆如菉豆大，三五岁儿每服以薄荷汤下二圆，五六岁儿每服三圆，日再服，量儿大小以意加减。

又方：

雀儿饭瓮三枚，有虫者　白僵蚕三枚，微炒　干蝎三枚，微炒

右件药捣细罗为散，每服以麻黄汤调下一字，日三服，汗出为效。三岁已上即加之。

治小儿急惊风诸方

夫小儿急惊风者，由气血不和，夙有实热，为风邪所乘，干于心络之所致也。心者，神之所舍，主于血脉。若热盛则血乱，血乱则气并于血，气血相并，又被风邪所搏，故惊而不安也。其候遍身壮热，痰涎壅滞，四肢拘急，筋脉抽掣，项背强直，牙关紧急是也。

治小儿急惊风，四肢抽掣，拘急，壮热，或则口噤，**天麻圆**方：

天麻一分　雄黄一分，细研　乌蛇肉一分　蝉壳一分　干蝎一分　麝香一分，细研　天竺黄一分，细研　桂心一分　天南星一分　白芷一分　白附子一分　腻粉一分　半夏一分，汤洗七遍去滑

右件药并生用，捣罗为末，都研令匀，煮枣肉和圆如菉豆大，不计时候以薄荷酒下三圆，量儿大小以意加减。

治小儿急惊风，遍身壮热，心多惊悸，睡卧不定，手足跳掣，胸膈多涎，**犀角圆**方：

犀角屑一分　牛黄一分，细研　麝香一分，细研　龙脑一分，细研　水银一分　天麻一分　天南星一分　天竺黄一分，细研　白附子一分，炮裂　桂心一分　蝉壳一分　乌蛇肉一分　干蝎一分　铅霜一分　硫黄一分，与水银结砂子，细研

右件药并生用捣罗为末，入牛黄等同研令匀，炼蜜和圆如菉豆大，不计时候以薄荷汤下三圆，量儿大小临时加减。

治小儿急惊风，遍身壮热，筋脉不利，手足抽掣，口噤面青，痰涎壅滞，及疳气所攻，肌体瘦弱，**定生圆**方：

雀儿饭瓮一两，内有物者　蟾头一两，涂酥炙令焦黄　猪牙皂荚一分，去皮，涂酥炙令焦黄，去子　天麻一分〔1〕　藜芦半分，去芦头　乌蛇半两，酒浸，去皮骨，炙令黄　干蝎一分，微炒　瓜蒂一分　天南星一分，炮裂　青黛一分，细研　朱砂一分，细研　龙脑一分，细研　雄黄一分，细研　麝香一分，细研　腻粉一分　曲头棘针一分　蜣螂一分，微炒，去翅足　半夏半分，汤洗七遍去滑　熊胆一分　牛黄一分，细研

右件药捣罗为末，以猪胆汁和圆如菉豆大，每先以温生姜汤研一圆，灌在鼻内得嚏后，以生姜薄荷汤下三圆，量儿大小以意加减。

治小儿急惊风，四肢搐搦，多涎沫，身热如火，心神惊悸，发歇不定，**救生丹**方：

龙脑一钱　牛黄一钱　雄黄一钱　朱砂一钱　卢会一钱　胡黄连一钱，末　麝香一钱　铅霜一钱　天竺黄一钱　曾青一钱　真珠末一钱　金薄五十片　银薄五十片　犀角屑一钱　干蝎末一钱　雀儿饭瓮三七枚，内有物者

---

〔1〕一分：原脱。据《类聚》卷257引同方补。

右件药都研为末，五月五日合和，用大活蟾十枚，于眉间各取酥少许同研令匀，入饭和圆如弹子大，着瓷碗内，用黄梢活蝎四十九枚着碗内，令药弹圆触蝎毒螫入药内，候毒尽放蝎，然后重研药弹令匀，圆如菉豆大，不计时候以薄荷汁先研一圆滴在鼻内，男左女右，候嚏[1]，即以薄荷酒服两圆，量儿大小以意加减。

治小儿急惊风，四肢抽掣，牙关紧急，头热足寒，**雄黄圆**方：

雄黄一分　铅霜半分　蟾酥半钱　乳香一分　朱砂一分　熊胆半分　牛黄一分　蝎梢半分，微炒　麝香半分　白矾灰半分

右件药都研为末，以糯米饭和圆如菉豆大，不计时候以温水化三圆服之，量儿大小以意加减。

治小儿急惊风，神效**蝎尾散**方：

蝎尾二十一枚，生用　白附子尖二七枚，生用　腻粉一钱，研入　附子尖二七枚，生用　半夏底七枚，汤洗去滑　天南星底七枚，生用　乌头尖七枚，去皮，生用

右件药捣细罗为散，每服以薄荷汤调下半字。若儿在百日内者，一字可分为四服。如要作圆，即以枣肉[2]和圆如菉豆大，以马蔺草汤下一圆，临时看[3]量儿大小加减。

治小儿急惊风，**返魂圆子**方：

独角仙二枚，去翅足，于瓷合内烧勿令烟出，研为末　白僵蚕半两，微炒　白附子半两，炮裂　天南星半两，炮裂　牛黄半两，细研　青黛半两，研入　干姜半两，炮裂　甜葶苈半两，炒令紫色　乌蛇肉半两，炙令黄　朱砂半两，细研，水飞过

右件药捣罗为末，用猪胆汁并蟾酥如豇豆大，和圆如粟米大，先以酒化一圆滴在鼻中，即以酒或水下二圆。若不嚏，则不再[4]下药。

治小儿急惊风，**定命丹**方：

蟾酥豇豆大　桑螵蛸一枚　独角仙半钱，去皮及翅足　天浆子七枚　犀角屑半两　牛黄半两，细研　雄黄半两，细研　朱砂半两，细研，水飞过　天竺黄半两，细研　麝香一分，细研　青黛半两，细研　天南星半两　白附子半两　干蝎梢一分　腻粉一分　龙胆半两，去苗

右件药并生用，捣罗为末，以豮猪胆汁和圆如黄米粒大，每服先以温水化破一圆，吹鼻内得嚏五七声，即以薄荷水下二圆，量儿大小以意加减。

治小儿急惊风，壮热，筋脉拘急，腰背强硬，时发搐搦，**牛黄圆**方：

牛黄一分，细研　麝香一分，细研　干蝎一分，微炒　晚蚕蛾一分，微炒　蜣螂三枚，微炙　蚱蝉三枚，微炙，去翅足　波斯青黛一分，研入

右件药捣罗为末，以糯米饭和圆如麻子大，一二岁儿每服用薄荷汤下三圆，三四岁儿每服五圆，不计时候量儿大小以意加减服之。

治小儿急惊风，**天浆子圆**方：

天浆子一七枚，有物者　牛黄一分，细研　麝香一分，细研　白附子一分，炮裂　犀角屑一分　半夏一分，汤浸七遍去滑　蟾酥一钱　猪胆一枚，取汁

右件药捣罗为末，用面糊入胆汁同和，圆如黄米大，不计时候以薄荷汤下三圆，量儿大小

---

〔1〕 嚏：原作“速”。据《类聚》卷257引同方改。

〔2〕 肉：原作“内”。据《类聚》卷257引同方改。

〔3〕 看：《类聚》卷257引同方作“更”。皆可通。

〔4〕 再：原作“在”。据《类聚》卷257引同方改。

以意加减。

又方：

白附子一分，炮裂　天南星一分，炮裂　天浆子二七枚，内有物者　干蝎一分，微炒　乌驴耳塞皂荚子大，别研

右件药捣罗为末，研入驴耳塞令匀，用糯米饭和圆如菉豆大，不计时候以热酒研三圆服之，量儿大小以意加减。

治小儿急惊风，化涎镇心，**牛黄圆**方：

牛黄一分，细研　朱砂半两，细研，水飞过　天浆子三七枚，内有物者　蚺螂一分，微炒　腻粉一分　半夏一分，汤洗七遍去滑　天南星一分，炮裂　麝香一分，细研

右件药捣罗为末，研入牛黄等令匀，用烧粟米饭和圆如黍米大，不计时候以荆芥汤下五圆，量儿大小以意加减。

治小儿急惊风，手足抽掣，**白附子圆**方：

白附子一分，炮裂　白僵蚕一分，微炒　乌蛇肉三分，酒拌炙令黄　牛黄一分，细研　干蝎半两，微炒　麝香一分，细研　朱砂半两，细研，水飞过　甜葶苈一分，隔纸炒令紫色　青黛半两，细研　蟾酥半钱　蜣螂一分，微炒，去翅足　天浆子三七枚，内有物者

右件药捣罗为末，以猪胆汁和圆如菉豆大，每先以冷水研一圆，滴入鼻中候嚏一两声，便以温水研三圆服之，或吐出粘涎，得睡便差。

治小儿急惊风，身热口噤，四肢挛搐，**龙脑圆**方：

龙脑细研　雄黄细研　卢会细研　丁香　牛黄细研　木香　犀角屑　铅霜细研　天浆子　胡黄连　蝎尾微炒　白花蛇酒浸去皮骨，炙〔1〕微黄，已上各一分　蟾酥半分，研入

右件药捣罗为末，炼蜜和圆如梧桐子大，每服以桃心汤研下三圆，量儿大小加减服之。

治小儿急惊风，口噤，手足抽掣，眼目直视，多吐涎沫，四肢壮热，**鹤寿丹**方：

天浆子七枚，内有物者，微炒　蝉壳二七枚　牛黄一钱，细研　青黛一钱，细研〔2〕　地龙三条，微炒　蟾酥一钱，研入　朱砂半两，细研，水飞过　防风半两，去芦头　蚕纸一张，烧灰　麝香一钱，细研　乌蛇半两，酒浸，去皮骨，炙令黄

右件药捣罗为末，炼蜜和圆如黍粒大，不计时候以新汲水研下三圆，量儿大小以意加减。

治小儿急惊风，壮热吐涎，**红圆子**方：

朱砂半两，细研，水飞过　蝎尾半两，微炒　腻粉一分　巴豆五枚，去皮心，纸裹压去油

右件药研为末，用面糊和圆如黍米大，不计时候以桃人汤下二圆，量儿大小加减服之。

治小儿急惊风，搐搦不止，**抵圣圆**方：

白附子一分　白僵蚕一分　赤箭一分　半夏一分　天南星一分　腻粉半分，研入　蚺螂一分　乌蛇肉半两

右件药并生捣罗为末，用酒、薄荷汁各半盏同熬为膏，和圆如菉豆大，不计时候以温酒下三圆，看儿大小，加减服之。

治小儿急惊风，口噤搐搦，多涎，闷乱，**蟾酥圆**方：

蟾酥半钱，研入　干蝎一分，微炒　白附子一分，炮裂　龙脑半钱，细研　麝香半钱，细研　朱砂二钱，

---

〔1〕炙：原作“去”。据《类聚》卷257引同方改。

〔2〕研：原作“砂”。据《普济方》卷370引同方改。

细研　青黛一钱，细研

右件药捣罗为末，都研令匀，以猪胆汁和圆如菉豆大，先用奶汁化破一圆，滴在鼻内良久，如嚏得数声，即便以薄荷汁下一圆。不嚏者难治。看儿大小，临时加减。

治小儿急惊风，痰涎口噤，手足抽掣，**朱砂圆**方：

朱砂一分，细研　犀角屑一分　铅霜一分，研入　天南星一分，炮裂　半夏一分，汤洗七遍去滑　白附子一分，炮裂　细辛一分　桂心一分　白僵蚕一分，微炒　干蝎一分，微炒　乌蛇三分，酒浸去皮骨，炙令黄　巴豆七枚，去皮心研，纸裹压去油

右件药捣罗为末，一半用无灰酒一中盏熬为膏，入其余药末，同和圆如菉豆大，每服用生姜自然汁少许，入竹沥一合，暖令温下二圆，量儿大小加减服之。

治小儿急惊风，心胸痰涎拥闷，口噤，手足抽掣，**水银圆**方：

水银一分，入少枣肉研令星尽　腻粉一分　天南星一分，炮裂　干蝎一分，微炒

右件药捣罗为末，同研令匀，用枣肉和圆如黍米大，不计时候煎乳香汤下五圆，量儿大小以意加减。

治小儿急惊风，牙关紧急，筋脉抽掣，腰背强硬，口内多涎，**雄黄圆**方：

雄黄一钱，细研　麝香一钱，细研　牛黄一钱，细研　朱砂一钱，细研　腻粉二钱　巴豆七枚，去皮心研，纸裹压去油　半夏二钱，汤洗七遍去滑　天浆子十枚，内有物者微炒　水银一钱，用枣肉研令星尽

右件药都研为末，入水银膏同研令匀，炼蜜和圆如黍米大，不计时候以温酒下二圆，量儿大小加减服之。

治小儿急惊风，化涎，除搐搦，**百灵圆**方：

黑铅一分　水银一分，已上二味同结作沙子，细研　天南星一分，炮裂　白附子一分，炮裂　干蝎一分，微炒　天麻一分　蝉壳一分，微炒　麝香一钱，细研　牛黄一分，细研

右件药捣罗为末，糯米饭为圆如黍米大，不计时候温酒下三圆。

治小儿急惊风，多发搐搦，或夹食腹痛，面色变青，或大小便不通，**真珠圆**方：

真珠末半两　白附子半两，末　天南星半两，炮裂　滑石末一分　腻粉一分　巴豆三十枚，去皮，水浸三日取出曝干，研如膏

右件药都研令匀，以糯米饭和圆如黄米大，百日已上儿以葱白汤下一圆，一岁两圆，三四岁儿三圆。更量儿大小，看病虚实加减服之。

治小儿一腊后月内急惊风，客忤邪气，发歇搐搦，涎聚上壅，**虎睛圆**方：

虎睛一对，酒浸炙令干，先捣末　牛黄一分，细研　青黛一分，细研　麝香半分，细研　腻粉一分　干蝎七枚，微炒

右件药都细研令匀，用蟾酥半钱，以新汲水少许浸化如面糊，溲前药末圆如麻子大，初生及月内即以乳汁化下一圆子，百日已上儿二圆，足一岁儿薄荷汤下三圆，更量儿大小加减服之。

治小儿急惊风甚者，宜服**追风圆**方：

川乌头一分，炮裂，去皮脐　干蝎一分，微炒　白僵蚕一分，微炒　白附子半分，炮裂　干姜半分，炮裂，剉　天南星半分，炮裂

右件药捣罗为末，煮槐胶和圆如黍粒大，不计时候以温酒下五圆，量儿大小以意加减。

治小儿急惊风，头热足冷，口噤面青，筋脉抽掣，多痰涎，疾状甚者，宜服**宣风圆**方：

巴豆七枚，去皮心研，纸裹压去油　腻粉一分，研入　川乌头一分，炮裂，去皮脐　白附子一分，炮裂　天

南星一分，炮裂

右件药捣罗为末，入巴豆、腻粉同研令匀，以枣肉和圆如黍米大，不计时候以薄荷汤下二圆，量儿大小以意加减。

又方：

牛黄一分　麝香一分　硫黄半分　青黛一分　巴豆三枚，去皮心研，纸裹压去油

右件药都研为末，以软饭和圆如黍米大，不计时候以温水下二圆，量儿大小以意加减。

治小儿急惊风，搐搦口噤，**干蝎圆**方：

干蝎一分，微炒　真珠末一钱　虎睛一对，酒浸微炙　铅霜一分，微研　腊月紫驴护干一分，细切，炒令焦黄

右件药捣罗为末，用鸥枭脑髓和圆如麻子大，不计时候以乳汁下一圆，神效。二岁已上加圆服之。

治小儿急惊风，化痰涎，定搐搦，利脏腑，**青黛圆**方：

青黛一分　甘遂末一钱　腻粉一钱　龙脑一钱　蟾酥一分　麝香一钱　半夏一分，汤洗七遍焙干，麸炒黄色，为末

右件药都细研，用汤化蟾酥和圆如粟米大，每服以薄荷汤下二圆。微泻是效，未泻再服。量儿大小加减服之。

治小儿急惊风，痰涎壅毒，壮热腹胀，**天南星圆**方：

天南星一分，炮裂　朱砂一分，细研　水银一分，以少枣肉研令星尽　金薄二七片，细研　银薄二七片，细研　麝香一钱，细研　巴豆三枚，去皮心研，纸裹压去油

右件药捣罗天南星为末，都研令匀，炼蜜和圆如黍米大，一岁儿每服以暖水下一圆，取下恶物为效。二岁已上加圆服之。

治小儿急惊风，**青黛圆**方：

青黛一分，细研　蛇头一枚，涂酥炙令黄　半夏半两，汤洗七遍去滑　白僵蚕一两，微炒　蟾酥三片，如柳叶大，铁器上焙

右件药捣罗为末，以酒煮面糊和圆如菉豆大，不计时候以薄荷汤化下三圆。量儿大小临时加减。

治小儿急惊风，壮热烦乱，大便结涩，**续随子圆**方：

续随子一分，去皮，别研　青黛一分　卢会一分　胡黄连末一分　麝香一分

右件药都细研，以糯米饭和圆如梧桐子大，不计时候以薄荷汤或温水化破一圆服，未差再服。

治小儿急惊风，兼去心间涎，**朱砂圆**方：

朱砂一分　豉三百粒　皂荚一寸，炙黄焦　砒霜一分　巴豆十五枚，去皮心研，纸裹压去油

右件药先研朱砂、砒霜为粉，次入豉、巴豆都令细，以枣肉和圆如黍米大，一二岁儿每服以温水下一圆，服后得吐泻为效。

治小儿急惊风，喉中涎吐不出，咽不入，**坏涎圆**方：

雄黄一分，细研　朱砂一分，细研　水银一分，以少枣肉研令星尽　铅霜一分　甘草半分，末

右件药都细研，以糯米饭和圆如黍米大，每服以梨汁下二圆，化涎尽为度。

治小儿急惊风，化顽涎，利胸膈，**水银圆**方：

水银一分，以少枣肉研令星尽　天南星一分，生用　蜥蜴半两，生用去足

右件药捣罗为末，以枣肉和圆如菉豆大，不计时候以薄荷汤下两圆，量儿大小以意加减。

治小儿急惊风，**必效碧霞丹**方：

硫黄半分　腻粉一钱　青黛一分　巴豆七粒，研去油

右件药都研令细，用软饭和圆如黍米大，不计时候以薄荷汤下二圆，量儿大小加减服之。

治小儿急惊风，搐搦，坠涎，**抵圣圆**方：

水银半两　麝香半分　天南星一两，生用

右件药捣天南星为末，次入水银，又以石脑油同捣，硬软得所，又入麝香捣三二百杵，圆如菉豆大，不计时候以薄荷汤下，化破一圆服之，量儿大小加减。

又方：

天浆子三枚，生用　朱砂末一钱　干蝎七枚，生用

右捣罗为末，以软饭和圆如粟米大，不计时候以荆芥汤下二圆，量儿大小加减服之。

治小儿胎风诸方

夫小儿在胎中之时，脏腑未具，神气微弱，其母或调适失宜，食饮不节，嗔怒无度，举动惊胎。或坐卧当风，或触冒寒暑，腠理开泄，风邪所伤，入于胞中。儿生之后，邪气在于脏腑，不得宣通，而又洗浴当风，包裹失度，冷触脐带，风伤四肢，乳哺不调，痰热壅积，则令壮热吐哯，睡里饶惊，心神不安，手足抽掣，身体强直，眼目反张，故号胎风。若风热不除，变成痫疾也。

治小儿胎风搐搦，筋脉拘急，牙关或时紧硬，**犀角圆**方：

犀角屑半两　白花蛇一两，酒浸，去皮骨，炙令黄　天南星半两，炮裂　白附子半两，炮裂　干蝎半两，微炒　天麻半两　麻黄半两，去根节

已上七味捣罗为末，用无灰酒二大盏搅令匀，于慢火上煎，旋添酒不住手搅，以酒尽为度。

牛黄一分　麝香半分　腻粉一分　朱砂一分　虎睛一对，微炙　龙脑一钱　水银一分，以枣瓤研令星尽

右件药并细研，都入酒煎膏内，看硬软和圆如菉豆大，不计时候以竹沥下三圆，量儿大小加减服之。

治小儿胎风惊热，手脚急强，**天竺黄散**方：

天竺黄一分，细研　牛黄半分，细研　胡黄连一分　犀角屑一分　天麻一分　蝉壳一分，微炒

右件药捣细罗为散，都研[1]令匀，不计时候以新汲水调下一字。二岁已上加药服之。

治小儿胎风，惊热搐搦，心神烦乱，或渴，**牛黄散**方：

牛黄半分，细研　人参半两，去芦头　真珠末一分　甘草半两，炙微赤，剉　郁金半两　川大黄半两，剉碎，微炒　朱砂半两，细研，水飞过　胡黄连半两

右件药捣细罗为散，都研令匀，不计时候以蜜水调下半钱。量儿大小以意加减服之。

治小儿胎风，心热惊痫，**朱砂散**方：

朱砂一分　牛黄一分　天竺黄一分　腻粉一分　麝香半分

右件药都研令细，每服以竹沥调下半钱，不计时候量儿大小以意加减。

---

〔1〕研：原作“砂”。据《类聚》卷257引同方改。本书常将“研”误作“砂”，下凡遇此误，径改不出注。

治小儿胎风惊热，**牛黄散**方：

牛黄一分，细研　天竺黄半两，细研　铅霜半两，细研　马牙消一两，细研　人参半两，去芦头　朱砂一分，细研

右件药捣细罗为散，每服以薄荷汤调下半钱，量儿大小加减服之。

治小儿胎风及惊风，**虎睛圆**方：

虎睛一对，酒浸炙微黄　天麻一分　干蝎一分，微炒　乌蛇肉一分，炙微黄　羌活一分　独活一分　僵蚕一分，微炒　麝香一分，细研

右件药捣罗为末，以面糊和圆如菉豆大，每服三圆研破，不计时候以薄荷汤服之。

治小儿胎风，发作抽掣，浑身急强，眼目反张，**水银圆**方：

水银一两　天麻一两　天南星一两，炮裂　白附子一两，炮裂　干蝎一两，微炒　麝香一分，细研　龙脑一分，细研　藿香一分　白僵蚕一两，微炒

右件药捣罗为末，先用少许枣肉，研水银星尽，与诸药末同研令匀，炼蜜和圆如菉豆大，不计时候以薄荷酒研三圆服之。量儿大小以意加减，得汗出立效。

治小儿胎风，手足搐搦，遍身壮热，**牛黄圆子**方：

牛黄一分，细研　水银一分，用黑铅一分，同结为沙子细研　朱砂一分，细研　犀角屑一分　麝香半分，细研　蝎梢一分，微炒　天浆子一分　天南星一分，炮裂

右件药捣罗为末，以糯米饭和圆如菉豆大，不计时候以薄荷汤化破三圆服之，量儿大小以意加减。

治小儿胎中久积风热，发歇手足搐搦，多惊不睡，**露蜂房圆**方：

露蜂房半分，炒令黄色　蚕蛾半两，微炒　天浆子三十枚，微炒　天南星半分，炮裂　朱砂半两，细研，水飞过　干蝎一分，微炒　腻粉一分　牛黄一分，细研　水银一分，以枣肉研令星尽

右件药捣罗为末，都研令匀，以炼蜜和圆如菉豆大，不计时候煎槐柳薄荷汤下五圆，量儿大小以意加减。

治小儿胎风搐搦，壮热多惊，**天竺黄圆**方：

天竺黄半两，细研　天南星半两，炮裂　铅霜一分，细研　胡黄连半两　牛黄一分，细研

右件药捣罗为末，研入牛黄等令匀，用枣肉和圆如菉豆大，不计时候以乳汁研破三圆服之。量儿大小以意加减。如三岁已上，用酒及荆芥汤下。

治小儿胎风，手足抽掣，宜服**牛黄圆**方：

牛黄半两　天竺黄半两　羌活一分，末　麝香一分　蝎二枚，头尾全，炒

右件药研罗为细末，炼蜜和为圆如麻子大，一二岁儿不计时候以薄荷汤下三圆，三四岁儿每服五圆，量儿大小以意加减。

治小儿胎风，四肢惊掣，痰涎壅滞，宜服**水银圆**方：

水银半两，黑锡半两，同结作砂子　天麻一分　干蝎一分，微炒　半夏一分，汤洗七遍去滑　郁金一分　白附子一分，炮裂

右件药捣罗为末，以软饭和圆如菉豆大，不计时候以薄荷汤下一圆，量儿大小加减服之。

治小儿天瘹诸方

夫小儿天瘹者，由脏腑风热，脾胃生涎，痰涎既生，心膈壅滞，邪热蕴积，不得宣通之所致

也。此皆乳母食饮无恒，酒肉过度，烦毒之气流入乳中，便即乳儿，遂令宿滞不消，心肺生热，热毒既盛，风邪所乘，风热相兼，触于心脏，则令心神惊悸，眼目翻腾，壮热不休，四肢抽掣，故谓之天瘹也。

治小儿天瘹，手脚掣动，眼目不定，有时笑啼或嗔怒，爪甲皆青，状似鬼祟，宜服**龙齿散**方：

龙齿半两，细研　钓藤半两　白茯苓半两　蝉壳二七枚，微炒　黄丹一分　甘草一分，炙微赤，剉　铁粉一分，细研　朱砂一分，细研　川大黄一分，剉碎，微炒

右件药捣罗为末，入研了药令匀，每服一钱，以水一小盏煎至六分，不计时候量儿大小分减温服。

治小儿天瘹，四肢拘急，时复搐搦，喉内多涎，夜即惊厥，宜服**一字散**，方：

天南星一分，炮裂　壁鱼儿十枚　荞面一分，研入　半夏七枚，生用　酸石榴壳一颗

右件药都捣罗为末，入在石榴壳内，以盐泥封裹于灶下慢火烧，以泥干燥为度，取出去壳焙干，捣细罗为散，如孩儿小即用钱上一字，以乳汁调灌之。一岁已上，即用酒调一字服之，当得汗出为效矣。

治小儿天瘹，眼目㖞斜，手足惊掣，发歇不定，**牛黄散**方：

牛黄半分，细研　木香一分　羌活半两　白僵蚕半两，生用　朱砂半两，细研，水飞过　干蝎半分，生用　乳香一颗，如粟子大　独活半两

右件药捣细罗为散，都研令匀，不计时候以干槐枝煎汤调下一字，量儿大小加减服之。

治小儿天瘹，牙关急硬，筋脉搐掣，宜服此方：

干蝎七枚，生用　麝香半分，细研　牛黄半分，细研　朱砂一分，细研　猢狲头骨半分，涂酥炙黄

右件药捣细罗为散，不计时候用新汲水调下半钱，极者不过三服差。量儿大小以意加减。

治小儿天瘹及惊风，发歇不恒，方：

鸜鹆粪半分，微炒　牛黄半分，细研　干蝎五枚，微炒　麝香一钱

右件药同研为末，不计时候新汲水调半钱服，量儿大小加减服之。

治小儿胎风惊风搐搦，状如天瘹，宜服**蚲蜥散**，方：

蚲蜥一分，微炒　白胶香一分　白芥子三十粒　阿魏半分，研入　白僵蚕十五枚，微炒

右件药捣细罗为散，不计时候以薄荷酒调下一字，量儿大小加减服之，良久微汗出差。

治小儿天瘹，眼目搐上，筋脉急，**蚱蝉散**方：

蚱蝉一分，微炒　干蝎七枚，生用　牛黄一分，细研　雄黄一分，细研

右件药细研为散，不计时候以薄荷汤调下一字，量儿大小加减服之。

治小儿天瘹，多惊搐搦，眼忽戴上，吐逆夜啼，遍身如火，面色青黄，不食乳哺，并无情绪，**水银圆**方：

水银一两，煮青州枣肉二十颗，同研水银星尽　天南星半两，炮半，生使半　白僵蚕半两，生用　干蝎一分，生用　牛黄一分　麝香一分　白附子半两，生用　铅霜半两

右件药除水银膏，牛黄、麝香、铅霜三味研令如粉，余四味捣罗为末，都研令匀，用水银膏和圆如黍米大，一二岁儿每服用薄荷汤下三圆，三四岁儿每服五圆，不计时候量儿大小以意加减服之。

治小儿天瘹，**牛黄圆**方：

牛黄一分　朱砂一分　麝香半分　蜗牛十枚，去壳　蟾酥三分　钓藤一分，末

右件药都研令细，以糯米饭和圆如黍米大，不计时候先以水化破二圆滴在鼻中，即以温水更下三圆，量儿大小加减服之。

治小儿天瘹，四肢抽掣，眼目戴上，精神恍惚，皮肤干燥，身体似火，夜卧不安，心中躁烦，热渴[1]不止，宜服**保生定命丹**，方：

光明砂一两，细研，水飞过　腻粉一分　金薄四十片　牛黄一分　龙脑一分　麝香一分　水银一两，煮枣肉研令星尽

右件药都研如粉，入水银更都研令匀，用粟米饭和圆如麻子大，一二岁儿每服用新汲水研破三圆服之，三四岁儿每服五圆，不计时候量儿大小以意加减服之。

治小儿天瘹，心胸痰壅，攻咽喉作呀声，发歇多惊，不得眠卧，**保命丹**方：

牛黄一分，细研　干蝎一分，微炒　蝉壳一分，微炒　白附子一分，炮裂　蟾酥半分，研入　白僵蚕一分，微炒　天浆子一分，内有物者　天麻一分　犀角屑一分　天南星一分，炮裂　青黛一分，细研　朱砂一分，细研　麝香半分，细研

右件药捣罗为末，入牛黄等同研令匀，用豮猪胆汁和圆如菉豆大，每服用水少许化二圆，滴三五点入鼻中，令嚏数声后，即冷水服一圆，日三四服，量儿大小以意加减。

治小儿天瘹，身体壮热，筋脉拘急，时时抽掣，**钓藤圆**方：

钓藤半两　天竺黄一分，细研　牛黄一分，细研　胡黄连半两　天麻一分　白附子一分，炮裂　干蝎一分，微炒　朱砂一分，细研　米粉一分　麝香半分，细研

右件药捣罗为末，都研令匀，用槐胶和圆如菉豆大，于囟门上津调摩一圆，荆芥汤下一圆，立效。二岁已上，稍[2]详加之。

治小儿天瘹，眼目翻上，手足抽掣，发歇不定，**天麻圆**方：

天麻一分　朱砂一分，细研　白芥子一分，微炒　龙齿一分，细研　麝香半分，细研　铅霜一分，细研　天浆子二七枚　天竺黄一分，细研

右件药捣罗为末，炼蜜和圆如黄米大，不计时候以薄荷酒研下一圆，稍急加至三圆或五圆，立效。

治小儿天瘹，身体发热，口内多涎，筋脉拘急，时发惊掣，**蝉壳圆**方：

蝉壳一分，微炒　乌蛇一两，酒浸，去皮骨，炙令黄　青黛一分，细研　白僵蚕一分，微炒　麝香一分，细研　白附子一分，炮裂　豮猪胆一枚　蟾酥一钱　蜣螂三枚，微炒　蚺蛇一分，微炒

右件药捣罗为末，以软饭入猪胆汁同和圆如黍米大，先将一圆用奶汁研破，滴在鼻中候嚏，即以薄荷汤下三圆。三岁已上加圆服之。

治小儿天瘹，心神烦乱，搐搦不定，宜服**朱砂圆**方：

朱砂一分，细研　麝香半分，细研　干蝎二七枚，微炒　白僵蚕一分，微炒　胡黄连一分　熊胆一分　牛黄半分，细研

右件药捣罗为末，同研令匀，以粟米饭和圆如菉豆大，不计时候以金银汤下三圆，量儿大小增减服之。

---

〔1〕渴：原误作“汤”。据《类聚》卷257引同方改。

〔2〕稍：原作“消”。据《类聚》卷257引同方改。

治小儿天瘹，多涎，及搐搦不定，**抵圣归命丹**方：

锡恡脂一两，细研，水淘黑水令尽　牛黄半分　水银一分，以少枣瓤研令星尽　麝香半分

右件药都细研，用软粳米饭和圆如黍米大，不计时候以新汲水下二圆，量儿大小增减服之。

治小儿天瘹，多涎搐搦，发歇不定，方：

干蝎半两，微炒　羌活半两　麝香一钱，细研　铅霜半两，细研　蟾酥半钱，研入

右件药捣罗为末，同研令匀，炼蜜和圆如菉豆大，不计时候以乳汁研破两圆服之。更量儿大小以意加减。

又方：

天竺黄一分，细研　朱砂一分，细研　干蝎一分，微炒　白附子一分，炮裂〔1〕

右件药捣罗为末，同研令匀，以炼蜜和圆如菉豆大，不计时候以淡竹沥研下二圆，量儿大小临时加减。

治小儿天瘹，惊风搐搦，牙关急，闭目，吐涎，**玄参圆**方：

玄参半两　干蝎一分，微炒　水银半两

右件药捣罗为末，以枣瓤研水银星尽，内少炼了蜜，入药末和圆如菉豆大，三岁已下用薄荷汤研破三圆服之，三岁已上即加圆数服之。

又方：

天竺黄一分　雄黄一分　阿魏半分　燕脂一分

右件药同研为末，以醋一茶碗煎成膏，入蜥蜴、天麻、乌蛇末各半分，和圆如米粒大，不计时候以温酒下三圆。乳汁下亦得，量大小加减服之。

治小儿天瘹，口噤戴目，手足搐搦不定，**天南星圆**方：

天南星一分　天雄一分　白附子一分　半夏一分，汤洗七遍去滑　水银一分，于铫子内先熔黑锡半分，后下水银结为砂子细研

右件药生捣罗为末，用槐胶和圆如黄米大，一岁一圆，二岁二圆，不计时候以温薄荷酒下。

治小儿天瘹，脏腑风热壅滞，四肢抽掣，大小便不利，**腻粉圆**方：

腻粉半分　巴豆霜半分　郁金一分，末　地龙一分，末　马牙消一分　麝香半分，细研

右件药都研令细，以糯米饭和圆如菉豆大，一岁一圆，以薄荷汤下，三岁已上即服二圆。

又方：

巴豆霜一分　干蝎半两，微炒　藿香半两　白僵蚕半两，微炒

右件药捣罗为末，以面糊和圆如菉豆大，三岁儿以金银、犀角煎汤下一圆，如不动静，更服两圆，下恶物炲煤及瓜汁相似，便差。量儿大小加减服之。

治小儿天瘹，及急惊风搐搦，**白僵蚕散**方：

白僵蚕二枚，微炒　蜥蜴一枚，微炒　莨菪子十粒，炒令黄

右件药捣细罗为散，用温酒调，注入口中令睡〔2〕，汗出即差。如睡多，不用惊起。如一

---

〔1〕 裂：原作“炒”。据《类聚》卷257引同方改。

〔2〕 睡：《普济方》《类聚》所引均同。《正误》：“‘睡’当作‘唾’。下同。”非也。下句“如睡多，不用惊起”；《普济方》卷372作“如睡久，不可惊起”，均说明此字仍当作“睡”。

二岁儿患急，即顿服之，稍慢即分为三服[1]。

治小儿天瘹，脏腑壅滞，壮热搐搦，宜服**保生圆**方：

巴豆七枚，生用，去皮心　天南星一枚，炮裂　蜥蜴五枚，生用

右件药晴朗时初夜，于北极下露之一宿，明旦捣罗为末，取豉四十九粒，口内含不语，脱却皮，烂研和圆黍米大，随年圆数，以温水下。

又方：

五灵脂一两　白附子一分，生用　天南星一分，生用

右件药捣罗为末，以头醋一升熬成膏，后入蜗牛末二钱，麝香末一钱，和圆如菉豆大，每一岁一圆，以奶汁研破服之。如无奶汁即以金银汤下，入口差。

治小儿天瘹，眼目搐上，并口手掣动，宜服此方：

壁鱼儿一十五枚，干者十枚，湿者五枚

右以奶汁相和研烂，更入奶汁同灌入口，立效。

治小儿天瘹，**备急涂顶膏**方：

川乌头末一钱　芸薹子末三钱

右件药取新汲水调涂，贴在顶上立验。

治小儿壮热欲发痫诸方

夫小儿未发痫之前，痫欲发之候，或壮热连滞，或摇头弄口，或眼目抽掣，如此是欲发痫，宜早疗之也。

治小儿未满百日，聚口吐沫，此欲作痫候，腹内有冷热癖实，宜服**牛黄散**方：

牛黄一分，细研　川大黄三分，剉碎，微炒　柴胡一分半，去苗　细辛一分　黄芩一分　当归一分，剉，微炒　甘草一分，炙微赤，剉　蚱蝉三枚，微炙　防风一分，去芦头　蜣螂三分，微炙

右件药捣细罗为散，每服一钱，以水一小盏煎至五分，和滓，不计时候量儿大小，加减温服。

治小儿心腹结实，身体壮热，四肢不利，心神多惊，欲发痫者，**茯神散**方：

茯神一两半　川升麻一两　玄参一两半　秦艽一两，去苗　寒水石二两　龙胆一两，去芦头　川芒消二两　川大黄三两，剉碎，微炒

右件药捣粗罗为散，每服一钱，以水一小盏，煎至五分，去滓，分温二服，早晨午后各一服，更量儿大小以意加减。

治小儿壮热发痫，或时时四肢抽掣，多吐白沫，宜服**钓藤散**方：

钓藤半两　人参一分，去芦头　子芩一分　蚱蝉三枚，微炙　犀角屑一分　甘草半两，炙微赤，剉　川升麻半两　石膏半两　川大黄一分，剉碎，微炒

右件药捣粗罗为散，每服一钱，以水一小盏，煎至五分，去滓，入竹沥半合，牛黄末一字，看儿大小，分减服之。

治小儿壮热发痫，心神惊悸，多啼，或吐白沫，**龙齿散**方：

龙齿一两　钓藤三分　川升麻三分　子芩三分　防风三分，去芦头　犀角屑三分　麦门冬一两，

---

〔1〕服：原作“分”。据《类聚》卷257引同方改。

去心，焙　川芒消一两

右件药捣粗罗为散，每服一钱，以水一小盏，入竹叶七片，煎至五分，去滓，分作二服，日四服，量儿大小以意加减。

治小儿壮热欲发痫，宜服**退热清凉散**方：

白药一分　甘草一分，炙微赤，剉　郁金一分　黄芩一分　天竺黄[1]一分，细研　朱砂半两，细研，水飞过　麝香半分，细研

右件药捣细罗为散，都研令匀，不计时候以温水调下半钱，量儿大小加减。

治小儿头额体背俱热，大便秘涩，眼赤心闷，乍睡乍惊，精神昏浊，与人不相主，当欲作痫状，**蓝叶散**方：

蓝叶半两　人参半两，去芦头　知母半两　钓藤三分　玄参三分　川升麻三分　葛根三分，剉　子芩一分　犀角屑一分　射干一分

右件药捣细罗为散，五岁儿以竹沥半合调半钱服，日三服，量儿大小以意加减服之。若未办合前[2]药，可服玄参、生犀、升麻、葛根、竹沥、生姜汁、大豆汁、地黄汁，皆可单服。又取少蚯蚓粪，水调服之良。

治小儿惊热入心，拟成痫疾，面色不定，啼泪不出，发热作时，不吃乳食，大便秘涩，眼翻露白，手足逆冷，**牛黄圆**方：

牛黄一分，细研　川大黄一分，剉碎，微炒　独活一分　川升麻半两　琥珀半两　菉豆粉半两　大麻人半两

右件药捣罗为末，炼蜜和圆如梧桐子大，不计时候以熟水研一圆服之。至五七岁，加金银薄各五片，药两圆研化下服之。

治小儿欲发痫，极热不已，**生葛汁饮子**方：

生葛根汁一合　竹沥一合　牛黄如杏人大，细研

右件药相和，每服半合，量儿大小加减服之。

治小儿欲发痫，壮热如火，洗浴**石膏汤**方：

石膏五两　菖蒲二两　雷圆三两

右件药捣碎，以水煮取三升，适寒温浴儿，并洗头面佳。

治小儿一切痫诸方

夫痫者，小儿恶病也。十岁已上为癫，十岁已下为痫。其发之状，或口眼相引，而目精[3]上戴，或手足瘛纵[4]，或背脊[5]强直，或颈项反折。诸方说痫，名证不同，大较其发之源，皆因三种。三种者，风痫、惊痫、食痫是也。风痫者，因衣厚汗出，而风入为之。惊痫者，因惊怖大啼乃发。食痫者，因乳哺不节所成。然小儿气血微弱，易为伤动，因此三种，变作诸痫。凡诸痫正发，手足掣缩，慎勿捉持之，捉则令曲戾不随也。凡少小有痫病者，有痓病者，

〔1〕黄：原误作“药”。据《普济方》卷378改。

〔2〕前：《普济方》卷378引同方作“煎”。详上下文义，仍以“前”字义长，不改。

〔3〕精：通“睛”。“目精”即“目睛”。下同。

〔4〕瘛纵：《病源》卷45“痫候”作“掣纵”。

〔5〕脊：原脱。据《病源》卷45“痫候”补。

皆由脏气不平故也。新生即痫者，是五脏不收敛，血气不聚，五脉不流故也，多令不育。其一月、四十日已上至期岁而痫者，皆由五脉不流，骨法不成，亦由乳养失所，风邪所中也。病先身热瘈疭，惊啼唤而后发痫成病，脉浮者为阳痫，内在六腑，外在肌肤，犹易治。病先身冷，不惊掣，不啼唤，乃[1]成病，发时脉沉者，为阴痫，内在五脏，及[2]在骨髓，极难治也。病发身软，时醒者，谓之痫也。身强直，反张如弓，不时醒者，谓之痓也。凡脉浮之与沉，以别其病在阴阳表里耳。其浮沉复有大、小、滑、涩、虚、实、迟、快，诸证各依脉形为治也。凡痫病者，小儿之恶病也，或有不及求医而致困者也。然气发于内，必先有候，常宜审察其精采。

其候手白肉际脉黑者，是[3]痫候；鱼际脉赤者，热；脉青大者，寒；青细为平也。

鼻口干燥，大小便不利，是痫候。

眼不明，上视喜阳是痫候。

耳后完骨上青络盛，卧不净，是痫候，清旦大脉刺之，令血出也。

小儿发逆上，啼笑面暗[4]，色不变，是痫候也。

鼻口青时小惊，是痫候。

鼻热小便难，是痫候。

目闭青时小惊，是痫候。

身热头恒汗出，是痫候。

身热吐哯而喘[5]，是痫候。

身热目时直视，是痫候。

卧惕惕而惊，手足振摇，是痫候。

卧梦笑，手足动摇，是痫候。

意气下而妄[6]怒，是痫候。

疾[7]咽乳不利，是痫候。

目瞳子卒大异常[8]，是痫候。

喜欠[9]，目上视，是痫候。

身热小便难，是痫候。

身热，目视不精，是痫候。

吐利不止，厥痛时起，是痫候。

已上二十条，皆诸痫之初发候也。

又有五脏痫，及六畜痫。肝痫之为病，面青，目反视，手足动摇。心痫之为病，面赤，心下有热，短气息微。脾痫之为病，面黄，腹大喜泄。肺痫之为病，面目白，口中沫出。肾痫之为病，面黑，俯仰直视如尸。膈痫之为病，目睛反上，四肢不举。大小肠痫之为病，四肢不动摇。

---

〔1〕乃：原作“仍”。据《病源》卷45“风痫候”改。

〔2〕及：《病源》卷45“风痫候”作“外”。然骨髓何能在外？

〔3〕是：原脱。据《千金》卷5“候痫法”补。

〔4〕暗：原作“脂”。据改同上。

〔5〕喘：原作“鸣”。据改同上。

〔6〕妄：原作“忘”。据改同上。

〔7〕疾：《千金》卷5“候痫法”无此字。

〔8〕异常：《千金》卷5“候痫法”作“黑于常”。

〔9〕欠：原误作“久”。据《千金》卷5“候痫法”改。

马痫之为病，张口摇头，马鸣欲反折。牛痫之为病，目正视，腹胀满。鸡痫之为病，延颈反折[1]，喜惊自摇。羊痫之为病，扬目吐舌。猪痫之为病，喜吐沫。犬痫之为病，两手屈如拳。凡诸痫在阳属腑，则易治；在阴属脏，及入骨髓则难治。若久而不愈者，必见困矣。

治小儿五种痫，手足动摇，眼目反视，口吐涎沫，心神喜惊，身体壮热，**朱砂散**方：

朱砂一分，细研　白敛一分　杏人一分，汤浸，去皮心，双人，麸炒微黄　露蜂房一分　桂心半两　牛黄一分，细研

右件药捣细罗为散，入研了药令匀，每服以乳汁调下一字，日五服，量儿大小加减服之。

治小儿二十五种风痫，无时发动，宜服**天麻散**方：

天麻三分　防葵三分　牛黄一分，细研　真珠末三分　天竺黄三分，细研　威灵仙三分　蜣螂三分，微炒　川芒消三分

右件药捣细罗为散，更研乳入，每有疾之时，取鸡冠血三两滴子，新汲水一合打散令匀，调下半钱，更随儿大小以意加减。

治小儿二十四种惊痫，壮热，掣手足，呕逆，夜啼，睡卧不安，惊痫，**虎睛圆**方：

虎睛一对，微炙细研　牛黄半两，细研　栀子人半两　白茯苓半两　人参一两，去芦头　黄芩一两　生犀角屑一两　钓藤一两　蛇蜕皮一分，微炙　川大黄一两，剉碎，微炒

右件药捣罗为末，细研令匀，炼蜜和圆如梧桐子大，一二岁儿每服以熟水研破一圆服之，三四岁儿每服二圆，以粥饮下亦得，更随儿大小以意加减。

治小儿二十四种惊痫，壮热，抽掣手足，呕吐，夜啼，睡卧不安，**虎睛圆**方：

虎睛一对，微炙细研　牛黄一分，细研　人参半两，去芦头　白茯苓一分　川大黄一分，剉碎，微炒　蛇蜕皮五寸，微炙

右件药捣罗为末，炼蜜和圆如菉豆大，一二岁儿每服以乳汁化破二圆服，三四岁儿薄荷汤化破五圆服，更看儿大小以意加减。

治小儿二十四种诸惊痫，眼口牵掣，嚼舌反拗，**牛黄散**方：

牛黄一分，细研　钓藤一两半　石膏一两半，细研　甘草一两，炙微赤，剉　蛇蜕皮半分，炙令黄色　白敛一两

右件药捣罗为散，每服一钱，以水一小盏，煎至五分，去滓，入牛黄一字，不计时候量儿大小分减温服。

治小儿诸痫，惊惕掣疭，及客忤，宜服**牛黄圆**方：

牛黄半两，细研　人参半两，去芦头　细辛半两　蚱蝉七枚，去翅足，微炙　川大黄一两，剉碎，微炒　赤芍药半两　当归半两，剉，微炒　蛇蜕皮五寸，炙令黄色　甘草三分，炙微赤，剉　菰薤根半两　防风半两，去芦头　麝香一分，细研　巴豆三十枚，去皮心研如膏

右件药捣罗为末，入巴豆研令匀，炼蜜和捣三二百杵，圆如麻子大，初生一月至百日儿每服一圆，一岁至三岁服两圆，四岁至五岁儿每服三圆，并用薄荷汤下，令快利为度。

治小儿诸痫，**蛇蜕皮散**方：

蛇蜕皮五寸，微炙令黄　细辛半两　甘草半两，炙微赤，剉　钓藤半两　黄耆半两　川大黄一两，剉碎，微炒　蚱蝉四枚，炙令黄，去头足　牛黄一分，细研

右件药捣细罗为散，每服一钱，以水一小盏，煎至五分和滓，量儿大小加减服之。

---

〔1〕延颈反折：“反”，原误作“及”。《普济方》卷358“婴孩门”作“摇头反折”。

治小儿未满月及出月，壮热发痫，宜服**钓藤散**方：

钓藤皮一分　蚱蝉二枚，微炙　柴胡半两，去苗　川升麻半两　蛇蜕皮五寸，微炙　甘草一分，炙微赤，剉　石膏三分，细研　黄芩半两　川大黄半两，剉碎，微炒

右件药捣粗罗为散，每服一钱，以水一小盏，煎至五分，去滓，入竹沥半合，更煎三两沸，量儿大小加减温服。

治小儿初生百日内发痫，**蚱蝉散**方：

蚱蝉三分，微炙　黄芩半两　赤芍药三分　细辛半两　钓藤半分　蛇蜕皮五寸，炙令黄色　黄耆半两，剉　甘草半两，炙微赤，剉　牛黄一分，细研　麝香一分，细研　川大黄一两，剉碎，微炒

右件药捣粗罗为散，每服一钱，以水一小盏，煎至五分，去滓，量儿大小，加减温温服之。

治小儿百日内发痫，连发不醒，及胎中带风，体冷面青，身体反张，**麻黄散**方：

麻黄一分，去根节　甘草一分，炙微赤，剉　羌活三分　柴胡三分，去苗　川大黄一两，剉碎，微炒　川升麻一两　子芩一两　枳壳半两，麸炒微黄，去瓤　葛根半两，剉　蛇蜕皮五寸，炙令黄色　石膏一两半，细研　钓藤一分　蚱蝉二七枚，微炙　杏人半两，汤浸，去皮尖，双人，麸炒微黄

右件药捣粗罗为散，每服一钱，以水一小盏，煎至五分，去滓，更入竹沥半合煎三两沸，量儿大小加减服之。

治小儿百日已来，至三四岁，肝心风热，发惊痫连纵，身体如火，**犀角散**方：

犀角屑一两　钓藤一两　黄芩一两　川升麻一两　麦门冬一两半，去心，焙　龙齿二两

右件药捣粗罗为散，每服一钱，用水一小盏，入竹叶七片，煎至五分，去滓，量儿大小加减温服。

治小儿一岁至四岁，壮热，大惊发痫，**石膏散**方：

石膏一两，细研　蚱蝉二枚，微炙　柴胡一两半，去苗　川升麻三分　钓藤三分　子芩一两　知母一两　栀子人半两　龙齿一两　赤芍药半两　麻黄三分，去根节　葛根一两，剉　甘草一分，炙微赤，剉　川大黄一两，剉碎，微炒

右件药捣粗罗为散，每服一钱，以水一小盏，煎至五分，去滓，入竹沥一合，更煎一两沸，量儿大小加减温服。

治小儿四五岁，忽急惊痫，**钓藤散**方：

钓藤半两　犀角屑一分　牛黄一分，细研　虎睛一对，微炙　防风一分，去芦头　栀子人半两　石膏半两，细研，水飞过　蚱蝉一枚，微炙　独活一分　人参一分，去芦头

右件药捣细罗为散，每服一钱，水一中盏煎至五分，和滓分为二服，如人行二三里进一服，更量儿大小以意加减。

治小儿诸痫，宜用**固囟大黄膏**方：

川大黄三分　雄黄一分　丹参一分　黄芩一分　生商陆一两　雷圆半两　猪脂一斤　附子半两，去皮脐，生用

右件药捣碎，以猪脂先入锅中，以文火熬令熔，以绵滤过，然后下药，煎令七上七下，去滓，细研雄黄下膏中，搅令至凝，于瓷器中盛，每用少许，热炙手摩儿囟及掌中背胁，皆使遍讫，以蛤粉之。

治小儿痫，及百病伤寒，**雷圆膏**方：

雷圆一分　甘草一两　防风一两，去芦头　白术三分　桔梗二分，去芦头　莽草一两　川升麻一两

右件药捣罗为末，以猪膏一片，先入铛慢火煎令熔，后下药末，以柳蓖不住手搅成膏，绵

滤入瓷合盛之，每有患者，摩其顶及背上。

治小儿风痫诸方

夫小儿风痫者，由乳养失理，血气不和，风邪所中。或衣厚汗出，腠理开张，当风解脱，风邪因兹而入。初得之时，先[1]屈指如数，乃发掣缩是也。又病先身热，瘛疭惊啼，或笑而后发痫，脉浮者为阳痫，内在六腑，外在肌肤，犹得易治。病先身冷，不惊瘛，不啼笑，而及发痫，脉沉者为阴痫，内在五脏，及在骨髓，极者难治。病发时身软，时醒者谓之痫。身强直反张如弓，不时醒者谓之痉。诊其心脉满大；肝脉小急，瘛疭筋挛；尺寸脉俱浮，直上直下，此者督脉，必腰背强，不得俯仰。小儿风痫，三部脉紧急，其痫可治。小儿脉多似雀啄，若紧者，必发痫。诸痫发，手足抽掣，慎勿持捉之，则令曲戾不随也。

治小儿风痫，筋脉抽掣，夜卧惊悸，四肢烦躁，皮肤壮热，**天竺黄散**方：

天竺黄一分，细研　牛黄一分，细研　知母一分　赤芍药一分　犀角屑一分　钩藤一分　玄参一分　桔梗一分，去芦头　龙骨一分　川大黄一分，剉碎，微炒　白僵蚕一分，微炒　茯神一分　蜣螂七枚，去足微炒　槟榔一枚，纸裹微煨

右件药捣细罗为散，每服以薄荷汤调下半钱，一日五服，随儿大小以意加减。

治小儿风痫，胸中痰涎，**白鲜皮散**方：

白鲜皮半两　细辛半两　蚱蝉二枚，微炙　钩藤半两　川大黄三分，剉碎，微炒　蛇蜕皮五寸，炙令黄色　甘草三分，炙微赤，剉　牛黄半分，细研

右件药捣粗罗为散，每服一钱，以水一小盏，煎至五分，去滓，入牛黄末少许，量儿大小加减温服。

治小儿心脏久积风热，发痫，或遍身壮热，多饶痰涎，睡即惊悸，手足抽掣，**水银圆**方：

水银半两　黑铅半两，同水银于铫子内慢火结沙子，细研　干蝎二十一枚，头尾全者，微炒　半夏一分，汤洗七遍去滑　白附子一分，炮裂　天麻一分　郁金一分　麝香一分，细研

右件药捣罗为末，都研令匀，用糯米饭和圆如麻子大，每服以薄荷汤下三圆，量儿大小以意加减。

治小儿风痫，发动无时，壮热心烦，筋脉拘急，**牛黄散**方：

牛黄一分，细研　木香一分　乳香一分　朱砂一分，细研　白僵蚕一分，微炒　干蝎七枚，微炒　羌活半两

右件药捣细罗为散，不计时候以温竹沥半合调下半钱，量儿大小以意加减。

治小儿风痫，并心热多惊，**七宝镇心圆**方：

虎睛一对，酒浸微炙用　金薄五十片　银薄五十片　朱砂半两，细研，水飞过　雄黄半两　琥珀半两　真珠半两　龙脑一分　麝香一分

右件药都细研如面，以枣肉和圆如菉豆大，每服以井华水下三圆，日三服，量儿大小以意加减。

治小儿风痫，精神昏闷，遍身壮热，不得睡卧，**茯神散**方：

茯神一分　木通一分，剉　人参一分，去芦头　川升麻一分　子芩一分　龙齿三分　犀角屑一分

---

[1] 先：原作“光”。据《病源》卷45“风痫候”改。

铁粉三分　蜣螂三枚，微炒，去翅足

右件药捣粗罗为散，每服一钱，以水一小盏，煎至五分，去滓，入竹沥半合，不计时候量儿大小分减温服。

治小儿心脏壅热，变为风痫，身体壮热，惊悸不安，心神烦闷，多啼少睡，**犀角散**方：

犀角屑三分　羌活三分　川升麻三分　茯神半两　白鲜皮半两　葛根半两，剉　柴胡三分，去苗　蛇蜕皮灰一分　蚱蝉三枚，微炒，去翅足　石膏二两，细研　甘草一分，炙微赤，剉　钓藤半两　麦门冬一两半，去心，焙　川大黄一两，剉碎，微炒　子芩一两

右件药捣粗罗为散，每服一钱，以水一小盏，煎至五分，去滓，量儿大小以意加减服之。

治小儿风痫，自三岁已来，至十岁不差，发时口中白沫，大小便不觉，**虎睛圆**方：

虎睛一对，酒浸炙令黄　朱砂半两，细研，水飞过　麻黄半两，去根节　钓藤半两　铁粉三分　防风三分，去芦头　子芩三分　川大黄三分，剉碎，微炒　龙齿一两，细研　银屑三分，细研　栀子人三分　羌活三分　柴胡半两，去苗　白鲜皮半两　川升麻半两　雷圆半两　沙参半两，去芦头　细辛一分　石膏一两，细研，水飞过　牛黄半两，细研　蚱蝉四枚，微炙，去翅足

右件药捣罗为末，炼蜜和捣三五百杵，圆如菉豆大，三岁已下以薄荷汤下三圆，日三服。三岁已上，以意加圆服之。

治小儿风痫，及一切惊热，**蛇蜕皮散**方：

蛇蜕皮五寸，烧灰　细辛半两　钓藤半两　黄耆半两，剉　川大黄一两，剉碎，微炒　蚱蝉四枚，微炙，去翅足　甘草半两，炙微黄，剉　铅霜半两，细研

右件药捣粗罗为散，每服一钱，以水一小盏，煎至五分，去滓，入牛黄末一字，放温，量儿大小临时加减服之。

治小儿风痫及天瘹，宜服**雄黄散**方：

雄黄半钱　朱砂一分　牛黄半分　熊胆半钱　天麻一分，末　晚蚕蛾半分　天竺黄半分　麝香一钱　铅霜一分　马牙消半两

右件药同研如粉，常以不津器贮之，每服用温水调下半钱，量儿大小以意加减服之。

治小儿风痫，发即迷闷，手足抽掣，口内多涎，良久不醒，**牛黄圆**方：

牛黄一分，细研　天南星半两　白附子半两　白僵蚕半两　干蝎一分　蝉壳一分　天麻半两　麝香一分，细研　半夏一分，汤洗七[1]遍去滑

右件药并生用，捣罗为末，又以水银一两，煮枣三七枚去皮核，与水银同研令星尽，入煎药末和圆如菉豆大，如隔日发者，每服煎黄牛乳汁下三圆，日三服。如惊风，即煎荆芥汤下二圆。

治小儿风痫，手脚抽掣，翻眼吐沫，久患不可者，宜服**黑金丹**方：

黑铅半两　水银半两　天南星半两，炮裂，捣罗为末

右件药先镕[2]铅为汁，次下水银，结为砂子细研，与天南星末和匀，以糯米饭和圆如菉豆大，每一岁儿以乳汁研一圆服之。儿稍大，以意加之。

治小儿风痫，睡中惊叫，两眼翻露，及脐风撮口、天瘹惊风，并服此**牛黄散**方：

牛黄一分　天竺黄半两　马牙消一两　铅霜一分

---

〔1〕 七：原作“十”。据《普济方》卷377引同方改。

〔2〕 镕：原脱。据补同上。

右件药细研为散，不计时候以热水调下半钱，量儿大小以意加减。

治小儿心热风痫，发歇不定，方：

天灵盖一分，涂酥炙微黄　黄连一分，去须

右件药捣粗罗为散，每服一钱，水一小盏煎取五分，去滓温服，量儿大小以意加减。

治小儿风痫秘验方：

右取蝎三十枚，取一大石榴割头作瓮子，去却子，内蝎于中，盖之，以纸筋黄泥裹，初炙干，渐烧令通赤，良久去皮放冷，取其中焦黑者，细研成散，每服以乳汁调下一字。儿稍大，以防风汤调下半钱。

治小儿风痫，**化涎水银圆**方：

水银一两　生黑豆末二钱

右以枣瓤同研令星尽，圆如菉豆大，一岁儿每服以乳汁下一圆，良久吐出粘涎，神效。儿稍大，加圆服之。

治小儿热痫诸方

夫小儿热痫者，由气血不和，内有积热之所致也。凡小儿骨本[1]轻软，肠胃细微，易为伤动。若乳食不恒，脏腑壅滞，蕴蓄生热，不得宣通，热极甚者，则发痫也。其状口眼相牵，手足抽掣，口中吐沫，鼻里作声，颈项反张，腰背强直，身体壮热，或叫或啼者，是热痫之候也。

治小儿风壅气盛，心胸痰滞，壮热发痫，**钓藤散**方：

钓藤一分　蚱蝉二枚，微炒，去翅足　川升麻半两　子芩半两　麦门冬半两，去心，焙　蛇蜕皮五寸，烧灰　川大黄半两，剉碎，微炒　石膏一两　甘草半两，炙微赤，剉

右件药捣粗罗为散，每服一钱，以水一小盏，煎至五分，去滓，入竹沥半合，量儿大小加减服之。

治小儿热痫，皮肉壮热，烦躁头痛，宜服**茯神散**方：

茯神三分　白鲜皮半两　羚羊角屑半两　钓藤三分　甘草三分，炙微赤，剉　川升麻三分　石膏三两　龙齿一两　犀角屑三分　蚱蝉三枚，微炒，去翅足

右件药捣粗罗为散，每服一钱，以水一小盏，煎至五分，去滓，量儿大小，加减温温服之。

治小儿百日已来，至三四岁，发热痫瘛疭，身体如火，宜服**白鲜皮散**方：

白鲜皮三分　黄芩三分　川升麻三分　地骨皮三分　钓藤三分　犀角屑三分　麦门冬一两，去心，焙　胡黄连三分　龙齿一两　甘草一分，炙微赤，剉

右件药捣粗罗为散，每一钱以水一小盏，煎至五分，去滓，入牛黄末一字，量儿大小加减温服。

治小儿热痫，呕逆烦闷，体热，**子芩散**方：

子芩半两　赤茯苓三分　川升麻三分　人参半两，去芦头　犀角屑半两　钓藤半两　甘草半两，炙微赤，剉

右件药捣粗罗为散，每服一钱，以水一小盏，煎至五分，去滓，量儿大小加减服。

治小儿热痫，时时戴上眼，吐沫，**钓藤散**方：

---

〔1〕本：原误作“木”。据《类聚》卷257引同论改。

钓藤三分　蚱蝉二枚，微炒，去翅足　人参半两，去芦头　子芩半两　牛黄半两，细研　川大黄半两，剉碎，微炒

右件药捣粗罗为散，每服一钱，以水一小盏，煎至五分，去滓，入牛黄一字，量儿大小加减温服。

治小儿体热，呕吐发痫，**麦门冬散**方：

麦门冬一两，去心，焙　钓藤半两　黄芩三分　赤芍药三分　川升麻三分　茯神三分　川大黄三分，剉碎，微炒

右件药捣罗为散，每服一钱，以水一小盏煎至五分，去滓温服，更量儿大小加减服之。

治小儿热痫，面赤心躁，**犀角散**方：

犀角屑半两　钓藤半两　玄参半两　蚱蝉半两，微炒，去翅足　甘草半两，炙微赤，剉　川升麻半两　黄芩半两　栀子人半两　麦门冬一两，去心，焙

右件药捣罗为散，每服一钱，以水一小盏，入苦竹叶七片，煎至五分，去滓温服，更量儿大小以意加减。

治小儿热痫不知人，迷闷，嚼舌仰目，**栀子散**方：

栀子人半两　子芩一两　龙齿二两　石膏二两　钓藤一两　吴蓝一两　川大黄三两，剉碎，微炒

右件药捣罗为散，每服一钱，以水一小盏煎至五分，去滓温服，更量儿大小以意加减。

治小儿热过迷闷，发痫，**升麻散**方：

川升麻一两　钓藤一两　使君子一两　子芩一两　石膏二两　龙齿二两　朴消一两　柴胡三分，去苗　赤芍药三分　川大黄三分，剉碎，微炒

右件药捣罗为散，每服一钱，水一小盏煎至五分，去滓温服，更量儿大小加减服之。

治小儿热痫，四肢抽掣，每日数发，宜服此除热镇心，**紫石英散**方：

紫石英一两，细研，水飞过　滑石一两　白石脂一两　石膏一两，细研，水飞过　寒水石一两　川大黄半两，剉碎，微炒　朱砂半两，细研，水飞过　龙齿二两，细研　甘草半两，炙微赤，剉　犀角屑半两　牡蛎粉一分

右件药捣细罗为散，每服以温薄荷汤调下半钱，量儿大小加减服之。

治小儿热痫，发歇不定，眼目直视，身体壮热，吐沫，心神迷闷，**牛黄圆**方：

牛黄半两，研　蚱蝉三枚，微炒，去翅足　龙齿二两，细研　栀子人三分　川升麻三分　犀角屑三分　胡黄连三分　石膏二两，细研，水飞过　钓藤三分　金薄五十片，细研　银薄五十片，细研　龙胆三分，去芦头　川大黄三分，剉碎，微炒　杏人三分，汤浸，去皮尖，双人，麸炒微黄

右件药捣罗为末，入研了药同研令匀，炼蜜和捣三二百杵，圆如菉豆大，每服以竹沥研五圆服之，量儿大小以意加减。

治小儿热痫，摇头吐舌，四肢抽掣，心神惊悸，**虎睛圆**方：

虎睛一对，酒浸微炙用　牛黄半两，细研　麝香一分，细研　钓藤半两　犀角屑三分　茯神半两　人参半两，去芦头　朱砂一两，细研，水飞过　川大黄一两，剉碎，微炒

右件药捣罗为末，入研了药同研令匀，炼蜜和圆如菉豆大，一岁儿以金银汤研化一圆服之，日三服。儿稍大，加圆数服之。

治小儿惊痫诸方

夫小儿惊痫者，起于惊怖大啼，精神伤动得之。气脉不定，因惊而发作成痫也。初觉儿

欲惊，急持抱之，惊即自止。故养小儿，常须慎惊，勿闻大声。每持抱之时，常当安徐，勿令有怖[1]。雷鸣时当塞儿耳，并作余细声以乱之。惊痫，当按图灸之，或摩膏治之，不可大下。何者？惊痫心气不足，下之内虚，则甚难治。凡诸痫正发，手足掣缩，慎不可捉持，则令曲戾不随也。

治小儿忽得惊痫，壮热口燥，**钓藤散**方：

钓藤三分　白茯苓三分　黄芩三分　川升麻三分　白鲜皮三分　龙齿一两　玄参一两　石膏一两　寒水石一两

右件药捣粗罗为散，每服一钱，以水一小盏，煎至五分，去滓，入竹沥半合搅令匀，重煎一两沸，分温二服，更量儿大小以意加减。

治小儿惊痫，发无时候，**牛黄散**方：

牛黄一分，细研　赤芍药一分　露蜂房一分　黄芩一分　人参一分，去芦头　葛根一分，剉　甘草一分，炙微赤，剉　蚱蝉一分，去翅足，微炒　芎䓖一分　川芒消一分　蜣螂一分，微炙　桂心一分　当归半两，剉，微炒　石膏半两　蛇蜕皮五寸，炙黄　川大黄半两，剉碎，微炒　杏人一分，汤浸，去皮尖，双人，麸炒微黄

右件药捣罗为散，每服一钱，水一小盏煎至五分，去滓温服，更量儿大小以意加减。

治小儿惊痫，发作不定，**蛇蜕皮散**方：

蛇蜕皮五寸，炙黄　蚱蝉十枚，去翅足，微炙　蜣螂三枚，去翅足，微炙　麻黄半两，去根节　人参三分，去芦头　甘草半两，炙微赤，剉　当归半两，剉，微炒　川大黄一两，剉碎，微炒　细辛半两　黄耆半两，剉

右件药捣罗为散，每服一钱，以水一小盏，煎至五分，去滓，入牛黄二豆许，搅令匀温服，更量儿大小以意加减。

治小儿风热惊痫，手足掣缩，日数发者，**紫石英散**方：

紫石英一两　寒水石一两　龙骨半两　牡蛎粉半两　滑石一两　赤石脂半两　蓝叶一分　川大黄一两，剉碎，微炒　石膏一两　白石脂半两　桂心半两　甘草半两，炙微赤，剉

右件药捣罗为散，每服一钱，以水一小盏，煎至五分，去滓，量儿大小，分减温服。

治小儿惊痫，仰目嚼舌，精神昏闷，宜服**钓藤散**方：

钓藤半两　龙齿一两　石膏三分　栀子人一分　子芩半两　川大黄半两，剉碎，微炒　麦门冬三分，去心，焙

右件药捣粗罗为散，每服一钱，水一小盏，煎至五分，去滓，量儿大小分减，不计时候温服。

治小儿惊痫邪气，发即吐涎，迷闷难醒，**白鲜皮散**方：

白鲜皮一两　犀角屑三分　钓藤一两　子芩三分　龙齿一两　蚱蝉半两，去翅足，微炒

右件药捣粗罗为散，每服一钱，以水一小盏，入澹竹叶七片，煎至五分，去滓，量儿大小加减服之。

治小儿惊痫，壮热心躁，发歇不定，宜服**牛黄散子**方：

牛黄一分　马牙消三分　铁粉三分　龙齿三分

右件药都细研为散，每于乳食后，以熟水调下半钱，量儿大小以意加减。

治小儿心肺积热，发惊痫，烦闷吐逆，心神昏迷，痰涎壅滞，**朱砂圆**方：

---

〔1〕 怖：原作“布”。据《病源》卷45“惊痫候”改。

朱砂一分，细研　牛黄一分，细研　干蝎一分，微炒　腻粉一钱　蚕蛾一分，微炒　铅霜一分，细研　麝香半钱，细研　龙脑半钱，细研　天浆子二七枚，内有物者，微炒

右件药捣罗为末，都研令匀，炼蜜和圆如黍米大，每服以薄荷汤化五圆服，量儿大小以意加减。

治小儿惊痫，多涎，体热，**犀角圆**方：

犀角屑半两　天竺黄半两，细研　朱砂一两，细研，水飞过　天麻半两　白附子半两，炮裂　铅霜半两，细研

右件药捣罗为末，入研了药更研令匀，以软饭和圆如菉豆大，每服煎竹叶汤研下五圆，看儿大小，加减圆数服之。

治小儿惊痫，**镇心圆**方：

金薄五十片，细研　银薄五十片，细研　水银半两，以少枣肉研令星尽　牛黄一分，细研　川大黄三分，剉碎，微炒　远志一分，去心　防葵半两　汉防己一分　白敛一分　铁粉半两，细研　紫石英半两，细研，水飞过　真珠末半两　雄黄半两，细研　人参半两，去芦头　白芍药半两　茯神三分

右件药捣罗为末，入金银薄等都研令匀，炼蜜和圆如菉豆大，每服以薄荷汤研下三圆，日三服，看儿大小以意加减服之。

治小儿惊痫，壮热，心神不定，**犀角圆**方：

犀角屑半两　朱砂一分，细研　天竺黄一分，细研　麝香半两，细研　牛黄一分，细研　天南星半分，炮裂　干蝎一分，微炒

右件药捣罗为末，水浸蒸饼和圆如菉豆大，每服以薄荷汤下三圆，日三四服，量儿大小以意加减。

治小儿惊痫邪气，皮肉壮热，呕吐心烦，不得安睡，**虎睛圆**方：

虎睛一对，细研　牛黄一分　麝香一分，细研　川升麻半两　钓藤半两　甘草半两，炙微赤，剉　犀角屑半两　天竺黄一分，细研　栀子人半两　川大黄一两，剉碎，微炒　蚱蝉三枚，去翅足，微炙　蜣蜋三枚，去翅足，微炒　蛇蜕皮五寸，烧灰

右件药捣罗为末，炼蜜和圆如菉豆大，三岁儿以粥饮研三圆服之，量儿大小以意加减。

治小儿惊痫，频发不定，**至宝圆**方：

金银薄各五十片，细研　川升麻一两　子芩一两　犀角屑一两　蜣蜋三枚，去翅足，微炒　栀子人一两　龙齿二两，细研　麦门冬一两半，去心，焙　川大黄一两，剉碎，微炒　铁粉二两，细研　朱砂一两，细研，水飞过

右件药捣罗为末，入研了药同研令匀，炼蜜和圆如麻子大，每服煎竹叶汤研下五圆，更量儿大小加减服之。

治小儿惊痫烦热，眠卧不安，**龙脑圆**方：

龙脑半分，细研　朱砂一两，细研，水飞过　粉霜半两，细研　铁粉二两，细研　人参三分，去芦头　龙齿二两，细研

右件药捣罗为末，入研了药同研令匀，炼蜜和圆如麻子大，不计时候以粥饮下五圆，更看儿大小以意加减。

治小儿惊痫发热，搐搦不定，**铅霜圆**方：

铅霜半两，细研　铁粉一两，细研　朱砂一两，细研，水飞过　麝香半分，细研　马牙消半两　人参三分，去芦头　羌活一分　芎䓖一分　白茯苓一分　牛黄一分，细研　干蝎一分，微炒　龙胆一分，去芦头

川大黄三分，剉碎，微炒

右件药捣罗为末，入研了药同研令匀，炼蜜和圆如菉豆大，每服不计时候以荆芥薄荷汤下五圆，量儿大小以意加减服之。

治小儿惊痫，**蛇黄圆**方：

蛇黄三枚，大者，细研　麝香半分，细研　银薄五十片，细研　郁金三分，为末　金薄五十片，细研

右件药同研令匀，以粳米饭和圆如菉豆大，每服用磨刀水煎一两沸，如人体，下三圆，更看儿大小以意加减。

治小儿惊痫，体热羸瘦，**钓藤煎**方：

钓藤一分　子芩半两　知母半两　寒水石三分　川升麻半两　沙参一分，去芦头　蚱蝉二枚，去翅足，微炙　蜣蜋二枚，去翅足，微炙　甘草半两，炙微赤，剉

右件药捣罗为末，入蜜五两，以慢火煎炼为膏，每以熟水调一杏人大服，日三服，量儿大小以意加减。

治小儿惊痫，频频发动，经久不差，肌体瘦弱，**蚱蝉煎**方：

蚱蝉三枚，去翅足，微炙　麻黄一分，去根节　钓藤一分　柴胡半两，去苗　白芍药半两　石膏一两　子芩一两　知母半两　龙齿一两　犀角屑半两　沙参半两，去芦头　甘草半两，炙微赤，剉　蛇蜕皮五寸，烧灰　生姜汁一合　牛黄一分，细研　蜜一两　生地黄汁五合　杏人半两，汤浸，去皮尖，双人，研作膏

右件药蛇蜕[1]皮已上并细剉，先以水二大盏，煎至一盏去滓，入竹沥一小盏，又煎五七沸，内杏人蜜、姜汁、地黄汁，以慢火煎，搅不停手，约十余沸，放冷于瓷合中盛，入牛黄搅令匀，每一合分为三服，更量儿大小加减。

治小儿发惊痫，体瘦烦热，**犀角煎**方：

犀角屑一两　子芩三分　知母一两　川升麻一两　人参三分，去芦头　蚱蝉二枚，去翅足，微炒　蛇蜕皮三寸，微炙　柴胡半两，去苗　钓藤三分　甘草半两，炙微赤，剉

右件药捣罗为末，用水二盏入银锅中，以文火煎取六分，去滓，入蜜二合，竹沥一小盏，再煎如饧，每服抄半钱，以温水调化服之，更量儿大小以意加减。

治小儿惊痫，四肢抽掣，及反张，目睛上视，色青大叫，声不转者，宜服**寒水石散**方：

寒水石半两　紫石英半两　石膏半两　龙齿一两　贝齿半两

右件药捣碎，以水二大盏，煎至一盏去滓，量儿大小分减服之。

治小儿惊痫极妙方：

铁粉一分　石膏一分　牡蛎粉一分　黄丹半两

右件药细研为散，以井华水调下半钱，量儿大小加减服之。

治小儿惊痫不识人，迷闷，嚼舌仰目者，宜服此方：

牛黄一豇豆大，细研，以蜜水调，顿服之。

治小儿惊痫掣疭方：

虎睛细研，水调灌之，量儿大小加减服之。

又方：

熊胆两豆大，研和乳汁及竹沥服之。

又方：

---

〔1〕蜕：原无。据方中有“蛇蜕皮”补。

鸡子黄和乳汁，量儿大小服之，不过三两枚自定。

治小儿卒得惊痫方：

右刺取白犬血半合服，量儿大小与服，又涂身上亦良。

又方：

右以水银酸枣许大，好藤纸两重滤捩，透出纸外方与儿服。一服令尽，大效。

又方：

右蛇黄，以温水磨服之。

治小儿惊痫，连发不醒，体羸反张，不堪服药，**麻黄拭体汤**方：

麻黄三两，去根节　葛根三两　金一两　雷圆三两　石膏五两，末

右件药细剉，用水七升，煎取一升去滓，以软帛浸，拭儿身上即效。

治小儿惊痫，**除热丹参摩膏**方：

丹参半两　雷圆半两　猪膏二两

右件药细剉，猪膏入银器中先煎，然内诸药，煎七上七下，膏成，绵滤去滓，用瓷合中盛，以摩儿身，日三用之。

治小儿食痫诸方

夫小儿食痫者，由脏腑壅滞，内有积热，因其哺乳过度，气血不调之所致也。此皆乳母食饮无恒，恚怒不节，烦毒之气在于胸中，便即乳儿，致使结滞不消，邪热蕴积，肠胃否塞，不得宣通，则令壮热多惊，四肢抽掣，故发痫也。

治小儿食痫，四肢抽掣，壮热惊悸，乳食不消，痰涎壅滞，发歇不定，宜服**代赭圆**方：

代赭一分，细研　马牙消一分　金薄二十片，细研　银薄二十片，细研　水银一分，以少枣瓤研令星尽　巴豆七枚，去皮心研，纸裹压去油　腻粉半分，研入　天浆子二七枚，内有物者炒〔1〕　川大黄一分，剉碎，微炒　蟾酥一钱，研入　朱砂一分，细研　蝎稍四十九枚，微炒　龙脑半钱，细研　麝香半分，细研

右件药捣罗为末，炼蜜和圆如黍粒大，每服以薄荷汤下二圆，日三服，量儿大小以意加减。

治小儿食痫，及惊风百病，**虎睛圆**方：

虎睛一对，微炙取人　牛黄一分，微研　真珠末一分　朱砂一分，细研　甘遂一分，煨黄　赤芍药一分　赤茯苓一分　甘草一分，炙微赤，剉　牡蛎一分，炒黄　麝香半分，细研　犀角屑半两　巴豆半两，去皮心，纸裹压去油　杏人一分，汤浸，去皮尖，双人，麸炒微黄

右件药捣罗为末，用糯米饭和圆如菉豆大，每服以荆芥汤下二圆，量儿大小以意加减。

治小儿食痫，**朱砂圆**方：

朱砂一两，细研，水飞过　川大黄半两，剉碎，微炒　桂心一分　牛黄一分，细研　云母粉一分　半夏一分，汤浸七遍去滑　黄连一分，去须　雄黄一分，细研　雷圆一分　代赭一分　真珠末一分　干姜一分，炮裂，剉　礜石半两，细研　巴豆一分，去皮心膜炒黄

右件药捣罗为末，炼蜜和圆如黍米大，百日内小儿以乳汁下两圆，三岁至七岁以粥饮下五圆，量儿大小加减服之。

---

〔1〕内有物者炒："内"，原误作"皮"。据《类聚》卷 257 引同方改。《普济方》卷 377 引同方作"内有虫者妙"。

治小儿食痫，喘息粗，**真珠圆**方：

真珠末一分　天竺黄一分　雄黄一分　巴豆一分，去皮心，压去油　麝香一分　丁头代赭一分，捣罗为末　杏人一分，汤浸，去皮尖，双人，研如膏

右件药都细研令匀，炼蜜和圆如黄米大，一二岁儿每服以温水下五圆，量儿大小以意加减。

治小儿食痫，乳癖积聚，壮热，心神多惊，**牛黄圆**方：

牛黄一分，细研　麝香半分，细研　朱砂一分，细研　真珠末一分　铅霜一分，细研　犀角屑一分　牡蛎粉一分　甘草一分，炙微赤，剉　巴豆七枚，去皮心研，纸裹压去油　杏人一分，汤浸，去皮尖，双人，研如膏

右件药捣罗为末，入牛黄等同研令匀，炼蜜和圆如麻子大，三岁儿以金银薄荷汤下二圆，量儿大小以意加减。

治小儿七岁已下食痫，壮热，无辜痃癖，**雄黄圆**方：

雄黄半两，细研　朱砂半两，细研，水飞过　麝香半两，细研　牛黄半两，细研　石膏半两，细研，水飞过　蕤人半两，汤浸，去赤皮　牡蛎粉半两　巴豆半两，去皮心膜，压出油　甘遂一分，煨微黄

右件药捣罗为末，炼蜜和圆如黍米大，每服以粥饮下三圆，如利三两度勿怪，更随儿大小，加减服之。

治小儿食痫，化聚滞奶食，坠涎利大肠，**真珠圆**方：

真珠一分，末　天竺黄一分，细研　朱砂一分，细研　代赭半两　雄黄半两，细研　蜣螂半两，微炙　麝香半两，细研　巴豆十粒，用油煎，令褐色，与杏人研　杏人半两，汤浸，去皮尖，双人，麸炒微黄

右件药都研为末，炼蜜和圆如菉豆大，每服以生姜汤下二圆，量儿大小以意加减。

治小儿食痫，心胸痰滞，大小便常多秘涩，**防葵圆**方：

防葵半两，末　牛黄半分　巴豆二十枚，取霜　滑石半两　腻粉一分　蛇蜕皮一条，烧灰　朱砂一分　麝香半分

右件药同细研，以糯米饭和圆如黍米大，每服以粥饮下二圆，量儿大小增减服之。

治小儿食痫，乳食不消，心腹壅滞，四肢惊掣，宜服此方：

朱砂一分　五灵脂一分　巴豆五枚，去皮心研，纸裹压去油

右件药细研如粉，用烧粟米饭和圆如黄米大，一二岁儿每服用温水下二圆，以吐利为妙。量儿大小以意加减。

治小儿乳食不消，心腹结实，壮热烦闷，摇头反目，口吐涎沫，名为食痫，**铅霜圆**方：

铅霜一分　腻粉一分　巴豆五粒，去皮心研，纸裹压去油

右件药都研为末，以糯米饭和圆如粟米大，每服以通草薄荷汤下一圆，三岁已上加圆服之。

治小儿食痫，坠痰涎，**金薄圆**方：

金薄五片，细研　腻粉三钱　甘遂一分，煨微黄，捣为末

右件药相和研令匀，以枣瓤和作剂子，以五片金薄裹上，更着湿纸裹，煻灰火煨匀热，候冷取研，圆如菉豆大，每服以人参汤下二圆，量儿大小以意加减。

治小儿癫痫诸方

夫小儿癫痫者，由风邪热毒伤于手少阴之经故也。心为帝王，神之所舍，其脏坚固，不受

外邪。若风热蕴积乘于心，则令恍惚不安，精神离散，荣卫气乱，阴阳相并，故发癫痫也。又云：小儿在胎之时，其母卒有大惊，精[1]气并居，则令子癫痫也。

治小儿心脏积热，时发癫痫，呕吐涎沫，作声迷闷，**铁粉圆**方：

铁粉一两，细研　铅霜一分，细研　天麻三分　水银半两　龙齿一两，细研　天南星一分　朱砂半两，细研，水飞过　麝香一分，细研　黑铅半两，与水银结为砂子，细研

右件药捣罗为末，都研令匀，以炼蜜和圆如菉豆大，每服以竹沥研化五圆服之，量儿大小以意加减。

治小儿癫痫，发动无时，心闷吐沫，**雄黄圆**方：

雄黄半两，细研　朱砂半两，细研，水飞过　铁粉半两，细研　豮猪胆一枚　熊胆一分　鲤鱼胆七枚　乌牛胆半枚　青羊胆二枚　麝香一钱，细研

右以诸般胆汁相和令匀，即入诸药末和圆如菉豆大，每服以金银汤下五圆，量儿大小以意加减。

治小儿五岁至七岁发癫痫，无时发动，口出白沫，遗失大小便不觉，**虎睛圆**方：

虎睛一对，细研　朱砂半两，细研，水飞过　露蜂房半两，微炙　麻黄半两，去根节　子芩半两　钓藤半两　防葵一两　川大黄一两，剉碎，微炒　龙齿一两，细研　栀子人一两　银薄三十片，细研　麝香一分，细研　羌活三分　柴胡三分，去苗　白鲜皮三分　川升麻三分　雷圆三分　沙参三分，去芦头　石膏一两，细研，水飞过　牛黄一分，细研　蚱蝉一两，去翅足，微炙　蛇蜕皮一分，剉，微炒　天麻半两　甘草半两，炙微赤，剉

右件药捣罗为末，炼蜜和捣三二百杵，圆如菉豆大，每服以粥饮下五圆，量儿大小加减服之。

治小儿痫癫瘛疭，发歇无时，**地龙散**方：

干地龙半两，微炒　虎睛一对，微炙　人参一分，去芦头

已上三味同捣罗为末。

金薄三十片　银薄三十片　朱砂一分　雄黄一分　天竺黄一分　代赭一分　铅霜一分　铁粉一分

右件药都细研，入前三味再研令匀，每服以温水调下半钱，更看儿大小加减。

治小儿癫痫，至大不差，或发即口出白沫，并大小便出不知，**虎睛圆**方：

虎睛一对，酒浸一宿，微炙细研　朱砂一两，细研，水飞过　铁粉一两　露蜂房半两，微炙　羌活半两　钓藤半两　牛黄半分，细研　蚱蝉四枚，去翅足，微炙　防葵半两　麻黄半两，去根节　龙齿一两，细研　川升麻半两　细辛一分　石膏一两，细研，水飞过

右件药捣罗为末，都研令匀，炼蜜和圆如麻子大，每服以温水下五圆，更量儿大小加减服之。

治小儿癫痫，连年不差方：

铅二两　硫黄一两　水银二两　铁粉一两

右先将铅于铛子中令消，即下硫黄炒不住手，就铛研搅，待[2]硫黄烟气似息，入水银又搅，次下铁粉以武火烧，少时将出，一夜露地出火毒后，研令极细，即以粟米饭和圆如菉豆大，

---

〔1〕 精：原作“积”。据《类聚》卷257引同论改。《普济方》将“精气并居”改作“精神失守”。

〔2〕 待：原作“持”。据《普济方》卷377、《幼幼新书》卷12“癫痫第五”引同方改。

每于食后以金银汤下五圆，量儿大小以意加减。

治小儿癫痫等疾，方：

光明朱砂二两，颗块者

右以金薄随朱砂颗块大小各裹之，用磁石末入固济了瓶子中实筑，中心留一小坑子，即以朱砂置坑子内，上更以磁石末覆之，瓶子口更以铅一片，可瓶口大小盖之，以文火养七日，火常令铅以箸刺得入，养一七日后去铅，大火煅之，候冷出于乳钵中细研，即置于通油钵子内，上以马牙消末遍覆之，即置饭甑中蒸一炊久，其朱砂化成水，有患者，食后以温水调下半钱，量儿大小以意加减服之。

治小儿癫痫欲发，即精神不足，眼目不明，瘛疭恶声，嚼舌吐沫，**雌黄圆**方：

雌黄一两，细研，炒令褐色　黄丹一两，炒令褐色　麝香一分

右件药相和细研如粉，用牛乳一升，慢火熬成膏，可圆即圆如菉豆大，每服以温水下一二圆，日三服，量儿大小以意加减服之。

治小儿癫痫，发歇不定，**朱砂圆**方：

朱砂一两，细研，水飞过　铅霜一两　铁粉一两　马牙消一两

右件药细研如面，以枣肉和圆如菉豆大，每于食后以熟水下三圆，量儿大小以意加减。

治小儿患痫病差后复发诸方

夫小儿痫发之状，或口眼相引，目睛上摇，或手足瘛疭，或脊强直，或头项反折，或屈指如数，皆由当风取凉，乳哺失节之所为也。其差之后而更发者，是余势未尽，小儿血气软弱，或因乳食不节，或风冷不调，或更惊动，因而重发。如此者，多成常痓。凡诸痫正发，手足掣缩，慎勿持之，捉则令曲戾不随也。

治小儿诸痫复发，不问风之与热，发作多少般数，并宜服**紫金散**方：

紫金粉一两半，名赤乌脚　麻黄三分，去根节　石膏一两，细研，水飞过　寒水石一两　地骨皮一两　赤石脂一两　秦艽半两，去苗　牛黄半两，细研　乌蛇肉半两，炙令黄　虎睛一对，微炙　防风半两，去芦头　黄芩半两　牡蛎粉三分　赤芍药半两　葛粉半两　羌活一分半　当归一分，剉，微炒　朴消一两半　甘草半两，炙微赤，剉　川大黄三分，剉碎，微炒　桂心一分半

右件药捣细罗为散，都研令匀，每服煎竹叶汤调下半钱，更量儿大小以意加减服之。

治小儿惊痫复发，眩闷倒蹶，或汤火不避，及除百病，**铅丹圆**方：

铅丹半两　朱砂半两，细研，水飞过　铁粉半两　细辛一分　独活一分　牛黄一分，细研　雄黄一分，细研　蜣蜋五枚，微炙　露蜂房一分，炙黄　人参一分，去芦头　汉防己一分　蛇蜕皮五寸，炙黄　桂心一分　甘草一分，炙微赤，剉　鸡头一枚，去毛，炙令黄　赤茯苓一两　川椒一分，去目及闭口者，微炒去汗

右件药捣罗为末，炼蜜和捣三二百杵，圆如菉豆大，每服以粥饮下五圆，量儿大小以意加减。

治小儿诸痫复发，使断根源，**天浆子圆**方：

天浆子十四枚，去壳，别研　芎䓖半两　蚱蝉半两，去翅足，微炒　川大黄一两半，剉碎，微炒　蜣蜋三枚，去翅足，微炙　知母半两　牛黄一分，细研　人参半两，去芦头　生干地黄半两　虻虫三枚，炒黄　桂心半两　蛴螬三分，微炒

右件药捣罗为末，炼蜜和捣三二百杵，圆如菉豆大，每服以粥饮下三圆，日三服，更量儿

大小以意加减。

治小儿风痫，至长不除，天阴即发动，食饮坚强亦发，百脉挛缩，行步不正，言语不便者，服之令不复发，**茵芋圆**方：

茵芋叶半两　黄丹半两　秦艽半两，去苗　钓藤半两　石膏一两，细研，水飞过　杜衡半两　防葵半两　松萝一分　菖蒲一分　黄芩一分　蜣蜋五枚，微黄　甘草三分，炙微赤，剉

右件药捣罗为末，炼蜜和捣三二百杵，圆如黍米大，每服以粥饮下五圆，量儿大小加减服之。

治小儿惊痫，发动经年，不断根源，**鸱头圆**方：

鸱头一枚，臭者，炙令黄色　蜣蜋七枚，去翅足，微炙　桂心半两　赤芍药半两　蚱蝉十枚，微炙　蛇蜕皮五寸，炙黄　茯神半两　露蜂房半两，炙黄　甘草半两，炙微赤，剉　当归半两，剉，微炒　芎䓖半两　丹参半两　麝香一分，细研　牛黄半两，细研　莨菪子半两，炒令黑

右件药捣罗为末，炼蜜和捣三二百杵，圆如菉豆大，每服以温水下五圆，看儿大小，加减服之。

太平圣惠方卷第八十六 凡一十二门　论三首　病源九[1]首　方法共计一百二十一道

小儿五疳论

夫小儿托质胞胎，成形气血。诞生之后，骨肉轻软，肠胃细微，哺乳须是合宜，脏腑自然调适。若乳母寒温失理，动止乖违，饮食无恒，甘肥[3]过度，喜怒气乱，醉饱伤劳，便即乳儿，致成疳也。又小儿百日已后，五岁已前，乳食渐多，不择生冷，好食肥腻，恣食甘酸，脏腑不和，并生疳气。凡五疳者，一曰肝疳，其候摇头揉目，白膜遮睛，流汗遍身，合面而卧，目中涩痒，肉色青黄，发竖头焦，筋青脑热，腹中积聚，下痢频多，久而不痊，转甚羸瘦，此是肝疳，亦名风疳也。二曰心疳，其候浑身壮热，吐利无恒，颊赤面黄，胸膈烦满，鼻干心躁，口舌生疮，痢久不愈，多下脓血，有时盗汗，或乃虚惊，此是心疳，亦名惊疳也。三曰脾疳，其候腹多筋脉，喘促气粗，乳食不多，心腹胀满，多啼咳逆，面色萎黄，骨立毛焦，形枯力劣，胸膈壅闷，水谷不消，口鼻常干，好吃泥土，情意不悦，爱暗憎明，肠胃不和，痢多酸臭，此是脾疳，亦名食疳也。四曰肺疳，其候咳嗽气逆，皮毛干焦，饶涕多啼，咽喉不利，揉鼻咬甲，壮热憎寒，口鼻生疮，唇边赤痒，腹内气胀，乳食渐稀，大肠不调，频频泄利，粪中米出，皮上粟生，此是肺疳，亦名气疳也。五曰肾疳，其候肌骨消瘦，齿断生疮，寒热有[4]时，口鼻干燥，脑热如火，脚冷如冰，吐逆既增，乳食减少，泻痢频并，下部开张，肛门不收，疳疮痒痛，此是肾疳，亦名急疳也。今以一方同疗之，故曰五疳也。

小儿五疳可治候论

凡小儿疳在内，眼涩腹胀，痢色无常，或如泔淀，日渐羸瘦，此候可疗。若鼻下赤烂，自揉

---

〔1〕 九：原作“七”，排门目录同。今据病源实数改。

〔2〕 疳：原脱。据正文标题补。

〔3〕 肥：原作“胞”。据《类聚》卷253、《幼幼新书》卷23引同论改。

〔4〕 有：原作“作”。据《幼幼新书》卷23引同论改。

其鼻，头上有疮，生痂痛痒，渐渐引绕于两耳，时时目赤，头发稀疏，脑皮光紧，头大项细，肌体羸瘦，亦可治也。若唇口被蚀，齿龈[1]作五色，或尽峭黑，舌下有白疮，上腭有窍子，口中时有臭气，齿断渐染欲烂，必可治也。若下部开张，有时赤烂，痒不可忍，下痢无恒，亦可治也。若疳蚀脊膂，十指皆痒，自咬指甲，发竖作穗，脊骨如锯，有时腹胀，有时下痢，若急治之，无不差也。

小儿五疳不可治候论

凡小儿肝脏疳，若目睛带青脉，左胁下硬，多吐涎沫，眼角左右有黑气所冲，不可治也。心脏疳，若爱惊啼，常好饮水，便食辛味，耳边有脉，舌上有黑靥者，不可治也。脾脏疳，若肚大，唇无血色，人中平满，下痢无度，水谷不消，好吃泥土，皮枯骨露，不可治也。肺脏疳，若咳逆气促，多泻白沫，身上有斑，生如粟米大，色若黑者，不可治也。肾脏疳，若爱食酸咸[2]，饮水无度，小便如乳，牙齿青黑，耳脑干燥，肩竖骨枯，不可治也。又五疳有五绝候：一、衬着脚中指底不觉疼；二、抱着手足垂亸无力；三、病未退，遍身不暖；四、脏腑泻青涎及沫不止；五、项筋舒展无力。如此之候，皆不可治也。凡医用药，切在审详也。

治小儿五疳诸方

治小儿五疳，头热眼涩，胸高脚细，头大腹胀，面黄鼻干，惊悸盗汗，肌肉羸瘦，寒热不定，宜服**金蟾圆**方：

干蟾一枚，大者，涂酥炙令焦黄　胡黄连一分　地龙半两，微炒　朱砂一分，细研　蛇蜕皮灰一分　雄黄一分，细研　天竺黄一分，细研　蝉壳一分，微炒　麝香半分，细研　莨菪子半合，水淘去浮者，水煮令芽出，候干，炒令黄黑色

右件药捣罗为末，都研令匀，以糯米饭和圆如菉豆大，每服以粥饮下三圆，量儿大小加减服之。

治小儿五疳，面色黄瘦，身体壮热，虽吃乳食，不能消化，眼目涩痛，胸膈痰涎，爱食酸咸，常多泻痢，**胡黄连圆**方：

胡黄连　母丁香　黄连去须，微炒　卢会细研　熊胆已上各半两　蟾头一枚，涂酥炙焦黄　麝香一分，细研

右件药捣罗为末，用牛胆和圆如菉豆大。若小儿心脏疳，煎芜荑甘草汤下三圆；食疳泻血，或赤白者，以新汲水下三圆；吐逆不止，及水泻，生姜汤下三圆；眼疳，羊子肝血和酒，看多少，微煎过，下三圆；量儿大小以意加减服之。

治小儿五疳，头大项细，心腹胀满，皮肤干皱，毛发焦黄，鼻下赤烂，口舌生疮，泻利不止，日渐羸瘦，**四灵圆**方：

大蟾一枚，去却四足，劈开腹，去肠肚，入胡黄连末一两在腹内，以线缝合，用湿纸三两重裹，以泥四面固济令干，微火出阴气，便以炭火三斤烧令通赤即住，待冷去泥及纸灰，捣细罗为末，更入后药　卢会　麝香　熊胆已上各一分

---

〔1〕 龈：原作“断”。《正误》：“‘断’，‘龈’之讹。下同。”据《类聚》卷253、《幼幼新书》卷24引同论改。

〔2〕 咸：原作“酸”。据《类聚》卷253、《证治准绳》卷92引同论改。

右件药同研令细，以面糊和圆如麻子大，每服以粥饮或奶汁下三圆，日三服。三岁已上加圆服之。

治小儿五疳，乳食不成肌肤，心腹胀满，或时下痢，壮热昏沉，眼涩口干，爱吃生冷，毛发干竖，揉鼻多嚏，日渐羸瘦，**五疳圆**方：

青黛细研　雄黄细研　麝香细研　卢会细研　熊胆研入　胡黄连　黄连去须　龙胆去芦头　苦楝根　白鳝鱼炙令焦黄　虾蟆灰　蜗牛炒令微黄　夜明沙微炒　蟾头一枚，炙令黄焦　五倍子　青橘皮汤浸，去白瓤，焙　天浆子内有物者，微炒，已上各一分

右件药捣罗为末，都研令匀，用粳米饭和圆如菉豆大，每服以粥饮下三圆，日三服，量儿大小以意加减。

治小儿五疳，面色萎瘁，头热发干，胃气不和，心腹满闷，宿食不消，或时下痢，瘦弱无力，宜常服**使君子圆**方：

使君子　丁香　没石子　熊胆细研　胡黄连　夜明沙微炒　青黛细研　黄连微炒，去须　肉豆蔻去壳　卢会细研，已上各一分　龙脑一钱，细研　蟾头一枚，炙令黄焦　麝香一钱，细研

右件药捣罗为末，烧粟米饭和圆如菉豆大，每服以粥饮或新汲水下五圆，日三服。三岁已上加圆服之。

治小儿五疳，羸瘦，毛发干黄，吃食不恒，**雄黄圆**方：

雄黄细研　麝香细研　黄连去须　胡黄连　卢会细研，已上各一分　朱砂半两，细研，水飞过　蟾头一枚，炙令黄焦

右件药捣罗为末，都研令匀，以猪胆汁和圆如菉豆大，每一岁一圆，以新汲水下，日三服。

治小儿五疳，毛发干竖，枯瘦烦热，肚大脚细，**蟾头圆**方：

蟾头一枚，炙令黄焦　青黛细研　龙脑细研　巴豆去皮心，纸裹压去油　干蝎微炒　白附子炮裂　腻粉研入，已上各半分　牛黄细研　麝香细研　天竺黄细研　雄黄细研　朱砂细研，已上各一分

右件药捣罗为末，入青黛等同研令匀，以水浸蒸饼和圆如菉豆大，每一岁以粥饮下一圆。

治小儿五疳，寒热腹胀，四肢瘦弱，**煞疳圆**方：

青黛二钱　蝉壳五枚，微炒　朱砂一钱，细研　雄黄一钱，细研　胡黄连一分　瓜蒂二七枚　田父一枚，炙令黄　蛇蜕皮灰一钱　腻粉一钱，研入　熊胆一钱，细研　卢会一钱，细研　麝香一钱，细研　蟾酥两皂荚子许大，研入

右件药捣罗为末，都研令匀，熬豮猪胆汁浸蒸饼和圆如黄米大，每服以薄荷汤化破三圆服，量儿大小以意加减。

治小儿五疳，形体羸瘦，**蛇蜕皮圆**方：

蛇蜕皮一条，烧灰　麝香半分，细研　蚱蝉四枚，微炒，去翅足　夜明沙一分，微炒　地龙一分，微炒　干蟾一枚，炙令焦黄　青黛一分，细研

右件药捣罗为末，以糯米饭和圆如菉豆大，每服以粥饮下五圆，日三服，量儿大小增减服之。

治小儿五疳，烦热羸瘦，不欲乳食，**青黛圆**方：

青黛三分，细研　麝香一分，细研　诃梨勒皮三分　卢会一分　熊胆一分，细研　朱砂一分，细研

右件药捣罗为末，都研令匀，以粳米饭和圆如菉豆大，每服以沙糖水下三圆，日三服，三岁儿已上加圆服之。

治小儿五疳，百病无辜，一切痢，肌肤羸瘦，**牛黄圆**方：

牛黄一分，细研　代赭半两，细研　赤石脂半两，细研　牡蛎粉一分　人参一分，去芦头　虎睛一对，酒浸一宿，微炙　杏人一分，汤浸，去皮尖、双人，研如泥　巴豆十枚，去皮心研，纸裹压去油　朱砂一分，细研

右件药除杏人、巴豆外，捣罗为末，都研令匀，炼蜜和圆如菉豆大，每一岁以冷水下一圆。

治小儿五疳，惊热，**保童圆**方：

青黛细研　干蟾头炙微焦黄　黄连去须　卢会细研　熊胆研入，已上各半两　夜明沙微炒　蜗牛壳微炒　使君子　地龙微炒　牛黄细研　蝉壳微炒，已上各一分　龙脑一钱，细研　朱砂一钱，细研　麝香一分，细研

右件药捣罗为末，入研了药令匀，以糯米饭和圆如粟豆大，每服以粥饮下五圆，量儿大小加减服之。

治小儿五疳，面黄发枯，头热盗汗，卧则合面，饥即食土，疳虫蚀于口鼻，泻痢日夜无恒，肌体羸瘦无力，**卢会圆**方：

卢会半两，细研　朱砂半两，细研，水飞过　麝香半分，细研　龙脑半两，细研　胡黄连半两　牛黄细研　蝉壳微炒　蜗牛壳微炒　夜明沙微炒　蜣蜋微炒，去翅足　熊胆研入　蚺蛇胆　倒钩棘针　瓜蒂已上各一分　蟾酥一钱，研入

右件药捣罗为末，都研令匀，炼蜜和圆如菉豆大，每服以奶汁研一圆，点入鼻中后，以桃柳汤洗儿，以青衣盖裹，候有虫子自出，即以粥饮下三圆，日三服。三岁已上加圆服之。

治小儿五疳，能充肌肤，悦泽颜色，宜常服此**保生圆**方：

干虾蟆一枚，于小罐子内，以瓦子盖口，勿令透气，烧灰　蜣蜋微炒，去翅足　母丁香　麝香细研　夜明沙微炒　甜葶苈隔纸炒令紫色　苦葫芦子　胡黄连　熊胆细研，已上各半两

右件药捣罗为末，以软粟米饭和圆如菉豆大，每服以粥饮下三圆，量儿大小以意加减。

又方：

鲤鱼胆二枚　猬胆三枚　狗胆一枚　乌贼鱼骨一分，炙令黄　白附子一分，炮裂

右件药先捣乌贼鱼骨，并白附子为末相和，内入诸胆中候干，捣细罗为散，每服以暖水调半钱服之，量儿大小以意加减。

治小儿五疳，不生肌肉，**酒煎干蟾圆**方：

干蟾一枚，用无灰酒一升，煎其酒半升已来，却去蟾骨，更煎令熟以后，于乳钵内并酒一时研令如膏，次用后药　肉豆蔻二枚，去壳　槟榔一枚　甘草一寸，炙微赤，剉　乳香半两，研入　朱砂一钱，细研　麻黄半两，去根节　腻粉一钱，研入　胡黄连半两　黄连半两，去须　丁香一分　卢会一分，研入　麝香一钱，细研　牛黄一钱，细研

右件药捣罗为末，都研令匀，入蟾膏内和圆如菉豆大，每服以粥饮下五圆，日三四服。

治小儿五疳，羸瘦，**足命牛黄圆**方：

牛黄　朱砂　雄黄　麝香　龙脑已上各一钱　瓜蒂三十枚，为末　丁香一分，末　蟾酥半分

右件药同细研，用温水浸蟾酥和圆如黍米粒大，每服先以温水化二圆，滴两鼻中，令嚏五七声，再以温水下三圆，日三服。

治小儿五疳羸瘦，**蛇蜕圆**方：

蛇蜕皮一分　干蟾半两　干地龙一分　蜗牛一分

已上四味入瓷盒子内，以泥封闭，使炭火烧令通赤即住，候冷取出研罗为末，更入黄丹一钱，微炒同研。

丁香末半钱　阿魏半钱，细研　朱砂一分，细研

右件药同研令匀，以蒸饼和圆如麻子大，每于空心以熟水下二圆，量儿大小加减服之。

治小儿五疳，**金粟圆**方：

谷精草寒食前后花出时收，令干，一两　白蔷薇根花出时收用，一两　丁香末一两　虾蟆一两，雄者，炙为末

右件药取上二味，端四日用水一斗宿浸，端午日煎至三升，去滓澄清，重于小铛中煎成膏，后入丁香、虾蟆末令匀，和圆如黍米大。在懐抱每服半圆，一二岁一圆，七岁二圆，十岁三圆，才服药后，以桃柳汤于盆中，从头淋浴之，候汤冷，以衣拭干，青衣盖，不得冲风，恐虫不出，如睡最佳，良久如醉，疳虫于头面背膂，如汗津，如虮子，或如麸片，并微细色白稀者，七日内差，不再服。如色黄赤，当隔日更依前法服。虫黑者不用服药。此方入朱砂为**金粟圆**，入青黛为**青金圆**，入麝香为**万胜圆**。

治小儿五疳，齿焦，四肢黄瘦，百晬后至十五岁已前，并宜服此**五蟾圆**方：

干蟾五个，大者，细剉，和骨用好酒五升，文火煎至二升，滤去骨，于砂盆内研，以绢滤去滓，入熟蜜四两，于重汤内煮令成膏　胡黄连二两　黄连二两，去须　白芜荑二两，轻炒去皮

右件药捣罗为末，入前煎内和圆如麻子大，每服用人参汤下三圆，乳汁下亦得，量儿大小加减服之。

治小儿五疳，**麝香圆**方：

麝香　熊胆　蚺蛇胆　牛黄　赤小豆为末，已上各一分　蟾酥如柳叶二片

右件药同研如粉，用瓜蒂半两煮取汁，和圆如麻子大，一二岁每服空心以粥饮下三圆，量儿大小以意加减。

治小儿一切疳诸方

夫小儿疳疾者，其状多端，虽轻重有殊，形证各异，而细穷根本，主疗皆同。由乳哺乖宜，寒温失节，脏腑受病，气血不荣，故成疳也。其五疳及诸疳等，今以一方同疗之，故谓一切疳也。

治小儿一切疳，腹肚胀满，手脚枯细，眼目口鼻生疮，身体壮热，痢下泔淀，日渐羸瘦，面无光泽，**青黛散**方：

青黛细研　雄黄细研　朱砂细研，水飞过　石盐细研　白矾烧令汁尽　熏陆香研入，已上各一两　麝香细研　蚺蛇胆研入　细辛　黄连去须　青矾烧令通赤　黄矾烧令通赤　盐绿　黄蘗剉　苦参剉　桂心　杏人汤浸，去皮尖、双人，麸炒微黄　干姜炮裂，剉　藜芦去芦头，已上各半分　莨菪子水淘去浮者，水浸令芽出，焙干，炒令黑黄色　附子炮裂，去皮脐　熊胆研入　石胆细研，已上各一分　虾蟆一枚，涂酥炙微焦

右件药捣细罗为散，同研令匀。如疳在内，三岁每服以井华水一合调下半钱。一岁一字，三岁已上临时加之。若口内疳疮，以蒜一片研和少许散，每夜涂之，须臾自然流引涎出。若鼻内有疮，用蒜如皂荚子大研和少许散，内入鼻中。若外有疳疮，以猪脂和散涂之，立差。

治小儿一切疳，**五胆圆**方：

龙胆去芦头　虎胆　熊胆　猪胆　卢会亦名象胆　麝香　白矾灰　荆芥已上各一分

右件药都碾为末，先取东引石榴根半斤碎剉，以水三大碗煮至半碗，去滓，以慢火煎如

膏，下诸药末又熬令可圆，即圆如菉豆大，用瓷器中收。如患诸疳有虫者，或揩鼻揩眼[1]，手剜指甲及下部者，取一圆，以荆芥汤化为汁，候儿睡后，点少许于鼻中、脑上、十指、下部中，虫闻[2]气皆化为水。

治小儿一切疳，肌肤消瘦，泻痢不止，口鼻生疮，腹胀脚细，水谷不化，**白矾圆**方：

白矾灰　虾蟆灰　蜜陀僧烧醋淬三遍　乌贼鱼骨炙令焦黄，已上各一分　麝香半两

右件药都研为末，炼蜜和圆如菉豆大，每服以温水下三圆，日三服，量儿大小增减服之。

治小儿一切疳，面肿项细，腹肚胀满，四肢羸瘦，身上生疮，鼻流清涕，头发稀疏，日渐尪弱，**夜明沙圆**方：

夜明沙微炒　卢会细研　熊胆细研　朱砂细研　蜣螂微炒，去翅足　蛇蜕皮烧灰　蝉壳微炒　青黛细研，已上各半两　蟾头一枚，炙黄熟　麝香一分，细研　牛黄一分，细研

右件药捣细罗为散，以糯米内在猪胆中，水煮熟，取出糯米和圆如黍米大，每服以薄荷汤下五圆，量儿大小加减服之。

治小儿一切疳，**青金圆**方：

虾蟆三分，涂酥炙黄焦　鹤虱半两　黄连去须　腽肭脐酒刷，炙微黄　麝香细研　夜明沙微炒　砒霜以熟绢裹，取生猪肉半斤，重裹炙猪肉熟，取出　卢会已上各一分

右件药捣罗为末，研入麝香令匀，煮枣肉和圆如梧桐子大，三岁已下以粥饮研破一圆服，三岁已上相度加圆服之。

治小儿一切疳，**青金丹**，一名**还命保生丹**，神秘百发百中极验方：

雌蟾三枚，仍以端午日午时取之，用绳子系双脚稍宽得所，勿令损伤，以胡黄连一寸许，当心以线系，一半令入蟾口中，须系令定，倒悬之以生铜器盛取蟾涎，至黄昏却解放，勿伤损，只取其涎。其蟾肚下有斑点者是雄，不堪用，白净者是雌蟾也　青黛　卢会　人粪　蝉壳　猪牙皂荚　雄黄已上各一分

右件药用瓷瓶一所，内药入瓶中，密盖瓶口，黄泥固济候干，以炭火烧之令通赤，去火待冷打破瓶，取药细研为末，用蟾涎并麝香一分和研令匀，圆如菉豆大，用生铜合子盛之。如有小儿患一切疳，先令暖浆水浴，以软帛子拭干后，便以温水下五圆，量儿大小加减服之。若药干，便以乳汁浸化破与服，须臾似醉勿怪，此是药力。如蟾涎较少，和药较硬，即更添入乳汁相和[3]同研为妙。

治小儿一切疳，**抵圣圆**方：

麝香细研　熊胆细研　朱砂细研　瓜蒂　蚺蛇胆已上各一分　蟾头一枚，炙令焦黄　牛黄半分，细研　赤小豆半分，炒熟

右件药捣罗为末，都研令匀，炼蜜和圆如菉豆大，每服以粥饮下三圆。如儿小，即以乳汁化破与服，量儿大小以意加减服之。

治小儿一切疳，**神效使君子圆**方：

使君子　没石子　木香　胡黄连　黄连去须　天灵盖涂酥炙令黄　熊胆细研　卢会细研　诃梨勒皮　阿胶捣碎，炒令黄燥　仙灵脾已上各半两　麝香一分，细研

右件药捣罗为末，用水浸蒸饼和圆如麻子大，每服以粥饮下三圆，日三服，随儿大小加减

〔1〕 眼：原误作“服”。据《类聚》卷253、《幼幼新书》卷24引同方改。
〔2〕 闻：原误作“间”。据改同上。
〔3〕 和：原作“知”。据《幼幼新书》卷24引同方改。

服之。

治小儿一切疳，长肌肉，**丁香圆**方：

母丁香二七枚　胡黄连半两　黄连半两，去须　朱砂一分，细研　麝香一分，细研　芜荑一分　猪胆五枚，取汁　牛黄一分，细研　虾蟆一枚，用酒二升烂煮去骨，入猪胆汁更熬成膏

右件药捣罗为末，入诸药于虾蟆膏内，和圆如粟米大，空心粥饮下五圆，日晚再服。

治小儿一切疳，**胡黄连圆**方：

胡黄连　卢会细研　骐驎竭　地龙微炒　熊胆研入，已上各半两　蟾酥半钱

右件药捣罗为末，用面糊和圆如黄米大，空心以粥饮下三圆，晚后再服。

治小儿一切疳，肌体干瘦，发竖[1]毛焦，心神烦热，**熊胆圆**方：

熊胆研入　蜗牛炒令微黄　黑狗胆　黄连去须　胡黄连　丁香　麝香细研　沉香　水银以枣肉少许研令星尽　鲤鱼胆　青黛已上各一分

右件药捣罗为末，都研令匀，炼蜜和圆如黄米大，不计时候以冷水下五圆，粥饮下亦得，量儿大小加减服之。

治小儿一切疳，日渐黄瘦，无问远近皆效，**龙胆散**方：

龙胆去芦头　木香　熊胆研入　蜗牛炒黄　卢会细研　夜明沙微炒　地龙微炒　麝香细研，已上各一分　青黛半两，细研　朱砂半两　干蟾头一枚，炙令焦黄

右件药捣罗为末，每服以粥饮调下半钱，量儿大小以意加减。更吹少许入鼻中，虫子自出，黄白色可医，黑色难疗。

治小儿一切疳，头发成穗，面目萎黄，鼻痒口干，爱食泥土，心腹虚胀，肚有青筋，四肢壮热，**卢会圆**方：

卢会半两，细研　麝香一分，细研　胡黄连一分　丁香半两　木香一分　牛黄一分，细研　龙脑一钱，细研　熊胆半钱，细研　狗胆一枚　牛蒡子一分　猪胆一枚　鸡胆十枚　蟾头一枚，涂酥炙微焦　猬胆七枚

右件药捣罗为末，用诸胆汁和圆如麻子大，每服以冷水下一圆，二岁已上加圆数服之。

治小儿一切疳，**蜗牛圆**方：

蜗牛四十九枚　蛇蜕皮二条　干蟾一枚，截取前脚以前用之，已上三味都烧为灰细研　卢会一分，细研　熊胆一分，研入　夜明沙一分，微炒　瓜蒂二七枚　黄连一分，去须　麝香半钱，细研

右件药捣罗为末，都研令匀，用豮猪胆汁和圆如菉豆大，每服以温水下三圆，量儿大小加减服之。

治小儿一切疳，体瘦皮干，毛发焦黄，心热烦渴，**煞疳保童圆**方：

青黛半两　熊胆一分　黑狗胆一枚　麝香半分　卢会一分　鲤鱼胆五枚　蟾头灰一分　蜗牛一分，炙令黄为末　水银一分，以少枣肉研令星尽

右件药以青黛等细研，次下诸胆研令匀，入炼了蜜和圆如黄米大，每服以冷水下五圆，量儿大小加减服之。

治小儿一切疳，**田父圆**方：

田父一枚，涂酥炙　蛇蜕皮一条　母丁香二十枚　夜明沙一分，微炒　干膝半两，捣碎，炒令烟出　朱砂半两，细研　麝香一分，细研

---

〔1〕竖：原作"坚"。《类聚》卷253引同方作"竖"，《幼幼新书》卷24引同方作"立"。今从《类聚》改作"竖"。

右件药捣罗为末，先取半两，用醋一中盏熬成膏，后入余药和圆如黍米大，每服以粥饮下三圆，量儿大小以意加减。

治小儿一切疳，**青黛圆**方：

青黛一分　龙脑　麝香　腻粉　蟾酥已上各半钱

右件药并都研令细，用水浸蒸饼和圆如菉豆大，每服以温水下三圆，量儿大小加减服之。

治小儿一切疳，心腹虚胀，爱食泥土，四肢壮热，**壁宫圆**方：

壁宫一枚，去头脚尾，面裹煨熟　熊胆一钱，研入　麝香半钱，细研　黄连一钱，去须

右件药捣罗为末，蟾酥和圆如黍米大，每服研猪肝汁下五圆，量儿大小以意加减。

治小儿一切疳，日渐羸瘦，方：

蜗牛壳二十枚

右件药净洗，曝令干，内酥蜜于壳中，于瓷盏内盛，以纸糊头，炊饭[1]上蒸之，下馈时即坐在甑中，装饭又蒸之，候饭熟即堪细研如水淀，即渐渐与吃，令二日内尽之。

治小儿一切疳，手脚枯细，腹肚胀满，萎黄羸瘦，不欲乳食，宜服此方：

干虾蟆一枚大者

右以酒喷，令湿地上一夜令胀，内莨菪子二两在虾蟆腹中，封口，入瓶子内烧令烟尽，放冷取出，捣罗为末，入腻粉一钱，以软饭和圆如菉豆大，每服以粥饮下三圆，量儿大小以意加减。

治小儿风疳诸方

夫小儿风疳者，由肝脏壅热，乳食不调之所致也。是以孩子十旬之内，三岁之间，气血未调，骨本[2]轻软，凡于动静，易为所伤。若乳母昧于寒暄，失于调适，滋味不节，喜怒无恒，或外中风寒，内怀惊恐，便即乳儿，邪气未除，伤儿脏腑，致成风疳也。其状摇头揉目，眼赤多睡，脑热发焦，百脉拘急，渐渐黄瘦者，是其候也。

治小儿风疳，日渐羸瘦，多睡壮热，面色青黄，或时吐乳，**龙脑散**方：

龙脑细研　黄连去须　蚵蚾微炒　天麻　熊胆研入　麝香细研　牛黄细研　蜗牛炒令微黄　蚺蛇胆研入　蓝叶　川大黄剉，微炒　雄黄细研　五灵脂　马兜零　朱砂细研，已上各一分

右件药捣细罗为散，入研了药令匀，每服以温水调下半钱，量儿大小以意加减。

治小儿风疳，剜鼻揉眼，不知痒处，**胡黄连圆**方：

胡黄连　人参去芦头　地龙微炒　代赭细研　赤石脂已上各半两　蜗牛肉二七枚　大蜣螂五枚，去翅足，微炒　猪牙皂荚二梃，去黑皮，涂酥炙焦黄，去子　青黛研入　木香　蟾酥研入　黄连去须　槟榔　朱砂细研　麝香细研　天麻　当归剉，微炒　犀角屑　干蝎微炒　蝉壳微炒　卢会细研　羌活　使君子　白芜荑　驴胎耳　蛤蚧头尾全者，涂酥炙微黄　牛黄细研，已上各一分

右件药捣罗为末，入研了药令匀，以豮[3]猪胆汁和圆如菉豆大，每于空心以粥饮下三圆，量儿大小以意加减。

---

〔1〕饭：原作“饮”。据《类聚》卷253引同方改。

〔2〕本：原误作“木”。《类聚》卷253引同论亦作“木”。《普济方》卷382引同论作“本”，义长，因改。

〔3〕豮：原作“豶”。《正误》：“‘豶’，‘豮’之讹。”因改。

治小儿一切风疳搐搦，**牛黄圆**方：

牛黄细研　黄连去须　桂心　白附子炮裂　川大黄剉，微炒　腻粉研入　人参去芦头　茯神　朱砂细研　雄黄细研　龙脑细研，已上各一分　巴豆三十枚，去皮心研，纸裹压去油

右件药捣罗为末，都研令匀，以菰𦼰瓢和圆如菉豆大，浓煎葱白汤下三圆，取下恶物为度，量儿大小以意加减。

治小儿肝肺风热，心脾壅滞，体瘦壮热，致成风疳，宜常服解风热，**杀疳卢会圆**，方：

卢会细研　天竺黄细研　胡黄连　蚺蛇胆研入　蛇蜕皮灰　使君子　天麻　丁香　黄连去须　青黛细研　木香　朱砂细研，已上各一分　牛黄一钱，细研　白龙脑一钱，细研　蝉壳半分，微炒　麝香半分，细研

右件药捣罗为末，入研了药令匀，炼蜜和圆如菉豆大，每日空心及近晚以粥饮下三圆，量儿大小临时加减。

治小儿一切风疳，日渐羸瘦，体热心惊，摇头揉鼻，四肢烦躁，皮肤黄黑，毛发干枯，日久不差，**蝉壳圆**方：

蝉壳一分，微炒　干蝎半分，微炒　朱砂一分，细研　麝香一分，细研　雄黄一分，细研　青黛半两，细研　龙脑半分，细研　腻粉一钱，研　蜣蜋五枚，去翅足，炒微黄　牛黄半分，细研　乌蛇三分，酒浸，去骨，炙微黄　蟾头一枚，涂酥炙微黄　甜葶苈一分，隔纸炒令紫色　巴豆十枚，去皮心研，纸裹压去油

右件药捣罗为末，入研了药令匀，用猪胆汁和圆如黄米大，每服以粥饮下三圆，量儿大小以意加减。

治小儿风疳，身体壮热，或时吐逆，心神烦躁，**胡黄连圆**方：

胡黄连　卢会细研　天竺黄细研　犀角屑　胭脂研入　羚羊角屑已上各半两　麝香细研　干蝎微炒　白僵蚕微炒　天浆子微炒　牛黄细研　朱砂细研　雄黄细研，已上各一分　蟾酥一钱，研入

右件药捣罗为末，都研令匀，以猪胆汁浸蒸饼和圆如麻子大，每服以粥饮下三圆，不计时候量儿大小以意加减。

治小儿风疳羸瘦，**蛇蜕皮圆**方：

蛇蜕皮烧灰，一分　卢会一分，细研　蜣蜋七枚，去翅足，微炒　蟾头一枚，炙令黄　蝉壳一分，微炒　朱砂一分，细研　天浆子七枚，微炒　干蝎一分，微炒　青黛半两，细研　天南星一分，炮裂

右件药捣罗为末，用独头蒜烧熟，并醋饮和圆如菉豆大，每服空心以粥饮下三圆，量儿大小加减。

治小儿风疳，肌体多热，烦渴心躁，夜不得眠卧，**卢会圆**方：

卢会细研　天麻　胡黄连已上各半两　麝香细研　铁粉细研　水银　干蝎微炒　熊胆细研　雄黄细研　朱砂细研，已上各一分

右件药捣罗为末，以枣肉研水银星尽，都和圆如菉豆大，每服以温水下三圆，量儿大小以意加减。

治小儿风疳，鼻口多痒，肌体羸瘦，摇头揉目，昏昏多睡，**夜明沙圆**方：

夜明沙微炒　白附子炮裂　白僵蚕微炒　牛黄细研　干蝎微炒　麝香细研　朱砂细研　甜葶苈隔纸炒令紫色　青黛细研，已上各一分　乌蛇三分，酒浸，去皮骨，炙微黄　蟾酥半分　雀儿饭瓮二七枚

右件药捣罗为末，用猪胆汁和圆如菉豆大，每服以粥饮下三圆，量儿大小增减服之。

治小儿惊疳诸方

夫小儿惊疳者，由心脏实热之所致也。凡小儿褓褓之内，气血未调，脏腑细微，骨木轻软，因其哺乳不时，致生壅滞。内有积热，不得宣通，心神多惊，睡卧不稳，胸膈烦闷，口舌生疮，颊赤面黄，发黄烦燥，多渴吃水不止，乳食渐微，久而不痊，体瘦壮热，故名惊疳也。

治小儿惊疳，体热黄瘦，**真珠散**方：

真珠末半两　金薄五十片，细研　银薄五十片，细研　没石子一枚　犀角屑　羚羊角屑　天竺黄细研　胡黄连　甘草炙微赤，剉　川大黄剉，微炒　当归剉，微炒　朱砂　雄黄细研　牛黄细研　麝香细研，已上各一分

右件药捣细罗为散，以茵陈汤调下半钱，日三服，量儿大小增减服之。

治小儿惊疳，心神烦躁，体热瘦瘁，眠卧不安，**龙脑圆**方：

龙脑一钱，细研　麝香半分，细研　牛黄一钱，细研　雄黄一钱，细研　天竺黄一分，细研　胡黄连一分　卢会一钱，细研　熊胆一钱，研入　青黛一钱，细研　腻粉半分，研入　蟾酥半分，研入　朱砂一分，细研　蜗牛三七枚，微炒　雀儿饭瓮一分

右件药捣罗为末，同研令匀，以水浸蒸饼和圆如菉豆大，不计时候以薄荷汤下三圆，量儿大小以意加减。

治小儿热过惊疳，**青黛圆**方：

青黛半两，细研　干蝎五枚，微炒　白附子炮裂　天竺黄细研　胡黄连　卢会细研　牛黄细研　地龙微炒　麝香细研，已上各一分

右件药捣罗为末，用夜明沙半两糯米中炒，米熟为度，去米入汤，细研夜明沙为糊，入诸药末同研令匀，圆如菉豆大，三岁已下以淡生姜汤下三圆，已上加五圆，不得多服。

治小儿惊疳久不差，**卢会圆**方：

卢会半两，细研　龙齿三分，细研　麝香细研　黄连去须　熊胆细研　蛇蜕皮灰　蜣蜋去翅足，微炒　蝉壳微炒　蜗牛炒令微黄　地龙微炒　田父炙令微黄，已上各一分

右件药捣罗为末，炼蜜和圆如菉豆大，每服以粥饮下五圆，更量儿大小增减服之。

治小儿惊疳，心热搐搦，胸膈多涎，不食，**龙脑圆**方：

龙脑一钱，细研　麝香一钱，细研　蟾酥半钱，研入　金薄十四片，细研　腻粉半钱，研入　天竺黄细研　犀角屑　胡黄连　甜葶苈隔纸炒令紫色　干蝎微炒，已上各半两　牛黄细研　雄黄细研　熊胆细研　卢会细研　天浆子微炒　真珠末研入　朱砂细研　青黛细研　田父炙微黄　土蜂窠已上各一分

右件药捣罗为末，以糯米饭和圆如菉豆大，每服以薄荷汤下三圆，汁出并吐出涎为效，三岁已上加圆服之。

治小儿惊疳，肌肤羸瘦，心神烦热，口鼻疳䘌，宜服**青黛圆**方：

青黛细研　牛黄细研　麝香细研　卢会细研　朱砂细研　雄黄细研　犀角屑　真珠末　琥珀末　胡黄连已上各一分　蟾酥一杏人大，研入　夜明沙半分，微炒　瓜蒂半分　龙脑半钱，细研　干蟾一枚，烧灰　蝉壳七枚，微炒　虎睛一对，酒浸一宿，微炙　母丁香十枚　蜣蜋二枚，用大麦面作饼子裹，烧灰

右件药捣罗为末，都研令匀，以猪胆汁和圆如黍米大，每用奶汁化破二圆，一圆滴儿鼻中，一圆灌入口内，立效。

治小儿惊疳，眼热涩，多睡，心悸不安，肌肉黄瘦，**虎睛圆**方：

虎睛一对，酒浸炙令黄　犀角屑半两　子芩一两　川大黄一两，剉，微炒　山栀子半两，去皮　麝香一分，细研　天竺黄半两，细研　龙胆三分，去芦头　巴豆一分，去皮心研，纸裹压去油　黄矾三分，烧令赤　真珠末一分，研入　牛黄一分，细研

右件药捣罗为末，都研令匀，炼蜜和圆如麻子大，每服以奶汁下三圆，量儿大小加减服之。

治小儿惊疳，乳食留滞，身热脑干，睡中惊悸，**天竺黄圆**方：

天竺黄细研　干蝎微炒　雄黄细研　熊胆细研　麝香细研　犀角屑　朱砂细研　胡黄连　卢会细研　丁香已上各一分　龙脑一钱，细研　蟾酥一杏人大，研入　巴豆三粒，去皮心研，纸裹压去油

右件药捣罗为末，入研了药令匀，用糯米饭和圆如菉豆大，每服空心以温水下三圆。

治小儿惊疳，壮热，及睡中多汗，心神烦躁，多惊，**铁粉圆**方：

铁粉三分，细研　麝香一钱，细研　朱砂细研　天竺黄细研　青黛细研　蛇黄细研　使君子末　黄连去须，末　熊胆细研，已上各一分

右件药都研令匀，以粟米饭和圆如麻子大，一二岁每服用粥饮下三圆，三四岁儿每服五圆，日二三服。

治小儿惊疳，遍体生疮，**使君子圆**方：

使君子十枚　田父三枚，炙微黄　雄黄一分，细研　麝香一分，细研　黄连半两，去须　朱砂一分，细研

右件药捣罗为末，入研了药令匀，以糯米饭和圆如菉豆大，一岁以粥饮下一圆，日三服。

治小儿惊疳，遍身壮热，痰涎不利，**青黛圆**方：

青黛半两　龙脑　腻粉　麝香　蟾酥　晚蚕蛾微炒，已上各半分　白僵蚕一分，末

右件药都细研为末，炼蜜和圆如黍米大，每服以薄荷汤调腻粉半字化破二圆服，得吐泻出涎粘恶物为度，量儿大小以意加减。

治小儿惊疳，心悸壮热，手足抽掣，**牛黄圆**方：

牛黄细研　雄黄细研　天竺黄细研　朱砂细研　犀角屑　蝉壳微炒　干蝎微炒，已上各一分　蜗牛三七枚，炒令黄　天浆子二七枚

右件药捣罗为末，都研令匀，炼蜜和圆如菉豆大，每服以薄荷汤下五圆，看儿大小，临时增减。

治小儿惊疳，身体壮热，发歇不定，腹中壅闷，宜服**腻粉圆**方：

腻粉一钱　麝香一钱，细研　蟾酥半钱　牛黄一分，细研　朱砂一分，细研　巴豆二十枚，用油一小盏，于铫子内煎候熟，即一个个抛入油内爆者，拈入水内总了控出，去黑皮及油用

右件药并须精好，都研令匀，用水浸蒸饼和圆如黄米大，每服以粥饮下一圆，日二服，稍利为度。

治小儿惊疳，退上焦热，**胡黄连圆**方：

胡黄连末，一分　天竺黄半两　卢会半钱　熊胆半钱　腻粉半钱　麝香　牛黄　雄黄　朱砂　龙脑已上各一钱

右件药都细研如粉，用软饭和圆如粟粒大，每服以粥饮下五圆，日三服。

治小儿惊疳兼诸疾，常服**万寿圆**方：

人参去芦头　白茯苓　青橘皮，汤浸，去白瓤，焙　犀角屑　朱砂细研，水飞过，已上各半两　木香三

分　川大黄剉，微炒　当归剉，微炒　牛黄细研　麝香细研，已上各一分

右件药捣罗为末，入研了药令匀，以烧饭和圆如黍粒大，每服以温水下五圆，日三服。

治小儿惊疳，腹中有癖气，夜啼不止，**牛黄圆**方：

牛黄细研　人参去芦头　柏子人　茯神　赤芍药　羌活已上各一分　柴胡去苗　川大黄剉，微炒　蛇蜕皮烧灰　大麻人　鳖甲涂醋炙令黄，去裙襕　槟榔已上各半两　蚱蝉二七枚，去翅足，微炒

右件药捣罗为末，都研令匀，炼蜜和圆如菉豆大，每服于乳食前以粥饮下一圆。

治小儿食疳诸方

夫小儿食疳者，由脾胃不调，乳食过度，伤于脏腑之所致也。是以小儿百日之内，肠胃尚微，哺乳犹少。三岁之外，气血渐盛，乳食则多。其乳母须在调适寒温，知其撙节，减省五味，令气血和平，则孩孺无病也。若饮食不节，生冷过多，积滞不消，在于肠胃，致成食疳也。其状面色萎黄，肌体羸瘦，腹大脚细，毛发干焦，鼻口常干，好吃泥土，脑中大热，肚上青筋，口舌生疮，水谷不化，下痢无度，渐渐困羸者，是其候也。

治小儿食疳气，长肌肤，益颜色，化宿食，治腹胀，利气调中，能破积聚，**槟榔圆**方：

槟榔　朱砂细研　阿魏面裹，煨面熟为度　代赭细研　乳香研入　木香　五灵脂　麝香细研　肉豆蔻去壳，已上各一分　蟾头一枚，炙黄色　巴豆七枚，去皮心研，纸裹压去油

右件药捣罗为末，同研令匀，以面糊和圆如黍米大，每服以温生姜汤下二圆，量儿大小以意加减。

治小儿食疳，腹中多痛，大肠或痢，鼻痒干瘦，时有体热，**木香圆**方：

木香　麝香细研　胡黄连　卢会细研　蟾头炙令焦黄　香墨　青黛细研　雄黄细研　熊胆已上各一分　使君子半两

右件药捣罗为末，炼蜜和圆如菉豆大，每服以粥饮下五圆，量儿大小以意加减。

治小儿食疳，水谷不消，心腹胀满，好吃泥土，肌体瘦弱，**诃梨勒圆**方：

诃梨勒皮三分　肉豆蔻一枚，去壳　青黛细研　麝香细研　卢会细研　熊胆研入　朱砂细研，已上各一分

右件药捣罗为末，都研令匀，用酒煮粳米饭和圆如黍粒大，每服以粥饮下三圆，日三服，量儿大小增减服之。

治小儿食疳，腹胀体瘦，宿食不消，多啼壮热，**代赭圆**方：

代赭一分，细研　赤石脂一分　朱砂一分，细研　巴豆十枚，去皮心研，纸裹压去油　杏人二七枚，铜针穿，灯上燎作声为度，别研

右件药并须新好，入乳钵同研令匀，用饭和圆如粟米大，每服以粥饮下一圆，乳汁亦得，量儿大小以意加减。

治小儿食疳，心腹虚胀妨闷，或时热渴，**大黄圆**方：

川大黄剉，微炒　黄连去须　桂心　代赭细研，已上各一两　朱砂一分，细研　木香半两　麝香一分，细研　肉豆蔻二颗，去壳　杏人半两，汤浸，去皮尖、双人，麸炒黄，研如膏　巴豆一分，去皮心研，纸裹压去油

右件药捣罗为末，入巴豆、杏人都研令匀，炼蜜和圆如麻子大，每服以粥饮下三圆，量儿大小加减服之。

治小儿食疳，腹胀，**桃花散**方：

桃花一分　干蟾涂酥炙令黄　青黛细研　赤芍药　肉豆蔻去壳　紫笋[1]茶已上各半两

右件药捣细罗为散，每服以温粥饮调下半钱，看儿大小，临时加减。

治小儿食疳，不欲乳食，羸瘦，**抵圣散**方：

蟾一枚，涂酥炙微黄　蜣螂一分，去翅足，微炒　麦蘖一分，微炒　神曲一分，炒微黄

右件药捣细罗为散，每服以粥饮调下半钱，量儿大小加减服之。

治小儿气疳诸方

夫小儿气疳者，由乳食不调，内有壅热，伤于肺也。肺主于气，其气不荣，则皮毛枯燥，咳逆上气，多涕交流，壮热憎寒，揉鼻咬甲，唇边赤痒，鼻内生疮，脑热多啼，腹胁胀满，乳食减少，下痢无恒，皮上粟生，粪中米出，渐渐羸瘦，故名气疳也。

治小儿气疳，壮热憎寒，腹胀下痢，皮肤干燥，眼涩揉鼻，乳食难化，日渐羸瘦，**麝香圆**方：

麝香半钱，细研　赤茯苓一钱　熊胆半钱，研入　胡黄连一分　槟榔一枚　卢会一分，细研　京三棱一分，微炒　当归半分，剉，微炒　木香半分　桂心一分　川大黄一分，剉，微炒

右件药捣罗为末，炼蜜和圆如菉豆大，每服乳食前以温粥饮下五圆，量儿大小以意加减。

治小儿气疳，毛发干竖[2]，口无津液，或时下痢，多渴，不欲乳食，**卢会圆**方：

卢会细研　牛黄细研　青黛细研　蝉壳微炒　熊胆细研　人参去芦头　黄连去须　雄黄细研　麝香细研　蜣螂去翅足，微炒，已上各一分　虾蟆一枚，涂酥炙微黄　诃梨勒皮三分

右件药捣罗为末，都研令匀，以软饭和圆如菉豆大，每一岁以暖水下三圆，常服令儿悦泽无病，量儿大小以意加减。

治小儿气疳，头发干竖，心腹胀满，肌体黄瘦，乳哺不消，**麝香圆**方：

麝香一分，细研　胡黄连半两　卢会细研　肉豆蔻去壳　槟榔　夜明沙微炒　青橘皮汤浸，去白瓤，焙　朱砂细研，已上各一分　干蟾一枚，涂酥炙微黄

右件药捣罗为末，都研令匀，以枣肉和圆如菉豆大，每一岁以粥饮下三圆，日三服。

治小儿气疳，能益颜色，长肌肤，消积滞，煞疳虫，宜常服**朱砂圆**方：

朱砂细研　麝香细研　熊胆细研　卢会细研　蜗牛炒令微黄　使君子　五灵脂　胡黄连已上各一分

右件药捣罗为末，都研令匀，以烧饭和圆如菉豆大，每服以粥饮下五圆，量儿大小以意加减。

治小儿气疳，渐瘦无力，**五灵脂圆**方：

五灵脂　蟾头涂酥炙微黄　蝉壳微炒　夜明沙微炒　蜗牛湿者　青黛细研，已上各一分　麝香半分，细研　雄黄半分，细研

右件药捣罗为末，入研了药令匀，用糯米饭并蜗牛和圆如菉豆大，每一岁以温茶下一圆，后用藿香汤洗儿，后以青熟衣盖，令虫尽出。

---

〔1〕笋：原作“笋”。据《普济方》卷381、《类聚》卷253引同方改。

〔2〕竖：原作“坚”。《类聚》卷253引同方作“竖”，《幼幼新书》卷23引同方作“立”。今从《类聚》改作“竖”。下文凡见“发坚”误，均径改不出注。

治小儿气疳，腹胀烦热，大便难，**槟榔圆**方：

槟榔半两　木香半两　续随子一分　青黛半两，细研　麝香半分，细研　蟾头一枚，涂酥炙令焦黄

右件药捣罗为末，入研了药令匀，炼蜜和圆如菉豆大，每服以温水下三圆，看儿大小，临时增减。

治小儿气疳，腹内有积恶滞结之物，宜先服**搜病青黛圆**方：

青黛一分　槟榔一枚　木香一分　麝香半分，细研　黄连一两，去须　巴豆半两　川大黄半两，剉碎，微炒　鳖甲半两，涂醋炙令黄，去裙襕　肉豆蔻一枚，去壳

右件药先取黄连、巴豆二味以淡浆水三碗煮令水尽，候干取出巴豆，去皮心，研如膏，纸裹压去油，其黄连曝干，然后与诸药都捣罗为末，用猪胆汁和圆如麻子大，一二岁每服空心以粥饮下二圆，三四岁每服三圆至四圆，每隔三日一服，量儿大小加减服之，取下恶物为效，次宜服诃梨勒圆补之。

取下恶物后，宜服**诃梨勒圆**方：

诃梨勒皮　草豆蔻去皮　人参去芦头　白术　陈橘皮，汤浸，去白瓤，焙　白茯苓已上各半两　丁香一分　甘草一分，炙微赤，剉

右件药捣罗为末，炼蜜和圆如麻子大，一二岁每服以粥饮下三圆，三四岁每服五圆，空心午后各一服，量儿大小以意加减。

治小儿气疳，腹胀时痛，体瘦，**代赭圆**方：

代赭细研　川大黄剉，微炒　桂心　萆薢剉　朱砂细研　当归剉，微炒　木香已上各半两　麝香半分，细研　巴豆一分，去皮心研，纸裹压去油

右件药捣罗为末，入研了药令匀，炼蜜和圆如黄米大，一二岁儿每服用粥饮下三圆，三四岁每服五圆，空心午后各一服，量儿大小以意加减。

治小儿气疳，不欲乳食，时复腹痛，**木香圆**方：

木香　胡黄连　当归剉，微炒　诃梨勒只用皮，已上各半两　青橘皮一分，汤浸，去白瓤，焙　麝香一钱，细研

右件药捣罗为末，用粟米饭和圆如菉豆大，每服不计时候以粥饮下三圆，量儿大小以意加减。

治小儿急疳诸方

夫小儿急疳者，由乳食不调，甘肥过度之所致也。甘味入于脾而动于虫，但虫因甘而动，伤于脏腑。若上蚀齿断则生疮出血，齿色紫黑；下蚀肠胃，则下痢无恒，肛门开张，生疮赤烂，皮焦毛立，乳食不消，肌体羸瘦。若不早疗，便至膏肓，故曰急疳也。

治小儿急疳，羸瘦下痢，口内生疮，杀虫，**雄黄圆**方：

雄黄细研　卢会细研　青黛细研　朱砂细研　龙胆去芦头　黄蘖微炙，剉　黄矾烧令通赤　当归剉，微炒　白矾烧令汁尽　细辛　莨菪子水淘去浮者，水煮牙出，炒令黄　甘草炙微赤，剉，已上各一分　麝香一钱，细研　蚱蝉三七枚，微炒，去翅足　干蟾一枚，涂酥炙令黄

右件药捣罗为末，入研了药令匀，以面糊和圆如菉豆大，不计时候以粥饮下五圆，量儿大小以意加减。

治小儿急疳，虫蚀口内及齿断作疮，宜傅**熊胆散**方：

熊胆细研　甜葶苈微炒　莨菪子炒令微黑　虾蟆灰　人粪灰　白矾灰　麝香细研　雄黄细研　卢会细研　硫黄细研，已上各一分

右件药捣罗为散，都研令匀。如有疮处，宜薄傅之。如鼻痒，即取少许逐日吹鼻中三两遍，以差为度。

治小儿急疳痒，随爪作疮，瞬息大如钱，或在头面口齿中，宜傅**蚺蛇胆散**方：

蚺蛇胆三大豆许　黄矾　白矾灰　卢会　麝香已上各一钱

右件药细研为散，若头面身上有疮，以清泔洗，裛干，傅一大豆许，良久水出即止，重者不过三度差。如在口齿中，宜频贴之。

治小儿急疳，虫食口内作疮，四肢瘦弱，腹大筋粗，**蟾灰圆**方：

蟾灰　人粪灰　地龙微炒，末　蜗牛壳微炒　狗头灰　麝香　兰香根灰已上各一分

右件药同细研为散，用浆水调在纸上，时用贴疮。如鼻中有疮，以绵子裹药安在鼻内。如疳入腹内，水浸蒸饼和圆如菉豆大，不计时候以粥饮下五圆，日三服，量儿大小以意加减。

治小儿急疳疮，累医未效，**蜗牛灰散**方：

蜗牛灰　白狗粪灰　蜣螂灰　白矾灰　人粪灰　卢会　虾蟆灰　兰香秆〔1〕灰　蚺蛇胆　蜘蛛灰　地龙灰已上各一分

右件药捣细研如粉，以苇管斜批，吹少许入鼻中。如齿断上有疮，即蜜和涂于纸上贴之。下部有疮，即内之。

治小儿急疳，口鼻生疮，时痒不止，宜用此方：

大麻子一升，于竹筒中烧取膏　虾蟆灰一分　麝香一分　人粪灰一分　盐绿半分

右件药细研如粉，以麻子膏和圆如菉豆大，内入两鼻并口中，须以水更互点之，日夜各一度点。如下部有疮，即一日两度内之。

治小儿急疳，口生白疮，诸疳并主之，方：

熊胆　蚺蛇胆　卢会　龙脑　牛黄　麝香已上各一分

右件药细研，以井华水一小盏搅和令匀，瓷器盛，重汤缓火煎，数以篦搅，盏四畔勿令药干着盏。欲吹鼻时，先七日孩子及乳母断生冷、浆豆、诸荤辛、热面、鱼肉等，兼少食盐，然后取二豆许，渐渐吹鼻，及涂口疮上。

治小儿走马疳疮，宜涂**粉霜散**方：

粉霜一两　天南星末，一分　黄丹半两，炒紫色　麝香半两　定粉一分

右件药相和研令细，先用盐浆水洗过，以纸捻子揾药扫在疮上，每日三四度差。

治小儿急疳，瘦弱生疮，宜服**天灵盖圆**方：

天灵盖一两　砒霜半分　胡黄连半两　人粪半两　莨菪子一分

右件药都以黄泥裹，烧令通赤，去泥放冷取药，入麝香半分同研为末，以面糊和圆如黍米大，不计时候以乳汁研下一圆，一岁一圆，三圆已上不得加服。

治小儿急疳，虫蚀唇口，及齿断烂疼痛，方：

砒霜　人粪灰　麝香　腻粉已上各半分　铜绿　胡桐律　虾蟆灰已上各一分

右件药都研令细，先用盐浆水洗过，后用少许药贴之。

治小儿急疳，虫蚀口鼻及下部生疮，方：

〔1〕秆：原作“蘚”。同“稈（秆）”，因改。

干蟾一两，半两为末，半两烧灰　销金银甘埚一两　银末二大豆许　人粪灰一两　麝香一两

右件药捣罗为细散，有虫蚀处即着药粉之。三七日已来，勿食一切肥腻。

治小儿急疳，口鼻及下部皆赤烂，方：

大蒜二两　甜葶苈半两　干虾蟆一两　干地龙二[1]枚　乱发灰一分

右件药细剉相和，入竹筒中，置瓦内以煻灰火烧之取沥，少少涂儿口鼻顶及谷道等处。

治小儿急疳，口中肿起，鼻内生疮，方：

人乳汁一合　黄矾一枣大　白矾灰一枣大　青矾一枣大　石胆一豇豆大　川升麻末半分

右件药都细研，以绵裹内乳汁中浸经一宿，看汁有味，即用涂于口里。如鼻中有疮，滴入少许。若有肿处，先以三棱针刺破，除去上血，然后即涂此药。

治小儿急疳，虫蚀却口鼻牙齿，方：

砒霜一分　麝香一分

右件药先将砒霜在纸上炒过，后入麝香同研令细，用鸡羽掠在疮上，日三二度用之。

又方：

青矾半两，烧通赤　黄矾半两，烧通赤　白矾半两，烧令汁尽　麝香一分

右件药相和细研如粉，有疳疮处时用少许贴之。

又方：

精白羊肉二两　芜荑人半两　豉一合　川椒二七粒，去目　酱豆一匙

右件药相和烂研令细，每取一枣大傅疮上，日三易之。

治小儿急疳疮，神效方：

蔓菁花盛时并根拔取，阴干

右件根茎一握，去头尾，以大麦面并酱汁和作团裹之，于炭火中烧令烟尽，取出候冷，入麝香一钱同研为末，每贴时先以米泔净洗，取帛拭干，后可傅药。若儿小，恐痛甚，以意少少傅之，不过三数遍差。口鼻及下部疮悉治之。

又方：

右嚼油麻令烂，傅疮上立效。

又方：

右以蚺蛇胆细研，水调涂之。

治小儿无辜疳诸方

夫小儿无辜疳者，其候面黄发直，时时壮热，饮食不生肌肤，积经日月，遂致死者，谓之无辜。言天有鸟名无辜，昼伏夜游，洗浴小儿衣褥，露之经宿，或遇此鸟从上飞过，而将衣褥与小儿卧，便令小儿着此病。又云：无辜，脑后有核如弹丸，捏之皮下转者是也。凡小儿有此物，如禽兽舌下有噤虫，若不速去，当损其命。此初生软而不痛，中有虫如米粉，得热气渐长大，大则筋结定，定即虫随血气流散，所有停留，子母相生，侵蚀脏腑，肌肉作疮，或大便泄脓血，致使小儿渐渐黄瘦，头大发竖，手足细弱，从兹夭折也。

治小儿无辜疳，项细肚大，毛发干竖作穗，**鳖甲散方**：

---

〔1〕二：原作“一”。据《类聚》卷253、《幼幼新书》卷23引同方改。

鳖甲三分，涂醋炙黄，去裙襕　槟榔三颗　沉香　漏芦　牛蒡子微炒　使君子　赤芍药　诃梨勒皮　甘草炙微赤，剉，已上各半两

右件药捣罗为散，每服一钱，以水一小盏，煎至五分，去滓，不计时候量儿大小加减温服。

治小儿无辜疳气，寒热积滞不化，腹肚胀痛，**人中白散**方：

人中白一分　卢会半两　麝香半分　虾蟆半两，涂酥炙焦

右件药细研为散，每日空心及晚后用熟水调下半钱，服后当下恶物，量儿大小加减服之。

治小儿无辜疳，脑干腹胀筋急，四肢消瘦，宜服**益脑地榆散**方：

地榆一两半，剉　蜗牛壳一两，炒微黄　青黛一两，细研　麝香细研　人粪灰　兰香根　蚺蛇胆研入　龙脑细研，已上各一分

右件药捣细罗为散，不计时候以粥饮调下一字，更量儿大小加减服之。

治小儿一切无辜疳，黄瘦，腹痛或痢，有虫，冷之与热悉主之，**朱砂圆**方：

朱砂一分，细研　雄黄一分，细研　干蟾一枚，涂酥炙令黄　菖蒲一两　漏芦一两　麝香一两，细研

右件药捣罗为末，都研令匀，用粟米饭和圆如麻子大，每服以粥饮化下二圆，空心午后各一服，随儿大小以意加减。

治小儿无辜疳，及诸惊热，**牛黄圆**方：

牛黄细研　麝香细研　朱砂细研　真珠细研　牡蛎烧为粉，已上各一分　虎睛一对，酒浸，炙微黄　杏人半两，汤浸，去皮尖、双人，麸炒微黄　巴豆半两，去皮心研，纸裹压去油　甘遂半两，煨令黄　赤茯苓三分　赤芍药三分　甘草半两，炙微赤，剉

右件药捣罗为末，都研令匀，用蒸饼和圆如麻子大，百日内每服以乳汁下一圆，二岁以粥下三圆，量儿大小以意加减。

治小儿无辜疳，宜常服**蝉壳灰散**方：

蝉壳灰　淀花　蛇蜕皮灰　干蝎二十一枚，微炒　附子去皮脐，生用　朱砂细研　麝香细研，已上各一分

右件药捣罗为末，都研令匀，以熟水浸寒食蒸饼，和圆如麻子大，每服以粥饮调下五圆，量儿大小以意加减。

治小儿无辜疳，腹中癖起，四肢瘦弱，宜常服**鳖甲圆**方：

鳖甲一两，涂醋炙令黄，去裙襕　黄连一两，去须　桔梗一两，去芦头　麝香一分，细研　夜明沙一两，微炒　诃梨勒二枚，一生一熟煨　蝎虎一枚，雄者，微炙用

右件药捣罗为末，炼蜜和圆如菉豆大，每服以粥饮下五圆，日三服，量儿大小加减服之。

治小儿无辜疳，方：

干虾蟆三枚，涂酥炙黄焦　苣藤半两，微炒

右件药捣罗为末，入少许五味和为剂，内入羊肠中，两头紧[1]系，于麸碗中安之，上以麸覆之，却将碗合，蒸一炊久，去麸取药，并羊肠细切，捣如膏，更入炼蜜和圆如菉豆大，每服以粥饮下七圆，日二服，量儿大小以意加减。

治小儿无辜疳，脑热发干竖，**吹鼻散**方：

消石三分　熊胆一分　麝香一大豆许

右件药相和细研为散，取一小豆许吹两鼻中，得黄水出为效。

---

〔1〕紧：原作"竖"。据《类聚》卷253、《幼幼新书》卷24引同方改。

治小儿无辜疳，或闪癖，或头发干燥，生疮瘰疬，四肢黄瘦，食物不成肌肤，精神失绪，**大黄煎圆**方：

川大黄五两

右件药捣罗为末，以米头醋二升相和药末，置铜碗中，于大铛内着水，浮于水中，以炭火煮之，又以竹篦搅药，候堪圆乃圆如麻子大，于瓷器中密贮。一二岁空心及晚后以粥饮下二圆，三四岁每服三圆，量儿大小以意加减，当下青黄脓为验。若不下，稍增之，以差为度。

治小儿冷热无辜疳，或时惊热，或时夜啼，大便青黄白汁，头热身热，头发作穗，四肢黄瘦，不多食物，**决明子圆**方：

马蹄决明子二两

右件药捣罗为末，炼蜜和圆如麻子大，每于食后以熟水下三圆，更量儿大小加减服之。

治小儿无辜疳，肚胀或时泻痢，冷热不调，宜服**漏芦散**方：

漏芦一两

右捣细罗为散，每以猪肝一两，散子一钱，盐少许，斟酌以水煮，空心顿服，粥饮下之。

又方：

地胆草

右捣罗为末，每服以羊肉二两，药末一钱，入盐少许，以水煮熟，空腹顿服。

治小儿无辜疳针烙法并诸方

凡小儿无辜疳，头干发竖，身无滋润，头露骨出，脑热腹胀，鼻中多痒，好食酱肉，数渴饮水，则多为痢，痢如泔色，背冷腹热，腹中有块，渐加黄瘦，或有邪鬼之作，亦是闪癖之类。脑后两边皮中，有筋肉结作小核，如杏子大，多时不除，即流入腹中，遂成前状。须有烙破结子者，或有灸其结子者，又有割皮挑出结子者，稍胜于灸。然病者至深，小儿忍痛不任，恐动其脉，往往变为痫疾。今参详最妙者是烙，烙亦是更无别法，但看小儿病状相似，有结子者，速依此法烙之。

右以一铁针尖利者，烧针头似火色，看核子大小，作一纸镮子束定，无辜仍须捏定，以针当中烙之，可深二豆许，即贴沉香膏。

治小儿针无辜核后，宜炼**沉香膏**贴之，方：

沉香一两，剉　黄丹六两

右件药以清麻油一升，先下沉香煎候香焦黑，漉出，下黄丹不住手搅，以慢火煎之，候滴于纸上如黑饧，无油傍引即膏成。每贴法，以篦子于烂帛上摊膏，令稍薄贴之，一日一换。勿令风吹着针处为妙。

治小儿针后，宜服**压惊茯神散**方：

茯神半两　川升麻半两　犀角屑半两　代赭细研　钓藤

川大黄剉碎，微炒，已上各一分

右件药捣粗罗为散，每服一钱，以水一小盏，煎至四分，去滓放温，渐渐服之。

治小儿无辜针烙后，宜服消肿利气压惊，**犀角散**方：

犀角屑　琥珀细研　卢会细研　木香　醋石榴皮　诃梨勒皮已上各半两　龙齿三分，细研

黄连去须　麝香细研　槟榔　干姜炮裂，剉，已上各一分

右件药捣细罗为散，每服以粥饮调下半钱，日三服，看儿大小以意加减。

治小儿无辜针烙后，宜服**青金丹**方：

巴豆一两，去皮心　硫黄一两　苦楝根皮二两　醋石榴根皮二两，剉

右件药于铁鼎子内，满着水煮七昼夜，如水耗即旋添热水，日满即去楝根、石榴根，取巴豆并硫黄同研，更入桂心、槟榔、木香、细辛末各一分，马牙消、橘皮、干姜、蓝花末各半分，同研令匀，用饭和圆如麻子大，每日空心以温水下二圆，当得溏痢为效，三岁已下日服一圆。

又方：

青黛半两

右细研为散，每服以水磨犀角汤下半钱，空心午后各一服，量儿大小以意加减。

太平圣惠方卷第八十七凡一十二门　病源一十一首　方共计一百六十七道

治小儿奶疳诸方

夫乳下孩儿，有于疳气者，由乳母恣食生冷油腻甘酸之物，传气乳中；或食交奶，伤儿脏腑，遂致寒热不调，肌体羸瘦，哺乳渐少，面色青黄，口中生疮；或时吐呕，昏昏多睡，毛发干焦。因其食乳成疳，故谓之奶疳也。

治小儿奶疳，腹大黄瘦，或时吐乳，壮热下痢，**干蟾圆**方：

干蟾一枚，涂酥炙微焦　木香半分　肉豆蔻二颗，去壳　雄黄一分，细研　丁香半分　熊胆半分，细研　胡黄连一分　朱砂一分，细研　青黛一分，细研　麝香一分，细研　赤石脂一分　代赭一分

右件药捣罗为末，都研令匀，炼蜜和圆如黍米大，一岁儿以粥饮下二圆，早晨一服，晡时再服，量儿大小以意加减。

治小儿奶疳，羸瘦，壮热多睡，**牛黄圆**方：

牛黄一分，细研　雄黄一分，细研　熊胆一分，细研　朱砂一分，细研　麝香一分，细研　丁香一分　龙脑半分，细研　甘松一分　胡黄连一分　腻粉一分，研入　卢会一分，细研　巴豆半分，去皮心研，纸裹压去油　水银半两，以少枣肉研令星尽

右件药捣罗为末，都研令匀，以黑狗胆汁和圆如黄米大，每服以粥饮下三圆，量儿大小以意加减。

治小儿奶疳，肚胀，四肢瘦弱，不欲乳食，**朱砂圆**方：

朱砂一分，细研　雄黄一分，细研　夜明沙半两，细研　黄连半两，去须　鳖甲半两，涂酥炙焦黄，去裙襕　干虾蟆半两，涂酥炙令焦黄　槟榔一分

右件药捣罗为末，以糯米饭和圆如黍米大，每服以粥饮下七圆，日三服，量儿大小以意加减。

治小儿奶疳，体瘦烦热，毛发干瘁，乳食减少，**蟾头散**方：

蟾头一枚，烧灰　蛇蜕皮灰一分　蝉壳一分，微炒，去足　蜗牛子三七枚，炒微黄　麝香一钱　青黛半两

右件药都细研为散，每服以粥饮调下半钱，日三服，量儿大小加减服之。

治小儿奶疳，腹大筋青，发稀体瘦，宜服此方：

肉豆蔻一颗，去壳　麝香一钱，细研　朱砂一分，细研　五灵脂一分　田父一分，炙微黄　夜明沙一分，微炒　地龙一分，微炒　蜣蜋一分，微炒，去翅足　白矾灰一分

右件药捣罗为末，都研令匀，以软饭和圆如菉豆大，不计时候以温水下五圆，量儿大小以意加减。

治小儿奶疳，腹胀吐乳，渐渐羸瘦，**使君子圆**方：

使君子一分　诃梨勒皮一分　槟榔一分　朱砂一分，细研　麝香一分，细研　熊胆一分，细研　丁香末一分　蟾酥半分，研入　夜明沙一分，微炒

右件药捣罗为末，都研令匀，以软饭和圆如黍米大，每一岁儿以粥饮下二圆，量儿大小加减服之。

治小儿奶疳，壮热体瘦，**胡黄连圆**方：

胡黄连半两　虾蟆一枚，涂酥炙焦黄　蛇蜕皮灰一分　麝香一分，细研　牛黄半分，细研　使君子一分

右件药捣罗为末，以面糊和圆如菉豆大，每服以粥饮下五圆，日三服，量儿大小以意加减。

治小儿奶疳，黄瘦，体热心烦，方：

青黛半两　蟾酥半两　熊胆一分　黄连末半两　牛黄一分

右件药都研如粉，以猪胆汁和圆如菉豆大，每服以粥饮下五圆，日三服，量儿大小加减服之。

治小儿奶疳，羸瘦，食乳不生肌肉，方：

朱砂一分，细研　麝香一分，细研　卢会一分，细研　使君子一枚　五灵脂一分　胡黄连一分

右件药捣罗为末，都研令匀，以烧饭和圆如菉豆大，每服以粥饮下五圆，量儿大小以意加减。

治小儿干疳诸方

夫小儿干疳者，由乳食不调，心脾积热之所致也。其候身体壮热，或即憎寒，舌涩口干，睡多盗汗，皮肤枯燥，发竖毛焦，乳食虽多，肌肉消瘦，四肢无力，好睡昏昏，日往月来，转加尫瘁，故号干疳也。

治小儿干疳，心脏烦热，眼目赤涩，皮肤干燥，夜多盗汗，羸瘦，不能乳食，**天竺黄散**方：

天竺黄半两　牛黄一分，细研　雄黄一分，细研　朱砂一分，细研　卢会一分，细研　蟾头一分，炙令焦黄　龙脑一钱，细研　麝香一分，细研　胡黄连一分　犀角屑一分　木香一分　钓藤一分　甘草一分，炙微赤，剉

右件药捣细罗为散，都研令匀，每服以温水调下半钱服，日三服，量儿大小以意加减。

治小儿干疳，体瘦烦热，睡卧不安，宜服此方：

牛黄一分，细研　雄黄一分，细研　天竺黄一分，细研　卢会一分，细研　胡黄连半两　麝香一钱，细研　丁香一分　黄连一分，去须　熊胆一分，研入　蟾酥半钱，研入　蛇蜕皮灰一分　青黛一分，细研　犀角屑一分　天浆子一分，微炒

右件药捣罗为末，更研令匀，以炼蜜和圆如菉豆大，每服以粥饮下三圆，日三服，量儿大

小以意加减。

治小儿干疳，肌体羸瘦，皮毛干焦，发歇寒热，昏昏多睡，**青黛圆**方：

青黛三分，细研　牛黄细研　卢会细研　胡黄连　朱砂细研　麝香细研　蛇蜕皮灰　龙胆去芦头　雄黄细研　蝉壳微炒，已上各一分　蟾一枚，涂酥炙微黄

右件药捣罗为末，都研令匀，用面粉和圆如黍米大，每服以粥饮下三圆，日三服，量儿大小，临时增减。

治小儿干疳，面青目涩，脑热鼻疮，眼生障膜，毛发焦黄，肌肤羸瘦，**蜗牛圆**方：

蜗牛三分，烧灰　谷精草三分，碎切　夜明沙三分，微炒　干蟾一两，涂酥炙令焦黄　瓜蒂末半两　雄黄一分　麝香一分

右件药都研为末，用蒸饼和圆如菉豆大，每服以粥饮下三圆，日三服，量儿大小加减服之。

治小儿干疳，烦渴壮热，皮肤枯燥，日渐羸瘦，**牛黄圆**方：

牛黄半钱，细研　雄黄一分，细研　甘草半分，炙微赤，剉　龙脑一钱，细研　麝香一钱，细研　黄连一分，去须　卢会一分　天竺黄一分

右件药捣罗为末，都研令匀，用糯米饭和圆如菉豆大，每一岁以粥饮下一圆，日三服。

治小儿干疳，瘦弱不能乳食，发竖脑干，肌体柴瘦，**胡黄连圆**方：

胡黄连末半两　朱砂三分　麝香一分　蛇蜕皮一条，烧灰　波斯青黛三分　蟾酥一杏人大　卢会三分

右件药都研为末，用猪胆一枚，取清酒一盏和药末，都于铫子内熬如膏，圆如菉豆大，五岁至七岁以粥饮下五圆，日三服，三岁已下三圆。

治小儿干疳，乳食不成肌肤，日渐羸瘦，身体壮热，毛发干枯，四肢无力，**蟾酥圆**方：

蟾酥一分　猪胆二枚　青黛三分　龙脑三分　朱砂三分，细研　麝香一分　蝉壳一分，微炒，去足　干地龙一分，微炒　蛇蜕皮灰一分

右件药除蟾酥外细研，以猪胆化蟾酥和圆如粟米粒大，每服以温水下五圆，研吹鼻内，量儿大小以意加减。

治小儿干疳，日久不差，骨立形枯，诸治无效，**青黛散**方：

青黛一分　麝香二分　卢会一分　朱砂一分　地龙一分，微炒　夜明沙一分，微炒　干虾蟆灰一分　熊胆一分

右件药都细研为散，每服半钱，空心以粥饮调下，更用少许药吹入鼻中，后以桃枝汤看冷热浴儿，衣盖，有虫子出为效也。

治小儿干疳，面色萎黄，肌体羸瘦，宜服此方：

卢会一分　龙胆一分，去芦头　青黛半两，细研　胡黄连一分　牛黄一分，细研　麝香一钱，细研

右件药捣罗为末，都研令匀，以蒸饼和圆如黄米大，每服以粥饮下五圆，量儿大小以意加减。

治小儿干疳，体热羸瘦，心神烦躁，少得眠卧，宜服**牛黄圆**方：

牛黄半两，细研　朱砂半两，细研，水飞过　子芩半两　犀角屑半两　麝香一分，细研

右件药捣罗为末，都研令匀，以糯米饭和圆如麻子大，每服用粥饮下三圆，量儿大小增减服之。

治小儿内疳诸方

夫小儿内疳者，由乳哺无恒，伤于脏腑之所致也。其候乳食不消，心腹虚胀，眼目涩痒，体热皮枯，肠胃不调，痢下五色，渐渐羸瘦，虫食肛肠，日月弥深，痢转不止，故号内疳也。

治小儿内疳，乳食不调，心腹胀满，肌肤羸瘦，下痢无恒，**木香圆**方：

木香一分　赤石脂半两　蝉壳一分，微炒，去足　麝香一分，细研　肉豆蔻一颗，去壳　黄连一分，去须　黄丹一分，微炒　田父半两，炙令微黄　熊胆一分，研入　夜明沙一两，微炒　干蟾一分，涂酥炙微焦

右件药捣罗为末，用水浸蒸饼，圆如麻子大，每服以温粥饮下二圆，量儿大小以意加减。

治小儿内疳，四肢羸瘦，腹胀鼻痒，皮肤干燥，下痢不恒，**卢会圆**方：

卢会一分，细研　雄黄一分，细研　麝香一钱，细研　没石子一分　蛇蜕皮灰一分　黄连半两，去须　蝉壳一分，微炒，去足　蟾酥一钱，研入　丁香一分　熊胆一分，研入

右件药捣罗为末，炼蜜和圆如黄米粒大，每服以粥饮下三圆，日三服。别研一圆，吹入鼻中。量儿大小以意加减。

治小儿内疳，下痢不止，体瘦食少，腹痛羸弱，**杀疳圆**方：

蜗牛壳一分　麝香一分，细研　卢会一分，细研　雄黄一分，细研　肉豆蔻半两，去壳　母丁香一分　黄连半两，去须，微炒　鹤虱一分　定粉半两，微炒　白矾灰一分　蜜陀僧一分，细研　没药一分　艾叶半两，炒令黄　地龙一分，微炒　熊胆一分，研入　蟾酥一钱，研入

右件药捣罗为末，以面糊和圆如菉豆大，不计时候以粥饮下三圆，量儿大小以意加减。

治小儿内疳，下痢不止，肌体消瘦，诸治未差，宜服**麝香散**方：

麝香一分，细研　黄丹一两，微炒　定粉一两，微炒　蛇蜕皮灰一分　夜明沙一分，微炒　卢会一分，细研　蜗牛壳一分　诃梨勒半两，煨，用皮　黄连一分，去须，微炒　没石子一分

右件药捣细罗为散，都研令匀，每服以粥饮调下半钱，早晨午后各一服，看儿大小，加减服之。

治小儿内疳，体瘦下痢，**丁香散**方：

丁香一分　朱砂一分，细研　当归一分，剉，微炒　犀角屑半两　牛黄一分，细研　蚺蛇胆一分，研入　白马齒一分，酒浸，炙黄色

右件药捣细罗为散，都研令匀，每服以粥饮调下半钱，日三服，量儿大小以意加减。

治小儿内疳，下痢不止，昏沉多睡，**胡粉圆**方：

胡粉半两，微炒　黄连末一分，微炒　青黛半两，细研　麝香一钱

右件药同研令细，以猪胆一枚取汁，和圆如黄米粒大，不计时候以粥饮下五圆，量儿大小以意加减。

又方：

丁香末一分　牛黄一分　雄黄一分　黄连末一分，细研　蟾酥半分

右件药同研令细，以猪胆汁和圆如粟米粒大，不计时候以薄荷汤下五圆，量儿大小以意加减。

治小儿脑疳诸方

夫小儿在胎之时，其母挟于风热，生下之后，热毒之气犹在脏腑，不得宣通，因其哺乳不节，胸膈壅滞，则令头皮光急，发枯作穗，脑热如火，体多汗流，或头生疮，或腮虚肿。若久不差，损儿眼目，渐渐羸瘦，头大项细，故谓之脑疳也。

治小儿脑疳，身热发枯，**牛黄圆**方：

牛黄一分，细研　麝香半分，细研　龙脑半分，细研　青黛半两，细研　熊胆一分，研入　胡黄连一分　木香一分　犀角屑一分　卢会一分，细研　蟾酥半分，研入

右件药捣罗为末，都研令匀，以面糊和圆如黄米大，每服以温水下五圆，日三服，量儿大小以意加减。

治小儿脑疳，是胎热所为，其疾但[1]头皮光急，头发作穗，或有疮痍，或时腮肿。若患此疾，多损眼目，宜服**青黛圆**方：

青黛半两，细研　龙胆半两，去芦头　川升麻半两　赤茯神半两　黄连半两，去须　蓝子一分　蜀漆一分　川大黄半两，剉碎，微炒　甘草一分，炙微赤，剉

右件药捣罗为末，炼蜜和圆如菉豆大，每服以温水下五圆，日三服，量儿大小加减服之。

治小儿脑疳，眼涩多睡，惊悸，不吃奶食，黄瘦，宜服**虎睛圆**方：

虎睛一对，酒浸一宿，微炙　犀角屑半两　真珠末半两　川大黄半两，剉碎，微炒　栀子人半两　子芩半两　麝香半分，细研　天竺黄一分　龙胆一分，去芦头　牛黄一分，细研　巴豆十枚，去皮心研，纸裹压去油

右件药捣罗为末，都研令匀，炼蜜和圆如麻子大，一岁儿以奶汁下一圆，日三服。儿稍大，即以意加圆服之。

治小儿脑疳久不差，肌体黄瘦，头面干枯，眼鼻生疮，壮热多渴，宜服**化疳圆**方：

虾蟆灰半两　青黛半两，细研　谷精草灰一分　牛黄一分，细研　木香一分　丁香一分　熊胆半分，研入　卢会一分，细研　朱砂半两，细研，以水飞过　麝香一分，细研　犀角屑一分　羚羊角屑一分　腻粉半分，研入　砒黄半分，细研　槟榔一分　胡黄连一分

右件药捣罗为末，研入牛黄等炼蜜和圆如粟米大，每一岁以粥饮下一圆，日三服。

治小儿脑疳，羸瘦烦热，**龙脑圆**方：

龙脑一钱　牛黄一分　麝香一钱　朱砂一分　熊胆一分　卢会一分　干虾蟆灰一分　雄黄一分　胡黄连末一分

右件药都研令如粉，以水化熊胆和圆如麻子大，若硬，更入糯米饭同圆，每服用薄荷温汤下三圆，日三服，量儿大小以意加减。

治小儿脑疳，头发干竖作穗，眼有白膜，鼻头有疮，**通脑丁香散**方：

丁香一分　蜗牛壳一分，炒令黄　赤小豆一分　不蚛皂荚一分，并子

右件药捣细罗为散，每取少许，以竹管子吹入鼻中，五疳悉用之。若病重者，鼻内出虫子，每日两度吹入鼻中良。

治小儿脑疳，烦热，皮干瘦瘁，**青黛散**方：

---

〔1〕但：原字残缺，据宽政本及《类聚》卷254补。

青黛一分　甘草半两，炙微赤，剉　地榆半两　蜗牛子一两，炒令黄　兰香根一分　麝香一分，细研　人粪灰一分　蚺蛇胆一分，研入　龙脑一分，细研

右件药捣细罗为散，都研令匀，每服以粥饮调下半钱，日三服，量儿大小以意加减。亦可用少许吹鼻中。

治小儿脑疳，头发干竖，口生白疮，凡有诸疳并治之，方：

熊胆一分　蚺蛇胆一分　卢会一分　龙脑半分　牛黄半分　麝香半分

右件药都细研，以井华水一升和令匀，以瓷器盛，用重汤煮，数以竹篦搅，勿令药干着四畔，候如稀饧即膏成。每用吹鼻时，先一日孩子及乳母断生冷、酱豆、诸熏辛咸味、热面、鱼肉等，然[1]取二豆许大，渐渐吹鼻，及涂口疮，并差。

治小儿脑疳，鼻塞头痛，眼目昏暗，羞明怕日，**吹鼻龙脑散**方：

龙脑少许，细研　蜗牛壳一分，炒令黄　虾蟆灰一分　瓜蒂一分　麝香少许，细研　黄连一分，去须　细辛一分

右件药捣细罗为散，入瓷合内贮之。每取少许吹于鼻中，每日两上用之。

治小儿脑疳，鼻痒，毛发作穗，面黄羸瘦，**益脑吹鼻散**方：

地榆末一分　虾蟆灰一分　青黛半两　谷精草一分　干蜗牛壳十四枚，微炒　麝香一钱

右件药同细研为散，以两黄米大吹入鼻中，当有黄水出为效。

又方：

右用鲫鱼胆滴于鼻中，连三五日用之，甚效。

治小儿脊疳诸方

夫小儿脊疳者，由乳哺不调，甘肥过度，肉生于虫，攻于脊膂，渐渐黄瘦，时时下痢，覆地而卧，毛发干焦，身体壮热，烦渴不止，脊骨如锯，谓之脊疳也。

治小儿脊疳，头大项细，四肢黄瘦，肚大胸高，毛发干竖，**金蟾散**方：

干蟾一枚，大者，涂酥炙令焦黄　夜明沙三分，微炒　胡粉三钱　丁香三七粒　桃白皮三分，剉　樗根白皮三分，剉　地榆三分，剉　诃梨勒三分，煨，用皮　百合三分　白芜荑三分，微炒　人参三分，去芦头　槟榔一分　川大黄三分，剉碎，微炒　黄连三分，去须　黄蘖三分，剉

右件药捣细罗为散，每服用粥饮调下半钱，日三服，量儿大小以意增减。

治小儿脊疳，渐渐黄瘦，以手指击之，背如鼓响，脊骨高是也，此因奶热所致，宜服**地骨皮圆**方：

地骨皮半两　龙胆一分，去芦头　子芩一分　紫参半两　黄耆半两，剉　枳壳一分，麸炒微黄，去瓤　木香一分　猪苓一分，去黑皮　川大黄半两，剉碎，微炒　郁李人半两，汤浸，去皮尖，微炒　海蛤一分，细研

右件药捣罗为末，炼蜜和圆如菉豆大，每服以温水研下五圆，日三服，量儿大小加减服之，当得微利为效。

治小儿脊疳，肌肤羸瘦，背脊骨高，身体寒热，面无颜色，宜服**胡黄连圆**方：

胡黄连半两　青黛半两，细研　木香一分　蜗牛二七枚，炒令微黄　地龙半两，微炒　蟾酥一钱，研入

---

〔1〕然：此下《普济方》卷子380“熊胆膏”有“后”字。宋版、《类聚》卷254均无。详文义，“然”可通“撚”(捻)，指将膏捻取豆大。

黄连半两，去须　槟榔一分　蜣螂五枚，微炒，去翅足　朱砂一分，细研　麝香一分，细研　当归一分，微炒　犀角屑一分　干蝎一分，微炒　蛇蜕皮一分，烧为灰　卢会一分，细研　独活一分　牛黄一分，细研　猪牙皂荚五梃，去皮，涂酥炙焦黄

右件药捣罗为末，以猪胆汁和圆如菉豆大，每服以粥饮下五圆，日三服，量儿大小增减服之。

治小儿心肺久热，致成脊疳，渐渐羸瘦，**牛黄圆**方：

牛黄一分，细研　真珠末一分　朱砂一分，细研　赤芍药一分　杏人一分，汤浸，去皮尖、双人，麸炒微黄　赤茯苓一分　甘草一分，炙微赤，剉　牡蛎粉一分　麝香一分，细研　虾蟆灰一分　犀角屑半分　巴豆十枚，去皮心研，纸裹压去油

右件药捣罗为末，入研了药更研令匀，用糯米饭和圆如菉豆大，每日早晨以荆芥汤下二圆，量儿大小增减服之。

治小儿脊疳，日渐羸瘦，腹中有虫，**杀疳圆**方：

没石子半两　麝香一分，细研　卢会半两，细研　瓜蒂半两　蟾头半两，炙令焦黄　鹤虱半两　青黛半两，细研　腻粉一分，研入

右件药捣罗为末，以糯米饭和圆如黍米大，每服以粥饮下五圆，日三服，量儿大小以意加减。

治小儿脊疳，腹内有虫，上攻背膂，脊骨渐高，肌体羸瘦，**卢会圆**方：

卢会半两，细研　胡黄连半两　虾蟆一枚，涂酥炙令焦黄　熊胆半两，研入　贯众半两　地龙半两，微炒　青黛半两，细研　黄连半两，去须　朱砂半两，细研　蝉壳半两，微炒，去足　雷丸半两　麝香半两，细研

右件药捣罗为末，用蜗牛肉研和，圆如麻子大，每服以粥饮下五圆，日三服，量儿大小增减服之。

治小儿脊疳，四肢瘦弱，腹胀壮热，头发干疏，时时烦渴，脊骨如锯，**青黛圆**方：

青黛一分，细研　定粉一分　蟾酥半分，研入　夜明沙一分，微炒　黄连半两，去须　麝香一分，细研　熊胆半分，细研　羚羊角屑半分　朱砂一分，细研　犀角屑半分

右件药捣罗为末，用软饮和圆如菉豆大，每一岁以粥饮下二圆。

治小儿脊疳，虫攻背膂，渐渐骨高，瘦弱，**化疳圆**方：

腻粉一分，研入　胡粉一分　胡黄连一分　雷圆一分　鹤虱一分　蜣螂一分，去翅足，微炒　地龙一分，微炒

右件药捣罗为末，以鸡子白和，于竹筒内盛，于炊饭处蒸饭熟为度，用熊胆汁和圆如菉豆大，每服以清粥饮下三圆，日三服，量儿大小以意加减。

治小儿脊疳，下痢羸瘦，**白矾圆**方：

白矾灰三钱　田父三分，烧灰　蛇蜕皮一条，炒令微黄　青黛一分，细研　鹤虱一分　朱砂一分，细研　麝香一钱，细研　卢会一分，细研　莨菪子一分，水淘去浮者，水煮令芽出，炒黑色

右件药捣罗为末，同研令匀，以烧饭和圆如菉豆大，每一岁儿以粥饮下二圆。

治小儿脊疳，体热瘦瘁，心烦多渴，不欲乳食，**青黛圆**方：

青黛一分，细研　胡黄连半两　鹤虱一分　卢会一分，细研　朱砂一分，细研　熊胆一分，研入　麝香一分，细研

右件药捣罗为末，同研令匀，炼蜜和圆如菉豆大，每服用温水下三圆，日三服，量儿大小

加减服之。

治小儿眼[1]疳诸方

夫肝开窍于目，目者，肝之候。若小儿内有疳气，肌体瘦羸，而脏腑挟于风热，壅滞不得宣通，因其乳食过多，胸膈痰结，邪热之气上攻于目，则令脑热目痒，或赤烂生疮，或生障翳，渐渐遮睛，久而不差，损于眼目，故号眼疳也。

治小儿眼疳及雀目，**天南星散**方：

天南星半两，炮裂　谷精草半两　甘草半两，炙微赤，剉　黄芩半两　麝香一分，细研

右件药捣细罗为散，用羊子肝一具[2]切破，入药末二钱，用弗[3]子炙令熟，空心服，后用不淘米煮粥半盏压之。

治小儿眼疳，诸药未效，宜服**使君子散**方：

使君子五颗　诃梨勒皮三颗　干蟾头一枚，涂酥炙焦黄　甘草一分，炙微赤，剉

右件药捣细罗为散，以羊子肝一枚，于砂盆内用生米泔一合同烂研，绞取汁，食后调下半钱，三岁已下即可服一字。

又方：

谷精草半两　川大黄半两，剉碎，微炒　姜石半两，捣研，水飞过　甘草半两，炙微赤，剉

右件药捣细罗为散，以羊子肝一枚，用竹刀子切破，内药末一钱在肝里面，使线子缠定，以醋煮熟，放冷任意食之，不过三五枚子肝见效。

又方：

夜明沙微炒　姜石捣研，飞过　芎䓖已上各三分

右件药捣细罗为散，用羊子肝一枚，以米泔半盏同研绞取汁，调下半钱，日三服，三岁已下可服一字。

又方：

黄连末　麝香细研　朱砂细研，一分

右件药都研令匀，每服半钱，用猪子肝切破入药，以绢袋子盛，用米泔煮熟，放冷食之，量儿大小增减。

又方：

羯羊肝一具，切烂　决明子一两

右捣罗决明子为细散，掺于肝内，用米泔两碗煮泣尽为度，不计食前后，量儿大小，任意食之。

又方：

寒水石一两　姜石一两，捣研，水飞过　豉一合，微炒

右件药捣细罗为散，每于食后以米泔调下半钱，量儿大小加减服之。

治小儿眼疳，赤痒，**谷精草散**方：

---

〔1〕眼：原误作"服"。据分目录改。

〔2〕具：原误作"冥"。据《幼幼新书》卷25、《类聚》卷254引同方改。

〔3〕弗：《幼幼新书》卷25所引同。弗，《中华字海》："chǎn　穿肉在火上烤的铁扦。韩愈《赠张籍诗》：'试将诗义授，如以肉贯弗。'"《普济方》卷381引同方作"串"，《类聚》(校点本)作"弗"，均误。

谷精草一两　苍术一分，去皮剉，微炒　蛇蜕皮灰一分　定粉一钱

右件药捣细罗为散，每服一钱，用羊子肝一具，以竹刀子批开，糁药在内，用线缠定，米泔煮熟，承热先熏过眼，次服其汁，后食其肝，儿小即分减服之。

治小儿眼疳，渐渐急小多赤，**夜明沙散**方：

夜明沙一两，微炒　天竺黄半两　犀角屑半两　芎䓖一两　羚羊角屑半两　白僵蚕半两，微炒　甘菊花半两　车前子半两

右件药捣细罗为散，每日常于午时以温水调下半钱服，量儿大小加减服之。

又方：

决明子半两　蕤人半两，汤浸，去赤皮　黄连半两，去须

右件药捣碎，用水一大盏，入古钱四十文，煎取五分，绵滤澄清，日点三四度差。

治小儿眼疳，不见物者，方：

寒水石一两，捣罗为末　水银一分

右件药相和，点少水研令水银星尽为度，每服以米泔研猪子肝半具，绞取汁，调下半钱，量儿大小加减服之。

治小儿眼疳，怕日，赤烂泪下疼痛，不久眼睛将落，宜早治之，**姜石散**方：

姜石以浓米泔浸七日，晒干捣研，水飞过　桑耳捣罗为末　豉焙干，捣罗为末，已上各一两

右件药同研令匀，三岁已下每服半钱，三岁已上至七岁每服一钱，用羊肝或猪肝、牛肝两指大，去膜细切，以水研绞取汁调下，日三服。

又方：

白芷一分　姜石一两，捣研，水飞过　桑耳一分　槐白皮一分，剉

右件药捣细罗为散，每用猪子肝一片两指大，切，入药末三钱，却系定，以米泔内煮熟，量儿大小，斟酌与食之。

治小儿眼疳，夹风，生障翳不开，**朱砂散**方：

朱砂半两，细研，水飞过　雄黄半两，细研　川大黄一两，剉碎，微炒　石决明一两　胡黄连一两　神曲一两，微炒

右件药捣细罗为散，每服以蜜水调下半钱，日三服，量儿大小以意加减。

治小儿眼疳，白翳不退，**胡黄连圆**方：

胡黄连半两，为末　青黛一分，细研　麝香一钱，细研　金薄五十片，细研　银薄五十片，细研　雄黄一分，细研　朱砂半两，细研，水飞过

右件药都研令匀，用酒煮面糊和圆如菉豆大，以温茶下五圆，日三服，量儿大小加减服之。

治小儿眼疳，生翳膜，遮睛欲失明，**铃石散**方：

铃石[1]一分　石决明一分　甘菊花一分　井泉石一分　夜明沙一分，微炒　黄连一分，去须

右件药捣细罗为散，每服二钱，以米泔同煮猪子肝一具令烂熟，量儿大小分减服之。

治小儿眼疳，生翳膜，体热，**夜明沙散**方：

夜明沙半两，微炒　蜗牛壳半两，微炒　子芩半两　豆豉半两，炒干　朱砂一分，细研

右件药捣细罗为散，每服一钱，以水一中盏，入菉豆半匙，都煮熟放冷，量儿大小，和滓分

---

〔1〕铃石：《正误》云："未详。"

减服之。

治小儿眼疳，及疱疮入眼，宜服**清神散**方：

恶实微炒　木通剉　晚蚕沙各一分

右件药捣细罗为散，每服以温水调下半钱，日三服，量儿大小以意加减。

治小儿眼疳及雀目，翳膜遮障，宜服此方：

蛤粉一分

右化黄蜡汁与蛤粉相和，圆如皂荚子大，用羊子肝一枚批破，内药一圆在内，着线子系定，入米泔内，用夜明沙一钱，黄芩末一钱同煮令熟，将子肝于临卧时任意服之，神效。

治小儿眼疳，睛肿欲垂落者，方：

右以生鸡子清涂掌中，徐徐拓之，逐手渐差。

又方：

右以紫草花烂捣，以生油调涂之，便差。

治小儿口齿疳诸方

夫小儿口齿疳者，由脏腑壅热，乳食不调，内有疳虫，上蚀于口齿故也。其候唇口痒痛，牙齿峭黑，舌上生疮，脑中干热，断肉赤烂，颊肿齿疼，热毒熏蒸，口多臭气，故曰口齿疳也。

治小儿口齿疳，生疮臭烂，**青黛圆**方：

青黛一分，细研　朱砂一分，细研　牛黄半分，细研　麝香半分，细研　龙脑半分，细研　熊胆一分，细研　胡黄连一分　人中白半分　鸡舌香半分　蝉壳半分，微炒，去足　卢会一分，细研　夜明沙半分，微炒　瓜蒂一分　蜣螂灰半分　蟾酥半分，研入

右件药捣罗为末，都研令匀，用口脂和圆如菉豆大，以乳汁研破一圆，涂于口内，及滴在鼻中，以桃柳汤洗儿，其疳虫自出。

治小儿口齿疳疮，蚀口鼻中欲尽，**蜗牛散**方：

蜗牛壳二七枚，烧灰　角蒿一两，烧灰　麝香末半钱　黄蘗末半钱　细辛末半钱[1]　石胆一杏人大

右件药都细研，每取少许，日三度贴之。

治小儿口、鼻、齿、舌疳疮无不差，**卢会散**方：

卢会一分　盐绿一分　胡粉一分　真珠末半两　蜗牛壳半两，微炒　青黛一两　黄连末一两　麝香半分

右件药都细研为散，先以甘草汤洗疮，然后傅药，口疮但裛干涎，掺药鼻中，即先点少酥，然后糁药。

治小儿口齿疳生疮，**雄黄散**方：

雄黄一分，细研　消石一分　蚺蛇胆一分，研入　黄连一分，去须　石盐一分　苦参一分，剉　朱砂一分，细研　麝香半钱，细研　鸡屎矾三大豆大，细研

右件药捣罗为末，同研极细，不问口疮赤之与白，生在舌上、腮脸颊中，及齿断上，并宜涂之。

---

〔1〕钱：原作“义”。据《幼幼新书》卷25、《类聚》卷254引同方改。

治小儿口齿疳，鼻舌生疮，及头面悉主之，**卢会散**方：

卢会半两，细研　土绿[1]半两　真珠末一两　胡粉半两，研入　蜗牛壳一两半，炒令黄　黄芩一两半　麝香一分，细研　石盐一两　青黛一两，细研

右件药捣细罗为散，同研极细，先用甘草汤洗，及漱口了，将此散绵裹，贴于齿上，及散涂药亦得。如有涎，旋吐勿咽之。

治小儿疳䘌，口齿疮悉主之，**莨菪膏**方：

莨菪子一分，生用　葶苈子一分，生用　硫黄一分，细研　臭黄一分，细研　白矾灰一分　熊胆一分，细研　卢会一分，细研　蚺蛇胆一分，研入　麝香一分，细研

右件药捣罗为末，都研令匀，取腊月猪脂一两，入于铫子内以慢火上熔化，然后下诸药末相和搅匀为膏，每用约杏人大，以绵裹，火炙烙齿断及疮上。

治小儿忽有口疮疳，及齿断生烂肉，口臭，**雌黄散**方：

雌黄一分，细研　箬叶一两，炙令黄色　黄芩半分　螺蛳[2]壳一分，炙令黄

右件药捣罗为末，夜间即与贴，糁在齿断及疮上。

治小儿口齿疳䘌血，**胡桐律散**方：

胡桐律一分　骐骥竭一分　白矾灰一分　黄丹一分

右件药细研如粉，每用一字，贴牙齿缝，不计时候用之。

治小儿口齿疳疮，臭烂不差，**蜗牛散**方：

蜗牛壳烧灰　麝香　白狗粪烧灰　人粪灰　蝙蝠烧灰　青黛　蟾头烧灰，已上各半两

右件药都研细为散，每取少许吹于鼻中，又以蜜和贴口齿上，立效。

治小儿疳疮，满口齿彻鼻中，**马齿苋散**方：

马齿苋半两，干者　没石子半两　麻黄半两，去根节　麝香一钱，细研　兰香根灰二钱

右件药捣细罗为散，每取半钱贴于疮上，日夜四五度用之。

又方：

麝香末，一[3]钱　蟾酥三片子，如柳叶大，铁器上以慢火炼令焦黄色，别研为末　五灵脂末一钱　蜜半两

右件药与蜜调和入铫子内，以慢火熔化成膏，去却疮上烂物，然后取药涂在疮上，日夜四五度用之。

治小儿口中疳疮，蚀齿根宣露，**干漆散**方：

干漆半两，捣碎，炒令烟出　硫黄半两，细研　文蛤灰半两　兰香灰半两　虾蟆半两，烧为灰　麝香一钱，细研　没石子半两　马齿苋末半两

右件药捣细罗为散，用腊月猪脂四两，并药末于铫子内相和煎热，用槐枝子绵缠，及热蘸取烙齿根上，令血止，每日二上，以肉生为度。

治小儿䘌疳，蚀口齿骨出，**益母草散**方：

益母草灰一分　胡黄连半两　川升麻一分　牛黄半分，细研　麝香一分，细研　人中白一分，烧灰　黄檗一分，剉

右件药捣细罗为散，净揩齿后，用药少许干掺齿断上，日三用之。

---

〔1〕 土绿：《正误》云："未详。"《普济方》卷381"口齿疳"引同方作"盐绿"。将浆水、青盐入铜器浸七日即有"盐绿"出。

〔2〕 蛳：原误作"师"。《类聚》卷254引同方亦同。《普济方》卷381引"雄黄散"作"蛳"，义长，因改。

〔3〕 一：原缺，据《幼幼新书》卷25、《类聚》卷254引同方改。

治小儿口齿疳疮，疼痛肿烂，**白矾散**方：

白矾灰一分　黄矾一分，烧赤　雄黄一分，细研　盐绿一分，细研　虾蟆灰一分　麝香一分，细研　人中白一分，烧灰　人粪灰一分　蚺蛇胆一分，研入

右件药同研令细，每用药时先以发裹指，点清水洗口齿上，然后用蜜调散如膏，以篦子薄涂于齿断上，日三五度用之。

治小儿口齿疳，宣露，脓血不止，**角蒿散**方：

角蒿灰一分　细辛一分　川升麻一分　地骨皮一分　牛膝灰一分

右件药都捣细罗为散，每夜取三大豆许安齿根下，用抄纸长一寸，阔一豆许，贴于药上，来朝去之良。

治小儿疳蚀口及齿断，宣露齿落，臭秽不可近，宜用**葶苈子散**方：

葶苈子一分，微炒　胡桐律一分

右件药同研令细后，以腊月猪脂半两调和，微煎为膏，用柳条箸子以绵裹，微微揾药，时时烙之。

治小儿口齿疳虫䘌，**五倍子散**方：

五倍子三分，末　黄丹一分，微炒

右件药同研为末，以绵裹贴于齿上，涂之亦得，日四五上。

治小儿口齿疳，宣露，熨烙方：

腊月猪脂三两　臭黄一两，细研

右件药以槐枝三五茎削令尖，揩拭齿断令净，煎猪脂沸即却，以绵裹槐枝头点猪脂，次点臭黄，乘热烙齿，日三五度良。

治小儿疳蚀齿断，兼颊腮内疮烂，**麝香煎**方：

麝香一分　定粉半两　黄蘖末半两

右件药都细研为散，以好蜜一两，于瓷器内先煎五七沸，即入药末相和，更煎三两沸，放冷，于患处贴之，日四五度效。

治小儿口疳，及齿断生烂肉，及口臭，虫蚀作孔，**黄蘖散**方：

黄蘖一两，微炙，捣为末　青黛半两　麝香一钱

右件药都研罗令匀，每取少许掺贴疮上，日三四用之。

治小儿疳疮，蚀口齿鼻及下部欲死，方：

右先以泔洗疮上，拭干，以鸡屎矾烧灰傅之，日三上效。

又方：

右以蚺蛇胆末傅之良。

治小儿鼻疳诸方

夫肺气通于鼻，鼻者肺之候。若小儿乳食不调，上焦壅滞，令疳虫上蚀于鼻也。其候鼻中赤痒，壮热多啼，皮毛干焦，肌肤消瘦，咳嗽上气，下痢无恒，鼻下连唇生疮赤烂，故曰鼻疳也。

治小儿鼻疳，羸瘦壮热，多睡昏沉，毛发焦黄，体无润泽，虫蚀口齿，**雄黄圆**方：

雄黄细研　熊胆细研　黄连去须　青黛细研　麝香细研　细辛　干漆捣碎，炒令烟出

兰香子 蛇蜕皮微炙 狗头骨灰 蜣蜋微炒 卢会细研 龙胆去芦头 蜗牛壳炒令微黄 地龙微炒 蝉壳微炒，已上各一分

右件药捣罗为末，入研了药都研令匀，以软饭和圆如菉豆大，每服以冷水下三圆，日三服，量儿大小增减服之。

治小儿鼻疳生疮，痛痒不止，**甘草散**方：

甘草一分，炙微赤，剉 地榆一分，剉 蚺蛇胆一钱，细研 蜗牛壳一钱，炒令微黄 麝香一钱，细研 兰香根灰一分 人粪灰一分 龙脑半钱，细研

右件药捣细罗为散，入龙、麝等研令匀，每服以粥饮调下半钱。亦可吹于鼻中。三岁已下可服一字。

治小儿鼻疳痒，**吹鼻蝉壳散**方：

蝉壳微炒 青黛细研 蛇蜕皮灰 滑石 麝香细研，已上各一分

右件药捣细罗为散，都研令匀，每用菉豆大吹入鼻中，日三用之，疳虫尽出。

治小儿疳虫蚀儿鼻，**石胆散**方：

石胆三分 雄黄一分 人粪灰三分 头发灰半两 鲫鱼一枚，长三寸者，开肚涂盐，烧作灰

右件药都细研令匀，先以甘草汤洗疮，拭干后贴此散，日三用之。

治小儿疳虫，蚀儿唇鼻，**麝香散**方：

麝香一分，细研 石胆一分，细研 莨菪子半两，生用 人粪灰半两 莽草一分，炙微黄 雄黄半分，细研 地龙一分

右件药捣罗为末，都研令匀，贴于疮上，日三用之。

治小儿鼻疳，羸瘦壮热，口鼻生疮，宜服此方：

胡黄连半两 砒霜一分 人粪半两 天灵盖一两 莨菪子一分

右件药都入瓷瓶子内，以黄泥固济，烧令通赤，放冷取出，别入麝香一分同研为末，用面糊和圆如菉豆大，每一岁以乳汁研一圆服之。或为末傅疮上亦良。

治小儿鼻疳虫蚀鼻，痒痛不止，**卢会散**方：

卢会一分 黄蘗末一分 青黛半分 雄黄半分

右件药都细研为散，日三度，以少许傅疮上差。

治小儿鼻口疳蚀生疮，黄瘦，不食乳，方：

石胆一分 卢会一分

右件药细研为散，掺在蚀处，其蚀伤肉，当化为脓，但频掺即生好肉，亦不别有损动，渐差。

治小儿疳疮虫蚀鼻，方：

黄连半两，去须，捣罗为末 石胆一分，细研

右件药都研令匀，以生油调涂于鼻中。

又方：

雄黄一分，细研 瓜蒂一分

右件药捣细罗为散，研令匀，以生油调涂于鼻中。

又方：

干虾蟆一枚，涂酥炙焦黄 麝香一钱

右件药同细研为散，以腊月猪脂调涂于鼻中。

又方：

右用熊胆半分，以汤化调涂于鼻中。

又方：

黄蘗一分，末　雄黄一分，细研　麝香一钱，细研

右件药都细研令匀，以生油调，日三四上涂之。

治小儿鼻疳，常用**吹鼻散**方：

地榆一分，剉　青黛一分，细研　人粪灰一钱　麝香半钱，细研　蜗牛壳二七枚，炒令微黄

右件药捣细罗为散，每用两黄米大吹于鼻中。

又方：

卢会一分，细研　黄蘗一分，剉

右件药捣细罗为散，以水一合，于瓷盏中浸经一食久，用鸡毛点于鼻中。

治小儿鼻疳痒，方：

益母草根末一分　麝香一钱　定粉一分　蜜陀僧一分

右件药都研令细，干贴鼻内立效。

又方：

虾蟆灰一分　人中白半分　麝香一钱

右件药都细研，干贴鼻内，日三用之。

治小儿鼻疳痒，吹鼻方：

地龙二条，微炒　瓜蒂一分　麝香半钱，细研　虾蟆头一枚，烧灰

右件药捣细罗为散，同研令匀，日二三度用少许吹鼻中。

治小儿鼻眼耳痒，数揉之，皮干毛竖，宜用吹鼻方：

蜗牛壳一分，炒令微黄　虾蟆灰一分　麝香一钱，细研　瓜蒂七枚

右件药捣细罗为散，研入麝香令匀，用少许吹入鼻中，日三四度，兼点少许口中甚佳。

治小儿疳渴不止诸方

夫小儿疳渴者，由脏腑夙有疳气，心肺壅热之所致也。此皆乳母恣食五辛，或饮热酒，多味酸咸，夜餐炙煿，心胸气滞，便即乳儿，致脏腑生热，热则烦躁，故令儿渴不止也。

治小儿疳多渴，体热烦躁，少得睡卧，**天竺黄散**方：

天竺黄半两，细研　黄连半两，去须　马牙消半两　栀子人半两　葛根半两，剉　甘草一分，炙微赤，剉　牛黄一分，细研　款冬花一分　紫菀一分，洗去苗土　犀角屑一分　土瓜根一分

右件药捣细罗为散，都研令匀，不计时候以蜜水调下半钱，量儿大小加减服之。

治小儿疳热，烦渴不止，方：

干蟾头二枚，涂酥炙焦黄　蜗牛壳半分，微炒　胡黄连半两　菰瓢根半两

右件药捣细罗为散，每服以竹叶汤调下半钱，不计时候服之，量儿大小临时加减服之。

治小儿疳渴，口干烦躁，体热羸瘦，不欲乳食，宜服此方：

蜗牛壳半两，微炒　蟾头半两，涂酥炙令焦黄　胡黄连半两　朱砂一分，细研　青黛一分，细研

右件药捣细罗为散，都研令匀，每服以蜜水调下半钱，不计时候量儿大小以意加减。

治小儿疳渴，黄瘦壮热，不欲乳食，宜服**胡黄连圆**方：

胡黄连半两　旱莲子半两　龙胆半两，去芦头　牛黄一分，细研　青黛半两，细研　知母半两　乌梅肉半两，微炒

右件药捣罗为末，以枣瓤和圆如菉豆大，每服以甘草汤下五圆，日三服，量儿大小以意加减。

治小儿渴疳，**五胆圆方**：

猪胆　狗胆　牛胆　鲫鱼胆　猬胆已上各一枚

右件药并四胆汁并入牛胆内，在灶北后悬候稍干，可圆即圆如黍米大，每服以新汲水下二圆，以饮水足为度，空心午后各一服。更看儿大小以意加减。

治小儿渴疳，**狗胆圆方**：

狗胆一枚　猪胆一枚，已上二胆用米泔煮过　干漆一分，捣碎，炒令烟出　麝香一分　铅霜一分

右件药细研令匀，以猪胆等和圆如黄米大，不计时候以冷水下三圆，量儿大小以意加减服之。

治小儿疳，大渴不止，**铅丹圆方**：

铅丹一分　铅霜一分　黄连末半两　石膏末半两

右件药都研为末，以糯米饭和圆如菉豆大，每服用新汲水淘米泔研下五圆，日三四服，量儿大小以意加减。

又方：

蜗牛壳一分，微炒　铅霜一分　腻粉一分

右件药都研为末，以糯米饭和圆如菉豆大，不计时候以新汲水下五圆，量儿大小以意增减。

治小儿疳渴，壮热惊悸，宜服此方：

地龙粪一分　龙胆一分，去芦头　乌梅肉一分，微炒　龙骨一分，细研　黄连一分，去须

右件药捣罗为末，以豮猪胆汁和圆如菉豆大，不计时候以新汲水化破五圆服之，量儿大小以意加减。

治小儿疳渴，吃水不止，**龙胆圆方**：

龙胆半两，去芦头　定粉半两　乌梅肉半两，微炒　黄连半两，去须

右件药捣罗为末，炼蜜和圆如麻子大，每服以温水下五圆，日四五服，量儿大小以意加减。

治小儿疳热渴，干瘦，**胡黄连散方**：

胡黄连一分　犀角屑一分　生地黄汁二合　羊子肝一具，研取汁　麝香半钱，细研　蜜半合

右件药捣胡黄连、犀角细研为散，入麝香令匀，以羊子肝汁、地黄汁蜜等调令匀，每服煎竹叶熟水调下药汁一茶匙，量儿大小加减服之。

治小儿疳热烦渴，干瘦，**黄连圆方**：

黄连一分，去须　天竺黄一分，细研　甘草一分，炙微赤，剉　栀子人一分　款冬花一分　牛黄一分，细研　葛根一分，剉　紫菀一分，洗去苗土　犀角屑一分　川朴消半两　竹沥二合

右件药捣罗为末，先用竹沥拌和，更入熟蜜和圆如菉豆大，每服以新汲水研破五圆服之，日四五服，量儿大小临时加减。

又方：

右用蜗牛子三五十枚，于净盘内以物盖令行，即有似银泥，以腻粉和揩取，便圆之如黍米

大，不计时候以温水下二圆。

又方：

杏人一分，汤浸，去皮尖、双人　腻粉一钱

右件药研杏人如膏，入腻粉相和令匀，用面糊和圆如菉豆大，空心以粥饮下三圆。

治小儿疳，常渴饮冷水不休，**麝香圆**方：

麝香一分　人中白一分

右件药都研令细，以蒸饼和圆如麻子大，一二岁儿每服煎皂荚汤下二圆，空心午后各一服。更量儿大小以意加减。

治小儿热疳渴，方：

黄连末半两　定粉一两，微炒

右件药同细研令匀，不计时候以熟水调下半钱，更看儿大小以意加减。

治小儿蛔疳出虫诸方

夫蛔疳者，由小儿多食甜物、油腻生冷，在其肠胃不消，因此化成虫也。其候常爱合面而卧，唯觉气急，颜色萎黄，肌体羸瘦，啼哭声高，又似心痛，或即频频动静，或即发歇无时，每于月初二三四日，其虫盛矣。小儿患此，人多不识，呼为鬼祟，若不早治，虫蚀[1]脏腑，必致危笃也。

治小儿蛔疳，干瘦发竖，或痢肚大，**狼牙草散**方：

狼牙草一分　使君子半两　鼠尾草一分　棠梨根半两，剉　醋石榴根半两　贯众根半两　槲树皮半两　钓藤半两　龙胆半两，去芦头　射干一分　栗刺半两　故绵灰一两　乱发灰一两

右件药捣细罗为散，五六岁儿每服一钱，以水一小盏煎至五分，去滓温服，空心晚后各一服，量儿大小以意加减。

治小儿蛔疳，壮热，眼赤或涩，常多揉目，及发黄秃落，视物不明，手脚心热，时出蛔虫，下痢或青黄赤白无定，身体口鼻及下部生疮，虫蚀齿落，项边生无辜，肌体羸瘦，兄弟姊妹相传至死者，宜服**蚺蛇胆圆**方：

蚺蛇胆一分，细研　丁香一分　黄连一分，去须　苦参三分，剉　青葙子一分　牛角屑一分　木香一分　朱砂一分，细研　雄黄一分，细研　青黛一分，细研　龙胆一分　麝香一分，细研　牛黄一分，细研　胭脂一分，细研　硫黄一分，细研　白矾灰一分　头发灰一分　绯绢灰一分　干虾蟆灰一分

右件药捣罗为末，都研令匀，以炼蜜和圆如麻子大，每服以粥饮下三圆，量儿大小加减服之。又以少许水化二圆，吹于鼻中，及有疮处傅之效。

治小儿蛔疳，兼治一切诸疾，**青黛圆**方：

青黛一分，细研　胡黄连一分　鹤虱一分[2]　卢会一分，细研　朱砂一分，细研

右件药捣罗为末，都研令匀，以猪胆汁和圆如菉豆大，空心以热水下三圆，当有虫出。

治小儿蛔疳虫毒，腹胀痛，青筋急满，日渐枯瘦，食物不着肌肉，或时下蛔虫，或时腹内多痛，**蟾酥圆**方：

---

〔1〕蚀：原脱。据《普济方》卷382、《类聚》卷254引同论补。

〔2〕一分：原脱。据《幼幼新书》卷26、《类聚》卷254引同方改。

蟾酥一分，研入　麝香一分　五灵脂一分　巴豆一分，去皮心研，纸裹压去油

右件药同研令极细，用酒半盏，同入铫子内以慢火熬，不住手搅，候堪圆即圆如黄米大，每服以陈橘皮煎汤下三圆，空心及晚后服之，随儿大小以意加减。

治小儿蛔疳出虫，**熊胆圆**方：

熊胆一分　狗脊半两，去毛　白芜荑半两　蛇蜕皮灰半两　黄丹半两，炒令紫色　干蟾头半两，炙令焦黄

右件药捣罗为末，用枣肉和圆如菉豆大，以粥饮化三圆服。更以藿香汤浴儿，用青熟衣盖，虫当自出，量儿大小以意加减。

治小儿煞蛔疳，**麝香圆**方：

麝香半分，细研　蟾酥半分，研入　香瓜儿二七枚　蛇尾一分，酒浸炙黄色　蛇蜕皮灰一分　瓜蒂二七枚　黄连一分，去须　熊胆半分，研入

右件药捣罗为末，用粟米饭和圆如麻子大，日三服，以温水化破二圆服之。

治小儿蛔疳出虫，**雄黄圆**方：

雄黄一钱　牛黄一钱　朱砂一钱　麝香半钱　青黛一钱　夜明沙一钱，微炒

右件药都细研如粉，以水化蟾酥和圆如菉豆大，每服以茶下三圆，当有虫出。

治小儿蛔疳出虫，**使君子圆**方：

使君子一分，末　雄黄一分　牛黄一钱　麝香一钱　蟾酥一钱　熊胆一分

右件药都研为末，用软饭和圆如麻子大，如小儿疳极者，先用桃柳汤浴儿，后以粥饮下三圆。

又方：

鹤虱半两　胡黄连半两　槟榔半两　熊胆半两，研入　干蟾半两，涂酥炙焦黄

右件药捣细罗为散，每日空心以暖水调下一字，服药后煞虫近五十条，有如马尾出便差，三岁已上即服半钱。

治小儿五疳出虫诸方

夫小儿五疳之疾，皆由乳哺不调，寒温失节之所致也。若久而不差，则腹内有虫，肌体黄瘦，下痢不止，宜服药出之，则疳气渐退。其虫状如丝发，或如马尾，多出于腹背及头项上。若虫色黄白及赤者可疗，青色者不可疗也。

治小儿五疳，及惊风出虫，定生死，**干蟾圆**方：

干蟾一枚，五月五日者良　蛇蜕皮一条，大者　谷精草二两，与已上药同入罐子内，以盐泥固济，曝干，烧令通赤，放冷细研　胡黄连　瓜蒂　母丁香已上三味各一分，同捣末　青黛半两　牛黄　白龙脑　朱砂　雄黄　卢会　麝香　天竺黄已上各一分，细研

右件药都入乳钵内研令极细，用豮猪胆汁煎，面糊和圆如菉豆大，三岁儿以温米泔半合化下五圆，服药后，以桃柳汤浴儿，着青衣盖，疳虫当出，衣上及眉毛鬓边如细麸片子，或如掺面尘，青黑色者难治，黄白色易医。仍宜粥饮下二圆，日三服，甚者半月内差。

治小儿五疳瘦弱，毛发干焦，口鼻多痒，宜用**麝香圆**方：

麝香一分　卢会一分　蝉酥一白豆许大　皂荚三寸，烧为灰　蛇蜕皮五寸，烧灰　粉霜一分　蝙蝠三枚，取血拌入药末　朱砂一分，细研

右件药都细研，以油熔蜡和圆如小豆大，先以桃柳汤洗儿，后用药一圆涂于脐中，上以醋面封之，良久即虫出，黄白赤者易治，黑者难疗。

治小儿五疳，四肢干瘦，腹胀气粗，频揉鼻眼，宜服**出虫卢会圆**方：

卢会一分，细研　田父一枚，烧烟似绝便住　青黛半两，细研　腻粉一钱　牛黄一分，细研　粉霜一钱　硫黄一钱，细研　蝉壳一分　蛇蜕皮一条，烧灰　麝香一钱，细研　巴豆十枚，去皮心研，纸裹压去油

右件药捣罗为末，入研了药令匀，以粳米饭和圆如菉豆大，每服以温水下二圆，良久煎桃柳水浴儿，后以青衣盖遍身，当有虫出，白黄色者可治，青黑者难治。

治小儿五疳，四肢黄瘦，腹胀气粗，发干作穗，眼鼻多痒，精神昏闷，不欲乳食，宜服**出虫水银圆**方：

水银三分　硫黄半两，二味结为砂子，细研　砒霜半两　朱砂半两，细研，水飞过　卢会半两，细研　蛤蚧一枚，涂醋炙令微黄　乌驴蹄灰一分　蟾灰一分　雄黄一分，细研　蝉壳一分，微炒　天灵盖一分，涂酥炙黄焦　故皮巾子灰一分　白狗粪灰一分

右件药捣罗为末，入研了药令匀，以苦参半斤剉碎，用水五升浸一宿，煮至一升，去苦参后熬成膏，用和诸药，圆如菉豆大，后入去却汁，猜猪胆内盛，悬于舍东，阴七日候干，以麝香、蜜水下三圆，后便煎桃柳汤浴儿了，以青衣盖遍身，虫出或泄恶气，并泻恶物，便是病源已出。小儿每三岁加一圆服之。

治小儿五疳，下痢羸瘦，鼻痒，**田父圆**方：

田父三分，炙微黄　夜明沙半两，微炒　蛇蜕皮半两，烧灰　胡黄连三分　白矾灰一分　牛黄一钱，细研　朱砂一钱，细研　麝香一钱，细研　莨菪子一分，水淘去浮者，炒令黄黑色

右件药捣罗为末，都研令匀，以糯米饭和圆如菉豆大，三岁儿空心以熟水下三圆，服药后用桃柳汤洗浴儿了，以青衣盖覆，良久当有虫子出，黄白赤者易治，黑色者难医。量儿大小加减服之。

治小儿五疳，**定命天灵盖圆**方：

天灵盖灰一分　蟾酥一片，如柳叶大　汗袜灰一分　砒霜半分　麝香一分　驴蹄护干灰一分

右件药都研为末，炼蜜和圆如麻子大，空心以温水下二圆，后以桃柳汤浴儿了，澄浴水清，看盆内当有虫如蚁子，白即吉，黑即凶。更看儿大小以意加减。

治小儿五疳久不差，羸瘦极甚，**出虫圆**方：

朱砂一分，细研　麝香一分　牛黄一分　蟾酥半钱　熊胆一分　蜗牛子一分，炒微黄　夜明沙一分，微炒

右件药都研细研，以面糊和圆如菉豆大，每服以温水下三圆，更别以水研一圆滴向鼻中，得嚏五七声，良久当有虫随汗出，立效。

治小儿五疳，出虫，**干蟾圆**方：

干蟾一枚，烧灰　蝉壳一分，微炒，去足　麝香半分，细研　天灵盖半两，烧灰　鳖甲一分，涂酥炙焦黄，去裙襕

右件药捣罗为末，用烧饭和圆如菉豆大，二岁已下以蛤粉汤下一圆，三岁已上至五岁两圆，服药后续以桃柳汤浴儿，后用青衣盖之，当有虫子出，赤白者易治，黑者难医。

治小儿五疳，出虫，**熊胆圆**方：

熊胆细研　朱砂细研　麝香细研　蚺蛇胆细研　蜣螂微炙　瓜蒂已上各半两

右件药捣罗为末，入研了药令匀，用豮猪胆汁和圆如菉豆大，先用桃柳汤浴儿了，用粥饮

下三圆，以青衣盖，当有虫出也。

治小儿五疳，**定命散**方：

干虾蟆一枚，烧为灰　蛇蜕皮一分，炒令黄　蝉壳一分

右件药捣罗为末，入麝香末半钱研匀，但是一切疳，至午时后以暖水调下半钱，一岁二岁即服一字，后煎桃柳汤放温浴儿了，便用青衣盖，当有虫出即效。

治小儿五疳，手足干瘦，腹胀筋起，鼻痒，昏沉多睡，宜服**出虫蟾头圆**方：

蟾头二枚，涂酥炙焦黄　皂荚一分，先于厕中浸七日后，以水洗净，刮去黑皮，涂酥炙令焦黄，去子　青黛一分，细研　硫黄一分，细研　麝香半分，细研　巴豆七枚，去皮心研，纸裹压去油

右件药捣罗为末，炼蜜和圆如菉豆大，空心以粥饮下三圆，良久当有虫出。量儿大小以意加减服之。

治小儿五疳，烦热干瘦，或渴，不欲乳食，宜服**出虫卢会散**方：

卢会半两，细研　胡黄连半两　雄黄一分，细研　熊胆半两，研入　朱砂半两，细研　代赭一分　麝香半分，细研　干蟾一枚，涂酥炙焦黄

右件药捣细罗为散，先用桃柳汤浴儿，后以粥饮调下半钱，然后用青衣盖覆，其虫子自出。量儿大小加减服之。

治小儿五疳，羸瘦腹胀，不欲乳食，宜服**出虫螳螂散**方：

螳螂三分，炒令黄　蜗牛子七枚，炒令微黄　蝉壳七枚，微炒　丁香一分　蟾酥一钱，研入　麝香末一钱　地龙一分，微炒　蛇蜕皮灰一钱

右件药捣细罗，都研为散，先以桃柳汤浴儿，后以粥饮调下半钱，便以青衣盖覆，当有虫子自出，赤白者易治，青黑者难治。

治小儿五疳，体热干瘦，发竖鼻痒，不欲乳食，**青黛圆**方：

青黛半两，细研　卢会半两，细研　蝉壳半分，微炒　人中白半两　麝香一分，细研　胡黄连三分　蟾涎少许　人乳汁少许　猪牙皂荚半分，生用

右件药捣罗为末，取五月五日午时修合，以粽子内枣肉圆，及蟾涎乳汁和如黍米大，先以桃柳汤浴儿，后以粥饮下三圆，后着热青衣裹儿，看身上有虫出，青黑者不堪，白黄赤者易差。

治小儿一切疳吹鼻散诸方

治小儿一切疳，吹鼻问命散，如嚏多，疾轻易疗，如不嚏者必死矣。**青黛散**方：

青黛半两，细研　细辛半两　瓜蒂一分　麝香一分，细研　干地龙一分，微炒　卢会一分，细研　黄连一分，去须

右件药捣细罗为散，每用少许吹在鼻中，得嚏即吉。

治小儿一切疳，吹鼻，亦名**通顶散**方：

白矾灰一分，细研　赤小豆二百粒　藜芦一分，去芦头　丁香一分　黄连一分，去须　麝香一分，细研　熊胆一分，细研　胡黄连一分　干虾蟆灰一分，细研

右件药捣细罗为散，都研令匀，每用少许入鼻中，当有虫出。

治小儿一切疳，脑闷昏沉，宜先用**吹鼻散**方：

青黛一分，细研　踯躅花一分　黄连半分，去须　瓜蒂半分　干地龙半分，微炒　麝香半分，细研

右件药捣罗为末，用少许吹在鼻中。若嚏五七遍，其疾则轻；如三两嚏者，急治之；如不

嚏，必死之候。

治小儿一切疳，**吹鼻散**方：

瓜蒂二十枚　赤小豆二七枚，炒熟　胡黄连半分　倒钩棘针二十枚

右件药捣细罗为散，每日早晨以半字吹两鼻中，兼用粥饮调一字灌之，每一度吹鼻，灌药一服。

治小儿一切疳，羸困脑闷，**定命通顶散**方：

滑石一分　蟾酥杏人大　干胭脂一分

右件药都细研为散，每用两黄米大吹入两鼻中，有嚏三五声，神效。

治小儿一切疳，脑热发干，**吹鼻圆**方：

熊胆一钱　朱砂一钱　麝香半钱

右件药同研令细，五月五日取蟾酥和圆如黍米大，取一粒研为末，吹两鼻中，甚者兼以奶汁调涂口中及齿断上，更甚者暖水下三圆。

治小儿一切疳，鼻塞壅闷，宜用**泻脑散**方：

谷精草一分，烧灰　细辛一分　卢会一分　瓜蒂一分

右件药捣细罗为散，每用黄米大吹在鼻内，当出恶物为效。

治小儿一切疳，鼻痒发干，**吹鼻散**方：

蜗牛壳一分，微炒　虾蟆灰一分　麝香一钱　瓜蒂末半分

右件药细研为散，每用麻子大吹入鼻中，日三四度，后便煮益母草粥与吃佳。

治小儿一切疳，心烦脑热，宜用**灌鼻圆**方：

青黛一钱　黄连末一钱　卢会一钱　瓜蒂末一钱　龙脑一杏人大　蟾酥半杏人大

右件药都研为末，用粳米饭和圆如菉豆大，以奶汁化破两圆，滴在鼻中，每日三两度用之效。

治小儿一切疳，头发干疏，脑热烦闷，**吹鼻散**方：

瓜蒂七枚　葱白一茎，切，曝干　藜芦半钱　英粉半钱　麝香一字

右件药捣罗，都研为散，每用菉豆大吹左右鼻中，良久有虫子出，子细看如断线，此是病根出也。

治小儿一切疳，头发干竖作穗，眼睛有膜，鼻头生疮，宜用**吹鼻通脑散**方：

蚺蛇胆一分，研入　犀角屑一分　谷精草一分

右件药捣细罗为散，每日三两度，吹菉豆大于鼻中，每吹药后，以新汲水调半钱服之，三岁已下即服一字。

治小儿煞一切疳，**通顶散**方：

白矾灰一分　赤小豆一百粒　藜芦一分，去芦头　丁香二十枚　黄连一分，去须　田父一枚　麝香一钱，细研　定粉一钱

右件药捣细罗为散，入麝香同研令匀，每使时候儿睡着，以粳米大内入鼻中，有虫出似马尾，长三二寸，便是病也。

治小儿一切疳，**定命圆**方：

朱砂一分，细研　麝香半分，细研　瓜蒂二十枚　蛇蜕皮灰一分　青黛一分，细研　干蝎二十枚，微炒

右件药捣罗为末，都研令匀，用狗胆汁和圆如黍米大，每度以乳汁化破一圆，男左女右滴入鼻中，得嚏三五声为效。

治小儿一切疳，及有名无名疮疥，孩子头干，脑有无辜子，或时喉闭，并用**吹鼻散**方：

虾蟆灰一分　甘草末一分　地榆末一分　麝香半钱　蜗牛壳一分　青黛一钱　人粪灰一钱　蚺蛇胆半分　兰香灰半钱　龙脑半钱

右件药都细研，每日取少许吹于鼻中，其患渐差，其发生出皆如漆色。切忌五辛。

治小儿一切疳，揉眼鼻，挦耳，发干，**吹鼻散**方：

蜗牛壳二七枚，洗去土　虾蟆灰一分　地榆一分，剉　青黛半分，细研　兰香灰半分　麝香半分，细研

右件药捣罗为末，相和更研令极细，每日两度以苇筒子吹半粳米大于鼻中，觉有效，即日一度吹之。

治小儿一切疳，眼鼻痒，脑热，发竖干瘦，宜用此**吹鼻散**方：

熊胆一分　丁香半两　黄蘗一分　虾蟆半两，五月五日者，炙黄　皂荚半两　麝香一钱，细研

右件药捣细罗为散，每用小豆大吹于两鼻中，嚏出疳虫为效。

治小儿一切疳，脑热鼻塞，宜用**通顶定命散**方：

卢会一分，细研　瓜蒂一分　麝香一钱，细研　鹅不食草一分　猪牙皂荚一分

右件药捣细罗为散，每取少许吹于鼻中，当嚏出疳虫，黑者难治，赤白黄者易医。

治小儿一切疳，**通顶散**方：

青黛一分，细研　蟾酥半杏人大，研入　赤小豆二十粒　麝香半分，细研　藜芦一分　瓜蒂七枚

右件药捣细罗为散，每度用一菉豆大吹入鼻中，当有虫子出如米心大，黑者难治，赤白黄者易疗。

治小儿一切疳，**吹鼻散**方：

右取棘针瓜蒂等分，捣细罗为散，每用黍粒大吹入鼻中，日二度佳。

太平圣惠方卷第八十八 凡一十七门　病源十七首　方共计一百五十二[1]道

治小儿癥瘕诸方

夫小儿五脏不和，三焦不调，有寒热之气客之，则令乳哺不消化，结聚成癥瘕也。其状按之不动，有状叚者，则是癥也。推之浮移者，则为瘕[4]也。

治小儿癥瘕，壮热头痛，呕逆腹痛，寒热，头发作穗，及食癖乳癖气，**鳖甲散**方：

鳖甲一两，涂醋炙令黄，去裙襕　枳壳半两，麸炒微黄，去瓤　木香半两　人参三分，去芦头　赤茯苓三分　柴胡三分，去苗　桂心一分　川大黄半两，剉碎[5]，微炒　槟榔半两　京三棱半两，微煨，剉

右件药捣粗罗为散，每服一钱，以水一小盏煎至五分，去滓温服，日三服，量儿大小加减。

治小儿癥瘕羸瘦，**鼠肉煎**方：

鼠肉五两，生用　鳖甲三分，生用　陈橘皮半两，汤浸，去白瓤，焙　甘遂一分，末

右件药除甘遂末外并剉，以水二大盏，煎至五分，去滓，下甘遂末匀搅。一二百日儿奶癖，一日与服之尽半合，二三岁儿，一日服尽一合；四五岁儿，一日服尽二合。如利多即少服，看儿虚实与服之。如是利不止，煮大麦面汤解。煮鼠肉汁作粥服之，亦佳。

治小儿癥瘕，胁下坚硬如石，四肢黄瘦，不欲乳食，**甘遂圆**方：

甘遂一分，煨令微黄　雄黄半两，细研　石膏半两，细研，水飞过　牡蛎[6]半两，烧为粉　巴豆半分，去皮心，绢囊盛，于淳酒中煮半日，取出焙干　丹砂半两，细研，水飞过　蕤人一分，汤浸，去皮研入　麝香一分，细研

右件药捣罗为末，与巴豆都研令匀，炼蜜和圆如黍米大，每服以粥饮下一圆，日二服，量儿大小加减服之。

---

〔1〕一百五十二：原作“一百五十四”，据今计数改。

〔2〕九：原作“一十”。《正误》：“今计九道。”今核属实，故改。

〔3〕一十二：原作“一十三”。《正误》：“今计十二道。”今核属实，故改。

〔4〕瘕：原作“癥”。据《病源》卷47“癥瘕癖结候”、《类聚》卷246改。

〔5〕碎：原作“研”。《正误》：“‘研’，‘碎’之讹。”今改，下同。

〔6〕蛎：原误作“砺”。《正误》：“‘砺’，‘蛎’之讹。”今改，下同。

治小儿癥瘕，羸弱，不能乳食，**鳖甲圆**方：

鳖甲半两，涂醋炙令黄，去裙襕　木香一分　青橘皮一分，汤浸，去白瓤，焙　槟榔半两　肉桂一分，去皴皮　柴胡一分，去苗　京三棱半两，微煨，剉　人参一分，去芦头　川大黄半两，剉碎，微炒　桔梗一分，去芦头　防葵一分　郁李人半两，汤浸，去皮微炒

右件药捣罗为末，炼蜜和圆如菉豆大，五六岁儿空心以粥饮下七圆，晚后再服。更随儿大小以意加减。

治小儿癥瘕，体热瘦瘁，大便坚硬，不能乳食，**代赭圆**方：

代赭半两，细研　朱砂半两，细研，水飞过　川大黄半两，剉碎，微炒　木香半两　当归一分，剉，微炒　桂心半两　犀角屑半两　巴豆霜半分

右件药捣罗为末，入研了药及巴豆霜更研令匀，炼蜜和圆如菉豆大，三四岁儿每服空心以粥饮下三圆，更量儿大小，以意斟酌服之，以利为度。

治小儿癥瘕，腹痛黄瘦，**大黄圆**方：

川大黄三分，剉碎，微炒　知母半两　牡蛎半两，烧为粉　枳壳半两，麸炒微黄，去瓤　鳖甲一两，涂醋炙令黄，去裙襕　当归半两，剉，微炒

右件药捣罗为末，炼蜜和圆如菉豆大，三四岁儿每服空心以粥饮下五圆，晚后再服。更量儿大小以意加减。

治小儿癥瘕，百病疳痼，腹胀黄瘦，发歇不恒，客忤疳痢，及吐逆不定，心腹多痛，及惊风天瘹等，**牛黄圆**方：

牛黄半两，细研　光明砂三分，细研，水飞过　犀角屑半两　麝香一分，细研　木香半两　人参三分，去芦头　代赭二分　当归半两，剉，微炒　槟榔三分　肉豆蔻二枚，去壳　川大黄三分，剉碎，微炒　鳖甲一两，涂醋炙令黄，去裙襕　杏人二十枚，汤浸，去皮尖、双人，麸炒微黄　巴豆一分，以淡浆水一大碗煮尽，去〔1〕皮出油，别研

右件药捣罗为末，都研令匀，炼蜜和圆如菉豆大，百日已下儿乳汁下一圆，二三岁儿空心粥饮下二圆，胸膈有病吐出，在脏腑有病，即利出恶物为验，后只得吃浆水粥一日，其利自止。五日至十日吃一服，永无滞结。更量儿大小加减服之。

又方：

朱砂一分，细研　犀角屑半两　巴豆霜半分　鳖甲半两，涂醋炙令黄，去裙襕　杏人一分，汤浸，去皮尖、双人，别研如膏

右件药捣罗为末，入巴豆、杏人都研令匀，炼蜜和圆如黄米大，百日儿奶汁下一圆，三四岁儿薄荷汤下三圆，随儿大小，加减服之。

治小儿食癥诸方

夫绝乳小儿，寒温失调，饮食不化，与脏气相搏，结聚不动，名为癥也。其食结在腹，喜寒，四肢洒洒如疟，不能食，常自隐隐而痛，此则食癥也。

治小儿食癥，或时寒热，四肢黄瘦，不欲饮食，**礞石圆**方：

---

〔1〕尽，去：原作“盏云”。《类聚》卷246引同方作“尽去”。本书卷93“小儿疳痢”有巴豆类似制法，云“以醋浆水一碗半煮尽为度，去皮心研……”故从《类聚》改。

礞石一分　巴豆半两，去心皮，纸裹压去油　干姜一分，炮裂，为末　硇砂半两　杏人一分，汤浸，去皮尖、双人，麸炒微黄

已上五味研令细，以米醋一茶碗煎如膏。

蓬莪茂一分　京三棱一分，微煨，剉　皂荚一分，去皮，涂酥炙令黄，去子

右件药捣罗为末，以所煎膏和圆如菉豆大，三岁儿每服以茶清下一圆，儿稍大，临时以意加之。

治小儿食癥，寒热羸瘦，不能饮食，宜服**防葵圆**方：

防葵半两　肉豆蔻一分，去壳　木香一分　川大黄一两，剉碎，微炒　鳖甲一两，涂醋炙令黄，去裙襴　京三棱半两，微煨，剉　枳壳一分，麸炒微黄，去瓤　麝香一分，细研

右件药捣罗为末，炼蜜和圆如菉豆大，三岁儿每服以粥饮下五圆，日二三服。更量儿大小，以意临时加减。

治小儿食癥，久不消，**代赭圆**方：

代赭半两，细研　巴豆半两，去皮心研，纸裹压去油　黄连一分，去须　丁香半两　五灵脂一分　麝香一钱，细研　腻粉一钱　卢会二钱，细研　桂心一分

右件药捣罗为末，都研令匀，炼蜜和圆如菉豆大，三岁儿空心以粥饮下二圆，量儿大小以意加减，当取下一切恶物为效。

治小儿食癥，吃食不得，四肢消瘦，宜服**木香圆**方：

木香一分　朱砂半两，细研，水飞过　槟榔一分　鳖甲半两，涂酥炙令黄，去裙襴　杏人一分，汤浸，去皮尖、双人，麸炒微黄　京三棱一分，微煨，剉　代赭半两，细研　巴豆半分，去皮心研，纸裹压去油　当归一分，剉，微炒　犀角屑一分

右件药捣罗为末，都研令匀，炼蜜和圆如黍米大，三岁儿空心以暖水下三圆，晚再服，量儿大小临时加减。

治小儿食癥，大肠涩，心腹妨闷，**大黄圆**方：

川大黄三分，剉碎，微炒　鳖甲三分，涂醋炙令黄，去裙襴　赤芍药三分　大麻人三分　防葵一分　法曲一分，炒微黄　白术一分　青橘皮一分，汤浸，去白瓤，焙

右件药捣罗为末，炼蜜和圆如菉豆大，三岁儿每早晨以温水下五圆，晚后再服。更量儿大小以意加减。

又方：

京三棱半两，煨，剉为末　五灵脂半两，末　巴豆霜半两

右件药都研令匀，以醋煮面糊和圆如菉豆大，每服空心茶清下二圆，量儿大小加减服之。

又方：

菖蒲末半两　巴豆二十枚，去皮研烂，以头醋一中盏熬成膏

右件药入巴豆膏和圆如菉豆大，每服空心以茶清下二圆，量儿大小加减。

又方：

朱砂半两，细研，水飞过　腻粉一钱　干胭脂一分　巴豆霜半分

右件药都研令匀，以醋煮面糊和圆如菉豆大，每服空心煎橘皮汤下二圆，量儿大小加减服之。

治小儿癖气诸方

夫绝乳小儿，五脏调和，荣卫气理，则津液通流，虽复多饮水浆，不能为病。若调养乖方，三焦否膈，则肠胃不能宣行，因饮水浆，便令停滞不散，更遇寒气相搏，结聚而成癖。癖者，谓僻侧在两胁之间，有时痛也。

治小儿腹中癖气不散，肌肉瘦瘁，或多心烦，不能饮食，食即吐逆，或大小便秘涩，及天瘹惊风，并宜服**大紫双圆**方：

代赭半两，细研　朱砂半两，细研，水飞过　犀角屑半两　麝香一分，细研　杏人半两，汤浸，去皮尖、双人，麸炒微黄　当归三分，剉，微炒　牛黄一分，细研　川大黄三分，剉碎，微炒　巴豆一分，去皮心研，纸裹压去油　鳖甲三分，涂醋炙令黄，去裙襕

右件药捣罗为末，入研了药更研令匀，炼蜜和捣三二百杵，圆如麻子大，每服以粥饮下二圆。惊风天瘹，荆芥薄荷汤下。更量儿大小加减服之，以利下恶物为效。

治小儿癖气腹痛，**前胡圆**方：

前胡半两，去芦头　赤芍药半两　桔梗半两，去芦头　鳖甲一两，涂醋炙令黄，去裙襕　赤茯苓半两　枳壳半两，麸炒微黄，去瓤　川大黄半两，剉碎，微炒　郁李人半两，汤浸，去皮微炒　当归半两，剉，微炒

右件药捣罗为末，炼蜜和圆如菉豆大，三岁儿每服空心以粥饮化破五圆服，量儿大小加减服之。

治小儿腹中结聚，胁下有癖，手足烦热，**鳖甲圆**方：

鳖甲一两，涂醋炙令黄，去裙襕　川大黄半两，剉碎，微炒　赤茯苓半两　蛴螬十枚，干者，微炒　柴胡半两，去苗　干姜一分，炮裂，剉　桂心半两　䗪虫二十枚，微炙

右件药捣罗为末，炼蜜和圆如麻子大，二三岁儿空腹以粥饮下三圆，日三服，量儿大小以意加减。

治小儿癖气，久不消散，**防葵圆**方：

防葵一两　人参半两　诃梨勒皮半两　川大黄三分，剉碎，微炒　桑菌半两　郁李人半两，汤浸，去皮尖，微炒

右件药捣罗为末，炼蜜和圆如麻子大，每服以温酒下五圆，日二服，量儿大小加减服之。

治小儿宿食不化，积成癖气，两肋妨闷，气急不能下食，腹大胀硬，**小紫双圆**方：

代赭一两，细研　丹砂半两，细研，水飞过　川大黄一两，剉碎，微炒　木香半两　犀角屑半两　当归半两，剉，微炒　杏人半两，汤浸，去皮尖、双人，麸炒微黄　巴豆一分，去皮心研，纸裹压去油

右件药捣罗为末，入研了药更研令匀，炼蜜和圆如菉豆大，三岁已上每服空心以温水下二圆，更量儿大小以意加减，取下恶物为效。

治小儿癖气，手脚心热，面色萎黄，不思饮食，日渐羸瘦，**鳖甲圆**方：

鳖甲一两，涂醋炙令黄，去裙襕　川大黄一两，剉碎，微炒　人参一分，去芦头　赤茯苓一分　柴胡三分，去苗　槟榔半两　当归一分，剉，微炒　桂心一分　京三棱半两，微煨，剉　生姜半两，切作片子，焙干　白术一分　木香一分

右件药捣罗为末，炼蜜和圆如菉豆大，三岁儿空心以粥饮研下五圆，更量儿大小以意加减，当下诸恶物为效。

治小儿癖气，手脚心热，脾胃虚弱，不下饮食，面色萎黄，渐加羸瘦，**京三棱圆**[1]方：

京三棱半两，微煨，剉　防葵半两　木香半两　枳壳半两，麸炒微黄，去瓤　人参半两，去芦头　赤茯苓半两　白术半两　郁李人三分，汤浸，去皮微炒　桂心半两　川大黄一两，剉碎，微炒　鳖甲一两，涂醋炙令黄，去裙襕

右件药捣罗为末，炼蜜和圆如小豆大，以粥饮下，随年圆数，日三服，儿稍大即以酒下之。

治小儿羸瘦，腹内有癖气，胁下坚满，时有腹痛，虽食不成肌肉，**鸡骨圆**方：

乌鸡骨一具，汤浸，炙令微黄　川大黄一两，剉碎，微炒　枳实半两，麸炒微黄　鳖甲一两，涂醋炙令黄，去裙襕　泽泻一两　柴胡一两，去苗　桔梗一两，去芦头　人参一两，去芦头　赤芍药一两　黄芩一两　防葵三分　䗪虫五枚，微炒令黄　杏人三分，汤浸，去皮尖、双人，麸炒微黄

右件药捣罗为末，炼蜜和圆如菉豆大，四五岁儿以粥饮下十圆，日二服，看儿大小，临时加减服之。

治小儿癖气，胁下妨闷，手足微肿，宜服**枳壳圆**方：

枳壳半两，麸炒微黄，去瓤　川大黄三分，剉碎，微炒　牡丹一分　黄蘗半两，剉　桂心一分　牵牛子半两，生用　甘遂一分，煨令微黄

右件药捣罗为末，炼蜜和圆如菉豆大，每服以温水研破二圆服之，日再服，看儿大小，以意临时加减。

治小儿癖气不消，四肢黄瘦，时有腹痛，**大黄圆**方：

川大黄三分，剉碎，微炒　鳖甲三分，涂醋炙令黄，去裙襕　赤芍药三分　大麻人三分，研入　白术一分　防葵一分　神曲一分，微炒　木香一分

右件药捣罗为末，炼蜜和圆如菉豆大，每服以温水化五圆服之，日二服，量儿大小以意加减。

治小儿癖气，壮热瘦瘁，不欲乳食，**诃梨勒圆**方：

诃梨勒皮半两　大麦蘖一分，炒令微黄　柴胡半两，去苗　川大黄半两，剉碎，微炒　芎䓖一分　赤茯苓一分　鳖甲半两，涂醋炙令黄，去裙襕　枳壳一分，麸炒微黄，去瓤　桂心一分　赤芍药半两　厚朴半两，去粗皮，涂生姜汁炙令香熟　干姜一分，炮裂，剉

右件药捣罗为末，炼蜜和圆如菉豆大，每服以粥饮下五圆，日三服，量儿大小以意加减。

治小儿癖气坚硬，瘦瘁，不欲饮食，**芫花圆**方：

芫花半两，醋拌炒令干　雄黄一分，细研　川大黄半两，剉碎，微炒　鳖甲半两，涂醋炙令黄，去裙襕　京三棱一分，微煨，剉　桃人半两，汤浸，去皮尖、双人，炒微黄

右件药捣罗为末，炼蜜和圆如粟米大，三岁儿每服空心以生姜汤下三圆，量儿大小以意加减服之。

治小儿乳癖诸方

夫小儿乳癖者，由乳母食饮无恒，醉饱过度，便即乳儿，不知撙节，小儿脾胃虚嫩，不能消化；或乳母偏卧一向，乳儿不能回转，儿亦睡着，乳滞偏于胁下，因兹结聚成块而痛者是也。其候面色青黄，发歇壮热，吐乳多睡，口内生疮，渐渐黄瘦，腹内结块不散，故名乳癖也。

---

〔1〕圆：原脱。据本书体例补。

治小儿乳癖结实，或有滞恶停积不散，令儿日渐羸瘦，面色萎黄，春夏多发，不欲乳食，**京三棱散**方：

京三棱半两，微煨，剉　枳壳一分，麸炒微黄，去瓤　川大黄半两，剉碎，微炒　鳖甲半两，涂醋炙令黄，去裙襕　槟榔半两　赤茯苓半两

右件药捣粗罗为散，每服一钱，以水一小盏，煎至五分，去滓，分为二服，日三四服，逐下恶物为效。

治小儿乳癖，壮热体瘦，宜服**朱砂圆**方：

朱砂半两，细研，水飞过　龙脑一钱，细研　雄黄一钱半，细研　寒水石一钱，细研　腻粉一钱　槟榔一钱，末

右件药都研令匀，炼蜜和圆如菉豆大，二三岁儿以生姜汤下三圆，日再服，量儿大小以意加减。

治小儿乳癖，手脚心热，面色青黄，不下乳食，日渐羸瘦，**人参圆**方：

人参半两，去芦头　生姜半两，炒干　桂心半两　赤茯苓半两　白术半两　枳壳半两，麸炒微黄，去瓤　木香半两　当归半两，剉，微炒　槟榔半两　京三棱半两，微煨，剉　鳖甲半两，涂醋炙令黄，去裙襕　川大黄半两，剉碎，微炒

右件药捣罗为末，炼蜜和圆如菉豆大，每一岁儿以粥饮化下三圆，日三服，看儿大小以意加减。

治小儿乳癖，呕吐，腹胀寒热，**枳壳圆**方：

枳壳半两，麸炒微黄，去瓤　木香半两　人参三分，去芦头　赤茯苓半两　川大黄一两，剉碎，微炒　柴胡三分，去苗　桂心一分

右件药捣罗为末，炼蜜和圆如菉豆大，每服以温水化破三圆服之，日三服，量儿大小加减服之。

治小儿乳癖，面色黄悴，食乳微细，日渐羸瘦，**鳖甲圆**方：

鳖甲半两，涂醋炙令黄，去裙襕　川大黄一两，剉碎，微炒　槟榔半两　人参一分，去芦头　赤茯苓一分　白术一分　枳壳一分，麸炒微黄，去瓤　木香一分　当归一分，剉，微炒　桂心一分　京三棱半两，微煨，剉

右件药捣罗为末，炼蜜和圆如菉豆大，每服以粥饮研下三圆，日再服，以利为度，更量儿大小以意加减。

治小儿乳癖，胁下坚硬，大便难，小便赤，**大黄圆**方：

川大黄半两，剉碎，微炒　诃梨勒皮半两　桔梗一分，去芦头　乌梅肉一分，微炒　川朴消三分　陈橘皮一分，汤浸，去白瓤，焙　木香二分　郁李人三分，汤浸，去皮微炒

右件药捣罗为末，炼蜜和圆如菉豆大，一岁儿每服以粥饮研下五圆，晚后再服。更量儿大小以意加减。

治小儿乳癖，结块久不消化，诸药无效，宜服**化癖圆**方：

巴豆霜半两　腻粉一钱　硇砂一字　雄雀粪一分　黄鹰粪一分　朱砂一钱，细研

右件药都研如粉，用糯米饭和圆如黍米粒大，一岁儿每服空心煎皂荚人汤下二圆，取下恶物为度。

治小儿乳癖不消，心腹胀满，**木香圆**方：

木香一分　京三棱一分，微煨，剉　牵牛子半两，微炒　青橘皮一分，汤浸，去白瓤，焙　草豆蔻半两，去皮　槟榔一分　人参一分，去芦头　赤茯苓一分　郁李人一两，汤浸，去皮微炒

右件药捣罗为末，以醋煮面糊和圆如麻子大，每服以粥饮下三圆，量儿大小加减服之。

治小儿乳癖，胁下结块不消，**腻粉圆**方：

腻粉一钱　雄雀粪一分，微炒

右件药都研令匀，以枣瓤和圆如粟米大，每服以新汲水下一圆，取[1]下粘滞恶物为效，量儿虚实大小，以意用之。

治小儿痃气诸方

夫小儿痃气者，由饮食不调，生冷过度，与脏气相搏，结聚之所成也。其状脐胁两傍上下有物弦直，大者如臂，小者如指，缅[2]起急痛，故名痃气也。

治小儿痃气急痛，**京三棱散**方：

京三棱一分，微煨，剉　鳖甲一分，涂醋炙令黄，去裙襕　枳壳一分，麸炒微黄，去瓤　大腹子一分　神曲一分，微炒　诃梨勒皮一分　蓬莪茂一分　麦蘖一分，炒令微黄　青橘皮一分，汤浸，去白瓤，焙　黑三棱半两，剉　厚朴一分，去粗皮，涂生姜汁炙令香熟

右件药捣细罗为散，每服以粥饮调下半钱，日三服。更量儿大小加减服之。

治小儿痃气，发即紧痛，不欲食，**大黄散**方：

川大黄一两，剉碎，微炒　鳖甲一两，涂醋炙令黄，去裙襕　木香一分　京三棱半两，微煨，剉　槟榔半两　麝香一分，细研　甘草半两，炙微赤，剉

右件药捣细罗为散，都研令匀，每服以粥饮调下半钱，日三四服。更量儿大小以意加减。

治小儿痃气，两胁下紧痛，羸瘦，**鳖甲圆**方：

鳖甲一两，涂醋炙令黄，去裙襕　人参半两，去芦头　干姜半两，炮裂，剉　白术半两　枳壳半两，麸炒微黄，去瓤　柴胡半两，去苗　当归半两，剉，微炒　赤芍药半两　陈橘皮半两，汤浸，去白瓤，焙　京三棱一两，微煨，剉　川大黄一两，剉碎，微炒　厚朴半两，去粗皮，涂生姜汁炙令香熟

右件药捣罗为末，炼蜜和圆如菉豆大，每服以生姜汤下七圆，日三服。更量儿大小加减服之。

治小儿痃气，不能下食，肌体瘦，**防葵圆**方：

防葵半两　当归半两，剉，微炒　桔梗半两，去芦头　桂心半两　诃梨勒皮半两　附子一分，炮裂，去皮脐　陈橘皮半两，汤浸，去白瓤，焙　川大黄半两，剉碎，微炒　吴茱萸一分，汤浸七遍，焙干微炒用　鳖甲半两，涂醋炙令黄，去裙襕　杏人二十枚，汤浸，去皮尖、双人，麸炒微黄

右件药捣罗为末，炼蜜和圆如麻子大，每服以粥饮下五圆，晚后再服。更量儿大小以意加减。

治小儿痃气，食不消化，四肢瘦弱，宜服此方：

鳖甲半两，涂醋炙令黄，去裙襕　枳壳一分，麸炒微黄，去瓤　川大黄半两，剉碎，微炒　京三棱半两，微煨，剉　芎䓖一分　桔梗一分，去芦头　赤茯苓一分　赤芍药一分　干姜一分，炮裂，剉　桂心一分

右件药捣罗为末，炼蜜和圆如麻子大，每服以粥饮下五圆，日三服。更量儿大小增减

---

〔1〕取：原误作“吞”。据《普济方》卷392、《类聚》卷246引同方改。

〔2〕缅：《类聚》卷246引作“緪”。“緪”为“缅”的异体字。《中华字海》此字义项2作“拧紧(弦)。《楚辞·九歌·东君》：‘缅瑟兮交鼓。’”“缅起急痛”指如臂如指之弦直物像被拧紧了一般令人突然疼痛。

服之。

治小儿痃气，发即腹痛，不食，黄瘦，宜服此方：

诃梨勒皮三分　鳖甲半两，涂醋炙令黄，去裙襕　防葵半两　川大黄半两，剉碎，微炒　郁李人半两，汤浸，去皮微炒　人参一分，去芦头　桑菌一分

右件药捣罗为末，炼蜜和圆如麻子大，每服以温酒下五圆，日三服。更随儿大小，以意增减。

又方：

京三棱一两，微，煨剉　鳖甲三分，涂醋炙令黄，去裙襕　川大黄二两，剉碎，微炒

右件药捣粗罗为散，每服一钱，以水一小盏，煎至五分，去滓，分温二服，晚后再服。更量儿大小以意加减。

又方：

鳖甲一枚，涂醋炙令黄，去裙襕

右捣细罗为末，每服一钱，以童子小便一小盏煎至五分，量儿大小分减服之，日三服神效。

治小儿腹内痞结诸方

夫小儿痞者，塞也。小儿胸膈热实，腹内有留饮，致令荣卫痞塞，腑脏之气不得宣通，其病腹内气结胀满，或时壮热是也。

治小儿腹内痞结，壮热羸瘦，多啼，宜服**前胡散**方：

前胡三分，去芦头　赤茯苓半两　犀角屑半两　川大黄三分，剉碎，微炒　枳壳半两，麸炒微黄，去瓤　郁李人半两，汤浸，去皮微炒　鳖甲半两，涂醋炙令黄，去裙襕

右件药捣粗罗为散，每服一钱，以水一小盏，煎至五分，去滓，看儿大小分减温服，微利为度。

治小儿腹内痞结，身体壮热，中焦壅闷，肠胃不利，**柴胡散**方：

柴胡半两，去苗　赤茯苓半两　芎䓖半两　鳖甲半两，涂醋炙令黄，去裙襕　枳壳半两，麸炒微黄，去瓤　赤芍药半两　槟榔半两　桃人半两，汤浸，去皮尖、双人，麸炒微黄　甘草一分，炙微赤，剉

右件药捣粗罗为末，每服一钱，以水一小盏煎至五分，去滓温服，日三服。更量儿大小加减服之。

治小儿腹内痞结，壮热憎寒，大小便不利，**大腹皮散**方：

大腹皮三分，剉　桔梗三分，去芦头　陈橘皮三分，汤浸，去白瓤，焙　人参半两，去芦头　赤芍药半两　木通半两，剉　鳖甲三分，涂醋炙令黄，去裙襕　川大黄半两，剉碎，微炒　甘草一分，炙微赤，剉

右件药捣粗罗为散，每服一钱，以水一小盏，煎至五分，去滓，看儿大小分减温服之。

治小儿腹内痞结，壮热，不能乳食，心胸烦壅，宜服**槟榔散**方：

槟榔半两　枳壳一分，麸炒微黄，去瓤　赤芍药一分　柴胡一分，去芦头　知母一分　人参一分，去芦头　地骨皮一分　甘草一分，炙微赤，剉　川大黄半两，剉碎，微炒

右件药捣粗罗为散，每服一钱，以水一小盏煎至五分，去滓放温，量儿大小分温服之。

治小儿腹内痞结，虽服汤得利，而滞实不去，心下痞满，按之辄啼，内有伏热诸候，集成此疾，宜服**破痞除热甘遂散**方：

甘遂一分，煨令微黄　青橘皮半两，汤浸，去白瓤，焙　黄芩半两　川大黄半两，剉碎，微炒

右件药捣粗罗为散，每服一钱，以水一小盏，煎至五分，去滓，量儿大小分减温服，以利即止。

治小儿腹内痞结，多惊，**牛黄圆**方：

牛黄一分，细研　麝香一分，细研　川芒消半两　甘遂一分，煨令微黄　雄黄半两，细研　蜈蚣一枚，去足，炙令焦　蚱蝉七枚，微炙　巴豆霜半合　真珠末半两　川椒一分，去目及闭口者，微炒去汗

右件药捣罗为末，都研令匀，用炼成蜜一合，入白蜡一两合煎令熔，和圆如麻子大，每服以粥饮下二圆，以利为度。如未利，再服。看儿大小以意加减。

治小儿腹内痞结妨闷，**消石圆**方：

消石半两　柴胡半两，去苗　细辛一分，洗去苗土　当归一分，剉，微炒　川大黄半两，剉碎，微炒　茯神一分　赤芍药一分　甘遂一分，煨令微黄　黄芩半两　木香一分　甜葶苈一分，隔纸炒令紫色　巴豆十枚，去皮心研，纸裹压去油

右件药捣罗为末，都研令匀，炼蜜和圆如菉豆大，每服一岁儿一圆，二岁二圆，三岁三圆，四五岁儿可服五圆，并空心以粥饮下，以得快利为度。若未利，明旦再服之。更量儿虚实以意加减。

治小儿腹内痞结，乳食不消，心腹刺痛，**甘遂圆**方：

甘遂一分，煨令微黄　赤芍药半两　黄芩半两　真珠末一分　杏人半两，汤浸，去皮尖、双人，麸炒微黄　巴豆霜半两

右件药捣罗为末，入杏人、巴豆霜同研令匀，炼蜜和圆如麻子大，二三岁儿空腹以温水下二圆，以利为效，未利再服。更随儿大小以意加减。

治小儿腹内痞结，胁肋妨闷，四肢羸瘦，**鳖头圆**方：

鳖头一枚，炙令微黄　虻虫三枚，去翅足，微炒　䗪虫三分，微炒　川大黄三分，剉碎，微炒　桃人三分，汤浸，去皮尖、双人，麸炒微黄

右件药捣罗为末，炼蜜和圆如菉豆大，每服以温水下三圆，日二服，以差为度。量儿大小以意加减。

治小儿宿食不消诸方

夫小儿宿食不消者，由脾胃冷故也。凡小儿乳哺饮食，取冷过度，则冷气伤于脾胃。缘胃为水谷之海，与脾为表里，脾气磨而消之，其二气调和，则乳哺化。若伤于冷，则宿食不消也。

治小儿宿食不化，少欲饮食，四肢消瘦，腹胁多胀，**诃梨勒散**方：

诃梨勒皮三分　人参半两，去芦头　白术半两　麦糵半两，炒令微黄　陈橘皮半两，汤浸，去白瓤，焙　甘草一分，炙微赤，剉　槟榔半两

右件药捣粗罗为散，每服一钱，以水一小盏，煎至五分，去滓，量儿大小分减温服，日四五服。

治小儿宿食不消，心腹胀闷，**陈橘皮散**方：

陈橘皮一分，汤浸，去白瓤，焙　高良姜一分，剉　白茯苓半两　人参一分，去芦头　甘草半分，炙微赤，剉　槟榔一分

右件药捣粗罗为散，每服一钱，以水一小盏，入生姜少许，枣一枚，煎至五分，去滓，不计时候量儿大小分减温服。

治小儿宿食不消，壮热腹胀，**代赭圆方**：

代赭半两，细研　当归半两，剉，微炒　朱砂半两，细研，水飞过　枳壳半两，麸炒微黄，去瓤　麝香一分，细研　木香半两　巴豆霜半分

右件药捣罗为末，入研了药更研令匀，炼蜜和圆如麻子大，每服以粥饮下二圆，更随儿大小以意加减。

治小儿宿食不化，发热有时，**槟榔圆方**：

槟榔半两　牵牛子半两，微炒　干姜一分，炮裂，剉　枳壳一分，麸炒微黄，去瓤　川大黄半两，剉碎，微炒　甘草一分，炙微赤，剉

右件药捣罗为末，炼蜜和圆如菉豆大，每日空心以温水下五圆，晚后再服。更看儿大小临时增减服之。

治小儿宿食不消，多吐痰涎，**人参圆方**：

人参一分，去芦头　半夏半两，汤洗七遍去滑　丁香一分　干姜一分，炮裂，剉　白术一分　陈橘皮一分，汤浸，去白瓤，焙

右件药捣罗为末，炼蜜和圆如麻子大，每服以温水下五圆，日三服，量儿大小以意加减。

治小儿宿食不消，心腹虚胀，**丁香圆方**：

丁香一分　木香一分　肉豆蔻二颗，去壳　槟榔二颗　乳香一分，细研　雄黄一分，细研　朱砂半两，细研，水飞过　硫黄一钱，细研　青橘皮一分，汤浸，去白瓤，焙　巴豆霜半分

右件药捣罗为末，入研了药都研令匀，炼蜜和圆如黍米大，每服以粥饮下三圆，量儿大小加减服之。

治小儿宿食不消，心腹胀闷，**五灵脂圆方**：

五灵脂一两　代赭一两　巴豆霜一分

右件药捣罗为末，入巴豆霜同研令匀，用面糊和圆如粟米大，每一岁以温水下一圆，加至三圆即不添也。

治小儿宿食不消，**肉豆蔻散方**：

肉豆蔻一枚，去壳　川大黄一分，剉碎，微炒

右件药捣粗罗为散，每服一钱，以水一小盏煎至五分，去滓温服，日三服。更量儿大小以意加减。

治小儿伤饱诸方

夫小儿气血未调，肠胃虚嫩，凡于乳哺，须是合宜。若乳食过多，脾胃胀满，不能消化，故谓之伤饱也。

治小儿伤饱太过，脾气稍壅，面色赤黄，手足俱热，心腹胀闷，**槟榔散方**：

槟榔半两　赤茯苓一分　神曲一分，炒微黄　枳壳半两，麸炒微黄，去瓤　人参半两，去芦头　陈橘皮一分，汤浸，去白瓤，焙　麦糵一分，炒微黄　川大黄半两，剉碎，微炒　甘草一分，炙微赤，剉

右件药捣粗罗为散，每服一钱，以水一小盏，入生姜少许，葱白二寸，煎至五分，去滓温服，日三四服。量儿大小以意加减服之。

治小儿伤饱，心腹滞闷，不能乳哺，宜服**前胡散**方：

前胡半两，去芦头　槟榔半两　诃梨勒皮三分　木香一分　川大黄半两，剉碎，微炒　枳壳半两，麸炒微黄，去瓤　赤茯苓半两　沉香半两　甘草一分，炙微赤，剉

右件药捣粗罗为散，每服一钱，以水一小盏，入生姜少许，煎至五分，去滓温服，日三四服。更量儿大小以意加减。

治小儿乳食过度，腹中胀满，**木香散**方：

木香半两　鳖甲半两，涂醋炙令黄，去裙襕　赤茯苓一分　牵牛子半两，微炒　川大黄半两，剉碎，微炒

右件药捣细罗为散，每服以温浆水调下半钱，晚后再服。更看儿大小以意增减服之。

治小儿伤饱，心腹妨闷，胁下或痛，宜服**赤芍药圆**方：

赤芍药半两　柴胡半两，去苗　川大黄三分，剉碎，微炒　桂心一分　赤茯苓半两　诃梨勒皮半两　木香一分　鳖甲三分，涂醋炙令黄，去裙襕　槟榔半两

右件药捣罗为末，炼蜜和圆如菉豆大，每服以粥饮下五圆，日三四服。更量儿大小以意加减。

治小儿骨热诸方

夫小儿一岁至十岁，衣絮皆不得着新棉，又不得冬天以火烘炙衣服[1]与着，亦令儿体热。勿食桃杏，令儿体热。因伤寒病后未满百日，勿食羊肉、狗肉，令儿体热，或作骨蒸也。

治小儿骨热瘦瘁，心神烦躁，不得睡卧，**胡黄连散**方：

胡黄连一分　知母一分　鳖甲半两，涂醋炙令黄，去裙襕　柴胡半两，去苗　地骨皮一分　黄芩一两　栀子人一分　川升麻一分　犀角屑一分　甘草一分，炙微赤，剉　杏人一分，汤浸，去皮尖、双人，麸炒微黄

右件药捣粗罗为散，每服一钱，以水一小盏，煎至五分，去滓，不计时候温服。量儿大小分减服之。

治小儿自小伤饱[2]，脚胫纤细无力，行立不得，或骨热疳瘦，**柴胡饮子**方：

柴胡三分，去苗　鳖甲半两，涂醋炙令黄，去裙襕　知母半两　桔梗半两，去芦头　枳壳半两，麸炒微黄，去瓤　玄参半两　川升麻半两　桃嫩枝三分，剉　甘草一分，炙微赤，剉

右件药细剉和匀，每取一分，以水一中盏，煎至六分，去滓，不计时候分为三服。更量儿大小以意加减。

治小儿骨热，口干烦闷，不欲饮食，四肢羸瘦，**知母饮子**方：

知母半两　柴胡三分，去苗　川大黄半两，剉碎，微炒　恒山半两　犀角屑半两　鳖甲半两，涂醋炙令黄，去裙襕　枳壳半两，麸炒微黄，去瓤　龙胆半两，去芦头　甘草一分，炙微赤，剉

右件药细剉和匀，每取一分，以水一中盏，煎至六分，去滓，分为三服，或吐泻三两行便安。更量儿大小临时以意加减服之。

治小儿骨热，黄瘦不食，多卧，**胡蜣螂散**方：

胡蜣螂两枚，去翅足，微炒　赤芍药一分　柴胡半两，去苗　川大黄一分，剉碎，微炒　鳖甲一分，涂醋炙令黄，去裙襕　赤茯苓一分　枳壳一分，麸炒微黄，去瓤　紫菀一分，洗去苗土　甘草一分，炙微赤，剉　人

---

〔1〕服：原脱。据宽政本补。

〔2〕饱：原作“抱”。《幼幼新书》卷6引《颅囟经》“柴胡饮子”、《类聚》引同方均作“饱”，义长，因改。

参一分，去芦头　熊胆半分，细研　生姜半两，切，烧灰　麝香一钱，细研　蛇黄一分，细研　牛黄一分，细研

右件药捣细罗为散，每服以温水调下半钱，日三服，量儿大小以意加减。

治小儿五岁至十岁已来骨热，及手足心烦闷，不欲饮食，**秦艽散**方：

秦艽一两，去苗　甘草一两，炙微赤，剉

右件药捣粗罗为散，每服一钱，以水一小盏，煎至五分，去滓，不计时候温服。更随儿大小以意加减。

治小儿骨热体瘦，心神烦躁，**天灵盖散**方：

天灵盖一枚，涂酥炙令黄　黄连半两，去须

右件药捣细罗为散，每服以粥饮调下半钱，日三四服。更量儿大小加减服之。

治小儿骨热，烦躁黄瘦，饮食无味，**胡黄连圆**方：

胡黄连一分　人参一分，去芦头　柴胡半两，去苗　羚羊角屑一分　麦门冬半两，去心，焙　鳖甲半两，涂醋炙令黄　地骨皮一分　秦艽半两，去苗　黄耆一分，剉，微炒　木香一分　犀角屑一分　甘草一分，炙微赤，剉　葳蕤一分

右件药捣罗为末，炼蜜和圆如菉豆大，每服以温水下七圆，日三服。更量儿大小增减服之。

治小儿骨热羸瘦，虽食不生肌肉，宜服**獭肝圆**方：

獭肝半两，微炙　麦门冬一两，去心，焙　人参半两，去芦头　黄芩半两　黄连半两，去须　龙胆半两，去芦头　白术半两　柴胡三分，去苗　枳壳半两，麸炒微黄，去瓤　鳖甲半两，涂醋炙令黄，去裙襕　桃人二十枚，汤浸，去皮尖、双人，麸炒微黄

右件药捣罗为末，炼蜜和圆如菉豆大，每服以温水下七圆，日三服。更随儿大小以意加减。

治小儿骨热，日渐瘦弱，不能饮食，**光明砂圆**方：

光明砂半两，细研，水飞过　古子花〔1〕半两　雄黄半两，细研　槟榔三枚　桃人一分，汤浸，去皮尖、双人，麸炒微黄　金薄三十片，细研　紫石英半两，细研，水飞过　远志一分，去心

右件药捣罗为末，都研令匀，炼蜜和圆如麻子大，每服以粥饮下五圆，日三服。更量儿大小增减服之。

治小儿骨热，宜服**胡黄连圆**方：

胡黄连三分　干蟾三分，酒浸，去骨微炙　麝香一分，细研

右件药捣罗为末，都研令匀，炼蜜和圆如菉豆大，每服以粥饮下五圆，日三四服。量儿大小以意加减。

治小儿丁奚腹大干瘦诸方

夫小儿丁奚病者，由哺食过度，而脾胃尚弱，不能磨消故也。哺食不消，则水谷之精减损，无以荣其气血，致肌肉消瘦，其病腹大颈细，黄瘦是也。若久不差，则变成谷癥也。伤饱，哺露，丁奚，此三种大体相似，以其轻重各立名也。

---

〔1〕古子花：《正误》云："未详。"疑此即"鼓子花"，即旋花科植物旋花。此药出《本经》，云可益气。李时珍谓此物有补劳损、益精气之效，与本方相合。

治小儿丁奚，骨中微热，腹内不调，食不为肌肤，或苦寒热，腹大，**鸡骨圆**方：

雄鸡骨一具，炙令黄　赤茯苓半两　石膏半两，细研，水飞过　川大黄半两，剉碎，微炒　赤芍药半两　紫菀半两，洗去苗土　陈橘皮半两，汤浸，去白瓤，焙　白矾半两，烧灰　细辛半两，洗去苗土　附子半两，炮裂，去皮脐　黄芩三分　桂心三分　甜葶苈三分，隔纸炒令香

右件药捣罗为末，炼蜜和圆如麻子大，每服以粥饮下五圆，日三服。更量儿大小以意加减。

治小儿丁奚癥癖，黄瘦发脱，**代赭圆**方：

代赭半两，细研　川大黄半两，剉碎，微炒　朱砂半两，细研，水飞过　鳖甲半两，涂醋炙令黄，去裙襕　赤芍药一分　木香一分　知母一分　杏人一分，汤浸，去皮尖、双人，麸炒微黄　巴豆霜半分

右件药捣罗为末，都研令匀，炼蜜和圆如麻子大，每服以粥饮下二圆，更量儿大小加减服之，日一两服，以溏利为度。

治小儿丁奚，虽食不生肌肉，腹大，食不消化，宜服**赤芍药圆**方：

赤芍药三分　川大黄三分，剉碎，微炒　桂心半两　赤茯苓半两　柴胡半两，去苗　鳖甲三分，涂醋炙令黄，去裙襕

右件药捣罗为末，炼蜜和圆如麻子大，每服煎蜜汤下五圆，日三服。

治小儿丁奚，肚大，青脉起，不生肌肉，四肢干瘦，头大发黄，**麝香圆**方：

麝香一分，细研　肉豆蔻一分，去壳　朱砂半两，细研，水飞过　五灵脂半两　蜣螂三枚，去翅足，微炙　干蟾一分，涂酥炙令黄　夜明沙一分，微炒　地龙一分，微炒　白矾灰一分

右件药捣罗为末，都研令匀，炼蜜和圆如菉豆大，每日空心以温水下五圆，晚再服。量儿大小以意加减。

治小儿丁奚，腹胀干瘦，毛发焦黄，宜服**二圣圆**方：

大虾蟆一枚，端午日捕，眼赤者佳　臭黄二两，为末

右净取却虾蟆肚肠，然后满腹着臭黄末，以纸裹上，以泥封，令干更泥，如此可三遍，待泥干，即于大火中烧令烟尽，捣罗为末，用粟米饭和圆如粟米大。儿一岁以粥饮下一圆，服药后，以生熟水浴儿，拭干，以青衣覆之，令睡良久，有虫出即效。

治小儿丁奚，肚大，四肢瘦弱，**野鼠圆**方：

野鼠一枚，去皮脏，炙令焦　干姜一分，炮裂，剉　桂心一分　甘草一分，炙微赤，剉　厚朴一分，去粗皮，涂生姜法炙令香熟用之

右件药捣罗为末，以枣肉和圆如菉豆大，三岁儿每服用生姜汤下七圆，日三服，量儿大小以意加减。

治小儿丁奚，腹胀，头大颈细，手脚心热，唯吃冷水，此是肺脏内疳，**大黄圆**方：

川大黄一分，剉碎，微炒　蛇蜕皮二条，烧灰　蝉壳三十枚　干虾蟆一枚，涂醋炙令黄　巴豆霜一字　铅霜半钱，细研　皮巾子灰有孔子处取，半钱

右件药捣罗为末，都研令匀，炼蜜和圆如菉豆大，三岁儿每服空心以浆水粥饮下三圆，后以桃柳汤洗，拭干，以青衣盖，良久有虫出为妙。量儿大小以意加减服之。

治小儿魃病诸方

夫魃病是阴制，小儿所以有此魃病，由妇人怀娠之时，有恶神导生其腹中，胎妒[1]嫉而

---

〔1〕妒：原作“妬”。《正误》云是“妒”之讹。因改。

制伏他，小儿令病也。其妊妇不必悉能制魃，故时人或有此尔。魃之为病，喜微微下利，往来寒热，毛发鬇鬡不说，是其证也。

治小儿中魃，面色白赤，而复变青者，如醉色，故复发作面赤。若青黑色绕口不治，觉病候，晚者死。觉之早者，所中邪气未入脏腑，又微引乳者，可服此**甘草散**方：

甘草一分，炙微赤，剉　龙骨一分　赤茯苓一分　牡蛎一分，烧为粉　生干地黄一分　黄芩一分　当归半两，剉，微炒　桂心一分

右件药捣粗罗为散，每服一钱，以水一小盏，入淡竹叶七片，煎至五分，去滓，入白蜜一钱，更煎一两沸，量儿大小以意分减温服，日三四服。

治小儿中魃挟实，宜服**大黄散**方：

川大黄半两，剉碎，微炒　赤芍药一分　白鲜皮半两　甘草半两，炙微赤，剉　犀角屑一分　黄芩一分　赤茯苓一分

右件药捣粗罗为散，每服一钱，以水一小盏，煎至五分，去滓，量儿大小加减服，日三四服。

治小儿生十余月后，母又有娠，令儿精神不爽，身体萎瘁，名为魃病，宜服**伏翼散**方：

右取伏翼烧为灰，细研，以粥饮调下半钱，日四五服效。若炙令香熟，嚼之哺儿，亦效。

又方：

冬瓜四两，切　萹竹四两，剉

右以水三升煎作汤，放温以洗浴儿效。

又方：

龙胆半两，去芦头

右以水一中盏，煎至六分，去滓，量儿大小，渐渐分减服之。

治小儿尸疰诸方

夫[1]小儿尸疰者，是三[2]尸之中一尸疰也。人无问小大，腹内皆有尸虫，尸虫为性恶，多接引外邪而共为患。小儿血气衰弱者，精神亦羸，故尸疰因而为病。其状沉沉嘿嘿，不的知病之去处，或寒或热，涉引岁月，遂至于死。死又注易傍人，故名之为尸疰也。

治小儿尸疰，心腹满胀，疼痛不可忍，**木香散**方：

木香半两　鬼箭羽半两　桔梗半两，去芦头　当归半两，剉，微炒　紫苏茎叶半两　槟榔三分

右件药捣粗罗为散，每服一钱，以水一小盏，入生姜少许，煎至五分，去滓，不计时候温服。更量儿大小加减服之。

治小儿尸疰，及中恶诸病皆主之，**犀角散**方：

犀角屑半两　川升麻半两　木香半两　槟榔半两　桃人二七枚，汤浸，去皮尖、双人，麸炒微黄　桑根白皮半两，剉　川大黄半两，剉碎，微炒　麝香一钱，细研

右件药捣细罗为散，每服以温水调下半钱，日四五服。更量儿大小加减服之。

治小儿尸疰鬼癖，心腹往来疼痛，或加寒热恍惚，形色多般，**桃人散**方：

---

〔1〕夫：原误作"失"。《正误》："'失'，'夫'之讹。"因改。

〔2〕三：《病源》卷47"尸注候"作"五"。然"三尸"之说亦可通，故并存之。

桃人三七枚，汤浸，去皮尖、双人，麸炒微黄　木香一分　人参一分，去芦头　虎头骨一分，涂酥炙令黄　槟榔一分　京三棱一分，微煨，剉　白芥子一分　款冬花半两　朱砂半两，细研，水飞过　干桃柳叶各半两　麝香一分，细研　桂心一分

右件药捣细罗为散，不计时候以温水调下半钱，量儿大小临时加减。

治小儿尸疰，鬼癖惊痫，魍魉三十六种，无辜天行急黄，并宜服**保童圆**方：

牛黄一分，细研　麝香一分，细研　光明砂半两，细研，水飞过　真珠末一分　虎睛一对，酒浸，炙令微黄　甘遂半分，煨令微黄　赤芍药半两　赤茯苓半两　杏人半两，汤浸，去皮尖、双人，麸炒微黄　甘草一分，炙微赤，剉　巴豆五枚，去皮心研，纸裹压去油

右件药捣罗为末，都研令匀，炼蜜和圆如麻子大，三四岁儿每服以荆芥汤下二圆，更量儿大小加减服之。

治小儿尸疰，及诸蛊魅精气入心腹，使儿刺痛，黄瘦，**雌黄圆**方：

雌黄一分，细研　雄黄一分，细研　朱砂一分，细研　川大黄一分，剉碎，微炒　麝香半分，细研　白头翁一分　徐长卿一分　羚羊角屑一分

右件药捣罗为末，都研令匀，以青羊脂和圆如麻子大，每服以粥饮下三圆，日三服。更量儿大小加减服之。

治小儿尸疰，邪气入腹疞痛，立效方：

雄黄一分，细研　栀子人十枚　赤芍药半两

右件药捣细罗为散，研入雄黄令匀，每服以温水调下半钱，更量儿大小加减服之。

治小儿尸疰，劳瘦，或时寒热，**鬼臼圆**方：

鬼臼半两，去毛　川升麻三分　麝香一钱，细研　柴胡一两，去苗

右件药捣罗为末，都研令匀，炼蜜和圆如菉豆大，每服以暖酒下十圆，日三服。更量儿大小分减服之。

又方：

桃人二十枚，汤浸，去皮尖，生研用

右以水一中盏，煎至五分，去滓，量儿大小分减与服，当吐为效。如不吐，即非是疰也。

又方：

鳖头一枚，烧为灰

右细研为散，每服以新汲水调下半钱。

又方：

右以鸡子一枚，打破生吞之。已困者内入喉中，摇头令下即差。

治小儿蛊疰诸方

人聚虫蛇杂类，以器盛之，令相食啖，余一存者，即名为蛊，能变惑，随饮食入腹，食人五脏。小儿有中之者，病状与大人无异。则心腹刺痛，懊闷。急者即死，缓者涉历年月，渐深羸困，食其心脏，则利血，心烂，乃至于死，死交[1]注易傍人，故为蛊疰也。

治小儿中蛊毒，腹内坚如石，面目青黄，小便淋沥，变易无常，**羖羊角散**方：

---

〔1〕交：《病源》卷47“蛊注候”作“又”。皆可通，不改。

羖羊角屑一两　蘘荷一两　栀子人七枚　赤芍药一分　牡丹一分　犀角屑半两　黄连一分，去须

右件药捣粗罗为散，每服一钱，以水一小盏煎至五分，去滓温服，日三四服。更量儿大小加减服之。

又方：

败鼓皮三分，炙令黄　苦参一两，剉　蘘荷根一两

右件药捣粗罗为散，每服一钱，以水一小盏煎至三分，去滓温服，日三四服。更量儿大小加减服之。

治小儿初中蛊毒，宜服**升麻散**方：

川升麻半两　桔梗半两，去芦头　菰瓠根半两

右件药捣粗罗为散，每服一钱，以水一小盏煎至五分，去滓温服，日四五服，量儿大小加减服之。

治小儿飞蛊，状如鬼气者，宜服**雄黄散**方：

雄黄半两，细研　麝香半两，细研　犀角末半两

右件药都研令匀，每服以温水调下半钱，日四五服。更量儿大小加减服之。

治小儿五种蛊毒悉主之，方：

马兜零根

右捣细罗为散，每服一钱，以水一小盏，煎至五分，去滓，空腹顿服，当时随吐蛊出。未快吐，即再服。

又方：

败鼓皮一片，烧为灰

右细研如粉，空心以粥饮调服一钱，病人须臾当呼蛊主姓名，病便愈。

又方：

荠苨一两

右捣罗为散，以粥饮调下一钱，甚效。量儿大小加减服之。

治小儿畏忌，中蛊欲死，方：

甘草半两，生剉

右以水一中盏，煎至五分，去滓，分为二服，当吐蛊出。若平生预防蛊者，宜熟炙甘草煮汁服之，即内消不吐，神效。

治小儿中蛊毒，令腹内坚痛，面目青黄，淋露骨立，病变无常，方：

桃树寄生二两

右捣细罗为散，如茶点服之，日四五服。

又方：

麝香半钱，细研

右于空腹以温水调服，即吐出蛊毒，未效再服。

治小儿中蛊，下血欲死，方：

右取生赤雌鸡翅下血服之，立效。

又方：

右捣青蓝汁，频频与半合服。

治小儿水气肿满诸方

夫小儿水气肿满者，由将养不调，肾脾二脏俱虚故也。肾主水，其气下通于阴。脾主土，候于肌肉而克水。肾虚不能传其水液，脾虚不能克制于水，故水气流溢于皮肤，故令肿也。其水肿者，则皮薄如熟李之状也。若皮肤虚受风，风搏于气致肿者，俱虚肿如吹，此风气肿也。

治小儿水气肿满，上气喘促，小便赤涩，大便稍难，**桑根白皮散**方：

桑根白皮半两，剉　海蛤一分　汉防己一分　赤茯苓一分　白术一分　甜葶苈一分，隔纸炒令紫色　川朴消一两　猪苓一分，去黑色

右件药捣粗罗为散，每服一钱，以水一小盏煎至五分，去滓温服，日三四服。更量儿大小加减服之。

治小儿水气肿满喘促，坐卧不安，宜服**槟榔散**方：

槟榔半两　川大黄半两，剉碎，微炒　牵牛子半两，微炒　甜葶苈半两，隔纸炒令紫色

右件药捣细罗为散，每服以温水调下半钱，日二三服，量稍大增之，以利为效。

治小儿水气肿满，喘嗽不止，**赤茯苓散**方：

赤茯苓半两　桑根白皮半两，剉　川升麻一分　甜葶苈一分，隔纸炒令紫色　杏人一分，汤浸，去皮尖、双人，麸炒微黄　桔梗一分，去芦头　贝母半两，煨令微黄

右件药捣粗罗为散，每服一钱，以水一小盏煎至五分，去滓温服，日三四服。更量儿大小加减服之。

治小儿水气肿满不消，**楮皮汤**方：

楮树白皮剉，一合　赤小豆一合　赤茯苓一两，剉

右件药都和令匀，每取一分，以水一小盏，煎至五分，去滓，分为二服，日三四服，随儿大小以意加减服之。

治小儿水气肿满，小便涩，**狸豆根汤**方：

狸豆根半两　车前草半两　葵子半两　桑根白皮半两　赤小豆半合

右件药细剉和匀，每取一分，以水一小盏，煎至五分，去滓，分为二服，日三四服，随儿大小以意增减。

治小儿水气肿满，小便不利，脐腹妨闷，喘促，**猪苓散**方：

猪苓一分，去〔1〕黑皮　桑根白皮一分，剉　赤茯苓一分　海蛤一分，细研　甜葶苈一分，隔纸炒令紫色

右件药捣粗罗为散，每服一钱，以水一小盏煎至五分，去滓温服，日三四服。更随儿大小以意加减。

治小儿水气遍身肿满，喘促，小便不利，**桑根白皮散**方：

桑根白皮半两，剉　射干半两　赤茯苓半两　黄芩半两　木通半两，剉　泽漆半两　泽泻半两　汉防己半两

右件药捣细罗为散，每服以煮赤小豆汤调下半钱，日三四服，看儿大小增减服之。

---

〔1〕去：原作“半”。《正误》云“半”当作“去”。《类聚》卷247引同方作“去”，因改。

治小儿水气，面目肿，小便涩，心腹胀满，方：

赤茯苓半两　杏人半两，汤浸，去皮尖、双人，麸炒微黄　陈橘皮半两，汤浸，去白瓤，焙　汉防己半两　紫苏子半两，微炒　甜葶苈半两，隔纸炒令紫色

右件药捣罗为末，炼蜜和圆如菉豆大，每服煎桑根白皮汤下十圆，日三服。五岁已下，即减圆服之。

治小儿水气，通身肿满，心腹妨闷，坐卧不安，宜服**甜葶苈圆**方：

甜葶苈半两，隔纸炒令紫色　牵牛子半两，微炒　大戟一分　雄雀粪半两　巴豆十粒，去皮心研，纸裹压去油　腻粉一钱，研入

右件药捣罗为末，都研令匀，用枣瓤和圆如菉豆大，每服以温茶下一圆，日二服。五岁已上加圆服之。

治小儿水气，遍身肿满，大小便难，喘促不得睡卧，宜服**甘遂散**方：

甘遂一分，煨令微黄　槟榔一分　川大黄一分，剉碎，微炒　牵牛子半两，微炒　甜葶苈一分，隔纸炒令紫色

右件药捣细罗为散，每服以温水调下一字，以利为效。随儿大小以意加减。

治小儿水气，四肢浮肿，腹胁妨闷，宜服**木香散**方：

木香一分　鳖甲半两，涂醋炙令黄，去裙襴　赤茯苓一分　牵牛子二分，微炒　川大黄半两，剉碎，微炒

右件药捣细罗为散，每服以温水调下半钱，以利为度。随儿大小加减服之。

又方：

槟榔一分　郁李人半两，汤浸，去皮微炒

右件药捣罗为末，以大麦面一两和作饼子，塘灰火内煨熟，量儿大小与吃，即得通利气下也，以温水下之。

又方：

甜葶苈半两，隔纸炒令紫色

右捣罗为末，以枣瓤和圆如菉豆大，每服煎桑白皮汤下五圆，日三四服，看儿大小以意加减。

治小儿羸瘦诸方

夫小儿羸瘦不生肌肉者，皆为脾胃不和，不能饮食，故血气衰弱，不能荣于肌肤也。凡小儿在胎而遇寒冷，或生出时挟伏热，皆令儿不能饮食，故羸瘦也。挟热者，则身体壮热，肌肉微黄。其挟冷者，时时下利，唇口青葩也。

治小儿羸瘦，脾胃气弱，挟于宿食，不欲乳食，四肢不和，**诃梨勒散**方：

诃梨勒皮半两　黄耆一分，剉　人参一分，去芦头　白术一分　藿香一分　陈橘皮半两，汤浸，去白瓤，焙　桂心一分　白茯苓一分　甘草半分，炙微赤，剉

右件药捣粗罗为散，每服一钱，以水一小盏，入生姜少许，枣一枚，煎至五分，去滓温服，日三四服，量儿大小以意加减。

治小儿羸瘦，脾胃虚冷，四肢不和，少欲乳食，**丁香散**方：

丁香一分　桂心一分　白术一分　人参半两，去芦头　白茯苓半两　高良姜一分　陈橘皮半两，汤浸，去白瓤，焙　甘草一分，炙微赤，剉　厚朴半两，去粗皮，涂生姜汁炙令香熟

右件药捣粗罗为散，每服一钱，以水一小盏，入枣一枚，煎至五分，去滓，量儿大小分减温服，日三四服。

治小儿羸瘦，体热，面色萎黄，不欲乳食，**黄耆圆**方：

黄耆半两，剉　赤芍药半两　麦门冬一两，去心，焙　人参半两，去芦头　柴胡三分，去苗　胡黄连半两　鳖甲一两，涂醋炙令黄，去裙襕　甘草半两，炙微赤，剉

右件药捣罗为末，炼蜜和圆如麻子大，不计时候以粥饮下五圆，量儿大小以意加减。

治小儿羸瘦，体热，心神烦闷，小便赤黄，宜服**秦艽圆**方：

秦艽半两，去苗　龙胆一分，去芦头　桑根白皮半两，剉　枳壳半两，麸炒微黄，去瓤　地骨皮半两　黄耆半两，剉　人参半两，去芦头　柴胡三分，去苗　赤茯苓半两　犀角屑半两　甘草半两，炙微赤，剉

右件药捣罗为末，炼蜜和圆如菉豆大，不计时候用粥饮下五圆，更随儿大小增减。

治小儿虽食，不着肌肤，羸瘦骨热，小便赤黄，**麦门冬圆**方：

麦门冬一两，去心，焙　人参半两，去芦头　黄耆半两，剉　青蒿子半两　黄连半两，去须　桑根白皮半两，剉　柴胡三分，去苗　枳壳半两，麸炒微黄，去瓤　地骨皮半两

右件药捣罗为末，炼蜜和圆如菉豆大，不计时候以熟水研五圆服，量儿大小以意加减。

治小儿羸瘦，体热，乳食全少，宜服**烧黄瓜圆**方：

黄瓜大者，一枚　黄连半两，去须　胡黄连一两　陈橘皮半两，汤浸，去白瓤，焙　鳖甲一两，童子小便浸三宿，炙微黄，去裙襕　柴胡一两，去苗

右件药捣细罗为散，以黄瓜切开头，去瓤，内药末令满，以切下盖子盖之，用荞麦面和溲固济，可厚三分，于煻灰火内烧令面焦黄为度，取出去面放冷，入麝香一钱都研，和圆如菉豆大，每服食前米饮下七圆，更量儿大小以意加减。

治小儿羸瘦，气惙，**甘草圆**方：

甘草二两，炙微赤，剉

右捣罗为末，炼蜜和圆如菉豆大，每服以温水下五圆，日二服，量儿大小加减服之。

治小儿误吞物诸方

治小儿误吞咽铜铁物，在喉内不下，方：

右取南烛根烧灰细研，以熟水调服一钱差。

又方：

貘齿骨烧灰

右细研如粉，每服以磨刀水调服一钱。

治小儿误食发，绕咽喉，方：

梳头梳烧灰

右细研如粉，以粥饮调下半钱。

治小儿误吞镮若指彄〔1〕，方：

鹅毛半两，烧灰

右细研如粉，以粥饮调半钱服之。

---

〔1〕若指彄：“若”，此处义同“及”。“彄”，原误作“殟”。《正误》云是“彄”之讹。彄，音 kōu，即环子、戒指之类物。

治小儿吞珠珰钱而哽[1]**，**方：

右烧弩铜牙令赤，内水中，饮其汁立出，神效。

治小儿误吞钩绳，方：

凡小儿若误吞钩绳，绳犹在手中者，莫引之，但以珠珰，若穿了薏苡子之辈，就贯着绳，稍稍令推至钩处，小小引之则出。

又方：

常思草头一把

右以水一大盏，捣绞取汁，分三四遍饮之，即效。

又方：

若是桃枝竹钗哽，但数数多食白糖，即自消下。

治小儿误吞钩，方：

右以琥珀珠穿贯着钩绳上，推令前入至钩所，又复推以牵引出矣。

治小儿误吞银环及钗者，方：

右以饴糖，随儿大小，多少以意，渐渐令食，若能多食，镮钗便随出也。

治小儿误吞针，方：

右以磁石如枣核大，磨令光净，钻作窍，以丝穿令含之，其针自吸出。

治小儿误吞钱，方：

右以艾蒿煮取汁，每服一合，量儿大小以意加减服之。

又方：

右以葵菜煮取汁，每服一合，更量儿大小以意加减。

治小儿误吞钱，在喉中不下，方：

右以麸炭末，以指弹之入喉，其儿自咯[2]出也。

治小儿误吞梅李核，方：

右以少许水淋灌小儿头，收其水与儿食之，效。

治小儿百病诸方

夫小儿百病者，由将养乖节，或犯寒温，乳哺失时，乍伤饥饱，致令血气不理，肠胃不调，或发或惊，欲成伏热。小儿血气脆弱，病易动变，证候百端。若见其征证，即便治之，使不成众病，故谓之百病也。治之若晚，其病则成。凡诸病至于困者，汗出如珠，着身不流者死。见病儿胸陷者，其口唇干，目皮反，口中气出冷，足与头相挂卧，不举手足，四肢垂而卧，正直如缚，得其掌中冷，至十日必死，不可治也。

治小儿百病变蒸，客忤惊痫，壮热不解，并宜服**龙胆散**方：

龙胆一分，去芦头　钩藤一分　柴胡一分，去苗　黄芩一分　桔梗一分，去芦头　赤芍药一分　茯神一分　甘草一分，炙微赤，剉　蜣螂二枚，去翅足，微炒　川大黄一两，剉碎，微炒　人参一分，去芦头　当归一分，剉，微炒

---

〔1〕 哽：原作“硬”。据《类聚》卷266引同方改。

〔2〕 咯：原作“恪”。据《类聚》卷266引同方改。

右件药捣粗罗为散，每服一钱，以水一小盏，煎至五分，去滓，分为二服，日三四服，量儿大小以意加减。

治小儿百病，宜服**加减四味饮子**，方：

当归孩子体骨多热多惊，则倍于分数用之　川大黄先蒸二炊饭久，薄切焙干，或孩子小便赤少，大便多热，则倍用之　赤芍药细剉，炒，孩子四肢多热多惊，大便多泻青黄色，宜倍用之　甘草孩子热即生用，孩子寒多泻多，即炙倍用

右件药平常用即等分，各细剉和匀，每服一分，以水一中盏煎至五分，去滓温服半合，日三四服，量儿大小以意加减。

治小儿百病，身热头痛，饮食不消，心腹胀满，或心腹疠痛，大小便不利，或重下数起，或别无异疾，惟饮食过度，不知自止，哺乳失覆〔1〕，或惊〔2〕悸寒热，或蒸候，哺食减少，气息不快，夜啼不眠，是腹内不调，悉宜服**大效双圆**〔3〕方：

甘遂半两，煨令微黄　巴豆霜半分　麦门冬半两，去心，焙　牡蛎一分，烧为粉　蕤人一分，汤浸，去皮研入　真珠末一分

右件药捣罗为末，入研了药都研令匀，炼蜜和圆，半岁儿以温水服一双如荏子大，一岁服一双如半麻子大，二岁、三岁服一双如麻子大，常以鸡鸣时服，至日出当下。如不下者，以热粥饮投之，即止〔4〕。

治小儿百病，惊痫，魍魉三十六种，无辜，疬子，疳湿，闪癖，天行急黄，赤眼等悉主之，**牛黄圆**方：

牛黄半两，细研　麝香半两，细研　光明砂一两，细研，水飞过　真珠末一分　甘遂一分，煨令微黄　虎睛人二枚，细研　赤芍药一两　赤茯苓一两　杏人一两，汤浸，去皮尖、双人，麸炒微黄　巴豆霜一分　牡蛎一分，烧为灰

右件药捣罗为末，都研令匀，炼蜜和捣三五百杵，蓐中儿如粟米大，一二百日儿如黍米大，一二岁如麻子人大，三四岁如大麻子大，五岁已上如菉〔5〕豆大，每服平旦以粥饮下二圆，至小食时不吐利，更服一圆，仍与少许汤饮投之，当下诸恶物为效。

治小儿百病，寒热，鬼气，癥癖，羸瘦，诸痢，惊痫，腹胀喘促，痰结胸中满闷，悉宜服**虎睛圆**方：

虎睛人一对，微炙　牛黄一分，细研　真珠末一分　犀角屑半两　杏人一分，汤浸，去皮尖、双人，麸炒微黄　巴豆霜半分　吴蓝半两　赤芍药半两　牵牛子半两，微炒　桔梗一分，去芦头　汉防己一分　牡蛎半两，烧为粉　鳖甲半两，涂醋炙令黄，去裙襕

右件药捣罗为末，都研令匀，炼蜜和捣三五百杵，圆如菉豆大，每服以温水下二圆，量儿大小加减服之。

治小儿百病，及一切难治之疾，并宜服**牛黄圆**方：

牛黄二分，细研　大戟一分　朱砂一分，细研　麝香一分，细研　枳壳一分，麸炒微黄，去瓤　当归半

〔1〕覆：《外台》卷36引同方作“节”。二者皆可通，姑仍其旧。

〔2〕悸：原脱，据《外台》卷36引同方补。

〔3〕大效双圆：《外台》卷36所引作“千金紫双丸”。

〔4〕如不下……即止：《外台》卷36原文作：“不下者，饮热粥汁数合即下。丸皆双出也。下甚者，饮冷粥止之。”

〔5〕菉：原残缺。据宽政本补。

两，剉，微炒　鳖甲半两，涂醋炙令黄，去裙襕　川大黄半两，剉，微炒　巴豆霜半分[1]

右件药捣罗为末，都[2]研令匀，炼蜜和捣三二百杵，圆如黄米大，每服以粥饮下三圆，量儿大小加减服之。

又方：

夜明沙半两，细研　甘草一分，炙微赤，剉　芫花一分，醋拌炒令干　巴豆十枚，去皮心研，纸裹压去油

右件药捣罗为末，都研命匀，炼蜜和圆如麻子大，每服以温水下二圆，量儿大小加减服之。

---

[1] 半分：原残缺。据宽政本补。

[2] 为末，都：原残缺。据宽政本补。

太平圣惠方卷第八十九凡三十一门　病源三十首　方共计二百八十道

治小儿眼赤痛诸方

夫肝气通于目，脏内有热，与胸膈痰饮相搏，熏渍于肝，热气冲发于目，故令眼赤痛，甚则生翳也。

治小儿肝脏风毒上冲，眼赤痛，开张不得，头额疼痛，**羚羊角散**方：

羚羊角屑半两　甘草半两，炙微赤，剉　葳蕤　防风去芦头　甘菊花　牛黄细研入　玄参　赤芍药　黄芩　栀子人已上各一分

右件药捣粗罗为散，每服一钱，以水一小盏，煎至六分，去滓，入牛黄一字，量儿大小分减温服。

治小儿眼风热涩赤痛，**栀子人散**方：

栀子人　黄芩　犀角屑　龙胆去芦头　赤芍药　黄连去须　川大黄剉，微炒　甘草炙微赤，剉，已上各半两

右件药捣筛为散，每服一钱，以一小盏煎至五分，去滓温服，量儿大小以意加减。

治小儿赤眼涩痛不开，由膈中有热，宜服**决明散**方：

决明子　子芩　柴胡去苗　川大黄剉，微炒　川升麻　栀子人　羚羊角屑　甘草炙微赤，剉，已上各半两　石膏一两

右件药捣粗罗为散，每服一钱，以水一小盏，入竹叶七片，煎至五分，去滓，不计时候，随

---

〔1〕眼：此下原有“睛上”二字，排门目录同，正文无。核之于正文诸方主治，均无“睛上”二字，因删。

〔2〕六：原作“十”。据今计方数改。

儿大小加减温服。

治小儿热毒眼，疼痛赤涩，热泪不止，方：

玄参 决明子 甘草炙微赤，剉 黄芩 栀子人 犀角屑 牛黄细剉，已上各半两 龙脑半钱，细研

右件药捣细罗为散，都研令匀，每于食后以蜜水调下半钱，五岁已上增之。

治小儿肝脏壅热，两眼赤痛，**龙脑散**方：

龙脑一钱，细研 栀子人 黄芩 麦门冬去心，焙 地骨皮 川升麻 犀角屑已上各半两 牛黄一分，细研 川大黄一两，剉，微炒 甘草一分，炙微赤，剉

右件药捣细罗为散，每于食后以温水调下半钱，五岁已下可服一字。

治小儿肝脏风热，上注眼目，赤肿疼痛，**羚羊角散**方：

羚羊角屑 犀角屑 赤芍药已上各三分 黄连去须 马牙消 朱砂细研，已上各一分 川升麻 牛黄细研 天竺黄细研 芎䓖 当归剉，微炒 甘草炙微赤，剉，已上各半两

右件药捣细罗为散，入研了药令匀，每服煎竹叶汤放温调下一钱，量儿大小以意加减。

治小儿肝脏风热，上攻于眼目赤痛，**真珠散**方：

真珠末一分，研 青葙子一分 牛黄细研 黄连去须 甘草炙微赤，剉，已上各半分 蔓菁子半两

右件药捣细罗为散，入研了药都研令匀，每服以熟水调下半钱，量儿大小加减服之。

治小儿肝脏久积风热，毒上攻两眼赤痛，宜服**胡黄连散**方：

胡黄连一分 真珠末一分，研入 栀子人半两 甘草半两，炙微赤，剉

右件药捣细罗为散，入真珠粉同研令匀，每服一字，浓煎竹叶汤温温调下，不计时候量儿大小加减服之。

治小儿肝心壅热，上冲眼赤肿疼痛，**牛黄圆**方：

牛黄一分，细研 朱砂半两，细研，水飞过 熊胆一分，细研 龙脑一钱，细研 黄连末半两 腻粉一钱

右件药都研令匀，炼蜜和圆如麻子大，不计时候以温水下五圆，量儿大小以意加减。

治小儿热毒眼赤，**黄连水药煎**方：

黄连去须 蕤人汤浸，去皮研入 杏人四十九枚，汤浸，去皮尖、双人，研 黄蘗剉 青盐已上各半两 腻粉一钱 龙脑一钱，细研

右件药捣细罗为末，入研了药令匀，以生绢袋盛，用雪水二大盏浸药一七日，取出药袋子，将药汁灌在竹筒内密裹封，坐在重汤锅中煮一复时，掘地坑子，深三尺，埋一宿，取出入龙脑搅令匀，以瓷瓶盛，旋取点之。

治小儿暴赤眼涩痛，神效方：

龙脑半钱 秦皮剉 黄连去须 甘草生剉 马牙消炼过细研，已上各半两

右件药捣罗为末，水一大盏浸药一宿，以银铫子煎至五分，以新绵滤过，入龙脑搅令匀，用瓷器盛，日三度以铜箸点之。

治小儿暴赤眼沥痛，点眼方：

黄连末一分 腻粉半钱 杏人一分，汤浸，去皮尖 蕤人半分，汤浸，去皮

右件药先将杏人、蕤人烂研如膏，后入黄连、腻粉相和研了，以新绵厚裹，却以新汲水半小盏于净器内浸药半日，捩取汁，日三四度点之。

又方：

甘蔗汁三合　黄连末半两

右件药于铜器中以慢火熬养令汁减半，以绵滤，每日三四度点之。

又方：

龙脑一钱　川朴消半两

右件药都研令细，每用如菉豆大，日三四度点之。

治小儿眼暴赤痛，点眼方：

鸡子一枚　黄连末半两

右取鸡子敲破头，作小窍子，出黄取清，调拌黄连末却内鸡子壳中，以蜡纸封裹，于青泥沟中浸三两日，不得令没，取出，日三四度点之。

又方：

杏人一分，汤浸，去皮尖　龙脑三豆许大

右件药先研杏人，后入龙脑同研如膏，频点少许目眦中，差。

治小儿目暴赤，热毒肿痛，方：

蕤人一分，去皮，研　黄连末半两

右件药同研，以绵裹，内鸡子白中浸一宿后，和如膏，以半小豆大点目两眦，良久用热水洗之。

治小儿眼痛赤，洗眼方：

黄蘗一两　秦艽一两，去苗　蕤人半两，汤浸，去皮　干枣一七枚，去核

右件药细剉，以水三大盏煎至二盏，去滓放温，时时用洗之。

又方：

生地黄一两　黄芩一两　决明子一两　竹叶切，一升　赤芍药半两

右件药细剉，以水二碗煮一二十沸，去滓澄清，日三四度洗之。

治小儿眼赤，痛不能开，方：

竹沥三合　人乳汁一合

右件药相和，以绵滤过，时时拭眼中。月内儿及三岁已下并宜用之。

又方：

黄连半两，去须　川朴消一两

右件药捣细，以绵裹，用乳汁浸半日，时用点之。

治小儿肝脏风热，上攻于目，疼痛不止，宜**牛黄膏**方：

牛黄一分　川大黄一两，剉，生用

右先捣罗大黄为末，与牛黄同研令匀，以生地黄汁调如稀膏，匀于纸上贴眼，候干，时时以冷水润之，如食顷间重换。

治小儿蓐内患赤眼，方：

黄连一钱，去须　黄蘗一钱

右件药细剉，以奶汁浸半日，绵裹滤去滓，频点之。

治小儿眼胎赤诸方

夫小儿眼胎赤者，是初生洗目不净，令秽汁浸渍于眦中，使睑赤烂，至大不差，故云胎

赤也。

治小儿眼胎赤，风毒所攻肿痛，**升麻散**方：

川升麻　黄耆剉　玄参　甘草炙微赤，剉，已上各半两　犀角屑　防风去芦头　蕤人汤浸，去皮，已上各一分

右件药捣粗罗为散，每服一钱，以水一小盏，煎至五分，去滓，入竹沥半合更煎一两沸，量儿大小，分减温服，日三四服。

治小儿眼胎赤肿痛，上焦壅热，**麦门冬散**方：

麦门冬去心，焙　犀角屑　川芒消　防风去芦头　甘草炙微赤，剉，已上各半两　旋覆花一分

右件药捣粗罗为散，每服一钱，以水一小盏，煎至五分，去滓，量儿大小，分减温服，日四五服。

治小儿眼胎赤久不差，**牛黄圆**方：

牛黄一分，细研　黄连半两，去须　决明子一分　蕤人一分，汤浸，去皮　犀角屑半两　龙脑一钱，细研

右件药捣罗为末，炼蜜和圆如麻子大，每服以温水下五圆，日三四服。更随儿大小以意加减。

治小儿胎赤眦烂，**黄连圆**方：

黄连一两，去须　防风去芦头　龙胆去芦头　川大黄剉，微炒　细辛已上各半两

右件药捣罗为末，炼蜜和圆如菉豆大，每服以温水下七圆，日三服，量儿大小加减服之。

治小儿眼，经年胎赤，兼有翳膜，**杏人膏**方：

杏人一两，汤浸，去皮尖，研如膏　腻粉一钱　盐绿一分，细研　黄连末一分

右件药同研令匀，以真酥调如膏，摊于铜碗内，以熟艾如鸡子大，掘小坑子内烧艾烟出，便覆铜碗于上熏之，勿令泄气，候烟尽为度，更重研令匀，每取少许以绵裹，用人乳汁浸一宿，日三四度点之。

治小儿眼胎赤，经年月深远者，宜点**铜青散**方：

铜青一钱　腻粉一钱　龙脑半钱　干地龙一条，为末

右件药研令极细，每用半小豆许点着目眦，日一两度用之。

治小儿眼胎赤，**龙脑煎**方：

龙脑一钱　盐绿半两　蕤人一分，汤浸，去皮

右件药都研令细，以蜜调似面脂，每日三两上点之。

治小儿眼胎风赤烂，不以年月发歇频频，视物泪出，涩痛不可忍，**黄连煎**方：

黄连一两，去须　卢会一分　龙脑一钱，别研

右件药先将黄连、卢会捣罗为末，以新绵裹，用水一大盏，于银器中以重汤内煮，候药汁三分减二，即去药绵，入龙脑，以瓷[1]瓶子内收，每日三两上点之。

治小儿眼胎赤，及生疮，怕见风日，方：

龙脑半钱，细研　蕤人一分，汤浸，去皮研　杏人一两，汤浸，去皮尖、双人，研

右件药滴少水都细研如乳汁，每日三四度点之。

治小儿眼胎赤痒痛，方：

---

〔1〕瓷：原作"次瓦"。《正误》："当作'瓷'，下同。"下凡遇此，径改不出注。

龙脑半钱，细研　桑叶五两，烧作灰

右件药以水一升半先煎桑叶灰，取半升，绵滤去滓，后入龙脑搅令匀，日三四上，少少点之。

治小儿胎赤眼，**洗眼黄蘗汤**方：

黄蘗一两，剉　秦皮一两　蕤人一分，汤浸，去皮

右件药捣筛为散，每取五钱，以水一大盏，入枣五枚，煎一二十沸去滓，适寒温洗之。

治小儿胎赤眼，及风赤眼，**玉箸煎**方：

蛔虫二条，小儿口中吐出者为上

右将虫于瓷合子中盛，用纸裹，向湿地埋五十日后取出，其虫化为水，以瓷瓶子盛，每日以铜箸点少许着目眦头，及夜卧时再点之。

治小儿眼胎赤及生疮，方：

马牙消半两，细研

右取腊月猪胆三枚，内消入胆中浸之，阴干后取消出，以少许龙脑同细研，点之。

治小儿眼生翳膜诸方

夫眼是腑脏之精华，肝之外候，而肝气通于眼也。小儿脏腑积热，熏渍冲发于眼，初目热痛，热气蕴积，变生障翳，热气轻者，止生白翳结聚，小者如黍米，大者如麻豆，随其轻重，轻者止生一翳，重者乃至两三翳也。若生翳而生白障者，是病重极，遍覆黑睛，满眼悉白，则失明也。其障亦有轻者，黑睛边微有白膜来侵黑睛，渐染散漫，若不急治，则满眼并生白障也。又眼翳晕者，五脏烦壅攻于肝也。或胎内伤于风热，赤涩盈盈；或脑热下流，或斑疮入眼，侵黑睛者是也。

治小儿肝热，眼生翳膜，或生血轮胀，切须急疗，宜服**车前子散**方：

车前子　防风去芦头　甘菊花　甘草炙微赤，剉　人参去芦头　菥蓂子　青葙子已上各一分　栀子人半两　黄连半两，去须

右件药捣粗罗为散，每服一钱，以水一小盏，入淡竹叶七片，煎至五分，去滓温服，日三四服，量儿大小以意加减。

治小儿眼生翳膜，体热心烦，**黄芩散**方：

黄芩　决明子　防风去芦头　川升麻　川大黄剉，微炒　甘草炙微赤，剉，已上各一分

右件药捣粗罗为散，每服一钱，以水一小盏，入淡竹叶七片，煎至五分，去滓温服，日三四服，量儿大小增减服之。

治小儿生白翳，**羖羊角散**方：

羖羊角屑　川大黄剉，微炒　桑根白皮剉　真珠末　甘菊花已上各一分　甘草半分，炙微赤，剉

右件药捣细罗为散，每服以温水调下半钱，日三四服，量儿大小加减服之。

治小儿眼生翳膜下垂，**苦竹叶散**方：

苦竹叶半两　知母　川升麻　川大黄剉，微炒　甘草炙微赤，剉　栀子人已上各一分

右件药捣细罗为散，儿三五岁者，每于食后以温淡浆水调下半钱，儿稍大以意加之。

治小儿从下生赤膜，上漫黑睛，**旋覆花散**方：

旋覆花　桑根白皮剉　羚羊角屑　赤芍药　玄参已上各一分　甘草半分，炙微赤，剉　黄连半

分，去须

右件药捣粗罗为散，每服一钱，以水一小盏，入竹叶七片，煎至五分，去滓温服，日三四服，量儿大小以意加减。

治小儿五岁已下肝脏热毒，目生丁翳，方：

黄芩　川升麻　甘草炙微赤，剉，已上各半两　葳蕤　玄参　犀角屑已上各一分

右件药捣粗罗为散，每服一钱，以水一小盏，煎至五分，去滓，温温分为二[1]服，日三四服。

治小儿眼生赤翳，**兔肝圆**方：

兔肝半两，微炙　栀子人半两　黄连半两，去须　川升麻三分　决明子三分　细辛一分　蕤人半两，汤浸，去皮研入　羚羊角屑半两

右件药捣罗为末，炼蜜和圆如菉豆大，三岁已下以温水研三圆服之，日三四服，儿稍大即增圆数服之。

治小儿眼有翳膜遮睛，**青葙子圆**方：

青葙子　蚺[2]蛇胆　熊胆　马牙消各半两　龙脑半钱

右件药捣罗为末，炼蜜和圆如菉豆大，每服以温水研化五圆服之，日三四服，量儿大小以意加减。

治小儿眼赤生翳膜，宜点**龙脑膏**方：

龙脑细研　麝香细研　腻粉　蕤人汤浸，去皮　黄连去须，已上各半分　马牙消半两

右件药捣细罗为散，都研令匀，入白蜜四两，同入在一瓷瓶中密封头，于炊饭甑内蒸，饭熟为度，每日三四度，以铜箸取少许点之。

治小儿热风，眼生翳膜，宜点**真珠膏**方：

真珠末　龙脑　蕤人汤浸，去皮　腻粉　朴消　青盐　朱砂已上各一分

右件药细研如粉，以酥和如膏，每点如黍米大，日三四度点之。

治小儿眼生翳膜，瞳人昏昧，宜用**蕤人煎**点方：

蕤人一分，汤浸，去皮　黄丹半分　井盐半分　黄连末一两　龙脑半钱　麝香一钱　蜜五两

右件药除麝香、龙脑、蜜外，先将蕤人等都细研，以水一大盏入蜜同煎，令稀稠得所，用新绵滤去滓，入麝香、龙脑末调搅令匀，入瓷器中盛，每用铜箸点少许，日两度，神效。

治小儿眼生翳膜，宜点**石决明散**方：

石决明一分，捣研令细　龙脑半钱　腻粉一钱　黄丹一钱　麝香半钱

右件药同研令极细，每于夜卧时取少许点之。

治小儿眼生障翳及努肉，宜点此方：

龙脑　珊瑚　真珠末　石决明已上各一分

右件药都研细如粉，以白蜜一合相和，更研令匀，以瓷器盛，不计时候将用点之，即差。

治小儿眼生黑翳覆瞳子，方：

空青一分　贝齿一枚　白矾一分

右件药都研令细，取黍米大点翳上，日再点之。

---

〔1〕 二：原脱。据《类聚》卷242引同方补。

〔2〕 蚺：原作“蛔”。《正误》：“‘蛔’，‘蚺’之讹。”因改。

治小儿眼赤及翳，方：

贝齿一两

右细研如粉，每用黍米大着翳上，日再点之。

治小儿眼生白膜，方：

右用雄雀粪以人乳汁熟研，以傅翳上，当渐渐消除。

治小儿眼有障翳，**珊瑚散**方：

珊瑚半两

右细研如粉，每点时取如黍米大内在翳上，日再点之。

又方：

马脑半两

右细研如粉，每用时取如黍米大点在翳上。

又方：

楸叶三两，嫩者

右烂捣，以纸裹，更将泥重包，着猛火烧之，候泥干即取出，去泥，入水少许绞取汁，以铜器盛，慢火渐渐熬之，令如稀饧，即贮入瓷合中，每日一度点一菉豆许。

又方：

书中白鱼为末，点少许翳上，即愈。

又方：

露蜂房一两

右以水二盏煮五七沸，去滓，温温洗之即差。

治小儿青盲诸方

夫眼无障翳而不见物者，谓之青盲。此由小儿脏内有停饮而无热，但有饮水停积于肝也。目是五脏之精华，肝之外候也，肝气通于目。肝为停饮水所渍，脏气不宣通，精华之不明审，故不赤痛，亦无翳，而不见物，名曰青盲也。

治小儿青盲不见物，**羊子肝散**方：

蕤人一分，汤浸，去皮　防风一分，去芦头　香豉一分，炒黄　井泉石半两，细研

右件药捣细罗为散，用羊子肝一片，并药同煮肝令烂，四五岁儿分作二服，以新汲水下，甚者不过三四服。随儿大小以意加减。

治小儿青盲及雀目，**菊花散**方：

甘菊花一分　牯牛胆一枚，阴干　寒水石一分　雌鸡肝一枚，阴干

右件药捣细罗为散，取猪肝血调下半钱，不过三五服验。兼退翳，自然见物。更量儿大小以意加减。

治小儿青盲不见物，方：

鼠胆　鲤鱼胆各二枚，取汁

右件二味相和，点眼用之，立效。

治小儿青盲，脑痛，方：

鲤鱼脑　鲤鱼胆各等分

右件药相和令匀，点眦中，日三四度，神效。

治小儿青盲，睆睆不见物，方：

真珠半两，研如粉　白蜜一合　鲤鱼胆一枚

右件药相和，煎一两沸，候冷点眼中，当泪出，药歇即效。

又方：

右用猪胆一枚，微火上煎之良久，候冷点如黍米大，效。

治小儿雀目诸方

夫小儿有昼而精明，至暝[1]便不见物，谓之雀目。言如鸟雀，暝便无所见也。

治小儿雀目，日晚无所见，**夜明沙散方**：

夜明沙半两，微炒　细辛一分　羌活一分　姜石半两，捣碎细研，水飞过

右件药捣细罗为散，都研令匀，每服一钱，用白羊子肝半枚，粟米二百粒，水一中盏，煮米熟，去肝放冷，渐渐服之。儿稍大，并肝食之。

治小儿雀目及瘖眼，宜服**煮肝石决明散**方：

石决明细研　井泉石　蛤粉　谷精草已上各半两

右件药捣细罗为散，每服一钱，取白羊子肝一枚劈开，入药末，以米泔一中盏煮熟，空心与食，量儿大小以意加减。

治小儿雀目，至暮无所见，**仙灵脾散**方：

仙灵脾根半两　晚蚕蛾半两，微炒　射干一分　甘草一分，炙微赤，剉

右件药捣细罗为散，用羊子肝一枚切开，糁药二钱在内，以线系定，用黑豆一合，米泔一大盏煮熟取出，分为二服，以汁下之。

又方：

老柏白皮一两　乌梅肉半两，微炒　细辛半两　地肤子一两　车前子半两

右件药捣细罗为散，每服以粥饮调下半钱，量儿大小以意增减。

又方：

细辛　麦门冬去心，焙　甘草炙微赤，剉　秦皮　蕤人汤浸，去皮细研，已上各一分

右件药捣罗为末，以白羊子肝一枚去筋膜烂研，和圆如菉豆大，每于食后以冷水下五圆，五岁已上增之。

又方：

乌梅肉微炒　槐子微炒　黄连去须　防风去芦头，已上各一两　黄牛胆一枚，取汁

右件药捣罗为末，以牛胆汁拌和令匀，曝干，捣罗为末，炼蜜和圆如菉豆大，三岁每日空心温水下五圆，量儿大小以意加减。

又方：

谷精草半两　甘草半两，炙微赤，剉　干姜一分，剉

右件药捣细罗为散，用面一两作烧饼子样，用药三钱入在中间，安慢火内煨令熟，用好茶下之，每日早晨一服，至三日后见物，多时者不过五服见效。无问大人小儿并治，小儿即量其

---

〔1〕暝：原作“瞑”。《病源》卷48、《普济方》卷363同论均作“暝”，义长，因改。下同。

大小加减。

又方：

地肤子半两　决明子半两

右件药捣罗为末，以粟米饭和圆如菉豆大，每日空心以粥饮下七圆，至夜再服，量儿大小以意增减。

又方：

夜明沙半两，微炒　黄芩半两

右件药捣细罗为散，用米泔煮猪肝汁调下半钱，日三服，三岁已上增之。

又方：

苍术一两，去皮，剉，微炒

右件药捣细罗为散，每服一钱，用羊子肝一具以米泔煮熟，分半具细切拌药，与儿食之，至晚再服。五岁已上即顿服。未吃食儿不可与服。

治小儿雀目，立见效方：

右羊子肝一具，薄切作片子，郓州蛤粉一钱，匀糁在肝内系定，以水煮熟服之，五岁已下分减与吃。

又方：

牵牛子一两

右件药捣细罗为散，用羊子肝一片切，入末一钱拌肝，用白面作角子两个，炙令黄色，候冷服之，以粥饮下，量儿大小加减服之。

又方：

夜明沙一两，微炒细研

右件药猪胆和圆如菉豆大，不计食前后以粥饮下五圆，三岁已下三圆。

治小儿缘[1]目生疮诸方

夫小儿缘目生疮者，由风邪客于睑眦之间，与血气相搏，挟热则生疮，浸渍缘目，赤而有汁，时差时发。世云小儿初生之时，浴儿不净，使秽露浸渍睑眦，后遇风邪，发则目赤烂，生疮难差，差后还发成疹也。

治小儿肝热冲眼，缘目生疮，**黄连散**方：

黄连半两，去须　赤芍药　蕤人汤浸，去皮　木通剉　决明子　栀子人　黄芩　甘草炙微赤，剉，已上各一分

右件药捣粗罗为散，每服一钱，以水一小盏，入竹叶七片，煎至五分，去滓温服，日三四服，量儿大小以意加减。

治小儿赤眼疼痛，缘目生疮，难开涩痛，及有热泪，**犀角散**方：

犀角屑　羚羊角屑　防风去芦头　玄参　黄芩　黄耆剉，已上各一分　柴胡半两，去苗　川大黄半两，剉，微炒　马牙消半两

右件药捣粗罗为散，每服一钱，以水一小盏，煎至五分，去滓温服，日三四服，量儿大小增

〔1〕缘：原作“绿”。据排门目录及本节内容改。

减服之。

治小儿缘目生赤疮，及生翳，**细辛圆**方：

细辛　黄连去须　卢会　桑根白皮剉　甜葶苈隔纸炒令紫色，已上各一分　蕤人半两，汤浸，去皮　龙脑半钱，细研

右件药捣罗为末，炼蜜和圆如菉豆大，每服以温水下七圆，日三服，三岁已上即服五圆。

治小儿缘目及眦烂作疮，**黄连圆**方：

黄连半两，去须　川大黄剉，微炒　细辛　龙胆去芦头　防风去芦头　玄参已上各一分

右件药捣罗为末，炼蜜和圆如菉豆大，每服以热水下五圆，日三服，量儿大小以意加减。

治小儿缘目，及眦烂作疮肿痛，**白矾煎**方：

白矾一分，烧为灰　黄连半两，去须　青钱十文　防风三分，去芦头　朴消三分　地黄汁一合　白蜜三合

右件药捣细罗为散，用绵裹，内一青竹筒中，入地黄汁及蜜，以绢油单盖紧，系筒口，于炊饭内蒸之，候饭熟即泻出，以绵滤过，日三四度取少许涂之。

治小儿眼赤痛，及缘目生疮，**黄连煎**方：

黄连半两，去须　童子蛔虫五条，吐出者　龙脑半钱，细研　蜜二两

右件药除龙脑外，入在瓷瓶中，于炊饭中蒸，候饭熟为度，以绵滤去滓，取汁入龙脑令匀，日三四度点之。

治小儿风热，致缘目生疮，赤痛，**龙脑煎**方：

龙脑半钱　川芒消一分　腻粉半分　蜜三两　黄丹一分

右件药同入竹筒内，以重汤煮一日，以绵滤过，于瓷瓶内盛，每日三四度点之。

治小儿热毒冲眼，缘目生疮，热疼不止，**梨汁煎**方：

大鹅梨一枚，去皮核　黄连末二钱　龙脑一钱

右先将梨烂研绞取汁，绵裹黄连末，于梨汁内浸半日，入龙脑令匀，日三五度点之。

治小儿缘目生疮，肿痛，**猪胆煎**方：

猪胆一枚　龙脑一钱　马牙消半两

右件药合研令匀，内猪胆中牢系，悬于王方，阴干后取出，内瓷合中，每以麻子许水化，日三四上点之。

又方：

黄连半两，去须　杏人一分，汤浸，去皮尖，细研　腻粉半钱

右件药以绵裹，冷水一小盏浸一宿后，每日三五上点之。

治小儿缘目，眦烂作疮，方：

青钱二十文　青盐一两

右件药相和，先以湿纸数重包，又用泥裹，候干于猛火中烧令赤，放冷剥去泥纸后，捣细罗为散，每取一菉豆许，以津调涂疮上。

又方：

黄蘗　黄连去须　栀子人各半两

右件药细剉，以水一大碗，青盐一分煎十余沸，以绵滤过，温温洗之，日三两度用之。

治小儿重舌诸方

夫小儿重舌者，由脾热故也。心候于舌而主于血，脾之络脉，又出于舌下，心火脾土二脏，母子也。有热则血气俱[1]盛。其状辅[2]于舌下，近舌根生，形如舌而短，故谓重舌也。

治小儿重舌，舌强，宜用此方：

鹿角末

右件药每用如黑豆大，傅舌上下，日三度用之，甚良。

又方：

蛇蜕皮半两，烧灰

右件药研如粉，每用半钱，醋调涂舌下，愈。

治小儿重舌，及口中生疮，涎出，方：

右取白羊尿，涂少许口中，差。

又方：

右取桑根白皮汁，涂口中差。

又方：

桂心一分　白矾半两

右件药擣罗为末，每用少许干傅舌下，日三上。

治小儿重舌，口中生疮涎出，**蒲黄散**方：

蒲黄一分　露蜂房一分，微炙　白鱼一钱[3]

右件药都研令匀，用少许酒调，傅重舌、口中疮上，日三用之。

治小儿重舌，舌肿，方：

右取牯牛乳，与少许饮之。

治小儿重舌，方：

桂心半两，为末

右以生姜汁相和令匀，每用少许涂舌下，日再涂之。

又方：

右用露蜂房烧灰细研，酒和傅舌下，即愈。

又方：

右以灶下黄土研为末，酒和傅舌下。

又方：

右以甑带烧灰细研，傅舌下。

又方：

右以赤小豆擣罗为末，和醋涂舌下。

治小儿重舌欲死者，方：

---

〔1〕 俱：原误作“但”。据《病源》卷48“重舌候”改。

〔2〕 辅：《普济方》卷365“舌肿等疾”、《类聚》卷241引同论皆此字。《病源》卷48“重舌”作“附”。皆可通。《正误》云“辅”乃“䩉”之讹，然不如“附”、“辅”义长。

〔3〕 一钱：原脱。据《幼幼新书》卷5“初生有重舌第八”引同方补。

右用乱发烧灰细研，傅舌下。

又方：

右用桑根白皮一两细剉，以水一大盏，煎至五分，去滓，渐渐以匙子抄少许，令儿吮之。

又方：

右以衣中白鱼烧灰，傅舌下。

又方：

右以釜底墨，水调涂舌下。

又方：

右取簸箕尖烧灰细研，傅于舌下。

又方：

黄蘗一分，细研

右以竹沥渍取汁，细细点口中良。

治小儿重舌欲死，方：

乌贼鱼骨一两，烧为灰

右研如粉，以鸡子黄和涂喉外及舌下。

又方：

右烧蜣螂灰研之，津和涂于舌下。

治小儿木舌诸方

夫小儿木舌，其状[1]舌渐粗大，若不急治，满口当塞杀儿也。

治小儿木舌，方：

右取鲤鱼切作片子，贴于舌上，效。

又方：

右用醋和炲煤涂舌上，当脱涎膜，又涂之，以涎膜尽，舌如故，即止。

又方：

紫雪一分　竹沥半合

右研紫雪为末，用竹沥调下一字，日三五服。

又方：

衣中白鱼五枚　川朴消一分　盐少许

右件药捣细罗为散，少少傅之。

治小儿齿痛风䶩诸方

夫小儿齿痛风䶩者，由手阳明、足太阳之脉并入于齿，风气入其经脉，与血气相搏，齿则肿痛，脓汁出，谓之风䶩也。

治小儿齿痛风䶩，连腮微肿，**虾蟆散**方：

---

〔1〕状：原作“床”。据《幼幼新书》卷5“初生有木舌第十三”引《千金》论改。

干虾蟆一枚,烧灰　青黛细研　柑子皮　细辛　白鸡粪　熏黄已上各一分　麝香半分,细研　干姜半分,炮裂,剉

右件药捣细罗为散,都研令匀,以薄绵裹少许,内䘌齿孔中,日一易之。

又方:

白附子　藁本　细辛　芎䓖　莽草已上各一分

右件药捣细罗为散,以薄绵裹少许,着䘌齿上。

治小儿䘌齿风疼,及虫食疼痛,方:

干虾蟆一枚,烧灰　青黛一分　卢会半分

右件药同研令细,以生地黄汁熬作膏,涂于齿上。

治小儿风䘌齿痛,及虫食,疼痛黑烂,方:

青黛细研　鸡粪白烧灰　藁本　细辛　雄黄细研,已上各一分　麝香少许,细研

右件药捣罗令细,同研令匀,旋取少许傅于齿上。

又方:

右以地龙粪水和作丸,烧之令赤,细研,以腊月猪脂调傅齿断上,日三用之。

又方:

右以白马夜眼少许塞孔中,日一二度效。

又方:

右以郁李根白皮五两剉,以水一大盏半煎取一盏,热含冷吐之,当吐虫出。

又方:

右以皂荚炙去皮子,捣末,取少许着齿痛上,差。

又方:

右以松脂捏锐如锥,拄䘌孔内,须臾䘌虫缘松脂出,即差。

又方:

右以鸡舌香半两细剉,以水一中盏,煎至六分,去滓,热含冷吐。

治小儿耳聋诸方

夫小儿耳聋者,是风入头脑所为。手太阳之经入于耳内,头脑有风,风邪随[1]气入乘其脉,与气相搏,风邪停积,则令耳聋也。

治小儿耳聋,或因脑热,或因水入,或因吹着,并宜用此**细辛膏**方:

细辛　防风去芦头　川大黄剉,微炒　黄芩已上各一分　川椒半两,去目　蜡半两

右件药细剉,用清麻油三合煎药紫色,滤过下蜡,候消为膏,每日三度,用一大豆点于耳中。

治小儿风热,两耳聋鸣,方:

远志去心　菖蒲　柴胡去苗　甘草,炙微赤,剉,已上各一分　磁石三分,捣碎,水淘去赤汁　麦门冬半两,去心,焙

右件药捣细罗为散,每服以葱白汤调下半钱,日二服,量儿大小以意加减。

---

〔1〕 随:原作"齿",不通。据《病源》卷48"耳聋候"改。

治小儿耳聋不差，方：

生地黄一寸半　杏人七枚，汤浸去皮　巴豆七枚，去皮　印成盐半钱

右件药捣碎同研，堪圆即圆如蕤核大，用发[1]薄裹，内耳中，日一易之。若耳内痛，有水出，即去药。未效再用之。

又方：

杏人汤浸，去皮　甜葶苈　盐各等分

右件药捣研如膏，以少许猪脂和合煎令稠，以绵裹如蕤核大塞耳中，日一易之。

又方：

松脂　菖蒲末　乌油麻各半两

右件药相和，捣熟绵裹如一豇豆大，塞于耳中，日一易之。

又方：

菖蒲末一分　杏人半两，汤浸，去皮尖、双人，研如泥

右相和研令乳入，每用少许，绵裹内于耳中，日一易之。

又方：

右取葱白于煻灰中煨令熟，以葱白头内耳中，日三易之。

又方：

蓖麻子十枚，去皮　枣肉七枚

右件药同捣如膏，每取蕤核大，绵裹内于耳中，日一易之。

又方：

右捣芥子令烂，以人乳和，绵裹少许塞耳中，日一易之。

治小儿耳聋立效，方：

右取自死白头地龙内葱叶中，面裹蒸令熟，以汁沥着耳中，不过三度差。

治小儿耳疮诸方

夫小儿耳疮者，疮生于两耳，时差时发，亦有脓[2]汁。如此是风湿搏于血气所生，世亦呼之为月蚀疮也。

治小儿耳疮及头疮，口边肥疮，蜗疮，并宜用**白矾散**方：

白矾一两，烧灰　蛇床子一两

右件药同细研为散，干掺于疮上，立效。

治小儿耳内生疮汁出，方：

白矾灰一钱　麝香一字

右件药同研令细，少少掺于耳中。

治小儿因筑榼损耳，耳内有疮，汁出不止，方：

右取胡桃捣肉取油，用滴耳内，即止。

又方：

---

〔1〕发：《正误》"'髪(发)'，疑当作'绵'。"《幼幼新书》卷33引此方出《千金翼》，"髪(发)"字不误。

〔2〕脓：原作"浓"。据《普济方》卷364"耳疮"论改。

右取肉机上垢，傅之良。

又方：

右烧马骨灰，细研傅之。

又方：

右鸡粪白炒黄为末，傅之佳。

治小儿聤耳诸方

夫耳者，宗脉之所聚，肾气之所通。小儿肾脏盛而有热气上冲于耳，津液壅结，则生脓汁。亦有因沐浴，水入耳内，水湿停积，搏于血气，蕴结成热，亦令脓汁出，皆谓之聤耳。久不差，则变成聋也。

治小儿聤耳，汁出不止，**白矾散**方：

白矾灰半两　龙骨末半两　黄丹半两，微炒　麝香一分

右件药同研令细，先以绵杖子展却耳中脓水，用散半字，分为两处掺在耳内，日三用之，勿令风入。

治小儿聤耳久不差，**黄连散**方：

黄连去须　白敛　赤石脂　龙骨　乌贼鱼骨已上各半两

右件药捣细罗为散，以绵裹如枣核大，塞耳中，湿即更易之。

又方：

桂心一分　青羊粪一分，炒令转色

右件药同细研为散，取一字，以绵裹塞耳中，差。

治小儿聤耳，恒出脓水，久不止，**花胭脂散**方：

花胭脂　白龙骨　白矾灰　白石脂已上各半两

右件药都研如粉，用枣瓤和圆如枣核大，以绵裹一圆内耳中，日三换之。

又方：

黄连三分，去须　龙骨三分　乌贼鱼骨半两

右件药捣细罗为散，每取少许，以绵裹内于耳中，日三四度易之。

治小儿聤耳，有脓血，疼痛不止，**白矾灰散**方：

白矾灰　黄蘗剉　乌贼鱼骨　龙骨已上各半两

右件药捣细罗为散，以绵缠柳杖，展去脓血尽，干掺药末于耳内，日二三用之。

治小儿聤耳，汁出，汁沾外边生恶疮瘜肉，宜用**雄黄散**方：

雄黄半两，细研　黄芩末一分　曾青一分，细研

右件药都细研令匀，以绵裹豇豆大塞耳中，日再换之。

治小儿聤耳出脓水，**黄矾散**方：

黄矾半两　乌贼鱼骨一分　黄连一分，去须

右件药捣罗为末，绵裹如枣核大塞耳中，日三易之。

又方：

白矾灰半两　金薄七片　花胭脂半两

右件药同研为末，每日三四度，掺少许于耳中。

治小儿通耳，**白麻藍皮散**方：

白麻藍皮一两　花胭脂半两

右件药捣罗为末，满填耳孔中，经一两度差。

又方：

右用生姜汁滴耳中，神验。

治小儿聤耳，**蜜陀僧散**方：

蜜陀僧　白矾灰　夜明沙微炒，各一分

右件药都研令细，用少许干贴，日三上用之。

又方：

右以桑树上毒蜂房炙黄，捣罗为散，空腹以温酒调下半钱，大人服二钱。

又方：

右以陈橘皮烧为灰，细研，取少许绵裹塞耳中。

又方：

右取虫食荆子中白粉，以麻油调，滴于耳中，日再用。

又方：

右以硫黄末粉耳中，日一夜一，即差。

又方：

右以青羊粪曝干，以绵裹塞耳中。

又方：

右研韭汁点之，日二三度用之。

又方：

右取鲞鱼枕烧为灰，细研如粉，每用一字内在耳中，日二上用。

又方：

右取狼牙草捣罗为末，以轻疏生绢裹塞耳中。

又方：

右以杏人烂研为膏，以乱发裹塞耳中，日三易之。

又方：

右取釜下墨，绵裹塞耳中差。

治小儿百虫入耳诸方

治小儿百虫入耳，方：

右以桃叶塞两耳，即出。

又方：

右用好米醋灌少许，起行即出。

又方：

右以生姜汁灌之，即出。

又方：

右捣韭汁灌之，即出。

又方：

右闭气，以芦管使人吹耳中，即出。

又方：

右捣蓝青汁以灌之，良。

又方：

右以葱涕灌耳中，即出。

又方：

右以铜钱二七文，以猪膏四两煎之良久，将用灌耳，即出。

又方：

右以两刀于耳前相敲作声，虫即出。

治蚰蜒入耳，方：

右熬胡麻，捣，以葛囊盛，枕之即出。

又方：

右以水银大豆许，泻入耳中，欹卧空耳向下，击铜器，叩齿十下，即出。蚰蜒呼为土蛞，似蜈蚣，黄色细长者是也。

又方：

右以牛酪满耳灌之，即出。若入腹，食好酪一二升，为黄水消出，不尽更服，神效。

治小儿飞虫入耳不出，方：

白矾如莲子大，一块　雄黄如莲子大，一块

右件药研如面，以生油调，滴入耳中。

治小儿蛾子入耳，方：

右炙脂肉令香，安耳边，即出。

治蜈蚣入耳，方：

右以桑树叶裹盐，炙令热以掩耳，冷则换之。

治小儿喉痹诸方

夫小儿喉痹者，是风热之气客于喉咽之间，与血气相搏而结肿痛。甚者肿塞，饮粥不下，乃成脓血。若毒入于心，心烦闷懊侬，不可堪忍，如[1]此者死也。

治小儿喉痹，肿塞不通，壮热烦闷，宜服**犀角散**方：

犀角屑　桔梗去芦头　络石叶　栀子人　川升麻　甘草炙微赤，剉，已上各一分　马牙消半两　射干半两

右件药捣粗罗为散，每服一钱，以水一小盏，煎至五分，去滓，不计时候量儿大小以意加减温服。

治小儿脾肺壅热，咽喉肿痛痹，**射干散**方：

射干　川升麻　百合　木通剉　桔梗去芦头　甘草炙微赤，剉，已上各一分　马牙消半两

右件药捣粗罗为散，每服一钱，以水一小盏，煎至五分，去滓，不计时候量儿大小以意加

〔1〕 如：原脱。据《病源》卷48“喉痹”论补。

减温服。

治小儿咽喉肿塞疼痛,**升麻散**方:

川升麻　木通剉　川大黄剉,微炒　络石叶　犀角屑　甘草炙微赤,剉,已上各一分　石膏三分　川朴消三分

右件药捣粗罗为散,每服一钱,以水一小盏,煎至五分,去滓,不计时候量儿大小以意加减温服。

治小儿喉痹疼痛,水浆不入,**马牙消散**方:

马牙消　马勃　牛黄细研　川大黄剉,微炒　甘草炙微赤,剉,已上各一分

右件药捣细罗为散,不计时候以新汲水调下半钱,更量儿大小以意加减。

治小儿卒毒肿着咽喉,壮热妨乳,方:

川升麻　射干　川大黄剉,微炒,各一分

右件药都细剉,以水一大盏,煎至五分,去滓,不计时候温服半合。儿稍大者,以意加之。

又方:

马蔺子半两

右以水一中盏,煎至半盏去滓,不计时候量儿大小分减温服。

又方:

右取牛蒡根细剉捣汁,渐渐服之,验。

又方:

右以蛇蜕皮烧灰,细研为散,不计时候用乳汁调下一字。

又方:

右以露蜂房烧灰,细研为散,不计时候用乳汁调下半钱,看儿大小以意加减。

治小儿咽喉痹肿,乳食难下,**鲩鱼胆膏**方:

鲩鱼胆二枚　灶底土一分,研

右件药相和,调涂咽喉上,干即易之。

治小儿咽喉肿痛,塞闷,方:

桑树上螳螂窠一两,烧灰　马勃半两

右件药同研令匀,炼蜜和圆如梧桐子大,三岁已下每服煎犀角汤调下三圆,三岁已上渐渐加之。

治小儿瘿气诸方

夫小儿瘿气之状,颈下皮宽,内结突起垒垒然,亦渐长大,气结所成也。小儿啼未止,因以乳饮之,令气息喘逆,不得消散,故结聚成瘿也。

治小儿瘿气,胸膈噎塞,咽粗,**商陆散**方:

商陆一两,微炙　昆布一两,洗去咸味　牛蒡子三分　射干　木通剉　海藻洗去咸味　羚羊角屑　杏人汤浸,去皮尖、双人,麸[1]炒微黄,已上各半两

---

〔1〕 麸:原作"麺(面)"。《正误》所据本作"麯(曲)",云当作"麸"。《幼幼新书》卷36"瘿气第十一"引作"麸",因改。

右件药捣粗罗为散，每服一钱，以水一小盏，入生姜少许，煎至五分，去滓，不计时候量儿大小分减温服。

治小儿瘿气，心胸壅闷，咽喉噎塞，**木通散**方：

木通剉　海藻洗去咸味　昆布洗去咸味　松萝　桂心　白敛已上各半两　蛤蚧一两，炙微黄　琥珀三分

右件药捣细罗为散，每服以牛蒡子煎汤调下半钱，不计时候量儿大小以意加减服之。

治小儿瘿气肿闷，宜服**昆布散**方：

昆布洗去咸味　黄耆剉　麦门冬去心，焙　川大黄剉，微炒　陈橘皮，汤浸，去白瓤，焙，已上各半两　甘草一分，炙微赤，剉　杏人一分，汤浸，去皮尖、双人，麸炒微黄

右件药捣粗罗为散，每服一钱，以水一小盏，煎至五分，去滓，量儿大小不计时候加减温服。

治小儿瘿气，肿结渐大，**海藻散**方：

海藻洗去咸味　海带　海蛤　昆布洗去咸味　木香已上各半两　金薄三十片　羊靥三枚，微炙　猪靥三枚，微炙

右件药捣细罗为散，每服以温酒调下半钱，量儿大小以意加减，日三四服。

治小儿瘿气，心胸烦闷，**半夏散**方：

半夏汤洗七遍去滑　海藻洗去咸味　龙胆去芦头　昆布洗去咸味　土瓜根　射干　小麦面已上各一分

右件药捣细罗为散，每服以生姜酒调下半钱，日三四服，量儿大小以意加减。

治小儿瘿气，咽喉肿塞妨闷，**木通圆**方：

木通剉　昆布洗去咸味　干姜炮裂，剉　甜葶苈隔纸炒令紫色，已上各半两　羚羊角屑　人参去芦头　海藻洗去咸味　射干　槟榔已上各一分

右件药捣罗为末，炼蜜和圆如麻子大，不计时候以温酒下十圆，量儿大小以意加减。

治小儿瘿气，咽喉噎塞，**陈橘皮圆**方：

陈橘皮汤浸，去白瓤，焙　麦门冬去心，焙　赤茯苓　连翘　海藻洗去咸味　商陆干者，已上各半两　杏人一分，汤浸，去皮尖、双人，麸炒微黄　羊靥三枚，炙黄　槟榔三分〔1〕

右件药捣罗为末，炼蜜和圆如菉豆大，二三岁以温水下七圆。儿大者，绵裹一圆如皂荚子大，不计时候含咽津。

又方：

羚羊角屑　昆布洗去咸味　桂心　木通剉，已上各半两　川大黄一两，剉，微炒

右件药捣罗为末，炼蜜和圆如麻子大，不计时候以粥饮下七圆，量儿大小临时加减。

又方：

昆布洗去咸味　海藻洗去咸味　诃梨勒皮　川大黄剉，微炒，已上各半两　枳壳一分，麸炒微黄，去瓤　木香一分

右件药捣罗为末，炼蜜和圆如麻子大，不计时候以温酒下七圆，量儿大小以意加减。

又方：

槟榔一两　海藻半两，洗去咸味　昆布半两，洗去咸味

---

〔1〕三分：原缺。据《幼幼新书》卷36“瘿气第十一”补。

右件药捣罗为末，炼蜜和圆如麻子大，不计时候以温酒下七圆，量儿大小加减服之。

又方：

羊靥半两，炙令黄　青橘皮半两，汤浸，去白瓤，焙　烧银砂埚半两

右件药捣罗为末，用糯米饭和圆如菉豆大，不计时候以温酒下五圆，量儿大小加减服。

治小儿吐血诸方

夫小儿吐血者，是热气盛，而虚热乘于血，血性得热则流散妄行。若气逆，即随气上，故令吐血也。

治小儿四五岁已上，非时吐血，**犀角散**方：

犀角屑　栀子人　生干地黄　子芩　紫参　刺蓟各一分

右件药捣粗罗为散，每服一钱，以水一小盏，煎至五分，去滓，不计时候温服，量儿大小加减服之。

治小儿吐血不止，**蒲黄散**方：

蒲黄一分　伏龙肝半两　乱发灰一分

右件药同研令匀细，不计时候暖生地黄汁调下半钱，量儿大小加减服之。

治小儿吐血，心躁烦闷，**茜根散**方：

茜根半两　犀角屑　川升麻　川大黄剉，微炒　黄芩　甘草炙微赤，剉，已上各一分

右件药捣粗罗为散，每服一钱，以水一小盏，入黑豆三十粒，淡竹茹半分，煎至六分，去滓，不计时候量儿大小以意加减温服。

又方：

刺蓟自然汁，不限多少

右件药取汁一合，暖令温，不计时候调下玄明粉半钱，量儿大小以意加减。

又方：

黄连一分，去须

右件药捣粗罗为散，每服一钱，以水一小盏，入豉二十粒，煎取五分，去滓，不计时候，量儿大小以意加减温服。

又方：

右取蛇蜕皮，烧灰细研，不计时候以乳汁调下一字，随儿大小，加减服之。

又方：

右取生地黄汁一合暖令温，调下面尘半钱，不计时候量儿大小以意加减服之。

又方：

右以乱发烧灰细研，每服以温水调下一字。

治小儿鼻衄诸方

夫小儿经脉血气有热，喜令鼻衄。夫血随气循行经脉，通游腑脏，若冷热调和，行依其常度，无有壅滞，亦不流溢也。血性得寒则凝涩结聚，得热则流散妄行。小儿热气盛者，热乘于

血，血随气发，溢于鼻者，谓之鼻衄。凡人血虚受热，则血失其常度[1]，发溢漫行，乃至发于七窍，谓之大衄也。

治小儿鼻衄，或唾血，**升麻散**方：

川升麻半两　羚羊角屑　甘草炙微赤，剉　黄芩　赤芍药已上各一分

右件药捣粗罗为散，每服一钱，以水一小盏，入淡竹叶七片，煎至五分，去滓，入地黄汁半合更煎一两沸，不计时候量儿大小分减温服。

治小儿鼻衄不止，**生地黄煎**方：

生地黄半斤，取汁　刺蓟半斤，取汁　杏人一两，汤浸，去皮尖、双人，麸炒黄，别研　阿胶半两，捣研，炒令黄燥，为末　蜜一合

右件药都入银锅中以慢火熬为膏，不计时候用新汲水调下一钱，量儿大小加减服之。

又方：

刺蓟半两　乱发灰一分　蒲黄半两

右件药捣细罗为散，每服以冷水调下半钱，不计时候量儿大小加减服之。

治小儿鼻衄心闷，**桂心散**方：

桂心一分　乱发灰一分　干姜半分，炮裂，剉

右件药捣罗为散，不计时候以冷水调下半钱，更随儿大小以意加减。

治小儿卒热毒气攻脑，鼻衄，**栀子人散**方：

栀子人一两　槐花半两，微炒

右件药捣细罗为散，不计时候用温水调下半钱，量儿大小以意加减。

治小儿鼻衄不止，方：

乱发灰半两　伏龙肝一两

右件药都研令匀，不计时候以新汲水调下半钱，量儿大小以意加减。

又方：

刺蓟汁二合　地黄汁一合　生姜汁少许

右调和令匀，徐徐服半合，仍将滓塞鼻中，即差。

又方：

右炒桑耳令焦熟，捣细罗为散，不计时候以冷水调下半钱。亦吹少许于鼻中。量儿大小以意加减。

又方：

右以乱发烧为灰细研，以少许吹鼻中差。

治小儿鼻塞诸方

夫小儿鼻塞者，此由肺气通于鼻，而气为阳，诸阳之气上荣头面。其气不宣利，受风冷邪气入于头脑，停滞鼻间，则气不宣利，结聚不通，故鼻塞也。

治小儿鼻塞不通，**细辛膏**方：

细辛半两　木通半两　辛夷半两　杏人三分，汤浸，去皮尖、双人

---

〔1〕 度：原脱。据《病源》卷48“鼻衄候”补。

右件药剉碎，以羊髓、猪脂各三合与药相和，入于铫子内，慢火上熬候药色黄赤，绞去滓，入瓷器中贮之，日三四度，以少许涂于鼻内。

治小儿囟气虚肿，鼻塞不通，**白芷膏**方：

白芷　细辛　木通　当归已上各半两

右件药细剉，以羊髓四两与药同入铫子内，慢火上熬，候白芷赤黄色膏成，绞去滓，贮于瓷器内。日三四度，傅儿囟上及内鼻中。

治小儿鼻塞不通，吃乳不得，**木香膏**方：

木香半两　零陵香半两　细辛三分

右件药捣罗为末，用醍醐三合与药相和，入铫子内慢火煎令极香，绞去滓，收瓷合中。日三四度，取少许涂头上及鼻中。

治小儿鼻塞及生瘜肉，方：

通草[1]半两，剉　细辛半两

右件药捣细罗为散，以绵裹少许内鼻中，日三易之。

治小儿头热，鼻塞不通，方：

右取湿地龙粪捻作饼子，贴囟门上，日三二易之。

又方：

羊髓三两　熏草一两，剉

右件药于铫子中慢火上熬成膏，去滓，入瓷器内贮之，日三四上，以膏摩背。

治小儿鼻干塞，身热，方：

右用韭根捣取汁，澄清，每取少许滴于两鼻中，日二用之。

治小儿鼻齆诸方

夫小儿鼻齆者，由肺主[2]气而通于鼻，而气为阳，诸阳之气上荣头面。若上焦壅滞，风冷客于头脑，则气不通，冷气停滞，搏于津液，脓涕结聚，则鼻不闻香臭，谓之鼻齆也。

治小儿鼻齆，不闻香臭，**龙脑散**方：

龙脑半钱，细研　瓜蒂十四枚　赤小豆三十粒　黄连二大茎，去须

右件药捣罗为散，入龙脑研令匀，每夜临卧时，以菉豆大吹入鼻中，每用有少许清水出，为效。

又方：

木通剉　细辛　附子去皮脐，生用　甘草生用，各一分

右件药捣罗为末，炼蜜和圆如梧桐子大，绵裹一圆内鼻中，日再用之。

治鼻齆生瘜肉，方：

瓜蒂三十枚　细辛一分

右件药捣细罗为散，以绵裹如小豆大内鼻中，日二易之。

---

〔1〕 通草："草"原作"木"。据《幼幼新书》卷33"鼻有肉第二十四"引《千金》同方改。

〔2〕 主：原作"生"。据《病源》卷48"齆鼻候"改。

治小儿鼻多涕诸方

夫肺气通于鼻，若其脏为风冷所伤，冷随气乘于鼻，故使液涕不收也。夫津液涕唾，得热则干燥，得冷则流溢也。

治小儿肺脏伤冷，鼻流清涕，**前胡散**方：

前胡半两，去芦头　白茯苓一分　陈橘皮半两，汤浸，去白瓤，焙　桂心一分　白术一分　人参一分，去芦头　细辛一分　甘草一分，炙微赤，剉

右件药捣粗罗为散，每服一钱，以水一小盏煎至五分，去滓温服，日三四服，随儿大小以意加减。

治小儿脑户伤于风冷，鼻内多涕，精神昏闷，**甘菊花散**方：

甘菊花　白术　防风去芦头　人参去芦头　细辛　白茯苓　甘草炙微赤，剉，各一分

右件药捣粗罗为散，每服一钱，以水一小盏，入生姜少许，煎至五分，去滓，不计时候量儿大小以意分减温服。

治小儿肺塞，鼻多清涕，精神不爽，少欲乳食，**人参散**方：

人参去芦头　前胡去芦头　细辛　杏人汤浸，去皮尖、双人，麸炒微黄　桂心　甘草炙微赤，剉，已上各一分

右件药捣粗罗为散，每服一钱，以水一小盏，入生姜少许，枣一枚，煎至五分，去滓，不计时候量儿大小加减温服。

治小儿冷风拍着囟门，致鼻塞不通，宜以此方涂之：

麻油二合　细辛末一两

右件药以油煎令微黑色，入蜡半两消后令凝，每日三度，薄薄涂于囟上。

治小儿脑热鼻无涕诸方

夫小儿肺脏壅滞，内有积热，上攻于脑，则令脑热也。又肺气通于鼻，主于涕，若其脏有热，则津液干燥，故令无涕也。

治小儿脑热无涕，口干心躁，眠卧不安，宜服**木通散**方：

木通剉　川升麻　麦门冬半两，去心，焙　知母　犀角屑　杏人汤浸，去皮尖、双人，麸炒微黄　甘草炙微赤，剉，已上各一分　栀子人三枚

右件药捣粗罗为散，每服一钱，以水一小盏，煎至五分，去滓，不计时候量儿大小以意加减温服。

治小儿心肺壅热，脑干无涕，时有烦躁，**牛黄散**方：

牛黄一分，细研　黄连半两，去须　赤茯苓半两　犀角屑半两　铅霜半两，细研　麦门冬一两，去心，焙　朱砂半两，细研　马牙消半两　龙脑半分，细研　甘草一分，炙微赤，剉　升麻半两　子芩半两

右件药捣细罗为散，入研了药都研令匀，不计时候用温蜜水调下半钱，量儿大小以意加减。

治小儿肺壅脑热，鼻干无涕，大肠[1]秘涩，眠卧心躁，**天门冬散**方：

---

〔1〕肠：原误作“赐”。《正误》云“赐”乃“肠”之讹。因改。

天门冬半两，去心，焙　桑根白皮剉　川升麻　枳壳麸炒微黄，去瓤　甘草炙微赤，剉，已上各一分　川大黄半两，剉，微炒

右件药捣粗罗为散，每服一钱，以水一小盏，煎至五分，去滓，不计时候量儿大小分减温服。

治小儿肺心壅热，鼻干无涕，咽喉不利，少欲乳食，**射干散**方：

射干半两[1]　川升麻半两　麦门冬半两，去心，焙　黄连去须　犀角屑　子芩　甘草炙微赤，剉，已上各一分　柴胡半两，去苗

右件药捣粗罗为散，每服一钱，以水一小盏，煎至五分，去滓，量儿大小不计时候加减温服。

治小儿心肺气壅，脑热鼻干，心神烦躁，大小肠不利，**犀角散**方：

犀角屑半两[2]　黄耆剉，半两　麦门冬半两，去心，焙　川大黄[3]　赤芍药　枳壳麸炒微黄，去瓤　木通剉　甘草炙微赤，剉，已上各一分　川大黄半两，剉，微炒

右件药捣粗罗为散，每服一钱，以水一小盏，煎至五分，去滓，量儿大小不计时候加减温服。

治小儿脑热鼻干，宜用**贴[4]顶散**方：

地胆草半两　花消[5]一两　地龙粪半两　黄蘖一分，剉

右件药捣细罗为散，以猪胆汁和捏作饼子两枚，更互贴于囟门上。

治小儿脑热无涕，**吹鼻散**方：

蚺蛇胆一分　蟾酥一小豆大　消石一分

右细研如粉，每取少许吹入鼻中，尤良。

治小儿多涎诸方

夫小儿多涎者，是风热壅结在于脾脏，积聚成涎也。若涎多，即乳食不下，涎沫结实，而生壮热也。

治小儿脾风多涎，心胸壅闷，不下乳食，昏昏多睡，**铅霜散**方：

铅霜细研　牛黄细研　半夏汤浸七遍去滑　龙脑细研，已上各半分　白附子炮裂　马牙消　防风去芦头　朱砂细研　天竺黄细研　犀角屑　细辛　黄芩　甘草炙微赤，剉，已上各一分

右件药捣细罗为散，入研了药令匀，不计时候用姜蜜温水调下一字，更量儿大小以意加减。

治小儿脾肺风热，膈上多涎，心神昏闷，少欲乳食，**防风散**方：

防风去芦头　羚羊角屑　黄芩　人参去芦头　枳壳麸炒微黄，去瓤　甘草炙微赤，剉，已上各一分　半夏半分，汤浸七遍去滑

---

[1] 半两：原脱。“川升麻”亦脱“半两”。据《幼幼新书》卷33“鼻干无涕第二十三”引同方补。

[2] 半两：原脱，据补同上。

[3] 川大黄：本方下另用川大黄半两。《正误》疑此当作“川升麻”。然考《幼幼新书》卷33“鼻干无涕第二十三”、《普济方》卷364，均未重出药名，亦无川升麻，故此川大黄当衍。

[4] 贴：原作“金”。《幼幼新书》卷33“鼻干无涕第二十三”、《普济方》卷364所引均作“贴”，因改。

[5] 花消：《幼幼新书》卷33“鼻干无涕第二十三”、《普济方》卷364所引均作“芒消”。可知花消即芒消。

右件药捣粗罗为散，每服一钱，以水一小盏，入生姜少许，煎至五分，去滓，不计时候量儿大小分减温服。

治小儿心脾壅热，多涎，**牛蒡子散**方：

牛蒡子　栀子人　甘草炙微赤，剉　川消　郁金已上各半两　枳壳一分，麸炒微黄，去瓤

右件药捣细罗为散，入龙脑半钱同研令匀，不计时候用薄荷温水调下半钱，量儿大小加减服之。

治小儿脾热，乳食不下，胸膈多涎，**半夏圆**方：

半夏半分，生姜汤洗七遍，去滑　皂荚子人半两

右件药捣罗为末，用生姜汁和圆如麻子大，不计时候以温水下三圆，随儿大小以意加减。

又方：

右取未行牛口中沫，涂于儿口内效。

又方：

右以白羊粪少许入水研，取汁涂儿口中效。

又方：

右取桑根白汁，涂于儿口内效。

又方：

右取鹿角末炒令焦，更研令细，以清粥饮调下一字。

又方：

右取牛噍草绞取汁，少少与服之。

治小儿龟背诸方

夫小儿龟背者，由坐而稍早，为客风吹着脊骨，风气达于髓，使背高如龟之状也。

治小儿龟背，宜服**麻黄圆**方：

麻黄三分，去根节　桂心　独活　防风去芦头　赤芍药　川大黄剉，微炒　枳壳麸炒微黄，去瓤　松花已上各半两

右件药捣罗为末，炼蜜和圆如菉豆大，每服以粥饮下五圆，日三服，量儿大小以意加减。

又方：

槟榔半两　川大黄半两，剉，微炒　桂心　前胡去芦头　防风去芦头　赤芍药　独活　诃梨勒皮　枳壳麸炒微黄，去瓤　麻黄去根节，已上各一分

右件药捣罗为末，炼蜜和圆如麻子大，每服以粥饮下五圆，日三服，量儿大小以意加减。

治小儿龟胸诸方

夫小儿龟胸者，缘肺热胀满，致使胸高如龟。又云[1]多食热奶，亦能致此也。

治小儿龟胸，肺热壅滞，心膈满闷，**大黄圆**方：

川大黄三分，剉，微炒　天门冬去心，焙　百合　杏人汤浸，去皮尖、双人，麸炒微黄　木通剉　桑根

〔1〕云：原作“去”。据《幼幼新书》卷6“龟胸第十八”引《圣惠》改。

白皮剉　甜葶苈隔纸炒令紫色　川朴消已上各半两

右件药捣罗为末，炼蜜和圆如菉豆大，不计时候以温水研破五圆服，量儿大小加减服之。

又方：

甜葶苈隔纸炒紫色　杏人汤浸，去皮尖[1]、双人，麸炒微黄　麻黄去根节　川大黄剉，微炒，已上各半两　桂心一分

右件药捣罗为末，炼蜜和圆如菉豆大，不计时候以温水研下五圆，量儿大小临时加减。

治小儿龟胸，方：

右取龟尿随多少，摩胸骨上，即差。

治小儿发不生诸方

夫足少阴为肾之经，其荣在发。小儿禀性少阴，血气不足，则发疏薄。亦有因疮而秃落者。皆由伤其气血，气血损少，不能荣于发，故令发不生也。

治小儿脑疳，头发连根作穗子，脱落不生，兼疮白秃，发不生者，并宜用**生发神效黑豆膏**方：

黑豆三合　苣藤三合　诃梨勒皮一两

右件药捣罗为末，以水拌令匀，内于竹筒中，以乱发塞口，用煻[2]灰内煨取油，贮于瓷器中，先以米泔皂荚汤洗头，拭干，涂之，日再用，十日发生。

又方：

葛根末　猪脂　羊脂已上各二两

右件药入铫子内以慢火熬成膏，收于瓷合中，每取一钱，涂摩头上，日再用，不过五七度效。

治小儿白秃，不生发，燥痛，宜用**香薷煎**方：

陈香薷二两　胡粉一两　猪脂半两

右件药以水一大盏煎香薷，取汁三分，去滓，入胡粉猪脂相和令匀，涂于头上，日再用之。

治小儿头秃不生发，苦痒，**蔓菁子散**方：

右取蔓菁子捣为末，以猪脂调涂于秃处佳。

又方：

右用贯众烧灰细研，以油调傅之。

又方：

右用鲫鱼一头烧灰，研为末，酱汁和傅之。

又方：

右取楸叶中心嫩者，捣绞取汁涂之。

又方：

右用麻子一升熬黑，压取脂，傅头上良。

又方：

---

〔1〕尖：原误作“大”。《正误》云是“尖”之讹，与杏仁炮制法合，义长，因改。

〔2〕煻：原误作“糖”。《正误》谓此乃“煻”之讹。《普济方》卷363引同方亦作“煻”，因改。

右用盐汤洗之，生油和蒲苇灰傅之。

又方：

右用雁脂傅之佳。

治小儿齿不生诸方

夫小儿齿不生者，由骨之所终，而为髓之所养也。小儿有禀气不足者，则髓不能充于齿骨，故齿久不生也。

治小儿齿不生，或因落不生，方：

右取牛粪中黑豆二七粒，小开去头上皮，以此豆头开处注齿根上，时时用之，当效。

又方：

雄鼠粪三七枚

右件药，每日用鼠粪一枚齿根上拭，至二十一日当生。

又方：

右取路旁遗却稻[1]粒，于齿落处点二七下，其齿自生，神效。

治小儿语迟诸方

夫小儿四五岁不能语者，凡人之五脏有五声，心之声为言。由在胎之时，其母卒有惊怖，内动于儿脏，邪气乘其心，使心气不和故也。

治小儿心气不足，舌本无力，令儿语迟，**芍药散**方：

赤芍药一两　黄耆三分，剉　犀角屑半两　槟榔半两　甘草半两，炙微赤，剉

右件药捣粗罗为散，每服一钱，以水一小盏，煎至五分，去滓，量儿大小不计时候分减温服。

治小儿诸病后，六七岁不能语，**鸡头圆**方：

雄鸡头一枚，烧灰　鸣蝉三枚，微炒　甘草半两，炙微赤，剉　川大黄一两，剉，微炒　麦门冬一两，去心，焙　当归三分，剉，微炒　黄耆三分，剉　芎䓖三分　远志半两，去心　木通半两，剉　人参一两，去芦头

右件药捣粗罗为末，炼蜜和圆如菉豆大，每服以粥饮下五圆，量儿大小加减，不计时候服之。

治小儿五六岁不语者，为心气不足，舌本无力，发转不得。亦云风冷伤于少阴之经，是以舌难发于五音，故至时不语，**菖蒲圆**方：

菖蒲半两　人参半两，去芦头　黄连半两，去须　丹参三分　麦门冬一两，去心，焙　天门冬一两，去心，焙　赤石脂三分

右件药捣罗为末，炼蜜和圆如菉豆大，每服以温水研下五圆，量儿大小不计时候加减服之。

又方：

右用赤小豆捣罗为末，以酒和涂于舌上即语，神效。

---

〔1〕 稻：原作“相”。据《幼幼新书》卷33“齿落久不生第二十三”引同方改。

治小儿行迟诸方

夫小儿行迟者，是肝肾气不足，致骨气虚弱，筋脉无力，故行迟也。

治小儿十岁已来，血脉不流，筋脉缓弱，脚膝无力，不能行步，宜服**生干地黄圆**方：

生干地黄　当归剉，微炒　防风去芦头　酸枣人微炒　赤茯苓　黄耆剉　芎䓖　羚羊角屑　羌活　甘草炙微赤，剉　桂心已上各半两

右件药捣罗为末，炼蜜和圆如菉豆大，食前以温酒下五圆，更量儿大小加减服之。

治小儿五六岁不能行者，骨气虚，筋脉弱，宜服益肝肾二脏**羚羊角圆**方：

羚羊角屑　虎胫骨涂醋炙令黄　生干地黄　酸枣人微炒　白茯苓已上各半两　桂心　防风去芦头　当归剉，微炒　黄耆已上各一分

右件药捣罗为末，炼蜜和圆如菉豆大，每于食前以温酒研破五圆服之。

治小儿四五岁不行，方：

右取葬冢未闭户时，盗取其饭以哺儿，不过三日即行，勿令人知。

治小儿卒腹皮青黑诸方

夫小儿因汗，腠理则开，而为风冷所乘，冷搏于血，随肌肉虚处停之，则血气沉涩，不能荣其皮肤，而风冷客于腹皮，故青黑也。

治小儿卒腹痛，皮青黑，宜用此方：

右以酒和胡粉涂上。若不急治，必死。

治小儿卒腹皮青黑，不能喘息，宜急用此方：

女青一两

右捣细罗为散，不计时候以温酒调下半钱，更量儿大小以意加减。

又方：

苦参一两，剉

右捣细罗为散，不计时候以醋汤调下半钱，量儿大小以意加减。

又方：

右取烂棺木半两，以醋一中盏，煎至六分，去滓，温服半合，量儿大小加减服之。

又方：

右取荆子捣入少水，绞取汁，暖服半合，量儿大小以意加减。

治小儿手拳不展诸方

夫小儿手拳者，由在胎之时，其母脏腑气虚，为风冷所乘，儿生之后，肝气不足，致筋脉挛缩，不得伸展，故令手拳不展也。

治小儿手拳不展，是肝气不足，内伤风邪，宜服**薏苡人散**方：

薏苡人三分　当归一分，剉，微炒　秦艽半两，去苗　防风半两，去芦头　酸枣人半两，微炒　桂心一分　甘草半两，炙微赤，剉

右件药捣粗罗为散，每服一钱，以水一小盏，煎至五分，去滓，量儿大小分减，不计时候服之。

治小儿手不展，是风邪滞气所客，令荣卫不通，宜服**羚羊角散**方：

羚羊角屑　羌活　五加皮　白鲜皮　桂心已上各一分　麻黄半两，去根节　甘草半分，炙微赤，剉

右件药捣粗罗为散，每服一钱，以水一小盏，煎至五分，去滓，量儿大小分减，不计时候温服。

又方：

麻黄半两，去根节　桂心　赤芍药　羌活　细辛　甘草炙微赤，剉，已上各一分

右件药捣粗罗为散，每服一钱，以水一小盏，煎至五分，去滓，不计时候量儿大小分减温服。

治小儿脚拳不展诸方

夫小儿脚拳者，由在胎之时，其母脏腑内有积冷，为风邪所乘，儿生之后，肾气不足，气血未荣，故令脚指拳缩不展也。

治小儿脚不展，指拳缩，宜服**当归散**方：

当归剉，微炒　麻黄去根节，各半钱　羌活　酸枣人微炒　人参去芦头　杜仲去粗皮，微炙，剉　桂心已上各一分

右件药捣粗罗为散，每服一钱，以水一小盏，入生姜少许，煎至五分，去滓，量儿大小乳食前分减服之。

治小儿脚拳不展，筋急干细，**山茱萸散**方：

山茱萸　羌活　薏苡人　桂心　羚羊角屑　当归剉，微炒　甘草炙微赤，剉　黑豆炒熟　白茯苓　防风去芦头，已上各一分　生干地黄半两　麻黄半两，去根节

右件药捣粗罗为散，每服一钱，以水一小盏，煎至五分，去滓，每于乳食前，量儿大小分减温服。

治小儿脚指拳缩，宜服**生干地黄圆**方：

生干地黄半两　郁李人半两，汤浸，去皮尖，微炒　牛膝去苗　防风去芦头　桂心　海桐皮　羌活　白茯苓　薏苡人已上各一分

右件药捣罗为末，炼蜜和圆如菉豆大，每于乳食前以温酒下七圆，量儿大小加减服之。

太平圣惠方卷第九十 凡一十七门 病源一十七首 方共计二百四十六道

治小儿痈疮诸方二十三道 治小儿疽诸方一十四道 治小儿毒肿诸方一十一道 治小儿疖诸方一十九道 治小儿头疮诸方三十道 治小儿头面身体生疮诸方二十四道 治小儿紧唇诸方一十道 治小儿唇疮诸方五道 治小儿口疮诸方一十四道 治小儿燕口生疮诸方六道 治小儿月蚀疮诸方一十三道 治小儿瘰疬诸方二十四道 治小儿恶核诸方六道 治小儿恶疮诸方一十九道 治小儿瘘疮诸方一十道 治小儿痏疮诸方一十道 治小儿热疮诸方八道

治小儿痈疮诸方

夫小儿六腑不和，寒气客于皮肤，搏于血，则壅遏不通，稽留于经络之间，结肿而成痈。其状肿，上皮薄而泽是也。热气乘之，热胜于寒，热盛则肉血腐败[1]，化为脓。若脓溃之后，其疮不差，故曰痈疮也。

治小儿痈肿成疮，脏腑壅滞，**犀角散**方：

犀角屑半两 麦门冬三分，去心，焙 玄参半两 赤芍药半两 荠苨半两 葳蕤半两 川升麻半两 甘草一分 红雪半两

右件药捣粗罗为散，每服一钱，以水一小盏，煎至五分，去滓，入竹沥半合，更煎一两沸，量儿大小，不计时候分减服之。

治小儿心肺热毒攻于诸处，生痈疮，及项腋下有结核，烦热疼痛，不得睡卧，宜服**吴蓝叶散**方：

吴蓝叶半两 黄芩一分 大青一分 犀角屑半两 玄参半两 川升麻半两 栀子人半两 川大黄三分，剉碎，微炒 黄耆半两，剉 连翘子半两 甘草半两

右件药捣粗罗为散，每服一钱，以水一小盏，煎至五分，去滓，量儿大小不计时候分减温服[2]。

治小儿痈疮，及丹毒疮疖，**漏芦散**方：

漏芦一分 麻黄一分，去根节 连翘一分 川升麻一分 黄芩一分 白敛三分 甘草一分 川芒消一分 川大黄一两，剉，微炒

右件药捣粗罗为散，每服一钱，以水一小盏，煎至五分，去滓，量儿大小不计时候分减温服。

---

〔1〕 败：原作“则”。据《病源》卷50“痈疮候”改。

〔2〕 温服：此下原衍“量儿大小不计时候分温服”十一字，删之。

治小儿痈疮脓溃，数日不止，致体虚烦热，头痛昏闷，**黄耆散**方：

黄耆半两，剉　防风半两，去芦头　川升麻半两　羚羊角屑半两　芎䓖一分　甘草半两　地骨皮半两　人参半两，去芦头　白茯苓半两　石膏一两

右件药捣粗罗为散，每服一钱，以水一小盏，煎至五分，去滓，量儿大小不计时候分减温服。

治小儿痈疮，脓水出不尽，心中烦闷不已，**麦门冬散**方：

麦门冬三分，去心，焙　紫葛半两，剉　黄耆半两，剉　川升麻半两　犀角屑半两　甘草半两，炙微赤，剉　木通半两，剉

右件药捣粗罗为散，每服一钱，以水一小盏，煎至五分，去滓，量儿大小不计时候分减温服。

治小儿痈疮，脏腑壅热太过，心神烦闷，大小便不通，**大黄散**方：

川大黄半两，剉碎，微炒　升麻半两　栀子人一分　川朴消半两　葵子半两

右件药捣粗罗为散，每服一钱，以水一小盏煎至五分，去滓温服，以利为度，更量儿大小加减服之。

治小儿痈疮，脏腑涩滞，**大麻人圆**方：

大麻人二两　木香半两　枳壳半两，麸炒微黄，去瓤　牛蒡子一两，微炒　甘草半两，炙微赤，剉　川大黄一两，剉碎，微炒

右件药捣罗为末，炼蜜和圆如菉豆大，每服以熟水下[1]十圆，以利为度，更量儿大小加减服之。

治小儿痈疮肿毒，热赤疼痛，**消肿散**方：

川大黄三分　杏人三分，汤浸，去皮别研　盐花三分

右件药捣细罗为散，入杏人以新汲水和稀稠得所，旋取涂疮肿上，干即易之，以效为度。

治小儿痈疮肿，方：

益母草不限多少，剉碎

右捣取汁，每服半合，量儿大小加减服之，更以滓傅痈疮上良。

又方：

右鸡羽毛七枚烧灰细研，以水调服之，即溃。

又方：

右伏龙肝末，以好醋调作膏，涂于故帛上，贴之。

又方：

右地松烂捣傅之，干即易之。

又方：

右以马齿苋烂捣傅之。

又方：

右赤小豆末，以鸡子白和涂之。

又方：

右地龙粪，以新汲水调涂之。

---

〔1〕下：原作“一”。据《幼幼新书》卷36“痈第一”引同方改。

又方：

右龙葵菜烂捣傅之。

又方：

右鸡肠草烂捣傅之。

又方：

右芸薹叶烂捣傅之。

又方：

右景天叶烂捣傅之。

又方：

右猪脑涂纸上贴之，干即易之，日数易之。

又方：

右芥子烂研，水调涂纸上，贴之。

又方：

右姜石末和蒜捣封上，日二易之。

又方：

右马鞭草捣傅上，即头出。

治小儿疽诸方

夫小儿五脏不调则生疽，亦是寒客皮肤，折于血气，血气痞涩不行，结聚所成。大体与痈相似，所可为异，其皮上如牛领之皮而硬是也。痈则浮浅，疽则深也。至于变败脓溃，重于痈也。伤骨烂筋，遂致死也。

治小儿热毒生疽，肿硬疼痛，及赤白诸丹毒疮疖，并宜服**漏芦散**方：

漏芦半两　麻黄半两，去根节　连翘半两　川芒消半两　川升麻三分　枳实三分，麸炒微黄　黄芩三分　白敛三分　甘草三分　川大黄二两，剉碎，微炒　赤芍药三分

右件药捣粗罗为散，每服一钱，以水一小盏，煎至五分，去滓，量儿大小不计时候分减服之。

治小儿热毒疽肿，及赤白诸丹毒肿，或生瘰疬疮疖，身中风胗瘙痒，**木香散**方：

木香一分　熏陆香一分　沉香一分　鸡骨香一分　黄芩一分　麻黄一分，去根节　连翘半两　海藻半两，洗去咸味　射干半两　川升麻半两　枳实半两，麸炒微黄　牛蒡子半两，微炒　川大黄二两，剉碎，微炒

右件药捣粗罗为散，每服一钱，以水一小盏，煎至五分，去滓，入竹沥半合，更煎三两沸放温，量儿大小不计时候分减温服。

治小儿疽肿及疮疖，身体壮热，口干心躁，**黄耆散**方：

黄耆半两，剉　连翘半两　川升麻半两　玄参一分　丹参一分　露蜂房一分，微炙　枳壳半两，麸炒微黄，去瓤　甘草一分，炙微赤，剉

右件药捣粗罗为散，每服一钱，以水一小盏，煎至五分，去滓放温，量儿大小分减服之。

治小儿疽毒肿硬，壮热大渴，**犀角散**方：

犀角屑三分　葛根半两，剉　麦门冬一两，去心，焙　川升麻半两　木香半两　黄耆半两，剉　黄

芩半两　甘草半两，炙微赤，剉

右件药捣粗罗为散，每服一钱，以水一小盏煎至五分，去滓放温，量儿大小分减服之。

治小儿疽毒肿坚硬，疼痛攻冲，四畔焮赤，宜用抽热毒，消肿气，**消水膏**方：

羊桃根一两，剉　川大黄一两，剉，生用　黄芩半两　赤小豆半合　黄蘗半两，剉　菉豆粉半两

右件药捣粗罗为散，用芸薹菜捣取自然汁，以蜜少许相和调药令稀稠得所，看四畔肿赤处大小，剪生绢上匀摊[1]，可厚一钱，贴之，干即换之。

治小儿疽肿穴后，及恶疮肿，脓水虽较，肌肉不生，宜傅**蜜陀僧散**方：

蜜陀僧一两　黄连三分，去须　槟榔三分

右件药捣细罗为散，用掺疮上，日三服之。

治小儿疽疮久不差，宜贴**松脂饼子**方：

松脂一两　熏陆香一两

右件药合捣，内少许盐为饼子，贴于疮上，汁出尽即差。

治小儿疽已溃，**黄连散**方：

黄连半两，去须　黄蘗半两，剉　地榆半两，剉　白芷半两

右件药捣细罗为散，每用鸡子白调涂于故细布上贴之。

又方：

白芷半两　黄连半两，去须　地榆半两，剉　白敛半两

右件药捣细罗为散，每用鸡子白调涂于故细布上贴疮，日三四度换之。

治小儿疽肿结硬，已成脓，未成脓，贴熁方：

鹿角屑二两，烧炙　白敛一两　粗理黄石三两，烧赤，以醋淬九遍

右件药捣细罗为散，以醋调稀稠得所，厚涂之，干即更涂，五七度即效。

又方：

右用蛇蜕皮贴之，经宿自消。

又方：

右以商陆烂捣傅之。

又方：

右芫花捣罗为末，水和如膏涂之。

又方：

右蛴螬研涂之，鳗鲡鱼胆汁及血各用涂之，并效。

治小儿毒肿诸方

夫小儿毒肿之候，与风肿不殊。时令人壮热，其邪毒盛者则入腹，令人赤色，恶寒，心烦闷而呕逆，气急腹满。有如此状，宜速疗之，不尔即杀人也。

治小儿毒肿，壮热烦闷，**犀角散**方：

犀角屑半两　川大黄一两，剉碎，微炒　露蜂房一分，微炒　川升麻半两　麦门冬半两，去心，焙　连翘一分　川朴消一分　牛蒡子一分，微炒　甘草一分，炙微赤，剉　枳壳三分，麸炒微黄，去瓤　黄耆半

---

〔1〕摊：原作“滩”。据《类聚》卷247引同方改。

两，剉

右件药捣粗罗为散，每服一钱，以水一小盏，煎至五分，去滓，量儿大小不计时候分减温服。

治小儿壅热在脏，皮肤毒肿，或生疮疖，心神烦躁，大小便不利，**漏芦散**方：

漏芦半两　白敛半两　黄芩半两　麻黄半两，去根节　知母半两　枳实半两，麸炒微黄　川大黄半两，剉碎，微炒　川升麻半两　犀角屑半两　赤芍药半两　川芒消半两　甘草半两，炙微赤，剉

右件药捣粗罗为散，每服一钱，以水一小盏煎至五分，去滓放温，量儿大小不计时候分减服之。

治小儿热毒肿，恐恶气入腹，取利以泄毒气，**麝香散**方：

麝香半分，细研　木香半两　沉香半两　独活半两　桑寄生一两　射干半两　犀角屑半两　川大黄一两，剉碎，微炒　甘草半两，炙微赤，剉

右件药捣粗罗为散，每服一钱，以水一小盏煎至五分，去滓放温，量儿大小不计时候分减服之。

治小儿诸毒肿，**升麻膏**方：

川升麻二两　白敛二两　漏芦二两　川大黄一两，剉碎，微炒　川芒消二两　黄芩二两　蛇衔草三两　蒴藋四两　栀子人一两

右件药都细剉，用酒浸一宿后，以猪脂三斤煎诸药色焦黄即膏成，以绵滤去滓，倾于不津器中，于毒肿处涂之，即消。

治小儿热毒肿，贴熁**木香散**方：

木香一两　紫葛一两，剉　紫檀香一两　川朴消一两　赤小豆一合　川升麻半两　白敛半两　白矾半两，烧灰

右件药捣细罗为散，用水调如稀面糊，量肿大小贴之，日二易之。

治小儿热毒肿，解风热，肿令内消，**大黄散**涂傅方：

川大黄半两　槟榔半两　川芒消半两　黄连半两，去须　黄蘗半两　雄黄半两，细研　赤小豆半两

右件药捣罗为末，用蜜水调涂患处，日三上。

治小儿身上毒肿，肉色赤热，宜用贴熁方：

消石半两　川大黄半两　菉豆半两

右件药捣细罗为散，每使时量肿大小，取莙荙根研汁调涂肿上。如有头，即以膏药当心贴之，四畔使散熁之。若无莙荙，用鸡子白，或以车前根叶代之。

治小儿热毒肿，忽发头项胸背，发即封之，不成脓，方：

生地黄一升，切　豆豉三两　川芒消五两

右件药都捣令熟，以傅肿上厚二分已来，日六七度傅之效。

治小儿一切毒肿方：

川朴消一两　川大黄一两

右件药捣细罗为散，每用冷水调涂于肿处，干即更涂，以毒肿消散为度。

又方：

蔓菁根一两，干者　芸薹根一两，干者

右件药捣细罗为散，以鸡子清调涂之。

又方：

商陆一两　芸薹叶一两

右件药捣令烂熟，贴于肿处，频易之效。

治小儿疖诸方

夫小儿肿结，长一寸至二寸，名之为疖。亦[1]似痈热痛，久则脓溃，捏脓血尽便差。亦是风热之气客于皮肤，血气壅结所成。凡痈疖捏脓不尽，而疮口便合，其恶汁在里，虽差，终能更发，皆变成瘘也。

治小儿初生疮疖，五脏壅热，宜服**大黄散**方：

川大黄半两，剉碎，微炒　栀子人一分　黄芩半两　川升麻半两　甘草一分，生用

右件药捣粗罗为散，每服一钱，以水一小盏煎至五分，去滓放温，量儿大小分减服之，以利为度。

治小儿热毒气壅，外攻皮肤生疖，赤肿焮痛，或时烦热，少得睡卧，**犀角圆**方：

犀角屑三分　川升麻半两　黄芩半两　玄参半两　黄耆半两，剉　人参半两，去芦头　皂荚一两，去皮，涂酥炙令黄焦，去子用　坐拏半两　川大黄一分，剉碎，微炒

右件药捣罗为末，炼蜜和捣三五百杵，圆如麻子大，每服以生甘草汤下七圆，量儿大小加减服之。

治小儿虚热，消疮疖，**地黄圆**方：

生干地黄一两　桂心半两　川大黄一两，剉碎，微炒　赤芍药半两　赤茯苓半两　王不留行半两　甘草一分，生用

右件药捣罗为末，炼蜜和圆如菉豆大，每服以热水下七圆，量儿大小加减服之。

治小儿疮疖初生，热气始结，疼痛妨闷，涂之便令内消，**消石散**方：

消石半两　紫檀香半两，剉　甜葶苈一分，生用　莽草一分　川大黄半两　白药一分　白敛半两

右件药捣细罗为散，以浆水和稀稠得所，用竹篦子涂于肿上，干即易之，以热退肿消为度。

治小儿软疖，**乳香膏**方：

乳香半两　腻粉一分　油一两　黄蜡半两　松脂一分　蜜陀僧一分，细研

右件药先取油煎蜡、松脂、乳香洋后，下粉、蜜陀僧调和成膏，看疖大小，摊膏于故帛上贴之。

治小儿软疖，赤肿疼痛不可忍，方：

天灵盖一枚，涂酥炙黄　麻鞋底一只，多年故者，烧

右件药捣细罗为散，每使以油调涂之。

治小儿软疖，虽出脓水，热痛不止，方：

赤小豆四十九粒　乳香半分　腻粉半两

右件药捣细罗为散，先去脓水后，掺散药于疮上，立效。

又方：

右以油麻子炒热，烂嚼傅之。

---

〔1〕亦：原作“不”，义正相反。据《病源》卷50“疖候”改。

治小儿软疖，有脓不穴，宜用此方：

巴豆一粒　豆豉五十粒　葱白一寸

右件药同研令烂，涂在疖上，别以醋面糊封之。

治小儿软疖，立效方：

石灰半两　干姜半两，生用

右件药捣细罗为散，以生油和捏作碗子，罨在疖上，立差。

又方：

百草霜半两　盐花半两　黄蘗一分，剉　乳香一分　寒食面半两

右件药捣细罗为散，每次醋和涂于故帛上，贴之。

又方：

豆豉半两　盐半两　葱白七茎，细切

右件药都捣作饼子，量疮贴之。如疮大，即以大艾炷灸之，效。

又方：

生椒末　面　伏龙肝已上各等分

右件药细研为散，以醋和封之，干即易之效。

又方：

狗头骨炙令黄　芸薹子等分

右件药捣细罗为散，以醋调涂之。

治小儿疮疖焮热，方：

右取半夏末，以水调涂之，干即更涂。

又方：

右以葛蔓烧灰细研，封之。

治小儿疖无头者，方：

右取鼠粘叶烂捣傅之。

又方：

右雀粪细研，水调傅之。

又方：

右以葵子一枚，以水下之，即有头。

治小儿头疮诸方

夫小儿头疮者，由脏腑有热，热气上冲头，而复有风湿乘之，湿热相搏，折于血气而变生疮也。

治小儿头疮，经年不差，**松脂膏方**：

松脂一两半　川大黄一两　苦参一两，剉　黄连一两半，去须　胡粉一两　黄芩一两　水银一两　白矾半两　蛇床子三分

右件药捣罗为末，以腊月猪膏和研水银星尽，以瓷合盛，每使可疮涂之效。

治小儿头上生恶疮，方：

人粪灰半两　狗粪灰半两　猪粪灰半两　皂荚灰半两　香豉半两，炒令微焦　白矾灰半两

右件药捣细罗为散，每使量疮以生油调涂之，日一易，以差为度。

治小儿头疮久不差，恶汁出不断，方：

黄连一两，去须　黄蘗一两，剉　白矾一两，烧灰　蛇床子半两　胡粉三分

右件药捣细罗为散，以熬成猪脂调如膏，日二涂之效。

治小儿头疮及恶疮，方：

香豉二合　麻油二合　臭黄半两　葱白四两，细切

右件药先煎油令熟，入香豉等熬令烟出，熟捣贴于疮上，以物密裹之效。

又方：

黄连一两，去须　吴茱萸半两，生用　腻粉半两　杏人半两，汤浸去皮　麻油一合

右件药捣罗为末，入麻油、杏人同研如膏，每涂药时，先以盐浆水洗了，拭干，涂于疮上，日二用之。

治小儿头疮久不差，**青砂散**方：

水银一分，以少枣肉研令星尽　硫黄一分　狗头骨半两，烧灰　川椒一分，去目　腻粉一分　缩沙一分，去皮　竹叶半两，烧灰

右件药捣细罗为散，研入水银令匀，以生油调涂之，立效。

治小儿头上生恶疮，及痟疮、软疖，并宜傅**胡粉散**方：

胡粉一分　黄连一两，去须　糯米二十一粒　赤小豆十四粒　吴茱萸半分　水银一两，点少水，入胡粉研令星尽

右件药捣罗为末，即以麻油和诸药，调匀涂之。

治小儿赤疮，浑头面及胸上作片，人不识者，宜用**水银膏**方：

水银一两　松脂一两　腻粉一分　土蜂窝一两半　黄蘗一两半，剉　川大黄一两半

右件药除水银、腻粉外，捣罗为末，以炼成猪脂半斤煎成膏，似稀面糊，放冷，取水银、腻粉于掌中，以唾调如青泥后，可入膏中相和搅令匀，涂于疮上，不过三两上差。

治小儿头疮经年不差，差而复发，宜用**雄黄膏**方：

雄黄一两，细研　雌黄一两，细研　黄蘗一两　黄芩一两　姜黄一两　白芷一两　当归一两　木香一两

右件药除雄黄、雌黄外并细剉，用头醋浸一宿，以猪脂一斤煎，候白[1]芷色赤黄，膏成去滓，入水银一两，以唾于掌中研令星尽，入膏内搅令匀，次入雄黄、雌黄等末又搅之，用瓷合盛，每使先以盐浆水洗疮令净，拭干，以膏涂之。

治小儿头疮，**紫草膏**方：

紫草二两，去无色枝、𥼶，捣末　马肠根一两，捣末　杏人一两，汤浸去皮，研　吴茱萸一分，捣碎　雄黄一分，细研　清麻油八两

右件药先以麻油于一净铛内煎，下杏人、茱萸入于铛中，徐徐煎三两沸即去火，以生绢滤去滓，次入紫草、马肠草等末又煎五七沸，再滤去滓，看膏稀稠得所，入雄黄末搅令匀，用瓷合盛，每用先以盐浆水洗疮令净，拭干，以膏涂之效。

治小儿头疮久不差，痒不生痂，**藜芦膏**方：

藜芦二两　黄连二两，去须　白矾五两，烧令汁尽　雄黄二两，细研　黄芩二两　松脂二两

---

〔1〕白：原误作“匀”。据方中有“白芷”一药改。

右件药除雄黄、松脂外，并捣罗为末，以猪脂一斤入铫子内熬令消，绵滤过，入药末煎稀稠得所，入雄黄、松脂搅令匀，膏成以瓷合盛，每用先以桐树白皮、天麻、甘草各一两煎水汤，放温洗疮令净，拭干，以膏傅疮。

治小儿遍头生疮，**水银膏**方：

水银一两　胡粉二两，入少水与水银同研令星尽　松脂二两，细研　猪脂三两

右件药先煎猪脂令消，去滓下松脂，次下水银、胡粉，不住手以柳枝子搅令匀，膏成去火，倾在瓷合内，净洗干拭，涂疮上，日二用之。

治小儿头疮，及白秃疮，**鸡子膏**方：

新鸡子七枚，去壳　腻粉半两　麝香一分，细研　妇人油头发一团如鸡子大

右件药先将鸡子入铫子内熬，次下发令消，以绵滤过，入腻粉、麝香搅令匀，以瓷合盛，每用先洗净，拭干涂之。

治小儿头疮出脓水，差而复发，**黄连散**方：

黄连五两，去须　水银二两　乌贼鱼骨二两，烧令赤色

右件药除水银外，捣细罗为散，别用白敛末一两半，入少水与水银同研星尽，与前药末相和研令匀，每使先以桃叶汤洗疮令净，拭干，以药傅于疮上。

又方：

豆豉一两，炒微焦　皂荚一梃，长三寸许，烧为灰　鳖甲一两，烧灰　腻粉一分

右件药捣细罗为散，每使以生油调涂上，立效。

又方：

杏核一百枚，烧为灰　腻粉一分

右件药细研为散，每使以生油调涂之。

又方：

水银半两　黄连末，一两　胡粉半两

右件药相和，入少水研水银星尽，以生油调涂之。

治小儿头疮久不差，方：

梁上尘五合　青矾半[1]分

右件药细研为散，每使以生油调涂之。

治小儿头疮，昼开出脓，夜即复合者，宜用此方：

大附子一枚，去皮脐，捣罗为末　鲫鱼一枚，长四寸者

右件药将附子末入鲫鱼肚中，于炭火上炙令焦，细研傅疮上，更烂捣蒜于上封之，甚良。

又方：

乱发一团，如梨大　鸡子黄五枚

右件药相和，入铫子中以炭火熬令发消，以绵滤过，用瓷合盛，涂于疮上。

又方：

右以马蹄烧灰细研，以生油调涂之。

又方：

右以露蜂房烧灰细研，以腊月猪脂调涂之。

---

〔1〕 半：原作“三”。据《类聚》卷242引同方改。

又方：

右以黑豆一合炒令存性，捣罗为末，以水调涂之。

治小儿头疮，积年不差，方：

右取槟榔水磨，以纸衬晒干，以生油调涂之。

又方：

右鸡子壳烧灰细研，以腊月猪脂和涂之效。鸡粪炒为末，傅之亦佳。

又方：

右乌梅肉烧灰细研，以生油调涂之。

又方：

右吴茱萸炒令焦，细研，入腻粉，以猪脂调涂之。

又方：

右以虎脂傅疮上差。

又方：

右以菖蒲末，生油调涂之。

治小儿头疮及恶疮，及浸淫疮，并宜此方：

右取生油麻，嚼傅之效。

治小儿头面身体生疮诸方

夫小儿脏腑热盛，气冲发皮肤，而外有风湿折之，与血气相搏则生疮，其状初赤起瘖瘟，后乃生脓汁。或差或发，或生身体，或生头面，随处皆有也。

治小儿头面身体生赤疮，湿痒，黄水不止，宜傅**漏芦散**方：

漏芦一分　当归一分，剉，微炒　黄蘗一分，剉　黄连一分，去须　五倍子一两，烧令烟尽　麝香一分，细研　腻粉二钱，研入

右件药捣细罗为散，入研了药更研令匀，每用时先暖盐浆水洗疮令净，拭干，以生油调稀稠得所，涂于疮上。如已干处，即不再涂，余湿赤处，即更涂之，以干差为度。涂药后，未得洗之。

治小儿头面身体生热疮，**黄连散**方：

黄连一两，去须　蛇床子二两，微炒　黄蘗二两，剉　胡粉半两，炒令黄色

右件药捣细罗为散，若头上身上生疮，以生油调如泥，涂之。若面上生疮，以猪脂和涂之。

治小儿头面风疮，及身上或如麻豆，多痒，**吴茱萸散**方：

吴茱萸半两，微炒　赤小豆半两　熏黄半两，研入　鸽粪半两，微炒　白矾灰半两　葶苈子一分，微炒　皂荚一分，烧灰　漏芦一分

右件药捣细罗为散，以生油旋调涂疮上，以差为度。

治小儿头面身体卒生恶疮，**胡粉散**方：

胡粉一两，炒令黄色　水银一分，入少水并胡粉研令星尽　黄连末一两

右件药都研令匀，以猪脂调涂之。

治小儿头面身体生疮，热痛，**黄蘗散**方：

黄蘗一两，剉　水银半两　苦参三两，剉　黄连一两，去须

右件药捣罗为散，以猪脂和搅乳入，研水银星尽，每使先用泔清洗疮令净，拭干傅之，日三上效。

治小儿头面身体生疮，累医未效，宜用此方贴之。

吴茱萸半两，微炒　川大黄一两　腻粉一分　麝香一分，细研　龙胆一两，去芦头

右件药捣细罗为散，以生油调，可疮涂，日二用之。

治小儿头面及身体生疮，久不差，瘙痒，**杀虫芜荑散**方：

芜荑三分，微炒　葶苈子一两，微炒　白矾一两，烧令汁尽　吴茱萸半两，微炒

右件药捣细罗为散，以生油调，可疮涂，日二用之。

治小儿头面身体生疮，皮肤赤焮瘙痒，**雄黄散**方：

雄黄三分，细研　白矾半两，烧令汁尽　井盐一分　莽草半两

右件药捣细罗为散，以生油调，可疮涂，日三用之。

治小儿头面身体生疮，久不差，**胡粉膏**方：

胡粉一两　水银一两，与胡粉相和，点少许水研星尽　白松脂一两　猪脂二两

右件药先将松脂、猪脂入铛中煎成膏，以绵滤过，入水银、胡粉搅令匀，日二涂之差。

治小儿头面身体皆生热疮，**黄连散**方：

黄连一两，去须　黄蘗一两，剉　胡粉一两　苦参二两，剉　水银一两，与胡粉相和，点水少许研令星尽

右件药捣细罗为散，入水银、胡粉研匀。如疮在面上，以面脂和涂之。如在头及身上，以生油和涂之。

治小儿头面身体生疮，**洗浴大黄汤**方：

川大黄二两　苦参二两　蛇床子四两　赤芍药三两　黄连三两，去须　黄芩三两　黄蘗五两　菝葜一斤

右件药细剉和匀，每用三两，以水五升煮三十沸，去滓，看冷热洗浴疮上。

治小儿头面身体生疮，久不差，宜用**洗浴苦参汤**方：

苦参三两　地榆五两　黄连五两，去须　独活五两　艾叶五两　竹叶二两　王不留行三两

右件药细剉和匀，每用三两，以水五升煮取三升，去滓，看冷暖洗浴疮上。

治小儿头面身体生疮，出黄脓水，宜用**洗浴黄连汤**方：

黄连二两，去须　甘草二两　苦参五两　柳枝并叶一握

右件药细剉和匀，每用三两，以水五升煮至三升，去滓，看冷热洗浴即愈。

治小儿头面身体生疮，黄水出，**黄连散**方：

黄连一两，去须　胡粉三分　甘草三分，剉

右件药捣细罗为散，以腊月猪脂和如膏，涂于故帛上贴，日二换之。

又方：

豆豉一合，炒令焦　黄蘗一两，剉

右件药捣细罗为散，每用先以热灰汁洗疮令净，拭干傅之。

治小儿头面身体生疮，**黑豆散**方：

黑豆二两　大麻人二两

右件药捣粗罗为散，着竹筒内，横插热灰火中，以铜器承受，当有汁出，收之令汁尽，便涂疮，即愈。

又方：

榆白皮一两，炙令焦，剉

右捣细罗为散，以醋和涂之，以绵覆上，虫出为度。

又方：

黄黍米一升，炒令黑焦

右捣细罗为散，以蜜水和涂之。

又方：

赤地利半两

右捣罗为末，以水浸栀子浓汁，调涂之。

又方：

右腻粉以葱汁和涂之。

又方：

菟丝子二两，捣令碎

右以水五升，煎取三升去滓，看冷暖洗。

治小儿头面身体生疮，赤肿焮痛，宜此洗浴方：

地榆八两

右细剉，以水一斗，煮至五升去滓，适寒温洗浴疮，日三上效。

治小儿头面身体有恶气，数起生疮，方：

右取豆豉炒令焦，捣罗为末，每用先煮桃叶汤洗令净，拭干傅之。

治小儿头面身体生疮，肉突出，方：

右取乌梅肉微炒，捣罗为末，傅疮上效。

治小儿紧唇诸方

夫脾与胃合为足阳明，其经脉起鼻，环于唇，其支脉入络于脾。脾胃有热气，则发于唇生疮。而重被风邪寒湿之气搏于疮，则微肿湿烂，或冷或热，乍差乍发，积月累年，谓之紧唇，亦名沸唇也。

治小儿紧唇，是五脏热毒气上冲，唇肿反粗是也，宜用**黄连散**方：

黄连半两，去须　黄蘖半两，剉　甘草半两，生剉　寒水石半两　槟榔一分

右件药捣细罗为散，炼蜜调涂于唇上，一日两三度换之。

又方：

右捣刺蓟取汁煎令浓，先以物揩唇上血，即涂之。

又方：

右烂嚼泽兰心，安唇上良。

又方：

右以葵根烧灰为末，以酥调封之。

又方：

右烧自死蝼蛄灰细研，水调傅之。

又方：

右炙松脂贴之。

又方：

右烧乌蛇灰细研，酥调傅之。

又方：

右干蛴螬烧灰细研，以猪脂和，临卧涂之差。

又方：

右烧鳖甲令烟尽，细研，酥调傅之。

又方：

右烧乱发、蜂房、六畜毛作灰细研，以猪脂和傅之。

治小儿唇疮诸方

夫脾与胃合足阳明之经，胃之脉也。其经起于鼻，环于唇，其支脉入络于脾。脾胃有热气发于唇，则唇生疮也。

治小儿唇边生疮，经年不差，方：

右以蓝叶，布绞取汁洗之，日二上，不过三日差。

治小儿唇口吻生疮，方：

右以新瓦捣罗为末，以生油调涂之。

又方：

右烧鸡屎白作末以傅之，有涎易之。

治小儿唇肿生疮，及口中生白疮欲烂，方：

右于清旦取桑树白皮中汁，涂之效。

治小儿唇口卒生疮，或痛痒，方：

黄蘗末

右用浓煎蔷薇根汁调涂之，立效。

治小儿口疮诸方

夫小儿口疮者，由血气盛，兼将养过温，若心有热熏于上焦，故口生疮也。

治小儿口疮，多睡[1]吐乳，**龙胆圆**方：

龙胆一分，去芦头　川大黄一分，剉碎，微炒　人参半两，去芦头　栀子人半两　川朴消半两　茵陈一分　郁李人半两，汤浸，去皮微炒

右件药捣罗为末，炼蜜和圆如菉豆大，一二岁儿以温水研下三圆，看儿稍大，临时加之。

治小儿口疮，心热烦闷，**黄连散**方：

黄连三分，去须　大青三分　川升麻三分　桑根白皮半两，剉　甘草半两，炒微赤，剉

右件药捣粗罗为散，每服一钱，以水一小盏，煎至五分，去滓放温，量儿大小分减服之。若与奶母服，即加栀子、黄芩各半两，每服三钱，以水一中盏，煎至六分，去滓，每于食后温服。

---

〔1〕 睡：《正误》："'睡'，疑'唾'之讹。"无旁证，姑仍其旧。

治小儿口疮烂痛，不问赤白，或生腮颔间，或生齿断上，**雄黄散**方：

雄黄一分，细研　消石一分　蚺蛇胆一分　黄连一分，去须　石盐一分　苦参一分，剉　朱砂一分，细研　鸡屎矾半分　麝香一钱，细研

右件药捣细罗为散，都研令匀，日可三五度涂之。

治小儿久患口疮不差，宜用此方：

虾蟆半两，涂酥炙微黄　白矾灰一分　笋灰半两　黄蘗一分，剉　黄连一分，去须　川升麻一分　蜗牛子三七枚，去壳微炒　晚蚕蛾一分，微炒

右件药捣细罗为散，每取少许，以白蜜和如膏，涂于疮上，日三用之。

治小儿口疮多时，气臭，生虫子，**升麻散**方：

川升麻一分　黄芩一分　藁本一分　甘草一分，生用　生干地黄一分　五倍子一分　皂荚半两　诃梨勒皮半两　夏枯草半两，已上三味烧灰

右件药捣细罗为散，候儿睡时即干掺于疮上，神效。

治小儿口疮，**铅丹膏**方：

铅丹一分　铅霜半分　蛤粉半钱　晚蚕蛾半钱，微炒　麝香一钱

右件药研令极细，用蜜二两熬成膏，每上取膏半钱涂在口中。

又方：

麝香一分　朱砂半分　胡桐律二分　黄蘗一分　晚蚕蛾一分，微炒

右件药都细研为散，每夜临卧时于疮上薄贴〔1〕之，不过三夜差。

治小儿一切口疮，止疼痛，方：

没石子三分，微火〔2〕炙令虚胀〔3〕　甘草一分

右件药捣细罗为散，每于疮上薄掺，盖令遍。

治小儿口疮肿痛，方：

蟾酥半钱　石胆半钱　黄蘗三钱，末

右件药细研令匀，炼蜜和圆如皂荚子大，每夜以水化一圆如饧相似，以篦子抹在口中，每夜一两上，不过两夜差。

又方：

麝香半分，细研　蜜半两　黄丹一分　生地黄汁一合

右件药先以蜜、地黄汁、黄丹同入铫子内，以慢火熬令紫色，次下麝香匀搅候冷，日三度涂于疮上。

又方：

铜绿一钱，细研　白芷末半两

右件药相和研匀，日三度掺贴于疮上。

治小儿百日已上，二三岁已来，患口疮，宜傅**晚蚕蛾散**方：

晚蚕蛾一分，微炒　麝香半分

右件药都细研为散，每用少许掺于疮上，日再用之。

---

〔1〕贴：原脱。据《幼幼新书》卷34“口疮第一”、《普济方》卷365引同方补。

〔2〕火：原作“炙”。据《幼幼新书》卷34“口疮第一”、《普济方》卷365引同方改。

〔3〕胀：原作“服”，《普济方》卷365所引同。《幼幼新书》卷34“口疮第一”作“胀”，义长，因改。《正误》疑为“脆”字，别无旁证。

治小儿口疮赤烂，**石胆散**方：

石胆半钱　蚺[1]蛇胆一分　龙脑一分

右件药同细研为散，每用少许涂于疮上，日三用之，以差为度。

又方：

腻粉一钱　黄蘗末半两

右件药相和令匀，薄薄掺涂之。

治小儿燕口生疮诸方

夫小儿燕口生疮者，因脾胃有客热，热气熏发于口，两吻生疮白色，如燕子之吻，故名为燕口疮也。

治小儿燕口生疮，**胡粉散**方：

胡粉一分，炒令黄　黄连半两，末

右件药细研令匀，傅于疮上。

治小儿燕口及重舌，并生热疮，方：

柘树根一握，洗去土，剉

右以水煎浓汁，去滓，更煎令稠，日三四上以涂之。

又方：

鸡胵黄皮烧为灰

右研为末，以乳汁调半钱服之，日三服。

治小儿燕口及口内生疮，方：

羖羊髭烧灰

右研为末，以腊月猪脂和，日三四上涂之效。

又方：

黄连一两，去须

右捣罗为末，用蜜调，蒸一炊久，旋旋与儿吃。

治小儿燕口，两吻生疮，方：

乱发烧灰，细研

右以猪脂和傅之。

治小儿月蚀疮诸方

夫小儿耳鼻口间生疮者，世谓之月蚀疮，其疮随月生死，因以为名也。世云小儿见月初生，以手指指[2]之，则令耳下生疮，故呼为月蚀疮也。

治小儿月蚀疮，生在两耳上，出脓水不止，宜傅**水银膏**方：

水银二两　胡粉一两，点少水，与水银同研令星尽　黄连二两，去须，研罗为末　松脂一两

---

〔1〕 蚺：原脱。据《幼幼新书》卷34“口疮第一”、《普济方》卷365引同方补。

〔2〕 指：原脱。据《病源》卷50“月食疮候”补。

右件药入乳钵内，研令匀以粉疮上。疮若干，用炼成猪脂和如膏，每用先以盐汤洗疮令净，拭干，然后涂之。

治小儿月蚀疮，立效方：

败鼓皮一两，烧灰　虾蟆一枚，烧灰

右件药细研为散，以炼成猪脂和如膏，涂之。

治小儿月蚀疮，久不差，**斑猫散**方：

斑猫半分，以糯米同炒微黄，去翅足　硫黄半两，细研　蕳茹半两

右件药捣细罗为散，重入乳钵内同研如粉，贴于疮上即差。或疮干，即以猪脂和涂之。

又方：

干蟾一枚，五月五日者，烧灰　硫黄一两，细研　白矾二两，烧令汁尽

右件药同细研为散，用傅疮上。

治小儿月蚀疮，**吴茱萸根散**方：

吴茱萸根　地榆根　蔷薇根各半两

右件药都剉，捣细罗为散，每用先以温盐水洗疮令净，拭干傅之。

又方：

青蜓一枚　母猪蹄甲一枚　救月杖三分

右件药烧为灰，细研为散，以蜜水和涂。

又方：

虎头骨一两

右捣细罗为散，以猪脂一升煎令黄色，膏成倾于不津器中，候冷即涂之。

又方：

右以小麦蘖捣罗为末，傅之。

又方：

右以黄连捣罗为末，傅之。

又方：

右地龙粪烧令赤，研如粉，以猪脂和如膏，傅之。

又方：

右胡粉和土[1]等分研如粉，傅之。

又方：

右虾蟆烧灰细研，以猪脂和傅之。

又方：

右败鼓皮烧灰细研，以猪脂和傅之。

治小儿瘰疬诸方

夫小儿身体生热疮，久不差者，必生瘰疬。其状作结核在皮肉间，三两个相连累[2]也。

---

〔1〕 土：原作“上”。据《类聚》卷248引同方改。

〔2〕 累：原作“瘰”。据《病源》卷50“瘰疬候”改。

是风邪搏于血气，焮结所生也。

治小儿瘰疬，焮肿疼痛，身体壮热，大肠壅滞，小便赤涩，心神烦躁，少得眠卧，**犀角散**方：

犀角屑半两　牛蒡子半两，炒　连翘半两　麝香一分，细研　木通三分，剉　玄参三分　沉香一两　丁香半两　川朴消一两

右件药捣粗罗为散，每服一钱，以水一小盏，煎至五分，去滓，量儿大小，分减[1]温服。

治小儿瘰疬发盛，壮热烦躁，坐卧不安，**木通散**方：

木通一两，剉　大麻人一两　玄参一两　川升麻一两　败酱一两　连翘一两　川大黄一两，剉碎，微炒　川芒消一两　犀角屑一两

右件药捣粗罗为散，每服一钱，以水一小盏，煎至五分，去滓，量儿大小，分减温服，当利下恶物、筋膜为效[2]。

治小儿瘰疬，除根本，**腻粉散**方：

腻粉一分　黄耆一分，剉　糯米三七粒　斑猫二七枚，去翅足，糯米拌炒令黄

右件药捣细罗为散，每服空腹以温酒调下一字，良久吃少许醋汤，病随小便中出。量儿大小加减服之。

治小儿瘰疬不消，**麝香散**方：

麝香一分　鸽粪一两，微炒

右件药细研为散，每服以温酒调下半钱，日二服，量儿大小加减服之。

治小儿瘰疬，发寒热，项颈生结核，肿硬如石，腹胁[3]背里有如坚急不通，**连翘圆**方：

连翘半两　桑根白皮半两，剉　犀角屑半两　白头翁半两　漏芦半两　黄蘗半两，剉　牛蒡子半两，微炒　川大黄一两，剉碎，微炒　秦艽半两，去苗　川升麻半两

右件药捣罗为末，炼蜜和圆如菉豆大，每服以粥饮下五圆，日三服，量儿大小加减服之。

治小儿瘰疬难消，**皂荚圆**方：

皂荚八两，不蚛者，水浸一宿，去黑皮，涂酥炙令黄焦　薄荷五两　荆芥五两　雄黄半两，细研　麝香一分，细研

右件药捣罗为末，都研令匀，用白羊肉四两去筋膜细切，以炼成蜜相和，捣三五百杵，圆如菉豆大，每服以薄荷汤下十圆。量儿大小加减服之。

治小儿肿结久不消散，结成瘰疬，宜服**麝香圆**方：

麝香一分，细研　牛黄一分，细研　蜗牛子一两，炒令微黄　皂荚子一两，炒微黄　皂荚针[4]一两，剉，炙黄　薄荷一两，干者　雄鸽粪一两，微炒

右件药捣罗为末，炼蜜和圆如菉豆大，每服以薄荷汤下七圆，日三服。量儿大小加减服之。

治小儿瘰疬不消，去除根本，**连翘圆**方：

连翘一两　玄参一两　糯米半两　斑猫一分，令炒去翅足　皂荚针半两，炙黄　川大黄半两，剉碎，微炒

---

〔1〕减：原脱，《类聚》卷248所引同。据《幼幼新书》卷36“瘰病第十”引同方补。

〔2〕效：原作“服”。《幼幼新书》卷36“瘰病第十”引作“效”。《普济方》卷405引作“妙”。《正误》云“服”当作“度”。今从《幼幼新书》所引改。

〔3〕胁：原作“肠”。据《幼幼新书》卷36“瘰病第十”、《普济方》卷405引同方改。

〔4〕针：原作“钭”。《正误》：“‘钭’，‘针’之讹。”《幼幼新书》卷36“瘰病第十”作“针”，因改。

右件药捣罗为末，炼蜜和圆如麻子大，每于空心以生姜汤下二圆，当利下恶物为度，后吃粥一日补之。

治小儿瘰疬，**内消蜗牛圆**方：

蜗牛子一百二十枚，活者，去壳　薄荷末，二两　丁香末，半两

右件药入乳钵内同研，为圆如菉豆大，每日空心以薄荷汤下五圆，晚再服。量儿大小加减服之。

治小儿脑热，结瘰疬，连两耳肿痛，身体寒热，坐卧不安，宜用**玄参膏**方：

玄参一两　紫葛一两，剉　黄蘗一两　川大黄一两　木香一两　卷柏一两　川芒消一两　紫檀香一两

右件药捣罗为末，以鸡子白和稀稠得所[1]，涂于肿上。若疮肿破时，则去却芒消涂之。

治小儿瘰疬已结成，外贴令自出，方：

水银一分，手心内用津研如泥　粉霜一分　砒霜一分　燕子粪一分　斑猫一分，用糯米同炒令黄，去翅足用

右件药细研令匀，用腊月猪脂和，稀稠得所，取一小豆大，安在疬子上，以消肿膏药封之，六七日当有穴脓水，半月日其疬子自出，后以生肌膏贴之取差。

治小儿瘰疬成疮，有脓水，**生肌散**方：

颗盐一分　黄丹半两　黄蘗一分，剉　白矾一分，已上三味以瓷瓶盛，大火烧令通赤，细研用　白敛一分　腻粉一分

右件药捣细罗为散，都研令匀，每贴时先用温盐浆水洗疮令净，拭干，看疮口大小贴，日二度用之。

治小儿瘰疬，**五香膏**方：

沉香半两　煎香半两　木香半两　丁香半两　麝香半分，细研　熊胆一分　卢会一分　黄丹二两　黄蜡二两　乱发一两　油半斤

右件药细剉，先以慢火煎油令沸，下乱发煎令消，即下诸药煎三上三下，以绵滤去滓，下黄蜡，次下黄丹、麝香搅令匀，膏成以瓷合盛，每使先以米泔洗，拭干，以膏摊于故帛上贴之。

治小儿瘰疬穴后，宜用**生肌膏**方：

黄丹半两　杏人一两，汤浸去皮　蛇蜕皮一条　黄蜡半两　乱发一两　菜子油六两　皂荚三寸，水浸，去黑皮子

右件药先取杏人、蛇皮、皂荚捣碎，后以菜油于铫子中煎乱发令消，次下杏人等三味同煎三上三下，以绵滤去滓，下黄蜡，次下黄丹，以柳木篦子不住手搅令匀，候膏成以瓷器盛，于故帛上涂贴之。

治小儿瘰疬不穴，宜贴**斑猫膏**方：

斑猫二枚，去翅足　松脂三两　巴豆十枚，去皮心，以浆水煮过，与斑猫研令细　雄雀粪一两，为末

右件药先取松脂入铫子内熔化，入斑猫、巴豆熬成膏，捏作饼子，热贴在瘰疬上候穴，用生肌膏贴之，日再换，差为度。

治小儿瘰疬穿溃，脓水不止，**蜜陀僧散**方：

蜜陀僧二两　胡粉一两　熊胆一两　卢会一两　白及一两　白敛一两

---

〔1〕所：原作“用”。据《幼幼新书》卷36“瘰病第十”、《普济方》卷405引同方改。

右件药捣细罗为散，傅疮口内效。

治小儿瘰疬肿硬，**皂荚刺散**方：

皂荚刺一斤

右于盆中烧，候火盛时，取牛蒡子半升撒于火中，与皂荚刺都成灰为度，待冷收之，捣细罗为散，每服以井华水调下一钱，日三服，三五日内必有恶物下如胶饧状，下尽，即永断根本。

治小儿瘰疬结硬，令内消方：

腻粉半两　鸡子三枚，取白用

右件药调如稀面糊，以文火炒之，用火箸急搅，勿令粘着铫子，候焦黑色即住，入上好朱砂半两同研如面，每服以粥饮调下半钱，五更与服，良久腹痛，便泻出病根枣核之状。如未差，即隔日再服之。若已成疮者，宜用后散贴之。

又方：

毒蛇皮三条　吴茱萸半合

右件药烧为灰细研，以生油和涂之，须用帛子遮药气，不得冲眼，切须忌之。

治小儿瘰疬，结核肿硬，欲令穴，**硇砂圆**方：

硇砂一分　砒黄一分

右件药同研令细，以糯米饮和圆如小麦粒大，先烙破，内一圆，五日内其疬子当坏烂自出，后用生肌膏贴之。

治小儿瘰疬，**蜗牛散**方：

蜗牛壳一两　真牛乳半升

右件药入铫子中于慢火上熬令乳尽，取蜗牛壳研如粉，入大黄末一分更研令细，每服以皂荚子人汤调下半钱，大小便中利出恶物即差。

又方：

皂荚子四十九枚

右用手指许大竹筒，安得皂荚子者，坐在竹筒中，紧塞竹筒口，投在溷坑中浸四十九日，取出净洗曝干，捣细罗为散，每服以粥饮调下半钱，日三服。量儿大小加减服之。

又方：

白花蛇五两，以酥涂炙令黄焦色

右捣细罗为散，每服以粥饮调下半钱，日三服。量儿大小以意加减。

又方：

右白僵蚕炒，捣细罗为散，每服以温水调下半钱，日三服。量儿大小以意加减。

治小儿恶核诸方

夫小儿恶核者，是风毒气与血气相搏，结成核生颈边，又遇风寒所折，遂不消不溃，名为恶核也。

治小儿风热，项边生恶核，寒热肿痛，**五香散**方：

木香一分　麝香一分，细研　熏陆香一分〔1〕　沉香半两　鸡舌香一分　黄芩半两　麻黄一分，去

---

〔1〕一分：原脱。据《幼幼新书》卷36“恶核第七”引同方补。

根节 连翘半两 海藻一分，洗去咸味 射干一分 川升麻半两 枳实半两，麸炒微黄 川大黄一两，剉碎，微炒

右件药捣粗罗为散，每服一钱，以水一小盏，煎至五分，去滓，入竹沥半合，更煎一两沸，量儿大小，分减温服。

治小儿风热，项腋下有恶核不消，大便多秘，心神烦热，**丹参散**方：

丹参半两 露蜂房一分，微炙 川升麻半两 防风半两，去芦头 连翘半两 黄耆半两，剉 川大黄半两，剉碎，微炒 甘草半两，炙微赤，剉 牛蒡子半两，微炒 枳壳三分，麸炒

右件药捣粗罗为散，每服一钱，以水一小盏煎至五分，去滓放温，量儿大小分减服之。

治小儿项生恶核，壮热不止，**升麻散**方：

川升麻半两 射干半两 连翘半两 犀角屑半两 川大黄半两，剉碎，微炒 川朴消半两

右件药捣粗罗为散，每服一钱，以水一小盏煎至五分，去滓放温，量儿大小分减服之。

治小儿忽寒热，项颈生恶核，肩背拘急，**连翘圆**方：

连翘三分 海藻半两，洗去咸味 榆白皮半两，剉 牡丹半两 桂心半两 白头翁半两 防风半两，去芦头 黄蘗半两，剉 香豉半两 独活半两 秦艽半两，去苗

右件药捣罗为末，炼蜜和圆如麻子大，每服以温水下五圆，日三服。量儿大小以意加减。

治小儿胸间积热毒风气不散，连项生恶核，烦热不已，**玄参圆**方：

玄参半两 汉防己半两 羌活半两 川大黄一两，剉碎，微炒 木香半两 栀子人半两 赤芍药半两 连翘三分 川升麻半两 牛蒡子半两，微炒

右件药捣罗为末，炼蜜和圆如菉豆大，每服以粥饮下五圆，日三服。量儿大小加减服之。

治小儿热毒风肿，生恶核，令内消，**赤小豆散**方：

赤小豆半两 猪牙皂荚半两 消石半两 黄药半两 川大黄一两，剉碎，微炒 木鳖子半两

右件药捣细罗为散，用鸡子清调涂，日三四用之。

治小儿恶疮诸方

夫小儿身体生疮者，皆是脏热，热渐冲于外，外有风湿相搏所生。而风湿之气，有〔1〕挟热毒者，其疮则痒肿焮痛，久不差者，故名恶疮也。

治小儿恶疮久不差，并瘘疮及疥癣等，并宜涂**雄黄膏**方：

雄黄一两，细研 蔄茹一两 蛇床子一两 礜石一两，剉捣为末 水银半两，于手心内以津研如泥 黄连一两，去须

右件药捣罗为末，与水银相和，以腊月猪脂同研如膏，于瓷合中盛，每用先以泔清洗疮令净，拭干后涂疮上，仍以黄蘗末用绵揾扑之，令不污衣，日三两度用之。

治小儿恶疮，人不识者，宜傅**雌黄散**方：

雌黄半两，细研 赤小豆半两 胡粉半两，研入 吴茱萸半两，生用 黄连半两，去须 黄蘗半两，剉 干姜半两，生用 蛇床子半两 腻粉半两，研入

右件药捣罗为末，以生油旋调如面脂，涂于疮上，每用先以槐枝汤洗疮令净，拭干，然后傅药。

---

〔1〕 有：原脱。据《病源》卷50“恶疮候”补。

治小儿恶疮久不差，**藺茹散**方：

藺茹一两　桑螵蛸一两　地龙一两　乳香一两　黄丹一两　黄蘗一两，细研　麝香细研　糯米粉　腻粉各一分

右件药捣细罗为散，每使不食井水和砂糖调药傅之。

治小儿恶疮，一身如麻豆，带脓，乍痛乍痒，烦热，宜用此方：

甘草三分，剉　赤芍药三分　白敛二分　黄芩三分　黄连半两，去须　黄蘗半两，剉

右件药捣细罗为散，用白蜜和如膏，涂于疮上，日再用。亦可作汤洗之佳。

治小儿恶疮，**神水膏**方：

蜜陀僧半分，细研　菰䓘根半分　淀花半分　丁香半分　附子半分，去皮脐　麝香半分，细研　莨菪子半合，水淘去浮者　皂荚一梃，去皮子　防风半分，去芦头　朱砂半分，细研　土花消一分　沙参半分，去芦头　人参半分，去芦头　芎䓖半分　龙骨半分　槟榔半分　桂心半分　清麻油一斤　黄蜡一两

右件药捣罗为末，先取油入铛中，下诸药末以慢火煎三两沸，后下黄蜡令消，次下麝香搅令匀，膏成以瓷合中盛。但小儿疮不识者，涂于故帛上贴之，不过三五上，去除根本。

治小儿恶疮，焮肿疼痛，**黄连膏**方：

黄连末一两　硫黄一分，细研　腻粉一分　松脂一两　腊月猪脂一两

右件药先取猪脂入铫子内，以慢火煎令化，去滓，次下松脂候熔，次下黄连等末，以柳木篦子不住手搅令匀，候膏成以瓷合盛。涂于疮上，日三用之。

治小儿诸般恶疮及软疖，未穴，作脓，攻刺疼痛不可忍，**走马膏**方：

坐拏一两　黄蘗一两，剉　甘草半两，剉　木鳖子人半两　白狗粪半两　菉豆一两　石榴皮一两

右件药捣罗为末，每使取牛蒡根捣取自然汁调药末，涂于疮疖上，日三换之。如已破，即不用贴此药。

治小儿恶疮，**淋洗大黄汤**方：

川大黄　黄连去须　黄芩　泽兰　白矾研　石南已上各一两　戎盐一分，研　蛇床子三分

右件药细剉和匀，每用二两，以水三大盏，煮至二盏去滓，适寒温洗淋患处，日三用之。

治小儿恶疮，方：

水银一两　黄连一两，去须，为末　胡粉一两

右件药入乳钵内，点少蜜研令水银星尽为度，傅于疮上，立效。

又方：

腻粉三分　黄连三分，去须　蛇床子三分

右件药捣细罗为散，每使时先以温盐汤洗疮令净，拭干，以生油调涂之，不过三五上永差。

又方：

楸树叶一两，干者　干漆一分，捣碎，炒令烟尽

右件药捣细罗为散，以大麻油调涂，日三用之。

又方：

藜芦一两，去芦头，烧为灰　虎头骨一两，烧灰

右件药细研为散，以腊月猪脂调涂，日三用之。

治小儿恶疮，及沙虱，水弩，甲疽，凡是恶疮，并宜用此方：

蜣螂十枚，端午日收者佳

右件药捣罗为末，以生油调傅之，立效。

治小儿卒得恶疮，不可名识，宜用此方：

淡竹叶二两，烧为灰

右细研，以鸡子黄调涂之。

又方：

右蛇蜕皮烧灰细研，以腊月猪脂和涂。

又方：

右马骨烧灰细研，以腊月猪脂和涂之。

又方：

右鸡子壳烧灰细研，以腊月猪脂和涂。

又方：

右头垢腻以腊月猪脂和涂之。

又方：

右豆豉炒令焦，细研傅疮，不过三上效。

治小儿瘘疮诸〔1〕方

夫小儿瘘疮者，由寒热邪气客于经络，使气血否涩。初生作细瘰疬，形或如梅李核，或如箭簳，或圆或长，长者至五六分，不过一寸，或一，或二三相连，时发寒热，溃脓血不止者，谓之瘘也。是五脏六腑之气不和，致血气不足，而受寒热邪气所为也。然瘘者，有鼠瘘、蝼蛄瘘、蚯蚓瘘、蛴螬等瘘，今各以一方治疗之也。

治小儿一切瘘，出脓水，项强头痛，四肢寒热，宜服**赤小豆散**方：

赤小豆一合，炒熟　白敛一分　露蜂房一两，烧灰　蛇蜕皮二尺，烧灰

右件药捣细罗为散，每服以粥饮调下半钱，量儿大小加减服之。

治小儿久瘘，移易三数处，皆生疮孔者，宜傅**夜明沙散**方：

夜明沙一两　白僵蚕半两　雄蚕蛾半两　乳香半两　腊面茶半两

右件药捣细罗为散，傅于疮上，以差效。

治小儿诸般瘘疮，久不差，宜傅**乌蛇散**方：

乌蛇肉三分，炒令黄　蒺藜子三分　曲头棘针半两　马齿苋三分，墙上者　乱发半两，烧灰　雄黄一分，细研　绯帛半两，烧灰

右件药捣细罗为散，以酒调，内疮孔中，以差为度。

治小儿诸疮，久不差，作瘘孔，**丹砂膏**方：

丹砂半两，细研　雄黄一两，细研　苦参一两　白矾灰半两，细研　川大黄一两　黄连一两，去须　莽草半两　蔺茹一两

右件药并细剉，用炼了猪脂二升，于铛中煎药候紫色，以绵滤去滓，入丹砂等三味，以柳木篦搅令匀，以瓷合盛。涂于疮上，每日换之。

治小儿诸瘘，穿穴成疮，痛不可忍，方：

〔1〕诸：原脱。排门目录、分目录均有，按本书体例亦应有，故补。

马齿苋一两　槲树白皮三两　麝香三钱，细研　杏人三两，汤浸去皮，炒令微黑，研如膏

右件药除麝香、杏人外细剉，以水五升煎至一升，滤去滓，澄清，入麝香、杏人相和令匀，更煎令稀稠得所，以瓷合盛。每使涂于故帛上贴，日二换之。

又方：

右以牛粪堆上赤菌，一名朝生暮落花，干者，捣罗为末，傅疮上效。

又方：

右以干楸叶捣罗为末，以生油调傅之。

又方：

右以冢中石灰细研傅之。

又方：

右以炼成松脂末填疮孔令满，日三用之效。

又方：

右以霜下瓠花曝干，捣末傅之。

治小儿𤻖疮诸方

夫小儿𤻖疮生于面鼻上，不痒不痛，恒有汁出，汁所流处，随即成疮。亦生身上，小儿多患之。亦是风湿搏于血气，所以不痒不痛，故名𤻖疮也。

治小儿面鼻身生𤻖疮，及近口生湿疮，并赤白疮等，及𤻖气入腹，渐渐羸瘦，方：

白狗粪半两，烧灰　虾蟆半两，烧灰　地龙半两，烧灰　蜗牛壳半两，烧灰　兰香半两，和根烧灰　人粪半两，烧灰　熊胆一分　卢会一分　麝香一分

右件药细研为散，若口中生疮，先以盐浆水净漱口，以绵裹药少许含[1]之。若鼻内生疮，吹少许在鼻中。如鼻外生疮，去痂傅之。𤻖气入腹，以新汲水空心调服半钱。

治小儿𤻖疮，生于身上诸处，宜用此方：

虾蟆一分，烧灰　大麻子一升，内竹筒中烧取膏用　麝香一分　人粪灰一分　盐绿半钱

右件药都细研为散，以麻子膏同研令匀，傅于疮上。若下部，即内药少许，日二度。必须慎口。微有效，即减药。

治小儿口中及诸处生𤻖疮，**鸽粪散**方：

鸽粪一分　人粪灰一分　白矾一分　青黛一分　麝香一分

右件药细研为散，日三上傅之。

治小儿𤻖疮，或生口面，或生身上，宜服**青黛散**方：

青黛一分　人粪半两，烧灰　蜗牛半两，烧灰　麝香一分

右件药细研为散，量儿大小傅之。若鼻内有疮，以散少许吹在鼻内，日三用之。

治小儿头面生𤻖疮，口中臭气，**麝香散**方：

麝香一分　蚺蛇胆一分　黄矾一分，瓜州者　卢会一分

右件药细研为散，先以温水洗疮，后取药一字傅于疮上。口内恶气，贴药一字，日三用之。

---

〔1〕含：原作"合"。据《幼幼新书》卷26"𤻖疮第十二"引同方改。

治小儿身上及口面生疳疮，并诸般疳疾，并宜用**熊胆膏**方：

熊胆一分　蚺蛇胆一分　卢会一分　牛黄一分　麝香半两　龙脑一分

右件药细研为末，以井华水三合和匀，瓷器中盛，于重汤内煮，数添水，可半日，投三五粒糯米煮烂即膏成，仍数以篦子搅药四畔，勿令药干。每取两豆许，渐渐吹鼻中及涂口疮，频使药两日，即停一日，看儿发变青即止。

治小儿身上及口面生疳疮，方：

右取狗粪中米烧灰细研，傅之。

又方：

右马衔虫一枚晒干，捣末傅之。

又方：

右胡粉炒过，以猪脂和涂之，以差为度。

又方：

右羊胆三枚取汁，以浆汁相和涂之。

治小儿热疮诸方

夫小儿热疮者，是诸阳气在表，阳气盛则表热，小儿解脱，腠理开，则为风邪所客，风热相搏，留于皮肤则生疮。初作瘭浆，黄汁出，风多则痒，热多则痛，血气乘之则多脓血，故名热疮也。

治小儿热疮，生于身体，**黄芩散**方：

黄芩三分　川升麻一两　石膏一两　甘草半两，炙微赤，剉　玄参半两　柴胡一两，去苗　川大黄一两，剉碎，微炒

右件药捣粗罗为散，每服一钱，以水一小盏煎至五分，去滓放温，量儿大小分减服之。

治小儿身上生热疮，心躁，皮肤焮疼，**枳壳散**方：

枳壳半两，麸炒微黄，去瓤　甘草半两，炙微赤，剉　黄连半两，去须

右件药捣细罗为散，每服以蜜水调下半钱，量儿大小加减服之。

治小儿热毒疮，**栀子膏**方：

栀子人一两　川升麻一两　犀角屑三分　蛇衔一两　蓝叶切，五合　生地黄二两　黄芩一两

右件药细剉，以猪脂一斤半同入铛内，于微火上煎十余沸，滤去滓，膏成于瓷合中盛，涂于故帛上贴之。

治小儿热疮，黄脓出，**黄芩膏**方：

黄芩一两半　黄蘗三分　栀子人三分　黄连三分，去须　竹叶二两　生地黄二两半　胡粉三分　水银一两，入少水与胡粉同研令星尽　川大黄一两

右件药除水银、胡粉外，并剉如豆大，以新绵裹，用猪脂一斤半入铛内，于慢火上煎十余沸，候药色紫，去绵，以布绞取汁，候凝下水银、胡粉，以柳木篦搅令匀，膏成以瓷合盛，日夜三四度涂之。

又方：

黄蘗一两，剉　白矾一两，烧令汁尽

右件药捣细罗为散，傅于疮上，日三用之。

又方：

黄连半两，去须，为末　腻粉一分

右件药研令匀，以甜菜汁和涂于疮上，日三用之。

又方：

右以豆豉炒干，捣末傅之。

又方：

右以伏龙肝捣末，用鸡子白和涂之。

太平圣惠方卷第九十一 凡三十八门 病源三十八首[1] 方共计三百四十三道

治小儿疥诸方

夫小儿疥，多生于手足指间，染渐生于身体，瘙痒，有脓血汁出。案《九虫论》云：蛲虫多所变化，亦变作疥。其疮里有细虫，亦甚难见。小儿多因乳养之人病疥，而染着小儿也。

治小儿疥瘙痒，搔之成疮，脓血不止，宜用**雄黄膏**方：

雄黄一两，细研　雌黄一两，细研　乌头一枚，去皮脐　松脂一分　乱发一分

右件药除雄黄、雌黄外，以炼成猪脂一斤于铛中煎，下乌头、松脂、乱发等，候乌头色黑，乱发消尽膏成，绵滤去滓，入雄黄、雌黄搅令匀，盛于不津器中，候冷涂疮上，日三用之。

治小儿疥瘙，痒不止，**蛇床子散**方：

蛇床子一分　吴茱萸一分　腻粉一钱　硫黄一分，细研　芜荑一分

右件药捣细罗为散，入硫黄研匀，用油一合，葱一茎，切入油内，煎葱黄黑色，去葱候油

[1] 八首："八"原作"七"，"首"原作"道"。数字据今计方数改。"首"据该书目录体例改。

[2] 瘾：原作"瘾"。《正误》云是"瘾"之讹。因改。

[3] 朱：原作"宋"，据排门目录及正文标题改。

[4] 灶：原脱，排门目录同。据正文标题改。

[5] 身：原脱，据排门目录及正文标题补。

冷，调散涂之。

治小儿疥遍身皆有，痛痒不止，**黄连散**方：

黄连二两，去须　胡粉二两　吴茱萸一两　赤小豆一百粒　水银二两，与胡粉点少水同研星尽

右件药除胡粉、水银外，捣罗为末，入胡粉、水银同研令匀，以腊月猪脂和涂之。亦治病疮。

治小儿疥，及身上热疮并治之，**黄蘗散**方：

黄蘗一两，剉　黄连一两，去须　赤小豆一两　臭黄一两　水银半两　硫黄一两，与水银结为砂子

右件药捣罗为末，与臭黄、水银砂子同研令细，用生油调，日三涂之。

治小儿胎中受风，长后或身体生疥，瘙痒不止，**臭黄膏**方：

臭黄一分　硫黄一分　葱白一茎，细切

右件药研令细，用清油一两入锅子内熬令熟，下少许蜡及葱白，次下硫黄、臭黄搅令匀，膏成以瓷合中盛，旋旋涂之。

治小儿疥及诸般疮，**洗浴苦参汤**方：

苦参半两　丹参半两　苦楝根半两　防风半两，去芦头　蒴藋根三两

右件药细剉和匀，以水一斗煎至五升，滤去滓，于密室中洗浴儿，以故帛拭干，即涂前膏。

治小儿疥，痒不止，方：

硫黄二两　白矾灰四两

右件药细研为散，以乌麻油调如稀面糊，炙疥热，薄涂摩之。

治小儿疥，痒痛不可忍，方：

消石一两

右细研，以生油调如膏，每用时先以泔清洗之，拭干涂之。

又方：

右取羊蹄草根捣末，以猪脂和涂之。

又方：

右用硫黄细研，以醋调涂之。

又方：

右用竹叶烧灰细研，以鸡子白和涂之。

又方：

右取乱发烧灰细研，以猪脂和涂之。

又方：

右捣蛇床子末，以猪脂和涂之。

治小儿癣诸方

夫小儿癣者，由风邪与血气相搏于皮肤之间不散，变生瘾胗，上如粟大，作晕，或斜或圆，侵淫长大，痒痛，搔之有汁，名之为癣。小儿面上生癣，皮如甲错起，干燥，谓之乳癣，言儿饮乳，乳汁渍污儿面，变乃生之。仍以乳汁洗之便差也。

治小儿癣，痒痛不止，**白矾膏**方：

白矾灰一钱　硫黄一钱　腻粉半钱　绿矾半钱　川大黄一分，末

右件药同研为末，以米醋一升熬如黑饧，收于瓷器中，旋取涂之。

治小儿湿癣，**附子散**方：

附子半两，去皮　雄黄一分，细研　白矾一分　吴茱萸半分　米粉半合

右件药捣细为散，每日三度，以绵揾扑。

治小儿癣久不差，**雄黄膏**方：

雄黄细研　多年薤根　白矾　藜芦去芦头　瓜蒂　胡粉各一分　水银三分，与胡粉点少水，同研令星子尽

右件药捣罗为末，入胡粉、水银同研令匀，用猪脂调为膏，轻揩涂之。

治小儿癣，不计干湿，瘙痒不结，**雌黄膏**方：

雌黄半两，细研　黄连半两，去须　蛇床子半两　黄蘗半两，剉　芜荑半两　藜芦半两，去芦头　消石半两　莽草半两　苦参半两，剉　松脂三两　杏人一两，汤浸，去皮，别研如膏

右件药捣细罗为散，以腊月猪脂半斤，和松脂煎令熔，先下杏人，次下诸药搅令匀，煎成膏收于不津器中，用时先以泔清净洗疮，拭干，涂于故帛上贴，日二换之。

又方：

羊蹄根一两　干笋一两，烧灰

右件药捣罗为末，以麻油调涂之。

治小儿久癣方：

独蓄根[1]去土，一把　附子二枚，去皮脐，生用

右件药捣令烂，以好酒和涂之，每涂药时，先以皂荚汤净洗，拭干后用药，日二涂之。

治小儿干癣方：

水银半两　胡粉一分

右件药点少水同研令星尽，以鸡冠血和涂之。

治小儿干湿癣方：

雄黄一分　麝香一钱

右件药细研，用甲煎油调涂之。

又方：

右取干蟾烧灰细研，以猪脂和涂之。

治小儿癣久不差方：

黄矾一两，烧灰

右细研，每用先以水净洗，拭干涂之。

又方：

右取桃树青皮炙黄，捣罗为末，以醋和涂之。

又方：

右以薤根捣醋和涂之。

又方：

右以酱瓣、雀粪相和，研涂之。

---

〔1〕独蓄根：《类聚》卷248引同方亦作此。《普济方》卷407引同方改作“萹蓄根”。按萹蓄乃《本经》药，云可“浸淫疥瘙疽痔，杀三虫”。然萹蓄乃小草本，一般用全草。故独蓄是否萹蓄待考。

又方：

右取羊蹄草根烂捣，以蜜和，绞取汁，先揩破涂之。

又方：

右以楮树白汁涂之。

又方：

右以狗粪烧灰细研，以猪脂和涂之。

又方：

右煎马尿温温洗之。

又方：

右取乱发烧灰细研，以猪脂和涂之。

治小儿病疮诸方

夫小儿病疮者，由风湿搏于血气所成。多着手足节腕间，匝匝然，搔之痒痛，浸淫，呼之为病。以其疮有细虫如病虫故也。

治小儿病疮，及湿癣，**蛇床子散**方：

蛇床子一分　附子一分　雄黄一分，细研　吴茱萸一分　白矾一分　苦参一两

右件药捣细罗为散，傅疮[1]上，日三用之。

治小儿病疮痒痛，**螺壳散**方：

螺壳一两，烂者　乱发半两，烧灰　龙胆末半两　胡粉半两

右件药细研为散，以油脚调涂。

治小儿病疮，及疥癣恶疮，**水银膏**方：

水银一两　白矾一两　蛇床子一两　黄连一两，去须

右件药除水银外捣罗为末，以腊月猪脂七两，入水银和研，以不见水银膏成，傅疮神效。

治小儿湿病疮，方：

胡燕窠一枚，取大宽抱子处，余[2]处不用

右捣细罗为散，每使时先以水煎甘草，入盐少许作汤，温温净洗疮，拭干，以散傅之，三两上便差。若患恶刺，以醋和，用帛裹之，日二易，当愈。

治小儿病疮及疥癣，方：

苦参三两，剉

右件药捣罗为末，以蜜和涂之。

治小儿干病、湿病、疥癣，方：

右取楝根皮，葱白捣如膏，以猪脂和涂之。

治小儿久病疮及疥疮，内黄水汁出，方：

右取羊蹄草根烂捣，以白蜜相和，绞取汁涂之。

---

〔1〕 疮：原作“苍”。《正误》云当作“疮”。详上下文义改。

〔2〕 余：此字漫漶。据《类聚》卷248引同方改。

治小儿病疮方：

右以桃叶烂捣，以醋和傅之。

治小儿白秃疮诸方

夫小儿白秃疮者，由头上白点斑剥，初似癣，而上有白皮屑，久则生痂成疮，遂至遍头，洗刮除[1]其痂，头皮有疮孔如箸头大，里有浓汁出，不痛，而有微痒，里有虫甚细微难见。《九虫论》云：是蛲虫动作而成此疮，乃至自小及长不差，头发秃落，故谓之白秃疮也。

治小儿白秃疮，差而复生，**皂荚散**方：

皂荚二梃，烧灰　黄芩一分　朱砂一分，细研　麝香一分，细研　黄丹一分，微炒　槟榔一分　白及半分　干姜一分，烧灰

右件药捣罗为末，以浓醋脚调涂之，甚者不过三上差。

治小儿白秃疮及诸癣，**松脂膏**方：

松脂半两　天南星一分　川乌头一分，去皮脐　腻粉一分　杏人一两，汤浸去皮，别研如膏　清油二两　黄蜡一两

右件药捣罗为末，先取油蜡入于瓷器内以慢火熔之，后下诸药末和搅令匀，熬三五沸膏成，候冷涂疮上，日再用之。

又方：

芜荑一分　豆豉一分　川椒二十粒，去目

右件药捣如泥，以陈酱汁调涂之。

治小儿白秃疮，痛痒不差，方：

赤桑根一两　桃花一两，三月三日收未开者，阴干

右件药捣细罗为散，以腊月猪脂和如膏，每使时先以桑柴灰汁净洗，拭干涂之，即差。

又方：

细柳枝一握　水银半两，以津研令星尽　皂荚一梃，去皮子

右件药细剉，以醋一升煎令浓，去滓，再熬成膏，下水银搅令匀，以瓷合盛，日二涂之。

治小儿白秃疮，无发苦痒，**野葛膏**方：

野葛末，一两　猪脂一两　羊脂一两

右件药同煎三五沸，搅令匀，滤去滓，盛于瓷器中，候冷涂之，不过三上差。

治小儿白秃疮及疳，头发连根作穗脱落，发不生者，宜涂**黑豆沥**方：

黑豆三合　苣藤子三合　诃梨勒皮一两

右件药捣罗为末，以油水中半，拌令匀，内在竹筒中，用乱发塞口，以煻火烧沥取膏，贮于不津器中，每使时先以米泔皂荚净洗，然后涂之，日二用，十日内发生矣。

又方：

巴豆十枚，去皮心研，纸裹压去油　盐一块，如栗[2]子大　麻油一合

右件药都入乳钵内研如膏，日三度涂之差。

---

〔1〕除：原作"徐"。据《病源》卷50"白秃疮候"改。

〔2〕栗：原作"粟"。《正误》云乃"栗"之讹。据《普济方》卷408引同方改。

治小儿白秃疮，发落苦痒，**黄蘗散方**：

黄蘗末，一两　熏陆香一两

右件药细研，以生麻油调稀稠得所，涂之，干即更涂，不过四五度差。

治小儿白秃疮，发不生，方：

右取蔓菁子、川乌头等分烧灰细研，以生油和涂之。

治小儿白秃发不生，疮有汁出，或无汁，干燥痛，方：

右取鸡子七枚，用黄，以铜器中急火熬令干，细研傅之。

治小儿白秃疮久不差，方：

右取鲫鱼一头重四两者，去肚肠，实填乱发，以湿纸裹烧为灰细研，入雄黄末二钱更研令匀，每用时以泔清净洗疮，拭干，以腊月猪脂调涂之，生油调亦得。

治小儿白秃疮，方：

右取东引楝树枝剉碎，捣罗为末，以猪脂和涂之。

又方：

马肠根一两，剉，微炒　藜芦半两，去芦头，剉炒令焦

右捣罗为末，每用时先以泔清净洗疮，拭干傅之。

又方：

梁上尘五两

右细研，每用时先以皂荚汤温温净洗疮，拭干傅之。

又方：

右用芫花捣末，以腊月猪脂和涂之。

又方：

右以雄鸡粪白细研，以陈酱汁调涂之。

又方：

右以熊脂五两，熔令消，涂之。

又方：

右取瓦青衣细研，以生油调涂之。

又方：

右以醋泔洗头，后淋荞麦灰汁，再洗之。

又方：

右以葵根烧灰细研，傅之。

又方：

右以蛇脱皮烧灰细研，傅之。

又方：

右以大蒜研令烂，傅之。

又方：

右以牛粪涂之。

又方：

右以苦葶苈子微炒，捣如膏傅之。

治小儿风瘙瘾胗诸方

夫小儿风瘙瘾胗者，由汗出解脱衣裳，风入腠理，与血气相搏，结聚相连，遂成瘾胗。风气止在腠理浮浅，其势微，故不肿不痛，但成瘾胗瘙痒也。

治小儿风瘙瘾胗，**麻黄散**方：

麻黄一两，去根节　川升麻一两　葛根一两，剉　射干半两　鸡舌香半两　甘草半两，炙微赤，剉　石膏三分

右件药捣粗罗为散，每服一钱，以水一小盏煎至五分，去滓放温，量儿大小分减服之。

治小儿风瘙瘾胗，壮热心燥，**犀角散**方：

犀角屑三分　川升麻三分　麦门冬三分，去心　白蒺藜三分，微炒去刺　甘草三分，炙微赤，剉

右件药捣粗罗为散，每服一钱，以水一小盏煎至五分，去滓放温，量儿大小分减服之。

治小儿风瘙瘾胗，**黄耆散**方：

黄耆三分，剉　白鲜皮半两　防风一分，去芦头　枳壳一分，麸炒微黄，去瓤　黄芩三分　甘草半两，炙微赤，剉

右件药捣粗罗为散，每服一钱，以水一小盏煎至五分，去滓放温，量儿大小分减服之。

治小儿风瘙瘾胗，痒痛不止，**枳实圆**方：

枳实三分，麸炒微黄　甘菊花半两　蛇床子一分　防风半两，去芦头　天雄一分，炮裂，去皮脐　麻黄半两，去根节　漏芦一分　白薇一分　白蒺藜半两，微炒去刺　浮萍半两，干者

右件药捣罗为末，炼蜜和圆如菉豆大，每服以温水下七圆，量儿大小加减服。

治小儿风瘙瘾胗，**蒴藋汤**浴方：

蒴藋二两　防风　羊桃根　石南　秦艽　川升麻　苦参　茵芋　芫花　蒺藜子　蛇床子　黄矾　枳壳已上各一两

右件药细剉和匀，每用三两，以水一斗，煎至五升去滓，看冷暖洗浴，避风。

治小儿风瘙瘾胗，心膈烦闷，**茵芋汤**浴方：

茵芋　防风　附子　牡蛎　莽草各半两

右件药细剉和匀，以水一斗，煮取六升去滓，看冷暖洗浴，避风。

又方：

柳树空中屑二分　蒴藋三两　黄芦[1]三两　盐二合

右件药细剉和匀，每用三两，以水一斗，煮取五升去滓，看冷暖洗浴，避风。

治小儿风瘙瘾胗，皮肤肿，宜用此方：

石南叶二两　川椒半两

右件药以水一大盏，煎至五分，去滓，入消石末半两，白矾末半两搅令匀，以绵浸涂肿处，干即更涂之。

又方：

---

〔1〕 黄芦：《正误》："未详。"考本书卷24"柳蚛屑浴汤方"，主治用法与本方同，且均为4药，有3药同本方，唯"黄栌木"在本方作"黄芦"。本书黄栌木屡用治风瘙瘾疹、漆疮等，然"黄芦"仅见本方，故知"黄芦"乃"黄栌木"之笔误。黄栌乃漆树科植物，首见于唐代陈藏器《本草拾遗》。

景天草三两　蓝叶五两

右件药捣绞取汁，涂于肿处，以热手摩之，日三两度用之。

消小儿风瘙瘾胗，心中闷乱，方：

川芒消二两

右以清酒三[1]大盏，煎至二盏放温，洗儿痒处后，燥复洗之，痒差乃止，避风。

治小儿风瘙瘾胗，方：

牛膝一两，去苗，微炙

右捣细罗为散，每服以温水调下半钱，量儿大小以意加减，日三服。若患瘘疮多年不差，以散傅之。兼治骨疽、瘰疬疮，甚妙。

又方：

右以白矾烧灰细研，以酒调涂之。

又方：

右以虎脂摩之，即愈。

治小儿一切丹诸方

夫小儿诸丹者，由风热毒气在于腠理，热毒搏于血气，蒸发于外[2]，其皮上热而赤，如丹涂之状，故谓之丹也。若久[3]不差[4]，则肌肉坏烂。若毒气入腹，则杀人也。今以一方同疗之，故号一切丹也。

治小儿一切丹毒大赤肿，身体壮热如火，已服诸药未损，宜服**蓝青散**方：

蓝青半两　寒水石一两　石膏一两　犀角屑一两　柴胡一两，去苗　知母半两　杏人半两，汤浸，去皮尖、双人，麸炒微黄　黄芩一两　栀子人半两　甘草半两，炙微赤，剉　赤芍药三分　羚羊角屑三分

右件药捣粗罗为散，每服一钱，以水一小盏，煎至五分，去滓，入竹沥、蜜、生葛等汁共一合，更煎三两沸，放温，不计时候量儿大小分减服之。

治小儿月内发一切丹，**蓝叶散**方：

蓝叶一两　黄芩　犀角屑　川大黄剉碎，微炒　柴胡去苗　栀子人各一分　川升麻一分半　石膏一分半　甘草半分，炙微赤，剉

右件药捣粗罗为散，每服一钱，以水一小盏，煎至五分，去滓，下竹沥半合更煎三两沸，放温，不计时候量儿大小分减服之。

治小儿一切丹，遍身壮热烦渴，**升麻散**方：

川升麻一分　黄芩一分　麦门冬三分，去心　葛根三分，剉　川大黄一分，剉碎，微炒　川朴消三分

右件药捣粗罗为散，每服一钱，以水一小盏煎至五分，去滓放温，不计时候量儿大小分减服之。

---

〔1〕三：原作“二”，与下文“煎至二盏”抵牾。《幼幼新书》卷37“风瘙瘾疹第六”引本方作“三”，义长，因改。

〔2〕外：原作“未”。据《病源》卷49“小儿杂病・丹候”改。

〔3〕久：原作“又”。据改同上。

〔4〕差：原作“歇”。据改同上。

治小儿一切丹，遍身赤痛，**大黄散**方：

川大黄半两，剉碎，微炒　防风半两，去芦头　川升麻一分　黄芩一分　麻黄一分，去根节　秦艽一分，去苗　川朴消三分

右件药捣粗罗为散，每服一钱，以水一小盏煎至五分，去滓放温，不计时候量儿大小分减服之。

治小儿一切丹，发无常处，体热如火烧，宜用**升麻膏**方：

川升麻　川大黄　景天草　蛇衔　栀子人　寒水石　川芒消　蓝叶　生地黄　芭蕉根　羚羊角屑　梧桐皮已上各半两

右件药细剉，以竹沥浸一宿，明日漉出，却入锅中，用腊月猪脂一斤于慢火上熬一食久，承热以绵滤去滓，候冷成膏，以瓷合盛，旋取摩之。兼以膏如枣核大，以竹沥调服之。

治小儿一切丹，通用**慎火草散**方：

慎火草半两　紫葛半两，剉　消石半两

右件药捣细罗为散，用冷水调涂之，干即再涂，以差为度。

治小儿一切丹，遍身体热，**消石散**方：

消石一两　乳香一分

右件药细研为散，以鸡子白调涂之。

又方：

太阴玄精一两　白矾一分

右件药细研为散，以水调涂之。

又方：

右以浮萍草研如泥傅之。

又方：

右以蓝淀涂之，热即更涂。

又方：

右取韭畦中土，以水调涂之。

又方：

右用豉炒令焦，捣罗为末，以生油调涂。

又方：

右取粟米以水煮浓汁洗之。

又方：

右取地龙煮以水，研如泥，涂之。

治小儿一切丹，及诸毒肿，方：

鼠粘草根洗去苗

右捣绞取汁，每服半合，量儿大小分减服之。

治小儿一切丹热如火，绕腰即损人，宜用此方：

马齿苋

右捣绞取汁，涂之效。

治小儿一切丹，方：

芭蕉根

右捣绞取汁涂之。

又方：

右取蒴藋捣绞取汁，涂之。

又方：

右以水苔烂捣，频频傅之。

又方：

右以景天花烂捣傅之。

又方：

右以川芒消，以水研涂之。

治小儿五色丹诸方

夫小儿五色丹者，由丹发而变改无常，或青黄白黑赤，此是风毒之热，有盛有衰，或冷或热，故发为五色丹也。

治小儿五色丹，方：

川大黄　黄芩　川芒消　栀子人　干蓝叶　商陆各一两

右件药捣细罗为散，以水调涂之，立效。

治小儿五色丹，遍身，宜**洗浴枣根汤**方：

枣树根四两　丹参三两　菊花一两半

右件药细剉和匀，每用二两，以水五升，煎至三升去滓，看冷热，避风洗浴，极效。

又方：

苎根叶一斤，细剉　小赤豆三合

右件药以水五升，煎至三升去滓，看冷热，避风洗浴。

治小儿丹发恶毒，五色无常，宜用此方：

青栗球有刺者

右捣碎，以水煮，洗之。

又方：

右用赤小豆末，以鸡子白和如泥，频涂。

治小儿五色丹，遍身热如火烧，绕腰即损人，宜用此方：

芸薹子一两，细研

右以酒一小盏，研取汁涂之。

又方：

右以蒴藋捣绞取汁，涂之。

治小儿白丹诸方

夫小儿白丹者，由挟风冷之气，故使色白也。初发痒痛，微虚肿，如吹胗起，不痛不赤，而色白也。

治小儿白丹，方：

酸母草　五叶草各五两

右件药捣绞取汁涂之。

又方：

右捣川大黄末，以马齿苋捣绞取汁，调涂之。

又方：

香豉一合，炒令焦　伏龙肝二两

右件药捣罗为末，以生油调涂之

又方：

右以兰香叶捣烂涂之。

又方：

右以蓼叶捣烂涂之。

又方：

右以梁上尘，以醋涂之。

又方：

右取鹿角烧灰细研，以猪脂和涂之。

又方：

右取猪粪烧灰细研，以鸡子白调涂之。

治小儿赤丹诸方

夫小儿赤丹者，由风毒之重，故使赤也。初发胗起大如连钱，小者如麻豆，肉上生粟，色如鸡冠，故谓之赤丹，亦名茱萸丹也。

治小儿赤丹毒肿，**升麻膏**方：

川升麻　白敛　漏芦　川芒消各一两　黄芩　枳壳　连翘　蛇衔各一两半　栀子人二两　蒴藋二两

右件药细剉，以猪脂一斤半入于铛中，以慢火煎诸药令赤色，去滓放冷，以瓷合盛，旋取涂之。

治小儿面身卒得赤丹，或痒，或肿起[1]，不速疗之即杀人，宜用此方：

羖羊角屑八两

右以水五升煎至一升，绢滤去滓，入炼了猪脂五两和令匀，摩之。

治小儿赤丹，方：

右取荞麦面，以醋和涂之。

又方：

右以葛勒蔓轻磨破，以醋研诃梨勒涂之妙。

又方：

右捣胡荽汁涂之。

又方：

---

〔1〕起：原作“超”。据《幼幼新书》卷35“赤丹第九”引本方改。

右唾调胡粉，从外向内涂之。

治小儿黑丹诸方

夫小儿黑丹者，由风毒伤于肌肉，故令色黑也。初发痒痛，或熛肿起微黑色也。

治小儿黑丹，宜拓**升麻汤**方：

川升麻二两　漏芦二两　川芒消二两　黄芩三两　栀子人一两　蒴藋半两

右件药细剉和匀，每用三两，以水五升煎至三升，去滓微温，以软帛旋蘸拓病上，以消为度。

又方：

风化石灰二两　屋四角茅草三两，烧灰

右件药细研为散，以鸡子白调涂之，日三五度效。

又方：

茺蔚子　蛇衔草　护火草各一两

右件药捣令烂，以鸡子白调涂之。

又方：

右以青羊脂熟摩，日三五度用之。

又方：

右以猪槽下泥涂之。

又方：

右以喂猪杓子炙令热，熨之。

治小儿天火丹诸方

夫小儿丹发，肉中赤如丹，赤色大者如手，剧者遍身赤痒，故号天火丹也。

治小儿天火丹发，遍身赤如绛色，宜用此方：

油麻五分　生鲫鱼半斤

右件药捣如泥，涂在丹上，燥复涂之。

又方：

虎脂二两　黄丹一两

右件药研为膏，涂之即差。

又方：

桑根白皮二两　丹参一两　甘菊花一两半　莽草一两

右件药细剉和匀，每用二两，以水三升，煎至二升去滓，看冷暖避风浴儿。

又方：

右以鬼目捣绞取汁，涂赤处。

又方：

右以赤小豆捣末，以鸡子白和涂之。

又方：

右捣荏子汁涂之。

又方：

右取小儿埋胞衣瓶子中水三合，时时与儿服，及涂身上有毒处。

治小儿殃火丹诸方

夫小儿丹发两胁及腋下腿上，谓之殃火丹也。

治小儿殃火丹，生于胁腋下，方：

川朴消

右细研为散，每服以竹沥调下半钱，量儿大小加减服之。

又方：

右取伏龙肝细研，以生油调涂之。

又方：

右以浮萍草捣绞取汁，时时与小儿服之。

治小儿神火丹诸方

夫小儿丹发两髂，不过一日便赤黑，谓之神火丹也。

治小儿神火丹，方：

景天花

右捣绞取汁，先微揩丹上，后涂之，以差为度。

又方：

右以鲫鱼半斤捣如泥，涂丹上，唯数涂为良。

又方

右以栀子人捣末，用醋和涂之。

治小儿鬼火丹诸方

夫小儿丹发，两臂赤，起如李子，谓之鬼火丹也。

治小儿鬼火丹，方：

戎盐一两　附子一枚，烧灰

右件药细研为散，以雄鸡血调涂之。

又方：

景天草五两　蛇衔草三两

右件药捣如泥，以鸡血调涂之。

治小儿野火丹诸方

夫小儿丹发，赤斑斑如梅子，遍背腹，谓之野火丹也。

治小儿野火[1]丹，方：

雄黄半两　戎盐半两

右件药细研为散，以鸡子白调，数数涂之，以差为度。

又方：

灶中黄土一两　青竹叶二两，烧灰

右件药细研为散，以鸡子白和涂之。

又方：

白僵蚕二七枚　慎火草一两

右件药捣令烂，涂之。

治小儿家火丹诸方

夫小儿丹初发，着两颊、两腋下、两髂上，谓之家火丹也。

治小儿家火丹，方：

梓木白皮三两　蓼叶三两

右件药烧为灰细研，以鸡子白和，数数涂之，以差为度。

治小儿萤火丹诸方

夫小儿丹发如灼，在胁下正赤，初从额起而多痛，谓之萤火丹也。

治小儿萤火丹，方：

赤小豆一合　消石半两　寒水石一分

右件药捣细罗为散，每服以冷水调下半钱，日三服，量儿大小加减服之。

又方：

灶中黄土一合　生油二合

右件药研和如泥，时用涂之，以差为度。若痛上阴，不治即杀人。

又方：

右取慎火草捣烂，以醋调涂之。

治小儿朱田火丹诸方

夫小儿朱田火[2]丹者，由丹先发于背，遍身一日一夜而成疮，谓之朱田火丹也。

治小儿朱田火丹，方：

右取棘根煮汁洗浴之。若已成疮，用赤小豆末傅之。

又方：

右以蓝淀涂之。

---

〔1〕 火：原作“英”。据本节标题及《幼幼新书》卷35引本方改。

〔2〕 火：原误作“人”。据本节标题及本条下文改。

又方：
右以鸡子白涂之。

治小儿天灶火丹诸方

夫小儿丹发，两髀里尻间，正赤流至阴头，赤肿血出，谓之天[1]灶火丹也。

治小儿天灶火丹，方：

茅叶三两　赤小豆一合　锻炉门上灰一两　青羊脂三两　葱白二茎，切

右件药相和，捣如膏摩之。燥，再摩之。

又方：

细辛一两　糯米一合　景天草三两

右件药捣如泥，涂丹上差。

又方：

伏龙肝　赤小豆末

右件药等分细研为散，以鸡子白调涂。

又方：

右以车前子末水调涂之。

又方：

右以蚕沙一升，水煮去滓，洗之。

又方：

右以铁落末，用饧和如膏，涂之。

治小儿废灶火丹诸方

夫小儿丹发，从足趺[2]起，正赤者，谓之废灶火丹也。

治小儿废灶火丹，方：

寒水石半两　莽草一两　消石半两

右件药捣细罗为散，每服以新汲水调下半钱，日三服。量儿大小加减服之。

又方：

赤小豆末，一两　牛角二两，烧灰

右件药细研为散，用鸡子白调如泥，涂。

又方：

五加叶根五两，烧灰

右细研，以锻铁槽中水和涂之。

又方：

枣树根水煮汁，洗浴三五遍。

---

〔1〕天：原误作“夫”。据本节标题及本节下文改。

〔2〕趺：原作“跌”。据《病源》卷49“废灶火丹候”改。

治小儿尿灶火丹诸方

夫小儿丹发膝上，从两股起，及脐间，走入阴头，谓之尿灶火丹也。

治小儿尿灶火丹，方：

桑根白皮一斤

右细剉，以水七升，煮至四升去滓，看冷热避风洗浴。

又方：

李树根半斤，烧灰

右细研为散，用田中流水调涂之。

又方：

屋四角茅烧灰

右细研为散，以鸡子白调涂之。

治小儿赤游肿诸方

夫小儿有肌肉虚者，为风毒热气所乘，热毒搏于血气，则皮肤赤而肿起，其风随气行游不定，故名赤游肿也。

治小儿赤游，皮肤作片赤肿，此是风热所致，宜服**犀角散**方：

犀角屑一分　黄芩一分　黄耆一分，剉　川升麻一分　栀子人一分　牛黄半分，细研　汉防己一分　川朴消一分

右件药捣细罗为散，不计时候煎竹叶汤调下半钱。量儿大小加减服之。

治小儿头面及身体赤毒，肿起作片，宜用**升麻膏**方：

川升麻一两　犀角屑半两　射干半两　赤芍药半两　黄芩半两　栀子人半两　川大黄半两　大青半两　蓝子半两　玄参半两　羚羊角屑半两　生地黄二两

右件药细剉，以猪脂一斤半，入于铛中于慢火上煎，不住手搅，候药色变，膏成去滓，以瓷合盛，频用摩肿处。

又方：

黄蘗末，半两　川大黄末，半两　川朴消半两，细研　马勃一分　水银一分，手心内津研令星尽　鸡子三枚，去壳

右件药都研如膏，每用时先以铍针铍破，然后以膏涂之。

又方：

鸡冠花半两　商陆半两　紫鉚半两　川大黄半两

右件药捣细罗为散，以鸡子清入生油等分调涂之，干即更涂。

又方：

附子半两，去皮脐　川椒半两，去目　石盐三分

右件药捣罗为末，以炼了猪脂四两相和，于慢火上熬成膏，以瓷合盛，候冷时用涂之，以差为度。

又方：

菰瓤根二两，末　伏龙肝半两

右件药细研为散，以醋调涂之，干即再涂之。

治小儿赤游，肿行于体上，入腹即损人，宜用此方：

右取白豆末水和涂之，干即更涂。

治小儿赤流诸方

夫小儿身上，或一片片赤色如胭脂染，及热渐引，此名丹毒，俗谓之流。若因热而得者色赤，或因风而得者色白，皆肿而壮热也。可用一小铍刀，散镰去恶血，毒未入腹者可疗也。

治小儿心热，身上赤流，色如胭脂，皮肤壮热，**升麻散**方：

川升麻半两　川大黄半两，剉碎，微炒　犀角屑一分　黄芩一分　川朴消半两　栀子人一分　木通一分，剉　玄参半两　甘草一分，炙微赤，剉

右件药捣粗罗为散，每服一钱，以水一小盏煎至五分，去滓放温，不计时候量儿大小分减服之。

治小儿赤流，热如火，宜用**大黄散**方：

川大黄半两，生用　郁金半两　黄药半两　腻粉半两　猪牙皂荚半两，去皮子用

右件药捣细罗为散，以生油调涂之。

又方：

护火草汁三合　赤地利末，一钱　腻粉一钱

右件药相和，量儿大小分减服之，良久泻下血片为效。其滓傅在赤处亦佳。

治小儿赤流，半身色红，渐渐展引不止，方：

牛膝一两，去苗　甘草半两，生用

右件药细剉，以水一大盏，煎至五分，去滓，调伏龙肝末涂之效。

又方：

川大黄一两，生用　赤小豆半合，炒令紫色　川朴消三分

右件药捣罗为末，以鸡子清调涂之，干则易之。

又方：

李子油三两　朱砂一分，末

右件药调如膏涂之。

又方：

右以酱汁涂之。

又方：

右以萝摩汁涂赤处，随手便差。

又方：

右荞麦面以醋调涂之，不过三两上差。

又方：

右以胡荽[1]汁涂之。

---

〔1〕 荽：原作"妛"。据《幼幼新书》卷35"赤流丹第三十四"引本方改。

又方：

右用白矾一两以水煮，冷暖得所洗之。

又方：

右取烧粉家洗瓮水涂之。

又方：

右取红蓝花末，以醋调涂之。

又方：

右以芸薹叶烂捣涂之。

又方：

砒霜不限多少，细研

右于砚中着水入霜，以墨浓研，用笔点涂之，良久以冷水洗，后更涂，以差为度。

又方：

右菰蒋根捣末，以醋调涂之，干即再涂。

又方：

右糯米水研如粥涂之，干即更涂。

又方：

右粟米粉炒令黑，以唾调涂之。

治小儿身有赤处诸方

夫小儿因汗为风邪热毒所伤，与血气相搏，热气蒸发于外，其肉色赤而壮热也。

治小儿身上有赤，引于颊[1]上，或口傍眼下，赤如胭脂，面上皮即皴剥，渐渐引多。此是心热血凝所为。其治法宜以小刀子锋头镰破，令血出后，宜服**丹参散**方：

丹参一分　黄芩一分　麻黄半两，去根节　枳壳一分，麸炒微黄，去瓤　葛根一分，剉　犀角屑一分

右件药捣粗罗为散，每服一钱，以水一小盏，入竹叶十片，竹茹半分，煎至五分，去滓放温，不计时候量儿大小分减服之。

治小儿身上有赤，烦热，**麦门冬散**方：

麦门冬半两，去心　芦根半两，剉　葛根半两，剉　犀角屑半两　漏芦半两　甘草半两，炙微赤，剉

右件药捣粗罗为散，每服一钱，以水一小盏，入竹叶十片，煎至五分，去滓放温，不计时候量儿大小分减服之[2]。

治小儿身上有赤，或瘀肿，或如火丹，烦渴，浑身赤引壮热，**铅霜散**方：

铅霜半两　菉豆粉半两

右件药细研为散，以芸薹菜汁调涂之。

又方：

伏龙肝一两　乱发二两，烧灰

右件药细研为散，以水调涂赤处效。

---

〔1〕颊：原作“烦”。据《幼幼新书》卷35“身有赤处第三十六”引本论改。

〔2〕服之：此下至“治小儿卒得熛疮赤烂方”之前，宋版原缺一叶，此叶以宽政本为底本。

又方：

右桃人汤浸去皮，研令烂，以面脂和涂。

又方：

右黄蒿穗以水浓煎汤，入盐少许，温温洗之。

又方：

右白矾细研，以生油调涂之。

又方：

右芭蕉根捣绞汁涂之。

又方：

右水中苔捣末，以水调涂之。

又方：

右川芒消以水研涂之。

治小儿熛疮诸方

夫小儿熛疮者，由风起热毒之气所伤，客于皮肤，生熛[1]浆而溃成[2]疮，故名之熛疮者也。

治小儿熛疮，**栀子膏**方：

栀子人半两　川升麻半两　犀角屑半两　蛇衔三分　蓝叶一两　生地黄一两　黄芩半两　川大黄一两

右件药细剉，以猪脂一斤同于锅内，以微火煎令药色变，滤[3]去滓，以瓷合盛，候冷涂之。

又方：

水银一两　腻粉一分，与水银于手掌中，以津研如泥　松脂一两　土蜂房一两　黄蘗一两，剉　川大黄一两，生用

右件药捣罗为末，以炼成猪脂一斤，与药末同入铛内，慢火熬令稀稠得所，将水银、腻粉入膏中搅令匀，膏成以瓷合盛，候冷涂之，不过三五上差。

治小儿头上熛浆起如针盖，一二日后，面上及胸背生疮，宜用**朱砂膏**方：

朱砂半两　胡粉二两　水银半两

右件药点少水，都研令水银星尽，以腊月猪脂三两，入铫子内慢火上熔化，去滓，入朱砂等搅成膏，以瓷合盛，候冷涂之差。

治小儿卒得熛疮赤烂，方：

右取牛粪烧灰细研，傅疮上，日三用之。

又方：

右烧铧铁，水中淬二十遍，以淬水洗之。

---

〔1〕熛：宽政本原误作“煙”。据上下文及《病源》卷50“熛疮候”改。

〔2〕溃成：宽政本原作“渍或”。据《病源》卷50“熛疮候”改。

〔3〕色变，滤：宽政本原脱。据《幼幼新书》卷37“熛疮第十”引本方改。

治小儿漆疮诸方

夫人无问男女大小，有禀性不耐漆者。凡是见漆及新漆器便着漆毒，令头面身体肿起瘾胗色赤，生疮痒痛者是也。

治小儿漆疮，四肢壮热，**蓝叶散**方：

蓝叶半两　麦门冬半两，去心　川升麻半两　犀角屑三分　木通半两，剉　茯神半两　马牙消三分　甘草半两，炙微赤，剉

右件药捣粗罗为散，每服一钱，以水一小盏煎至五分，去滓放温，量儿大小分减服之。

又方：

木通一分，剉　川升麻一分　川大黄三分，剉碎，微炒　桑根白皮半两，剉　木防己一分　川朴消三分

右件药捣粗罗为散，每服一钱，以水一小盏煎至五分，去滓放温，量儿大小分减服之。

又方：

垂柳枝五两　苦参二两　黄连一两，去须

右件药细剉，以水三升，煎至半升去滓，入墨末一合搅令匀，熬成膏，以瓷合盛，候冷涂于疮上。

又方：

右浓煎蔓青汤，看冷热洗之。

又方：

右川芒消细研，捣七菰草汁和涂之。

又方：

右取蟹二枚生者烂捣，以水二合，同绞取汁涂之。

又方：

右糯米嚼令烂涂之。

又方：

右浓煮柳叶汤，看冷热洗之。

又方：

右茅香渍汁频洗之。

又方：

右小麦曲捣末，以鸡子白和涂之。

又方：

右羊乳汁涂之。

又方：

右浓煎荷叶汤，看冷热频洗之。

又方：

右以磨刀石下泥涂之。

又方：

右贯众捣末，以生油调涂之。

又方：

右以猪脂涂之。

又方：

右以马尿洗之。

又方：

右薤白生捣如泥涂之。煮汁洗之亦佳。

又方：

右浓煎黄栌汤，看冷热洗之。

又方：

又以菜子油涂之。

又方：

右浓煎新糜幕汤，看冷热洗之。

又方：

右捣韭汁涂之。

治小儿鱼脐疮诸方

夫小儿鱼脐疮者，此疮头黑深，破之黄水出，四畔浮浆起，狭长似鱼脐，故谓之鱼脐疮也。

治小儿鱼脐疮，方：

蛇蜕皮二两，炙微黄　鸡子一枚，打破取清

右件药以水一大盏，煎蛇皮至五分，去滓，入鸡子清搅令匀，更煎三两沸放温，量儿大小分减服之。

又方：

芫花根一两，细剉　猪牙皂荚五梃　黑豆三合　白矾三两，烧令汁尽，细研

右件药用醋七升，先浸芫花根及皂荚黑豆三日，于釜中以文火煎至二升，去滓后却于别铛中煎至一升，入白矾灰搅令匀，膏成以瓷合盛，摊于故帛上贴。

又方：

右腊月猪脂并髓，以鸡子清调令匀涂。

又方：

右寒食干饧烧灰细研，傅之。

又方：

右白莴苣捣绞取汁，先以针刺疮上及四畔，滴汁于疮中即差。

又方：

右蛇蜕皮烧灰细研，以鸡子清调涂之。

又方：

右当疮上，切大蒜片子贴定，以艾灸二十七壮，逐壮换蒜，灸毕，研豆豉厚罨，定效。

治小儿王烂疮诸方

夫小儿腑脏有热，热熏皮肤，外为湿气所乘，则变生疮，其热偏盛者，其疮发势亦盛，初生

如麻子，须臾王大，汁流溃烂，如汤火所灼，故名王烂疮也。

治小儿王烂疮，一身尽有如麻子，有脓汁，乍痛乍痒，或时壮热，**赤芍药散**方：

赤芍药三分　甘草三分　白敛三分　黄芩半两　黄连半两，去须　黄蘗半两，微炙

右件药捣细罗为散，以蜜水调涂之，日三两上差。

治小儿王烂疮，及恶疮，**秫米散**方：

秫米　竹蓧各等分

右件药烧灰，细研为散，以田中禾下水调涂之，立效。

治小儿王烂疮，初患一日肉色变，二日胞浆出，或四畔时赤，渐长若疱浆匝身，即不可疗。其状如汤火烧，宜速用**黄连散**方：

黄连末一两　胡粉一两

右件药细研令匀，以生油调涂之。

治小儿王烂疮，初起疱浆似火烧疮，宜用此方：

桃人汤浸，去皮

右捣令烂，以面脂和涂之。

又方：

右以艾烧灰傅之。如疮干，即以生油调涂之。

又方：

右取十字街上土，并釜下黄土，细研傅之，甚良。

又方：

右以牛粪烧灰，细研傅之。

又方：

右吴茱萸酒煎汁涂之。

又方：

右赤地利捣末，以酥和涂之。

治小儿浸淫疮诸方

夫小儿五脏有热，熏发皮肤，为风湿所折，湿热相搏，身体发疮，初出甚小，后有脓汁，浸淫渐大，故谓之浸淫疮也。

治小儿浸淫疮，渐展不止，**苦瓠散**方：

苦瓠一两　蛇蜕皮半两，烧灰　露蜂房半两，微炙　梁上尘一合

右件药捣细罗为散，以生油调涂故帛上贴之。

又方：

伏龙肝三分　乱发三分，烧灰

右件药细研为散，以猪脂和涂之。

又方：

鲫鱼一枚，长三寸者　豆豉一合

右件药捣如膏涂之。亦疗马鞍疮。若或先起四肢，渐向头面者，难治也。

又方：

右以鸡冠血涂之。

又方：

右煎鲫鱼膏涂之。

又方：

右以生鲫鱼薄切大片，和盐贴之。

又方：

右取胡燕窠烧灰，以水和涂之。

治小儿蠼螋绕腰腹成疮诸方

凡蠼螋虫，长一寸许，身有毛如毫毛，长五六分，脚多而甚细，房屋壁之间，其游走处，遇人影则尿之，人随所尿着影处，人身即应之生疮。世病之者多着腰，疮初生之状匝匝起，初结痦瘟，小者如黍粟，大者如麻豆，染渐生长阔，绕腰腹生脓汁成疮也。

治小儿蠼螋疮，方：

蒺藜叶

右捣令烂傅之。无叶用子亦佳。

又方：

右用燕窠土细研，以猪脂和涂之。

又方：

右取败蒲扇以水煮，浸汁涂之。

又方：

右以扁豆叶捣烂涂之。

又方：

右以生甘草捣末傅之。

又方：

右鹿角烧灰细研，以酒和涂之。

又方：

右道边蒲席烧灰细研，傅之。

又方：

右槐白皮半斤细剉，以醋二升浸半日，以醋洗之，日五六度差。

又方：

右赤小豆捣末，以醋和涂之差，干即再涂。

又方：

右以大麦烂嚼傅之，日三上差。

又方：

右以梨子嚼汁涂之，干则再涂之。

又方：

右以粟子烂嚼傅之。

又方：

右以扁竹汁涂之。

又方：

右生白矾细研，以生葱汁调，厚涂之。

治小儿疣目诸方

夫小儿疣目者，由附着肉生如麦豆大，与肉色无异，俗谓之疣子，即疣目也。亦有三数个相聚而生者，割破里状如筋而强，微有血，而续后又生。此多由风邪客于皮肤，血气变化所成，故亦有药治之，亦有法术治之，而并得差。此疾多生于手足也。

治小儿疣目，方：

桑柴灰四升，以汤淋取汁，入砂盆内煎如饧　附子二枚，去皮脐，生用　硇砂一分，研入　糯米五十粒

右件药捣罗为末，入煎内调令匀，每取少许点疣目上，即自落。兼治黑痣。

又方：

桑皮灰　艾灰各三升

右件药以水五升淋之，又重淋三遍，以五色帛内汁中合煎令消，点少许于疣目上，则烂脱矣。

又方：

糯米五十粒

右于湿石灰裹埋之，以烂为度，用针拨破疣目傅之，经宿自落。

又方：

右硫黄细研，调涂疣目上六七度。

又方：

右松脂、柏脂捣末，以石灰汁调点少许于疣上，自落。

又方：

右七月七日以大豆一合，拭疣上三遍，即令病人自种豆于南屋东头第二流中，豆生四叶，以热汤沃之差。

又方：

右石灰以醋渍六七日，取汁点疣上，小作疮即落。

又方：

右以蜘蛛丝缠疣目，即落。

又方：

右以杏人烧令黑，研膏涂之。

又方：

右以牛涎数数涂疣上，自落。

治小儿夏月痱疮诸方

夫盛夏之月，小儿肤腠开，易伤风热，风热毒气搏于皮肤，则生痱疮。其状如汤之泼，轻

者匝匝如粟粒，重者热浸渍成疮，因以为名，世称之为痱子也。

治小儿痱子，磨破成疮，疼痛，宜用止痛生肌，**赤石脂散**方：

赤石脂半两　黄蘗半两，末　白面二两　腊而茶末，半两　龙脑一分

右件药同研令匀，每用绵揾扑于疮上，以差为度。

治小儿夏月痱疮及热疮，**葛粉散**方：

葛粉三两　甘草一两，生剉　石灰一两，炒

右件药捣罗为末，以绵揾扑于疮上，以差为度。

治小儿体热痱疮，**滑石散**方：

滑石末三两　白矾灰一两　枣叶四两

右件药捣罗为末，先以温浆水洗疮后，取药傅之，即差。

又方：

英粉半两　白龙脑一钱

右件药细研，先用枣叶汤洗后以散扑。

治小儿痱疮热破，痛不止，方：

干藕节末，二两　生油麻三合

右件药先捣油麻如膏后，下藕节末和，别入生蜜调稀稠得所，涂于疮上，不过三五度差。

治小儿汤火疮诸方

凡小儿被汤泼火烧者，初时慎勿以冷物及井下泥，及尿泥，并蜜涂拓之，其热气得冷，即却深抟，至骨烂入筋也。所以人中汤火后，筋喜挛缩者，良由此也。

治小儿卒被汤泼火烧，苦剧，**大麻子膏**方：

大麻子一合　柏白皮一两　白芷一两　甘草一两　栀子人一两

右件药细剉，以猪脂一斤煎白芷色黄为度，以绵滤去滓，盛于瓷器中，候冷涂于疮上，日三四度用之。

治小儿被汤泼火烧赤痛，**生地黄膏**方：

生地黄一两　柏白皮二两　苦竹叶一两　甘草一两

右件药细剉，以猪脂一斤煎令地黄色黑，以绵滤去滓，盛于不津器中，候冷，日三度涂之。

治小儿火烧疮败坏，宜用**羊髓膏**方：

羊髓一斤　柏白皮一两　生地黄一两　蛇衔草一两　黄芩一两　栀子人一两　苦竹叶一两

右件药细剉，先于铛中炼羊髓令沸，次下诸药同煎，候地黄色黑为度，以绵滤去滓，倾于瓷器中，候冷涂于疮上，日三度用之。

治小儿汤火疮，**白膏**方：

白松脂　白敛　白及　定粉各半两　乳香一分　清油二合　黄蜡一两

右件药捣罗为末，先以油入瓷锅内，用慢火熬令香，下蜡令熔，次下诸药末，不住手搅熬成膏，以瓷合盛，候冷，日三四度涂之。

又方：

柏叶一两　栀子人一两　胡粉半两

右件药捣罗为末，以羊髓五合入铛中，于微火上化之，后下诸药末，不住手搅，熬成膏，盛

于不津器中，候冷涂之，以差为度。

又方：

白矾二两，烧灰　栀子三七枚，烧令烟尽为度

右件药细研为散，以鸡子白调涂之。

又方：

柏白皮半斤，细剉

右以猪脂五两，入铫子内与柏白皮同煎焦黄色取下，绵滤去滓，内入瓷合中，候冷涂之。

又方：

右丹参捣末，以羊脂和傅之。

又方：

右黑豆浓煮汁，候冷涂之，亦灭瘢痕。

又方：

死鼠一枚

右以清油一升煎令黑焦，去滓，日三度涂之。

又方：

右榆白皮嚼熟涂之。

又方：

右栀子人以水浸汁，日五六度涂之。

又方：

右菰蒋根去土，烧灰细研，以鸡子白和涂之。

又方：

柳白皮细剉，半斤〔1〕

右以猪脂一斤相和，煎候柳皮黑，去滓放冷，日三涂之。

又方：

右雄黄末，以醋调涂之。

又方：

右浮萍草捣末，以温水调涂之。

又方：

右初被汤火所伤，便取狗毛碎剪，消胶和之，遍涂于疮上，以帛封之，一封以至痂落，更不易之，亦不痛，甚良。

又方：

右新牛粪取汁涂之。

又方：

右粟米熬令焦，投水中，却漉出烂研，傅之效。

又方：

右黍米煮粥，以鸡子白和傅之。

又方：

---

〔1〕斤：原作“升”。据《幼幼新书》卷38“汤烫火烧第十七”引本方改。

右乳头香水研，薄薄涂之。

治小儿卒被汤泼，方：

牛皮胶

右以浆水同入瓷器内，慢火煨令化，厚涂之立差

治小儿冻烂疮诸方

夫小儿冬月为寒气伤于肌肤，寒搏于血气，血气壅涩，因即生疮，亦焮肿而难差，乃至皮肉烂，谓之冻烂疮也。

治小儿冻耳成疮，或痒或痛，**黄蘗散**方：

黄蘗　白敛各半两

右件药捣细罗为散，先用汤洗疮后，以生油调涂之。

治小儿冻脚成疮，或痒或痛，宜此方：

小麦半斤　穰草三握

右件药用醋一升，水二升，同煮至一升去滓，温如人体洗两脚，夜间频洗之效。

治小儿冻手，皴裂成疮，**白敛散**方：

白敛末，三分　白及末，半两　生油麻二合，生捣

右件药同研令匀，更用蒸萝卜一个烂研一处，以酒调似[1]稀膏，先以童子小便洗后，便涂之效。

治小儿诸虫咬诸方

治小儿蛇咬，方：

白矾　甘草等分

右件药捣罗为末，如蛇咬着，心神热躁，眼前暗黑，用新汲水调下半钱。如有肿赤，用白矾、盐浆水、莴苣根等水煎三五沸，淋洗，即肿气自消。如大段蛇咬着，未及修合药，用耳塞少许入在咬着处疮口内，以酽醋一滴滴在疮口上，即止。

又方：

合口椒一两　苍耳苗一两

右件药和捣傅之。

又方：

生椒三两，去目　豆豉二合，炒黑焦

右件药捣罗为末，以津调，看多少傅之，立定。

又方：

右远志嚼令烂傅之，并内疮孔中。

治小儿蝎螫，方：

半夏

〔1〕似：原作"以"。据《幼幼新书》卷38"冻疮第十一"引本方改。

右以水研涂之，立止。

又方：

桂心水磨涂之。

又方：

干姜烂嚼傅之。

又方：

大蒜研令烂涂之。

治小儿蜈蚣咬，方：

头垢　苦参末各一分

右件药同研令匀，以酒和涂之。

又方：

右以桑白皮汁涂之。

又方：

右以蜗牛活者生研，厚涂之。

又方：

生姜自然汁

右煎作浓膏，入白矾末少许调，厚涂之。

治小儿蜘蛛咬，方：

枣叶　柏叶五月五日收　生铁衣

右件药捣细罗为散，以生油和如膏，先火炙疗，然后涂咬处，神效。

又方：

雄黄一分　麝香半分

右件药细研，以蓝汁一大盏搅令匀，点咬处立效。

又方：

五加皮一两　半夏四两

右件药烧灰细研，以醋和涂之。

又方：

右生铁上衣，醋研浓汁涂之。

又方：

右以蒺藜苗一握，捣如泥封之。

又方：

右白僵蚕末以津和调傅。若有丝，出尽差矣。

又方：

右雄黄末以葱汁调，厚涂之。

又方：

右生白矾末一两，以醋熬成膏，厚涂。

治小儿卒被诸蜂虿螫，方：

露蜂房　白矾各半两

右件药捣罗为末，以水煎如膏，厚涂螫处效。

治小儿卒被狗咬，方：

干葛

右捣罗为末，傅疮上，更浓煎葛汁，与儿饮之。

又方：

右以热牛粪涂之。

又方：

右以黄蜡熔，灌疮中效。

又方：

右以韭捣取汁，每服半合，日三服之。

又方：

右以地龙粪封之，毛出即差。

又方：

右杏人汤浸去皮，捣烂傅之，不过三五度效。

治小儿卒被猫儿爪损，及咬损痛，方：

右取剪刀草，捣取汁涂之。

治小儿代[1]指诸方

夫小儿代指者，其指先肿，焮焮热痛，其色不黯，然后方始爪甲结脓，剧者爪甲脱也。亦名代甲，亦名糟指，亦名土灶火。爪，筋之余也。由筋骨热盛，气涩不通，故结肿生脓，而爪甲脱也。

治小儿代指肿痛，方：

麻黄三两

右捣碎，以水二碗煎至一碗，乘热略浸指在其中，日十余遍即愈。

治小儿代指逆肿，方：

右以杂毛和黄土作泥，泥指上令厚五分，内煻灰中暖之，令微热可忍，候泥渐渐干即易，不过二三度即差。

又方：

右以猪脂和曲蟮研傅之，数易之。

又方：

右取梅核中人熟捣，以淳苦酒和傅之，以差即止。

又方：

右取粱米粉，铁铛中熬令赤，以众人唾和之，涂上令厚一寸，即消。

又方：

右以小便和盐作泥，厚裹之，数易即差，更用鑱针刺血出最妙。

治小儿手足皲裂诸方

夫小儿肌肤软弱，冬时解脱，触冒风寒，手足肌肉破，故谓之皲裂也。

---

〔1〕 代：原作“伐”。本书据《病源》统一改作“代”，下同。

治小儿手足被冻，皲裂欲脱，方：

川椒半两　芎䓖半两　白芷一分　防风一分　干姜一分

右件药捣碎，以水一大盏，煎令浓去滓，稍热数用涂之。

治小儿指冻伤，皲裂肿痛欲堕，方：

马粪十枚

右以水三升煮令沸，看冷暖浸之，冷即再暖用之，半日当愈。

治小儿入水手足皴裂，肿痛血出，方：

右用生胡麻烂捣涂之。

又方：

猪胰一具，细切

右以热酒一盏浸一宿，每用洗之。

又方：

右以枣煮取肉，研细傅之。一宿后，用甘草汤洗即差。

治小儿脚瘃诸方

夫小儿脚瘃者，是小儿肉嫩，外风冷中于足掌中涌泉穴也。是儿脚上皮肉间，血气与风邪相感，使肉硬血气不通，阳气不达，致使然也。

治小儿脚瘃，肿硬疼痛，宜用淋蘸方：

川椒二两　盐一两

右以清油五升煎取三升，频频蘸之，候冷即住〔1〕。其药重暖三五七度用之。

又方：

附子一两　干姜二两

右件药捣罗为末，入于绵中，装袜与儿着之。

又方：

右用猪脂，日三二度涂之。

〔1〕住：原作"佳"。据《幼幼新书》卷38"脚瘃第十"引本方改。

太平圣惠方卷第九十二——凡二十门　病源二十首　方共计二百二十一道

治小儿诸淋诸方

夫小儿诸淋者，由肾与膀胱热也。膀胱与肾为表里，俱主于水，水入小肠，下于脬，行于阴为小便也。肾气下通于阴，水液之道路也。膀胱为津液之腑，膀胱热[2]，津液内溢而流于肾，水道不通，水不上不下，停积于脬。肾气不通于阴，肾热其气则涩，致令水道不利，小便淋沥，故谓为淋。其状小便出少，起数，小腹急，痛引脐是也。又有石淋、气淋、热淋、血淋、寒淋、劳淋、膏淋，诸淋形证殊异，主疗不同，今各以其方治之者，故谓之诸淋也。

治小儿诸淋，脐下妨闷，心神烦热，**石燕圆**方：

石燕细研　蘧麦　栀子人　滑石细研　木通剉　葵子　海蛤细研，已上各半两

右件药捣罗为末，炼蜜和丸如菉豆大，每服以葱白汤下七圆，日三四服，量儿大小以意加减。

治小儿诸淋涩，水道中痛，脐下痞满，**石韦散**方：

石韦去毛　葵子　木通剉　赤茯苓　车前子　蘧麦　榆白皮剉，已上各半两　滑石一两

右件药捣粗罗为散，每服一钱，以水一小盏，入葱白五寸，煎至六分，去滓，分为二服，如人行十里再服。量儿大小以意加减。

治小儿诸淋涩不通，**车前子散**方：

车前子　滑石已上各半两

右件药捣细罗为散，每服以清粥饮调下半钱，日三四服。量儿大小加减服之。

治小儿诸淋涩，每尿之时，叫啼不出，**滑石散**方：

滑石半两　甘草一分，炙微赤，剉　川朴消三分

---

〔1〕 肛：原误作“肝”。据正文标题改。

〔2〕 膀胱热：原脱。据《病源》卷49“诸淋候”补。

右件药捣细罗为散，每服以葱白汤调下半钱，日三四服。量儿大小以意加减。

治小儿诸淋及热结，赤涩不通，**木通散**方：

木通一分，剉　桑根白皮一分，剉　滑石半两　冬葵子一分　川芒消一分

右件药捣细罗为散，每服以葱白汤调下半钱，日三四服。量儿大小以意加减。

治小儿诸淋，涩痛不利，**石韦散**方：

石韦去毛　赤芍药　川大黄剉，微炒　麦门冬去心，焙　甘草炙微赤，剉　川升麻　川朴消已上各一分

右件药捣粗罗为散，每服一钱，以水一小盏，煎至六分，去滓，不计时候量儿大小分减服之。

治小儿诸淋涩，脐下连两膀胱妨闷，及大肠气壅，**牵牛子圆**方：

牵牛子微炒　川大黄剉，微炒　川升麻　郁李人汤浸去皮，微炒研入　川朴消已上各半两　滑石一两，细研　海蛤一两，细研

右件药捣罗为末，炼蜜和圆如菉豆大，每服以温水研下七圆，日三四服。量儿大小以意加减。

治小儿诸淋涩，心烦闷乱，**车前子散**方：

车前子　石燕　麦门冬去心，已上各半两

右件药捣粗罗为散，每服一钱，以水一小盏，煎至五分，去滓，不计时候量儿大小分减温服。

又方：

冬葵子一两　蘧麦半两

右件药捣罗为散，每服一钱，以水一小盏，煎至六分，去滓，不计时候量儿大小分减温服。

又方：

露蜂房　乱发已上各一两

右件药都烧为灰，细研为散，每服以温水调下半钱，日三四服。量儿大小以意加减。

又方：

小麦一合　葱白两茎，切

右件药都以水一大盏，煮取五分，去滓，不计时候量儿大小分减温服。

治小儿诸淋，水道中涩痛，**榆白皮散**方：

榆白皮剉　蘧麦已上各一两

右件药捣粗罗为散，每服一钱，以水一小盏，煎至五分，去滓，不计时候量儿大小分减温服。

又方：

车前子一两

右件药捣细罗为散，每服一钱，以水一小盏，煎至五分，去滓，不计时候量儿大小分减温服。

又方：

冬葵子一两

右捣粗罗为散，每服一钱，以水一小盏，煎至五分，去滓，不计时候量儿大小分减温服。

又方：

右取腊月猪脂炼过去滓，每服一栗壳大，用暖酒一合研搅令匀，空心午间各一服。更量儿大小分减服之。

又方：

右取小豆叶捣绞取汁，每服一合，量儿大小分减服。

治小儿石淋诸方

夫小儿石淋者，为小便中出石也。肾主于水，水结则化为石，故肾为热所乘，热则成淋。其状小便茎中痛，尿不能卒[1]出，时时小便，痛引膀胱里急，甚者水道塞痛，令闷绝也。

治小儿石淋，水道中涩痛不可忍，**葵子散**方：

冬葵子　石南　榆白皮剉　石韦去毛　木通剉，已上各半两　滑石一两，细研

右件药捣细罗为散，每服以葱白汤调下半钱，日三四服。量儿大小以意加减。

又方：

石韦三分，去毛　滑石二两　子芩三分

右件药捣细罗为散，每服以粥饮调下半钱，日三四服。量儿大小以意加减。

治小儿石淋，涩痛心烦，**滑石散**方：

滑石一两　菰𦸈根一两　石韦半两，去毛

右件药捣细罗为散，每服以大麦粥清调下半钱，日三四服。量儿大小以意加减。

又方：

甘草一分，炙微赤，剉　鸡粪白半两，微炒　干姜一分，炮裂，剉

右件药捣细罗为散，每服煎小麦饮调下半钱，日三四服。量儿大小加减服之。

又方：

冬葵子三两　滑石一分

右件药捣粗罗为散，每服一钱，以水一小盏煎至五分，去滓温服，日三四服。量儿大小以意分减。

治小儿五七岁，石淋，茎中有沙石不可出者，宜服**鸡粪白散**方：

鸡粪白一两，炒令黄

右件药捣细罗为散，以水一大盏露一宿，每服用此水一合，调散半钱服之，日三四服，当下沙石。量儿大小以意加减。

又方：

蘧麦一两

右捣细罗为散，每服以温酒调下半钱，日三四服。量儿大小以意增减。

又方：

桃胶半两

右以热汤一中盏，化胶令消，去滓，量儿大小，分减频服。

---

〔1〕卒：原脱。据《病源》卷49“石淋候”补。

又方：

车前子半两，捣碎

右以水一中盏，煎至六分，去滓，量儿大小，分减频服。

治小儿血淋诸方

夫小儿血淋者，是热淋之甚，则变成血淋也。心主于血，血之行身，通于膀胱，而热气流入于脬，即成血淋矣。

治小儿血淋涩痛，心躁体热，**犀角屑散**方：

犀角屑　黄芩　石韦去毛　当归剉　赤芍药已上各半两　蒲黄一两

右件药捣粗罗为散，每服一钱，以水一小盏，入生地黄半分，青竹茹半分，煎至六分，去滓，不计时候量儿大小分减服之。

又方：

车前子　茅根剉，各一两

右件药捣粗罗为散，每服一钱，以水一小盏，入生地黄一分，煎至六分，去滓，不计时候量儿大小分减服之。

治小儿血淋不止，水道涩痛，冬葵子散方：

冬葵子剉　蒲黄各半两

右件药以水一大盏，入生地黄半两，煎至六分，去滓，不计时候量儿大小分减服之。

治小儿血淋，日夜淋沥，小腹及阴中疼痛，**露蜂房灰散**方：

露蜂房灰一分　乱发灰一分　滑石一两　海蛤半两

右件药都细研为散，不计时候以温水调下半钱。量儿大小以意加减。

又方：

榆白皮剉　蘧麦　蒲黄已上各半两

右件药捣粗罗为散，每服一钱，以水一小盏，煎至六分，去滓，不计时候分温二服。

又方：

车前叶汁一合　冬瓜汁一合　蜜一合

右件药相和令匀，看儿大小，分减服之。

又方：

石韦一两，去毛　白胶半两，炙令黄燥　戎盐半两

右件药捣粗罗为散，每服一钱，以水一小盏，煎至五分，去滓，不计时候量儿大小分减温服。

又方：

牯羊阴聚毛烧灰

右件药细研，不计时候以粥饮调下半钱。量儿大小加减服之。

又方：

蜥蜴一枚，烧灰

右件药细研为散，不计时候以温酒调下半钱。量儿大小加减服之。

治小儿小便赤涩不通诸方

夫小儿小便赤涩不通者，由膀胱与肾俱有热故也。肾主于水，膀胱为津液之腑，此二经为表里，而水行于小肠，入于脬为小便。今[1]脏腑有实热，热入于脬，故令小便赤涩不通也。

治小儿壅热，小便赤涩不通，水道中涩痛不可忍，**子芩散**方：

子芩　冬葵子　车前子　茅根剉，已上各一两　滑石二两

右件药捣粗罗为散，每服一钱，以水一小盏，煎至六分，去滓，不计时候量儿大小以意分减服之。

治小儿脏腑壅热，心神烦躁，小便赤涩不通，**大青散**方：

大青　川升麻　蘧麦　黄芩　甘草炙微赤，剉，已上各半两　川大黄三分，剉，微炒　川朴消三分　滑石三分

右件药捣细罗为散，每服不计时候以温水调下半钱。看儿大小以意加减。

治小儿心脏热盛，烦躁不安，小便赤涩不通，**朱砂散**方：

朱砂细研　铅霜细研　犀角屑　黄芩　车前子　甘草炙微赤，剉，已上各一分　滑石半两　川朴消半两

右件药捣细罗为散，入研了药令匀，不计时候煎苦竹叶汤调下半钱。看儿大小以意加减。

又方：

冬葵子三分　滑石三分，细研　梁上尘半两　黄芩半两　甘草半两，炙微赤，剉

右件药捣细罗为散，不计时候煎葱白灯芯汤调下半钱。量儿大小以意加减。

又方：

生地黄汁二合　牛蒡叶汁一合　蜜一合

右件药相和令匀，每服一合，调下滑石细末半钱。临时看儿大小，加减服之。

治小儿热极，小便赤涩不通，尿辄大啼，水道中痛，**滑石散**方：

滑石一两　子芩半两　冬葵子三分　车前子半两　赤茯苓半两　木通三分，剉

右件药捣粗罗为散，每服一钱，以水一小盏，煎至五分，去滓，不计时候量儿大小分减温服。

治小儿小便赤涩，服药即通，无药即涩，宜服**车前子散**方：

车前子一两　子芩一两　滑石一两　木通三分，剉　赤茯苓一两　琥珀一两　甘草半两，炙微赤，剉

右件药捣粗罗为散，每服一钱，以水一小盏，煎至五分，去滓，不计时候量儿大小分减温服。

治小儿小便赤涩不通，宜服此方：

滑石二两　木通一两　葵子一合

右件药捣粗罗为散，每服一钱，以水一小盏，煎至五分，去滓，不计时候量儿大小分减温服。

---

〔1〕今：原作“半”。据《幼幼新书》卷30“热淋第十六”所引改。

治小儿大便不通诸方

夫小儿大便不通者，由腑脏有热，乘于大肠故也。脾胃为水谷之海，凡水谷之精华化为血气，润养身形，其糟粕则下行也。若三焦五脏不调，则热气归于大肠，大肠既有热实，故燥涩而不通也。

治小儿脏腑壅热，心神烦躁，大便不通，**大黄散**方：

川大黄一两，剉，微炒　犀角屑半两　川升麻半两　当归一分　赤芍药一分　红雪一两　甘草一分，炙微赤，剉

右件药捣粗罗为散，每服一钱，以水一小盏，煎至六分，去滓，三四岁温服一合，量儿大小加减服之，日三四服，以利为度。

治小儿大便不通，腹胁妨闷，**芎黄散**方：

芎䓖半两　川大黄三分，剉，微炒　郁李人三分，汤浸，去皮微炒

右件药捣细罗为散，每服一钱，以温水半盏调服，量儿大小以意分减，以利为度。

又方：

陈橘皮一分，汤浸，去白瓤，焙　牵牛子半两，微炒　甘草一两，炙微赤，剉　川大黄半两，剉，微炒

右件药捣细罗为散，每服煎葱白汤调下半钱，量儿大小以意加减，日三两服，以效为度。

治小儿大便不通，心神烦热，卧忽多惊，腹胁妨闷，**丹砂圆**方：

丹砂半两，细研，水飞过　续随子三分　腻粉一钱

右件药都细研令匀，炼蜜和圆如菉豆大，三岁儿每服以温水下三圆。量儿大小以意加减服之。

治小儿大便不通，心腹壅闷，卧即烦喘，**通中圆**方：

川大黄一两，剉，微炒　巴豆霜二分　皂荚一两，不蚛者，去皮子，烧令焦黑

右件药大黄、皂荚捣罗为末，入巴豆霜同研令匀，炼蜜和圆如菉豆大，四五岁儿以温水下三圆。量儿大小以意加减。

治小儿脏腑壅滞，腹胁妨闷，大便不通，**犀角圆**方：

犀角屑半两　当归半两，剉，微炒　川大黄一两，剉，微炒　巴豆十枚，去皮心研，纸裹压去油　丹砂半两，细研，水飞过

右件药捣罗为末，入巴豆、丹砂同研令匀，炼蜜和圆如菉豆大，三岁儿以温水下三圆。量儿大小以意加减。

治小儿大便不通，心腹壅闷，**大黄圆**方：

川大黄一两，剉，微炒　枳壳三分，麸炒微黄，去瓤　栀子人三分　郁李人三分，汤浸，去皮微炒

右件药捣罗为末，炼蜜和圆如麻子大，每服以熟水下五圆。量儿大小加减服之。

治小儿大便不通，脐腹妨闷，宜用**桃叶汤**方：

桃叶一握　木通二两　灯心五束　川朴消一两　葱白七茎

右件药细剉，用醋浆水三大碗煎十余沸，去滓，倾向盆中，稍温便坐儿在盆内，将滓以手帕裹，熨于脐下，冷即出之，后吃地黄稀粥半盏，良久便通。

治小儿大便不通，连腰满闷，气急困重，宜用**走马箭方**：

羊胆一枚　蜜一合　盐花半两

右件药同煎如饧，捻如箸粗，可长一寸，内下部中，须臾即通。

治小儿大便不通，心中烦热，**牛黄圆**方：

牛黄一分，细研　川大黄三分，剉，微炒，捣罗为末

右件药都研令匀，炼蜜和圆如麻子大，每服以粥饮下七圆，以利为度，量儿大小加减服之。

治小儿大便五六日不通，心腹烦满，宜用此方：

右取青颗盐末于脐中，以手摩，良久即通。大人用之亦得。

治小儿卒大便不通，**蜂房散**方：

蜂房一枚，炙令微焦

右捣细罗为散，每服以粥饮调下半钱。量儿大小加减服之。

治小儿小便不通诸方

夫小儿小便不通者，由肾与膀胱热故也。此二经为表里，俱主于水，水行于小肠，入脬为小便。热气在其脏腑，水气则涩，故小便不通也。

治小儿小便不通，心闷，**赤芍药散**方：

赤芍药　蘧麦　陈橘皮汤浸，去白瓤，焙　牵牛子微炒　木通剉　冬葵子已上各一分

右件药捣粗罗为散，每服一钱，以水一小盏，入葱白一茎，煎至五分，去滓，不计时候量儿大小分减服之。

治小儿小便不通，脐腹妨闷，心神烦热，**栀子人散**方：

栀子人五枚　茅根半两，剉　冬葵根半两　甘草一分，炙微赤，剉

右件药捣粗罗为散，每服一钱，以水一小盏，煎至五分，去滓，不计时候量儿大小分减温服。

又方：

滑石一两半　木通三分，剉　川芒消三分　葵子二合

右件药捣粗罗为散，每服一钱，以水一小盏，煎至五分，去滓，不计时候量儿大小分减温服。

治小儿卒小便不通，小腹急闷，**冬葵子散**方：

冬葵子一两　木通半两，剉

右件药捣粗罗为散，每服一钱，以水一小盏，煎至五分，去滓，不计时候量儿大小分减服之。

治小儿百日内小便不通，心神烦闷，脐下痞满，宜服**乳煎葱白饮子**方：

葱白一茎，切　乳汁三合

右二味同煎至一合半，去滓，分温为三服，相去如人行十里已来再服，以利为度。

治小儿小便不通，宜用**浸熨汤**方：

木通一两　生姜一两　葱白七茎　陈橘皮一两　川椒半两

右件药都细剉，以水二大碗煎五七沸，去滓，倾入盆内，看冷暖坐儿于盆中浸之，将滓于儿脐下熨之，立通。

治小儿小便三两日不通，欲死者，**葵根散**方：

葵根一握，剉　壁鱼七枚，研

右以水一大盏，煎葵根[1]取汁六分后，入壁鱼同煎五七沸，去滓，放温，量儿大小临时分减服之。

治小儿积热，小便不通，**地肤子散**方：

地肤子　蘧麦　冬葵子　知母　黄芩　川升麻　木通剉　川大黄剉，微炒　猪苓去黑皮，已上各半两

右件药捣粗罗为散，每服一钱，以水一中盏，煎至六分，去滓，不计时候量儿大小加减服之。

治小儿小便不通，心腹满闷，坐卧不安，**滑石散**方：

滑石末半两　甘草一分，炙微赤，剉　葵子半两　川大黄半两，剉，微炒

右件药捣粗罗为散，每服一钱，以水一小盏，入葱白五寸，灯心一束，煎至六分，去滓，三四岁温服一合，量儿大小不计时候加减服之。

治小儿小便不通，脐腹坚满，喘急，**木通散**方：

木通剉　甘草炙令赤，剉　葵子已上各一分　川大黄剉研微炒　滑石　牵牛子微炒，已上各半两

右件药都细捣罗为散，每服煎葱白灯心汤调下半钱，量儿大小加减服之，以利为度。

治小儿小便不通，脐腹急痛，**车前散**方：

车前子切，半升　小麦一合

右以水二大盏，煮取一盏去滓，入少粳米煮作稀粥，时时量力与服。

又方：

石韦半两，去毛　蘧麦半两　小麦一两

右件药都剉，以水二大盏，煎至一盏去滓，取汁一合，调下滑石末半钱。量儿大小以意加减。

又方：

冬葵子　滑石　海蛤　蒲黄已上各半两

右件药捣细罗为散，每服以葱白汤调下半钱。量儿大小以意加减。

治小儿小便涩少，妨闷不通，**葱白饮子**方：

葱白二茎　木通半两　冬葵子半两

右件药都细剉，以水一大盏，煎至五分，去滓，量儿大小以意加减服之。

治小儿小便不通，小腹妨闷，方：

右用葱白一斤，连须细切，煮令熟，以绵裹于脐下熨之，立通。

又方：

桑螵蛸十枚，炙令黄

右件药捣罗为末，每服以粥饮调下半钱。量儿大小加减服之。

又方：

右用头垢半钱，以温酒调服之，三岁已下服一字。

治小儿尿血诸方

夫小儿尿血者，为血性得寒则凝涩，得热则流散。而心主于血，小儿心脏有热，热乘于

〔1〕根：原误作“柏”。据《幼幼新书》卷30“小便不通第七”改。

血，血渗于小肠，则尿血也。

治小儿尿血，水道中涩痛，**阿胶散**方：

阿胶一两，捣碎，炒令黄燥　黄芩一分　栀子人一分[1]　车前子一分　甘草一分，炙微赤，剉

右件药捣细罗为散，每服用新汲水调下半钱，日三四服。量儿大小以意加减。

又方：

榆白皮半两　生干地黄半两　甘草一分，炙微赤，剉

右件药都细剉，以水一小盏煎至六分，去滓温服。量儿大小以意加减。

又方：

苦楝子一两　郁金二枚，一枚炮，一枚生用

右件药捣细罗为散，每服煎葱汤调下半钱。量儿大小以意增减。

又方：

生干地黄　黄芩已上各半两

右件药捣粗罗为散，每服一钱，以水一小盏，煎至六分，去滓温服半合。量儿大小加减服之。

又方：

紫菀洗去苗土　黄连去须　甘草炙微赤，剉，已上各一分

右件药捣粗罗为散，每服一钱，以水一小盏，入豉三十粒，煎至五分，去滓，量儿大小分减服之。

又方：

葵子　车前叶　甘草炙微赤，剉　川朴消已上各一分

右件药捣粗罗为散，每服一钱，以水一小盏，煎至五分，去滓，量儿大小分减温服。

又方：

右以鹊巢烧灰细研，每服以新汲水调下半钱。量儿大小加减服之。

又方：

川升麻一两

右件药捣粗罗为散，每服一钱，以水一小盏，煎至五分，去滓，量儿大小分减温服。

又方：

牛蒡根洗去土

右捣绞取汁一中盏，入生蜜一合相和令匀，每服半合，日三四服。量儿大小增减服之。

又方：

右取蒲黄末，以温水调下半钱。量儿大小加减服之。

又方：

车前叶半斤，捣绞取汁　沙糖一两

右件药相和令匀，每服半合。量儿大小加减服之。

又方：

右以生地黄汁，每服暖一合服之。量儿大小以意加减。

---

〔1〕一分：原作"分一"。据该书剂量表述惯例改。

治小儿遗尿诸方

夫小儿遗尿者，此由脏腑有热，因服冷药过度，伤于下焦，致膀胱有冷，不能制于水故也。膀胱为津液之腑，与足少阴之经为表里。肾主于水，肾气下通于阴。小便者，水液之余也。今膀胱既冷，不能约制于水，故遗尿也。

治小儿遗尿，不可禁止，**鸡肶胵散**方：

鸡肶胵一具，炙令黄　黄耆半两，剉　桑螵蛸三分，微炒　牡蛎半两，烧为粉　甘草一分，炙微赤，剉

右件药捣粗罗为散，每服一钱，以水一小盏，煎至六分，去滓，量儿大小，分减温服。

治小儿遗尿，体瘦心烦，不欲食，**牡**[1]**蛎散**方：

牡蛎粉三分　龙骨三分　麦门冬半两，去心，焙　鸡肠草半两　黄耆半两，剉　白茯苓半两　桑螵蛸三分，微炒　甘草一分，炙微赤，剉

右件药捣粗罗为散，每服一钱，以水一小盏，入生姜少许，枣二枚，煎至六分，去滓，量儿大小，分减温服。

治小儿遗尿，足寒，宜服**白术散**方：

白术半两　土瓜根半两　牡蛎粉三分

右件药捣粗罗为散，每服一钱，以水一小盏，入生姜少许，枣一枚，煎至六分，去滓，量儿大小，分减温服。

治小儿遗尿，宜服此方：

羊肚系一条，净洗

右以水盛令满，紧繫两头，煮令熟，漉出割开，取其水渐渐饮之。

又方：

鸡肶胵一具，并肠曝干，炙令黄焦，是男用雌鸡，是女用雄鸡

右件药捣细罗为散，每服以温酒调下半钱。量儿大小以意加减。

又方：

羊脬一枚

右以水煮令烂熟，空腹量儿大小，分减食之，不过三顿差。

治小儿大便血诸方

夫小儿大便血者，为心主于血脉，心脏有热，热乘于血，血性得热，流散妄行，不依常度，其血流渗于大肠者，故令大便血出也。

治小儿大便出血，体热黄瘦，不欲饮食，**羚羊角散**方：

羚羊角屑　黄耆剉　川升麻　黄芩　地榆剉　甘草炙微赤，剉，已上各一分　生干地黄半两

右件药捣粗罗为散，每服一钱，以水一小盏，入苦竹茹半分，煎至六分，去滓，不计时候量儿大小分减温服之。

治小儿大便出血，腹痛黄瘦，不欲饮食，**槐花散**方：

---

〔1〕牡：原误作“壮”。据本方首药改。

槐花微炒　白术　熟干地黄　芎䓖已上各半两　黄耆剉　木香　当归剉，微炒　甘草炙微赤，剉，已上各一分

右件药捣粗罗为散，每服一钱，以水一小盏，煎至六分，去滓，不计时候量儿大小分减温服。

治小儿大便出血，久不止，面色萎黄，肌体羸瘦，或时腹痛，不欲饮食，**卷柏圆**方：

卷柏半两　赤石脂半两　阿胶半两，捣碎，炒令黄燥　槐花微炒　黄牛角䚡炙黄焦　当归剉，微炒　黄耆剉　芎䓖已上各一分

右件药捣罗为末，炼蜜和圆如麻子大，三岁儿每服以粥饮下七圆，日三服。量儿大小以意加减。

治小儿大便后出血，方：

鳖甲一枚，涂醋炙令黄焦，去裙襕

右件药捣细罗为散，每服以粥饮调下半钱，日三服。量儿大小以意加减。

又方：

车釭一枚

右烧令赤，投于一碗水中，每服半合，日三服。看儿大小以意加减。

又方：

甑带烧灰

右件药细研，每服用乳汁调下半钱。量儿大小加减服之。

又方：

鹿角烧灰

右件药细研，以粥饮调下半钱，日三服。量儿大小以意增减。

治小儿大便青诸方

夫小儿大便青者，因惊气及脾气不和，大肠虚冷，乳食不消，冷气搏于糟粕，故令大便青色也。

治小儿大肠虚冷，乳食不消，大便青色，**白术圆**方：

白术　白芍药　木香　当归剉，微炒，已上各一分　麝香一钱，细研

右件药捣罗为末，炼蜜和圆如菉豆大，每服以粥饮研下五圆，日三服。量儿大小以意加减。

治小儿内冷，腹胁妨闷，大便青色，不欲乳食，**诃梨勒圆**方：

诃梨勒二两，煨，用皮　白术半两　陈橘皮半两，汤浸，去白瓤，焙　白茯苓一分　当归一分，剉，微炒　白芍药半两　厚朴半两，去粗皮，涂生姜汁炙令香熟　甘草半两，炙微赤，剉

右件药捣罗为末，炼蜜和圆如梧桐子大，三岁儿每服以粥饮研下五圆，日三服。量儿大小以意加减。

治小儿内冷，大便青，不欲食，皆是胎寒，**陈橘皮圆**方：

陈橘皮汤浸，去白瓤，焙　当归剉，微炒　人参去芦头　白芍药　芎䓖已上各半两　甘草一分，炙微赤，剉

右件药捣罗为末，炼蜜和圆如菉豆大，三岁儿每服以温粥饮下七圆，日三服。量儿大小

以意加减。

治小儿胎寒腹痛，大便青，**木香圆**方：

木香 蓬莪茂 白术 人参去芦头 当归剉，微炒，已上各半两 麝香一分，细研 白芍药一分

右件药捣罗为末，都研令匀，炼蜜和圆如菉豆大，三岁儿每服以粥饮下七圆，日三服。量儿大小以意加减。

治小儿胎寒腹痛，大便青，**芎藭圆**方：

芎藭二分 黄耆三分，剉 牛黄半两，细研 䗪虫三分，微炒 麝香一分，细研 当归半两，剉，微炒 白芍药一分

右件药捣罗为末，都研令匀，炼蜜和圆如麻子大，每服以粥饮下五圆，日三服。看儿大小，以意增减。

治小儿大便青，三日不欲食，皆是胎寒，**当归圆**方：

当归剉，微炒 人参去芦头 白芍药 芎藭已上各半两 甘草一分，炙微赤，剉

右件药捣罗为末，炼蜜和圆如麻子大，每服以乳汁下三圆，日三服。量儿大小以意加减。

治小儿痔疾诸方

夫痔者，有牡痔、牝痔、脉痔[1]、肠痔、血痔、酒痔，皆因劳伤过度，损动血气所生。小儿未有虚损，而患痔者，止是大便有血出，肠内有结热故也。

治小儿痔疾，肛边生结核，疼痛，寒热，**鳖甲散**方：

鳖甲一两，涂醋炙令黄，去裙襕 猬皮一两，炙令黄 蛇蜕皮三分，烧灰 露蜂房半两，微炙 猪悬蹄甲七枚，炙令焦 槟榔三分 麝香一分，细研

右件药捣细罗为散，入麝香都研令匀，每服食前以粥饮调下半钱。量儿大小加减服之。

治小儿痔疾久不差，肛边痒痛，**桑木耳散**方：

桑木耳微炒 槐耳微炙 猬皮炙令黄 当归剉，微炒 羌活已上各半两 枳壳一两，麸炒微黄，去瓤

右件药捣细罗为散，每服以粥饮调下半钱，日三四服。量儿大小加减服之。

治小儿痔疾，下血无时，**榼藤子散**方：

榼藤子一枚，去壳微炙 皂荚子一百枚，与榼藤子瓤同以酥炒令黄 牛角䚡灰一两 醋石榴皮灰半两

右件药捣细罗为散，每服以温酒调下半钱，日三四服。量儿大小加减服之。

治小儿痔疾结硬，焮痛不止，**龟甲圆**方：

龟甲二两，涂醋炙令黄 蛇蜕皮一两，烧灰 露蜂房半两，微炙 麝香一分，细研 猪后悬蹄甲一两，炙微焦

右件药捣细罗为散，入麝香都研令匀，每服以温酒调下半钱，日三服。量儿大小加减服之。

治小儿痔疾，下血不止，热毒气流注，发歇疼痛，**槐鹅散**方：

槐鹅 侧柏炙微黄 荆芥穗 棕榈烧灰 黄牛角䚡烧灰 牛膝去苗，已上各半两

右件药捣细罗为散，每服以粥饮调下半钱，日三四服。量儿大小加减服之。

治小儿痔疾下血，大肠疼痛，**猬皮散**方：

---

〔1〕牡痔、牝痔、脉痔：原作“壮痔、服痔”。据《病源》卷49“痔候”改，并补“牝痔”。

猬皮炙令黄　枳壳麸炒微黄，去瓤　木贼　当归剉，微炒　槐鹅微炙，各一两

右件药捣细罗为散，每服以粥饮调下半钱，日三四服。量儿大小加减服之。

治小儿痔疾，下血不止，**鸡冠花散**方：

鸡冠花一两，焙令香　棕榈二两，烧灰　羌活一两

右件药捣细罗为散，每服以粥饮调下半钱，日三四服。量儿大小加减服之。

治小儿痔疾，下血不止，**黄耆散**方：

黄耆剉　枳壳麸炒微黄，去瓤　侧柏叶炙微赤，剉，各一两

右件药捣细罗为散，每服以粥饮调下半钱，日三四服。量儿大小加减服之。

治小儿痔疾下血，发歇不定，方：

荆芥　薄荷　枳壳麸炒微黄，去瓤，已上各一两

右件药捣细罗为散，每服以粥饮调下半钱，日三四服。量儿大小加减服之。

治小儿痔疾，痛不可忍，**木贼圆**方：

木贼一两　榼藤子二枚，去壳，涂酥炙黄　乌贼鱼骨二两

右件药捣罗为末，炼蜜和圆如菉豆大，不计时候以温酒下五圆。看儿大小以意加减。

治小儿痔疾疼痛，肿硬不消，宜用坐药方：

蛇床子半两，末　荆芥半两，末　蜗牛三七枚

右件药烂研，涂在纸上，每发时先用白矾热水洗痔头子后，用被褥上安药纸，坐三两上差。

治小儿痔生肛边如鼠乳，及成疮，痛楚至甚，宜服**穿山甲散**方：

穿山甲二两，炙令黄　麝香半分，细研

右件药捣研令匀细，每于食前煎黄耆汤调下半钱。量儿大小加减服之。

治小儿痔，下血不止，肛边生鼠乳，疼痛，**榉树菌子圆**方：

榉树菌子一两　虾蟆一枚，炙令黄　葫荽子一合　黄牛角鰓一两，炙黄　鳗鲡鱼头一枚，炙令黄

右件药捣罗为末，以水煎白胶香，和圆如弹子大，用瓶内如装香法烧一圆，熏下部差。

治小儿痔疾，下部痒闷，熨药方：

枳实二两，麸炒微黄　鬼箭羽　木香　鬼臼已上各一两

右件药捣粗罗为散，以头醋和匀，炒令热，用青布裹熨，日二用之。

治小儿痔疾，鼠乳生肛边，烦热疼痛，**槐子圆**方：

槐子一两，微炒　黄芩一两　榼藤子二枚，去壳，炙令黄

右件药捣罗为末，以水浸蒸饼，和圆如菉豆大，每服以桑耳汤下五圆，日三四服。量儿大小加减服之。

治小儿肠痔下血不止，方：

榼藤子三枚，大者

右以七八重湿纸裹煨良久，胀起取出壳用肉，细切碾罗为散，每服以黄耆汤调下半钱。量儿大小加减服之。

又方：

牛角鰓二两，炙令黄焦

右捣细罗为散，每于食前以温酒调下半钱。量儿大小加减服之。

又方：

猬皮一枚

右细剉，于瓶内烧烟，熏痔上差。

治小儿蛔虫诸方

夫蛔虫者，是九虫之内一虫也。长一尺，亦有长五六寸者。小儿多因食甘肥而发，动则腹中痛，发作肿聚，行来上下，痛有休止。亦有攻心痛，喜吐涎沫及清水。若贯伤心者则死。诊其脉，腹中痛，其脉法当沉弱而弦，今反脉洪而大，则是蛔虫也。

治小儿蛔虫攒心，合眼扑手，心闷，**贯众散**方：

贯众　狗脊　狼牙草　萆薢剉，已上各一两

右件药捣粗罗为散，每服一钱，以水一小盏，煎至五分，去滓，不计时候量儿大小分减温服。

治小儿多吐蛔虫，**鹤虱散**方：

鹤虱一分　川大黄一分，剉碎，微炒　川朴消半两

右件药捣粗罗为散，都以水一大盏，煎至七分，去滓，三岁儿温服半合，日三服。量儿大小以意加减。

治小儿蛔虫咬心，疼痛，**槟榔散**方：

槟榔三分　狼牙草一分　酸石榴根三分　赤芍药半两　川朴消半两

右件药捣粗罗为散，每服一钱，以水一小盏，煎至五分，去滓，不计时候量儿大小分减温服。

治小儿蛔虫发作，心痛多吐，**青葙子散**方：

青葙子　苦参剉　黄连去须　萹竹　狼牙草已上各三分　雷圆一两　雄黄半两，细研　桃人一两，汤浸，去皮尖、双人，麸炒微黄

右件药捣细罗为散，一二岁儿不计时候以稀粥饮调下半钱。儿稍大，以意加之。若下部痒，绵裹少许内之，日二度。如不痒，即勿用。

治小儿蛔虫咬心痛，**生干地黄散**方：

生干地黄半两　苦楝根一分，剉　鹤虱半两　酸石榴根半两，剉　槟榔半两

右件药细罗为散，三四岁儿空心以热茶调下半钱，午后再服，取虫下为度。量儿大小以意加减。

治小儿腹脏有蛔虫，**苦楝根散**方：

苦楝根　鹤虱　薏苡根一两，剉　槟榔一两　糯米一分，微炒　牵牛子一两，微炒

右件药捣细罗为散，三岁儿每服以粥饮调下半钱，日三服。看儿大小临时加减。

治小儿蛔虫咬，心痛，**桃人散**方：

桃人汤浸，去皮尖、双人，麸炒　木香　狗脊　白芜荑　狼牙草　苦楝根皮剉　鹤虱　槟榔已上各半两

右件药捣细罗为散，三岁儿每服煎苦楝根汤调下半钱，日三四服。量儿大小临时加减。

治小儿腹内有蛔虫，时时疞痛，**胡粉圆**方：

胡粉三分　豮猪胆三枚　麝香一分　牛黄一分

右件药都研为末，用胆汁浸蒸饼，和圆如菉豆大，五岁儿每服以温水下七圆。看儿大小

以意加减。

治小儿蛔虫咬心疠痛，四肢逆冷，干呕不吐，面色青，宜服**化虫干漆圆**方：

干漆二钱　胆子矾一钱

右件药捣罗为末，用葱白汤煮面糊和圆如麻子大，二三岁儿以石榴皮汤下二圆，日三服。三四岁儿三圆。

又方：

胡粉一分　腻粉半两

右件药细研令匀，五岁每服以粥饮调下半钱。量儿大小以意加减。若用羊子肝一具，煮熟细切，以药末拌和，与儿食之更佳。

治小儿蛔虫动作，多吐清水，**芜荑人散**方：

芜荑人三分　狼牙草半两　白敛一分

右件药捣细罗为散，每服空腹以温酒调下半钱。量儿大小加减服之。

治小儿蛔虫咬心痛，或吐清水，**麝香散**方：

麝香一钱，研入　萆薢一两，剉　苦楝根一两，剉

右件药捣细罗为散，以豮猪胆三枚取汁，和令匀，曝干后都研为末，每服以芜荑汤调下半钱。看儿大小，以意增减。

治小儿蛔虫攻脏腑，疠痛，**下虫槟榔散**方：

槟榔半两　苦楝根皮半两，剉　麝香一钱，细研　东引石榴根皮半两，剉

右件药捣细罗为散，入研了药令匀，五岁儿每服以热茶调下半钱。量儿大小以意加减。

又方：

醋石榴根半两，入土五寸东引者　槟榔一枚

右件药切碎，以水一大盏，煎取七分，去滓，入粟米半合煮稀粥，空心与食，虫下更利立差。量儿大小加减服之。

治小儿蛔虫疠刺心腹疼痛，**备急散**方：

鹤虱一两

右件药捣细罗为散，每服煎肥猪肉汁调下半钱，其虫便出。看儿大小以意加减。

治小儿蛔虫咬，心痛，神效方：

干漆一两，捣碎，炒令烟出

右件药捣细罗为散，每服以新汲水一合，生油一橡斗子，空心调下一字，不过三服，当取下虫即差。

又方：

右捣萹竹取汁，服半合效。

又方：

薏苡根二两，去土，剉

右件水一大盏，煎取半盏去滓，一二岁儿每服一合，三四岁至五六岁儿二合，空心服之。随儿大小以意加减。

又方：

楝树根白皮半两

右细剉，以水一中盏，煎至五分，去滓，分为二服。

又方：

石榴根皮一两

右以水一大盏，煎至四分，去滓，分为二服。

治小儿寸白虫诸方

夫小儿寸白者，是九虫内之一虫也。长一寸而色白，形小扁[1]。小儿多因甘肥不节，生冷过度之所致也。其虫发动则伤人脏腑，饮食不成肌肤，子母相生，无有休止。若虫长一尺，则能害人。

治小儿寸白虫，连年不除，面无颜色，体瘦少力，**青黛散**方：

青黛一分　苦楝根一两，微炙，剉　鹤虱一分　槟榔一枚

右件药捣细罗为散，每服时先吃淡肉脯少许，后以粥饮调下半钱，量儿大小加减服之，日二三服。

又方：

朱砂一钱　麝香一钱　苦楝子肉一两，糯米拌炒，以米熟为度

右件药都研令细，以水浸蒸饼和圆如芥子大，每于空腹春夏冷水，秋冬熟水下七圆。量儿大小加减服之。

治小儿寸白虫久不愈，**槟榔散**方：

槟榔二枚，为末　猪牙皂角三梃，烧　苦楝子五枚，为末

右件药同研为散，每服空心煎苦楝根白皮汤调下半钱，三两服后，虫皆自下。量儿大小加减服之。

又方：

鹤虱三分　雷圆三分　使君子三分　巴豆十枚，去皮心研，纸裹压去油

右件药捣罗为末，以糯米饭和圆如菉豆大，每服以沙糖水下三圆。量儿大小加减服之。

治小儿蛲虫诸方

夫小儿蛲虫者，此是九虫内之一虫也。形甚细小，如今之蜗虫状。亦因腑脏虚弱而致发，甚者则成痔瘘病疥也。

治小儿蛲虫，方：

右用炼了腊月猪脂，每日空心取如皂荚子大服之，甚良。

又方：

右以槐实末，每用少许内下部中。

又方：

右以苦楝实末，每用少许内下部中。

治小儿蛲虫，蚀下部中痒，**大枣膏**方：

蒸大枣二枚，用肉　水银半分

---

〔1〕扁：原作“徧(遍)”。《病源》卷50“寸白虫候”作“褊”。

右件药都研令水银星尽，捻为梃子长一寸，以绵裹，宿内下部中，明旦虫出为效。

治小儿蛲虫蚀下部，**胡粉散**方：

胡粉一分　雄黄一分

右件药都研令细，每用少许傅于下部中。

又方：

杏人一两，汤浸，去皮尖、双人，麸炒微黄

右件药研如膏，以绵裹枣核大，内下部中，甚者不过三度差。

又方：

槐根白皮一两，剉　桃人一两，汤浸，去皮尖、双人，生研　苦楝子一两

右件药捣罗为末，以猪膏合圆如枣核大，内下部中，更以葱白两茎去须，水煮浓汁，温饮半合。

治小儿阴㿉诸方

夫小儿阴㿉者，是阴核结肿大也。小儿患此者，多因啼努，躽气不止[1]，动于阴，阴气下击，结聚不散之所成也。

治小儿阴㿉肿硬，或时疼闷，**薏苡人散**方：

薏苡人　赤芍药　土瓜根　黄芩　蛇床子　地肤子　桔梗去芦头，已上各三分

右件药捣细罗为散，一二岁每服空心以温酒调下半钱，日午晚后再服。量儿大小以意加减。

治小儿阴㿉，药未效，**魁蛤散**方：

魁蛤三分，细研　狗阴一具，炙令黄　白术半两　桂心一分

右件药捣细罗为散，一二岁儿每于空心以粥饮调下半钱，晚后再服，酒下更良。量儿大小以意加减。

治小儿阴㿉不消，**白蒺藜散**方：

白蒺藜半两，微炒去刺　香豉半两，微炒　鼠妇　䗪虫微炙　川大黄剉，微炒　桂心　细辛已上各一分

右件药捣细罗为散，一二岁儿每服以温酒调下半钱，早晨晚后各一服。量儿大小以意加减。

治小儿阴㿉肿胀，**木香散**方：

木香　白蒺藜微炒去刺　地肤子　昆布洗去咸味　枳壳麸炒令黄，去瓤　槐子已上各一分　狐阴一具，用酥炙令焦黄

右件药捣细罗为散，一二岁儿空心以粥饮调下半钱，晚后再服。量儿大小以意加减。

治小儿阴㿉肿硬，时复疼痛，**土瓜根散**方：

土瓜根　赤芍药　当归剉，微炒，已上各半两

右件药捣粗罗为散，每服一钱，以水一小盏，煎至六分，去滓，量儿大小以意加减服之。

---

〔1〕止：原作“正”。据《病源》卷50“病㿉候”改。

治小儿阴癞，日夜疼痛，**桃人圆**方：

桃人三分，汤浸，去皮尖、双人，微炒　川大黄半两，剉，微炒　赤芍药半两　防葵半两　半夏一分，汤洗七遍去滑　桂心一分　川椒一分，去目及闭口者，微炒令去汗　赤茯苓半两

右件药捣罗为末，炼蜜和圆如菉豆大，三岁儿每于食前以温酒下五圆。看儿大小以意加减。

治小儿阴癞肿硬，**桂心散**方：

桂心半两　地肤子二两　白术一两

右件药捣细罗为散，三岁儿每服以温酒下半钱，日三服。量儿大小以意加减。

又方：

蜴蜥二枚，烧灰

右细研为散，一二岁儿每服以温酒调下半钱，早晨晚后各一服。量儿大小以意加减。

治小儿阴癞，肿大不消，方：

硼砂一分

右以水研化涂之，立效。

治小儿偏癞诸方

夫小儿偏癞者，是阴核偏肿大。亦由啼努，躯气不正所致。其偏者乘虚而行，故谓偏结也。

治小儿骨疳攻注，连肾外囊肿胀，或疼或偏坠等，宜服**昆布圆**方：

昆布三分，洗去咸味　蘹香子半两，微炒　木香　甘草炙微赤，剉　黄蘗剉　丁香　烂牡蛎生用　铜青已上各一分

右件药捣罗为末，用枣肉和圆如麻子大，一二岁儿空心以熟甘草煎汤下三圆。量儿大小以意加减。

治小儿阴偏大，卵核坚硬，**防葵圆**方：

防葵　牡丹　桂心　黄蘗剉　滑石已上各一两　豉半两，微炒

右件药捣罗为末，炼蜜和圆如麻子大，三四岁儿每服以粥饮下五圆，早晨晚后各一服。量儿大小以意加减。

治小儿偏坠，或气攻小腹疼痛，**蘹香子圆**方：

蘹香子一两，微炒，捣为末　古文钱青一分，细研　硇砂一分，细研　桃人四十九枚，酒浸，去皮尖、双人，生研

右件药都研令匀，以汤浸蒸饼和圆如麻子大，二三岁儿每服以橘皮汤下一圆。

又方：

蛇床人末半两　马鞭草汁一合

右件药相和如膏，涂儿阴肿处效。

又方：

枳壳三两，微炒

右捣细罗为散，每用柏枝煎浓汁调，厚涂儿偏肿处妙。

治小儿阴肿诸方

夫小儿阴肿者，为足少阴为肾之经，其气下通于阴。小儿有少阴之经虚者，而为风邪之气冲于阴，与血气相搏结，则令阴肿也。

治小儿小肠虚冷，因多啼气下，致令阴肿，**桃人圆**方：

桃人三分，汤浸，去皮尖、双人，麸炒微黄　牡丹半两　黄蘗一分，微[1]炙，剉　白蒺藜三分，微炒去刺　桂心半两　郁李人三分，汤浸，去皮微炒

右件药捣罗为末，炼蜜和圆如菉豆大，三岁儿每于食前以温酒下七圆。量儿大小以意加减。

治小儿阴肿壮热，**甘遂圆**方：

甘遂一两，煨令微黄　麝香一分，细研　川大黄一两，剉，微炒　前胡一两，去芦头　黄芩半两　木香一两

右件药捣罗为末，炼蜜和圆如菉豆大，三岁儿每于食前以温水下三圆。量儿大小以意加减。

治小儿阴肿，为肠虚冷，多啼，躯气下所为，宜服**牡丹圆**方：

牡丹半两　桂心半两　郁李人半两，汤浸，去皮微炒　桃人一分，汤浸，去皮尖、双人，麸炒微黄

右件药捣罗为末，炼蜜和圆如麻子大，一二岁儿每服以温水下五圆，早晨晚后各一服。量儿大小以意加减。

治小儿阴肿，**大黄散**方：

川大黄一分，剉，微炒　木通一分，剉　桑根白皮半两，剉　羌活一分　川朴消三分

右件药捣粗罗为散，一二岁儿每服一钱，以水一小盏，煎至五分去滓。量儿大小，分减温服。

又方：

小豆一合　川大黄半两，剉，生用

右件药捣细罗为散，用鸡子白调涂儿阴肿处，干即易之。

治小儿卒阴囊肿痒，**蛇床人汤**熨方：

蛇床人一两　柳蚛屑一两

右件药以水一大碗，煎六七沸洗之。取其滓以帛裹，熨儿肿处妙。

治小儿阴卒肿痛胀，**牛蒡膏**方：

生牛蒡汁二大盏，煎令如膏　赤小豆末半两　肉桂末一分

右件药相和如膏，涂儿肿处立消。

又方：

右取墙衣傅之。

又方：

右取桑树白汁涂之。

又方：

---

〔1〕一分，微：宋版原残缺，据《幼幼新书》卷31"阴肿第七"补。

右取书中白鱼摩之。

又方：

右取狐阴茎炙黄捣末，以酒调下半钱。

又方：

右取蔓菁子末，以猪脂调涂之。

又方：

鸡翮六枚，随肿左右取之，烧灰

右细研，三岁儿以温水调下半钱，日三服。量儿大小加减服之。

又方：

右以苋菜根捣汁，频频涂之。

又方：

右以马鞭草烂捣裹之，日二易之。

又方：

桃人汤浸，去皮尖、双人，麸炒微黄

右捣研如膏，三岁儿以温酒化豇豆大服之，日三服。量儿大小以意加减。

治小儿阴疮诸方

夫小儿下焦有热，则热气冲阴，阴头忽肿，便溺不得，乃至生疮，俗云因尿灰火所为也。

治小儿阴疮及肿，方：

黄连半两，去须　胡粉半两

右件药捣细罗为散，以面脂调涂之。

又方：

白矾灰一分　胡粉一分，微炒

右件药同研令匀细，用槐枝[1]煎汁调，涂儿阴囊上。

治小儿阴疮不差，方：

猫儿骨烧灰

右细研，水调傅之。

又方：

右以狼骨浓煎汁，洗之。

又方：

右以白犬骨烧灰细研，水调傅之。

又方：

右以狐阴茎炙微黄，捣罗为末，以水调傅之。

又方：

右以狼牙草浓煎汤，频洗之。

又方：

〔1〕枝：原误作“枚”。据《幼幼新书》卷31“阴肿第七”改。

右烧犬粪灰傅之。

又方：

右取蔓菁根捣研傅之。

又方：

右取马骨烧灰，研如粉傅之。

又方：

右以雄雀粪以陈酱汁和，傅之。

治小儿下部疳䘌诸方

夫小儿嗜食甘味多，而动肠胃间诸虫，致令侵蚀脏腑，此犹是䘌也。凡食五味之物，皆入于胃，其气随其腑脏之味而归之。脾与胃为表里，俱象土，其味甘。而甘味柔[1]润于脾胃，脾胃润则虫动，虫动则侵蚀成疳也。但虫因甘而动，故名之为疳也。若虫蚀下部，则肛门生疮烂开，急者数日便死，宜速疗之。

治小儿下部疳䘌疮，宜服**虾蟆散**方：

干虾蟆涂酥炙令黄　芜荑微炒　干姜炮裂，剉　葵茎灰　莨菪子水淘去浮者，水煮令牙出，候干，炒令黄黑色　白矾烧汁尽，各半两

右件药捣细罗为散，三岁儿每服温水调下一字。看儿大小以意加减。

又方：

干虾蟆一枚，涂酥炙令黄　蚺蛇胆半两　木香半两　硫黄半两，细研　麝香一分，细研

右件药捣细罗为散，都研令匀，三岁儿每服以温水调下一字，日再服。量儿大小以意加减。

治小儿疳䘌虫蚀下部，方：

胡粉半两，微炒　雄黄半两

右件药相和研令细，每日三四度，贴少许于谷道中，即差。

又方：

楝树根白皮半两　石榴树白皮半两

右件药都细剉，以水一大盏煎至六分，去滓放温，看儿大小，日三四度分减温服。

又方：

吴茱萸根白皮一两　桃白皮一两

右件药都细剉，以酒一大盏浸一宿，看儿大小，渐渐分减服之。

治小儿下部疳䘌，虫蚀大肠赤烂，方：

水银一两

右以浆水煮半日，取少许以唾研令星尽，绵裹内入下部中，日二易之。

又方：

大麻人一分

右以少水研取汁与饮之，量儿大小，临时增减，日三四服，候虫出尽即佳。

---

〔1〕柔：原作“桑”。据《病源》卷18“疳䘌候”改。

又方：

萹竹一两

右以水一大盏，煎取六分，去滓，看儿大小，分减温服。

又方：

胡粉二两，熬令黄色

右细研，以猪脂和，日三度涂之。

又方：

羊胆汁　酱汁各一分

右件药相和令匀，日三四度涂之。

又方：

铁衣少许，以绵裹内下部中。

又方：

艾叶半两

右以水一大盏，煮取六分，去滓，看儿大小，分减温服。

治小儿下部痒闷，方：

枳实二两　鬼箭羽一两　木香一两

右件药捣粗罗为散，以酽醋拌和炒令热，用青布裹，日二度熨之。

又方：

青黛一两

右细研为散，先用麻油涂上，次用此药贴之，日三四度效。

治小儿脱肛诸方

夫小儿脱肛者，为肛门脱出也。肛门为大肠之候。小儿多因利大肠，大腹虚冷，即肛门脱出，故谓之脱肛也。

治小儿大肠虚冷，久脱肛，**龟头散**方：

龟头一枚，枯死者，涂酥炙令黄焦　卷柏一两　龙骨一两

右件药捣细罗为散，以散一钱傅上，挼按内之。

治小儿脱肛，宜傅**附子散**方：

附子一两，生，去皮脐　龙骨一两

右件药捣细罗为散，每用散一钱，傅在肛上，挼按令入，频频用之，以差为度。

治小儿脱肛，久不差，方：

鳖头三枚，枯者，涂酒炙令黄焦　莨菪子半两，水淘去浮者，煮令牙出，候干，炒令黄黑色

右件药细研为散，每空腹以粥饮调下半钱。量儿大小以意加减。

又方：

雀粪半两　干姜一分，炮裂碎剉

右件药捣细罗为散，每服一钱，白面半匙同溲作馎饨煮熟，入盐醋少许，每日早晨一服，量儿大小以意增减服之。

又方：

龟头一两，炙令黄　龙骨一两

右件药捣细罗为散，每用一钱粉肠头，按内之，日三上用之。

又方：

蒲黄一两　猪脂二两

右件药炼猪脂相和为膏，涂肠头上，即缩入。

治小儿因痢后，躯气下，推出肛门不入，宜用**赤石脂散**方：

赤石脂一分　伏龙肝一分

右件药细研为散，每以半钱傅肠头，日三上用之。

又方：

右用白龙骨末傅肠头，不过三上差。

又方：

右细墨末，每服以温酒调下一字，日三服。

又方：

鳖头一枚，炙令焦

右捣罗为末，每服以米饮调下半钱，日二服。量儿大小以意加减。

又方：

马蔺花半两

右捣细罗为散，用温浆水先洗，拭干，掺药末半钱于故绵子上挼入，每日用之，以差为度。

又方：

蜘蛛烧灰

右细研傅之，更烧桑叶熏之。

又方：

生铁二斤

右以水三碗煮至一碗，候冷暖得所，洗之立差。

治小儿大肠虚冷脱肛，方：

莨菪子一两，炒令黑色

右捣罗为末，先以暖水净洗，干拭，涂药半钱，却内入肠，不过三上不出，便以芸薹子熟饼为末一钱，以醋调涂糊饼上，炙干分减与食之。

又方：

右用女萎五两，烧熏下部，三五上差。

太平圣惠方卷第九十三 凡二十一门　病源二十一首　方计二百一十五道

治小儿疳痢诸方

夫小儿疳痢者，由因乳哺不节，生冷过度，伤于脾胃，致脏腑不调，冷热相搏，大肠虚弱，水谷不聚，变为下痢也。其候面色痿黄，肌体羸瘦，盗汗壮热，皮毛干枯，嗜食酸咸，心腹虚胀，泄痢恶物，日夜无恒，故名疳痢也。

治小儿疳痢，脊膂如锯，眼口鼻痒，自咬指甲，头发干焦，下部急痛，**青黛散**方：

青黛细研　朱砂细研　雄黄细研　附子炮裂，去皮脐　藜芦去芦头　胡黄连　细辛　麝香细研　白矾灰　黄矾灰　莨菪子水淘去浮者，水煮令芽出，曝干，炒令微焦，各一分

右件药捣细罗为散，都研令匀，每服以粥饮调下半钱，早晨晚后各一服。量儿大小加减服之。

治小儿疳痢，腹大口干，四肢羸弱，下痢不止，**神圣散**方：

干虾蟆一枚，五月五日取者，去足、肚肠　独颗蒜一颗，捣碎　川椒半两，去目

已上二味入虾蟆腹中，用春[2]大麦面饼子裹，烧令焦黄色，捣罗为末。

麝香一钱　龙脑半钱　卢会一分　朱砂二钱　雄黄二钱

右件药与前药同细研为散，每服以粥饮调下半钱，日三四服。量儿大小加减服之。

治小儿疳痢，四肢羸瘦，腹胀鼻痒，皮肤干燥，下痢不恒，**卢会圆**方：

卢会细研　雄黄细研　没石子　蛇蜕皮烧灰　丁香　熊胆　蝉壳微炒，去足　蟾酥研入，已上各一分　麝香一钱　黄连半两，微炒，去须

〔1〕 二：原作“三”。据排门目录及正文方数改。

〔2〕 春：《类聚》卷250引同方亦作“春”。《正误》：“‘春’，疑‘舂’之讹。”《幼幼新书》卷26“疳痢第七”无此字。《普济方》卷398引作“著”。无可证为“春”者。存疑。

右件药捣罗为末，炼蜜和圆如黄米粒大，每服以粥饮下三圆，别研一圆吹鼻中。量儿大小加减服之。

治小儿疳痢不止，体瘦，食少腹痛，羸弱，**麝香圆**方：

麝香细研　朱砂细研　卢会细研　雄黄细研　母丁香　鹤虱　白矾灰　蜜陀僧细研　没药　龙胆去芦头　地龙微炒　熊胆细研，各一分　肉豆蔻半两，去壳　黄连半两，去须　定粉半两，微炒　艾叶半两，炒令黄焦　蟾酥一钱

右件药捣罗为末，入研了药令匀，以面糊和圆如菉豆大，每服以粥饮下三圆，日三服。量儿大小以意加减。

治小儿疳痢，日夜不止，体瘦无力，不能饮食，**木香圆**方：

木香　蝉壳微炒，去足　肉豆蔻去壳　黄丹微炒　朱砂细研　夜明沙微炒，各一分　麝香一钱，细研　赤石脂半两，细研　黄连半两，微炒，去须　田父一枚，烧灰　蜗牛二十枚，炒微黄

右件药捣罗为末，入研了药令匀，以汤浸蒸饼和圆如菉豆大，每服以温粥饮下五圆，日三服。量儿大小以意加减。

治小儿疳痢，日夜度数不恒，肌体羸瘦，**龙骨圆**方：

龙骨半两　雄黄一钱，细研　麝香一钱，细研　朱砂一分，细研　蜗牛二十枚，炒令微黄　橡实半两　牛黄一钱，细研　白土一钱　青黛一分　诃梨勒一分，煨，用皮

右件药捣罗为末，入研了药同研令匀，用面糊和圆如菉豆大，每服以粥饮下五圆，日三服。量儿大小以意加减。

治小儿疳痢，脾胃虚冷，乳食不化，脐腹疼痛，**熊胆圆**方：

熊胆一分　附子一枚，炮裂，去皮脐　巴豆七枚，去皮心研，纸裹压去油　定粉一两，炒微黄　黄丹二两，点醋炒令紫色　砒霜一钱，细研　硫黄一分，细研　干姜一分，煨裂，剉　诃梨勒一分，煨，用皮

右件药捣罗为末，汤浸蒸饼和圆如黄米大，每服以冷水下二圆。量儿大小以意加减。切忌热物。

治小儿疳痢不止，**黄连散**方：

黄连半两，去须，微炒　白茯苓半两　阿胶半两，捣碎，炒令黄燥　黄蘗半两，微炙，剉　人参半两，去芦头　丁香一分〔1〕　诃梨勒皮半两，微煨　桃白皮半两，炙微黄，剉　没石子二枚，微煨

右件药捣细罗为散，每服以米饮调下半钱。量儿大小加减服之。

治小儿疳痢不止，下部痒，**青黛散**方：

青黛一分　蟾灰一分　赤石脂半两　诃梨勒皮一两，微煨　胡粉一分，微炒　黄连一分，去须，微炒　麝香一分，细研

右件药捣罗为散，每服以乳汁调下半钱，日三四服。量儿大小加减服之。

治小儿疳痢久不止，**煞疳圆**方：

雄黄一分，细研　麝香一分，细研　牛黄一分，细研　卢会一分，细研　朱砂一分，细研　胡黄连一分　蜜陀僧一分，烧令赤色，细研　龙骨一分，烧令赤色　青黛半两，细研　金薄十片，细研　肉豆蔻二颗，去壳　蟾酥半分，热水化如泥

右件药捣罗为末，入研了药及蟾酥研令匀，汤浸蒸饼和圆如黄米大，每服以温水下三圆。煎黄连苦参汤洗身，上用青衣盖，出虫后便差。

---

〔1〕一分：原脱。据《幼幼新书》卷26“疳痢第七”补。

治小儿疳痢不止，体热口干，心烦瘦弱，**青黛圆**方：

青黛一分 熊胆一钱 麝香一钱 定粉一钱，炒微黄 蟾酥半钱 寒食蒸饼末，一钱

右件药都研如粉，用豮猪胆汁和圆如黄米大，每服以粥饮下五圆，日三服。量儿大小加减服之。

治小儿疳痢不止，**白龙骨圆**方：

白龙骨 白石脂 鸡屎矾烧令汁尽 黄连去根，微炒 胡粉微炒 白茯苓 阿胶捣碎，炒令黄燥，已上各半两

右件药捣罗为末，炼蜜和圆如麻子大，每服以粥饮下五圆，日三四服。量儿大小加减服之。

治小儿疳痢，不吃乳食，四肢瘦弱，**肉豆蔻圆**方：

肉豆蔻一枚，去壳 木香半两 朱砂细研 人参去芦头 诃梨勒煨，用皮 麝香细研，各一分

右件药捣罗为末，都研令匀，用软饭和圆如麻子大，每服以粥饮化下三圆，日三四服。量儿大小加减服之。

治小儿疳痢，**砒霜圆**方：

砒霜一分，细研 白矾灰半两 干蟾烧灰，半两 夜明沙半两，微炒 黄丹半两，微炒 朱砂一分，细研

右件药捣罗为末，都研令匀，以软饭和圆如菉豆大，每服以冷水下三圆。服药后，以桃柳汤洗，衣服裹之，虫子当出，白黄即易差，黑者难差。忌食热物。

治小儿疳痢不止，渐至困弱，**丁香圆**方：

丁香一分 巴豆七枚，以醋浆水一碗半煮尽为度，去皮心研，纸裹压去油 黄连一分，去须 橡子一分 白矾灰一分

右件药捣罗为末，以面糊和圆如黍米大，每服以冷粥饮下三圆，日三服。量儿大小加减服之。

治小儿疳痢羸瘦，**麝香圆**方：

麝香一分，细研 铁粉半两 鳖甲半两，涂醋炙令黄，去裙襕 黄连半两，去须 虾蟆一枚，烧灰

右件药捣罗为末，以软饭和圆如麻子大，每服以温水下五圆，日三服。量儿大小加减服之。

治小儿疳痢不止，**肉豆蔻圆**方：

肉豆蔻一枚，去壳 胡黄连一分 砒霜半分，细研 巴豆十枚，去皮心油，煮色黑，纸裹压去油

右件药捣罗为末，以糯米饭和圆如黍米大，每服以冷水下一圆。切忌热物。

治小儿疳痢，日夜不止，**龙骨散**方：

龙骨一分 胡粉一分，炒令黄色 白矾灰一分 黄连半两，去须，剉碎，微炒

右件药捣细罗为散，每服以米饮调下半钱，日三服。量儿大小加减服之。

治小儿疳痢不止，**卢会散**方：

卢会半两 定粉半两 黄丹三分，微炒 夜明沙三分，微炒

右件药细研为散，每服以粥饮调下半钱，日三服。量儿大小加减服之。

治小儿疳痢不止，渐加瘦弱，**抵圣圆**方：

巴豆五枚，去皮心研，纸裹压去油 硫黄一钱 粉霜半钱 朱砂一分 没石子末，二分

右件药都研如粉，用糯米饭和圆如黄米大，每服以冷水下二圆。量儿大小加减服之。

治小儿疳痢，四肢干瘦，腹胁胀满，食不能消，**朱砂圆**方：

朱砂一分　硫黄一分　巴豆七枚，去皮心研，纸裹压去油　蟾头灰三钱

右件药都研如粉，以面糊和圆如黄米大，每服以甘豆汤下三圆。量儿大小以意加减。

治小儿疳痢不止，体热心烦，腹胀不能乳食，**牛黄圆**方：

牛黄一钱　麝香半钱　蟾酥半钱　巴豆七枚，去皮心，用清油内煎令紫色，取出用新瓦盆子内出油

右件药都研如粉，用汤浸蒸饼和圆如黄米大，每服空心以冷姜醋汤下二圆。量儿大小以意加减。

治小儿疳痢，腹痛不止，**胡黄连圆**方：

胡黄连半两　没药一分　木香一分

右件药捣罗为末，用糯米饭和圆如菉豆大，与服以粥饮下五圆，日三四服。量儿大小以意加减。

治小儿疳痢不止，肌体黄瘦，宜服此方：

臭樗根白皮涂蜜炙令焦

右件药捣罗为散，每服以粥饮调下半钱，日三四服。量儿大小以意加减。

又方：

右取橡斗子内人一枚煨熟，夫人烂嚼与儿食之。煎汁灌之亦佳。

治小儿因吃交奶，变成疳痢，色转不定，宜服此方：

狗骨腐烂者不问多少，烧为灰

右细研为散，每服浓煎桃叶汤调下半钱，日三服。量儿大小以意加减。

又方：

右取鸡子一枚，敲开头，以巴豆一粒线子穿之，内入鸡子内，用纸裹，以生面糊糊定，于饭甑内蒸令熟，去巴豆，每日吃鸡子一枚至二枚，当泻下恶物即差。

治小儿疳痢不止，宜服此方：

莨菪子四两，水淘去浮者，水煮令芽出，曝干，却炒令黑色，捣罗为末

右以白面四两和溲作饼子，煿干，却捣细罗为散，每服以粥饮调下一字，空心午后各一服。量儿大小加减服之。

治小儿疳痢，困笃垂死，宜服此方：

益母草一握

右以水煎熟，令儿食之，即差。

治小儿疳痢久不差诸方

夫小儿疳痢久不差者，因由脏腑宿挟疳气，或乳食不节，冷热相乘，肠胃既虚，遂令下痢，痢而不差，连滞日月，故名久疳痢也。

治小儿疳痢久不差，日渐羸瘦，**青黛散**方：

青黛一两，细研　麝香半两，细研　雄黄半两，细研　朱砂半两，细研　蚺蛇胆半两　黄蘗半两，涂蜜微炙，剉　苦参半两，剉　桂心半两　杏人半两，汤浸，去皮尖、双人，麸炒微黄　干姜一分，炮裂，剉　白矾半两，烧令汁尽　细辛一分　黄连半两，微炒，去须　藜芦一分，去芦头　附子半两，炮裂，去皮脐　莨菪子半两，水淘去浮者，水煮令芽出，候干，炒令黄黑色

右件药捣细罗为散，都研令匀，以井华水调下半钱，日三服。一岁儿服一字，三岁儿服半钱，量儿大小以意加减。若口有疮，及鼻痒，酥和菉豆大，安鼻中。若头上疳疮，及下部有疮赤烂，并用散傅之。

治小儿疳痢久不差，肌肉消瘦，面黄发焦，啼叫不恒，**胡黄连散**方：

胡黄连末，半两　白龙骨末，半两　白矾半两，烧令汁尽　胡粉一分，微炒

右件药同细研为散，一岁儿每服以米饮调下一字，二岁儿每服半钱，随儿大小量病轻重加减服之。

治小儿疳痢，经久不差，肌肤羸瘦，宜服**黄连散**方：

黄连一分，微炒，去须　胡黄连一分　朱砂一分，细研　麝香半分，细研　蜗牛一分，微炒　牛黄一钱，细研　铅霜一钱，细研　诃梨勒一分，煨，用皮　没石子一分，微炒　使君子一分　肉豆蔻一分，去壳　定粉一分，炒微黄　黄丹一分，微炒　龙骨一分

右件药捣细罗为散，每服以粥饮调下半钱，日三四服。量儿大小以意加减。

又方：

黄丹一两，微炒　胡粉一两，炒令微黄　醋石榴皮三分，剉，微炒　诃梨勒皮一两，煨，用皮　枣三十枚，去皮核，烧为灰

右件药捣细罗为散，每煎糙米粥饮调下半钱，日三四服。量儿大小加减服之。

治小儿疳痢久不差，肌体黄瘦，爱食泥土，**蜗牛散**方：

蜗牛三十枚　蛇蜕皮一分　莨菪子半两，水淘去浮者　干蜣螂半两　臭黄一分　夜明沙一分

右件药都入瓷瓶子内，以泥封瓶口，烧令药熟，候冷取出捣细罗为散，每服以粥饮调下半钱，日三四服。量儿大小以意加减。

治小儿疳痢久不差，**龙骨散**方：

龙骨半两　诃梨勒一分，煨，用皮　赤石脂半两　蜜陀僧一分　醋石榴皮一分，剉，微炒　麝香一分，研入

右件药捣细罗为散，每服以粥饮调下半钱，日三四服。量儿大小以意加减。

又方：

母丁香七枚　鸡屎矾一两，烧灰　黄蘗一两，去粗皮，炙微焦，剉　麝香一分，细研

右件药捣研为散，每服以粥饮调下半钱，日三四服。量儿大小加减服之。

治小儿疳痢，经年不差，发歇不定，状如胶饧，**白矾圆**方：

白矾一两，烧令汁尽　寒水石半两，烧熟　水蓼半两　雄黄半两，细研　朱砂半两，细研，水飞过　黄丹半两，炒令紫色　砒霜一钱，研入　川大黄半两，剉碎，微炒　鸡子壳半两，烧为灰

右件药捣罗为末，都研令匀，用蟾酥半分，及面糊和圆如粟米大，每服以新汲水下三圆。量儿大小加减服之。

治小儿疳痢久不差，体瘦羸弱，皮毛干燥，发无润泽，**朱砂圆**方：

朱砂半两，细研，水飞过　青黛半两　麝香一分　粉霜一分　卢会一分　雄黄一分　田父灰半两　蛇蜕皮三尺，烧灰　胡黄连三分，为末　虎睛一对，酒浸一宿，炙微黄　牛黄半两　蟾酥一钱

右件药都研为末，用软饭和圆如麻子大，每服以粥饮下三圆，日三服。量儿大小以意加减。

治小儿疳痢久不差，日夜度数无恒，**蝉壳圆**方：

蝉壳一分，去足，微炒　蜗牛壳一分　干漆一分，捣碎，炒令烟出　狗头灰三分　夜明沙一分，微炒

右件药捣罗为末，汤浸蒸饼和圆如菉豆大，一岁以粥饮下一圆，儿大即随年加之。

治小儿疳痢久不差，体热心烦，不欲乳食，**龙胆圆**方：

龙胆一分，去芦头　使君子半两　胡黄连半两　苦楝树根皮半两，炙微黄，剉　麝香一分　蟾酥半钱　臭樗根皮半两，炙微黄，剉

右件药捣罗为末，更都研令匀，以面糊和圆如菉豆大，一岁以粥饮下一圆，儿稍大，以意加之。

治小儿疳痢久不差，可[1]吃乳食，渐加黄瘦，**夜明沙圆**方：

夜明沙一分，微炒　诃梨勒半两，煨，用皮　龙骨半两　熊胆一分，细研　朱砂一分，细研　牛黄一分，细研　麝香一分，细研　黄连半两，微炒，去须

右件药捣罗为末，都研令匀，以豮猪胆汁和圆如黍米大，每服以粥饮下五圆，日三服。量儿大小以意加减。

治小儿疳痢久不差，四肢羸瘦，或多心忪惊悸，**神效杀疳圆**方：

砒霜半两　天灵盖一个　人粪半两，干者　胡黄连末，半两　莨菪子一分，水淘去浮者，水煮令芽出，候干，炒令黑色，捣末　麝香一分

右件药先将砒霜、天灵盖、人粪用湿纸三五重裹，以黄胶泥固济晒干，于炭火中烧令通赤，取出候冷，与胡黄连、莨菪子、麝香等三味都研令细，用软饭和元如黍米大，每服以乳汁研化一圆灌之。不限时节，孩子昏昏似醉，以衣盖覆，候睡觉，看两手十指节头有毛，白者立差，赤者五日内差，青黑者难差。看儿大小，三圆已上不得服之。

治小儿久疳痢不差，宜服**砒霜圆**方：

砒霜一分　雄黄一分　朱砂一分　麝香一分　干蟾灰一分

右件药同研为末，汤浸蒸饼和圆如粟米大，每服以冷粥饮下一圆，日再服。忌热物。

治小儿疳痢久不差，腹胁鼓胀，**麝香圆**方：

麝香一分，细研　巴豆一两，入油中煎[2]令黑色，去皮心研，纸裹压去油

右件药同研令匀，用烧饭和圆如黍米大，每服以粥饮下一圆，空心午后各一服。

治小儿久疳痢不差，**芜荑圆**方：

芜荑半两　羊子肝一枚

右件药先以子肝切作片子，以芜荑末掺在肝内，线缠之，用米泔煮令熟，捣烂，糯米饭和圆如麻子大，每服以粥饮下五圆，早晨晚后各一服。量儿大小加减服之。

治小儿疳痢久不差，肚大有青脉，四肢渐瘦，**卢会圆**方：

卢会一两　粉霜一分

右件药同研为末，以日煎黄连汁至浓，和圆如菉豆大，每服食前以粥饮下五圆。量儿大小以意加减。

治小儿痢渴不止诸方

夫小儿痢渴不止者，此是水谷津液枯竭，腑脏干燥则引饮。若小便快，痢断者，渴则止。

---

〔1〕可：《正误》："疑当作'不'。"《普济方》卷398引同方作"不"，因改。

〔2〕煎：原误作"前"。据《类聚》卷250引同方改。

若小便涩，水不行于小肠，胃间虚，渴亦不止，痢亦不断。凡如此者，皆身体浮肿，脾气虚弱，不能克水故也。亦必眼痛生障。小儿上焦本热，今又痢，下焦虚，上焦热气转盛，热气熏[1]心肺故也。

治小儿痢渴，心胸烦闷，不欲饮食，宜服**黄耆散**方：

黄耆三分，剉　乌梅肉三枚，微炒　麦门冬三分，去心，焙　黄芩三分　白术半两　龙骨一两　黄连半两，微炒，去须

右件药捣粗罗为散，每服一钱，以水一小盏，煎至五分，去滓，不计时候量儿大小分减温服。

治小儿痢渴不止，**黄芩散**方：

黄芩半两　菰𦼮根三分　黄连三分，去须　乌梅肉一分，微炒　诃梨勒半两，煨，用皮　樗树皮半两　当归三分，剉，微炒

右件药捣粗罗为散，每服一钱，以水一小盏煎至五分，去滓放温，不计时候量儿大小分减服之。

治小儿痢渴，腹内疼痛不止，**当归散**方：

当归三分，剉，微炒　黄连三分，微炒，去须　干姜半两，炮裂，剉　黄耆三分，剉　甘草半两，炙微赤，剉

右件药捣粗罗为散，每服一钱，以水一小盏，煎至五分，去滓，不计时候量儿大小分减温服。

治小儿痢渴，体热烦闷，**龙骨散**方：

白龙骨一两　茯神三分　人参三分，去芦头　胡黄连半两　麦门冬三分，去心，焙　茅根三分，剉

右件药捣粗罗为散，每服一钱，以水一小盏，煎至五分，去滓，不计时候量儿大小分减温服。

治小儿痢渴，烦热不止，**蓝叶散**方：

蓝叶一分　黄连半两，去须，微炒　赤茯苓一分　冬瓜人半两　醋石榴皮半两，剉碎，微炒　赤石脂一两

右件药捣粗罗为散，每服一钱，以水一小盏，煎至五分，去滓，入蜜半茶匙，更煎三两沸，不计时候量儿大小分减服之。

治小儿痢渴，烦热不止，**地龙粪散**方：

地龙粪半两　人参半两，去芦头　龙骨一两　乌梅肉半两，微炒　蜗牛壳一两，微炒

右件药捣粗罗为散，每服一钱，以水一小盏，煎至五分，去滓，不计时候量儿大小分减温服。

治小儿痢渴，或下五色恶物，心神烦热不止，宜服**地榆散**方：

地榆一两　白茯苓一两　黄蘗一两，微炙，剉

右件药捣粗罗为末，每服一钱，以水一小盏，煎至五分，去滓，不计时候量儿大小分减服之。

治小儿痢渴烦热，吃水不知足，**黄连散**方：

黄连半两，去须，微炒　牡蛎半两，烧为粉　乌梅肉一分，微炒　甘草一分，炙微赤，剉　诃梨勒一分，煨，用皮

---

〔1〕熏：原误作“重”。据《病源》卷47“利兼渴候”改。

右件药捣粗罗为散，每服一钱，以水一小盏，煎至五分，去滓，不计时候量儿大小分减温服。

治小儿痢渴不止，**榉皮散**方：

榉树皮一两　菰薽根三分　白茯苓三分　人参半两，去芦头

右件药捣细罗为散，不计时候以粟米饮调下半钱。量儿大小以意加减。

治小儿痢渴不止，**乌梅散**方：

乌梅肉半两，微炒　白茯苓一两　干木瓜一两

右件药捣粗罗为散，每服一钱，以水一小盏煎至五分，去滓放温，不计时候量儿大小加减服之。

治小儿痢渴不止，**甘草散**方：

甘草一分，炙微赤，剉　乌梅肉一分，微炒　诃梨勒二枚，煨，用皮

右件药捣粗罗为散，每服一钱，以水一小盏，入生姜少许，煎至五分，去滓放温，不计时候量儿大小分减服之。

治小儿痢渴不止，腹胀，**诃梨勒散**方：

诃梨勒一两半，煨，用皮　桑叶二两半，炙微黄

右件药捣粗罗为散，每服一钱，以水一小盏煎至五分，去滓放温，不计时候量儿大小分减服之。

治小儿痢渴不止，身体壮热，**天竺黄散**方：

天竺黄半两，细研　黄连半两，去须，微炒　赤石脂一两　栀子人半两　葛根半两，剉　甘草一分，炙微赤，剉　牛黄一分，细研　樗树根皮半两，炙黄　龙骨半两　犀角屑一分　土瓜根一分

右件药捣细罗为散，每服以熟[1]蜜水调下半钱，日三四服。量儿大小以意加减。

又方：

龙骨半两　甘草半两，炙微赤，剉　使君子半两　黄芩半两　黄连半两，去须，微炒　菰薽根半两

右件药捣细罗为散，每服以粥饮调下半钱，日三四服。量儿大小以意加减。

治小儿痢渴，头热烦闷，不欲乳食，**桃白皮散**方：

桃白皮半两，炙黄，剉　黄连半两，去须，微炒　龙骨半两　木香一分

右件药捣细罗为散，每服以粳米粥饮调下半钱，日三四服。量儿大小以意加减。

治小儿痢渴不止，壮热腹痛，**黄芩圆**方：

黄芩三分　菰薽根三分　黄连二分，去须，微炒　乌梅肉五枚，微炒　诃梨勒半两，煨，用皮　当归三分，剉，微炒　臭樗树皮半两，炙微黄，剉

右件药捣罗为末，炼蜜和圆如菉豆大，每服以粥饮下七圆，日三四服。量儿大小加减服之。

又方：

蜗牛壳一两，微炒　夜明沙三分，微炒　龙骨一两　黄连三分，去须，微炒

右件药捣罗为末，炼蜜和圆如梧桐子大，每服以粳米粥饮研化七圆服之，日三四服。量儿大小临时加减。

又方：

---

〔1〕熟：原作“热”。据《普济方》卷398、《类聚》卷250引同方改。

夜明沙一分，微炒　干虾蟆半两，涂酥炙令黄燥　蜗牛三七枚，炒令微黄　麝香一钱，细研　朱砂一分，细研　龙骨半两

右件药捣细罗为散，每服以粥饮调下半钱，日三四服。量儿大小临时加减。

治小儿痢渴不止，宜服此方：

定粉半两，细研

右用鸡子清和为饼子，以慢火炙令黄焦，碾为细散，每服以粥饮调下半钱，日三四服。量儿大小临时加减。

治小儿痢渴，小便涩，羸瘦，宜服此方：

榆树根白皮一两，炙微赤，剉

右捣罗为末，以粳米饭和圆如菉豆大，每服以粥饮下七圆，日三四服。量儿大小临时加减。

治小儿痢渴不止，或时呕逆，不下食，宜服**楮叶汤**方：

楮树叶二十片，微炙　木瓜半两，切　人参一分，去芦头

右件药以浆水一中盏，煎至六分，去滓，不计时候量儿大小分减细细温服。

治小儿痢渴不止，方：

醋石榴一枚，和皮捣

右用浆水一大盏，煎至五分，去滓，入蜜半合放温，不计时候量儿大小分减服之。

治小儿痢渴不止，羸瘦，方：

椿树根皮干者

右捣罗为末，以好粟米淘去泔，研取米浓煮作糊，和圆如菉豆大，每服以粥饮下五圆，日三四服。量儿大小加减服之。

治小儿疳痢腹痛诸方

夫小儿疳痢腹痛者，因痢多而肠胃虚弱，冷气在内，与脏气相搏，真邪交击，故令腹中疞痛也。

治小儿疳痢，腹胀疞痛，日夜三二十行，宜服**白术散**方：

白术一两，微炒　当归半两剉，微炒　地榆半两，微炙，剉　木香半两　赤芍药半两　甘草半两，炙微赤，剉

右件药捣粗罗为散，每服一钱，以水一小盏，煎至五分，去滓，不计时候量儿大小分减温服。

治小儿疳痢腹痛，不下乳食，**草豆蔻散**方：

草豆蔻三分，去皮　龙骨一两　醋石榴皮三分，剉，炒微黄　高良姜一分，剉　当归半两，剉，微炒　干姜一分，炮裂，剉　子芩三分

右件药捣粗罗为散，每服一钱，以水一小盏，入薤白一茎，煎至五分，去滓，不计时候量儿大小分减温服。

治小儿疳痢，多有白脓，腹内疞痛，宜服**附子散**方：

附子一枚，炮裂，去皮脐　龙骨半两　赤石脂半两，细研　蜜陀僧一分，细研　黄丹一分，微炒　胡粉一分，炒，微黄　乌贼鱼骨一分，烧灰　赤芍药一分　枣五枚，烧灰　诃梨勒一分，煨，用皮　炭皮一分

右件药捣细罗为散，每服以粥饮调下半钱，日三四服。量儿大小以意加减。

治小儿疳痢，腹胀㽲痛，**木香圆**方：

木香半两　附子半两，生用，去皮脐　巴豆半分，去皮心研，纸裹压去油　蟾酥半分，研入　青橘皮半两，汤浸，去白瓤，焙　肉豆蔻半两，去壳　朱砂一分，细研　人参一分，去芦头

右件药捣罗为末，用醋煮面糊为圆如粟米大，每服以粥饮下二圆，日二服。量儿大小以意加减。

治小儿赤白痢诸方

夫小儿赤白痢者，由乳食不节，肠胃虚弱，冷热之气，入于肠间，变为痢也。然而赤白者，则热乘于血，血渗入肠内则赤也。若冷气搏于肠，津液凝滞则白也。冷热相交，赤白相杂，重者状如脓涕，而血杂之。轻者白脓上有赤脉薄血，状如鱼脑，亦谓之鱼脑痢也。

治小儿赤白痢，腹内㽲痛，羸弱，不能饮食，**白术散**方：

白术半两　人参半两，去芦头　厚朴三分，去粗皮，涂生姜汁炙令香熟　黄连半两，去须，剉，微炒　当归半两，剉，微炒　地榆半两，剉　木香半两　榉树皮半两，微炙，剉　甘草半两，炙微赤，剉

右件药捣粗罗为散，每服一钱，以水一小盏，煎至五分，去滓，不计时候量儿大小分减温服。

治小儿赤白痢，烦渴寒热，腹痛羸瘦，不欲饮食，**地榆散**方：

地榆三分，微炙，剉　醋石榴皮半两，剉，微炒　龙骨一两，烧赤　当归半两，剉，微炒　黄耆半两，剉　阿胶三分，捣碎，炒令黄燥　黄连三分，去须，剉，微炒　赤石脂一两，烧赤　乌梅肉半两，微炒

右件药捣细罗为散，每服以粥饮调下半钱，不计时候量儿大小加减服之。

治小儿赤白痢，腹胀疼痛，不欲饮食，四肢瘦弱，**诃梨勒散**方：

诃梨勒三分，煨，用皮　当归半两，剉，微炒　黄芩半两　龙骨半两　地榆半两，微炒，剉　干姜半两，炮裂，剉　陈橘皮半两，汤浸，去白瓤，焙　白术半两　甘草半两，炙微赤，剉

右件药捣粗罗为散，每服一钱，以水一小盏，煎至五分，去滓，不计时候量儿大小分减温服。

又方：

地榆半两，微炙，剉　黄连半两，去须，微炒　木香半两　当归三分，剉，微炒

右件药捣粗罗为散，每服一钱，以水一小盏，煎至五分，去滓，不计时候量儿大小分减温服。

治小儿赤白痢不止，**地榆散**方：

地榆三分，剉　醋石榴皮半两，剉，微炒　白龙骨一两　赤石脂一两　黄连三分，去须，微炒

右件药捣粗罗为散，每服一钱，以水一小盏煎至五分，去滓放温，不计时候量儿大小分减服之。

治小儿赤白痢不止，**鹿茸散**方：

鹿茸半两，去毛，涂酥炙微黄　甘草半两，炙微赤，剉　诃梨勒皮半两，煨，用皮

右件药捣细罗为散，每服以粥饮调下半钱，不计时候量儿大小加减服之。

治小儿赤白痢不止，**三骨散**方：

狗头骨一两　羊骨一两　鹿骨一两

右件药并烧为灰细研，每服以粥饮调下半钱，不计时候量儿大小加减服之。

又方：

乱发灰一分　鹿角灰一分

右件药细研，不计时候以粥饮调下半钱，量儿大小加减服之。

治小儿赤白痢，腹痛不止，**当归圆**方：

当归半两，剉，微炒　黄连一分，去须，微炒　龙骨一分　人参一分，去芦头　没石子二枚，微煨　鹿角灰一分　豆豉一分，炒微焦

右件药捣罗为末，炼蜜和圆如菉豆大，不计时候以粥饮研下十圆。量儿大小临时加减。

治小儿赤白痢，瘦弱，腹痛，不欲饮食，**诃梨勒圆**方：

诃梨勒半两，煨，用皮　黄连三分，去须，微炒　地榆半两，微炙，剉　赤石脂半两[1]　当归半两，剉，微炒　吴茱萸一分，汤浸五遍，焙干微炒

右件药捣罗为末，炼蜜和圆如菉豆大，不计时候以粥饮下五圆。量儿大小加减服之。

治小儿赤白痢，腹痛，不欲乳食，**鹿角圆**方：

鹿角屑一分　芜荑人一分　附子一分，炮裂，去皮脐　赤石脂半两　黄连半两，去须，微炒　当归一分，剉，微炒

右件药捣罗为末，炼蜜和圆如菉豆大，不计时候以粥饮下五圆。量儿大小以意加减。

治小儿赤白痢，努咽[2]肠头出，**蚺蛇胆圆**方：

蚺蛇胆一分　乌梅肉七枚，微炒　芜荑一两，微炒　黄连一两，去须，剉，微炒

右件药捣罗为末，炼蜜和圆如麻子大，每服以粥饮下三圆，日三四服。量儿大小以意加减。

治小儿赤白痢，**香连圆**方：

木香半两　黄连三分，去须，微炒　诃梨勒半两，煨，用皮　肉豆蔻二枚，去壳　丁香一分

右件药捣罗为末，以烧饭和圆如黍粒大，每服以粥饮下五圆，日三四服。量儿大小加减服之。

又方：

黄连一两，去须，微炒　莨菪子一分，水淘去浮者，水煮令芽出，候干，炒令黄黑色

右件药捣罗为末，用面糊和圆如菉豆大，每服以粥饮下五圆，日三四服。量儿大小加减服之。

又方：

自死牛胆一枚　胡椒五十粒

右将胡椒内入牛胆中，寅日于堂后从东第七椽悬之，至四十九日取捣罗为末，用面糊和圆如菉豆大，每服以粥饮下五圆，日三四服。量儿大小临时加减。

又方：

黄丹一两　黄连一两，去须　白芜荑一两

右件药捣罗为末，以枣肉和为一块，用炭火煅令烟尽，候冷细研，以软饭和圆如菉豆大，

---

〔1〕半两：原脱。据《类聚》卷250引同方补。

〔2〕努咽：《正误》云“咽”字可疑。然《幼幼新书》《类聚》等均引作“努咽”。《普济方》卷398引同方改主治为“治小儿痢后肠头脱出”。

每服以温水下五圆，日三四服。量儿大小加减服之。

又方：

川乌头一两，炮裂，去皮脐　香墨半梃

右件药捣罗为末，用醋面糊和圆如麻子大，每服以温二宜汤下二圆，日三四服。量儿大小加减服之。

又方：

茼麻子炒令香

右捣如膏，圆如梧桐子大，每服以蜜水化下二圆，日三四服。量儿大小加减服之。

又方：

虾蟆一枚，五月五日午时取，烧灰

右细研，每服以粥饮调下半钱，日三四服。量儿大小加减服之。

治小儿久赤白痢诸方

夫小儿久赤白痢者，由冷热不调，热乘于血，血渗肠间，与冷气津液相杂而下，甚者肠虚不复，故赤白连滞，久不差也。

治小儿久赤白痢不止，腹痛，虚羸弱，不欲饮食，**黄连散**方：

黄连一两，去须，微炒　厚朴半两，去粗皮，涂生姜汁炙令香熟　干姜半两，炮裂，剉　木香半两　当归二分，剉，微炒　黄牛角鰓三分，烧灰　艾叶半两，微炒　乌梅肉一分，微炒　龙骨半两

右件药捣细罗为散，每服以粥饮调下半钱，日三四服。量儿大小加减服之。

治小儿久赤白痢，渐至羸弱，胃气全虚，不欲饮食，**丁香散**方：

丁香半两　厚朴半两，去粗皮，涂生姜汁炙令香熟　木香一分　黄连半两，去须，剉，微炒　当归半两，剉，微炒　诃梨勒半两，煨，用皮　白术半两，剉，微炒　赤石脂一两　伏龙肝半两

右件药捣细罗为散，每服以粥饮调下半钱，日三四服。量儿大小加减服之。

治小儿久赤白痢，腹胀疞痛，**黄蘗圆**方：

黄蘗一两，微炙，剉　当归一两，剉，微炒

右件药捣为末，煨大蒜和圆如菉豆大，每服以粥饮下七圆，日三四服。量儿大小加减服之。

治小儿久赤白痢，腹胁疼痛，**木香散**方：

木香半两　诃梨勒半两，煨，用皮　臭樗树皮半两，炙微焦，剉　木贼半两　黄连半两，去须，微炒

右件药捣细罗为散，每服以粥饮调下半钱，日三四服。量儿大小以意加减。

治小儿久赤白痢，腹内疞痛，全不思食，渐至困羸，**肉豆蔻散**方：

肉豆蔻三枚，去壳　青橘皮半两，汤浸，去白瓤，焙　当归半两，剉，微炒　黄牛角鰓半两，炙令微焦　厚朴半两，去粗皮，涂生姜汁炙令香熟　地榆半两，微炙，剉　黄连半两，去须，微炒　干姜一分，炮裂，剉

右件药捣细罗为散，每服以粥饮调下半钱，日三四服。量儿大小临时加减。

治小儿久赤白痢，累医不差，**黄丹圆**方：

黄丹半两　蜜陀僧半两　定粉半两

已上三味同细研，用醋拌，于生铁铫子内烧如茶褐色。

砒霜一分　巴豆十枚，去皮心研，纸裹压去油　诃梨勒半两，煨，用皮，捣罗为末　麝香一钱

右件药同研为末，用生姜自然汁浓研香墨，浸蒸饼和圆如黍米大，每服以冷甘豆汤下三圆，日三四服。量儿大小加减服之。

治小儿久赤白痢不止，腹痛，**龙骨圆**方：

白龙骨一分　胡粉三钱，炒微黄　黄连一分，去须，微炒　黄蘗一分，微炙，剉　诃梨勒一分，煨，用皮　白矾半两，烧令汁尽　干姜半两，剉，微炒　当归半两，剉，微炒　木香一分

右件药捣罗为末，炼蜜和圆如菉豆大，每服以粥饮下五圆，日三四服。量儿大小临时加减。

又方：

鹿角屑一分　芜荑人一分，微炒　附子一分，炮裂，去皮脐　赤石脂半两　黄连一分，去须，微炒　地榆一分

右件药捣罗为末，炼蜜和圆如菉豆大，每服以粥饮下五圆，日三四服。量儿大小临时加减。

治小儿久赤白痢，肌体羸瘦，四肢烦热，**朱砂圆**方：

朱砂半两　巴豆七枚，去皮心研，纸裹压去油　麝香一钱　雄黄一分　硫黄一分

右件药都研为末，汤浸蒸饼和圆如黍米大，每服以新汲水下二圆，日三服。量儿大小加减服之。

治小儿洞泄下痢诸方

夫小儿春伤于风冷，则夏为洞泄。小儿多因[1]春时解脱衣服，为风冷所伤，藏在肌肉，脾主肌肉故也。至夏因饮食居处不调，又被风冷入于肠胃，先后重沓，为风邪所乘，则为痢也。其冷气盛，痢甚则为洞泄，洞泄不止，则为注下痢也。

治小儿脾胃气不和，洞泄下痢不止，羸瘦，食少，**厚朴散**方：

厚朴一分，去粗皮，涂生姜汁炙令香熟　人参一分，去芦头　诃梨勒一分，煨，用皮　肉豆蔻一枚，去壳　白术一分　干姜半分，炮裂，剉　黄连一分，去须，微炒　地榆一分，微炙，剉　甘草半分，炙微赤，剉

右件药捣细罗为散，每服以粥饮调下半钱，日三四服。量儿大小以意加减。

治小儿洞泄，下痢不止，渐至羸困，**蜜陀僧散**方：

蜜陀僧　黄丹　定粉　白矾各一两，研

右件药以新瓷瓶盛，用纸筋泥固济，以文火烧令通赤，候冷取出，入龙骨末一两同研令细，每服以粥饮调下半钱，日三四服。量儿大小加减服之。

治小儿冷热不调，时有洞泄，下痢不止，**龙骨圆**方：

龙骨半两　黄连半两，去须，微炒　白石脂半两　白矾半两，烧令汁尽　干姜半两，炮裂，剉

右件药捣罗为末，醋煮面糊和圆如麻子大，每服以粥饮下五圆，日三四服。量儿大小加减服之。

治小儿洞泄下痢，羸困，**三圣散**方：

地榆半两，微炙，剉　厚朴三分，去粗皮，涂生姜汁炙令香熟　诃梨勒半两，煨，用皮

右件药捣细罗为散，每服以粥饮调下半钱，日三四服。量儿大小临时加减。

---

〔1〕因：原作“困”。据《类聚》卷250引同论改。

又方：

没石子半两，微煨　诃梨勒半两，煨，用皮

右件药捣细罗为散，每服以粥饮调下半钱，日三四服。量儿大小临时加减。

治小儿洞泄下痢不差，乳食全少，宜服**如圣散**方：

鹿茸半两，去毛，涂酥炙微黄　黄连三分，去须，微炒　厚朴半两，去粗皮，涂生姜汁炙令香熟

右件药捣细罗为散，每服以粥饮调下半钱，日三四服。量儿大小加减服之。

又方：

楮树叶半两　诃梨勒一分，煨，用皮　橡[1]实七枚，微炒

右件药捣细罗为散，每服以粥饮调下半钱，日三四服。量儿大小加减服之。

又方：

羊胫骨一两，烧灰　鹿角一两，烧灰

右件药细研为散，每服以粥饮调下半钱，日三四服。量儿大小临时加减。

治小儿洞泄下痢不止，**黄连圆**方：

黄连一两，去须，剉，微炒　女萎半两，微炒

右件药捣罗为末，炼蜜和圆如梧桐子大，每服以热水化下三圆，日三四服。量儿大小加减服之。

又方：

右以木苽叶捣绞汁，时时与儿饮之差。

又方：

醋石榴皮烧灰

右细研为散，每服以粥饮调下半钱，日三四服。量儿大小加减服之。

又方：

狗头烧灰

右件细研为散，每服以粥饮下半钱，日三四服。量儿大小加减服之。

又方：

牛角鰓烧灰

右细研为散，每服以粥饮下半钱，日三四服。量儿大小加减服之。

治小儿水谷痢诸方

夫小儿水谷痢者，由寒温失宜，乳哺不节，或当风解脱，血气俱虚，为风冷所伤，留连在于肌肉，因其脾胃不和，大肠虚弱，风邪入于肠胃，肠胃既虚，不能制于水谷，故变为下痢也。

治小儿水谷痢，羸瘦面黄，不欲饮食，**厚朴散**方：

厚朴半两，去粗皮，涂生姜汁炙令香熟　黄连半两，去须，微炒　丁香一分　肉豆蔻一分，去壳　当归一分，剉，微炒　木香一分　龙骨半两　白术一分

右件药捣细罗为散，每服以粥饮调下半钱，日三四服。量儿大小加减服之。

治小儿水谷痢不止，羸瘦腹胀，不欲饮食，**调中散**方：

---

〔1〕橡：原作"椽"。据《类聚》卷250引同方改。下同，径改不出注。

厚朴一两，去粗皮，涂生姜汁炙令香熟　木香半两　黄连一两，去须，微炒

右件药捣粗罗为散，每服一钱，以水一小盏，煎至六分，去滓，不计时候量儿大小分减服之。

又方：

诃梨勒一两，煨，用皮　当归一两，剉，微炒　白术三分

右件药捣罗为末，炼蜜和圆如菉豆大，不计时候以粥饮下七圆。量儿大小加减服之。

又方：

白矾一两，烧令汁尽　诃梨勒半两，煨，用皮　醋石榴皮三分，剉，微炒

右件药捣罗为末，炼蜜和圆如菉豆大，不计时候以粥饮下五圆。量儿大小加减服之。

治小儿水谷痢，日夜不止，**地榆散**方：

地榆三分，微炙，剉　厚朴三分，去粗皮，涂生姜汁炙令香熟　黄连一两，去须，微炒　阿胶半两，捣碎，炒令黄色

右件药捣细罗为散，不计时候以粥饮调下半钱。量儿大小加减服之。

又方：

干枣十颗，去核　胡粉一两

右件药相和，捣为一饼子，急火中烧令赤，取出置地上，以碗合之，勿令透气，待冷细研为散，不计时候以粥饮调下半钱。量儿大小加减服之。

治小儿水谷痢，腹痛，**神效木香散**方：

木香半两　诃梨勒三分，煨，用皮　龙骨一两　黄连一两，去须，微炒　赤芍药一两，微炒　当归一两，剉，微炒

右件药捣粗罗为散，每服一钱，以水一小盏煎至五分，去滓温服，不计时候量儿大小分减服之。

治小儿水谷痢不止，**龙骨散**方：

白龙骨二分　白石脂三分　黄连三分，去须，微炒　胡粉三分，炒令黄　干姜半两，炮裂，剉

右件药捣细罗为散，不计时候以粥饮调下半钱。量儿大小加减服之。

又方：

附子半两，炮裂，去皮脐　干姜半两，炮裂，剉　赤石脂一两　橡实半两　当归半两，剉，微炒

右件药捣细罗为散，不计时候以粥饮调下半钱。量儿大小加减服之。

治小儿水谷痢，日夜略不暂止，**橡子散**方：

橡实二两，微炒　干柏叶半两，微炙

右件药捣细罗为散，不计时候以水煮乌梅汁调下半钱。量儿大小加减服之。

又方：

诃梨勒二两，煨，用皮

右捣罗为末，炼蜜和圆如麻子大，每服以温水研化五圆，日三四服。量儿大小以意加减。

治小儿无辜疳痢诸方

夫小儿无辜疳痢者，是脑后有核如弹圆，捏之皮下转动者是也。若渐长大，即随气血流

散，所在停留，子母相生，侵蚀脏腑肌肉，或即生疮，大肠泄痢脓血，毛发皮肤枯槁，肌体日渐瘦羸，肠胃既虚，痢无时节，故名无辜疳痢也。

治小儿无辜疳痢久不差，渐至羸弱，**朱砂散**方：

朱砂一分，细研　白马夜眼一分，微炙　丁香一分　地榆一分，微炙，剉

右件药捣细罗为散，每服以粥饮调下半钱，日三服，服讫即吃雉肝粟米粥饮效。

治小儿无辜疳痢，鼻中干塞，眼内有白晕，黄昏不见物，体热心烦，口干，顶上生疮，**胡粉散**方：

胡粉二钱　白龙骨末，二钱　胡黄连末，二钱

右件药同炒过后，更研令细，每服以鸡子清调下半钱，日三四服。量儿大小加减服之。

治小儿无辜疳痢，黄瘦，腹痛，或腹内有虫，**干蟾圆**方：

干虾蟆一枚，涂酥炙微黄　漏芦一两　菖蒲一两　雄黄三分，细研　朱砂三分，细研　麝香一分，细研

右件药捣罗为末，都研令匀，炼蜜和捣一二百杵，圆如菉豆大，每服以粥饮下五圆，日三服。量儿大小加减服之。

治小儿无辜疳痢，羸弱，不欲饮食，及腹内虫动作，多吐清水，**漏芦圆**方：

漏芦一两　猪肝一两，焞干　楮树根白皮一两，剉

右件药捣罗为末，炼蜜和捣一二百杵，圆如弹子大，每服以温水研一圆，不计时候量儿大小分减服之。

又方：

雉肝一具，薄切焞干

右捣细罗为散，每服以粥饮调下半钱，日三服，每吃药后，宜吃粳米软饭少许。

治小儿无辜腹胀，或时泻痢，寒热不调，**煮肝散**方：

漏芦一两

右捣细罗为散，每服一钱，以猪肝一两，入盐少许，以水煮肝熟，空腹与儿食之，量儿大小以意加减。

又方：

地胆草一两

右捣细罗为散，每服一钱，以猪肝一两，入盐少许煮熟，不勒时候，量儿大小分减食之。

治小儿无辜疳痢不止，方：

没石子二枚，炒令赤黑色

右捣细罗为散，以面半匙和作饼子焞熟，却研为末，不计时候以粥饮调下半钱。量儿大小加减服之。

治小儿热痢诸方

夫小儿热痢者，由本挟虚热，而又为风热所乘，风之与热俱入于大肠，而为热痢也。非是水谷之痢，而色黄者为热痢也。

治小儿热痢，腹痛，心烦口干，小便赤黄，不欲饮食，**栀子人散**方：

栀子人半两　黄蘗三分，微炙，剉　当归半两，剉，微炒　地榆三分，微炙，剉　黄连一两，去须，微炒

右件药捣细罗为散，每服以粥饮调下半钱，日三四服。量儿大小加减服之。

治小儿热痢，烦闷腹痛，面黄体瘦，宜服**犀角散**方：

犀角屑半两　赤芍药三分　黄连三分，去须，微炒　黄芩半两　知母三分　葳蕤三分　地榆半两，微炙，剉　甘草半两，炙微赤，剉

右件药捣粗罗为散，每服一钱，以水一小盏，煎至五分，去滓，量儿大小，日三四度，分减温服。

治小儿热痢，体瘦，口干烦躁，不欲饮食，**菰瓤根散**方：

菰瓤根半两　白茯苓半两　知母半两　黄芩半两　地榆半两，微炙，剉　甘草半两，炙微赤，剉　人参三分，去芦头　黄蘖半两，微炙，剉　赤石脂一两

右件药捣粗罗为散，每服一钱，以水一小盏，煎至五分，去滓，不计时候量儿大小分减服之。

治小儿热[1]痢，腹[2]痛心烦，不欲饮食，**地榆散**方：

地榆三分，微炙，剉　黄连半两，去须，微炒　赤石脂一两　人参半两，去芦头　杏人半两，汤浸，去皮尖、双人，麸炒微黄　赤芍半两

右件药捣粗罗为散，每服一钱，以水一小盏，煎至五分，去滓，不计时候量儿大小分减温服。

治小儿热痢，腹痛，壮热心烦，不欲饮食，四肢瘦弱，**子芩散**方：

子芩一两　知母三分　女萎三分　黄蘖半两，微炙，剉　甘草半两，炙微赤　赤芍药半两

右件药捣粗罗为散，每服一钱，以水一小盏，入竹叶七片，煎至五分，去滓，不计时候量儿大小分减温服。

治小儿热痢，但壮热多渴，而痢不止，**乌梅散**方：

乌梅二枚，微炒，去核　黄连一分，去须，微炒　蓝叶一分　犀角屑半两　阿胶半两，捣碎，炒令黄燥　甘草半两，炙微赤，剉

右件药捣粗罗为散，每服一钱，以水一小盏煎至五分，去滓放温，不计时候量儿大小分减服之。

治小儿热痢，壮热吐乳，**熊胆散**方：

熊胆半两　黄连三分，去须，微炒　干马齿菜一两　没石子一枚　蚺蛇胆半两　犀角屑一两

右件药捣细罗为散，一二百日儿每服用新汲水调下一字，二三岁每服用新汲水调下半钱，空心午后各一服。

治小儿热毒下痢如鱼脑，**白头翁散**方：

白头翁半两　黄连一两半，去须，微炒　醋石榴皮一两，微炙，剉

右件药捣粗罗为散，每服一钱，以水一小盏，煎至五分，去滓，不计时候量儿大小加减服之。

治小儿热痢，全不欲乳食，身体壮热，**熊胆散**方：

熊胆一分　卢会三分　黄连半两，去须，微炒　没石子一枚　干马齿苋一两

右件药捣细罗为散，每服以粥饮调下半钱，日三四服。量儿大小加减服之。

治小儿热痢，烦闷，口干多渴，不欲乳食，**龙骨散**方：

龙骨一两　黄连三分，去须，微炒　地榆三分，微炙，剉　黄芩三分　乌梅肉半两，微炒　赤地利三分

---

〔1〕热：原脱。据《幼幼新书》卷29“热痢第四”补。

〔2〕腹：原误作“晦”。据改同上。

鼠尾花三分

右件药捣细罗为散，每服以粥饮调下半钱，日三四服。量儿大小加减服之。

治小儿热痢不差，**犀角散**方：

犀角屑半两　榉树皮一两，剉　黄连半两，去须，微炒

右件药捣粗罗为散，每服一钱，以水一小盏，煎至五分，去滓，不计时候量儿大小分减温服。

又方：

地榆一两，微炙，剉　犀角屑一两　地脉草一两

右件药捣粗罗为散，每服一钱，以水一小盏，煎至五分，去滓，入蜜一钱更煎三两沸，不计时候量儿大小分减温服。

又方：

蒲根一两，细切

右以粟米一合，以水一大盏同煮米熟，去滓取汁，不计时候量儿大小以意分减温服。

治小儿冷痢诸方

夫小儿冷痢者，由肠胃气虚，或解脱遇寒，或饮食伤冷，气入于肠胃而痢，其色白者，是为冷痢也。冷甚，则痢色青也。

治小儿冷痢，腹痛，四肢不和，饮食全少，渐至羸瘦，**木香散**方：

木香一分　厚朴半两，去粗皮，涂生姜汁炙令香熟　白术一分　龙骨半两　当归半两，剉，微炒　干姜一分，炮裂，剉　诃梨勒半两，煨，用皮

右件药捣粗罗为散，每服一钱，以水一小盏，入枣二枚，同煎至五分，去滓，不计时候量儿大小分减温服。

治小儿冷痢腹痛，**当归散**方：

当归一两，剉，微炒　黄连三分，去须，微炒　桂心三分　赤石脂一两　人参三分，去芦头　干姜三分，炮裂，剉　龙骨一两　白头翁三分　甘草三分，炙微赤，剉　附子半两，炮裂，去皮脐

右件药捣粗罗为散，每服一钱，以水一小盏煎至五分，去滓放温，不计时候量儿大小分减服之。

治小儿冷痢，腹痛不止，**龙骨散**方：

龙骨一两　甘草一两，炙微赤，剉　黄连一两，去须，微炒　干姜三分，炮裂，剉　当归三分，剉，微炒

右件药捣粗罗为散，每服一钱，以水一小盏煎至五分，去滓放温，不计时候量儿大小分减服之。

治小儿冷痢，腹痛，面无颜色，四肢萎悴，不欲饮食，**丁香散**方：

丁香一分　厚朴半两，去粗皮，涂生姜汁炙令香熟　人参半两，去芦头　白术半两　当归一分，剉，微炒　草豆蔻半两，去壳　白石脂一两

右件药捣细罗为散，每服以粥饮调下半钱，日三四服。量儿大小加减服之。

治小儿冷痢，多时不断，**艾叶散**方：

艾叶半两，微炒　黄连半两，去须，微炒　木香半两　当归三分，剉，微炒　诃梨勒三分，煨，用皮　干姜一分，炮裂，剉　龙骨三分

右件药捣细罗为散，每服以粥饮调下半钱，日三四服。量儿大小以意加减。

治小儿冷痢，下青白色物如鱼脑，腹痛，多时不断，**吴茱萸圆**方：

吴茱萸半两，汤浸七遍，焙干微炒　赤石脂一两　干姜半两，炮裂，剉　附子半两，炮裂，去皮脐　当归半两，剉，微炒　厚朴半两，去粗皮，涂生姜汁炙令香熟　木兰皮半两，剉　白术半两，微炒　白头翁半两　黄连半两，去须，微炒　黄蘗半两，微炙，剉　石榴皮半两，剉碎，炒令微焦

右件药捣罗为末，炼蜜和捣三二百杵，圆如菉豆大，三岁儿以粥饮下五圆，日三四服。量儿大小临时加减。

治小儿冷痢，诸药无效，**乳香圆**方：

乳香一分　诃梨勒一两，煨，用皮　地榆半两，微炙，剉　赤石脂半两　干姜一分，炮裂，剉

右件药捣罗为末，粟米饭和圆如菉豆大，每服以粥饮下五圆，日三四服。量儿大小加减服之。

治小儿冷痢，日夜数十行，**附子圆**方：

附子一枚，炮裂，去皮脐　诃梨勒一分，煨，用皮　甘草一分，炙微赤，剉　白矾三分，烧令汁尽

右件药捣罗为末，煮饭和圆如菉豆大，每服以粥饮下五圆，日三四服。量儿大小加减服之。

治小儿冷痢，百药无效，**醋石榴皮散**方：

醋石榴皮一两，剉碎，炒令微焦　硫黄一分

右件药捣研为细散，每服以粥饮调下半钱，日三四服。量儿大小加减服之。

又方：

诃梨勒一两，煨，用皮　桂心半两　赤石脂半两

右件药捣罗为末，炼蜜和圆如菉豆大，每服以粥饮下五圆，日三四服。量儿大小加减服之。

治小儿久患冷痢，脾胃冷极，致使大肠滑泄不绝，**麝香圆**方：

麝香一分，细研　鹿茸一两，去毛，涂酥炙令黄

右件药捣罗为末，煮枣肉和圆如菉豆大，每服以粥饮下五圆，日三四服。量儿大小加减服之。

又方：

当归半两，剉，微炒　大蒜一颗

右捣当归细罗为末，烧蒜熟，和圆如菉豆大，每服以粥饮下七圆，日三四服。量儿大小加减服之。

治小儿冷痢多时，宜服此方：

川椒三分，去目及闭口者，微炒去汗

右件药捣罗为末，炼蜜和圆如菉豆大，每服以粥饮下五圆，日三四服。量儿大小加减服之。

治小儿冷热痢诸方

夫小儿先因饮食有冷气在肠胃之间，而复为热气所伤，而肠胃宿[1]虚，故受于热，冷热

〔1〕 宿：原作“风”。据《病源》卷47“冷热利候”改。

相交，而变下痢，乍黄乍白，或水或谷，是为冷热痢也。

治小儿冷热痢不止，腹痛，心神烦闷，**犀角散**方：

犀角屑一两　白术一两　黄连一两，去须，剉，微炒　当归一两，剉，微炒〔1〕　地榆一两，剉　木香半两

右件药捣粗罗为散，每服一钱，以水一小盏煎至五分，去滓放温，不计时候量儿大小分减服之。

治小儿冷热痢，腹痛，**诃梨勒散**方：

诃梨勒一两，煨，用皮　当归一两，剉，微炒　黄连一两，去须，剉，微炒　甘草半两，炙微赤，剉　木香半两　干姜半两，炮裂，剉

右件药捣粗罗为散，每服一钱，以水一小盏煎至五分，去滓放温，不计时候量儿大小分减服之。

治小儿冷热痢不止，**石榴皮煎**方：

醋石榴皮三分，炙令焦，剉　黄连三分，去须，剉，微炒　赤石脂三分

右件药捣粗罗为末，以水二升，煎至五合去滓，内蜡一两更煎三五沸，不计时候温服半合。量儿大小以意加减。

治小儿冷热痢，心神烦渴，腹痛，胸膈滞闷，**乌梅煎**方：

乌梅肉五枚，微炒　诃梨勒五枚，煨，用皮　甘草三寸，炙微赤，剉

右件药细剉，以水一大盏煎至五分，去滓放温，不计时候量儿大小分减服之。

又方：

黄连二两，去须，剉，微炒　当归一两，剉，微炒　乌梅肉一两，微炒

右件药捣罗为末，炼蜜和圆如菉豆大，不计时候以粥饮下七圆。量儿大小加减服之。

治小儿冷热痢，**黄连圆**方：

黄连半两，去须，剉，微炒　木香半两

右件药捣罗为末，炼蜜和圆如菉豆大，每服以粥饮下五圆，日三四服。量儿大小加减服之。

又方：

诃梨勒二两，煨，用皮　地榆一两，炙微黄，剉

右件药捣罗为末，炼蜜和圆如菉豆大，每服以温粥饮下五圆，日三四服。量儿大小以意加减。

治小儿血痢诸方

夫小儿血痢者，由热毒折于血，血入大肠故也。血随气循环经络，通行脏腑，常无停滞，若为热毒所乘，遇肠虚，血渗入于肠，则成血痢也。

治小儿血痢，烦热口干，腹痛，**黄连散**方：

黄连一两，去须，微炒　犀角屑一两　白蘘荷根一两　黄芩一两　白头翁二分　蔓菁根一两　吴蓝一两　甘草半两，炙微赤，剉　当归半两，剉，微炒

〔1〕一两，剉，微炒：原脱。据《幼幼新书》卷29“冷热痢第五”补。

右件药捣粗罗为散，每服一钱，水一小盏，煎至五分，去滓，不计时候量儿大小分减服之。

治小儿血痢，体热心烦，腹痛口干，不欲饮食，四肢羸瘦，**羚羊角散**方：

羚羊角屑半两　地榆半两，微炙，剉　吴蓝半两　黄连半两，去须，微炒　黄芩半两　甘草半两，炙微赤，剉　当归半两，剉，微炒　阿胶半两，捣碎，炒令黄燥　茜根半两，剉　赤石脂一两

右件药捣粗罗为散，每服一钱，以水一小盏，煎至五分，去滓，不计时候量儿大小加减服之。

治小儿血痢不止，肌体黄瘦，腹痛，不能饮食，**茜根散**方：

茜根一两，剉　地榆三分，微炙，剉　马蔺子三分，微炒　黄连三分，去须，微炒　黄蘗三分，微炙，剉　黄芩三分　当归三分，剉，微炒

右件药捣粗罗为散，每服一钱，以水一小盏，煎至五分，去滓，不计时候量儿大小分减温服。

又方：

薤白一茎，切　豆豉五十粒　栀子人半分　黄连一分，去须，微炒

右件药以水一中盏，煎至五分，去滓，不计时候量儿大小分减温服。

又方：

黄芩三分　艾叶半两，微炒　当归三分，剉，微炒

右件药捣粗罗为散，每服一钱，以水一小盏，入薤白三寸，豉五十粒，煎至五分，去滓，不计时候量儿大小分减温服。

治小儿血痢不止，**没石子散**方：

没石子一枚，微煨　肉豆蔻一枚，去壳　樗根三分，剉　茜根半两，剉　茶末一分

右件药捣粗罗为散，每服一钱，以水一小盏煎至五分，去滓放温，不计时候量儿大小分减服之。

治小儿血痢，**地榆散**方：

地榆一两半，微炙，剉　黄蘗一两半，去粗皮，微炙，剉　马蔺子半两，微炒　茜根一两，剉

右件药捣粗罗为散，每服一钱，以水一小盏煎至五分，去滓放温，不计时候量儿大小分减服之。

治小儿血痢，身体壮热，**犀角散**方：

犀角屑三分　地脉草一两

右件药捣细罗为散，每服以粥饮调下半钱，日三四服。量儿大小加减服之。

又方：

乱发灰半两　鹿角屑半两，炒令微焦　麝香一钱

右件药同细研为散，每服以粥饮调下半钱，日三四服。量儿大小加减服之。

又方：

栀子人二两，烧灰

右细研，不计时候以冷水调下半钱。量儿大小以意加减。

治小儿血痢，腹肚疞痛，方：

益母草半两

右以水一中盏，煎至五分，去滓，不计时候量儿大小分减温服。

又方：

露蜂房烧灰

右细研为散，不计时候以乳汁调下半钱。量儿大小以意加减。

治小儿脓血痢诸方

夫小儿脓血痢者，由热毒在脏，血得热则流溢渗入大肠，与肠间津液相搏，积热蕴结，血化为脓，肠虚则泄，故成脓血痢也。

治小儿脓血痢如鱼脑，腹痛，**吴蓝散**方：

吴蓝一两　川升麻一两　栀子人半两　赤芍药一两　龙骨一两

右件药捣粗罗为散，每服一钱，以水一小盏，入豉三七[1]粒，煎至五分，去滓，不计时候量儿大小分减温服。

治小儿脓血痢如鱼脑，困重，**樗根皮散**方：

臭樗根皮一分，剉，炒微黄　枳壳半两，麸炒微黄，去瓤　黄连半分，去须，微炒　芜荑半分，微炒　赤芍药半分

右件药捣粗罗为散，每服一钱，以水一小盏，入豉三十粒，葱白一茎，煎至六分，去滓，不计时候量儿大小分减温服。

治小儿脓血痢，每日三二十行，立效方：

枣四颗，肥干者　栀子四枚　干姜一分

右件药同烧为灰，细研为散，每服以粥饮调下半钱，日三四服。看儿大小，临时加减。

治小儿脓血痢，多时不差，腹痛羸瘦，不欲饮食，**人参散**方：

人参半两，去芦头　当归半两，剉，微炒　地榆半两，微炙，剉　阿胶半两，捣碎，炒令黄燥　黄连半两，去须，微炒　子芩半两　黄蘗半两，微炙，剉　赤芍药半两　芜荑半两，微炒　厚朴半两，去粗皮，涂生姜汁炙令香熟

右件药捣粗罗为散，每服一钱，以水一小盏，入薤白一茎，豉五十粒，煎至五分，去滓，不计时候，看儿大小分减温服。

治小儿脓血痢不差，渐加瘦弱，**鸡屎矾圆**方：

鸡屎矾一两，烧灰　胡粉一分，炒微黄　龙骨一两　阿胶一两，捣碎，炒令黄燥　黄连一两，去须，微炒

右件药捣罗为末，煎酽醋为膏，和圆如菉豆大，每服以暖浆水下七圆，日三四服。看儿大小以意加减。

治小儿暴痢诸方

夫小儿暴痢者，由肠胃虚，卒为冷热之气所伤，而为暴痢。热则色黄赤，冷则色青白，若冷热相交，则变为赤白痢也。

治小儿冷热气不和，忽暴下痢，腹内疼痛，**胡黄连散**方：

胡黄连一分　母丁香一分　桂心一分　木香一分　犀角屑半分　肉豆蔻一分，去壳　当归一分，剉，微炒　麝香一分，细研

---

〔1〕七：原作"十"。据《幼幼新书》卷29"脓血相杂痢第八"及《类聚》卷250引同方改。

右件药捣细罗为散，每服以粥饮调下半钱，日三四服。看儿大小，加减服之。

治小儿暴痢，腹痛不食，**干姜散**方：

干姜一分，炮裂，剉　人参三分，去芦头　甘草一分，炙微赤，剉　诃梨勒半两，煨，用皮　厚朴半两，去粗皮，涂生姜汁炙令香熟

右件药捣粗罗为散，每服一钱，以水一小盏，入薤白一茎，煎至五分，去滓，不计时候，看儿大小分减温服。

治小儿暴痢，**黄连散**方：

黄连三分，去须，微炒　黄蘗三分，微炙，剉　桃白皮半两，微炙，剉　丁香半两　胡粉三分，炒令微黄

右件药捣细罗为散，不计时候以粥饮调下半钱。量儿大小加减服之。

治小儿暴痢，**甘草散**方：

甘草三分，炙微赤，剉　厚朴三分，去粗皮，涂生姜汁炙令黄熟　人参半两，去芦头　黄连半两，去须，微炒　龙骨一两　白茯苓半两

右件药捣粗罗为散，每服一钱，以水一小盏，煎至五分，去滓，不计时候，看儿大小分减服之。

治小儿暴痢，**龙骨散**方：

龙骨一两　枳壳半两，麸炒微黄，去瓤　当归半两，剉，微炒　黄连一两，去须，微炒

右件药捣粗罗为散，每服一钱，以水一小盏，煎至五分，去滓，不计时候，看儿大小分减温服。

又方：

右取小鲤鱼尾烧灰细研，不计时候以粥饮调下半钱。量儿大小加减服之。

治小儿一切痢久不差诸方

夫小儿一切痢者，由痢色无定，或水谷，或脓血，或青黄，或赤白，变杂无常，相兼而下也。此皆乳哺不调，冷热交互，经久则脾胃虚弱，连滞不差，令肌体羸瘦也。

治小儿一切痢久不差，腹痛羸瘦，不欲饮食，**当归散**方：

当归三分，剉，微炒　阿胶三分，捣碎，炒令黄燥　人参半两，去芦头　黄芩三分　甘草一分，炙微赤，剉　龙骨三分

右件药捣细罗为散，每服以粥饮调下半钱，日三四服。量儿大小加减服之。

治小儿一切痢久不差，腹痛，多渴，**人参散**方：

人参半两，去芦头　桔梗三分，去芦头　当归三分，剉，微炒　乌梅肉一分，微炒　地榆三分，微炙，剉　艾叶半两，微炒　黄耆半两，剉　龙骨一两

右件药捣粗罗为散，每服一钱，以水一小盏，煎至五分，去滓，不计时候量儿大小分减温服。

治小儿一切痢久不差，脾胃气虚，饮食全少，腹胀无力，**木香散**方：

木香半两　白矾二两，烧令汁尽　黄连半两，去须，微炒　龙骨三分　桃白皮半两，微炙，剉　麝香一钱，细研

右件药捣细罗为散，不计时候以粥饮调下半钱。量儿大小以意加减。

治小儿一切痢久不差，**青金散**方：

定粉一两　黄丹半两　白术一分　白矾灰一两　白龙骨半两　诃梨勒一分

右件药捣罗为末，用枣一升去核，共药都溶作圆，入瓷罐内盛，烧令通赤，取出细研为散，每服以粥饮调下半钱，日三四服。量儿大小加减服之。

治小儿一切痢久不差，**黄丹散**方：

黄丹半两　莨菪子半两　黄明胶半两　青州枣三十枚，去核

右件药捣做一团，烧令通赤，放冷捣细罗为散，每服以米饮调下半钱，日三四服。量儿大小加减服之。

治小儿一切痢久不差，日夜度数无恒，**蜜陀僧散**方：

蜜陀僧一分，细研　定粉一分，微炒　黄丹一分，微炒　龙骨一分

右件药捣细罗为散，每服以粥饮调下半钱，日三四服。量儿大小加减服之。

治小儿一切痢久不差，**鹿角散**方：

鹿角一两　定粉半两　蜜陀僧半两　黄丹半两　白矾半两

右件药入瓶内烧令通赤，放冷取出，细研为散，每服以粥饮调下半钱，日三四服。量儿大小加减服之。

又方：

定粉一分　砒霜一分

右件药同研为末，以面糊和圆如黍米大，每服以冷浆水下二圆。量儿大小以意加减。

治小儿囊痢诸方

夫小儿囊痢者，由秋夏晨朝多中暴冷之气，冷气折其四肢，则热不可泄，热气入腹则变为痢，或作赤白，小腹胀痛，肌体壮热，其脉洪大急数，皆由冷热气相并，连滞不差，故为囊痢也。

治小儿囊痢不止，腹痛，**肉豆蔻散**方：

肉豆蔻一分，去壳　干姜一分，炮裂，剉　厚朴一分，去粗皮，涂生姜汁炙令香熟　朱砂一分，细研　龙骨一分　诃梨勒一分，煨，用皮　茅香一分，剉　枳壳一分，麸炒微黄，去瓤

右件药细罗为散，每服以温浆水调下半钱，日三四服。量儿大小加减服之。

治小儿囊痢，两胁虚胀，腹痛，不欲饮食，**厚朴散**方：

厚朴一分，去粗皮，涂生姜汁炙令香熟　枳壳一分，麸炒微黄，去瓤　诃梨勒一分，煨，用皮　当归一分，剉，微炒　赤芍药一分

右件药捣细罗为散，每服以米饮调下半钱，日三四服。量儿大小加减服之。

治小儿囊痢，经久不断，增减有时，**黄连圆**方：

黄连半两，去须，微炒　甘草半两，炙微赤，剉　人参半两，去芦头　赤石脂半两　乌梅肉一分，微炒　龙骨半两　厚朴半两，去粗皮，涂生姜汁炙令香熟　枳壳半两，麸炒微黄，去瓤　黄芩半两　白茯苓半两

右件药捣罗为末，炼蜜和圆如麻子大，每服以粥饮下七圆，日三四服。量儿大小临时加减。

治小儿囊痢久不差，腹多鼓胀，痢如枣花，宜服**通玄丹**方：

巴豆一两　油一升　麝香一钱，细研

右件药先将油于铛内以急火煎巴豆，看爆出者收之，去皮心，纸裹压去油，入麝香研，以粟米饭和圆如麻子大，每服以冷水下二圆。量儿大小加减服之。

治小儿蛊毒痢诸方

夫岁时寒暑不调，而有毒厉之气，小儿解脱，为其所伤，邪与气相搏，入于肠胃，其气蕴积，值大肠虚者则变血痢，其状血色蕴瘀如鸡鸭肝片，随痢而下。此是毒气盛热，蚀于腑脏，状如中蛊，故谓之蛊毒痢也。

治小儿蛊毒痢不止，身体壮热烦闷，**蘘荷散**方：

白蘘荷根一两　犀角屑三分　败鼓皮一分，烧黄焦　川升麻一两　甘草半两，炙微赤，剉　干蓝叶半两　赤芍药三分

右件药捣粗罗为散，每服一钱，以水一小盏，入豉二七粒，煎至五分，去滓，不计时候量儿大小分减温服。

治小儿蛊毒痢血，体瘦，**黄连散**方：

黄连一两，去须，微炒　败鼓皮半两，炙令黄焦　犀角屑三分　白蘘荷根三分　白头翁半两　甘草半两，炙微赤，剉　蓝青半两　黄芩三分　茜根三分，剉

右件药捣粗罗为散，每服一钱，以水一小盏煎至五分，去滓放温，不计时候量儿大小分减服之。

治小儿蛊毒血痢发盛，心神烦闷，腹胀，不欲饮食，**犀角散**方：

犀角屑三分　白蘘荷根三分　地榆三分，微炙，剉　桔梗三分，去芦头　苏枋木三分，剉

右件药捣粗罗为散，每服一钱，以水一小盏，煎至五分，去滓，不计时候量儿大小分减温服。

治小儿蛊毒痢，方：

蓝汁三分

右量儿大小，每日四五度分减服之。

治小儿久痢羸瘦诸方

夫小儿久痢羸瘦者，由因乳食不节[1]，脏腑夙挟疳气，肠胃冷热不调，变为下痢，经久不差，则脾胃虚弱，谷气减少，气血不荣，故令肌体羸瘦也。

治小儿久痢，羸瘦，春夏至秋不差，**芜荑散**方：

芜荑一分，微炒　子芩半两　黄蘗半两，微炙，剉　阿胶一分，捣碎，炒令黄燥　赤芍药半两　厚朴半两，去粗皮，涂生姜汁炙令香熟　人参半两，去芦头　地榆三分，微炙，剉　当归三分，剉，微炒

右件药捣粗罗为散，每服一钱，以水一中盏，入银一两，薤白一茎，生姜半枣大，豉五十粒，煎至五分，去滓，不计时候量儿大小加减温服。

治小儿久痢不断，肌体羸瘦，食不消化，**桔梗圆**方：

桔梗一两，去芦头　神曲一两，微炒　麦蘖半两，微炒　乌梅肉半两，微炒　黄连一两半，去须，微炒　厚朴半两，去粗皮，涂生姜汁炙令香熟　白术半两　人参半两，去芦头　赤石脂半两　黄芩半两　甘草半两，炙微赤，剉　龙骨半两　桂心半两　黄雌鸡骨一具，净洗去肉，酒浸一宿，炙令黄

---

〔1〕节：原作“即”。据《幼幼新书》卷28“下利羸瘦第十四”改。

右件药捣罗为末，炼蜜和圆如菉豆大，每服以粥饮下五圆，日三四服。量儿大小加减服之。

治小儿久痢不差，羸瘦壮热，毛发干焦，不能饮食，**雄黄散**方：

雄黄一分　卢会一分，细研　青黛一分，细研　朱砂一分，细研　当归一分，剉，微炒　白芷一分　熊胆一分，细研　龙胆一分，去芦头　黄连一分，去须，微炒　黄蘗一分，微炙，剉　甘草一分，炙微赤，剉　麝香一分，细研　细辛一分　蚱蝉七枚，去足　干虾蟆一两，涂酥炙令黄焦

右件药捣细罗为散，入研了药更研令匀，每服以井华水调下半钱，日三四服。量儿大小以意加减。

治小儿疳痢下部湿䘌诸方

夫小儿乳食不节，冷热相乖，伤于脏腑，致疳气也。若脾胃虚弱，则哺乳不消，大肠虚寒，遂变泄痢。因其久痢不止，肠胃俱虚，为水湿所乘，腹内虫动，侵蚀下部，故名疳痢湿䘌也。

治小儿疳痢羸瘦，下部湿䘌，**丁香散**方：

丁香一分　桃白皮半两，炙黄　黄蘗半两，微炙，剉　黄连半两，去须，微炒　白茯苓半两　胡粉一分，微炒

右件药捣细罗为散，每服用粥饮调下半钱，早晨晚后各一服。量儿大小加减服之。

治小儿疳痢，下部湿䘌，**麝香圆**方：

麝香一钱　虾蟆半两，烧灰　砒霜一分　蝉壳半两，烧灰　蜗牛半两，烧灰　蛇蜕皮半两，烧灰

右件药同研为末，用软饭和圆如粟米大，每服冷粥饮下三圆。量儿大小加减服之。

治小儿疳痢不止，下部湿䘌，宜下虫即自止，**黄丹圆**方：

黄丹一分　定粉一分　蛇蜕皮一分，烧灰　蝉壳一分　青州枣四十九枚，去核　干蟾一两，烧灰　醋小半盏

右件药都捣为一团，以炭火烧令烟绝，取出捣罗为末，入麝香末一分，更研令匀，以面糊和圆如菉豆大，每服以温水下五圆。为散即服一字。良久当有虫出。黑者难治。

治小儿疳痢久不断，体羸，昏昏不睡，下部湿䘌，食饮不下，方：

蚺蛇胆如大豆许大

右煮木通汁研胆，以意多少用粥饮调服，早晨晚后各一服。并涂五心及下部。

治小儿久痢脱肛诸方

夫小儿痢脱肛者，皆因久痢，大肠虚冷所为也。肛门为大肠之候，大肠伤于寒，痢而用力，其气下冲，则肛门脱出，因谓之脱肛也。

治小儿久痢脱肛不入，**龟头散**方：

龟头一枚，枯者，炙令焦黄　龙骨一两

右件药捣细罗为散，干贴一钱于脱肛上，挼按内之。

治小儿久痢，肠头挺出，**黄连圆**方：

黄连一两，去须，微炒　蚺蛇胆半两　芜荑一两，微炒

右件药捣罗为末，用软饭和圆如菉豆大，每服以粥饮下五圆，日三四服。量儿大小以意

加减。

治小儿经年下痢，脱肛不收，腹中冷，肛中痛，**鳖甲圆方**：

鳖甲一两，涂醋炙令黄，去裙襴　猬皮一两，炙令焦黄　桂心一两　磁石二两，烧醋浸七遍，捣碎细研，水飞过

右件药捣罗为末，炼蜜和圆如菉豆大，儿三岁以粥饮下七圆。量儿大小加减服之。

太平圣惠方卷第九十四 凡一门　序一首　方共计一百五十六道

神仙方序

夫天分正气，布晦明风雨之宜。人禀大和，有寒暑寝与之患。是则劳逸变作，损益互生，苟不徇于天真，乃自伤于至性。设或栖神玄牝，体道丹丘，饵其卉木之英，慕彼烟霞之域，足使贯金石之算，固能炼水雪之容，复性命之根源，益精气之户牖，傥永专于服饵，可自得于神仙。今所纂集诸[5]方，邈考前经，旁征故典，品药必稽于和扁，论医如访于乔松，回衰历而去微疴，未为奇效；驻童颜而坚上寿，靡不神功。将候秘藏，庶存编次云尔。

神仙服云母法

神仙饵云母水，治万病方：

上白云母二十斤，薄擘[6]

右以露水八斗作汤，分半淘洗云母，如此再过，又取二升作汤，化芒消十斤，内云母器中

---

〔1〕 一：原作“二”。据今计实数改。

〔2〕 服：原作“饵”，排门目录同，但正文标题作“服”，故改。

〔3〕 根：原脱。据排门目录及正文标题补。

〔4〕 五：原作“三”。据今计方数改。

〔5〕 诸：原误作“者”。据《类聚》卷202引同序改。

〔6〕 擘：原误作“壁”。据《类聚》卷202引同方改。

渍之二十日取出，以绢袋盛，悬之使见风日令干，以水渍粗皮囊挼之，从旦至午，乃以细绢下筛滓，复挼之，令得上好粉十五斤，余者弃之。取粉二斤，内崖蜜四斤，搅令如粥，内竹筒中盛之，漆固其口，埋北垣南畔下，入地六尺，覆土微筑令实，春夏四十日，秋冬三十日出之，当化如泥乃成。若不消者，更埋四十日出之，先取水一合，内药一合，搅和尽服之，日三服。如寒温自在，服十日，小便当变黄，先风劳皆去。二十日，腹中寒癖消。三十日，龋齿除，更生新者。四十日，不畏风寒。五十日，诸病皆愈，颜色转少，长生神仙。

炼云母粉服饵法：

云母取上好白泽者，细擘，以水净淘漉出，蒸之一日夕下之，复更净淘如前，去水令干。凡云母二斤，用盐三斤，消石一斤，和云母捣之一日，至暮取少许掌上，泯若不见星光为熟。出安盆瓮中，以水渍之令相得，经一炊久，澄去上清水，徐徐去之尽，更添水如前，凡三十遍易水，令淡如水，味淡即漉出。其法一如研粉澄取淀，然后取云母淀，徐徐生绢袋中滤着单上，曝令干即成粉矣。每日空心以酒调下一钱，或水下亦得。久服轻身延年，强筋填髓，可以负重登山不乏，悦泽不老，耐寒暑，志高神仙。此非古法，近出东海买盐女子，年三百岁，貌同笄女，常自负盐重五百余斤。如斯得效之者，其数不一耳，验神功矣。

中山卫叔卿[1]服云母法：

右取云母一斤至三斤，五色具者，细擘之，以久茅屋溜水，若秋百草上露水以渍之，百日内以苇[2]囊中挼之，以绢细罗，入乳钵中研如面，着竹筒中，塞口悬甑下，以白砂一石盖上，蒸之一日一夜，气达上出之，又内黍稻米一石蒸之一日取出，于铜器中用白蜜和调，重汤上煎熬，令可圆即圆如梧桐子大。每服二圆，空心食前以水酒下并得，日三服，十五日加至三圆，常以鸡鸣时及午时，星宿出时服之。三十日身轻目明，五十日筋骨强盛，七十日三虫伏尸皆去，八十日皮肤光泽，九十日入水火不烧濡，百日易筋骨，三百日行及奔马，一年为真人。又云：年七十已上，四百日已后乃得仙矣。

又法：

右取云母粉一斤，消石白者一斤，同捣细绢罗，更研如面，白蜜三斤合调，内生竹筒中，漆固口，埋北垣下三十日，出之当化成水，铜器中盛。每日空心以水若酒调下一栗壳，渐渐加之，日三服。二十日身光，三十日露不着身，五十日火不能害，百日之后便成仙也。

神仙饵云母法：

云母粉一斤　桂心一斤，捣罗为末　葱叶捣绞取汁二升

右件药合和一处，内生竹筒中，于一硕米下蒸之，令米熟即化成水。每于食前服一栗壳，二十日气力强盛。服之四十日，颜如童子。服之百日，严冬入水不寒。

又法：

右取美玉一斤，捣细罗研之，内云母水中十日当消，日可服之。凡诸石屑内云母水中皆消，不但是玉也。

---

〔1〕 卿：原作“鄉（乡）”。《普济方》卷263引同方作“卿”。考中山卫叔卿一名屡见于《太平御览》等书，当以“卿”为正，因改。

〔2〕 苇：原作“箪”。《正误》：“疑‘苇’之讹。”《普济方》卷263引同方作“苇”，因改。

神仙服雄黄法

凡雌黄千年化为雄黄，雄黄千年化为黄金。黄金者，莫若真人饵法，微妙难可知也。轻身益气，莫过雄黄之效。

雄黄一斤，细研

右以酒三升，和着铜器中，用炭火上微煎令沸，勿令大热，以好漆二斤，去滓合着其中，搅令相得，药成如黄金，或作紫色，圆如梧桐子大。常先食含化一圆咽津，日三服。十日诸疾悉愈，二十日肌肉中药气遍行，能耐寒暑，寒则热，热则凉。服之百日，肠中肥，皮肤厚，筋骨坚，耳目聪明，无复诸患，行步如走。服之二百日，颜色有光，白发再黑，齿落重生，反老成少。服之三百日，神仙玉女在身左右。服之一年，长生登仙，入水不由桥梁。服之不止，身形坚固。真人所贵，神仙所宝，勿示非人，恐招谴谪。

服饵雄黄，可致神仙方：

右取雄黄鸡冠色者，熟捣细罗，以松脂和捣为圆如弹子大，每旦以酒研下一圆。至十日，腹中伏尸三虫下，面黑皆除。服之二十日，百病除愈，耳目聪明。久服可至神仙。戒勿借与人衣服皮履，损人药力，精气常欲飞去，常须净洁为佳。

神仙服雄黄延年方：

雄黄一两　蕤人二两　蒲黄三两

右三味合治，雄鸡血和捣之万杵，用白蜜为圆如麻子大，每旦以酒下一圆，渐加如梧桐子大。如常服之，五年可得神仙也。

神仙服黄精法

服黄精成地仙方：

黄精者，是芝草精也。一名萎蕤，一名仙人余粮，一名苟格，一名勉[1]竹，一名兔子，一名重楼，一名垂珠，一名马箭，一名白及，一名黄精。其叶如竹，其茎如桃，其花白，四月茎长五六尺，本黄末赤，其花如小豆，其实如黍，其根似姜。昔随羊公神仙常服此药，言与天地相毕，恒以二月采根，入地八九寸为上，取一硕五斗，净洗细切，以水二硕五斗，煮令苦味尽，漉出，以布袋内压取汁，澄清，再煎如膏即止。然后炒黑豆黄，捣罗为末，相和得所，捏为饼[2]子，如钱许大。每服二枚，日渐加之，百日知验也，一年内即变老为少，气力倍增。

又方：

右取黄精根茎，不限多少，细剉阴干，捣罗为末，每用净水调服，任意多少，效亦如前。

又方：

常以二月、三月、八月采取黄精，去须净洗，切取一硕，以水二硕煮之从朝至暮，如水尽，可取热水添之。看苦味尽，其药美，即出令冷，手挼使破，以酒袋盛，压取汁，于锅中微火煎如饧。取滓曝干，捣罗为末，入于煎中相和搅令匀，更用微火煎之，看可为饼子即止。每服如鸡子许大，效亦如前。若不欲断谷，即一服减为三服，皆食前服之，长生矣。

---

〔1〕勉：《证类》卷6“黄精条”《图经》引隋羊公服黄精法，此字为“菟”。录之备参。

〔2〕饼：原作“饵”。据《类聚》卷202引同方改。

又方：

黄精五斤，细切　糯米五斗，淘令净[1]，与黄精同炊为饭　曲末七斤半

右取曲末，候饭冷相和，入瓮中如常造酒法，候熟压取酒，每日常暖饮一两盏，神验。

又方：

黄精汁三斗　地黄汁三斗　天门冬汁三斗

右件药相和，以慢火煎之减半，入白蜜五斤，白茯苓末二斤相和，更煎可丸即止，圆如弹子大。每服一圆，以温酒化破服之，日三服。百日内令人颜如桃花。二百日内，老者貌如十五六时，更不老矣，乃为神仙。

神仙服黄精膏，延年补益，疗万病方：

右取黄精一硕，去须，以水淘洗令净，切碎，蒸令烂熟，压取汁，于大釜中煎之，去其游水讫，入干姜末三两，桂心末一两更煎之，看其色郁然黄便止，待冷盛于不津器中。每日空腹暖酒五合，取药二合相和服之，日再服弥佳。二十日内浑身旧皮皆脱，颜色变少，花容有异，须发皆变。长服，须酒饮下之。若内黑豆黄末服之，即绝粒矣，长年少。若不要绝粒，即勿入豆黄，但准前服之，延年矣。

真人饵黄精方：

黄精细切一硕，水一硕五斗，渍之一宿，以慢火煮半日，勿令沸，绞取汁五斗，复于铜器中煎之，可余三斗许，内蜜五升，松脂成炼者三斤，熟搅可圆乃止，圆如弹子大。每服以温酒化破一圆，服之日三服，三十日不复饥，长生不死。

神仙饵黄精方：

黄精十斤，净洗，蒸令烂熟　白蜜三斤

右件药相和，捣一万杵，圆如梧桐子大，每服以温酒下三十圆，日三服，久服神仙矣。

又方：

黄精十斤，净洗，蒸令烂熟　白蜜三斤　天门冬三斤，去心，蒸令烂熟

右件药相和，捣一万杵，为圆如梧桐子大，每服以温酒下三十圆，日三服，久服神仙矣。

又方：

黄精十二斤，生者取汁　生地黄五斤，取汁　白蜜五升

右件药相和，于铜器中搅令匀，以慢火煎之令稠，可圆即圆如弹子大，每服以温酒研一圆服之，日三服，面如童子，延年不老。

神仙饵黄精延年法：

黄精生者捣取汁三斗，于银锅中煎之，令可圆即圆如鸡子黄大，每日食前食一枚，三十日不知饥，服之百日，行及奔马，延年驻景，颜色不衰尔。

神仙服地黄法

神仙服地黄延年不老方：

右取地黄净洗，随多少捣绞取汁，煎令小稠，内白蜜更煎，令可圆即圆如梧桐子大，每日食前以温酒下三十圆，日三服。如此十年，白发再黑，力如二十时，令人多子，神效无比。

---

〔1〕净：原误作“冲”。据《类聚》卷202引同方改。

服地黄延年法：

生地黄不限多少，肥者阴干

右捣罗为末，炼蜜和为圆如梧桐子大，每服以温酒下三十圆，日三服，百日颜如桃花，服三年[1]，令人长生不死。

服地黄成神仙法：

生地黄五十斤，捣绞取汁

右于银锅内以慢火煎之减半，入白蜜二升，青州枣肉一斗相和，搅令得所，为圆如弹子大，每服一圆，以温酒研破服之，日三服。填骨髓，益气力，变白发，延年寿。忌陈臭物。

神仙服地黄实延年益寿方：

地黄实不限多少

右常以四月采取，阴干，捣罗为末，每服一钱，以水调下，日三服，令人长寿。

神仙饵地黄治病长生方：

生地黄十斤，擘碎，于一大铜器上安炊箄，箄上安地黄，入甑蒸之，汁当下流入于铜器中，候销地黄汁尽即止，将铜器内汁置于重汤中煎之，可圆即圆如半鸡子大。每服一圆，以温酒化破服之，日三服。服之百日，与天地相保。白子高从太上传受此方。

神仙服天门冬法

神仙服天门冬，强筋髓，驻容颜法：

天门冬，一名颠棘。生奉高山，在东岳名淫羊藿，在中岳名天门冬，在西岳名管松，在北岳名无不愈，在南岳名百部，在京陆山阜名颠棘。虽处处自其名各异，其实一也。在北岳地阴者佳。

天门冬二十斤，细剉阴干

右捣为末，每服三钱，以酒调下，日五六服。二百日后，怡泰拘急者缓，羸劣者强。三百日身轻，二年走及奔马。与炼成松脂、蜜圆益善，唯多服弥佳。忌食鲤鱼。

神仙服天门冬饼子法：

治虚劳绝[2]伤，年老衰损，羸瘦，偏枯不起，风湿不仁，冷痹，心腹积聚，恶疮痈肿，癞疾，重者遍身脓坏，鼻柱败烂。服之皮脱虫出，肌肉如故。此无所不治，亦治阴萎，耳聋目暗。久服白发变黑，齿落重生，延年，入水不濡。一年心腹痼疾并皆去矣，令人长生，气力百倍。

天门冬一石，捣取汁三斗　白蜜二升　胡麻末四升，微炒

右件药于锅内先煎天门冬汁至一斗，便入白蜜并胡麻末搅令得所，更入黑豆黄末，和捏为饼子，径三寸，厚半寸。每服一枚，嚼烂，温酒下，日三服。忌食鲤鱼。

神仙服天门冬法：

如居山远行，辟粒不饥。服至十日，身轻目明。二十日百病愈，颜色如花。三十日发白更黑，齿落重生。四十日行及奔马，百日服之延年矣。

---

〔1〕 年：原作“升”。据《类聚》卷203引同方改。

〔2〕 绝：原作“纯”。据《类聚》卷203引同方改。

天门冬二斤　熟干地黄一斤

右件药捣罗为末，炼蜜和圆如弹子大，每服三圆，以温酒化破服之，日三服。忌食鲤鱼。

神仙饵天门冬法：

令人长生不老，气力百倍。病久虚羸，风湿不仁，心腹积聚，男子妇人年八十岁，服之皆有益。方：

天门冬二十斤，常以七月、八月、九月采其根，亦云正月采之，过此无味也，净洗，曝令干

右件药捣罗为末，每服三钱，以酒调下，日三服。若能采其湿者，捣汁酿酒，用调其散服益善。久服令人入水不濡，与天相毕。久之通神明，老还少容，白发再黑，齿落重生，肌肤光泽，耳目聪明。服之不止，升于上清。忌食鲤鱼。

神仙服杏人法

杏人酥，治万病，及诸风湿劳冷方：

家杏人一硕[1]，拣完者，汤去皮尖、双人，捣令烂，用好酒二硕研滤，取汁一硕五斗，入蜜一斗五升，内两硕瓮中搅令匀，封之勿泄[2]气，三十日看[3]之，酒上酥出，掠取内瓷器中贮之，取其酒滓团如梨[4]大，置空屋中，作格安之，候成饴脯状。每日旦服一枚，以前酒下，其酒亦任性饮之。

夏姬服杏人法：

杏人三斗，汤去皮尖、双人，早朝蒸之至午时，即使慢火微烘之，至七日即止。每日空腹不拘多少随意服之，延驻治病秘验。

神仙服松脂法

神仙炼松脂服饵法：

右以松脂二十斤，以大釜中着水加甑其上，固济勿泄，以茅铺甑为藉，复用黄砂铺茅上，可厚一寸，乃着松脂于上，炊之以桑薪，汤减即添热水，松脂当入釜中，投于冷水中待凝，更蒸之如前法，三蒸毕止，脂色如白玉状。每一斤用白茯苓半斤，甘菊花半斤捣罗为散，炼蜜和捣千杵，圆如梧桐子大。每日空心以温酒下五十圆，久服延年不饥，可致神仙也。

又方：

炼了松脂十斤　松实三斤，取人　柏实三斤，取人　甘菊花三斤

右件药捣罗为末，炼蜜和捣千杵，圆如梧桐子大，每日空心以温酒下五十圆。一百日已上不复饥，服之一年，百岁人如三十者，久服寿同天地。

又方：

松脂七斤，以桑薪灰汁一硕煮五七沸，漉置冷水中，凝复煮之，凡十遍，如脂白矣。细研

---

〔1〕 硕：原误作“领”。《普济方》卷163引作“石”，《类聚》卷203引作“硕”。“硕”、“领”形似，且下文所用量词亦为“硕”，故从《类聚》改。

〔2〕 之勿泄：原残缺。据《类聚》卷203引同方补。

〔3〕 看：原作“者”。据改同上。

〔4〕 如梨：原残缺，据补同上。

为散，每服以粥饮调下三钱，日三服。服十两已上不饥，饥复服之，一年以后夜视目明，久服延年不死。

又方：

松脂十斤，用桑薪灰汁内釜中，加甑于上，甑中先铺茅，次铺黄砂土可三寸，蒸之，松脂当洋入釜中，投于冷水，待凝收取复蒸，如此三度，更以清水代汁，复如前蒸三度，去水，更以水一硕五斗煮甘草三斤，取汁一硕去滓，内牛乳二斤，加甑釜上，复蒸如前，令松脂入甘草汁中，待冷收取复蒸，如此三度即成，苦味皆去，甘美如饴。每服以温酒服如弹丸大，日三服，久服神仙不老。

神仙服松实法〔1〕

神仙饵松实方：

十月采松实，过时即落难收，去大皮，捣如膏。每服如鸡子大，日三服。如服及一百日，轻身。三百日，日行五百里，绝谷。久服升仙。渴即饮水，亦可与炼了松脂同服之。

又方：

右取松实人，不以多少，捣为膏。每于食前酒调下三钱，日三服，则无饥渴，勿食他物，百日身轻，日行五百里，绝谷升仙。

神仙益精补脑，久服延年不老，百岁已上颜色更少，令人身轻悦泽，**松子圆**方：

松子二斤，取人　甘菊花一斤，为末

右以松脂和捣千杵，入蜜圆如梧桐子大，每服食前以酒下十圆，日可三服，加至二十圆。亦可散服，功效如神。

神仙服松叶法

神仙服松叶，令人不老，身生绿毛，益气轻身，还年变白，久服绝谷不饥渴，可致神仙。方：

右取松叶不以多少，细切如粟，更研令细，每日食前以酒调下二钱。四时皆服，然初服稍难，久即自便矣。

又方：

右取大松叶，四季以春东、夏南、秋西、冬北方采之，阴干，捣细罗为散，每日食前酒调下二钱，粥饮下亦得，能轻身益气，令人耐寒，不病延年。

神仙服茯苓法

神仙服茯苓法方：

白茯苓五斤，去黑皮

右捣罗为末，以熟绢袋盛于三斗米下蒸之，以炊熟为度，曝干又蒸，如此三遍，取牛乳二

---

〔1〕法：下原有“方”字。排门目录及分目录均无，与其他节体例亦不合，删之。下同。

斗和之，着铜器中微火煮令如膏，用竹刀割，随性饱食之。一服六年不饥，益气力，光悦，后欲吃食，煮葵菜汁下，却即任食。忌食米醋。

神仙服茯苓法方：

白茯苓十斤，去皮，酒浸十五日，漉出晒干细剉，捣罗为末，每服三钱，以水调下，日三服。

神仙茯苓膏，若欲绝食，顿服令饱，即得绝之。久服轻身明目，不老复壮，发白更黑，齿落重生，延年益寿法方：

白茯苓二十斤，蒸曝七遍　松脂十斤，炼成者　松子五斤，取人　柏子人五斤

右件药捣罗为末，用炼了蜜二十斤和拌，内铜器中，汤上微火煎之一日一夕，搅令得所。每服以温酒调下鸡子黄大，日三服。忌食米醋。

饵茯苓法方：

白茯苓三斤细剉，以绢袋盛之，悬于瓮中，用小麦细面七斤，糯米五斗，炊为烂饭，和曲末经宿，入蜜一升和令匀，入瓮中又经一宿，别炊糯米二斗投之，不得令热，即密封其瓮口，春秋三七日，冬五七日，夏一七日，当出其药袋。可隔宿不食，清旦取茯苓半斤服之。其酒即旋旋取饮之，勿令胜药。若服此药多时者，永不饥渴，无寒无热，身如璧玉，令人身轻，走及奔马，与天地相毕矣。其药袋可悬于空中，勿令着瓮底，绳系袋头，取木横扼之，仍以纸密封，旋取服之，勿令泄气。忌食米醋。

茯苓酥，除万病，久服神仙方：

白茯苓三十斤，取山之阳者甘美，山之阴者味苦，去皮薄切，曝干蒸之，以汤淋去苦味，若淋不止，其味当甜，则曝干捣罗为末，用酒三硕，蜜三升，和酒相得，内茯苓末于大瓮中搅之百匝，封之勿泄气，冬五十日，夏二十五日，酥浮酒上，掠取，其味甘美，作饼子如手掌大，于空室中阴干，色赤如枣。饥时食一枚，终日不饥。此名仙人度世之药。每食时用酒下之。此为茯苓酥也。忌食米醋。

神仙饵茯苓方：

白茯苓十斤，削去黑皮，晒干，捣罗为末，以好酒于瓷瓮中浸之，看酒淹得所，以瓦盆合之，以泥封定，勿泄其气，候六十日开，如饧相似。每服以温酒调下如弹子大，日二服。如久服，延年不老神仙矣。忌食米醋。

神仙饵茯苓延年不老方：

白茯苓三斤，去皮细切，晒令干　白菊花一斤半

右件药捣罗为末，以炼成松脂和圆如弹子大。每服一圆，以酒化破服之，日再服。百日颜变异，肌肤光泽，延年不老。忌食米醋。

神仙饵茯苓，久服令人长生法方：

白茯苓二斤　桂心一斤

右件药捣罗为末，炼蜜和圆如胡桃大。每服一圆，以温酒化破服，日三服。忌食米醋。

神仙服茯苓麨方：

白茯苓五斤，去黑皮，细剉　甘草五两，细剉

右件药以水六斗，先煎甘草至三斗，去滓澄清，却入釜中，内白蜜三升，好牛乳九升相和，以慢火煎茯苓，令乳蜜汁尽，出之及热挼令散，拣择去赤筋，又熟挼令如面，阴令极干。日四五度服之，初服三钱，以水调下，稍稍任性加之。忌食米醋物。

神仙凝雪膏方：

白茯苓三十六斤，剉，水煮一日　松脂二十四斤，炼了者　松子人十二斤

右件药捣罗为末，以白蜜二硕四升，内铜器釜中微火煎之一日一夜，次第下药，搅令相得，微火养之七日七夜止，可圆即圆如樱桃大。食前酒服七丸，日三服。若欲绝谷，顿服取饱，即不饥，轻身目明，老者还少，久服成仙矣。忌食米醋物。

神仙保精延驻饵茯苓方：

白茯苓三十六斤　松脂二十四斤，炼之者　钟乳粉一斤

右件药捣罗为末，以白蜜五斗和搅令相得，内瓷器中盛，固口阴干，百日出，更研之。每日空心及晚食前酒调下二钱。服一剂大佳，不同余药。忌食米醋。

神仙服柏叶柏实法

神仙服柏叶延年不老方：

柏叶，不计春夏秋冬采，和枝折。右用大甑满装熟蒸，如炊三硕米许，以汤淋三五度去其苦汁，阴干，捣罗为末，以黑豆黄末等分相和令匀。每服二合，以冷水调服，日三服。高子良服此药得仙道。

神仙饵柏叶法：服之一年，百病除愈。服之三年，行及奔马。久服令人身轻，益气力，耳目聪明，补骨髓，除风去冷，寿年千岁。

柏叶二十斤，四时采，周而复始。右以水浸三宿，漉出晒干，捣罗为末，每三斤柏叶末入炒了黑豆黄末一斤，胡麻末一斤，三味相和令匀。每服三钱，以水调下，日三服。

神仙饵柏叶方：

柏叶二十斤，著[1]瓷瓮中，以东流水浸令相得，淹二十一日，漉出曝干　盐一升，炒令黑　小麦一斗，内前柏汁中浸之，至三日漉出曝干，复内汁中又浸，候汁尽即止，炒令香　炼成[2]猪脂二斤

右件药捣罗为末，入猪脂捣匀。每服弹子大，温水调下，日三服。兼食此药，旬日后可以绝谷，久服无病，可致神仙矣。

神仙饵柏叶，令肥白补益，方：

侧柏叶三斤，五月五日五方采　远志二斤，去心　白茯苓一斤

右件药捣罗为末，炼蜜和圆如梧桐子大。每服以温温仙灵脾酒下三十圆，日再服。并无所忌，神秘勿示非人。

神仙饵柏叶，令不饥渴，耐寒暑，方：

右柏叶三十斤，取近上者，但只取叶，勿杂枝也。用不津器内柏叶于中，以东流水渍之，使上有三寸许，以新盆覆上，泥封之，三七日出阴干，勿令尘入，干小麦净拣取三升，黑豆三升炒去皮，三味一处捣细罗为散。每服三钱，以水酒调下，并得空心及食前。久服万病自消，冬不寒，夏不热，驻颜不老[3]，齿脱更生，耳目聪明。肠中充[4]实，或食不食勿怪。

---

〔1〕著：原误作“若”。据《类聚》卷203引同方改。
〔2〕成：原作“盛”。据改同上。
〔3〕老：原作“差”。据《类聚》卷203引同方改。
〔4〕充：原作“光”。据改同上。

又方：

右柏叶三十斤，以水熟煮之，出内竹簟中，用水淘汰之，令水清乃止，曝干，以好酒五升溲拌[1]，甑中蒸之半日息火，复曝干，入麦三升熬令变色，二味同捣细罗为散。每服三钱，以水浆若酒下之，止谷疗病，辟瘟疠恶鬼，久服可度世矣。

神仙服柏实法：

柏子人二斤，捣罗为末，以酒浸，搅如膏　白蜜一斤　枣肉三斤　干地黄末一斤　白术末一斤

右件药和溲令匀，圆如枣大，每服三圆，以水研破服之，日三服。一月百病愈，久服延年。

神仙服楮实法

服楮实可致神仙法：

楮实五斗，正赤时收，阴干，右捣罗为末，每服二钱，以净水调下，日三服。令人耳目聪明，延年不老。神验，宜久服之。

神仙服胡麻法

神仙饵胡麻法：

胡麻一硕，淘去上黑皮令白，蒸之一日，曝干捣碎，釜中用水一硕五斗又蒸之，令釜[2]中有一硕许水，使倾胡麻置一瓮中，尽釜中汤泼之，以麦蘖一斗捣，内瓮中酿之，如作糖法，两复时尽，去却糟煎之，三分余一分，更盛置铜器中，坐一釜汤中，猛火煮之令稠，瓷瓮内贮之。每服如鸡子大三圆，服百日，充益肌肉，鬓发黑，耳目聪明。能长服之，寿命无穷。

神仙饵胡麻膏，益寿延年，老人复少方：

胡麻膏一斗　韭头一斤

右二味相和，慢火煎令韭焦黄，去韭，每日温酒调下二合。服之百日，去皯黵，肌肤充盈，二百日老者复少，三百日延年益寿，久服不已长生。

神仙饵胡麻延年驻寿方：

胡麻子三斗，簸拣令净，一如炊饭法蒸，曝干，复蒸九遍止，微舂去黑皮

右捣罗为末，炼蜜和圆如鸡子大，每服一圆，以酒化服，久服令人身轻矣。

乐子长饵胡麻膏方：

胡麻膏一斗　熏陆香二斤，以水五升洗，取屑入膏中同煎

右二味相和，以慢火煎令水尽，滤去滓，盛于不津器中。每日以温酒调服二合，百日玉女侍之，神效。五百日神仙迎人去道之近。

神仙服胡麻延年不老方：

胡麻五斗，色紫黑者，右以水淘去浮者不用，漉干，便上甑蒸令气遍溜出之，曝干，以少许水拌令润，又上蒸之气遍，又下曝干，如此九度后去黑皮令净，捣罗为末。每日空心以温

---

〔1〕拌：原作“拜”。据《类聚》卷203引同方改。

〔2〕釜：原作“金”。据《类聚》卷203引同方改。

酒调下三钱，日晚再服。渐自不饥，除愈百病，长年不老。便欲辟谷亦得，勤而服之，成真人矣。

神仙饵胡麻法，服之百日，能除一切痼疾，至一年身面光泽，不饥，三年水火不能害，行及奔马，久服长生。生上党者尤佳。

胡麻三斗，净淘，上甑蒸之令气遍出，曝干，以水油拌，又蒸，如此九遍止，以汤去皮，簸令净，炒令香

右捣罗为末，炼蜜和圆如弹子大，每服一圆，以温酒化破服。忌毒鱼、生菜、犬肉。若欲下之，煮葵叶汁服之即下。

神仙服胡麻粉法方：

胡麻一斗，净簸拣，蒸一炊久，出曝干，又蒸，凡九蒸九曝了，微捣去皮，炒令香，更簸取四升，用地黄汁溲为剂，却晒干

右件细罗为散，每服以温酒调下三钱，日三服。十日外即觉有效，若七十老人服百日外，肌肉还如少时。亦能绝谷，数试有验。

神仙服胡麻法方：

胡麻三斗肥者，拣择使净，于微火上熬令香，及热摊之，捣令细，和白蜜三升搅令相得，安金银或铜器中，又安置釜口上，着水重煎，以柳木篦搅，勿令着底，视药稍硬乃出之，用柏木杵臼捣三万杵，圆如梧桐子大。每服三十圆，以酒若水下，食前服。服尽一剂，肠化为筋，不畏寒热，面如童颜，头发白更黑，齿落重生，耳目聪明，后天不老。如食酒肉五辛，取药一圆，圆如胡桃大咀嚼，以口中津液下之。服尽一剂，更不衰老，驻流年，补骨髓，强志记，充肌肤，美颜色，百无所忌。此药当以腊月顿合，当合之时，不用见丧孝、产秽、鸡犬等，清净室内和合，若有犯秽，服无所效。大有功力，不能具述，服者当自知尔。

神仙服枸杞法

服枸杞养神延年不老地仙方：

枸杞不限多少，常以十一月、十二月、正月采根，二月、三月采茎，四月采叶，五月、六月采花，七月、八月、九月、十月收子，已上采收者，并阴干

右捣罗为散，每服二钱，以温酒调下，日三服。能治一切风，久服诸疾不生，可为地仙矣。

神仙服枸杞法，出淮南《枕中记》方：

有一人往西河为使，路逢一女子年可十五六，打一老人年可八九十，其使者深怪之，问其女子曰：此老人是何人？女子曰：我曾孙，打之何怪。此有良药不肯服食，致使年老不能行步，所以决罚。使人遂问女子今年几许？女曰：年三百七十二岁。使者又问：药复有几种，可得闻乎？女云：药惟一种，然有五名。使者曰：五名何也？女子曰：春名天精，夏名枸杞，秋名地骨，冬名仙人杖，亦名西王母杖，以四时采服之，令人与天地齐寿。使者曰：所采如何？女子曰：正月上寅采根，二月上卯治服之。三月上辰采茎，四月上巳治服之。五月上午采叶，六月上未治服之。七月上申采花，八月上酉治服之。九月上戌采子，十月上亥治服之。十一月上子采根，十二月上丑治服之。但依此采治服之，二百日内，身体光泽，皮肤如酥，三百日徐行及马，老者复少，久服延年，可为真人矣。

神仙服术法

神仙饵术法方：

术三斤　石菖蒲三斤

右件药捣细罗为散，每日空心以水调下三钱，日晚再服。治百病，久服令人长寿。忌桃李、雀肉。

涓子饵术法方：

术一硕，拣择毕，搥令碎，右上甑蒸令烂，以釜中汤淋取汁，煎之令如醇漆即止，不入他物，盛于不津器中，经年不坏。每服温酒调下一大匙，日三服。令人不老不病，久服不死，神仙矣。忌桃李、雀肉。

神仙饵术法方：

术一石硕，拣择令净，搥碎，右从平旦装入甑中，蒸至午时即止，以釜中汤淋三七遍，取汁却入釜中微火煎令可圆，即圆如弹子大。每服一圆，以温酒化破服之，日二服。治百病，轻身益气，能去风寒，不饥渴，延年。忌桃李、雀肉。

神仙术煎方：

右取术，新从山劚出者，不计多少，去苗净洗，木臼中熟捣，新布绞取汁，如此三两遍，汁出尽为度，于银器或瓷器中煎令如饧即成矣。每旦以温酒调服一合，随性空吃尤佳。久服轻身益气，祛风寒，不饥渴，百病皆除。忌桃李、雀肉。

神仙服蒺藜子法

神仙服蒺藜子延年方：

蒺藜子二斗

右一味不限州土，不问黑白，但取其坚实者，舂去刺，净簸拣择，蒸一炊久，曝干，捣细罗为散。每服食后以酒或清水调下三钱，日再服。如觉冷，即每取附子五两，炮裂，去皮脐，捣罗为散，与蒺藜末相和令匀，服之亦佳。每服后皆以三五匙饭压之。此药治一切风气，野鸡痔、恶疮癣、男子阴汗、疝气，妇人发乳、带下，并主之。

神仙服蒺藜方：

蒺藜子一硕，常以七月八月熟时收取，曝干，右先舂去刺，然后捣罗为末，每服二钱，以新汲水调下，日三服。勿令中绝，断谷长生。服之一年以后，冬不寒，夏不热。服之二年，老者复少，发白再黑，齿落重生。服之三年，身轻延年。

神仙服槐子法

神仙服槐子，延年不老方：

槐子者，灵精也。常以十月上巳收之，于新瓷器内盛，又以盆合其上，密以泥泥定，勿令泄气，二七日开取去皮。从月初日服一粒，以水下，日加一粒，直至月中，每日却减一粒为定，终而复始，令人可夜读书，久服延年，气力百倍。

神仙服槐子法：

取槐子去皮，内牛胆中令满，阴干，百日满取出。每服一粒，空心新汲水下，日晚再服。月内身轻，百日内白发变黑，久服齿落更生，走及奔马。

神仙上品服槐子方：

右取十月上旬巳日收槐子角一斗，以两只新瓦盆内合着，用纸麻泥封闭周回，勿令泄气，四十九日开之，自烂去皮，后以新布挼取黑子，以新汲水净洗，纸袋内贮。从月一日服一粒，随意津水茶下，逐日添一粒，至十日却服一粒，又至十日依前一粒至十粒。令人长寿，兼治风补脑，髭须乌黑。按《仙书》所传，槐子者，于诸药中为最，其法取十月巳日收，并不淘洗，仍拣圆实者，每日服五粒，以井华水下，亦无畏触。服至一年变人髭发，二年身体轻健，三年以外，补脑明目，久远服食，其功难状。

神仙服鹿角法

神仙服鹿角法：

鹿角屑十两　附子一两，去皮脐，生用

右件药捣细罗为散，每服以温酒调下二钱，日三服。令人少睡，益气力，通神明，得力速矣。出《彭祖传》中。

神仙服桂法

神仙饵桂水，令身轻健方：

桂心三斤，捣罗为末　葱涕三升

右二味相和，内青竹筒中盛，于甑上蒸之三日三夜即止，候冷取出，每服半合，以酒相和服之，日三服。久服，可行水上神仙矣。

神仙服桂煎法：

桂心三斤，捣罗为末　甘竹沥一升

右二味相和，于铜器中汤上煎令可圆，即圆如梧桐子大，初服一圆，以温酒下，二日二圆，如此日增一圆，九日止，勿更增也。一年百病除，好颜色，耐寒暑，日行千里。

神仙服菊花法

神仙服菊花，延年不老方：

春三月甲寅日日出时采叶，夏三月丙寅日日出时采茎，秋三月庚寅日日晡时采花，冬三月壬寅日日暮时采根。其叶名更生，茎名固盈，花名月精，根名长生。又常十月戊寅日平旦时采精者，菊实也。即采得已上，皆令阴干，拣[1]择令净，取三分为一剂，春更加长生半两，固盈半两，月精半两，更生半两，以成日捣罗为末，破日炼蜜和圆如梧桐子大，每日平[2]旦以水下三七

---

〔1〕 拣：原作“采”。据《类聚》卷203引同方改。

〔2〕 平：原误作“半”。据改同上。

圆，日暮再服。一年后万病除，身轻目明，益力增寿。二年内山行，诸虎狼虫兽皆自避路，不敢相近。三年内与鬼神相通，五年内上知天文，日行千里。久而服之，天地同毕，为真人矣。

神仙服菊，延年不老方：

菊花三斤　荏子三斤

右二味常以九月九日辰时收采，阴干，捣罗为末，炼白松脂和圆如梧桐子大，每服以温酒下二十圆，日三服，令人长生。

神仙延年不老饵菊花方：

白菊花一斤　白茯苓一斤

右捣罗为末，每服三钱，以温酒调下，日三服，久服令人长生。

神仙服菟丝子法

神仙饵菟丝子方：

菟丝子一斗，以酒一斗浸良久，漉出曝干，又浸，令酒尽为度。

右件药捣细罗为散，每服二钱，以温酒调下，日三服，后吃三五匙水饭压之，至三七日更加至三钱服之。令人光泽，唯服多甚好，三年后老变为少。此药治腰膝，去风冷，益颜色，久服延年，神秘勿示非道。

神仙服桃胶法

神仙饵桃胶法方：

桃胶二十斤，以绢袋盛，内栎木灰汁一石中煮三五沸住火，即出袋子，高悬候冷，即更煮之，如此三度即止，晒干

右捣罗为末，炼蜜和圆如梧桐子大，每日空心以酒下二十圆。若欲断谷，日三服。一百日内百病愈，一年不食，气力强盛。三百日夜视有光，暗室得明，身光如月，行及奔马。若欲急力，乃加至三十圆，日四服，五百日三尸去，久服神仙矣。

神仙服蔓菁子法

神仙服蔓菁子法：

蔓菁子三斗，三度用水煮之，令苦味尽，曝干〔1〕

右捣罗为散，每服二钱，以水调下，日三服。若服绝谷者，减食增药，则得绝谷不饥。久服转老成少，百日后水灌不着身，诸病悉愈。

神仙服百花法

神仙饵百花法：

三月三日，五月五日，七月七日，九月九日，采百花阴干，捣细罗为散，每服二钱，以水调

〔1〕 苦味尽，曝干：原残脱。据《类聚》卷203引同方补。

下，日二服。百日内身轻，面目光泽。三年通神，忽然与真人同位。如春采百草枝阴干捣末，酒下二钱，以水服之亦得，轻身长寿。一名草精也。

神仙服百花方：

桃花三月三日采　蒺藜花七月七日采　甘菊花九月九日采　枸杞叶春采　枸杞花夏采　枸杞子秋采　枸杞根冬采

右件药并阴干，分两等，捣细罗为散，每服二钱，以水调下，日三服。百日自知其效，二百日力加百倍，久服令人身轻长寿。

神仙服仙茅法

仙茅味辛，温，有毒，主心腹冷气，不能食，腰脚风冷挛痹不能行，丈夫虚劳，老人失溺，无子，益阳道，久服通神强记，助筋骨，益肌肤，长精神，明目。一名独茅根，一名茅瓜子，一名婆罗门参。《仙茅传》云：十斤乳石，不及一斤仙茅。表其功力尔。生西域及大庾岭。亦云忌铁及牛乳。二月八月采根。其法于后：

仙茅十斤，剉如豆大，以水浸去赤汁，数数换水，水清即漉取，晒干

右捣罗为末，炼蜜和圆如梧桐子大，每日空腹以温酒下十五圆，日晚再服。如本性热人，饮下亦得。如能每日剔取其末煎之为汤，下圆极妙。如服后觉热气上冲，头痛，以沙糖为浆饮之即定。兼浓煮甘草豆汤一盏服之亦效。又取一分为油麻人炒熟为末，兼沙糖和之，为圆服即得力迟，当不发矣。服后十数日，觉能食兼气下，即效也。所服不限多少，唯多为妙。若患冷气人，不用水浸除赤汁，便切捣，依前和合。忌牛乳，其所忌牛乳者，只是减其药力，亦无伤损。若煎汤，取散三钱，水五合，煎至四合，空腹顿服之，大佳。

神仙服大麻子法

神仙服大麻子，补益驻颜，变鬓发，延年不老方：

大麻子三升，酒浸一宿，九蒸九曝，去壳　崖蜜五升　牛膝煎三升　菟丝子五斗，酒浸一宿，晒干　地黄煎三升

右件药先捣菟丝子为末，熬麻子令香，以柏木杵臼捣为膏，即和前件药等作团，内入臼中捣三千杵，不得见孝子及鸡犬，仍得良日合之，每服一鸡子大，以温酒化破服之，日三服。

神仙服芍药法

神仙服芍药绝谷方：

安期生云：炼芍药有二种，一者金芍药，二者木芍药。救病金芍药，色白多脂肉。木芍药色紫，瘦多脉，若取审看勿令差错。炼法：采得任多少，净刮去皮，先秤满十五斤，以东流水四硕煮百沸，出阴干，停[1]三日，然后于木甑蒸，上以净黄土覆，可一日夜熟，出阴干，捣罗为末。每服三钱，以麦饮或酒调服之，日三服。三百日能登山岭，绝谷不饥，久服升仙，辟兵神秘。

---

〔1〕 停：原脱。据《类聚》卷203引同方改。

神仙服商陆根法

神仙服商陆，延[1]年通灵方：

商陆白者，一百二十斤，切，以竹篾盛，悬于鬼门上，阴干百日满

右捣罗为散，分为十二分，每一分用好纸作袋盛之，每服五钱，以井华水调下，日二服。渐渐减食，经百日即见百里事，二百日即见五百里事，及见地下伏藏，人间乃能飞空自在，神仙所秘。忌食犬肉。

神仙服商陆根方：

商陆根白者，五十斤，端午日午时收，以皮囊盛，于屋北[2]悬之百日，阴干

右捣细罗为散，每服三钱，以水调下，日三服。不过三剂，鬼神来朝，久服海神使鬼来持献宝物，得受之也。忌食犬肉。

神仙服苣藤法

真人绝谷饵苣藤，除痹益精，补髓，壮气力方：

苣藤一石，拣择令净，上甑蒸令气遍下，曝令干，如此九遍

右件捣罗为末，炼蜜和圆如弹子大，每服一圆，以温酒化破服之，日三服。食谷者自然断之，百日病愈，水洗不着身。服之一年，玉女侍卫。一硕苣藤，加茯苓二升，合捣罗为末，蜜和，如上法服之，得力益甚，渐自不渴不饥，神仙秘之。

神仙服苣藤，绝谷不食，令人颜色悦泽，气力百倍，时人命尽哉，我身独存，秋冬不寒，春夏不热，百病立愈，可得神仙方：

苣藤二斗　黑豆五升，炒去黑皮用

右件药捣细罗为散，每服五钱，以浆水调下，日三服。无所忌。亦可炼蜜和圆如弹子大，每服一圆，以浆水化破服之，日三服。渐自不饥，颜色美好。若渴，但饮水，勿食他物，即便饥矣。

神仙服苣藤圆方：

苣藤子四两　覆盆子　巴戟　天雄炮裂，去皮脐　酸枣人　甘菊花　白茯苓　薯蓣　桂心已上各二两　天门冬三两，去心，焙　熟干地黄三两

右件药捣罗为末，炼蜜和圆如梧桐子大，每服空腹以温酒下三十圆，任意加之。

神仙延年轻身，**苣藤散**[3]：

苣藤一斗二升，去黑皮　白茯苓半斤　泽泻二两

右件药捣细罗为散，每服一合，水调服之，日二服。令人身轻长生，久服绝谷。

陶隐居饵苣藤茯苓圆[4]方：

苣藤一石，九蒸九曝，去黑皮，熬之令香，蒸熟，于臼中急捣为末，仍以疏马尾罗罗之，冷捣便愬如脂，罗不出也

白茯苓三斤，去黑皮，剉如鸡头大，用水煮十余沸，漉出令干

---

〔1〕延：原作“定”。《类聚》卷203所引同。《普济方》卷263引作“延”，义长，因改。

〔2〕北：原作“此”。据《类聚》卷203引同方改。

〔3〕散：原作“圆”。据本方实际剂型改。

〔4〕圆：原脱。据本书体例及本方剂型补。

右件药捣罗为末，炼蜜和圆如鸡子大，每服以温水化破一圆，日三服为准。

神仙服漆法

神仙饵漆方：

好漆一斗　白蜜一斗　白米粉三斗

右件药都盛一铜瓮子中，釜内汤上煮之，以桑薪烧之不着手，药成。宿不食，旦服二两，寿五百岁。服之一月，诸虫皆出矣。

又方：

漆二升　蔓菁子末三升　好酒二升　川大黄六两，剉碎，微炒，捣罗为末

右件药相和，微火煎令可圆，即圆如梧桐子大，每服食后以水服三十圆，三十日诸虫皆随大肠下，五十日身光泽，一年行及奔马。

神仙服灵芝法

神仙服灵芝，轻身飞行法。

右取石上灵芝，一寸八九节者，十斤，曝干捣末，蒸一复时，又曝令干，更捣万杵，炼蜜和圆如梧[1]桐子大，每旦及晚以酒下二十圆。十日身轻，二十日一切病止，三十日身如白玉，升度山林，日行千里之外。神秘勿示凡鄙。

神仙服乳香法

神仙服乳香，入口不死法：

右取乳香上好者三斤，白蜜三升，于银器或瓷器中合煎，如无好蜜，好酒亦得，以柳木篦数搅令如饧，每日空心及晚食前服一栗壳。祛风，益颜色神效。

神仙服蜂房法

神仙服蜂房圆法：

右常以九月十五日平旦时，取蜂窠完者蒸之，阴干百日，捣千杵，细罗，以炼蜜和圆如梧桐子大，每服三圆，以酒下，日三服。老人服之，颜如十五童子也。

神仙服蔷薇法

神仙服蔷薇根，令人轻身健行法：

右取蔷薇根不以多少，净洗曝干，捣细罗为散，每服三钱，食前以水调下，日三服，延年轻身。若世人有中箭疮，服之立愈。若箭全在体中，服之自出。

---

〔1〕 梧：原误作“楮”。据《类聚》卷203引同方改。

神仙服泽泻法

神仙服泽泻，令人轻身健行，不老方：

右取泽泻捣细罗为散，日分服六两为准，水调服之。百日身轻百倍，久服强壮不衰老而光泽，走及奔马，远游无倦。

神仙服蓬蘽法

神仙服蓬蘽，令人轻身健行不老方：

蓬蘽，一名覆盆，江南谓之莓子，味甘无毒。四月、五月候其实熟采，曝干，捣细罗为散，每服三钱，水调服之。安五脏，益精强志倍力，轻身不老，服之易颜色也。

神仙耐寒暑法

神仙冬不寒方：

泽泻　附子炮裂，去皮脐　川椒去目及闭口者，微炒去汗　雄黄细研，已上各二两

右件药捣细罗为散，都研令匀，每服二钱，以水调服，三服单衣汗出。

神仙耐寒方：

蓼子一斤　紫苏子一升　桂心五两　附子二两，炮裂，去皮脐

川椒一升，去目及闭口者，微炒去汗

右件药捣细罗为散，每服以温水调下二钱，日二服。满一月不知寒，入水不冷。

神仙耐寒热方：

白矾烧灰　白石脂　丹砂细研　磁石捣细研，水飞过，已上各四两

右件药捣罗为末，以松脂和圆如梧桐子大，平旦吞[1]四圆，服至百日，夏可重衣，冬可单衣。

又方：

雄黄　赤石脂　丹砂　干姜炮裂，捣罗为末

右件药等分，细研三味，水飞过如面，同研令匀，以炼成白松脂和圆如梧桐子大，每日空心以温酒下四圆，十日止。即一冬不用绵衣，可以赤体坐于水中。此二术神人所授，不可轻泄也。

又方：

石斛去根，剉　雄黄细研，水飞过　丹砂细研，水飞过　藁本　柑子皮各二两

右件药捣罗为末，研研令匀，以松脂和圆如梧桐子大，每日空腹吞五圆，经冬不寒。

避寒，十二月常汗出，方：

川椒子二升　白附子四两，炮裂，去皮脐，捣罗为末

右以清水一斗二升，浸椒子再宿，取汁，入白附子末，于铜器中以慢火熬之，候可圆即圆

---

〔1〕 吞：原作“各”。据《类聚》卷203引同方改。

如梧桐子大，每日空心以温水下二十圆。服经一月，冬月可以单衣。

辟暑丹：

雌黄　白石脂　曲滩中石　磁石　丹砂

右件药等分各研，水飞过，候干同研令匀，以炼成白松脂和圆如梧桐子大，每日空心以温水下五圆。服六十日后，夏月可以衣裘。

神仙绝谷法

淮南王辟谷登仙秘要方，疗饥，治风明目，变白，治瘦病，益心力，久服令人轻健，日诵万言，日行千里，服之百日，与天地齐毕。

仙菁玄实子[1]五升，即蔓菁子是，以水煮令苦汁尽，捣罗为末　木脂珠二升，即是干枣肉，以水煮令熟，去皮核用

右二味相和熟捣，圆如鸡子黄大，曝干，每服三圆，烂嚼咽之，日三服。百无所忌。

又方：

蔓菁子二升，以水三升急火煮，数去上黄水，尝子甜水美为度。此药熬服即热，不熬即冷。但空腹水服三钱，亦得不饥。若加枸杞根少许同煮，即无所忌。如渴要饮水，茶汤一切无虑。不能顿断谷食，即与粥饭同吃，即渐渐自断矣。

真人绝粒长生方：

汉椒五两，去目及闭口者，微炒去汗　苣藤子五升

右九蒸九曝苣藤子讫，去黑皮，捣罗为末，次捣罗椒为末，二味相和令匀，炼蜜和圆如梧桐子大，每服三十圆，以冷水下，日三服。自不饥渴，久服长生。

神仙绝谷方：

白蜜五两　白蜡半斤　黄丹二两

右件药先熔蜜蜡于铛中，乃内黄丹相和令匀，渐渐煎之可圆，即圆如梧桐子大，每服水下五圆，日三服。一年后身轻益气，自然不饥。合药唯独在幽室，勿使人见之，神验。

神仙绝谷方：

禹余粮五两　赤石脂二两　白石脂二两　朱砂一两，细研，水飞过

右件都研极细，以枣瓤和圆如梧桐子大，每服以温水下五十圆，日三服。

神仙绝谷方：

赤石脂六两　白芍药二两　天门冬四两，去心，焙　葳蕤二两　白茯苓二两　泽泻二两

右件药捣罗为末，炼蜜和圆如梧桐子大，每服以蜜汤或茯苓汤下五十圆，日二服，渐自不饥。

沈建神丹绝谷方：

朱砂一两，细研，水飞过　白茯苓一斤　川芒消半两　蜡五两

右都入臼捣三万杵，入炼了蜜和圆如弹子大，顿服九圆绝谷。常服，即一日一圆，酒化破服之，渐渐不饥。

又方：

---

〔1〕仙菁玄实子：本药及木脂珠之下原均脱分量。据《类聚》卷203引同方补。

黑豆四升，炒去皮　大麻子四升，熬令香

右件药捣细罗为散，每服一合，水调服之，日三服。十日后断谷，冬不寒，夏不热，颜色光泽，气百倍，走及奔马。

文始先生绝谷方：

雄黄半两，细研　禹余粮　白矾烧灰　云母粉各一两　麦门冬一两半，去心，焙

右件药捣罗为末，炼蜜和捣一千杵，圆如梧桐子大。欲服药，先作牛羊肉羹，稻米饭饱食，明旦服三十圆，以井华水下之，可终身不饥矣。

神仙断谷秘妙法：

白茯苓五斤，捣罗为末　白蜜三斤　柏脂一斤，炼了者

右件三味一处拌和，于银器或瓷器中煎熬令可圆，即圆如梧桐子大，每服十圆，以温水下，饥者数服之，取不饥乃止。若欲去药食谷者，取消石、葵子等分，捣细罗为散，以粥饮调下一钱，日一服，四日内服药，即稍稍食谷及葵羹，大良。

神仙绝谷方：

右以白茯苓七斤，剉碎，酒渍之三日，曝令干，捣罗为末，以枣一斗釜中煮令烂熟，经宿，更以汤淋沥枣，取汁置釜中，下茯苓末，微火煎之可圆，即圆如鸡子黄大，空心及晚食[1]，以酒下一圆。久服不饥，骨坚髓满，肠化为筋。男子年三十已上皆可服之，可涉远有力，日行千里。忌食米醋。

又方：

右以黄蜡一斤，内铜器中微火熔之，内蒲黄一斤搅令相得，于重汤上煮，候可圆即圆如弹子大，每服以酒嚼下五圆，加至十圆，令百日不饥。若觉腹中药去，更服十圆。若欲食谷者，可作肥猪肉羹饱食之，药便下。合药当用王[2]相日，以满日服之为良。

神仙辟谷驻颜秘妙方：

白茯苓三斤，捣为粉，以生绢袋盛，于水盆中摎[3]之，候水清，取粉曝干　栗黄三斤，晒干，捣罗为末　胡麻五斤，九蒸九曝，除皮，取三斤

右青州枣三斗，以水五斗于大釜中先煮令烂，去皮核，以布袋绞取瓤，却于煮枣水内慢火熬令稠，候冷入诸药为膏。每日空心及晚食前服一合，酒调下亦得。此是神仙所服，切在秘密，勿传[4]非人，其功不尽述。忌食米醋。

骊山老母绝谷麦饭术：

黑豆五斗　大麻子一斗五升　青州枣一斗

右件黑豆净水淘过，蒸一遍，曝干去皮，又蒸一遍，又曝令干，麻子以水浸去皮，共枣同入甑中蒸熟，取出去枣皮核，三味一处烂捣，又再蒸一遍，团为拳大，又再蒸之，从初夜至夜半，令药香熟便去火，以物密盖之经宿，曝干，捣罗为末。任性吃，以饱为度。遇渴得吃新汲水、麻子汤、柏汤。第一服七日不饥，第二服四十日不饥，第三服三百日不饥，第四服约二千日不饥。若人依法服之，故得神仙。若是奇人服之，即得长生。甚是殊妙，切不可乱传。若食化之损人。如要食，即以葵子为末，煎汤服之，其药可转下如金色，此药之灵验也。

---

〔1〕 食：《正误》："食下疑脱字。"《类聚》卷203所引同此，未见脱字，义亦可通。

〔2〕 王：原作"主"。据《类聚》卷203引同方改。

〔3〕 摎：原作"攦"。《中华字典》谓其义为"撕裂"、"向上捋"。此处义同"捋"。

〔4〕 传：原作"捣"。据《类聚》卷203引同方改。

神仙去三尸九虫法

神仙去九虫方：

一曰蛔虫[1]，状如蟦，长四寸，令人腹鸣。二曰长虫，亦名蛔虫，长一尺，令人心痛。三曰白虫，长一寸，生子孙转大，或长至四五尺，亦能杀人。四曰肉虫，如烂李，令人烦满。五曰肺虫，状如蚕，令人咳嗽。六曰胃虫，如虾蟆，令人呕吐，不喜。七曰鬲虫[2]，如瓜瓣，令人多睡。八曰赤虫，生肉，令人腹鸣。九曰蛲虫，至微细，状如菜子[3]。群虫之生也，令人劳剧，多则为人癞病，亦为人痈疽、疮疥、瘘癣、蚤虱等。宜服**贯众圆**方：

贯众一两，主蛔虫　僵蚕一两，主鬲虫　雷圆一两半，去赤虫　蜀漆三分，去白虫　芜荑一两，主肉虫　藋芦三两，主长虫　狼牙一两，主胃虫　厚朴一两，去粗皮，涂生姜汁炙，主肺[4]虫　石蚕一两，主蛲虫

右件药熬令黄，捣罗为末，炼蜜和圆如梧桐子大，每服五圆，以浆水下，日三服，渐加至十圆，十二日病愈。妇人服之，斋戒洁净，绝孕者还却有子，虫尽病差。

神仙去三尸方：

朱砂五两，细研，水飞过

右以好酒五合渍之五宿出，曝干，候可圆即圆如麻子大，每服十圆，水下，日三服。十日诸虫悉下，老有病癞皆愈。

神仙去三虫方：

附子三两，炮裂，去皮脐　干漆二两，捣碎，炒令烟出　芜荑三升

右件药捣细罗为散，每服一合，空心以水调服，日晚再服。七日上尸，九日中尸，十二日下尸并出，其形似人，绵袋裹之，送于东流水，哭之，祝曰：子死属地，我当升天，与子长隔，易道而归，更勿回顾。三日之中，当慎少语。

又方：

白茯苓十斤，去皮，晒干，捣罗为末　商陆白者，五升，削去皮，细切，与茯苓同用酒浸　糯米曲五斤　糯米五斗，净淘，炊[5]为饭，候冷与上三味相和

右件药等以水五斗，并酿于瓮中，封三七日，药成压取汁，别用黑豆熬，捣罗为末，炼蜜和圆如弹子大，每日以药汁一合化服一圆。服之十日，以去渐加如鸡子黄大，上尸百日，中尸六十日，下尸三十日，悉皆烂出。上黑名彭[6]琚，中青名彭[7]瓆，下白名彭矫。此虫与身俱生，能兴三业，常欲人速[8]死。主时朔旦，何人罪过，上白天公，上尸好车马衣服，中尸好五味饮食，下尸好色欲，三尸若去，人皆不思不饥，长生不死。

神仙去三尸方：

熟干地黄三两　干漆半两，捣碎，炒令烟出　桂心一两

---

〔1〕 蛔虫：《病源》卷18“九虫候”作“伏虫”，云“长四分”。丁光迪等考为钩虫。
〔2〕 鬲虫：《病源》卷18“九虫候”作“弱虫”。
〔3〕 子：《病源》卷18“九虫候”作“虫”。
〔4〕 主肺：原误作“生痈”。据《类聚》卷203引同方改。
〔5〕 炊：原误作“吹”。据《类聚》卷203引同方改。
〔6〕 彭：原作“彀(谷)”。据《类聚》卷203引同方改。
〔7〕 彭：原作“鼓”。据改同上。
〔8〕 速：原作“连”。据改同上。

右件药捣罗为末，炼蜜和圆如梧桐子大，饭后水服七圆，以知为度，十日三尸尽出矣。

又方：

雄黄二两，细研　松脂二两

右件药相和，熔为圆如小莲子大，平旦吞一圆，七日三尸尽出。

神仙去三尸方：

三月三日取桃叶绞取汁一升，以醋一合同煎取五合，平旦分温二服。

神仙去三尸方：

丹砂一斤，细研，水飞过　淳漆二升　醋一升

右件药相和，入于铛中微火煎令可圆，即圆如麻子大，每日早晨以净水下五圆。三十日百病愈，三尸去。服之百日，肌骨强。服之千日，司命削去死籍，与天地相系，改形易体，变化无常，日中无影。

神仙去三尸方：

商陆白者二十斤，削去皮，以酒渍，煎之令烂，阴干。

右捣细罗为散，每服二钱，以酒调，食后服之，日三服。三百日尸大如手〔1〕，出，取埋之，祝曰：伏尸当属地，我身属天，复去勿顾视。服药禁食犬肉、生鱼。合药以正月五日、七日良。诸仙〔2〕药当先去尸，尸去作法，后始神仙。

神仙治百疾，去三虫，耳目聪明方：

槐子人不限多少，捣令烂，圆如酸枣大，每服十圆，水下，日三服，长服神仙。

神仙诸名方

八仙公延年不老散：

熟干地黄三十两　五味子四两　天门冬十二两，去心，焙　菖蒲六两　远志四两，去心　石韦四两，去毛　白茯苓二两　桂心二两

右件药捣细罗为散，每服三钱，水调服之，日三服。三十日力倍于常，六十日气力盛，众病皆除。三百日行及奔马，五百日毒害不能中，千日夜视有光，九年成地仙。

神仙驻颜益寿，填精补脑，四扇散，是茅君、中君、定录君所服方：

松脂先依法炼，极白而味甘香　干姜白实者　云母先依法制成粉细者　泽泻取歧尾好者　熟干地黄时月作黑色，多润者　术时月采肥大者　桂心削去皮，取味辛烈者　菖蒲一寸九节新好者，各十两

右合捣四万杵，细罗为散，先以蜡纸数重作囊盛之，更于新瓷器中盛，每旦酒服三钱。久服亦可，蜜圆如梧桐子大，每服二十圆至三十圆。

王母〔3〕四童散，是茅君小弟保命君所服方：

胡麻黑肥者，去皮，熬令黄香　天门冬高地肥甘者，干之　白茯苓白实者，亦当先煮，曝干　术时月采肥大者　桃人当用好者，仍须大熟桃解核取人，热汤浸去皮尖　熟黄精高地宿根者，干之

右六味精治各二斤，先熬胡麻，后入诸药，捣三万杵，细罗为散，每日平旦以酒服三钱，

〔1〕手：原作"于"。据《类聚》卷203引同方改。

〔2〕仙：原作"他"。据改同上。

〔3〕王母：原误作"毒"。据《普济方》卷263、《类聚》卷203引同方改。

暮再服，渐加之。亦可水服。如圆即炼蜜和，更捣万杵，圆如梧桐子大，自二十圆加至四十圆。

神仙令诵书气力不衰方：

松脂四斤，桑柴灰炼二十遍止　白蜡一斤　羊脂二斤　白蜜二斤　饧糖四斤

右件药都入于铜器中以慢火煎，可一炊时为度，盛于不津器中，每服以温酒调可一鸡子大，日三服，神妙。

神仙服食方：

白茯苓一两　陈葵子三分　桂心半两　天门冬一两，去心，焙　川椒半两，去目及闭口者，微炒去汗

右件药捣细罗为散，以新汲水调三指撮服之，日再服，至百日耐老寿延。

神仙饵石脂方：

赤石脂一十三两，细研，水飞过　黑豆六两，生牙用之　泽泻四两　白芍药三两　葳蕤刮皮蒸，曝干者，三两

右件药捣罗为末，炼蜜和圆如梧桐子大，平旦水服三十圆，日三服。常少食，乃无食想，六十日后气力不衰，一百日后行如骤马，久服令人得道。须少食，即一无妨矣。

老君益寿散方：

天门冬五两，去心，焙　白术四两　防风一两，去芦头　熟干地黄二两　干姜一两半，炮裂，剉　细辛三分　桔梗一两，去芦头　天雄半两，炮裂，去皮脐　远志去心　肉苁蓉酒浸，去皴皮　泽泻各一两　石斛去根，剉　桂心　柏实　云母粉　石韦去毛　杜仲去粗皮，剉　牛膝去苗　白茯苓　菖蒲　五味子　蛇床子　甘菊花　山茱萸十三味[1]，各半两　附子一两半，炮裂，去皮脐

右件药捣罗为散，平[2]旦酒服三钱，冬月日三服，夏平旦一服，春秋平旦日暮各一服。服药十日知效，二十日所苦觉减，三十日气力盛，四十日诸病除，六十日身轻如飞，七十日面光泽，八十日神通，九十日精神非常，一百日已上不复老也。若能断房，长生矣。

西岳真人灵飞散方：

云母粉一斤　白茯苓八两　熟干地黄十两　甘菊花十五两　钟乳粉七两　桂心七两　人参七两，去芦头　柏子人七两　续断七两

右件药捣罗为散，先捣生天门冬二十斤，取汁拌搜药令匀，上甑蒸，可一硕二斗黍米饭熟为候，取药曝干，捣细罗为散，每食后以水调下三钱，日三服。三日力倍，五日血脉盛，七日身轻，十日面说[3]，十五日行及奔马，三十日夜视有光，七十日白发还黑，齿落皆生。更取三五两，以白蜜和捣二百杵，圆如梧桐子大，欲令发齿早生者，吞七圆，三服即生，发不白。入山日吞七丸，绝谷不饥。

神仙四镇治病得仙方：

太一禹余粮末　白茯苓末　丹砂细研，水飞过　麦门冬去心，焙，各五两

右件药各别捣罗讫，先内禹余粮捣五百杵，次入麦门冬捣五百杵，次内丹砂捣五百杵，次内茯苓捣五百杵讫，用白蜜一升半，煎蜡一两半以和药令相得，更捣五百杵，圆如梧桐子大，空心以温水服二十圆。若欲服药，先一日不食，斋戒清净，然后服之。

---

〔1〕味：原误作“未”。据《类聚》卷203引同方改。

〔2〕平：原作“半”。据改同上。

〔3〕说：通“悦”。

神仙少卧益力方：

术　麻黄去根节　甘草各二两

右件药捣细罗为散，每于食后以东向水服二钱，日中南向水，暮西向水，服之气力百倍，神验。

神仙彻视鬼方：

白石英细研，水飞过　鬼督邮　菊花各一两

右件药捣罗为末，酒服一钱，日一服，五日视则彻矣。

真人服食方：

云母粉五十斤　松脂十二斤　白茯苓十斤　附子去皮脐，生用　蜡蜜十斤

右件药先捣罗上四味为末，与蜜相和，更捣三千杵，以三年米醋拌令匀，用不津瓮子盛之，埋于地中满千日方乃药成，出之其上时时有光。每服以温水化鸡子大服之，日三服。至一斤，身中三虫伏尸，万邪恶病，及诸疮疖皆除。服之二斤，饥渴寒热一切尽除。服之三斤，筋骨强。服四斤，气力盛。服之五斤，颜色如玉。服之六斤，身如飞行。服之七斤，延年不老，可致神仙。

神仙变白延年十精散方：

巴戟天精　云母粉日〔1〕精　甘菊花月精　熟干地黄地精　菟丝子人精　杜仲山〔2〕精　五味子草精　钟乳粉水精　石斛石精　人参药精，已上各等分

右件药捣细罗为散，每服以酒调下三钱，空心及食前服，久服发白再黑，齿落重生，充〔3〕益肌肤，悦泽颜色，腰脚轻健，耳〔4〕目聪明，补脑添精，延年却老，其功不可具述。

神仙长生不死四灵丹方：

一曰鸿光云母粉是　二曰千秋卷柏是　三曰万岁泽泻是　四曰慈墨实菟丝子是

右件药捣罗为末，以白松脂和捣千杵，圆如梧桐子大，每服空心以温酒下三十圆。服经七年，寿可千岁不死，旦暮长服之，可与天地相守。

神仙驻颜延年方：

枳实　熟干地黄　甘菊花　天门冬去心，焙，已上各二斤

右件药捣细罗为散，每服三钱，空心以温酒下，日再服之，众病皆除，身轻目明，百日颜色悦泽如十五时人，可致神仙，与天地相毕。

神仙七精散方：

地黄花土〔5〕之精，八〔6〕两　白茯苓天之精，八两　车前子雷之精，五两　竹实太阳之精，八两〔7〕　桑寄生木之精，五两　甘菊花月之精，五两　地肤子星之精，八两

右件药上应日月星辰，具在中矣。欲合药者，以四时王相日，先斋九日，捣细罗为散，每服三钱，以井华水调下，每旦服之，面向阳，阳日一服，阴日二服，满四十九日，可成仙矣。凡

---

〔1〕 日：原误作“十”。《类聚》卷 203 同误。据《普济方》卷 263 引同方改。

〔2〕 山：原误作“四”。据《普济方》卷 263、《类聚》卷 203 引同方改。

〔3〕 充：原误作“先”。据改同上。

〔4〕 耳：下衍一“耳”字。据《类聚》卷 203 引同方删。

〔5〕 土：原作“上”。据《类聚》卷 203 引同方改。

〔6〕 八：原作“一”。据改同上。

〔7〕 八两：原脱。《类聚》卷 203 引同方亦脱。《普济方》引同方剂诸药量已改，据此药与其他药之重量比，当作“八两”，因补。

用茯苓，当如鸡雉兔形者，或如龟鳖形状者佳。地黄花四月采取之，竹实似小麦，生蓝田。桑上寄生须桑上者。余药并须州土精好者为妙。

真人服食方：

熟干地黄十斤，细切，以酒二升浸三日，取出曝干　巴戟一斤　厚朴一斤，去粗皮，微炙〔1〕　干漆一斤，捣碎，炒令微烟出　覆盆子一斤

右件药捣细罗为散，每服以酒调下二钱，日三服，加至三钱，延年矣。

老子乳丹入口不死方：

蜜三升　新生儿乳三升

右合煎一两沸，以不津器盛之，每日空心服一中盏。此名太乙神丹。

〔1〕炙：原作“黄”。《类聚》卷203引同方改。

太平圣惠方卷第九十五凡三门　序二首　方共计一百五[1]道

丹药序

夫轻清上腾，重浊下结。干道有凝明之气，散作星辰。坤灵韬变化之清，流于金石。备诸药品，皆载神功。阴阳既合于运行，水火宜专于信候，遂能去其火毒，全彼至和。实由锻炼之勤，乃着玄微之验。今则仙经究妙，丹灶分功，安期可与于讨论，俞跗未穷其指的，事存按据，理定锱铢，既有功能，可资修养尔。

玉芝丹

治一切风疾，及妇人血气。

黑铅一两　水银一两　硫黄一大豆大　阳起石三大豆大　代赭二大豆大　消石半分

右先销铅成汁，次下水银，急手搅令匀，后下诸药咬铅，以下四味同细研了，旋旋取点入

---

〔1〕 五：原作“六”。据本章方剂实数改。

〔2〕 方：宋版分目录以下酒方均无“方”字，据排门目录及正文标题补。下同径补。

〔3〕 二：原作“三”。据今计方数改。

铅汁中熟搅之，旋咬铅成灰于一畔，候咬铅尽，然后泻水银于瓷碗子中，但秤水银有一两在即止，入于后柜硫黄一两半细研如面，入瓶子中，碗子合之，渐火逼候鬼焰出即住，放冷细研为柜，又将柜入一小铛子中布置以物，按中心作坑子，即将铅中水银一两，更入硫黄一分同研结为砂子，入于内柜中，以一茶碗合定，固之令干，铛子下常以二两火养，仍以草灰没铛子盖之，勿令火绝，如此七日，渐以火烧令通赤，即药成矣。放冷取出，纸衬摊于湿地，盆合一复时出火毒，细研如面，以枣瓤和圆如粟米大。每日空心温酒下五圆。忌羊血、鲤鱼。此名灵宝丹。其柜若以饭和圆如大豆，热茶下二圆，治天行时疾。服了以厚衣盖身，取汗即差。其柜长生用之。

紫粉灵宝丹

治筋骨风气，添精益髓，神气清爽，好颜色红悦，久服轻健，补暖水脏。

黑铅四两　水银二两，不别修制，即与上玉芝丹同法，每二两水银即入硫黄半两结成砂子，细研如粉

右取伏火消石于铛中心作一堆子，尖尖装之，堆四面流下些些子令盖铛底，即取砂子末细细掺于堆子上，勿令四面散讫，更研入少许硫黄末盖之，又以碗子盖铛口，四面以湿纸固济缝子，上又以泥如法固济候干，铛下渐渐以火三五两，候看得所，加至一斤已来，可烧半日久，又加三五两，如此迭迭加至四五斤火煅之，当铛上下通赤，即渐去火，待冷轻手揭取，药成一团，以甘草二两，水五升，煎至二升去滓，煮药泣干，出火毒，干了细研，水飞过，以煮枣肉和圆如梧桐子大，每日空心以津下一圆。

白金丹

治一切风，偏风口不收敛，及半身不遂。方：

朱砂三两，别研为末　雌黄一两半　硫黄一两

右二黄同研如粉，先于铛中销成汁，次下朱砂末搅令匀，即以桑灰汁煮三日三夜，旋以暖灰添之，日满即刮入鼎子中以文火煬干，出阴气尽，重固济，以十斤火煅，候火销至三二斤即住，其药只[1]在鼎子底作一片，凿取成白金状，以甘草、余甘子瓷器中水煮一日，出火毒了，研为末，以粟米饭和圆如菉豆大，每日空心以冷椒汤下三圆，渐加至五圆。服之半月，大效。忌羊血。

青金丹

治一切风冷血气。

水银　朱砂　硫黄　黄丹　铅粉各一两

右件药于铫子内先下硫黄销成汁，即下朱砂、水银结为砂子，候冷下黄丹、铅粉同细研，入一瓷胡芦中，密固济，以小火养，从旦至午，加火四斤一煅，候火三分减二，放冷取出，其药已青紫色，细研，以纸衬摊于润地一复时，出火毒后，用赤箭脂汁调面作糊，圆如豌豆大，每服空心以酸枣人煎酒下十圆，初服须要出汗，即加薄荷汁、生姜汁、白蜜各半匙同服，厚盖取汗。

---

〔1〕只：原作“日”。据《类聚》卷203引同方改。

伏火水银硫黄紫粉丹

治一切冷气，反胃吐食，冷热血气，冷劳肠风，一切冷病神效。

硫黄六两　水银二两半　针砂二两，淘洗令净　太阴玄精二两，研入

右件药先细研硫黄，次下水银，点少热水研如泥，候水银星断即入鼎中，并玄精、针砂以水煮七日七夜，常如鱼目沸，水耗即以暖水添之，时时以铁匙搅，七日满即泣干，仍以微火煿阴气尽，即入合子中固之，泥法用砂盆末、白垩土、盐花捣为泥，固济干了，入灰池内埋合子，两边以五两火养六十日，日夜长令不绝，日满以大火十斤煅一日，任火自消，冷了以甘草汤浸一日，出火毒已，鲜紫色，候干细研为末，以粳米饭和圆如黍米大。每日空心以温酒下七圆，渐加至十圆，经旬日见效。

紫　灵　丹

治一切冷气，消食，破女子宿血冷病，神效。

硫黄八两，舶上者，细研　白盐花三斤，一斤半白用，一斤半以米醋三升拌，日曝干之

右件药用一鼎子先筑白盐令实，中心剜作坑子，入硫黄末了，即以米醋拌了盐盖之，亦实筑，又以白盐盖之，密密固了，以文火养之，从旦至午，后渐加火，烧至有鬼焰出，即以小帚子蘸醋洒之，焰住即止，放冷取出，用水研，飞去盐，药在盆底，干了又细研，以粟米饭和圆如菉豆大。每日空心以温酒下五圆，其盐水煎化吃甚好。

四壁柜朱砂法

能除风冷，温暖骨髓，悦泽颜色，久服无疾，延年益寿。

针砂一斤　硫黄四两　朱砂三两　白矾四两　盐一两

右以浓醋一斗五升，煮针砂、硫黄二味令干，以火煅之，待鬼焰出尽后，放冷再研，别入硫黄二两，又用醋一斗五升更煮候干，依前煅之，鬼焰尽即止，放冷，以水淘取紫汁，去其针砂，澄紫汁极清，去其清水尽，阴干，即入白矾、盐同研，内瓷瓶中，四面下火煅之，候瓶内沸定即止，待冷出之细研，以醋拌为柜，先用药一半，入铅桶中筑实，即以金薄两重、朱砂入柜上，又以余柜盖之筑实，以四两火养三七日，即换入铜桶中密固济，用六两火养三七日足，即用十斤火煅之，任火自销，寒炉出药，朱砂已伏，于湿地薄摊，盆合一复时出火毒了，细研，以枣肉和圆如麻子大。每日空腹以温水下五粒。以铅作桶，可重二斤。以铜作桶，可重三斤。忌羊血。

太阳紫粉丹

治男子久冷，妇人血气冷劳，五膈气反胃痃癖，一切冷病，无不差者。

硫黄　马牙消　水银各三两

右件药以无灰酒旋点于乳钵中同研，候水银星尽即止，日中干之，布于铛内，瓷碗合之，以盐泥如法固济候干了，铛下渐渐以三四两火养半日，渐加至七八两火，经一复时，待冷取药

细研，以白蜜拌令泣泣，于竹筒中盛，糯米饭上蒸一炊久，出之更细研，以枣肉和圆如梧桐子大。每日空心以盐汤或酒下三圆，久冷人加至五圆服。

青花丹

治霍乱肚胀，冷气，心痛肠风，血气虚冷病，小儿疳痼，神效。

空青　定粉　白石脂　朱砂　桃花石各一两　盐花四两

右件药同研如面，入瓷瓶子中以盐盖之，固济候干了，以一斤二斤火于瓶子四面逼之候热，四面着一秤火渐渐煅一食久，任火自消，候冷开取捣碎，水飞去盐味，晒干，更入麝香一分同细研令匀，以烂饭和圆如麻子大，每日空心以温酒下五圆。忌羊血。

太阳流珠丹

治一切夙冷风气，癥癖结块，女人血气，赤白带下，肠风下血，多年气痢痃癖，常吐清水，及反胃吐逆，神效。

硫黄一斤　马牙消四两　盐花四两，炒令转色　硇砂二两，伏火者

右件药同研如面，入瓷瓶内按实，上更以炒盐盖之，出阴气，如法固济，将入一鼎中，鼎下先熔铅半斤，磹药瓶子[1]以铁索括定，又销铅注入鼎令没瓶子，固济了，入灰炉中以火养，铅常似热为候，如此一百日满出鼎，别以小火养三日，日满大火煅令似赤即止，放冷取出，如琥珀，以寒泉出火毒，细研为末，以枣瓤和圆如菉豆大。每日空心以茶下三圆。

四灵丹

驻颜补益。

黄丹　水银　钢铁错末　硇砂已上各二两

右件药研细，入瓷合中固济令干，安于灰炉中合上，灰厚三寸，常以一斤火养一百日，日足以十斤火煅，任火自销，放冷取出细研，以浓甘草汤拌，于饭上蒸一炊久，出火毒，细研为末，以水浸蒸饼，和圆如梧桐子大。每服空心以温酒下三圆，百日见效。

四灵丹

治筋骨风，角弓风，肾脏风，热毒风，皮肤风，大风，感厥风，并皆治之，其功如神。

硇砂三两　水银一两　朱砂一两　硫黄三两

右件药将硇砂、硫黄同研如面，于瓷合中盛之，如法固济令干，入灰炉中，其上灰厚三寸，以火三两养一七日开，取药入水银、朱砂各一分同研，以水银星尽为度，依前入合，养一七日，如此四度，计二十八日，开取细研，以水飞过，入竹筒中密封头，于饭上蒸两炊久，及热取出，于地上以纸衬，盆合一周时，出火毒了，用粟米饭和圆如菉豆大。每日空心以温酒下三圆，十日后加至五圆。忌羊血。

---

〔1〕 磹药瓶子：《正误》："义未详。"

伏火玄石柜灵砂丹

补益筋骨，驻颜色，治女人夙冷，暖子宫，久服不老延年。

朱砂三两，细研纸裹　磁石一斤半，捣碎细研，淘去赤汁尽

右以石脑油十二两拌磁石令泣泣相入，先固济[1]一瓷瓶子令干，入磁石一半于瓶子内筑令实，中心剜作一坑子，可容得朱砂、枣子入柜了止，以余药盖之筑令实，瓶口以瓦子盖，勿固之，以小火逼阴气尽，候瓶子通热，即聚火一秤已来煅之令上下通赤，任火自销，待冷开取，砂已伏矣，去纸灰，取砂细研如面，以生姜汁稀调之，安于茶碗中，饭上蒸三炊久，晒干研如粉，以枣肉和圆如小豆大。每日空心以温酒下三圆。忌羊血。

玄　英　散

祛风热，利三焦，耐寒暑，驻容颜，久服去万病。

川朴消五斤，瓦瓶烧令通赤，细研如粉　淡竹沥一升

右将竹沥拌消令匀湿，用大竹筒一枚，先以牡蛎粉半斤筑入筒中，次下消了，又以牡蛎粉半斤筑之，以蜡纸三重封之，勿令通气，安在甑中，四面以黑豆埋之，令没筒口，蒸一复时，待冷去豆开筒，去牡蛎粉，取消细研如粉。每日食后水调一钱服之。服至三二斤，渐耐寒暑，少汗。服至五七斤，驻颜色，去万病，一生无汗，夏月可以衣裘，冒炎毒，履冰雪无惧矣。

金液含化灵丹

补益，延年却老，功力不可具载。

山泽银末八两　朱砂一两，五金汁中浸五日了，逐块子用金薄裹两重

右先铺银末一两于瓷合子中，即排朱砂块子勿令相着，上以银末盖之令匀，又布朱砂块子，又以银末盖之，候朱砂尽，即以盐花盖上，令满合子口实按，如法固济，入灰池中，合子上灰厚四寸，常以二两火养七日七夜，勿令火猛，但令合子热，可通人手为度，日满取出，重翻排过，一依前法重固济，以火四两养二十日后，加火至二三斤，烧可一炊久，放令极冷，取出细研，入龙脑半分同研如粉，以糟汁和圆如粟米大。每日空心含三圆，津液咽之。如要作油，每一两以桂心末一钱，大羊肾胑脂炼成者弹子大，入龙脑一钱，和研两日久，入银合子中，埋于糠甑中蒸三伏，当自化为油。每日含如豇豆大，去疾补益，延驻却老，神仙之基也。忌羊血。

含化朱砂丹

祛热毒风，镇心神，治万病，返老驻颜，功力甚大，不可具述。

朱砂三两　马牙消三两　消石二两

〔1〕济：原作“碎”。《正误》：“‘碎’乃‘济’之讹。”据《类聚》卷203引同方改。

右件药同研如粉，入瓷瓶中，以重抄油纸三重密固瓶口，重汤煮之，常如鱼眼沸，水耗即以热水添之，不歇火，三七日夜满，开瓶子，其消并在瓶四面，收之细研，任服。其朱砂即在中心，取出细研，以小瓷合子中盛，固济，微火养一日，加火一斤煅令通赤，放冷开取细研，以枣肉和，每一两砂可圆得三百六十圆。每日早晨含化一圆。如要多合，但依分两，酌度修炼为圆。妇人服之亦佳。忌羊血。

金液丹

治脏腑积冷，腰脚疼痛，四时虚羸，下气衰惫。方：

磁石半斤　硫黄二两

右以童子小便一斗，烧磁石赤，于小便中淬，以尽为度，候干入硫黄同研令细，却入瓶子中，以六一泥固济，阴干，坐于灰池中，常以火半斤养一七日满，即更常用火五斤烧一七日，日足放冷出之，以熟绢包裹，内于井底一伏时出火毒，候干研为末，用蒸饼和圆如麻子大。每日空腹以温酒下七圆，神效无比。

紫霞丹

补暖脏腑，添益精髓，延年驻颜，祛风逐冷，治痔漏瘰疬，筋骨疼痛。妇人服之，益子宫神妙。方：

消石　水银　雄黄　朱砂　硫黄与水银结为砂子，已上各一两　金薄一百片

右件药同研令匀，取一瓷瓶子，盐泥固济待干，入药于瓶子内，其瓶盖钻作一窍如半钱孔大，盖瓶口讫，仍内煻灰中煨之，不得使令火大，恐药飞走，专候窍中阴气尽，以盐泥闭塞其窍，以火半斤养三日满，即用火一斤烧一七日，候冷取出，于土坑中出火毒三日后，细研，以枣肉和圆如麻子大。每服空心以温酒下三圆，神效。忌羊血。

玄石紫粉丹

补暖下元，强壮筋骨，聪耳明目，保神益气，祛风冷，利腰脚。方：

磁石三斤，好者

右以炭火烧令赤，投一斗米醋中淬之，以醋尽为度，更烧，投一斗好酒中，以酒尽[1]为度，有拆破者，一一收之细研，以水飞过，泣干，入瓶子中，以大火煅令通赤，用盐花三两同研令匀，于地上铺纸匀摊，以盆盖三日出火毒，以蒸饼和圆如梧桐子大。每日空心以盐汤或酒下七圆，渐加至十圆。

阴伏紫灵丹

治男子女人久积冷气，肠风痢疾，脐腹疼痛，颜色萎黄，不思饮食。方：

---

〔1〕 尽：原脱。据《类聚》卷203引同方改。

硫黄四两，研　盐花一升

右先布盐花半升于平底铛中，次铺硫黄末，又以余盐盖之，湿纸固缝，长令如鱼目沸，七日七夜勿令绝火，水耗即添汤，时时开看，搅之勿令粘着铛底，日满泣干，入固济了瓷瓶子内煅令通赤，候冷以汤淋去盐味，取硫黄晒干细研，以枣肉和圆如梧桐子大。每日空心以茶酒任下五圆。

倚　金　丹

治风邪癫痫，鬼疰心痛，解百毒，疗恶疮，丹石发动，消渴阴黄，安心神，止惊悸，除头面风，止赤白带下神效。方：

丹砂三两　水银三两　黄丹一斤

右件药同研令水银星尽，入瓷瓶中盖口，如法固济，初以文火养，候热彻，即加火十斤已来煅令通赤，半日久药成，候冷开取，面上白色，内如紫金色，光明甚好，便细研如面，以纸铺地，摊药在上，以盆盖之，出火毒一日后，以粟米饭和圆如菉豆大。空心以温水下三圆。忌羊血。

黄　庭　丹

治男子女人积冷气块，破宿血，止疼痛。方：

硫黄一两　硇砂二两

右二味同研如粉，入瓷合子内，如法固济，候干了入灰炉中，常以顶火四两养七日，又于合底着火四两养一日，取出看硫黄在合上，硇砂在合子下，又依前研，入合又养七日足，又于合底着火养一日，但看硫黄不上合子即住火，取出以黄蜡煮，出火毒，候蜡黑如漆，去蜡，以火焙干，重细研，以粟米饭和圆如麻子大。每日空心以酒或醋汤下三圆。

保　神　丹

镇心神，治鬼魅，惊邪心，狂妄语，夜多魇[1]梦，精神恍惚，小儿惊啼，心脏壅热，服之必效。方：

金薄二百片　腻粉半两

右以新小铛子中，先布金薄一重，掺腻粉，又铺金薄、腻粉，如此重重铺了，用牛乳可铛子多少浸之，以慢火煎至乳尽，金薄如泥即成，便以火上逼干研之，更入朱砂半两，麝香一分同研令细，以水浸蒸饼和圆如菉豆大。每日空心以新汲水下三圆。

安魂定魄丹

治惊邪癫痫，天行热病，心神狂乱无不差。方：

〔1〕 魇：原作“压”。据《类聚》卷203引同方改。

黑铅二两　水银　硫黄细研，各一两

右先销铅成水，次下水银搅令匀，良久即下硫黄末，当为碧色，匀搅，即去火放冷，细研如粉，以软饭和圆如菉豆大。每服以新汲水研七圆服之。

返魂丹

治卒中风不语，及中恶迷闷，安心神，去风热神效。方：

生玳瑁　朱砂　雄黄　白芥子已上各一两

右件药擣罗为末，同研如面，以安息香一两细剉，以酒一升熬成膏，和圆如菉豆大。每服以温酒下三圆。其药端午日合之神验。忌羊血。

护命丹

治男子冷气，妇人血气，肠风下血，及赤白痢，并宜服之。

黄丹　白矾　寒水石各三两

右件药同细研，入固济了瓷瓶中，以醋满瓶浸，以文火泣令干，便加火煅令通赤，候冷开取，入硫黄一两同研，入瓶，更煅令赤，于润地上盆合三日夜出火毒了，研为末，以水浸蒸饼和圆如菉豆大。每日空心以酒下十圆。

柳花丹

治男子三焦壅热，烦渴不止，镇心神，治脚气乳石发动，狂躁不彻。方：

柳絮矾一两　铅霜一两

右件药同研令细，以枣肉和圆如梧桐子大。每服以冷金银汤下五圆。若路行走马，热渴不彻，即含化七圆，或常含一圆，终不患渴，极效。

胜金丹

治风邪惊痫，心神迷闷，毒风气，鬼疰心痛，男子妇人，并宜服之。

雌黄二两，叶子者，炒令紫色，细研如粉　黄丹二两，炒令紫色

右件药以人乳拌匀湿，饭甑上蒸一炊久，以乳腐和圆如菉豆大。每服以金银汤下三圆，当泻出病根。若病多年，每日空心服三圆至五圆，神效。

黄英丹

治男子女人久患心腹痛不可忍，宜服之。

硫黄粉　砒霜以醋一升，煎令醋干　蜜陀僧烧令通赤　乳头香别研　人粪霜烧灰，淋取汁，熬成霜，各一两

右件药除乳香外同研如粉，以多年米醋半升煎乳香令消，入寒食蒸饼末同研如膏，然[1]入诸药和圆如梧桐子大。每服以酒下一圆，但是心痛，须臾即定。如是多年心痛不差，每日空心常服一圆，服至三十圆，一生不再发动，神效。

伏火四神玉粉丹

治一切冷疾，偏补益丈夫下元，兼治诸疟痢，功力难述，亦名为白金丹。

握雪礜石　寒水石　阳起石各一两　砒霜一分

右件药各研为末，先取一通油瓶子，以六一泥固济，可厚三分已来，待干，乃先下礜石充底，次下砒霜，次下阳起石，上以寒水石盖之，其瓶子口磨一砖子盖之，以六一泥固缝，于灰池内坐一砖子安药瓶子，初以文火，后渐煅令通赤，住火候冷，取出研令极细，于润地铺熟绢，上摊药可厚半寸，以盆合定，周遭用湿土拥盆，不令透气，一伏时取出，却少时出阴气了，细研，以面糊和圆如菉豆大。每日空心以盐汤下五圆。如患疟痢，以新汲水下，神验。

小三生丹

暖下元，益精气，黑髭鬓，驻颜色。

朱砂细研　水银细研　硫黄细研，各二两

生铁十五斤，磨洗了，以大火烧赤，投五斗浆水中淬十遍

右取平底铛一口，以前三味用淬铁浆水煮之三七日，常令如鱼目沸，水耗即暖浆水添之，日满挑取少许于火上试之，如有鬼焰，又煎之，以无焰为度，泣干却入瓶子中按实，以烧盐盖覆，如法固济，用火半斤养七日满，以火五斤煅令通赤，待冷破瓶取之，投汤盆中淘去盐味，澄取药晒干，细研如粉，以甘草、余甘子水煮半日，出火毒，又研，以葛粉糊和圆如麻子大。每日空心以温酒下七圆。忌羊血。

紫精丹

治男子女人一切风及积冷气，暖脐腹，止疼痛。方：

硫黄二两，细研如面，粗即不伏火也　针砂四两，用葛布筛罗去尘，取细者用

右与硫黄同研令匀，用汤二升拌之，候冷便去其水，入固济了瓶子中，初用文火养令热彻，次用大火煅令通赤，候冷又细研，用热水淘取浓者，不取在下着底者，如是飞十遍已来，澄滤得尽，弃却针砂，然后用重抄纸于灰上铺，泣干已无火毒，用水浸蒸饼和圆如菉豆大。每日空心茶酒任下五圆。

碧珠丹

治脏腑积冷，肠风痔疾，一切泻痢立效。方：

---

〔1〕 然：《类聚》卷203所引同。《普济方》卷265引同方作“后”。本卷当用“然后”处，或省略“后”字。

青矾半斤　硫黄二两

右件药以醋一斗二升于锅中煮，待干取出，入瓷瓶中，盖头以六一泥固济候干，以火五斤煅一伏时，寒泉出毒了，细研，以面糊和圆如麻子大。每日空腹以柏子人汤下十圆。

碧　玉　丹

止一切疼痛。一名**应病丹**。方：

硫黄四两　水银一两　雄黄一两　消石四两

古字钱一百五十文，足陌，烧令通赤，于瓶中淬之，垢净即止

右一处细研令水银星尽，用一固济了瓷瓶子，入钱一重，药一重，遍布令尽，以瓦塞瓶口，以盐泥固之候干，以文火逼去阴气，常用火半斤烧一伏时，后常更用火三斤烧半日，放冷取之，其药如碧玉色，研为末，以热夹绢裹，于土坑中培一伏时出火毒，以粟米饭和圆如麻子大。但有疼痛，以温酒下五圆，不过三服效。

还　元　丹

补益下元，治虚冷气。方：

砒霜五两　消石五两　白矾五两　硫黄二两

右件药各细研，先固济瓷瓶子一所，候泥干，掘地坑子深一尺，内入灰，坐瓶子在其间，先下硫黄平摊，次安消石、砒霜、白矾，别取罗了石灰填满瓶子令实，以物盖瓶口，便聚炭约二十斤，上安熟火三五两，渐渐烧令通赤，任火自销，候冷取出，以绢裹悬在井中一宿出火毒，细研，以水浸蒸饼和圆如粟米大。每服空心以温酒下二圆。

玉　液　丹

治男子元气，妇人血气，久积虚冷，脐腹疼痛，并宜服之。

硇砂二两，细研

右以好纸一张裹却硇砂，以线紧系定，用瓷罐子一枚可盛一升物者，先下黄丹五六两，便安硇砂裹子在中间，又以黄丹五六两盖之，然[1]以瓦子盖瓶口，于瓦桶子内砖上坐之，用粗谷糠三斗盖之，上以火烧一日，任火自销，候冷取出，去却黄丹细研，以面糊和圆如菉豆大。每服空心以盐汤下五圆。

曾　青　丹

治癫痫惊风，压热镇心。方：

曾青四两　黄丹一两　白锡二两

右研曾青、黄丹，安于甘锅内，上以白锡为屑盖之，然入炉以火五斤烧之，候锡熔即取出，

[1] 然：《类聚》卷203所引同。《普济方》卷265引同方作“后”。

放冷细研，以白粱米饭和圆如菉豆大。空心以冷水下五圆。

神朱丹

暖脏腑，止疼痛甚妙。方：

雄黄一两，研　古字钱四两

右烧古字钱令净，捣罗为末，于瓶子中布钱末一半，次布雄黄，上以余钱末盖之，固济了候干，文火养三七日满，即开收细研，用枣肉和圆如梧桐子大。每服以温酒下五圆。

铜粉丹

壮腰，固精髓，益颜色，耐寒暑。方：

熟铜屑四两　朱砂二两　消石一两　硫黄二两

右朱砂、消石、硫黄三味同研为末，取一铜桶子内布铜屑一重，安药一重，如此重重布尽，即用六一泥固济待干，即入灰池内以火四两养一伏时后，以大火烧令通赤，候冷取出，于湿地上一伏时去火毒，研为末，以粟米饭和圆如菉豆大。每服空腹以温酒下七圆。忌羊血。

白雪丹

治女人风冷及血气，止泄痢，除骨髓风，男子冷病，肠风泻血等。

白矾五两，上好者，捣罗为末

右于银锅中，以真牛乳五升和白矾煎令泣泣如雪，以寒食蒸饼末旋下于锅中，搅令匀，可圆如梧桐子大。每于空心以粥饮下十五圆，功力不可备述。

神符玉粉丹

久服延年驻颜，万病皆去。方：

水银二两　黑铅一斤

右于一新铁铛中销铅成水，以白矾末二钱入一小竹筒内，当铛中心下之，看沸定，即以小竹管盛水银投入铛中，送令到白矾上，以火养铅，常令成汁，候五日后必有物出向铅面上如金蚁子，即以物收之，候尽即止，秤知两数，研为末，入硫黄等分结成砂子，更研如粉，入瓶密固济候干，常以火四两，灰厚三寸，养至六十日满开，依前取出，细研入瓶，更养六十日，看紫色即更固济，以火煅令通赤，待冷取出，以浓甘草汤沃之，候干细研如粉，以饭和圆如菉豆大。每日空心津下一圆。若养至一年，大力与小还丹同矣。

华盖丹

变髭发，能延驻，偏去热毒风，神效无比。

黑铅五斤

右铸如方响片子，以铁箸穿作窍，以绳子穿之，用净瓷瓮子盛米醋一斗，将铅片子悬排于瓮子口，可去醋一寸已来，以纸密封瓮口，每一七日一度开取铅片子出，于净纸上以篦子轻手掠取霜，但七日一度取，经五七度后，即力小不堪也，即别取新铅为之；每一两霜，入龙脑半分同研如粉，以露水和圆如梧桐子大。每夜含一圆，便卧勿语，任圆自消。此丹能变化须发，如先未曾白者，常隔日含之，一生不白。如已白者，含此丹至二十圆后，拔却白者，即黑者自生。不逾六十圆，至一百圆尽，如鬒色。久含延驻。一生忌蒜。

药　酒　序

夫酒者，谷糵之精，和养神气。性唯慓悍，功甚变通，能宣利胃肠，善导引药势。今则兼之名草成彼香醪，莫不采自仙方，备乎药品，痾急必涤，效验可凭，取存于编简尔。

地黄酒方

地黄酒：治虚羸，益气力，轻身明目，令人能食。久久服，去万病，妇人服之更佳。

生地黄肥粗者，切，一石五斗，于净木臼中捣，以生布绞取汁，五斗　大麻子一斗，微炒烂捣　糯米一石，拣择　细曲十斤，细捣　杏人一斗，去皮尖、双人，炒黄，捣为膏

右先以地黄汁五斗入瓮浸曲候发，炊米二斗作饭，冷暖如人体，取杏人、麻子末各一升二合拌和，酘曲汁中，待饭销，又炊米一斗，以杏人、麻子各一升二合拌，一依前法酘之。如此凡八酘讫，待酒沸定，封泥二七日即熟。取清温服一盏，日再服。

地黄酒：补益变白。方：

肥地黄一秤，捣碎　糯米五斗，熟炊　面曲五斤，捣碎

右二味相和，于盆中熟揉，内于不津瓮中密封，春夏三七日，秋冬五七日，日满启之，当中有一盏绿汁是其精也，宜先酌饮之，余以生布绞取，别置器中，任性饮之，续酿使其相接。不过三剂，发黑。若以新牛膝捣绞取汁三升用拌馈，即变白更急矣。

地黄酒：大补益，令人不衰，发不白。方：

生地黄一斗，细切　糯米一斗，淘净

右相和炊熟，摊令绝冷，更和曲末二升，同入于七斗酒中搅令相得，入于瓮中，热即歇头，冷即盖瓮，瓮有汗即拭之，候熟压漉。冬温夏冷，日饮三杯。

黄精酒方

黄精酒：主万病，延年补养，发白再黑，齿落更生。方：

黄精四斤　天门冬三斤，去心　术四斤　松叶六斤　枸杞根五斤

右件药都剉，以水三硕煮取汁一硕，浸曲十斤，炊米一硕，如常法酿酒，候熟，任饮之。忌桃李、雀肉。

天门冬酒方

天门冬酒：补五脏六腑不调，亦令无病。方：

天门冬三十斤，去心捣碎，以米二硕煮取汁一硕　糯米一硕，净淘　细曲十斤，捣碎

右炊米熟，三味相拌入瓮，密封三七日，候熟压漉。冬温夏冷，日饮三杯。

天门冬酒：延年不老，方：

淳酒一斗　细曲末一斤　糯米一斗，淘净

天门冬煎五升，取天门冬去心皮，捣绞取汁，缓火煎如稀饧

右先以酒浸曲，候曲发热，炊糯米为饭，适寒温，将天门冬煎都拌和令匀，入不津瓮中密封，秋夏一七日，数看，勿令热[1]过，春冬三七日，候熟。取酒每服五合，日再服之。

枸杞酒方

枸杞酒：长筋骨，留容颜。方：

枸杞根不生冢上者，净洗去著之[2]，寸剉，一硕，以水二硕煮取一硕，去滓，入小麦面末十斤，候曲发，即用半糯半秫共一硕，净淘炊之令熟，摊冷暖得所，即下后药　桃人三升，去皮尖，麸炒令微黄　大麻人二升，炒令香熟　乌麻人一升，炒令香，三味并捣碎　甘菊花一两　生地黄一斗，切

右件药都捣熟，入上件曲米中搅拌令匀，入于瓮中候发定，即泥瓮头三七日令熟，初开先下筒取清，然后压如常法。冬温夏冷，随性饮之，不令至醉为妙。

枸杞酒：除五脏邪气，消渴风湿，下胸胁气，利大小肠，填骨髓，长肌肉。治五劳七伤，利耳目，消积瘀。伤寒，瘴气，虚劳，呼吸短气，及脚气肿痹，并主之。方：

米一硕，黍糯并得　细曲十斤，捣碎　生地黄一十斤，净洗细切　枸杞根二十斤，刮去浮皮，寸剉，以水二硕渍三日，煮取汁一硕　豆豉二升，以枸杞汤煮取汁　秋麻子人三升，微炒细研，以枸杞汤淋绞取汁

右以地黄一味，共米同蒸熟，候饭如人体温，温以药汁都和一处入瓮，密盖头，经三七日即开。冬温夏冷，日可三杯。

神仙枸杞子酒：疗虚羸黄瘦，不能食，服不过两剂，必得肥充，无所禁断。方：

枸杞子五升，干者碎捣　生地黄切，三升　大麻子五升，捣碎

右先蒸麻子令熟，摊去热气，入地黄、枸杞子相和得所，内生绢袋中，以无灰清酒五斗浸之，密封，春夏一七日，秋冬二七日，取服，多少任性，常令体中微有酒力醺醺为妙。

枸杞根酿酒，治风冷虚劳。方：

枸杞根切，一硕　鹿骨一具，打碎

右以水三硕煎取汁一硕，去滓澄清，入糯米一硕净淘炊熟，细曲十斤捣碎，都和一处入瓮密封，三七日开。冬温夏冷，日饮三杯。

生枸杞子酒：主补虚，长肌肉，益颜色，肥健，能去劳热。方：

---

〔1〕热：《正误》："'热'，疑'熟'之讹。"然《普济方》《类聚》所引同方皆作"热"，姑仍其旧。

〔2〕著之：《正误》所据本作"苍之"，且云"之字可疑"。

生枸杞子五斤

右以好酒二斗搦勿碎，浸七日漉去滓。饮之，初以三合为始，后即任性饮之。

石斛酒方

石斛酒：主补虚劳，益气力，除腰脚痹弱，利关节，坚筋骨，及头面游风。方：

石斛四两，去根　黄耆二两　丹参二两　杜仲去粗皮　牛膝去苗　人参去芦头　五味子　白茯苓　山茱萸　薯蓣　萆薢　防风去芦头　生姜已上各二两　枸杞子三两　天门冬三两，去心　细辛一两　薏苡人三两

右都细剉，以生绢袋盛，用酒五斗于瓷瓮中浸之，七日开。初温服三合，日再服，渐加至一盏为度。

又方：治风虚劳，腹内冷，不多食。方：

石斛四两，去根　丹参　芎䓖　杜仲去粗皮　防风去芦头　白术　人参去芦头　桂心　五味子　白茯苓　陈橘皮汤浸，去白瓤，焙　黄耆　薯蓣　当归已上各二两　干姜三两，炮裂　甘草一两，炙微赤　牛膝三两，去苗

右件药都细剉，以生绢袋盛，用清酒五斗于瓮中渍，七日开。初温服三合，日再服，渐加至一盏为度。

又方：治风痹脚弱，腰髋冷疼，利关节，坚筋骨，令人强健悦泽。方：

石斛十两，去根　牛膝半斤，去苗　杜仲四两，削去粗皮　丹参四两　生地黄切，一升，曝令水气干

右都细剉，以生绢袋盛，用清酒五斗于瓮子中密封，浸七日开[1]。每服一中盏，日可二三服。

薯蓣酒方

薯蓣酒：治头风眩，不能食，补益气力。方：

薯蓣八两　防风十两，去芦头　山茱萸八两　人参六两，去芦头　白术八两　五味子八两　丹参六两　生姜六两

右都细剉，以生绢袋盛，用清酒三斗入瓷瓮中，浸七日开。每度温饮一盏，日二杯为定。

生薯药酒：补虚损，益颜色。方：

右将薯药于砂盆中烂研，然后刮下，于铫子中先以少酥炒一大匙令香，次旋添入酒一盏，煎搅令匀，空腹饮之佳。

菊花酒方

菊花酒：治八风十二痹，补虚损不足。方：

菊花八两　五加皮八两　甘草四两　生地黄一斤，切　秦艽四两，去苗　枸杞根八两　白术八两

右都捣令碎，以水三硕煮至一硕，以槽床压取汁，用糯米一硕炊熟，细曲十斤捣碎拌和令

---

〔1〕开：原作“间”。《正误》疑作“开”之讹。据《类聚》卷203所引同方及此前两方服用法改。

匀，入于瓮中密封三七日。取饮任性，不得过醉。

菊花酒：壮筋骨，补髓，延年益寿耐老。方：

菊花五斤　生地黄五斤　枸杞根五斤

右三味都捣碎，以水一硕煮取汁五斗，炊糯米五斗，细曲碎，同拌令匀，入瓮密封，候熟澄清。每温饮一盏，日三杯。

菖蒲酒方

菖蒲酒：主大风十二痹，通血脉，调荣卫，治骨立萎黄，医所不治者。服一剂，服经百日，颜色丰足，气力倍常，耳目聪明，行及奔马，发白更黑，齿落再生，昼夜有光，延年益寿，久服得与神通。

菖蒲削治薄切曝干，一斗，以生绢袋盛之。

右以好酒一硕入不津瓮中，安药囊在酒中，密封泥之，百日发视之，如绿叶色，复炊一斗秫米内酒中，复封四十日，便漉去滓。温饮一盏，日三。其药滓曝干，捣细罗为散，酒调一钱，服之尤妙。

又方：

右菖蒲捣绞取汁五斗，糯米五斗炊熟，细曲五斤捣碎，相拌令匀，入瓮密盖，三七日即开。每温饮一中盏，日三服之。

又方：

菖蒲一斗，细剉蒸熟　生术一斗，去皮细剉

右二味都入绢袋盛，用清酒五斗，入不津瓮中盛，密封，春冬二七日，秋夏一七日取开。每温饮一盏，日三。令人不老强健，面色光泽，神效。

松叶酒方

松叶浸酒：除一切风挛跛躄疼闷，手不上头，腰背强直，两脚痠疼，顽痹，不能久立，半身不随，头风，耳聋目暗，见风泪出，鼻不闻香臭，唇口生疮，恶疰流转，如锥刀所刺，皆悉主之。

松叶七斤　独活七两　麻黄十两，去根节

右都细剉，入生绢袋盛，以酒五斗入瓮密封渍之，春秋七日，冬十日，夏五日，候日足，每温饮一小盏，日三。

松叶浸酒：去大风，治骨节疼痛。方：

五粒松叶二十斤，剉碎，净洗漉干　清酒一硕

右二味都入于不津瓮中密封，七七日熟，量力饮之。

松脂松节酒方

松脂酒：治大风有验。方：

松脂三斤，炼成者，捣罗为末　糯米二斗　曲末三斤

右炊米熟，放冷，以炊米汤三斗温温都拌和，入不津瓮中，封盖候熟，即量性饮之妙。

松节酒：治百节风虚，脚痹疼痛。方：

松节十斤，捶碎，以水一硕煮取汁五斗，去滓　糯米五斗，炊熟　细曲五斤，捣碎

右三味拌和，入瓮密封三七日开，取酒，可温饮一盏，日三。

柏叶酒方

柏叶酒：治传尸骨蒸瘦病。方：

柏叶二十斤，捣碎，以水一硕煮取汁五斗　黍米一硕，净淘　细曲十斤，捣碎

右以柏叶汁署曲，看曲[1]发动，即炊米熟，候冷拌和令匀，入瓮密封二七日开，压取酒，日三度，量力饮之，以差为度。

术酒方

术酒方：

术三十斤，去黑皮

右净洗捣碎，以东流水三硕于不津器中渍之二十日，压漉去滓，以汁于瓮中盛，夜间候流星过时，抄自己姓名置在汁中，如是五夜，其汁当变如血，旋取汁以渍曲，如家酝法造酒。酒熟任性饮之，十日万病除，百日白发再黑，齿落更生，面有光泽，久服延年不老。忌桃李、雀肉。

又方：

术五斗，水淘刷去黑皮，曝干粗捣，以水一硕煮令极软，稍稍益水，少取汁看候黄色，乃压漉取汁，可及七斗，糯米一硕炊熟，细曲十斤捣碎，以术汁都拌和入瓮，密封三七日开。日饮三杯，久服延年不老。忌桃李、雀肉。

又方：

术煎一斗，好酒三斗相和，入瓷瓮中盛，泥封头，三七日开。初服一盏，后即任意，勿至醉为妙。服五十日诸病皆愈，气力十倍，行及奔马。忌桃李、雀肉。

乌麻子酒方

神仙乌麻酒：治虚劳，补五脏，久服延年不老。方：

乌麻子五斤，微炒，捣碎，以酒二斗浸经宿，随性饮之，尽即旋造。

乌麻酒：除风气，令人充悦强壮。方：

乌麻子投水中，掠去浮者，取一斗，九蒸九曝，炒令香，以木杵臼捣细，用疏生绢袋盛之，令极宽转，即结袋头，又以一细绳子接系袋处，悬于瓮中，下无灰酒五斗，以新盆覆瓮，其盆底上钻一小窍，引出系袋绳头，又系于小横木子上，以泥固缝，莫使泄气，每日六七度引挽其绳，令药汁入于酒中，满七日药成，乃开瓮，举袋沥汁令尽。冬温夏冷，随性饮之，不令至醉。若

---

〔1〕署曲，看曲：原字欠清晰。《正误》云是此四字。《普济方》卷265引同方简作“浸曲”；《类聚》卷203引同方作“渍曲，看曲”。据宋版残字，形似“署曲，看曲”，故从之。

以此酒浸石斛、丹参、牛膝、杜仲、石英、磁石等，补腰脚尤善。未尽一剂，充悦倍常，亦无所忌。患风者宜用大麻子蒸熟炒香，捣入袋中，一准乌麻法作，大良矣。

五加皮酒方

五加皮酒：治风痹不仁，四肢挛急疼痛。方：

五加皮细剉一升，以清酒一斗渍十日，温服一中盏，日三服。亦可与术、地黄各二十斤细剉，以水一硕五斗煮取一硕，以渍细曲十斤，黍米一硕，净淘炊熟，都拌和入瓮，盖覆如法。候熟任性饮之，不令至醉。

桃人酒方

桃人一千二百枚，汤浸，去皮尖、双人　清酒一斗

右先捣桃人令碎，向砂盆中细研，以少酒绞取汁，再研再绞，使桃人尽即止，都内入小瓷瓮中，置于釜内，以重汤煮，看色黄如稀饧便出。每服一中盏，日二服，其味极美。女人服之更佳，令人光悦，下三虫，益颜色，甚妙。

紫苏子酒方

紫苏子酒：治风，顺气，利膈，神效方：

紫苏子一升，微炒　清酒三斗

右捣碎，以生绢袋盛，内于酒中浸三宿，少少饮之。

丹参酒方

丹参酒：通九窍，补五脏，令人不病。方：

丹参五斤　清酒五斗

右净洗，曝去水气，寸切，以绢袋盛，内于酒中浸三日，量力饮之。

鼠粘子酒方

鼠粘子酒：治一切风。方：

鼠粘子一斗，以水淘去浮者，曝干捣碎，于净砂盆内入无灰酒五升，研令极烂，即以绢罗滤取白汁，其滓再以酒五升研之，候滤白汁尽为度，续入酒二斗相和令匀，内不津器中密封，春秋二七日，夏一七日，冬三七日，日足则开。每日平旦以物搅起令浊，即取温服一小盏，次一小盏，服讫封之，勿使气泄。良久方可饮食，晚间再服。主大风，手足瘫缓，收举不得，病重者服尽两硕即差。若初觉即急服，不过一二斗差。亦疗疬节风痛，贼风，风痹顽麻，重者不过五斗差。腰脚疼痛，筋节急重，病后汗不留，四肢强直，服三斗差。或因热食，体中如锥刺，口㖞面戾，头旋心闷，呕吐，风在心脏，服三四斗差矣。

葡萄酒方

葡萄酒：驻颜，暖腰肾。方：

干葡萄末一斤　细曲末五斤　糯米五斗

右炊糯米令熟，候稍冷，入曲并葡萄末搅令匀，入瓮盖覆候熟，实时饮一盏。

五枝酒方

五枝酒：治中风，手足不遂，筋骨挛急。方：

夜合枝　花桑枝　槐枝　柏枝　石榴枝已上并取东南嫩者各半斤，剉　防风十两，去芦头　羌活十两　糯米五斗　小麦曲五斤，末　黑豆择紧小者，二斗

右已上五枝用水一硕煎取五斗，去滓澄滤浸米及豆二宿，漉出蒸熟，后更于药汁内入曲，并防风、羌活等末，同搅和入瓮，如法盖覆。候酒熟时饮一盏，常令醺醺，甚有大效。

天蓼木酒方

天蓼木酒：治膝，补五劳，祛风益气。方：

天蓼木十斤，剉　秫米一硕　细曲十斤，捣碎　黑豆二斗

右以水三硕，先煮天蓼木取汁一硕，去滓，其秫米、黑豆一处净淘，蒸熟放冷，以药汁都拌和令匀，入不津瓮中密封三七日开。温饮一盏，日再为良。

商陆酒方

商陆末五斤，白色者　天门冬末五斤　细曲十斤，捣碎　秫米一硕，净淘

右先炊米熟，放如人体温温，别煎熟水一硕，放冷，都拌和令匀，入不津瓮中密封，酿六十日成，去滓。随性饮之，五日食减，二十日腹满绝谷，不复用食，尸虫并去，瘢痕皆灭。此方出五符中。忌犬肉。

三石浸酒方

三石浸酒方：治肾气，补虚损。方：

磁石八两　白石英十两，细研　阳起石六两

右件药并捣碎，以水淘清后，用生绢袋盛，以酒一斗浸经五日后，任意暖服。其酒旋取旋添，极妙。

九仙薯蓣煎方

九仙薯蓣煎：治腰脚疼痛，及腹内一切冷病，服之令人肥白，颜色悦泽，身体轻健，骨髓坚

牢，行及奔马，久服可为地仙矣。

薯蓣末一斤　杏人一升，汤浸，去皮尖、双人　生牛乳三升

右烂研杏人，入牛乳绞取汁，以杏人尽为度，后取薯蓣相和，都入新瓷瓶盛之，密封瓶口，安于釜中，以重汤煮一伏时乃成。每日空心以温酒调一匙服之。

地黄煎方

地黄煎：补五劳七伤，长肌肉，填骨髓。方：

生地黄汁一斗　生姜汁一升　酥一斤　蜜一升　杏人一升，汤浸，去皮尖，研如膏用之

右先取地黄汁，于银锅中煎如稀饧，内姜、酥、蜜、杏人等和，更煎令稠，于不津器中盛。每服以温酒一蚬壳服之，日三度服之。

地黄煎：大补益，养命延年，驻颜不老。方：

生地黄汁三升　酥二升　蜜三升　枣膏二升　髓一升，牛羊皆得用　杏人一升，汤浸，去皮尖，研用之　生姜汁一升　天门冬十两，去心　麦门冬六两，去心　黄耆八两，剉　紫菀六两，去苗土　桔梗五两，去芦头　甘草八两，炙微赤，剉　五味子八两　百部六两　狗脊七两　丹参八两　牛膝十两，去苗　杜仲十两，去皴皮　防风七两，去芦头　地骨皮十两　桑根白皮十两　桂心六两　羌活六两　肉苁蓉十两，酒浸，去皴皮　白茯苓十两　薏苡人十两

右天门冬等二十味细剉，以水七斗煎取三斗，绞去滓，和地黄汁、生姜汁等绵滤于铜锅中，以微火煎之三分减二，即下酥、蜜、髓及枣、杏人等相和，以重汤煎，以物数数搅之，可如稀饧即止，以瓷瓶贮之。每服以温酒调服一匙，日三服。

枸杞煎方

枸杞子煎：是西河女子神秘有验，千金不传方，又名神丹煎。服者去万[1]病，通神明，安五脏，延年不老。并主妇人无子，冷病有验。能常服，令人好颜色，年如十五六时。

枸杞子汁三升　生地黄汁三升　麦门冬汁半升　杏人一升，去皮尖、双人，研如膏　人参末三两　白茯苓末三两

右已上四味入银锅中，以慢火煎如稀饧，内参、苓末搅匀，又以慢火煎，候如膏，滴入水不动即成。每服一枣大，酒和服之，日二服。

枸杞煎：填骨髓，补虚劳，益颜色，久服老者反少，身轻明目延年。方：

枸杞根切，三斗，净洗漉干　生地黄汁二升　鹿髓一升　枣膏半升

右先将枸杞根以水五斗煎取一斗，去滓澄清，内铜锅中煮取汁三升，内地黄汁、鹿髓、枣膏，以慢火煎如稀饧。每服以温酒调半匙服之，日三服。

枸杞煎：大补益，令人充悦，极治诸风，久服延年。方：

枸杞根洗刮去苗土，细切，三斗，勿取冢墓上者，以水七斗煮取三斗　生地黄汁三斗

右相和入银锅内，以文火煎如稀饧，用瓷器盛，密封盖。每日空心以酒调半匙服之，晚再服弥善。

---

〔1〕万：原作“方”。《正误》：“‘方’，‘万’之讹。”据《类聚》卷203所引同方改。

天门冬煎方

天门冬煎：治大风有验，久服延年不老。方：

天门冬一硕，去心，内瓷器中，密盖口，以蜡封其上，埋燥室中，经一年开看如糖色，捣罗为末，入蜜和调如饧。每服一大匙，日三服。忌鲤鱼。

天门冬煎：益气力，延年不饥。方：

生天门冬十斤，去心剉碎，以酒五斗和绞取汁，内铜器中，入白蜜一升，重汤煮之如饴。每服以温酒调一匙，日三服。得地黄相和更佳。忌鲤鱼。

术　煎　方

术煎：除百病，轻身明目，久服断谷延年。方：

好术一硕，先以水洗濯去黑皮，细剉，以水三硕煮至一硕，去滓，所得汁以黍米三斗磨作末内汁中，微火煮之令稠，候可作饼子圆阔二寸许，每以饮下一枚，日三。忌桃李、雀肉。

术酥：去风消食，补益不可具述。方：

秋末取肥术二硕，以水刷去黑皮，曝干，于木臼中捣匀碎，即于甑中薄铺白茅，茅上施布，即下术，以布掩之，上以合，蒸一炊久，取下入盆，以汤拌湿润，再入甑中蒸一炊久，便入于酒槽中压令汁尽，其汁入银锅以重汤煮，不住搅之，时取少许看硬软如常酥即成，贮于不津器中。不计时候以温酒调枣许大服之甚良。忌桃李、雀肉。

麦门冬煎方

麦门冬煎：治结气，腹中伤饱，胃络脉绝，羸瘦短气，身重目黄，心下支满，虚劳客热，口干躁渴，心烦呕吐，愈痿躄，强阴益精，消谷调中[1]，保神定气，安五脏，令人肥健，美颜色，有子，久服轻身，不老不饥。方：

新麦门冬五斤，去心

右捣令熟，绞取汁，入白蜜半斤，于银锅中以重汤煮，不住手搅候如饴，即盛不津器中。每服以温酒调半匙服之。

蔷薇散煎

蔷薇散煎：久服令人轻健。方：

蔷薇根茎剉碎熟蒸，曝干，捣罗为末。每服以酒调二钱服之，日三服亦可。浓煮汁为煎，酒调服之更佳。

---

〔1〕 中：原作“下”。据《类聚》卷203所引同方改。

鹿角胶煎方

鹿角胶煎：治五劳七伤，身无润泽，腰脊疼痛，四肢沉重，久服填骨髓，好颜色，袪风气，润鬓发有验。方：

鹿角胶一斤，炙黄燥，捣罗为末　生地黄汁五升　生姜汁半升　紫苏子半升，研，以酒三升绞取汁　白蜜半升，炼熟，掠去沫　牛酥半斤

右先煎地黄、生姜、紫苏等汁，可五分耗一，然下蜜，次下酥，又煎三五沸，即下胶搅令匀，更煎如稀饧，倾于不津器中盛之。每服以温酒调一匙服之，日二服。

鹿角胶煎方：

鹿角胶三两，捣碎，炒令黄燥，捣罗为末　牛乳一升　白蜜一合　牛酥一合　生姜汁一合

右五味先煎乳，欲熟即下胶消讫，次下姜汁，次下蜜，唯须缓入，煎十余沸，倾于瓷器中，仍数数搅勿令酥浮于上，待凝，以竹刀割为小片。每食后细细含咽之，其补益不可具言。

髓煎方

髓煎方：填骨髓，治百病，补虚劳，换白发。方：

生地黄五十斤，捣绞取汁，以慢火煎减半　牛髓五斤，炼成者　羊脂五斤，炼成者　白蜜三升　牛酥三升　生姜汁一升

右已上都入银锅中，以微火煎如稀饧，内瓷器中。每服以温酒调如鸡子黄大，日二服。羹粥中食之，益精美发，白者摘去之，下有黑者再生，若未白者更不白。

红雪法

红雪，一名**通中散**。治烦热黄疸，脚气温瘴，解酒毒，消宿食，开三焦，利五脏，爽精神，除毒热，破积滞，去脑闷、眼昏、头痛、鼻塞、口疮、重舌、肠痈、喉闭，宜服此方：

川朴消十斤　羚羊角屑三两　川升麻三两　黄芩三两　枳壳二两，麸炒微黄，去瓤　赤芍药二两　人参二两，去芦头　淡竹叶二两　甘草二两，生用　木香二两　槟榔二两　葛根一两半　大青一两半　桑根白皮一两半　蓝叶一两半　木通一两半　栀子一两半　朱砂一两，细研　苏枋[1]六两，搥碎　麝香半两，细研

右件药除朱砂、麝香外并细剉，以水二斗五升煎至九升，去滓，更以绵滤过，再以缓火煎令微沸，然下朴消，以柳木篦搅勿住手，候凝即下朱砂、麝香等末搅令匀，倾于新瓷盆中，经宿即成矣。细研，每服一钱至二钱，以新汲水调下，临时量老少加减服之。

紫雪法

紫雪法：治脚气毒遍内外，烦热，口中生疮，狂易叫走，解诸药毒，发热卒黄，疫疠毒气，伤

〔1〕 枋：原作“粉”。《正误》：“‘粉’为‘枋’之讹。”据《类聚》卷203所引同方改。

寒温疟，五尸五疰，心腹诸疾，㽲刺疼痛，虫毒鬼魅，邪气惊痫，并皆治之。

金五十两　寒水石三斤　石膏三斤　玄参一斤　羚羊角屑五两　犀角屑五两　沉香五两　木香五两　丁香二两　甘草半斤，生用　川朴消十斤

右件药除金、朴消外并捣罗为散，内金，同以水五斗煮取二斗，去滓，下朴消于汁中缓火煎，以柳木篦搅勿住手，候欲凝入研了朱砂三两，麝香末一两，急搅即成紫色，倾入新瓷盆中，经宿乃成。细研，每服以冷水调一二钱服之，量人老少，以意加减。

碧雪法

碧雪，治大人小儿，心热惊狂，诸痫热病皆主之。方：

川升麻二两　黄芩　钓藤　犀角屑　大青已上各二两　青黛二两　虎睛一对，取人　天竺黄半两　麝香一分　龙脑一分　川朴消一斤　竹沥三合

右件药，虎睛、天竺黄、麝香、龙脑、青黛等别细研入，余外药并细剉，用水一斗煎至三升，滤去滓澄清，下朴消微火更煎，以柳木篦搅勿住手，候消散，下竹沥并研了药更搅令匀，候稍凝，即于新瓦盆中盛，经宿即凝，捣罗为散。每服以金银汤调下二钱，食后并夜临卧时服，老少以意服之。

碧雪煎法

碧雪煎：治心神烦热，时行温病，主癫痫，疗热毒风，压丹石，解百毒，去头疼，赤眼口疮，酒黄，大人小儿一切热病，悉皆治之。方：

大青三两　吴蓝叶二两　竹茹三两　麦门冬二两，去心　子芩三两　甘草三两，生用　枳壳三两，去瓤　地骨皮三两　龙胆三两，去芦头　犀角屑二两　玄参三两　赤茯苓二两　川升麻二两　羚羊角屑二两

已上十四味并细剉，以水二斗煮至一斗，去滓澄清。

龙齿二两，细研　牛黄二两，细研　麝香一两，细研　青黛五两，细研　朴消七斤，炼了者

右件药煎了药汁，入于锅内，下朴消以慢火煎，不住手搅，稀稠得所，入研了龙齿、牛黄、麝香、青黛等搅令匀，入瓷器中收。每有患者，以冷水调下半匙，量大小加减服之。

黄雪法

黄雪，治风热，疗天行瘴毒，压丹石，安心神，止狂热神效。方：

川朴消五斤　川大黄二两　黄芩三两　山栀子二两　犀角屑二两　紫石英二两，细研　甘草三两，生用　竹茹三两　麝香半两，细研　朱砂一两，细研　羚羊角屑二两　郁金二两

右件药除朴消、紫石英、朱砂、麝香外并细剉，以水一斗二升煎至五升，去滓澄清，以文火更煎之，下朴消以柳木搅勿住手，候稍稠即下紫石英、朱砂末搅令匀，候欲凝结，然下麝香末搅令匀，倾于新盆中，经宿取出，捣罗为末。每服一钱至二钱，以甘草汤调下，老少以意加减服之。

金石凌法

金石凌法，疗天行诸黄疸，乳石发动，生诸疮肿，心热舌干，咽喉闭痛。方：

金三十两　石膏三斤，捣碎　滑石三斤，捣碎　寒水石三斤，捣碎

已上药以水四斗，于大银锅中煎取汁二斗，去滓澄清。

子芩一斤　栀子人三百颗　川升麻一两　犀角二两　黄连五两，去须　甘草半斤，生用　郁金二两

已上药细剉，取前金石汁煎至一斗，去滓澄清。

马牙消二斤　川芒消二斤　川朴消三斤　川消石二斤

右件药汁于银锅中缓火煎，然下马牙消，良久，次下芒消，次下朴消，次下消石，每下消以柳木篦搅勿住手，看消尽，良久候凝，即倾于数个新瓷盆内，经两日即成，捣罗为散。每服以竹沥或蜜水调下一钱至二钱，大小以意加减。

甘露饧法

甘露饧，镇心除热神效。方：

川朴消每一斤用白蜜十三两

右捣罗朴消为末，后以白蜜和匀，便入新青筒中，其竹筒随药多少，大者一节，小者二节，但药得半筒已上即止，不得令满，安入炊饭甑中，令有药处在饭内，其空处出饭外，其上不妨盖甑蒸之，候饭熟，取筒承热绵滤入一瓷器中，以竹篦搅之勿停手，至凝即药成，收入瓷合中。如热月，即以冷水浸合底。每于食后及夜临卧时含化一茶匙。

太平圣惠方卷第九十六 凡一十五门　论一首　病源一十四首　方计一百六十道

食治论

夫上古之人，饮血茹毛，纯一受气，所食无滋味之爽，脏腑无烟火之毒，各遂其性，患害不生。神农始教播植五谷，钻火变腥，以有营为，能冒寒暑，故生疾苦，因以药石治之，是以有食便有药也。黄帝曰：人之所依者，形也；乱于和气者，病也；治于烦毒者，药也；活命扶危者，医也。安人之本，必资于食，救疾之道，乃凭于药。故摄生者，先须洞晓病源，知其所犯，以食治之，食疗不愈，然后命药。夫食能排邪而安脏腑，清神爽志，以资血气。若能用食平疴，适情遣病者，可谓上工矣。

食治中风诸方

夫风者，四时五行之气，分布八方，顺十二月，终三百六十日，各以时从其乡来，为正气之风。风在天地为五行，在人为五脏之气，生长万物，非毒疠之气。人当触之，遇不胜之气乃病。人之在身，维血与气，故身内血气为真，身外风气为邪。邪者风也，是以圣人言避风如避矢。故今人中风多病死者，是不避风邪毒气也。宜以食治之。

治中风手足不遂，口面㖞偏，言语謇涩，精神昏闷，宜食**豉粥**。方：

豉半升　荆芥一握　薄荷一握　葱白一握，切　生姜半两，切　盐花半两　羊髓一两

右件药先以水三大盏，煎豉、荆芥等十余沸，去滓，下薄荷等，入米煎作粥食之。

治中风心脾热，言语謇涩，精神昏愦，手足不遂，宜吃**葛粉索饼**。方：

葛粉四两　荆芥一握　香豉二合

右件药以水三大盏，煮豉及荆芥取两盏半，去滓，和葛粉作汁中煮令熟，空腹食之。

治中风心脾热，言语謇涩，精神昏愦，手脚不遂，口㖞面戾，宜吃**粱米粥**。方：

---

[1] 二十五：原作“二十三”。据今计方数改。

白粱米三合　荆芥一握　薄荷叶一握　豉三合

右件药以水三大盏，煮荆芥、薄荷、豉，取汁二盏，澄滤过，入米煮作粥，空腹食之。

治中风五脏壅热，言语謇涩，手足不遂，神情冒昧，大肠涩滞，宜吃**冬麻子粥**。方：

冬麻子半升　白粱米三合　薄荷一握　荆芥一握

右件药以水三大盏煮薄荷等，取汁二盏，去滓，用研麻子滤取汁，并米煮作粥，空腹食之。

治中风言语謇涩，手足不遂，大肠壅滞，筋脉拘急，宜吃**薏苡人粥**。方：

薏苡人三合　冬麻子半升

右件药以水三大盏，研滤麻子取汁，用煮薏苡人作粥，空腹食之。

治中风手足不遂，言语謇涩，呕吐昏愦，不下食，宜吃**葛粉粥**。方：

白粱米饭半升　葛粉四两

右以粱米饭拌葛粉令匀，于豉汁中煮，调和如法，任性食之。

治中风头痛心烦，苦不下食，手足无力，筋骨疼痛，口面㖞斜，言语不正，宜吃**葱头薏苡人粥**。方：

葱白一握　豉三合　牛蒡根切，半升，洗去粗皮　薄荷一握　薏苡人三合

右件药以水五大盏，煮葱白、牛蒡根、薄荷、豉等，煎取二盏半去滓，入薏苡人煮作粥，空腹食之。

治中风伤寒，壮热头痛，初得三二日，宜服**发汗豉粥**。方：

豉一合　荆芥一握　麻黄三分，去根节　葛根一两，剉　栀子人三分　石膏三两，捣碎绵裹　葱白七茎，切　生姜半两，切　粳米二合

右以水三大盏，都煎至二盏去滓，内米煮作稀粥，服之汗出为效。如未有大汗，宜再合服之。

治中风头痛，湿痹，四肢拘挛痛，宜吃**苍耳叶羹**。方：

苍耳嫩苗叶一斤　酥一两

右件药先煮苍耳三五沸漉出，用豉一合，水二大盏半，煎豉取汁一盏半，入苍耳及五味调和〔1〕作羹，入酥食之。

治中风心烦口干，手足不遂，及皮肤热疮，宜吃**牛蒡叶羹**。方：

牛蒡叶一斤，肥嫩者　酥一两

右件药以汤煮牛蒡叶三五沸令熟，漉出，于五味中重煮作羹，入酥食之。

治中风手足不遂，言语謇涩，精神昏愦，宜吃**葛粉拨刀**。方：

葛粉四两　荆芥半两　葱白一握，切　生姜半两，切　川椒五十枚，去目及闭口者　香豉一合　盐花半两　羊筒骨髓一两

右件药以水五大盏，先煎荆芥等，取汁三盏，和葛粉切作拨刀，入汁中煮熟，顿食之。

治中风筋脉挛急，不可屈伸，及风湿等，宜吃**薏苡人粥**。方：

薏苡人二合　薄荷一握　荆芥一握　葱白一握　豉一合

右件药先以水三大盏煎薄荷等，取汁二盏，入薏苡人煮作粥，空腹食之。

治中风湿痹，筋挛急痛，胃中积热，口疮烦闷，大肠秘涩，宜服**煮黑豆**。方：

黑豆半升，煮令熟　酥五两

---

〔1〕和：原作“刊”。《正误》：“‘刊’，疑‘和’字。”本节唯此处用“刊”，余皆作“调和”。故从《正误》改。

右件药相和令匀，不问食前后吃一两匙。

治中风筋骨风冷烦痹，或多不睡，宜吃**酸枣人粥**。方：

酸枣人半两，炒令黄，研末，以酒三合浸汁　粳米三合

右件药先以粳米煮作粥，临熟下酸枣人汁更煮三五沸，空心食之。

治中风湿痹，五缓六急。方：

野驼脂一斤，炼熟，滤去滓

右件药收于瓷合中，每日空腹以暖酒一中盏调下半匙。

治中风挛急疼痛。方：

雁脂五两，炼熟滤过

右件药收于合中，每日空心以暖酒一中盏调下半匙。

治中风烦热，皮肤瘙痒，**醍醐酒方**：

醍醐四两

右件药以暖酒一中盏调下半匙。

治中风湿痹，五缓六急，骨中疼痛，不能踏地，宜吃**乌雌鸡羹**。方：

乌雌鸡一只，治如食法

右煮令熟，细擘，以豉汁、姜、椒、葱、酱调和作羹，空腹食之。

治中风脚膝疼痛，不能践地，宜吃**鹿蹄肉羹**。方：

鹿蹄一具，洗如法，煮令熟，擘细，于五味汁中煮作羹，空腹食之。

治中风头眩，心肺浮热，手足无力，筋骨烦疼，言语謇涩，一身动摇，宜吃**蒸驴头肉**。方：

乌驴头一枚，洗如法

右蒸令极熟，细切，更于豉汁中煮，着葱、椒、盐重煮，点少许酥，任性食之。驴肉亦可作腌脸，或煮食之亦得。

治中风手足不遂，筋骨疼痛，心神烦躁，口面偏斜，宜吃**蒸乌驴皮**。方：

乌驴皮一领，挦洗如法

右蒸令熟，切于五味汁中更煮，空腹随性食之。

治中风目眩羸瘦，小儿惊痫，及五劳，手足无力，宜吃**蒸羊头肉**。方：

白羊头一枚，洗如法

右蒸令极熟，切，以五味汁食之。或作脍，入五辛酱醋食之亦得。

治中风心肺风热，手足不遂，及风痹不仁，筋急，五缓六急，恍惚烦躁，宜吃熊肉腌脸。方：

熊肉一斤，煮令熟，切碎

右如常法调和作腌脸，空腹食之。

治心虚风眩头痛，宜服**薯蓣拨粥**。方：

生薯蓣不限多少，去皮，磨如稀面。

右和白面作拨粥，于豉汁中煮，入五味调和食之。

治风不论冷热，宜吃**天蓼木粥**。方：

天蓼木半斤，捣为末

右以水一大盏半，入末半匙，煎至一盏，去滓澄清，入米一合煮粥，空心食之。

食治风邪癫痫诸方

夫风邪癫痫者，由血气虚，风邪入于阴经故也。人有气血荣养脏腑。若气血少，则心虚而精神离散，恍惚不安，因为风邪所伤，则发癫也。又痫病者，亦由积搐风热，发则仆地，吐涎沫，无所觉者是也。宜以食治之。

治风邪癫痫，心烦惊悸，宜吃**苦竹叶粥**。方：

苦竹叶二握　粟米二合

右先以水二大盏半煮苦竹叶，取汁一盏五分，去滓，用米煮作粥，空腹食之。

治风邪癫痫，口干舌焦，心烦头痛，暴热闷乱，宜吃**石膏粥**。方：

石膏半斤　粳米三合

右以水五大盏煮石膏取二大盏，去石膏，用米煮粥，欲熟入葱白二茎，豉汁二合更同煮，候熟空心食之，石膏可三度用之。

治风邪癫痫，忧恚虚悸，及产后中风痫恍惚，**猪心羹**方：

猪心一枚，细切　枸杞菜半斤，切　葱白五茎，切

右以豉二合，用水二大盏半，煎取汁二盏，去豉，入猪心等，并五味料物作羹食。

治风邪癫痫，不欲睡卧，自能骄倨，妄行不休，言语无度，安五脏，下气，宜吃**白雄鸡羹**。方：

白雄鸡一只，治如食法

右以水煮令烂熟，漉出，擘肉于汁中入葱姜五味作羹，空心食之。

治风邪癫狂病，经久不差，或歌或笑，行走无时，宜吃**豭猪肉脍**。方：

豭猪肉五斤

右以水煮熟，切作脍，入五味，取性食之。

治风邪癫痫，发歇不定，宜吃**猪头脍**。方：

猪头一枚

右以水煮熟，停冷切作脍，以五味食之。

治风邪癫痫，或言语恍惚，脏腑虚冷，宜吃野狐肉及五脏作羹。方：

野狐肉一斤，及肠肚净洗

右以豉三合，以水五大盏煎取汁三盏，去豉，入狐肉及五脏相和作羹，入五味调和食之。或蒸或煮，食之并效。

治风邪癫痫，及愁忧不乐，安心气，宜吃**驴肉腌脸**。方：

驴肉五斤，先以水煮熟，细切，用豉汁中着葱酱作腌脸食之。或作羹亦得。

食治风热烦闷诸方

夫风热者，由肤腠虚，风热之气先伤皮毛，而入于肺，风在胸膈，心肺壅滞，则令人头面浮热，心神昏闷，故谓之风热也。宜以食治之。

治风热心胸烦闷，不得睡卧，宜食**酸枣人煎饼**。方：

酸枣人三分，炒熟捣末　人参一分，末　茯神一分，末　糯米四两，水浸细研　白面四两

右件药末入米面中，以水调作煎饼食之。要着肉臛、五味食之并可。

治热毒风，心膈烦闷，或小便赤涩，**淡竹沥粥**方：

淡竹沥一合　石膏一两，捣碎　黄芩一分，捣碎　粟米二合　蜜半合

右先以水二大盏半，煎石膏、黄芩至一盏半去滓，下米煮粥，欲熟入竹沥及蜜搅匀，候熟任意食之。

治心胸结气烦闷，恐悸，风热惊邪，口干，**茯苓粥**方：

赤茯苓一两　麦门冬一两，去心　粟米二合

右件药细剉，先以水二大盏半煎至一盏半，去滓，下米煮作粥，温温食之。

治风热烦闷，心悬肠澼，腹中邪气。养脾胃气，助十二络脉，通九窍，安神，除[1]恍惚，**大枣粥**方：

大枣二七枚　茯神半两　粟米二合

右件药细剉，先以水二大盏煮至一盏半，去滓，下米煮粥，温温食之。

治风热攻心，烦闷恍惚，神思不安，**煮梨汤**方：

梨三枚，切　沙糖半两

右以水一大盏，煎至六分，去滓，食后分温二服。

治风热烦闷，口干多渴，宜服**煮天门冬**方：

天门冬二斤，去心　蜜二合

右以水五升煮天门冬十余沸，漉出，以新汲水淘三五遍，沥干，又以水三升和蜜又煮三五沸，和汁收于不津器中，遂日吃三两，及饮汁一合，立效。

治风热多睡，头痛烦闷，宜服**木通粥**。方：

木通二两，剉　粳米二合

右以水二大盏煮木通，取汁一大盏半去滓，下米煮粥，温食之。

治风热攻心，烦闷不已，**豉粥**方：

豉二合　青竹茹一两　米二合

右以水三大盏煎豉、竹茹，取汁一盏半去滓，下米煮粥，温温食之。

治风热，解丹石诸毒，**煎牛蒡**方：

牛蒡嫩叶一斤，洗如法　好酥随多少

右煠牛蒡叶熟，更洗去苦味，重以酥及五味煎炒食之，兼堪下饭。秋冬用根佳，春夏用叶。

又方：

右牛蒡根捣绞取汁，每服二合，日三服。

又方：

右茅根捣绞取汁一大盏，食后分为四服。

食治三痟诸方

夫痟渴有三般，一者痟渴，二者痟中，三者痟肾。若饮水多者，小便又少，名曰痟渴。若

[1] 除：原字残缺。据《类聚》卷24引同方补。

吃食多，不甚渴，小便数，渐消瘦，名曰痟中。若渴饮水不绝，甚者腿膝瘦弱，小便浊，有脂腋，名曰痟肾。此盖由积久嗜食咸物炙肉，饮酒过度，皆成痟渴。然大寒凝[1]海，唯酒不冰，明其酒性酷热，物无以喻如此之味。酒徒耽嗜，不离其口，酣醉已后，制不由己，饮啖无度，加以醋酱不择酸咸，积年长夜酣饮不休，遂使三焦猛热，五脏干燥，木石犹且焦枯，且人何能不渴？治之愈不愈，属在病者。若能如方节慎，旬日而瘳。不自保惜，死不旋踵。方虽效验，其如不慎者何？其所慎者有三：一酒，二房，三咸食热面。能慎此者，虽不服药，自可无他。不知此者，纵使金丹玉粒，亦不可救矣。良可悲夫，宜深思之。今以饮食调治，以助药力也。

治痟渴饮水不止，方：

黄丹三分　菰蓺根一两，末　葱白一握，切　白面五两　薤白一握，切

右件黄丹等末以水和面，作馎饨样，先煮葱、薤白令烂熟，即内馎饨煮之令熟，即并汁食之。

治三痟，心热气逆，不下食，宜吃**杏酪粥**。方：

煎成浓杏酪一升　黄牛乳一升　大麦人三合，折令细滑

右件药依常法煮粥食之，入白饧[2]沙糖和之，更大美也。

治痟渴，**菰蓺粉**方：

菰蓺根多取，削去皮，二月、三月、八月、九月造佳。

右于新瓦中磨讫，以水淘，生绢袋摆，如造米粉法，曝干。热渴时，冷水调下一钱服之，大效。

治三痟，小便数，宜吃**羊肺羹**。方：

羊肺一具，治如食法　精羊肉五两，切　粳米半合　葱白五茎，切　生姜少许　盐醋等

右相和，依常法作羹，饱食之。

治痟渴口干，小便数，宜吃**黄雌鸡粥**。方：

黄雌鸡一只，治如食法

右以烂煮取肉，随意食之。其汁和豉作粥食之亦妙。

又方：

右取牛乳微温饮之。生饮令人利，熟饮令人渴，故宜微温，与马乳功同。

治痟渴口干，心神烦躁，宜吃**菰蓺根羹**。方：

菰蓺根半斤　冬瓜半斤

右切作小片子，以豉汁中煮作羹食之。

又方：

右单煎豉汁停冷，渴即饮之亦佳。

治痟渴神效，**煮兔方**：

兔一枚　新桑根白皮半斤，细剉

右剥兔去皮及肠胃，与桑根白皮同煮烂熟为度，尽力食肉，并饮其汁，即效。

---

〔1〕凝：原作“疑”。《正误》：“疑，凝借音。”“大寒凝海，唯酒不冰”，语出梁代陶弘景《本草经集注》，原亦作凝。今改。

〔2〕饧：原误作“锡”。《正误》：“‘锡’，‘饧’之讹。”据《类聚》卷126引同方改。

治痟渴口干渴，方：

鹿头一枚，治如食法

右蒸令熟，细切，入酱醋任便食之。

治痟渴饮水日夜不止，口干小便数，方：

田中螺五升

右以水一斗浸经宿，每取一大盏，入米一合煮作粥食之。如渴即饮其水，甚效。

治痟渴发动无时饮水不足，方：

生萝卜五枚

右捣捩取汁一大盏，搅粥作饮，频吃甚效。

治痟渴舌焦口干小便数，方：

野鸡治如食法

右以水五大盏煮取三大盏，渴即取汁饮之，肉亦任性食之。

食治水肿诸方

夫肾主于水，脾胃俱主于土，土性克水，脾与胃合，胃为水谷之海。若胃脘不能传化，使水气渗溢经络，浸渍腑脏，脾得水湿，则病不能制于水，故水气独归于肾，三焦不泻，经脉闭塞，水气溢于皮肤而令肿也。宜以食治之。

治水气腹大脐肿，腰痛，不可转动，方：

赤小豆五合　桑根白皮三两，剉　白术二两　鲤鱼一头，三斤者，净洗如常

右以水一斗都一处煮，候鱼熟，取出鱼尽意食之，其豆亦宜吃，勿着盐味。其汁入葱白及生姜、橘皮，入少醋调和作羹食之，甚效。

治水肿，利小便，**鲤鱼粥**方：

鲤鱼一头，可重一斤，去肠净洗　商陆二两，剉　赤小豆三合　紫苏茎叶二两

右于净锅中着水五大盏，都煮候鱼烂熟，空腹食之。其汁入葱白、生姜、橘皮及少醋，调和作羹食之，其豆亦宜吃甚效。

治水气洪肿，宜服**羊肉臛**。方：

精羊肉五两，切　商陆四两，切　葱白七茎，并须　豉一合

右以水三大盏，煮商陆取二盏半，去滓下肉及葱等煮作臛，空腹食之，并汁取尽。

治水气，面目及四肢虚肿，大便不通，宜服**牵牛子粥**。方：

牵牛子一两，一半生，一半炒，并为细末　粳米二合　生姜一分，细切

右将米煮粥候熟，抄牵牛子末三钱散于粥上，并入生姜搅转，空腹食之，须臾通转即效。

又方：

冬麻子二合，以水研取汁一大盏半　糯米二合

右以麻子汁和米煮作粥，着少葱、姜、豉食之。

又方：

郁李人一两半，汤浸，去皮水，研取汁　薏苡人二两，研碎如粟米

右以郁李人汁煮薏苡人作粥，空腹食之。

又方：

鲤鱼一头，可重一斤，去鳞、肠肚净洗　冬麻子半斤，水研滤取汁一升　赤小豆半升，淘令净

右先以水四大盏煮鱼、豆欲熟，入麻子汁更煮十余沸，出鱼空腹食之，其豆及汁并宜食之。

又方：

商陆汁三合　生姜汁一合　生地黄汁三合

右相和煎三五沸，每取二合搅粥半盏，空心食之。

治水气，利小便，除浮肿，**黑豆粥**方：

黑豆半升　桑枝剉，半升　构枝剉，半升

右以水五大盏煮取二大盏，去滓，每取汁一盏，入米一合煮作粥，空心食之。

又方：

鲤鱼一头，重一斤，治如食法

右煮令熟，取汁并鱼入冬瓜、葱白作羹食之。如未效，再作食之。

治脚肿满转上入腹垂死。方：

赤小豆一升，淘令净

右以水三斗煮熟，去豆取汁浸脚，冷即重暖用之，其豆食之亦妙。

治十种水病不差，垂命。方：

猯猪肉半斤，细切

右用粳米三合，水三升，入葱、豉、椒、姜作粥，每日空腹食之。

又方：

青头鸭一只，剥去毛、足、头及肠

右修事和粳米煮令熟，着五味、姜、葱、豉，任意食之。

食治咳嗽诸方

夫五脏六腑皆有嗽，而肺取多。然肺居四脏之上，外合皮毛，皮毛喜受风冷，故肺独易为嗽也。寒气客于肺，则寒热上气，喘急汗出，胸满喉鸣，多痰唾，面目浮肿，故谓肺嗽也。肝嗽者，其状左胁下痛，甚则不能转侧。心嗽者，其状嗽而心痛，喉中介介如鲠状，甚即咽肿。脾嗽者，其状右胁痛，痞瘖引于背，甚者则不可转动，动则嗽剧。肾嗽者，其状腰背相引痛，甚则咳逆。此皆由风寒冷热所伤，或饮食不节所致，宜以食治之也。

治上气咳嗽，胸膈妨痛，气喘，**粳米桃人粥**方：

粳米二合　桃人一两，汤浸，去皮尖、双人，研

右以桃人和米煮粥，空腹食之。

又方：

猪胰一具，去脂细切　生地黄六两，取汁　稀饧四合

右炒猪胰，即下地黄汁及姜、葱、盐、豉各少许，候熟去滓取汁，即下饧搅匀，以瓷器中盛，每食后吃三两匙。

治伤中，筋脉急，上气咳嗽，**鹿髓煎**方：

鹿髓半斤　蜜三合　生地黄汁四合　酥三合　桃人三两，二味各汤浸，去皮尖、双人，研碎，以酒浸，绞取汁一升　杏人三两

右煎地黄、杏人、桃人等汁减半，内鹿髓、酥、蜜煎如稀饧，收瓷合中，每取一匙，搅粥半盏，不计时候食之。

又方：

枣二十枚，去核　酥四两

右以酥微火煎令入枣肉中，煎尽酥，常含一枚，微微嚼咽下极效。

又方：

稀饧三合　杏人二两，汤浸，去皮尖、双人，熬研成膏

右相和得所，每取一匙，搅粥半盏，不计时候食之。

又方：

生姜汁五合　沙糖五两

右煎令相和，每服一匙，搅粥半盏，不计时候食之。

益心润肺，治胸膈烦躁，除咳嗽，**灌藕方**：

生藕五梃，大者　生百合二两　生薯药三两　白茯苓三两，末　枣三七枚，去皮核　生天门冬二两，去心，细切　面四两　牛乳二合　蜜六合

右将百合、薯药、天门冬烂研，入蜜更研取细，次入枣瓤，次入茯苓，次入面溲和，干即更入黄牛乳调，看稀稠得所，灌入藕中，逐窍令满，即于甑中蒸熟，每饭后或临卧时，少少食之。

治肺气，疗虚羸，喘息促急，咳嗽等，宜服**杏人粥**。方：

杏人二十一枚，汤浸，去皮尖、双人，研，以三合黄牛乳投绞取汁　枣七枚，去核　粳米二台　桑根白皮二两，剉　生姜一分，切

右以水三大盏先煎桑根白皮、枣、姜等，取汁二盏，将米煮粥，候临熟入杏人汁，更煮五七沸粥成，不计时候食之。

治上气喘急咳嗽，宜服此方：

猪胰三具，去脂细切

右以枣三十枚去皮核，好酒三升同浸，秋冬七日，春夏三日，布捩去滓，随性暖服之。

食治烦热诸方

夫心烦者，由阴阳更虚，阴气偏少，阳气暴胜故也。亦有风热相搏，风毒攻心，烦躁昏愦，狂言失志者，宜以食治之。

治烦热去渴，补中，养神益气，除百疾，令人心神悦畅，**藕实羹**。方：

藕实三两，新嫩者　甜瓜皮四两，切　莼菜四两，切

右以豉汁中相和作羹，调和食之。

治心下烦热，止渴，**鸡子羹**方：

鸡子三枚　蓴叶一斤，切　淡竹笋四两，去皮，切

右以豉汁中煮作羹，临熟破鸡子投入羹中食之。

治壅毒攻心，烦热恍惚，**黑豆羹**方：

黑豆三合　淡竹叶五十片　枸杞茎叶五两，切

右以水二大盏煮二味，取一大盏，去滓，下枸杞叶煮熟，入五味作羹，放温食之。

治气壅烦热或渴，**藿叶羹**方：

藿叶一斤，切　葱白一握，切

右以豉汁中煮，调和作羹食之。

治膈上烦热，多渴，通利九窍，**滑石粥**方：

滑石二两，碎　粳米二合

右以水三大盏煎滑石，至二盏去滓，下米煮粥，温温食之。

治心下烦热多渴，恍惚，**寒水石粥**方：

寒水石二两，捣碎　粳米二合　牛蒡根四两，切

右二味以水四大盏煎至二盏半，去滓，下米煮粥食之。

治心膈虚燥[1]，口干烦渴，不多饮食，小便赤涩，**生地黄粥**方：

生地黄汁一合　生姜汁半合　蜜一合　粳米二合　淡竹沥二合

右件药先将米煮粥，临熟下地黄、姜汁煮令熟，次下蜜并竹沥搅转，食后良久或临卧食之。

治胸中烦热，或渴心躁，**葛粉粥**方：

葛粉四两　粟米半升

右以水浸粟米经宿，来日漉出，与葛粉同拌令匀，煮粥食之。

治风壅，心膈烦热，口舌干渴，**木通粥**方：

木通二两，剉　生地黄五两，切　粳米三合

右以水三大盏，煎取二盏去滓，入米煮粥食之。

治心胸结气，烦热，或渴，狂言惊悸，**茯神粥**方：

茯神一两　羚羊角半两　粳米三合

右二味捣罗为末，与米同煮为粥食之。

治心中烦热，狂言目眩，宜吃**藕羹**。方：

藕半斤，去皮薄切　薄荷一握　莼菜半斤　豉二合

右以水浓煎豉汁中作羹，入五味饱食之，饥即再作食之。

治心脏烦热，止渴，除口干，散积血极效，方：

藕半斤，去皮绞取汁

右以蜜一合相和服之。

治烦热少睡多渴，**小麦饭**方：

右用小麦作饭，水淘食之。

通利肠胃，除胸中烦热，解酒毒，**菘菜羹**方：

菘菜二斤

右煮作羹，淡食之。作齑食之亦妙。

治心脏烦热，躁渴，不得睡卧，**酸枣人粥**方：

酸枣人一两，捣为末　粳米二合

右煮米作粥，临熟下酸枣人末半两，搅匀食之。

治胸中伏热，心烦躁闷，口干气逆，宜吃**玉屑饭**。方：

粱米饭一盏　菉豆粉四两，研

---

〔1〕燥：原作"躁"。《普济方》卷258引同方作"燥"，义长，据改。

右将饭散于粉内，拌令匀，入汤内煮令熟，用豉汁和食之。

食治霍乱诸方

夫阴阳不顺，清浊相干，气射中焦，名为霍乱也。皆由饱食豚鲙，复啖奶酪、海陆百品，无所不餐，多饮寒浆，眠卧冷席，风冷之气伤于脾胃，胃中诸食结而不消，阴阳二气壅而反戾，阳气欲升，阴气欲降，阴阳交错，变成吐利，吐利不已，百脉昏乱，荣卫俱虚，冷搏于筋，则令转筋。宜以食治之也。

治霍乱不止，心胸烦闷，宜吃**诃梨勒粥**。方：

诃梨勒皮半两　生姜一两，切　粳米二合

右以水三大盏煎诃梨勒等，取汁二盏去滓，下米煮粥，不计时候食之。

治霍乱吐利腹痛等疾，**高良姜粥**方：

高良姜一两，剉　粳米二合

右以水三大盏，煎良姜取二盏半，去滓，下米煮粥食之。

治霍乱后气脱虚羸，或渴不止，宜服**蜡粥**。方：

黄蜡半两　粳米三合，细研

右先以水煮粳米作粥，临熟次下蜡，更煮候蜡消，温温服之。

食治五噎诸方

夫五噎者，一曰气噎，二曰忧噎，三曰食噎，四曰劳噎，五曰思噎。由阴阳不和，三焦隔绝，津液不利，气不调理之所致也。此皆忧恚嗔怒，气结在于心胸，不得宣通，是以成噎。宜以食治之也。

治五噎，胸膈妨塞，饮食不下，瘦弱无力，**羊肉索饼**方：

羊肉四两，炒作臛　白面半斤　陈橘皮一分，汤浸，去白瓤，焙　生姜汁一合

右以橘皮末及生姜汁和面，作索饼，于豉汁中煮熟，入臛食之。

治五噎食饮不下，胸膈妨塞，瘦弱无力，宜吃**黄雌鸡臛索饼**。方：

黄雌鸡一只，去毛肠，炒作臛　面半斤　桂心末一分　赤茯苓一分，末

右以桂心等末和面，溲作索饼，于豉汁中煮，入臛食之。

治五噎饮食不下，胸中结塞，瘦弱无力，宜吃**乌雌鸡切面羹**。方：

乌雌鸡半只，治如食法　白面四两　桑根白皮三分，剉　赤茯苓三分　桂心末一分

右件二味末入面中，先以水煮桑根白皮汤，溲面切，入豉汁和煮熟，与鸡肉调和，一如常法食之。

治气噎方：

蜜半斤　酥三两　生姜汁一合

右三味相和，以微火煎如稀饧，每于酒中调一匙服之，空食之亦佳。

治噎病，胸间积冷，饮食不下，黄瘦无力，**川椒面拌粥**方：

川椒一百粒，去目　白面二合

右以醋淹椒令湿，漉出，于面中拌令匀，便于豉汁中煮，空心和汁吞之。

治胸膈痰[1]气壅结，食饮不下，如似鲠噎。方：

桂心三分　赤茯苓一两　桑根白皮二两

右件药细剉，以水三大盏，煎二盏半去滓，下粳米二合煮作粥食之。

治噎不下食，方：

右取崖蜜，每于粥中化半匙食之。

治噎病不下食，方：

舂杵头细糠半合　白面四两

右相和溲作馄饨，于豉汁中煮食之。

又方：

老牛嚼沫如枣许大，置稀粥中饮之，终身不噎矣。勿令患人知。

食治心腹痛诸方

夫心腹痛者，由寒客于脏腑之间，与气血相搏，随气上下，攻击心腹而痛。脏气虚邪气胜，停积成疾，故令心腹痛也。宜以食治之。

治邪气攻心腹痛，**桃人粥**方：

桃人二十一枚，去皮尖　生地黄一两　桂心半两，末　粳米二合，细研　生姜一分，并地黄、桃人以酒三合研绞取汁

右先用水煮米作粥，次下桃人等汁更煮令熟，调入桂心末，空腹食之。

治心中冷气，往往刺痛，腹胀气满，**荜茇粥**方：

荜茇　胡椒　干姜炮裂，剉　槟榔　桂心已上各一分　粟米三合

右已上五味捣罗为末，以水二大盏，米煮粥，候米熟入药末一钱搅令匀，每日空腹食之。

治心腹冷气入心，撮痛胀满，**吴茱萸粥**方：

吴茱萸半两，汤浸七遍，焙干微炒，捣末　粳米二合

右以葱、豉煮粥，候熟下茱萸末二钱搅令匀，空腹食之。

治心腹冷气，往往结痛，或遇风寒，及吃生冷即痛发动，**高良姜粥**方：

高良姜半两，剉　粳米二合　陈橘皮半分，汤浸，去白瓤，末

右以水三大盏煎高良姜、陈橘皮，取汁一盏半去滓，投米煮粥，空腹食之。

治冷气心腹痛，妨胀，不能下食，**紫苏粥**方：

紫苏子一合，微炒　桂心末，二钱

右捣碎紫苏子，以水二大盏绞滤取汁，入米二合煮粥，候熟入桂末食之。

食治一切痢疾诸方

夫一切痢者，由荣卫不足，肠胃虚冷，冷热之气乘虚入胃，客于肠间，肠虚即泄也。此皆由饮食生冷，脾胃虚弱，不能制于水谷，故糟粕不结聚而变为痢也。宜以食治之也。

治积冷气，痢下脓血，肌瘦，不能饮食，**炙肝散**方：

---

〔1〕痰：原作“疾”。《正误》：“‘疾’，疑‘痰’之讹。”《普济方》卷258引同方作“痰”，因改。

猪肝一具，去筋膜　木香　人参去芦头　白术　黄连去须，微炒　干姜炮裂，剉　陈橘皮汤浸，去白瓤，焙　诃梨勒煨，用皮　芜荑已上各半两　乌梅肉三分，微炒

右捣细罗为散，将肝切作片子，以药末一两掺令匀，即旋以串子炙令香熟，空腹食之。如渴，即煎人参汤温温服之。

治赤白痢久不差，困劣，烦渴甚者，宜服**羊脂粥**。方：

羊脂一两　猪脂一两　黄牛脂三两　葱薤各五茎，切，去须　汉椒去目及闭口者，微炒捣末，半钱　生姜一分，切　莳萝末一钱

右先将脂等与葱、薤、生姜同炒，次用水入粳米三合煮成粥，入莳萝、椒末搅令匀，空腹频服之。

治脾胃久冷气痢，瘦劣甚者，宜食**猪肝饆饠**。方：

豮猪肝一具，去筋膜　干姜半两，炮裂，剉　芜荑半两　诃梨勒三分，煨，用皮　陈橘皮三分，汤浸，去白瓤　缩沙三分，去皮

右捣诸药为末，肝细切，入药末一两拌令匀，依常法作饆饠，熟煿，空心食一两枚，用粥饮下亦得。

治赤白痢，**蜡煎饼**方：

鸡子五枚，取黄　薤白三茎，去须细切　白面四两　白[1]蜡一两

右将鸡子并薤白调和面作煎饼，用蜡揩铛，唯熟为妙，空腹任意食之。

治积冷下痢腹痛，宜吃**醋煮猪肝**。方：

豮猪肝一具，去筋膜切　芜荑末半两

右以酽醋二升，入芜荑末煮肝令熟，空心任性食之。

治赤白痢，休息气痢，久不差者，宜吃**拨粥**。方：

薤白一握，去须细切　葱白一握，去须细末　白面四两

右已上和面调令匀，临汤以箸旋拨入锅中熟煮，空腹食之。

治赤白痢及水痢，**生姜粥**方：

生姜半两，湿纸裹，煨熟细切　白面可拌姜令足

右将姜于面中拌，如婆罗门粥法，于沸汤中下煮令熟，空腹温温吞之。

治冷痢，饮食不下，宜吃**附子粥**。方：

附子一分，炮裂，去皮脐　干姜一分，炮裂，剉

右件药捣细罗为末，每日空腹煮粥，内药二钱食之，以差为度。

治胃腹虚冷，下痢赤白，**鲫鱼粥**方：

鲫鱼四两，切作鲙　粳米二合

右以米和鲙作粥，入盐、椒、葱白，随性食之。

治脾胃气弱，食不消化，**痢下赤白不止**，方：

曲末一两，微炒　粳米二合

右煮粥，空腹食之。亦主小儿无辜痢。

治脾胃虚冷，下白脓痢，及水谷痢，**薤白粥**方：

薤白去须，切，五合　粳米二合

---

〔1〕白：原残。《正误》："黄字。"然宽政本及《普济方》卷259所引同方均作"白"，因补。

右作粥，入姜、椒煮令熟，空腹食之。

治血痢，日夜百余行，宜服此方：

葛粉二两　蜜一合

右以新汲水二中盏搅令匀，空腹分两度服之。

治诸痢不差，**黍米粥**方：

黍米二合　蜡一两　羊脂一两　阿胶一两，捣碎，炒令黄燥，捣末

右煮黍米作稀粥，临熟入阿胶、腊、羊脂搅令消，空腹食之。

治水痢不差，宜服此方：

林檎十颗

右以水一大盏，煮取六分，去滓，每取一合，搅粥食之。

治赤白痢久不差，**鲫鱼鲙**方：

鲫鱼一斤鲜者，去鳞鬣肠，细切作鲙，用蒜齑调和食之。

治血痢，**马齿粥**方：

马齿菜二大握，切　粳米三合，折细

右以水和马齿菜煮粥，不着盐醋，空腹淡食，一顿效。

食治五痔诸方

凡痔疾有五：若肛边生肉如鼠奶，出孔外，时时脓血出者，名牡痔；若肛边肿痛生疮者，名牝痔，亦名漏痔；若肛边有核肿痛，及寒热者，名肠痔；若因便而清血随出，名血痔；若大便难，肛边生疮，痒痛出血者，名脉痔。此五者皆中于风寒之气，或房室不节，或醉饱过度，劳于气血，而经脉流溢渗入肠间，冲于下部之所致也。宜以食治之。

治五痔下血不止，**黄耆粥**方：

黄耆一两，细切　粳米二合

右以水二大盏，煎黄耆取一盏半去滓，下米煮粥，空腹食之。

又方：

苍耳苗叶一斤，细切　粳米三合

右于豉汁中入米煮作羹，着少盐、葱白，空腹食之。作粥亦得。

又方：

杏人一两，汤浸，去皮尖、双人，研，入水一大盏绞汁　粳米二合

右杏人汁中投米煮作粥，空心食之。

治五痔及泻血，**赤糊饼**方：

赤糊饼三枚，市买者　胡荽五两，洗择，入少醋拌

右空腹以糊饼夹胡荽食之，不用别吃物，一两服血止。

治五痔及煞诸虫，方：

鳗鲡鱼，治如食法。

右切作片，以盐、椒、葱白调和，炙熟食之。

治五痔瘘疮，宜服此方：

鸳鸯一只，治如食法，煮令熟，细切，以五辛和食之。作羹亦妙。

治五痔下血不止，肛肠疼痛。方：

野狸一只，去皮、肠胃及骨，右薄切作片，着少面，并椒、姜、葱、白盐、醋调和，炙熟食之。或作羹食之，皆效。

又方：

鸺鹠一只，去毛羽肠肚，炙令熟食之。作羹亦得。

又方：

木槿花半斤，新者，于豉汁中入椒、盐、醋、葱白相和煮令熟，空腹食之。

又方：

萹竹叶半斤

右切入豉汁中煮作羹，着少盐、醋、椒、葱白调和，空腹食之。

治痔病下血不止。方：

桑耳二两，捣碎

右件药每服一两，以水一大盏，煎取七分，去滓，着椒、葱白、粳米煮作羹，空腹食之。

治久患野鸡痔，下血不止，肛边疼痛，食之十顿，无不差。方：

野猪肉一斤

右切作片，着椒、姜、葱白煮令熟，空腹食之。作羹亦得。

治野鸡痔血不止，肛边疼痛。方：

鲤鱼一头，治如食法

右细切作鲙，以蒜、酱、盐、醋食之。

食治五淋诸方

夫五淋者，石淋、劳淋、血淋、气淋、膏淋是也。此皆由肾虚，而膀胱热也。肾虚则小便数，膀胱热则水下涩，数涩则淋沥不宣，谓之淋也。宜以食治之。

治五淋，小便涩少疼痛，宜吃**冬麻子粥**。方：

冬麻子二合　葵子一合　米三合

右研二味，以水二大盏淘绞取汁，和米煮粥，浑着葱白熟煮食之。

又方：

葵菜一斤，切　粳米二合　葱白一握，去须，切

右以水煮葵菜令熟，入米及葱煮熟，入少许浓生姜汁搅令匀，空腹食之。

治五淋，小便秘涩妨闷，宜食**酥浆水粥**。方：

酥一合　米三合　浆水二升

右以浆水煮粥，临熟下酥，适寒温食之。

治五淋，小肠结痛，小便不快，宜食**榆白皮索饼**。方：

榆白皮二两，切　面四两

右以水一大盏半，煎榆白皮取汁一盏去滓，溲面作索饼，熟煮，空心食之。

治热淋，小便出血疼痛，**车前子叶作羹**。方：

车前子叶一斤　葱白一握　粳米二合

右切车前子叶，和豉汁中煮作羹，空腹食之。

治小便出血磣痛，宜吃**生地黄粥**。方：

生地黄汁三合　蜜二合　米一合　车前叶取汁三合

右先以水一大盏半煮成粥，次入诸药汁及蜜，更煎三两沸，分为二服。

治热淋，小便涩少，磣痛沥血，宜服**葡萄煎**。方：

葡萄绞取汁五合　藕汁五合　生地黄汁五合　蜜五两

右相和煎如稀饧，每于食前服二合。

治热淋，小便磣痛，腹内气壅，宜食**冬瓜羹**。方：

冬瓜一斤　葱白一握，去须细切　冬麻子半升

右捣麻子，以水二大盏绞取汁，煮冬瓜、葱白作羹，空腹食之。

治小便淋涩少痛，宜食**青头鸭羹**。方：

青头鸭一只，全用肉，细切　冬瓜四两，细切　萝卜半两，细切　葱白四两，细切

右如常法作羹，着盐醋五味，空腹食之。

又方：

青粱米半升　葱白半斤，去须切

右于豉汁中煮作粥，空腹量力食之。

治小便不通，淋沥，宜服**青小豆方**：

青小豆半升　冬麻子三合，捣碎，以水二升淘绞取汁　陈橘皮一分，末

右以冬麻子汁煮橘皮及豆令熟，食之。

治热淋，利小便，宜食**凫葵粥**。方：

凫葵一斤，切　粳米半升

右于豉汁中煮作粥，空腹食之佳。

治小便赤涩，脐下急痛，**葱粥**方：

葱白十茎，去须切　黄牛乳二合　粳米三合

右先以乳炒葱令熟，即入米水依寻常煮粥，食之。

又方：

右取牛犊蹄煮熟热吃，甚利小便。

食治小便数多诸方

夫小便数又多者，此由下焦虚冷故也。肾主水，与膀胱为表里，肾气衰，不能制于津液，脬内虚冷，水下不禁，令小便数而多也。

治膀胱虚冷，小便数不禁，补益五脏，**黄雌鸡肉粥**。方：

黄雌鸡一只，去毛羽、肠脏　粳米一升　黄耆一两，剉　熟干地黄一两半

右三味同煮令极熟，去药及擘去鸡骨，取汁并肉和米煮作粥，入盐、酱，一如食法调和，空腹食之。作羹及馄饨，任意食之亦得。

治下焦虚冷，小便多数，瘦损无力，宜食**生薯药羹**。方：

生薯药半斤，切　薤白半斤，去须切

右于豉汁中煮作羹，如常调和食之。

治小便多数，瘦损无力，宜食**羊肺羹**。方：

羊肺一具，细切

右入酱、醋、五味作羹，食之。

治小便数多，宜食**小豆叶羹**。方：

小豆叶一斤，细切

右于豉汁中煮，调和作羹食。

治小便利，宜食**鸡肠叶羹**。方：

鸡肠叶一斤，细切

右于豉汁中煮，调和作羹食之。

太平圣惠方卷第九十七 凡一十四门　论一首　病源一十三首　方共计一百六十道

食治妊娠诸方一十三道　食治产后诸方一十六道　食治小儿诸方一十一道　食治养老诸方并论[1]一十道　食治眼痛诸方一十二道　食治耳鸣耳聋诸方七道　食治骨蒸劳诸方九道　食治五劳七伤诸方一十九道　食治虚损羸瘦诸方一十六道　补益虚损于诸肉中蒸煮石英及取汁作食治法八道　食治脾胃气弱不下食诸方一十一道　食治脚气诸方一十一道　食治腰脚疼痛诸方九道　药茶诸方八道

食治妊娠诸方

凡初有妊，四肢沉重，不多饮食，脉理顺时，是欲有胎。如是经三二日[2]，便觉不通，则结胎也。其状心中愦愦，头目眩，四肢沉重，懈怠不能执作，恶闻食气，欲啖酸咸果实，多卧少起，是谓恶食。其至三月已上，皆大剧，吐逆，不能自胜举。有如前候者，便依此饮食将息，既得食力，体强色盛，足以养胎，子母安健也。

治初欲有妊，心中愦闷，呕吐不下食，恶闻食气，头重眼肿，四肢烦疼，多卧少起，恶寒，汗出疲乏，**羊肉臛**方：

羊肉四两，切炒作臛　面半两

右件索饼，于生姜、豉汁中煮，和臛食之。

治妊娠，胎脏壅热，不能下食，心神躁闷，**鲤鱼汤**方：

鲤鱼一头，长一尺者，治如食法　生姜一两，切　豆豉一合　葱白一握，去须切

右以水五升煮鱼等令熟，空腹和汁食之。

治妊娠胎动不安，**糯米阿胶粥**方：

糯米三合　阿胶一两，捣碎，炒令黄燥，捣为末

右件药先煮糯米作粥，临熟下胶末搅匀食之。

妊娠安胎，及治风寒湿痹，腰脚痛，**乌雌鸡肉粥**方：

乌雌鸡一只，取肉　糯米三合

右切鸡肉于豉汁中和米煮粥，入盐、椒、葱白，空腹食之。或作羹及馄饨、索饼食之亦得。

养胎脏，及治胎漏下血，心烦口干，**丹雄鸡肉索饼**方：

丹雄鸡一只，取肉作臛　白面一斤

〔1〕 并论：原无。据正文标题补。

〔2〕 如是经三二日：《正误》："'日'，当作'月'。"《病源》卷41"妊娠恶阻候"作"如此经二月日后"。义长，可参。

右溲面作索饼和臛，任意食之。

治妊娠因伤动，腹里疞痛，宜服**安胎鲤鱼粥**方：

鲤鱼一头，重一斤，去鳞鬣、肠胃，细切　苎根二两，干者，净洗剉　糯米五合

右件药以水三碗先煎苎根，取汁二碗，去滓，下米并鱼煮粥，入五味，空腹食之。

治妊娠伤寒头痛，**豉汤**方：

豉一合　葱白一握，去须切　生姜一两，切

右以水一大盏，煮至六分，去滓，分温二服。

治妊娠损动下血，苦烦满，**豉汤服鹿角末**方：

豉一合　鹿角末一分

右以水一大盏，煮豉取汁六分，内鹿角末搅匀，分为二服。

治妊娠损动腹痛。方：

冬麻子二合，捣碎，以水一大盏，煎至七分，去滓，分温二服。

治妊娠下血如故，名曰漏胎，胞干胎毙，宜服**地黄粥**。方：

生地黄汁三合　糯米三合

右煮糯米作粥，临熟下地黄汁搅调令匀，空腹食之。

又方：

阿胶半两，炙黄为末　龙骨末一分　艾叶末一分

右用糯米二合，入前药，以水煮作粥，空腹食之。

治妊娠，恒苦烦闷，此名子烦，宜吃**竹沥粥**。方：

淡竹沥三合　粟米三合

右以水煮米作粥，临熟下竹沥搅令匀，停冷食之。单饮竹沥三二合亦佳。

治妊娠腰痛。方：

黑豆二合

右以酒二大盏，煮取一盏去滓，食前分温三服。

食治产后诸方

夫妊娠十月既足，百骨皆折，肌肉开解，然后能生。百日之内，犹名产母，时人将谓一月便为平复，岂不谬乎？若饮食失节，冷热乖理，血气虚损，因此成疾，药饵不和，更增诸病。令宜以饮食调治，庶为良矣。

治产后瘀血及癥结，疼痛无力，**地黄粥**方：

生地黄汁二合　生姜半两，取汁　粳米三合

右以米作粥，临熟入二味汁搅和令匀，空心食之。

治产后血癥疼痛，不多食，**桃人粥**方：

桃人一两，汤浸，去皮尖、双人　粳米二合

右以水二大盏，烂研桃人，绞取汁作粥，空心食之。

治产后血气虚弱，不能下食，**粟米粥**方：

粟米三合　羊肉半斤，去脂膜，拣取四两，细切

右以水五大盏，下米、羊肉同煮，欲熟入盐、醋、椒、葱，更煮粥令熟，空心食之。

治产后腹中积血，及中风汗出，益气肥健，利小便，**冬麻子粥**方：

冬麻子一合，以水研取汁三升　薏苡人一合，捣碎　粳米二合

右用冬麻子汁煮二味作粥，空心食之。

治产后中风，血气惊邪，忧恚悸逆，**猪心羹**方：

猪心一枚，切　葱白一握，去须细切

右以豉汁、盐、椒、米同作羹食之。

治产后虚劳，血气不调，腹肚结痛，血运昏愦，心热烦躁，不多食，**益母草汁粥**方：

益母草汁二合　生地黄汁二合　藕汁二合　生姜汁半合　蜜二合　白粱米一合，水淘，研令细

右先以水一大盏，煮米作粥，次入诸药汁更煎三两沸，每服吃二合，日三服。

治产后赤白痢，腰疼腹痛，食少，**煨猪肝**方：

猪肝四两，去筋膜　芜荑一两，捣末

右薄切猪肝，掺芜荑末调和令匀，溲面裹，更以湿纸裹三五重，煻火煨令熟，去面，空心食之。

治产后赤白痢，脐下痛，不下食，**鲫鱼粥**方：

鲫鱼肉一斤　粟米三合，别煮粥

右用湿纸裹鱼煨熟，去骨细研，候粥熟下鱼，入盐醋调和，空心食之。

治蓐劳，乍寒乍热，**猪肾粥**方：

猪肾一具，去脂膜，切　粟米三合

右以豉汁、五味入米作粥，空心食之。

治产后虚损，少乳，**猪蹄羹**方：

猪蹄一具，切　粟米三合

右一如常法，入五味作羹食之。

治产后乳不下，闭闷妨痛，**猪肝羹**方：

猪肝一具　粟米一合

右一如常法作羹粥，空心食之。

治产后赤白痢，腰脐痛，**薤白粥**方：

薤白一握，切　粟米二合

右作粥，空心食之。

治产后虚冷，下痢腹痛，食少，**鲫鱼熟鲙方**：

鲫鱼二斤，作鲙　时萝　陈橘皮去瓤，焙　芜荑　干姜炮　胡椒五味等分，捣罗为末

右煎豉汁中煮鲙，临熟合宜下料味调和，空心食之。

治产后虚羸无力，腹肚冷痛，血气不调，及头中风冷，汗[1]出不止，方：

白羊肉一斤，细切

右调和作腌腊及羹，空心食之。

治产后风眩瘦病，五劳七伤，心虚惊悸，方：

右烂煮羊头于豉汁中，入五味调和，空心食之。

治产后下痢腰痛，方：

右用艾叶捣粗罗为末，如常作馄饨，空心服之。

---

〔1〕汗：原作“汁”。据《普济方》卷259引同方改。

食治小儿诸方

夫生民之道，莫不以养[1]小为大者。无于小，卒不成大。故《易》曰：积小以成高大也。凡小儿之痛，状证甚多，造次之间，编载不尽。其诸方药，备在诸经。今聊举食治单方，以救仓卒之要尔。

治小儿心脏积热，烦躁恍惚，**牛蒡粥**方：

牛蒡根汁一合　粳米一合

右以水一大盏煮粥，临熟投牛蒡汁搅匀，空腹温温食之。

治小儿下痢不止，瘦弱，**鸡子粥**方：

鸡子一枚　糯米一合

右煮粥，临熟破鸡子相和搅匀，空腹入少醋食之。

治小儿心脏风热，昏愦躁闷，不能下食，**梨汤粥**方：

梨三枚，切　粳米一合

右以水二升，煮梨取汁一盏，去滓，投米煮粥食之。

治小儿心脏风热，精神恍惚，**淡竹叶粥**方：

淡竹叶一握　粳米一合　茵陈半两

右以水二大盏，煎二味取汁一盏，去滓，投米作粥食之。

治小儿风热，呕吐，头痛，惊啼，**葛根粥**方：

葛根一两，剉　粳米一合

右以水二大盏，煎至一盏去滓，下米作粥，入生姜、蜜各少许食之。

治小儿呕吐，心烦热渴，**芦根粥**方：

生芦根二两，剉　粟米一合

右以水二大盏，煎至一盏去滓，投米作粥，入生姜、蜜少许食之。

治小儿冷伤脾胃，呕逆及痢，惊痫，**人参粥**方：

人参半两，去芦头　白茯苓三分　粟米半合　麦门冬一两，去心

右件药都细剉，每服半两，以水一大盏，煎诸药至七分盏，去滓，下米作粥食之。

治小儿水气，腹肚虚胀，头面浮，小便不利，**郁李人粥**方：

郁李人一两，汤浸，去皮尖，微炒　桑根白皮一两，剉　粟米一合

右件药捣碎，每服半两，以水一大盏，煎至七分，去滓，下米[2]作粥，入少生姜汁任意食之。

治小儿下痢，日夜数十行，渐至困顿，**黍米粥**方：

黍米一合　鸡子一枚　黄蜡半两

右煮粥临熟，下鸡子、蜡搅令匀，空腹食之。

治小儿血痢不差，**马齿菜汁粥**方：

马齿菜汁一合　蜜半合　粟米一合

---

〔1〕养：原脱。据《千金》卷5“少小婴孺方上”补。

〔2〕米：原脱。据《普济方》卷401引同方补。

右以水一大盏煮作粥，后入二味和调，食前服之。

治小儿小便不通，肚痛，**浆水葱白粥**方：

粟米二合　葱白三七茎，去须细切[1]

右件以浆水煮作稀粥，临熟投葱白搅令匀，温温食之。

食治养老诸方并论

夫安[2]身之本，必须于食。救病之道，唯凭于药。不知食宜者，不足以全生。不明药性者，不能以除病。故食能排邪而安脏腑，怡神养性，以资血气，故为人子者，不可不知此道也。是故君父有疾，即先命食以疗之，食疗不愈，然后命药，故孝子须深知食药二性也。论曰：人子养老之道，虽有水陆百[3]品珍羞，每食必忌于杂，杂则五味相挠，食之不已，为人作患。是以食啖鲜者，务令简少，饮食当令节俭。若贪味伤多，老人肠胃虚薄，多则不消，膨胀短气，必致霍乱。夏至以后，秋分之前，勿进肥浓羹臛，酥油奶酪，则无他虑矣。所以老人多疾者，皆由少时春夏取凉，食饮太冷，其鱼鲙、生菜、生肉、腥冷之物，多损于人，直宜断之。唯奶酪酥蜜，恒宜温之而食，此大利益老年。若卒多食之，亦令人腹胀泄痢。可渐渐食之，每日常学淡食，勿食大醋物。

耆婆汤：主大虚风冷，羸弱，无颜色，**酥煎**方：

酥一斤　生姜汁一合　薤白三握，去须切　酒三升　白蜜一斤　熟油一升　川椒二合，去目及闭口者，微炒　胡麻人一升，烂研　橙叶二握，切　豉一升　糖一升

右件药先以酒浸豉一宿，绞去滓，内酒入银器中，次内酥、蜜、油、糖、姜汁等煎令沸，下薤白、椒、橙叶、胡麻慢火煎，候薤白黄赤色，即滤去滓，收瓷合中，每日空心暖服一合。

耐老驻颜，**乌麻散**方：

乌麻任多少，以水拌令匀，勿使大湿，蒸令气遍，下曝干，又蒸又曝，往返九遍讫，捣去皮作末，空腹以温水调下二钱，晚食前再服，渐渐不饥，久服不老，耐寒暑。

补虚羸瘦弱，乏气力，**白蜜煎圆**方：

白蜜二升　腊月猪肪一升，去膜　胡麻油半斤，微熟　熟干地黄末一升

右件药合和，以银器中重汤煎令可圆下之，圆如梧桐子大，每服以温酒下三十圆，日三服，稍加以知为度。久服令人肥充，好颜色。

服牛乳补虚益气方：

牛乳五升　荜茇末一两

右件药入银器中，以水三升和乳合煎，取三升后收瓷合中，每于食前暖一小盏服之。

猪肚补虚羸，乏气力，方：

肥大猪肚一枚，净洗，如食法　人参二两，去芦头　椒半两，去目及闭口者，微炒去汗　干姜一两，炮裂，剉　葱白七茎，去须切　粳米三合

右件药捣筛入米合和相得，内猪肚中，缝合勿令泄气，以水五升于铛内微火煮令烂熟，空腹食之，次暖酒一中盏饮之。

---

〔1〕须细切：原脱。据《普济方》卷401引同方补。

〔2〕安：原误作“妄”。据《千金》卷26引“扁鹊云”及《普济方》卷259引同论改。

〔3〕百：原作“有”。据《普济方》卷259引同论改。

凡牛乳性平，补血脉，益心，长肌肉，令人身体康强，润泽，面目光[1]悦，志气不衰。故为人子者，当须供之，以为常食，一日勿阙，恒使恣意充足为度。此物胜肉远矣。

补虚养老，以药水饮牛，**取乳服食方**：

钟乳一斤，上好者，细研　人参三两，去芦头　甘草五两，炙微赤，剉　熟干地黄三两　黄耆三两，剉　杜仲三两，去皴皮　肉苁蓉六两　白茯苓五两　麦门冬四两，去心　薯蓣六两　石斛二两，去根[2]，剉

右件药捣细罗为散，以水三斗先煮粟米七升为粥，内散一两搅令匀，和少冷水，与渴牛饮之令足，不足更饮水一日，余时患渴可饮清水，平旦取牛乳服之，生熟任意。牛须三岁已上，七岁以下，纯黄色者为上，余色者为下。其乳恒令犊子饮之，若犊子不饮者，其乳动气，不堪服也。慎蒜、猪、鱼、生冷、陈臭。其乳牛清洁养之，洗刷饮饲，须如法用心看之。

有人频遭重病，虚羸不可平复，宜服此**枸杞煎**方：

生枸杞根细剉，一斗，以水五斗煮取一斗五升，澄清　白羊脊骨一具，剉碎

右件药以微火煎取五升，去滓，收瓷合中，每取一合，与酒一小盏合暖，每于食前温服。

补五劳七伤虚损法，**煮羊头蹄方**：

白羊头蹄一具，草火烧令黄色，刮去灰尘　胡椒半两　荜茇半两　干姜半两　葱白切，半升　豉半升

右件药先以水煮头蹄半熟，内药更煮令烂，去骨，空腹适性食之，日食一具，满七具即止。禁生冷、醋滑、五辛、陈臭、猪鸡等七日。

治大虚羸困极，宜**煎猪肪方**：

猪肪不中水者，半斤

右入葱白一茎，于铫子内煎令葱黄即止，候冷暖如人体，空腹顿服之令尽，暖盖覆卧，至日晡后，乃食白粥稠糜[3]。过三日后，更[4]宜服**羊肝羹**方：

羊肝一具，去筋膜，细切　羊脊膂肉二条，细切　曲米半两　枸杞根五斤，剉，以水一斗五升煮取四升，去滓

右用枸杞根汁煮前羊肝等令烂，入豉汁一小盏，葱白七茎切，以五味调和作羹，空腹饱食之。后三日慎食如上法。

补虚劳，**油面馎饦**方：

生胡麻油一升　淅[5]粳米泔清一升

右二味以微火煎尽泔清乃止，出贮之，取冷[6]盐汤二合，将和面作馎饦煮熟，入五味食之。

食治眼痛诸方

夫目，肝之官，肝藏于血，荣养于目。腑脏劳伤，血气俱虚，不能荣养于目，故目暗也。若风热之气在于脏腑，虚实不调，故上冲于目，则令赤痛。久不能差，变生肤翳者，眼睛上有物

〔1〕光：原作“先”。据《普济方》卷259引同方改。

〔2〕根：原脱。据补同上。

〔3〕糜：原作“麋”。据《普济方》卷258引同方改。

〔4〕更：原作“受”。据改同上。

〔5〕淅：原作“折”，不通。《普济方》卷258引同方作“淅”。《本草纲目》卷22“粳”：“淅，音锡，洗米也。”义长，今改。下同径改，不出注。

〔6〕冷：原作“合”。据《普济方》卷258引同方改。

如蝇翅是也。宜以食疗之。

治肝脏虚弱，远视无力，补肝，**猪肝羹**方：

猪肝一具，细切，去筋膜　葱白一握，去须，切　鸡子三枚

右以豉汁中煮作羹，临熟打破鸡子投在内，食之。

又方：

青羊肝一具，细切，水煮熟，漉干

右以盐、酱、醋调和食之，立效。

又方：

葱子半升，炒熟

右捣细罗为散，每服一匙，以水二大盏，煎取一盏去滓，下米煮粥食之。

治青盲白翳，明目，除邪气，利大肠，去寒热，**马齿实拌葱豉粥**方：

马齿实一升

右捣为末，每服一匙，煮葱豉粥和搅食之。马齿菜作羹粥吃，并明目极佳。

治肝脏风虚眼暗，**乌鸡肝粥**方：

乌鸡肝一具，细切

右以豉汁中和米作羹粥，食之。

治目暗耳不[1]鸣，**苍耳子粥**方：

苍耳子半分　粳米半两

右捣苍耳子烂，以水二升绞滤取汁，和米煮粥食之。或作散煎服亦佳。

治目暗青盲，明目，**兔肝粥**方：

兔肝一具，细切

右以豉汁中作粥，空心食之，以效为度。

治热发眼赤涩痛，**栀子人粥**方：

栀子人一两

右捣罗为末，分为四分，每服用米三合煮粥，临熟时下栀子末一分搅令匀，食之。

益精气，强志意，聪利耳目，**鸡头实粥**方：

鸡头实三合

右煮令熟，去壳，研如膏，入粳米一合煮粥，空腹食之。

补中明目，利小便，**蔓菁子粥**方：

蔓菁子二合　粳米三合

右捣碎，入水二大盏绞滤取汁，着米煮粥，空心食之。

益耳目，聪明，补中强志，**莲实粥**方：

嫩莲实半两，去皮，细切　粳米三合

右先煮莲实令熟，次以粳米作粥，候熟入莲实搅令匀，热食之。

治膈上风热，头目赤痛，目视䀮䀮，**竹叶粥**方：

竹叶五十片，洗净　石膏三两　沙糖一两　淅[2]粳米二两

---

〔1〕不：据文义，"不"字当衍。

〔2〕淅：原作"折"。《普济方》卷258引同方作"淅"。淅即洗米，此言粳米需淘洗过。今改。

右以水三大盏，煎石膏等二味取二盏，去滓澄清，用米煮粥，粥熟入沙糖[1]食之。

食治耳鸣耳聋诸方

夫耳鸣耳聋者，肾为足少阴之经而藏精，其气通于耳，耳宗脉之所聚。若精气调和，则肾气强盛，五音分晓。若劳伤血气，兼受风邪，损于肾脏而精气脱，则耳聋也。血气不足，宗脉即虚，风邪乘虚随入耳中，与气相击，则为耳聋也。

治久患耳聋，养肾脏，强骨气，**磁石肾羹**方：

磁石一斤，捣碎，水淘去赤汁，绵裹　猪肾一对，去脂膜，细切

右以水五升，煮磁石取二升，去磁石，投肾，调和以葱、豉、姜、椒作羹，空腹食之。作粥及入酒并得，磁石常用煎之。

治肾气虚损，耳聋，**鹿肾粥**方：

鹿肾一对，去脂膜，切　粳米二合

右于豉汁中相和，煮作粥，入五味如法调和，空腹食之。作羹及入酒并得，食之。

治五脏气壅，耳聋，**白鹅膏粥**方：

白鹅脂二两　粳米三合

右件和煮粥，调和以五味、葱豉，空腹食之。

治耳聋久不差，**乌鸡脂粥**方：

乌鸡脂一两　粳米三合

右相和煮粥，入五味调和，空腹食之。乌鸡脂和酒饮，亦佳。

治耳聋久不差，**鲤鱼脑髓粥**方：

鲤鱼脑髓二两　粳米三合

右煮粥，以五味调和，空腹食之。

治耳聋，及鼻不闻香臭，**干柿粥**方：

干柿三枚，细切　粳米三合

右于豉汁中煮粥，空腹食之。

治肾脏气惫，耳聋，**猪肾粥**方：

豮猪肾一对，去脂膜，细切　葱白二茎，去须，切　人参一分，去芦头，末　防风一分，去芦头，末　粳米二合　薤白七茎，去须，切

右先将药末并米、葱、薤白着水，下锅中煮，候粥临熟，拨开中心下肾，莫搅动，慢火更煮良久，入五味空腹食之。

食治骨蒸劳诸方

夫骨蒸之疾，而多异名，为疗皆同一体。丈夫以劳损为宗，妇人以血气为本，起于肾虚所致。故云阴气不足，阳必凑之，血气不荣，骨髓枯竭。肾主于骨，以其先从骨热，故曰骨蒸。又大都此病起于无端，不问老少男女，皆染斯疾，婴孩之流传注更甚。其状心胸烦满，骨节瘦

〔1〕 糖：原误作“粳”。据《普济方》卷258引同方改。

痛，颊赤口干，或寒或热，四肢无力，毛发干焦，咳嗽头疼，精神昏闷，多卧少起，梦与鬼交，惊悸不安，时时盗汗，毒气传及五脏，日渐羸瘦。宜以食治之。

治骨蒸烦热，咳嗽，**杏人粥**方：

杏人半两，汤浸，去皮尖、双人，水研取汁　生地黄三两，研取汁　生姜一分，研取汁　蜜半匙　粳米一合　酥半两

右先将米煮作粥，次入杏人等汁及蜜，更煮令熟，不计时候食之。

治骨蒸劳瘦，日晚寒热，咳嗽唾血，**地黄粥**方：

生地黄汁三合　粳米一合　好酥半两

右以水一大盏，先煮米欲熟，入地黄汁，次下酥，候粥熟，温温食之。

治骨蒸烦热，咳嗽，四肢疼痛，时发寒热，**葱豉粥**方：

豉一合〔1〕　葱白一握，去须切　粳米二合

右以水二大盏半，煮葱豉取汁一盏半，绞去葱豉，入米煮作粥，不计时候食之。

治骨蒸劳，肩背烦疼，头痛，不能下食，**枸杞叶羹**方：

枸杞叶五两　青蒿叶一两　葱白一握，去须，切　豉一合

右先以水三大盏，煎豉取汁一盏五分，去豉，下枸杞叶等煮作羹，调和食之。

治骨蒸劳，背膊烦疼，口干壮热，四肢无力，**牛膝叶羹**方：

牛膝叶四两　龙葵叶四两　地黄叶四两　生姜半两　豆豉一合半

右先以水五大盏，先煎姜豉取汁二盏半，去姜豉，下牛膝叶等煮作羹，入少盐、醋调和食之。

治骨蒸劳，乍寒乍热，背膊烦痛，瘦弱无力，**地黄叶猪肾羹**方：

生地黄叶四两，切　猪肾二枚，去脂膜，切　豆豉一合　葱白三茎，去须，切　生姜一分，切

右件药先以水二大盏煎豉等，取汁一盏五分，去滓，入地黄叶等于汁中煮，更入盐、酱、醋、米作羹，食之。

治骨蒸劳瘦，及肠风下虫，**酒煮鳗鲡鱼**方：

鳗鲡鱼二斤，治之如法，剉作段子

右入铛内，以酒三大盏熟煮，入盐、醋食之。

治传尸骨蒸鬼气，咳嗽气急，不能下食，及痃癖气，日渐黄瘦，**桃人粥**方：

桃人三两，汤浸，去皮尖、双人

右以水二大盏半和桃人研汁，着米二合煮粥，空腹食之。

治骨蒸，心烦不得眠卧，**酸枣人粥**方：

酸枣人二两，以水二大盏半研滤取汁，以米二合煮作粥，候临熟入地黄汁一合，更微煮过，不计时候食之。

食治五劳七伤诸方

夫人有五劳者，一曰志劳，二曰思劳，三曰心劳，四曰忧劳，五曰疲劳。盖五劳则伤于五脏也。凡人愁忧思虑则伤心，发燥而面无精光也。形寒饮冷则伤肺，气促咳逆也。恚怒气逆，上

〔1〕合：原作“分”。据本书豉常见用量改。

而不下则伤肝，目暗，筋骨挛痛也。饮食劳倦则伤脾，吐逆食少，不成肌肤也。久坐湿地，强力入水则伤肾，腰脚重痛，行李不任也。此则五劳证候也。七伤者，是伤五脏七神，故肝藏魂，肺藏魄，心藏神，脾藏意与智，肾藏精与志，此为七神也。且五脏以七神而为主，主若无脏，如人无室。脏若无神，如室无人。以此比之，只可知也。今言七伤者，一曰阴衰，二曰精清里急，三曰精少，四曰精消，阳事不与，五曰小便苦数，囊下湿痒，六曰胸胁苦痛，七曰阴寒，两胫厥冷。此皆脏腑虚损，表里受敌，肌虚，筋骨不荣，故曰五劳七伤之病也。宜以饮食调适之。

治五劳七伤，下焦虚冷，小便遗精，宜食暖腰肾，壮阳道，**药饼**方：

附子一两，炮裂，去皮脐　神曲三两，微炒　干姜一两，炮裂，剉　肉苁蓉一两半，酒浸一宿，刮去皱皮，炙干　桂心一两　五味子一两　菟丝子一两，酒浸三日，曝干捣末　羊髓三两　大枣二十枚，煮去皮核　汉椒半两，去目及闭口者，微炒去汗　酥二两　蜜四两　白面一升　黄牛乳一升半

右件药捣细罗为散，入面与酥、蜜、髓、乳相和，入枣瓤熟溲于盆中，盖覆勿令通气风，半日久即将出更溲令熟，擀作糊饼大，面上以箸子琢之，即入炉鏊中，上下以煻令熟，每日空腹食[1]一所，入酵和面更佳。

治五劳七伤，大肠泄痢，暖腰肾，缩小便，**药烧饼**方：

羊肉一斤，去脂膜，切　肉苁蓉四两，酒浸一宿，刮去皱皮　附子一两，炮裂，去皮脐　干姜半两，炮裂，剉　胡椒一分　时萝一分　荜茇一分　诃梨勒半两，煨，用皮　芜荑半两　白面五升

右件药捣罗为末，将肉苁蓉细切，入诸药末调和，分作四剂馅，逐剂以溲了面裹着馅，后撮合微拍合匀，以湿纸裹，煻[2]火烧之令熟，每日空腹食一所。

治五劳七伤，肾气虚冷，腰膝疼痛，小便遗沥，**药髓饼子**方：

干姜一分，炮裂，剉　汉椒半两，去目及闭口者，微炒去汗　桂心一分　附子一两，炮裂，去皮脐　诃梨勒一分，煨，用皮　缩沙半两，去皮，已上作末　蜜一合　枣一百枚，去核细切　羊筒骨髓五两　白面二斤　黄牛酥二两

右件药捣细罗为末，入诸药同和作馅，分为八分，以溲面包裹，如常作髓饼，入炉上，下着火煻，则须彻里过熟，每日空腹食一所，觉腰肾及膀胱暖则止。

治五劳七伤，益下元，壮气海，经月余肌肉充盛，老成年少，宜食**雌鸡方**：

黄雌鸡一只，去毛羽、肠脏　肉苁蓉一两，酒浸一宿，刮去皱皮，切　生薯药一两，切　阿魏少许，炼过　米二合，淘入

右已上先将鸡烂煮，擘去骨取汁，下米及鸡肉、苁蓉等都煮粥，入五味，空心食之。

治五劳七伤，羸瘦虚乏，**酿猪肚方**：

豮猪肚一枚，净洗去脂　杏人一两，去皮尖研　人参一两，去芦头　白茯苓一两　陈橘皮半两，汤浸，去白瓤，焙　干姜一分，炮裂　芜荑一分　汉椒一分，去目及闭口者，微炒去汗　莳萝一分　胡椒一分　黄牛酥一两　大枣二十一枚，去核切　糯米五合，淘折，看肚大小临时加减

右件药捣罗为末，每用药一两，入酥、枣、杏人、米等相和令匀，入猪肚内，以麻线缝合，即于甑内蒸令熟，切作片，空心渐渐食之。

治五劳七伤，阳气衰弱，腰脚无力，宜食**羊肾苁蓉羹**方：

羊肾一对，去脂膜，细切　肉苁蓉一两，酒浸一宿，刮去皱皮，细切

---

〔1〕食：原脱。据本节食治方服用方法补。

〔2〕煻：原作“糖”。《正误》：“‘糖’疑‘煻’之讹。”据文义改。

右件药相和作羹，着葱白、盐、五味末等一如常法，空腹食之。

治五劳七伤，久积虚冷，阳事都绝，**肉苁蓉粥**方：

肉苁蓉二两，酒浸一宿，刮去皴皮，细切　粳米三合　鹿角胶半两，捣碎，炒令黄燥，为末　羊肉四两，细切

右件药煮羊肉、苁蓉、粳米作粥，临熟下鹿角胶末，以盐酱味末调和，作两顿食之。

治五劳七伤，肾气不足，**羊肾羹**方：

羊肾一具，去脂膜，细切　羊肉三两，切　嫩枸杞叶细切，一升　葱白三茎，去须切　粳米半两　生姜三分，切

右件药先炒肾及肉、葱白、生姜，欲熟下水二大盏半，入枸杞叶，次入米、五味等煎作羹，食之。

治五劳七伤，补虚，强志益气，**羊髓粥**方：

羊髓三合　羊肾一对，去脂膜，切　葱白三茎，去须切　生姜半两，切　粳米一合　肉苁蓉二两，酒浸一宿，刮去皴皮，切

右以髓炒肾及葱、姜欲熟，入水二大盏半，次入米、五味等煮作粥，食之。

治五劳七伤，阴萎，气乏，**蘹香角子**方：

蘹香子　木香　巴戟　附子炮裂，去皮脐　汉椒去目及闭口者，微炒去汗　山茱萸各一两　猪肾一对，去脂膜，细切

右件药捣罗为末，每对猪肾用药末二钱，入盐溲面像肝角子样修制，灰火内煨令熟，薄茶下，空腹服之。

治五劳七伤，体热喘急，四肢烦疼，**葱豉粥**方：

香豉三合　葱白切，半升　羊髓一两　盐花半两　薄荷二十茎

右以水三大盏，先煎葱等四物十余沸，下豉更煎五七沸，去豉入米二合煮为粥，空心温服之。

治五劳七伤，乍寒乍热，背膊烦疼，羸瘦无力，**猪肾羹**方：

猪肾一对，去脂膜，切　生地黄四两，切　葱白一握，去须切　生姜半两，切　粳米一合

右炒猪肾及葱白欲熟，着豉汁五大盏，入生姜，下地黄及米煎作羹，食之。

治五劳七伤，髓气竭绝，**羊肾羹**方：

羊肾一对，去脂膜，切　肉苁蓉一两，酒浸一宿，刮去皴皮　生薯蓣一两　羊髓一两　薤白一握，去须，切　葱白半两，去须切　粳米一合

右炒羊肾并髓等欲熟，下米并豉汁五大盏，次下苁蓉，更入生姜、盐等各少许，煮成羹食之。

治五劳七伤，庶事衰弱，**枸杞粥**方：

枸杞叶半斤，切　粳米二合

右件以豉汁相和煮作粥，以五味末、葱白等调和食之。

治五劳七伤，阴囊下湿痒，**萝藦菜粥**方：

萝藦菜半斤　羊肾一对，去脂膜　粳米二合

右细切煮粥，调和如常法，空腹食之。

治五劳七伤，阴萎羸瘦，精髓虚竭，四肢少力，**猪肾羹**方：

猪肾一对，去脂膜，切　枸杞叶半斤，切

右用豉汁二大盏半相和煮作羹，入盐、醋、椒、葱，空腹食之。

治五劳七伤，羸瘦，阳气不足，心神虚烦，**羊肾粥**方：

白羊肾一对，去脂膜，切　羊髓二两　白粳米二合

右相和煮作粥，入盐、椒空腹食之。

治五劳七伤，阳气衰弱，益气力，**鹿肾粥**方：

鹿肾一对，去脂膜，细切　肉苁蓉二两，酒浸一宿，刮去皴皮，切　粳米二合

右件药先以水二大盏煮米作粥，欲熟下鹿肾、苁蓉、葱白、盐、椒食之。

治五劳七伤，阴萎气弱，**鸡肝粥**方：

雄鸡肝一具，细切　菟丝子末半两　粟米二合

右以水二大盏半，入五味及葱煮作粥，空心食之。

食治虚损羸瘦诸方

夫气血者，所以荣养其身也。虚损之人，精液萎竭，气血虚弱，不能充盛肌肤，故令羸瘦。宜以饮食补益也。

治脏腑虚损，羸瘦，阳气乏弱，**雀儿粥**方：

雀儿五只，治如食法，细切　粟米一合　葱白三茎，切

右先炒雀儿肉，次入酒一合煮少时，入水二大盏半，下米煮作粥，欲熟下葱白、五味等候熟，空心食之。

治虚损羸瘦，阴萎，不能饮[1]食，宜吃**灌肠方**：

大羊肠一条　雀儿胸前肉三两，细切　附子末一钱　肉苁蓉半两，细切，酒浸　干姜末一钱　菟丝子末二钱　胡椒末一钱　汉椒末一钱　糯米二合　鸡子白三枚

右将肉米并药末和拌令匀，入羊肠内令实，系肠头煮令熟，稍冷切作馅子，空心食之。

治脏腑虚损，四肢乏弱，不欲饮食，**肉苁蓉臛**方：

肉苁蓉一两，酒浸一宿，刮去皴皮　葱白三茎，去须切　糯米一两　羊肉三两

右将苁蓉、羊肉细抹，和末糁，及葱都依寻常法煮羹，盐、醋、椒、酱五味调和，空腹食之。

治下焦虚损羸瘦，腰胯疼重，或多小便，**羊肾饆饠**方：

羊肾两对，去脂膜，细切　附子半两，炮裂，去皮脐，捣罗为末　桂心一分，捣罗为末　干姜一分，炮裂，捣末　胡椒一钱，捣末　肉苁蓉一两，酒浸一宿，刮去皴皮，捣末　大枣七枚，煮熟去皮核，研为膏　面三两

右将药末并枣及肾等拌和为饆饠馅，溲面作饆饠，以数重湿纸裹，于煻灰火中煨令纸焦，药熟空腹食之，良久宜吃三两匙温水饭压之。

治虚损羸瘦，下焦久冷，眼昏耳聋，**骨[2]汁煮索饼**方：

大羊尾骨一条，以水五大盏，煮取汁二盏五分　葱白七茎，去须切　陈橘皮一两，汤浸，去白瓤，焙　荆芥一握　面三两　羊肉四两，细切

右件药都用骨汁煮五七沸去滓，用汁少许溲面作索饼，却于汁中与羊肉煮，入五味，空腹食之。

---

〔1〕饮：原作“欲”。据《普济方》卷258引同方改。

〔2〕骨：原作“滑”。据《普济方》卷258引同方改。

治羸瘦，久积虚损，阳气衰弱，腰脚无力，令人肥健，**羊肾羹**方：

白羊肾一对，去脂膜，切　肉苁蓉一两，酒浸一宿，刮去皴皮，切　葱白三茎，去须切　羊肺三两，切

右已上并于豉汁中煮，入五味作羹，空腹食之。

又方：

羊肾一对，去脂膜，切　肉苁蓉一两，酒浸一宿，刮去皴皮，切　薤白七茎，去须切　葱白三茎，去须切　粳米一合

右先将羊肾及苁蓉入少酒炒后，入水二大盏半，入米煮之欲熟，次入葱白、薤白煮作粥，入五味调和，空腹食之。

治虚损羸瘦，助阳，壮筋骨，**羊肉粥**方：

羊肉二斤　黄耆一两，剉　人参一两，去芦头　白茯苓一两　枣五枚　粳米三合

右件药先将肉去脂皮，取精者，内留四两细切，余一斤十二两以水五大盏，并黄耆等煎取汁三盏去滓，入米煮粥，临熟下切了生肉更煮，入五味调和，空心食之。

治虚损羸瘦，驻颜色，或女人产后虚羸等疾，**药肉粥**方：

羊肉二斤　当归剉，微炒　白芍药　熟干地黄　黄耆各半两　生姜一分，切　粳米三合

右以精肉留四两细切，余一斤十二两，先以水五升并药煎取汁三升，去滓，下米煮粥，欲熟入生肉更煮令熟，用五味调和，空心食之。

治下元虚损，阳气衰弱，筋骨不健，**雀儿药粥**方：

雀儿十枚，剥去皮毛，剉碎　菟丝子一两，酒浸三日，曝干，别捣末　覆盆[1]子一两　五味子一两　枸杞子一两　粳米二合　酒二合

右件药捣罗为末，将雀肉先以酒炒，入水三大盏，次入米煮粥，欲[2]熟下药末五钱搅转，入五味调和令匀，更煮熟，空心食之。

治虚损，益气，壮筋骨，去膀胱积冷，补肾气，**黄雌鸡粥**方：

黄雌鸡一只，未周年者，治之如法，以水一斗煮取汁五升　杏人十枚，汤浸，去皮尖、双人　熟干地黄三两，剉碎，与杏人同研，用酒三合研绞取汁　粳米三合

右每用鸡汁二大盏半和米煮粥，欲熟下地黄、杏人等汁更煮令熟，空心食之。

治虚损羸瘦，益气力，除肠风，**黄耆粥**方：

黄耆三两，剉　桑根白皮一两，剉　人参一两，去芦头　白茯苓一两　生姜半两，切　白粱米三合

右件药细剉和匀，每用药二两，以水三大盏，入枣五枚，煎取一盏半去滓，下米煮粥，空腹食之。

治虚损，羸瘦乏力，益精气，**羊脊骨粥**方：

羊连尾脊骨一握　肉苁蓉一两，酒浸一宿，刮去皴皮　菟丝子一分，酒浸三日，曝干，别捣末　葱白三茎，去须切　粳米三合

右剉碎脊骨，水九大盏煎取三盏，去滓，将骨汁入米并苁蓉等煮粥，欲熟入葱、五味调和，候熟即入菟丝子末及酒二合搅转，空腹食之。

治下焦久冷，虚损，**椒肾羹**方：

汉椒三十枚，去目及闭口者，酒浸一宿　白面三两　羊肾一对，去脂膜，细切

---

〔1〕盆：原误作"分"。据《普济方》卷258引同方改。

〔2〕欲：下衍一"欲"字。据文义删。

右取椒入面内，拌令匀，热水中下，并羊肾煮熟，入五味调和作羹，空腹食之。

治五脏虚损，羸瘦，益气力，坚筋骨，**苣藤粥**方：

苣藤子不限多少，拣去杂，蒸曝各九遍。

右每取二合，用汤浸布裹，挼去皮，再研，水滤取汁，煎成饮，着粳米煮作粥食之。或煎浓饮，浇索饼食之，甚佳。

治虚损羸瘦，令人肥白光泽，**鸡子索饼**方：

白面四两　鸡子四两　白羊肉四两，炒作臛

右以鸡子清溲作索饼，于豉汁中煮令熟，入五味和臛空腹食之。

补益虚损于诸肉中蒸煮石英及取汁作食治法

夫石性坚刚猛利，而能荣养阴阳，逐气祛风，悦泽颜色。但服饵有法，功效殊常。今则煮炼取其精华，调品成其法膳，可安脏腑，用补虚羸者尔。

治虚损，凡人年四十以下，服二大两，四十、五十乃至六十已上加二两，常用，四月以后服之，候接秋气，石力下温[1]其脏，补益腰肾得力，终无发动。**猪肚煮石英法**：

白石英二两，以生绢袋盛，都缝合　人参一两，去芦头　生地黄二两，切　生姜一两，切　葱白七茎，切　豉半两　川椒四十九粒，去目及闭口者　羊肉半两，切　猪肚一枚，净洗　粳米一合

右件药及石英袋并内着猪肚中，急系口，勿使泄气，以水一斗煮至二升即停，出药，肚着盘内使冷，然后破之，去石英袋讫，取肚及汁将作羹服之。每年三五度服，每服石英依旧，余药换之，分数一依初法。

治虚损不足，**羊肉中蒸石英服饵法**：

精羊肉一斤，白石英三两，取肉切作两段，钻作孔，内石英着肉中，还相合，即用荷叶裹，又将蜡纸裹，又将布裹，于三斗米饭中蒸之，候饭熟即出肉，去却石英后，取肉细切，和葱、椒、姜等作罨肉，空心食之。

治虚损不足，令人肥白，悦颜色，**酿猪肚方**：

猪肚一枚，净洗　白石英一两，捶碎　生地黄切，一合　紫石英一两，捶碎，与白石英同绵裹　川椒三十粒，去目及闭口者，微炒去汗，捣末　馈饭半两　盐少许　葱白二茎，去须切

右拌和诸药等，内猪肚中，以麻线缝定，蒸令烂熟，取出石英细切，任性食之。

治肾气不足，阳道衰弱，**三石猪肾羹**方：

紫石英　白石英　磁石捶碎，淘去赤汁

已上三石各三两，捶碎布裹。

猪肾二对，去脂膜切　肉苁蓉二两，酒浸一宿，刮去皴皮，切　枸杞叶半斤，切

右件药先以水五大盏煮石取二盏半，去石，着猪肾、苁蓉、枸杞、盐、酱、五味末等作羹，空腹食之。

治肾气虚损，阴萎，周痹风湿，肢节中痛，不可持物，**石英水煮粥**法：

白石英二十两　磁石二十两，捶碎

[1] 温：原误作“湿”。据《普济方》卷258引同方改。

右件药以水二升器中浸，于露地安置，夜即揭盖，令得星月气，每日取水作羹粥，及煎茶汤吃皆用之，用却一升，即添一升，服经一年，诸风并差，气力强盛，颜如童子。

治阴萎，囊下湿，或有疮，虚乏无力，**三石水煮粥**法：

紫石英四两　白石英四两　磁石八两，捶碎，淘去赤汁

右件药捶碎布裹，以水五大盏煮取二盏，去石，下米三合作粥食之。其石每日煎用之，经三个月即换之。

治五劳七伤，阴萎气乏，**牛肾粥**方：

牛肾一枚，去筋膜，细切　阳起石四两，布裹　粳米二合

右以水五大盏，煮阳起石取二盏，去石下米及肾，着五味、葱白等煮作粥，空腹食之。

治虚损，脚膝无力，阳气不盛，补益，**煨羊肾**法：

羊肾一对　钟乳粉一分

右件药取羊肾切去脂膜，分为四片，掺粉令匀却合，用湿纸裹，慢火煨令熟，空腹食之效。

食治脾胃气弱不下食诸方

夫脾胃者，位居中宫，象之土也。土生万物，四脏含其气。故云人之虚者，补之以味，味以行气，气以实志，言滋形润神，必归于食。庄子云：纳滋味，百节肥焉。脾养肌肉，脾胃气弱，即不能消化五谷，谷气若虚，则肠鸣泄痢，泄痢既多，则诸脏气竭，肌肉消瘦，百病辐凑。宜以饮食和益脾胃之气，滋润脏腑，养于经脉，祛疾之甚，可谓上医。故《千金》云：凡欲治病，先以食疗。既食疗不愈，后乃用药尔。

治脾气弱不能下食，宜食**酿羊肚方**：

羊肚一枚，治如常法　羊肉一斤，细切　人参一两，去芦头，捣末　陈橘皮一两，汤浸，去白瓤，焙　肉豆蔻一枚，去壳用末　食茱萸半两，末　干姜半两，末　胡椒一分，末　生姜一两，切　葱白二七茎，切　粳米五合　盐末半两

右取诸药末拌和肉、米、葱、盐等，内羊肚中，以粗线系合，勿令泄气，蒸令极烂，分三四度空腹食之，和少酱醋无妨。

治脾胃气弱，不多下食，四肢无力，羸瘦，宜吃**酿猪肚方**：

猪肚一枚，大者，生用　人参一两，去芦头　陈橘皮一两，汤浸，去白瓤，切　馈饭半两　猪脾一枚，细切

右以馈饭拌和诸药并脾等，内于猪[1]肚中缝合熟蒸，取肚以五味调和，任意食之。

治脾胃气弱，见食即欲呕吐，瘦弱无力，方：

面四两　曲末二两，微炒　生姜汁五合

右都溲作索饼，煮熟，入橘皮、椒、姜、羊肉臛，食之。

治脾胃气虚冷，羸瘦，不下食，**羊脊骨羹**方：

羊脊骨一具，捶碎，以水一斗[2]煮取五升　米二合

右取汁二大盏半，着米及姜、盐、葱作羹，或作粥，空心食之。

治脾胃气弱，不能饮食，四肢羸瘦，**羊肝饆饠**方：

---

〔1〕猪：原误作“诸”。《正误》：“‘诸’，‘猪’之讹。”因改。

〔2〕斗：原误作“升”。详文义，当为“斗”之误，因改。

白羊肝一具，去筋膜，细切　肉豆蔻一枚，去壳，末　干姜一分，炮裂，末　食茱萸一分，末　芜荑人一分，末　荜茇一钱，末　薤白一合，切

右先炒肝、薤欲熟，入豆蔻等末，盐汤溲面作饆饠，炉里熓熟，每日空腹食一两枚，极效。

治脾胃冷气虚劳，羸瘦，不能下食，**高良姜粥**方：

高良姜三两，剉　羊脊骨一具，捶碎

右以水一斗，煮二味取五升，去骨等，每取汁二大盏半，用米二合，入葱、椒、盐作粥食之。或以面煮饦饦作羹并得。

治脾胃气弱，不能下食，黄瘦，**生姜煎**方：

生姜汁一合　蜜二合　生地黄汁一升

右三味相和，以微火煎如稀饧，每服一匙，和粥一盏，入暖酒二合搅令匀，空心食之。

治脾胃气弱，痰嗍呕吐，不下饮食，**半夏棋子粥**方：

半夏二钱，汤洗七遍去滑[1]　干姜一钱，炮裂　白面三两　鸡子白一枚

右件药捣罗为末，与面及鸡子白相和溲切作棋子，熟煮，别用熟水淘过，空腹食之。

治脾胃气弱，久冷，不思食饮，**硫黄粥**方：

硫黄一分，细研　白粱米二合

右以水煮作粥，入硫黄末及酒二合搅令匀，空心食之。

治脾胃冷气，不能下食，虚弱无力，**鲫鱼熟鲙方**：

鲫鱼一斤，鲜者，治如食法

右细切作鲙，以羊肉汁入椒、干姜、莳萝、荜茇、橘皮、酱、醋等煮令熟，空心食之。

治脾胃气不和，消去宿食，**诃梨勒粥**方：

诃梨勒二枚，煨，用皮，捣罗为末　粟米二合

右以水二大盏煎取一大盏，下米煮粥，入少盐，空心食之。

食治脚气诸方

夫脚气者，晋魏已前名为缓风，古来无脚气名，后以病从脚起，初发因肿满，故名脚气尔。又有不肿而缓弱者，行即卒倒，渐至不仁，毒气阴上攻心，便至危困，急不旋踵，宽延岁月。然即缓风毒气，得其总称矣。此病状证尤多，经方备证，今宜以食治之。

治脚气肿满，喘促，大小便涩，**郁李人粥**方：

郁李人半两，去皮，研　粳米三合　蜜一合　生姜汁一蚬壳

右先煮粥，临欲熟入三味搅令匀，更煮令熟，空心食之。

治脚气，心腹妨闷，**槟榔粥**方：

槟榔一枚，熟水磨令尽　生姜汁半两　蜜半合　粳米二合

右以水一大盏半，先将米煮粥，欲熟次下槟榔汁等更煮令熟，空腹顿服。

治脚气，心胸壅闷，气促不食，**橘皮粥**方：

陈橘皮一两，汤浸，去白瓤，焙　紫苏茎叶一两　大腹子三枚　桑根白皮一两半　生姜三分，切　粳米二合

---

[1] 滑：原误作“骨”。《正误》：“‘骨’，‘滑’之讹。”此合半夏炮制法，因改。

右件药细剉，以水三大盏，煮取一盏半去滓，下米煮粥，空心食之。

治脚气及风寒湿痹，四肢挛急，脚肿不可践地，**牛膝煮鹿蹄**方：

鹿蹄一具，治如食法　牛膝四两，去苗

右以豉汁同煮令烂熟，入葱、椒调和，空心食之。

又方：

紫苏子二两，捣令碎，水二升研滤取汁　粳米二合

右以紫苏子汁煮作粥，和葱、豉、椒、姜，空腹食之。

治脚气冲心，烦躁不安，**鲤鱼羹**方：

鲤鱼一头，重一斤者，治如食法，切　莼菜四两，切

右调和入豉汁中，煮作羹食之。

治脚气头面浮肿，心腹胀满，小便涩少，方：

右以马齿菜和少粳米、酱汁煮作羹，食之，日三服。

治脚气，肾虚，腰脚无力，宜吃**生栗子方**：

生栗子不限多少，布袋盛，悬令干。

右每日平明吃十余颗，次吃猪肾粥佳。

治风毒脚气，膝胫挛急，骨节痛，方：

豉心五升，九蒸九曝

右以酒一斗半浸经宿，每取一小盏搅粥食之。

治脚气上冲入腹，方：

豮猪肝一具，去脂膜，细切

右以蒜、齑、五味调和，空心食之。如食不尽，分为三两遍食亦得。

又方：

水牛犊子头蹄治如食法

右蒸令极熟，停冷，任性食之。

食治腰脚疼痛诸方

夫脚腰痛者，由肾气不足，受风邪之所为也。劳伤则肾虚，虚则受于风冷，与真气交争，故腰脚疼痛。宜以食治之也。

治肾脏风冷，腰脚疼痛，转动不得，**羊脊骨羹**方：

羊脊骨一具，捶碎　葱白四握，去须，切　粳米四合

右以水七大盏，煎骨取汁四大盏，漉去骨，每取汁二大盏，入米二合，及葱白、椒、盐、酱作羹，空腹食之。

治下焦风冷，腰脚疼痛，转动不得，宜吃**猪肚炙方**：

猪肚一枚，汤洗作炙　酒一升　附子半两，炮裂，去皮脐，杵末

右以椒、葱、盐、酱并酒、附子末拌和，煮作斋炙熟，空腹食之，兼饮酒一两盏，勿令过度。

治下焦风湿，腰脚疼痛，行李无力，**豉酒方**：

豉二合　附子半两，炮裂，去皮脐，杵末　薤白一握，切，洗去滑　川椒五十粒，去目及闭口

右件药相和，炒至薤熟，投于三升酒中，更煎四五沸，每取一小盏，搅粥食之。

治肾脏虚冷，腰脚疼痛不可忍，**桂心酒粥**方：

桂心半两，末　好酒一升

右暖酒和桂心末，空腹分为二服，搅粥食之。

治风湿[1]痹，腰膝疼痛，**牛膝叶粥**方：

牛膝叶一斤，切　米三合

右于豉汁中相和煮作粥，调和盐酱，空腹食之。

治腰脚疼痛，不可转侧，**梅实人粥**方：

梅实人半两，研令细　米二合

右煮米令半熟，即下梅实人相和搅令匀，候熟空腹食之。

治肾脏风冷，腰脚疼痛，**婆罗粥**方：

牛膝一两，去苗，剉碎，酒浸一宿　白面四两

右将牛膝于面中拌，作婆罗粥，熟煮十沸，漉出，则以熟水淘过，空腹顿食之。

治肾气虚损，腰脚疼痛，**羊肾馄饨**方：

五味子　山茱萸　干姜炮裂　川椒去目及闭口者，微炒去汗　桂心各一两

右件药捣细罗为散，每日取羊肾一对，去脂膜细切，入散两钱，木臼内杵如泥，作馅用，和面捻作馄饨，以水熟煮，和汁食之。

治肾气虚冷，腰脚疼痛，转动不得，**羊脊骨羹**方：

羊脊骨一具，搥碎，以水一斗煎取三升　羊肾一对，去脂膜，切　羊肉二两，细切　葱白五茎，去须　粟米二两

右炒肾肉断血，即入姜、葱、五味，然后添骨汁，入米重煮成羹，空腹食之。

药茶诸方

治伤寒头痛壮热，**葱豉茶**方：

葱白三茎，去须　豉半两　荆芥一分　薄荷三十叶　栀子人五枚　石膏三两，捣碎　茶末三钱，紫笋茶上

右以水二大盏，煎取一大盏去滓，下茶末更煎四五沸，分二度服。

治伤寒头疼烦热，**石膏茶**方：

石膏二两，捣末　紫笋茶碾为末

右以水一中盏，先煎石膏末三钱，煎至五分，去滓，点茶服之。

治伤寒，鼻塞头痛，烦躁，**薄荷茶**方：

薄荷三十叶　生姜一分　人参半两，去芦头　石膏一两，捣碎　麻黄半两，去根节

右件药剉，先以水一大盏，煎至六分，去滓，分二服，点茶热服之。

治宿滞冷气，及止泻痢，**硫黄茶**方：

硫黄三钱，细研　紫笋茶三钱，末　诃梨勒皮三钱

右件药相和令匀，以水依常法煎茶，稍热服之。

治肠风，**槐芽茶**方：

嫩槐芽采取，蒸过火焙，如作茶法，每旋取碾为末，一依煎茶法，不计时候服一小盏。兼

[1] 湿：原作“流”。据文义改。

疗诸风极效。

治风及气，补暖，**萝摩茶**方：

右萝摩叶夏采蒸熟，如造茶法，火焙干，每旋取碾为末，一依煎茶法，不计时候服。

治肠风，兼去脏腑风涩，**皂荚芽茶**方：

嫩皂荚芽采，蒸过火焙，如造茶法，每旋取碾为末，一依煎茶法，不计时候服，入盐花亦佳。

治风补暖，**石南芽茶**方：

嫩石南芽采，蒸熟火焙，如造茶法，每旋取碾为末，煎泼如茶服之。

太平圣惠方卷第九十八 凡一门 序一首 方计一百三十五[1]道

补益方序

夫人禀中和气，生二仪间，处寒暑四时之宜，法阴阳五行之度，莫不精气内朗，形神外融，保其根则表里丰盈，失其源则邪慝寖荡。是则万灵之要，所全者形；一身之先，所存者气；形全则群动莫能犯，气存则众妙由是臻，乃知人之于身，贵哉大矣。若能清虚静泰，少私寡欲，外不劳形，内无损志，恬澹是务，动静随宜，保气全神，深根固蒂，悟厚味之损性，知一过之害生，爱[4]憎不感于情，忧喜不留于意，泊[5]然无惑，而体气和平，故使形神相亲，表里俱济也。苟或背其至理，徇彼嚣情，耳聆繁溃之声，目乱玄黄之色，思虑役其智，嗜欲乱其真，既不能御气以全身，又不能饵药而延寿，欲期胶固长世，绵历永年，不可得也。是以善摄生者，兴寝有度，则夭阏莫得时迁。昧养命者，丁壮是凭，谓修短必以分定。斯乃惑反观之理，而何明固抱之言，自取其亡，良可为叹。设使齿发云耄，体力渐衰，如能固性命之基，饵补益之药，即何异江河欲竭，引别派以还流，灯烛将残，假他油而更朗，固有益矣。诚宜勉欤！今所纂诸方，补其众疾，莫不品药之性，去病之源，续筋骨之褒[6]盈，治血脉之枯朽，君臣合度，功效可凭，傥志服以唯勤，则上寿而何损？几曰修养，无或忽焉。

---

〔1〕一百三十五：原作“一百三十三”。据今计方数改。

〔2〕三：原作“二”。据今计方数改。

〔3〕三道：原脱。据正文今计方数补。

〔4〕爱：原作“受”。据《普济方》卷223“补益轻身延年附论”改。

〔5〕泊：原作“治”。据改同上。

〔6〕褒：原作“裹(里)”。据改同上。

朱 砂 圆

治百病，利五脏，安魂定魄，养心益气，悦泽颜色，久服轻身不老延年，长肌肉，补丹田，聪明耳目，功力甚多。**法制朱砂圆**方：

辰锦砂一十两

右用白沙蜜一十斤，炼令去尽白沫，用长项瓷子一枚，贮上件蜜，其朱砂用夹生绢袋子盛，以线系悬于密瓮子内，去底二寸已来，用三五重油单子封系瓮子口，后于静室内泥灶一所，灶上安一深大釜，又用新砖一口安在釜内，以衬瓮子底，更用新砖一口压瓮子口，须用东流河水，以文火昼夜不停煮七复时，傍边别泥一口小锅子别煎水，亦不住火常令水热，候药釜内水耗，则旋旋添此热水，长令瓮子水及七八分已来，煎之煮七复时讫，候灶自冷，将此朱砂净洗令干，研三复时，用糯米饭和圆如黄米大。每日空心以温酒下五圆或三圆，不论老小，并宜服之。煮炼药时，忌妇人、鸡犬见之。此药神功神效，不可量也。忌盐水、羊血。

治百病，安五脏，坚筋骨，驻颜容，久服聪耳明目，却老延年，充益肌肤，能耐寒暑，**丹砂圆**方：

辰锦州上色朱砂十两，作小块子者　春蜜三升　秋蜜三升

右件药用大竹一截，可三尺来，去却青皮一重，留底节，将砂入筒内，投蜜渍之，坐竹筒安大鼎内，架定，用水煮竹筒，以炭火慢煮，日夜专看伺之，蜜耗旋添蜜，自五月五日午时，日夜煮至七月七日住，取出用暖水浴过，入一绛纱袋子，悬于一通油瓷瓶内，勿令着底及四边，以绳子系口，悬于一净井内，去水面五寸已来，不用汲着水，七日七夜满取出，将砂于乳钵内研一千遍，建一高台，置乳钵于台上，朝太阳气，用纱笼罩却，免鸟雀粪，夜即朝太阴气，遇雨即收却，每日研一千遍，后即于台上直至九月九日即止，用青州枣瓤和圆如菉豆大，于瓷器中盛。每日空心面东置一圆于舌上，以自然津液咽之。忌羊血、咸水。

治风，镇心辟惊，除邪，久服悦泽颜色，充益肌肤，返老轻身，延年益气，其功不可备述。**含化丹砂方**：

朱砂一两，细研，水飞过　马牙消一两　消石半两

右件药同研如面，入一小瓷瓶子中盛，以油蜡纸三重固济瓶口，重汤中煮，常令如鱼眼沸，水耗即添热水，至夜亦如白日，不得歇火，三七日满，开瓶子，其二消并在瓶子四面，收取。治热毒风及镇心神，任服也。其朱砂在瓶中心，取出细研，合子中盛，固济养之一日，便以一斤火煅〔1〕之令通赤，候冷开取之，细研，每一两砂煮枣肉和圆作三百六十圆。每日含化一圆，咽津。如要多合，但依分两酌度为妙也。忌羊血、咸水。

钟 乳 圆

补益脏腑，悦泽颜色，聪耳明目，轻身益力，**钟乳圆**方：

钟乳粉三分　巴戟二两　牛膝二两，去苗　甘菊花二两　石斛二两，去根，剉　续断二两　防风二两，去芦头　枸杞子二两　羌活二两　桂心二两　覆盆子二两　云母粉二两　熟干地黄三两　磁石

---

〔1〕 煅：原作“假”。据《普济方》卷223引同方改。

三两，烧醋淬七遍，捣碎细研，水飞过

右件药捣罗为末，入钟乳、磁石、云母粉等研令匀，炼蜜和捣三五百杵，圆如梧桐子大，每日空心以温酒下三十圆。

补暖水脏虚冷，治五劳七伤，腰脚疼痛无力，面色萎黄，肌肤消瘦，**钟乳圆**方：

钟乳粉三两　鹿茸二两，去毛，涂酥炙令微黄　附子二两，炮裂，去皮脐　石斛二两，去根，剉　蛇床子二两　菟丝子二两，酒浸三日，曝干，别捣为末　桂心三两　干漆二两，捣碎，炒令烟出

右件药捣罗为末，入钟乳粉研令匀，炼蜜和捣三五百杵，圆如梧桐子大，每日空心以温酒下三十圆。

补暖虚冷，充益肌肤，安利五脏，强壮腰脚，通利血脉，悦泽颜色，**钟乳圆**方：

钟乳粉三两　吴茱萸二两，汤浸七遍，焙干微炒　石斛二两，去根，剉　菟丝子二两，酒浸三日，曝干，别捣为末　附子二两，炮裂，去皮脐　肉苁蓉二两，酒浸一宿，刮去皴皮，炙干

右件药捣罗为末，入钟乳粉同研令匀，炼蜜和圆如梧桐子大，每日空心以温酒下三十圆。

雄黄圆

补益筋血，延年驻颜，益颜色，壮志气，久[1]服可以无疾，身轻骨健，眼目聪明，其功难以备载[2]，**雄黄圆**方：

雄黄二两　磁石二两　朱砂二两　硫黄二两　牛黄一两，细研　麝香半两，细研

右件药前四味各于乳钵内细研，水飞过，于净瓷器中贮之。欲修合时，须五月五日收采青艾嫩者约一担已来，择取用水净洗，木臼中烂捣，于净布中绞取汁可五升已来，先泥一炉，致银锅以慢火煎令成膏，斟酌稀稠得所，即先下磁石搅令匀，次下朱砂又搅令匀，次下雄黄又搅令匀，良久去锅下火，即下硫黄又搅令匀，次下牛黄又搅令匀，次麝香须细意熟搅，要药味匀，候可圆即圆[3]如菉豆大。每日空心温酒下五圆。忌羊血。

硫黄圆

暖下元，治风冷，益精髓，悦颜色，久服轻身倍力，耐寒暑，壮筋骨，**硫黄圆**方：

硫黄四两，酒煮令黑色，细研　雄雀儿五[4]十只，取肉研　天雄黄四两，炮裂，去皮脐　阿魏二两，面裹，煨令面熟为度　硇砂二两，细研　桂心二两　远志三两，去心　菟丝子二合半，酒浸三日，曝干，别捣为末　晚蚕沙二合半，醋浸一日，曝干

右件药捣罗为末，入研了药令匀，炼蜜和捣三五百杵，圆如梧桐子大。空心盐汤或温酒下二十圆。无问老少，及女人无孕，并得服之。

补暖下元，治一切风冷气，**硫黄玉粉方**：

大猪肚一枚净洗，硫黄一斤打碎，内入肚中缝定，于大锅内入新桑根白皮一斤碎剉，添水慢火同煮，如水耗更添熟汤，煮一复时漉出猪肚，下冷水中淘，弃却猪肚，将药入干盆内晒干，

---

〔1〕 久：原作“夕”。据《普济方》卷 223 引同方改。

〔2〕 载：原作“截”。据改同上。

〔3〕 即圆：下有“即圆”二字。《正误》谓此二字衍，今删。

〔4〕 五：原作“王”，于义不合。据《普济方》卷 220 引同方改。

细研为玉粉。每服空心茶酒任调下半钱。或以糯米粥和圆如菉豆大,每服以温酒下五圆。妇人产后,温酒服之亦良。此无毒也,服之尤佳。

治腰膝,暖水脏,益颜色,其功不可具载,**通灵玉粉方**:

硫黄半斤

右以桑柴灰五斗淋取汁,煮三复时,时以铁匙抄于火上试之,候伏火即止,候干,以火煅之。如未伏,更煮,以伏火为度,伏了即细研为散。又穿地作坑,深一尺二寸,投水于中,待水清,取和硫黄末,水不得绝,多于瓷锅内煎之,候欲干,即取铁鏊子一所,仰着内细砂,砂上布纸,鏊下着微火令鏊热,即于瓷锅内抄硫黄于纸上滴之,自然如玉色,光彩射人[1],此号通灵玉粉。细研,以饭和圆如麻子大。每日空心以盐汤下十圆。

云母圆

补益脏腑,轻身耐老,变白,明目,强力益精,悦泽颜色,壮健筋骨,精神爽明,不复有病,**云母圆方**:

云母粉五两　白茯苓四两　钟乳粉三两　柏子人三两　人参三两,去芦头　续断三两　桂心二两　甘菊花五两　生干地黄四两

右件药捣筛为散,取天门冬七斤捣绞取汁溲诸药,用黍米五斗下蒸之令米熟,取药曝干,捣罗为末,炼蜜和,更捣三五百杵,圆如梧桐子大。每日空心以温酒下三十圆。

治肾脏冷极,补益精髓,**云母圆方**:

云母四两,用盐花同捣如麦皮止　白矾四两,如前药一处捣令匀细

右件药用瓷瓶子盛,以炭火十斤烧火尽为度,打破瓶子取出,将药准前捣碎,用米醋半升拌药作一球,安新瓦上,更用火十斤烧火尽为度,取出捣碎,掘一地坑可深一尺,将药纸裹埋之,以盆合三日取出,晒干,捣研为末,以粳米饭和圆如梧桐子大。每日空心以盐汤下二十圆。妇人积冷,醋汤下十圆。妊娠勿服。

磁石圆

暖腰肾,壮筋骨,明耳目,利脚膝,**磁石圆方**:

磁石三两,烧醋淬七遍,细研,水飞过　雄黄二两,细研,水飞过　桂心二两　菟丝子二两,酒浸三日,曝干,别捣为末　雄雀粪一分　牛酥一分

右件药将磁石、雄黄二味,取鸡子二枚,打破小头作孔,出白[2],调和二味令匀,却入于鸡子壳内,以数重纸糊定,后即与鸡同抱之,二十日后取出,细研,并菟丝子、桂心二味入牛酥等,以蜜和圆如菉豆大。每日空心以温酒下三圆至五圆,补暖强元气,神效。

补暖水脏,强益气力,明耳目,利腰脚,**神妙磁石圆方**:

磁石十两,大火烧令赤,投于醋中淬之七度,细研,水飞过,以好酒一升煎如饧　肉苁蓉二两,酒浸一宿,刮去皴皮,炙干　木香二两　补骨脂二两,微炒　槟榔二两　肉豆蔻二两,去壳　蛇床子二两

---

〔1〕 人:原作“入”。据《普济方》卷154引同方改。

〔2〕 白:原作“自”,不通。据《普济方》卷220引同方改。

右件药捣罗为末，与磁石煎相和，圆如梧桐子大，每日空心以温酒下二十圆。

真　珠　圆

补元气，益精髓，悦泽颜色，治一切冷气，明耳目，助脏腑，安心神，强筋力，**真珠圆**方：

真珠一两，生使，细研　丁香三分　巴戟一两　黄耆一两，剉　石斛一两，去根，剉　韭子半两，微炒　芎䓖三分　龙骨一两　菟丝子一两，酒浸三日，曝干，别捣为末　肉苁蓉二两，酒浸一宿，刮去皴皮，炙干　熟干地黄一两半　五味子三分　附子一两，炮裂，去皮脐　覆盆子一两半　沉香一两　鹿茸二两，去毛，涂酥炙令微黄　人参一两，去芦头　山茱萸一两　肉桂三分，去皴皮　白茯苓一两　薯蓣一两　木香一两　麝香半两，细研　槟榔三分　朱砂一两，细研，水飞过

右件药捣罗为末，入研了药令匀，炼蜜和圆如梧桐子大，每日空心温酒下三十圆。盐汤下亦得。忌生冷、羊血。

白石英圆

治下元风冷，上焦虚热，补五脏，利四肢，耐寒署，治虚损，久服益颜色，**白石英圆**方：

白石英五两，打碎如小豆大，以牛乳三升，水五升相和，于银器中慢火煮石英，以乳水尽为度，取出用井花水〔1〕淘洮，曝干，细研如粉　黄耆三两，剉　人参三两，去芦头　巴戟二两　附子二两，炮裂，去皮脐　肉苁蓉三两，酒浸一宿，刮去皴皮，炙干　菟丝子二两，酒浸三日，曝干，别捣为末　吴茱萸一两，酒浸七遍，焙干微炒　甘草一两，炙微赤，剉　牛膝一两，去苗　石斛一两，去根，剉　五味子一两　桂心一两　白茯苓一两

右件药捣罗为末，与石英相和研令匀，炼蜜和圆如梧桐子大，每日空心别以石英浸酒下二十圆。忌生冷、牛肉、豆豉。

硇　砂　圆

治肾脏虚惫，腰间疼痛，小便滑数，冷气攻筑，虚损不足，**硇砂圆**方：

硇砂二两，细研　青盐二两，细研　生姜五斤，捣绞取汁　附子半斤，生，去皮脐，为末

已上药将硇砂并青盐、附子于姜汁内用慢火煎令稠，取出焙干，捣罗为末，入后药：

肉苁蓉二两，酒浸一宿，刮去皴皮，炙干　山茱萸二两　石斛二两，去根，剉　远志二两，去心　木香二两　巴戟二两　薯蓣二两

右件药捣罗为末，与前药相和令匀，炼蜜和圆如梧桐子大，每日空心以温酒下二十圆，渐加至三十圆。

治肾脏风冷气，脐腹疼痛，**硇砂圆**方：

硇砂　干姜炮裂，剉　槟榔　当归剉，微炒　桂心　干蝎微炒　苦楝子　乌蛇肉酥拌微炒　䕡香子　附子炮裂，去皮脐　木香　沉香已上各一两

右件药捣罗为末，用好酒一升，先煎硇砂消后，用纱绢滤过，去石，相次下诸药末，慢火煎之，候可圆即圆如鸡头实大，患者以热酒化二圆服。

---

〔1〕水：原脱。据《普济方》卷225引同方补。

补暖下元，治虚冷气，利腰脚，治脐腹疼痛，暖脏腑[1]，益颜色，**硇砂圆**方：

硇砂一两，细研　硫黄半两，细研　阿魏半两，面裹，煨令面熟为度　木香半两　附子半两，炮裂，去皮脐　巴戟半两　干姜半两，炮裂，剉　肉苁蓉半两，酒浸一宿，刮去皴皮，炙干　桃人半两，汤浸，去皮尖、双人，麸炒微黄　牛膝半两，去苗　自然铜半两，细研　干蝎半两，微炒　萆薢半两，剉　石斛半两，去根，剉

右件药捣罗为末，入研了药令匀，炼蜜和捣三五百杵，圆如梧桐子大，每服以温酒下三十圆。

治元气虚冷，脐腹疼痛，**硇砂圆**方：

硇砂一两，细研　硫黄一两，细研，水飞过　自然铜一两，细研　干蝎一两，微炒　桃人一两，汤浸，去皮尖、双人，麸炒微黄　阿魏一两，面裹，煨令面熟为度　木香一两

右件药捣罗为末，入研了药令匀，烧粟米饭和圆如小豆大，每日空心以盐汤下十五圆。

治水脏备伤，久积风冷，**神效硇砂圆**方：

硇砂半两　消石一分　青盐半两　白矾一两　黄丹一两

右件药都细研令匀，用瓷瓶子盛，固济瓶口，以炭火七斤煅令通赤，放冷取出细研，以面糊和圆如菉豆大，每日空心以粥饮下十圆。

牡蛎圆

暖水脏，治虚损，益元气，止小便滑数，**牡蛎圆**方：

牡蛎粉一两　肉苁蓉一两，酒浸一宿，刮去皴皮，炙令干　磁石一两，烧醋淬七遍，细研，水飞过　山茱萸一两　黄耆一两，剉　熟干地黄一两　沉香一两　枳壳一两，麸炒微黄，去瓤　蘹香子一两　丁香一两　石斛一两，去根，剉　干姜一两，炮裂，剉　巴戟一两　桂心一两半　槟榔一两半　吴茱萸一两，酒浸七遍，焙干微炒　附子二两，炮裂，去皮脐

右件药捣罗为末，以枣肉和圆如梧桐子大，每日空心以盐汤下三十圆，渐加至四十圆。

肉苁蓉圆

治肾脏虚惫，膀胱久冷，腰膝疼重，筋力衰弱，**肉苁蓉圆**方：

肉苁蓉二两，酒[2]浸一宿，刮去皴皮，炙干　远志一两，去心　巴戟一两　菟丝子一两，酒浸三日，晒干，别捣为末　五味子一两　桂心一两　蛇床子一两　附子一两，炮裂，去皮脐　牛膝一两　鹿角胶一两，捣碎，炒令黄燥　山茱萸一两　熟干地黄一两

右件药捣罗为末，炼蜜和捣三五百杵，圆如梧桐子大，每日空心以温酒下三十圆，渐加至四十圆。

治下元久冷，水脏伤惫，风虚劳损，不思饮食，久服驻颜，益髭发，补神益气，**肉苁蓉圆**方：

肉苁蓉二两，酒浸一宿，刮去皴皮，炙干　熟干地黄一两　钟乳粉一两　天雄一两，炮裂，去皮脐　天门冬一两半，去心，焙　五味子一两　桂心一两　人参一两，去芦头　干姜一两半，炮裂，剉　白术一两　远志一两　杜仲一两，去粗皮，炙微赤，剉　巴戟一两　牛膝一两，去苗　山茱萸一两　覆盆子一两　甘

〔1〕 腑：原作“脐”。据《普济方》卷225引同方改。

〔2〕 酒：原脱。据《普济方》卷225引同方改。

草半两，炙微赤，剉　川椒一两，去目及开口者，微炒去汗　菟丝子二两，酒浸三日，曝干，别捣为末

右件药捣罗为末，炼蜜和捣三五百杵，圆如梧桐子大，每日空心以温酒下三十圆。

暖水脏，壮筋骨，益精气，利腰脚，聪耳明目，强志倍力，悦泽颜色，充益肌肤，**肉苁蓉圆**方：

肉苁蓉二两，酒浸一宿，刮去皴皮，炙令干　附子一两，炮裂，去皮脐　巴戟一两　蘹香子一两　石斛一两，去根，剉　补骨脂一两　川椒三分，去目及闭口者，微炒去汗　桂心一两　麋茸一两，去毛，涂酥炙微黄　木香三分　牛膝一两，去苗　五味子一两　泽泻一两　槟榔一两　丁香三分　黄耆三分，剉　熟干地黄一两　人参三分，去芦头　诃梨勒皮三分　山茱萸三分　白术三分　干姜三分，炮裂，剉　朱砂一两，细研，水飞过　麝香半两，细研

右件药捣罗为末，都研令匀，炼蜜和捣一千杵，圆如梧桐子大，每日空心以温酒下三十圆。

治虚损，暖下元，益精髓，利腰膝，**肉苁蓉圆**方：

肉苁蓉酒浸一宿，刮去皴皮，炙干　蛇床子　远志去心　五味子　防风去芦头〔1〕　附子炮裂，去皮脐　菟丝子酒浸三日，曝干，别捣为末　巴戟　杜仲去粗皮，炙微黄，剉

右件药各一两，捣罗为末，炼蜜和圆如梧桐子大，每日空心以温酒下三十圆，盐汤下亦得，渐加至四十圆为度。

天　雄　圆

治五劳七伤，元气衰惫，腰膝久冷，精气散失，小便稠浊，补填骨髓，益壮血脉，驻精气，暖腰膝，润泽肌肉，补诸风虚不足等，**天雄圆**方：

天雄二两，炮裂，去皮脐　石斛一两，去根，剉　补骨脂一两，微炒　天麻一两　麋角屑一两　泽泻一两　巴戟一两　五味子一两　柏子人一两　沉香一两　肉苁蓉一两，酒浸一宿，刮去皴皮，炙干　鹿茸一两，去毛，涂酥炙微黄　菟丝子一两，酒浸三日，曝干，别捣为末　龙骨一两　山茱萸一两　续断一两　熟干地黄一两　杜仲一两，去粗皮，炙微黄，剉　防风一两，去芦头　腽肭脐一两，酒洗，炙令微黄　木香一两

右件药捣罗为末，炼蜜和捣五七百杵，圆如梧桐子大，每日空心以温酒下三十圆，盐汤下亦得。

补暖元脏，添益精气，利腰脚，强筋力，**天雄圆**方：

天雄二两，炮裂，去皮脐　肉苁蓉二两，酒浸一宿，刮去皴皮，炙干　白马茎二两，涂酥炙令黄　雄蚕蛾一两，隔纸微炒　雀卵四十九枚　菟丝子一两，酒浸三日，曝干，别捣为末

右件药捣罗为末，以雀卵并少炼蜜和圆如梧桐子大，每日空心以温酒下十圆，渐加至二十圆。

补水脏，壮腰膝，去风冷，暖下元，**天雄圆**方：

天雄一两，炮裂，去皮脐　鹿角屑一两，酥拌炒令黄燥　硫黄一两，细研，水飞过

右件药捣罗为末，入硫黄研匀，以酒浸蒸饼和圆如小豆大，每日空心以盐汤或温酒下十五圆。

---

〔1〕芦头：原脱。据《普济方》卷222引同方改。

覆盆子圆

治五劳七伤，强力益气，补虚损，壮腰脚，安五脏，驻颜色，神效，**覆盆子圆**方：

覆盆子　薯蓣　石斛去根，剉　熟干地黄　阳起石酒煮半日，细研，水飞过　桂心　巴戟　牛膝去苗　肉苁蓉酒浸一宿，刮去皴皮，炙干　菟丝子酒浸三日，曝干，别捣为末　蛇床子　山茱萸　枸杞子　五味子　人参去芦头　赤石脂　泽泻　鹿茸去毛，涂酥炙令微黄　白茯苓　远志去心，已上各一两

右件药捣罗为末，炼蜜和捣五七百杵，圆如梧桐子大，每日空心以温酒下二十圆，渐加至三十圆。

治诸风虚，补暖下元，变白发，久服神效，**覆盆子圆**方：

覆盆子半斤　五粒松半斤　枸杞子六两　秦皮四两　川升麻三两　苣藤五两　楮实五两，水淘去浮者，曝干微炒

右件药捣罗为末，以生地黄汁一升，好醋半升，蜜半升，酥七两，先煎地黄汁等十余沸，入药末和圆如梧桐子大，每于食后以温酒下三十圆。如不饮酒，以浆水下。切不得食白蒿、青蒿、荏子、萝卜、蒜等物。

枸杞子圆

补虚损，益颜色，久服轻身不老，强力倍志，养精气，壮筋骨，**枸杞子圆**方：

枸杞子二两　熟干地黄　人参去芦头　茯神　附子炮裂，去皮脐　覆盆子　五味子　薯蓣　菟丝子酒浸三日，曝干，别捣为末　肉苁蓉酒浸一宿，刮去皴皮，炙干　石斛去根，剉　山茱萸　桂心已上各一两

右件药捣罗为末，炼蜜和捣五七百杵，圆如梧桐子大，每日空心温酒下三十圆，渐加至四十圆。

石斛圆

治脾肾久虚，腰脚不利，肌肤羸弱，宜服此强筋骨，悦颜色，耐寒暑，倍气力，**石斛圆**方：

石斛二两，去根，剉　牛膝去苗　山茱萸　续断　肉苁蓉酒浸一宿，刮去皴皮，炙干　沉香　钟乳粉　桂心　熟干地黄　白茯苓　泽泻　黄耆剉　菟丝子酒浸三日，曝干，别捣为末　蛇床子　薯蓣　附子炮裂，去皮脐　鹿茸去毛，涂酥炙令微黄　巴戟　杜仲去粗皮，炙微赤，剉　补骨脂微炒，已上各一两

右件药各一两捣罗为末，炼蜜和捣三五百杵，圆如梧桐子大，每日空心及晚食前以温酒下三十圆。

补虚损，利腰膝，暖水脏，祛风冷，强气力，悦颜色，四时宜服，**石斛圆**方：

石斛二两，去根，剉　蛇床子一两　牛膝一两，去苗　桂心一两　菟丝子二两，酒浸三日，曝干，别捣为末　肉苁蓉二两，酒浸一宿，刮去皴皮，炙令干　人参一两，去芦头　鹿茸一两，去毛，涂酥炙令微黄　熟干地黄二两　杜仲一两，去粗皮，炙微黄，剉　木香一两　薯蓣一两　白茯苓二两　附子二两，炮裂，去皮脐　巴戟一两　防风一两，去芦头　钟乳粉二两　干漆一两，捣碎，炒令烟出　泽泻一两　山茱萸一两　覆盆子一两　补骨脂二两，微炒　五味子一两　石龙芮一两　槟榔一两

右件药捣罗为末，炼蜜和捣五七百杵，圆如梧桐子大，每日空心以温酒下三十圆。

补虚损，壮腰膝，暖水脏，止小便滑数，久服好颜色，强志倍力，耐寒暑，填精髓，令人肥健，**石斛圆**方：

石斛二两，去根，剉　肉苁蓉一两，酒浸一宿，刮去皴皮，炙干　菟丝子一两，酒浸三宿，曝干，别捣为末　牛膝一两，去根，剉　熟干地黄一两　杜仲一两，去粗皮，炙微赤，剉　泽泻一两　枸杞子一两　山茱萸一两　桂心一两　白茯苓一两　补骨脂一两，微炒　覆盆子一两　附子一两，炮裂，去皮脐　巴戟一两　桑螵蛸一两，微炒　钟乳粉一两　车前子一两　牡蛎粉一两　龙骨一两　阳起石一两，酒煮半日，细研，水飞过

右件药捣罗为末，入研了药令匀，炼蜜和捣三五百杵，圆如梧桐子大，每日空心以温酒下三十圆。

卷柏圆

补虚损，填不足，温中下气，安五脏，利腰脚，除膀胱宿水，散小腹胀满，养肾补血，祛风利气，**卷柏圆**方：

卷柏　龙骨　人参去芦头　石斛去根，剉　续断　桂心　狗脊　鹿茸去毛，涂酥炙令微黄　泽泻　附子炮裂，去皮脐　当归剉，微炒　牡丹　牛膝去苗　防风去芦头　木香　独活　熟干地黄　槟榔　蒺藜子微炒去刺，已上各一两

右件药捣罗为末，炼蜜和捣五七百杵，圆如梧桐子大，每日空心以温酒下三十圆，晚食前再服。

韭子圆

治下元虚惫，小便滑数，虚损不足，**韭子圆**方：

韭子二两，酒煮十余沸，炒令干　肉苁蓉一两，酒浸一宿，刮去皴皮，炙干　龙骨一两　厚朴一两，去粗皮，涂生姜汁炙令香熟　附子一两，炮裂，去皮脐　鹿角屑一两　山茱萸一两　桂心一两　车前子一两　天雄一两，炮裂，去皮脐　补骨脂一两，微炒　槐子一两，黑大者，炒令香

右件药捣罗为末，炼蜜和捣三二百杵，圆如梧桐子大，每日空心以温酒下四十圆。

治下元虚惫，惊悸梦泄，腰脚无力，肌体羸瘦，颜色萎弱，食饮减少，**韭子圆**方：

韭子一两，微炒令香　鹿茸一两，去毛，涂酥炙令微黄　石斛三分，去根，剉　柏子人三分　肉苁蓉一两，酒浸一宿，刮去皴皮，炙干　桂心三分，去皮　牛膝三分，去苗　泽泻三分　川椒三分，去目及闭口者，微炒去汗　远志三分，去心　附子一两，炮裂，去皮脐　蛇床子半两　芎䓖半两　五味子半两　枳壳半两，麸炒微黄，去瓤　白术三分　薯蓣三分　巴戟三分　干姜半两，炮裂，剉　黄耆三分，剉　楮实一两，水淘去浮者，晒干微炒　狗脊三分，去毛　杜仲三分，去粗皮，炙微黄，剉　覆盆子三分

右件药捣罗为末，炼蜜和捣三五百杵，圆如梧桐子大，每日空心以温酒下三十圆，渐加至四十圆为度。

补骨脂圆

治脏腑久冷，腰膝疼痛，脾胃虚弱，荣卫不调，四肢无力，补中强志，助力充肌，**补骨脂**

圆方：

补骨脂二两，微炒　阳起石二两，酒煮半日，细研，水飞过　巴戟　附子炮裂，去皮脐　石斛去根，剉　肉苁蓉酒浸一宿，刮去皴皮，炙干　覆盆子　天麻　独活　菟丝子酒浸三日，曝干，别捣为末　柏子人　山茱萸　安息香入胡桃人捣熟　桂心　朱砂细研，水飞过　龙骨　木香　枸杞子　槟榔　牛膝　蛇床子已上各一两　麝香半两，细研

右件药捣罗为末，入研了药令匀，炼蜜和捣三五百杵，圆如梧桐子大，每日空心以温酒下三十圆。

补虚损，强筋力，暖腰膝，逐冷气，**补骨脂圆**方：

补骨脂二两，微炒　桂心二两　缩沙一两，去皮　附子二两，炮裂，去皮脐　木香二两　安息香二两，以酒熬为膏　鹿角胶二两，捣碎，炒令黄燥

右件药捣罗为末，炼蜜并安息香膏相和，捣三二百杵，圆如梧桐子大，每日空心以温酒下三十圆。

补暖脾肾虚冷气，壮腰脚，益颜色，**补骨脂圆**方：

补骨脂二两，微炒　附子一两，炮裂，去皮脐　巴戟一两　桂心一两　肉苁蓉二两，酒浸一宿，刮去皴皮，炙干　菟丝子二两，酒浸三日，晒干，别捣为末　枳壳半两，麸炒微黄，去瓤　石斛一两，去根，剉　荜澄茄一两　干姜一两，炮裂，剉　牛膝一两，去苗　木香半两　肉豆蔻一两　槟榔三分　蛇床子一两　蘹香子一两　荜茇三分

右件药捣罗为末，炼蜜和捣三五百杵，圆如梧桐子大，每日空心以温酒下三十圆，盐汤下亦得。

治下元虚冷气，温中强力，暖胃思食，**补骨脂圆**方：

补骨脂微炒　木香　附子炮裂，去皮脐　槟榔　肉豆蔻去壳　青橘皮汤浸，去白瓤，焙　桂心去皮　牛膝去苗　干姜炮裂，剉　鹿茸去毛，涂酥炙令微黄　硫黄细研，水飞过　腽肭脐酒刷炙微黄　肉苁蓉酒浸一宿，刮去皴皮，炙干　川椒去目及闭口者，微炒去汗，已上各一两

右件药捣罗为末，入硫黄研令匀，用白羊肾五对，去筋膜细剁，入前药末相和拌了，溲白面裹，煻火中烧令面熟为度，取出药捣五七百杵，圆如梧桐子大，每日空心以温酒下三十圆，渐加至四十圆。

治脾肾冷气，温中思食，**补骨脂圆**方：

补骨脂二两，微炒　槟榔一两　硫黄二两，细研，水飞过　附子一两，炮裂，去皮脐　肉豆蔻一两，去壳　陈橘皮一两，汤浸，去白瓤，焙　桂心一两　厚朴一两，去粗皮，生姜汁炙令香熟

右件药捣罗为末，以酒煮面糊和捣三五百杵，圆如梧桐子大，每日空心以温酒或盐汤下三十圆。

治男子五劳七伤，久虚积冷，腰胯疼痛，行李无力，脾胃不调，或时自泻，肾气乏弱，梦泄盗汗，终日恍惚，情常不乐，风温外伤，阳道衰绝，久服强力壮气，轻身明目，补填精髓，润泽[1]颜色，**补骨脂圆**方：

补骨脂五两，微炒　雄雀儿粪二两，头尖者是　熟干地黄三两　木香三两　安息香一两，以胡桃人捣熟　硫黄二两，细研，水飞过

右件药捣罗为末，入研令匀，炼蜜并安息香同和捣三五百杵，圆如梧桐子大，每日空心以

---

〔1〕泽：原作“滞”。据《普济方》卷228引同方改。

温酒下三十圆。

暖下元，补筋骨，久服令人壮健悦泽，**补骨脂圆**方：

补骨脂五两，微炒，捣罗为末　胡桃人二两，研如脂　蜜四两

右以蜜、胡桃人相和熬如稀饧，后入补骨脂末和圆如梧桐子大，每日空心以温酒下三十圆。妇人服之亦佳。

萆　薢　圆

治风冷，壮腰膝，暖脏腑，利血脉，补脾肾，益气力，**萆薢圆**方：

萆薢剉　牛膝去苗　杜仲去粗皮，炙微黄，剉　酸枣人微炒　柏子人　防风去芦头　天麻　肉苁蓉酒浸一宿，刮去皱皮，炙干　桂心　补骨脂微炒　附子炮裂，去皮脐　五味子　磁石烧醋淬七遍，捣碎细研，水飞过　鹿茸去毛，涂酥炙令微黄　熟干地黄　石斛去根，剉　巴戟已上各一两

右件药捣罗为末，磁石研令匀，炼蜜和捣三二百杵，圆如梧桐子大，每日空心以温酒下三十圆。

治一切气劳，五缓六急，久服长骨坚筋，养血脉，益颜色，变白祛风，逐气充肌，**萆薢圆**方：

萆薢三两，剉　牛膝二两，去苗　桂心二两　白术二两　丹参一两　川乌头二两，炮裂，去皮脐　熟干地黄二两　附子二两，炮裂，去皮脐　枳实一两，麸炒微黄　肉苁蓉二两，酒浸一宿，刮去皱皮，炙干

右件药捣罗为末，炼蜜和捣二三百杵，圆如梧桐子大，每日空心以温酒下三十圆，渐加至四十圆。

薯　蓣　圆

治男子五劳七伤，久虚损，羸瘦，腰脚无力，颜色萎瘁，下元衰惫，脾胃气寒，饮食无味，诸虚不足，**薯蓣圆**方：

薯蓣二两　石斛去根，剉　牛膝去苗　鹿茸去毛，涂酥炙令微黄　肉苁蓉酒浸一宿，刮去皱皮，炙干　茯神　五味子　续断　巴戟　附子炮裂，去皮脐　山茱萸　人参去芦头　桂心　熟干地黄　泽泻　杜仲去粗皮，炙微黄，剉　蛇床子　远志去心　菟丝子酒浸三日，曝干，别捣为末　覆盆子已上各一两

右件药捣罗为末，炼蜜和捣三五百杵，圆如梧桐子大，每日空心以温酒下三十圆，渐加至四十圆。

治风虚，益颜色，令人肥健，气力强壮，**薯蓣圆**方：

薯蓣二两　肉苁蓉二两，酒浸一宿，刮去皱皮，炙干　牛膝一两，去苗　菟丝子二两，酒浸三日，晒干，别捣为末　五味子一两　熟干地黄二两　泽泻一两　山茱萸一两　白茯苓一两　附子二两，炮裂，去皮脐　赤石脂二两　巴戟一两　柏子人一两　桂心一两　人参一两，去芦头　白术一两　干姜一两，炮裂，剉

右件药捣罗为末，炼蜜和捣三五百杵，圆如梧桐子大，每日空心以温酒下十圆，加至四十圆。

补暖脏腑，强壮腰脚，益气倍力，令颜色悦泽，**薯蓣圆**方：

薯蓣一两　远志三分，去心　白茯苓三分　人参三分，去芦头　肉苁蓉一两，酒浸一宿，刮去皱皮，炙干　山茱萸三分　附子一两，炮裂，去皮脐　五味子三分　钟乳粉一两　牛膝三分，去苗　蛇床子三分　黄

耆三分，剉　萆薢三分，剉　车前子三分　石斛一两，去根　桂心三分　天门冬三分，去心　熟干地黄一两　覆盆子三分　菟丝子三分，酒浸三日，晒干，别捣为末　鹿茸一两，去毛，涂酥炙令黄

右件药捣罗为末，炼蜜和捣三五百杵，圆如梧桐子大，每日空心以温酒下三十圆，渐加至四十圆，晚食前再服。

楮 实 圆

补暖下元虚冷惫极，益阳道，久立不倦，年八十服之面皮舒展，乳母服之令孩子肥白，**楮实圆**方：

楮实一升，水淘去浮者，微炒，捣如泥　牛膝半斤，去苗　干姜三两，炮裂，剉　桂心五两　附子二两，炮裂，去皮脐　石斛二两，去根，剉　巴戟二两　麋角屑二两，酥拌微炒

右件药捣罗为末，炼蜜和捣一二千杵，圆如梧桐子大，每日空心以温酒下三十圆，渐加至四十圆。

治积冷，气冲胸背及心痛，有蛔虫，痔瘘，痃癖气块积聚，心腹胀满，两胁气急，食不消化，急行气奔心肋，并疝气下坠，饮食不下，吐水呕逆，上气咳嗽，眼花少力，心虚健忘，冷风偏风等。坐则思睡，起则头旋。男子冷气，腰疼膝痛，冷痹风顽，阴汗盗汗，夜多小便，泄痢，阳道衰弱。妇人月水不通，小腹冷痛，赤白带下。一切冷气，无间大小，服之能明目益力，轻身补暖，**楮实圆**方：

楮实一升，水淘去浮者，微炒，捣如泥　桂心四两　牛膝半斤，去苗　干姜三两，炮裂，剉

右件药捣罗为末，煮枣肉和捣五七百杵，圆如梧桐子大，每日空心以温酒下三十圆，渐加至五十圆。

腽 肭 脐 圆

治腑脏虚弱，肌体羸瘦，下元冷惫，腰膝疼痹，心腹胀满，脾气乏弱，不思饮食，面无颜色，虚损不足，**腽肭脐圆**方：

腽肭脐一两，酒刷炙微黄　附子三分，炮裂，去皮脐　石斛三分，去根，剉　鹿茸一两，去毛，涂酥炙微黄　牛膝三分，去苗　肉豆蔻三分，去壳　山茱萸三分　桂心半两　人参半两，去芦头　白茯苓半两　沉香三分　蛇床子半两　覆盆子三分　黄耆半两，剉　熟干地黄一两　槟榔三分　木香三分　巴戟三分　泽泻半两　补骨脂三分，微炒　吴茱萸半两，汤浸七遍，焙干微炒　肉苁蓉一两，酒浸一宿，刮去皴皮，炙干　菟丝子一两，酒浸三日，曝干，别捣为末

右件药捣罗为末，炼蜜和捣三五百杵，圆如梧桐子大，每日空心以温酒下三十圆，晚食前再服。

治肾脏风虚冷气，温脾胃，思饮食，安心志，强气力，利腰脚，补虚损，**腽肭脐圆**方：

腽肭脐一两，酒刷炙微黄　鹿茸一两，去毛，涂酥炙微黄　肉苁蓉一两，酒浸一宿，刮去皴皮，炙干　菟丝子一两，酒浸三日，曝干，别捣为末　阳起石一两，酒煮半日，细研，水飞过　附子一两，炮裂，去皮脐　蘹香子一两　桂心三分　山茱萸三分　独活三分　天麻三分　干蝎三分，微炒　人参三分，去芦头　石斛一两，去根，剉　芎劳一两　木香一两　补骨脂一两，微炒　白术三分　荜茇三分　熟干地黄一两　牛膝三分，去苗　远志一两，去心　铁粉一两，细研　槟榔一两　朱砂一两，细研，水飞过　麝香半两，细研

右件药捣罗为末，入诸研了药令匀，炼蜜和捣三五百杵，圆如梧桐子大，每日空心及晚食前以温酒下三十圆。

补益丹田，固济水脏，宁[1]神益智，明目驻颜，壮腰膝，充肌肤，补虚冷，安脏腑，**腽肭脐圆**方：

腽肭脐一两，酒刷炙微黄　荜澄茄一两　附子一两，炮裂，去皮脐　泽泻三分　芎䓖三分　沉香一两　石龙芮三分　肉豆蔻三分，去壳　牛膝一两，去苗　蛇床子三分　薯蓣一两　覆盆子一两　巴戟三分　槟榔一两　桂心一两　木香一两　麝香一两，细研　白术三分　远志三分，去心　石斛一两，去根，剉　补骨脂一两，微炒　山茱萸三分　肉苁蓉一两，酒浸一宿，刮去皴皮，炙干　母丁香半两

右件药捣罗为末，入麝香研令匀，炼蜜和捣三五百杵，圆如梧桐子大，每日空心以温酒下三十圆，渐加至四十圆。

松　脂　圆

治风冷，强筋骨，补五脏，除风湿，久服轻身耐老延年，益气，补诸不足，**松脂圆**方：

松脂三两，炼成者　松花二两　白茯苓一两　菖蒲一两　桂心一两　生干地黄二两　薯蓣一两　远志一两，去心　鹿角胶一两，捣碎，炒令黄燥　牛膝一两，去苗　甘草一两，炙微赤，剉　槟榔一两　肉苁蓉一两，酒浸一宿，刮去皴皮，炙干　菟丝子一两，酒浸三日，曝干，别捣为末　鹿茸一两，去毛，涂酥炙微黄

右件药捣罗为末，炼蜜和捣三五百杵，圆如梧桐子大，每日空心以温酒下三十圆，渐加至四十圆。

荜　茇　圆

治五劳七伤，肾虚脾弱，上焦烦热，下元虚冷，腹内雷鸣，胸膈气滞，羸瘦无力，宜服**荜茇圆**方：

荜茇一两　胡桃人一两　干姜一两，炮裂，剉　人参一两，去芦头　白茯苓一两　诃梨勒一两，煨，用皮　桂心一两半

右件药捣罗为末，炼蜜和圆如梧桐子大，每日空心温酒下二十圆，渐加至三十圆。

治下元虚惫，逐[2]积冷气，暖脾肾脏，宜服**荜茇圆**方：

荜茇　沉香　附子炮裂，去皮脐　肉豆蔻去壳　木香　蘹香子　石斛去根，剉　诃梨勒皮　山茱萸　桂心　干姜炮裂，剉　补骨脂微炒　巴戟　荜澄茄　槟榔已上各一两

右件药捣罗为末，炼蜜和捣三五百杵，圆如梧桐子大，每日空心服，及晚食前以温酒下三十圆。

补暖虚冷气，温脾胃饮食，**荜茇圆**方：

荜茇　诃梨勒皮　桂心　胡椒　附子炮裂，去皮脐　沉香　木香　人参去芦头　草豆蔻去皮　槟榔已上各一两

右件药捣罗为末，炼蜜和捣三二百杵，圆如梧桐子大，每于食前以温酒下三十圆。

---

〔1〕宁：原脱。据《普济方》卷225引同方补。

〔2〕逐：原作“遂”。《正误》谓“遂”乃“逐”之讹。据《普济方》卷220引同方改。

泽　泻　圆

治男子五劳七伤，四肢无力，腰膝冷痛，夜多小便，面色萎黄，不能饮食，**泽泻圆**方：

泽泻一两　附子一两，炮裂，去皮脐　桂心一两半　远志三分，去心　牛膝三分，去苗　人参三分，去芦头　白茯苓三分　甘草三分，炙微赤，剉　牡丹三分　防风三分，去芦头　鹿茸一两，去毛，涂酥炙微黄　杜仲三分，去粗皮，炙微黄，剉　云母粉一两　石斛三分，去根，剉　薯蓣三分　山茱萸三分　肉苁蓉一两，酒浸一宿，刮去皴皮，炙干　巴戟三分　五味子二分　熟干地黄一两

右件药捣罗为末，炼蜜和捣三二百杵，圆如梧桐子大，每日空心以温酒下三十圆，渐加至四十圆。

巴　戟　圆

治丈夫下焦久积风冷，肾脏虚乏，腰膝疼痛，小便数，阳道衰，不能饮食，面无颜色，筋骨萎弱，起坐无力，膀胱虚冷，脐腹胀急。久服驻颜色，养精志。**巴戟圆**方：

巴戟一两　肉苁蓉一两，酒浸一宿，刮去皴皮，炙干　石斛一两，去根，剉　鹿茸一两，去毛，涂酥炙微黄　附子一两，炮裂，去皮脐　薯蓣三分　牛膝三分，去苗　桂心三分　山茱萸三分　泽泻三分　远志三分，去心　熟干地黄一两　菟丝子一两，酒浸三日，曝干，别捣为末　黄耆三分，剉　人参三分，去芦头　槟榔三分　木香三分　牡丹三分　仙灵脾三分　蛇床子三分　枳壳三分，麸炒微黄，去瓤　白茯苓三分　覆盆子三分　续断三分

右件药捣罗为末，炼蜜和捣三五百杵，圆如梧桐子大，每日空心以盐汤下二十圆，渐加至三十圆。温酒下亦得。

补暖水脏，治虚冷气，充益肌肤，能思饮食，**巴戟圆**方：

巴戟　石斛去根，剉　补骨脂微炒　桂心　附子炮裂，去皮脐　川椒红微炒　木香　诃梨勒皮　槟榔　肉苁蓉酒浸一宿，刮去皴皮，炙干，已上各一两

右件药捣罗为末，用白羊肾七对，去筋膜细切，以酒五升熬令熟烂，研拌和药末捣三五百杵，圆如梧桐子大，每日空心以温酒下三十圆。盐汤下亦得。

治下元虚冷，颜色萎黄，肌肤羸，腰无力，**巴戟圆**方：

巴戟　鹿茸去毛，涂酥炙微黄　蛇床子　远志　薯蓣　熟干地黄　山茱萸　附子炮裂，去皮脐　补骨脂微炒　菟丝子粉　肉苁蓉酒浸三宿，刮去皴皮，炙干　白茯苓　桂心　硫黄细研，水飞过，已上各一两

右件药捣罗为末，入硫黄研令匀，炼蜜和捣三二百杵，圆如梧桐子大，每日空心温酒下三十圆，渐加至四十圆。

治下元虚惫，脐腹疼痛，小便滑数，颜色萎黄，手足常冷，饮食无味，四肢少力，宜服**巴戟圆**方：

巴戟　硫黄细研，水飞过　桂心　补骨脂微炒　附子炮裂，去皮脐　葫芦巴微炒　川椒红微炒　硇砂细研　肉苁蓉酒浸一宿，刮去皴皮，炙干　吴茱萸汤浸七遍，焙干微炒　木香已上各一两

右件药捣罗为末，入研了药令匀，以羊肾三对切去筋膜，好酒三升熬令稠烂，研和诸药末捣三二百杵，圆如梧桐子大，每日空心以温酒下三十圆。

黄耆圆

补虚乏，长肌肉，调中助力，美颜色，益精志，利腰膝，**黄耆圆**方：

黄耆二两，剉　熟干地黄二两　覆盆子　牛膝去苗　石斛去根，剉　泽泻　附子炮裂，去皮脐　鹿茸去毛，涂酥炙微黄　山茱萸　五味子　桂心　人参去芦头　沉香　肉苁蓉酒浸一宿，刮去皴皮，炙干，已上各一两

右件药捣罗为末，炼蜜和捣三二百杵，圆如梧桐子大，每日空心及晚食前以温酒下三十圆。

补虚养气，益精壮血，久服安神定志，长肌肉，美颜色，**黄耆圆**方：

黄耆剉　覆盆子　牛膝去苗　薯蓣　五味子　天门冬去心　人参去芦头　白茯苓　牡丹　泽泻　附子炮裂，去皮脐　鹿角胶捣碎，炒令黄燥　山茱萸　熟干地黄　肉苁蓉酒浸一宿，刮去皴皮，炙干

右件药各一两，捣罗为末，炼蜜和捣三二百杵，圆如梧桐子大，每日空心以温酒下三十圆，渐加至四十圆。

益肾气，强骨髓，治风气，补虚乏，**黄耆圆**方：

黄耆一两，剉　熟干地黄一两　天门冬一两半，去[1]心，焙　石斛一两，去根，剉　桂心三分　五味子三分　白术三分　防风三分，去芦头　巴戟一两　薯蓣三分　山茱萸三分　远志三分，去心　人参三分，去芦头　白茯苓三分　枳壳三分，麸炒微黄，去瓤　枸杞子三分　肉苁蓉一两，酒浸一宿，刮去皴皮，炙干　菟丝子一两，酒浸三日，曝干，别捣为末

右件药捣罗为末，炼蜜和捣三五百杵，圆如梧桐子大，每日空心以温酒下三十圆，晚食前再服，渐加至四十圆。

治男子五劳七伤，风虚羸瘦，腰疼膝冷，阴盛阳虚，身力衰残，夜梦遗泄，久服令人五脏内实，肌肤外充，面色红光，反老为少，**黄耆圆**方：

黄耆剉　人参去芦头　石斛去根，剉　桂心　肉苁蓉酒浸一宿，刮去皴皮，炙干　鹿茸去毛，涂酥炙令微黄　熟干地黄　菟丝子酒浸三日，曝干，别捣为末　阳起石酒煮半日，细研，水飞过　杜仲去粗皮，炙微黄，剉　钟乳粉　白茯苓　狗脊　赤石脂细研　山茱萸　薯蓣　附子炮裂，去皮脐　五味子　蛇床子　萆薢剉　巴戟　白术　续断　泽泻

右件药各一两，捣罗为末，入阳起石研令匀，炼蜜和捣五七百杵，圆如梧桐子大，每日空腹以温酒下三十圆，晚食前再服，渐加至五十圆。

厚朴圆

治脾肾虚冷，羸瘦无力，不思饮食，**厚朴圆**方：

厚朴五两，去粗皮，剉　附子半两，生，去皮脐　川椒红二两，生用

右件药以浆水六升，青盐三两，生姜三两切，同于银锅中煮令水尽，晒干捣罗为末，以水浸蒸饼和圆如梧桐子大，每日空心以温酒下三十圆。

---

〔1〕 去：原作“志”。《正误》：“‘志’，‘去’之讹。”因改。

蘹香子圆

治下元虚冷，腰膝疼痛，肌肉消瘦，渐加无力，**蘹香子圆**方：

蘹香子一两　桂心一两　巴戟一两　附子一两，炮裂，去皮脐　补骨脂一两，微炒　干姜一两，炮裂，剉

右件药捣罗为末，用羊肾二对切去筋膜，以酒二升煮令酒尽，烂研，和诸药末更捣三二百杵，圆如梧桐子大，每日空心以生姜酒下三十圆，晚食前服。

十香圆

破积血，除疫病，去恶气，好音声，畅六腑，调五脏，壮气，益心神，**十香圆**方：

麝香一两，细研　沉香一两　丁香一两　安息香一两　木香一两　降真香一两　藿香一两　甲香一两　苏合香一两　熏陆香一两　牛黄三分，细研　犀角屑三分　人参三分，去芦头　细辛三分　芎䓖三分　白茯苓三分　当归三分，微炒　桂心三分

右件药捣罗为末，入研了药令匀，炼蜜和捣三五百杵，圆如梧桐子大，不计时候以温酒嚼下十五圆。

七香圆

治虚冷气上攻，心膈不利，腹胁虚胀，不思饮食，**七香圆**方：

沉香一两　麝香半两，细研　白檀香一两，剉　木香一两　藿香一两　丁香一两　零陵香一两　白芷一两　槟榔二两　诃梨勒皮一两　肉豆蔻一两，去壳　芎䓖一两　桂心一两　当归一两，剉，微炒　细辛一两　香附子一两

右件药捣罗为末，炼蜜和捣三五百杵，圆如梧桐子大，每服以温酒下二十圆。

椒红圆

治虚冷，壮腰脚，明耳目，暖下元，**椒红圆**方：

川椒红二两，微炒　附子二两，炮裂，去皮脐　石斛一两，去根，剉　桂心二两　肉苁蓉二两，酒浸一宿，刮去皴皮，炙干　菟丝子二两，酒浸三日，曝干，别捣为末　吴茱萸一两，汤浸七遍，焙干微炒　硫黄一两，细研，水飞过　磁石二两，烧醋淬七遍，细研，水飞过　鹿茸二两，去毛，涂酥炙微黄　巴戟一两　木香一两

右件药捣罗为末，入研了药令匀，炼蜜和捣三二百杵，圆如梧桐子大，每日空心以盐汤下三十圆。

大补益，治风毒，建脾胃，止痰逆，消酒食，暖下元，补诸虚惫，**椒红圆**方：

川椒红十两，微炒　附子四两，炮裂，去皮脐　白蒺藜二两，微炒去刺　硫黄二两，细研，水飞过　硇砂二两，细研　巴戟二两　盐花二两

右件药捣罗为末，都研令匀，用豮猪肾五对煮熟去脂膜，烂研如糊，入诸药末和，干湿得

所，捣一二千杵，圆如梧桐子大，每日空心以盐汤下三十圆。或酒下亦得。

补暖下元，**椒红圆**方：

川椒红二两，微炒　附子二两，炮裂，去皮脐　干姜一两，炮裂，剉

右件药捣罗为末，用猪肾三对去脂膜薄切，摊于纸上，去血，然后铺一重肾，着一重药末，以尽为度，却以三五重湿纸裹，于煻火内烧，待香熟取出纸，烂研，若稍硬，更点少许炼蜜，和圆如梧桐子大，每日空心以温酒下二十圆，渐加至三十圆。

沉香圆

治久虚积冷，脾肾气上攻，心腹壅胀，不思饮食，四肢无力，**沉香圆**方：

沉香一两　木香一两　桂心一两　白术一两　诃梨勒皮一两　高良姜一两，剉　附子一两，炮裂，去皮脐　荜澄茄一两　厚朴一两，去粗皮，涂姜汁炙令香熟　当归一两，剉，微炒　肉豆蔻一两，去壳　槟榔二两　青橘皮一两，汤浸，去白瓤，焙

右件药捣罗为末，炼蜜和捣三五百杵，圆如梧桐子大，每于食前以生姜汤下三十圆。

补虚惫，除冷气，暖脾肾，益气力，思饮食，**沉香圆**方：

沉香一两　补骨脂一两，微炒　附子一两，炮裂，去皮脐　青橘皮半两，汤浸，去白瓤，焙　槟榔一两　黄耆半两，剉　石斛一两，去根，剉　熟干地黄一两　桂心一两　白茯苓一两　白术半两　芎䓖半两　人参半两，去芦头　干姜半两，炮裂，剉　牛膝一两，去苗　五味子半两

右件药捣罗为末，炼蜜和捣三五百杵，圆如梧桐子大，每日空心以盐汤下三十圆。暖酒下亦得。

治冷气上攻，心腹胀满，不思饮食，大肠秘滞不通，宜服此**沉香圆**方：

沉香　木香　陈橘皮汤浸，去白瓤〔1〕　桂心　槟榔　丁香　羌活　郁李人汤浸，去皮，微炒　芎䓖　川大黄剉碎，微炒　枳壳麸炒微黄，去瓤，已上各一两

右件药捣罗为末，炼蜜和捣三五百杵，圆如梧桐子大，每服以温生姜汤下三十圆。看老少虚实，临时加减服之。

大黄圆

调利胸膈，祛逐壅滞，推陈致新，疏风顺气，**大黄圆**方：

川大黄二两，剉碎，微炒　槟榔二两　牛膝一两，去苗　芎䓖一两　枳壳一两，麸炒微黄，去瓤　独活一两　防风一两，去芦头　桂心一两　大麻人二两　郁李人二两，汤浸，去皮微炒　桃人一两，去皮尖、双人，麸炒微黄

右件药捣罗为末，炼蜜和捣三二百杵，圆如梧桐子大，每日空心以生姜汤下三十圆。

转气，治百病，**大黄圆**方：

川大黄二两，剉碎，微炒　木香一两　干姜一两，炮裂，剉　赤芍药一两　白术一两　芎䓖一两　羌活一两　桂心一两　槟榔一两　巴豆一分，去皮心研，纸裹压去油　郁李人一两，汤浸，去皮微炒　当归一两，剉，微炒　神曲一两，炒微黄

---

〔1〕 白瓤：《正误》："'瓤'下脱'焙'字。"本书陈橘皮修治多有焙法，录之备参。

右件药捣罗为末，入巴豆研令匀，炼蜜和圆如梧桐子大，每日空心或夜卧时以温茶下三圆至五圆，以溏利为度，如要快泻，良久以热茶投之。

治久积滞气，不能饮食，食即不消，风热气上冲，宜服**利气大黄圆**方：

川大黄四两，剉碎，微炒　诃梨勒皮四两　人参二两，去芦头　大麻子二两

右件药捣罗为末，炼蜜和圆如梧桐子大，每服酒下十五圆。老少以意增减，服之以溏利为度。

葫芦巴圆

补暖下元，祛逐冷气，**葫芦巴圆**方：

葫芦巴一两，微炒　沉香一两　桂心一两　硫黄一两，细研，水飞过　木香一两　附子一两，炮裂，去皮脐　蘹香子一两　青橘皮三分，汤浸，去白瓤，焙　槟榔十两　麋茸一两，涂酥微炙　补骨脂一两，微炒　干姜半两，炮裂，剉

右件药捣罗为末，入硫黄研令匀，炼蜜和捣三五百杵，圆如梧桐子大，每日空心以温酒下三十圆。

荜澄茄圆

治脾肾脏久积虚冷，气攻心腹，宿食不消，四肢无力，**荜澄茄圆**方：

荜澄茄　白豆蔻去壳　附子炮裂，去皮脐　沉香　缩沙去壳　当归剉，微炒　诃梨勒皮　吴茱萸汤浸七遍，焙干微炒　青橘皮汤浸，去白瓤，焙　白术　木香　厚朴去粗皮，涂生姜汁炙令香　桂心　槟榔　芎藭　人参去芦头　枳实麸炒微黄，已上各一两

右件药捣罗为末，炼蜜和捣三二百杵，圆如梧桐子大，每日空心以温酒下三十圆。

何首乌圆

治七十二般风冷，及腰脚疼痛，补益下元，黑鬓发，驻颜容，神验。**何首乌圆**方：

何首乌半斤　熟干地黄五两　附子二两，炮裂，去皮脐　牛膝三两，去苗　桂心三两　芸薹子一两　桑椹子二两　柏子人二两　五味子一两　地骨皮四两　薯蓣二两　鹿茸二两，去毛，涂酥炙微黄　肉苁蓉三两，酒浸一宿，刮去皴皮，炙干　菟丝子二两，酒浸三日，曝干，别捣为末

右件药捣罗为末，炼蜜和捣三五百杵，圆如梧桐子大，每日空心以盐汤下四十圆。

补暖脏腑，祛风冷气，利腰脚，强筋骨，黑髭发，驻颜容，**何首乌圆**方：

何首乌三斤，剉如棋子大　牛膝一斤，去苗，剉可一寸许

右件药以黑豆一斗，净掏洗，曝干，用甑一所，先以豆薄铺在甑底，然始薄铺何首乌，又铺豆，又薄铺牛膝，如此重重铺令药与豆俱尽，安于釜上蒸之，令豆熟为度，去黑豆，取药曝干，又换豆蒸之，如此三遍，去豆取药捣罗为末，以枣瓤和圆如梧桐子大，每日空心以温酒下三十圆，渐加至四十圆，晚食前再服。忌萝卜、葱、蒜。

安息香圆

治腰膝，暖下元，**安息香圆**方：

安息香五两，黄明者，细剉，入蜜十两煎成膏　补骨脂三两，微炒　牛膝二两，去苗　鹿茸二两，去毛，涂酥炙微黄　桂心二两　附子二两，炮裂，去皮脐

右件药捣罗为末，以安息香膏和圆如梧桐子大，每日空心以温酒下三十圆。

治肾脏虚冷，脐腹多疼，腰脚沉重，肌体羸瘦，颜色萎黄，食少无力，**安息香圆**方：

安息香三两，细剉，以无灰酒一升浸一宿，以瓷碗中盛，重汤煮成膏　沉香一两　肉苁蓉一两，酒浸一宿，刮去皴皮，炙干　胡桃瓤三两，细研，入安息香膏内　鹿茸一两，去毛，涂酥炙微黄　补骨脂二两，微炒　巴戟一两　丁香一两　鸡舌香一两　附子一两，炮裂，去皮脐　桂心一两　牛膝一两，去苗

右件药捣罗为末，以安息香膏更入少许炼了蜜，同和捣三五百杵，圆如梧桐子大，每日空心以温酒下三十圆。

蚵蚾圆

治肾脏久积风冷，小腹气滞，腰膝痠疼，脐胁冷痛，饮食减少，四肢无力，**蚵蚾圆**方：

蚵蚾微炒，去足〔1〕　天麻　附子炮裂，去皮脐　木香　补骨脂　葫芦巴　牛膝去苗　石斛去根，剉　槟榔　巴戟　硫黄细研，水飞过　硇砂细研　阿魏研入　桃人汤浸，去皮尖、双人，别研如膏，已上各一两

右件药捣罗为末，入研了药令匀，用酒三升，入前药末中拌匀搅，以慢火熬如膏，和余上药末更捣三二百杵，圆如梧桐子大，每服以热生姜酒下二十圆。

雀附圆

治脾肾久积虚冷，心腹气痛，时自泄痢，水谷不消，少思饮食，颜色萎黄，**雀附圆**方：

雀儿三十枚，取肉　附子四两，生用，去皮脐，捣罗为末　萆薢二两，剉　胡椒一两半　白芜荑一两　干姜一两半，炮裂，剉　蘹香子一两半　青橘皮一两，酒浸，去白瓤，焙　艾叶四两，捣罗为末，与附子、雀儿同于锅中，先铺艾叶末一重，次铺雀儿一重，次铺附子一重，以酽醋一斗，慢火熬成膏　川椒一两半，去目及闭口者，微炒去汗

右件药捣罗为末，以雀儿膏和，更捣三五百杵，圆如梧桐子大，每日空心以温酒下三十圆。盐汤下亦得。

补虚冷，暖下元，壮腰脚，祛风气，充肌肤，益颜色，**雀附圆**方：

雀儿四十只，去毛、嘴、足、肠胃，以酒五升煮令烂，去骨烂研，并酒都绞取汁　硇砂二两，细研，以汤化澄滤，于银器中煎成霜，将小木瓜一枚去皮子细切，以酒一斤半煮令烂，同研用之　川椒红二两，微炒，捣罗为末　菟丝子三两，酒浸三日，曝干，别捣为末

已上硇砂等，并入雀儿膏中相和搅令匀，以慢火熬如膏，入后药：

附子二两，炮裂，去皮脐　肉苁蓉一两，酒浸一宿，刮去皴皮，炙干　天麻一两　鹿茸二两，去毛，涂酥炙令

〔1〕去足：原作"去皮"。按蚵蚾即蝎，本书制法有去足，无去皮，故改。

微黄　补骨脂一两，微炒　沉香一两　木香一两　蘹香子一两　石斛一两，去根，剉

右件药捣罗为末，以雀儿膏和捣一千杵，圆如梧桐子大，每日空心以温酒下三十圆。盐汤下亦得。

治脏腑久积虚冷，腹胁多气，脾胃乏弱，少思饮食，羸瘦无力，**雀附圆**方：

雀儿三十枚，去嘴、脚、毛羽、肠胃、胸骨，用好酒一升煮烂熟，研　补骨脂一两，微炒　木香一两　吴茱萸一两，汤浸七遍，焙干微炒　干姜一两，炮裂，剉　青橘皮一两，汤浸，去白瓤，焙　木瓜一两，捣罗为末　附子一两，炮裂，去皮脐　熟艾末二两，以米醋二升煎如膏

右件药捣罗为末，以雀肉入于艾膏内，和药末令得所，更捣三五百杵，圆如梧桐子大，每日空心及晚食前以温酒或盐汤下三十圆，渐加至四十圆。

附　子　圆[1]

补益驻颜，去风利气，暖腰膝，充肌肤，强志力，久服变白发令黑，齿落更生，延年不老，**附子圆**方：

附子半斤，炮裂，去皮脐，捣罗为末　生地黄一十斤，捣绞取汁，拌附子末，日中煎令干　肉苁蓉二两半，酒浸一宿，刮去皴皮，炙干　五味子二两　白蒺藜一两半，微炒去刺　干姜二两，炮裂，剉　桂心二两　鹿角胶二两，捣碎，炒令黄燥　天麻二两　干漆一两，捣碎，炒令烟出　牛膝三两，去苗

右件药捣罗为末，炼蜜和捣三五百杵，圆如梧桐子大，每日空心以温酒下三十圆，渐加至四十圆。

治下元虚冷气，暖脾肾，益气力，**附子圆**方：

附子一十枚，唯大者，以尖刀子于心中可剜[2]去一半　朱砂一两，细研，水飞过　硇砂一两，细研　阿魏一两，细研

右件药将朱砂、硇砂、阿魏都相和重研令匀，内入附子中填实，然后将附子内剜出末，填于诸药末上，实筑，用钱许大纸片子，以面粘盖附子口，每一个附子用大萝卜一枚圆备者，剜下萝卜头可半寸许，剜却中心，安附子在内，却将剜下萝卜头盖，后以竹签子紧密签定，和大麦面裹合约厚半指已来，以煻灰火烧，候面焦熟为度，取出去却萝卜，入臼内，有剜出附子末填不尽者，亦同捣熟为度，圆如梧桐子大，每日空心以盐汤或温酒下十圆。

补暖下元，**附子圆**方：

附子半斤，生用　硫黄二两，细研，水飞过

右件药以新汲水浸附子七复时，每一复时换水一遍，并不令见日气，日数足阴干，去皮脐，捣罗为末，入硫黄搅令匀，以羊肾三对去筋膜研，以酒三升煮令稠，和药末看硬软得所，捣三五百杵，圆如梧桐子大，每日空心以盐汤下二十圆。

肾　附　圆

治水脏风冷滞气，耐寒暑，暖腰膝，**肾附圆**方：

---

〔1〕附子圆：原脱。据排门目录及分目录补。

〔2〕剜：原作“宛”。《正误》：“‘宛’，‘剜’之讹。”因改。

羊肾五对　附子五两，炮裂，去皮脐　钟乳粉二两　桂心二两　诃梨勒皮二两　赤箭二两　山茱萸二两　薯蓣二两　肉苁蓉二两，酒浸一宿，刮去皴皮，炙干　菟丝子二两，酒浸三日，曝干，别捣为末

右件药捣罗为末，取羊肾去筋膜，批作片子，每一片上铺药末一重，如此重重相隔，以尽为度，用湿纸裹数重了，更用盐泥重裹，入煻灰火中煨三炊久，候火气通透，亦不得令焦，出药看作紫黑色即住，如肾未熟，即重封更煨，候得所即捣三五百杵，入少水浸蒸饼，更捣候可圆即圆如梧桐子大，每日空腹以温酒下三十圆，晚食前再服，三日后已觉水脏温暖。

治下元虚惫，冷气上攻，心腹疠刺疼痛，**肾附圆**方：

附子二两，以醋浸七日，去皮脐切，阴干　硫黄一两，细研，水飞过　槟榔一两　木香一两　青盐半两　羊肾二对，去脂膜

右件药捣罗为末，入硫黄研令匀，其羊肾细剁烂研，和药末捣三五百杵，圆如梧桐子大，食前以温生姜酒下二十圆。盐汤下亦得。

鹿　茸　圆

暖脏腑，壮腰膝，补下元，养精气，久服美颜容，长肌肉，补诸虚损，四时宜常服，**鹿茸圆**方：

鹿茸二两，去毛，涂酥炙微黄　磁石二两，烧醋淬七遍，细研，水飞过　熟干地黄　白茯苓　肉苁蓉酒浸一宿，刮去皴皮，炙干　菟丝子酒浸三日，曝干，别捣为末　人参去芦头　附子炮裂，去皮脐　薯蓣　远志去心　牛膝去苗　杜仲去粗皮，炙微黄，剉　巴戟　续断　五味子　山茱萸　泽泻　桂心　补骨脂　蛇床子已上各一两

右件药捣罗为末，入磁石研令匀，炼蜜和捣五七百杵，圆如梧桐子大，每日空心以温酒[1]下三十圆，看老少以意加减。

补暖下元，强筋骨，益精髓，壮腰膝，祛风利气，美颜色，**鹿茸圆**方：

鹿茸一两，去毛，涂酥炙微黄　肉苁蓉一两，酒浸一宿，刮去皴皮，炙干　菟丝子一两，酒浸三日，曝[2]干，别捣为末　巴戟一两　人参去芦头　白茯苓　五味子　萆薢剉　桂心　黄耆剉　续断　远志去心　木香　薯蓣　泽泻　熟干地黄　石斛去根，剉　覆盆子　蛇床子　天雄一两，炮裂，去皮脐　白蒺藜微炒去刺　附子炮裂，去皮脐　柏子人　牡丹　防风去芦头，已上各半两

右件药捣罗为末，炼蜜和捣三五百杵，圆如梧桐子大，每日空心温酒及盐汤下三十圆，渐加至四十圆。

治下元冷惫，风虚劳损，补益脏腑，强壮腰脚，**鹿茸圆**方：

鹿茸二两，去毛，涂酥炙微黄　牛膝二两，去苗　巴戟一两　补骨脂二两，微炒　龙骨一两　附子二两，炮裂，去皮脐　干漆一两，捣碎，炒令烟出　熟干地黄二两　桂心一两　肉苁蓉二两，酒浸一宿，刮去皴皮，炙干　菟丝子二两，酒浸三日，曝干，别捣为末　阳起石二两，酒煮半日，细研，水飞过

右件药捣罗为末，入阳起石研令匀，炼蜜和捣三五百杵，圆如梧桐子大，每日空心以温酒下三十圆，渐加至四十圆。

---

〔1〕 酒：原脱。据《普济方》卷222引同方补。

〔2〕 曝：原脱。据补同上。

麋茸圆

补虚劳，倍筋力，除脾胃冷气，充肌肤，益颜色，补暖，**麋茸圆**方：

麋茸二两，去毛，涂酥炙微黄　肉苁蓉二两，酒浸一宿，刮去皴皮，炙干　菟丝子二两，酒浸三日，曝干，别捣为末　薯蓣一两　石斛一两，去根，剉　桂心一两　熟干地黄一两　巴戟一两　牛膝一两，去苗　山茱萸一两　枸杞子一两　五味子一两　人参一两，去芦头　赤石脂一两　柏子人一两　泽泻一两　白茯苓一两　远志一两，去心

右件药捣罗为末，炼蜜和捣三五百杵，圆如梧桐子大，每日空心以温酒下四十圆。

治下元虚冷，五劳七伤，阳气衰弱，腰脚无力，虚劳羸损，**麋茸圆**方：

麋茸三两，去毛，涂酥炙微黄　雄蚕蛾隔纸微炒　桂心　桑螵蛸微炒　远志去心　菟丝子酒浸三日，曝干，别捣为末　阳起石酒煮半日，细研，水飞过　肉苁蓉酒浸一宿，刮去皴皮，炙干　钟乳粉　山茱萸　附子炮裂，去皮脐　蛇床子　黄耆剉，已上各一两

右件药捣罗为末，入阳起石等都研令匀，炼蜜和捣三五百杵，圆如梧桐子大，每日空心及晚食前以温酒下三十圆。

麋角圆

治五脏虚损，腰脚疼痛，久服益肌肤，填骨髓，好颜色，耐寒暑，祛风破气，髭鬠[1]润黑，**麋角圆**方：

麋角屑一斤，以酥拌炒微黄　熟干地黄三两　巴戟　黄耆剉　牛膝去苗　人参去芦头　独活　萆薢剉　白茯苓　桂心　肉苁蓉酒浸一宿，去皴皮，炙干　附子炮裂，去皮脐　泽泻　续断　芎䓖　槟榔　防风去芦头　当归剉，微炒　鹿角胶捣碎，炒令黄燥　白蒺藜微炒去刺

右件药已上各一两，捣罗为末，以生地黄汁一大盏，酒一大盏相和，入酥半合煎成膏，和诸药末，若硬即用炼了[2]蜜同和，捣五七百杵，圆如梧桐子大，每日空心以温酒下三十圆，加至四十圆。

补暖下焦，治风虚，壮筋力，**麋角圆**方：

麋角屑三两，酥拌微炒　巴戟二两　肉豆蔻三两，去壳　当归一两，剉，微炒　槟榔二两　干姜一两，炮裂，剉　硫黄一两，细研，水飞过

右件药捣罗为末，入硫黄同研令匀，炼蜜和捣三五百杵，圆如梧桐子大，每日空心以温酒下三十圆。

补暖下元，壮腰膝，治虚冷气，**麋角圆**方：

麋角屑一斤，入牛[3]乳拌令匀，用银器内盛封闭，以大麦六斗盖覆，蒸一复时　肉苁蓉二两，酒浸一宿，刮去皴皮，炙干　蘹香子二两　桂心二两　荜茇二两　木香二两　附子二两，炮裂，去皮脐　柏子人二两　肉豆蔻二两，去壳　槟榔三两

---

〔1〕 鬠：《普济方》卷226引同方作“髪(发)”。

〔2〕 了：原作“子”。《正误》：“‘子’，当作‘了’。”“了”字义长，因改。《普济方》卷226引同方略去此字。

〔3〕 入牛：“入”原作“八”，“牛”字似“升”、似“牛”。《普济方》卷221引同方作“入”，无“牛”字。《正误》所据底本作“八牛”，且云“八”当作“入”。因改作“入牛”。

右件药捣罗为末，炼蜜和圆如梧桐子大，每日空心以温酒下三十圆。

补益脏腑，固济下元，填精髓，强气力，**麋角圆**方：

麋角屑五两，以酥拌炒令微黄　菟丝子三两，酒浸三日，曝干，别捣为末　肉苁蓉一两，酒浸一宿，刮去皴皮，炙干　桂心二两　附子二两，炮裂，去皮脐　干姜一两，炮裂，剉　钟乳粉二两　薯蓣一两　石斛二两，去根，剉　巴戟一两　牛膝一两，去苗

右件药捣罗为末，炼蜜和捣五七百杵，圆如梧桐子大，每日空心以温酒下四十圆，晚食前再服。

治久积虚冷，补暖下元，温中治气，**麋角圆**方：

麋角屑三两，以酥拌炒令微黄　肉苁蓉二两，酒浸一宿，刮去皴皮，炙干　硫黄二两，细研，水飞过　补骨脂二两，微炒　蘹香子一两　附子二两，炮裂，去皮脐　木香一两　桂心一两　龙骨一两　巴戟二两

右件药捣罗为末，入硫黄同研令匀，炼蜜和捣三二百杵，圆如梧桐子大，每日空心以盐汤下三十圆。

补暖下元，治积冷气，令人强壮，益颜色，**麋角圆**方：

麋角屑五两，酥拌炒微黄　硫黄二两，细研，水飞过　腽肭脐二两，酒炙微黄　木香三两　肉苁蓉三两，酒浸一宿，刮去皴皮，炙干　补骨脂三两，微炒

右件药捣罗为末，入硫黄同研令匀，以无灰酒一斗于银锅内，先入药末一半已来煎令稠，和上件药末捣三二百杵，圆如梧桐子大，每日空心以温酒下三十圆。

獐　骨　圆

治男子水脏虚冷，诸有不足，填精补髓，功效不可备述，**獐骨圆**方：

獐骨四两，涂酥炙微黄　桑螵蛸二两，微炒　钟乳粉二两　石斛去根，剉　肉苁蓉以酒浸一宿，刮去皴皮，炙干　鹿茸去毛，涂酥炙微黄　菟丝子酒浸三日，曝干，别捣为末　龙骨　黄耆剉　五味子　牡蛎粉　巴戟　防风去芦头　诃梨勒皮　附子炮裂，去皮脐　桂心　羚羊角已上各一两

右件药捣罗为末，入研了药令匀，炼蜜和捣三五百杵，圆如梧桐子大，每日空心温酒下三十圆，渐加至四十圆。

地　黄　圆

暖肾脏，补虚损，益颜色，壮筋骨，**地黄圆**方：

熟干地黄八两　泽泻三两　白茯苓三两　牡丹三两　桂心二两　附子一两，炮裂，去皮脐　山茱萸四两　薯蓣四两

右件药捣罗为末，炼蜜和捣三五百杵，圆如梧桐子大，每日空心以温酒下四十圆，渐加至五十圆。

补骨髓，益颜色，充肌肤，耐寒暑，久服强志力，延年却老，**地黄圆**方：

生干地黄五两　川椒二两，去目及闭口者，微炒去汗　杏人三两，汤浸，去皮尖、双人，童子小便浸三宿，麸炒微黄　附子二两，炮裂，去皮脐　牛膝二两，去苗　鹿角胶二两，捣碎，炒令黄燥　菟丝子二两，酒浸三日，曝干，别捣为末　肉苁蓉三两，酒浸一宿，刮去皴皮，炙干

右件药捣罗为末，炼蜜和捣三五百杵，圆如梧桐子大，每日空心以温酒下四十圆。

还精补髓，驻颜却老，治虚损，安脏腑，暖下元，壮腰，**地黄圆**方：

生地黄净洗细切，一斗，以好酒一斗浸之经宿，即漉出晒干，却入酒中浸，又晒，以酒尽为度，晒干[1] 干漆二两，捣碎，炒令烟出 肉苁蓉二两，酒浸一宿，刮去皴皮，炙干 蛇床子二两 菟丝子三两，酒浸三日，曝干，别捣为末 桂心二两 远志三两，去心 人参三两，去芦头 牛膝二两，去苗 石斛二两，去根，剉 补骨脂二两，微炒

右件药捣罗为末，炼蜜和捣三五百杵，圆如梧桐子大，每日空心及晚食前以盐汤下三十圆。

治下元虚冷，腰脚无力，益颜色，美髭鬓，补虚损，**熟地黄圆**方：

熟干地黄三两 牛膝去苗 远志去心 巴戟 石斛去根，剉 桂心 车前子 菟丝子酒浸三日，曝干，别捣为末 覆盆子 天门冬去心，焙 何首乌 白茯苓 黄耆剉 鹿茸去毛，涂酥炙微黄 附子炮裂，去皮脐 沉香已上各一两

右件药捣罗为末，炼蜜和捣三五百杵，圆如梧桐子大，每日空心以温酒下五十圆。

地黄煎圆

补暖脏腑，久服轻身，益颜色，强志力，补虚损，**地黄煎圆**方：

生地黄五斤，肥好者 生黄精[2]三斤，已上二味净洗，于木臼中烂捣，绞取汁，旋更入酒三升，于银锅中以慢火熬成煎 苣藤子三两，微炒 牛膝二两，去苗 威灵仙二两 鹿角胶二两，捣碎，炒令黄燥 桂心二两 附子二两，炮裂，去皮脐 干漆二两，捣碎，炒令烟出 补骨脂三两，微炒

右件药捣罗为末，入地黄、黄[3]精煎中和捣五七百杵，圆如梧桐子大，每日空心以温酒下三十圆，晚食前再服。

补益驻颜，长服黑髭发，填骨髓，令人耐老，**地黄煎圆**方：

生地黄五斤，捣绞取汁，入蜜半斤，以慢火熬成煎 熟干地黄半斤 牛膝五两，去苗 杏人半斤，汤浸，去皮尖，麸炒微黄，研如膏 诃梨勒皮五两

右件药捣罗为末，以地黄煎都和，更捣一二千杵，圆如梧桐子大，每日空心以温酒下五十圆，晚食前再服。

阿魏圆

治丈夫元气，妇人血气，一切心腹胀满，脐胁疼痛，**阿魏圆**方：

阿魏一两半，面裹，煨令面熟为度 当归半两，剉，微炒 桂心半两 青橘皮半两，汤浸，去白瓤，焙 白术半两 木香半两 附子半两，炮裂，去皮脐 芎䓖半两 蓬莪茂一两 延胡三分 吴茱萸半两，汤浸七遍，焙干微炒

右件药捣罗为末，以醋煮面糊，和捣三五百杵，圆如梧桐子大，每服以醋汤下三十圆。

---

〔1〕 干：《正误》疑此“干”字衍。然据《普济方》卷222引同方，亦有此“干”字，故仍其旧。

〔2〕 生黄精：此药原在威灵仙之后。据本药制法，“已上二味”当指“威灵仙、生黄精”。然威灵仙非有膏汁之药，且下文又有“入地黄、黄精煎中”字样，故《正误》疑此药当在“巨胜子”之前。据文义，此疑不虚，因予乙转。

〔3〕 黄：原无。《正误》：“‘黄’下脱‘黄’字。”据《普济方》卷223引同方补。

木　瓜　圆

治一切冷气，心腹胀痛，食不消化，止霍乱，**木瓜圆**方：

木瓜三十个，大者，去皮瓤了切，蒸烂为度，入盐花一斤，熟蜜一斤，更煎令稠，用和药末　沉香一两　阿魏三分　木香一两　肉豆蔻一两，去壳　红豆蔻一两　桂心二两　甘草一两，炙微赤，剉　缩沙二两，去皮　草豆蔻二两，去皮　陈橘皮一两，汤浸，去白瓤，焙　胡椒一两　白术二两　芎䓖二两　厚朴二两，去粗皮，涂生姜汁炙令香熟　附子二两，炮裂，去皮脐　桃人三两，汤浸，去皮尖、双人，麸炒微黄　神曲二两，微炒　蘹香子一两　藿香一两　荜茇一两　当归一两，剉，微炒　诃梨勒二两，煨，用皮　高良姜一两，剉　丁香一两　干姜二两，炮裂，剉　白豆蔻一两，去皮

右件药捣罗为末，以木瓜煎和圆如梧桐子大，每服以生姜汤嚼下二十圆。温酒下亦得。

治脾肾久冷积气，宜服**补暖木瓜**圆方：

木瓜二枚，去皮，切开去瓤，每个内入上好硇砂一两，于饭上蒸令烂，研为膏　青橘皮二两，汤浸，去白瓤，焙　补骨脂二两　蘹香子二两　薯蓣二两　桂心二两　木香二两　槟榔二两　肉豆蔻一两，去壳　京三棱一两，醋浸一宿，细剉，炒令黄

右件药捣罗为末，以前木瓜膏和，更捣三五百杵，圆如梧桐子大，每服以温酒下二十圆，盐汤下亦得，食前服之。

治脾胃积冷，腹胁疼痛，宿食不消，两脚转筋，时复泻痢，**木瓜圆**方：

木瓜七枚，大者，切头上一片为盖子，剜去瓤并皮子，入硫黄、青盐在内　硫黄二两，细研，水飞过　青盐二两，细研　木香一两　槟榔一两　肉豆蔻一两，去壳　诃梨勒皮一两　桂心一两　白芍药半两　当归半两，剉，微炒　胡椒半两　荜茇半两　草豆蔻半两，去皮

右件药捣罗为末，入于木瓜中令尽，以盖子盖之，用竹签子扎定，以三五重纸裹木瓜，于饭甑内蒸令烂熟，研如膏，候可圆即圆如梧桐子大，每日空心以温酒下二十[1]圆。

治积年气块，脐腹疼痛，**木瓜圆**方：

木瓜三枚　硇砂二两，以醋一盏化去夹石

右件木瓜切开头，去瓤子，内硇砂醋入其间，却以瓷碗盛，于日中晒，以木瓜烂为度，却研，更用米醋五升煎上件药如稀饧，以一瓷瓶子盛，密盖，要时旋以附子末和圆如弹子大，每服以热酒化一圆服之。

乌　头　圆

治风气，暖水脏，去腰脚疼痛，脐腹虚冷，**乌头圆**方：

川乌头不计多少，净洗晒干，宽掘地作坑子一所，却用好土实填筑，于好土内取作坑子一所，刮削坑子口周回如法，然后用炭火烧令通赤即去火，用酽醋一碗倾在坑内，候渗尽，便匀排乌头在内，使好土盖覆厚一寸已来筑却，然后坑口头以炭火密排烧之，斟酌欲熟，于坑口边取出一枚看之，以软熟为度，其药又不得令生，又不得太焦，切在用意，取出晒干，捣罗为末，

〔1〕十：原作“一”。据《普济方》卷220引同方改。

以粳米饭和圆如梧桐子大，每服以温酒或盐汤下十圆，渐加至二十圆为度。

青硫圆

治一切气，脾肾久冷，心腹虚胀，脐腹多疼，**青硫圆**方：

木香　硫黄细研　青橘皮汤浸，去白瓤，焙　肉豆蔻去壳　槟榔已上各一两

右件药捣罗为末，炼蜜和圆如梧桐子大，每服空心以温酒下十圆。

调气木香圆

治一切风及气，脏腑壅滞，宿食不消，心腹胀满，**调气木香圆**方：

木香二两　羌活二两　芎䓖二两　槟榔二两　桂心二两　川大黄四两，剉碎，微炒　郁李人四两，汤浸，去皮微炒

右件药捣罗为末，炼蜜和捣三五百杵，圆如梧桐子大，每于食前以温酒下三十圆。欲得快利，加至四十圆。此药稍温，必不虚人，夜临卧时服亦得。

治一切冷气，脏腑久积，脐腹多疼，宿食不化，颜色萎弱，**木香圆**方：

木香二两　白术一两　槟榔二两　高良姜半两，剉　益智子半两，去皮　红豆蔻半两，去皮　草豆蔻半两，去皮　吴茱萸半两，汤浸七遍，焙干微炒　青橘皮半两，汤浸，去白瓤，焙　枳壳半两，麸炒微黄，去瓤　神曲半两，微炒　蓬莪茂一两

右件药捣罗为末，以酽醋五升煎药末一半成膏，入余上药末和捣三五百杵，圆如梧桐子大，不计时候以生姜橘皮汤或温酒下三十圆。

治脾胃不和，腹胁胀满，时有疞痛，不[1]思饮食，**木香圆**方：

木香一两　桂心一两　芎䓖一两　羌活一两　附子一两，炮裂，去皮脐　川大黄一两，剉碎，微炒　槟榔一两　干姜一两，炮裂，剉　郁李人二两，汤浸，去皮微炒　牵牛子一两半，微炒　青橘皮一两，汤浸，去白瓤，焙

右件药捣罗为末，炼蜜和捣三五百杵，圆如梧桐子大，每服空心以生姜橘皮汤下二十圆。

治一切气，及宿食不消，心腹胀痛，大肠不利，**木香圆**方：

木香一两　槟榔一两　诃梨勒皮半两　丁香半两　桂心一两　牵牛子二两，微炒　麝香半两，细研　大腹皮半两，剉　郁李人一两，汤浸，去皮微炒　陈橘皮半两，汤浸，去白瓤，焙　吴茱萸半两，汤浸七遍，焙干微炒

右件药捣罗为末，炼蜜和捣三五百杵，圆如梧桐子大，每服以温浆水下三十圆，老小临时加减。

治一切气攻刺腹胁胀满，大便不利，**木香圆**方：

木香二两　枳壳二两，麸炒微黄，去瓤　川大黄四两，剉碎，微炒　牵牛子四两，微炒　诃梨勒皮三两

右件药捣罗为末，炼蜜和捣三二百杵，圆如梧桐子大，每服食前以生姜汤下三十圆。

---

〔1〕不：原作“可”，不通。据《普济方》卷25引同方改。

槟榔圆

治脏腑壅滞，心膈烦满，大小肠不利，**槟榔圆**方：

槟榔半两　郁李人半两，汤浸，去皮微炒　川大黄半两，剉碎，微炒　青橘皮三分，汤浸，去白瓤，焙　木香半两　牵牛子二两，微炒　木通半两，剉

右件药捣罗为末，炼蜜和捣三二百杵，圆如梧桐子大，每服食前以温水下二十圆。

治一切气，脏腑壅滞，**槟榔圆**方：

槟榔　桂心　枳壳麸炒微黄，去瓤　木香　郁李人汤浸，去皮微炒　诃梨勒皮　川大黄剉碎，微炒，已上各一两

右件药捣罗为末，炼蜜和捣三二百杵，为圆如梧桐子大，每服以温酒下三十圆。

治上焦壅塞，头目不利，大小肠秘涩，心腹满闷，**槟榔圆**方：

槟榔一两　枳壳一两半，麸炒微黄，去瓤　牵牛子三两，微炒　羚羊角屑一两　前胡一两，去芦头　大麻人一两

右件药捣罗为末，炼蜜和捣三二百杵，圆如梧桐子大，每服食前以生姜汤下三十圆，以利为度。

治一切气，心腹壅胀，不能下食，**槟榔圆**方：

槟榔二两　诃梨勒三两，生，用皮　桂子一两　郁李人二两，汤浸，去皮微炒　桃人一两，汤浸，去皮尖、双人，麸炒微黄　枳壳一两，麸炒微黄，去瓤　白豆蔻半两，去皮　木香一两

右件药以桃人、郁李人同研如膏，其诸药捣罗为末，入桃人等膏研令匀，以面糊和圆如梧桐子大，每服食前以温酒下三十圆。

又方：

槟榔二两　木香一两　诃梨勒二两，生，用皮　青橘皮半两，汤浸，去白瓤，焙　麝香一钱，细研

右件药捣罗为末，入麝香更研令匀，炼蜜和圆如梧桐子大，每服食前以温酒下二十圆。

牵牛子圆

治脏腑壅滞，搜风化气，**牵牛子圆**方：

牵牛子一斤，一半生用，一半微炒　桂心一两　枳壳一两，麸炒微黄，去瓤　芎䓖一两　郁李人二两，汤浸，去皮微炒　木香一两　青橘皮一两，汤浸，去白瓤，焙

右件药捣罗为末，炼蜜和捣三二百杵，圆如梧桐子大，每服食前以温酒下二十圆。

治脏腑壅滞，心腹气闷，宿食不消，腰胁疼痛，大肠秘涩，**牵牛子圆**方：

牵牛子十两，捣罗取末六两　木香半两　槟榔半两　青橘皮半两，汤浸，去白瓤，焙

右件药木香以下捣罗为末，与牵牛子末搅和令匀，炼蜜和捣一二百杵，圆如梧桐子大，每服食前以温酒下二十圆。

又方：

牵牛子一斤，微炒，捣罗取末十两　青橘皮三两，汤浸，去白瓤，焙干，捣罗为末

右件药都研令匀，炼蜜和捣三五百杵，圆如梧桐子大，每服十五圆至二十圆，食前以温酒

下。生姜汤下亦得。

大麻人圆[1]

治积年心腹气，肺气，脚气，冷热气，痃癖气，不能饮食，纵食不消，脏腑不调，大肠秘涩，**大麻人圆**方：

大麻人三两，别研如膏　川大黄二两，剉碎[2]，微炒　诃梨勒皮二两　人参一两，去芦头　陈橘皮一两，汤浸，去白瓤，焙

右件药捣为末，炼蜜和捣千杵，圆如梧桐子大，每服食前以生姜汤下二十圆。如未利，加至三十圆。酒下亦得。此药纵利多，不损人。

---

〔1〕 圆：其下有"方"字，与本卷分目录所载及其他圆方体例不一，故删。

〔2〕 碎：原作"研"。《正误》："'研'，当作'碎'。"据本书川大黄修治法，当以"剉碎"为正，因改。

太平圣惠方卷第九十九 针经一门　序一首〔1〕

针　　经　　序

夫针术玄奥，难究妙门，历代名工，恒多祖述。盖指归有异，机要互陈，或隐秘难明，或言理罔尽，或义博而词简，或文赡而意疏，背轩后之圣文，失岐伯之高论，致俾学者莫晓宗源。今则采摭前经，研覆至理；指先哲之未悟，达古圣之微言；总览精英，著经壹卷。斯经也，穷理尽性，通幽洞玄，陈穴道而该通，指病源而咸既。用昭未悟，以导迷津，传示将来，庶期悠远者尔。

夫黄帝正经者，是先圣之遗教，及后人之令范。是以先明流注孔穴，靡不指的其原。若或苟从异说，恐乖正理之言。其十二经脉者，皆有俞原。手足阴阳之交会，血气之流通，外营指节，内连脏腑。故《经》云：手三阳之脉从手至头，手三阴之脉从手至胸〔2〕，足三阳之脉从足至头，足三阴之脉从足至胸〔3〕，是谓日夜循环，阴阳会合〔4〕。又曰：春夏刺浅，秋冬刺深。缘春夏阳气在上，人气亦在上，故当浅取之。秋冬阳气在下，人气亦在下，故当深取之。是以春夏各致一阴，秋冬各致一阳者也。然春夏温必致一阴者，初下针沉之，至肾肝之部得气，乃引持之阴也。秋冬寒必致一阳者，乃初内针浅而浮之，至心肺之部得气，而内之阳也。是谓春夏必致一阴，秋冬必致一阳者也。凡孔穴流注，所出为井，所流为营，所注为俞，所过为原，所行为经，所入为合，此针之大法也。春刺井，夏刺荥，仲夏刺俞，秋刺经，冬刺合也。

肺，出少商为井，手太阴脉也。流于鱼际为营〔5〕，注于大泉为俞，过于列缺为原，行于经渠为经，入于尺泽为合。

心，出少冲为井，手少阴脉也。流于少府为营，注于神门为俞，过于通理〔6〕为原，行于灵道为经，入于少海为合。

心包络脉，手厥阴之脉也。出于中冲为井，流于劳宫为营，注于大陵为俞，过于内关为原，行于间使为经，入于曲泽为合。

---

〔1〕针经一门　序一首：原无，据排门目录补，与他卷体例合。

〔2〕从手至胸：《甲乙经》卷2“奇经八脉第二”作“从脏走手”。

〔3〕足三阳……从足至胸：《甲乙经》卷2“奇经八脉第二”作“足之三阳，从项走足；足之三阴，从足走腹。”

〔4〕会合：原残脱。据宽政本补。

〔5〕营：本节从肺到肾之“流于”后均作“营”字。考此节源于《千金》卷29“针灸上·三阴三阳流注第二”，原书均作“荥”。据文义亦当做“荥”。然《圣惠方》成书及版刻年均早于《千金》校刻之年，且宋以后节取《圣惠方》针灸内容而成之《铜人针灸经》仍作“营”，故本次校勘不改原文，仅注其误，以存早期针灸文献之原貌。下同。

〔6〕理：《正误》：“‘理’，‘里’之讹。”

大肠，出于商阳为井，手阳明脉也。流于二间为营，注于三间为俞，过于合谷为原，行于阳溪为经，入于曲池为合。

三焦，出于关冲为井，手少阳脉也。流于腋门为营，注于中渚为俞，过于阳池为原，行于支沟为经，入于天井为合。

小肠，出于少泽为井，手太阳脉也。流于前谷为营，注于后溪为俞，过于腕骨为原，行于阳谷为经，入于少海为合。

足三阳三阴穴流注者：

胃，出厉兑为井，足阳明脉也。流于内庭为营，注于陷谷为俞，过于冲阳为原，行于解溪为经，入于三里为合。

胆，出窍阴为井，足少阳脉也。流于侠溪为营，注于临泣为俞，过于丘虚为原，行于阳辅为经，入于阳陵泉为合。

膀胱，出于至阴为井，足太阳脉也。流于通谷为营，注于束骨为俞，过于京骨为原，行于昆仑为经，入于委中[1]为合。

脾，出隐白为井，足太阴脉也。流于大都为营，注于太白为俞，过于公孙为原，行于商丘为经，入于阴陵泉为合。

肝，出大敦为井，足厥阴脉也。流于行间为营，注于太冲为俞，过于中封为原，行于中都为经，入于曲泉为合。

肾，出涌泉为井，足少阴脉也。流于然谷为营，注于太溪为俞，过于水泉为原，行于复溜为经，入于阴谷为合也。

又云：能知迎随之气，可令调气。调气之方者，必在阴阳。然所谓迎随者，知营卫之流行，经脉之往来也，随其逆顺而取之，故曰迎随。调气之方，必在阴阳者，知其内外表里，随其阴阳而调之。故曰调气之方，必在阴阳者也。夫用针刺者，须明其孔穴，补虚泻实，送坚付软，以急随缓，营卫常行，勿失其理。故《经》云：虚者补之，实者泻之，不虚不实，以经取之。然虚者补其母，实者泻其子，当先补而后泻。不实不虚，以经取之者，然是正经自生其病，不中他邪，当自取其经，故言以经取之。

又云：刺营无伤于卫，刺卫无伤于营。然针阳者，卧针而刺之。刺阴者，先以左手捻，按所针营俞之处，候气散乃内针。是谓刺营无伤于卫，刺卫无伤于营也。

又云：东方实，西方虚，泻南方，补北方者，然。是金、木、水、火、土当互相平也。缘东方木，西方金，木欲实，金当平之。火欲实，水当平之。土欲实，木当平之。金欲实，火当平之。水欲实，土当平之。东方者，肝也，则知肝实。西方者，肺也，则知肺虚。泻南方补北方者，南方火，火者木之子也；北方水，水者木之母也；水胜火，子能令母实，母令子虚，故泻火补水，欲令金不得平木也。《经》言不能治其虚，何问其余，此[2]之谓也。

又曰：夫言气实者，热也。气虚者，寒也。针实者以右手持针，左手捻按开针穴以泻之。虚者以左手闭针穴以补之。补泻之时，与气开阖相应，是谓针容一豆，补泻之理也。

又云：虚者徐而疾，实者疾而徐。徐即是泻，疾即是补。补泻之法，一依此也。下针之时，掐取穴，置针于营上三十六息，以左手掐穴令定，法其地不动，右手持针，象其天而运转

---

〔1〕中：原作“申”，《正误》：“‘申’，‘中’之讹。”

〔2〕此：宋版、宽政本均作“比”。《正误》：“‘比’，‘此’之讹。”因改。

也，于此三十六息。然定得针，右手存意捻针，左手掐穴，可重五两已来，计其针如转如不转，徐徐下之。若觉痛，即可重二两。若不觉，以经下之。入人营至卫，至病得气，如鲔鱼食钓，即得其病气也。量其轻重，以经取之。名曰疾徐者，至病即得气，欲出针时，子午缓缓而出，令引病气不绝，名曰徐也。既引气多，一向无补，名之曰泻。问曰：凡下针时，若为是好？答曰：徐徐下之，坚持为实。凡下针，先须持针坚得安稳，不用饱食，亦不用空肚；如患人欲针，针者有乘车来者，有步行来者，如人行十里许，须令坐息，安神定气。乘车者如人行三里许，患人嘿嘿[1]而不言，安心大坐，候气脉安定，乃可下针。

又云：夫针之者，不离身心，口如衔索，目欲内视，消息气而不得妄行针。针入一分，知天地之气。针入二分，知呼吸之气。针入三分，知逆顺之气。针皮毛者无伤肌肉，针肌肉者无伤筋脉，针筋脉者无伤骨髓，针骨髓者无伤诸络。东方甲乙木，主人筋膜。南方丙丁火，主人血脉。西方庚辛金，主人皮毛。北方壬癸水，主人骨髓。中央戊己土，主人肌肉。针伤筋膜者，令人愕视失魂。针伤血脉者，令人烦乱失神。针伤皮毛者，令人上气失魄。针伤骨髓者，令人呻吟失志。针伤肌肉者，令人四肢不收失智也。刺若中心，一日死。刺若中肝，五日死。刺若中[2]肾，六日死。刺若中肺，三日死。刺若中脾，十日死。刺若中胆，一日半死。

又云：无刺大醉，无刺大怒，无刺大劳，无刺大饱，无刺大饥，无刺大渴，无刺大惊。已上古之深诫也。

又黄帝问岐伯曰：余闻九针之名，上应天地四时阴阳，愿闻其方，传于后代。岐伯对曰：九针者，一曰镵针，二曰圆针，三曰鍉针，四曰锋针，五曰铍针，六曰圆利针，七曰毫针，八曰长针，九曰大针，此是九针之名。九针所应，一天，二地，三人，四时，五音，六律，七星，八风，九野。人之身形亦[3]应之也，各有所宜。人皮应天，人肉应地，人脉应人，人筋应四时，人声应音，人阴阳合气应律，人齿面目应星，人出入气应风，人九窍三百六十五络应九野。故一针皮，二针肉，三针脉，四针筋，五针骨，六针调阴阳，七针益精，八针除风，九针通九窍，除三百六十五节气，此之谓各有所立[4]也。

黄帝问曰：人生有形，不离阴阳，天地合气。别为九野，分为四时。月有小大，日有长短，万物并至，不可胜量。虚实呿吟，敢问其方？岐伯曰：木得金而伐，火得水而灭，土得木而达，金得火而缺，水得土而绝，万物尽然，不可胜竭。故针有悬布天下者五，黔首共余食，莫知之也。一曰治神，二曰知养身，三曰知毒药为真，四曰制砭石小大，五曰知腑脏血气之诊，五法俱立，各有所先。今末世之刺也，虚者实之，满者泄之，此皆众工所共知也。若夫法天则地，随应而动，和之者若响，随之者若影，道无鬼神，独来独往。黄帝曰：愿闻其道。岐伯曰：凡刺之真，必先治神。五脏已定，九候已备，乃后存针。众脉不见，众凶弗闻，外内相得，无以形先，可玩往来，乃施于人。人有虚实，五虚勿近，五实勿远，至其当发，间不容瞚。手动若务，针耀而匀，静意视义，观适之变，是谓冥冥，莫知其形。见其乌乌，见其稷稷，从见其飞，不知其谁，伏如横弩，起如发机。黄帝曰：何如而虚，何如而实？岐伯曰：刺虚者须其实，刺实者须其虚也。经气已至，慎守勿失。深浅在志，远近若一，如临深渊，手如握虎，神无营于众物。今列孔穴图经于后者也。

---

〔1〕嘿嘿：原作“哩哩”。《普济方》卷410引作“嘿嘿”，义长，因改。

〔2〕中：原作“主”。《正误》：“‘主’当作‘中’。”《普济方》卷410“论下针分寸”作“中”。义长，因改。

〔3〕亦：原作“示”。据《素问》卷14“针解”改。

〔4〕立：《素问》卷14“针解”作“主”。

今具列一十二人形共计二百九十穴。

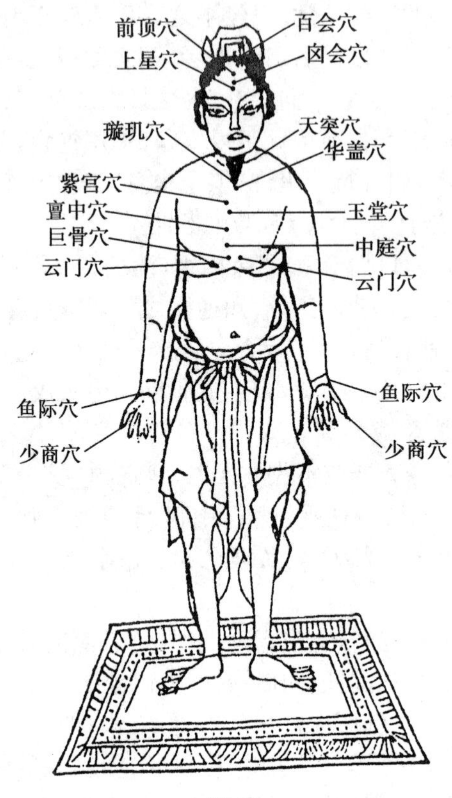

图 28

上星[1]一穴,在额颅上,直鼻中央,入发际一寸陷容豆是穴。督脉气所发。主疗头风,头肿,皮肿,面虚,鼻塞,头痛。针入二分,留十呼,泻五吸,针下气尽,更停针引之,得气即泻。灸亦得,然不及针,日灸三壮,至百五壮罢,不宜多灸,须停十余日,然后更灸。若灸即恐拔气太上,令人眼暗,故不用相续加灸。满五十壮,即以细三棱针刺头上,令宣通热气。若热不止,热气上冲头痛也。慎酒、面、荞麦。

囟会一穴,在上星上一寸陷者中是穴。督脉气所发。主疗鼻塞不闻香臭。宜灸之,日灸二七壮,至七日停。初灸之时即痛,五十壮已,去即不痛,至七十即痛,痛即停灸。其鼻塞灸至四日,便当渐可,至七日即差。针入二分,留三呼,得气即泻。主疗头风痛,白屑起,多睡,针之弥佳。针讫,可以末盐、生麻油相和以揩发根下,遍头悉涂,数数用此二物涂发根下,即永无头风。八岁已上得针,八岁以下不得针,缘囟门未合,若针,不幸令人死矣。不宜食荞麦、热食及猪肉。

前顶一穴,在囟会上一寸五分骨陷中是穴。据甄权《针经》,一寸是穴。今依《素问》一寸五分为定。督脉气所发。主疗头风热痛,头肿风痫。针入二分,留七呼,泻五吸。大肿极,即以三棱针刺之绕四方一寸以下,其头痛肿立差。复以盐末和麻油揩发际下。灸亦得,日灸二壮,以渐增至七从三,总至八十一壮[2]罢,其风即瘳。忌如前法。

---

〔1〕 上星:黄龙祥考本书卷第五十五及本卷之明堂穴亦即上星穴。

〔2〕 至七……八十一壮:《正误》:"义未详。"

百会一穴，在前顶后一寸半，顶中心。督脉足太阳之会。主疗脱肛，风痫，青风心风，角弓反张，羊鸣多哭，言语不择，发时即死，吐沫，心中热闷，头风，多睡心烦，惊悸，无心力，忘前失后，吃食无味，头重，饮酒面赤鼻塞。针入二分，得气即泻。如灸，数至一百五即停。三五日讫，绕四畔，以三棱针刺令出血，以井华水淋之令气宣通。不得一向火灸，若频灸，恐拔气上，令人眼暗。忌酒、面、猪肉、鱼、荞面、蒜虀等物。

天突一穴，在结喉下一夫陷者宛宛中是穴。阴维、任脉之会。针入五分，留三呼，得气即泻。主咳嗽上气，噎胸中气，喉内状如水鸡声，肺痈唾脓血，气壅不通，喉中热疮，不得下食。灸亦得，然不及针。其下针真横下，不得低手，即五脏之气伤，令人短寿。慎如前法，及辛酸滑等。

璇玑一穴，在天突下一寸陷中，仰头而取之。是穴任脉气所发。主胸皮满痛，喉痹咽痛，水浆不下。灸五壮，针入三分。

华盖一穴，在璇玑下一寸陷中，仰而取之。是穴任脉气所发。主胸胁支满，痛引胸中，咳逆上气，喘不能言。灸五壮，针入三分。

紫宫一穴，在华盖下一寸六分陷中，仰而取之。是穴任脉气所发。主胸胁支满也，痹痛骨疼，饮食不下，呕逆上气，烦心也。灸三壮，针入三分。

玉堂一穴，在紫宫下一寸六分陷中，一名玉英。是穴任脉气所发。主胸满不得喘息，膺痛骨疼，呕逆上气，烦心。灸五壮，针入三分。

亶中一穴，一名元儿，在玉堂下一寸六分，横直两乳间陷者中是穴。任脉气所发。宜灸之，日灸七壮，至七七止。主肺痈咳嗽，上气唾脓，不得下食，胸中气满如塞。其穴禁不可针。针，不幸令人死矣。慎猪鱼、酒面。据《甲乙经》云：针入三分。

中庭一穴，在亶中下一寸六分陷中是穴。任脉气所发。主胸胁支满，心下满，食饮不下，呕逆吐食还出。灸五壮，针入二分。

巨骨一穴[1]，在心脾骨[2]头是穴。日灸三壮至七壮止。主惊痫，破心吐血。禁不可针，针则倒悬，一食顷然后乃得下针，针入四分，泻之勿补，针出始得正卧。忌酒、面、热食、猪鱼、不慎生冷等。

云门二穴，在巨骨下气户两傍，各二寸陷中，动脉应手举臂取之。《山桃经》云：在人迎下第二骨间，相去二寸三分是穴。足[3]太阴脉气所发。治呕逆气上，胸胁彻背痛。通灸禁针，理肺同药疗之。《甲乙经》云：针入七分，灸五壮。针若深，令人气逆。

少商二穴者，木也，在手大指端内侧，去爪甲角如韭叶，白肉际宛宛中是也。手太阴脉之所出，为井也。针入一分。主不能食，腹中痛满，吃食无味。留三呼，泻五吸。宜针不宜灸，以三棱针刺之令血出，胜气针。所以胜气针者，此脉胀腮之候，腮中有气，人不能食，故刺出血，以宣诸脏腠也。慎冷热食。

鱼际二穴者，火也，在手大指节后，内侧散脉中是穴。手太阴之所流，为荥也。主虚热，洒洒毛竖，恶风寒，舌上黄，身热咳嗽，喘痹走背胸不得息，头痛甚，汗不出，热烦心，少气不

---

〔1〕巨骨一穴：黄龙祥考此穴与“肩端大骨”之“巨骨”不同。《资生经》卷一肩膊部“巨骨”穴注疑“一穴”乃“二穴”之误，实非。

〔2〕心脾骨：黄龙祥考此即“心蔽骨”，又称“胸蔽骨”，俗称“鸠尾骨”。“巨骨”与“鸠尾”穴仅距5分，故主治与针法均相近。

〔3〕足：《正误》：“‘足’，当作‘手’。”按黄龙祥校《甲乙经》卷3云门穴“太阴脉气所发”，综合注王冰注《素问·水热穴》(作“足太阴”)、《气穴论》《刺热论》(作“手太阴”)，考“足太阴”为是，可与《外台》《医心方》合。

足，以湿阴痒，腹痛，不下食饮，肘挛支满，喉中焦干渴，痓上气，热病寒慄，鼓颔腹满，阴痿[1]，色不变，肺心痛，咳引尻溺出，膈中虚，食饮呕，身热汗出，唾呕吐血，唾血，目泣出，短气，心痹，悲怒逆气，在惕[2]，胃气逆也。针入二分。

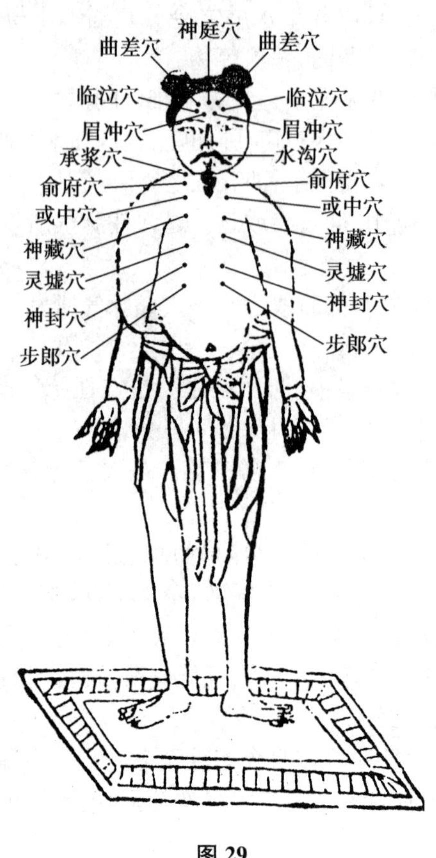

图 29

神庭一穴，在发际直鼻上，督脉上一夫发际是也。足太阳、阳明之会。主疗肿气，风痫癫风不识人，羊鸣，角弓反张，披发而上歌下哭，多学人言语，惊悸不得安寝。当灸之，日灸二七壮，至百壮病即止。禁不可针，若针即发其病。举火之时忌猪、鱼、羊肉、酒面、热食。不宜热衣，恒餐冷食、醋滑等物。

曲差二穴，在神庭傍一寸半发际是穴。足太阳脉气所发。主心中烦满，汗不出，头项痛，身热，目视不明。针入三分，灸三壮。

临泣二穴，在目上眦[3]，入发际五分陷者中是穴。足太阳、少阳之会。理卒不识人，风眩鼻塞。针入三分，留七呼，得气即泻。

眉冲二穴，一名小竹，在当两眉头，直上入发际是穴。理目五般痫，头痛鼻塞。不灸，通针入三分。

水沟一穴，在鼻柱下人中是穴。督脉、手阳明之会。主疗消渴，饮水无多少，水气遍身

〔1〕 痿：原作“瘘”。据《资生经》卷7“伤寒”条改。

〔2〕 在惕：《正误》：“‘惕’，疑‘阳’之讹。”《普济方》卷421“咳嗽上气”作“狂惕”。

〔3〕 眦：《正误》：“‘眦’当作‘直’。”然《甲乙经》卷三“眦”下另有“直上”二字，原脱。

肿，失笑无时节，癫痫，语不识尊卑，乍喜乍哭，牙关不开，面肿唇动，叶叶肺风，状如虫行。针入四分，留五呼，得气即泻，徐徐出之。灸亦得，然不及针，雀粪大为艾炷，日灸三壮，至二百即罢。若是水气，唯得针此一穴，若针余穴，水尽即死。忌如前法。

承浆一穴，在颐前下唇之下，宛宛中是也。足阳明、任脉之会。主疗偏风口㖞，面肿，消渴，面风口不开，口中生疮。针入三分半，得气即泻，泻尽更留三呼，然后徐徐引气出[1]，灸亦佳。日灸七壮，过七七讫，停四五日后，灸七七。若一向灸，恐足阳明脉断，令风不差。停息复灸，令血脉通宣，其风应时立愈。其艾炷不用大，一一依小竹箸头作之，不假大作。其病脉粗细大小，壮加细线，何用大作艾炷而破肉耶？俱令当脉灸之，雀粪大艾炷亦能愈疾。又有一途，如腹内疝瘕痃癖块，伏梁气之徒，唯须大艾炷，故《小品》曰：腹背烂烧，四肢则但除风邪而已。如巨阙、鸠尾，虽是胸腹之穴，灸之不过四七，艾炷不须大作，只依竹箸头大，但令正当脉灸之。艾炷若大，复灸多，其人永无心力。如头上穴，灸多令人失精神。臂脚穴灸多，令人血脉枯竭，四肢细而无力。既复失精神，又加于细，即令人短寿。

俞府二穴，在巨骨下，去璇玑傍各二寸陷中是穴。足少阴[2]脉气所发。主咳逆上气，喘呕吐，胸满不得食饮。仰卧取之也。灸五壮，针入三分。

或中[3]二穴，在俞府下一寸六分陷中，仰卧取之。是穴足少阴脉气所发。主胸胁支满，咳逆，喘不能食饮。灸五壮，针入三分。

神藏二穴，在彧中下一寸六分陷中，仰而取之。是穴足少阴[4]脉气所发，主胸胁支满，咳喘不得息，呕吐，胸满不能食，灸五壮，针入三分。

灵墟二穴，在神藏下一寸六分陷中，仰而取之。是穴足少阴[5]脉气所发。主胸胁支满，引胸不得息，呕吐，胸满不得食也。针入三分，灸五壮。

神封二穴，在灵墟下一寸六分是穴。主胸满不得息，咳逆，乳痈，洒淅恶寒。灸五壮，针入三分。

步郎二穴，在神封下一寸六分陷中，仰而取之。是穴足少阴脉气所发。主胸胁支满，鼻不通呼吸，少气，喘息不得。举臂针入三分，灸五壮。

五处二穴，足太阳脉气所发。在头上督脉傍，去上星傍一寸半。主目不明，头眩风闷。针入三分，留七呼，灸五壮止。

承光二穴，在五处后二寸是穴。足太阳脉气所发。主风眩头痛，欲呕吐，心烦。针入三分，不可灸。

通天二穴，在承光后一寸半是穴。足太阳脉气所发。主项痛重，暂起仆僵。针入三分，留七呼，灸三壮。

攒竹二穴，在两眉头少陷宛宛中是穴。足太阳脉气所发。主目视䀮䀮，视物不明，眼中热疼及眼瞤。针入一分，留三呼，泻三吸，徐徐出之。不宜灸。亦宜细三棱针针入三分出血。忌如前法。

---

〔1〕出：原作“不”。《正误》“‘不’，疑‘下’之讹。”《资生经》卷1、《普济方》卷414均作“出”，义长，因改。

〔2〕阴：原作“阳”。《正误》：“‘阳’当作‘阴’，下同。”《普济方》卷413引作“阴”，故改。

〔3〕或中：《甲乙经》作“彧中”，后世多从之。“或”通“彧”，故不改。下同，不注。

〔4〕阴：原作“阳”。据《普济方》卷413所引改。

〔5〕阴：原作“阳”。据《普济方》卷413所引改。

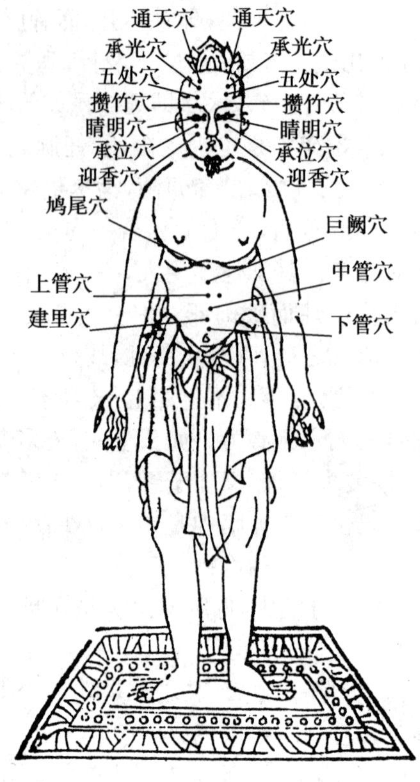

图 30

睛明二穴，在目内眦头外畔陷者宛宛中是穴。手足太阳、阳明之会。主肤翳白膜覆童子，眼暗雀目，冷泪，瞶觋[1]眼，视物不明，努肉。针入一分半，留三呼补。不宜灸。雀目者，宜可久留十呼许，然后速出针。

迎香二穴，在禾髎上一寸，鼻下孔傍是穴。手足阳明之会。针入三分，得气即泻。主鼻息不闻香臭，偏风面痒，及面浮肿，风叶叶动，状如虫行，刺或在唇痛，辛风泻讫[2]，更留三呼。宜针不宜灸。

承泣二穴，在目下七分，直目童子陷中是穴。蹻脉、任脉、足阳明之会。主疗觋眼㖞目不正，口㖞目瞤，面动叶叶然牵口眼，热疼赤痛，目视䀮䀮，冷泪，眼睑赤。针入四分半，得气即泻。特不宜灸，若灸，无问多少，三日已后眼下大如拳，息肉日加长如桃许大，至三十日定都不见物，妨或如五升许大。

鸠尾一穴，在臆前巨[3]骨下五分是穴。主心惊痫，发状如鸟鸣，破[4]心吐血，心中气闷，不喜闻人语，心痛腹胀。宜针即大良。虽然此处是大难针，非是大好手，方[5]可下针，如其不然，取气多，不幸令人死。针入四分，留三呼，泻五吸。肥人可倍之。忌如前法。

---

〔1〕 瞶觋：瞶，音 wéi。《中华字海》："眼病。见《集韵》。"觋，《正误》："'觋'字可疑。"《中华字海》："觋，(一) zhì 音治。视。(二) dí 音低，同觌。音义均见《集韵》。"又，《尔雅·释诂上》："觌，见也。"故觋义为视、见，与视力相关。

〔2〕 刺或在唇痛，辛风泻讫：《正误》："义未详。"《普济方》卷 414 作："刺或在唇动，或痒肿痛。"

〔3〕 巨：《甲乙经》卷 3 作"蔽"。

〔4〕 破：原作"被"，义晦。据《资生经》卷 4"惊痫"鸠尾主治改。

〔5〕 方：《正误》："'方'，疑当作'不'。"《普济方》卷 415"鸠尾"亦作"方"，然云"大好手方可下针"，删除"非是"二字。

巨阙一穴，心之募，在鸠尾下一寸是穴。任脉气所发。主疗心中烦闷，热风，风痫，浪言或作鸟声，不能食，无心力。凡心痛有数种，冷痛，蛔虫心痛，蛊毒，霍乱不识人。针入六分，留七呼，得气即泻。灸亦得，日灸七壮，至七七壮。忌猪、鱼、生冷、酒、面、热食之类。

上管一穴，在巨阙下一寸，去巨[1]骨三寸是穴。任脉、足阳明、手太阳之会。主心中热烦，贲豚气胀满，不能食，霍乱心痛，不可眠卧，吐利，心风惊悸，不能食，心中闷，发哕，伏梁气状如覆杯。针入八分，得气先补而后泻之，可为神验。若是风痫热痛，宜可泻之后补，可谓应其病。灸亦良，日灸二七壮，至一百壮止，不差更倍之。忌酒、面、猪、鱼等。

中管一穴，一名太仓，是胃之募，在上管下一寸是穴。手太阳、少阳、足阳明所生，任脉之会。主治心匿[2]不能食，反胃，霍乱，心痛热，温疟痎疟[3]，天行伤寒，因读书得奔豚气，心闷，伏梁气如覆杯，冷结气。针入八分，留七呼，泻五吸，疾出针。灸亦良，日灸二七壮，至四百壮止。忌猪、鱼、生冷、酒、面毒食、生菜、醋滑等物。

建里一穴，在中管下一寸是穴。治肠中疼痛，呕逆上气，心痛身肿。通灸，针入一寸二分。

下管一穴，在建里下一寸是穴。足太阴、任脉之会。主腹胃不调，腹内痛，不能食，小便赤，腹坚硬癖块，脉厥厥动。针入八分，留三呼，泻五吸。灸亦良，日灸二七壮，至二百罢。

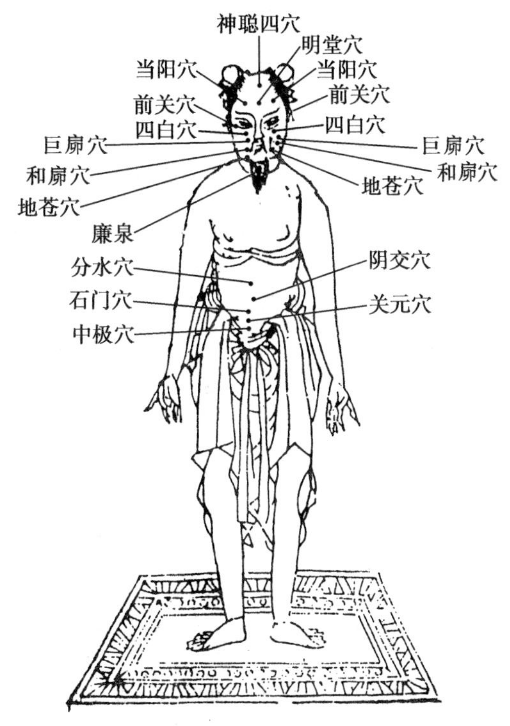

图 31

〔1〕 巨：《甲乙经》卷 3 作“蔽”。

〔2〕 匿：《正误》：“‘匿’，疑‘悬’之讹。”然《资生经》卷 4、《太医局诸科程文格》卷 6、《普济方》卷 415 等均作“匿”，无作“悬”者。故仍其旧。

〔3〕 痎疟：“痎”原作“疾”。《正误》：“‘疾’恐‘痎’之讹。”《普济方》卷 415 作“痎疟”，因改。

神聪四穴，在百会四面，各相去同身寸一寸是穴。理头风目眩，狂乱风痫，左主如花，右主如果〔1〕。针入三分。

明堂〔2〕一穴，在鼻直上入发际一寸是穴。理头风，多鼻涕，鼻塞。三日一报，针入三分。

当阳二穴，在当童人直上入发际一寸是穴。理卒不识人，风眩，鼻塞。入针三分。

前关〔3〕二穴，在目后半寸是穴。亦名太阳之穴。理风赤眼头痛，目眩目涩。不灸，针入三分。

四白二穴，在目下一寸是穴。足阳明脉气所发。主头痛目眩，针入三分，先补后泻。主目瞤不止，灸七壮。

和窌〔4〕二穴，在鼻孔下，侠水沟傍五分是穴。手阳明脉气所发。主鼻窒口僻〔5〕，鼻多清涕，出不可止，鼽衄有疮，不可开。针入二分。

巨窌二穴，在鼻孔下，侠水沟傍八分是穴。蹻脉、足阳明之会。主疗面风寒鼻塞，颇〔6〕上肿壅痛，招摇视瞻〔7〕，瘛疭，口噼。针入三分，得气即泻。灸亦良，灸七壮止。

地苍二穴，在侠口傍四分外，如近下有脉微动者是也。蹻脉、手阳明之交。主疗大患风者。其脉亦有动时，亦有不动时。多主偏风口㖞，失音不言，不得饮水浆，食漏落，脉瞤动。患左针右，患右针左，针入三分半，留五呼，得气即泻。灸亦得，日灸之二七壮，重者灸七七壮，其艾炷大小壮如粗钗脚大，灸壮若大，口转㖞，可灸承浆七七壮。慎猪、羊肉、面热食、房事。

廉泉一穴，在颔下结喉上舌本间。阴维、任脉之会。主舌下肿，难言，舌疭涎〔8〕多，咳嗽，少气喘息，呕沫噤断。灸三壮，针入二分。

分水〔9〕一穴，在下管下，脐上一寸是穴。任脉气所发。主腹肿，不能食，肠坚腹痛，胃胀不调，坚硬。针入八分，留三呼，泻五吸。若是水病，灸之大良，日灸七壮，至四百止。针入五分〔10〕，留三呼。

阴交一穴，在脐下一寸是穴。任脉气所发。主脐下热，小便赤，气痛，状如刀搅，作块状如覆杯，妇人断绪，月事不调，瘰下崩中，因产后恶露不止，绕脐冷痛。针入八分，得气即泻，泻后宜补之。灸亦得，然不及针，日灸三七壮，灸至七百止。

---

〔1〕 左主如花，右主如果：《正误》："义未详。"

〔2〕 明堂：《资生经》卷一注云："按《铜人》《明堂》及诸家针灸经，鼻直上入发际一寸皆云上星穴，《明堂经》于此复云明堂穴，不知何所据？且附入于此，所谓疑以传疑也。"黄龙祥考此即上星，《圣惠方》所载"明堂"穴取自《山眺针灸经》，其编者未明此即"上星"，并录之而致误。

〔3〕 前关：本穴一名"太阳"，黄龙祥考此"太阳"部位，并非"瞳子髎"，亦非本书卷第五十五"太阳"穴。此穴位于丝竹空与瞳子髎连线中点向外约 1 寸。

〔4〕 和窌：《资生经》《普及方》均作"禾髎"，今通用此名。"和窌"与之音同字异。名从主人，姑仍其旧。下"巨窌"后世多作"巨髎"，今亦从原名不改。

〔5〕 僻：原作"噼"。《正误》："噼，僻之讹。"据《普济方》卷 414"禾髎"条改。

〔6〕 塞，颇：原作"频，音准"。义晦。《正误》："'频'，'颇'之讹。"《普济方》卷 414 引作"塞，颇"，义长，因改。

〔7〕 招摇视瞻："瞻"，原作"占"。《正误》："'招摇视占'未详。"《普济方》卷 414 引"西方子"作"招摇视瞻"，乃目睛视力动摇晃悠状。

〔8〕 涎：原作"设"，义晦。据《资生经》卷 6"舌强"引廉泉主治改。

〔9〕 分水：《甲乙经》卷 3 作"水分"，后世多从之。此独云"分水"，《资生经》卷 1 所引亦未改，故仍其旧。

〔10〕 针入五分：本书卷第一百"水沟"穴云："若是水气，唯得针此一穴，若针余穴，水尽即死。"《资生经》卷 1"水分穴"据此评曰："何于此却云可针？"卫世杰补注云："今校勘不针为是。"

石门一穴,《甲乙经》云:一名利机,一名精露,一名丹田,一名命门。在脐下二寸是穴。是三焦之募,任脉气所发。针入八分,留三呼,得气即泻。主腹痛坚硬,妇人因产恶露不止,遂成结块,崩中断绪。灸亦良,日灸二七壮,至一百止。

关元一穴,是小肠募。一名次门。在脐下三寸是穴。足三阴、任脉之会。主脐下疞痛,小便赤淋,不觉遗沥,小便处痛,状如散火,尿如血色,脐下结血,状如覆杯,妇人㿗下,因产恶露不止,并妇人断绪,产道冷。针入八分,留三呼,泻五吸。若怀胎必不针,若针而落胎。胎多不出,而针外昆仑立出。灸亦良,然不及针,日灸三十壮,至三百止。

中极一穴,一名玉泉,一名气原。在关元下一寸是穴。是膀胱募,任脉、足三阴之会。主妇人断绪。四度针,针即有子,故却时任针也。主淋,小便赤,尿道痛,脐下结块如覆杯,或因产得恶露不止,遂成疝瘕,或因月事不调,血结成块。针入八分,留十呼,得气即泻。灸亦得,然不及针,日灸三七壮,至三百壮止。

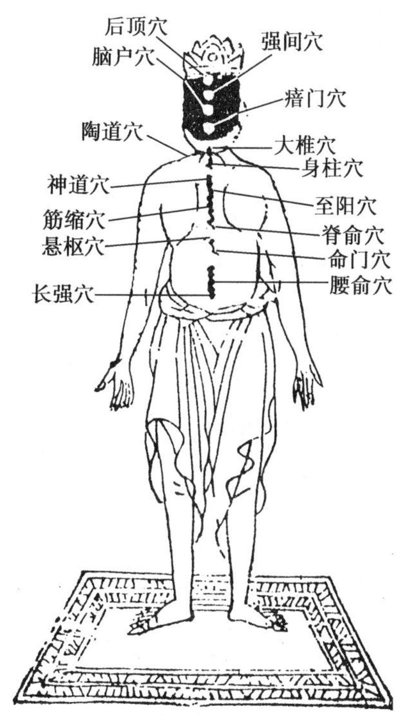

图 32

后顶一穴,在百会后一寸半,枕骨上是穴。督脉气所发。针入四分,灸五壮。主风眩,目视䀮䀮,额颅上痛。

强间一穴,在后顶后一寸半是穴。一名大羽。是督脉气所发。主头如针刺,不可以动,项如拔不可左右顾视。灸五壮,针入二分。

脑户一穴,在枕骨上,强间后一寸半是穴。一名仰风,一名会颅。是督脉、足太阳之会。主目痛,不能视,面赤肿,头痛。不得灸,若灸令人失瘖。针入三分,留三呼。

瘖门一穴,一名舌厌。在项后入发际宛宛中,入系舌本是穴。是督脉、阳维之会,仰而取之。主头风脑痛,失瘖不能言,舌急,项强不得回顾。针入八分,留三呼,泻八吸,徐徐出之。不宜灸,灸即令人哑。忌如前法。问曰:舌急不言,如何治也?答曰:舌急针瘖门,舌缓针风府，得气即泻，可小绕针，入八分，留三呼，泻五吸，泻尽更留针取之，得气即泻。特忌灸，灸即令人哑。忌热酒、面。

大椎一穴，在第一椎上，陷者宛宛中是穴。主[1]三阳督脉之会。疗五劳七伤，温疟痎疟，痓背膊闷，项强不得回顾。针入五分，留三呼，泻五吸。灸亦得，日灸七壮，至七七壮罢。慎浆水、酒、面。

陶道一穴，在大椎节下间，俯而取之是穴。督脉、足太阳之会。主头重目瞑，洒淅寒热，脊强，以头汗不出[2]也。灸五壮，针入五分。

身柱一穴，在第三椎节下间是穴。督脉气所发。灸五壮。主癫疾，瘛疭，怒欲煞人，身热狂走，谵言见鬼。针入五分。

神道一穴，督脉气所发。在第五椎节下间，俯而取之是穴。主寒热头痛，进退往来，痎疟，恍惚悲愁。灸三壮，针入五分。

至阳一穴，在第七椎节下间，俯而取之是穴。督脉气所发。主寒热解散，淫泺胫酸[3]，四肢重痛，少气难言也。灸三壮，针入五分。

筋缩一穴，在第九椎节下间，俯而取之是穴。督脉气所发。主惊痫，狂走癫疾，脊急强，目转上垂。灸三壮，针入五分。

脊俞一穴，一名神宗，一名脊中。在第十一椎中央是穴。督脉气所发。治风痫癫邪，温病积聚，下痢。不灸，通针，针入五分。

悬枢一穴，在第十三[4]椎下节间是穴。督脉气所发。主腰脊强，腹中上下积气。针入三分，灸三壮。

命门一穴，一名属累。在第十四椎节下，俯而取之是穴。督脉气所发。主头痛如破，身热如火，汗不出，瘛疭，里急，腰腹相引痛。针入五分。

腰俞一穴，一名背解，一名髓孔，一名腰注，一名腰户。在第二十一椎节下，陷者宛宛中是穴。挺腹地舒身，两手相重支额，纵四体，然后乃取其穴。是督脉气所发也。主腰髋疼，腰脊强，脊强[5]不得回转，温疟痎疟。针入八分，留三呼，泻五吸。灸亦得，日灸七壮，至七七壮止。慎房事，不得擎重物。《甲乙经》云：针入二寸，留七呼，灸三壮。

长强一穴，一名气之阴郄。督脉络，在穷骨下宛宛中是穴[6]。《甲乙经》云：穴在脊骶端，少阴所结。主下漏五痔，疳蚀，下部䘌。针入三分。然抽之以大痛为度，其穴趺[7]地取之乃得。灸亦得，然不及针，日灸三十壮，至二百壮止。慎房事。此痔根本是冷，慎冷食。《甲乙经》云：针入二寸，留七呼。

---

〔1〕 主：《正误》："主字可疑。"《甲乙经》卷三此句前无"主"字。

〔2〕 脊强，以头汗不出：《外台》卷39"陶道"主治作"项强，难以反顾，汗不出"。《资生经》卷7"汗不出"引"陶道"主治作"脊强，汗不出"。

〔3〕 寒热解散，淫泺胫酸：原作"寒热解烂，淫乐胫酸"。《外台》卷39"至阳"主治作"寒热，淫泺胫酸"。《资生经》卷7"寒热"作"寒热解散，淫泺胫酸"。后者义长，据改。

〔4〕 三：原作"二"。据《铜人腧穴针灸图经》卷中"悬枢"改。《资生经》卷1"悬枢"下有考证："《铜人》云：悬枢在十三椎节下间。《明堂·上经》作十二椎节间，《下经》作十一椎下。脊中穴既在十一椎下，不应悬枢。又在十一椎下，固知其误矣。考之《素问》，亦与《铜人》同。当以《铜人》为正。《明堂·上经》亦误。三字作二字也。"

〔5〕 脊强：《正误》："疑衍。"《西方子明堂灸经》卷4"腰俞"之"腰脊强"下未再出"脊强"二字。《资生经》卷5、《普济方》卷414所引亦同。故"脊强"当衍。

〔6〕 穴：原作"立"。《正误》："'立'，'穴'之讹。"据本卷行文规律改。

〔7〕 趺：原作"跌"。《正误》："'趺'，'跌'之讹。"《西方子明堂灸经》卷4、《资生经》卷一均作"趺"，因改。

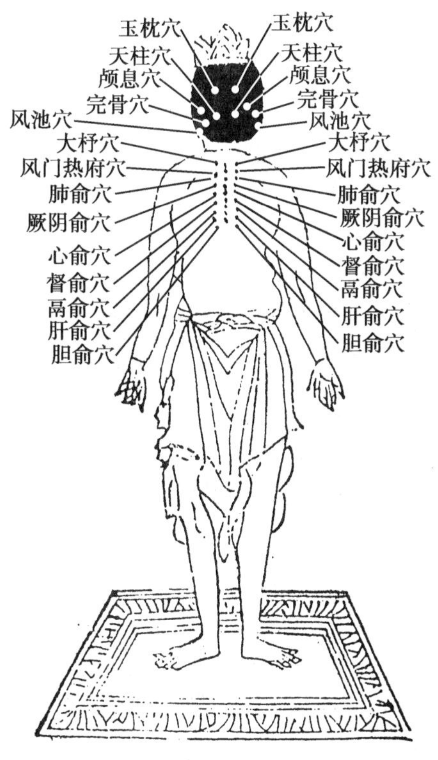

图 33

天柱二穴，在侠项后发际，大筋外廉陷者中是穴。足太阳脉气所发。针入二分，留三呼，泻五吸。主头风，目如脱，项如拔，项痛急重。先泻而后补之。灸亦得，然不及针，日灸七壮[1]，总至一百五壮。忌如前法。

玉枕二穴，在络[2]却后七分半，侠脑户傍一寸三分，起肉枕骨上入发际三寸。足太阳脉气所发。针入三分，留三呼，灸三壮。主[3]目内挛系急痛，失枕头重项痛，风眩目痛，头寒，多汗，耳聋鼻塞。

风池二穴者，足少阳、阳维之会。在项后发际陷者中是穴。《甲乙经》云：风池穴在颞颥后发际陷者中是穴。针入一寸二分。大患风者，先补而后泻。少可患者，以经取之。主肺风，面赤，目视䀮䀮，项强不得回顾，面肿，皮软，脑疼痛。留五呼，泻七吸。灸亦良，然不及针，日灸七壮，艾炷不用大，根细箸头为之，灸至一百五壮。忌如前法。问曰：如后发际亦有项脚长者，其毛直至头骨，亦有无项脚者，毛齐至天牖穴，即无毛根，何而取穴也？答曰：其毛不可辄定，大约如此，若的的定，中[4]府正相当，即是侧相去各二寸，此之定穴。

颅息二穴，在耳后青脉间是穴。主身热头痛，不可反侧，小儿痫，喘不得息，耳聋。针入一分，不得多出血，出血多即煞人。灸三壮。

---

〔1〕 壮：原作“惣”。《正误》：“‘惣’当作‘壮’。”《西方子明堂灸经》卷4作“壮”，因改。

〔2〕 络：原作“胳”。《西方子明堂灸经》卷4亦作“胳”。《正误》：“‘胳’，‘络’之讹。”《甲乙经》卷3、《铜人腧穴针灸图经》卷中等均作“络”，因改。下文同，不注。

〔3〕 主：宋版作“王”。据宽政本改。

〔4〕 中：《资生经》卷2、《普济方》卷414所引同。《正误》：“中，疑‘风’之讹。”《西方子明堂灸经》卷4作“风”。

完骨二穴，在耳后入发际四分是穴。足太阳、少阳之会。主风眩，项痛头强寒热。灸即依年壮，针入二分，留七呼。

大杼二穴，在项后第一椎下，两傍各一寸半陷中是穴。足太阳、手少阳之会。理风劳气，咳嗽，气急头痛，目眩腹痛。针入五分，留七呼。禁灸。

风门二穴，一名[1]热府，在第二椎下，两傍各一寸半是穴。督脉、足太阳之会。理伤寒项强，目瞑鼻塞风劳，呕逆上气，胸痛背痛，气短不安。针入五分，留七呼。灸五壮。

肺俞二穴，在第三椎下，两傍相去一寸半是穴。理癫痫，瘿气，上气吐逆，支满[2]脊强，寒热不食，肉痛皮痒，传尸骨蒸，肺嗽。针入三分，留七呼，得气即泻。

厥阴俞二穴，在第四椎下，两傍相去同身寸一寸半是穴。理逆气呕逆，牙痛，留结胸闷。针入三分。

心俞二穴，在第五椎下，两傍各一寸半是穴。理心中风，狂痫[3]，心气乱，语悲泣，心腹烦满[4]，汗不出，结积，寒疹[5]呕逆，不食，食即吐血，目痛。不灸。通针，针入三分，留七呼，得气即泻。

督俞二穴，在第六椎下，两傍相去同身寸一寸半是穴。一名高盖。主理寒热，腹中痛雷鸣，气逆心痛。禁针，通灸。

鬲俞二穴，在第七椎下，两傍各一寸半是穴。理心痛痰饮，吐逆，汗出，寒热骨痛，虚胀支满，痰疟，痃癖气块，膈上痛，喉痹，身常湿不食，切痛。针入三分，得气即泻。

肝俞二穴，在第九椎下，两傍各一寸半是穴。理口干，中风支满，短气不食，食不消，吐血，目不明，闭塞，腰痛肩疼，寒疝。针入三分，留六呼，灸三壮。

胆俞二穴，在第十椎下，两傍各一寸半是穴。足太阳脉气所发。主理心胀满，吐逆短气，痰闷，食难下，不消。针入三分。

脾俞二穴，第十一椎下，两傍一寸半是穴。理腰身黄，胀满腹肚，泄痢，身重，四肢不收，黄疸，邪气积聚腹痛，寒热。针入三分，留七呼，灸三壮。

胃俞二穴，在第十二椎下，两傍各一寸半是穴。理烦满吐食，腹胀不能食。针入三分，留七呼，灸三壮。

三焦俞二穴，在第十三椎下，两傍各一寸半是穴。足太阳脉气所发。主水谷不消，腹胀，腰痛，吐逆。针入三分，留七呼，灸三壮。

肾俞二穴，在第十四椎下，两傍各一寸半，与脐对是穴。理虚劳，耳聋，肾虚及水脏胀，挛急腰痛，小便浊，阴中疼，血精出，五劳七伤，冷呕，脚膝拘急，好独卧，身肿如水。针入三分，留七呼，灸三壮。

气海俞二穴，在第十五椎下，两傍同身寸相去一寸半是穴。理腰痛，痔病泻血。通灸之。

大肠俞二穴，在第十六椎下，两傍各一寸半是穴。理腰痛，腹鸣胀满，绕脐中痛，大小便

---

〔1〕二穴，一名："二穴"原在"热府"后，"一名"原脱。据该卷体例及《外台》卷39、《资生经》卷1"风门"穴改。

〔2〕支满：原作"文汗"，义晦。《正误》："'文'，疑'无'之讹。"《西方子明堂灸经》卷4作"支满"，义长，因改。

〔3〕狂痫：《资生经》卷4"癫狂"引"心俞"主治作"狂走发痫"。

〔4〕心腹烦满：《资生经》卷4"癫狂"引"心俞"主治作"心胸闷乱烦满"。录之备参。

〔5〕疹：《资生经》卷4"癫狂"引"心俞"主治作"热"。按古代"疹"字多非指今皮肤"疹子"，而是指"疾病"。故"寒疹"亦可通，今仍其旧。

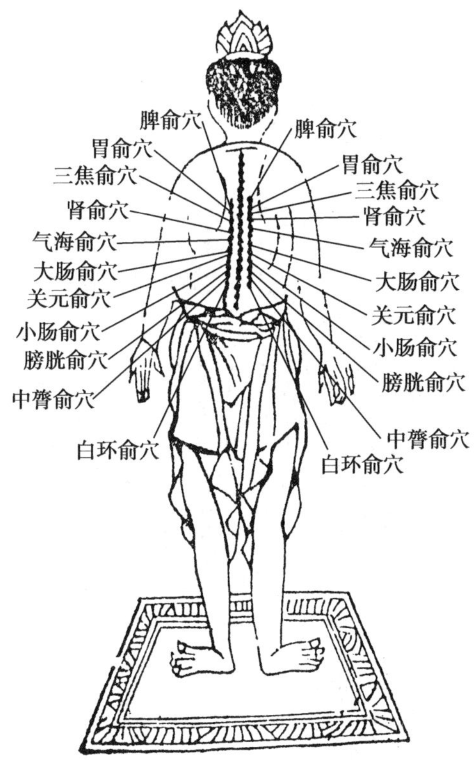

图 34

不利，或泄痢，食不化，脊骨强。针入三分，留六呼，灸三壮。

关元俞二穴，在第十七椎下，两傍相去同身寸一寸半是穴。理风劳，腰痛，泄痢虚胀，小便难，妇人瘕聚诸疾。针入三分。

小肠俞二穴，在第十八椎下，两傍各一寸半是穴。理大便赤涩，小肠紧急，脚肿短气，不食，烦热疠痛，大便脓血出，血痔疼痛，妇人瘸下。针入三分，留六呼，灸三壮。

膀胱俞二穴，在第十九椎下，两傍相去同身寸一寸半是穴。理风劳腰痛，泄痢肠痛，大小便难，尿赤，阴生疮，少气，足胫冷拘急，不得屈伸，女人瘕聚。针入三分，留六呼，灸三壮。

中膂俞二穴，在第二十椎下，两傍相去同身寸一寸五分是穴。一名脊内俞。是少阴脉。理赤白痢，虚渴，汗出，腰不得俯仰，腹胀胁痛。针入三分，留十呼，灸三壮，得气即泻。

白环俞二穴，在第二十一椎下，两傍相去同身寸一寸半是穴。足太阳脉气所发。理腰脊挛急痛，大小便不利，百病。针入三分。《甲乙经》甄权《针经》云：挺腹地端身，两手相重支额，纵气息，令皮肉俱缓，乃取其穴。针入八分，得气即泻，泻讫多补之。主腰髋疼不遂，温疟，腰中冷，不识眠睡，劳损风疟。不宜灸。慎房事，不得擎重物。忌如前。

窍阴二穴，在完骨上，枕骨下是穴。足太阳、少阳之会。主骨疽，发厉项痛引头也。灸五壮，针入四分。

浮白二穴，在耳后入发际一寸是穴。足太阳之会。主寒热喉痹，咳逆疝积，胸中满，不得喘息，胸痛，耳聋嘈嘈无所闻，颈项痈肿，不能言，及瘿，肩不举也。针入三分，灸三壮。

附分二穴，在第二椎下，附项内廉两傍各三寸是穴。手足太阳之会。主背痛引颔也。灸五壮，针入三分。

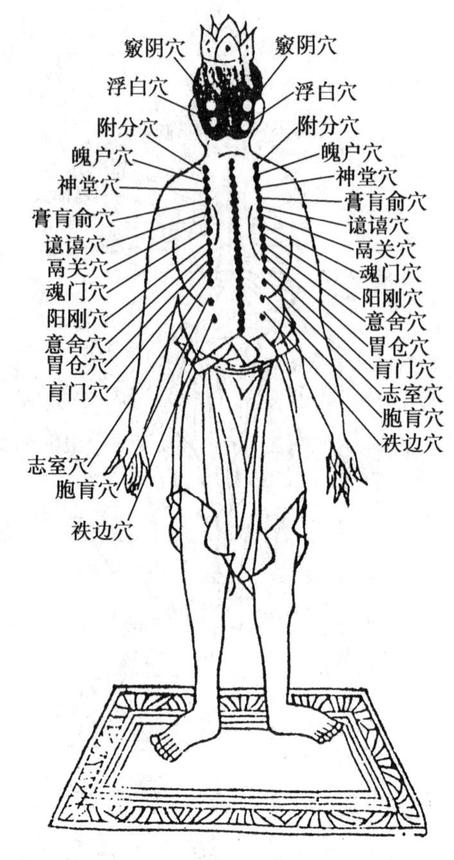

图 35

魄户[1]二穴，在第三椎下，两傍各三寸宛宛中，正坐取之是穴。足太阳脉气所发。主背胛[2]闷，无气力，劳损萎黄，五尸走疰，项强不得回顾。针入五分，得气即泻。又宜久留针。灸亦得，日灸七壮，至二百罢。忌猪、鱼、酒、面、生冷。

神堂二穴，在第五椎下，两傍各三寸陷者中，正坐取之是穴。足太阳脉气所发。主肩痛，胸腹满，洒淅反脊强急。灸五壮，针入三分。

譩譆穴，在肩膊内廉，在第六椎两傍三寸，其穴抱[3]肘取之。是穴足太阳脉气所发。因以手痛，按之病者言譩嘻。针入六分，留三呼，泻五吸。主温疟、寒疟、病疟[4]，背闷，气满腹胀，气眩。灸亦得，日灸二七壮，至一百止。忌苋、白酒。

膏肓俞二穴，又主无所不疗[5]，羸瘦虚损，梦中失精，上[6]气咳逆，狂惑[7]妄误。取穴

〔1〕 魄户：卷第一百图 68 下重出同名穴。黄龙祥考此二同名穴内容不同，当辑自不同文献。

〔2〕 胛：原作“脾”。《正误》：“‘脾’，‘胛’之讹。”《西方子明堂灸经》卷 4 作“胛”。因改。

〔3〕 抱：原作“枹”。《正误》：“‘枹’，‘抱’之讹。”《西方子明堂灸经》卷 4、《普济方》卷 415、卷 423“譩嘻”取穴法均作“抱”，因改。

〔4〕 病疟：“病”，《西方子明堂灸经》卷 4、《资生经》卷均同。《正误》：“‘病’，疑当作‘痎’。”《普济方》卷 415 未引“病疟”。今仍其旧。

〔5〕 疗：原误作“寮”。《正误》：“‘寮’，‘疗’之讹。”因改。

〔6〕 上：下原有“失”。《正误》：“‘失’字衍。”《西方子明堂灸经》卷 4、《资生经》卷 1 均无“失”字，故删。

〔7〕 惑：原作“或”。《西方子明堂灸经》卷 4 作“惑”，据改。

之法，令人正坐，曲脊，伸两手，以臂着膝，前令正，直手大指与膝头齐，以物支肘，勿令臂得动也，从胛骨上角摸索至骨下头，其间当有四肋三间，灸中间，依胛骨之里，去胛骨容侧指许，摩胎[1]去表肋间空处，按之自觉牵引于肩中。灸两胛中一处，至六百壮，多至千壮，当觉下砻砻然流水之状，亦当有所下出。若得痰疾，则无所不下也。若病人已困，不能正坐，当令侧卧，挽[2]上臂，令前取穴灸之[3]。求穴法，大较以右手从左肩上，住指头所不及者是也。左亦然，乃以前法灸之。若不能久坐，当伸两臂，令人挽两胛[4]骨侠相离，不尔，胛骨覆穴不可得也。所伏衣幞当令大小有常定，不尔，则失其穴。此灸讫后，令人阳气康盛，当消息以自补养，当取身体平复，其穴近第五椎望取之也。论曰：昔在和缓，不救晋侯之疾，以其在膏之上，肓之下，针药所不能及，即此之穴是也。人不能求得此穴，所以宿病难遣，若能用心此方，便求得灸之，无疾不愈。

鬲关二穴，在第七椎下，两傍各三寸陷者中是穴。足太阳脉气所发。主背痛恶寒，脊强俯难，食不下，呕哕多涎唾也。灸五状，针入五分。

魂门二穴，在第九椎下，两傍各三寸陷者中，正坐取之是穴。足太阳脉气所发。主食饮不下，腹中雷鸣，大便不节，小便赤黄也[5]。灸三壮，针入五分。

阳刚二穴，在第十椎下，两傍各三寸，正坐取之是穴。足太阳脉气所发。主食不下，腹中雷鸣，大小便不节，黄水。灸三壮，针入五分。

意舍二穴，在第十一椎两傍各三寸，正坐取之是穴。足太阳脉气所发。主腹满虚胀，大便泄滑，消渴，面黄。灸五十壮，至一百二十壮。《甲乙经》云：针入五分，灸三壮。

胃仓二穴，在第十二椎下，两傍各三寸是穴。主腹内虚胀，水食不消，恶寒，不能俯仰。灸五十壮。《甲乙经》云：针入五分，灸三壮。

肓门二穴，在第十三椎下，两傍各三寸[6]。异[7]《经》云：与鸠尾相直是穴。主心下肓大坚，妇人乳有余疾。灸三十壮，针入五分。

志室二穴，在第十四椎下，两傍各三寸，正坐取之是。太阳脉气所发。针入五分，灸三壮。主腰脊痛急，食不消，腹中坚急，阴痛下肿并疗之。

胞肓二穴，在第十九椎下，两傍各三寸陷者中，伏而取之是穴。足太阳脉气所发。主腰脊痛急，食不消，腹中坚急，阴痛下肿并疗之，疗恶气腰背痛。灸五七壮，至五十壮。《甲乙经》云[8]：针入五分，灸三壮。

秩边二穴，在第二十一[9]椎下，两傍各三寸，伏而取之是穴。足太阳脉气所发。主腰痛

---

〔1〕 胎：《千金》卷30“杂病第七”同。同膂。即脊骨。

〔2〕 挽：原作“俛(俯)”。据《资生经》卷1“膏肓俞”改。

〔3〕 之：原作“人”，不同。据改同上。

〔4〕 胛：原作“脾”。《正误》：“‘脾’，‘胛’之讹。”据《资生经》卷1改。

〔5〕 主食饮……赤黄也：黄龙祥考此段主治乃误抄《外台》卷39“阳纲”穴(相关原文为：“主饮食不下，腹中雷鸣，大便不节，小便赤黄。”)与此穴下“阳刚”穴主治几全同。

〔6〕 三寸：此下《资生经》卷1“肓门”穴有“叉肋间”3字。

〔7〕 异：明抄本《甲乙经》卷3、《铜人经》卷中均有此字，或标点为《异经》。《资生经》卷1作“其”。皆可通，存之。

〔8〕 云：原作“病”。《正误》疑为“云”之误。据本卷行文体例，“云”字为正，故改。

〔9〕 二十一：《甲乙经》卷3作“二十一”。然《铜人经》卷中亦作“二十”。《资生经》卷1“秩边”穴注云：“《素问·气府论》注曰：秩边在二十一椎下两旁，上直胞肓，与《铜人经》《明堂经》二十椎下不同。未知其孰是，姑两存之。”今黄龙祥补注：“拓本《铜人图经》卷上及卷下《穴腧都数》所载‘秩边’穴部位均作‘二十一椎’，与其他宋以前针灸文献合。”是当以“二十一”为正，故改。

不能俯仰，小便赤黄，尻重不能举。灸三壮，针入三分。

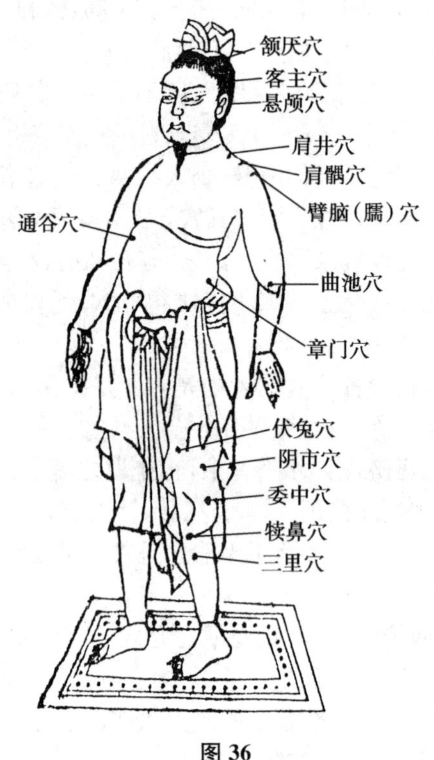

图 36

颔厌二穴，在曲周颞颥上廉是穴。手足少阳、阳明之交会。刺入二分，留七呼，灸三壮。主风眩，目无所见，偏头痛，引目外眦急，耳鸣，好嚏，颈痛。

客主[1]二穴，在耳前上廉起骨，开口有穴，动脉宛宛中是穴。一名上关。足阳明之会。主瞧目，风牙疼，牙车不开，口噤，嚼食鸣，偏风眼㖞通睛，耳聋状如蝉声。针入一分留之，得气即泻。灸亦得，日灸七壮，至二百壮罢，艾炷不用大作，一一依箸头大。其针灸必须侧卧张口取之，及得其穴。避风。又上关不得深，下关不得久留针。问曰：上关何以不得深，下关何以不得久留针？答曰：上关若深，令人得欠不得故，目随针瞧。下关不得久留针者，得故不得欠，牙关急。是故上关不得深，下关不得久[2]留针。

悬颅二穴，在曲周颞颥中是穴。足阳明脉气所发。主热病，偏头痛引目外眦，身热烦满，汗不出，齿痛，面皮赤痛。针入三分，留三呼，灸三壮。

肩井二穴，在肩上陷罅中，缺盆上，大骨前一寸半，以三指按之，当其中指下陷者中是也。一名膊井。手足少阳、阳维之会。主五劳七伤，头项不得回顾，背膊闷，两手不得向头，或因马㧞伤，腰髋疼，脚气。针入四分，先补而后泻之。特不宜灸。针不得深，深即令人闷。《甲乙经》云：针只可五分，此膊井脉，足阳明之会，乃连入五脏气，若深，使引五脏之气，乃令人短寿。大肥人亦可倍之。若闷倒不识人，即须三里下气，先补而不用泻，须臾即平复如故。虽

〔1〕 客主：《甲乙经》卷3名"客主人"。本卷简作"客主"，仍其旧。
〔2〕 久：原作"人"。《正误》："'人'，'久'之讹。"今改，以与上文合。

不闷倒，但针膊井，即须三里下气大良。若妇人怀胎落讫，觉后微[1]损，手足弱者，针肩井手足立差。若有灼然解针者，遣针；不解针者，不可遣针，灸乃胜针。日灸七壮，至一百罢。若针肩井，必三里下气，如不灸三里，即拔气上。其针膊井，出甄权《针经》。

肩髃二穴，在膊骨头肩端，两骨间陷者宛宛中是也，平手取其穴。手阳明、蹻脉之会。针入八分，留三呼，泻[2]五吸。主疗偏风，半身不遂，热风胗风，胸俯仰风，刺风风虚[3]，手不得向头，捉物不得，挽弓不开，臂细无力，酸疼，臂冷而缓。患刺风者，百日刺筋[4]，百日刺骨，方可得瘳。灸亦得，然不及针，还以平手取其穴，日灸七壮，增至二七壮，以差为度。若发偏风不随，可至二百。若更多灸，恐手臂细。若刺风痹、风、瘖风病[5]，当其火艾，所以不畏细也。慎酒、面热食、猪、鱼、冷浆水、葅虀等物。

臂臑[6]二穴，在肩髃下一夫，两筋两骨罅陷者宛宛中是也。宜灸不宜针，日灸七壮，至一百壮。主疗劳瘿，臂细无力，手不得向头。其穴平手取之，不得拏手令急，其穴即闭。若针，不得过三五，过多恐恶。慎冷食、滑菜、盐醋、冷浆水等。

曲池二穴者，木也，在肘外辅骨，曲肘横文头宛宛中陷者是其穴。是手阳明脉之所入，为合也。手拱胸取之，外畔交头即是穴。疗偏风，半身不遂，刺风胗疼痛冷缓，捉物不得，挽弓不开，屈伸难，隐脉风，臂肘细而无力。针入七分，得气即泻，然后补之。灸亦大良，日灸七壮，至二百壮，且停十余日，更下火，还至二百壮罢。亦可从一至七，减至五也，但令断风抽气而已。忌如常法。

通谷二穴，在夹上管两傍，相去三寸是穴。冲脉、足少阴之会。治干呕，又无所吐，又治劳食饮[7]隔结。针入五分，灸五壮。

章门二穴，一名长平，一名胁窌。是脾之募。在大横外直脐季肋端是穴。必须侧卧，伸下脚，缩上脚，乃得穴也。足厥阴、少阳之会。主膀胱气癖，疝瘕气，膀胱气痛，状如雷声，积聚气。针入六分，留六呼，得气即泻，疾出针。灸亦良，一依前法取穴，日灸七壮，至五百止。忌法如常。

伏兔二穴，在膝上六寸起肉，正跪坐取之是穴。足阳明脉气所发。治气劳，痹逆，狂邪，膝冷，手节挛缩，身瘾胗，腹胀少气，妇人八部诸病。通针，针入三分。禁灸。

阴市二穴，一名阴鼎。在膝上三寸，伏兔下是穴。足阳明脉气所发。主寒疝，下至腰脚如冷水，水伤，诸疝。按之在膝上伏兔下寒痛，腹胀满，萎厥少气也。针入三分，留七呼，灸三壮。

犊鼻二穴，在膝膑下骭，侠罅大筋中是穴。足阳明脉气所发也。主犊鼻肿，洗熨去之，其久坚勿攻，攻者死。膝中痛不仁，难跪起。诸肿节溃者死，不溃可疗。针入三分，灸三壮。

---

〔1〕微：原作"徵"，义晦。据《资生经》卷1"肩井"穴改。

〔2〕泻：原作"瘍"。《正误》云是"泻"之讹，因改。

〔3〕胸俯仰风，刺风风虚："俯"原异写为"俛"。《正误》谓："义未详。"《资生经》未引此文。《普济方》卷414引"《铜人经》……又云：扁髃，主难俛仰风，刺风虚。"义亦不甚明，存疑。

〔4〕筋：原误作"筯(箸)"。《正误》云是"筋之讹"，因改。

〔5〕风痹、风、瘖风病：《普济方》卷414引作"风癫、风疾、风病"。录之备参。

〔6〕臑：原作"脑"。《正误》云："'脑'，'臑'之讹。"《甲乙经》卷3作"臑"，《资生经》卷一亦引作"臑"，故改。

〔7〕饮：《资生经》卷3"干呕"引"通谷"穴主治同。《普济方》卷415"通谷"穴引《铜人经》云作"欲"。

委中二穴者，土也，在腘中央约文中动脉。甄权云〔1〕：曲脉内，两筋两骨中宛宛〔2〕是穴。足太阳脉气之所入，为合也。令人面挺腹地而取之。主脚弱无力，风湿痹，筋急，半身不遂。灸亦得，然不及针，针入八分，留三呼，泻五吸。《甲乙经》云：针入五分，留七呼，灸三壮。

三里二穴者，土也，在膝下三寸，胻外廉陷者宛宛中是穴。足阳明脉之所入，为合也。主腹满坚块，不能食，胃气不足，反胃，胸胁腹积气，脚弱。针腹背，每须去三里穴。针入八分，留十呼，泻七吸。灸亦良，日七壮，一百壮止。

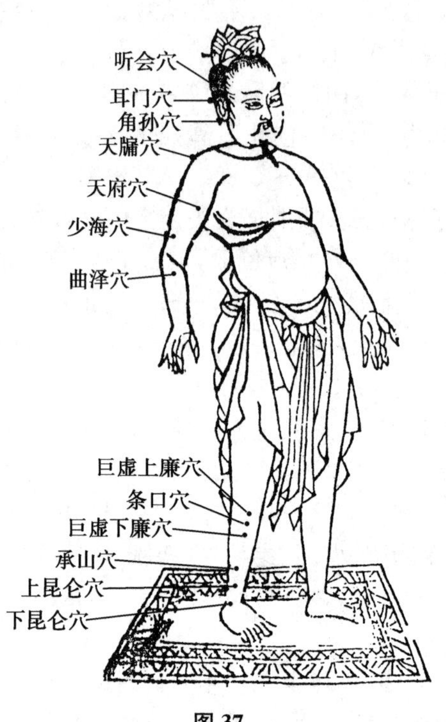

图 37

角孙二穴，在耳郭中间，开口有穴。手足少阳、手太阳之会。主齿牙不嚼物，龋痛肿也。灸三壮，针入三分。

耳门二穴，在耳前起肉当耳缺者是穴。主耳有脓，及底耳，聤耳，耳痛鸣聋，并齿龋。针入三分，留三呼，灸三壮。

听会二穴，在耳前陷中，上关下一寸，动脉宛宛中，张口得之是穴。手少阳脉气所发。针入三分。主耳聋，耳中状如蝉声，通耳，牙车急疼痛，不得嚼食，牙车脱臼〔3〕，相离二寸。其穴侧卧张口取之。留三呼，得气即泻，不须补。灸亦良，日灸五壮，至七壮罢，可经十日许，还依前灸之。慎冷食。

天牖二穴，在颈筋缺盆上，天容后，天柱前，完骨下，发际上一寸陷者宛宛中是也。手少阳气所发。主头风面肿，项强不得回转，夜梦颠倒，面青黄无颜色。针入五分，得气即泻，泻

---

〔1〕 云：原作"去"。《正误》"'去'，'云'之讹。"因改。

〔2〕 中宛宛："中"原作"宛"。《正误》："下'宛'"当作'中'。"《资生经》卷一"委中"则以上"宛"作"中"。从之改。

〔3〕 臼：原作"臼"。《正误》云乃"臼"之讹。据《西方子明堂灸经》卷 7、《普济方》卷 419 引听会穴主治改。

尽更留三呼，泻三吸，不宜补之。亦不宜灸，若灸，面肿眼合[1]，先取譩嘻，后针天牖、风池，其病即差。若不先针譩嘻，难瘳其疾也。

天府二穴，在两腋下三寸宛宛中是穴。手太阴脉气所发。主理头眩目瞑，远视䀮䀮。针入四分，留七呼。灸二七壮不除，灸至一百壮罢。出《明堂经》。其《甲乙经》中禁不可灸，灸即使人逆气也。

曲泽二穴者，水也，在肘内廉下陷者中，屈肘得之是穴。手心主脉之所入，为合也。主心痛出血，则心痛澹澹，喜惊，身热烦心，口干，逆气呕血，肘瘛疭，喜摇头，清[2]汗出不过肩，伤寒病温湿，身热口干。灸三壮，针入三分，留七呼。

少海二穴者，水也，一名曲节。手少阴脉之所入，为合也。在肘内横文头，屈手向头取之，陷者宛宛中是穴也。《甲乙经》云：穴在肘内廉节后陷者中，动应手。主疗腹下瘰疬，臂疼，屈伸不得，风痹疼，疰病。针入三分，留三呼，泻五吸。不宜灸。

巨虚上廉二穴，在三里下[3]三寸，两筋两骨罅陷者宛宛中是穴。足阳明与大肠合。针入八分，得气即泻。主大肠气不足，偏风，腲腿，脚不随重，不得履地，脚气，刺风痪风，脚冷，寒疟。灸之大良，日灸七壮。

条口二穴，在上廉下一寸是穴。阳明脉气所发。主胫寒不得卧，疼痛，足缓失履，湿痹，足下热不能久立。针入八分，灸三壮。

巨虚下廉二穴，足阳明与小肠合。在上廉下三寸，两筋两骨罅陷者宛宛中是穴。蹲地坐而取之。针入六分，得气即泻。《甲乙经》云[4]：针入三分，灸三壮。主小肠气不足，面无颜色，偏风热风，冷痹不遂，风湿痹。灸亦良，不及针，日灸三七壮，至七七止，疮差冷痹即已。忌生冷、猪、鱼、酒、面。

承山二穴，一名鱼腹山[5]，一名玉[6]柱，一名伤山。在兑踹肠下分肉间陷者中，定腹取之。主脚弱无力，脚重，偏固不遂。针入八[7]分，得气即泻，速出针。灸亦得，然不及针，灸至七七壮止。

上昆仑[8]二穴者，火也，足太阳脉之所行，为经也。在外[9]踝后跟骨上陷者中是穴。治恶血，风气肿痛，脚肿水。针入五分，留十呼，灸三壮。

下昆仑二穴，一名外昆仑[10]。在外踝下一寸，大筋后内陷者宛宛中是穴。主刺风，胗风，热风，冷痹腰疼，偏风，半身不遂，脚重，疼不得履地。针入四分，留三呼，得气即泻，速出针。出后灸之良，日灸七壮。其穴蹲地傍引取之，灸百壮止。

---

[1] 合：原作“食”。《正误》云乃“合”之讹。据《资生经》卷1、《普济方》卷415引天牖穴主治改。

[2] 清：原作“青”。《外台》卷39“曲泽”穴、《资生经》卷4“心烦闷”均作“清”，义长，因改。

[3] 下：原脱。据《甲乙经》卷3“巨虚上廉”补。

[4] 云：原作“六”。《正误》云乃“云”之讹。因改。

[5] 山：《正误》：“‘山’，疑衍。”《甲乙经》卷3、《资生经》卷1均无“山”字。姑仍其旧。

[6] 玉：《甲乙经》卷3、《资生经》卷1均作“肉”。“玉”、“肉”古音同，义皆可通，不改。

[7] 八：原作“入”。《正误》谓“入”当作“八”。据《资生经》卷1改。

[8] 上昆仑：黄龙祥考此即《外台》所云“在足外踝后跟骨上陷者中”之“昆仑”穴，与本书卷第一百“昆仑二穴”同。

[9] 外：原作“宛”。据《外台》卷39“昆仑”穴改。

[10] 外昆仑：原作“内昆仑”。黄龙祥考此当为“外昆仑”之误，因改。

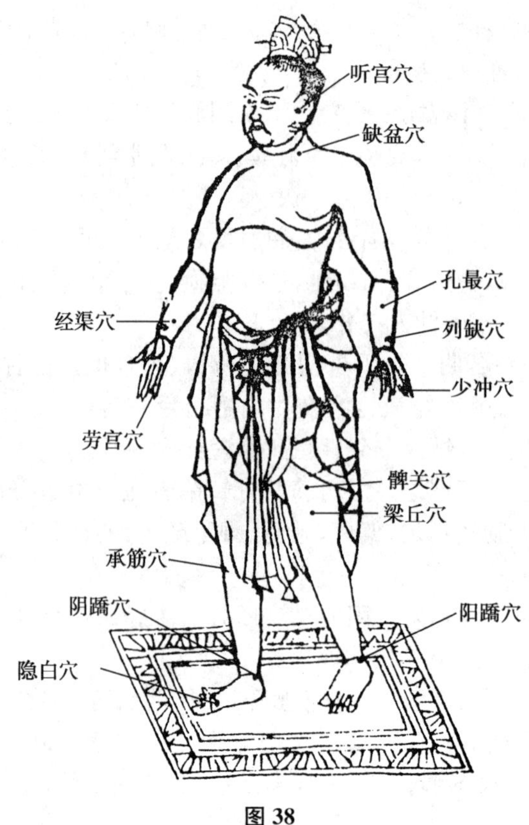

图 38

听宫二穴，在耳中珠子大如赤小豆是穴。手足少阳、手太阳三脉之会。针入一分，灸三壮。主耳聋，填如无所闻，侬侬嘈嘈蝉鸣，及心腹满，臂痛失声。

缺盆二穴，在肩上横骨陷中。一名天盖，肩上是穴。主寒热瘰疬，缺盆中肿，外溃不死，胸中热满，腹大水气，缺盆中痛，汗出，喉痹咳嗽。灸三壮，针入三分。

孔最二穴，在腕上七寸是穴，手太阴郄。治热病汗不出，吐血失瘖，肿痛恶血。针入三分，灸之亦得。

列缺二穴，去腕侧上一寸半，交叉头，两筋两骨罅宛中是穴。手太阴络。主疗偏风，口㖞，半身不遂。针入三分，留三呼，泻五吸。灸亦得，日灸七壮。若患偏风，灸至一百。若患腕劳，灸至七七。慎热食、酒、面、生冷。

经渠二穴者，金也，在寸口〔1〕陷者中是穴。手太阴脉之所行，为经也。主疟寒热，胸背急，胸中膨膨痛，喉痹，掌中热生，嗽逆上气，喘息，数欠〔2〕，热病汗不出，暴痺喘逆，心痛欲呕。针入二分，留三呼。不可灸，灸即伤人神。

少冲二穴者，木也，一名经始〔3〕。在手小指内廉之端，去甲如韭叶是穴。手少阴脉之所出，为井也。主热病，烦心上气，心痛冷，烦满少气，悲恐喜惊，掌热，肘腋胸中痛，口中热，咽

〔1〕 寸口：下原有“中”字。据《外台》卷39“经渠”穴、《资生经》卷1“经渠”穴删。

〔2〕 喘息，数欠：“息”字原脱，“欠”原作“久”。《资生经》卷4“喘”引“经渠”穴主治同。然此功效本出《外台》卷39“经渠”穴，故据以补正。

〔3〕 始：原作“如”。《正误》：“《铜人经》‘如’作‘始’。”《甲乙经》卷3亦作“始”，因改。

中酸，乍寒热，手拳不伸，掌痛引腋。针入一分，留一呼，灸一壮。

劳宫二穴者，火也，一名五里。在掌中央，横文动脉中，以屈无名指头着处即是穴。手心主脉之所流，为营也。主手掌厚痛痹，手皮白屑起。针入二分，留三呼，得气即泻。针之只一度，针过两度，令人虚。不得灸，灸即令息肉日加。慎酒、面热食、生冷、冷水等。

髀关二穴，在膝上，伏兔后交分中是穴。主膝寒不仁，痹痿[1]不屈伸也。灸三壮，针入六分。

梁丘二穴，是足阳明郄。在膝上三寸两筋间是穴。治大惊胫痛，冷痹膝痛，不能屈伸。针入五分。

隐白二穴者，木也，在足大指端内侧，去爪甲角如韭叶宛宛中是穴。足太阴脉之所出，为井也。主腹中有寒热起，气喘，衄血不止，腹中胀逆，胫中寒热，不得卧，气满，胸中热，暴泄，膈中呕吐，不欲食，饮渴，尸厥死不知人，脉动如故[2]，渴饮，身体疼痛，唾也[3]。针入一分，留三呼，灸三壮。

承筋二穴，一名踹[4]肠，一名直[5]肠。在胫后，从脚根后到上七寸，腨[6]中央陷者中是穴。足太阳脉气所发。治风劳热，足烦肿痛，转筋急痛，身瘾胗，大小便不止。针入三分。

阳蹻[7]二穴，在外踝前一寸陷者宛宛中是穴。治脚气肾气，妇人血气。针入三分。

阴蹻[8]二穴，在足内踝下陷者宛宛中是穴。主卒疝，小腹痛，病者左取右，右取左，立已。女子不月水，惊喜悲不乐，如堕坠，汗出，面黑，病饥不欲食，妇人淋沥，阴挺出，四肢淫泺，心闷暴疟，及诸淋，目痛，小腹偏痛，呕逆嗜卧，偏枯不能行，大风暴不知人，卧惊视如见星，尿黄水，小腹热，咽干也。灸三壮，针入三分。

风府一穴，一名舌本。在项后入发际一寸，大筋上宛宛中起肉[9]，疾言其肉立起，言休立下。督脉、阳维之会。不可灸，灸之不幸使人失瘖。针入四分，留三呼。主头项急不可倾侧，目眩鼻不得息，瘖不能言，嗌痛，足不仁，狂走欲自煞，目反妄视。

瘈脉二穴，一名资脉。在耳内[10]鸡足青脉[11]是穴。主头风，耳后痛，小儿惊痫瘈疭，呕吐，泄注，惊恐失精，视瞻不明，眵梦。灸三壮，针入一分。

清冷渊[12]二穴，在肘上三[13]寸，伸肘举臂取之是穴。主肩不举，不得带衣。灸三壮，针入三分。

---

〔1〕痿：原作“委”。据《外台》卷 39“髀关”穴主治改。

〔2〕故：原脱。据《资生经》卷 5“尸厥”引“隐白”穴主治补。

〔3〕唾也：《正误》：“二字可疑。”后世诸本未见引此二字者。《普济方》卷 413“隐白”小字注文作“多唾”。存疑。

〔4〕踹：《正误》：“《铜人经》作‘腨’。”《甲乙经》卷 3、《资生经》卷 1 等书作“腨”，《千金》卷 29 作“踹”。

〔5〕直：原作“真”。据《甲乙经》卷 3 改。

〔6〕腨：原误作“喘”。据改同上。

〔7〕阳蹻：黄龙祥考《备急千金要方》《千金翼方》所载“阳蹻”均指足太阳经“申脉”穴。《备急千金要方》卷 30“孔穴主对法”亦将申脉穴径称“阳蹻”。然本卷“阳蹻”穴在外踝前 1 寸，与申脉穴不同，主治亦不合，盖另有所本。

〔8〕阴蹻：黄龙祥考此卷及下卷“阴蹻”穴部位、主治均与“照海”穴同，二者乃同穴。“照海”为阴蹻脉所生，《备急千金要方》卷 30“孔穴主对法”亦称照海穴为“阴蹻”。

〔9〕起肉：《甲乙经》卷 3、《资生经》卷 1“风府”穴均无此二字。

〔10〕耳内：《甲乙经》卷 3“瘈脉”穴作“耳本后”，《外台》卷 39“瘈脉”穴作“耳本”。

〔11〕青脉：《甲乙经》卷 3“瘈脉”穴作“青络脉”，《外台》卷 39“瘈脉”穴作“青络”。

〔12〕清冷渊：黄龙祥考即下文“青灵”穴，二穴部位、主治均同。

〔13〕三：原作“二”。《外台》卷 39“三焦人・清冷渊”作“三”，与上文“青灵”穴同，因改。

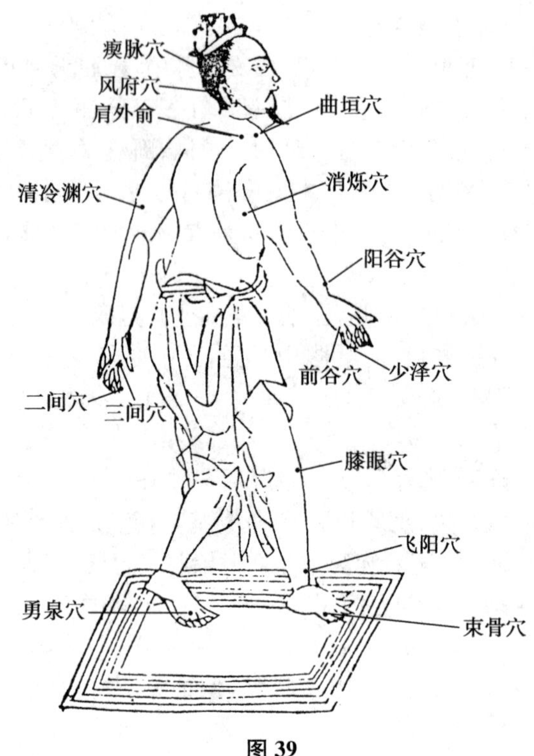

图 39

消泺二穴，在肩下外关腋〔1〕斜肘分下行是穴。主寒热风痹，头痛，头背急。针入六分，灸三壮。

肩外俞二穴，在肩胛上廉，去脊三寸陷者中是穴。主肩胛痛，热而寒至肘。灸一壮，针入六分。

曲垣二穴，在肩中央曲胛陷者中，按之应手痛是穴。主肩痛周痹。灸三壮，针入九分。

二间二穴者，水也，一名间谷。在手大指次指本节前，内侧陷者中是穴。手阳明脉之所流，为营也。主喉痹，多卧喜睡，肩髃痛〔2〕，喉痹，咽如眦物伤〔3〕，忽振寒。针入三分，留六呼，灸三壮。

三间二穴者，木也，一名少谷。在手大指次指本节之后，内〔4〕侧陷中是穴。手阳明脉之所注，为俞也。主喉痹，咽如其鲠，齿龋痛，多卧喜睡，胸满腹鸣，疟寒热，唇口干，身热喘，目急痛。针入三分，留三呼。

少泽二穴者，金也，一名少吉。在手小指端，去爪甲下一分陷者中是穴。手太阳脉之所出，为井也。主疟寒热，汗不出，头痛咳嗽，瘛疭，口干，项痛不可顾也。针入一分，留三呼，灸一壮。

---

〔1〕 外关腋：《外台》卷 35“消泺”穴作“臂外开腋”，《资生经》卷 1 作“臂外腋”，且引本文及《素注》“肩下臂外关腋”。

〔2〕 肩髃痛：“痛”字原脱。明抄本《甲乙经》卷 7 作“肩髃痛寒”。《外台》卷 39“二间”穴作“肩痛”，《资生经》卷 6“喉痹”引“二间”主治作“肩背痛”。综数家之文补“痛”字。

〔3〕 喉痹，咽如眦物伤：《正误》：“‘眦’字可疑。”《甲乙经》卷 7 作“喉痹如哽，目眦伤”，故“眦”字未必误。《资生经》卷 6“喉痹”下“二间”主治“喉痹，咽如有物伤”。《普济方》卷 416 引《铜人经》又云作“咽如绠物伤”。录之备考。

〔4〕 内：原作“肉”。《正误》云是“内”之讹。据《甲乙经》卷三“三间”穴改。

前谷二穴者，水也，在手小指外侧，本节前陷者中是穴。手太阳脉之所流，为营也。刺入一分，留三呼，灸三壮。主目眩淫淫[1]，髆胛、小指痛。

阳谷二穴者，火也，在手外侧腕中，兑骨之下陷者中是穴。手太阳脉之所行，为经也。主癫疾狂走，热病汗不出，胁痛颈肿，寒热，耳聋耳鸣，牙齿龋痛，臂腕外侧痛不举，吐舌戾颈，妄言，不得左右顾俯，瘛疭，头眩，眼痛。针入二分，留二[2]呼，灸三壮。

飞阳[3]二穴，一名厥阳，足太阳络。在外踝上[4]七寸，别走少阴者是穴。针入三分，留十[5]呼，灸三壮，主目眩头痛。

束骨二穴者，木也。在足小指外，本节后陷者中是穴。足太阳脉之所注，为俞也。刺入三分，留三呼，灸三壮。主头痛目眩，身热，肌肉动。

勇[6]**泉**二穴者，木也，一名地冲。在足心陷者中，屈足卷指宛宛中是穴。足少阴脉之所出，为井也。主小便不通，心中结热，脚底白肉际不得履地，刺风胗风，风痫。灸亦得，然不及针。若灸，废人行动，不可传之于后。针入五分，留三呼，得气即泻。

膝眼四穴，在膝头骨下，两傍陷者宛宛中是穴。针入五分，留三呼，泻五吸。主膝冷，疼痛不已。禁灸。

---

〔1〕目眩淫淫：《资生经》卷6“目眩”所引同。《甲乙经》卷10、《外台》卷39均作：“眩，淫泺。”义相近，存其旧。

〔2〕二：原作“寸”。《正误》：“‘寸’，疑‘十’之讹。”《甲乙经》卷三“阳谷”穴作“二”，从之改。

〔3〕飞阳：《甲乙经》《外台》《资生经》诸书均作“飞扬”。

〔4〕外踝上：“上”原作“止”。《正误》云“止”是“上”之讹。《甲乙经》卷九“飞阳之脉”作“内踝上”。《普济方》卷416“飞阳”下引诸家均作“外踝上”。故仅改“止”为“上”。

〔5〕十：宋版此字类“寸”。宽政抄本作“寸”。然“寸”非数字，与义不合，故从“十”字。

〔6〕勇：《甲乙经》《外台》等诸本均作“涌”，于今通行。然名从主人，姑仍其旧。卷第一百“勇泉”同此。

太平圣惠方卷第一百 明堂一门 序一首[1]

明　堂　序

夫玄黄始判，上下爰分，中和之气为人，万物之间最贵，莫不禀阴阳气度，作天地英灵。头像圆穹，足模厚载，五脏法之五岳，九窍以应九州，四肢体彼四时，六腑配乎六律，瞻视同于日月，呼吸犹若风云，气血以类江河，毛发比之草木，虽继体于父母，悉取像于乾坤。贵且若斯，命岂轻也？是以立身之道，济物居先。保寿之宜，治病为要。草木有蠲疴之力，针灸有劫病之功，欲涤邪由，信兹益矣。夫明堂者，圣人之遗教，黄帝之正经，叙血脉循环，明阴阳俞募，穷流注之玄妙，辨穴道之根元，为脏腑权衡，作经络津要。今则采其精粹，去彼繁芜，皆目睹有凭，手经奇效，书病源以知主疗，图人形贵免参差，并集小儿明堂，编录于次，庶令长幼尽陟安衢，俾使华夷同归寿域者尔。

岐伯《明堂经》云：以八寸为一尺，以八分为一寸。人缘[2]有长短肥瘦不同，取穴不准。秦时扁鹊《明堂经》云：取男左女右手中指，若[3]一节为一寸。为缘人有身长手短，有身短手长，取穴不准。唐时孙思邈《明堂经》云：取患人男左女右手，大拇指节横文为一寸。以意消详，巧拙在人，亦有差互。今取男左女右手中指第二节内，度两横文相去为一寸。自依此法，与人着灸疗病已来，其病多得获愈。此法有准，今以为定。

凡点灸时，须得身体平直，四肢无令拳缩，坐点无令俯仰，立点无令倾侧。灸时孔穴不正，无益于事，徒烧好[4]肉，虚忍痛楚之苦。有病先灸于上，后灸于下，先灸于少，后灸于多，皆宜审之。

凡下火点灸，欲灸[5]艾炷根下赤辉广三分。若不三分，孔穴不中，不合得经络。缘荣卫经脉，气血通流，各有所主。灸穴不中，即火气不能远达至病，未能愈疾矣。

古来用火灸病，忌八般木火，切宜避之。八木者，松木火难差，增病。柏木火伤神，多汗。竹木火伤筋，目暗。榆木火伤骨，失志。桑[6]木火伤肉，肉枯。枣木火内伤吐血。枳[7]木火大伤气脉。橘木火伤荣卫经络。

---

〔1〕明堂一门　序一首：原无，据排门目录补，与他卷相合。

〔2〕人缘：《资生经》卷2“论同身寸”引“下经”作“缘人”。

〔3〕若：《资生经》卷2“论同身寸”引“下经”扁鹊法作“第”。

〔4〕好：原作“如”，义晦。《普济方》卷411“点穴法”作“好”，义长，因改。

〔5〕灸：《资生经》卷2“艾炷大小”引“下经”无此字。《普济方》卷411“下火法”作“令”。皆可通。

〔6〕桑：原作“乘”。据《外台》卷19“灸用火善恶补写法”、《太医局诸科程文格》卷6改。

〔7〕枳：《太医局诸科程文格》卷6同。《普济方》卷410“用火法”作“柘”。

有火珠耀日，以艾丞之，遂得火出，此火灸病为良，凡人卒难备矣。次有火照耀日，以艾引之，便得火出，此火亦佳。若遇天色阴暗，遂难得火。今即不如无木火也，灸人不犯诸忌，兼去久痾。清油点灯，灯上烧艾茎，点灸是也。兼滋润灸疮，又灸疮至愈已来，且无疼痛。以蜡烛更佳。诸蕃部落，知此八木火之忌，用镔铁击磶石，乃得火出，以艾引之，遂乃着灸。

凡点灸时，若遇阴雾大起，风雪忽降，猛雨炎暑，雷电虹霓，暂时且停，候时晴明，即再下火灸。灸时不得伤饱大饥、饮酒，食生硬物，兼忌思虑愁忧，恚怒呼骂，吁嗟叹息，一切不祥，忌之大吉。

凡灸头[1]与四肢，皆不令多灸。人缘身有三百六十五络，皆归于头。头者，诸阳之会也，若灸多，令人头旋目眩，不远视[2]。缘头与四肢肌肉薄，若并灸，则气血滞绝于炷下。宜歇火气，少时令气血遂通，再使火气流行，候炷数足，自然除病。宜详察之。

凡灸发际，如是患人有发际整齐，依《明堂》所说，易取其穴。如是患人先因疾患，后脱落尽发际，或性本额顶无发，难凭取穴。今定患人两眉中心，直上[3]三寸为发际，后取大椎直上三寸为发际，以此为准。

凡着灸疗病，历春夏秋冬不较者，灸炷虽然数足，得疮发脓坏，所患即差。如不得疮发脓坏，其疾不愈。《甲乙经》云：灸疮不发者，用故履底炙令热熨之，三日即发，脓出自然愈疾。今用赤皮葱三五茎，去其葱青，于煻灰火中煨熟，拍破热熨，灸疮十余遍，其疮三日自发，立坏脓出，疾愈。

淋洗灸疮法

凡着灸治病，才住火，便用赤皮葱、薄荷二味煎汤，温温淋洗，灸疮周回约一二尺已来，令驱逐风邪气于疮口内出，兼令经脉往来，不滞于疮下，自然疮坏疾愈。若灸疮退火痂后，用桃树东南枝梢、青嫩柳皮二味等分煎汤，温温淋洗灸疮，此二味偏能护灸疮中诸风。若疮内黑烂溃者，加胡荽，三味等分煎汤，温温淋洗灸疮，自然生好肉也。若灸疮疼痛不可忍，多时不较者，加黄连，四味等分，煎汤淋洗，立有神效。

贴灸疮法

春取柳飞花如鹅毛者，夏用竹膜，秋用新绵，冬用兔毛取腹上白细腻者，猫儿腹上者更佳。

日神忌不宜灸避之吉

一日在大指　二日在外踝　三日在股内　四日在腰间
五日在口舌　六日在两手　七日在内踝　八日在足腕
九日在尻　十日在腰背　十一日鼻柱　十二日发际

---

〔1〕头：原作“顾”。据《普济方》卷411“定灸多少法”改。
〔2〕不远视：《普济方》卷411“定灸多少法”改作“远视不明”。二者意同。
〔3〕上：原作“止”，义晦。据《普济方》卷411“定发际法”改。

十三日牙齿　十四日胃管　十五日遍身　十六日在胸
十七日气冲　十八日股内　十九日在足　二十日内踝
二十一日手小指　二十二日外踝　二十三日肝俞　二十四日手阳明
二十五日足阳明　二十六日在胸　二十七日在膝　二十八日在阴
二十九日膝胫　三十日足趺

每月忌日不宜针灸出血

正月丑　二月未　三月寅　四月申　五月卯　六月酉
七月辰　八月戌　九月巳　十月亥　十一月午　十二月子

又十二部人神不宜灸

建日在足，禁晡时；除日在眼，禁日入；满日在腹，禁黄昏；
平日在背，禁人定；定日在心，禁夜半；执日在手，禁鸡鸣；
破日在口，禁平旦；危日在鼻，禁日出；成日在唇，禁食时；
收日在头，禁禺中；开日在耳，禁午时；闭日在目，禁日昳。

十二时忌不宜灸

子时在踝　丑时在头　寅时在耳　卯时在面　辰时在项　巳时在乳
午时在胸　未时在腹　申时在心　酉时在背　戌时在腰　亥时在股

十二部年人神不宜灸

年一　十三　二十五　三十七　四十九　六十一　七十三　八十五　人神在心
年二　十四　二十六　三十八　五十　六十二　七十四　八十六　人神在喉
年三　十五　二十七　三十九　五十一　六十三　七十五　八十七　人神在头
年四　十六　二十八　四十　五十二　六十四　七十六　八十八　人神在肩
年五　十七　二十九　四十一　五十三　六十五　七十七　八十九　人神在背
年六　十八　三十　四十二　五十四　六十六　七十八　九十　人神在腰
年七　十九　三十一　四十三　五十五　六十七　七十九　九十一　人神在腹
年八　二十　三十二　四十四　五十六　六十八　八十　九十二　人神在项
年九　二十一　三十三　四十五　五十七　六十九　八十一　九十三　人神在足
年十　二十二　三十四　四十六　五十八　七十　八十二　九十四　人神在膝
年十一　二十三　三十五　四十七　五十九　七十一　八十三　九十五　人神在阴
年十二　二十四　三十六　四十八　六十　七十二　八十四　九十六　人神在股

九部傍通人神不宜灸

脐	心	肘	咽	口	头	脊	膝	足
一	二	三	四	五	六	七	八	九
十	十一	十二	十三	十四	十五	十六	十七	十八
十九	二十	二十一	二十二	二十三	二十四	二十五	二十六	二十七
二十八	二十九	三十	三十一	三十二	三十三	三十四	三十五	三十六
三十七	三十八	三十九	四十	四十一	四十二	四十三	四十四	四十五
四十六	四十七	四十八	四十九	五十	五十一	五十二	五十三	五十四
五十五	五十六	五十七	五十八	五十九	六十	六十一	六十二	六十三
六十四	六十五	六十六	六十七	六十八	六十九	七十	七十一	七十二
七十三	七十四	七十五	七十六	七十七	七十八	七十九	八十	八十一
八十二	八十三	八十四	八十五	八十六	八十七	八十八	八十九	九十

杂忌傍通不宜灸

正	二	三	四	五	六	七	八	九	十	十一	十二
月厌戌	酉	申	未	午	巳	辰	卯	寅	丑	子	亥
月激戌	戌	戌	丑	丑	丑	辰	辰	辰	未	未	未
月杀丑	戌	未	辰	丑	戌	未	辰	丑	戌	未	辰
月刑巳	子	辰	申	午	丑	寅	酉	未	亥	卯	戌
六害巳	辰	卯	寅	丑	子	亥	戌	酉	申	未	午

天医取师疗病吉日

正月卯　二月寅　三月丑　四月子　五月亥　六月戌

七月酉　八月申　九月未　十月午　十一月巳　十二月辰

四季人神不宜灸

春在左胁　秋在右胁　夏在脐　冬在腰

又　男忌除日　女忌破日

凡医者，若不能知此避忌，若逢病人年命厄会处，男女气怯时，下手至困。通人达士，岂能拘此哉？若遇急卒暴患，不拘此法，之下若是禁穴，诸般医疗不差，《明堂》许灸一壮至三壮。

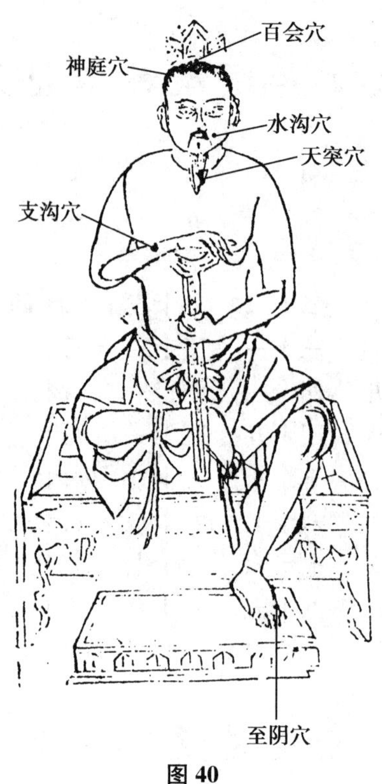

图 40

百会一穴，在头中心陷者中。灸七壮。主脑重，鼻塞，头目眩疼，少心力，忘前失后，心神恍惚，及大人小儿脱肛也。

神庭一穴，在鼻柱上，发际中。灸三壮。主登高而歌，弃衣而走，角弓反张，羊痫吐舌也。

水沟一穴，在鼻柱下宛宛中。灸五壮。主消渴饮水无休，水气遍身肿，笑无时节，癫痫病，语不识尊卑，及口噤，牙关不开。

天突一穴，在项结喉下五分，中央宛宛中。灸五壮。主咳逆喘，暴瘖不能言，身寒热，颈肿，喉中鸣翕翕，胸中气鲠鲠也。

支沟二穴，在腕后三寸，两骨间陷者中。灸五壮。主热病汗不出，肩臂酸重，胁腋急痛，四肢不举，口噤不开，暴痖不能言也。

至阴二穴，在足小指外侧，去爪甲角如韭叶宛宛中。灸三壮。主疟发寒热，头重烦心，目翳䀮䀮然，鼻不利，小便淋，失精也。

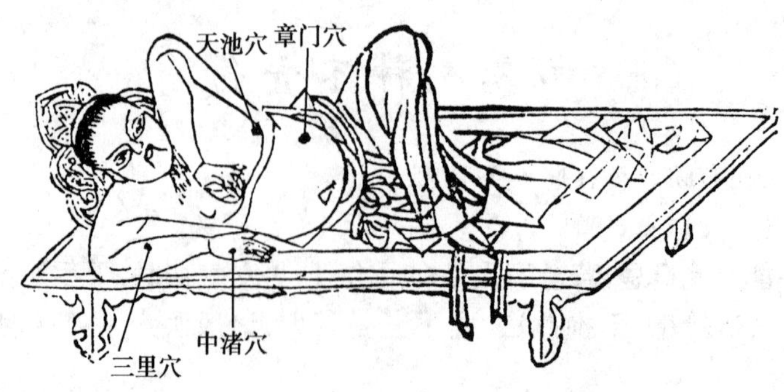

图 41

三里二穴，一名手三里。在曲池下二寸，按之肉[1]起兑肉之端。灸二壮。主肘臂酸重，屈伸难。秦丞祖《明堂》云：主五劳虚乏，四肢羸瘦也。

天池[2]二穴，在乳后一寸着胁，直掖撅肋间。灸三壮。主寒热痎疟，热病汗不出，胸满颈[3]痛，四肢不举，腋下肿，上气，胸中有喉鸣也。

章门二穴，在大横文外，直脐季肋端，侧卧伸下足，屈上足，举臂取之。灸七壮。主肠鸣盈盈然，食饮不化，胁痛不得卧，烦热口干，不嗜食，胸胁支满，腰背胁间痛，不可转侧，身黄羸瘦，四肢怠堕，腹胀如鼓，两胁积气如卵石也。

中渚二穴，在手小指次指本节后间陷者中。灸三壮。主目肮肮无所见，肘臂酸痛，手五指不握，尽痛也。

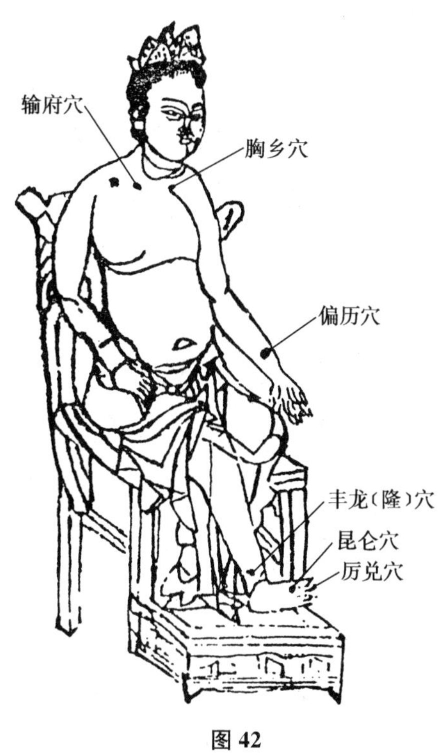

图 42

输[4]**府**二穴，在璇玑[5]傍各二寸陷者中，仰而取之。灸三壮。主咳逆上气，喘急，呕吐不下食，及胸中痛也。

胸乡二穴，在周荣下一寸六分陷者宛宛中。灸五壮。主胸胁支满，却引背痛，不得卧，转侧难也。

偏历二穴，在腕后三寸陷者中。灸五壮。主发寒热，疟久不愈，目视肮肮，手不及头，臂膊肘腕酸痛，难屈伸，及癫疾多言。

---

〔1〕 肉：原作“内”。据《甲乙经》卷三“三里”条改。

〔2〕 天池：本卷图 61 下重出同名穴。黄龙祥考此二同名穴内容不同，当辑自不同文献。

〔3〕 颈：《甲乙经》卷八“五脏传病发寒热”作“头”，然《千金》卷 23“九漏”、《外台》卷 39“天池”均作“颈”。姑仍其旧。

〔4〕 输：此与《甲乙经》同。本书卷第九十九作“俞”。《铜人经》作“腧”。音义均同，各仍其旧。

〔5〕 玑：原作“机”。本书卷第九十九作“玑”，与《甲乙经》诸书同，故改。

丰隆二穴，在外踝上八寸陷者中。灸七壮。主厥逆胸痛气刺不可忍，腹中如刀疞，大小便难，四肢不收，身体怠坠，腿膝酸痛，屈伸难。

昆仑[1]二穴，在足外踝后跟骨上陷者中。灸三壮。主寒热癫疾，目䀮䀮，鼻衄多涕，腰尻重，不欲起，俯仰难，恶闻人音，女子绝产也。

厉兑一穴，在足大指次指之端，去爪甲一韭叶。灸一壮。主尸厥如死，不知人，多睡善惊，面上浮肿也。

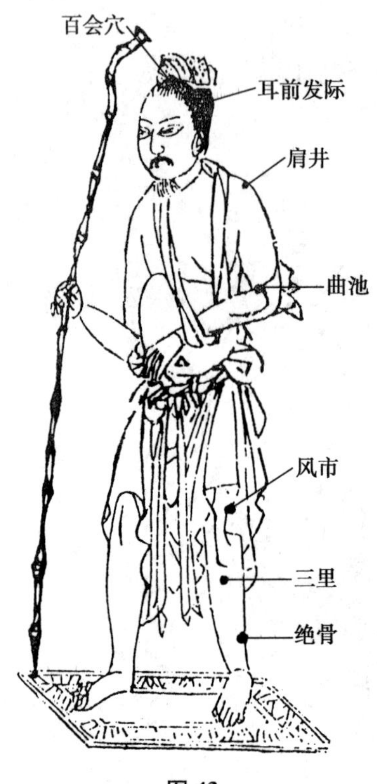

图 43

黄帝问岐伯曰：凡人中风，半身不遂，如何灸之？岐伯答曰：凡人未中风时，一两月前，或三五个月前，非时，足胫上忽发酸重顽痹，良久方解，此乃将中风之候也。便须急灸三里穴与绝骨穴，四处各三壮，后用[2]葱、薄荷、桃、柳叶四味煎汤，淋洗灸疮，令驱逐风气于疮口内出也。灸疮若春较秋更灸，秋较春更灸，常令两脚上有灸疮为妙。凡人不信此法，或饮食不节，酒色过度，忽中此风，言语謇涩，半身不遂，宜于七处一齐下火，各灸三壮，如风在左灸右，在右灸左：一百会穴，二耳前发际，三肩井穴，四风市穴，五三里穴，六绝骨穴，七曲池穴。

右件七穴，神效极多，不能具录，依法灸之，无不获愈。

紫宫一穴，在华盖下一寸陷者中，仰而取之。灸七壮。主饮食不下，呕逆烦心，上气吐血，及唾如白胶也。

乳根二穴，在乳下一寸六分陷者中，仰而取之。灸五壮。主胸下满闷，臂肿，及乳痛也。

---

〔1〕昆仑：黄龙祥考本书卷第九十九之"上昆仑"即此穴。

〔2〕用：原作"果"。据《资生经》卷 4"中风"条改。

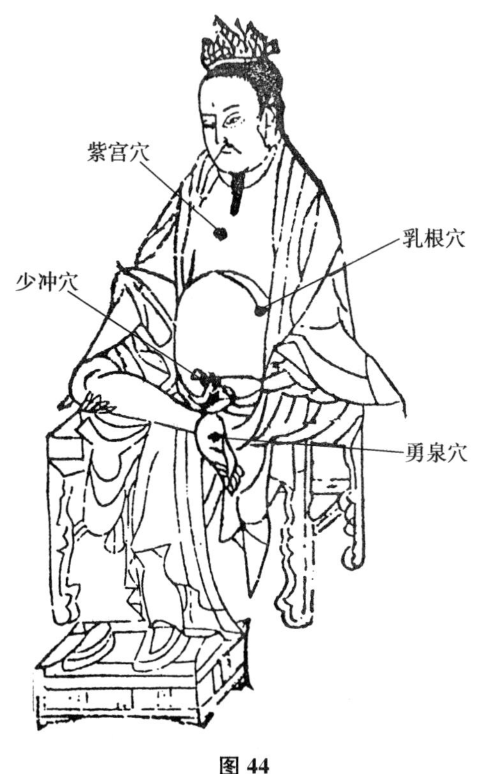

图 44

华佗《明堂》云：主膈气不下食，噎病也。

少冲二穴，在手小指内廉之侧，去爪甲如韭叶。灸三壮。主烦心上气，卒心痛，悲恐畏人，善惊，手拳不得伸，掌中热痛也。《秦丞祖明堂》云：兼主惊痫，吐舌沫出也。《千金》、杨玄操同。

勇泉二穴，在脚心底宛宛中，白肉际，屈足卷指得之。灸三壮。主心痛，不嗜食，妇人无子，咳嗽气短，喉痹身热，胸胁满闷，颈痛目眩，男子如蛊，女子如妊孕，足指尽疼，不得践地。

脑空一穴，在承灵穴后一寸半，玉枕骨下陷者中。灸七壮。主头风目瞑，癫狂病，身寒热，引项强急，鼻衄不止，耳鸣聋。

颊车二穴，在耳下二韭叶陷者宛宛中。灸三壮。主牙车[1]不开，口噤不能言，牙齿疼痛不得嚼，及颊肿也。

秦丞祖灸狐魅神邪及癫狂病，诸般医治不差者，以并两手大拇指，用软丝绳子急缚之，灸三壮。艾炷着四处，半在甲上，半在肉上，四处尽烧，一处不烧其疾不愈，神效不可量也。小儿胎痫、奶痫、惊痫，一依此灸一壮，炷如小麦大。

悬钟[2]二穴，在外踝上三寸宛宛中。灸五壮。主腹满，中焦客热，不嗜食，兼腿胯连膝胫痹麻，屈伸难也。

---

〔1〕 牙关："关"，原作"车"。《资生经》卷 6、《普济方》卷 419 均作为"牙关"，因改。

〔2〕 悬钟：本卷图 56 下重出"悬钟"穴。黄龙祥考此二"悬钟"穴部位及主治多同而灸疗壮数不同，或采自不同文献。

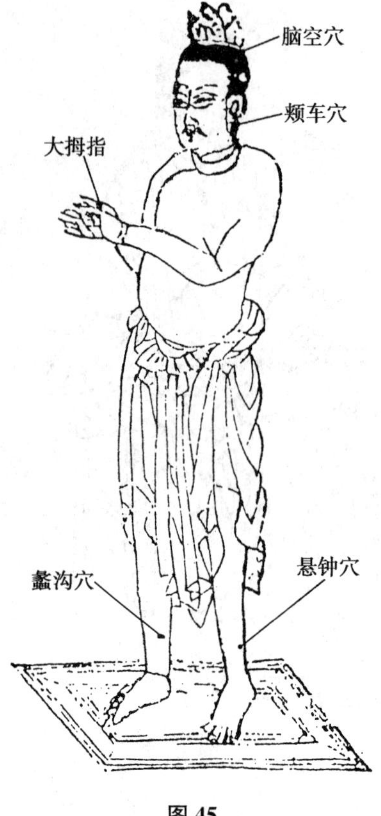

图 45

蠡沟〔1〕二穴，在内踝上五寸陷者中。灸七壮。主卒疝，小腹肿，小便不利，脐下积气如卵石，足寒胫酸，屈伸难。

岐伯灸膀胱气攻冲两胁时，脐下鸣，阴卵入腹，灸脐下六寸，两傍各一寸六分，各三七壮。

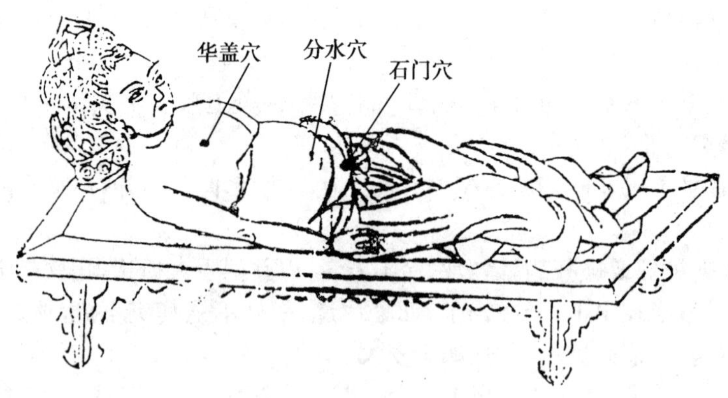

图 46

华盖一穴，在璇玑下一寸陷者中，仰而取之。灸三壮。主胸胁支满，咳逆上气，喘不能言也。

---

〔1〕 蠡沟：本卷图 74 下出“交仪”穴。黄龙祥考“蠡沟”与“交仪”为同穴，部位相同，主治相近。

分水[1]一穴，在下管下一寸陷者中。灸七壮。主水病腹肿，绕脐痛，冲胸中，不得息。甄权云：主水气浮肿，鼓胀肠鸣，状如雷声，时上冲心，日灸七壮，四百罢。

石门一穴，在脐下二寸陷者中。灸七壮。主腹大坚，气淋，小便黄，身寒热，咳逆上气，呕吐血，卒疝绕脐痛，贲豚气上冲。甄权云：主妇人因产恶露不止也。

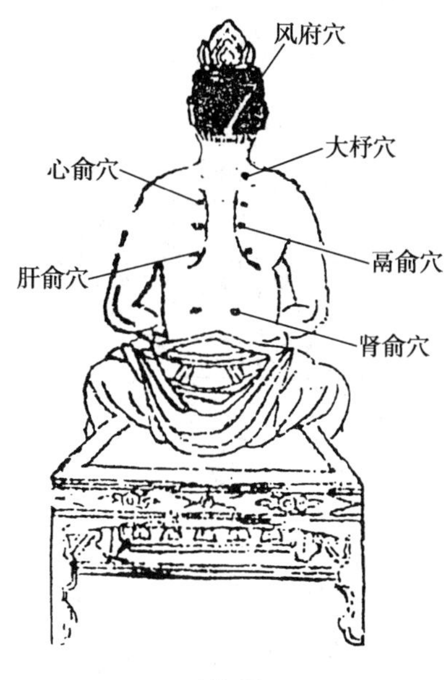

图47

风府一穴，在项后入发际一寸，大筋内宛宛中。禁不可灸。主头痛项急，不得顾，暴瘖不得言，多悲恐惊悸，狂走欲自杀，目反视。

大杼二穴，在项第一椎下，两傍各一寸半陷者中。灸五壮。主强项痛[2]，不可俯仰，左右不顾，病瘛疭身热，目眩，项强急，卧不安席。

心俞二穴，在第五椎下，两傍各一寸半陷者中。灸五壮。主寒热心痛，背相引痛，胸中满闷，咳嗽不得息，烦心多涎，胃中弱，食饮不下，目䀮䀮，泪出悲伤也。

鬲俞二穴，在第七椎下，两傍各一寸半陷者中。灸五壮。主咳逆呕吐，膈上寒，食饮不下，腹胁满，胃弱食少，嗜卧怠堕，不欲动身。

肝俞二穴，在第九椎下，两傍各一寸半陷者中。灸七壮。主咳逆，两胁满闷，膆[3]中痛，目生白翳，气短唾血，目上视，多怒狂衄，目䀮䀮无远视也。

肾俞二穴，在第十四椎下，两傍各一寸半陷者中。灸五壮。主腰痛不可俯仰，转侧难，身寒热，饮食倍多，身羸瘦，面黄黑，目䀮䀮。兼主丈夫、妇人久积冷气成劳病也。

---

〔1〕 分水：当为“水分”之误。黄龙祥考，此下文字误抄《外台》卷39与“水分”相邻之“脐中”穴文。原文作：“脐中，灸三壮。主水腹大脐平腹……绕脐痛，冲胸不得息。甄权云：主水肿鼓胀肠鸣，状如雷声，时上冲心，日灸七壮，至四百壮罢（罢）。”

〔2〕 强项痛：《普济方》卷415引“《铜人经》云”作“颈项强痛”。

〔3〕 膆：《资生经》卷5“膆理”、《普济方》卷421“膆理痛”均作“膆”。《普济方》卷415“肝俞”改作“肋”。

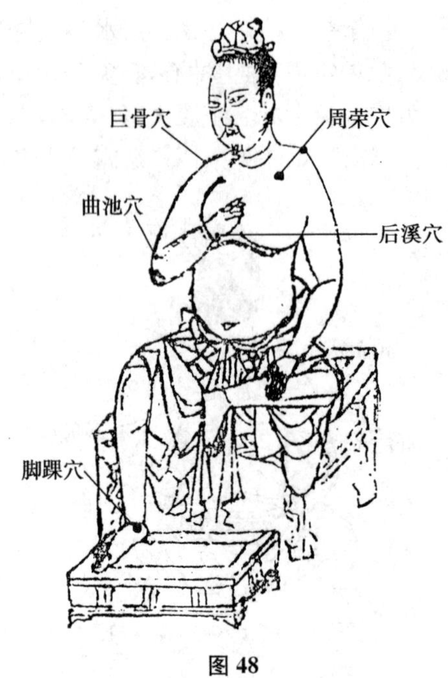

图 48

巨骨二穴，在肩端上，两行骨陷者中。灸一壮。主肩中痛，不能动摇。

周荣二穴，在中府下一寸六分，仰而取之陷者中。灸五壮。主胸胁支满，不得俯仰，咳唾脓也。

曲池二穴，在肘外辅骨屈肘曲骨[1]之中文头陷者是穴也。灸七壮。主肘中痛，屈伸难，手不得举，偏风，半身不遂，投物不得，挽弓不开，肘臂偏细。秦丞祖《明堂》云：主大小人遍身风瘮[2]，皮肤痂疥。

后溪二穴，在手外侧腕前起骨下陷者中。灸三壮。主痎疟寒热，目生白翳，肘臂腕重难屈伸，五指尽痛，不可掣也。

岐伯灸法：疗脚转筋时发不可忍者，灸脚踝上一壮。内筋急灸内，外筋急灸外。

风门二穴，在第二椎下，两傍各一寸半陷者中。灸五壮。主头痛风眩，鼻衄不止，鼻垂清涕也。

魄户[3]二穴，在第三椎下，两边各三寸陷者中。灸三壮。主背甲满闷，项急强不得顾，劳损虚乏，尸厥走疰，胸背连痛也。

至阳一穴，在第七椎节下间，微俯而取之，宛宛中。灸十壮。主四肢重，少气难言，脊急强也。

胃俞二穴，在第十二椎下，两傍各一寸半宛宛中。灸七壮。主胃中寒气不能食，胸胁支满，身羸瘦，背中气上下行，腰脊痛，腹中鸣也。

膀胱俞二穴，在第十九椎下，两傍各一寸半陷者中。灸七壮。主腰脊急强，腰以下酸重，至足不仁，腹中痛，大便难也。

---

〔1〕辅骨屈肘曲骨："辅骨"，原作"转"。《铜人腧穴针灸图经》卷下作"辅骨屈肘曲骨"，从之，改"转"为"辅骨"。

〔2〕瘮：原作"瘷"。《普济方》卷416"曲池"引作"瘮"，因改。

〔3〕魄户：原作"魂户"。《正误》："恐'魄户'之讹。"《资生经》卷1考曰："意者，魂户即魄户（误作魂）而两出之，不然，何其穴皆在三椎旁欤？"黄龙祥考此魂户与同书卷第九十九所载"魄户"穴内容类似，均采自甄权《针经》，唯将穴名"魄户"误抄成"魂户"。今正。

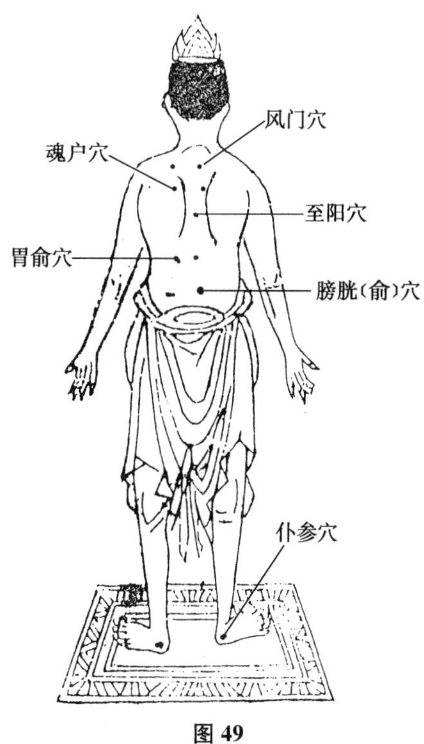

图 49

仆参二穴，在跟骨下陷者中，拱足得之。灸三壮。主腰痛不可举足，承山下重，脚痿，癫疾，尸厥，霍乱，惊痫也。

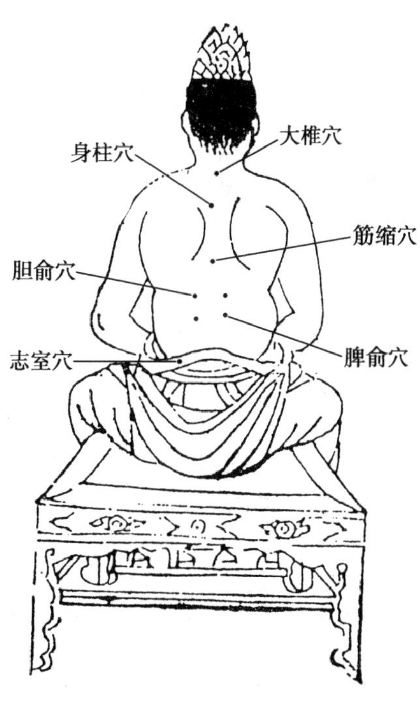

图 50

大椎一穴，在项第一椎下陷者中。灸七壮。主五劳虚损，七伤乏力，痓气背膊间闷[1]，项强不得顾，及痎疟久不愈也。

身柱一穴，在第三椎下间宛宛中。灸三壮。主癫瘛疭，怒欲杀人，狂走见鬼。秦丞祖《明堂》云：主小儿惊痫也。《千金》、杨玄操同。

筋缩一穴，在第九椎节下间，俯而取之，陷者中。灸五壮。主惊痫狂走，癫病多[2]言，脊急强，两目转上及目瞪也。

胆俞二穴，在第十椎下，两傍各一寸半，正坐取之，陷者中。灸五壮。主胸胁支满，呕无所出，口舌干，饮食不下。

脾俞二穴，在第十一椎下，两傍各一寸半陷者中。灸五壮。主腹中胀满，引背间痛，食饮多，身羸瘦，四肢烦热，嗜卧怠堕，四肢不欲动摇。

志室二穴，在第十四椎下，两傍各三寸半陷者中，正坐微俯而取之。灸七壮。主腰痛脊急，两胁胀满，大便，食饮不下，背气俯仰不得。

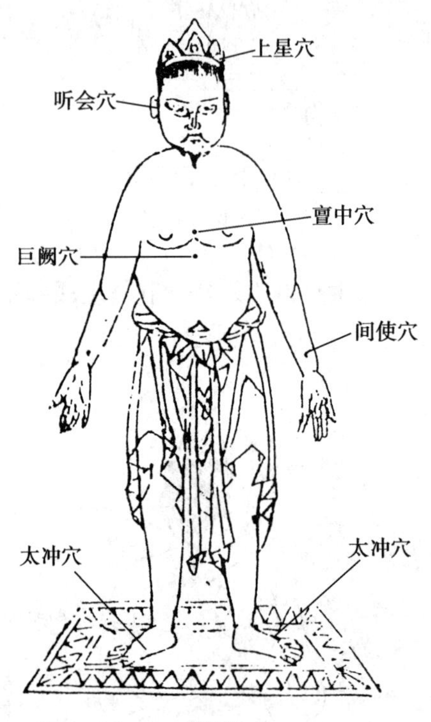

图 51

上星一穴，在直鼻上入发际一寸陷者中。灸七壮。主头风目眩，鼻塞不闻香臭。

听会二穴，在耳微前陷者中，张口在穴动脉应手。灸三壮。主耳淳淳浑浑，聋无所闻。

亶[3]**中**一穴，在两乳间陷者中。灸五壮。主胸膈满闷，咳嗽气短，喉中鸣，妇人奶脉滞，

〔1〕 背膊间闷：原作"背腰间闷"。《铜人腧穴针灸图经》卷中作"背膊拘急"，《西方子明堂灸经》卷4作"背膊间闷"。故改"腰"为"膊"。

〔2〕 多：原作"灸"，义晦。《普济方》卷414"筋缩"引"铜人经"作"多"，义长，因改。

〔3〕 **亶中**：《甲乙经》卷3作"膻中"，然卷9亦出"亶中"之名。"亶"、"膻"互通，故《外台》卷39等亦用"亶中"为正名，《铜人腧穴针灸图经》卷中以"亶中"作"膻中"之异名。今仍其旧。

无汁[1]，下火立愈。岐伯云：积气成干噎。

巨阙一穴，在鸠尾穴下一寸陷者中。灸七壮。主心痛不可忍，呕血烦心，膈中不利，胸胁支满，霍乱吐利不止，困顿[2]不知人。

间使[3]二穴，在掌后三寸，两筋间陷者中。灸七壮。主卒狂惊悸，臂中肿痛，屈伸难。岐伯云：主鬼神邪也。

太冲二穴，在足大指本节后二寸，骨罅[4]间陷者中。灸五壮。主瘁疝[5]，小腹痛，小便不利如淋状，及月水不通也。

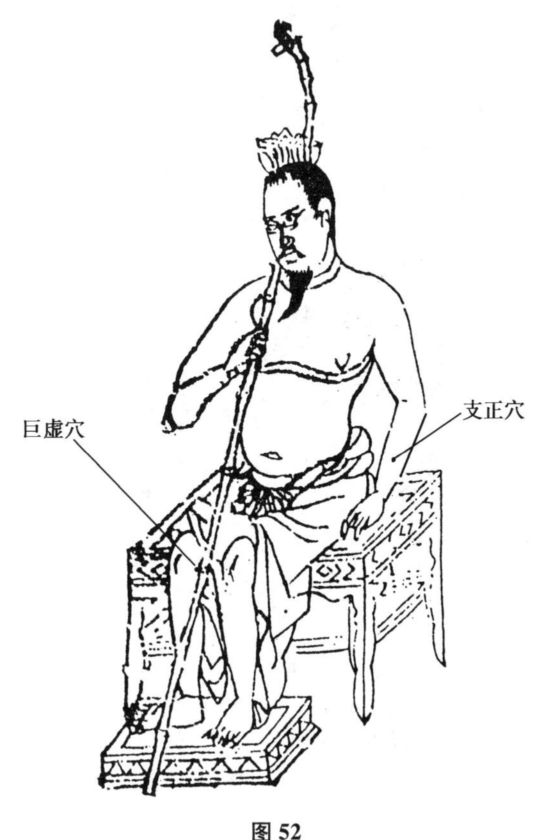

图 52

支正[6]二穴，在手太阳，腕后五寸，去养老穴四寸陷者中。灸五壮。主惊恐悲愁，肘臂挛，难屈伸，手不握，十指尽痛也。秦丞祖云：兼主五劳，四肢力弱，虚乏等病。

巨虚二穴，在三里穴下三寸，胻骨外，大筋内，筋骨之间陷者中。灸三壮。主脚胫酸痛，

---

〔1〕 汁：原作“汗”。《正误》：“‘汗’疑‘汁’之讹。”《铜人腧穴针灸图经》卷中注云疗“妇人乳汁少”。又《资生经》卷7“乳肿痛”引作“汁”。故改。

〔2〕 顿：原作“项”，义晦。据《资生经》卷3改。

〔3〕 使：原作“便”。据《甲乙经》卷3“间使”改。

〔4〕 罅：原作“罅”。据《资生经》卷一“太冲”改。下同，径改不注。

〔5〕 瘁疝：《铜人腧穴针灸图经》卷中“太冲”注云疗“癀疝少腹肿”、“小儿卒疝”。《普济方》卷416“太冲”下引“明堂经”云主“卒疝”。录之备参。

〔6〕 支正：原作“文正”，图中之名亦同。据《甲乙经》卷三“支正”穴改。

屈伸难，不能久立。甄权云：主大气不足，偏风，腲腿脚不相[1]随也。

黄帝问岐伯曰：凡人患噎疾，百味珍馔不能而食者，灸何穴而立得其愈？岐伯答曰：夫人噎病五般：一曰气噎，二曰忧噎，三曰食噎，四曰劳噎，五曰思噎。此皆由阴阳不和，三焦膈绝，津液不利，故令气膈不调成噎疾也。

气噎灸亶中，在两乳间；忧噎灸心俞，在第五椎下，两傍各一寸半；食噎灸乳根，在两乳下各一寸六分；劳噎灸膈俞，在第七椎下，两傍各一寸半；思噎灸天府，在腋下三寸。

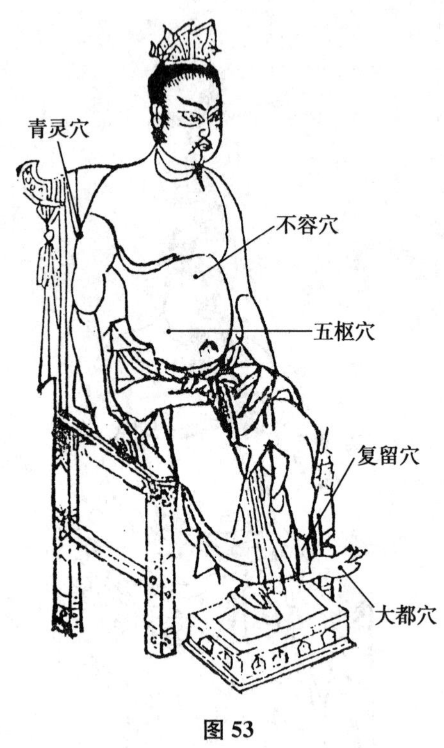

图 53

青灵[2]二穴，在肘上三寸，伸肘举臂取之。灸三壮。主肩不举，不能带衣也。

不容二穴，在上管两傍各一寸。灸三壮。主腹内弦急，不得食，腹痛如刀刺，两胁积气膨膨然。

五枢二穴，在带脉下二寸，水道傍一寸陷者中。灸三壮。主阴疝，小腹痛，及膀胱气攻两胁也。

复留二穴，在足内踝上二寸，动脉中陷者是也。灸七壮。主腰疼痛引脊内，痛不可俯仰，善怒多言，足痿不收，履胫寒，不自温，腹中雷鸣，兼治腹鼓胀，四肢肿，十水病，女子赤白漏下，五淋，小便如散灰色。

大都二穴，在足大指本[3]节后陷者中。灸三壮。主热病汗不出，手足逆冷，腹满善呕，目眩烦心，四肢肿也。

凡妇人怀孕，不论月数，及坐产后未满百日，不宜灸之。若绝子，灸脐下二寸三寸间动脉

---

〔1〕 相：原作“指”。据《资生经》卷 5“脚膝痛”所引改。

〔2〕 青灵：黄龙祥考即上文“清冷渊”穴，二穴部位、主治均同。

〔3〕 本：原脱。据《甲乙经》卷 3“大都”穴改。

中三壮。

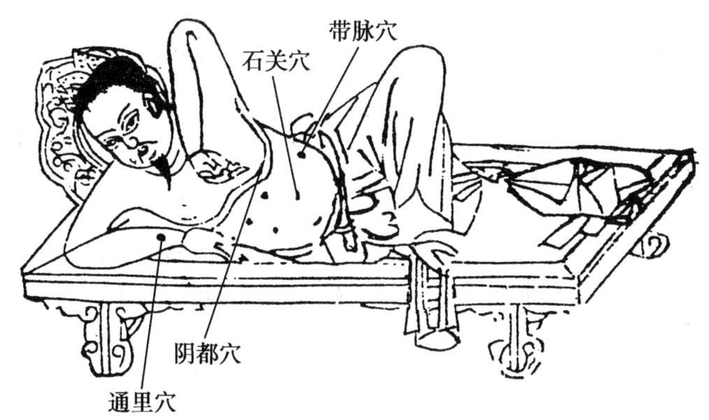

图 54

通里二穴，在腕后一寸陷者中。灸七壮。主头目眩痛，悲恐畏人，肘腕酸重，及暴痖不能言也。

阴都二穴，在通谷下一寸陷者中。灸三壮。主身寒热痎疟，病心恍惚也。

石关二穴，在阴都下一寸宛宛中。灸三壮。主多唾呕沫，大便难，妇人无子，脏有恶血，腹厥痛，绞刺不可忍也。

带脉二穴，在季肋下一寸八分，陷者宛宛中。灸七壮。主妇人腹坚痛，月水不通，带下赤白，两胁下气转连背痛不可忍也。

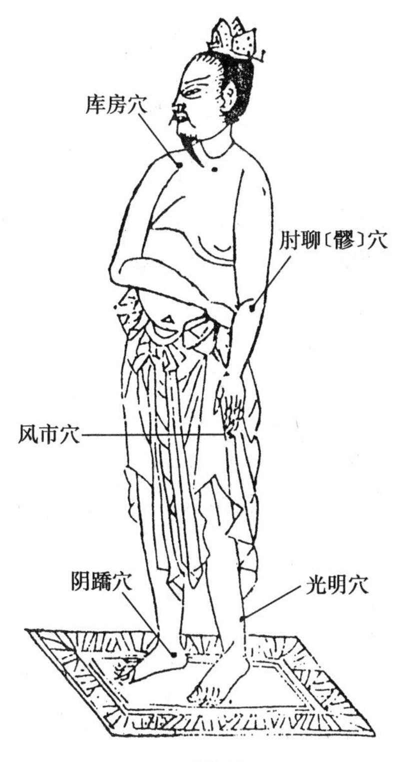

图 55

库房二穴，在气户下一寸六分，陷者宛宛中，仰而取之。灸五壮。主胸胁支满，咳逆上气，呼吸不至息，及肺寒咳嗽唾脓也。《千金》、杨玄操同。

肘髎〔1〕二穴，在肘大骨外廉陷者中。灸五壮。主肘臂酸重不可屈伸，痹麻不仁也。

风市二穴，在膝外两筋间，平立舒下两手着腿，当中指头陷者宛宛中是也。灸三壮。主冷痹，脚胫麻，腿膝酸痛，腰尻重，起坐难。

光明二穴，在外踝上五寸陷者中。灸七壮。主膝腰胫酸痹不仁，手足偏，小坐不能也。

阴蹻二穴，在足内踝下陷者中。灸三壮。主卒疝，小腹痛，左取右，右取左，立已。女子月水不调，嗜卧怠堕，善悲不乐，手足偏枯，不能行，及小便难也。

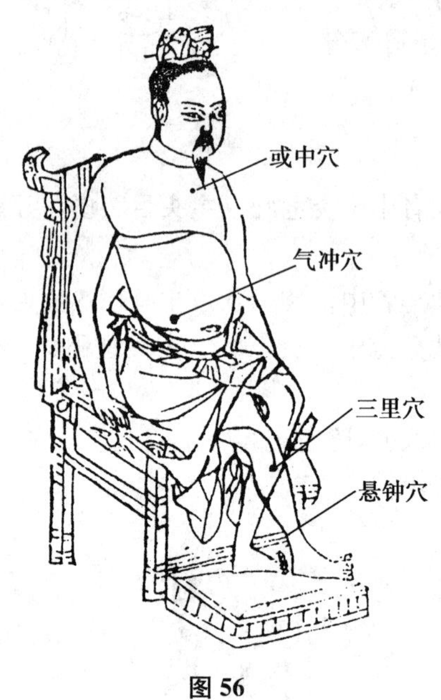

图 56

或中二穴，在输府下一寸陷者中，仰而取之，灸三壮，主咳嗽上喘，不能食也。

气冲二穴，在归来下一寸，鼠鼷〔2〕上一寸，动脉宛宛中。灸五壮。主腹有大气，腹胀，脐下坚，𤸇疝阴肿。亦主妇人月水不通，无子。

三里二穴，在膝下三寸，胻骨外，大筋内，筋骨之间陷者宛宛中。灸三壮。主脏腑久积冷气，心腹胀满，胃气不足，闻食臭，肠鸣腹痛。秦丞祖云：诸病皆治，食气水气，蛊毒癥癖，四肢肿满，腿膝酸痛，目不明。华他〔3〕云：亦主五劳羸瘦，七伤虚乏，大小人热，皆调三里。《外台明堂》云：凡人年三十岁已上，若不灸三里，令气上眼暗，所以三里下气也。

悬钟二穴，在足外踝上三寸动脉中。灸三壮。主心腹胀满，胃中热，不嗜食，膝胫连腰痛，筋挛急，足不收履，坐不能起。

张仲文灸法：疗卒心痛不可忍，吐冷酸绿水，及元脏气。灸足大指次指内横文中各一壮，炷如小麦大，下火立愈。

---

〔1〕 肘髎："髎"，原作"聊"。《正误》："'聊'，'髎'之讹。下同。"《甲乙经》卷3作"肘窌"，《资生经》卷1作"肘髎"。后世多用"肘髎"，因改。下凡遇此，径改不出注。

〔2〕 鼷：原作"撲"。据《甲乙经》卷3"气冲"穴改。

〔3〕 华他：即华佗。故"他"同"佗"。

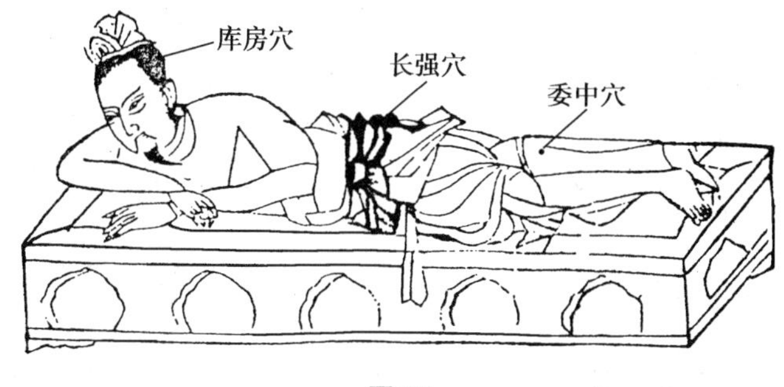

图 57

岐伯灸法：疗头旋目眩，及偏头痛不可忍，牵眼䀮䀮不远视。灸两眼小眦上发际，各一壮，立差。

长强一穴，在腰俞下，脊骶[1]端陷[2]者中。灸五壮。主腰脊急强，不可俯仰，癫狂病，大小便难，洞泄不禁，五淋久痔，小儿惊痫病。

委中二穴，在曲瞅内，两筋两骨中宛宛是也。令病人合面卧，舒挺两脚取之。灸三壮。主脚弱无力，腰尻重，曲瞅中筋急，半身不遂。

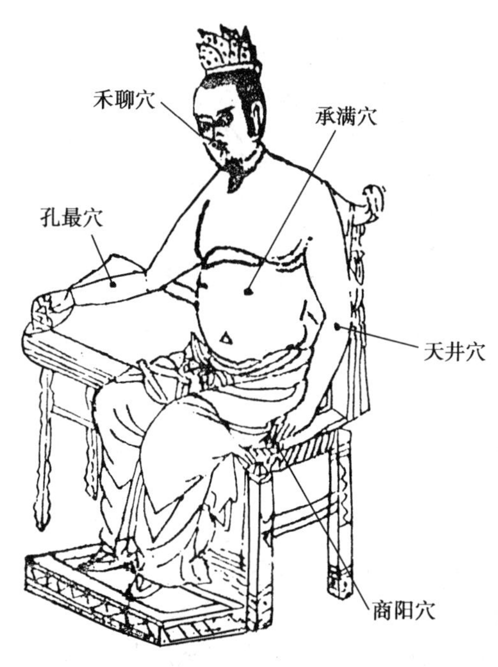

图 58

禾聊二穴，在鼻孔下侠水沟傍五分。灸三壮。主鼻窒口噼，清涕出不可止，鼻衄有疮，口不可开，及尸厥也。

---

〔1〕 脊骶：原作"脊骸"。据《甲乙经》卷 3"长强"穴改。

〔2〕 陷：原作"蹈"。《正误》："'蹈'，'陷'之讹。"《西方子明堂灸经》卷 4 云"为穷骨下宛宛中"。据此，则"陷"字义长，因改。

天井二穴，在肘外大骨之后，肘后一寸两筋间陷者中，屈肘得之。灸五壮。主肘痛引肩，不可屈伸，颈项及肩臂痛，臂痿不仁，惊悸悲伤，痫病羊鸣吐舌也。

承满二穴，在不容下一寸陷者中。灸三壮。主肠鸣腹胀，上喘气逆，及膈气唾血也。

商阳二穴，在手大指次指内侧，去爪甲如韭叶。灸三壮。主胸膈气满，喘急，耳鸣聋，痎病口干，热病汗不出。

孔最二穴，在腕上七寸陷者宛宛中。灸三壮。主热病汗不出，肘臂厥痛屈伸难，手不及头不握〔1〕也。

黄帝灸法：疗中风，眼戴上及不能语者。灸第二椎并第五椎上各七壮，齐下火，炷如半枣核大，立差。

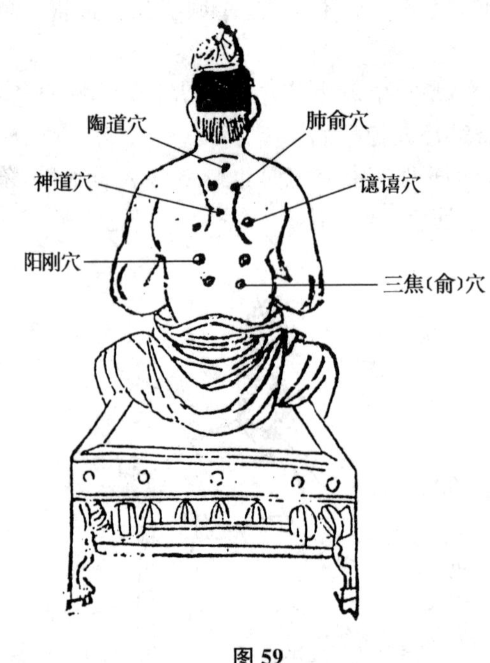

图 59

陶道一穴，在项大椎节下间，俯而取之，陷者中。灸五壮。主头重目眩，痎疟寒热洒淅矣。

肺俞二穴，在第三椎下，两傍各一寸半宛宛中。灸三壮。主肺寒热，肺痿上喘，咳嗽唾血，胸胁气满，不得卧，不嗜食，汗不出，及背急强也。

神道一穴，在第五椎下间陷者中。灸三壮。主身热头痛进退，往来痎疟，恍惚悲愁。

譩嘻二穴，在第六椎下，两边各三寸陷者中。灸五壮。主疟久不愈者，背气满闷，胸中气噎，劳损虚乏，不得睡也。

阳刚二穴，在第十椎下，两傍各三寸陷者中，正坐微俯而取之。灸七壮。主食饮不下，腹中雷鸣，腹满胪胀，大便泄，消渴，身热面目黄，不嗜食，怠堕也〔2〕。

三焦俞二穴，在第十三椎下，两傍各一寸半，正坐取之，陷者中。灸五壮。主背痛身热，

〔1〕 握：原作“掘”，义晦。《西方子明堂灸经》卷2、《资生经》卷5“肘痛”均作“握”，因改。

〔2〕 主食饮……怠堕也：黄龙祥考此段主治乃误抄《外台》卷39“意舍”文。（相关原文为：“主腹满胪胀，大便泄，消渴身热，面目黄。”）

腹胀肠鸣，腰脊急强。

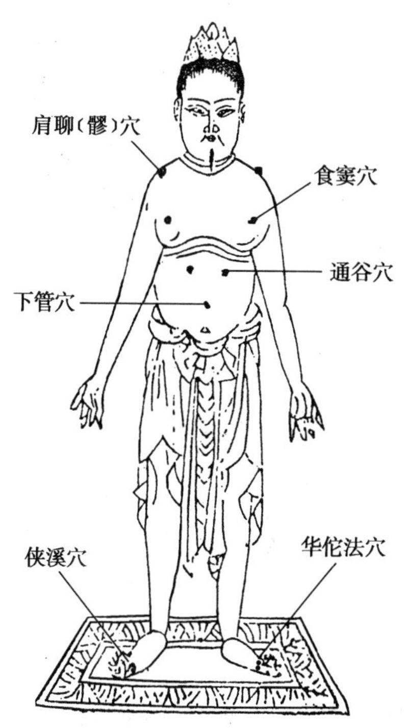

图 60

肩髎〔1〕二穴，在肩髃上，举肩取之陷者中。灸五壮。主肩重不举，臂痛也。

食窦二穴，在天溪下一寸六分陷者中，举臂取之。灸五壮。主胸胁气满，膈间鸣，滀陆陆常有小声。

通谷二穴，在幽门下一寸陷者中。灸三壮。主笑欠口㖞，善呕，暴痖不能言也。

华佗疗男子卒疝，阴卵偏大，取患人足大指去甲五分，内侧白肉际，灸三壮，炷如半枣核大，患左取右，患右取左。

侠溪二穴，在足小指歧骨间，本节前陷者中。足少阳脉之所流也。灸三壮。主耳鸣聋矣。

三阳络二穴，在肘前五寸，外廉陷者中，支沟上一寸。灸五壮。主嗜卧，身不欲动，卒聋暴痖，及齿痛也。

胁堂二穴，在腋下二骨间陷者中，举腋取之。灸五壮。主胸胁气满，噫哕喘逆，目黄，远视䀮䀮。

天池二穴，在腋下三寸陷者中。灸三壮。主上气咳嗽，胸中气满，喉中鸣，四肢不举，腹下肿也。

日月二〔2〕穴，在期门下五分陷者中。灸五壮。主善悲不乐，欲走，多唾，言语不正，及四

〔1〕 肩髎："髎"，原作"聊"。《正误》："'聊'，'髎'之讹。下同。"《甲乙经》卷3作"肩窌"，《资生经》卷1作"肩髎"。后世多用"肩髎"，因改。

〔2〕 二：原作"一"。据《铜人腧穴针灸图经》卷中"日月"穴改。

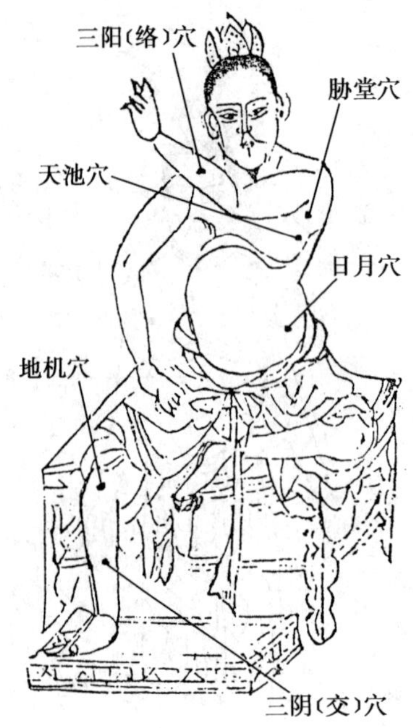

图 61

肢不收也。

地机[1]二穴，在膝内侧转[2]骨下陷者中，伸足取之。灸三壮。主腰痛不可俯仰，足痹痛，屈伸难也。

三阴交二穴，在内踝上八寸[3]陷中。灸三壮。主膝内廉痛，小便不利，身重[4]，足痿不能行也。

玉枕二穴，在络却后七分半，侠脑户傍一寸三分，入发际三寸。灸三壮。主头重如石，目痛如脱，不能远视。

天牖二穴，在完[5]骨穴下，发际宛宛中。灸三壮。主瘰疬寒热，颈有积气，暴聋，肩中痛，头风目眩，鼻塞不闻香臭。

神堂二穴，在第五椎下，两傍各三寸陷者中，正坐取之。灸三壮。主肩背连胸痛不可俯仰，腰脊急强，逆气上攻，时噎也。

命门一[6]穴，在第十四椎节下间，微俯而取之。灸三壮。主身热如火，头痛如破，寒热痎疟，腰腹相引痛。

白环俞二穴，在第二十一椎下，两傍各一寸半。灸三壮。主腰脊急强，不能俯仰，起坐

〔1〕 地机：黄龙祥考，此下误抄《外台》卷 39 与“地机”相邻之“阴陵泉”文。相关原文为：“阴陵泉，在膝下内侧辅骨下陷者中，伸足乃得之，灸三壮。主……肾腰痛不可俯仰……足痹痛。”

〔2〕 转：《外台》卷 39“阴陵泉”作“辅”。

〔3〕 八寸：《甲乙经》卷 3、《外台》卷 39 均作“三寸”。然黄龙祥《针灸腧穴通考》“三阴交”条谓此承袭《黄帝明堂经》而来，与隋唐时定内踝上三寸骨下不同。

〔4〕 身重：《外台》卷 39“三阴交”作“重身若饥”。

〔5〕 完：原作“皃”。据《西方子明堂灸经》卷 7、《资生经》卷 1“天牖”穴改。

〔6〕 一：原作“二”。据《铜人腧穴针灸图经》卷中改。

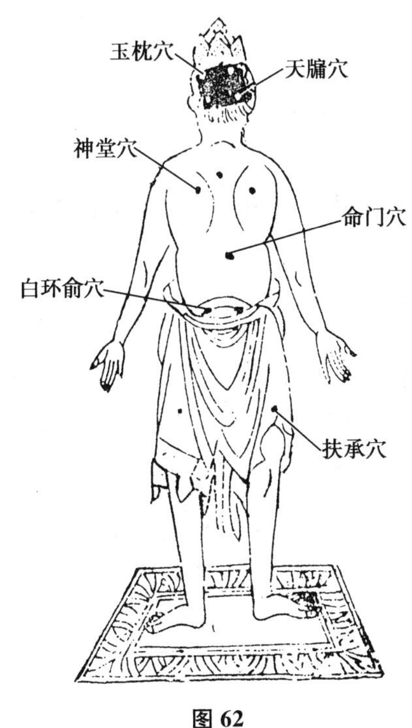

图 62

难，手足不仁，小便黄，腰尻重不举也。

扶承二穴，在尻臀下衡[1]文中。灸三壮，主腰脊尻臀股阴寒痛，五种痔疾，泻鲜血，尻脽中肿，大便难，小便不利。

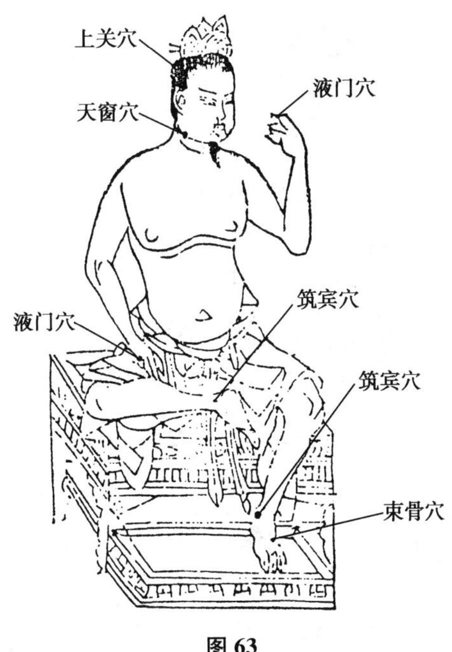

图 63

〔1〕 衡：《外台》卷 39“扶承”作“衝（冲）”，《千金》卷 29“扶承”注“一云尻臀下横文中”。“衡”与“衝”字形似，而与“横”同音。据今该穴定位，乃臀下缘横文中央取之，则当以“衡”（横）义长。

上关二穴，在耳前上廉起骨，开口有穴，陷者宛宛中是也。灸一壮。主唇吻强上，口眼偏斜，牙齿龋痛，耳鸣聋。

天窗二穴，在曲颊下，扶突后，动脉应手陷者中。灸三壮。主耳鸣聋无所闻，颊肿喉中痛，暴瘖不能言，及肩痛引项不得顾。

张仲文疗风眼卒生翳膜，两目疼痛不可忍，灸手中指本节头节间尖上，三壮，炷如小麦大，患左目灸右，患右目灸左。

液门二穴，在手小指次指之间陷者中。灸三壮。主肘痛，不能自上下，痎疟寒热，目涩䀮䀮，头痛泣出也。

筑宾二穴，在足内踝上。灸三壮。小儿胎疝，癫病吐舌，及呕吐不止也。

束骨二穴，在足下小指外侧，本节后陷者中。灸三壮。主惊痫，癫狂病，身寒热，头痛目眩。秦丞祖云：主风赤，胎赤，两目眦烂也。

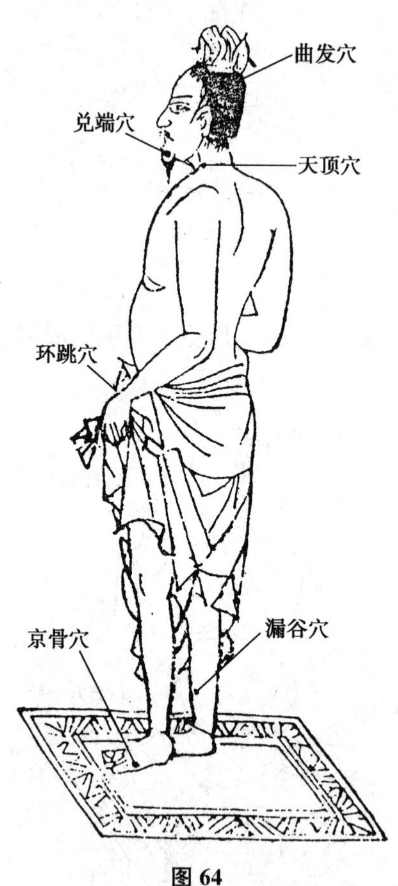

图 64

曲鬓[1]二穴，在耳上发际，曲隅[2]陷者中，鼓颔有穴。灸三壮。主颈项急强，不得顾引，牙齿痛，口噤不能言也。

兑端一穴，在颐前下唇之下，开口取之，宛宛中。灸三壮。主口噤鼓颔，癫疾吐沫，及衄

〔1〕 鬓：原作“髪(发)”。《资生经》卷1“曲鬓”下据其位于耳上发际，云当作“鬓”之误。义长，今改。

〔2〕 隅：原作“禺”。据《甲乙经》卷3及后世诸书改。

血不止。

天顶二穴，在项缺盆，直扶突，气舍后一寸陷者中。灸七壮。主暴瘖，咽肿，饮食不下，及喉中鸣。

环跳二穴，在砚子骨宛宛中。灸三壮。主冷痹，风湿，偏风，半身不遂，腰胯疼痛。岐伯云：主睡卧伸缩，回转不得也。

漏谷〔1〕二穴，在足内踝上六寸陷者中。灸三壮。主足热痛，腿冷疼不能久立，麻痹不仁也。

京骨二穴，在足外侧大骨之下，白肉际陷者中。灸五壮。主疟寒热，善惊悸，不欲食，腿膝胫痿，脚挛不得伸，癫病狂走，善自啮，及膝胫寒也。

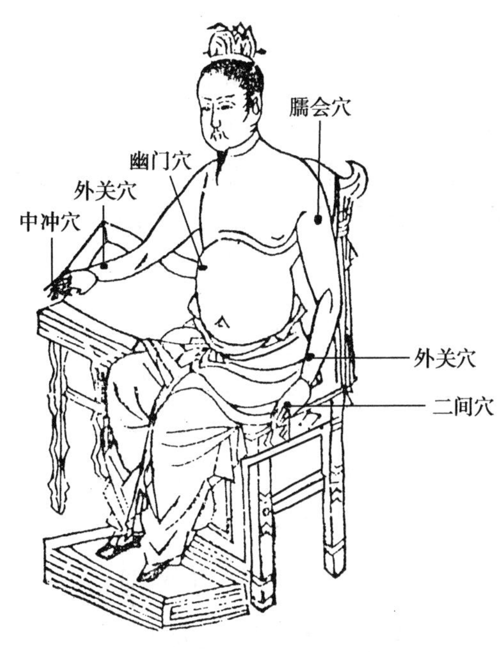

图 65

臑会二穴，在臂前廉，去肩头三寸宛宛中。灸七壮。主瘿，及臂气肿也。

外关二穴，在腕后二寸，陷者宛宛中。灸三壮。主肘腕酸重，屈伸难，手十指尽痛，不得握。兼主耳淳淳浑浑，聋无所闻。

幽门二穴，在巨阙傍各一寸半陷者中。灸五壮。主善吐，食饮不下，兼唾多，吐涎，干哕呕沫，及泄有脓血也。

二间二穴，在手大指次指本节陷者中。灸三壮。主喉痹咽肿，多卧善唾，鼻鼽衄，及口眼斜。

中冲二穴，在手中指之端，去爪甲如韭叶陷者中。灸一壮。主热病烦心，心闷而汗不出，身热如火，头痛如破，烦满，舌本痛。秦丞祖云：兼主神气不足，失志也。

---

〔1〕 漏谷：黄龙祥考，此下文字误抄《外台》卷39与“漏谷”相邻之“三阴交”文。相关原文为：“三阴交……灸三壮。主足下热，胫疼，不能久立，湿痹不能行。”

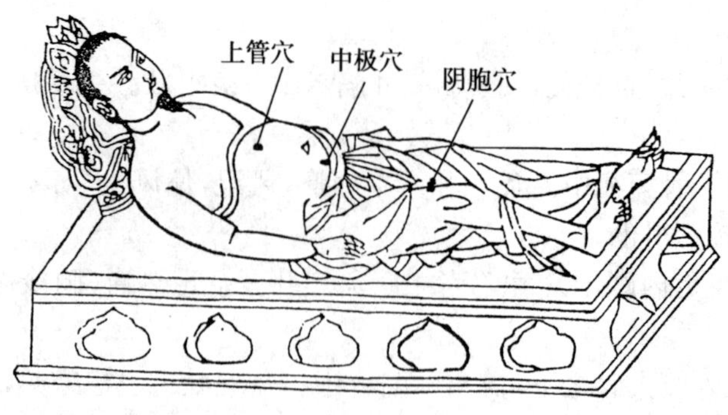

图 66

上管一穴，在巨阙下一寸。灸三壮。主呕吐，食饮不下，腹胀气满，心忪惊悸，时吐呕血，腹疠刺痛，痰多吐涎也。

中极一穴，在脐下四寸陷者中。灸五壮。主尸厥不知人，冷气积聚，时上冲心，饥不能食，小腹痛，积聚坚如石，小便不利，失精绝子，面皯也。

阴胞二穴，在膝上四寸陷者中。灸七壮。主腰痛连小腹肿，小便不利，及月水不调者也。

黄帝灸法：疗神邪鬼魅，及发狂癫，诸不择尊卑。灸上唇里面中央肉弦上一壮，炷如小麦大，又用钢刀决断更佳也。

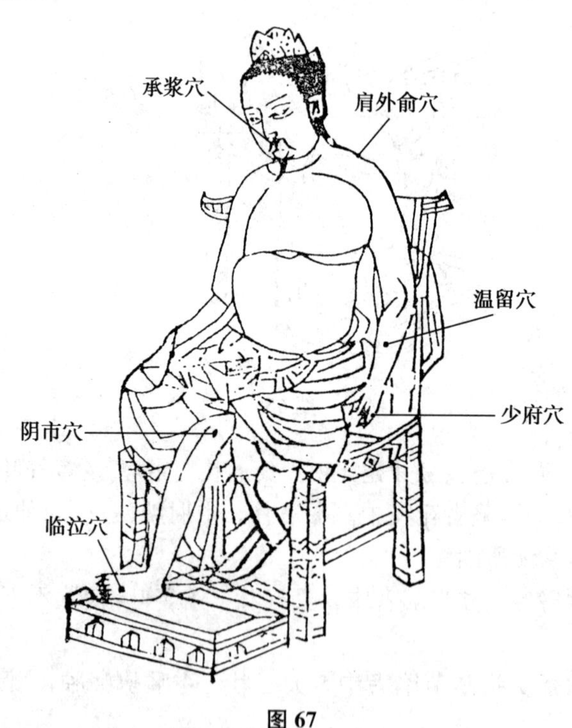

图 67

承浆一穴，在下唇棱下宛宛中。灸三壮。主偏风，口眼㖞邪，消渴，饮水不休，口噤不开，及暴痖不能言也。

肩外俞二穴，在肩甲上廉，去脊骨三寸。灸三壮。主肩中痛，发寒热，引项急强，左右不顾。

温留二穴，在腕后五寸六寸间，动脉中是穴。灸三壮。主寒热头痛，善哕衄，肩不举，癫痫病，吐舌鼓颔，狂言，喉痹不能言也。

少府二穴，在手小指本节后陷者中，直劳宫。灸三壮。主痃疟久不愈者，烦满少气，悲恐畏人，臂酸，掌中热，手握不伸。

阴市二穴，在膝上三寸，伏兔穴下陷者宛宛中。灸五壮。主卒疝，小腹痛，力痿气少，伏兔中寒，腰如冷水。

临泣二穴，在足小指次指本节后，去侠溪一寸半陷者中。灸三壮。主胸膈满闷，腋下肿，善自啮颊，兼主疟病日西发者。

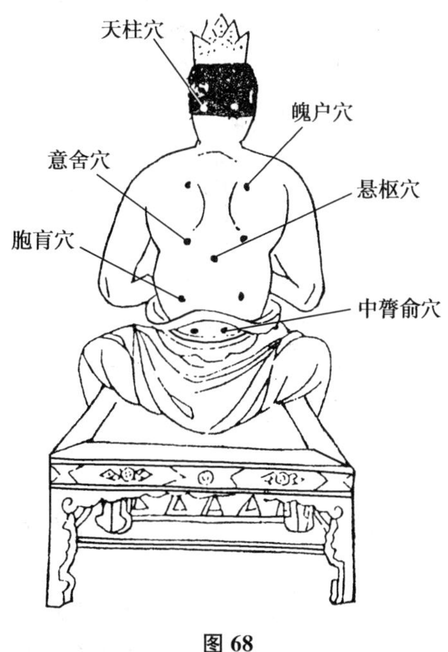

图 68

天柱二穴，在项后大筋外宛宛中。灸三壮。主头风脑重，目如脱，项如拔，项痛急强，左右不顾也。

魄户[1]二穴，在第三椎下两傍各三寸，正坐取之宛宛中。灸五壮。主肩膊间急痛，背气不能引顾，咳逆上喘也。

意舍二穴，在第十一椎下，两傍各三寸陷者中，正坐阔肩取之。灸七壮。主胸胁胀满，背痛恶寒，饮食不下，呕吐不留住也[2]。

悬枢一穴，在第十三[3]椎节下陷者中。灸三壮。主腹中积气上下行，腠[4]中尽痛也。

胞肓二穴，在第十九椎下，两傍各三寸陷者中，俯而取之。灸五壮。主腰痛不可忍，俯仰难，恶寒，小便涩也。

---

〔1〕 魄户：黄龙祥考此穴之文乃取自《外台》卷 39“明堂・魄户”中。另本书卷第九十九所出同名穴则取自甄权《针经》，其内容与本书卷第一百“魂户”（“魂”乃“魄”之误）同。故本书“魄户”穴凡三出矣。

〔2〕 主胸胁……留住也：黄龙祥考此段主治乃误抄《外台》卷 39“魂门”穴主治。（相关原文为：“主胸胁胀满，背痛恶风寒，饮食不下，呕吐不留住。”）

〔3〕 三：原作“一”。据《铜人腧穴针灸图经》卷中“悬枢”改。《资生经》之考见本书卷第九十九“悬枢”下注。

〔4〕 腠：《资生经》卷 4“积聚”引“悬枢”主治作“腹”。然“腠”亦可通，姑仍其旧。

中膂俞二穴，在第二十椎下，两傍各一寸半。主腰痛不可俯仰，夹脊膂痛，上下按之应者，从项后至此穴痛，皆灸之，立愈者也。

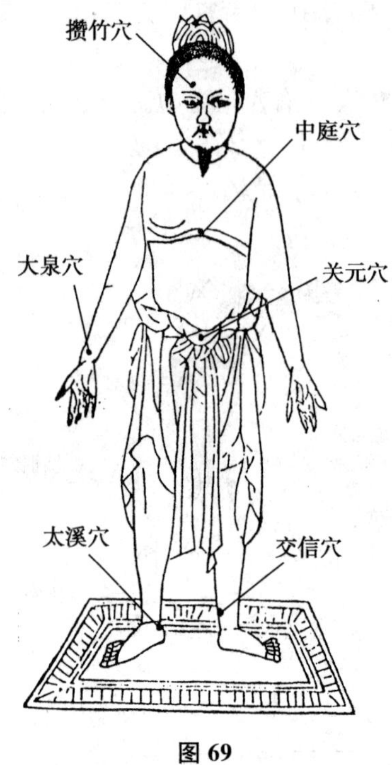

图 69

攒竹二穴，在眉头陷者中。灸一壮。主头目风眩，眉头痛，鼻鼽衄，目䀮䀮无远见。但是尸厥，癫狂病，神邪鬼魅皆主之。

中庭一穴，在亶中下一寸宛宛中。灸三壮。主食饮不下，呕吐，食下还出也。

关元一穴，在脐下三寸陷者中。灸五壮。主贲豚寒气入小腹，时欲呕溺血，小便黄，腹泄不止，卒疝，小腹痛，转胞不得小便。岐伯云：但是积冷虚乏病，皆宜灸之。

大泉〔1〕二穴，在手中掌后横文头陷者中。灸五壮。主胸中气满不得卧，肺胀满，膨膨然，目中白翳，掌中热，胃气上逆，唾血及狂言，肘中痛也。

交信二穴，在内踝上二寸后廉筋间陷者中。灸三壮。主气淋，卒疝，大小便难，及膝胫内廉痛也。

太溪二穴，在足内踝后跟骨上动脉中。灸三壮。主痎疟咳逆，烦心不得卧，小便黄，足胫寒，唾血及鼻衄不止也。

张仲文救妇人横产，先手出，诸般符药不捷，灸妇人右脚小指尖头三壮，炷如小麦大，下火立产。

囟会一穴，在上星后一寸陷者中。灸三壮。主头目眩，头皮肿，生白屑，兼主面赤暴肿也。

旋玑一穴，在天突下一寸陷者中，仰头取之。灸三壮。主胸胁支满，咳逆上喘，喉中鸣也。

---

〔1〕 大泉：此即"太渊"。《千金》卷29"大泉"注："避唐祖名当时改之。"

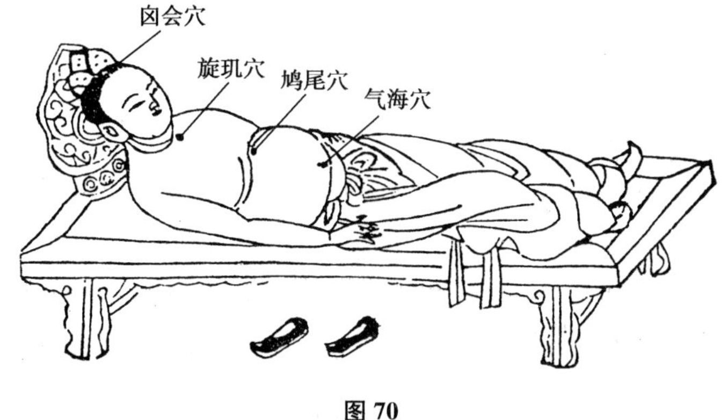

图 70

鸠尾一穴，在蔽骨下五分陷者中。灸三壮。主心惊悸，神气耗散，癫痫病，狂歌不择言也。

气海一穴，在脐下一寸五分宛宛中。灸七壮。主冷病，面黑，肌体羸瘦，四肢力弱，小腹气积聚，贲豚腹坚，脱阳欲死，不知人，五脏气逆上攻也。

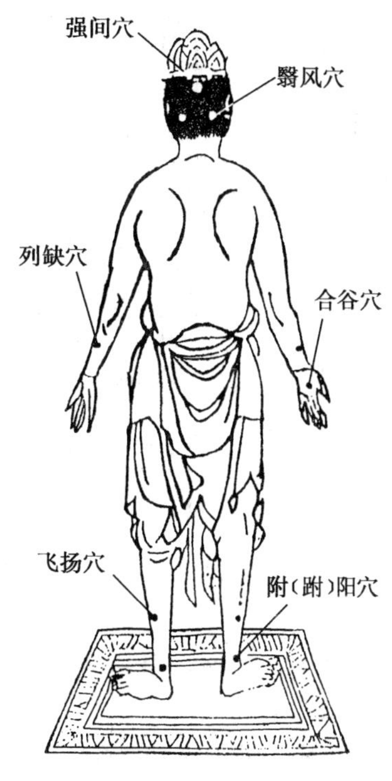

图 71

强间二穴，在后顶后一寸五分宛宛中。灸三壮。主头痛如针刺，不可动，项如拔，左右不得顾。岐伯云：兼治风痫病。

翳风二穴，在耳后尖角陷者中，按之引耳是也。灸三壮。主耳鸣聋，失欠暴痖不能言，口噤不开，及口吻㖞也。

列缺[1]二穴，在腕上一寸，筋骨罅间宛宛中。灸三壮。主偏风，半身不举，口㖞，腕劳肘臂痛，及痎疟，面色不定。

合谷二穴，一名虎口。在手大指两骨罅间宛宛中。灸三壮。主痎疟、寒热病汗不出，目不明，生白翳，皮肤痂疥，遍身风胗。

飞阳[2]二穴，在外踝上七寸陷者中。灸五壮。主体重，起坐不能步，失履不收，脚腨酸重，战慄不能久立。

附阳二穴，在外踝上二[3]寸后筋骨间宛宛中。灸五壮。主腰痛不能久立，腿膝胫酸重，筋急，屈伸难，坐不能起，及四肢不举。

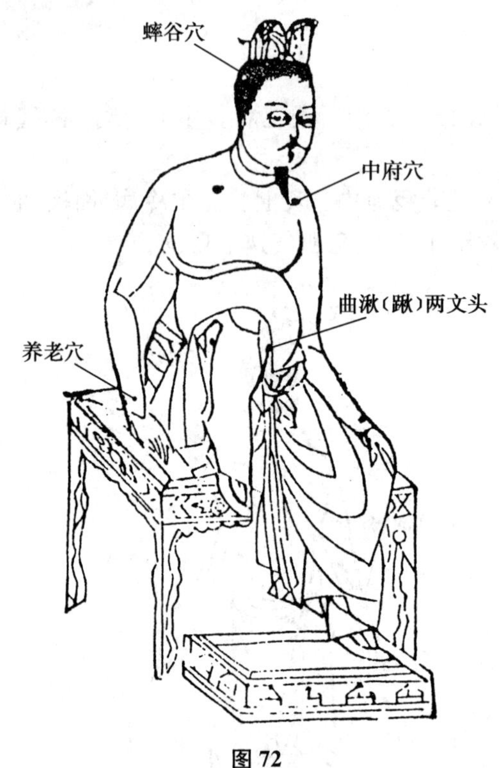

图 72

蟀谷[4]二穴，在耳上，入发际一寸五分陷者宛宛中，嚼而取之。灸三壮。主醉后酒风发，头重，皮肤肿，两角眩痛。

中府二穴，在云门下一寸六分，乳上三肋间动脉应手。灸五壮。主肺急，胸中满，喘逆，唾浊，善噎，皮肤痛。

养老二穴，在手太阳踝骨上一穴，后一寸陷者中。灸三壮。主肩欲折，臂如拔，手不能自上下也。

张仲文传神仙灸法：疗腰重痛，不可转侧，起坐难，及冷痹，脚筋挛急不可屈伸。灸曲踿

---

〔1〕 缺：原作“鈌”。《正误》谓此乃“缺”之讹。因改。

〔2〕 阳：原作“杨”。图中作“扬”。据《铜人图经》卷下改，与本书卷第九十九“飞阳”穴名合。

〔3〕 二：《铜人图经》卷下“付阳”作“三”。

〔4〕 蟀谷：下同。即“率谷”。宋以前文献多作“蟀谷”，然《甲乙经》《铜人经》等作“率谷”，故今通行。

两文头，左右脚四处各三壮，每灸一脚，二火齐下，艾炷[1]才烧到肉，初觉痛，便用二人两边齐吹至火灭，午时着灸至人定已来，自行动脏腑一两回，或脏腑转动如雷声，其疾立愈，此法神效，卒不可量也。

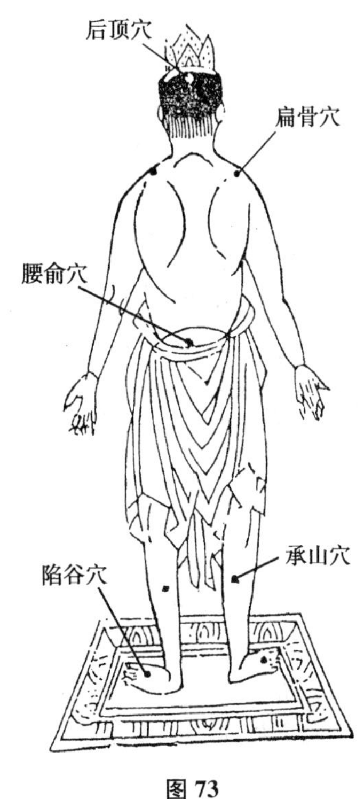

图 73

后顶一穴，在百会后一寸五分，玉枕骨上陷者中。灸三壮。主目不明，恶风寒，头目眩痛。

扁骨二穴，在肩端上两骨间陷者中。灸三壮。主肩中热，指臂痛也。

腰俞一穴，在第二十一椎节下间陷者中。灸五壮。主腰疼不能久立，腰以下至足冷不仁，坐起难，腰脊急强，不可俯仰，腰重如石，难举动也。

陷谷二穴，在足大指次指间，本节后陷者中。灸三壮。主卒疝，小腹痛，头面虚肿，及痎疟发寒热也。

承山二穴，在兑腨肠下分肉间陷者中。灸五壮。主寒热，癫疾，脚蹦酸痛，不能久立，腰膝重，起坐难，筋挛急不可屈伸[2]。

前顶一穴，在囟会后一寸，直鼻中央陷者中。灸三壮。主头风目眩，头皮肿，小儿惊痫病也。

耳门二穴，在耳前起肉当缺陷者中。主耳有脓，及底耳聤耳，耳痛鸣聋，并齿龋。禁不宜灸，有病不过三壮。

少商二穴，在手大指内侧，去爪甲如韭叶陷者中。灸三壮。主疟寒热，烦心善哕唾沫，唇

〔1〕 炷：原作"性"。《正误》云此乃"炷"之讹。从之改。

〔2〕 伸：原作"神"。据《资生经》卷 5"腰脚痛"改。

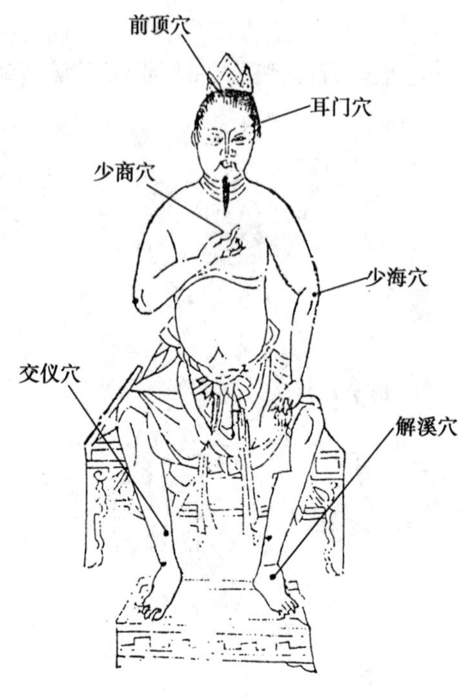

图 74

干，呕吐不下食，肠胀微喘，心下膨膨然。

少海〔1〕二穴，在肘大骨外，去肘端五分陷者中，屈肘乃得之。灸五壮。主四肢不举，癫痫吐舌，沫出羊鸣也。

交仪〔2〕二穴，在内踝上五寸陷者中。灸五壮。主卒疝，小腹痛，小便不利，及妇人漏下赤白，月水不调。

解溪二穴，在系鞋处陷者中。灸三壮。主上气咳嗽，喘息急，腹中积气上下行，及目生白翳也。

尺泽二穴，在肘中约上两筋动脉中。甄权云：在臂屈伸横文中，筋骨罅〔3〕陷者中。不宜灸〔4〕。主癫病，不可向手臂，不得上头。

天枢二穴，夹脐两傍各二寸陷者中。灸五壮。主久积冷气，绕脐切痛，时上冲心，女子漏下赤白，及腹大坚，食不化，面色苍苍也。

曲骨一穴，在横骨上，中极下一寸，其毛际陷者中。灸七壮。主五淋，小便黄，水病胀满。妇人带下赤白，恶合阴阳，小便闭涩不通。但是虚乏冷极者，皆宜灸之。

阳陵泉二穴，在膝下一寸外廉陷者中。灸一壮。主膝股内外廉痛不仁，屈伸难，及喉中鸣，惊恐如人将捕之。

---

〔1〕 少海：黄龙祥考，此下文字，前一部分误抄《外台》卷 39“小海”穴之文。（相关原文为：“小海，在肘内大骨外去肘端半寸陷者中，屈肘乃得之，灸三壮。主……四肢不举。”）后两句则取自《备急千金要方》卷 30“风痹第四”。（相关原文为：“天井、小海主癫疾羊痫，吐舌羊鸣戾颈。”）

〔2〕 交仪：本卷图 45 下出“蠡沟”穴。黄龙祥考“交仪”与“蠡沟”为同穴，部位相同，主治相近。

〔3〕 罅：原作“罅”，乃“罅”之异体“罅”字误写。今正。

〔4〕 不宜灸：《资生经》卷 1“尺泽”按：“既曰‘不宜灸’矣。乃曰‘主癫病’，是又可灸也。此必有误。”

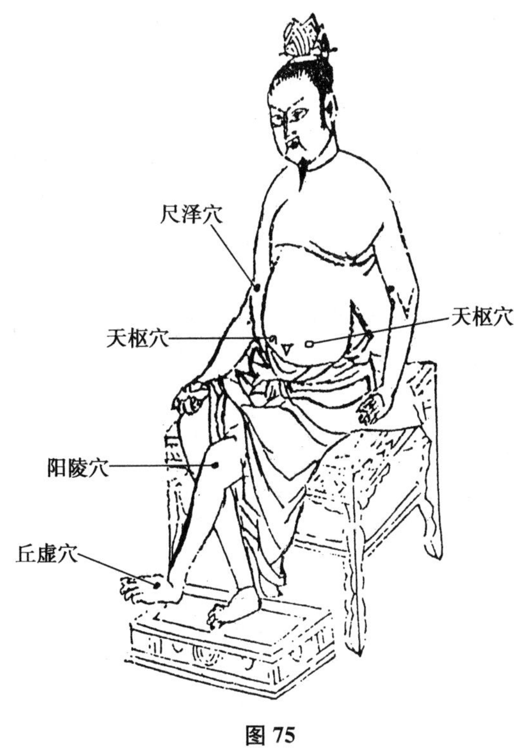

图 75

丘虚〔1〕二穴，在外踝如前，去临泣三寸。灸三壮〔2〕。主胸胁痛，善太息，胸满膨膨然，足腕不收，足胫偏细。

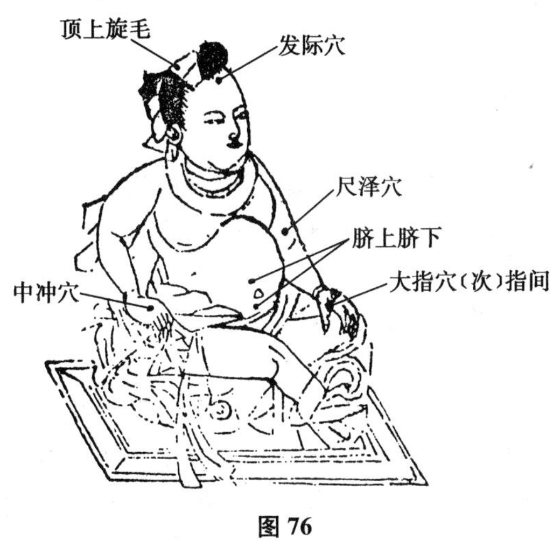

图 76

夫治小儿之患，诊察幽玄，默而抱疾，自不能言也。或即胎中受病，或是生后伤风，动发无时，寒温各异。且据诸家方论，医药多门，药既无痊，全凭灸法。况小儿灸法散在诸经，文

---

〔1〕 虚：《甲乙经》卷 3 作“墟”。本书图 75 此穴名原误作“丘灵”，今改。

〔2〕 灸三壮：此前原有“灸三寸”。《正误》云“‘灸三寸’三字衍。”据《甲乙经》卷 3“丘墟”穴删。

繁至甚，互说不同，既穴点以差讹，治病全然纰缪。按诸家《明堂》之内精选到小儿，应验[1]七十余穴，并是曾经使用，累验神功，今具编录于后。

小儿惊痫者，先惊怖啼叫，后乃发也。灸顶上旋毛中三壮，及耳后青络脉，炷如小麦大。

小儿风痫者，先屈手指如数物乃发也。灸鼻柱上发际宛宛中，三壮，炷如小麦大。

小儿缓惊风，灸尺泽各一壮，在肘中横文约上动脉中。炷如小麦大。

小儿二三岁，忽发两眼大小眦俱赤。灸手大指次指间后一寸五分，口陷者中。各三壮，炷如小麦大。

小儿囟开不合，灸脐上脐下各五分，二穴各三壮。灸疮未合[2]，囟开先合。炷如小麦大。

小儿夜啼，上灯啼，鸡鸣止者。灸中指甲后一分中冲穴一壮，炷如小麦大。

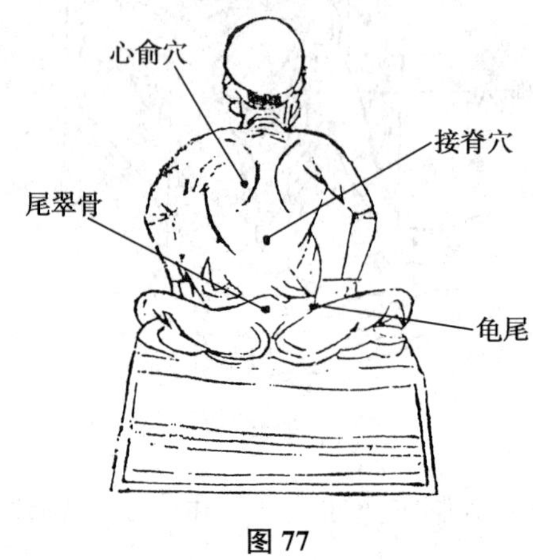

图 77

小儿五六岁不语者，心气不足，舌本无力，发转难。灸心俞穴三壮，炷如小麦大。在第五椎下两傍，各一寸半陷者中。

小儿痢下赤白，秋末脱肛，每厕腹痛不可忍者。灸第十二椎下节间，名接脊穴。灸一壮，炷如小麦大。

黄帝疗小儿疳痢，脱肛体瘦，渴饮，形容瘦瘁，诸般医治不差者，灸尾翠骨上三寸骨陷间，三壮，炷如小麦大。岐伯云：兼三伏内用桃柳水浴孩，子午正时当日灸之，后用青帛子拭，兼有似见疳虫子随汗出也。此法神效，不可量也。

岐伯灸法：疗小儿脱肛泻血，秋深不较，灸龟尾一壮，炷如小麦大。脊端穷骨也。

小儿喉中鸣，咽乳不利。灸旋玑一穴，三炷，在天突下一寸陷者中。炷如小麦大。

痫病者，小儿恶疾也。呼吸之间，不及求师，致困者不少。谚云：国无良医，枉[3]死者半。小儿诸痫病如尸厥，吐沫。灸巨阙穴三壮。在鸠尾下一寸陷者中。炷如小麦大。

小儿睡中惊，目不合。灸屈肘横文上三分各一壮，炷如小麦大[4]。

---

〔1〕 验：原作“脸”。《普济方》卷416“明堂应验小儿灸穴图”引作“验”，义长，因改。

〔2〕 未合：“未”，原误作“末”，据《资生经》卷6“脑痛”改作“未”字。《普济方》卷424“治小儿囟不合”改“合”为“发”，义已小变，不取。

〔3〕 枉：原误作“柱”。《普济方》卷416“巨阙”穴下引此谚作“枉”，义长，因改。

〔4〕 大：原脱。《正误》指出此误。据本节上下文行文惯例补。

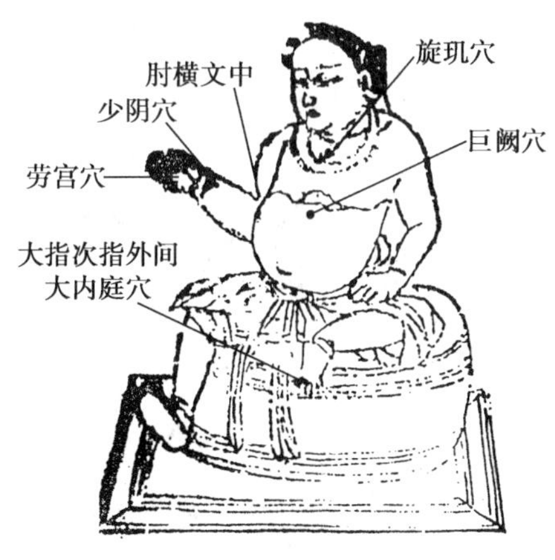

图 78

小儿口有疮蚀，龂烂，臭秽气冲人。灸劳宫二穴各一壮。在手心中，以无[1]名指屈指头着处是也。炷如小麦大。

小儿鸡痫，善惊，反折，手掣自摇。灸手少阴三壮。在掌后去腕半寸陷者中。炷如小麦大。

小儿疟久不愈者，灸足大指次指外间陷者中，各一壮。炷如小麦大。内庭穴也。

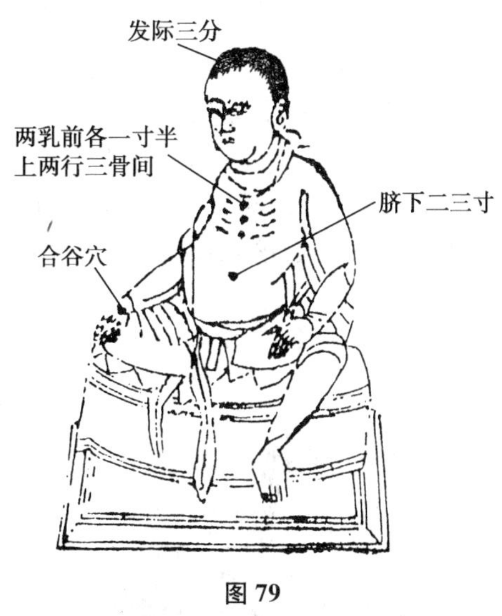

图 79

小儿身强，角弓反张，灸鼻上，入发际三分，三壮。次灸大椎下囟开[2]二壮，炷如小麦大。

小儿龟胸，缘肺热胀满攻胸膈所生。又缘乳母食热面五辛，转更胸起高也。灸两乳前各一寸半，上两行三骨罅间六处，各三壮，炷如小麦大。春夏从下灸上，秋冬从上灸下，若不依此法中灸[3]，十不愈一二也。

---

〔1〕 无：原脱。《正误》："今本'名'上有'无'字。"《资生经》卷 4"劳宫二穴"下云"今曰屈无名指者是穴"，是知脱"无"字。今补。

〔2〕 囟开：《普济方》卷 416"入发际三分穴"改作"节间"。

〔3〕 灸：此下残一字。《普济方》卷 416"两乳前各一寸半上两行三骨间穴"注云："小儿龟胸……若不依此法，则十患不愈一二。"则所残当作"十"字，因补。

小儿疳眼，灸[1]合谷二穴各一壮，炷如小麦大。在手大指次指两臂开[2]陷者中。

小儿秋深冷痢不止者，灸脐下二寸三寸间动脉中，三壮，炷如小麦大。

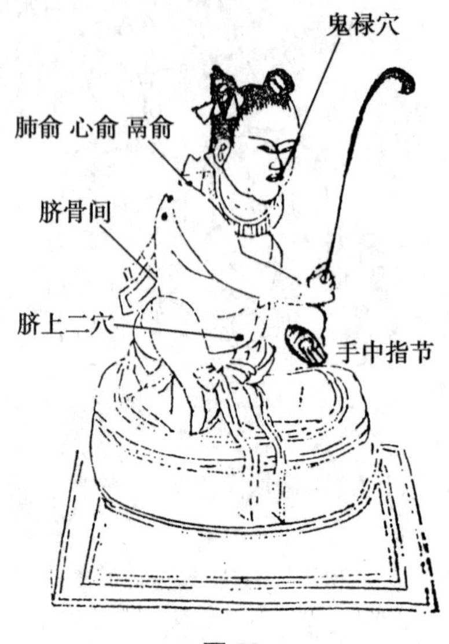

图 80

小儿惊痫，灸鬼禄穴一壮。在上唇内中央弦上。炷如小麦大。用钢刀决[3]断更佳。

小儿水气，四肢尽肿，及腹大，灸脐上一寸，三壮，炷如小麦大。分水穴也。

小儿热毒风盛，眼睛疼痛，灸手中指本节头三壮。名拳尖也。炷如小麦大。

小儿龟背，生时被客风拍着脊骨，风达于髓所致也。灸肺俞、心俞、鬲俞各三壮，炷如小麦大。肺俞在第三椎下，两傍各一寸半。心俞在第五椎下，两傍各一寸半。膈俞在第七椎下，两傍各一寸半。

小儿脐肿，灸腰后对[4]脐骨节间三壮，炷如小麦大。

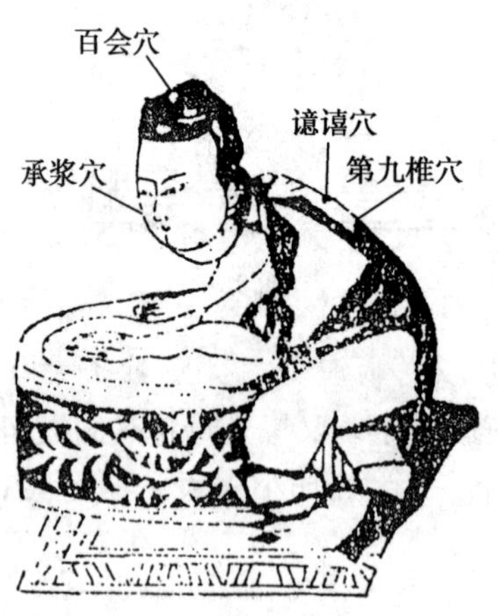

图 81

〔1〕 灸：原作"救"。据《普济方》卷416"合谷穴"注，"救"当为"灸"之误，因改。

〔2〕 臂开：《普济方》卷416"合谷穴"注作"骨间"。

〔3〕 钢刀决："钢"，原作"鏾"；"决"，原作"泱"。据《普济方》卷416"鬼禄穴"注改。

〔4〕 对：原作"针"。此句全为灸法，"针"字不通。据《普济方》卷416"腰骨节间穴"注，作"对"义长，因改。

小儿脱肛泻血，每厕[1]脏腑撮痛不可忍者，灸百会一穴，三壮。在头中心陷者是也。炷如小麦大。

小儿新生二七日内，著噤不哾奶[2]，多啼者，是客风中于脐，循流至心脾二脏之经，遂使舌强唇痓，嘲奶不得。此疾所施方药，不望十全尔。大底以去客风无过，灸承浆一穴七壮。在下唇棱下宛宛中是也。次灸颊车二穴各七壮。在耳下曲颊骨后。炷并如雀屎大。

小儿食时头痛，及五心热者，灸譩嘻二穴各一壮。在第六椎下两傍各三寸宛宛中。炷如小麦大。

小儿三五岁，两眼每至春秋忽生白翳，遮童子，疼痛不可忍者，灸第九椎节上一壮，炷如小麦大。

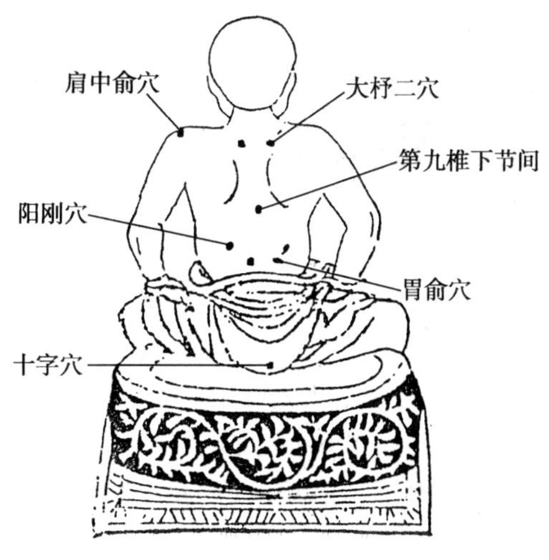

图 82

小儿斑疮入眼，灸大杼二穴各一壮。在项后第一椎下，两傍各一寸半陷者中。炷如小麦大。

小儿奶痫，目不明者，灸肩中俞二穴各一壮。在肩甲内廉，去脊[3]二寸陷者中。炷如小麦大。

小儿羊痫，目瞪吐舌，羊鸣也。灸第九椎下节间三壮，炷如小麦大。

小儿饮水不歇，面目黄者，灸阳刚二穴各一壮。在第十四椎[4]下，两傍各三寸陷者中。炷如小麦大。

小儿羸瘦，食饮少，不生肌肤。灸胃俞穴各一壮。在第十二椎下，两傍各一寸半陷者中。炷如小麦大。

小儿胎疝，卵偏重者，灸囊后缝十字文当上，三壮，春灸夏较，夏灸秋较，秋灸冬较，冬灸春较。炷如小麦大。

---

〔1〕 厕：原作“侧”，义晦。《普济方》卷 416“百会一穴”注，此字作“厕”，意即每如厕则脏腑撮痛。义长，因改。

〔2〕 著噤不哾奶：“哾”（shuō），《正字通》云同“啜”，与本条下文“嘲”字同义。《普济方》卷 416“承浆一穴”注此句作“口忽噤不吮奶”。按“著噤”，即下文“舌强唇痓”，未必是“口忽噤”之意。

〔3〕 去脊三寸：原作“去各三寸”。《普济方》卷 416“肩中俞二穴”注作“去脊二寸”。“脊”字义长，因改。

〔4〕 十四椎：原作“下推”。《普济方》卷 416“阳刚二穴”注作“第十四椎”，因改。

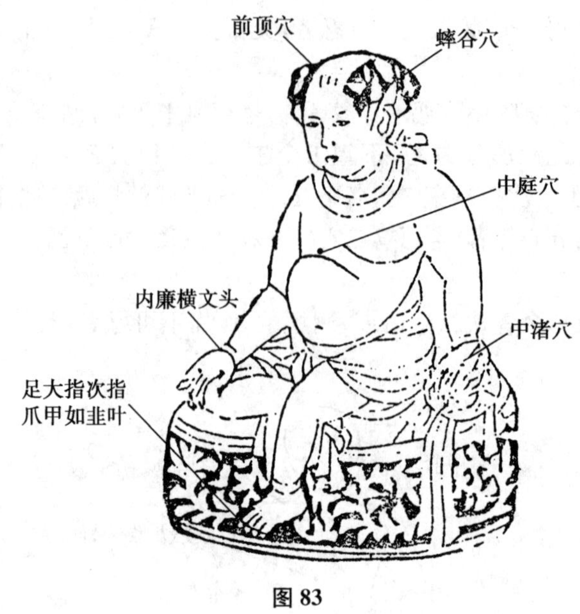

图 83

小儿急惊风，灸前顶一穴，三壮。在百会前一寸。若不愈，须灸两眉头，及鼻下人中一穴。炷如小麦大。

小儿但是风病，诸般医治不差，灸耳上入发际一寸五分，嚼而取之。蟀谷穴也。

小儿呕吐奶汁，灸中庭一穴一壮。在亶中穴下一寸陷者中。炷如小麦大。

小儿目涩怕明，状如青盲，灸中渚二穴各一壮。在手小指次指本节[1]后陷者中。炷如小麦大。

小儿雀目，夜不见物，灸手大指甲后一寸，内廉横文头白肉际，各一壮，炷如小麦大。

小儿睡中惊掣，灸足大指次指之端，去爪甲如韭叶，各一壮，炷如小麦大。

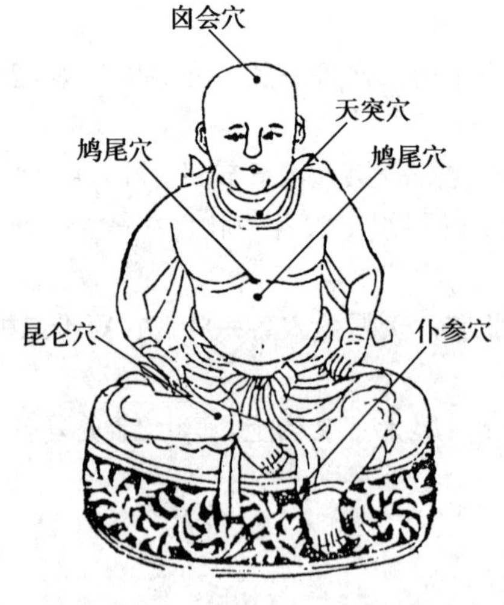

图 84

〔1〕 本节：原残脱。据《甲乙经》卷 3“中渚”所示部位补。

小儿多涕者[1]，是脑门被冷风拍着，及肺寒也。灸囟会一穴，三壮，炷如小麦大。在上星上一寸，直鼻。

小儿急喉痹，灸天突穴一壮。在项结喉下三寸两骨间。炷如小[2]麦大。

小儿食痫者，先寒热，洒淅乃发也。灸鸠尾上五分，三壮，炷如小麦大。

小儿牛痫，目直视，腹胀乃发也，灸鸠尾一穴，三壮。在胸蔽骨下五分陷者中。炷如小麦大。

小儿马痫，张口摇头，身反折，马鸣也。灸仆参二穴各三壮。在足跟骨下白肉际陷者中，拱足取之。炷如小麦大。

小儿阴肿，灸内昆仑[3]二穴各三壮。在内踝后五分，筋骨间陷者中。炷如小麦大。

---

〔1〕 小儿多涕者：此句及以下文宋版均脱，据宽政本补。

〔2〕 炷如小：宽政本残脱。据《普济方》卷416“天突穴”注补。

〔3〕 内昆仑：黄龙祥考此穴即《千金翼方》所载“内昆仑”（在内踝后陷中），实相当于太溪穴，并非下昆仑之别名。

附 录

福建路转运司

今将国子监《太平圣惠方》一部一百卷，二十六册，计三千五百三十九板，对证内有用药分两，及脱漏差误，共有一万余字，各已修改开板，并无讹舛，于本司公使库印行。

绍兴十七年四月　日

右从政充福建路转运司主管帐司　邵大宁

右从毕郎添差充福建路转运司干办公事　宋　藻

右文林郎充福建路转运司干办公事　陈　暈

右宣教郎充福建跌转运司主管文字　黄　訒

右朝散郎权福建路转运判官　范寅秩

右中大夫直秘阁福建路计度转运副使兼提举学事　马　纯

右宋太宗文皇帝《太平圣惠方》一百卷，太平兴国三年内出亲验名方千余首，更诏医局各上家传方书，命王怀隐、王佑、郑彦、陈昭遇校勘编类。淳化三年二月癸未书成，御制序引。凡为类六百七十门，方六千八百三十有四首，疾证诸论，品药功效，皆备载在内。诚经方之渊丛，医家之盛典也。今世所传，悉属抄本，鱼阴之讹，数行寻墨，难以是正，学者病焉。恭惟大君仁明，生灵为念。承统之初，首购医方，征尾张藩所藏《圣惠方》，使臣元悳缮写校雠，以上进实，宽政壬子正月十五日也。谨按尾本有二样，其一宋版，见存五十卷第五、第六、第七、第八、第九、第十、第十七、第十八、第廿五、第廿六、第廿九、第三十、第三十三、第三十四、第四十五、第四十六、第四十九、第五十、第五十一、第五十二、第五十三、第五十四、第五十五、第五十六、第五十九、第六十、第六十一、第六十二、第六十三、第六十四、第六十九、第七十、第七十五、第七十六、第七十七、第七十八、第七十九、第八十、第八十一、第八十二、第八十三、第八十四、第八十七、第八十八、第九十一、第九十二、第九十五、第九十六、第九十九、第一百，通计五十卷。每卷末有金泽文库印记，北条支族越后守贞显之旧物也。余卷皆后人所补，抄装为五十一册，逐卷首页格顶钤识御本二字朱印文，乃东照宫所赐也。其一为永正年写本，卷末载绍兴十七年扎子及诸臣署衔，又有本朝人题跋，云以半井殿宗鉴家本写之，赖量旹永正十三年五月五日，施药院下有押字。考诸家系谱及元悳家，乘宗鉴者为和气明重剃发所号也。赖量则元悳十三世祖，尝为左京大夫，施药院使。二本皆文字妍好，洵绝世之奇帙也。于是与男元简等对勘校雠，订补误脱，以影钞之，而其可疑有，一存原文，不敢妄改。裘葛三易，楮墨始完，依旧装成五十一册以进上。元悳庸劣，儿辈顽愚，承乏明时与观盛典，仰沐浴仁明洪泽，俯摩抄祖先手泽，不堪惶悚之至，谨具始末，繫诸卷后如此。

宽政六年甲寅秋九月　日

东都法印侍医兼督医学事臣丹波元悳再拜谨识

宽政六年甲寅九月　日

法印侍医兼督医学事丹波元悳
法眼侍医兼医学教谕丹波元简　校勘

医员　须田正胜
丹波元倓
丹波元方

医学生　山下邦才　写字
吉田玄通
足立盛起
长野元俊

校后记

本书“前言”已简要介绍《太平圣惠方》的编纂与传播、内容与特点，故上述内容不再复述。以下仅就我们调研选定底本与校本，以及校勘中的某些需要说明的问题记录如下。

一、《太平圣惠方》底本调研与选定

《太平圣惠方》在宋初刊行之后，现知中国南宋绍兴间、日本天明年间以后，再也没有过该书重刊本。该书之后的多种书籍(如《圣济总录》《证类本草》《针灸资生经》《幼幼新书》《普济方》等)虽然转录了《太平圣惠方》的许多内容，但截至目前为止，还没有发现该书宋版原件存于国内。国内所能见到的《太平圣惠方》，多为晚清流入中国的日本抄本(残本居多)，亦有晚清国人抄本。由于资料缺乏，影响到近代国人对该书进行深入研究。

东邻日本保存了《太平圣惠方》南宋刊本，据此刊本又多次重抄或校勘。因此，近数百年来，该书在日本的收藏及流传情况在多种书目中有比较明确的记载。

关于日本所存最早的《太平圣惠方》刊本与抄本情况，最早的第一手资料应该是日本宽政六年(1794)丹波元悳抄校本后的记录。其中提到宽政壬子(1792)受命校雠尾张藩所藏《圣惠方》，其所见“尾本有二样，其一宋版，见存五十卷……每卷末有金泽文库印记，北条支族越后守贞显之旧物也。余卷皆后人所补，抄装为五十一册，逐卷首页格顶钤识御本二字朱印文，乃东照宫所赐也。其一为永正年写本，卷末载绍兴十七年札子及诸臣署衔，又有本朝人题跋，云以半井殿宗鉴家本写之，赖量旹永正十三年五月五日，施药院下有押字。”《经籍访古志》载该本卷二之末题永正十一年(1514)写之，他卷或云永正十三年(1516)写。丹波元悳抄校本就是依据以上宋版残卷及永正年抄本完成的。

宽政九年丁巳(1797)，山碕克明又奉命校正《太平圣惠方》与《圣济总录》。山碕完成《圣济总录》校正后，次年校《太平圣惠方》，所据底本为宋版配补抄本，也就是丹波元悳所用的宋刊本配补抄本。山碕氏用一年的时间校毕该书后，撰《太平圣惠方正误》，其中提到：“《圣惠方》一橱，合一百卷，宋时刻本也。每卷首末必有金泽文库印记，乃北条越后守平显时所起事。详前志，今不复赘。其本亡五十二卷，后人以写本补之，无书库印记，实可惜也。”山碕氏校书与多纪(丹波)氏抄校时间仅差 4 年，但对宋版的记载却差了两卷(卷 29、卷 30)。1991 年宫下三郎解说《太平圣惠方》时谈到金泽文库本宋版，也只出示了 48 卷的卷目，亦比丹波元悳所见少卷 29、卷 30。

《太平圣惠方正误》一书今附在蓬左文库藏《太平圣惠方》宋版配补抄本之后。山碕氏在书前还提到了另外的抄本及和刻本：

东照宫戟橐之后，收天下图书，遂颁赐于三家。先君敬公受而藏之。然《圣惠方》在其中。云："近者浓州大垣医马元恭刻《圣惠方》于家，仅二十卷而止。题其首，谓望君彦氏借冈玄冶氏所藏之《圣惠方》以誊写，其跋曰：'原书非刻本，每卷记写者名，云相州圆觉寺周音书。'考之僧录，周音号鹤隐，相州人。庆长十七年九月歿焉。我神祖庆长中方干戈时，命五山僧徒写《圣济总录》二百卷以备医药。如《圣惠方》亦同。由此观之，则海内旧只存此誊本一部耳。"今窃据此言周音所得写者，即此本尔。彼谓海内只存誊本一部者，未知大藩有此本也。

由此可知，庆长间圆觉寺僧周音曾据《太平圣惠方》宋版配补抄本重抄了一本。后大垣医马元恭据此本刻印，只印了前20卷。

后世的研究中，以日本·冈西为人《宋以前医籍考》(北京：人民卫生出版社，1958)的记载最为丰富。该书"经方(北宋)"一节，首先著录的就是《太平圣惠方》(922～927页)。该书名下分"出典"、"考证"、"序跋"、"刊本及钞本"4项，详细记载了该书在中日两国书目中的著录情况，并附有冈西先生的若干考证意见，例如："按《太平圣惠方》除宋本外，未闻有刊之者。而唯丁丙氏《善本书室志》云'天明元年，彼土别有刊本'，未知其所据矣！"书中汇集的诸家书目著录文字，为考证当今中国现存藏本的源流提供了很多方便。

此外，对日本现存《太平圣惠方》的调查研究，见小曾户洋《北宋代の医薬书》(见《现代东洋医学》Vol. 8 No3，p83－85，1987. 7. 1)。该文介绍了日本金泽文库旧藏本在日本不同藏馆的收藏情况。其中引述了阿部隆一的最新推断：宫内厅书陵部及东京国立博物馆所藏南宋本并非蓬左文库的福建路转运司刊本，而是与之不同的南宋绍兴间的浙刊本(阿部隆一：《中国访书志》，汲古书院，1983：P305)。小曾户洋先生也注意到日本之外的古抄本收藏情况，提到北京大学图书馆藏的日本永正十一年(1514)抄本(卷1～20)、曲直濑养安院旧藏本(卷91有缺叶)、中国中医科学院图书馆藏的残本(卷67～100)，这大概是参考了1961年的《中医图书联合目录》。此外，也提到台湾"故宫博物院"图书馆所藏的室町后期镰仓円(圆)觉寺僧周音写本，以及蓬左文库所藏南宋版补配写本(50卷，受德川家康之命补写)。

1991年，大阪オリエント出版社影印《太平圣惠方》，书中附有日本著名医史学者宫下三郎为该书写下的长篇解说。该解说详细介绍了《太平圣惠方》产生的时代背景、宋初与《太平圣惠方》先后成书的其他医学著作及相互比较、现存的该书刻本与抄本、现代世界各地的出版情况等。在谈及《太平圣惠方》版本时，宫下先生同样引述了阿部隆一对宫内厅书陵部及国立博物馆藏绍兴浙刊本的见解。值得关注的是，其中提到了《太平圣惠方》的天明年间和刻本。在该本之前，先著录了"镰仓圆觉寺释周音(一六一二没)据金泽文库本钞本，杨守敬旧藏，台湾故宫博物院藏"。此即《太平圣惠方正误》所言庆长间(1596—1614)僧周音抄本。宫下先生提到"天明五年(1785)大垣藩医江马氏春龄庵刊(卷一至二十)"本。江马氏即江马兰斋(1747—1838)，为大垣藩医。与江马同为大垣藩医的侍医法眼望月三英(1769没)，取启迪院冈本玄治(1645没)所藏的圆觉寺释周音抄本誊写。抄本虽未明示，但可以肯定是据周音系统抄本印刷。周音抄本不知道尾张藩的宋刊本，故说"海内旧只存此誊本一部耳"。这一记载，与前《太平圣惠方正误》所言相合。冈西为人先生所不知道的天明日本刊本即是此本。宫下先生没有提到该本现存日本何馆，但据章碧明调查，我国浙江省图书馆藏有此日本天明五年和刻本卷2～20，卷首署为"日本浓阳春龄庵马元恭订梓"。此外，天津医学高等专科学校图书馆亦藏天明和刻本一册(卷5)。

章碧明是中国中医科学院2003级硕士研究生，2006年完成论文“《太平圣惠方》及部分引用文献的研究”(学号2003020914)。文中对《太平圣惠方》现存藏本的情况进行了比较深入的考察(以下凡引用处简称“章文”)，著录了《全国中医图书联合目录》尚未著录的版本。这些抄本或刻本年代都比较晚。

现代中国的中医书目中，最有影响的《中医图书联合目录》(中医研究院、北京图书馆编：北京图书馆出版，1961)及其后续书目《全国中医图书联合目录》(薛清录主编：中医古籍出版社，1991)、《中国中医古籍总目》(薛清录主编：上海辞书出版社，2007)中，都著录了《太平圣惠方》在国内各图书馆的收藏情况。

至于《太平圣惠方》在现代的出版，主要有1958年人民卫生出版社出版的排印本，1996年台湾新丰出版公司据乌丝栏抄本的影印本，1991年大阪オリエント出版社据蓬左文库藏南宋刊本、配补抄本的影印本。

此外，就排印本而言，海南国际新闻出版中心(1995年)出版的《传世藏书》、吉林人民出版社(1999年)出版的《中华传世医典》中所收录的《太平圣惠方》，不过是在人民卫生出版社排印本基础上的节选本。影印本中，有华夏出版社(北京，1999)《中国本草全书》中(卷171～177)收录的宋版配抄本影印本，有中医古籍出版社(北京，2005)《海外回归中医古籍珍善版本集粹》(2～8册)据日本宽政八年多纪氏校勘本的影印本，有全国图书馆文献缩微复制中心(北京，2005)据民国抄本的影印本。

根据以上诸家的研究及现代相关的出版物，《太平圣惠方》的版本传承大致可见以下图示(虚线表示收藏，实线表示传承)：

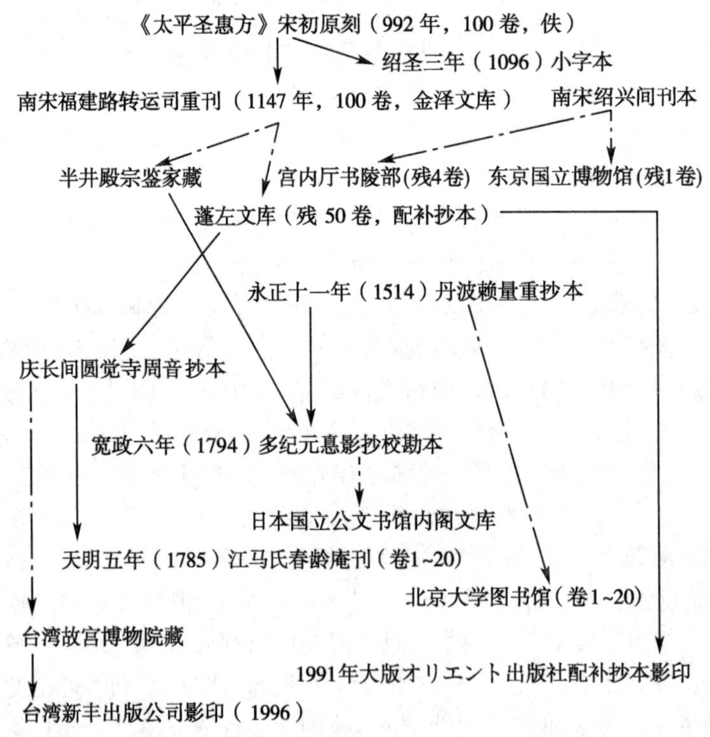

图示中没有显示1958年人民卫生出版社排印本的资料来源，是因为该本所用校勘资料

来源比较复杂。

该排印本书前简单说明此本"根据北京市现存的四种手抄本为蓝本而排印的。从这四种抄本中选出戳有'养安院藏书'图记者为主要蓝本"。据前述小曾户洋先生之文，这种"主要蓝本"即日本曲直濑养安院旧藏本。该本现藏北京大学图书馆，卷 91 有缺叶。养安院藏本在《宋以前医籍考》中并无介绍。

其次选用的是"抄本之一(现存三十四卷)……此本的原始抄本系据福建路转运司刊本手录的。虽有残缺，但存卷内容缺失较少，图绘精细，因据为主要校勘本"。此本应该是《宋以前医籍考》中所引《二续中国医学书目》著录之本。其特点是残存 34 卷(卷 67～100)，卷末有福建路转运司重刊后记，称其"原始抄本系据福建路转运司刊本手录"应该是没有问题的。据章碧明调查，该本有日人冈西为人藏书记一篇，提及此书乃日本旧抄，藏"国立沈阳医学院图书馆"。

又，排印本还参考了"其余二种：一为'百卷本'；一为'二十卷残本'，均用为参考本。此外，在校勘过程中还参考了南京图书馆所藏的抄本"。据《中医图书联合目录》，北京藏本中，只有北京医学院图书馆(今北京大学医学部图书馆)藏本没有注明有残缺(即所谓"百卷本")。据调查，该本或用乌丝栏纸抄，或用无格纸抄，纸张墨色尚新，为近代国人朱品山转抄本(见"章文")。

"二十卷残本"为日本永正十一年(1514)抄本。该本存北京大学图书馆，存卷 1～20。至于南京图书馆所藏抄本，《中医图书联合目录》括注"据宋本抄"，余皆不详。而在《宋以前医籍考》中，两种江苏藏本都是日本抄本，一种注明"纸色墨色俱新"(见《江苏第一图书馆覆校善本书目》)，另一种注明"日本依宋钞本"(见《江苏省立国学图书馆图书总目》)。因此，南京图书馆所藏大概就是江苏省立国学图书馆所藏之本。承南京图书馆徐忆农馆员告知，此本乃清・丁丙八千卷楼旧藏本。

人民卫生出版社排印本依据的北京 4 种、南京 1 种抄本中，除"百卷本"为近代国人转抄本外，其余都是日本抄本。日本抄本无论哪一种，其原始底本都直接或间接来源于南宋福建路转运司重刊本。尤其是永正抄本，可以肯定是直接抄自南宋刊本。在 20 世纪 50 年代，人民卫生出版社排印本能选用这些底本是难能可贵的。因此该排印本的质量比较高，受到学界的欢迎。

但在当今的条件下，再次重校《太平圣惠方》，理应采用更佳的底本。今存世的南宋福建路转运司重刊本在日本名古屋蓬左文库(金泽文库旧藏)尚存 48 卷(卷 5、卷 6、卷 7、卷 8、卷 9、卷 10、卷 17、卷 18、卷 25、卷 26、卷 33、卷 34、卷 45、卷 46、卷 49、卷 50、卷 51、卷 52、卷 53、卷 54、卷 55、卷 56、卷 59、卷 60、卷 61、卷 62、卷 63、卷 64、卷 69、卷 70、卷 75、卷 76、卷 77、卷 78、卷 79、卷 80、卷 81、卷 82、卷 83、卷 84、卷 87、卷 88、卷 91、卷 92、卷 95、卷 96、卷 99、卷 100)。据考属于南宋绍兴间浙刊本，有日本宫内厅书陵部藏本(先后为金泽文库、多纪氏聿修堂旧藏)4 卷(卷 73、卷 74、卷 79、卷 80)，其中卷 79、卷 80 与蓬左文库藏本重复；有日本国立博物馆藏(先后为金泽文库、多纪氏聿修堂旧藏)1 卷(卷 81)，亦与蓬左文库藏本重复。其中蓬左文库藏本已由大版オリエント出版社影印，宫内厅书陵部藏本笔者也于 1999 年复制回归。这两个来源的南宋本除去重复，合计达 50 卷，成为本校点本的首选底本。

日本永正十一年(1514)丹波赖量重抄本是非常重要的早期抄本(今简称"永正本")。该本乃直接据半井殿宗鉴家藏南宋本抄，抄者为丹波赖量("丹波"，今称为"多纪")，为日本著名的医学世家。其抄本据称"文字妍好，洵绝世之奇帙也"(丹波元惪宽政抄本跋)。此本今唯北京大学图书馆存卷 1～20，并无全卷。这 20 卷中除去与宋版重复者，尚有 12 卷可用作底本。

下此以往，从所据底本的精良、抄校者的校勘水平来看，唯有宽政六年(1794)多纪元悳影抄校勘本。其所据底本是蓬左文库的南宋福建刊本50卷、永正十一年丹波赖量重抄本，堪称当时最精良的底本。校者为日本宽政间东都法印侍医兼督医学事丹波元悳，即著名医家丹波(多纪)元简的父亲。此本"对勘校雠，顶补误脱。而其可疑有，一存原文，不敢妄改。裘葛三易，楮墨始完"。从准确性来说，该本(今简称"宽政本")应该高于其他抄本。该本现藏日本公文书馆内阁文库，1999年笔者亲赴日本将此本复制回归。因此，该本亦被作为本校点本的底本，尤其是缺少宋刊本、永正抄本的卷次，均以此本为底本。

校勘中若遇难以解决的疑似或疑惑之处，主要以今国家图书馆藏、北京大学图书馆、中国中医科学院图书馆所藏日本抄本予以对校。

二、参校本的选定

《太平圣惠方》编纂时引用过的书，以及此后引用过《太平圣惠方》的诸家之书，都是本次校勘用作参校(或曰他校)的重要参考书。

考察《太平圣惠方》编纂所依据的材料，可知该书某些卷篇采用了前代之书为蓝本。这些书籍主要有《素问》《灵枢》《难经》《伤寒论》《脉经》《诸病源候论》《备急千金要方》《千金翼方》《外台秘要》《本草经集注》《新修本草》等书。虽然《太平圣惠方》许多引文并没有注明出自何书，但根据其内容仍可确定其资料来源。因此，上述诸书是本次校勘非常重要的依据。以上各书所用版本除用古本之外，也选用当代饱含许多校勘新成果的校点本：

《黄帝内经素问》：简称《素问》。人民卫生出版社整理本(梅花本)，2012年。

《灵枢经》：简称《灵枢》。田代华、刘更生整理，人民卫生出版社，2005年。

《伤寒论》：钱超尘、郝万山整理，人民卫生出版社，2005年。

《脉经》：贾君、郭君双整理，人民卫生出版社，2007年。

《诸病源候论》：简称《病源》。段逸山编著，《诸病源候论通检》，上海辞书出版社，2008年。

《备急千金要方》：简称《千金方》。人民卫生出版社影印，1955年(底本为江户医学影北宋本)。个别地方参考《道藏》本。

《千金翼方》：简称《千金翼》。人民卫生出版社影印，1955年(底本为元大德梅溪书院本)。

《外台秘要》：简称《外台》。中医古籍出版社影印《海外回归中医古籍珍善版本集粹》本(底本为日本嘉永二年影宋抄本)。

《本草经集注》《新修本草》：取唐慎微《政和重修经史证类备用本草》(简称《证类》，人民卫生出版社影印元晦明轩本)所存此二书的内容。

以上为《太平圣惠方》曾经引用过的主要书籍。《太平圣惠方》刊行之后，宋代以及元、明诸家多有引录。这些书籍也可以作为校勘参考。其中主要有：

宋·唐慎微《政和重修经史证类备用本草》(简称《证类》)：人民卫生出版社影印元晦明轩本。

宋·赵佶敕编《圣济总录》：日本活字聚珍本。

宋·陈自明《妇人大全良方》：余瀛鳌等点校，人民卫生出版社，1992年。

宋·佚名氏《小儿卫生总微论方》：吴康健点校，人民卫生出版社，1990年。

宋·刘昉《幼幼新书》：中医古籍出版社影印《海外回归中医古籍珍善版本集粹》本(底本为

日本宽政三年抄本)。

《太平圣惠方》卷99、卷100两卷的参校本主要依据黄龙祥主编的《针灸名著集成》(华夏出版社,1997)。其中最多使用的是黄龙祥、严康为校注的《针灸甲乙经》(简称《甲乙经》,此为《圣惠方》以前之书),黄龙祥、黄幼民校注的《铜人腧穴针灸图经》(简称《铜人经》),王宗欣、黄龙祥校注的《针灸资生经》(简称《资生经》)。

这里必须特别提出两部常用而且重要的参校本,即明·朱橚《普济方》(人民卫生出版社,1959年排印本,电子检索则依据《四库全书》本)、朝鲜·许浚著《医方类聚》(简称《类聚》,盛增秀、陈勇毅、王英等校,人民卫生出版社校点本,2006)。此二书在校勘本书中发挥了极为重要的作用。日本现存南宋本《太平圣惠方》残卷中已有残损,据南宋本抄写的后世诸本也都保留残缺处。要校补这些残缺,只有利用他校本。《医方类聚》与《普济方》就成为首当其冲的参考书。

例如该书卷六"治肺气头面四肢浮肿诸方"下有一方,其中"甜葶苈"下的小字炮制法一行缺2字,一行缺4字。但在《医方类聚》卷八所引《圣惠方》的同方中,完整地保留了该药的炮制法。《普济方》与《医方类聚》虽然都引用了《圣惠方》,但引用方式仍有不同。《普济方》引《圣惠方》时,常割裂原篇目,所引条文也每加化裁剪切,对一些难以理解的地方常根据编者的见解予以改动。《医方类聚》则不然,其引文一般保持各类药方的篇目,但不受卷次束缚;引文严谨,不随意改动原文,但各类药方并非如数全引,尤其是一些单方,每加删除。《普济方》《医方类聚》能用于校补南宋本残缺之处,这就提示,此二书所采用的《太平圣惠方》,有可能是南宋以前的版本,或较日本所藏更为精良的南宋刊本。

以上为曾引用《太平圣惠方》的后世书籍,这些书籍在校勘中也发挥了巨大作用。例如《幼幼新书》几乎全部引用了《圣惠方》的儿科内容,《针灸资生经》也分别引用了《圣惠方》的针灸两卷。这些书籍(尤其是其中宋代之书)所引《圣惠方》的内容甚多,而且甚至可能直接引自北宋刊本。

附带一说的是校记撰写。为让校记更为精炼,本书校记凡云"《普济方》(或"类聚")卷XX引同方",其中"同方"(或"同论")的意思是指其所引方、论与《圣惠方》原方、原论同,意在不再重复书名、卷次后的具体资料来源。

《圣惠方》卷帙浩大,以校点者之学识,不可能面面俱到予以精细校勘。因此,我们很注意汲取在本校点本之前已有的校勘成果,以弥补我们的不足。

三、汲取现有之校勘成果

前一节所述参校本中,绝大多数都有校勘本问世。因此本书的校勘,每得益于前贤、时贤的许多古医籍校勘成果。这里特别需要提到的是本次校勘中所采纳的两大《太平圣惠方》专门校勘成果。

其一是日本山碕克明先生的《太平圣惠方正误》。本文前已提到,山碕克明曾于1798年校正《太平圣惠方》,底本为蓬左文库所藏《太平圣惠方》之宋刊本及配补抄本(本书简称为"蓬左抄本"),并采用了当时所能见的其他抄本(书中称之为"一本")。其校勘成果集中反映在《太平圣惠方正误》一书中。日本オリエント出版社影印《太平圣惠方》时(1991年),附带也影印了《太平圣惠方正误》,这就为本书利用日本前贤校勘成果提供了方便。

山碕克明先生将原书100卷全部校勘一过后,将校记以卷次为序集中于《太平圣惠方正误》之中(本书校记中简称"《正误》")。每卷之前,注明所据卷次为"刻本"(即南宋刻本)或"写本"(即抄补本)。其校语涉及字词校勘与少量释义。对山碕克明先生的考证核查成果,本校点本不敢掠美,已择要引入校记之中并注出《正误》。因本书校点凡例与山碕先生《正误》不同,因此《正误》中发现的某些问题(如常见形似字处理等),本书已加统一处理,故不再重复出注。《正误》中的校语十分简略,有时仅指出其讹误,却不出示订讹的依据。本书则尽量补充校勘所据的文献出处。山碕先生《正误》中有若干"义未详"之处,笔者也尽力予以考证。无可考者则存疑以俟来者。

其二是黄龙祥先生的"《太平圣惠方·针灸篇》考"。此文乃龙祥先生在20年前就已经完成但未发表的论著。其中某些穴位的考证成果已见于《针灸腧穴通考》一书。龙祥先生数十年专攻针灸历史文献,对《太平圣惠方》中的针灸篇(卷99、卷100)早有深入研究。本次校勘时,笔者自知对针灸文献缺乏研究,故请龙祥先生指教。承蒙龙祥先生无私相助,出其"《太平圣惠方·针灸篇》考"专文,对本人校勘此2卷帮助甚大。此文对《太平圣惠方》两卷针灸的成书年代与编者、书名与题解、版本传承、基本内容、结构体例、引用文献等,都有极为精深的考证。文中对若干腧穴进行了细致的考辨,解决了许多悬而未决的问题。文后还讨论了该书针灸篇的学术价值及其对后世针灸学的影响,并对其中的失误进行了分析。为了让读者能更深入地掌握该书的两卷针灸内容,承蒙龙祥先生首肯,将其大作附载于本书之后。本书若汲取龙祥先生该文的考证成果,则在校记中简称"黄龙祥考"。

以下向读者汇报我们在校点《太平圣惠方》过程中遇到的一些琐屑问题以及处理方法,一则便于读者阅读该书,二则也借此机会表达对古籍整理一些细节的处理意见,供方家及广大读者批评。

四、目录与校勘文字的处理

《太平圣惠方》问世已历千余年,其所存世的版本中又有一半是日本抄本。因此该书文字既有古今的不同,也有中、日的差异。本书为简体本,因此在文字繁体转换时存在很多细微的问题。如何在整理古籍中既遵守国家现行的有关规定,又兼顾中医古籍的特点,是一个很现实、又比较困难的问题,至今学界并未就此形成完全一致的意见。本校点本在充分汲取前辈学者校勘成果的基础上,也根据本人对中医古籍整理的实践,对有些问题进行了尝试。以下将本次校勘文字与某些疑难问题的处理意见和盘托出。

1. 关于本书"排门目录"的处理 现代出版物的目录要求与正文内容完全一致。因此,目录可以在撰写书籍时予以标记,即可自动生成全书目录,确保无讹。但古人对目录的作用有不同的理解,除发挥引导作用外,有时目录还会兼具提要、统计、注说的功能。宋代的医书,尤其是南宋的某些医书,目录与正文不一致的情况最为严重。

遇到这种情况,如果还恪守现代出版物的目录编制原则,则必然会出现两种结果:或舍弃古籍目录与正文不一致的附加内容,或在正文中补入目录中的附加内容。前一处理法将丢弃古籍正文所不能完全囊括的信息,后一处理法则改变了古籍正文原貌。无论哪一种处理法,都会留下遗憾。

老前辈刘衡如先生校点《本草纲目》时,巧妙地将原书总目录完整保留下来,不作为检索页码之用。再根据正文实际内容,另出一新编目录供检索用。把与正文各层标题相差较大的原目录当作一份文件保存,既可不丢目录信息,又无须刻意与正文处处相符,这样可免除很多校勘篇幅(这类校勘对一般读者益处不大)。因此,本校点本也采用这一方法来处理《太平圣惠方》的原目录。

《太平圣惠方》原目录除各门标题外，标题下还载有论、方数目，且内容与正文标题不尽相合。今将其原“排门目录”全文保留，各卷的二级标题接排，中空一格，不出页码。“排门目录”与正文标题不合处，不求统一。若数字出入或明显脱、误，则加注补正，其余细微末节的文字差异，一律不校不注。在“排门目录”之外，本校点本另按现代书籍编目方法，据正文实际内容重新编制目录。

2. 关于本书的文字 古籍校勘的一大问题，是处理其中所涉及的字词。不同时代的古籍都有各自的用字习惯与特点。要把一部千余年前的古医籍采用当代中国大陆通行的简化字，自然会遇到种种问题。本次校勘原则上采用最新的《通用规范汉字表》(2013年)所载的规范字。遇到该表未能囊括的某些字，一般参照《辞海》(2009年彩图本)确定用字。

本书属于古医籍校勘，因此会遇到《通用规范汉字表》之外的特殊问题。这类问题概而言之有三：中医行业特点，宋初古籍用字特点，本书依据底本的特点。这些特点在下面处理某些字词问题时会逐一举例说明。

关于中医行业的用字特点，除参照此前诸多先进所校中医古籍的经验之外，本书较多地参考了沈澍农教授《中医古籍用字研究》(学苑出版社，2007)一书。该书在中医古籍用字方面有很多独到的见解，为本书校注文字提供了方便。以下首先介绍本书底本用字的已有研究。

(1)山碕氏指出的底本用字问题：本书底本有两种，一属南宋版，一属日本抄本。这两类底本的文字各有各的问题。

日本山碕克明《太平圣惠方正误》中有附录“字抄”，归纳了该书宋版某些文字的变化。本文不按《正误》原次序，将其归纳为如下几类(承沈澍农教授指正)，并附以我们的处理意见：

1)宋版避讳字：恒、桓、玄、齿、癥、弦(缺末笔)，爍改焠，丸改圆[1]。

处理意见：以上避讳字多见于南宋刊本，也有避唐讳(如“焠”)的字沿用下来。缺末笔者，今均予补足。局部变更者，今恢复原字(“焠”改作“爍”)。与此同类的字还有“𦯀”改作“葉(叶)”。至于“丸”作“圆”(或作“元”)，后世已经在南方广泛运用(如汤圆)，且能体现南宋刊本的特点，故不改。此外，南宋版《圣惠方》的避讳字还有“構”(缺末两笔)字，补足原缺笔。又，该书为避讳，改“垣衣”为“墙衣”，今一仍其旧，仅在首出之时加注说明。

2)异体字：緾：纏同，省文(缠)；氶：承；臯：臭；笖：笅；掫、㩮：㩳撮同；㩳：掙同；𤺋下：𤺋，帶同(带)；顛：顛(颠)；癲：癲(癫)；狥：狗；羖羊角：羖，羖同；宔：害；竞：兢(竞)；瘚：音厥，逆气也。通作厥；阬：坑；肉豆蔻：蔻，蔻同；瘥：瘥；娩：娩；㝠：冥；耐：耐同；臘：腦(脑)；呕噎：噎，音逆，吐也(逆)；樸：撲(扑)；粆糖：粆，砂同；枀：松；穌：蘇(苏)；菥蓂子：菥，菥同；淅淅：淅，淅同；蜥蜴：蜥，蜥同；㾮：癰(痈)；疹：疹；四肢：肢，肢同。

处理意见：上一段每组举例中(用分号隔开)，前一字为异体字，后一字为山碕氏注出之正字。笔者在上段“异体字”中，若有与山碕氏不同的处理意见，则在其原正字之后用圆括号标出今用规范字。如“穌：蘇(苏)”。以下各项均同此处理法。

3)通假字(借字)：案：按借音；金薄银薄：薄，箔借音；长一赤：赤，尺借音；两臍：臍，劑同(剂)；上膲：膲，焦同；凌心：凌，陵同(凌)；坐蒳：蒳，拏借音；大寒疑海：疑，凝借音；穰谢：穰，禳借音；营：荣借音；童人：童，瞳通用；涂：塗借音(涂)；项託：託，橐借音；紫苑：苑，菀借音；青

---

[1] 亦有极少数用“元”者，以及个别漏网的“丸”字。对此本校点本一律依照底本，不统一用“圆”，以存底本旧貌。

箱子:箱,葙借音;瘖瘖:《内经》作阴阴,借音;勇泉:勇,涌借音;折:浙借音,淅米也;天竹黄:竹,竺借音;蒯节:蒯,搏借音。

处理意见:根据当前国内校勘古医籍常用体例,通假字一般不改,仅在校后记中说明原字。若有特殊字词,则不遵此例,但予以注明。例如本段中的"赤"通"尺"、"折"通"浙"、"蒯"通"搏"、"穰"通"禳","疑"通"凝",在古医籍中极为罕见,均改回原字以便读者。人名"项託"改为"项橐"。另医药常用名词也酌情改正,如"紫苑"改"紫菀"、"天竹黄"改"天竺黄"。

4)俗字:鸮:俗鸥字;潜耶:耶,俗邸字;拞党汤:拞党,抵当同;戎:俗戒字;偬期:偬,愆同;蒜:俗蒜字;冈:俗罔字;饑饼:饑,烝同(蒸);八疘:疘,俗庄字。

处理意见:以上诸字今均改为正字,

5)古今字:炒埶:埶,熟本字;肩甲:甲,借音(胛)。

处理意见:此二字今均改为今字。

6)同义字:拳—蜷。

处理意见:各随本字,不予统一。

另,《正误》在校记中还指出刻本或日本抄本中有如下常见讹字(见下列的前一字),今均改为正字(括号内为本书处理法)。

熬:熬;瘟:瘕;背:背;擘:臂;餅:饼;臰:臭(臭);毐:毒;妬:妒;顿:顿;梔:扼;腐:腐;鑼:钢;蚣:蚣;開:關(关);嚾:灌;牙:𠀁(互);搀:换;蚘:蚘(蛔);腳:脚;稓:精;酒:酒;泱:决;殼:殼(壳);瘗:瘧(疠);量:量;痿:瘘;糜:糜;莫:暮;闹:闹;蠶:蠶;担:捏;臍:脐;启:啓(启);蕎:荞;鈌:缺;蚋:蚋;瓢:瓢;妊:妊;蕤:蕤;搔:搔;吮:吮;溲:溲;煻:煻;童:童;突:突;泼、泼:沃;瀉:瀉(泻);瘤:瘤;瘾:瘾;癫:癫(痈);粘:粘;汁:汁;直:直;皱:皱。

底本中的一半是日本抄本,因此其中可见某些汉字的日本习用写法,今均径改为今规范汉字,如"渋"(涩)、"虫"(虫)、"亀"(龟)等。

除《太平圣惠方正误》所指出的某些字之外,本次校点还遇到大量的用字问题,如繁体转简体、异体、变体、俗字、讹字等。略述于后。

(2)本书遇到的底本用字问题:木刻古籍并非现代排印本,其所用不规范处甚多,多一笔少一笔、细微笔画不大讲究、形近字误用等是非常普遍的事。因此,本书对各类用字采用了一些简捷的处理法。

1)易混用或误用的字:古籍多有因形似或音似出现的混用。若每字皆改且注,则不胜其烦。《太平圣惠方》以下诸字常混用致误,今一般根据上下文义选择正确用字,不出注,或在首字出现时加注说明。这类文字有:

人—入;几—凡;大—太;士—土;土—止;之—乏;己—巳—已;日—曰;今—令;爪—瓜;反—及;未—末;芊—芋;成—或;壮—状;壮—牡;芩—苓;况—沉;灸—炙;若—苦;枚—牧;吟—吟;服—腹;春—舂;砂—研;竖—坚;胃—冒;差—羌;砺—蛎;眯—眯;热—熟;趺—跌;逐—遂;着—著;脸—睑;偏—徧(遍);间—闻;斛—解;密—蜜;晴—睛;筋—筯(箸);傅—傳(传);腊—蜡;畫(画)—晝(昼);裹—裹(里);檞、懈—槲;燥—躁;瞻—膽(胆);等等。

需要特别说明的是"搏"与"抟(摶)"。这两字的繁体有时令人难以判断究竟是"搏"还是"抟"。据钱超尘老师考证,《太平圣惠方》卷8~14(伤寒部分)的内容,与唐·孙思邈《备急千金要方》提到的"江南诸师秘仲景不传"的传本有关。钱师考证,这部分全当用"抟"字。因此本书这7卷凡遇这对易混字全用“抟”字。其他卷次,则酌情选定,不再加注。

2)需统一使用规范用字之例:不规范用字包括繁体、异体、变体、俗字、讹字等。此类问题若逢着就出校记,则本书会令人难以卒读。因此,本书对以下字一律依最新《通用规范汉字表》予以订正、径改,不出注(括号内为统一后的规范字,按拼音为序):

栢(柏)、痺(痹)、徧(遍)、纔(才)、趂(趁)、喫(吃)、齗(齿)、臯(臭)、牎(窗)、脣(唇)、剌(刺)、葱(葱)、麄(粗)、膽(胆)、擣(捣)、蔕(蒂)、荳(豆)、倣(仿)、胏(肺)、凨(风)、蠭(蜂)、俛(俯)、皷(鼓)、蠱(蛊)、閞(关)、乕(虎)、狐(狐)、蚘(蛔)、昬(昏)、餛飩(馄饨)、饑飢(饥)、蘄(蓟)、殭(僵)、韮(韭)、欬(咳)、尅(克)、欵(款)、鍊餗(炼)、麤葱(鹿葱)、蟇(蟆)、麦(麦)、皃(貌)、蝱宝(虻)、麪(面)、硇砌硇(硇)、秊(年)、氣(气)、鈆(铅)、蕣(蒡)、麴(曲)、姙(妊)、晒嚥(晒)、商(商)、虵(蛇)、失(失)、蒴藋(蒴藋)、挍(搜)、溲(溲)、甦穌(苏)、鮀(鮀)、陁(陀)、椀(碗)、蝟(猬)、脥(膝)、絃(弦)、洩(泄)、顖(囟)、胷(胸)、虗(虚)、颺(扬)、署(腰)、嚥(咽)、瘾(瘾)、剳(札)、醆(盏)、麞(獐)、珎(珍)、疹(疹)、診(诊)、証證(证)、袠(帙)、鍾鐘(钟)、惣(总)。

还有的字虽然并非同字,但在本书却用同一字,如“泠”在本书并无“冷”以外的意义,今统作“冷”,径改不注。

“搨”:《中华字海》据《集韵》出二义:dá,打;lā,同“拉”,摧折。此二义与书中用药法不合。该字正文多作“搨”。据方中用法[如“以绵揾汤搨疮上”、“以故帛内汤中,蘸搨于肿上”、“用帛揾药搨肿处”、“以故帛揾汤,更番搨患处”、“用软帛承(趁)热揾药水,更番淋、搨患处”之类],此处“搨”同“搨”。今规范汉字以“搨”作为“拓”的异体字。“拓”音 tuò 时,乃以手持软物轻柔触按之义。今赣方言仍有此字用法。故从正文,将“搨”统一改为“拓”。

“胰”,《中华字海》:“同‘胰’。字见《玉篇》。”此字今一般字库均无,为方便现代读者,今统改作“胰”字。类似“胰”“胰”统改现代习用字的例子还有“三膲”改“三焦”、“稸”改“蓄”、“瘖”改“痎”、“增寒”改“憎寒”、“疘”改“肛”、“閇”改“闭”、“甆”改“瓷”,等等。

某些需要按上下文义才能判定的字,以及某些不需要按照当今使用习惯统一的用字。以下分别罗列:

1)本书无须统一的字:《太平圣惠方》有某些字意义相同或近似,但无简化或正异体关系。这类字需要区别对待。若保留此类字,也不至于引起现代学者很多不便,则本书不强求统一。(以下按拼音为序。括号中的字为简化字)

萹—扁;薄—箔;蹩—蹵;鍛(锻)—煅;合—盒;虀—齏(齑);彊—强;藉—借;茆—茅;苺—莓[1];疱—皰;拳—蜷;梢—稍;紓(纾)—舒;痠—酸;豘—豚;鞕—硬;讝(谵)—譫(谵)。

这类字中特别需要加以说明的是:

疹、胗:这是意义不同的两个字。《太平圣惠方》所用“胗”字,其意义基本上都是指皮肤病变,即当今所谓“疹子”,按说应该统一改用“疹”字。但问题在于该书同时使用的“疹”字,却极少有当今“疹子”的含义,多数为“疾病”(冷疹、尸疹、诸疹)的意义。此二字没有繁简、古今字的关系,因此虽然给现代读者带来不便,但为了保留古籍用字的特点,还是不予统一,在此特加说明。

痟:此字可见于《周礼·天官·疾医》,云“春时有痟首疾”,即头酸痛。本书所用,实际上是将“肖”字加病字头,与渴字组成“痟渴”,以代替消渴病名。这大概是该书的一个首创。故

---

〔1〕 苺:《正误》谓此字乃“莓”之讹。然今通行用“莓”,故从今俗。

予保留，并在首出之处予以说明。

癥：尽管《辞海》将此字简化为“症”，并明确其意义为“腹中结硬块的病”，但在古医籍中，“癥”、“症”不分，有时确实令读者难以选择其义项。中医行业有其特殊用字习惯，应当予以保留。

“剉”：古医籍中常见的药物加工“剉”法，乃将药物切片或斫碎，与当今“锉”字含义完全不同。这一点在当今古医籍校点中已成共识。故虽然《通用规范汉字表》至今仍将“剉”字作为“锉”的异体字，但本书依然将“剉”字作为中医规范用字，以便准确地表现药物加工法。

此外，根据名从主人的惯例，一般人名中的异体字不予统一。例如丹波元悳的“悳”字不改作规范的“德”。他如针灸穴名、中药名，若非误写或其他原因造成的异写，一般都保留原名。

除上述需要统一、不需要统一的字之外，还有一类是需要加以分析之后才能确定是否统一的字。这类字主要是通假字、古今字。

2）通假字、古今字的酌情处理：按当今校勘古医籍的通例，古今字、通假字一般不改，以存原貌。本书也有此类通假字或古今字，如：辩—辨；膲—焦，子细—仔细；鬲—隔；否—痞……一般都各随原字。

但某些通假字特别少用，若拘泥于“通假字一般不改”的原则，则可能给当今读者的读、写都会带来不便，或容易引起误解。考虑到这一实际问题，因此，本书对某些通假字，还是根据情况予以处理，不作一刀切处理。

例如“藏”与“脏”，属于古今字关系。早期医书如《素问》《难经》皆用“藏”，后世逐渐用俗字“脏”来取代脏腑意义的“藏”。《太平圣惠方》处在两字皆用的时代，故其排门目录、分目录及各卷正文中，或用“藏”，或用“脏”，并不统一。为此，本校点本原则上统一使用简化字“脏”，但在少数地方还会保留“藏”字。

“班”与“斑”，属于通假字。本书宋版及日本抄本多用“班”，但后世转引时多改为“斑”。故凡属于“班”假借为“斑”时，今统一改作“斑”。

本书在表示剂量多少时，常“小”、“少”互用，如“小半盏”，“少半合”之类，今均按当今习惯统一选用。

(3)关于中药名用字的处理：由于时代习俗不同，《太平圣惠方》中的某些药名并非全同当今通行药名。对此，本人曾在《圣济总录》中的“校点凡例”提出药名处理四原则。今亦按此原则，举本书之例予以说明。

1）采用正名，改正误名。例如：

“青葙子”与“青箱子”：《圣惠方》两者均用。古今均以“青葙子”为正名，《正误》称“箱”为借字，今统一改为“青葙子”。

“当归”与“当皈”：“当归”一名，古今沿用。方书常用一个“归”字来简称本药。《圣惠方》“当归”、“当皈”皆用。“皈”字音义虽同“归”，但除组词“皈依”外，很少用代“归”字。《圣惠方》用“当皈”，属于误名，故予以统一作“当归”。

“菟丝子”与“兔丝子”：“菟丝子”一名在宋代及其以前的本草中皆用作正名。其别名有“菟缕”、“菟累”，使用的都是“菟”字。《圣惠方》独用“兔丝子”，“兔”与“菟”虽同音而不同义，不当混用。因此本书均改“菟丝子”。

“紫菀”与“紫苑”：《圣惠方》两名均有。《正误》认为：“苑，菀借音。”但当今“菀”、“苑”发音字义均不同。《神农本草经》以“紫菀”正名，至今沿用，故统一用“紫菀”。

“白鲜皮”与“白藓皮”：此药因有特殊羊膻气味而得“鲜”名。若作“藓”则有失原意。此药《圣惠方》有个别地方误“鲜”为“藓”，故统一改为“白鲜皮”。

“萹蓄”与“篇竹”：“萹竹”为“萹蓄”别名。《圣惠方》好用此别名，且将“萹”写作“篇”。今统一改“篇”为“萹”。

“零陵香”与“陵零香”：古代本草均以“零陵香”为正名，但《圣惠方》多处用了“陵零香”一名，此系误用，必须纠正。故本书将该药名统一为“零陵香”。

“天竺黄”与“天竹黄”：此两名并存于《圣惠方》。按“天竺黄”一名首出《开宝本草》，云以出天竺国得名。然因此药多出诸竹内，别名竹膏，《本草衍义》即以“天竹黄”名之。《正误》云“竹”通“竺”字，未必然也。“天竹黄”虽然也不算错名，但同在一书，毕竟不便，故统作“天竺黄”。

误名已积重难返者，从俗不改。例如：

“马兜零”：《圣惠方》多用此名，即马兜铃。按命名原义，当以“马兜铃”一名为正，以肖其果实。但北宋多用“马兜零”者，从俗，不改。另，个别地方底本误作“马兜苓”，则予以改正，统作“马兜零”。

药名采用简化字后，无损原义者径改。若可能有损原义，则酌情处理。例如：

“面”、“曲”：两者的简化字分别为“面”、“曲”。在医药书中，这两字的使用确实可能产生歧义，例如药名“南麺”简化为“南面”，确实令人迷惑。按说此二字应该作为特例，恢复使用原字，但因此二简化字现代已广泛运用，若要改变，已属不易，姑从规范字表，不作改动，惟祈读者留心此二字，切莫误读。

“殭蚕”与“僵蚕”：《圣惠方》用“殭蚕”，今通行用“僵蚕”。《证类本草》以“殭蚕”为正名，谓此蚕死而不朽。“僵”在《说文》中的本义为仰倒，引申为僵硬。但《经典释文》中认为“殭，本或作僵”（见厉兵、魏励《简化字 繁体字 异体字辨析字典》），改之也不妨碍理解，故从之统改为“僵蚕”。

“白蒺藜”与“白蒺梨”：《圣惠方》两者均用。《证类》原以“梨”为正名，但后世“藜”与“梨”经常混用，故改作今规范汉字“藜”。

“旋覆花”：《圣惠方》所用均为“旋復花”。此药最准确的名字是“旋覆花”，乃据花形命名（今通用此名）。“旋復花”之俗名在宋元之时多用，若校点本用繁体，此名可从俗不改。今用简化字“復”简成“复”，“复”对应的繁体为“復”、“複”两个意义不同的字。故本校点本将此药名统一改作“旋覆花”。

2）体现原著时代特征的药名不改：古医籍的不同药名，可以体现时代特征，甚至可用于鉴定版本。因此，保留某些具有时代特征的药名是很有必要的。如担心不便今人使用，只需加以说明即可解决这个问题。例如：

“人”类药名：元代以前种仁的“仁”绝大多数用“人”字。《圣惠方》有柏子人、麻人、桃人、杏人、薏苡人、郁李人等，今均保留原字。但该书也有个别卷次用“仁”之处，有可能是抄者所为。凡遇此类问题，均从底本，不统一用“人”或“仁”。

“消”类药名：后世的“硝”类药名，明代及其以前都用“消”。“消”是用此类药物具有“消化诸石”的作用。后世用“硝”，无非突出其质为石而已，已失原正名之义。《圣惠方》中有芒消、朴消、土花消等名，均保持原名。

“缩沙”:首见《开宝本草》,原名“缩沙蜜”,简称“缩沙”。后世通用“缩砂”,毫无正当理由。本校点本仍用古代正名。

“黄蘗”:今通行的“黄柏”实际上是古代该药的俗名。其最古老而且正统的名字是“黄檗”。《说文·木部》:“檗,黄木也。”但《圣惠方》南宋版一律用“檗”的俗字“蘗”,也算该书的一个特征,故予保留。

“菉豆”:“菉”在《通用规范汉字表》中作为“绿”的异体,但注明“菉”可用于人名、地名。后世习用“绿豆”代替“菉豆”,固然无碍,但宋以前的医药书均罕见“绿豆”一名。为存古医书风貌,本校点本还是保留“菉豆”一名。

“黄耆”:《圣惠方》全用此名,无当今习用的“黄芪”一名。该名首出《神农本草经》,古代通用,符合“黄耆”根既黄且长之形态。舍此正名而用当今之俗名“黄芪”是不恰当的。

“金薄”:宋代以前的本草书都用此名,很合药物形态。《圣惠方》自然也均用“薄”。《太平圣惠方正误》认为“薄”、“箔”属于同音同假。至明代《本草纲目》“金箔”与“金薄”同用。校点本保留此名。

“雷圆”:即雷丸。《圣惠方》南宋刊本为避宋钦宗赵桓名讳改“丸”为“圆”。除在首次出现该名时加注说明外,其余径改不出注。

3)外来药物译名酌情处理:外来药名属译名,古代并无规范,故所用同音字或有不同,无法强求统一。

“蜜陀僧”:首出《唐本草》,为正名,且云“一名没多僧。并胡言也”。《圣惠方》多用“蜜陁僧”,“陁”同“陀”,在此药名中,音亦同,但并非异体关系。考虑到“陁”字今罕用,故统一为“蜜陀僧”。

“胭脂”:《圣惠方》原作“烟脂”。此药名本属外来语译名,后世多用音同字异的“胭脂”替代。考虑到该书仅出此药 4 次,故改作今通行之“胭脂”,以便当今读者。

“卢会”:该药名亦为外来药名,初仅取其音。后世在该名上加草字头而成“芦荟”,成为当今通行之名。本书仍用其原名“卢会”。

“安悉香”:即安息香。译名用字不同,保留此名。

“悉慽脂”:此为外来药,或名“悉蔺脂”、“锡吝脂”,各仍其旧。

4)保留药物别名:别名并非错名与不规范用名。因时代、地区不同,方言音变、用字习惯等许多原因,一药多名现象非常多见。如强求用今通行正名,则宛如给古人穿现代衣服,有失古籍韵味。且校勘中常有“名从主人”之例,故非不得已,不改某些特殊药名。今略举数例:

菰𧄍:此即今瓜蒌。汉代前后多用栝楼,明末清代则逐渐用瓜蒌。但《圣惠方》几乎全用“菰𧄍”。这是处于“栝楼”向“瓜蒌”演化中间环节的用名,故不予统一,仅首出时加注说明。

菝葜:书中作“菝菰”。“菰”同“葜”。又或因形似误为“菰”。本校点本统一改作“菝葜”,并在首出此名时加注。

“骐𬴂竭”与“麒麟竭”:《圣惠方》均用“骐𬴂竭”。骐𬴂与麒麟并无繁简、异体关系,可视为异名处理,故仍保持原书所用名。

以上是校点本书中遇到的一些文字方面的问题。今将处理这些文字术语的一些尝试罗列如上,供同道与读者批评指正。

五、若干注释概述

本次校点《太平圣惠方》，重在文字校定，注释并非本书主要任务。读者阅读该书，遇到语词或术语，绝大部分利用一般语词或中医药工具书都可解决。加之本书以医方为主，需要注释的内容也不是很多，所以本书略于注释。然而作为中医药古籍的整理者，遇到某些需要医药知识才能解决的冷僻字词或术语，若忽略对这些词语的注释，则似乎又未尽责。例如本书卷 8 有“治伤寒一日，敇色”一句，“敇色”何义？显然关乎诊断。诸工具书均无此词，惟最近沈澍农《中医古籍用字》解作“洗洗”之音转，意即恶寒貌，才解决这个问题。

日本山碕克明先生在《太平圣惠方正误》中，虽亦以校勘文字为主，但对疑惑的药名、穴名等，均予摘出。能解则解，不能解则明示“未详”，以俟后人，如沥棬油、羊齐花、白兰刺、鹰头草、金萝藤、海金花、告车瓶、生肌草、益麻缑头、铃石、土绿、礓药瓶子等。作为医方为主的医籍来说，其实最多见的难解问题就是方中时常出现的冷僻怪异药名。这在《圣惠方》中尤其多见。笔者对这些冷僻药名，竭尽绵力，作出了一些注释。这些注释并非全都很精确，但抛砖引玉，希望能为读者阅读该书减少一些困难。校记中涉及的药名主要有如下数十个(以在书中出现的先后为序)：

鮀、雷圆、须圆、菰蓏、蘧麦、鸦头、拨刀、安悉香、构、子芩、萹竹、藋芦、扁竹、白药、零陵香、莲子草、花消、甘豆、摩勒香、英粉、胡椒青、魏桑、熝金盐、零石、龙柏花、龙花蕊、墙衣、天剑根、重台、青桂香、地柏、蛤蒲、鸩、燋铜药、金星地蟮、古吊脂水蒗、井中倒生草、赤匏、火前茶、尘粟、赤乌脚、驴轴垢、葛勒蔓、皂荚树鹅、乌扇、乌臼、蒌葱、大莓根、赤柳根、故甑箅、山荆根、苣藤、岗谷树根皮、地蘖花、二宜汤、槐鹅、桑鸡、道人头、地脉、淘河舌、粉脚、荆、七叶子、折牛卷、射生箭、朝生花、朱红、猪膏莓、罔、梨母子、罔箭、西甘石、羊肾膃脂、坐拏、木乳、护干(蹄护)、悉憏脂、墨龙尾煤、钞罗、照子鼻、忽麻、弗、古子花、独蓄根、黄芦(黄栌)。

至于《圣惠方》卷 99、卷 100 两卷的穴名注释，则主要摘引自黄龙祥先生考证所得。

以上是《圣惠方》校点中所做的全部工作，书之于后，以便阅读与探讨。

六、致谢

本书校点过程中，许多师友给予过我们多方帮助。其中赵中振教授、黄龙祥教授、梁永宣教授、戴昭宇教授为提供底本给予了大力帮助；黄龙祥教授还为本书针灸卷的校正提供了许多宝贵资料与研究成果；真柳诚教授、徐忆农馆员为核对中、日所存底本提供了若干宝贵的信息，在此深致谢忱！

此外，还要感谢与我再次精诚合作的汪惟刚先生及其夫人董志珍为校点本所作出的努力与贡献！感谢人民卫生出版社编辑先生们对校点本提出的许多良好建议与精心审校！

郑金生

2014 年 6 月 10 日

《太平圣惠方·针灸篇》考

《圣惠方》卷九十九、卷一百针灸篇乃宋代医官编集，非唐代书，更非唐以前医书。其中卷九十九名《针经》，又名《孔穴图经》，编者不详；卷一百《明堂》及所附《小儿明堂》系御医吴复珪所集。但二卷腧穴部分则多集自宋以前，特别是唐代针灸文献，保存了大量唐代针灸大家甄权《针经》的佚文，具有极高的文献价值与临床实用价值，值得重视。南宋王执中《针灸资生经》所称引之"明堂经"即指《圣惠方》卷九十九、卷一百针灸篇，而非另有所本。宋以后有题名为《黄帝明堂灸经》一卷，系直接将《圣惠方》卷一百抽出单行者；元人又将《圣惠方》卷一百改编后析为三卷，题作《新刊黄帝明堂灸经》；又有人将《圣惠方》卷九十九改编并增入部分晚出内容，析作七卷，托名为《铜人针灸经》。以上各本均源出自《圣惠方》，非另有所本。宋以后针灸书所引《明堂》则多系转引自《针灸资生经》之文。另一方面，这二卷，特别是其中的卷一百《明堂》部分，在编辑过程中出现了一些腧穴内容相混淆的严重失误，其中有些失误经后经王惟一《铜人腧穴针灸图经》转录，而对宋以后的针灸学产生了不良的影响。

宋太宗素好医学，藏有大量医书，集有医方万余首，于太平兴国三年(978)令医官王怀隐等编集整理，又于太平兴国六年(981)十二月颁"访求医书诏"，以重金厚禄广求医籍，从而为医学巨著——《太平圣惠方》的编定积累了大量珍贵资料。古代医家历来针药并重，宋以前政府每有修订《明堂经》图、文的好传统，宋代也不例外，然而经唐代政府多次组织修订的针灸经典——《明堂经》原书已不存，虽经宋太宗诏令收书，仍未求得。于是宋代医官采集大量宋以前针灸文献，于《太平圣惠方》最后二卷，编成《针经》《明堂》两篇，作为宋代针灸教学的新规范。这二卷针灸专篇成为后来宋仁宗下令重修针灸经典《铜人腧穴针灸图经》最重要的文献依据。

一、成书年代与编者

关于《太平圣惠方》卷九十九《针经》、卷一百《明堂》的成书年代，国内外学者或推断为唐以前书，或断为唐代书。但这两卷书中已大量引录了甄权《针经》、《外台秘要方》、《素问》王冰注等唐代医书，所以不可能为唐以前书。再从各方面综合考察，此二书也不像是唐代书。先从以下两篇序文分析：

今则采摭前经，研核至理，指先哲之未悟，达古圣之微言，总览精英，著经一卷……

心出少冲为井，手少阴脉也……心包络脉，手厥阴之脉也，出于中冲为井……肝出大敦为井，足厥阴脉也……行于中都为经……(《针经》序)

今则采其精粹，去彼繁芜，皆目睹有凭，手经奇效，书病源以知主疗，图人形贵免参差，并

集小儿《明堂》，编录于次……唐时孙思邈《明堂经》曰……(《明堂》序)

以上两序表明：写序的人正是编写或主编上二书的人，如果说宋代医官在编《太平圣惠方》时，就已经有了《针经》《明堂》这两部书，宋人只是依旧收录的话，那么"今则采摭前经"中的"今"即指"唐代"，"前经"则指"唐以前书"了，这显然与事实不符。此二序只能出于《圣惠方》的编者之手，是他们根据临床实践经验，采摭宋以前针灸典籍的精华，编成了《针经》《明堂》二书。以上《针经》序中第二节文字直接录自唐代孙思邈《备急千金要方·三阴三阳流注第二》卷二十九，相应的原文作"心出中冲为井，心包络脉也……肝出大敦为井，足厥阴脉也……行于中郄为经……"而《针经》序中唯独将这两句原文作了改动，而带有了唐以后的印迹。肝经五输穴之郄穴，宋以前文献以"中郄"为正名，以"中都"为别名，宋代文献则正相反，以"中都"为正名，以"中郄"为别名。如果此序出于唐人，毫无理由作如是改动(除非是刊刻错误)；将"心出中冲为井，心包络脉也"改作"心包络脉，手厥阴之脉也，出于中冲为井"，不仅破坏了原文的体例，而且也不符合宋以前文献的习惯。

《明堂》序告诉我们：此序的作者经临床实践，从前人针灸著作中取其精华，去其重复，编成《明堂》一卷。如果此人是唐人，又怎么可能在其序中出现"唐时孙思邈"字样呢？因为唐代人称孙思邈，是不会用"唐时"二字的，只有唐以后人(在这里只能是宋人)笔下才会出现"唐时孙思邈"的字样。此外，《小儿明堂》原文中已带有明显的宋代特征(见下文)，唐人又怎能"集"之？以上事实表明：《针经》《明堂》二序的作者(也即此二书的编者)是宋人，即编写《圣惠方》的医官，而不是唐人。那么，有没有可能这两篇序文都是假的呢？也就是说会不会是编纂《圣惠方》的宋代医官伪造序言，将前人的医籍据为己有呢？应当说，编写这样一部大型官修医书，不存在这种可能性，也没有这个必要，而且若真是伪作，那作者的水平也太低[1]，也不大可能被皇上选来编书了。但为了极其慎重起见，下面我们还是对这两卷的正文作一番考察，看看正文与序文之间有没有必然的联系。

《明堂》载有一预防中风的灸方，其对于灸疮的处理与《明堂》序文中的"淋洗灸疮法"所述完全相符：

预防中风灸方

急灸三里穴与绝骨穴四处各三壮。后用葱、薄荷、桃、柳叶四味煎汤，淋洗灸疮，令驱逐风气于疮口内出也。

《明堂序论·淋灸疮法》

凡着灸治病，才住火便用赤皮葱、薄荷二味煎汤，温温淋洗灸疮周回约一二尺以来，令驱逐风邪气于疮口内出……若灸疮退火痂后，用桃树东南枝梢、青嫩柳皮二味等分煎汤，温温淋洗灸疮。

以上文字若非出自同一人之手，则很难解释。又《小儿明堂》灸方中可见有"缓惊风"、"急惊风"之名，而林亿等宋代医官于《新校备急千金要方例》中明言"肠风、脏毒、咳逆、慢惊，遍稽方论，无此名称，深穷其状，肠风乃肠痔下血，脏毒乃痢之蛊毒，咳逆者哕逆之名[2]，慢惊者阴痫之名……"宋代许多医籍如北宋《养生必用论》(见《幼幼新书》)、《小儿药证直诀》、南宋王执中《针灸资生经》等均指出"急、慢惊风"是宋人的病名，相当于宋以前医书中的"阴、阳痫"，这就是说，"慢惊风"(即"缓惊风")、"急惊风"是始见于宋代方书的病名。据我所检医

---

[1] 例如序文中用了好些"治"字，而没有用反映唐代特征的"疗"，或"主"等字。

[2] 按："咳逆上气"作为症状名已见于宋以前文献，但此言"咳逆"指病名，义不同。

书来看,"慢惊风"(缓惊风)、"急惊风"病名正始见于《圣惠方》。从附图上看,原书三篇的腧穴人形图风格完全一致,悉出于宋人之手,而且图中腧穴名与正文完全相同。如果说书是唐人旧著,图是宋人新增,那么,图中穴名用字不可能与正文完全相同。最后,从引用文献上看,此二书直接引录的《甲乙经》、甄权《针经》、《山眺经》、《岐伯明堂经》、孙思邈《明堂经》、《外台·明堂》、华佗书及王冰《素问》注等均见于《宋史·艺文志》,故宋人完全有条件根据这些文献编出上述二书。如果说《针经》《明堂》系唐人所集,那么当时所用典籍还完整地保留到宋代,也是难以想象的。还有一点值得一提的是,如果此二书出于唐人之手,那么书中不可能不把《黄帝明堂经》作为重要参考文献,至少应在注文中加以引录。但根据对《针经》《明堂》的系统考察,发现二书是以《外台·明堂》等诸家《明堂》及甄权《针经》为主要资料来源,而没有最重要的《黄帝明堂》(详见"引用文献考"节),这恰与《圣惠方》其他卷引录《明堂》的情况吻合。以上事实表明:《针经》《明堂》是宋人编辑的,而不是唐人著作。

既知《针经》《明堂》出自参加编写《圣惠方》的宋代医官之手,那么,究竟为何人所编呢?首先,从《明堂》序文看,该书内容曾经过编者的直接或间接的临床验证,那么编辑此书的人应具备较高的针灸临床水平。据《宋史·王怀隐传》,主持编写《圣惠方》者,除王怀隐外,还有王佑、郑奇、陈昭遇三位医官。此外,御医吴复珪作为主要编写人员参加了全书的编写,"书中多其所集"(见《宋史·刘翰传》)。《宋史·艺文志》收有吴复珪《小儿明堂针灸经》一卷,即《明堂》序所言"小儿明堂"者也。又按《明堂》序及《小儿明堂》序,也可证此二书出于同一人之手,试录原文如下:

今则采其精粹,去彼繁芜,皆目睹有凭,手经奇效,书病源以知主疗,图人形贵免参差,并集小儿《明堂》,编录于次。(《明堂》序)

按诸家《明堂》之内,精选到小儿应验七十余穴,并是曾经使用,累验神功,今具编录于后。(小儿《明堂》序)

以上二序前后呼应,显然出于同一人之手。从两篇的内容上看,《小儿明堂》所录为灸方,而《明堂》也附有灸方,这与《针经》完全不录针灸方明显不同。而且《明堂》中某些灸方与《小儿明堂》灸方相同或相近,举例如下:

明堂

黄帝灸法:疗神邪鬼魅及发狂癫,语不择尊卑,灸上唇里面中央肉弦上一壮,炷如小麦大。又用钢刀决断更佳也。

张文仲疗风眼卒生翳膜,两目疼痛不可忍,灸手中指本节头节间尖上三壮,炷如小麦大。患左目灸右,患右目灸左。

小儿明堂

小儿惊痫,灸鬼禄穴一壮,在上唇内中央弦上,炷如小麦大。用钢刀决断更佳。

小儿热毒风盛,眼睛疼痛,灸手中指本节头三壮,名拳尖也,炷如小麦大。

从腧穴部位及主治症上看,《明堂》较之《针经》,更为接近《小儿明堂》,试举例如下:

明堂

百会一穴,在头中心陷者中,灸七壮。主……及大人小儿脱肛也。

神庭一穴,在鼻柱上发际中,灸三壮。主……羊痫吐舌也。

小儿明堂

小儿脱肛泻血,每厕脏腑撮痛不可忍者,灸百会一穴三壮,在头中心陷者是也。

小儿风痫者，先屈手指如数物乃发也，灸鼻柱上发际宛宛中三壮。

以上《明堂》载百会一穴部位独与《小儿明堂》同，而且主治症末，以“及”字开头附加“大人小儿脱肛”一症，从而与《小儿明堂》前后相应。神庭穴的部位、主治症，两篇所述也相近。此外，“旋玑”、“阳刚”等穴均有类似的记载。特别是《小儿明堂》的某些错误也与《明堂》相同，例如，《明堂》“阳刚”穴主治症误录了《外台·明堂》的“意舍”穴主治症（详见“失误类析”），而《小儿明堂》载“阳刚”主症同样为“意舍”穴主治症之误[1]。可见，不论是从两篇序文，还是从两篇的内容方面分析，均不难看出：《明堂》及《小儿明堂》出于同一人之手，即吴复珪所编。

那么，《针经》是否也是吴氏所集呢？显然不是，因为二者在体例、风格上有明显的不同：

其一，《明堂》的腧穴主治症前均用“主”字，而《针经》则基本上照抄原书，或作“主”，或作“疗”，或作“主疗”，或作“理”，或作“治”字。

其二，《明堂》均不录“脉气所发”及腧穴别名内容，而《针经》均录有原书中此二项内容。

其三，《针经》所载腧穴部位后，多有“是穴”二字，而《明堂》除一穴外，均无此二字。

其四，《明堂》中录有灸方，《小儿明堂》则基本是灸方，《针经》却不录针灸方。

其五，《明堂》中“灸法”项均列于主治症之前，而《针经》“刺灸法”则附于主治症后。

其六、《明堂》总论中录有大量“人神禁忌”内容，而《针经》总论不录此类文字，明显地反映出两种不同的学术思想。

由此可见，《针经》不会是吴复珪所集。可能吴氏受王焘影响较大，临床上偏于灸法，故所集《明堂》部分，只录灸法，不载针法，则《针经》自当由另一人所编，至于究竟出自何人之手，惜文献无征，不得而知。

二、书名与题解

《针经》《明堂》分别是《圣惠方》第九十九、一百卷的篇名，但这两卷实际上是两部独立的书，事实上宋以后这两卷正是被改编后，托以他名而作为两部书单刻流传。

卷九十九题曰“针经”，或与该篇大量采用甄权《针经》有关。甄权原书中虽然也录有灸法内容，但以针法为主，故名之曰“针经”。卷九十九内容既多录自甄权书，故援用原书之名，也未尝不可，但该卷毕竟还采用了许多其他针灸书的内容，“针经”一名并不能准确表达其内涵，故又题其篇曰“孔穴图经”（见《针经》序）。

“明堂”是针灸腧穴书的常用名称，而《圣惠方》卷一百之名曰“明堂”，在很大程度上是受《外台秘要》卷三十九“明堂”篇的影响。二者不仅篇名相同，而且均有“明堂序”一篇，《圣惠方·明堂序》中的某些语句即直接出自《外台·明堂序》。从该卷内容上看，只录灸法及灸方，而不录针法及针方，这也与王焘编《外台·明堂》的思路完全一致。

宋人对于针灸书，特别是综合医书中的针灸篇，多统称作《明堂经》，或《明堂》，例如称王惟一《铜人腧穴针灸图经》为《明堂经》，称唐代孙思邈《备急千金要方》针灸篇为《明堂经》，或《明堂》等。这些书名不仅见于宋代医书引用书目，而且还见于目录学著作——《宋史·艺文志》等。同样，《圣惠方》针灸卷——《针经》(《孔穴图经》)、《明堂》宋人或引作《明堂经》，或《明堂》，但与其他医书针灸卷不同的是，《针经》《明堂》不是一个统一的整体，两篇所载腧穴有不少是相重复的，故在同时引录时就有必要用不同的书名加以区别，如南宋王执中一般称

---

〔1〕 卷九十九《针经》所载“阳刚”穴内容无误。

《圣惠方》卷九十九、卷一百为《明堂经》，或《明堂》，但在同时引录两卷内容，或需特指时，则将卷九十九引作《明堂上经》，卷一百引作《明堂下经》，偶尔也依《圣惠方》原书之旧，以《针经》（见《资生经》卷三）、《明堂》区别之。《圣惠方》卷九十九之所以不被引作《针经》，还有一个重要的原因是：在宋代，“针经”之名作为《灵枢经》的传本之一被广泛称引，《圣惠方》卷九十九若再被引作“针经”，太容易引起混淆。

由于《黄帝明堂经》一书至宋代已失传，宋以后医书中作为具体书名所引之《明堂》或《明堂经》，多指《圣惠方》第九十九卷《针经》，或第一百卷《明堂》，宋以后医家或以其为《黄帝明堂》原文而于针灸书中大量引录，但细核诸书所引《明堂》之文又多直接或间接录自《资生经》[1]，有的书甚至将王执中的注文也误作《明堂》原文一并引录，值得注意。

三、版本

《圣惠方》初刊于宋淳化三年（992），国子监刊本。由于部头太大，纸墨价高，民间难以购置，故宋哲宗分别于元祐三年（1088）、绍圣元年（1094）两次下令国子监对大部头医书刊印小字本，便民购买（《仲景全书四种》载有元祐三年牒文），故国子监于绍圣三年（1096）刊行《圣惠方》小字本。以上两种北宋本均失传，现存版本系统很单纯，均以南宋绍兴十七年（1147）刻本（现藏日本金泽文库）为祖本（见书影1、书影2），国内只存有抄本。但宋以后，某些书商先后将《圣惠方》第九十九卷、第一百卷抽出单刻，冠以不同的书名，形成了多种不同的单行本，造成了不少混乱，故以下略加考述：

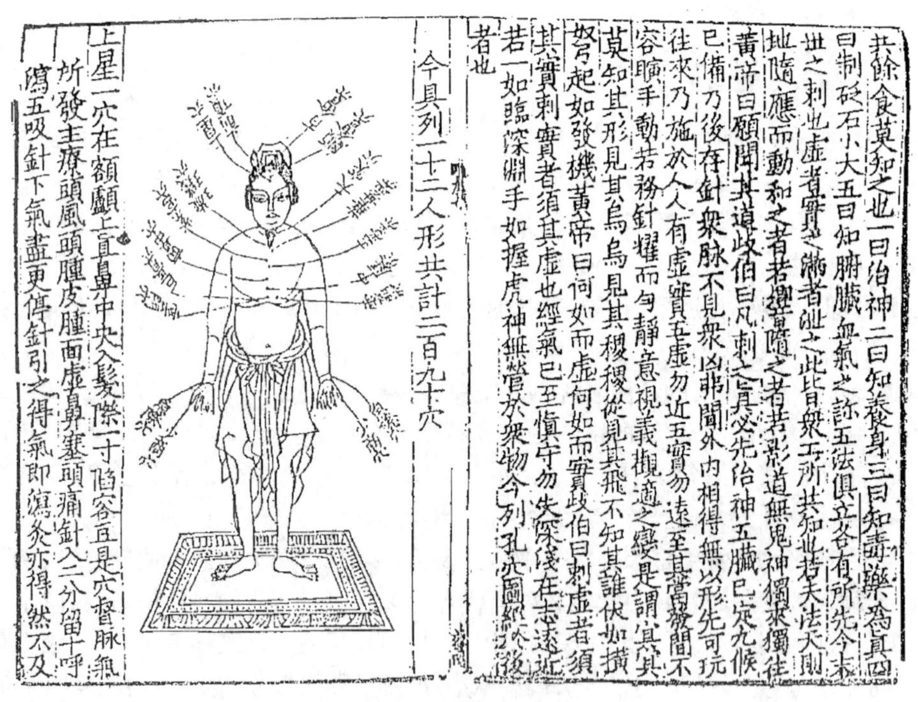
共餘食莫知之也一曰治神二曰知養身三曰知毒藥為眞四
曰制砭石小大五曰知腑臓血氣之診五法俱立各有所先今末
世之刺也虛者實之滿者泄之此皆衆工所共知也若夫法天則
地隨應而動和之者若響隨之者若影道無鬼神獨來獨往
黄帝曰願聞其道岐伯曰凡刺之眞必先治神五臓已定九候
已備乃後存針衆脉不見衆凶弗聞外内相得無以形先可玩
往來乃施於人人有虛實五虛勿近五實勿遠至其當發間不
容瞚手動若務針耀而勻靜意視義觀適之變是謂冥冥
莫知其形見其烏烏見其稷稷從見其飛不知其誰伏如横
弩起如發機黄帝曰何如而虛何如而實岐伯曰刺虛者須
其實刺實者須其虛也經氣已至慎守勿失深淺在志遠近
若一如臨深淵手如握虎神無營於衆物今列孔穴圖經於後
者也

今具列一十二人形共計二百九十穴

上星一穴在額顱上直鼻中央入髮際一寸陷容豆是穴督脉氣
所發主療頭風頭腫皮腫面虛鼻塞頭痛針入三分留十呼
寫五吸針下氣盡更停針引之得氣即寫灸亦得然不及

书影1　宋刊本《太平圣惠方》卷九十九

[1] 例如《普济方》《针灸大全》《针灸聚英》《针灸集书》等书所录《明堂》均系直接引自《资生经》。

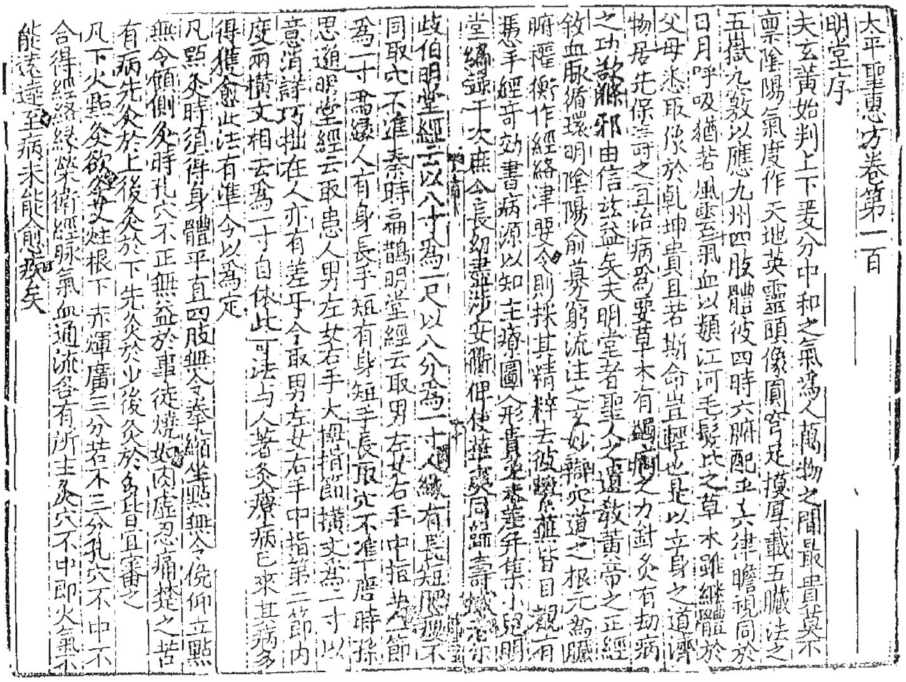

书影 2　宋刊本《太平圣惠方》卷一百

（一）一卷本《黄帝明堂灸经》

此本系直接将宋本《圣惠方》卷一百抽出，挖去原书中首行“太平圣惠方”五字，冠以《黄帝明堂灸经》之名单行。森立之将此本定为“北宋本”，每半版十三行，行廿二三字（见《经籍访古志》），是否确为北宋本，原书未见，难以判定。

（二）三卷本《新刊黄帝明堂灸经》

虽有《黄帝明堂灸经》单行本传世，但除删去原书首行“太平圣惠方”五字外，未加任何修饰，明眼人很容易识其本来面目。后人固知《黄帝明堂》非只一卷，也不难发现《宋史·艺文志》载有《黄帝灸经明堂》三卷，故又将原书重新调整次序，并新增“胡侍郎奏过尻神指诀”一篇，全书析为三卷，题曰《新刊黄帝明堂灸经》。其调整原书图文顺序的方法是：按正人、背人、侧人三人图排序，即将原书中所有正人图及相应腧穴排在一起，所有的背人图及相应腧穴排在一起，所有的侧人图及相应腧穴排在一起。之所以如此排序，在很大程度上是受《圣惠方》卷九十九《针经》的影响，该卷所有 12 幅人形图都是标准的正、伏、侧位图，而且均按正人、伏人、侧人的次序排列。然而，卷一百《明堂》的情况有所不同，所列 45 幅人形图中，有些本是典型的取穴图，故图型有站、坐、卧等不同姿势，并非标准的正、伏、侧人图，而且《明堂》中有些部分直接录自灸方，《小儿明堂》则完全是灸方，所列腧穴也很难用标准的正、伏、侧三人图来表现。改编者不明此情，而硬将《明堂》原图及腧穴也按正人、背人、侧人三人图序重新排列（《小儿明堂》则只分“正人形”、“背人形”，缺“侧人形”），结果把原书图文弄得不伦不类。例如三卷本《黄帝明堂灸经》卷上“正人形第二”（对照原图，此图已有改变，而与正文不符）表现的是章门穴的取穴图（“侧卧，屈上足，伸下足，举臂取之”），图中所示四穴中“章门”、“天池”、“三里”均属于传统的三人图中的侧人图穴，而“中渚”属伏人图穴，均与正人图无关，题作“正人形”者，误也（见书影 3、书影 4）；又卷下“背人形第一”，若以人形而言，是侧位，若

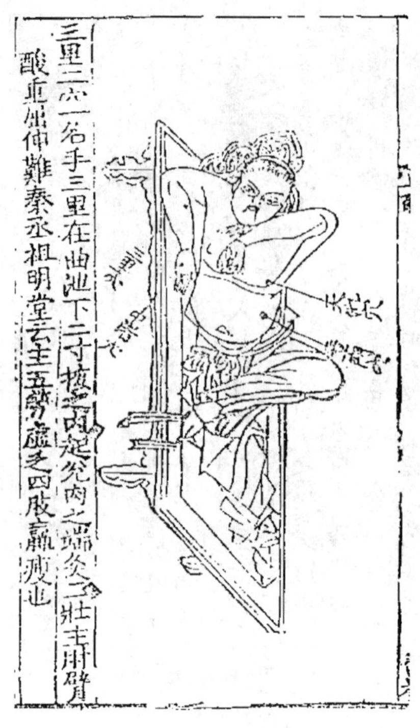

书影 3 《太平圣惠方》附穴图

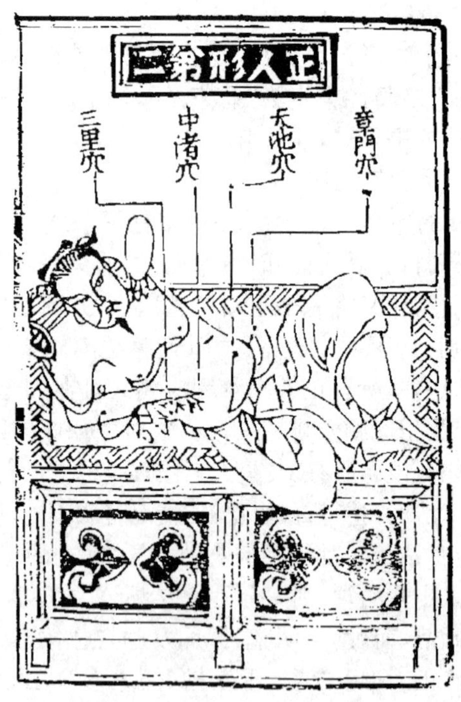

书影 4 《针灸四书》附穴图之一

按腧穴而论，则“正人”穴、“伏人”穴各二（按传统的正、伏、侧三人图排穴法），而此图却被题作“背人形”（见书影 5）。其余图名之误皆如此类。作伪者欲变易原书以欺人反而弄巧成拙。

元代窦桂芳《针灸四书》及明代《普济方》所收《黄帝明堂经》即此本，盖元明时，《圣惠方》一书已很少见。日本延宝三年(1675)仿元刊本后另记有这样一段文字(见书影6)：

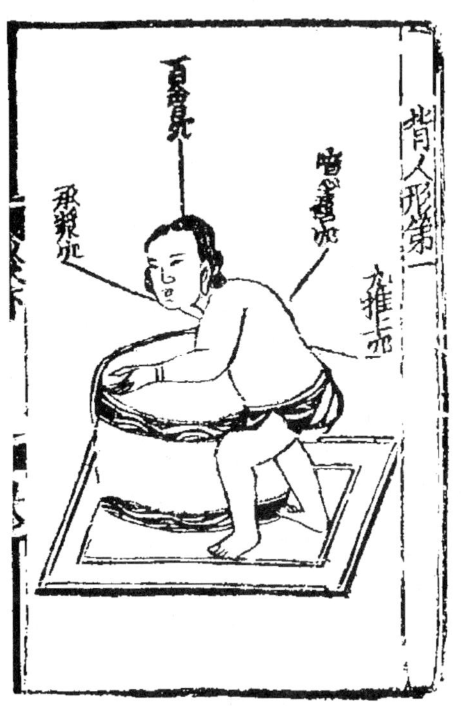

书影5　《针灸四书》附穴图之二

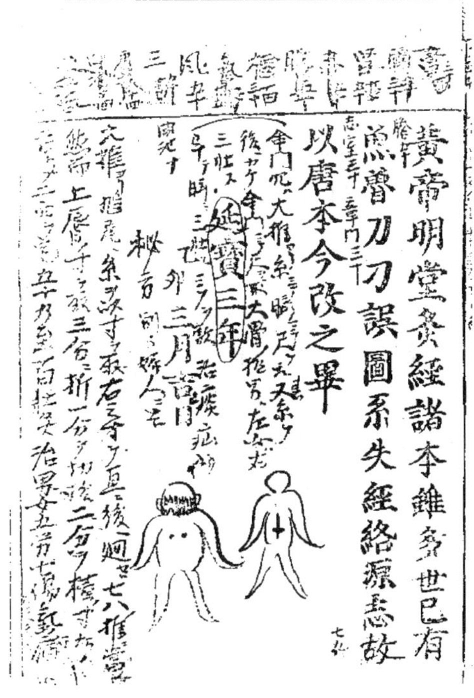

黄帝明堂灸經諸本雖多世已有
焉舊刀切誤圖系失經絡源悉故
以唐本今改之畢

书影6　日本刊本《黄帝明堂灸经》

《黄帝明堂经》诸本虽多，世已有鱼鲁刀刁误，图系失经络源志，故以唐本今改之毕。

文中所谓“唐本”易引起误解。考日本当时有将南宋王执中《针灸资生经》一书误为唐代医书，故此处“唐本”或是指《资生经》或指“中国刊本”而言，切不可误以为早在唐代已有此种《黄帝明堂灸经》一书。

（三）七卷本《铜人针灸经》

此本将原《针经》一卷析作六卷，又掺入晚出的针灸禁忌内容作为第七卷，伪托“铜人针灸经”之名抬高其身价。但此改编本漏洞百出，改编者的水平还不如三卷本《黄帝明堂灸经》的编者。其一，此书虽题曰“铜人针灸经”，但对原书序文末所述原书名之文“今列《孔穴图经》于后者也”未作相应改动，破绽很明显。其二，卷七针灸禁忌内容中有不少明显出于《圣惠方》之后，例如“推三旬人神在”（“在”前脱“所”字）内容首见于北宋天圣四年（1026）《铜人腧穴针灸图经》中的“针灸避忌之图”，此图文后被元代窦桂芳收于其《针灸杂说》中，无论此篇“推三旬人神在”是录自王惟一《铜人图经》，还是录自窦桂芳《针灸杂说》，均明显晚于《圣惠方》的成书年代。又如“灸艾杂说”篇内容出自北宋《太平惠民和剂局方》中“下火灸时法”，系合编《备急千金要方·灸例》及《圣惠方·明堂序》之相关文字而成。该书最早刊于宋元丰年间（1078—1085），书名为《太医局方》。其四，《圣惠方·针经》原书所列 12 幅人形图，按正人、背人、侧人之序排列，而七卷本《铜人针灸经》目录中按“正人形”、“背人形”、“左人形”、“右人形”排序，不伦不类，正文中却无此题名，前后不一。另外，此《铜人针灸经》共分七卷，而每卷平均只有 6 页（即 6 版），与一般古书分卷很不相称。以上情况表明：所谓《铜人针灸经》一书编者的水平很低，作伪之迹十分明显。

这种七卷本，据《日本方古志》载，有明熊氏卫生堂翻刻元本，今北京图书馆、武汉大学图书馆各藏有一部元刻本，版式相同。其中北图藏本仅存后三卷（笔者尚未加以核实）。最早引录此书者为明初大型方书《普济方》。据此，此本大约出现于元代，与三卷本《黄帝明堂灸经》的产生年代相近。由于元明以后，宋代王惟一《铜人图经》流传不广，故元以后人每将此伪托之《铜人针灸经》与宋代王惟一原书相混，值得注意。

又据清代邵懿辰《四库简明目录标注》曰：“正统八年书林宗文堂刊本，三卷，佳。平津馆有此书，云胜于今世所行七卷本。”未详所据。据杜信孚《明代版刻综录》载，明正统八年（1443）建阳书林郑氏宗文堂刊《铜人针灸经》仍为七卷本。

以上各本均系后人据《圣惠方》改编伪托而来，不足信。此外，南宋王执中《针灸资生经》所引《明堂上经》《明堂下经》（又多称作《明堂经》，或《明堂》）即指《圣惠方》卷九十九、卷一百，而不是指两部或一部单行本。因为，《资生经》引录《明堂经》时参考了两种版本，注文中明确提到了“小本”（见卷一“玉枕”、“紫宫”穴下），而在宋代，“小字本”有特定的含义，即特指国子监刻印或监制的小本医书，与其刻印的标准本相对而言。再者，在《圣惠方》广泛流传的宋代，不必再印单行本（除非此本在《圣惠方》之前已存在，而这一可能性已排除），更不具备作伪的条件。即使要刻单行本，也不能名曰《明堂上经》《明堂下经》，或《明堂上下经》，更不可径作《明堂经》[1]，因为《圣惠方》卷九十九、卷一百是两部独立的书，不出自同一人之手，也不存在上下篇的关系，若要单刻，只能分别单刻，或合刊而分别题名。如真有此种单行本行世，且已有不同的版本出现，而当时官、私书目（包括《四库阙书目》）怎能皆不著录这一十

---

〔1〕《圣惠方》卷九十九已见有“出《明堂经》”字样。

分重要而又广泛流传的典籍，其他宋代医家又怎会置若罔闻，不加称引[1]而独为执中所秘呢？

综上所述，研究《针经》（《孔穴图经》）、《明堂》，图文均应以南宋绍兴十七年福建转运司刻本《太平圣惠方》为底本，以元刊本《资生经》所引《明堂上经》《明堂下经》为他校资料[2]，其他诸本仅可作为参考。

四、基本内容

《圣惠方》卷九十九《针经》、卷一百《明堂》均各由两部分组成。第一部分为总论，第二部分为腧穴。

卷九十九《针经》的总论包括以下几部分内容：①手足三阴三阳五输穴流注法。这部分内容直接采用《备急千金要方》卷二十九“手三阴三阳穴流注法”、“足三阴三阳穴流注法”两篇原文。②刺法与九针。其中论“虚实徐疾”补泻一节内容首见于此篇，其余内容则综合《内经》《难经》《备急千金要方》诸书内容而成。由于总论部分直接由宋代医官编写，可部分地反映当时医家的针灸学术观点及刺法，是我们研究宋代针灸学术的重要文献。宋人对此篇针论非常重视，当时针灸考试中的刺法试题的对答均以此篇为依据。

《针经》的第二部分从前代文献中共采集290个腧穴（按双侧计数），并配有十二人形图。“二百九十穴”是原书编者的统计，实际上除去一重复的穴名——“明堂”，应为288穴。为什么只收录290穴（卷一百《明堂》也只录200穴），其中有何深意，不得而知。这部分的最大价值在于辑录了大量甄权《针经》的原文。之后经王惟一的大量转引而对宋以后针灸学产生了深远的影响。

卷一百《明堂》的总论包括两大部分：①论述取同身寸法、点穴法、用火法、艾炷大小多少法、定发际法以及灸疗的时机、发灸疮及灸疮的护理等灸疗过程中各个环节。这部分内容对宋代及宋以后的针灸学影响较大。②人神禁忌。其中“日神忌不宜灸避之吉”、“十二时忌不宜灸”、“十二部人神不宜灸”三篇见于敦煌卷子《新集备急灸法》，而“日神忌”篇与敦煌卷子显德三年（956）《具注历目》中“人神所在之外不得针灸出血”最为相近。需要注意的是，传世宋刊本《圣惠方》所载“九部旁通人神不宜灸”图表文序有误，由于版面的限制（原稿的图表大于半版时），古医书中的这类图表的次序常常被弄乱（如《外台》中两个人神表、五卷本《铜人腧穴针灸图经》载“旁通十二经络流注孔穴图”的次序均有误），原文的本意被完全歪曲了。此误不在编者而在刻工。

卷一百的腧穴部分实际由《明堂》及《小儿明堂》两部分组成。《明堂》部分有穴有方，这一部分究竟载有多少穴，该卷的编者未加说明（并非编者的疏漏，而是因为情况较为复杂）。根据我们的统计，不算灸方，除去重复，共载有169穴名，303穴，其中单穴35个，双穴134个，并附有45幅人形图。此外，载有14个灸方。灸方中的腧穴多未在图中标示。《小儿明堂》的情况更为复杂，这一部分以灸方为主，而灸方中的某些穴名系一组穴的名称，还有相当一部分穴无穴名，故原书编者也只笼统地说“七十余穴”，而未给出准确的数字。据原书编者所言，这两部分所载腧穴内容，均经编者的直接或间接的临床验证（此言多少带有夸张的成

---

〔1〕 如《幼幼新书》引录了大量《圣惠方》卷九十九、卷一百内容，均径引作“圣惠”。

〔2〕 因其所据有北宋国子监初刊本，及绍圣三年重刊小字本，早于现存宋本。

分,不可全信),因而具有较高的临床价值。

五、体例

《圣惠方》卷九十九、卷一百在体例上有明显的不同,故以下分别论述。

(一)《圣惠方·针经》卷九十九体例

1. 无论采用何种文献,在所述腧穴部位文字后多附以"是穴"二字,个别腧穴下作"是也"、"是其穴",或"即是穴"字样。

风池:在项后发际陷者中是穴。《甲乙经》云:风池穴在颞颥后发际陷者中是穴。

前顶:在囟会上一寸五分骨陷中是穴。据甄权《针经》,一寸是穴,今依《素问》,一寸五分为定。

曲池:在肘外辅骨曲肘横纹头宛宛中陷者是其穴。

少商:在手大指端内侧去爪甲角如韭叶白肉际宛宛中是也。

这种处理方法是《圣惠方》卷九十九的最大特点。其实,在腧穴部位后加上"是穴"二字,没有太大的必要,只反映编者的一种写作习惯而已。但是,原书中有不少"是穴"二字的位置放得并不合适,让人读来十分别扭。例如:

玉堂:在紫官下一寸六分陷中,一名玉英是穴。

飞阳:在外踝上七寸,别走少阴者是穴。

璇玑:在天突下一寸陷中,仰头而取之是穴。

以上"是穴"二字均未置于腧穴部位后,而是置于别名、穴性及取穴法等内容后,其中腹部、背部穴中,"是穴"二字多被置于取穴法内容后,这很不符合人们的阅读习惯。

2. 刺灸法内容多置于腧穴主治症之后一般腧穴专书中,刺灸法多列于主治症前,而此卷则相反置于主治症后,可能是受甄权《针经》的影响。因为甄权书中强调了辨证施治,故将刺灸法放在病症后较为方便。

3. 全部腧穴归于12幅人形图,并按正位、伏位、侧位图的顺序排列　这是一种很少见的腧穴分类方法。其目的主要是为最简单地实现图文混排,因为这样布穴,所需绘制的穴图数量最少。

从该卷的文字内容上看,该卷编者对直接采用的文献很少修饰加工,例如由于所采用的文献出于不同时代,因而带有反映不同时代特征的避讳字,突出地表现在表示腧穴主治症的用字有"治"、"主"、"疗"、"主疗"、"理"、"主理"等多种,该卷编者多未回改而照抄原书。腧穴各项内容(如穴名、别名、部位、脉气所发等)的排列顺序也一仍其旧,未作统一。作为一部独立的针灸书,这种"直录原文"处理文献的方式会使得全书因缺乏统一的体例而显得杂乱无章,但另一方面,这种不过于修饰的编辑方式,却更多地保留了所引原书的旧貌,因而具有更高的文献价值,为我们考察该卷的文献来源提供了方便。需要特别指出的是,采集前代文献,在重新编排时,有些原文必须作相应改动。例如甄权《针经》所载腧穴下多记有禁忌法内容,对于相邻的腧穴,如果禁忌相同,或基本相同,则有记作"忌如前法",表示该穴禁忌内容与前一穴相同。由于《圣惠方》卷九十九特殊的腧穴排列方法,使得所录甄权原书中的某些原本相邻排列的腧穴分属不同的人形图中,这时如果原书原文中"忌如前法"再不作相应改动(应直接抄录原书中前一穴的禁忌法内容),则必然使人莫名其妙,或令人产生误解。遗憾的是,《圣惠方》卷九十九编者,未能意识到这一问题,对于采自甄权《针经》的“水沟”、“攒竹”、“鸠尾”、“白环俞”等穴中的“忌如前法”均未作相应的处理。

(二)《圣惠方·明堂》卷一百体例

与卷九十九明显不同，卷一百对于采用的前代文献作了较多的修饰加工，并按统一的体例重新编排，其体例如下：

1. 无论腧穴采自何书，其主治病症前均统一冠以“主”字。

2. 不录腧穴的别名及“脉气所发”内容。

按：这一做法不大可取，作为一部腧穴书，上述两项内容均很有意义，不应去除。

3. 所载腧穴均归于45幅人形图，但穴图并不按正位、伏位、侧位的次序排列。

之所以该卷的腧穴没有按正、伏、侧人形图的次序排列，与该卷载有较多的灸方有关，灸方取穴不可能受正、伏、侧人所限。

六、引用文献

对于《圣惠方》针灸篇集用文献的探源研究，不仅是校注、整理该篇的一个先决条件，而且也是考察其学术渊源、评价其学术成就的基本依据。所以，要想深入研究并正确评价该篇，必须首先考察其原文的出处。由于第九十九卷、第一百卷是由不同的编者编成的不同性质的书，故以下分别加以考察。

(一) 卷九十九《针经》部分

1. 甄权《针经》 甄权为隋唐著名针灸大家，常奉敕或应邀为一些达官贵人针治疾病。孙思邈编《备急千金要方》《千金翼方》，其针灸孔穴均据甄权新修之《明堂经》。王焘编《外台·明堂》时，也参考了甄权书。《新唐书·艺文志》载有甄权《针经钞》三卷，另有《针方》《明堂人形图》各一卷，其中只有《针经钞》三卷见于《宋史·艺文志》，可见宋代医官编纂《圣惠方》时所录“甄权针经”及“甄权云”条文均出自《针经钞》三卷。现将《圣惠方》腧穴内容与《外台秘要》等书引“甄权”之文对照如表1～表4。

表1

《外台秘要》	《圣惠方》	《千金翼方》
列缺，甄权云：腕后臂侧三寸交叉头两筋骨罅宛宛中是也。主偏风口㖞，半身不随，腕劳	列缺，去腕侧上一寸半交叉头两筋两骨罅宛中是穴。主疗偏风口㖞，半身不遂。针入三分，留三呼，泻五吸，灸亦得，日灸七壮。若患偏风，灸至一百。若患腕劳，灸至七七，慎热食酒面生冷	治猥退风，偏风，半身不随法……又针列缺，入三分，留三呼，泻五吸，亦可灸之，日七壮，至一百壮，总至三百壮
少海，甄权云：在臂侧曲肘内横文头，屈手向头而取之陷者中。主腋下瘰疬，不宜灸	少海，在肘内横纹头，屈手向头取之陷者宛宛中是穴也……主疗腋下瘰疬，臂疼屈伸不得，风痹疼，痓病。针入三分，留三呼，泻五吸，不宜灸	针漏法：少海在臂曲侧肘内横文头，屈手向头取之。主腋下瘰疬漏，臂疼屈伸不得，风痹瘙漏，针入三分，留七呼，泻五吸

续表

《外台秘要》	《圣惠方》	《千金翼方》
中管，甄权云：主因读书得贲豚气	中管，主治心匿不能食，反胃霍乱，心痛热，温疟痎疟，天行伤寒，因读书得奔豚气，心闷伏梁，气如覆杯，冷结气。针入八分，留七呼，泻五吸，疾出针。灸亦良，日灸二七壮，至四百壮止。忌猪鱼生冷酒面毒食生菜醋滑等物	奔豚，冷气，心间伏梁，状如覆杯，冷结诸气，针中管，入八分，留七呼（在上管下一寸），泻五吸，疾出针，须灸日二七壮，至四百止。慎忌房室
上管，甄权云：主心风，惊悸，不能食	上管，主心中热烦，贲豚气胀满，不能食，霍乱，心痛不可眠卧，吐利，心风惊悸，不能食，心中闷发哕，伏梁气状如覆杯。针入八分，得气先补而后泻之，可为神验。若是风痫热痛，宜可泻之后补，可谓应其病。灸亦良，日灸二七壮，至一百壮止，不差更倍之。忌酒面猪鱼等	心中烦热，奔豚，胃气胀满，不能食，针上管，入八分，得气即泻。若心痛不能食，为冷气，宜先补后泻，神验。灸之亦佳，日二七，至一百止，不差倍之。大忌房室
水分，甄权云：主水病腹肿	分水，主腹肿，不能食，肠坚腹痛，胃胀不调坚硬。针入八分，留三呼，泻五吸。若是水病，灸之大良，日灸七壮，至四百止	水分主水肿胀满不能食，坚硬。灸日七壮，至四百即止，忌针，针水出尽即死。水病灸至瘥止。在下管下一寸
石门，甄权云：主妇人因产恶露不止	石门，针入八分，留三呼，得气即泻。主腹痛坚硬，妇人因产恶露不止，遂成结块，崩中断绪。灸亦良，日灸二七壮，至一百止	石门穴，在气海下一寸，针入一分，留三呼，得气即泻。主妇人气痛坚硬，产后恶露不止，遂成结块，崩中断绪，日灸二七，至一百止
关元，甄权云：主小便处状如散灰色	关元，主脐下疞痛，小便赤淋，不觉遗沥，小便处痛状如散火，尿如血色，脐下结血状如覆杯，妇人带下，因产恶露不止，并妇人断绪，产道冷。针入八分，留三呼，泻五吸。若怀胎必不针，若针而落胎，胎多不出，而针外昆仑立出。灸亦良，然不及针，日灸三十壮，至三百止	关元在石门下一寸，主断绪，产道冷，针入八分，留三呼，泻五吸。灸亦佳，但不及针，日灸，一百止
睛明，甄权云：不宜灸	睛明，主肤翳白膜覆瞳子，眼暗雀目，冷泪，眼视物不明，胬肉。针入一分半，留三呼，补。不宜灸。雀目者，宜可久留十呼许，然后速出针	肤翳白膜覆瞳人，目暗及眯，雀目冷泪，目视不明，努肉出，皆针睛明入一分半，留三呼，泻五吸，冷者先补后泻，复补之。雀目者，可久留十吸，然后速出

续表

《外台秘要》	《圣惠方》	《千金翼方》
承泣，甄权云：在眼下八分，禁不宜灸，无问多少，三日以后，眼下大如拳，息肉长桃许大，至三十日即定，百日都不见物或如升大	承泣，在目下七分，直目童子陷中是穴……主疗现眼㖞目不正，口㖞目瞤瞤，面动叶叶然，牵口眼，热疼赤痛，目视晾晾冷泪，眼睑赤，针入四分半，得气即泻。特不宜灸，若灸无问多少，三日以后，眼下大如拳，息肉日加长如桃许大，至三十日定，都不见物，妨或如五升许大	视眼㖞不正，口㖞目瞤，面动叶叶然，眼赤痛，目晾晾，冷热泪，目睑赤，皆针承泣，在目下七分，匡骨中当瞳子直下陷中，入二分半，得气即泻，忌灸

表 2

穴位	《外台秘要》	《圣惠方》
少商	甄权云：在手大母指甲骨外畔当角一韭叶白肉际宛宛中是也。此脉脾肺之候，论脏凑，不宜灸之，忌生冷热食	在手大指端内侧去爪甲角如韭叶白肉际宛宛中是也……不宜灸……此脉胀腮之候，腮中有气，人不能食，故刺出血，以宣诸脏腠也，慎冷热食
巨虚上廉	甄权云：主大气不足，偏风，腿脚不随	主大肠气不足胣腿，偏风，脚不随，重不得履地，脚气，刺风痹风，脚冷寒疟
下管	甄权云：主小便赤，腹坚硬也	主腹胃不调，腹内痛，不能食，小便赤，腹坚硬癖块，脉厥厥动。针入八分，留三呼，泻五吸。灸亦良，日灸二七壮，至二百罢

表 3

《千金方》	《圣惠方》
治猥退风偏风半身不随法……又针曲池，入七分，得气即泻，然后补之。大宜灸，日十壮至一百壮止，十日更报下，少至二百壮(《千金翼方》)	曲池，疗偏风，半身不遂，刺风胗，疼痛冷缓，捉物不得，挽弓不开，屈伸难，隐脉风，臂肘细而无力，针入七分，得气即泻，然后补之。灸亦大良，日灸七壮，至二百壮，且停十余日，更下火，还至二百壮罢，亦可从一至七减至五也，但令断风抽气而已，忌如常法
治猥退风偏风半身不随法：肩髃主偏风，半身不随，热风，头风，刺风，手不上头，捉物不得，挽弓不开，臂冷酸疼无力，针入八分，留三呼，泻五吸。在膊骨头陷中，平手取之。偏风不随可至二百壮，过多则臂强。慎酒肉五辛热食浆水(《千金翼方》) 库狄钦患偏风不得挽弓：针肩髃一穴即得挽弓。甄权所行(《备急千金要方》) 防风汤主偏风，甄权处疗平安公方……觉好更进一剂即一度针，九剂九针即差，灸亦得：针风池一穴、肩髃一穴、曲池一穴……(《备急千金要方》)	肩髃，在膊骨头肩端两骨间陷者宛宛中是也，平手取其穴。手阳明跷脉之会，针入八分，留三呼，泻五吸，主疗偏风，半身不遂，热风胗风，胸俯仰风，刺风，风虚，手不得向头，捉物不得，挽弓不开，臂细无力，酸疼，臂冷而缓。患刺风者，百日刺筋，百日刺骨，方可得瘳。灸亦得，然不及针，还以平手取其穴，日灸七壮，增至二七壮，以瘥为度。若发偏风不随，可二百，若更多灸，然手臂细。若刺风痹、风、瘖风病，当其火艾，所以不畏细也。慎酒面热食猪鱼冷浆水葅虀等物

表 4

穴位	《千金翼方》	《针经》
客主人	眯目，偏风眼㖞通睛，耳聋，针客主人，一名上关，入一分，久留之，得气即泻，亦宜灸，日三七壮，至二百壮，炷如细竹箸大，侧卧张口取之	客主，在耳前上廉起骨，开口有穴动脉宛宛中是穴，一名上关……主瞇目，风牙疼，牙车不开口禁，嚼食鸣，偏风，眼㖞通睛，耳聋状如蝉声，针入一分留之，得气即泻。灸亦得，日灸七壮，至二百壮罢，艾炷不用大作，一一依箸头大。其针灸，必须侧卧张口取之，及得其穴，避风
听会	主牙车急及脱臼相离二寸，在上关下一寸，一名耳门，侧卧张口乃得之，针入三分，留三呼，得气即泻，不补，宜灸，日五壮，至七壮止，十日后还依前灸，慎生冷醋滑	在耳前陷中上关下一寸动脉宛宛中，张口得之是穴……主耳聋，耳中状如蝉声通耳，牙车急疼痛，不得嚼食，牙车脱臼相离二寸。其穴侧卧张口取之。留三呼，得气。即泻，不须补。灸亦良，日灸五壮，至七壮罢，可经十日许，还依前灸之，慎冷食
攒竹	主目视不明䀮䀮，目中热痛及瞤，针入一分，留二呼，泻三吸，徐徐出之，忌灸，宜出血，涂盐	主目视䀮䀮，视物不明，眼中热痛及眼瞤。针入一分，留三呼，泻三吸，徐徐出之，不宜灸，亦宜细三棱针针入三分出血
囟会	主鼻塞不闻香气，日灸二七壮，至七百壮。初灸时痛，五十壮已去不痛，七百壮还痛即止。至四百壮渐觉鼻轻	主疗鼻塞不闻香臭，宜灸之，日二七壮，至七日停。初灸之时即痛，五十壮已去即不痛，至七十即痛，痛即停灸。其鼻塞灸至四日，便当渐可，至七日即瘥
长强	在穷脊骨下宛宛中，主下漏五痔，甘虫食下部，针入三寸，伏地取之，以大痛为度。灸亦良，不及针，灸日三十壮，至七日止。特忌房室	在穷骨下宛宛中是穴……主下漏五痔，疳蚀下部䘌。针入三分，然抽之以大痛为度。其穴跌地取之乃得。灸亦得，然不及针，日灸三十壮，至二百壮止。慎房事
中极	崩中带下，因产恶露不止，中极穴在关元下一寸，妇人断绪最要穴，四度针即有子，若未有，更针入八分，留十呼，得气即泻。灸亦佳，但不及针，日灸三七，至三百止	在关元下一寸是穴……主妇人断绪，四度针，针即有子，故却时任针也。主淋，小便赤，尿道痛，脐下结块如覆杯，或因产得恶露不止，遂成疝瘕，或因月事不调，血结成块。针入八分，留十呼，得气即泻。灸亦得，然不及针，日灸三七壮，至三百壮止

通过上述四表《外台·明堂》《备急千金要方》所引甄权之文与《千金翼方》《圣惠方·针经》相关文字的对比，不难看出：《圣惠方·针经》所引甄权之文均出自甄权《针经》，而《千金翼方》所载相关内容有出自《针经》者，有出自《针方》者，而且《针经》与《针方》有很高的相关性（一致性）。这表明：《针经》（或《针经钞》）三卷是甄权临床经验的总结，而不是整理，或抄录自前代文献。

从诸书引录甄权《针经》佚文看，该书于刺灸法记述特详，且有如下特点：①注明补泻。该书刺灸法下不仅注明针几分、灸几壮，而且注明补泻法。②刺灸法中以针法为主，注明刺法与灸法的疗效比较，灸法不仅注明每日壮数，还注明总壮数。③多数穴刺灸法下还注出禁忌法。根据这些特征，并参照诸书引录甄权之文，可辨出《圣惠方》卷九十九共引录甄权《针经》有以下52穴：

上星、囟会、前顶、百会、天突、膻中、巨骨（在任脉上）、少商、神庭、水沟、承浆、攒竹、睛明、迎香、承泣、鸠尾、巨阙、上管、中管、下管、巨扇、地仓、分水、阴交、云门、关元、中极、哑门、大椎、腰俞、长强、天柱、风池、白环俞、魄户、譩譆、客主人、肩井、臂臑、曲池、章门、委中、三里、听会、少海、巨虚上廉、巨虚下廉、承山、下昆仑、列缺、劳宫、涌泉等52穴。

需要说明的是，《外台·明堂》《千金翼方》所录某些甄权《针经》佚文不见于上列52穴，这提示《圣惠方》编者在编纂《针经》时，可能不是将原书全文收录，而是有所选择。然而以上这52穴甄权《针经》佚文较为完整，引文质量也较高，记录了大量的临床实验研究的成果，反映甄权的针灸学术特点。

2.《外台秘要方》 《外台秘要方》卷三十九"明堂"部分是唐代王焘依据《甲乙经》，并参考多种传本《黄帝明堂经》所集录的腧穴内容。宋人编《圣惠方·针经》时，各种传本《黄帝明堂经》已不存（至少已不全），故书中那些与《黄帝明堂》相同或相类的腧穴内容多集自《外台·明堂》，举例分析如表5。

表5

穴位	《外台·明堂》	《针经》
耳门	在耳前起肉当耳中缺者。灸三壮。主耳中有脓及底耳聤耳，皆不灸。主耳痛鸣聋，头颔痛，上齿龋	在耳前起肉当耳缺者是穴。主耳有脓及底耳聤耳，耳痛鸣聋并齿龋。针入三分，留三呼，灸三壮
强间	一名大羽，在后顶后一寸半，督脉气所发，灸五壮。主头痛如针刺，不可以动，项如拔，不可左右顾	在后顶后一寸半是穴，一名大羽，是督脉气所发，主头如针刺，不可以动，项如拔，不可左右顾视，灸五壮，针入二分
经渠	金也，在寸口陷者中，手太阴脉之所行也，为经，不可灸，伤人神明。主疟寒热，胸背急，胸中彭彭然，甚即交两手如瞀为暴痺，喘逆喉痹，掌中热，咳逆上气，喘息数欠，热病汗不出，心痛欲呕	金也，在寸口中陷者中是穴，手太阴脉之所行为经也。主疟寒热，胸背急，胸中膨膨痛，喉痹，掌中热，生嗽逆上气喘，数欠，热病汗不出，暴痺喘逆，心痛欲呕。针入二分，留三呼。不可灸，灸即伤人神
犊鼻	在膝髌下骺上骨侠解大筋中，足阳明脉气所发，灸三壮。主犊鼻肿，先洗熨去之，其赤坚勿攻，攻者死。膝中痛，不仁，难跪起，诸肿节溃者死，不溃可疗也	在膝髌下骭，夹罅大筋中是穴，足阳明脉气所发也。主犊鼻肿，洗熨去之，其久坚勿攻，攻者死。膝中痛，不仁，难跪起，诸肿节溃者死，不溃可疗。针入三分，灸三壮

表5《外台·明堂》载耳门穴中"耳中有脓及底耳聤耳"系指禁忌证，而非主治症，因其前衍一表示主治症的"主"字，故《圣惠方》编者误以为主治症而一并录入"耳门"穴主治症中；"强间"穴下主治症系王焘不解《备急千金要方·孔穴主对法》的特殊体例（详见"《千金要方》考"），而误录其中"窍阴"、"天柱"穴的主治症，《圣惠方》编者也传其误；《外台·明堂》所载"经渠"穴文序及"犊鼻"穴内容均与《黄帝明堂》明显不同，而《圣惠方》独与《外台》同，则知其出自《外台》也。

《圣惠方·针经》所录《外台·明堂》腧穴内容下的针法文字，或据《甲乙经》补录，或刺灸法内容均直接录自《甲乙经》。在《圣惠方·针经》所录51个《外台》腧穴条下，先列灸法，后列针法者共30穴(据《甲乙经》补录针法)，而先列针法，后列灸法者21穴(刺灸法皆直接录自《甲乙经》)。

3.《山眺针灸经》 《宋史·艺文志》《崇文总目》均载有“山眺针灸经一卷”，又作《山兆针灸经》。此外，《宋史·艺文志》还载有“吴希言：风论山兆(一作眺)经一卷”，由此看来，“山眺针灸经”中的“山眺”似不能解作人名(即作者名)。两部《山眺经》同出于《宋志》，成书年代也应相近，是否同为“吴希言”所撰，因原书早佚，难以考定。

《圣惠方·针经》明确标引此书者仅有一处，见于“云门”穴下，原文如下：

云门二穴，在巨骨下气户两旁各二寸陷中动脉应手，举臂取之。《山眺经》云：在人迎下第二骨间相去二寸三分是穴。足太阴脉气所发，治呕逆气上，胸胁彻背痛。通灸，禁针。理肺同药疗之。《甲乙经》云：针入七分，灸五壮，针若深，令人气逆。

根据《圣惠方》卷九十九体例(详见下文)可知：凡是明确注出书名的引文多为附注，也就是说，“云门”穴下的主要内容不是录自《山眺针灸经》，而是采自他书。出于《山眺经》的原文为“在人迎下第二骨间相去二寸三分”一句。再者，《圣惠方》该卷又未载与“云门”相类的腧穴(如“中府”)，这样，仅凭这一句话，很难判定《圣惠方》是否采用，或采用了多少《山眺经》的原文。所幸的是，后来王惟一编《铜人腧穴针灸图经》时，在“厥阴腧”穴下注曰“出《山眺经》”。《圣惠方·针经》不仅载有此穴，而且所有的背腧穴均采自同一书(《圣惠方》卷九十九在引录不同文献时，基本保留了原书各自的体例，从而可以明显地看出腧穴的不同出处，尽管一时还不知其究竟出于何书。详见“体例”节)，也就是说，《圣惠方》卷九十九所载的包括“厥阴腧”在内的所有背腧穴均出自《山眺经》一书。通过这些背腧穴的体例分析，进一步可知，其他一些具有相同体例的腧穴也出自《山眺经》，即临泣、眉冲、神聪、明堂、当阳、前关、大杼、风门热府、肺俞、厥阴俞、心俞、督俞、膈俞、肝俞、胆俞、脾俞、胃俞、肾俞、气海俞、大肠俞、关元俞、小肠俞、膀胱俞、中膂俞、白环俞等25穴均辑自《山眺经》。从这些大量的佚文中可以看出《山眺经》是一部很有特色、很有价值的针灸书，值得深入研究。从全书的内容看，该书大约成于唐代中晚期。现将其主要特点归纳如下：

(1)总结并收录诸家效穴：从《圣惠方》所录25穴看，有9穴，即眉冲、神聪、明堂、当阳、前关、厥阴俞、督俞、气海俞、关元俞等均不见于当时的腧穴正经——《黄帝明堂经》，而其中“眉冲”、“厥阴俞”、“督俞”、“气海俞”、“关元俞”五穴经宋以后针灸书的转引而相继归入经穴，并最终为中华人民共和国国颁标准——《经穴部位》收入相应的经穴部；“明堂”一穴又见于《圣惠方》卷五十五及敦煌医书中，实即“上星”穴。而其余三穴也均为《经穴部位》收入经外穴部，也就是说，《圣惠方》所录《山眺经》24穴全部被国颁标准——《经穴部位》所收载，该书的学术价值之高于此也可见一斑。

(2)腧穴主治症不同于《黄帝明堂》：该书所记腧穴主治症很有特点，与《黄帝明堂》有较大的差别。概括而言，其腧穴主治特点为：头面部穴多治风，而背俞穴多治痨。其中背俞治痨应是唐代广泛运用针灸治痨的经验总结，宋代道人编《上清紫庭追痨仙方论法》(见《道藏》第26册)所载“黄帝灸二十一种痨图”独取《山眺经》背俞穴，不知系直接录自该书原文，还是转录自《圣惠方》。

此外，《山眺经》所载腧穴部位与归经也与《黄帝明堂》有所不同，如上文引“云门”穴即是。该书在腧穴定位时还特别强调“同身寸”，可能是受王冰的影响。特别有意义的是，“中膂俞”下曰“一名脊内俞，是少阴脉”，以腰骶部穴属少阴脉，这与中国第一部腧穴书《黄帝明堂经》的归经思路不同，然而这却是一种更合理的归经法，而且在《内经》中已经可见这种归经思路：

腹暴满，按之不下，取手太阳经络者，胃之募也，少阴俞去脊椎三寸傍五，用员利针。(《素问·通评虚实论》)

这里明言“去脊椎三寸”之腰背部第一侧行穴为“少阴俞”(《太素·刺腹满数》卷三十、《甲乙经》卷九第七对于这句话的记载完全相同，故可排除误、衍的可能性)，杨上善注曰“腹满亦取足少阴之输，夹脊相去三寸”，极是。由于《明堂经》编者的明显失误，将腹部第一侧行穴归于足少阴经，而使得背部第一侧行穴无着落，可能正是为了弥补这一明显的漏洞，足太阳在背部的循行在原来一行的基础上又增加了一并行的分支，从而与其余十一脉之例格格不入。

4.《甲乙经》 《圣惠方·针经》明确标引“甲乙经”者共15条，皆系该作者在引录其他针灸文献时，遇刺灸法内容不全，或不常见者，用《甲乙经》或补注其缺，或注明异同。其他场合引录《甲乙经》(不标明出处)，主要是在引录《外台》腧穴时，用以补录其所缺的针法内容。

《圣惠方·明堂》标注的针灸文献远多于卷九十九，但却独没有称引“甲乙经”，并不是卷一百《明堂》的编者未见到《甲乙经》，而是因为该篇只录灸法，不录针法，不必引《甲乙经》出注。

5.《明堂经》 《圣惠方·针经》载“天府”穴下注曰“出《明堂经》”，全文如下：

天府二穴，在两腋下三寸宛宛中是穴，手太阴脉所发。主理头眩目瞑，远视𥆧𥆧，针入四分，留七呼，灸二七壮，不除，灸至一百壮罢。出《明堂经》，其《甲乙经》中，禁不可灸，即使人逆气也。

以上所录天府穴的主治症及刺灸法均与《黄帝明堂经》迥异，显然是录自其他《明堂经》。考:《圣惠方》卷六十一引录了《明堂经》禁灸穴，其中恰好也无“天府”一穴，可见这两处所引之“明堂经”为同一书，但不详其究竟是哪部《明堂经》。

此外，《圣惠方·针经》“承浆”穴下引有“小品”一条，但别处未再引录《小品方》原文，故此条引文不像是《圣惠方》编者的直接引文。另于“前顶”穴下引“素问”一条，原文出自王冰注。

《圣惠方》卷九十九所载腧穴除了出于上述几种文献外，还有少量腧穴内容出处不详。这些出处不明的腧穴中有些表现出相同的体例特征，当出于同一书，举例如下：

云门二穴，在巨骨下气户两旁各二寸陷中动脉应手，举臂取之。《山眺经》云:在人迎下第二骨间相去二寸三分是穴。足太阴脉气所发，治呕逆气上，胸胁彻背痛。通灸，禁针。

建里一穴，在中管下一寸是穴。治肠中疼痛，呕逆上气，心痛身肿。通灸，针入一寸二分。

脊俞一穴，一名神宗，一名脊中，在第十一椎中央是穴，督脉气所发。治风痫癫邪，温病积聚，下痢。不灸，通针，针入五分。

伏兔二穴，在膝上六寸起肉，正跪坐取之是穴，足阳明脉气所发。治风劳痹逆，狂邪，膝冷，手节挛缩，身瘾疹，腹胀少气，妇人八部诸病。通针，针入三分，禁灸。

以上四穴内容有两个共同的特点。其一，腧穴主治症前均作“治”，而不是像其他穴作

“主”、“主疗”、“疗”、“理”、“主理”等字。其二，刺灸法项下，均注明“通针”，或“通灸”字样，也就是说，该书作者认为某些穴只宜于针，而某些穴只宜于灸，这一特点，在现存针灸文献中仅见于此书。特别值得一提的是，宋以前腧穴文献所载“伏兔”穴均谓“不可刺灸”，因而也不载主治病症。而该书“伏兔”下不仅录有刺法，而且总结了不少主治病症，说明该书作者对于伏兔穴进行了相当长时间的研究。宋以后乃至现代针灸学教材所载伏兔穴主治症均直接或间接录自此书。可惜这一颇具特色的针灸典籍留下的佚文太少，很难进一步探讨并借鉴其学术成就。

（二）卷一百《明堂》部分

这一部分只录灸法，故在采用文献方面也偏重于灸法类腧穴书，引录较多的是《外台·明堂》。其他灸法书有《黄帝问岐伯灸经》（又作《岐伯明堂经》）、秦丞祖《明堂》以及某些方书中的灸方等。此外，还引录了某些甄权《针经》、《备急千金要方》的腧穴内容。但由于《圣惠方》引录的多数针灸腧穴文献早佚，其他医书又极少称引，而且《圣惠方》编者在引录原始文献时又按统一体例作了相应处理，故《圣惠方·明堂》中相当一部分腧穴由于缺乏旁证而不详出处，以下略加考述：

1.《外台秘要方》 《圣惠方·明堂》注文中明确标引“外台明堂”者仅有一条（见“三里”穴下），而正文中却大量引录了《外台·明堂》的内容，试看表6对照。

表6

穴位	《外台秘要方》	《圣惠方》
胁堂	在腋阴下二骨陷者中。主胸胁支满，胪胀贲豚，噫哕喘逆，瞻视，目黄，举腋取之	胁堂二穴，在腋下二骨间陷者中，举腋取之，灸五壮。主胸胁气满，噫哕喘逆，目黄，远视
商阳	主气满胸中，喘息支胁，热病汗不出，耳中风，耳鸣耳聋，时不闻，热疟口干……	灸三壮。主胸膈气满，喘急，耳鸣聋，疟病口干，热病汗不出
禾窌	一名颇，直鼻孔下夹水沟旁五分，手阳明脉气所发，主鼻窒口噼，清涕出不可止，鼽衄有痈。口噤不可开	禾聊二穴，在鼻孔下侠水沟旁五分，灸三壮。主鼻窒中噼，清涕出不可止，鼻衄有疮，口不可开及尸厥也
养老	手太阳郄，在踝骨上一空在后一寸陷者中，灸三壮。主肩痛欲折，臑似拔，手不能自上下	养老二穴，在手太阳踝骨上一穴后一寸陷者中，灸三壮。主肩欲折，臂如拔，手不能自上下也
尺泽	在肘中约上动脉，灸三壮。甄权云：在臂屈横文中两筋骨罅陷者宛宛中不宜灸。主……瘈疾呕沫，手臂不得上头肘痛	尺泽二穴，在肘中约上两筋动脉中。甄权云：在臂屈伸横纹中筋骨罅陷者中，不宜灸。主瘈病不可向，手臂不得上头
三阴交	在内踝上三寸骨下陷者中，足太阴厥阴少阴之会，灸三壮。主足下热，胫疼不能久立，湿痹不能行。腹中热若寒，肠鸣，强欠，膝内痛，心悲气逆，腹满，小便不利，厥气上及巅。脾病者，身重若饥，足痿不欲行，足部掣脚下痛，虚则腹胀肠鸣，溏泄……	三阴交二穴，在内踝上八寸陷者中，灸三壮。主膝内廉痛，小便不利，身重，足痿不能行也

表6"胁堂"穴在现存文献中首见于《外台·明堂》,《圣惠方》引录时略有改动;"商阳"主治症中"气满胸中,喘息支胁"症系王焘录自《素问·缪刺论》;"尺泽"穴中"癫疾呕沫,手臂不得上头"系误录"列缺"穴主治;"三阴交"穴中"腹中热若寒,肠鸣,强欠,膝内痛,心悲气逆,腹满,小便不利,厥气上及巅"系王焘误录"漏谷"穴主治症,而该穴下最后一节文字乃王焘录自《素问·脏气法时论》。也就是说,上述各穴中的这些内容是《外台·明堂》该穴下特有的,而这些内容也见于《圣惠方》,说明这部分腧穴内容采自《外台·明堂》。需要说明的是,现存宋本《外台》中,三阴交穴部位作"内踝上三寸",与《圣惠方》不同,可是《外台》中"三阴交"穴却排在"漏谷"穴(内踝上六寸)之后,可见,《外台》原书中"三阴交"部位也作"内踝上八寸"。

上述《圣惠方》"禾聊(窌)"穴主治症中的"及尸厥"症不见于《外台·明堂》,系采自别书。《圣惠方》编者如果采用甲文献辑录某腧穴内容时,若再引乙文献补缺,一般多注明乙文献的名称,可能此穴内容不是《圣惠方》编者直接录自《外台》(尽管"及尸厥"之前文字为《外台》特有),或是录自同样抄录《外台》的其他针灸书。细读《圣惠方》卷一百,类似"禾聊(窌)"穴的例子还有多处,或以"及"字,或以"兼主"开头引录补充文献,而不注明书名。可知,《圣惠方》卷一百所载那些见于《外台·明堂》的腧穴内容不一定全部直接采自《外台》原书。

2.《黄帝问岐伯灸经》 《宋史·艺文志》载有"黄帝问岐伯灸经,一卷",《崇文总目》又有"黄帝岐伯论针灸要诀,一卷",未详是否为同一书。

《圣惠方》标明"黄帝"、"岐伯"问答者仅两条,原文如下:

黄帝问岐伯曰:凡人中风,半身不遂,如何灸之。岐伯答曰:凡人未中风时,一两月前,或三五个月前,非时,足胫上忽发酸重顽痹,良久方解,此乃将中风之候也。便须急灸三里穴与绝骨穴,四处各三壮,后用葱、薄荷、桃、柳叶四味煎汤,淋洗灸疮,令驱逐风气于疮口内出也。灸疮若春较秋更灸,秋较春更灸,常令两脚上有灸疮为妙。凡人不信此法,或饮食不节,酒色过度,忽中此风,言语謇涩,半身不遂,宜于七处一齐下火,各灸三壮,如风在左灸右,在右灸左:一百会穴、二耳前发际、三肩井穴、四风市穴、五三里穴、六绝骨穴、七曲池穴。右件七穴,神效极多,不能具录,依法灸之,无不获愈。

黄帝问岐伯曰:凡人患噎疾,百味珍馔不能而食者,灸何穴而立得其愈。岐伯答曰:夫人噎病五般:一曰气噎,二曰忧噎,三曰食噎,四曰劳噎,五曰思噎。此皆由阴阳不和,三焦膈绝,津液不利,故令气膈不调,成噎疾也。气噎,灸膻中……忧噎,灸心俞……食噎,灸乳根……劳噎,灸膈俞……思噎,灸天府。

从以上两节佚文看,该书有问有答,有论有方,很切合临床实用,具有很高的学术价值。特别是中风灸方为宋以后医书广泛采用,至今仍用作预防和治疗中风的常用针灸方。

此外,《圣惠方》卷一百还录有五条"岐伯云"原文,分别见于"膻中"、"关元"、"间使"、"强间"、"环跳"穴下,其中"膻中"穴主治症下引作"岐伯云:积气成干噎",与前文"黄帝岐伯论五噎灸方"相合,可知,《圣惠方》所录黄帝岐伯问答及"岐伯云"文字均出于同一书——《黄帝问岐伯灸经》。除以上腧穴外,曲骨穴的主治症与"关元"穴下所引"岐伯云"文字很相似,应是录自同一书。至于还有哪些腧穴内容采自《黄帝问岐伯灸经》,现已无法判定。

"明堂序"中还提及"岐伯《明堂经》"之名,这是宋人对针灸书的统称。宋人常将针灸腧穴书统称作"明堂经",并冠以作者名以别之,如称《铜人腧穴针灸图经》作"王惟一《明堂经》",称《备急千金要方·针灸篇》作"孙思邈《明堂经》"等。至于《圣惠方·明堂》正文中提及的“黄帝灸法”、“岐伯灸法”并非指书名，而是直接引自方书中的有关灸方。现将《圣惠方》卷一百所录“黄帝灸法”、“岐伯灸法”原文列出分析如下：

黄帝灸法：疗神邪鬼魅及发狂癫，语不择尊卑，灸上唇里面中央肉弦上一壮，炷如小麦大，又用钢刀决断更佳也。

黄帝灸法：疗中风，眼戴上及不能语者，灸第二椎并第五椎上各七壮，齐下火，炷如半枣核大，立瘥。

岐伯灸法：疗脚转筋，时发不可忍者，灸脚踝上一壮。内筋急灸内，外筋急灸外。

岐伯灸法：疗头旋目眩及偏头不可忍，牵眼䀮䀮不远视，灸两眼小眦上发际各一壮，立瘥。

岐伯灸法：疗小儿脱肛泻血，秋深不较，灸龟尾一壮，炷如小麦大。

以上第一条“黄帝灸法”又见于《备急千金要方》卷十四、《千金翼方·针灸》、《圣惠方·小儿明堂》，《圣济总录》分别于卷一九二、一九四两处引录，前卷引自《备急千金要方》，后卷引自《普济针灸法》（别处又作“普济针灸经”，此名不见于宋代书目，疑指《普济方·针灸》）。第二条“黄帝灸法”早见于《肘后方》，并为《备急千金要方》《千金翼方》《外台秘要方》《医心方》《圣济总录》等书所转引，均未提及“黄帝灸法”之名。

3. 甄权《针经》 《圣惠方》卷一百明确标引“甄权云”文字共四条，分别见于“分水”、“石门”、“巨虚”、“尺泽”穴下。其中“分水”穴内容系误录自《外台》“脐中”穴文字，后三条引文也与《外台·明堂》所引“甄权云”文字相同，均不能排除转引《外台》的可能。但正文中“水沟”、“大椎”、“委中”、“魄户”、“天柱”五穴的主治症与甄权《针经》佚文相同，系直接采自该书。可见，《圣惠方·明堂》虽然只录灸法，但也采用了《针经》的内容。

除了以上三种针灸文献外，《圣惠方》卷一百还明确标引了四条《秦丞祖明堂》（另有四条“秦丞祖云”）、一条《华佗明堂》（另有两条“华佗云”）文字，但宋以前医书如《肘后方》《备急千金要方》《千金翼方》以及日本古医籍《医心方》所录秦丞祖、华佗针灸佚文均不见于《圣惠方》卷一百，故所谓《秦丞祖明堂》《华佗明堂》，不知当时是否确有其书。此外，“颊车”、“交仪”穴内容分别采自《千金翼方》《备急千金要方》二书。

卷一百《明堂》还载有 14 个灸方，《小儿明堂》所载则基本是灸方，可见，该卷所载针灸腧穴除了采自腧穴专书外，还引录了方书中的内容。

《圣惠方》卷九十九、卷一百采用文献的方式有所不同，卷九十九多采用直录的方式，而卷一百多采用节录的方式。而两卷共同的特点是：只采用一种文献时，不注明出处；如果某一腧穴内容采自一种以上的文献，则以其中的一种文献为主，而以其他的文献作为补充，或注明异同，对于用以补缺、注异同的文献则注明出处。

七、《圣惠方》若干腧穴的考辨

《圣惠方》卷九十九《针经》、卷一百《明堂》所载腧穴系采自多种不同文献，因而出现了较多的“同名异穴”（不同的腧穴有相同穴名）、“同穴异名”（同一腧穴而有不同的穴名）及“同穴异位”（同是一穴而部位不同）现象，原书编者未能一一考核而注明，后人因而多有误解。以下略加考辨。

（一）“青冷渊”与“青灵”

《圣惠方》卷九十九载有“青冷渊”，卷一百载“青灵”，现将有关原文对照如表 7。

表 7

穴位	《圣惠方》	《外台》
青灵	青灵二穴，在肘上三寸，伸肘举臂取之，灸三壮。主肩不举，不能带衣也(卷一百)	
清冷渊	清冷渊二穴，在肘上二寸，伸肘举臂取之是穴。主肩不举，不得带衣。灸三壮，针入三分(卷九十九)	清冷渊，在肘上三寸，伸肘举臂取之，灸三壮。主头痛振寒，肩不举，不得带衣

从表 7 可见，《圣惠方》所载“青灵”、“清冷渊”穴，二穴除部位相差一寸外，其余内容完全相同。而宋以前针灸文献，如《甲乙经》《备急千金要方》《千金翼方》《外台秘要方》《医心方》(此书系节录自杨上善注本《黄帝明堂经》)等书所载“清冷渊”部位，均作“肘上三寸”。显然，《圣惠方》卷一百所载之“青灵”即“清冷渊”穴，宋代《西方子明堂灸经》一书已明确指出清冷渊“又名青灵”。那么，“清冷渊”又是如何变作“青灵”之名的呢？考：“清冷渊”本作“清泠渊”(见《甲乙经》《备急千金要方》《千金翼方》等书，后人不识此“泠”字而多讹作“冷”)，泠，音灵，清凉之义。《说文解字注》注“泠”字曰“凡清泠用此字”。医书中“清泠”又常写作“清零”(见《备急千金要方·目病第一》卷六、《太素·七邪》卷二十七)，而“零”，古字作“灵”。故穴名“清泠渊”也写作“青灵渊”(见《圣济总录》卷一九四、《普济方·针灸门》卷四百十)。唐人避高祖讳或改“青灵渊”作“青灵泉”，或缺字作“青灵”，宋人依旧抄录于《圣惠方·明堂》。

因为《圣惠方》既载有“青灵”，又载有“清冷渊”，且后者的部位又被误抄作“肘上二寸”，故王惟一以为是两个不同的腧穴，而将“青灵”穴内容归入手少阴心经，并将《圣惠方》原书中漏抄的“清冷渊”主治症“头痛振寒”也一并抄录于“青灵”穴下。其实，王惟一如果留意《圣惠方》中“青灵”穴的附图(见书影 7)，也完全可以避免这一严重的失误。因为根据原图所示“青

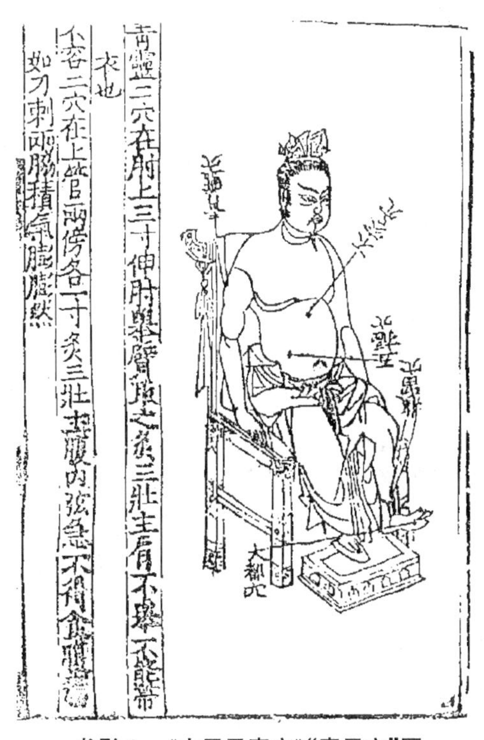

书影 7 《太平圣惠方》“青灵穴”图

灵”穴部位，怎么也不能将其归入心经。

（二）胸部“巨骨”与肩部“巨骨”

古医书中一般将“肩端大骨”称作“巨骨”，而《圣惠方》载胸部一穴亦名“巨骨”，并多次提及。原文如下：

巨骨一穴，在心脾骨头是穴。日灸三壮，至七壮止。主惊痫，破心吐血。禁不可针，针则倒悬一食顷，然后乃得下针，针入四分，泻之勿补，针出始得正卧。忌酒面热食猪鱼，不慎生冷等。

鸠尾一穴，在臆前巨骨下五分是穴。主心惊痫发，状如鸟鸣，破心吐血，心中气闷……此处是大难针，非是大好手方可下针，如其不然，取气多，不幸令人死。针入四分，留三呼，泻五吸，肥人可倍之，忌如前法。（《圣惠方》卷九十九）

小儿食痫者，先寒热洒淅乃发也，灸鸠尾上五分三壮。（《圣惠方》卷一百）

鸠尾一穴，在臆前巨骨下五分。（《圣惠方》卷五十五）

鸠尾一穴，在蔽骨下五分陷者中……（《圣惠方》卷一百）

从上文中不难看出，“巨骨”穴部位中“心脾骨”即“心蔽骨”，又称作“胸蔽骨”，俗称“鸠尾骨”，此穴与“鸠尾”穴仅相距五分，故主治症与针法均很相近。《小儿明堂》载治食痫，灸“鸠尾上五分”实指“巨骨”穴。卷九十九所载“巨骨”、“鸠尾”均采自甄权《针经》。

宋代王执中已不知《圣惠方》所载鸠尾穴上五分处的“巨骨”为何穴，而疑原书“误写‘二’字作‘一’字；‘肩胛’为‘心脾’也”（见《资生经》卷一肩膊部“巨骨”穴注）。而冯一梅则断言原书“巨骨一穴在心脾骨头”实是“巨骨两穴在肩胛骨头”之误（见当归草堂本《铜人针灸经》跋文），皆疏于考辨。

（三）“上昆仑”、“下昆仑”、“内昆仑”、“外昆仑”与“昆仑”

上昆仑二穴者，火也，足太阳脉之所行，为经也，在宛踝后跟骨上陷者中。

下昆仑二穴，一名内昆仑，在外踝下一寸大筋后内陷者宛宛中是穴……其穴蹲地旁引取之。

小儿阴肿，灸内昆仑二穴各三壮。在内踝后五分筋骨间陷者中。（《圣惠方》卷一百）

治脚转筋，针内昆仑穴，在内踝后陷中，入六分，气至泻之。（《千金翼方》）

太溪二穴，在足内踝后跟骨上动脉中，灸三壮。（《圣惠方》卷一百）

关元一穴……若针而落胎，胎多不出，而针外昆仑立出。（《圣惠方》卷九十九）

昆仑者，火也，在足外踝后跟骨上陷者中，足太阳脉之所行也，为经。（《外台》）

昆仑二穴，在足外踝后跟骨上陷者中，灸三壮。（《圣惠方》卷一百）

对于《圣惠方》中这些以“昆仑”命名的腧穴，后人确实难以一一辨明。王惟一编《铜人腧穴针灸图经》时，即误将《圣惠方》卷一百“内昆仑”穴的主治症归入“昆仑”穴中。王执中也不明这些穴与足太阳经穴“昆仑”的关系（见《针灸资生经》足太阳经“昆仑”穴下注文）。据原文所注各穴部位，“外昆仑”、“上昆仑”均为足太阳经穴“昆仑”穴的别名；“内昆仑”即足少阴经“太溪”穴别名；“下昆仑”则是奇穴，大约相当于申脉穴处，第二条“下昆仑”穴下所注“一名内昆仑”，当作“一名外昆仑”。

（四）“明堂”与“上星”

《圣惠方》卷九十九分别载有“明堂”、“上星”各一穴，现将有关原文对照如下：

上星

上星一穴，在额颅上直鼻中央入发际一寸陷容豆是穴……主疗头风头肿，皮肿面虚，鼻塞，头痛。(《圣惠方》卷九十九)

上星一穴，在直鼻上入发际一寸陷者中……主头风目眩，鼻塞不闻香臭。(《圣惠方》卷一百)

明堂

明堂一穴，在鼻直上入发际一寸。(《圣惠方》卷五十五)

明堂一穴，在鼻直上入发际一寸是穴。理风头，多鼻涕，鼻塞。(《圣惠方》卷九十九)

从上文看，所载“明堂”穴的部位，与“上星”穴同，二者的主治症也很相近，显然是同一穴。“明堂”穴名早见于敦煌卷子《新集备急灸经》，而《圣惠方》所载“明堂”穴内容采自《山眺针灸经》，编者未明此穴与“上星”穴的关系，而一并录之。南宋王执中也不知“明堂”穴何所据，故“疑以传疑”，附于“神聪”穴后(见《针灸资生经》卷一)。

(五)“接脊”、“脊中”与“悬枢”

《圣惠方》卷一百载“接脊”穴部位与卷九十九的“悬枢”穴同；而卷九十九所载“脊中”穴部位与卷一百的“悬枢”穴同，原文如下：

接脊

小儿痢下赤白……灸第十二椎下节间，名接脊穴。(《圣惠方》卷一百)

接脊一穴，在背当中心。(《圣惠方》卷五十五)

脊中

脊俞一穴，一名神宗，一名脊中，在第十一椎中央是穴。(《圣惠方》卷九十九)

悬枢

悬枢一穴，在第十二椎下节间是穴。(《圣惠方》卷九十九)

悬枢一穴，在第十一椎节下陷者中。(《圣惠方》卷一百)

历代文献均谓“脊中”穴在第十一椎下，而“脊中”之下名“接脊”，自当位于第十二椎下。卷五十五谓“在背当中心”实乃唐人定“脊中”穴的简易法：从大椎度至穷骨，中折即脊中穴，“脊中”穴名也由此而来。至于《圣惠方》两处悬枢穴定位文字中“十一”、“十二”均系“十三”之误。

(六)“前关”、“太阳”与“瞳子窌”

《圣惠方》载有“前关”、“太阳”穴，而无“瞳子窌”穴，宋臣校《备急千金要方》则认为此三穴为同一穴，现将有关原文列于下：

瞳子窌，一名太阳、一名前关。(《备急千金要方》卷二十九注)

瞳子窌，在目外去眦五分。(《外台》)

前关，在目后半寸是穴，亦名太阳之穴。(《圣惠方》卷九十九)

按：以上《圣惠方》所载“前关”穴部位与“瞳子窌”完全相同，但文中谓此穴“亦名太阳”，而不是“一名瞳子窌”。而关于“太阳”穴定位，《圣惠方》与其他古代文献又有不同的描述：

太阳二穴，在眉外五分。(《圣惠方》卷五十五)

眼小眦后一寸，太阳穴。(《圣济总录》)

颞颥穴，在眉眼尾中间上下有来去络脉是。(《备急千金要方》)

从上文看,《圣惠方》卷五十五所载“太阳”穴部位作“眉外五分”,与“前关”穴不同(医书中“眉”与“目”常相混)。其他医书所载“太阳”穴部位也有出入。一般取太阳穴多为刺络放血,故以《备急千金要方》所记“颞颥”部位较符合临床实际。太阳穴现代定位为“眉梢与目外眦之间,向后一寸”。实际上是综合了《备急千金要方》“颞颥”与《圣济总录》“太阳”穴的定位描述。因而,不应将“前关”(太阳)与“瞳子窌”视为同一穴。

(七)“阳跷”与“阴跷”

《圣惠方》卷九十九、卷一百所载“阴跷”穴的部位及主治症均与“照海”穴同,二者显为同一穴。“照海”为阴跷脉所生,《备急千金要方》卷三十“孔穴主对法”即称照海穴作“阴跷”。至于《圣惠方》卷九十九所载“阳跷”穴,尚需考辨。原文作“阳跷二穴,在外踝前一寸陷者宛宛中是穴。治脚气肾气,妇人血气,针入三分”。而在此之前,《备急千金要方》《千金翼方》所载“阳跷”穴均指足太阳经“申脉”穴,例如《备急千金要方》卷十一曰:“劳冷气逆,腰髋冷痹,脚屈伸难,灸阳跷一百壮,在外踝下容爪”,卷三十“孔穴主对法”也将申脉穴径称作“阳跷”。申脉穴系阳跷脉所生,故名之“阳跷”。今《圣惠方》所载之“阳跷”穴在外踝前一寸,与申脉穴不同,主治症也不相当,盖另有所本。

(八)腹部肾经穴横寸

《圣惠方》所载腹部肾经穴的横寸与《黄帝明堂经》明显不同,原文如下:

幽门二穴,在巨阙旁各一寸半陷者中。

通谷二穴,在夹上管两旁相去三寸是穴。(《圣惠方》卷九十九)

阴都二穴,在胃管两旁各一寸半。(《圣惠方》卷五十五)

以上腧穴距腹中行的尺寸均为一寸半,与《黄帝明堂经》所记“半寸”有较大的差异。旁开“一寸半”的定位法对宋代及宋以后的针灸书影响很大,例如南宋王执中即明确主张:腹部肾经穴旁开一寸半;五卷本《铜人腧穴针灸图经》卷四“幽门”穴部位“夹巨阙旁各五分”被后人改作“夹巨阙旁一寸五分”。然而,这一问题比较复杂,决不是将“五分”改作“一寸五分”就可以简单解决的。在研究这一问题时必须要考虑这样一个问题:如果认为“一寸五分”说比“五分”说更合理,那么,我们应当将腹部肾经穴中的脉气所发内容“冲脉、足少阴之会”作相应改动,同时还要将腹部的胃经、脾经穴的横寸都要相应改动,更重要的是,所有这些穴的主治病症也应采用“一寸五分”学派所总结的内容,而这一点,一千年前宋人编《圣惠方》已无法办到(古人很可能根本未曾将腹部所有穴的定位都统一改过)。如若不然,我们只有根据“一寸五分”的定位,进行大量、长期的临床观察,重新总结腹部穴的主治病症,这也决非易事。所以,王惟一当年编《铜人腧穴针灸图经》时,对于腹部穴定位,并未采用《圣惠方》中肾经穴的定位法,这一方面是因为王惟一是奉敕编书,不可能改动过多,另一方面《圣惠方》所载腹部穴定位本身也不统一,例如腹部胃经穴“天枢”部位仍作“夹脐两旁各二寸”,与《黄帝明堂经》同,并未改作“夹脐两旁各三寸”。

《圣惠方》卷九十九、卷一百系采集诸家针灸文献精华所编成,因而书中某些腧穴的名称、部位、主治症与《黄帝明堂经》不同,甚至同一穴,前后所记也有出入,这是很正常的。对于这些内容只有搞清其来龙去脉,才能正确理解。

八、学术价值及其对后世针灸学的影响

由于《圣惠方》卷九十九、卷一百既有宋人的文字,更有大量宋以前的文献,故讨论这一

问题应分两步进行。宋人的学术思想集中体现在卷九十九、卷一百的总论中，而此二卷的腧穴部分主要反映的是唐代的学术成就。以下主要分析此二卷中所反映的宋代针灸学术成就。

1. 针法 卷九十九《针经》总论中有一段原文专论补泻针法，反映了宋人对《内经》《难经》补泻刺法的理解。宋代《太医局诸科程文》所载针灸试题对该篇论刺法原文进行了详尽的阐释（见《太医局诸科程文》卷六“大义第一道”、“又大义第一道”。原文太长，此不引录）。说明两宋的针术均以此为准。

2. 取穴法 宋以前取穴法很不统一，卷一百总论中在列举了宋以前诸家取穴法的不足之处后指出：“今取男左女右手中指第二节，内度两横纹相去为一寸。自依此法，与人著灸疗病以来，其病多得获愈，此法有准，今以为定。”此后，王惟一《铜人腧穴针灸图经》、《崔丞相灸痨法》（此书为北宋初人所编，不可与唐代的崔知悌原书相混）、庄绰《灸膏肓腧穴法》等宋代针灸书均依此法定穴。

3. 定发际法 宋以前头项部折量取穴，常用到前后发际标志，但临床上常遇到一些前后发际不明显的患者，则难以用此法折量取穴。为此，《圣惠方》卷一百规定了确定前后发际的方法，即以眉中心（印堂）直上三寸为前发际，大椎直上三寸为后发际。后世定穴多沿用此法。

4. 灸疮护理法 宋以前多注意灸后发灸疮，而对灸疮的护理很少论及。《圣惠方》卷一百在补充前代的发灸疮法的基础上，着重介绍了两类灸疮护理方法，即药液淋洗法、薄膜贴敷法。

5. 人形穴图 《圣惠方》所载全部腧穴均由宋人统一配以人形腧穴图。这些图人物造型逼真，腧穴标示准确，具有很高的文献价值。宋仁宗天圣四年（1026），王惟一奉敕编纂《铜人腧穴针灸图经》一书时，卷首所载三幅正、伏、侧三人经脉腧穴起止图以及天圣石刻的三人经脉、腧穴、骨度、脏腑图的造型均直接采用了《圣惠方》卷九十九相应的腧穴图。

6. 广泛采集诸家腧穴文献 宋以前对于针灸腧穴文献的整理均以《黄帝明堂经》一家为主，而对于大量的其他各家腧穴书多不甚留意，而宋代医官编《圣惠方》时，未得《黄帝明堂经》一书，无所谓“正经”可依，故尔采集当时尚存的各家腧穴书中的精华，编成《针经》《明堂》各一篇，从而不少唐代中末期腧穴书的部分内容得以保存下来，一些不见于《黄帝明堂经》的腧穴赖此书而存。从《黄帝明堂经》至今约两千年时间内，针灸腧穴专书中所增补之经穴仅有 12 穴，而这 12 穴中就有 7 穴采自《圣惠方》。此外，《圣惠方》针灸篇还是南宋王执中编《针灸资生经》时考证腧穴的主要文献依据，足见此书的文献价值及学术价值之高。

九、失误类析

《圣惠方》卷九十九、卷一百的错误主要有两大类，第一类是沿袭前人的错误，即对于所采用文献中的错误未加订正而直接抄录者，这类错误多已于第六、第七节中指出，故以下重点论述第二类错误，即由于《圣惠方》编者的疏漏而造成的新的错误。

（一）腧穴内容相混

由于粗心将原书中相同（同名异穴）、相近或相邻的穴名抄错，从而将甲穴的全部或部分内容混入乙穴中，这是腧穴文献中最为严重，而又经常发生的一类错误（见表 8）。

表 8

《圣惠方·明堂》	《外台·明堂》
地机二穴，在膝内侧转骨下陷者中，伸足取之，灸三壮。主腰痛不可俯仰，足痹痛，屈伸难也	阴陵泉，在膝下内侧辅骨下陷者中，伸足乃得之，灸三壮。主……肾腰痛不可俯仰…足痹痛
漏谷二穴……灸三壮。主足热痛，腿冷疼，不能久立，麻痹不仁也	三阴交……灸三壮。主足下热，胫疼，不能久立，湿痹不能行
三阴交……灸三壮。主膝内廉痛，小便不利，身重，足痿不能行也	三阴交……灸三壮。主……膝内痛……小便不利……重身若饥，足痿不能行
分水……主水病腹肿，绕脐痛，冲胸中不得息。甄权云：主水气浮肿，鼓胀肠鸣，状如雷声，时上冲心。日灸七壮，四百罢	脐中，灸三壮。主水腹大脐平腹……绕脐痛，冲胸不得息。甄权云：主水肿鼓胀肠鸣，状如雷声，时上冲心，日灸七壮，至四百壮罢
少海二穴，在肘大骨外去肘端五分陷者中，屈肘乃得之，灸五壮。主四肢不举，癫痫吐舌沫出，羊鸣也	小海，在肘内大骨外去肘端半寸陷者中，屈肘乃得之，灸三壮。主……四肢不举 天井、小海主癫疾羊痫，吐舌羊鸣戾颈(《千金·针灸》)

表 8 中《圣惠方》卷一百所载“地机”穴部位实为“阴陵泉”穴的部位，图中所示亦为“阴陵泉”部位，细核所记主治病症，据宋以前针灸文献，也均系“阴陵泉”主治症，因穴名抄错而使此两穴内容相混。《圣惠方》之后的所有针灸腧穴文献均沿袭了这一十分明显的错误；而所记“漏谷”、“三阴交”两穴的主治症又完全搞混了，“漏谷”穴下抄录的是“三阴交”主治症，而“三阴交”穴下传《外台·明堂》之误，抄录的是“漏谷”穴主治症；“分水”穴主治症“水病腹肿”下文字均误录自《外台·明堂》“脐中”穴内容；“少海”穴的部位及主治症均系“小海”穴的内容，分别采自《外台》与《千金》(而根据《千金·孔穴主对法》的体例，该书所记此条主治症应为“天井”穴所主)。本来，这一错误十分明显，但经《铜人腧穴针灸图经》转录后，宋以后针灸文献均沿袭此误。

由于抄错穴名还出现了名不经见的新穴，给后人的辨识造成了困难。例如《圣惠方》卷一百除了载有“魄户”穴外，还载有“魂户”一穴，而“魂户”之名不见于宋以前医籍，宋人已有考证而终未还其本来面目，其实只要与原书稍加对照，便可真相大白：

魄户二穴，在第三椎下两旁各三寸宛宛中，正坐取之是穴。主背胛闷，无气力，劳损萎黄，五尸走疰，项强不得回顾。(《圣惠方》卷九十九)

魄户，在第三椎下两旁各三寸。正坐取之。灸五壮。主肩膊间急，焫厥恶寒，项背痛引颈，咳逆上气，呕吐，烦满，背痛不能引顾。(《外台》)

魂户二穴，在第三椎下两边各三寸陷者中，灸三壮。主背甲满闷，项急强不得顾，劳损虚乏，尸厥走疰，胸背连痛也。(《圣惠方》卷一百)

魄户二穴，在第三椎下两旁各三寸，正坐取之宛宛中，灸五壮。主肩膊间急痛，背气不能引顾，咳逆上喘也。(《圣惠方》卷一百)

以上《圣惠方》卷九十九所载“魄户”穴内容采自甄权《针经》，而卷一百所录“魂户”穴主治症与其相类，故知该穴内容亦采自甄权《针经》，只是将穴名“魄户”误抄成“魂户”，并由于这一错误，《圣惠方》卷一百编者复从《外台·明堂》中抄录了“魄户”。这样一来，使得本来十分明显的错误变得不易识别了。南宋王执中在编《针灸资生经》卷一时已经判断出《圣惠方》所载“魂户”是“魄户”之误，但在卷五仍将“魂户”断为“魂门”，明代高武据此将该条主治症增入“魂门”穴下，明以后针灸文献又多沿袭《针灸聚英》之误。

《圣惠方》所出现的更严重的这类错误是将“意舍”、“阳纲”、“魂门”三穴的内容完全搞混了，请看表9的对照。表中《圣惠方》“意舍”穴下所录主治症完全是“魂门”穴的主治；“阳刚”穴主治症中“腹满……怠惰也”乃“意舍”穴主治症，《小儿明堂》所载“阳刚”穴主治症也为“意舍”主症，而卷九十九《针经》所录“阳刚”穴主治症不误；“魂门”穴主治症又完全是“阳刚”穴主治症，真是混乱不堪。

表9

《圣惠方》	《外台秘要方》
意舍……主胸胁胀满，背痛恶寒，饮食不下，呕吐不留住也	魂门……主胸胁胀满，背痛恶风寒，饮食不下，呕吐不留住
阳刚……主食饮不下，腹中雷鸣，腹满胪胀，大便泄，消渴身热，面目黄，不嗜食，怠惰也	意舍……主腹满胪胀，大便泄，消渴身热，面目黄，不嗜食，怠隋也
魂门……主食饮不下，腹中雷鸣，大便不节，小便赤黄也	阳刚……主饮食不下，腹中雷鸣，大便不节，小便赤黄

(二) 腧穴重出

这类情况主要有两种，一是由于对某些具有不同名称的腧穴未认真加以鉴别，而使同一穴在同一卷前后重出；二是由于编者的疏忽，从不同的文献中抄录了同一穴的内容(见表10)。至于卷九十九与卷一百以及卷一百与其后所附之《小儿明堂》之间的腧穴重复是正常的，不在讨论之列。

表10

悬钟二穴，在外踝上三寸宛宛中，灸五壮。主腹满，中焦客热，不嗜食。兼腿胯连膝胫痹麻，屈伸难也	悬钟二穴，在足外踝上三寸动脉中，灸三壮。主心腹胀满，胃中热，不嗜食，膝胫连腰痛，筋挛急，足不收履，坐不能起
天池二穴，在腋下三寸陷者中。灸三壮。主上气咳嗽，胸中气满，喉中鸣，四肢不举，腋下肿也	天池二穴，在乳后一寸着胁，直腋撅肋间。灸三壮。主寒热痎疟，热病汗不出，胸满头痛，四肢不举，腋下肿，上气，胸中有喉鸣也
魄户二穴，在第三椎下两边各三寸陷者中，灸三壮。主背胛满闷，项急强不得顾，劳损虚乏，尸厥走注，胸背连痛也	魄户二穴，在第三椎下两边各三寸，正坐取之宛宛中。灸五壮。主肩膊间急痛，背气不能引顾，咳逆上喘也
蠡沟二穴，在内踝上五寸陷者中，灸七壮。主卒疝，小腹肿，小便不利，脐下积气如卵石，足寒胫酸，屈伸难	交仪二穴，在内踝上五寸陷者中，灸五壮。主卒疝，少腹痛，小便不利，及妇人漏下赤白，月水不调

表10“悬钟”穴的部位及主治症同而灸疗壮数不同，或采自不同文献，但二者于“不嗜食”后均误录有“阳辅”穴的主治症（宋以前文献中“悬钟”与“阳辅”两穴常相混）。前一“悬钟”于“不嗜食”后增一“兼”字以示区别，后一“悬钟”则无任何标识。“魄户”、“天池”皆二出而内容不同，当辑自不同文献也；“蠡沟”、“交仪”实为同一穴，二者部位相同，主治症也相近。其中“交仪”穴内容采自《备急千金要方》。

《圣惠方》针灸卷是后来王惟一编纂《铜人腧穴针灸图经》的主要引用文献之一，其中部分错误经王惟一的转录而对宋以后的针灸学产生了十分不良的影响，对此，我们应当给予足够的重视，及时加以纠正，而不能再以讹传讹，贻误后人了。

黄龙祥

2014年6月

方剂笔画索引

四画

五画

六画

七画

八画

九画

十画

十一画

十二画

十三画

十四画

十五画

十六画

十七画

十八画

十九画

二十画

二十一画

二十二画

方剂拼音索引

C

D

E

F

H

K

L

M

N

O

P

Q

R

S

T

W

X

Y

Z